新版 家族のための
歯と口の健康百科

・編集委員・
伊藤　公一
小野　芳明
齊藤　　力
鈴木　　尚
高橋　英登
宮地　建夫
向井　美惠
安井　利一
（五十音順）

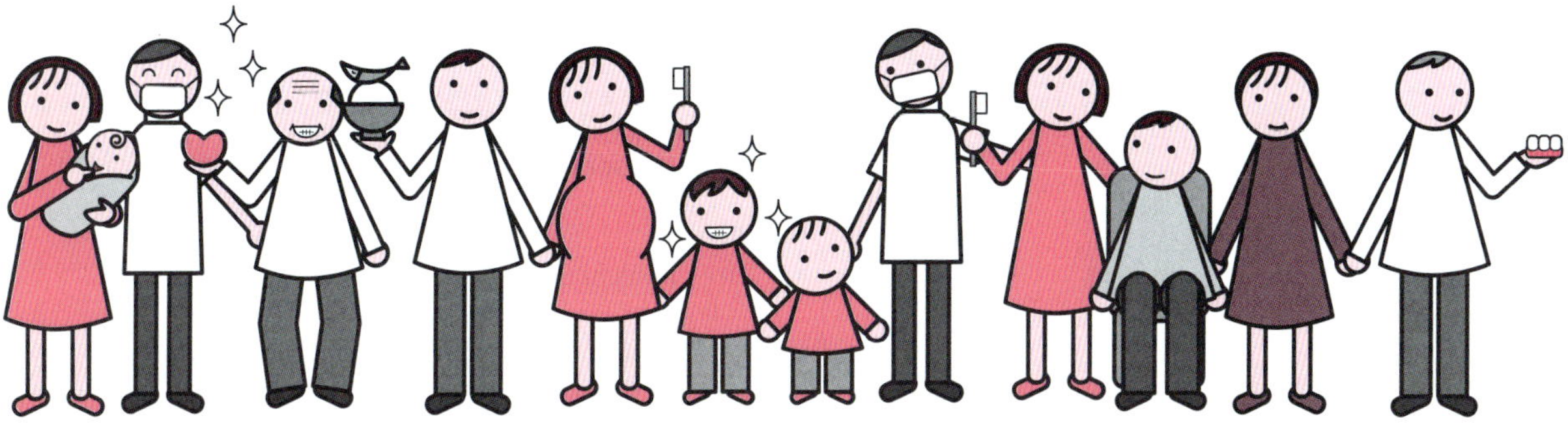

医歯薬出版株式会社

This book was originally published in Japanese
under the title of：

SHINPAN KAZOKU-NO TAMENO
HA-TO KUCHI-NO KENKOU HYAKKA
(New Essentials for the health of teeth and mouth)

Editors：
ITOU, Kouichi et al.
Professor
Nihon University School of Dentistry

ISHIYAKU PUBLISHERS, INC.
7-10, Honkomagome 1 chome, Bunkyo-ku,
Tokyo 113-8612, Japan

歯と口は家族の健康と幸せにつながります

近年、歯や口が人の生活にどのようにかかわっているのかという調査研究が数多く行われてきました。その結果として、健康長寿の源は歯・口にあるのではないかとまで言われるようになりました。

この本を手にした皆様が、いつまでも健康で活力があり、美しく、おいしく食事ができて楽しく会話ができる。そのような生涯を送っていただくことが私たちの願いです。

日本は、世界に冠たる長寿国ですが、これからは、介護を受けたり寝たきりになったりすることなく、自立して健康に生活できる期間を示す「健康寿命」が大切です。2010年に厚生労働省が示したデータでは、男性が70.42歳（同年の平均寿命79.55歳）、女性が73.62歳（同年の平均寿命86.30歳）でした。この平均寿命との開きを少なくする努力が必要です。そのためにも、栄養・運動・休養の実践が大切です。栄養を保つためには「口からよく噛んで食べる」ことです。口から食べることによって栄養状態が改善されることがわかっています。また、オリンピック強化指定選手は歯科健診を受けることになっていますが、それは「噛み合わせ」「噛み締め」の状態が運動能力や動作に関係していることがわかっているからです。一般の方にとっての運動は、適度に行うことによってエネルギー消費量が高まり、生活習慣病を予防するのに役立ちますし、ストレスのコントロールにもなります。さらには、スポーツとしての運動だけではなく、日常生活での動作、すなわち歩く、立ち上がる、階段を昇り降りするなどの動作も歯や噛み合わせが関係していることもわかっています。さらに、休養についても、厚生労働省は、個人がストレスに対処する能力を高めるための具体的な方法として、(1) ストレスの正しい知識を得る、(2) 健康的な、睡眠、運動、食習慣によって心身の健康を維持する、(3) 自分自身のストレスの状態を正確に理解する、(4) リラックスできるようになる、(5) ものごとを現実的で柔軟にとらえる、(6) 自分の感情や考えを上手に表現する、(7) 時間を有効に使ってゆとりをもつ、(8) 趣味や旅行などの気分転換をはかる、などをあげています。食事や運動そして人との会話などが大切であることがわかると思います。歯・口の健康づくりは、このような相乗的な効果をもたらすことで健康と幸せにつながるわけです。

一方、この本は、我が国を代表する専門家が集まって、お母さんのおなかの中で赤ちゃんの歯ができる頃から高齢者まで、歯や口の発育や発達についての疑問にもすべてこたえられるようにしましたし、歯や口の病気や異常そして障害についてもていねいに解説しました。さらに、ケガや急病の際にも家庭での適切な判断と応急手当ができるように「よくある心配と対応」も掲載しました。

この本を1冊、家庭においていただき、家族の健康づくりを歯・口から見つめなおしていただけることを願っています。

2013年2月

編集委員（五十音順）

伊藤公一、小野芳明、齊藤　力、鈴木　尚、
高橋英登、宮地建夫、向井美惠、安井利一

この本の構成と利用の方法

この本の構成は，人の一生の各ライフ・ステージにおける歯と口の健康と病気を大きな軸として，6つのセクションからなっています．

▶ Access forum《アクセス・フォーラム》

このセクションでは，まず，「美しく‼」，「食べる‼」，「健やかに‼」のキャッチ・フレーズのもと，人の一生のどんなライフ・ステージにおいても，歯と口の健康が心身の健康のみなもとであることを，楽しいイラスト，カラー写真，専門的なシェーマ（解説図）などで構成しました．

次に，「歯と口の仕組みと働き」においては，歯と口のそれぞれの組織，器官の仕組みと働きをコンピュータ・グラフィック，イラスト，シェーマ，写真などで示し，その名称も含めてあらかじめ頭においていただくと，本書の理解が深まるように意図しました．

そして，「歯科医療レポート」においては，おもに歯科診療の場面のいくつかを，先進的な治療技術も含めて，多くの写真で構成しました．

▶ Quick index《クイック・インデックス》

このセクションは，第2編のインフォメーションとして文字どおり読みたいページがどこにあるかを早くわかるために構成したもので，「妊娠時」から「介護を要する方のために」まで，各ページの上段部分には必要な知識や情報の項目を配置しました．また下段の部分には歯と口に現れる症状とその部位を配置しました．

▶第1編　よくある心配と対応

このセクションは，「歯が折れた」をはじめとして，歯と口のけがや病気で，対応に緊急性を要するものを26項目，第2編・3編とは別に取り出して簡潔に解説しました．

▶第2編　人の一生と歯と口の健康

このセクションでは，各ライフ・ステージ別に，「歯と口の中の状態」，「歯と口の健康づくり」，「この時期に起こりやすい歯と口の病気」，「歯と口の治療」を，一応共通のテーマとしながら，それぞれのライフ・ステージに応じてヴァリエーションをもたせて解説しました．

▶第3編　歯と口の病気・異常・障害

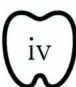

第2編における各ライフ・ステージ別に解説した病気・異常・障害をあらためて共通項目として抽出し，また，それぞれのライフ・ステージでは解説しきれなかったものを加え

て，歯と口の部位に分けた解説として構成しました．

▶歯科を受診する前の手引き

歯科医院，また歯科大学の病院など専門的な設備を備えたところも含めて歯科を受診する前に，患者として頭においておいたほうが良いと思われること，そして受診に至らないまでも不安や悩みごとの相談を受け付けてくれるところ，「各地の口唇・口蓋裂児の親の会，勉強会，青年の会」問い合わせ先，など「手引き」として構成しました．

付録として，「宣伝されている効能別による市販歯みがき剤」を付しました．

本書の編集委員，執筆担当者は，どなたも歯科のそれぞれの分野で第一線にある先生方で，読者皆様の歯と口の健康をこころより願ってのご協力をいただいております．

⦿本書で使用される「見出しマーク」

……**妊娠時**

……**乳児期**（1 歳 6 カ月くらいまで）

……**幼児期**（6 歳くらいまで）

……**学齢期**（18 歳くらいまで）

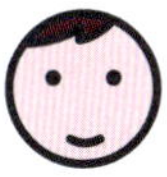……**成人期**（青年期・壮年期）

……**更年期**

……**高齢期**

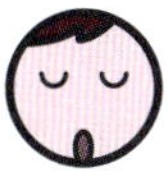……**介護を用する方**

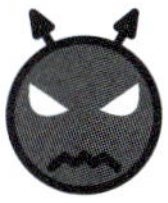 **原因**

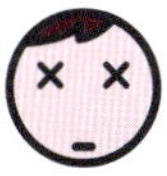 **症状**

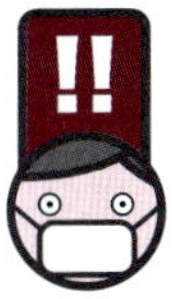

緊急時の対応

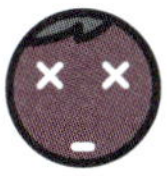 **病気の進み方**

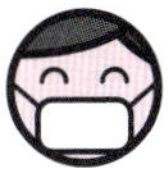 **治療**

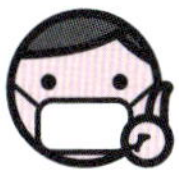 **診断**

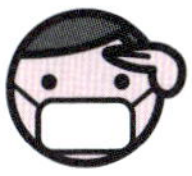 **予後**

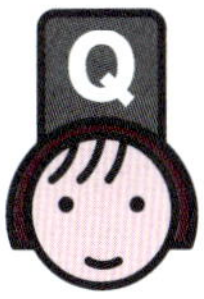

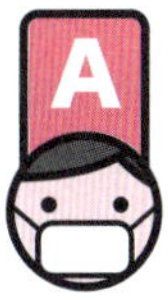

Q&A

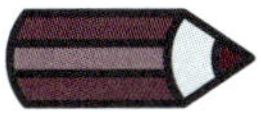 **コラム** 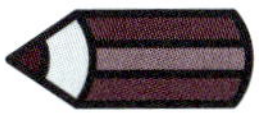

◆編集委員（五十音順）

高橋　英登（杉並区開業　井荻歯科医院）
宮地　建夫（東京歯科大学/臨床教授）
向井　美惠（昭和大学/名誉教授）
安井　利一（明海大学/学長、明海大学歯学部　社会健康科学講座/教授）
伊藤　公一（日本大学/特任教授）
小野　芳明（ダリ成長発育研究所/所長、東京医科歯科大学大学院医歯学総合研究科　小児歯科学分野/元講師）
齊藤　　力（東京歯科大学/客員教授、新潟大学/名誉教授）
鈴木　　尚（明海大学歯学部/臨床教授、東京都開業）

◆執筆者（五十音順）

覚道　健治（大阪歯科大学 /名誉教授）
片倉　　朗（東京歯科大学　口腔病態外科学講座/教授）
加藤　武彦（横浜市開業　加藤歯科医院）
金澤　紀子（一般財団法人日本口腔保健協会/専務理事）
亀山　敦史（東京歯科大学　保存修復学講座/准教授）
川田　真純（名取市開業　フォレスト歯科）
神原　正樹（大阪歯科大学 /名誉教授）
木下　憲治（北海道医療大学　心理科学部　言語聴覚療法学科/教授）
熊谷　真一（浜松市開業　くまがい歯科クリニック）
栗田　賢一（愛知学院大学歯学部　顎口腔外科学/教授）
栗原　英見（広島大学大学院医歯薬保健学研究科　医歯薬学専攻歯学講座　歯周病態学研究室/教授）
黒田　昌彦（救歯会黒田歯科医院/理事長）
甲田　和行（港区開業　甲田歯科医院）
後藤　昌昭（佐賀大学/理事･副学長）
小西　昭彦（新宿区開業　小西歯科医院）
齊木好太郎（ラボラトリー･オブ･プリンシピア/代表取締役）
齊藤　　力（東京歯科大学/客員教授、新潟大学/名誉教授）
坂下　英明（明海大学歯学部　病態診断治療学講座　口腔顎顔面外科学（Ⅱ）/教授）
佐々木　朗（岡山大学大学院医歯薬学総合研究科　口腔顎顔面外科学分野/教授）
佐藤　昌史（昭和大学歯学部　小児成育歯科学/元准教授）
東　真理子（東京都足立区立　青井小学校/主任養護教諭）
阿部耕一郎（千葉市立青葉病院　歯科）
綾野　理加（昭和大学歯学部　小児成育歯科学講座/兼任講師）
有末　　眞（北海道医療大学/名誉教授）
安生　朝子（宇都宮市　藤橋歯科医院/歯科衛生士）
飯田　征二（岡山大学大学院医歯薬学総合研究科　顎口腔再建外科学/教授）
一戸　達也（東京歯科大学/副学長・千葉病院長）
伊藤　公一（日本大学/特任教授）
井上　　孝（東京歯科大学　臨床検査病理学講座/教授）
井上美津子（昭和大学歯学部　小児成育歯科学教室/客員教授）
岩本　昌士（東京歯科大学　口腔病態外科学講座/助教）
植田耕一郎（日本大学歯学部　摂食機能療法学講座/教授）
上村　参生（大阪市開業　うえむら歯科医院）
内山　健志（東京歯科大学/名誉教授）
浦出　雅裕（兵庫医科大学/名誉教授）
江上　勝二（(有)ユアーズデンタルラボラトリー/代表取締役）
大石　　充（静岡市開業　大石歯科医院）
大木　秀郎（日本大学歯学部　口腔外科学Ⅰ/教授）
長田　　斎（女子栄養大学短期大学部　公衆衛生学研究室/教授）
音琴　淳一（松本歯科大学大学院健康増進口腔科学講座・松本歯科大学病院総合口腔診療部門/教授）
小野　芳明（ダリ成長発育研究所/所長、東京医科歯科大学大学院医歯学総合研究科　小児歯科学分野/元講師）
小原　啓子（(株) デンタルタイアップ/代表取締役）
小村　　健（東京医科歯科大学 /名誉教授）
尾本　和彦（心身障害児総合医療療育センター/非常勤）

中島　一郎（日本大学歯学部　医療人間科学/教授）
中田　郁平（日本学校歯科医会/元会長）
中村　順三（札幌市開業　（医）中村歯科医院）
夏目　長門（愛知学院大学　口唇口蓋裂センター　言語治療部門特殊治療科/教授）
西尾順太郎（医療法人至誠会/理事長）
沼部　幸博（日本歯科大学　生命歯学部　歯周病学講座/教授）
芳賀　　定（平塚市開業　芳賀デンタルクリニック）
白田　チヨ（東京医科歯科大学大学院医歯学総合研究科　地域・福祉口腔保健衛生学分野/元教授）
原田　　清（東京医科歯科大学大学院医歯学総合研究科　顎顔面外科学分野/元教授）
日野　直樹（長崎県西彼杵群開業　日野デンタルクリニック、長崎大学歯学部/臨床教授）
廣瀬　公治（奥羽大学歯学部　口腔衛生学/教授）
弘中　祥司（昭和大学歯学部　スペシャルニーズ口腔医学講座　口腔衛生学分野/教授）
藤井　英治（甲府市立甲府病院/歯科口腔外科部長）
前田　隆秀（日本大学/名誉教授）
又賀　　泉（日本歯科大学/名誉教授）
松井　成幸（明海大学歯学部 /臨床教授、東京都開業）
松岡　　晃（逗子市開業　松岡歯科医院）
松村　智美（明海大学歯学部　口腔生物再生医工学講座　歯周病学分野/客員講師、広島市開業　松村歯科クリニック）
松本　　勝（明海大学歯学部　社会健康科学講座　スポーツ歯学分野/准教授）
丸山進一郎（医療法人アリスバンビーニ小児歯科/理事長）
三上直一郎（東村山市開業　ミカミ歯科医院）
水上　美樹（日本歯科大学多摩クリニック）
水谷　英樹（藤田保健衛生大学医学部　歯科口腔外科/客員教授）
三宅　達郎（大阪歯科大学　口腔衛生学/主任教授）
宮田　　隆（(特活)歯科医学教育国際支援機構/理事長）
宮地　建夫（東京歯科大学/臨床教授）
向井　美惠（昭和大学/名誉教授）
式守　道夫（公立学校共済組合北陸中央病院　歯科口腔外科/部長）
柴　　秀樹（広島大学大学院医歯薬保健学研究科　歯髄生物学研究室/教授）
柴原　孝彦（東京歯科大学　口腔顎顔面外科学講座/主任教授）
嶋田　　淳（明海大学歯学部　病態診断治療学講座　口腔顎顔面外科学/教授）
下山　和弘（東京医科歯科大学歯学部/教授）
白川　哲夫（日本大学歯学部　小児歯科学講座/教授）
白土　雄司（九州大学大学院歯学研究院　口腔顎顔面病態学講座　顎顔面腫瘍制御学/元准教授）
杉崎　正志（鶴見大学歯学部　口腔顎顔面放射線·画像診断学講座/特任教授、東京慈恵会医科大学/客員教授）
杉山あや子（東京都立墨東病院　歯科口腔外科/医長）
鈴木　俊夫（医療法人鈴木歯科医院/理事長）
鈴木　　尚（明海大学歯学部/臨床教授・東京都開業）
髙木　律男（新潟大学大学院医歯学総合研究科　顎顔面口腔外科学講座/教授）
髙野　伸夫（東京歯科大学/名誉教授、東京歯科大学口腔がんセンター/顧問）
高橋　英登（杉並区開業　井荻歯科医院）
高森　　等（日本歯科大学 / 名誉教授）
武元　嘉彦（鹿児島大学大学院医歯学総合研究科　小児歯科学分野/助教）
田中　潤一（東京都立大塚病院　口腔科/部長）
田村　康夫（朝日大学／副学長、歯学部　口腔構造機能発育学講座　小児歯科学分野/教授）
千木良あき子（白石市　千木良デンタルクリニック/副院長）
土屋　律子（葛飾区保健所/ 元専門副参事）
角田　正健（東京歯科大学千葉病院/臨床教授）
鶴本　明久（鶴見大学歯学部　地域歯科保健学/教授）
遠山　佳之（静岡市開業　遠山歯科医院）
外木　守雄（日本大学歯学部　口腔外科学講座　口腔外科学分野/教授）

山﨑　要一（鹿児島大学大学院医歯学総合研究科　小児歯科学分野/教授）
山根　源之（東京歯科大学/名誉教授）
山本　英之（千代田区開業　山本歯科医院）
吉江　弘正（新潟大学大学院医歯学総合研究科　摂食環境制御学講座　歯周診断・再建学/教授）
吉増　秀實（東京医科歯科大学/名誉教授）
渡辺　宣孝（神奈川歯科大学/臨床教授）
村上多恵子（愛知学院大学歯学部　口腔衛生学/講師）
森本　達也（富士宮市開業　森本歯科医院）
矢澤　正人（新宿区保健部/参事）
矢島　安朝（東京歯科大学　口腔インプラント学講座/教授）
安井　利一（明海大学/学長、明海大学歯学部　社会健康科学講座/教授）
柳沢　幸江（和洋女子大学家政学部　健康栄養学科/教授）
山口　雅庸（東京都健康長寿医療センター　歯科口腔外科/部長）

◆アクセス・フォーラムに写真，図を提供していただいた方（五十音順）

吉江　弘正	宮地　建夫	田村　康夫	甲田　和行	伊藤　公一
渡辺　宣孝	向井　美惠	西堀歯科	齊木好太郎	植田耕一郎
	安井　利一	前田　隆秀	齊藤　力	大石　充
	山﨑　要一	三上直一郎	鈴木　尚	小野　芳明
	山本　英之	宮田　隆	高橋　英登	黒田　昌彦

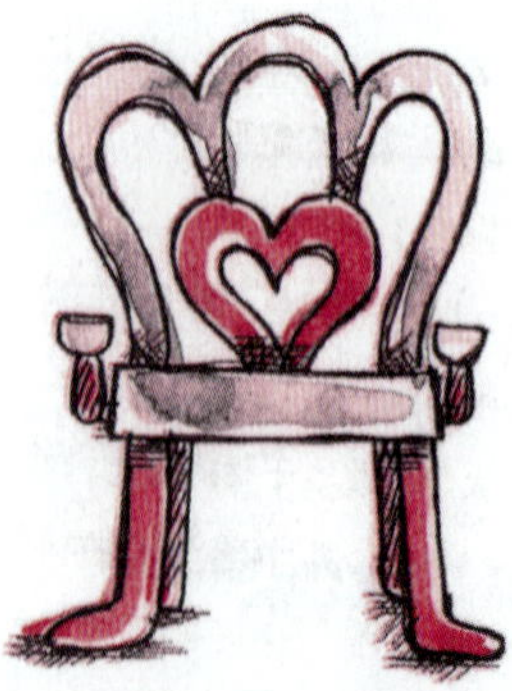

イラスト　森野さかな
ＣＧ制作　塚本正幸
TDL
写真撮影　山本紀之
スタジオ 405
スタッフ　米原秀明
大城惟克
中村　伸

美しく!!

健康な歯ならびが，顔を美しくし，
元気に輝かせます．
目はこころの窓とよく言われますが，
もう一つ，歯と口もとの表情が
顔の美しさを決めている大事なポイントなのです．

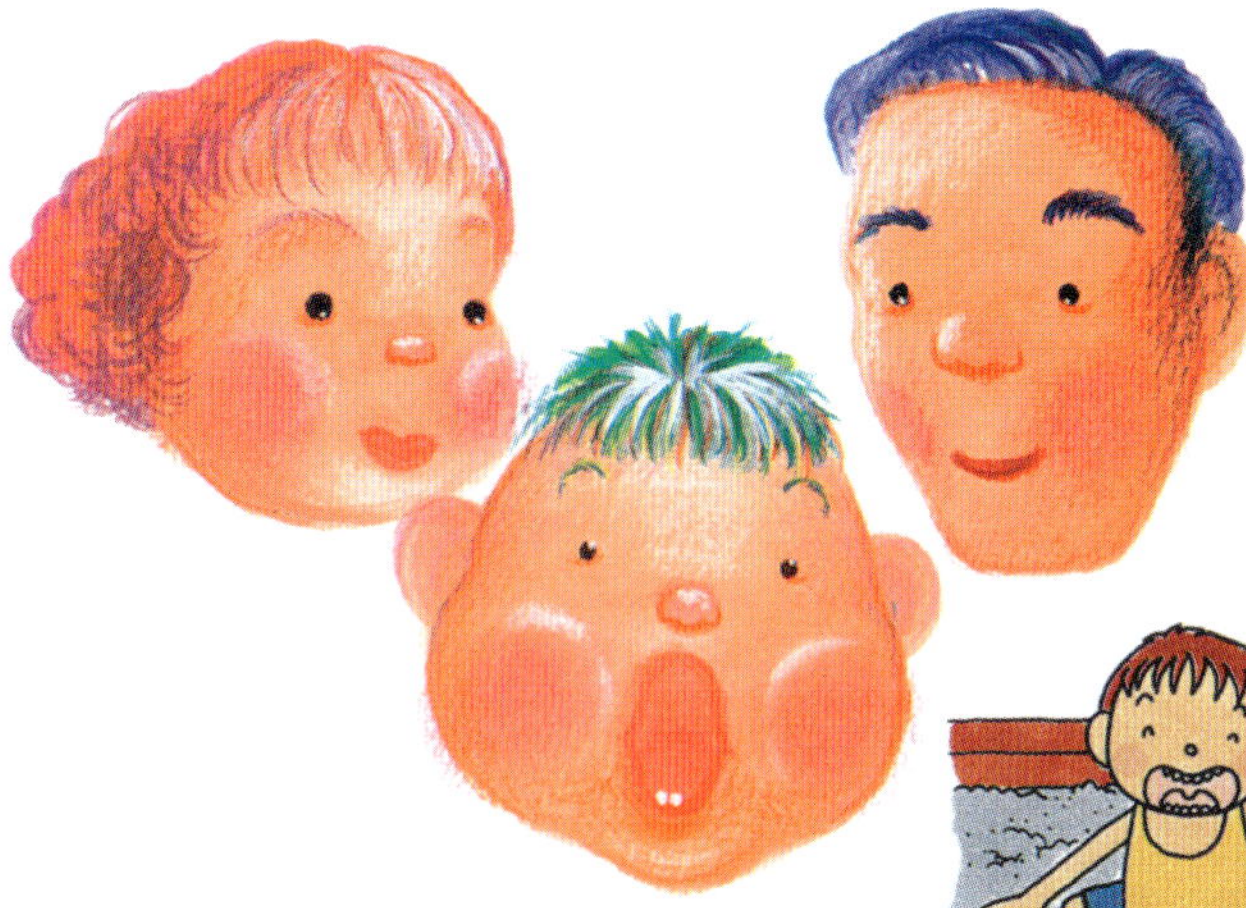

太陽のもと
大きな口をあけて遊んでいる
子どもの顔もおひさま

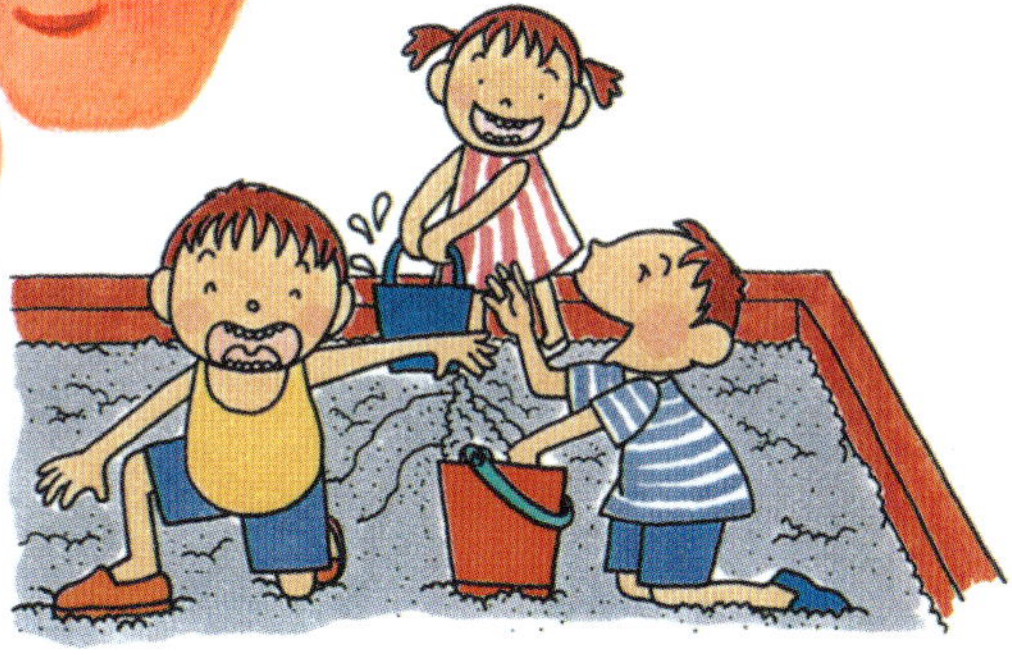

アコヤ貝の殻から顔を出した
真珠のような赤ちゃんの歯は
若いお父さん，お母さんの宝ものです

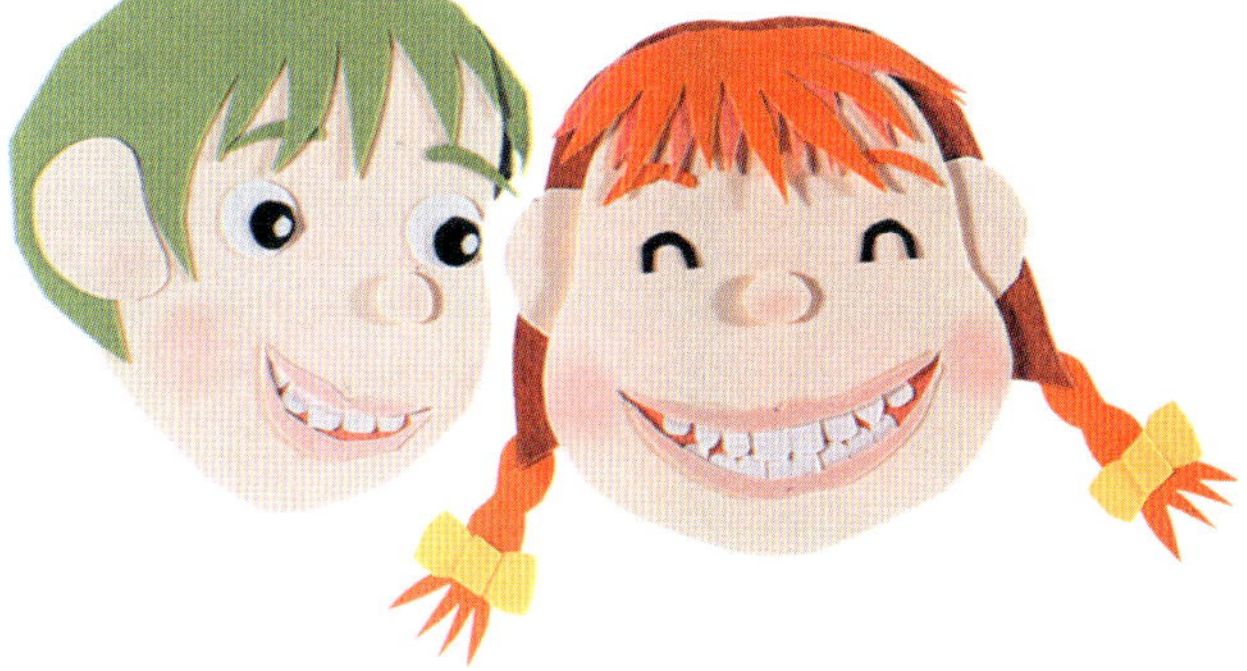

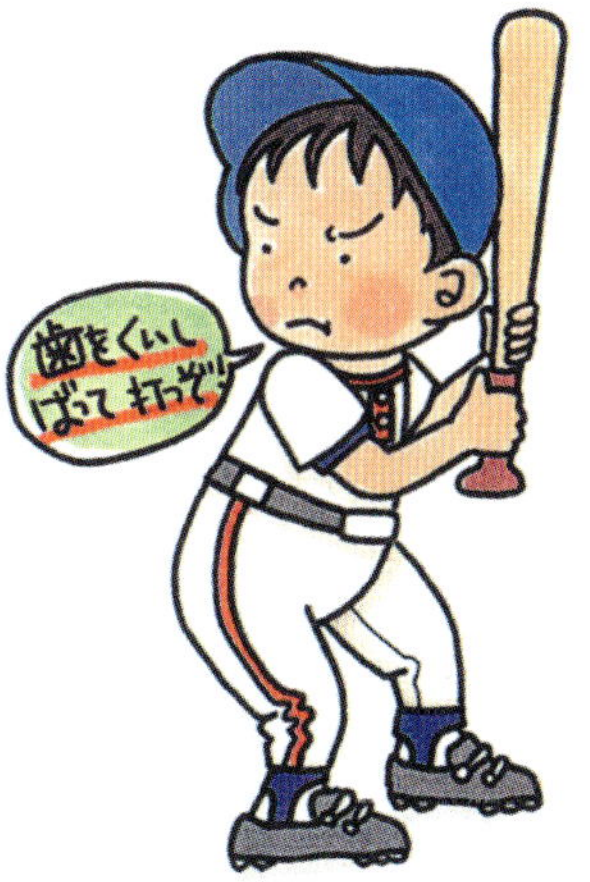

くったくのない笑顔に
キラキラ輝いてこぼれる歯ならびは
青春のシンボルです

歯をくいしばって元気に
一生懸命がんばれ

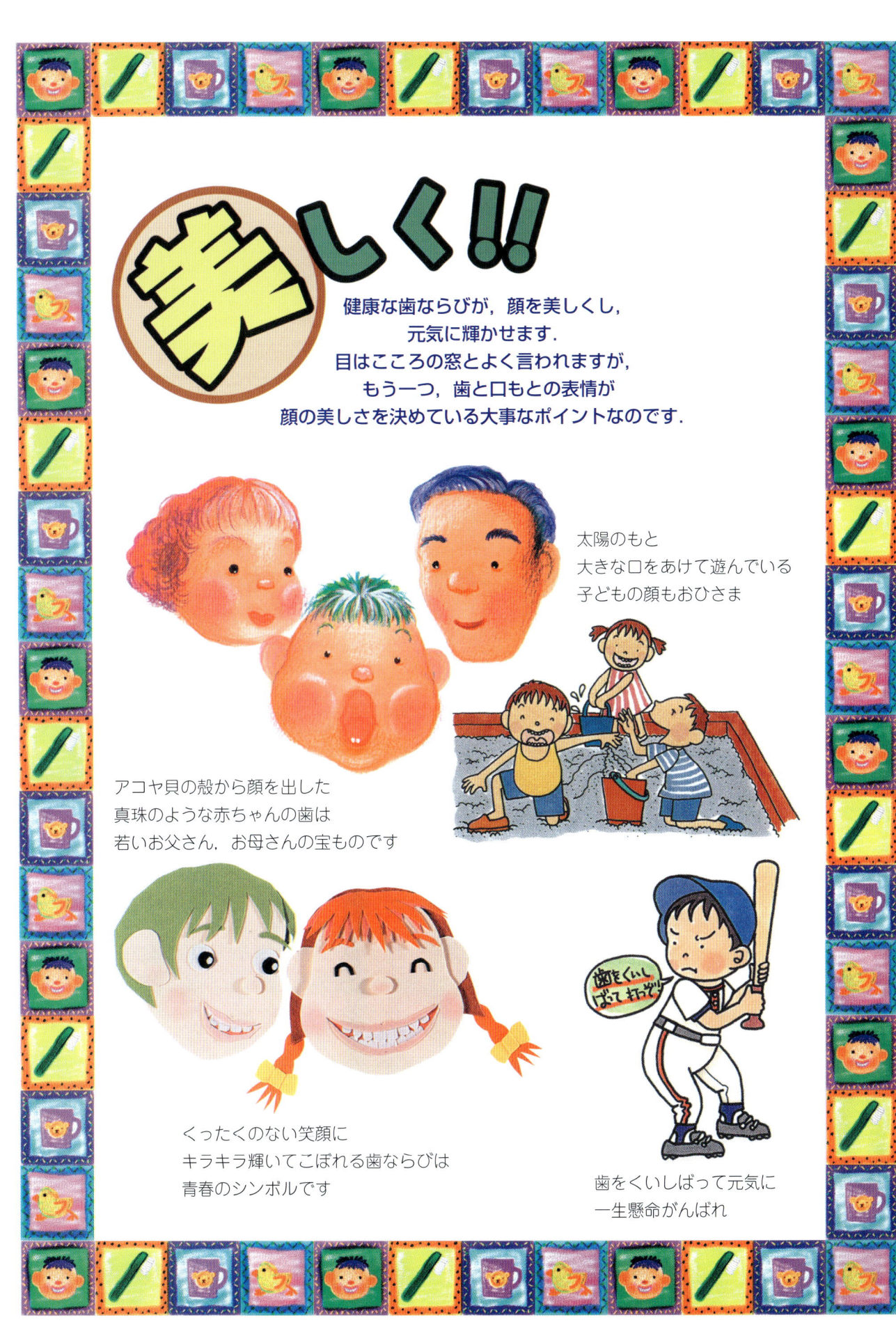

食べる!!

よく噛んでおいしく食べることが
健康な生活の基本です．
食卓を囲む家族団欒，さまざまな会食．
食べることはまた，社会的なコミュニケーションの重要な手段です．
この食べる営みを支えているのが，健康な歯と口の機能なのです．

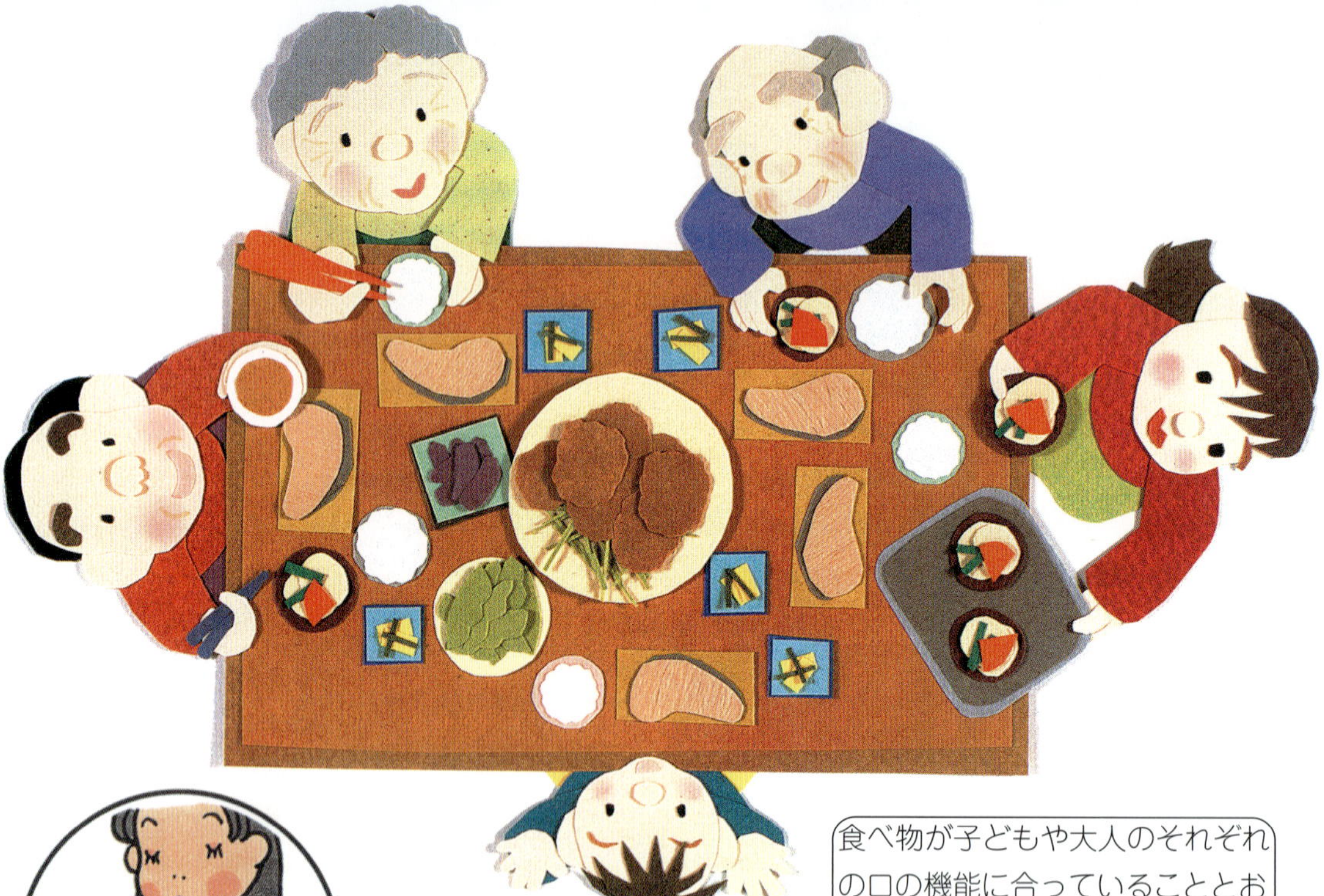

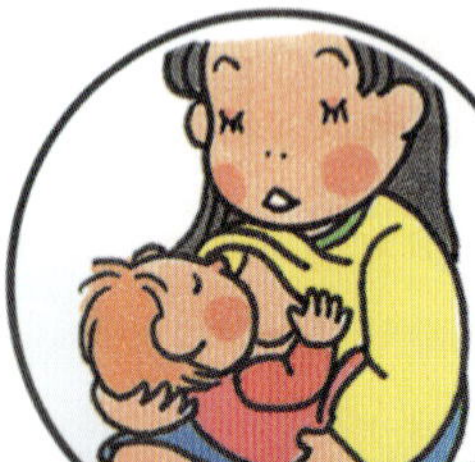

本能的におっぱいを
吸っている赤ちゃん
「食」の根源が
そこにあるように思われます

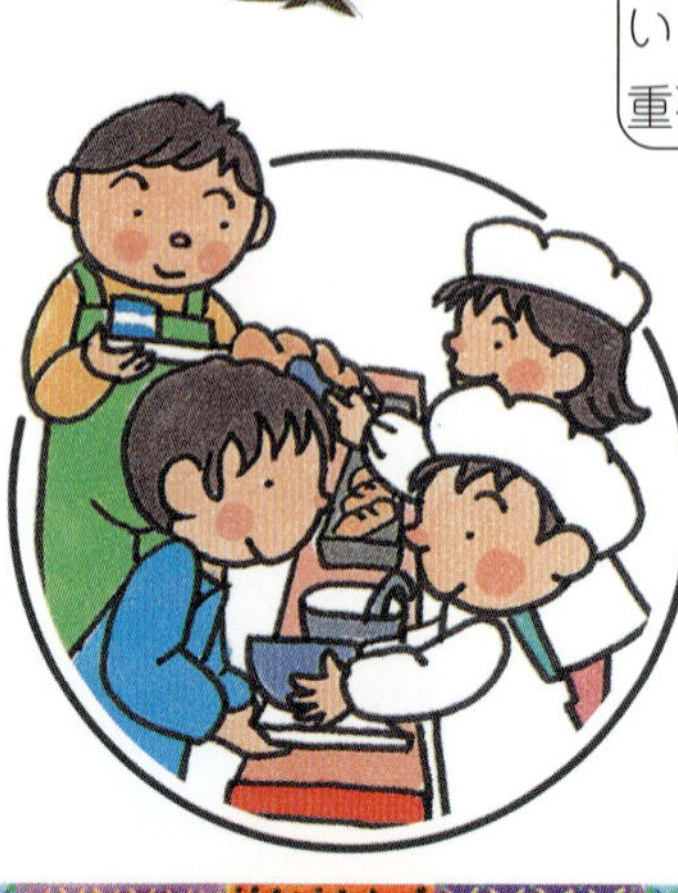

たくさん食べて
大きく，元気に

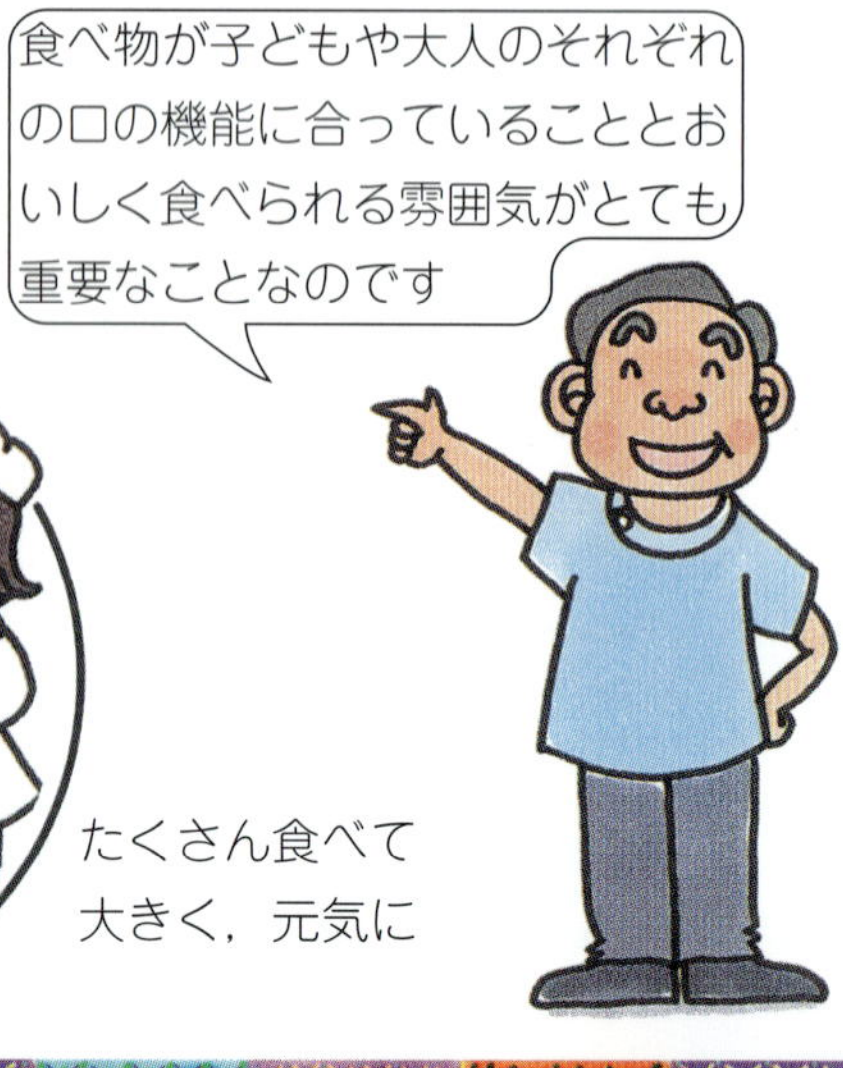
食べ物が子どもや大人のそれぞれの口の機能に合っていることとおいしく食べられる雰囲気がとても重要なことなのです

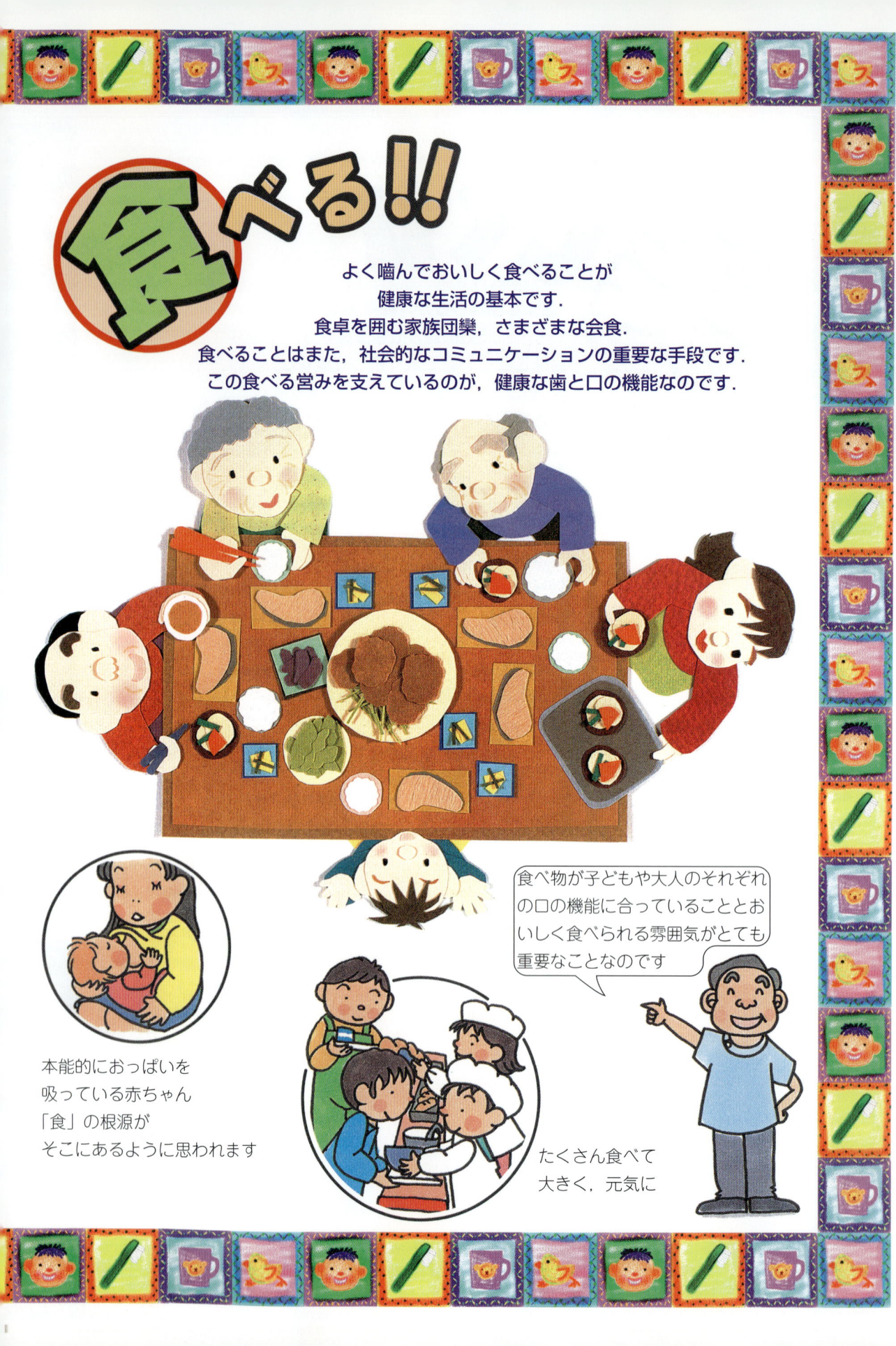

健《すこ》やかに!!

健《すこ》やかにすごすみなもとは
おいしく食べて元気なからだをつくり
仲間と話したり，音楽，スポーツを楽しんだり
歯と口の健康を保って，はつらつとした生活を保つことです．

親しい仲間との音楽会
余暇も老後の楽しみも
歯と口の健康から

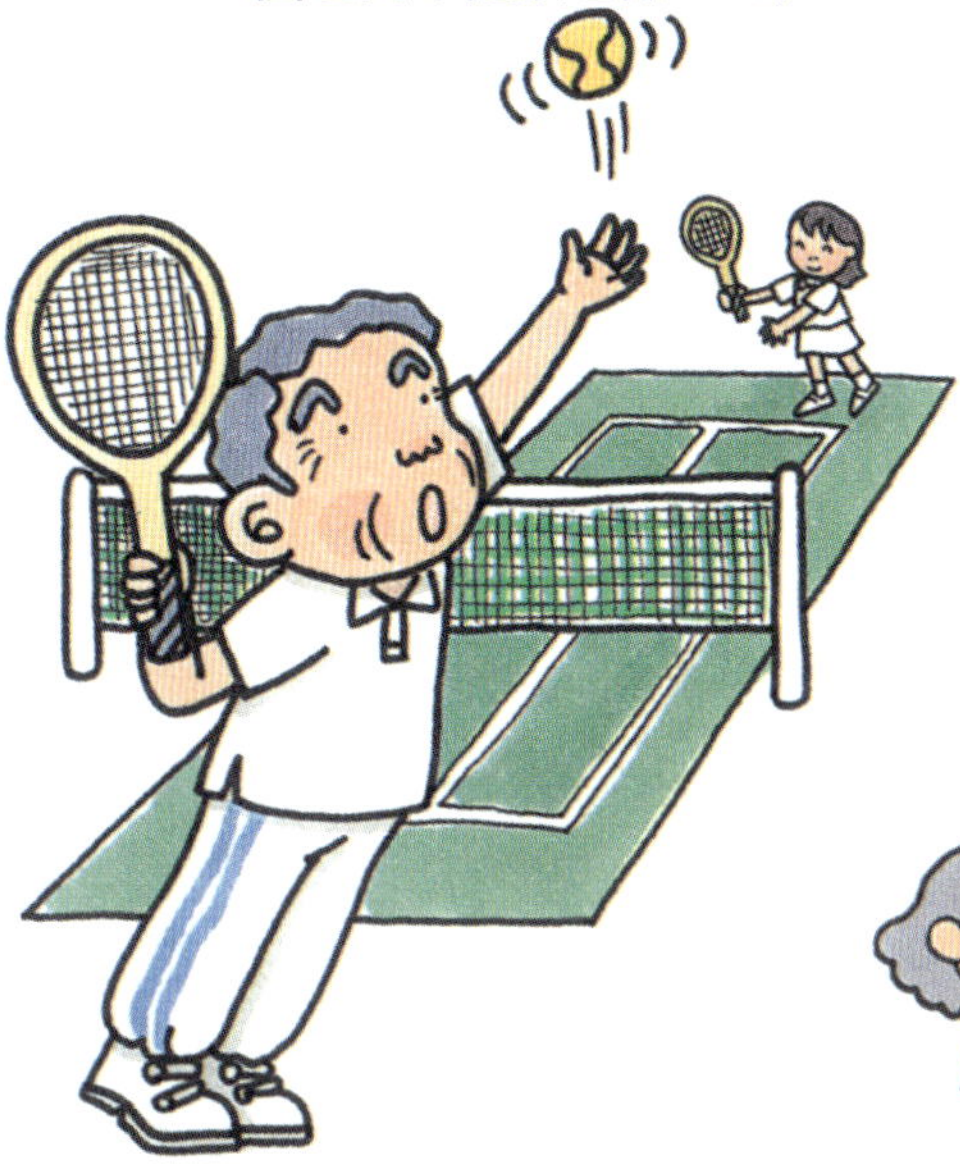

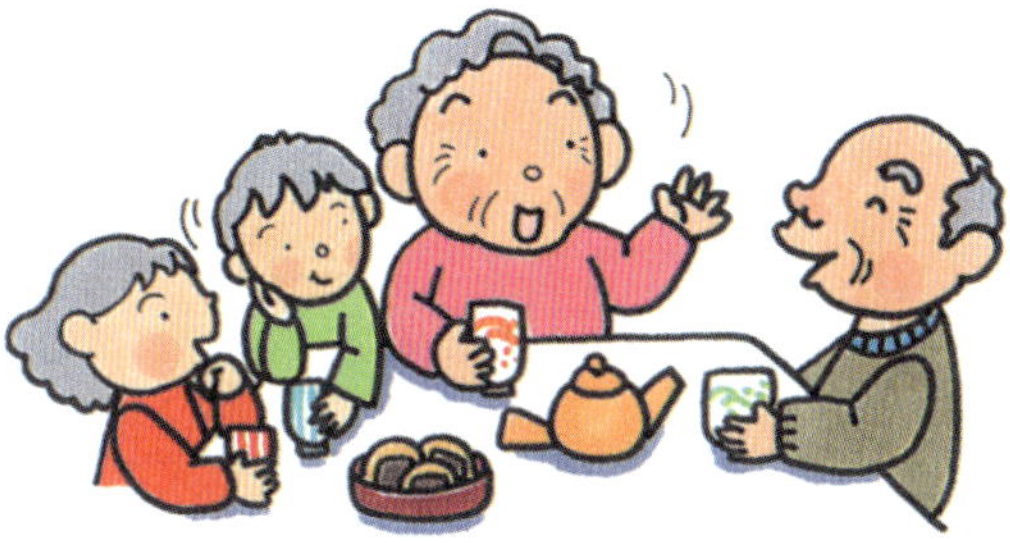

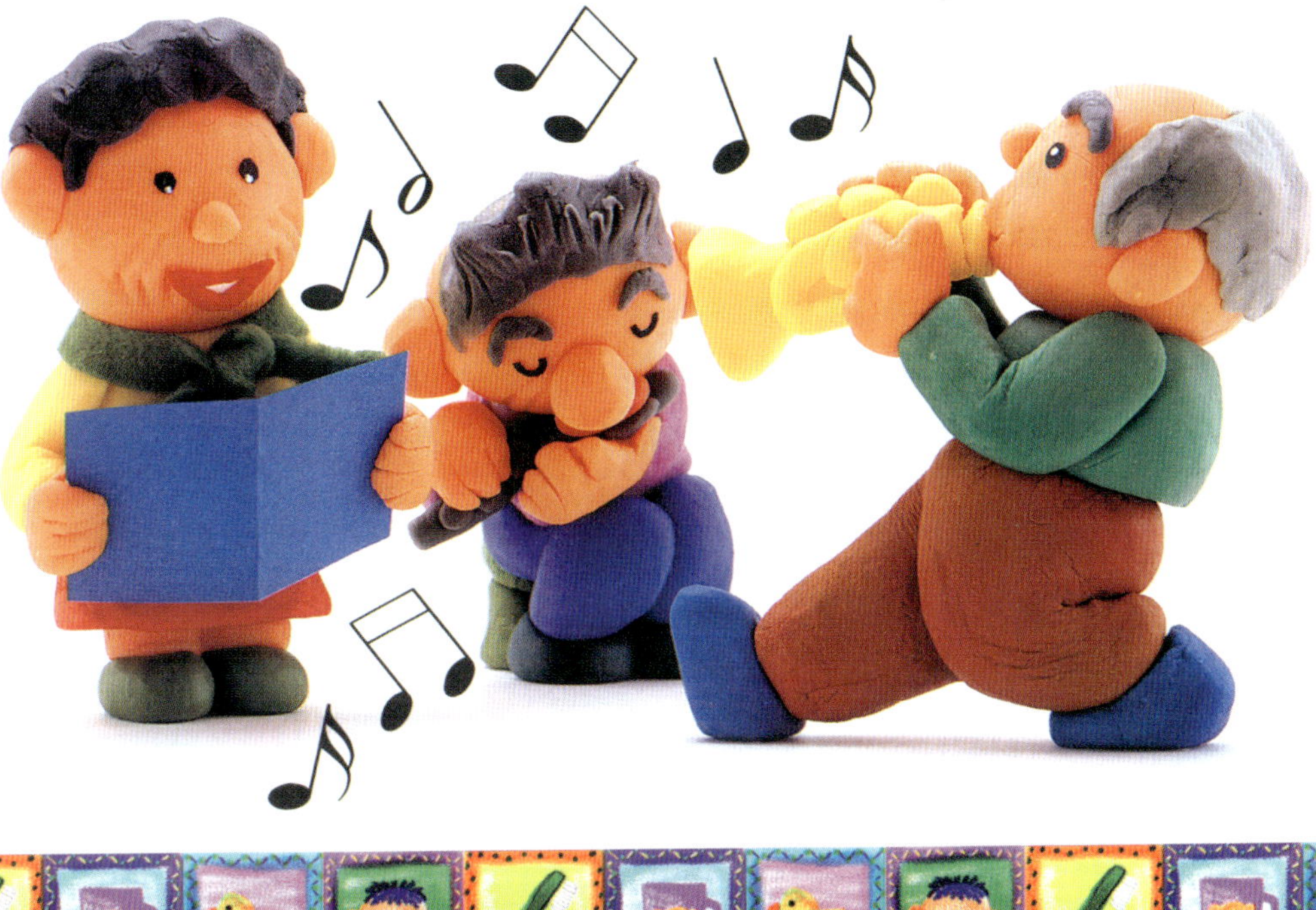

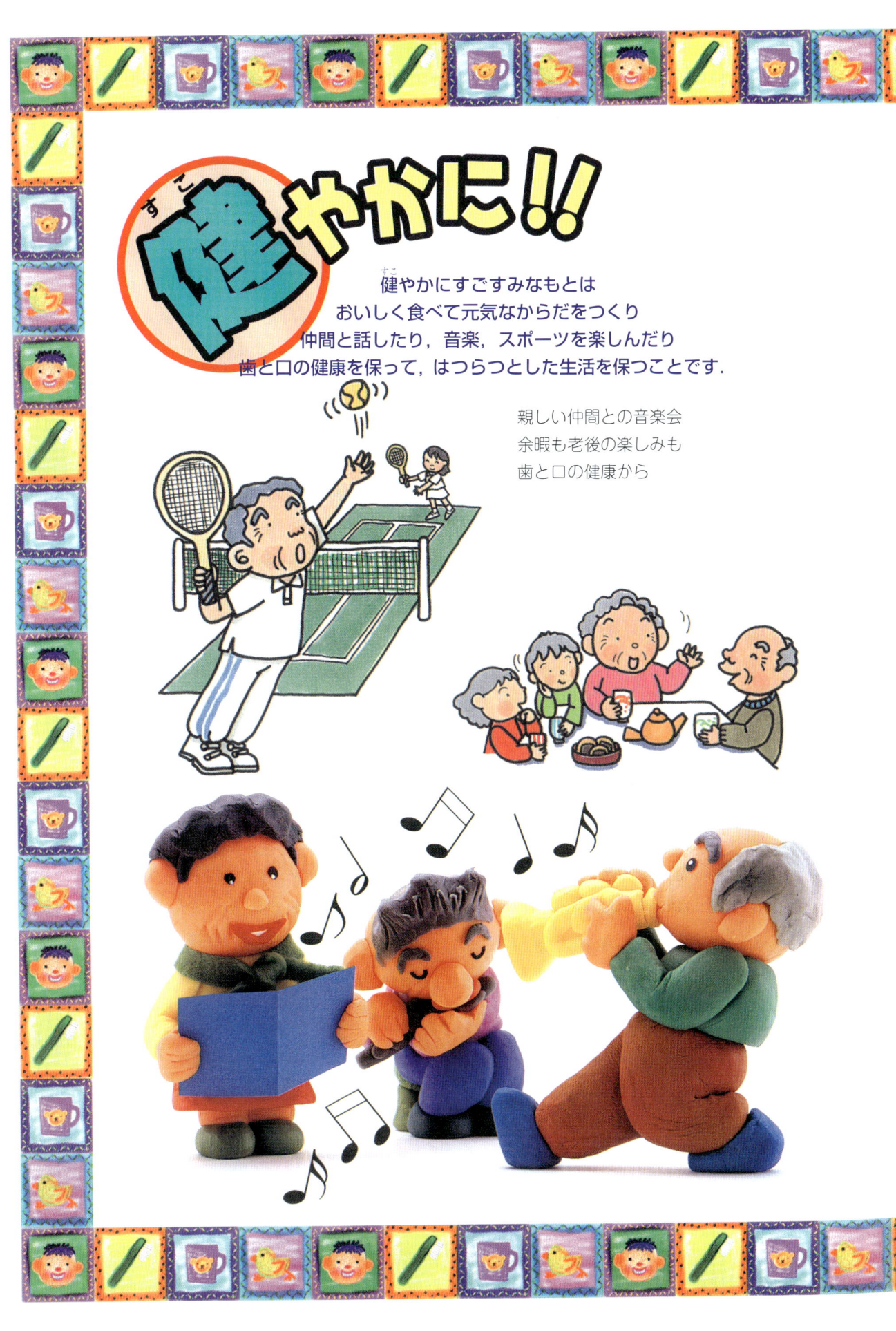

歯のできはじめから永久歯列完成まで

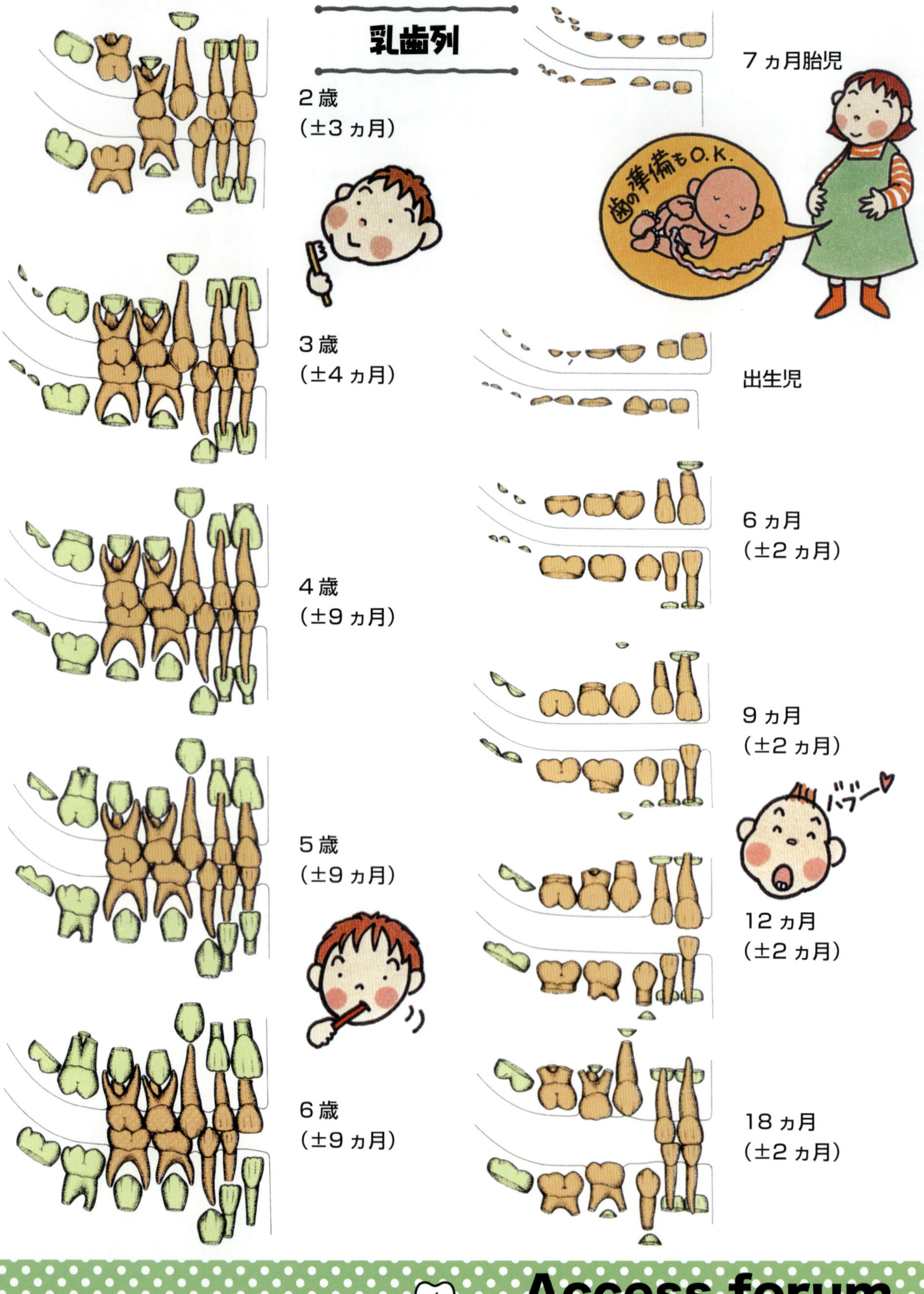

永久歯列

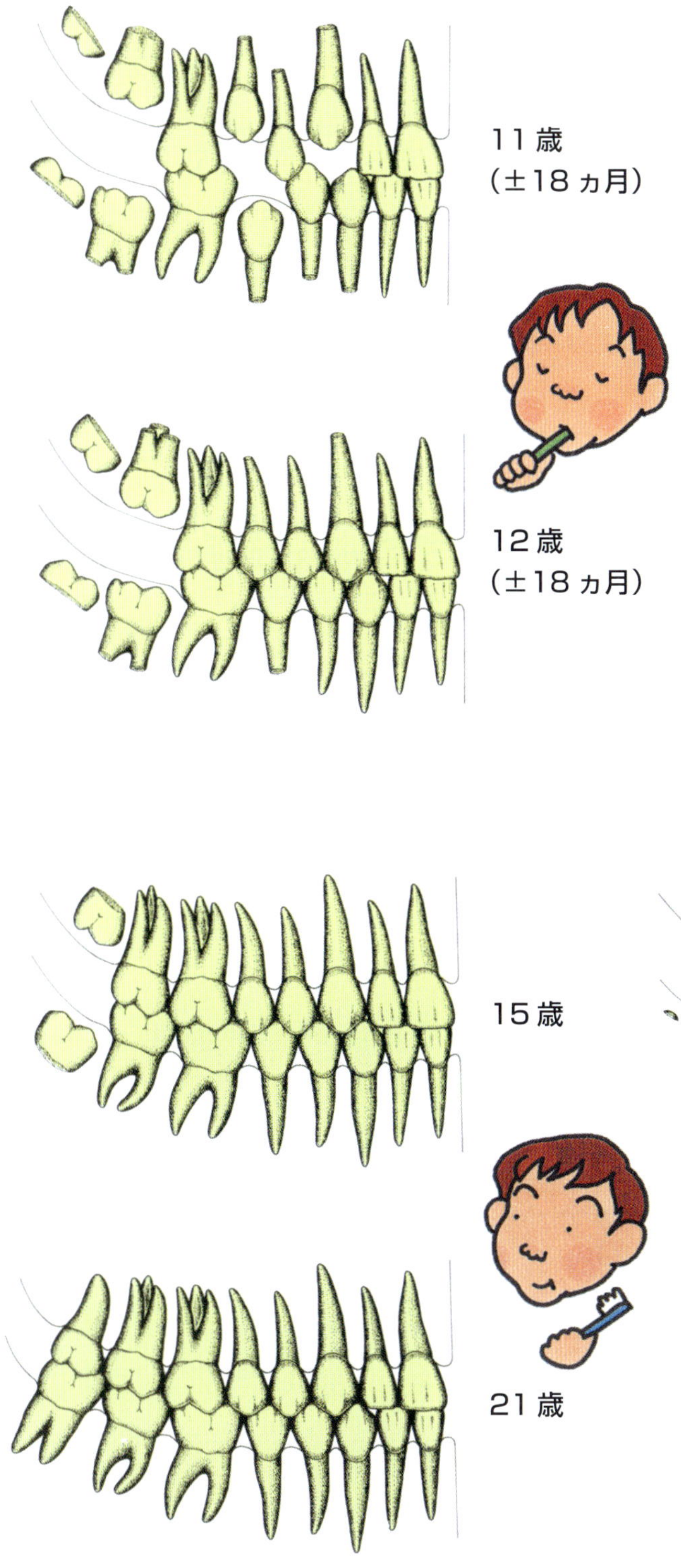

混合歯列

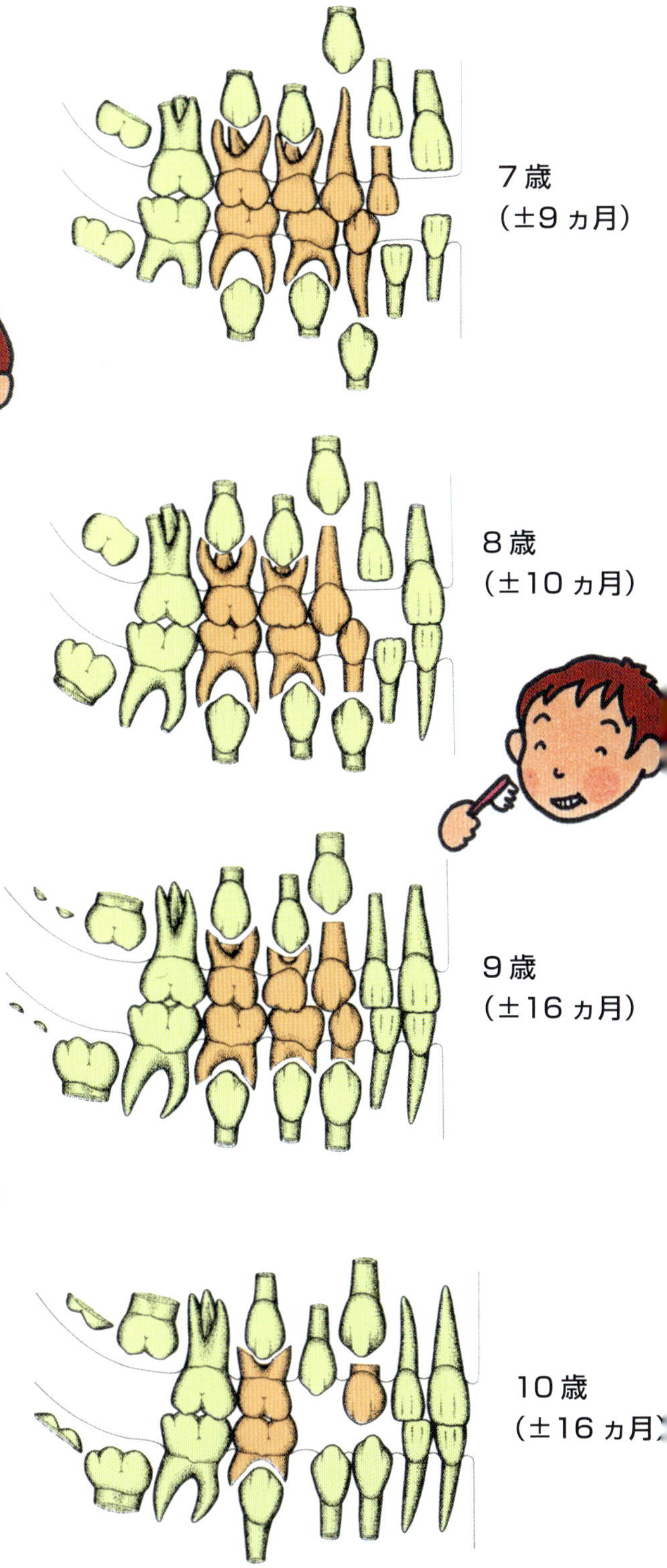

(日本小児歯科学会製作：パネル　日本人小児の歯の萌出時期　THE CHRONOLOGY OF PRIMARY AND PERMANENT DENTITION IN JAPANESE CHILDREN．医歯薬出版，1988より一部改変)

乳児期・幼児期

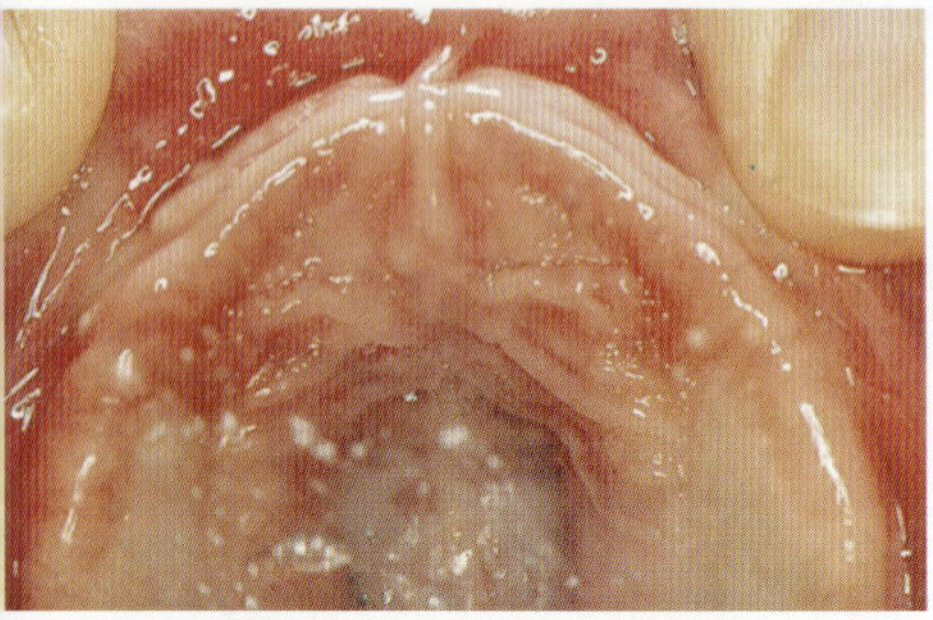
赤ちゃんの口の中（上あご）

おっぱいを吸うことが
口の動きの
機能の始まりです

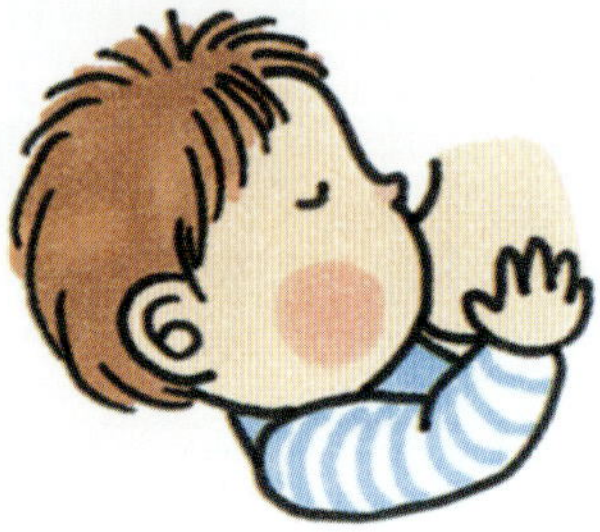

声を発し，言葉を話すことも
歯と口の重要な機能です
バブバブ，ウマウマ（喃語）
からその学習が始まります

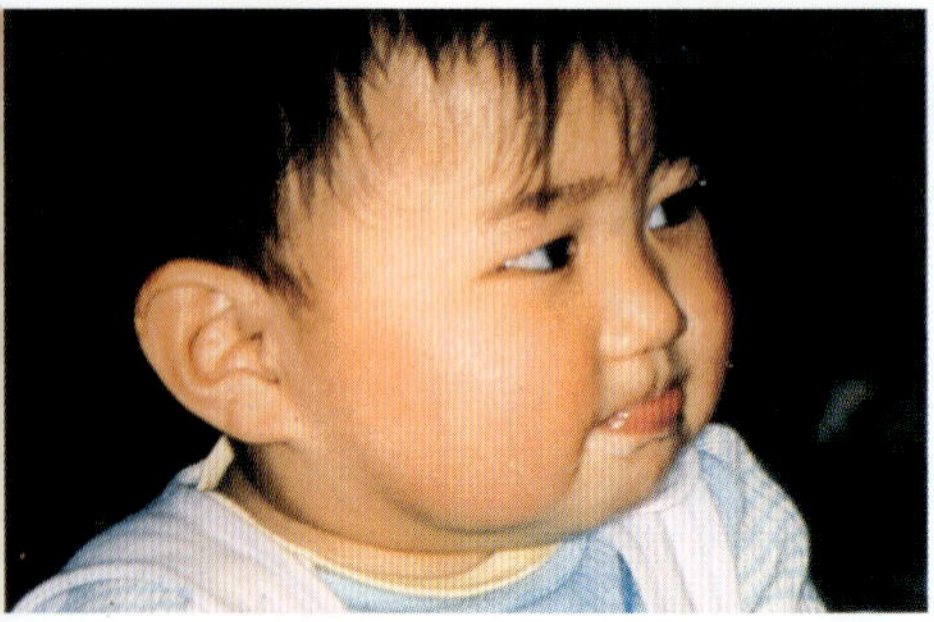
口唇音発生時の口の形

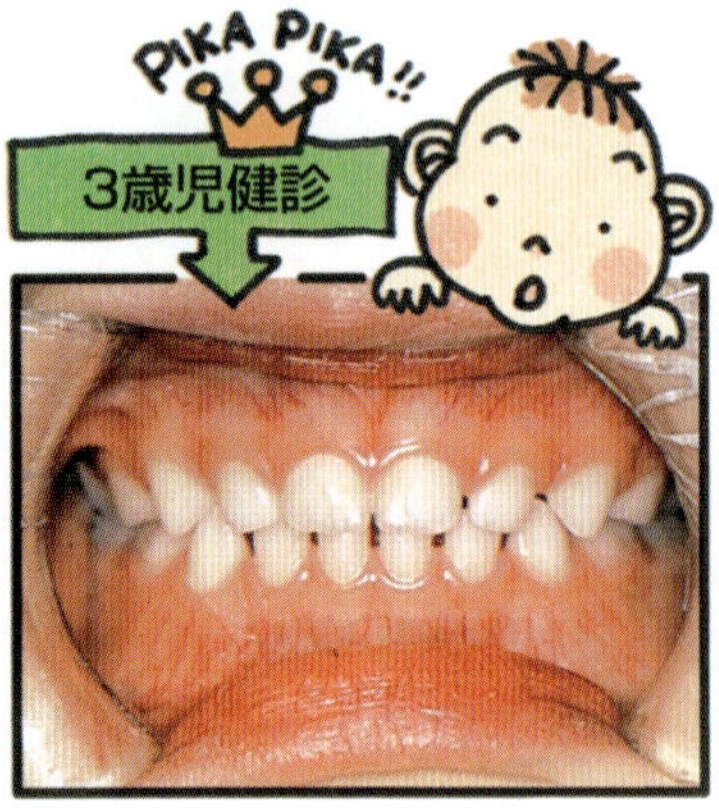

食べる，噛む，飲み込む機能も
乳・幼児期に乳歯が
生えるのに伴って発達します

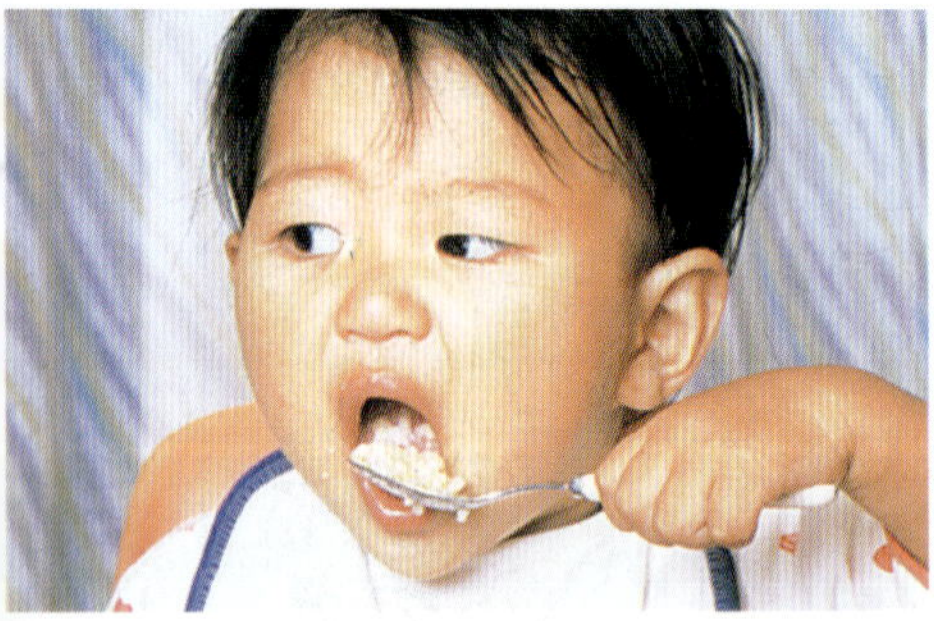

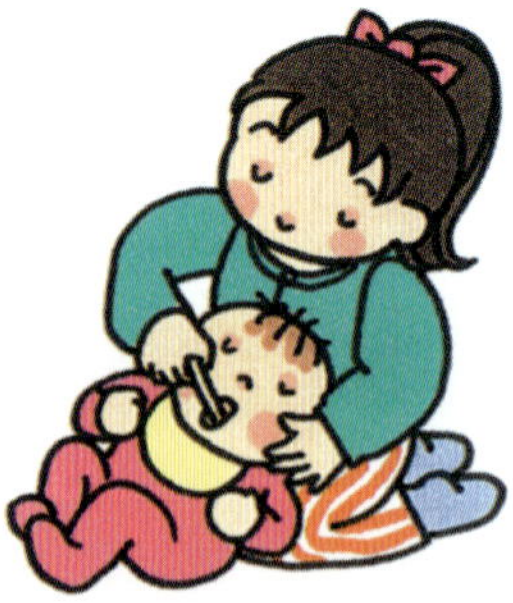

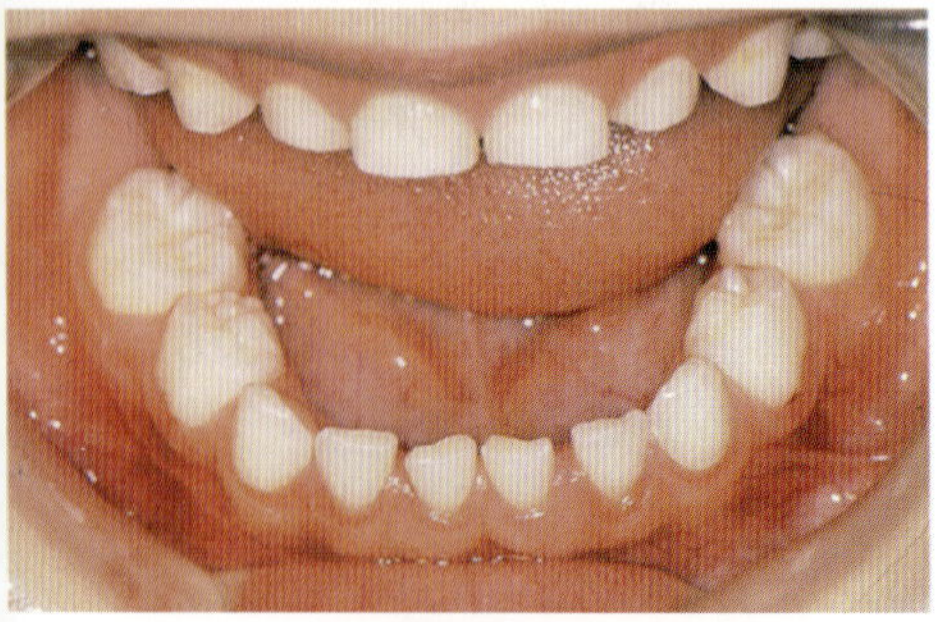
３歳児の歯と口

「寝かせみがき」
３歳児健診など
乳・幼児期には
お母さんの努力や
社会的なかかわりによる
歯と口の健康づくり
が欠かせません

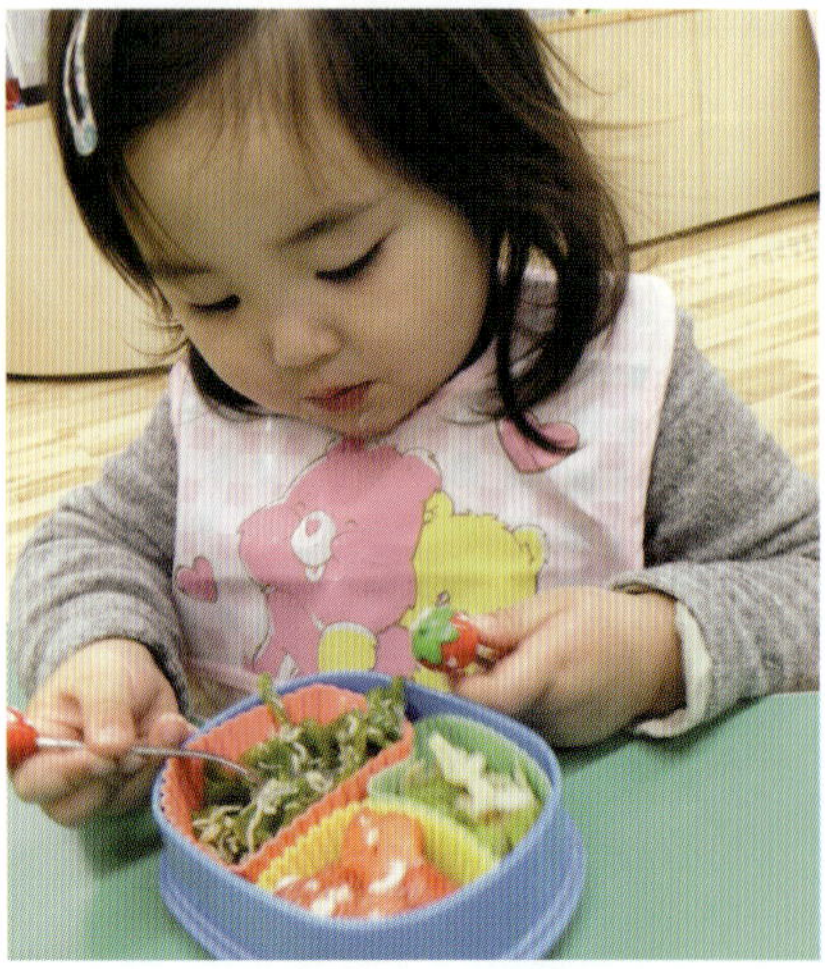
真剣な食への意欲

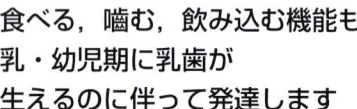

健《すこ》やかな一生をめざそう

学齢期1 -第一大臼歯（6 歳臼歯）のむし歯予防-

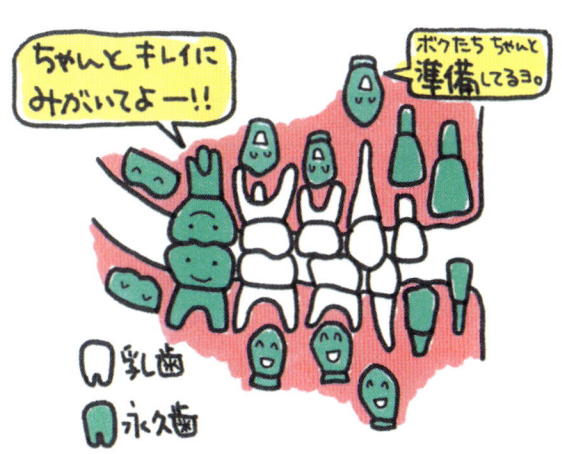

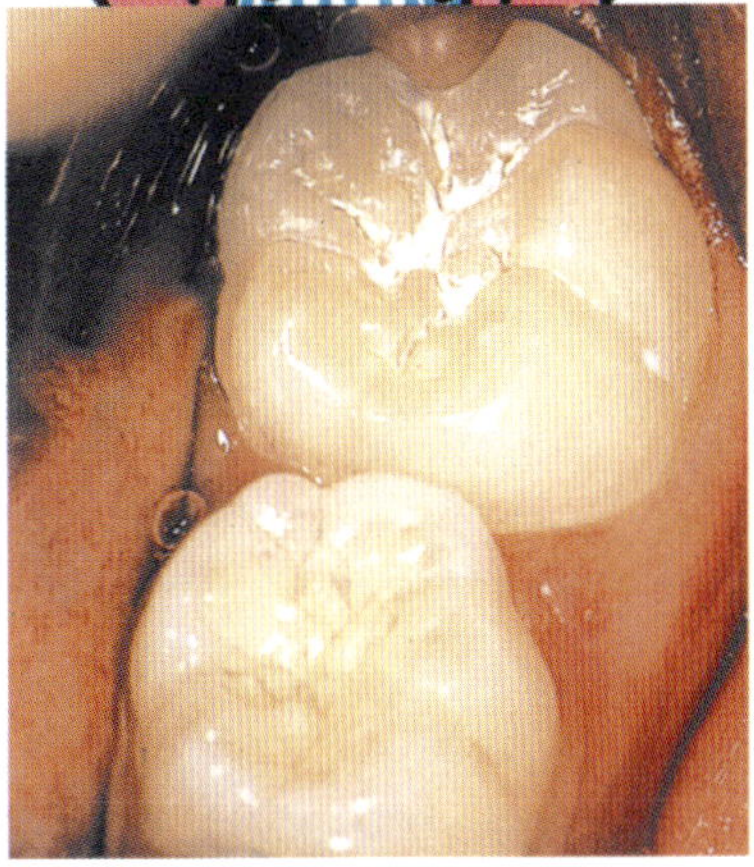

下顎第一大臼歯の初期のむし歯
脱灰，白斑が見られます

●よい歯をつくる食品表"バランスよく食べよう"●

	はたらき	おもな食品
良質タンパク質	歯の基礎	あじ，卵，牛乳，とうふ…
ビタミンA	エナメル質の土台	豚肉，レバー，ほうれん草，にんじん，バター…
ビタミンC	象牙質の土台	ほうれん草，みかん，さつまいも，キャベツ…
カルシウム	歯の石灰化を助ける	ひじき，チーズ，しらす…
リン		米，牛肉，豚肉，卵…
ビタミンD	カルシウムの代謝を助ける。石灰化の調節をする。	バター，卵黄，牛乳…

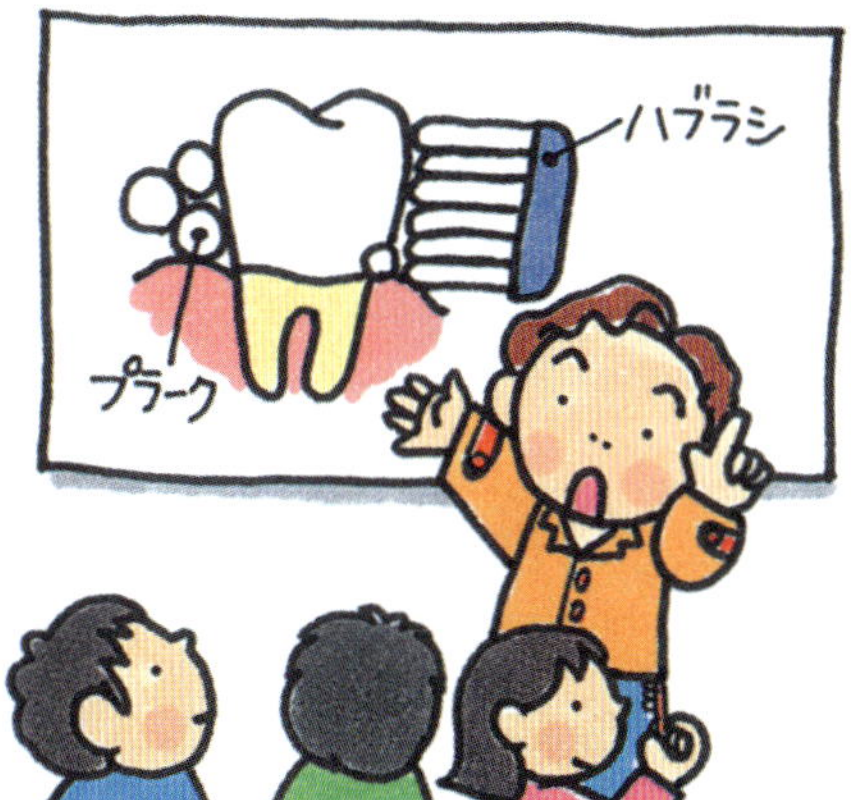

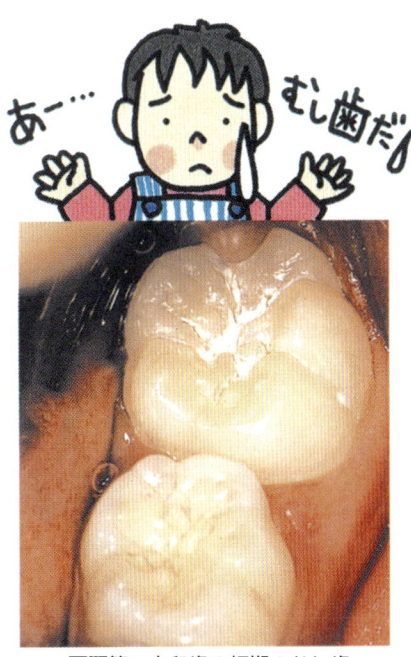

第一大臼歯（6 歳臼歯）はもうおとなの歯
ずーっと大事な役割を
果たさなければならないこの歯は
歯みがきの習慣づけの良い教材でもあるのです

健《すこ》やかな一生をめざそう

この時期は，こころもからだも
ダイナミックに成長します
歯と口もその例外ではありません

学齢期2 -混合歯列期・思春期-

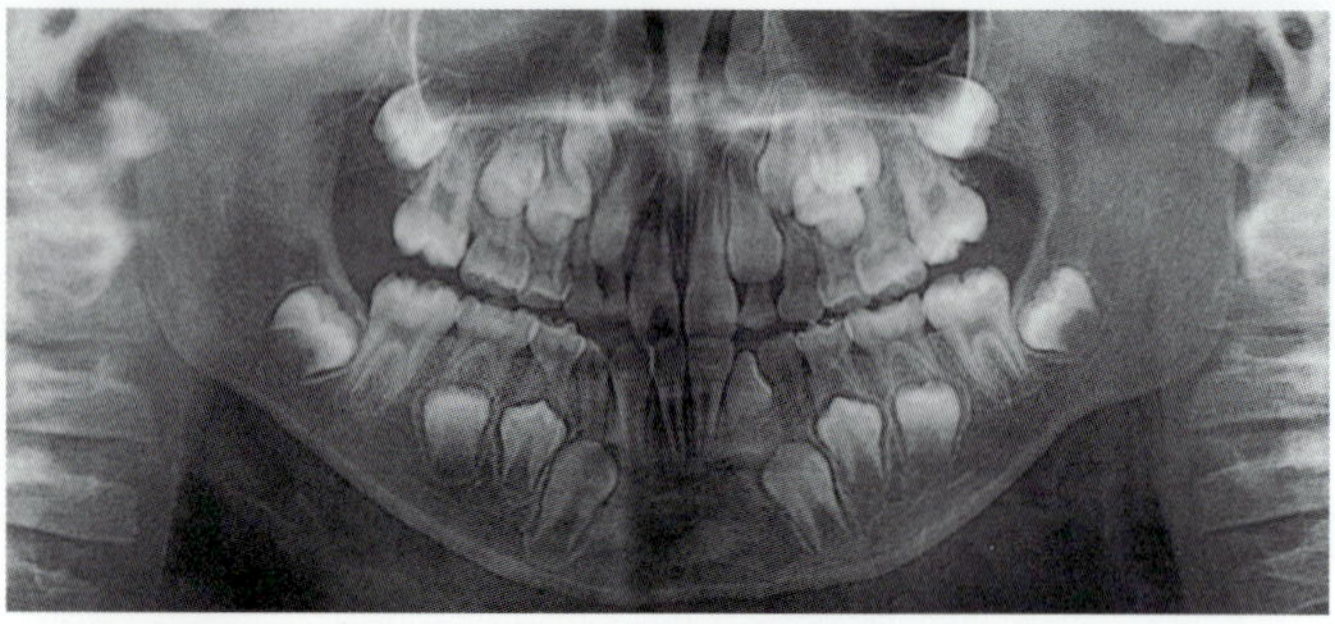

パントモグラフ．乳歯と永久歯のダイナミックな交換の様相が観察されます

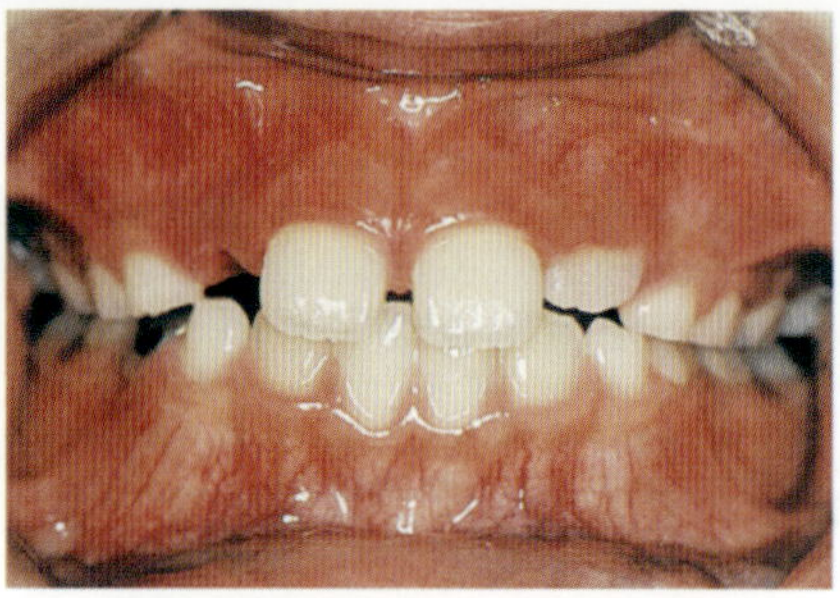

乳歯と永久歯が混在する混合歯列

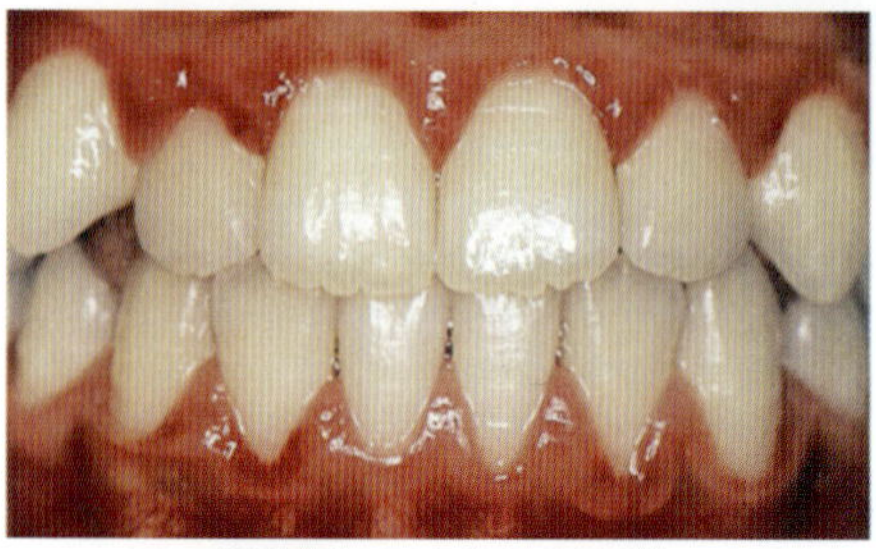

思春期に見られる歯肉炎

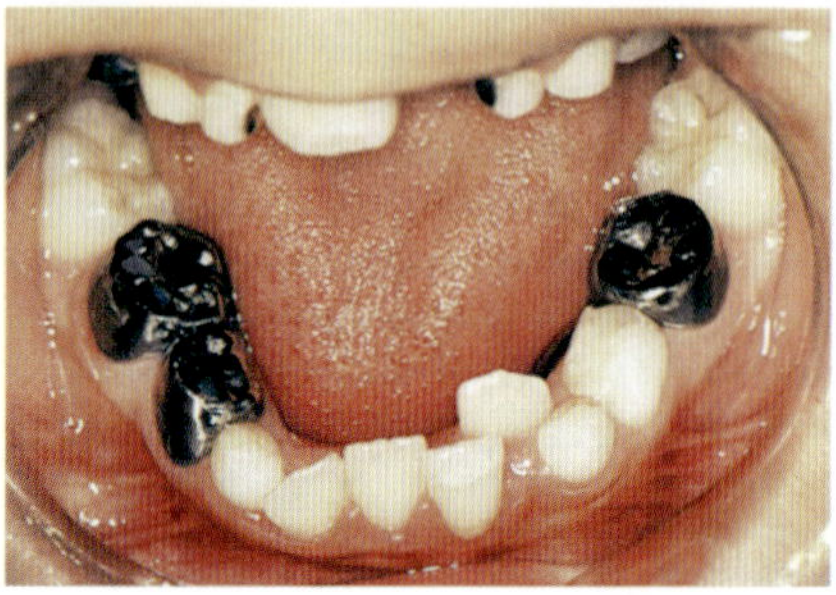

歯が重なり合って生える叢生

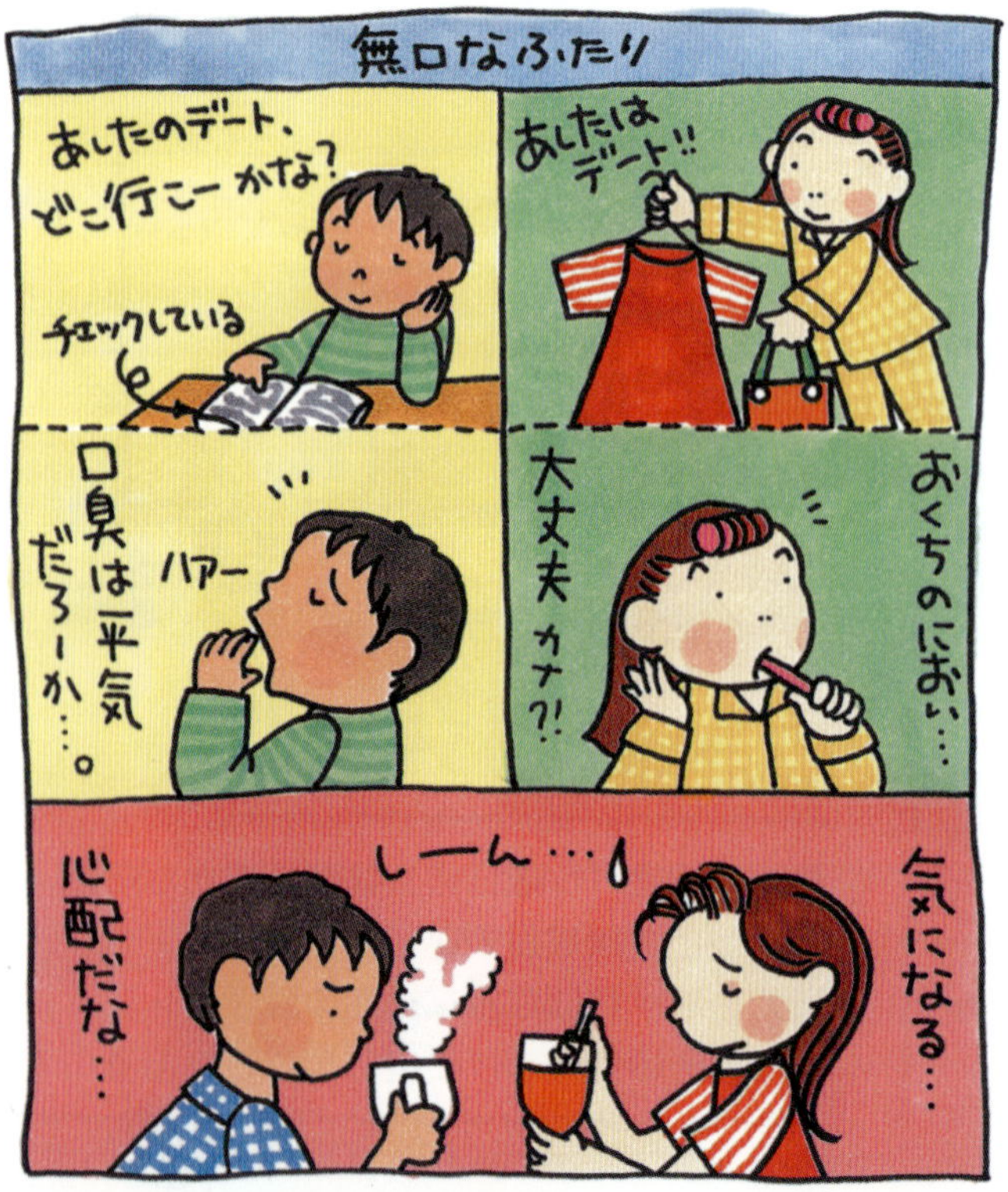

無口なふたり
あしたのデート、どこ行こーかな?
チェックしている
あしたはデート!!
口臭は平気だろーか…。
ハアー
大丈夫カナ?!
おくちのにおい…
心配だな…
しーん…
気になる…

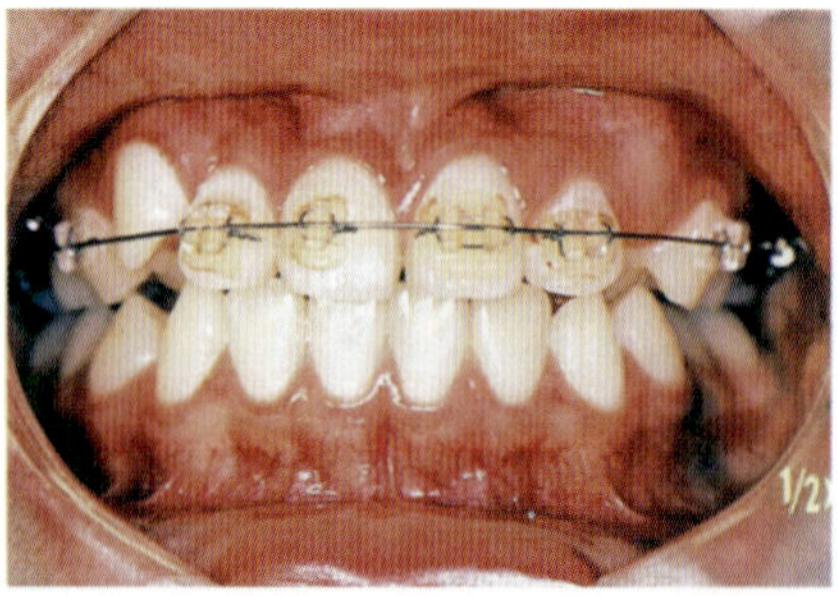

歯列の矯正治療

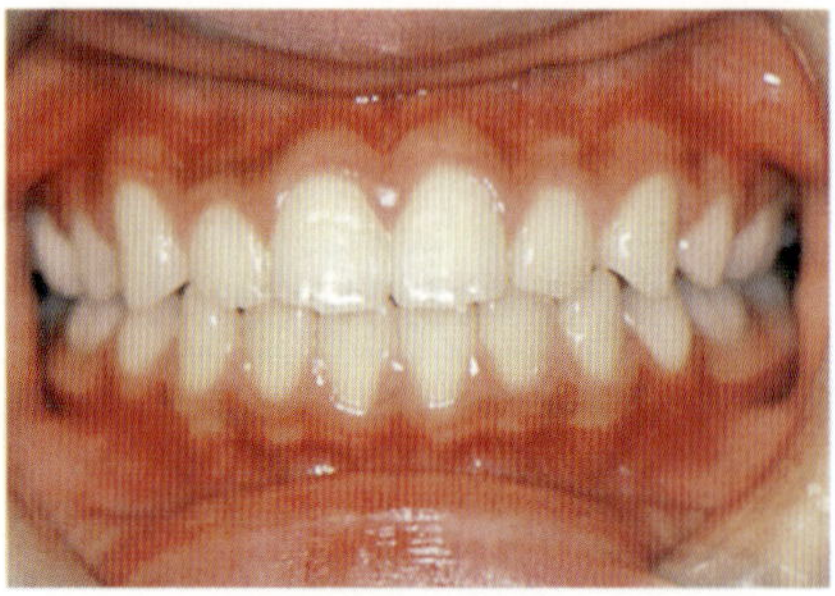

永久歯列の完成

健《すこ》やかな一生をめざそう

成人期-青年期・壮年期-

プラーク・コントロール，これが歯と口の健康づくりの具体的なテーマでありこの本の大きなテーマなのです

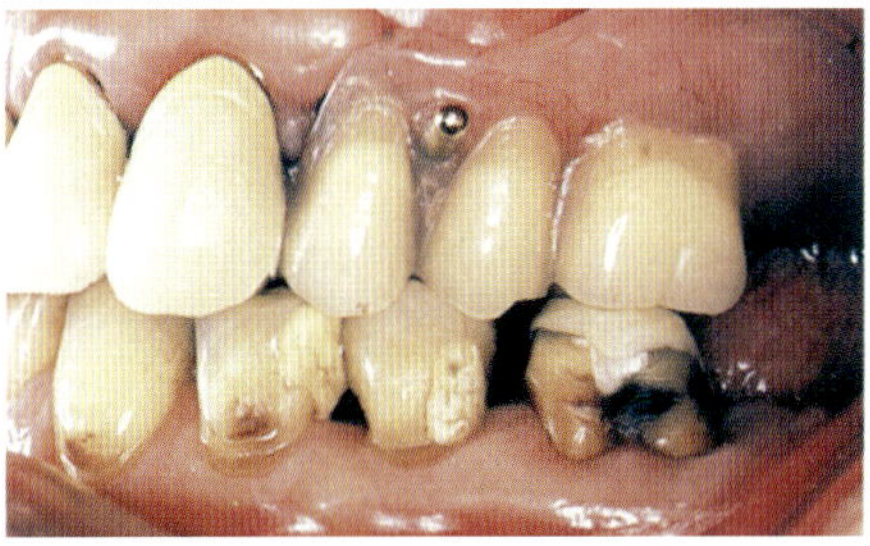

歯と歯肉の境い目に起こるむし歯（歯頸部齲蝕）

歯が抜けたままに放置しておくと，隣りの歯が傾斜したり，上の歯が下がってきたり，みがきにくい部分ができたりなどのさまざまな影響が生じます

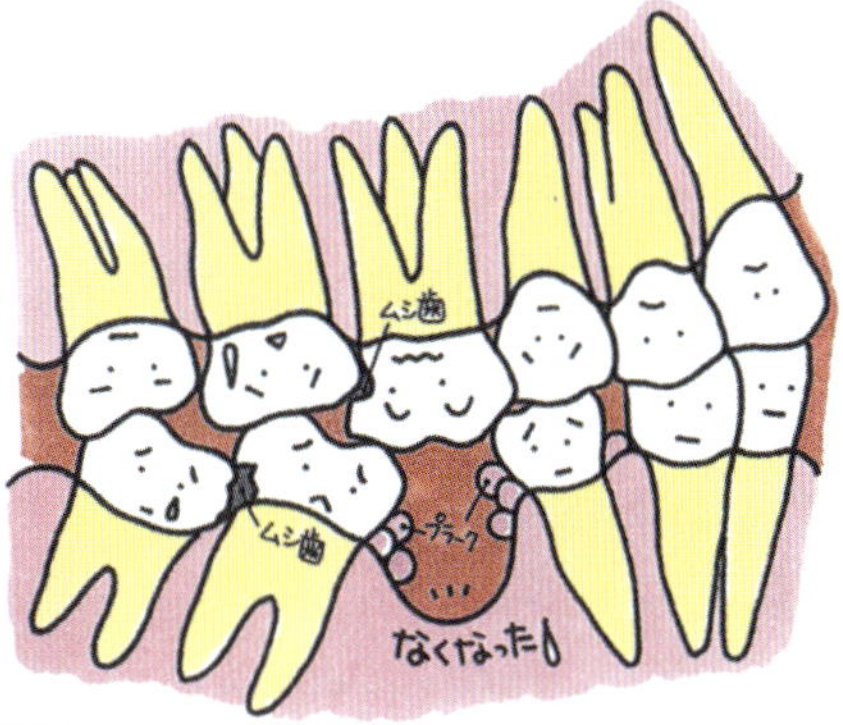

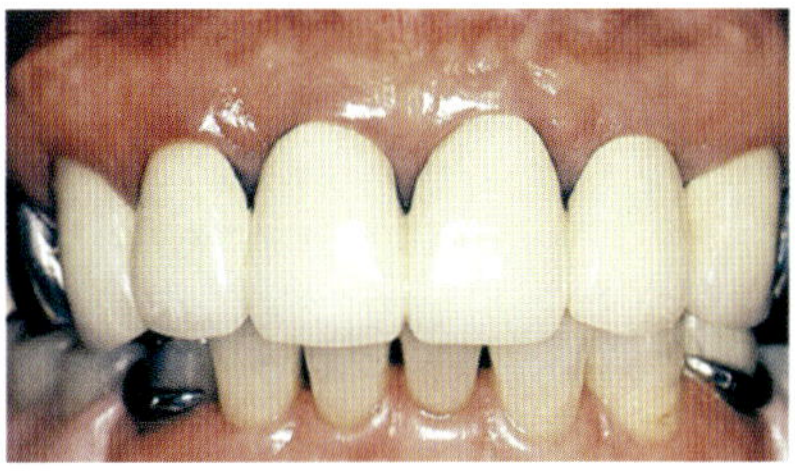

治療後（40 代女性）

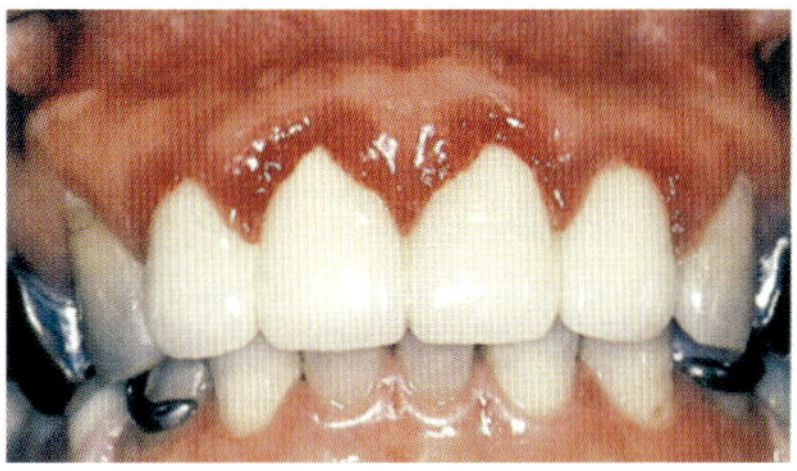

歯肉炎（治療前）

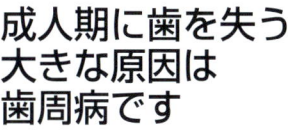

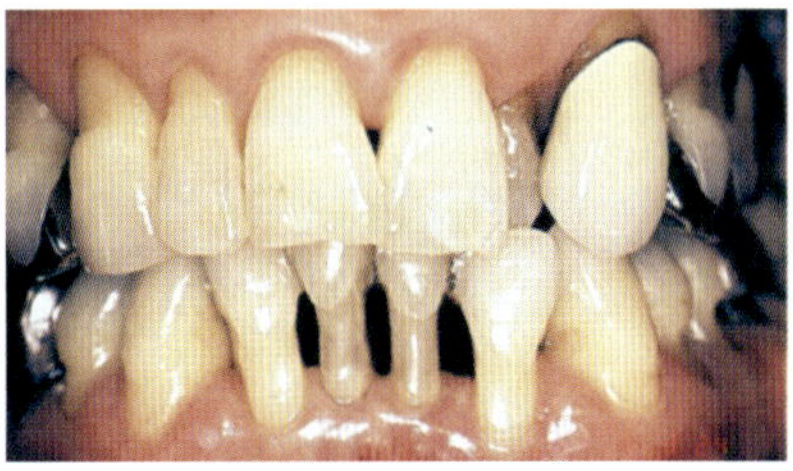

治療後（50 代女性）

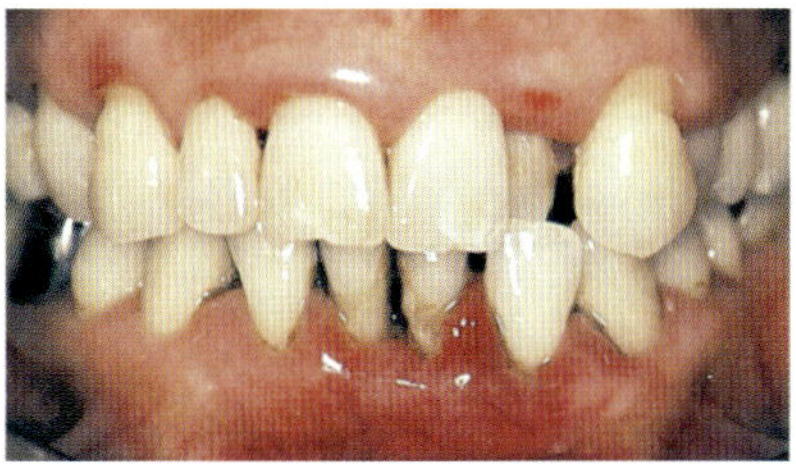

歯周炎（治療前）

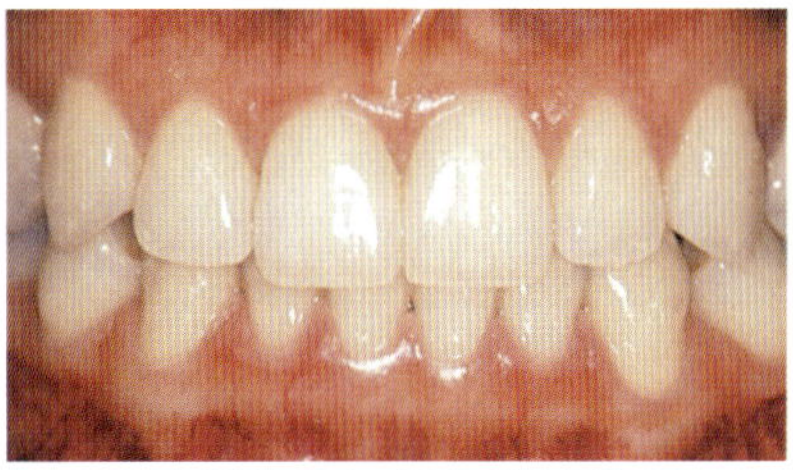

正常な歯肉（20 代女性）
いつまでもこんな歯肉でありたいですね

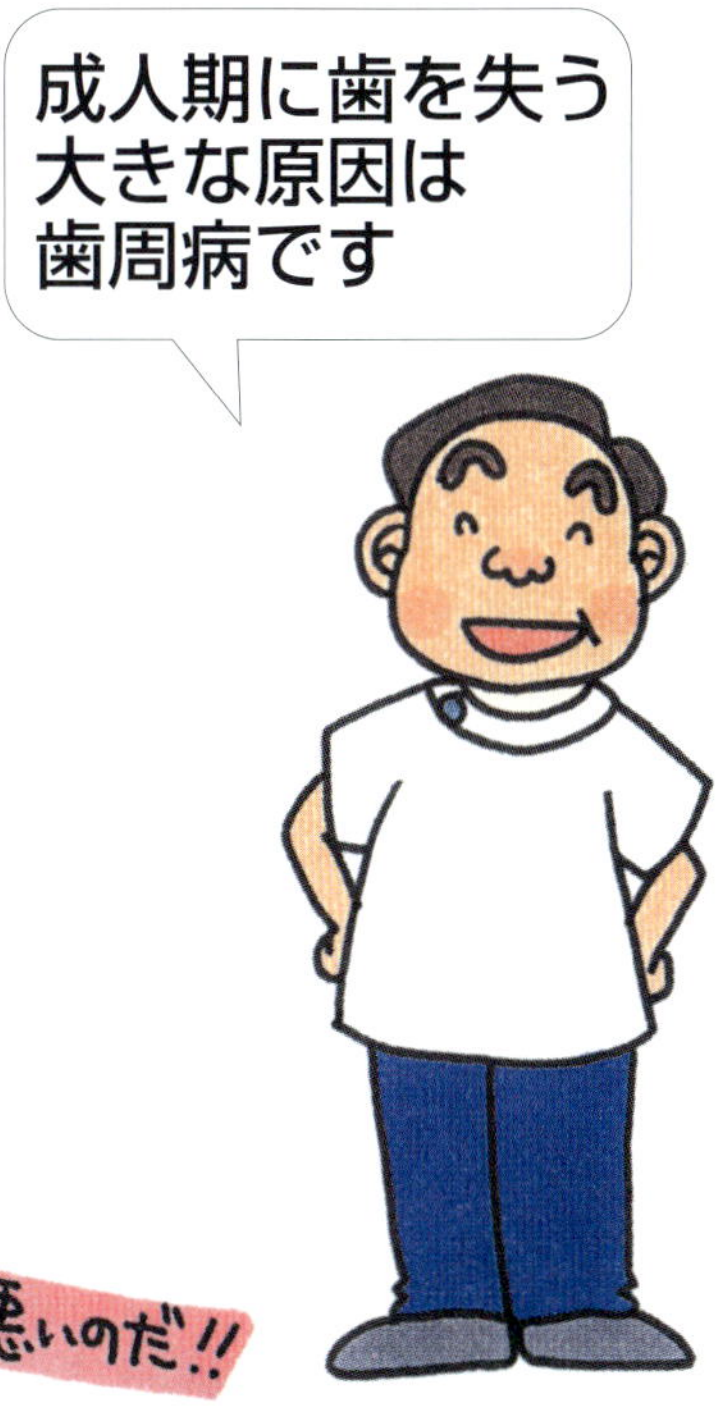

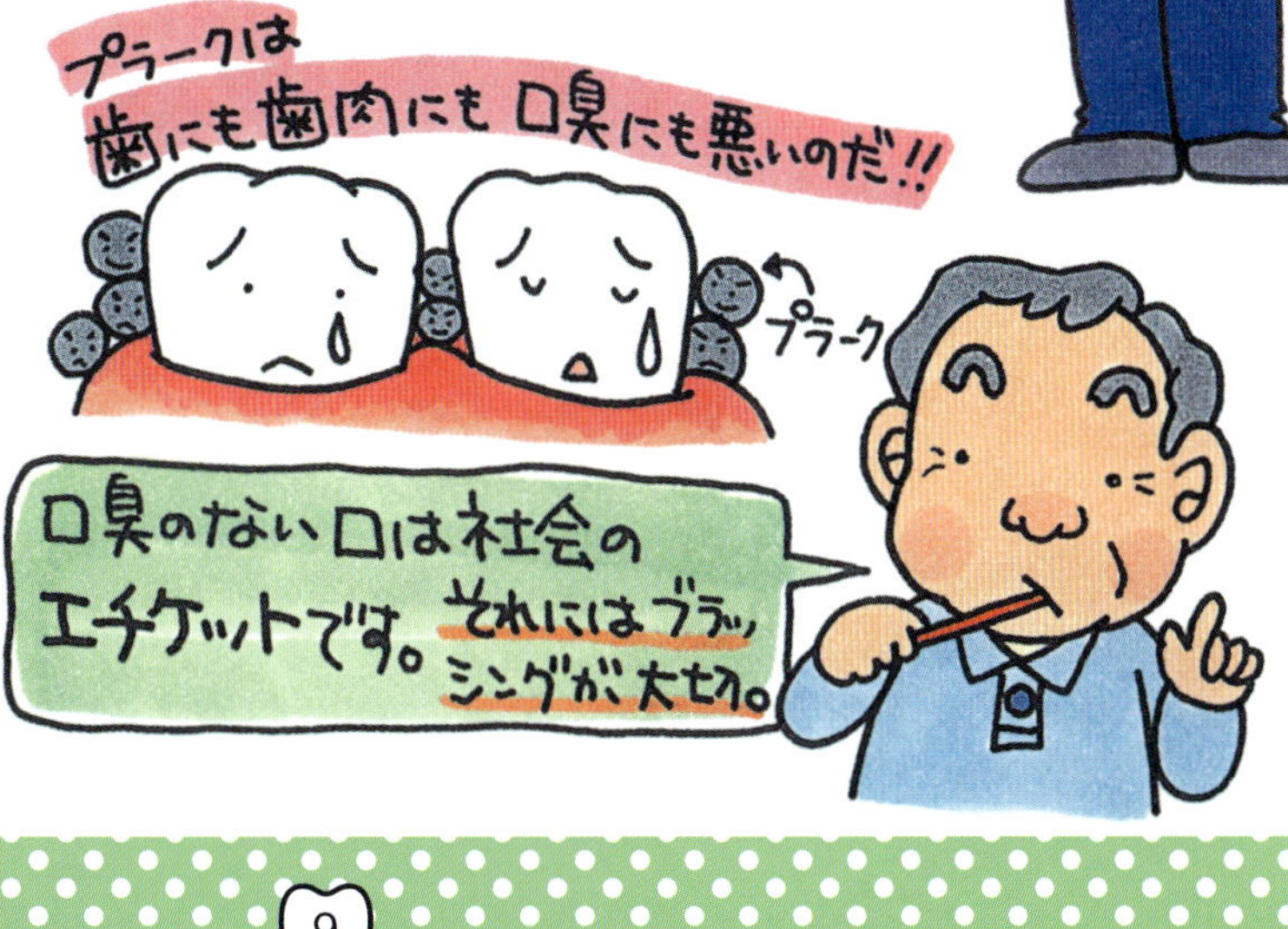

8020 の達成をめざして
もう一度ご自分のブラッシングを
チェックしてみてください

健《すこ》やかな一生をめざそう

65 歳からの高齢期

高齢になると歯と口の機能も
なにかと衰えがちです
「かかりつけ歯科医」を見つけてください

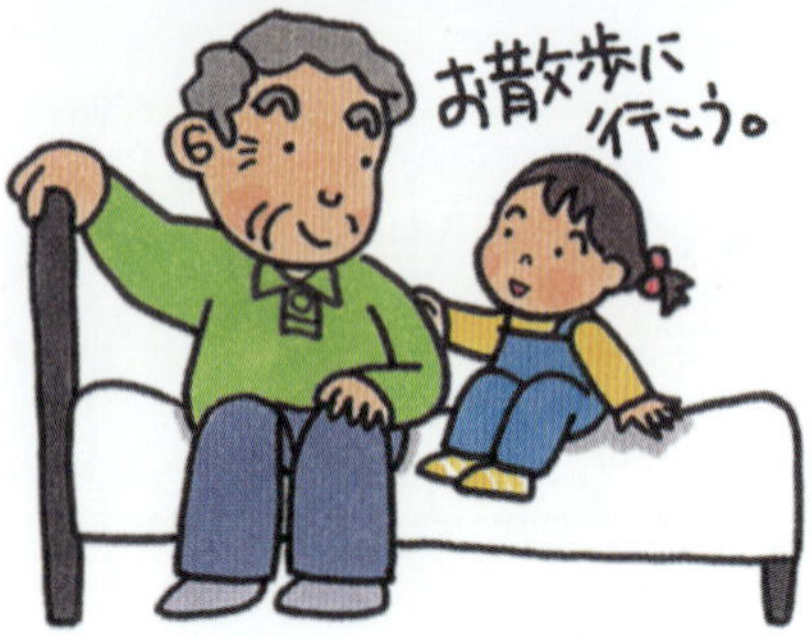
お散歩に
行こう。

口から食べられるようになって
寝たきりから起きられるようになった
車椅子がいらなくなった
そうした事例は多いのです

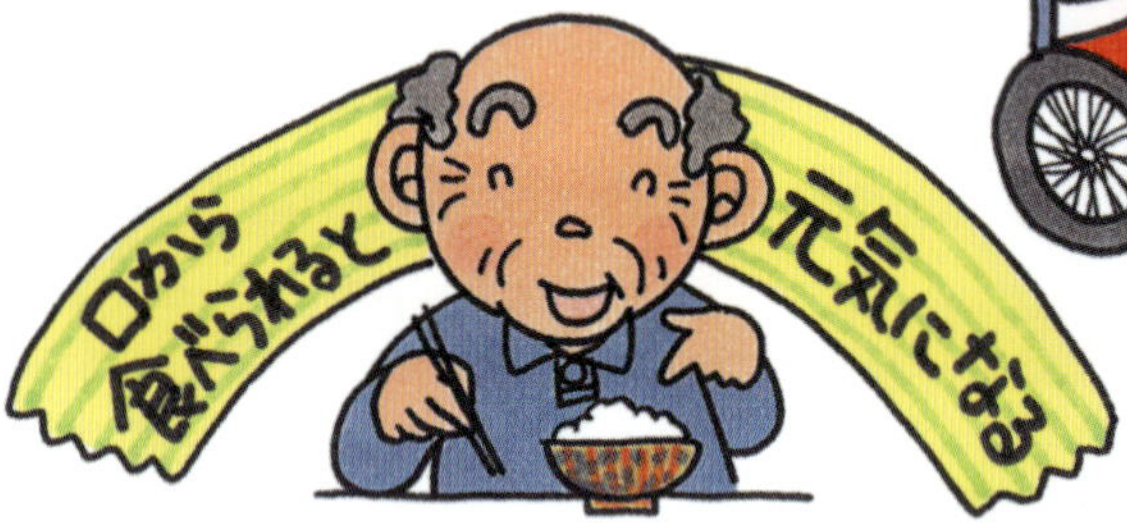
口から食べられると
元気になる

歯がなくなったところには入れ歯を入れて食べる機能を補いましょう

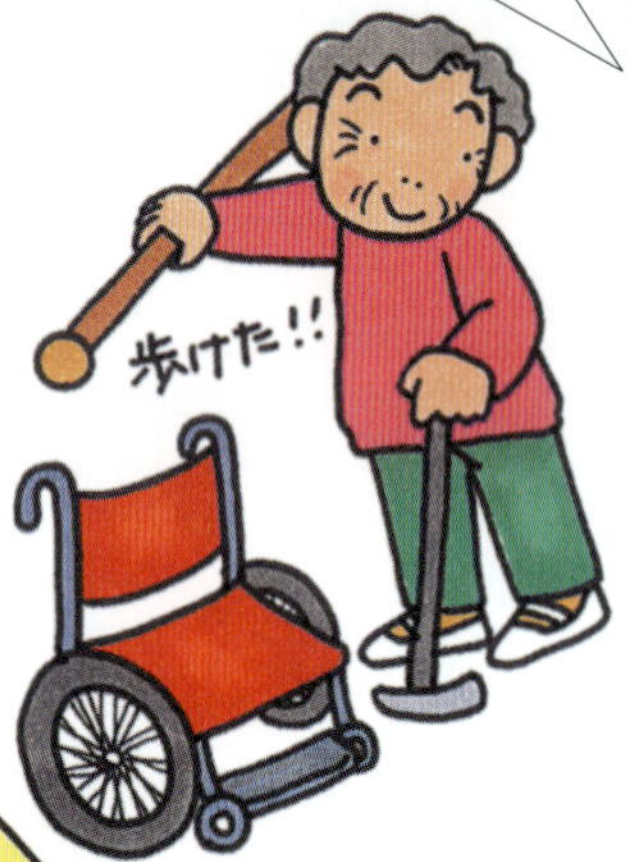
歩けた!!

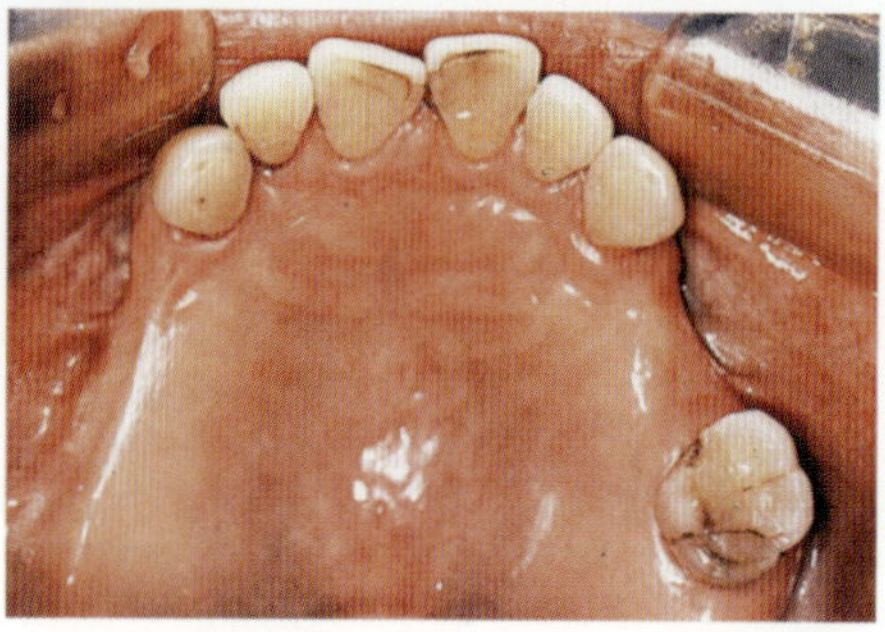
上あごの両臼歯部に歯のないところがあります

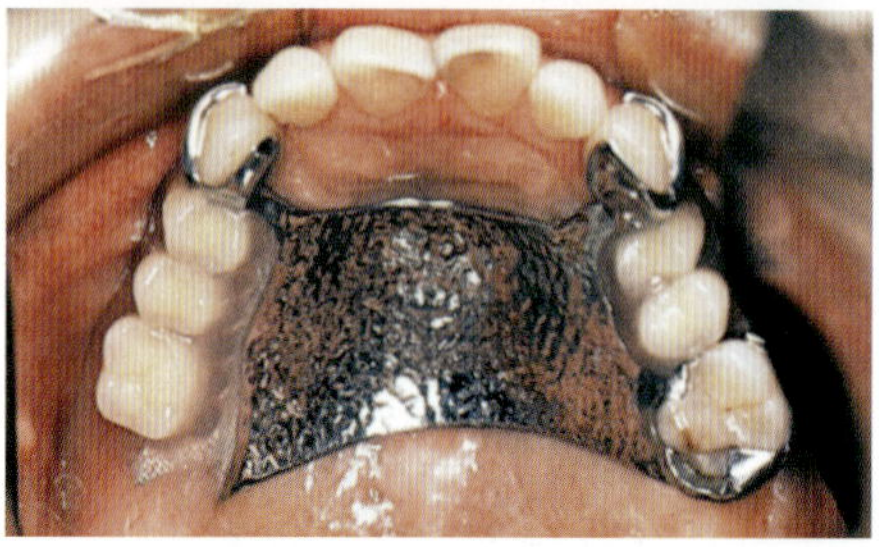
この部分入れ歯でちゃんと噛めます

全身のケアに加えて
「歯と口のケア」が
非常に重要です

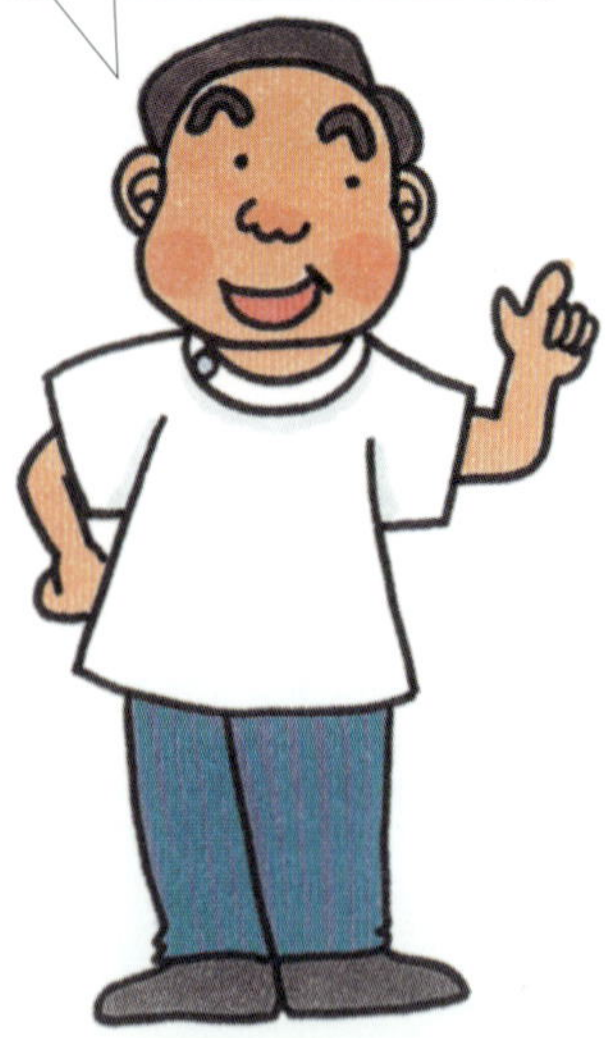

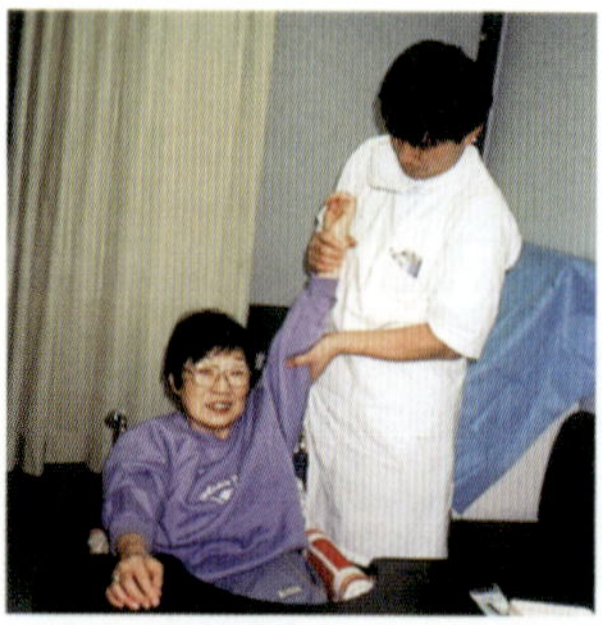
リラクゼーション

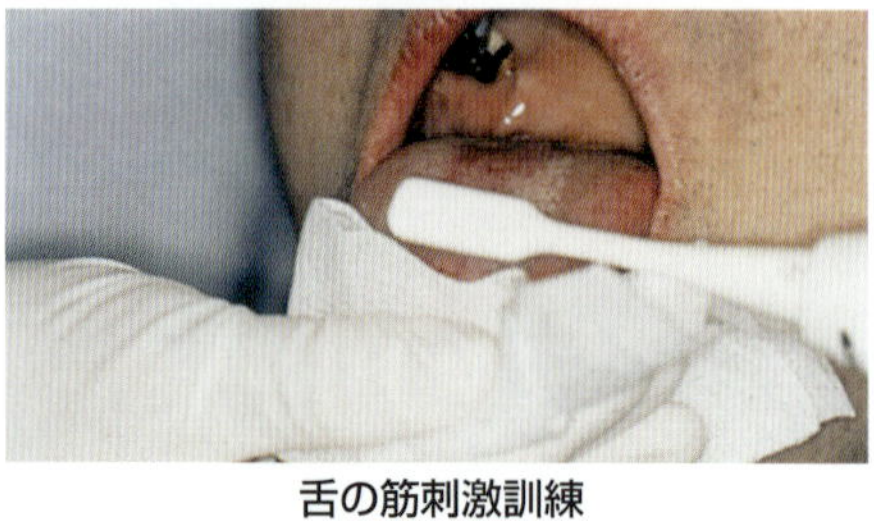
舌の筋刺激訓練

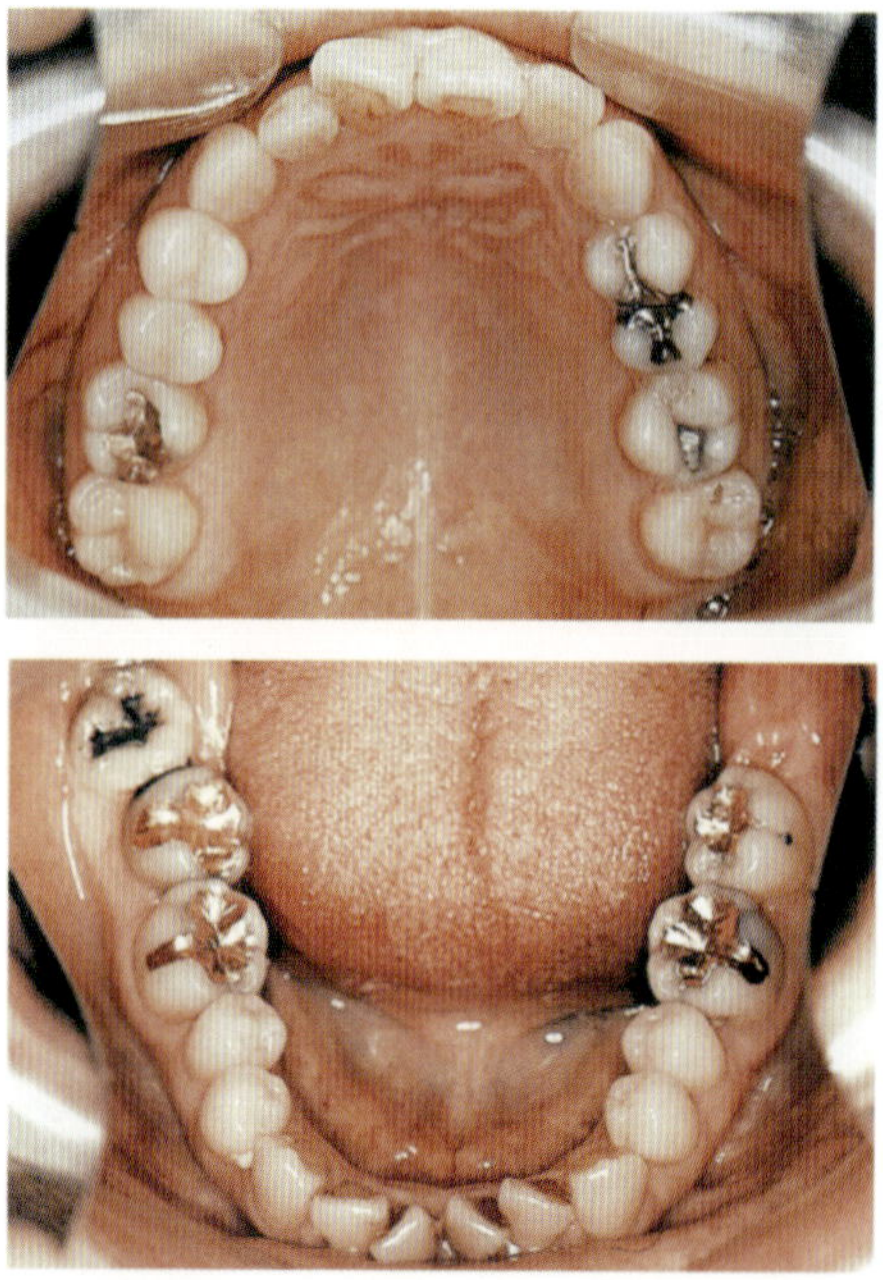
60代女性の口の中です．ここまでちゃんとしていれば 8020（ハチマルニイマル）はもうだいじょうぶ

健《すこ》やかな一生をめざそう

もちろん一朝一夕になる話ではありませんん若い頃から歯と口の健康づくりが必要です

8020この笑顔を人生の目標に

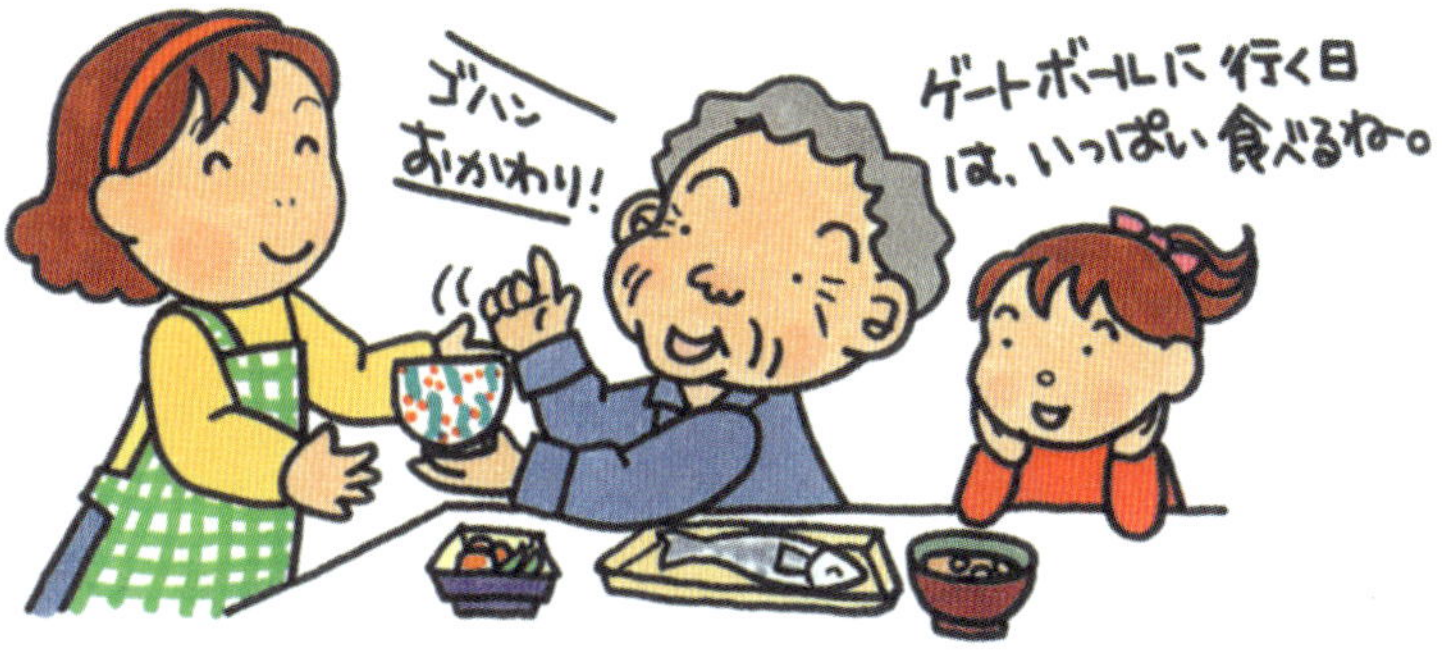
ゴハンおかわり!!
ゲートボールに行く日は、いっぱい食べるね。

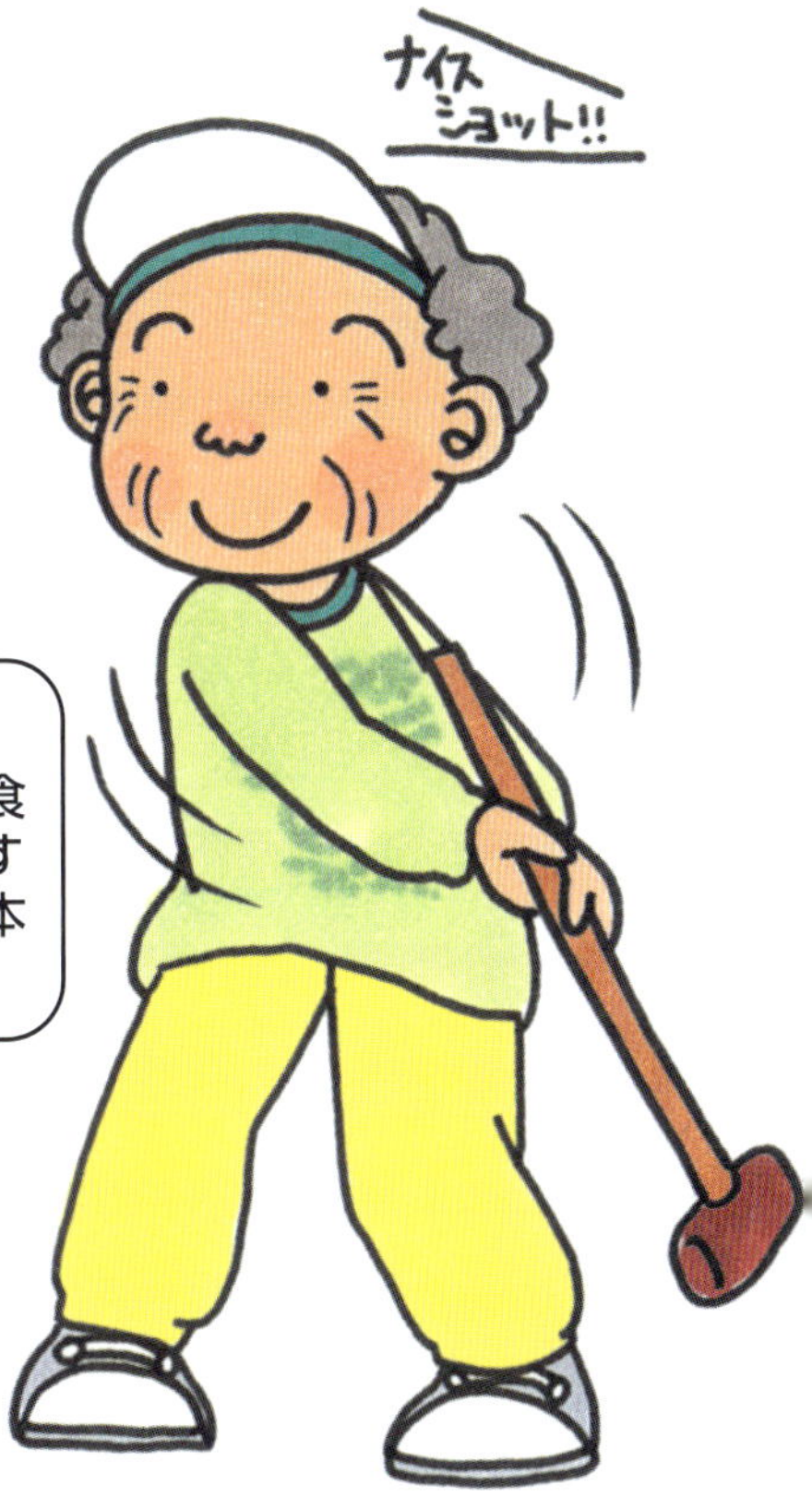
ナイスショット!!

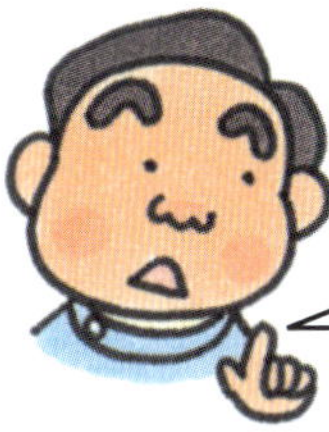

8020（ハチマルニイマル）
80 歳で 20 本以上の歯があればしっかりと食べられて健康な生活がおくれる基本になりますこの標語をかかげた運動は厚生労働省も日本歯科医師会も全力をあげて取り組んでいます

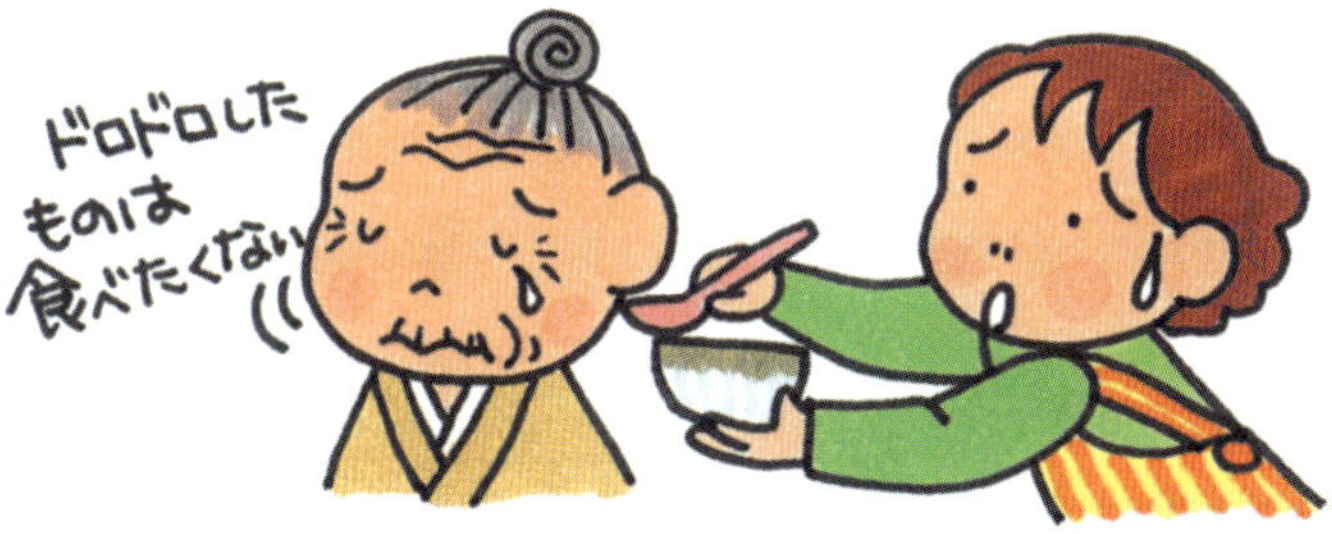
ドロドロしたものは食べたくない

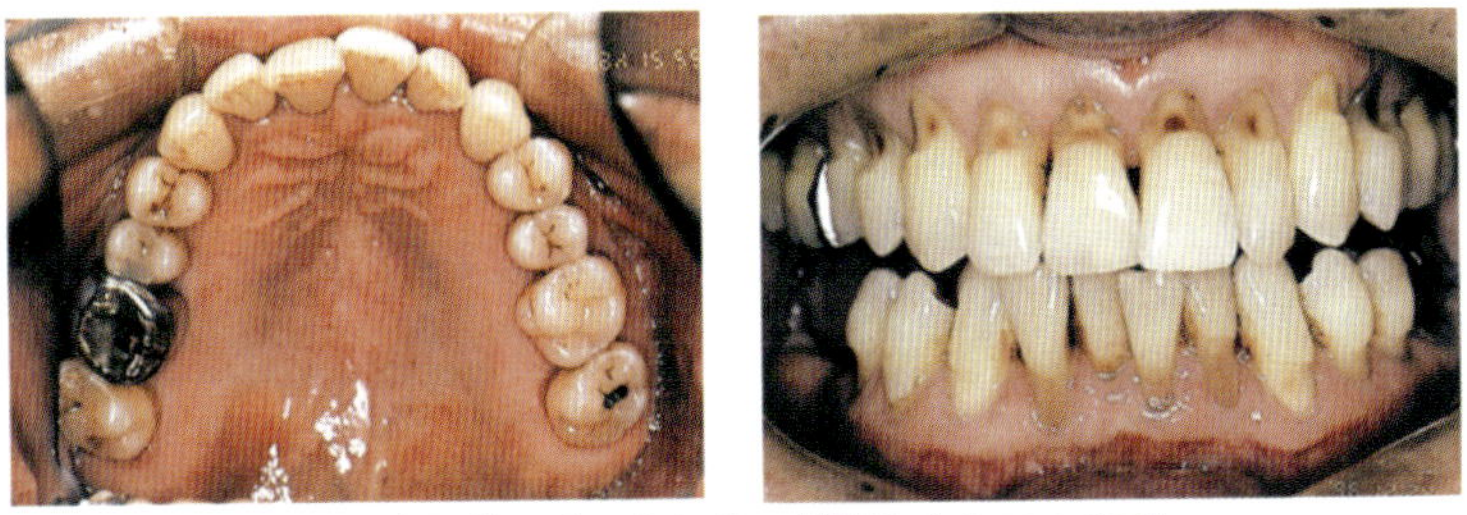

84 歳男性の噛み合わせの状態と上あごの歯列

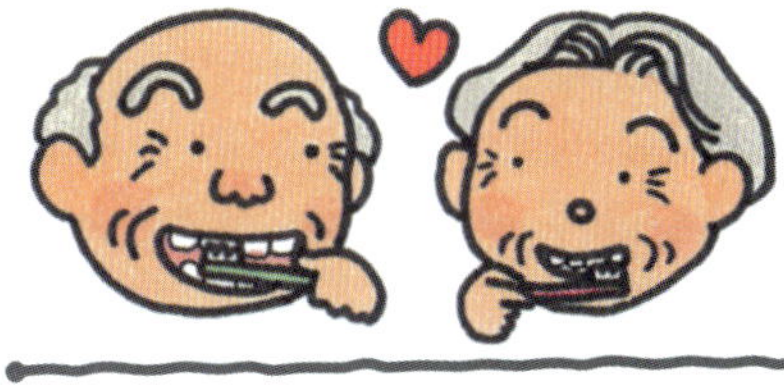

8020を十二分に保って，元気なお年寄り

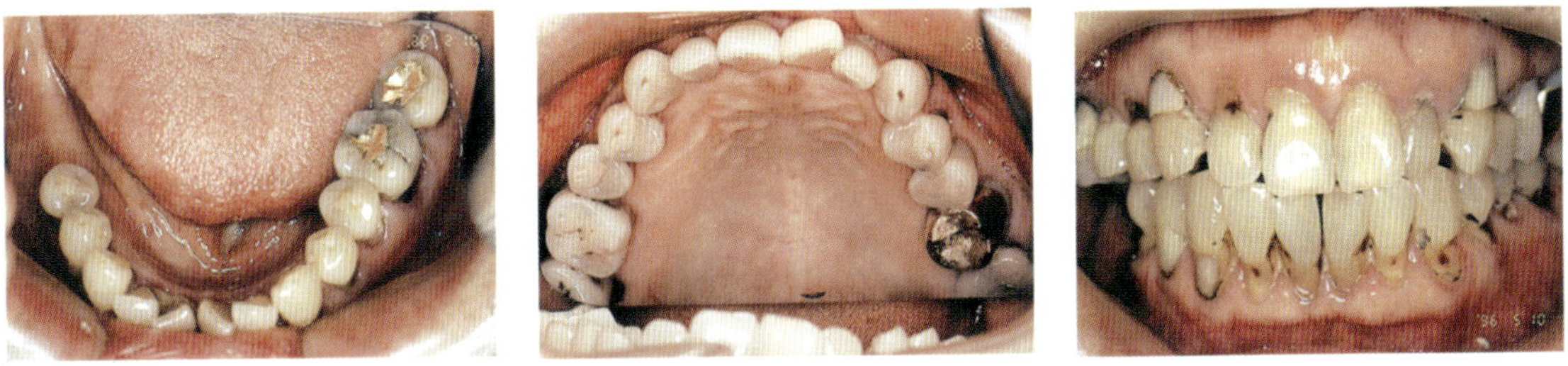

83 歳女性の噛み合わせの状態と上あご・下あごの歯列

歯と口にはいろいろな働き（機能）があります．その働きは，それぞれの組織と仕組み（構造）によって行われています

歯と口の仕組みと働き

●歯・歯列●

永久歯

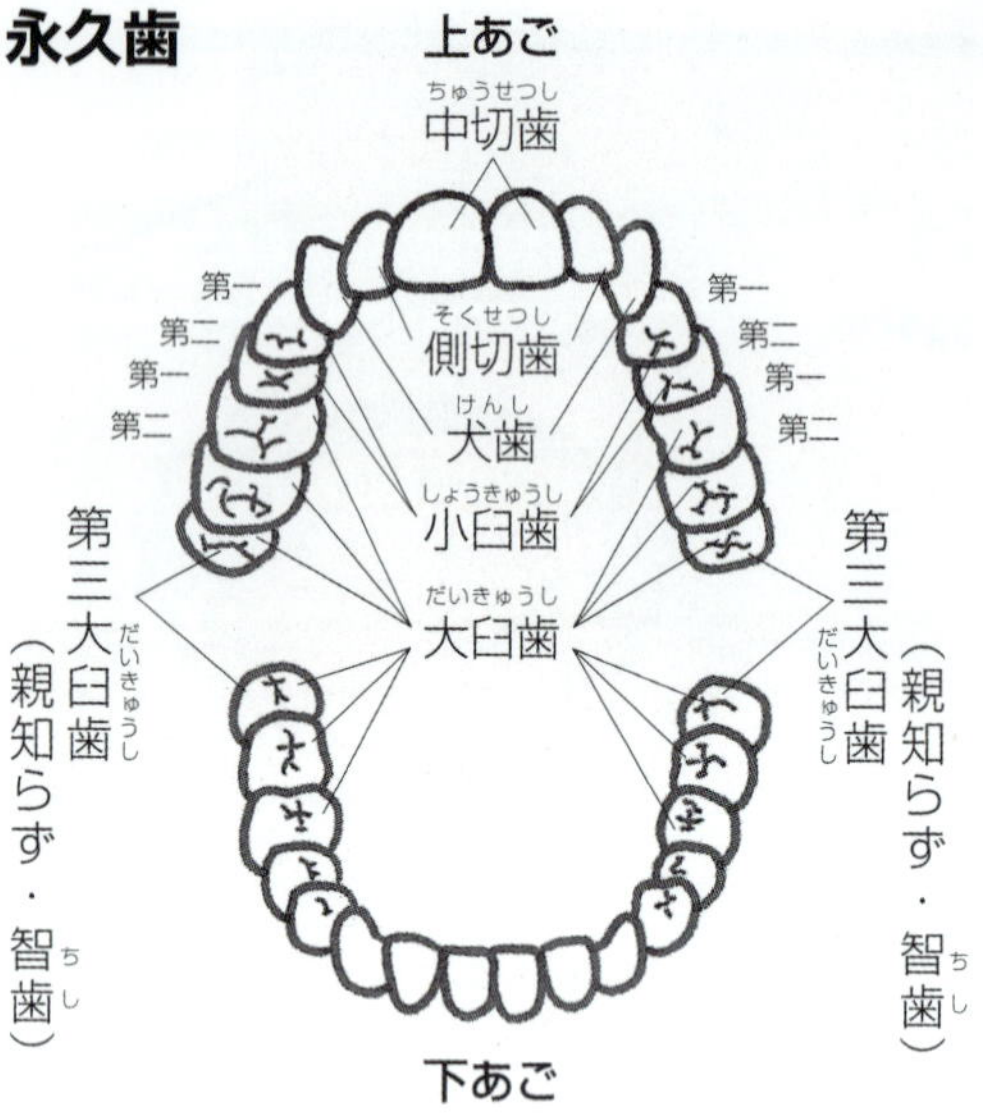

乳歯

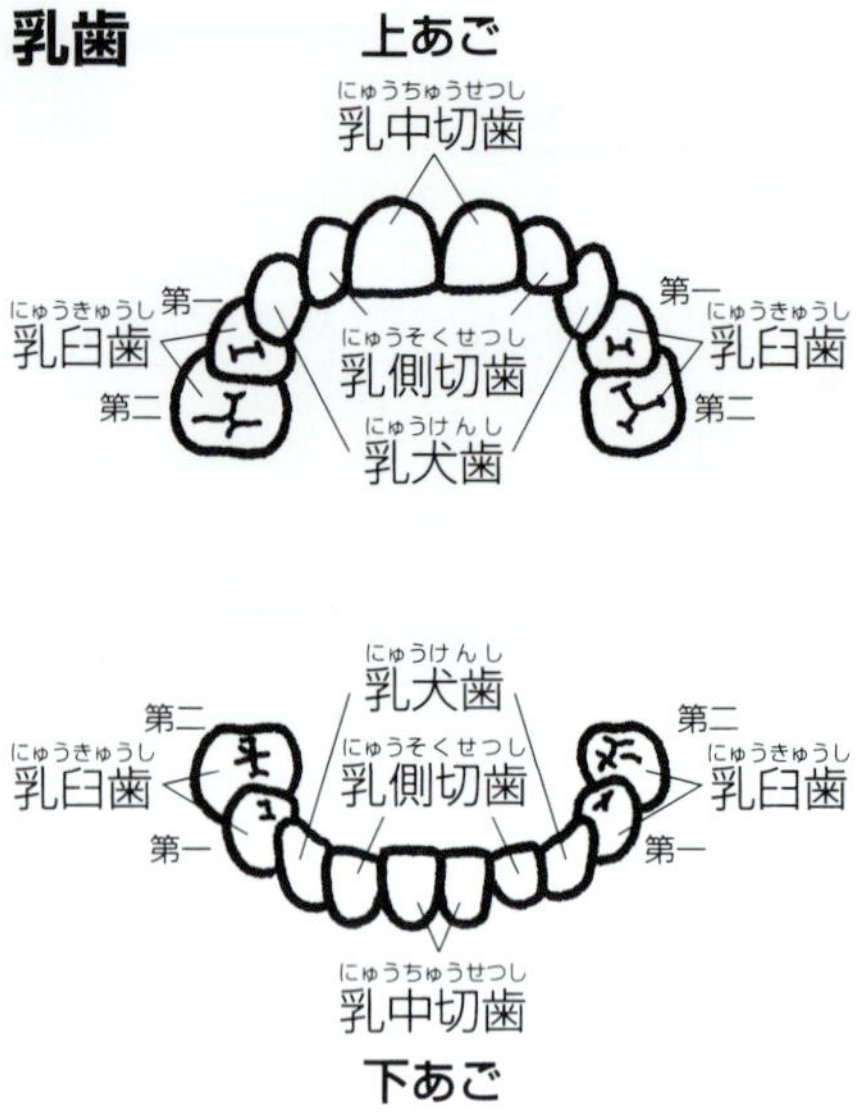

●咬合●

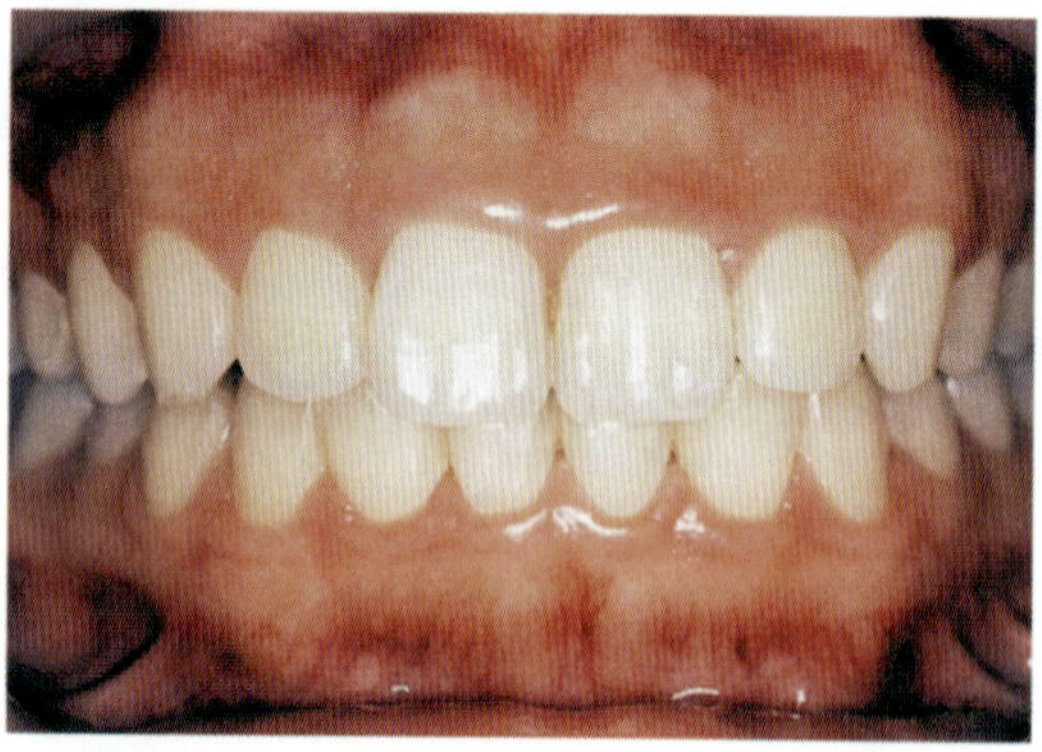

▲噛み合わせのことを専門的には咬合と言います．咬合は，歯，歯列，顎関節，筋肉，神経などの組織で決められ，また，運動が行われます．なにかの原因で咬合がくるうと，いろいろな障害を引き起こします

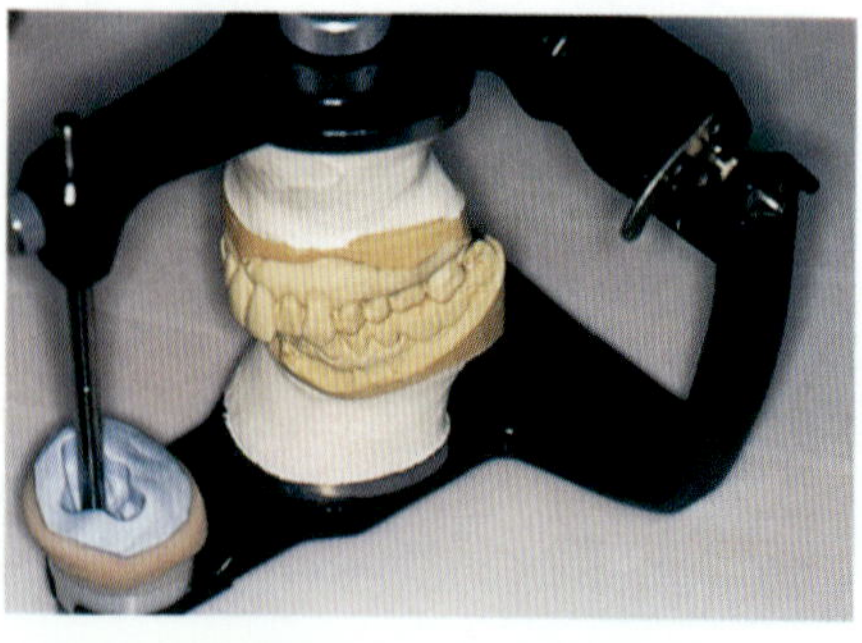

◀咬合器は咬合と下顎の運動を近似的に再現する器械です．咬合器に石膏で作った歯列模型を装着して，歯列の形，噛み合わせ，下顎運動の診査を行います．また，補綴物の製作，調整など，歯科には欠かせないものです

●歯周組織●

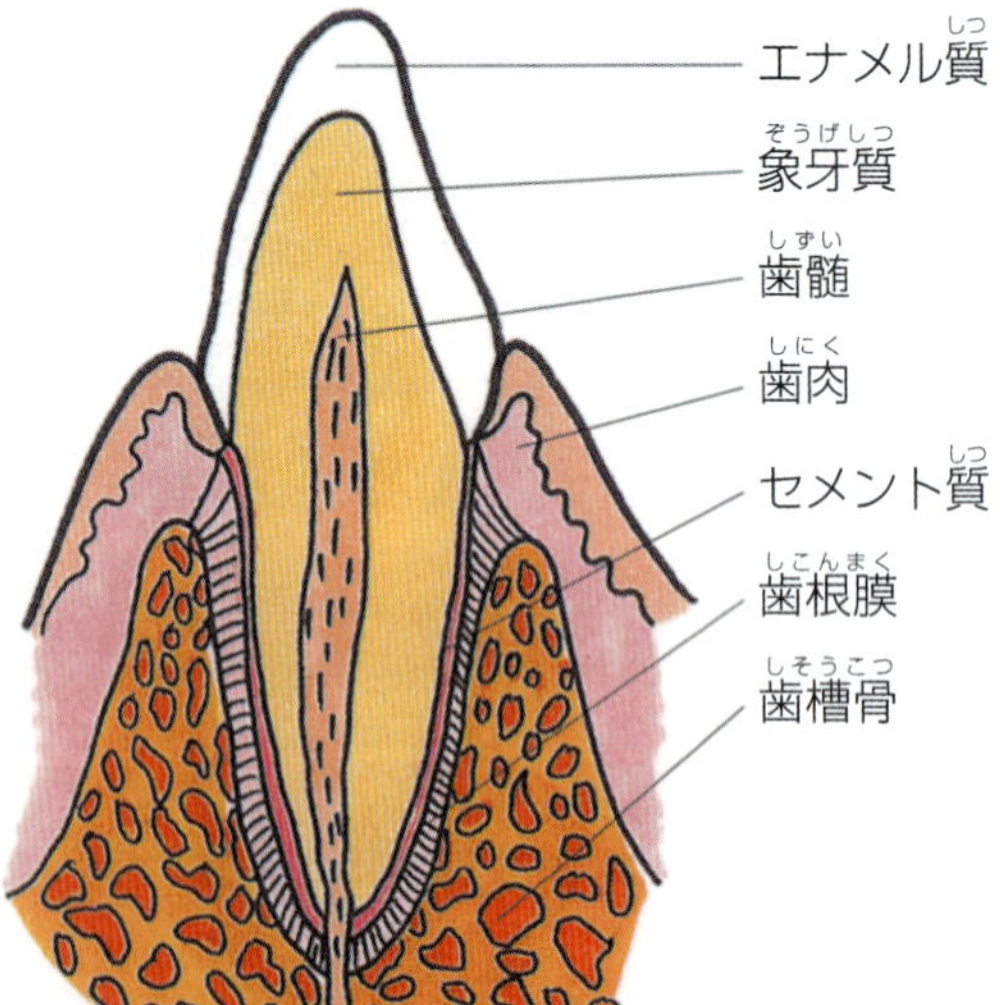

歯は，歯周組織に植立し，支えられています．硬組織，軟組織が重層して複雑な構造をしています

●顎関節●

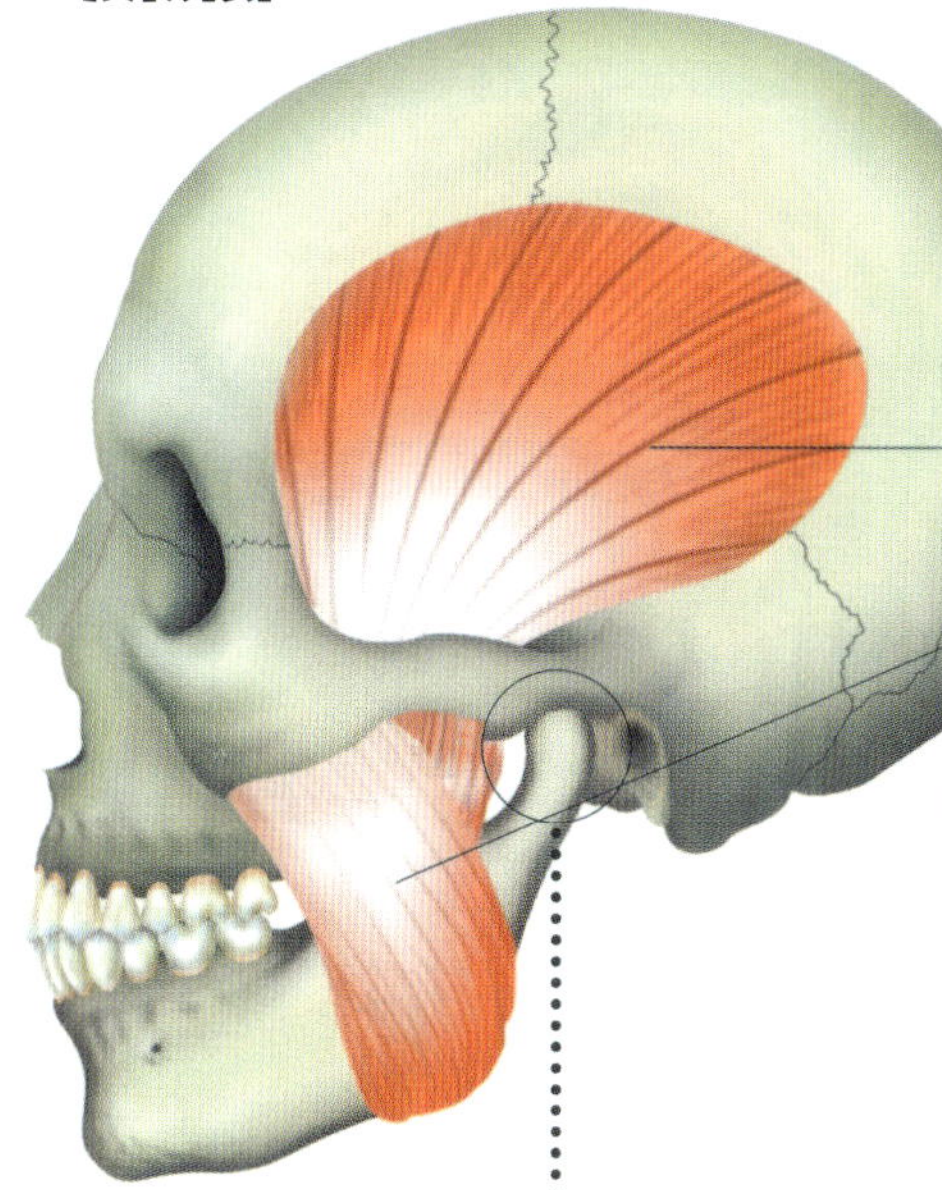

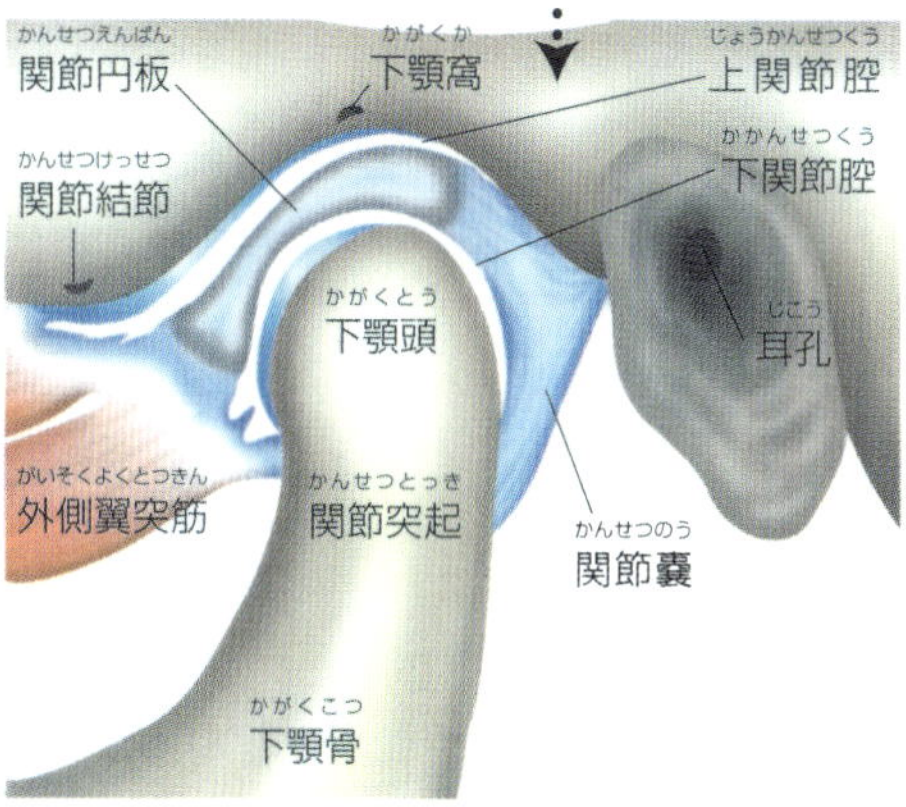

●口腔内●

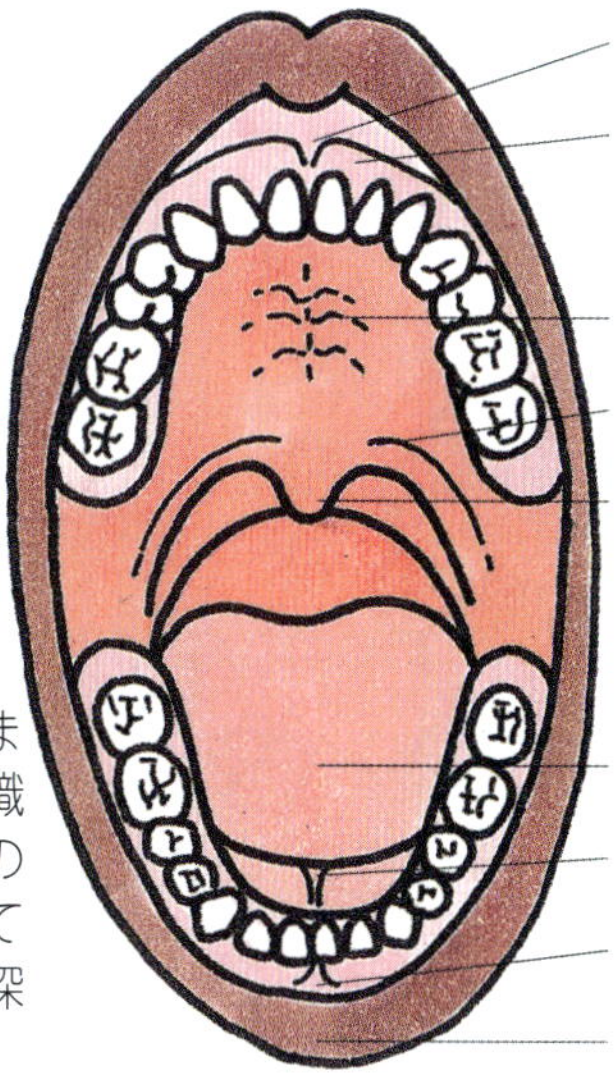

▶口の中を一覧してみましょう．歯，歯周組織とともに，それぞれの部位と名称をおぼえておくと本書の理解が深まります

●摂食・嚥下●

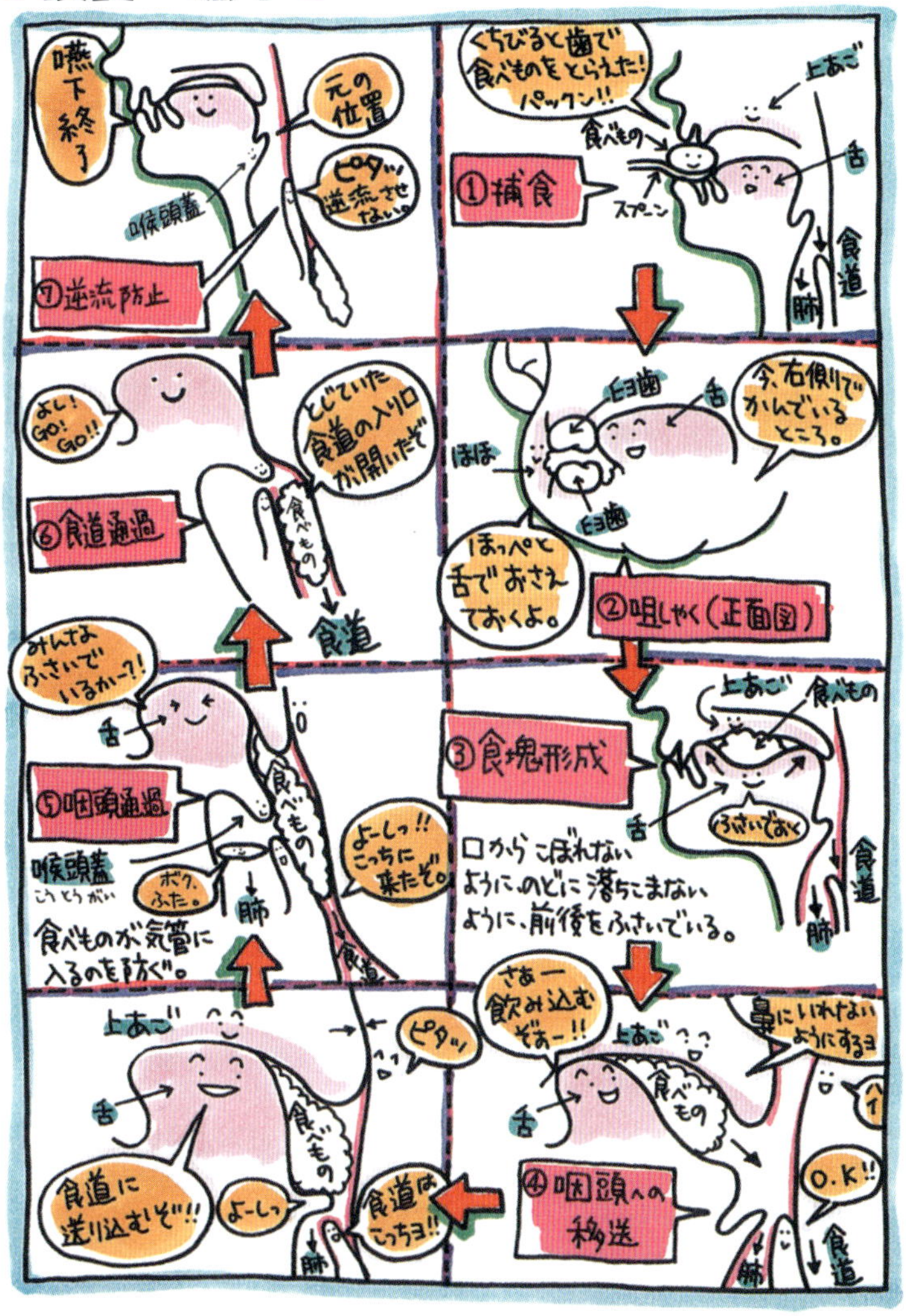

●発音●

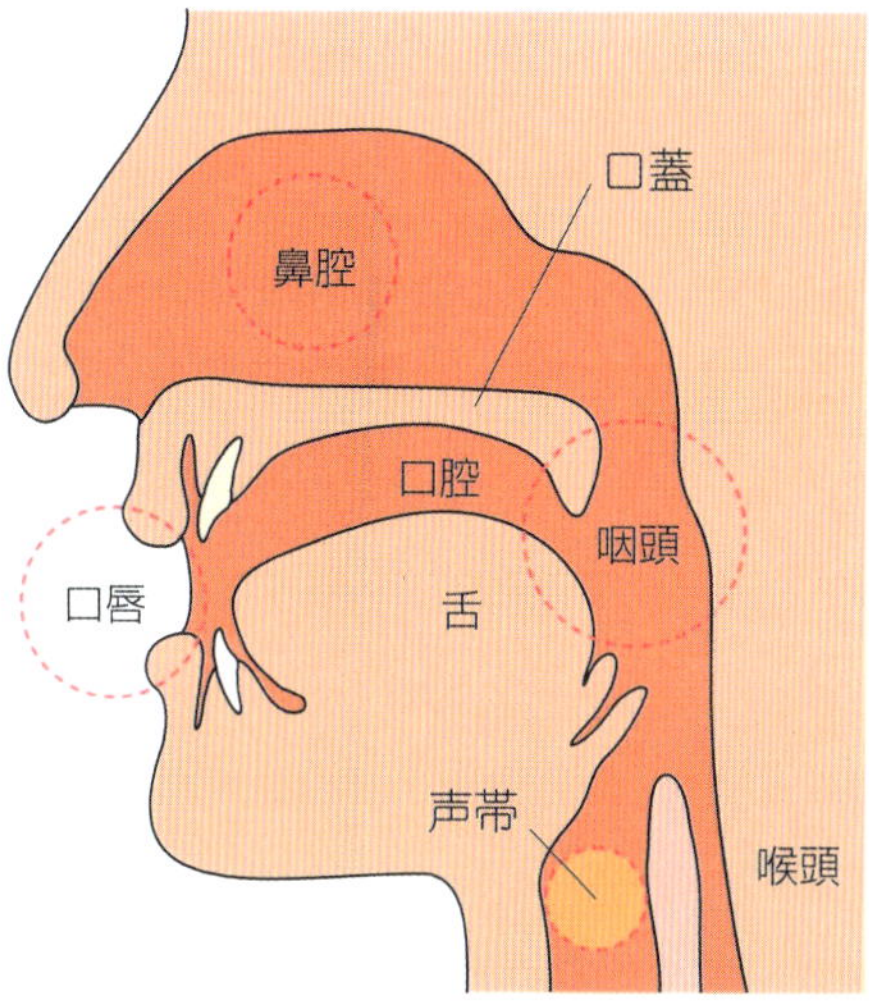

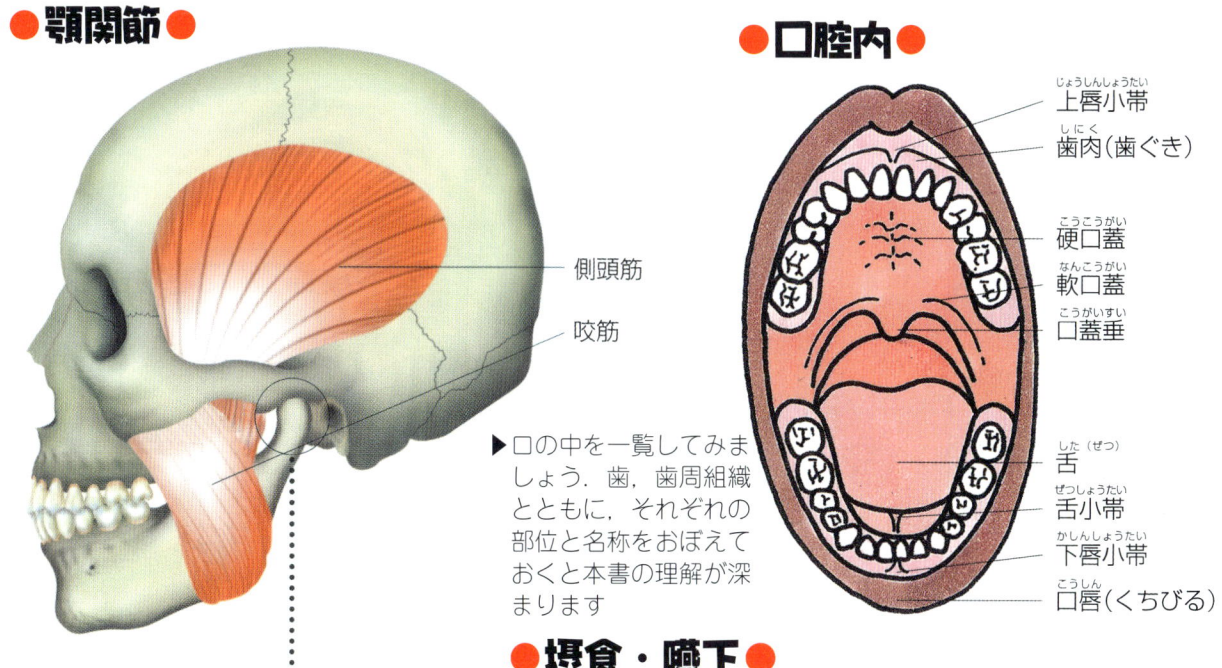

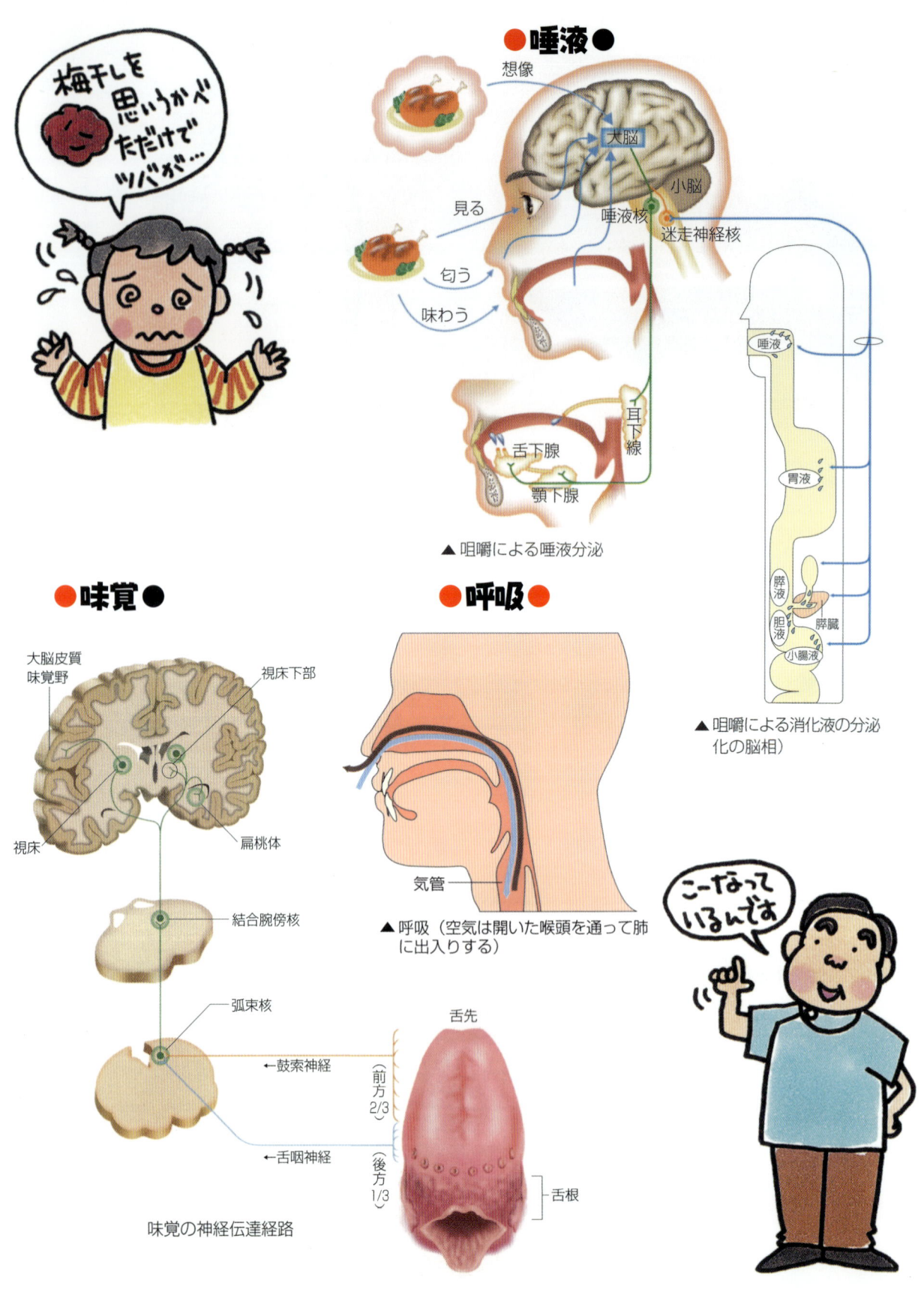

●唾液●

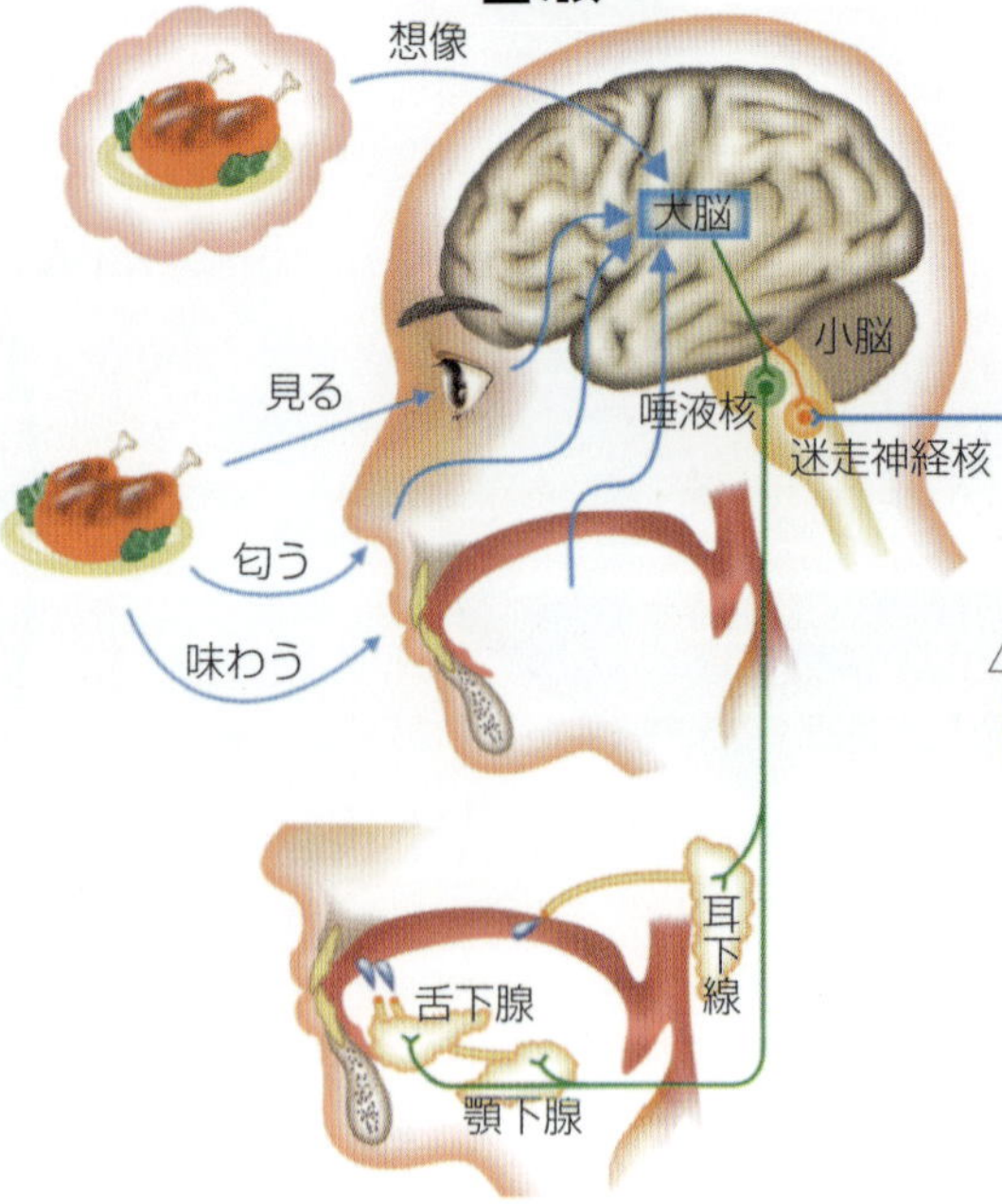

▲咀嚼による唾液分泌

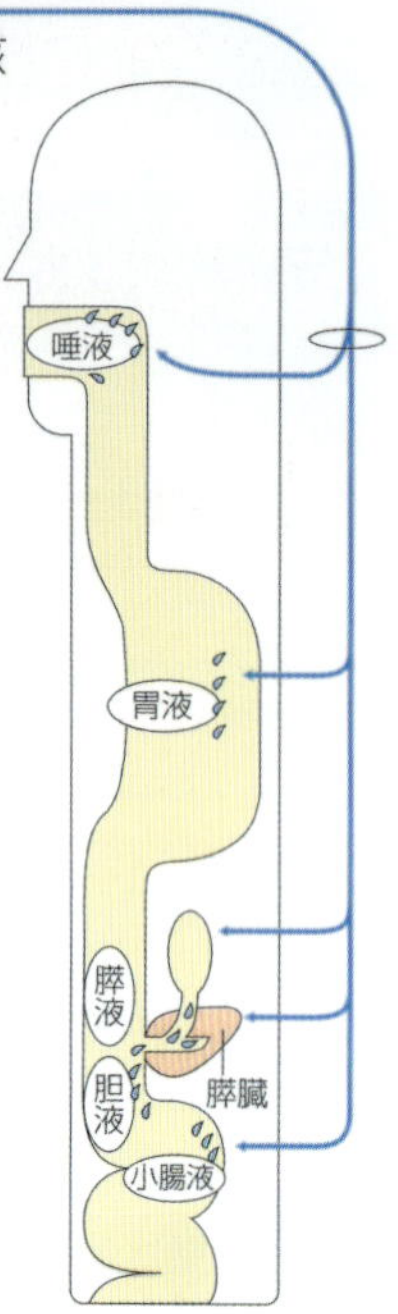

▲咀嚼による消化液の分泌
化の脳相）

●味覚●

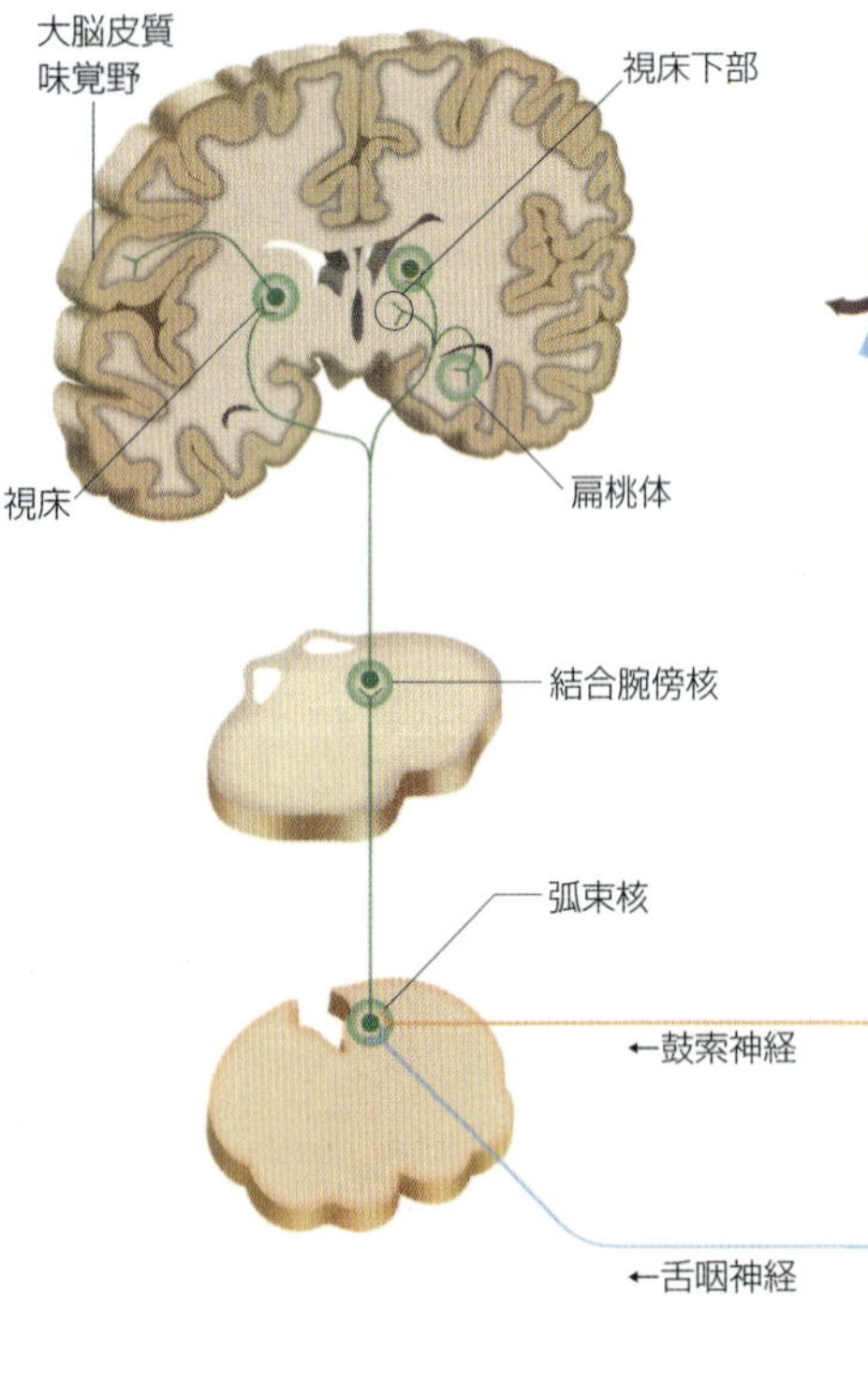

味覚の神経伝達経路

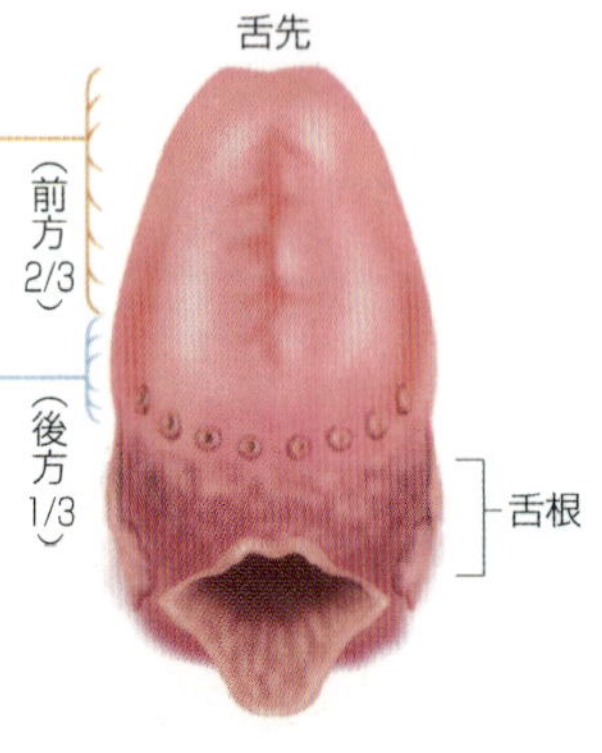

●呼吸●

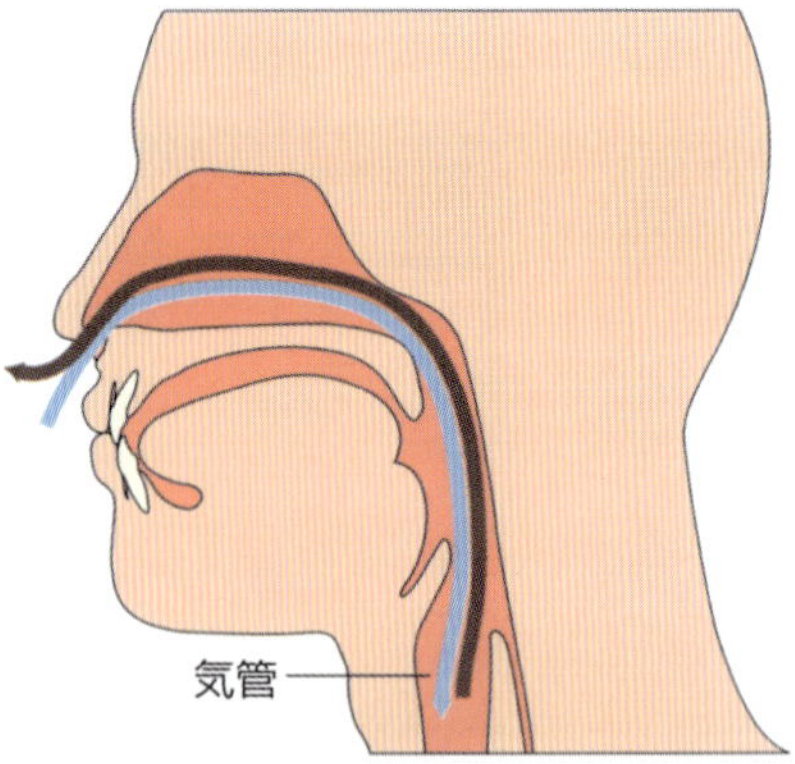

▲呼吸（空気は開いた喉頭を通って肺に出入りする）

歯科医療を支えるチーム

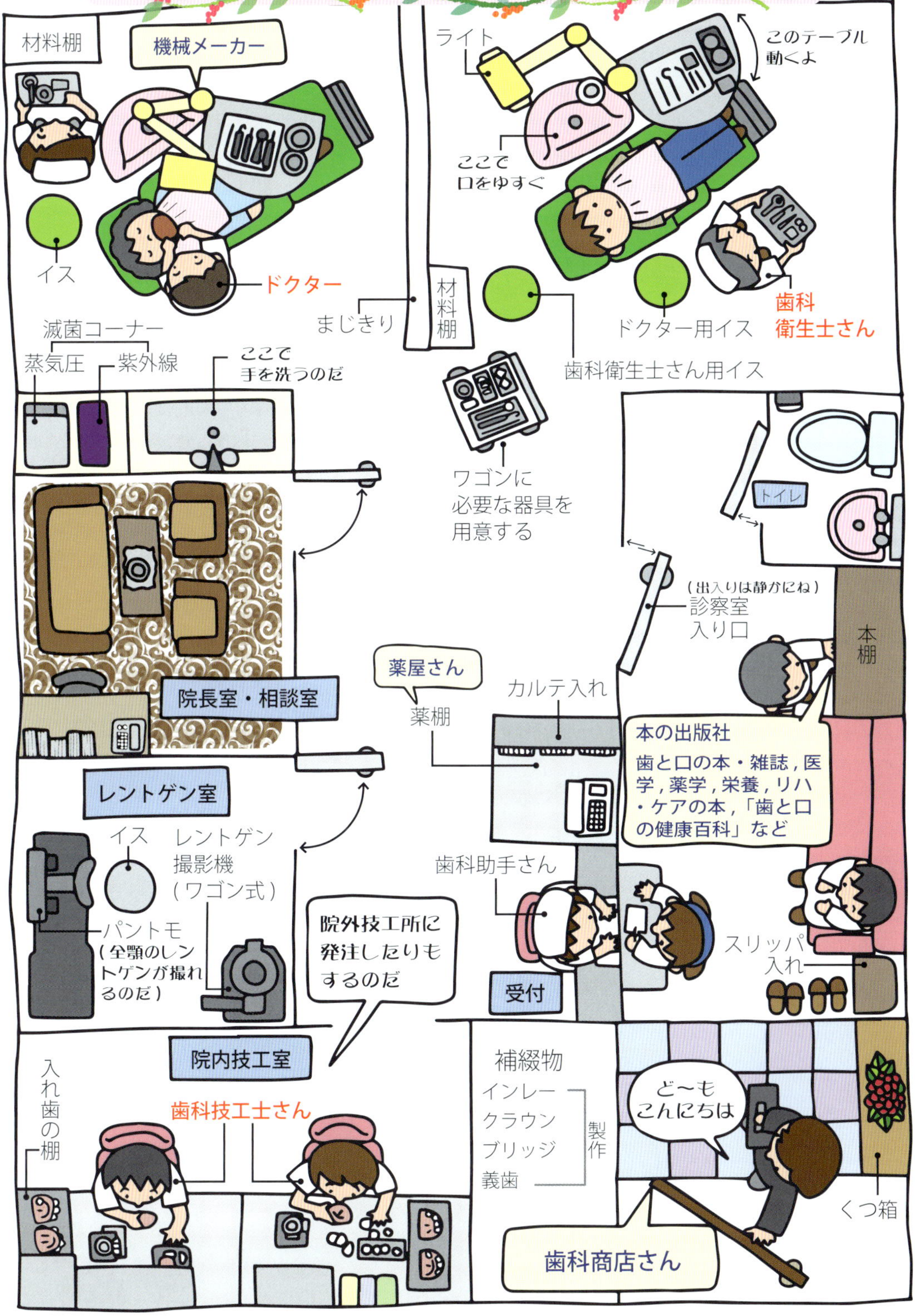

青い文字→歯と口の健康をまわりでサポートする人々　　赤い文字→国家資格を必要とする職種

歯と口の治療や機能回復のための
さまざまな処置を
スナップでレポートしてみます

歯科医療レポート

【歯ならびの治療】

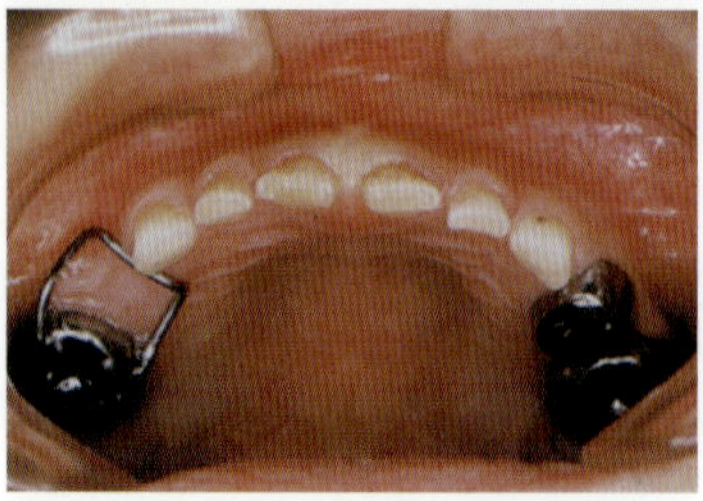
ワイヤー型の保隙装置

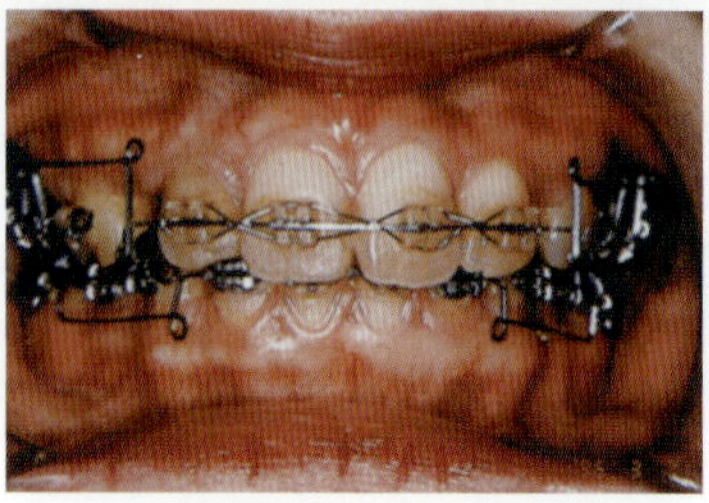
成人してからも矯正治療は行われます

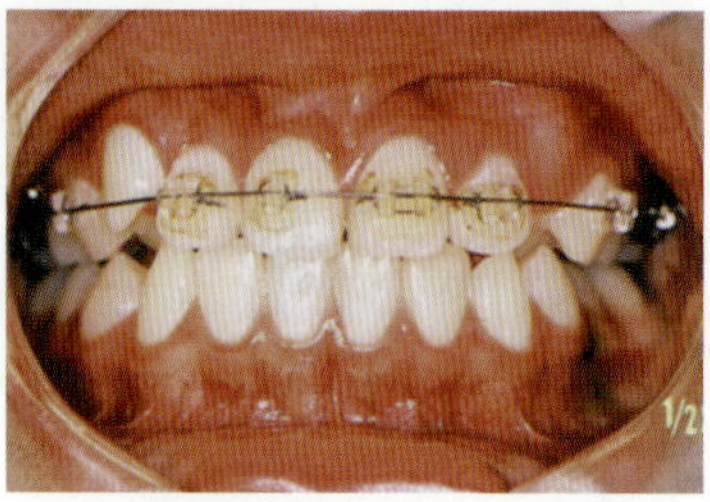
学齢期の矯正治療

【むし歯の治療】

むし歯で歯冠が部分的に，また大きく崩壊した場合，部分被覆冠，クラウンなどで修復されます．材料は金属ばかりでなく，奥歯にも歯科用レジン（硬質レジン），ポーセレンも用いられます

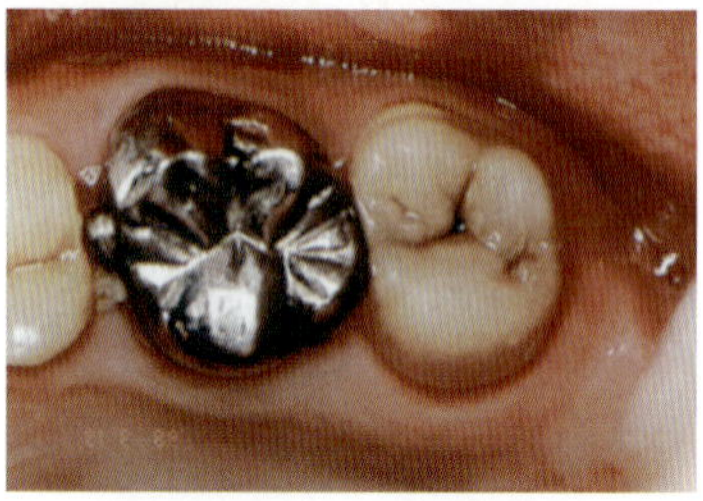
歯の根の治療後，全部鋳造冠で修復

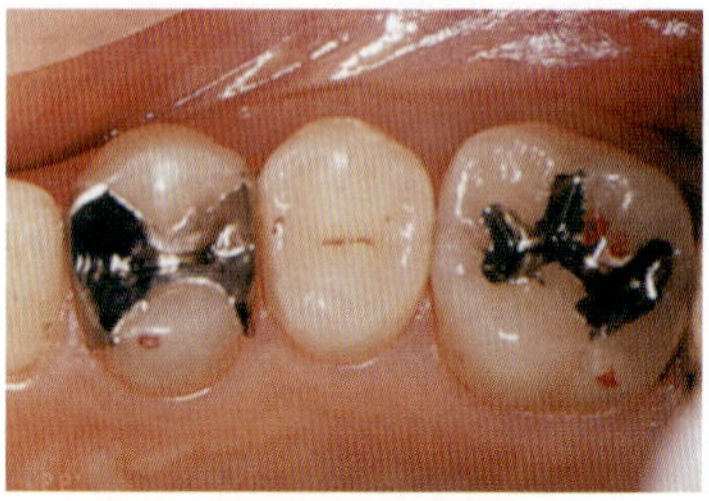
むし歯の治療（インレー）

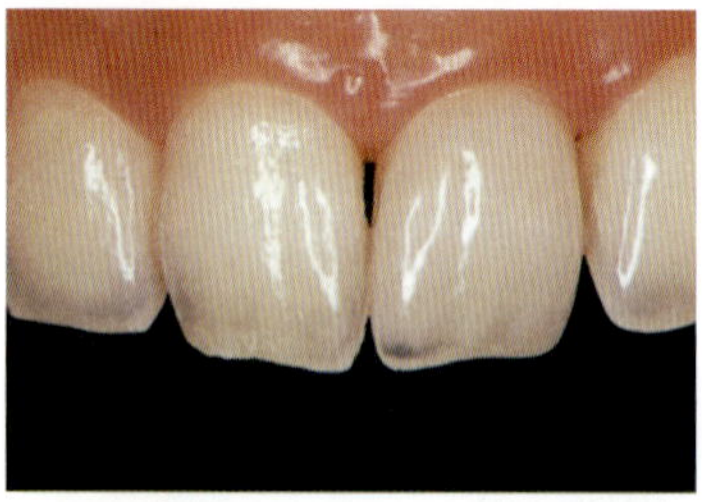

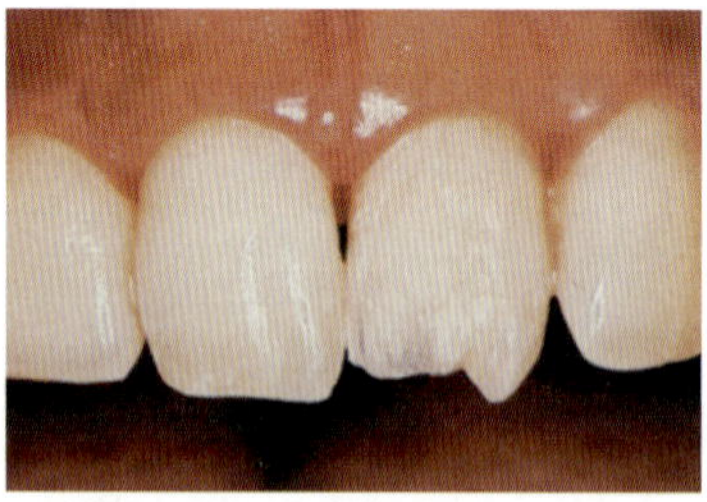
真ん中左の歯が破折（右）．ポーセレンのシェルを接着するラミネート・ベニア法（左）．天然歯よりきれい！？

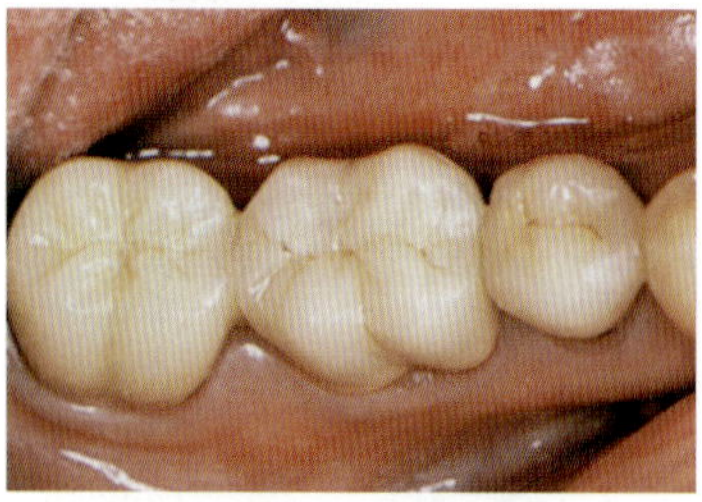
ポーセレン・クラウン

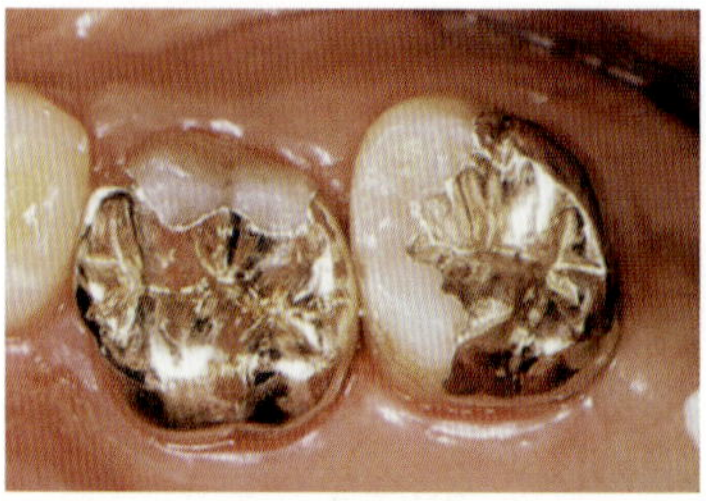
部分被覆冠

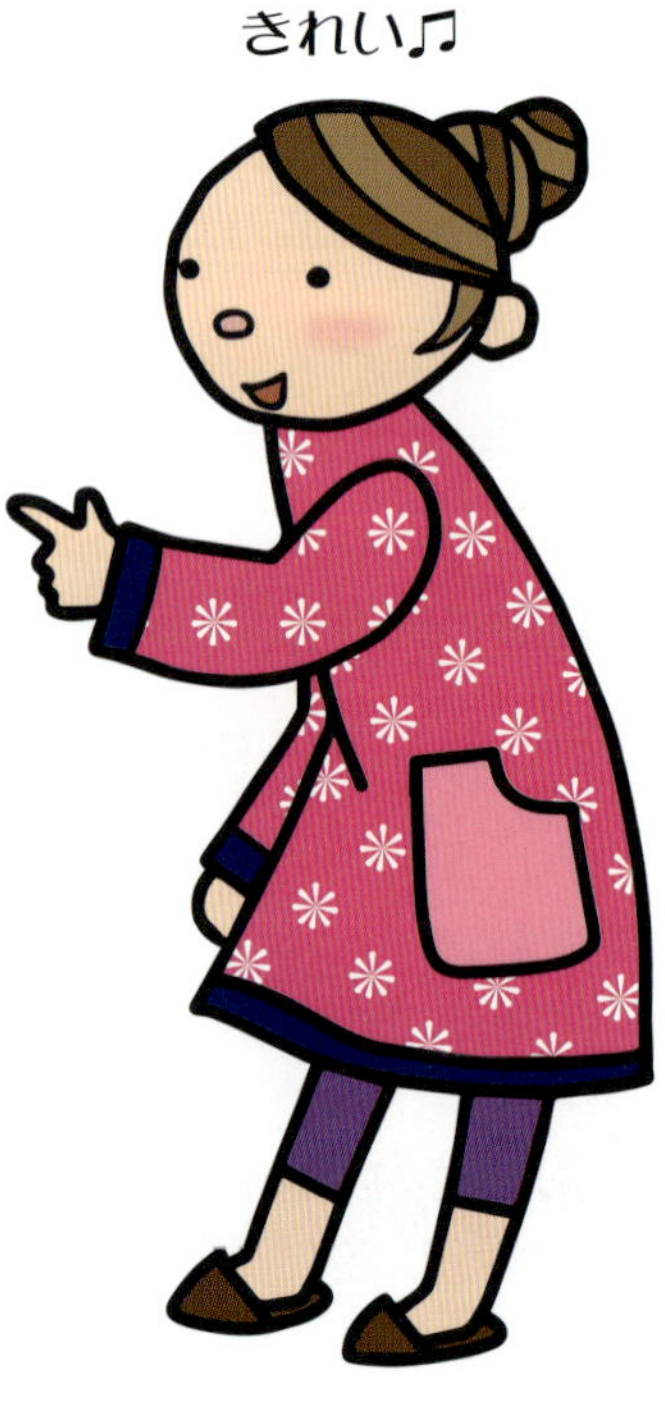

【歯を失ったときの治療】

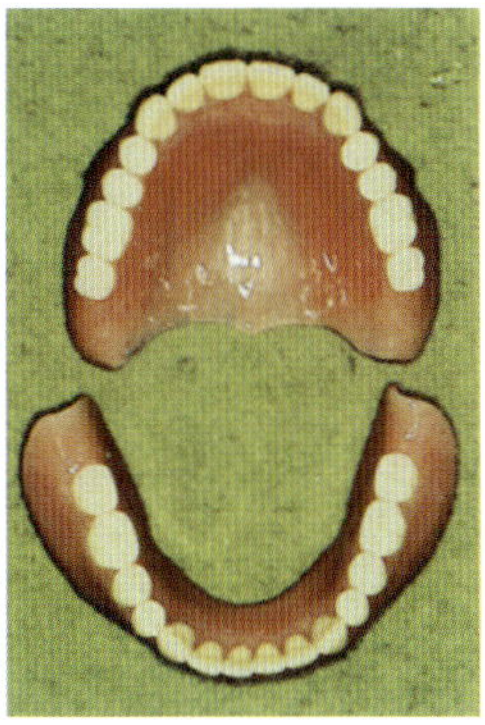

総入れ歯

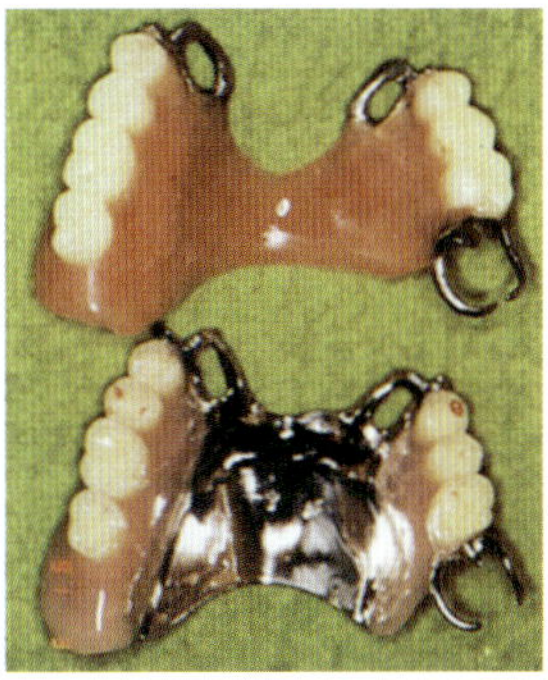

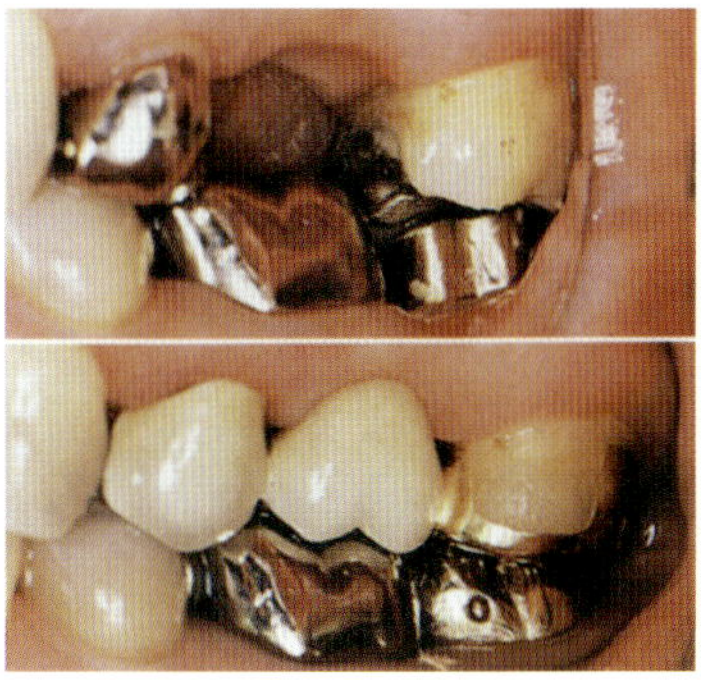

歯が部分的になくなった場合，
ブリッジと部分入れ歯で機能回復がなされます

【歯ぐきの治療】

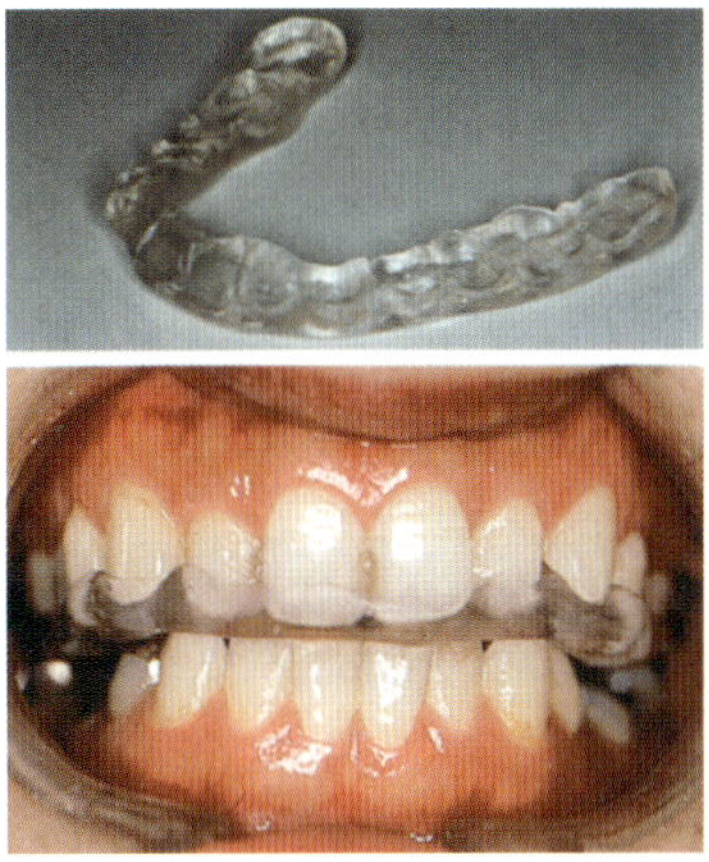

歯ぎしりの治療に使われる
ナイト（バイト）ガードです

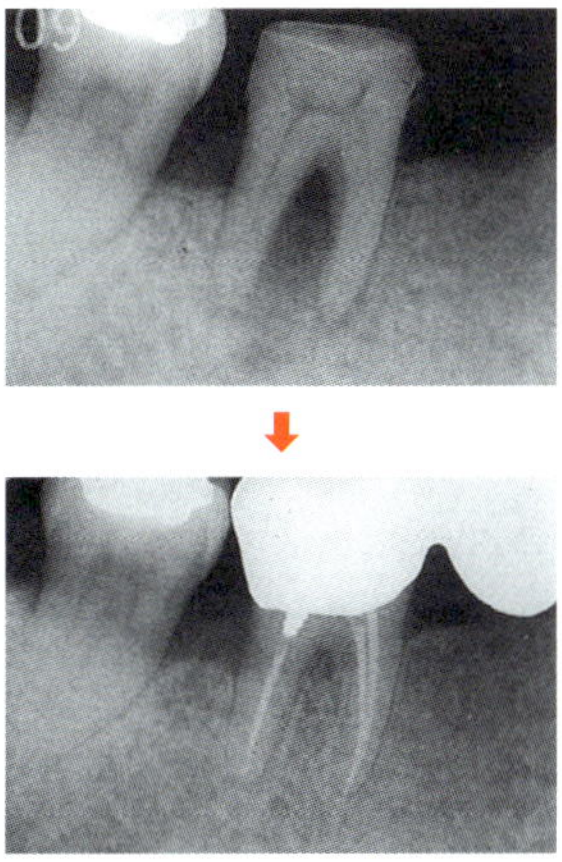

歯周病の治療と適正な嚙み合わせ
をつくることで，骨が再生

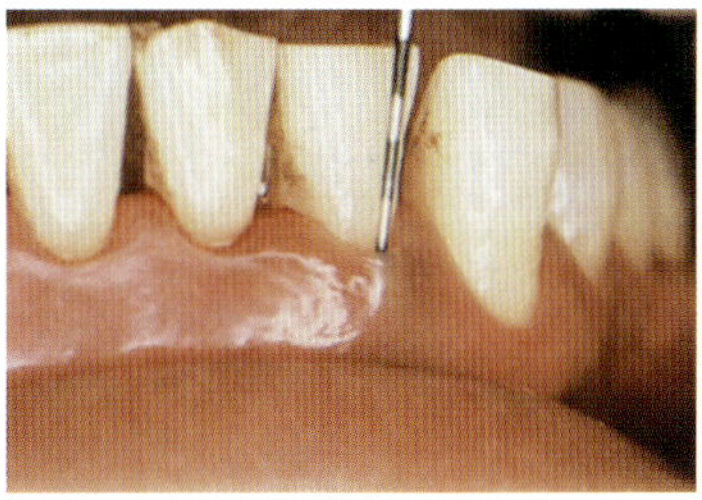

歯肉にできたポケットの診査

【外科的な治療】

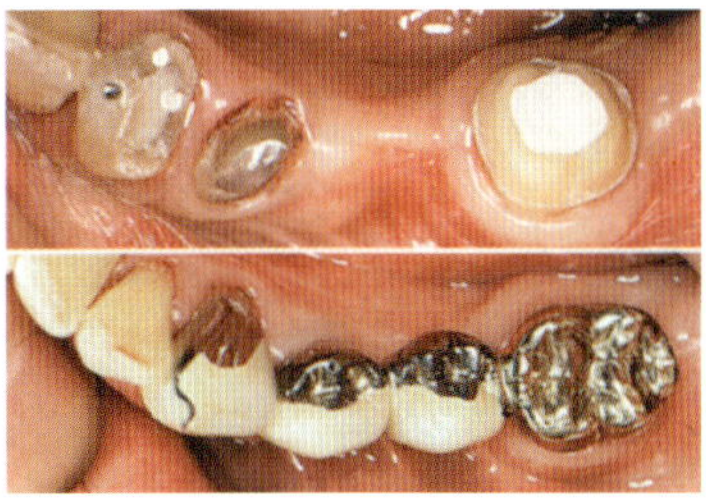

自身の歯を他の部位に移植する自家移植

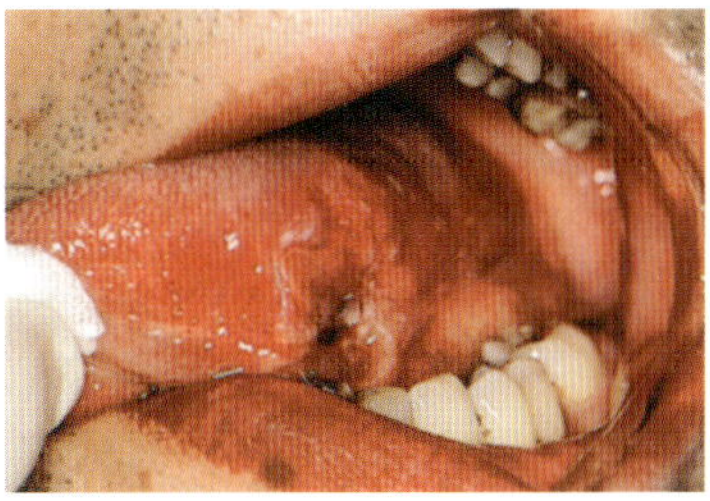

舌にできたがん

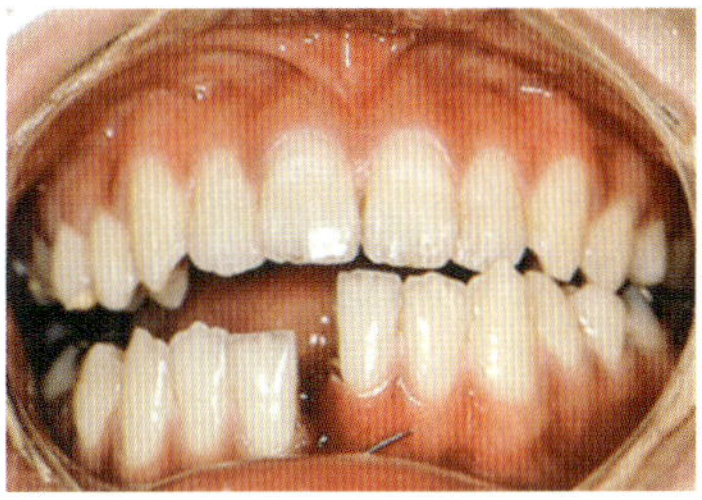

下あごの骨折で歯列に段差が生じています．口腔外科で治療します

【マウスガード】

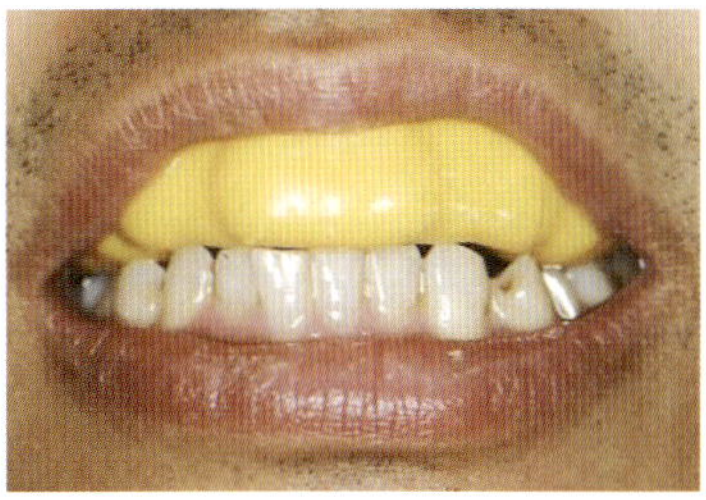

マウスガード．スポーツ時のガード

【インプラント治療】

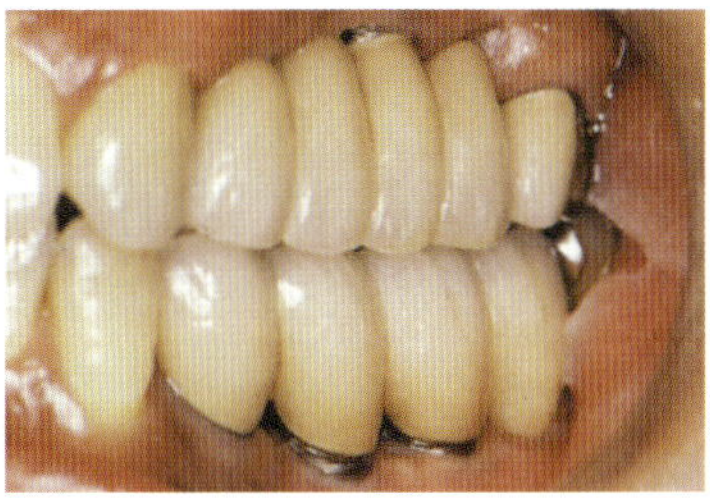

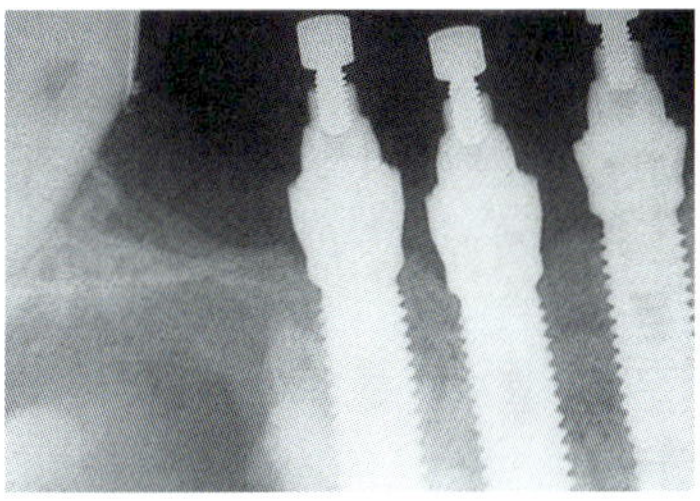

人工の歯根を骨に植立し，歯冠の形成を行うインプラントです

歯科衛生士の立場からの

歯と口の健康づくり

歯科医院での仕事を中心に

開業歯科医院に来院される方のほとんどがむし歯（齲蝕《うしょく》）による痛み、詰め物（充填物《じゅうてんぶつ》）の脱落、義歯《ぎし》が合わないなどを理由に治療を希望されるか、口臭《こうしゅう》や歯肉《しにく》の腫《は》れなど歯周病《ししゅうびょう》（歯周疾患）の悩みを持って相談に訪れます。

「歯科衛生士《しかえいせいし》」は1948年の歯科衛生士法制度で歯科疾患予防の担い手として誕生しました。1985年の改正で歯科診療補助業務が加わり、さらに1989年には歯科保健指導が認められました。では、実際、歯科医院で患者さんを迎える私たちがどのように日常の仕事に従事しているのかをお伝えします。

◆診療補助業務《しんりょうほじょ》

予約制の診療システムは、その時間をより充実させ、一人一人の患者さんに必要な治療を確実かつ効率的に行うためのものです。

私たちは、歯科医師の診療方針に沿い、診療の補助をする者として診療に臨みます。また同時に、患者さんの不安や不快感を最小限にとどめるため、患者さんの顔色の変化や緊張の度合いを察知し、「肩に手をそえる」「声をかける」なども補助者として重要なことと考えています。

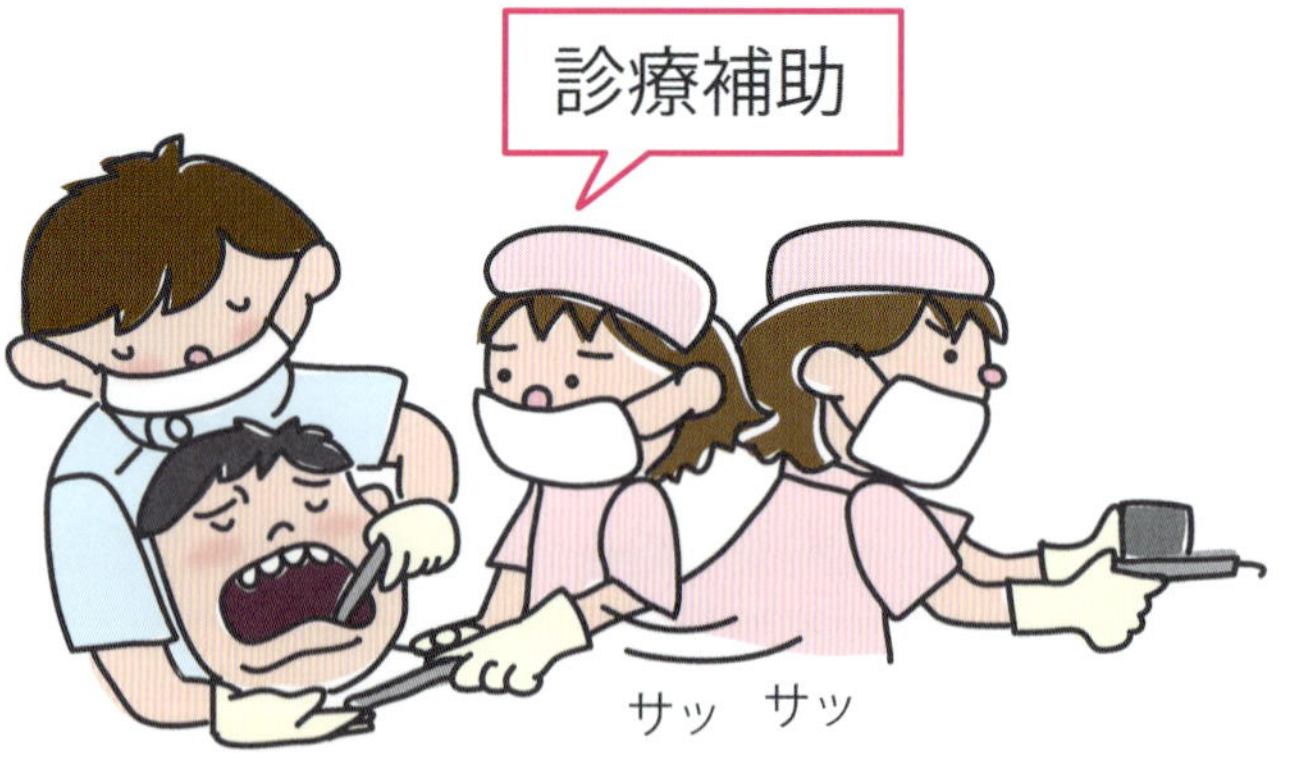

◆予防処置《よぼうしょち》、歯科保健指導《しかほけんしどう》

むし歯（齲蝕《うしょく》）や歯周病《ししゅうびょう》の原因は、歯面《しめん》や歯肉溝《しにくこう》（歯と歯肉の隙間）に付着した細菌性プラークです。その原因に対しての患者さんそれぞれの感受性（生体がどう反応するか否か）が疾患の程度や進行に関係します。私たちはそれらを診査し、リスク・ファクター（疾患の原因や進行する要因）をとらえます。そして結果を伝え、患者さんとともに予防の方法や治療の内容、計画を考えていきます。疾患を予防するために、また、抑制させるために、一人一人に合わせたブラッシングの方法や食事内容、おやつの種類やその摂《と》り方などについて指導します。

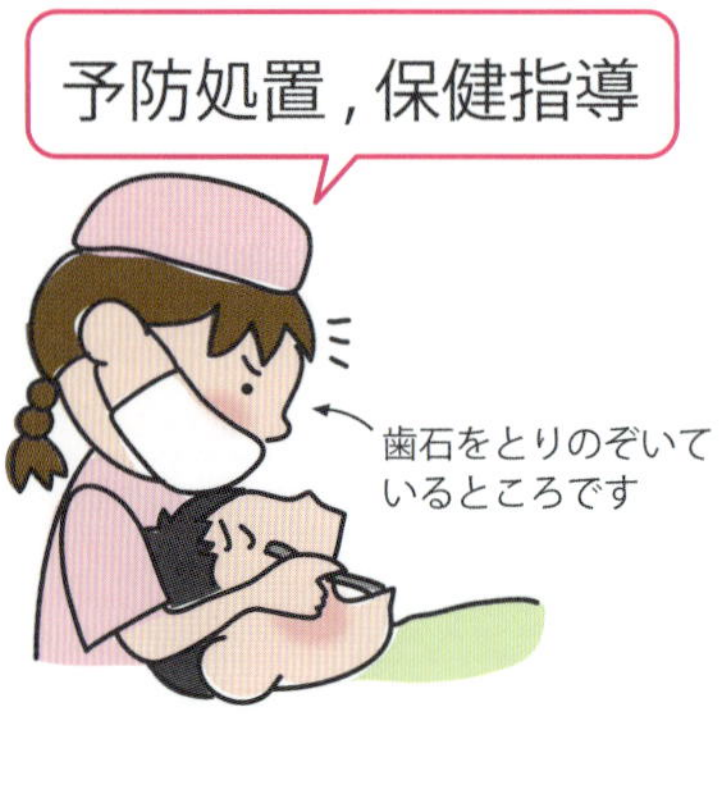

予防処置，保健指導
歯石をとりのぞいているところです

◆自分の状態を知る

患者さんは、受けた検査（歯周ポケットの数値側定、エックス線撮影、唾液検査など）の結果を知ることは重要です。自分の現状を知ることから治療は始まりますので、健康を取り戻すため、生活習慣を見直すためにも、なんでも聞いてください。

◆患者さんが治療の主役

疾患の原因のほとんどが患者さん自身のお口の中にあります。したがって自分で行うセルフ・ケアがもっとも重要で基本です。「治《なお》してもらう」でなく、「治すために自分も役割をもつ」これが患者さんを中心とした、歯科治療のチーム・アプローチです。

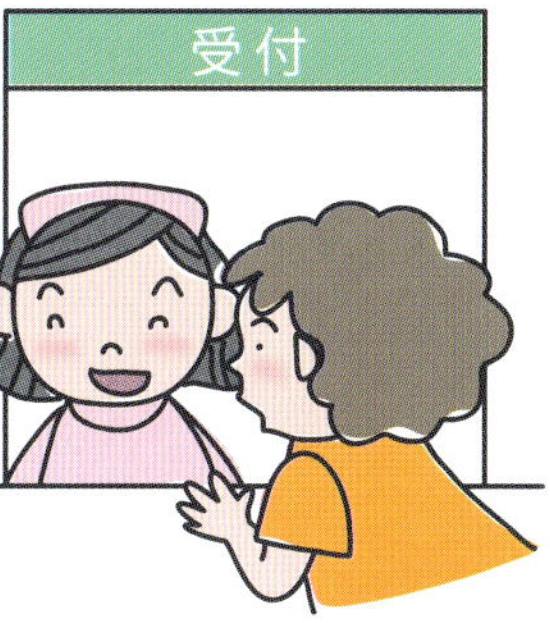
受付

◆患者さんの意識の変化

いまは、「治療―キュア」から「予防―ケア」の時代です。痛むから、嚙《か》めないからだけで歯科医院のドアをたたくのでなく、「健康維持」のためにも、私たちは個々人に合う間隔で定期的に受診し、専門家によるケア（アドバイスや諸検査・歯の清掃など）を受けることをすすめています。これを「メインテナンスシステム」と呼んでいますが、年3～4回が多いようです。

歯頸部《しけいぶ》（歯と歯肉の境目）および隣接面《りんせつめん》（歯と歯の間）は、患者さん自身のセルフ・ケアだけでは不十分になりがちです。そこで私たち歯科衛生士がプロフェッショナル・トゥース・クリーニング（PTC）というシステムでサポートケアをさせていただくのです。PTCとは、患者さんに合う歯ブラシやデンタル・フロス、歯間ブラシのほか、専用の器具・器材を用いてフッ素入り研磨ペーストなどで口腔内《こうくうない》全体をクリーニングする専門的方法です。予防的効果ばかりでなく、いわゆるエステ感覚で受けていただくと、リラクゼーションの効果もあります。所要時間は40～50分で、その方に必要なリコール期間を相談のうえで決めます。

インフォームド・コンセントの重要性が問われる今日、私たちの伝える義務、患者さんの知る・選ぶ権利に基づいた健康維持医療を医院全体で充実させ、地域社会に反映させていきたいと考えます。

私たち歯科衛生士は、患者さんのお口の健康の担い手として診療室でお待ちしています。

以上、歯科医院に働く歯科衛生士の仕事を紹介しました。そのほか、地方自治体や都道府県歯科医師会などが設置主体となっている「口腔保健センター」などで、口腔衛生指導や保健指導などを行うために歯科衛生士の多くの仲間が働いています。

（安生　朝子）

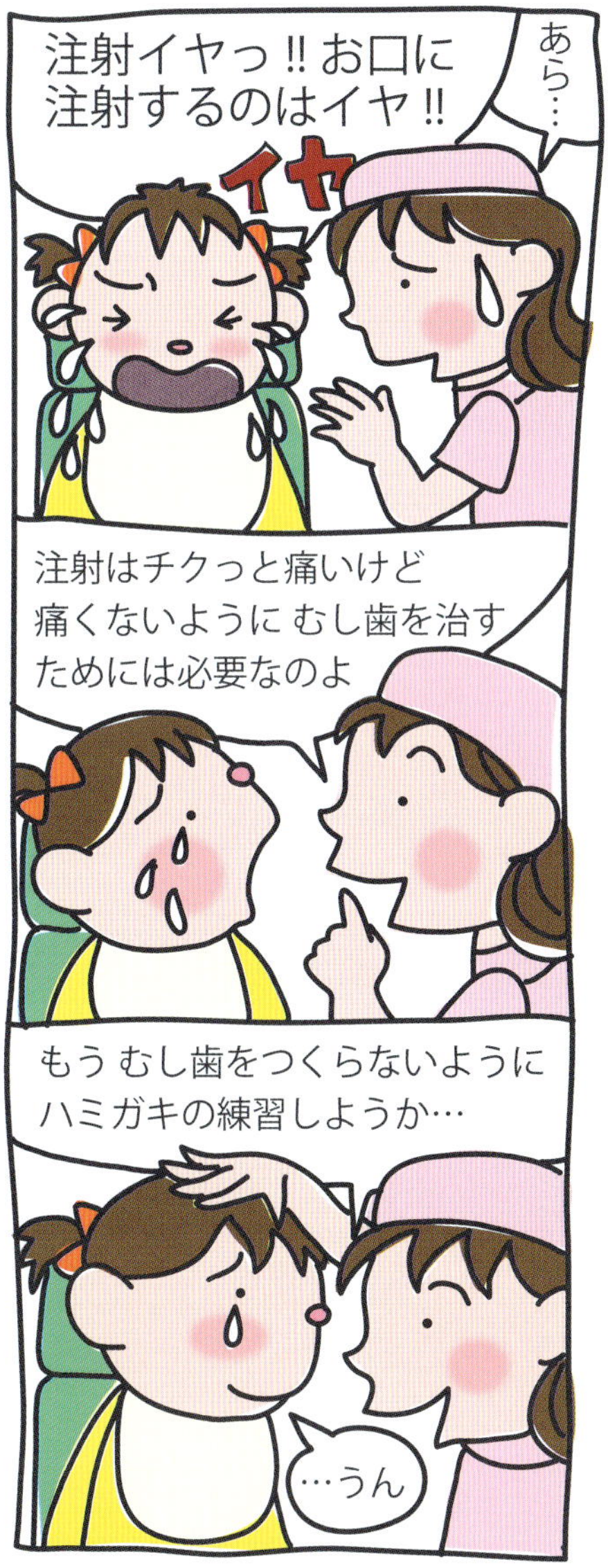
あら…
注射イヤっ!! お口に注射するのはイヤ!!
イヤ
注射はチクっと痛いけど痛くないように むし歯を治すためには必要なのよ
もう むし歯をつくらないように ハミガキの練習しようか…
…うん

歯科技工士の立場からの
歯と口の健康づくり
i．インレーからブリッジまで

「歯科技工士《しかぎこうし》」という職種は、一般の方にはあまりなじみがないかもしれません。

このページでは、私たち歯科技工士がその仕事を通してどんなふうに歯と口の健康のために働いているかをご紹介します。

むし歯や歯周病《ししゅうびょう》になると、歯と口の機能がさまざまな状態で失われていきます。一口に言って、この失われた機能・審美《しんび》を回復するための、クラウン（かぶせ物）やブリッジ、また部分入れ歯や総入れ歯などの人工の「臓器」（補綴《ほてつ》物《ぶつ》、補綴装置などと呼んでいます）を作るのが私たちの仕事です。

これらの仕事は、歯科医師から委託を受け、「歯科技工指示書」という、いわばこれから作る補綴物の設計図とともに、患者さんの口の中の型をとった石膏模型《せっこうもけい》を受け取ることから始まります。それでは、以下、写真を中心に仕事の一端をお話します。

（齊木　好太郎）

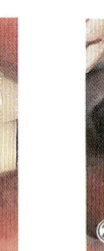

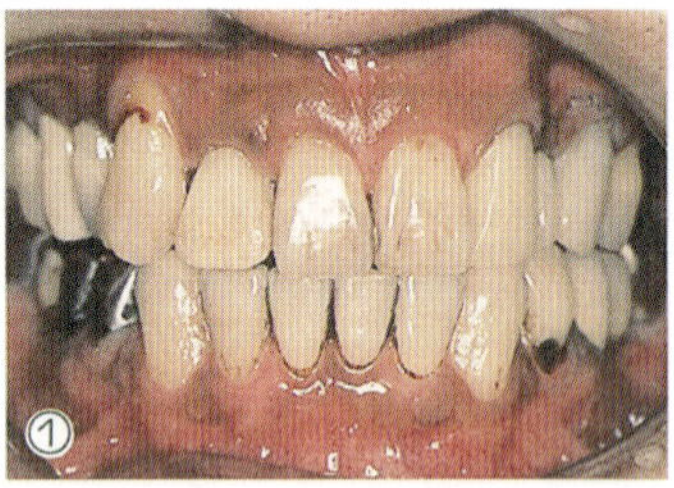

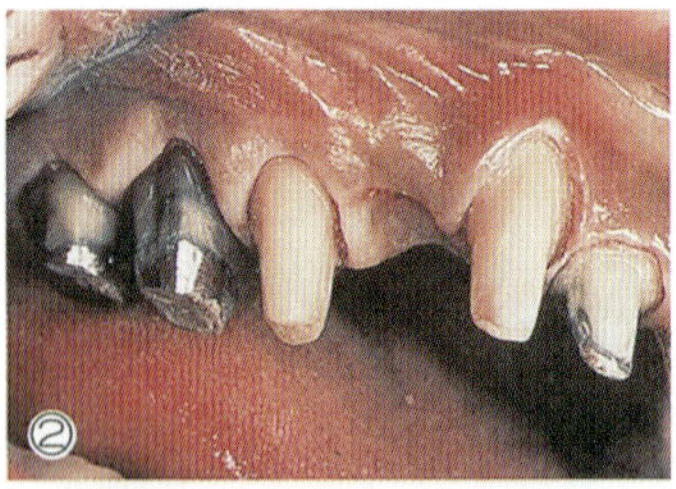

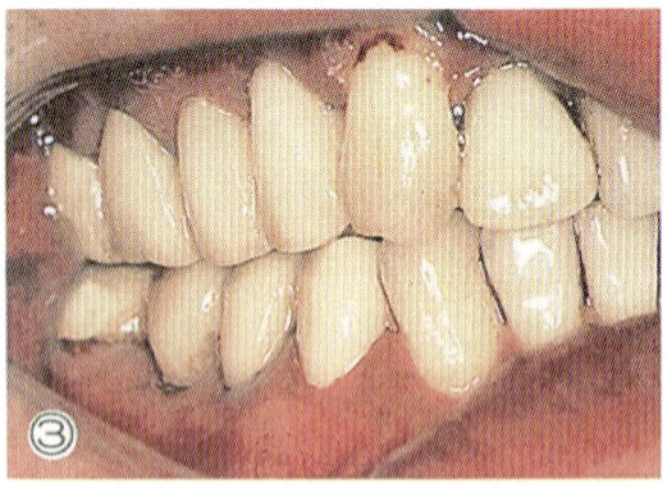

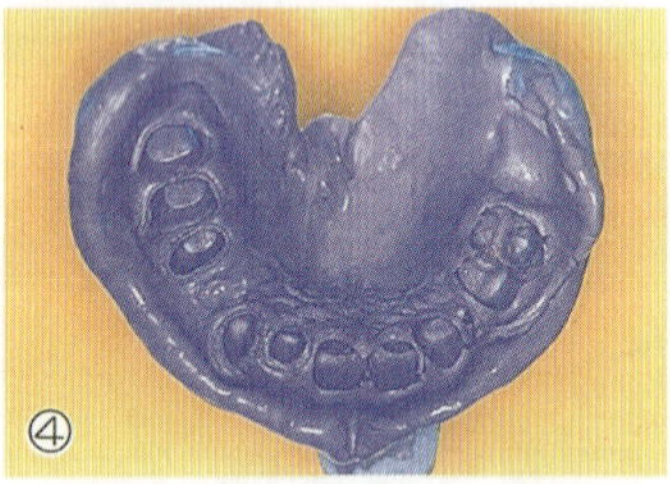

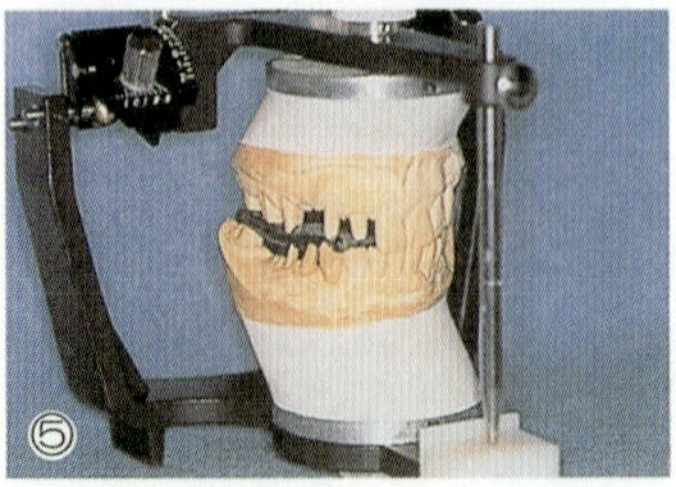

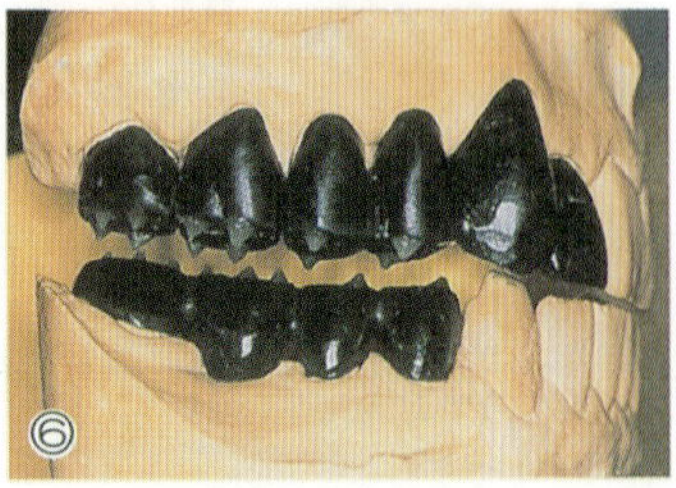

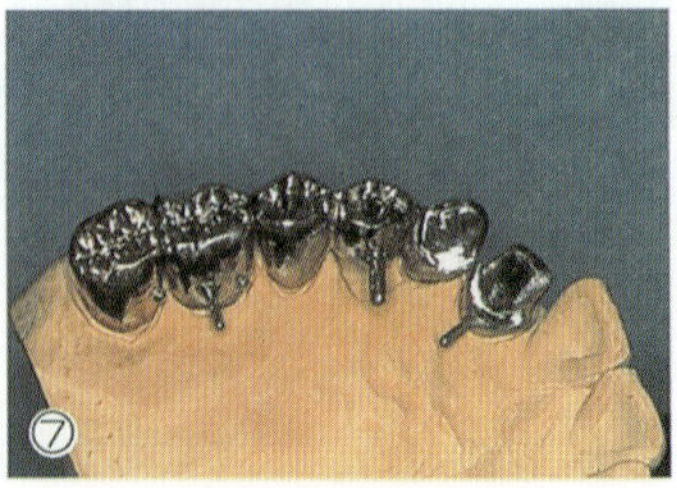

初診時，右側上下の歯列に入っていた補綴物のやり直しも含めて，見た目の改善を希望された患者さんです（①）．

歯科医が歯を削って口の中に補綴物を装着するための処置をします（支台歯形成）（②）．テンポラリーブリッジという仮の補綴物を作るとともに（③），石膏の模型に移すためにその状態の口の中の型を採ります（印象）（④）．咬合器という器械で噛み合わせの状態を診査します（⑤）．ワックスで補綴物の土台になる「コーピング」の形態を盛り上げて（⑥），鋳造物に置き換えます（⑦）．

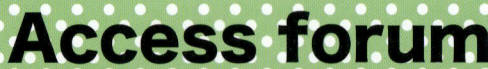

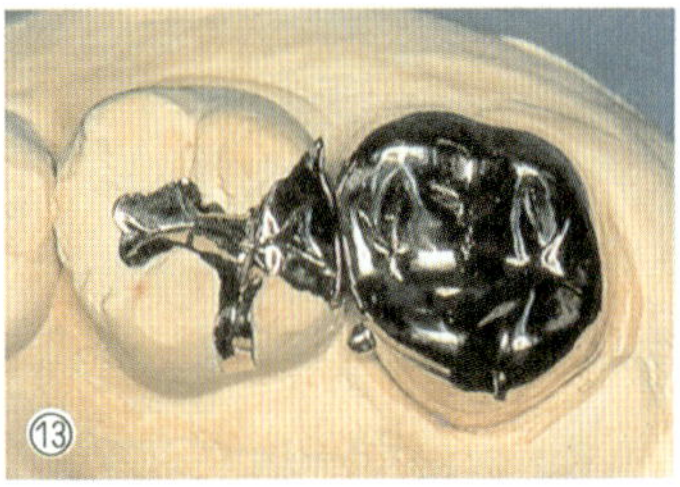
⑬

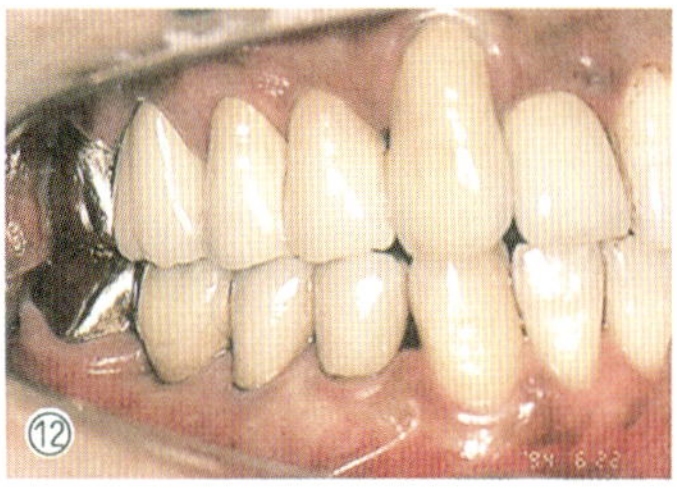
⑫

▶コーピング上に，歯の部位によってそれぞれ違う色調を出すために何層かに分けてポーセレンを盛ります．それぞれの層ごとにポーセレンを焼成し，最終的によく磨いて装着です（⑧〜⑫）．

▲この一連の工程を経て製作されたのが，金属焼付ポーセレン・ブリッジという補綴物です（⑫）．

最近は，審美性を高めるために，金属の変わりにジルコニアのフレームを使用する場合が多くなってきています．

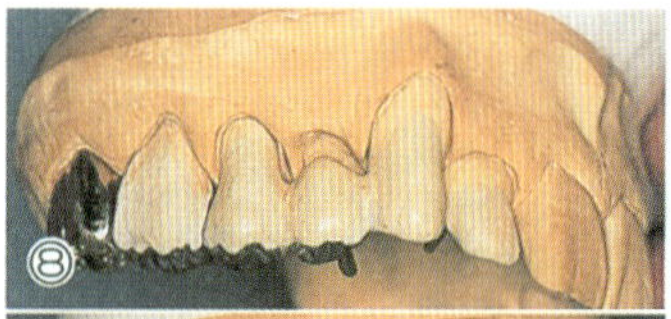
⑧

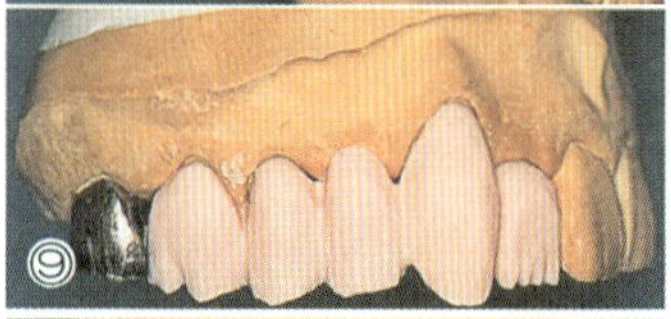
⑨

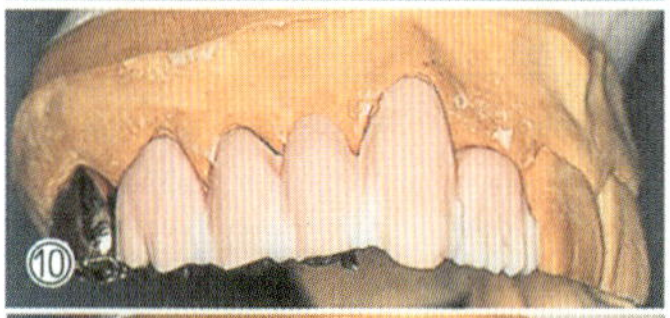
⑩

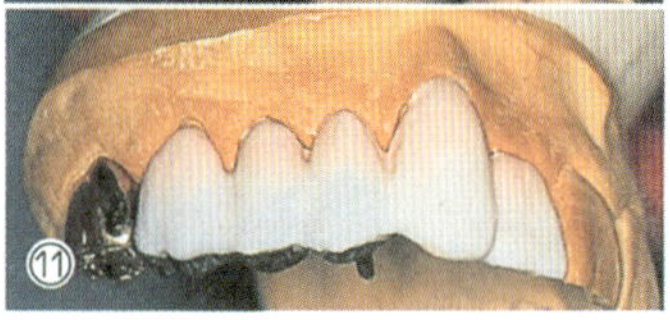
⑪

①〜③，⑫（写真提供：深水歯科）

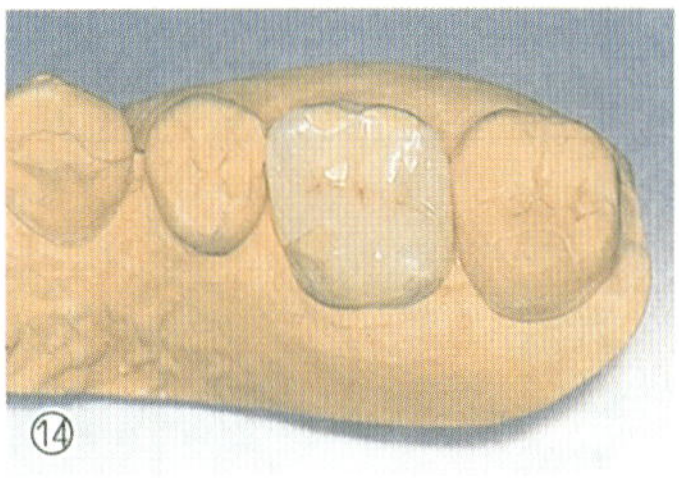
⑭

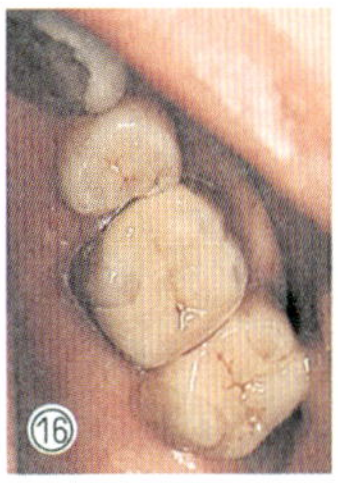
⑯

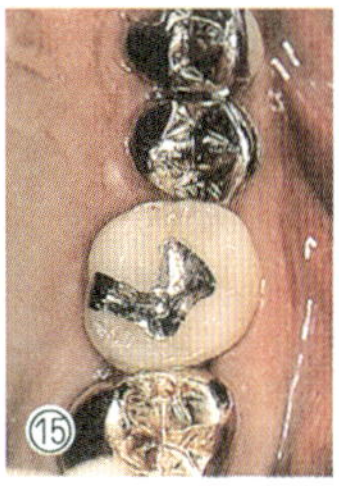
⑮

◀鋳造物によるフル・クラウン，インレーとポーセレンのインレーです（⑬〜⑯）．

フル・クラウンというのは歯冠の全部を，インレーというのは歯の一部分だけを修復する場合に，その保持形態を歯に形成して，かぶせたり詰める補綴物です．

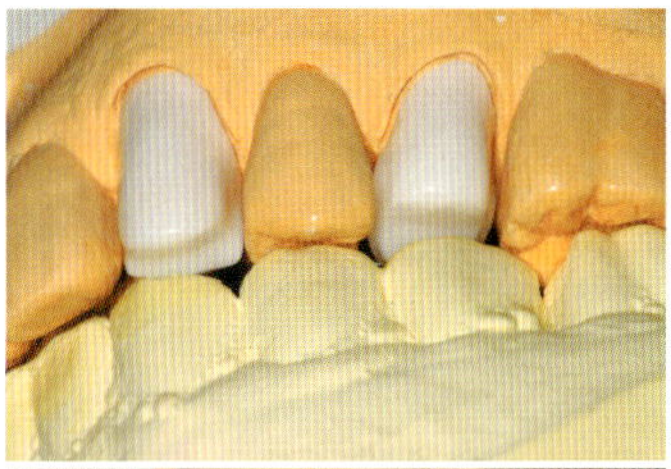

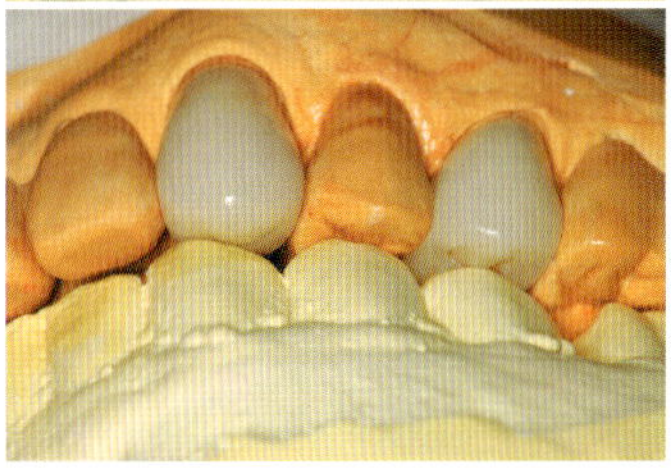

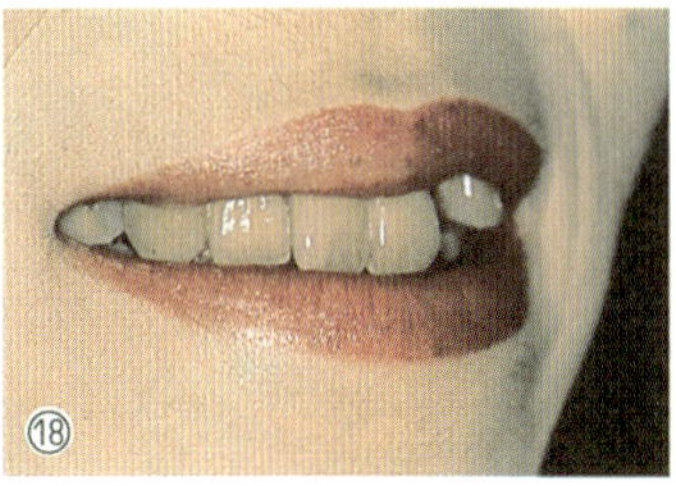
⑱

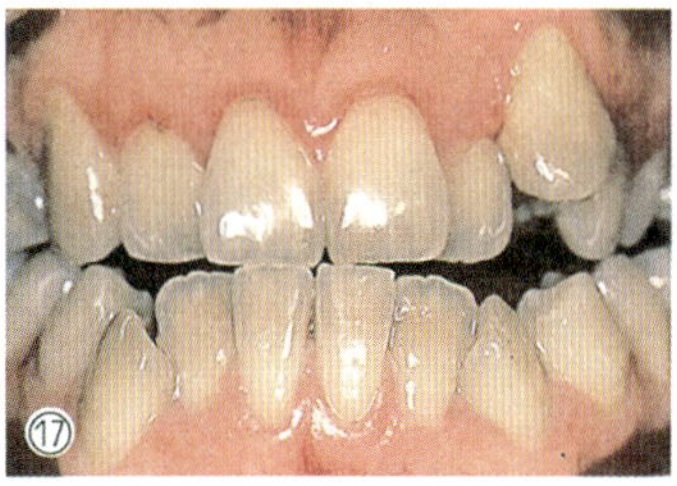
⑰

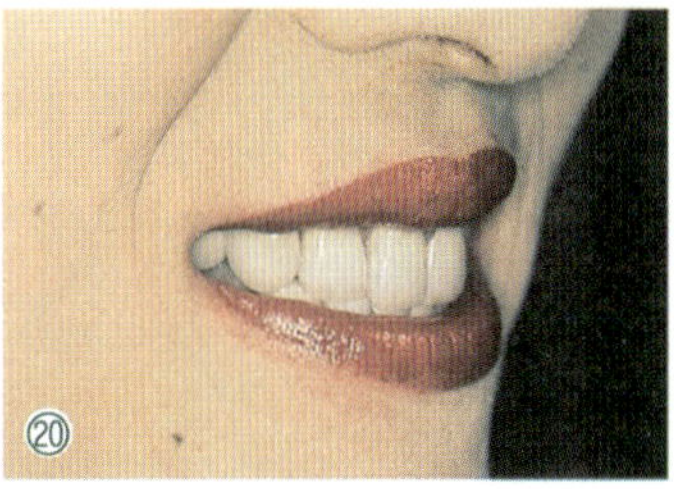
⑳

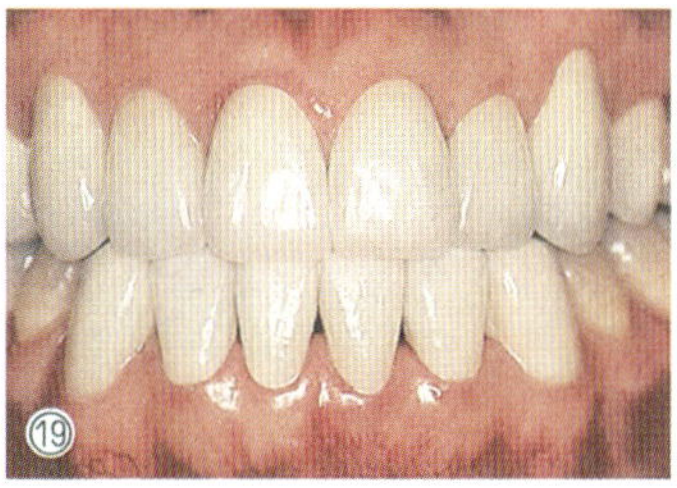
⑲

⑰〜⑳（写真提供：協立歯科）

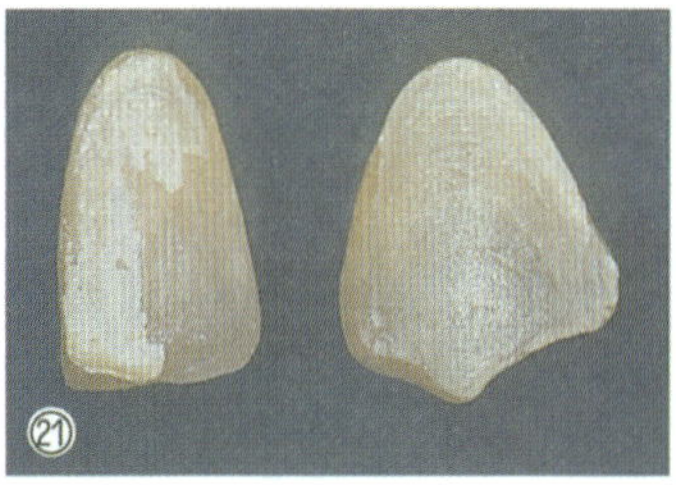
㉑

◀歯ならびの悪さと歯の色の悪さの両方を気にされて，歯科医院に来院された患者さんです（⑰，⑱）．

歯科矯正治療の終了後，歯の表層を１層削り，そこにポーセレンのシェル（㉑）を接着剤で張るポーセレン・ラミネート・ベニアという技法です（⑲〜㉑）．

美しい天然歯と見分けがつきません（⑳）．

歯科技工士の立場からの
歯と口の健康づくり
ii. 部分入れ歯、総入れ歯

①〜③に何種類かの部分入れ歯を示します。歯科用のワックスで作ったフレームを、おもにコバルトークロム合金などの金属に置き換え（鋳造《ちゅうぞう》）ます。口の中の粘膜をおおう外形を形づくったり維持をはかる床の部分は歯科用レジン、人工歯には硬い歯科用レジンか陶歯《とうし》を用います。

（江上　勝二）

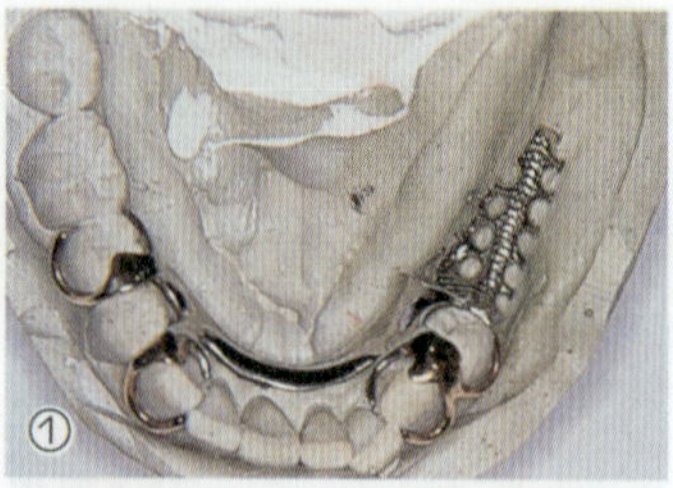
①

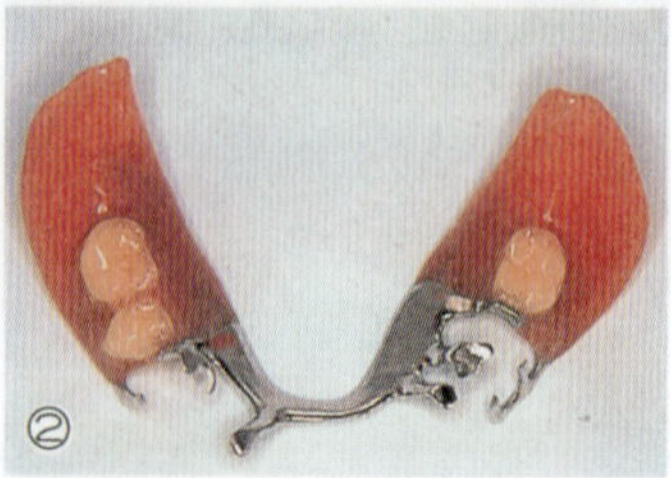
②

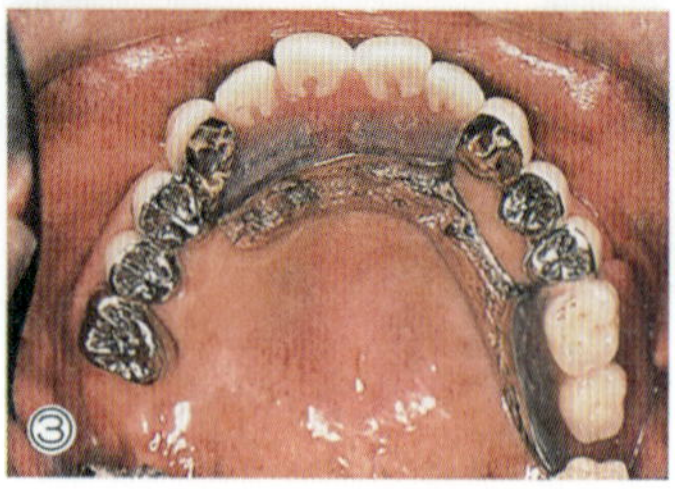
③

④〜⑨は，歯の動揺などがあった歯周治療後の例です（④）．入れ歯（義歯）は，清掃性の良いものでなければならず，歯科医師との十分なコミュニケーションが必要です．

口の中の状態を石膏で模型に移し，その模型をもとに作業を進めていきます（⑤）．二重冠型の部分入れ歯にする方針で，残った歯に金属のコアをセットし，咬合器で嚙み合わせなどのチェックをして（⑥），二重冠の内側の冠をセットします（⑦）．この上に外側の冠がかぶるのですが（⑧），歯の形が大きくなりすぎないように作ります（⑨）．

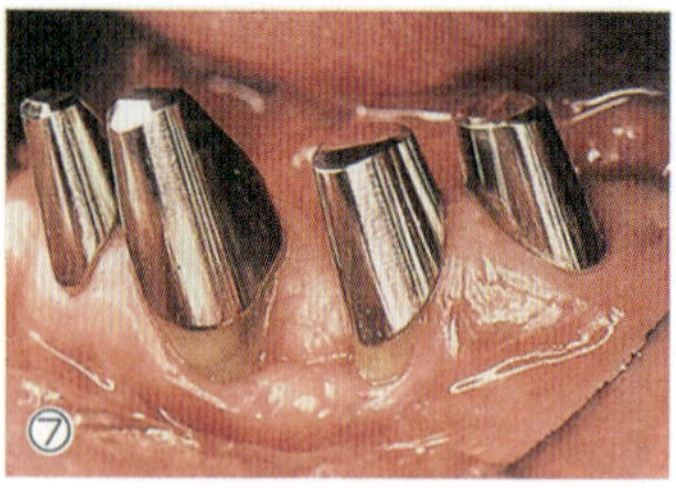
⑦

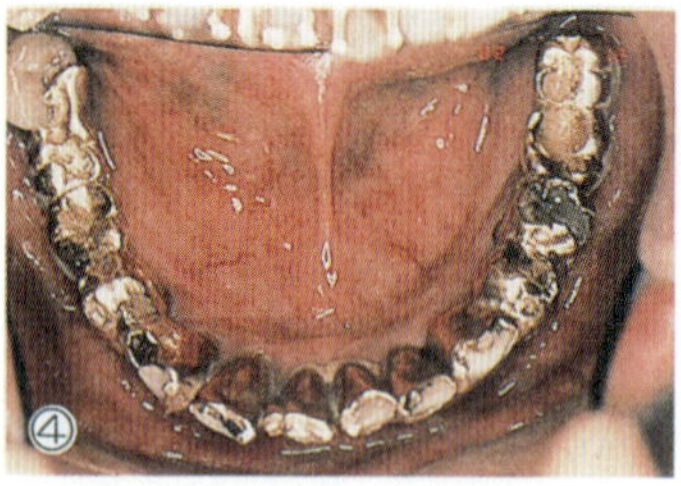
④

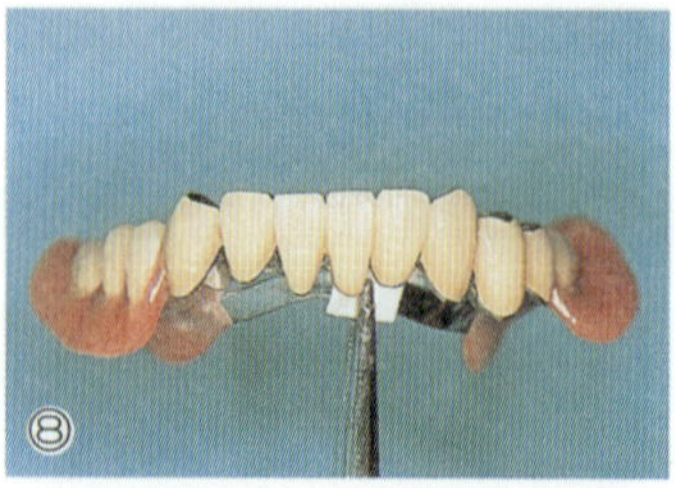
⑧

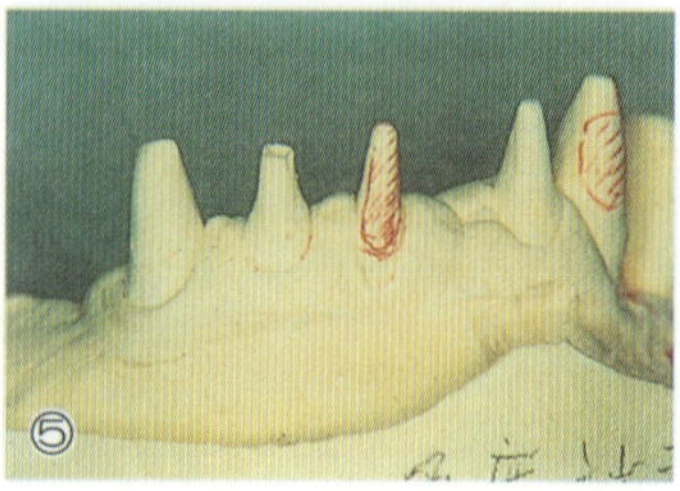
⑤

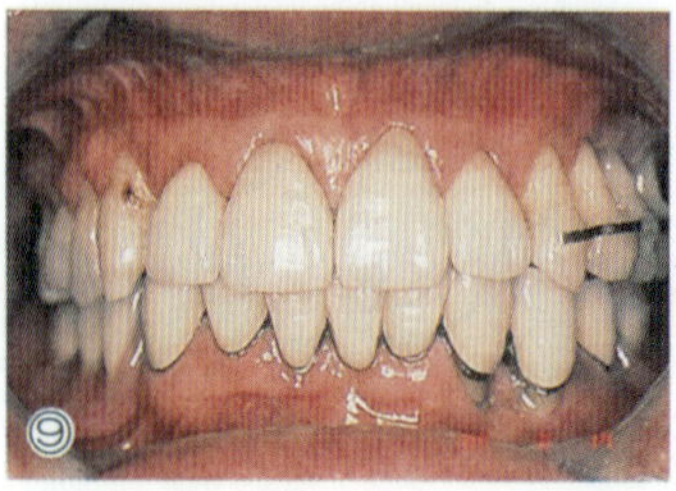
⑨

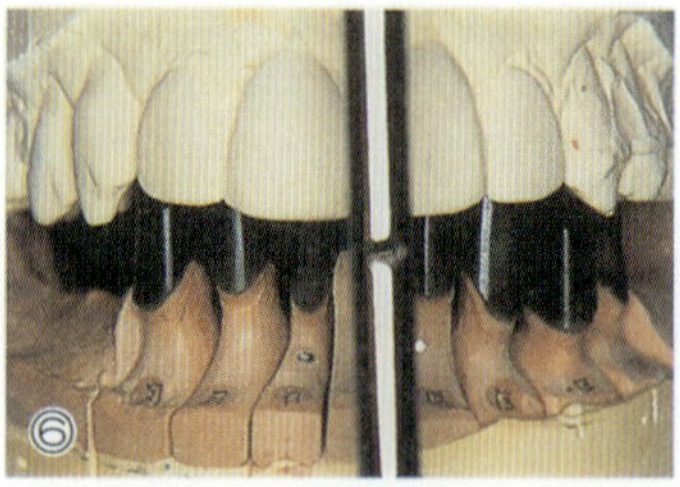
⑥

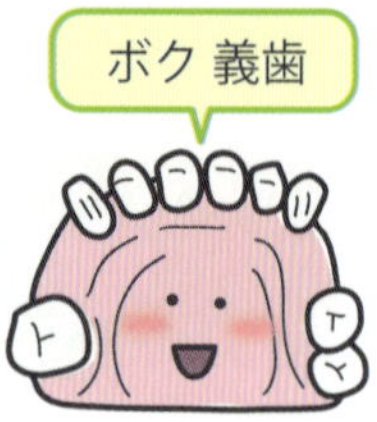

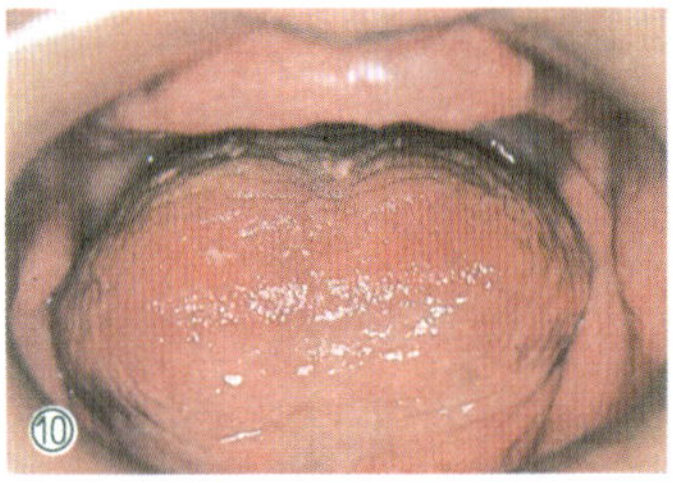
⑩

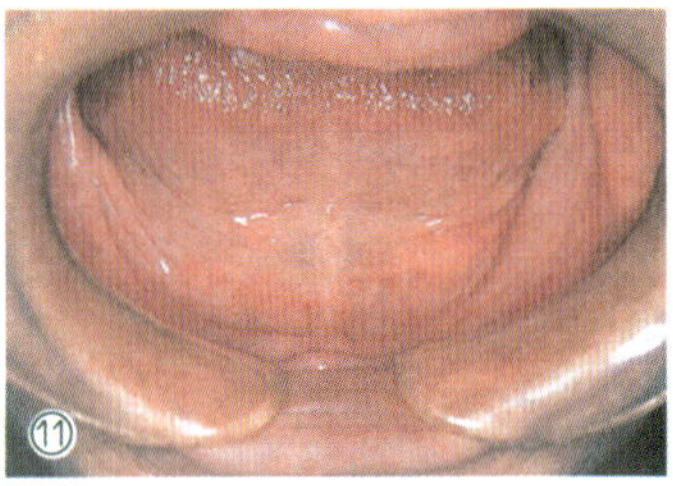
⑪

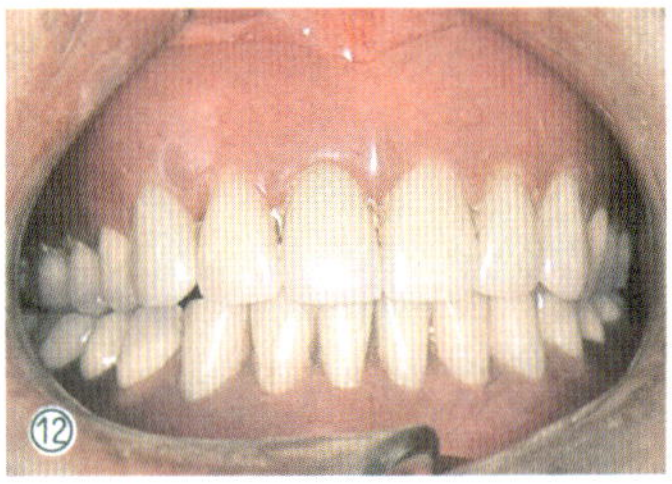
⑫

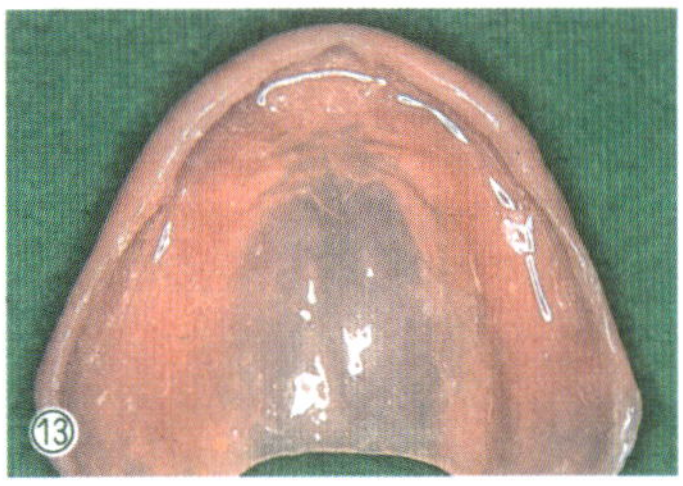
⑬

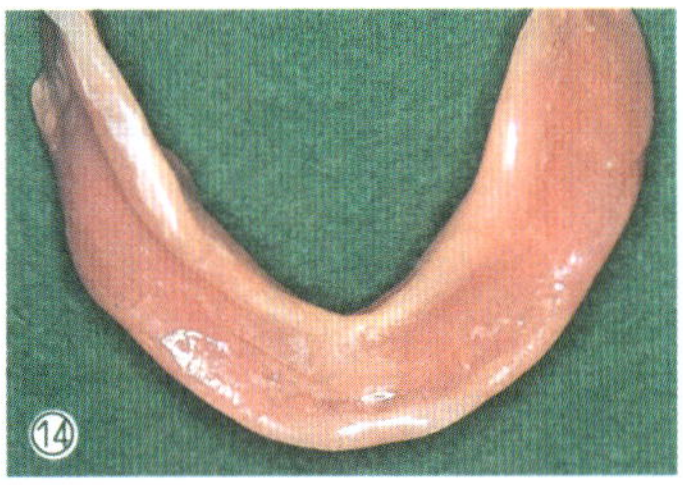
⑭

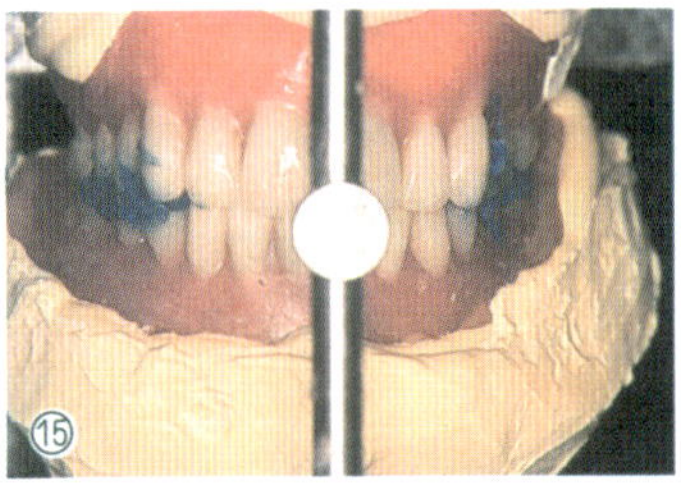
⑮

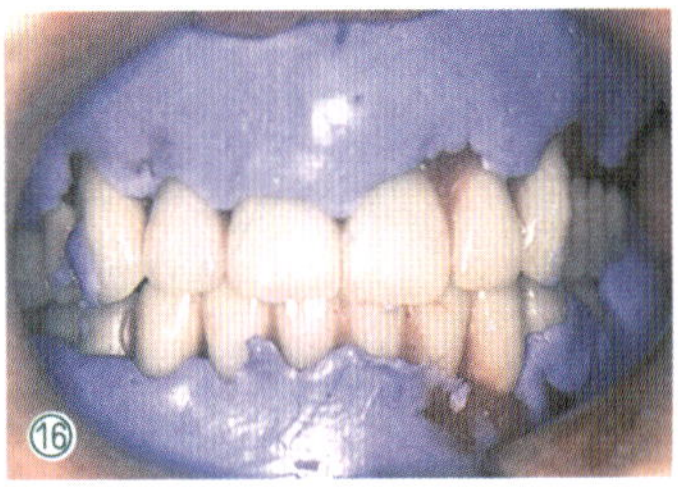
⑯

義歯（入れ歯）が合わないので再製作する例です（⑩，⑪）.

仮の義歯を作って装着してみます（⑫）．床の縁の部分が口の中の粘膜とよく適合するように床を再現します（⑬，⑭）.

義歯内面に石膏を流して作った模型とともに，上下の義歯を咬合器に装着して，さまざまな診査をします（⑮）．義歯を嚙み合わせて，口の中の状態を記録するための操作（印象採得）をします（⑯）．これをもとに，ワックスや人工歯を用いて義歯の形態を整え，「重合《じゅうごう》」という操作を経て⑰～⑲，最終的に義歯に仕上げていきます（⑳）．大きな口を開けても義歯はしっかりしていて，落ちません（㉑）.

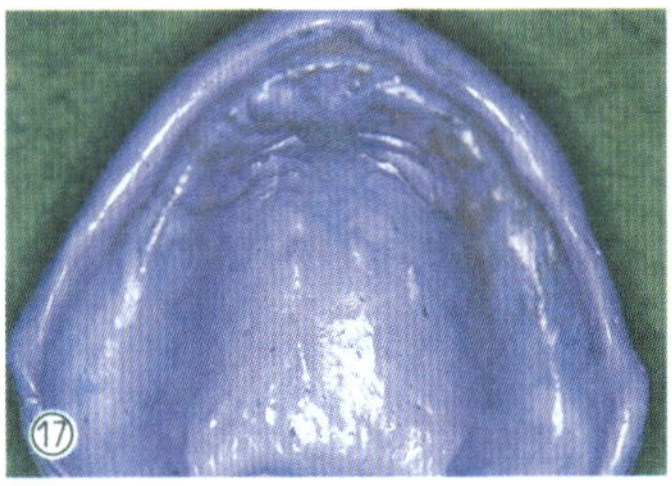
⑰

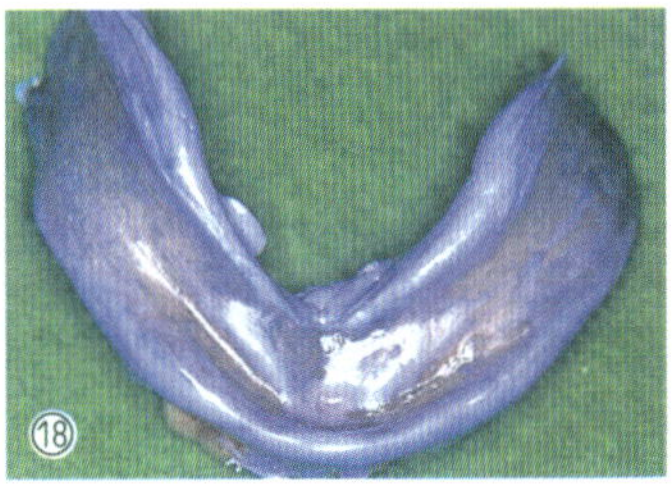
⑱

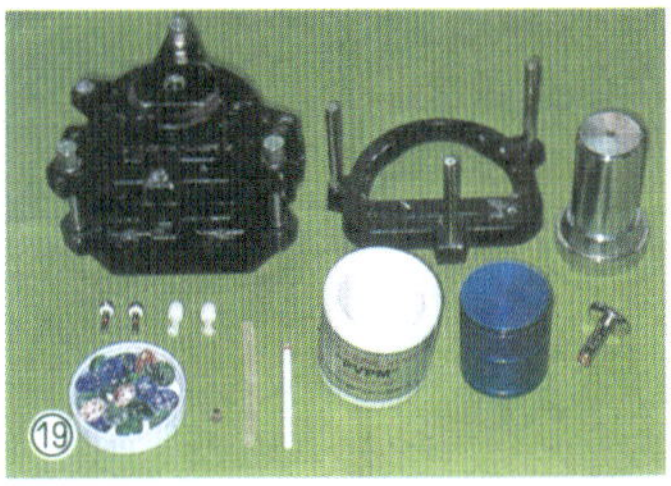
⑲

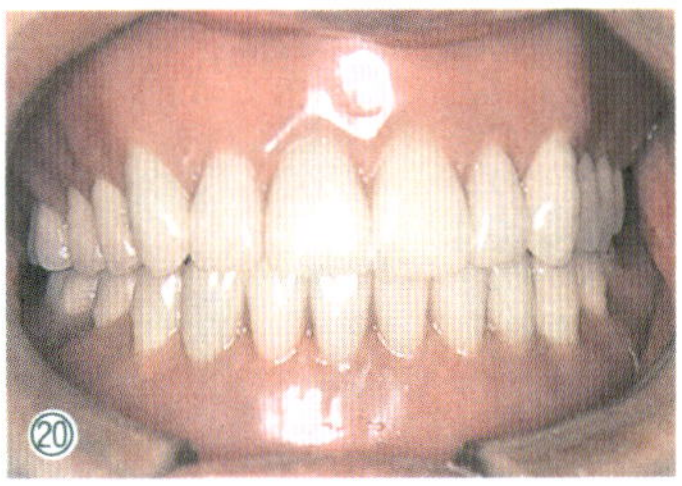
⑳

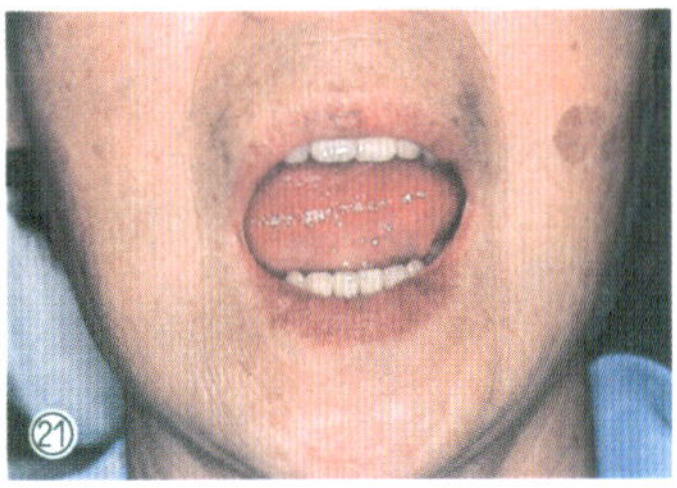
㉑

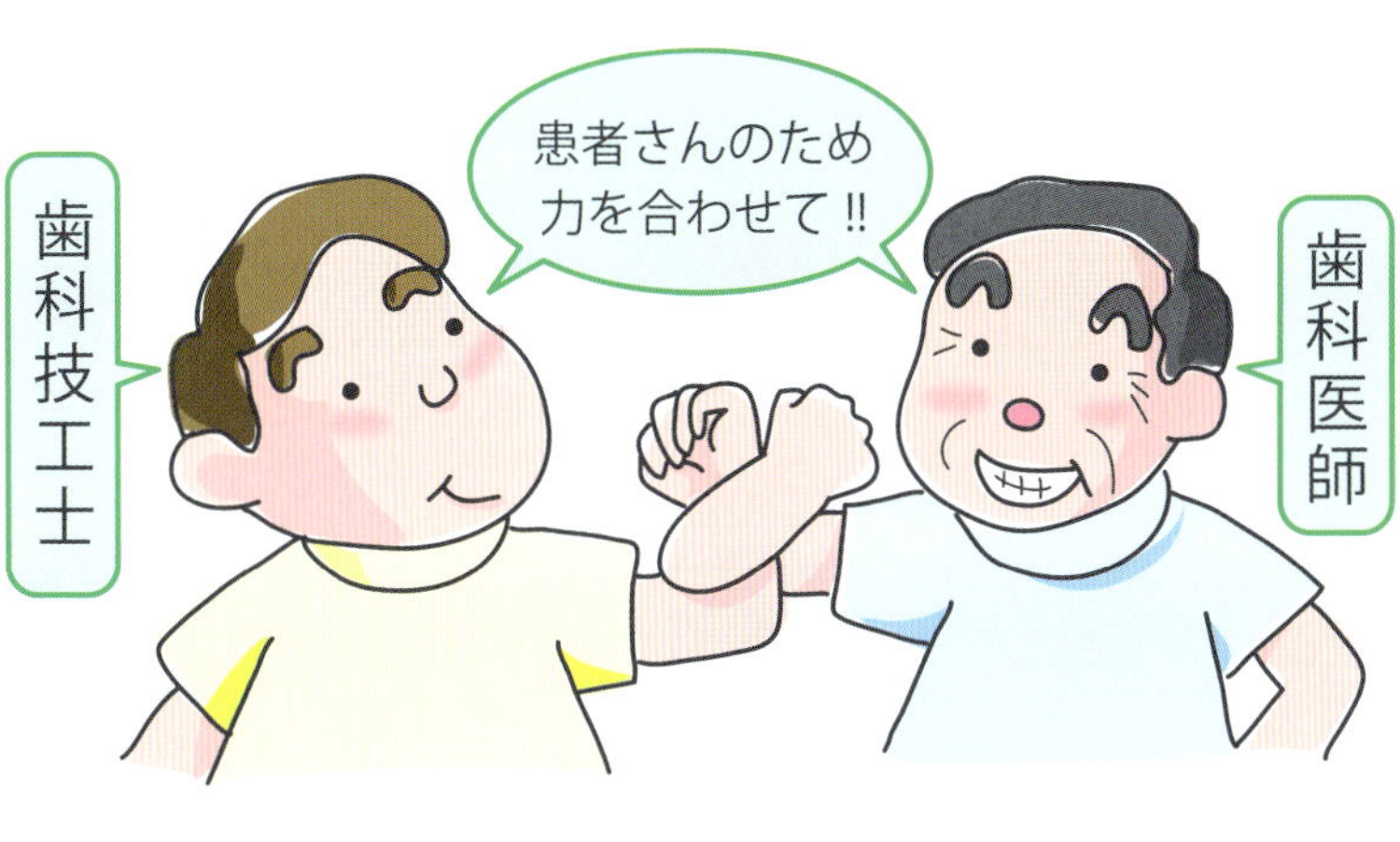

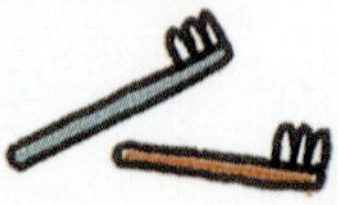
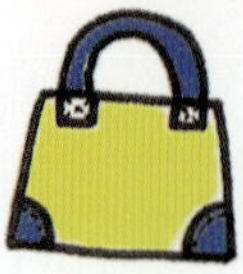
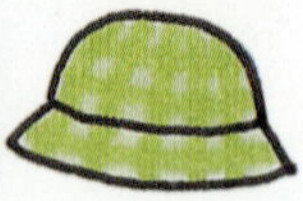

妊娠時

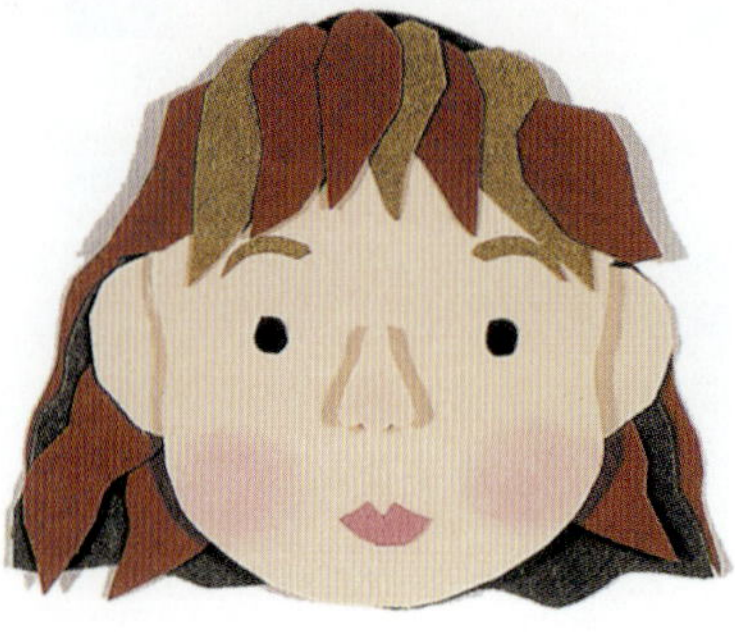
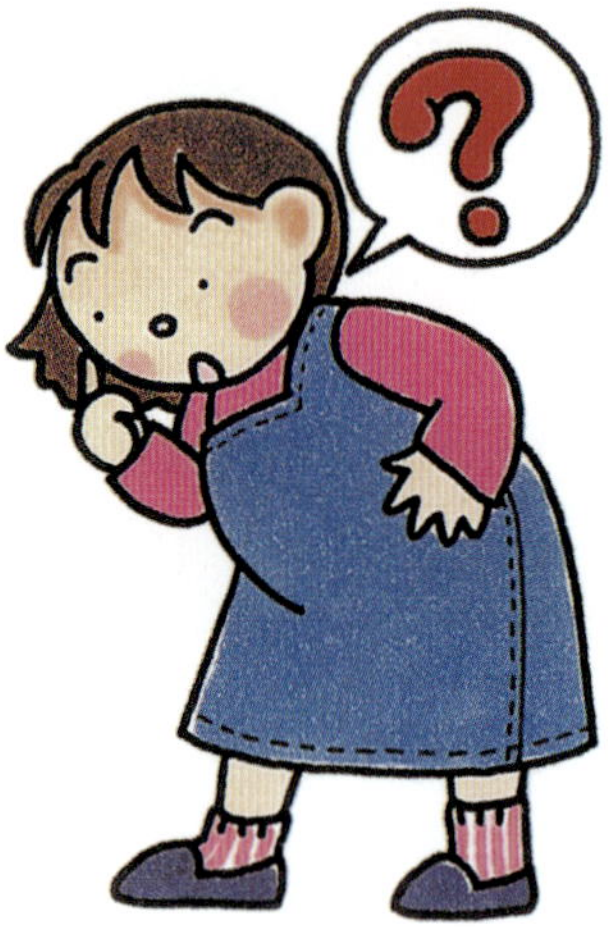
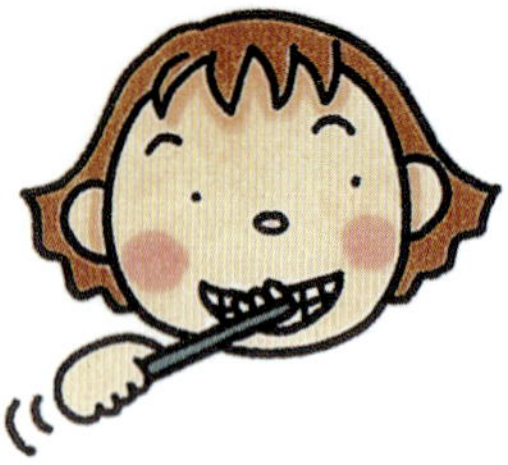

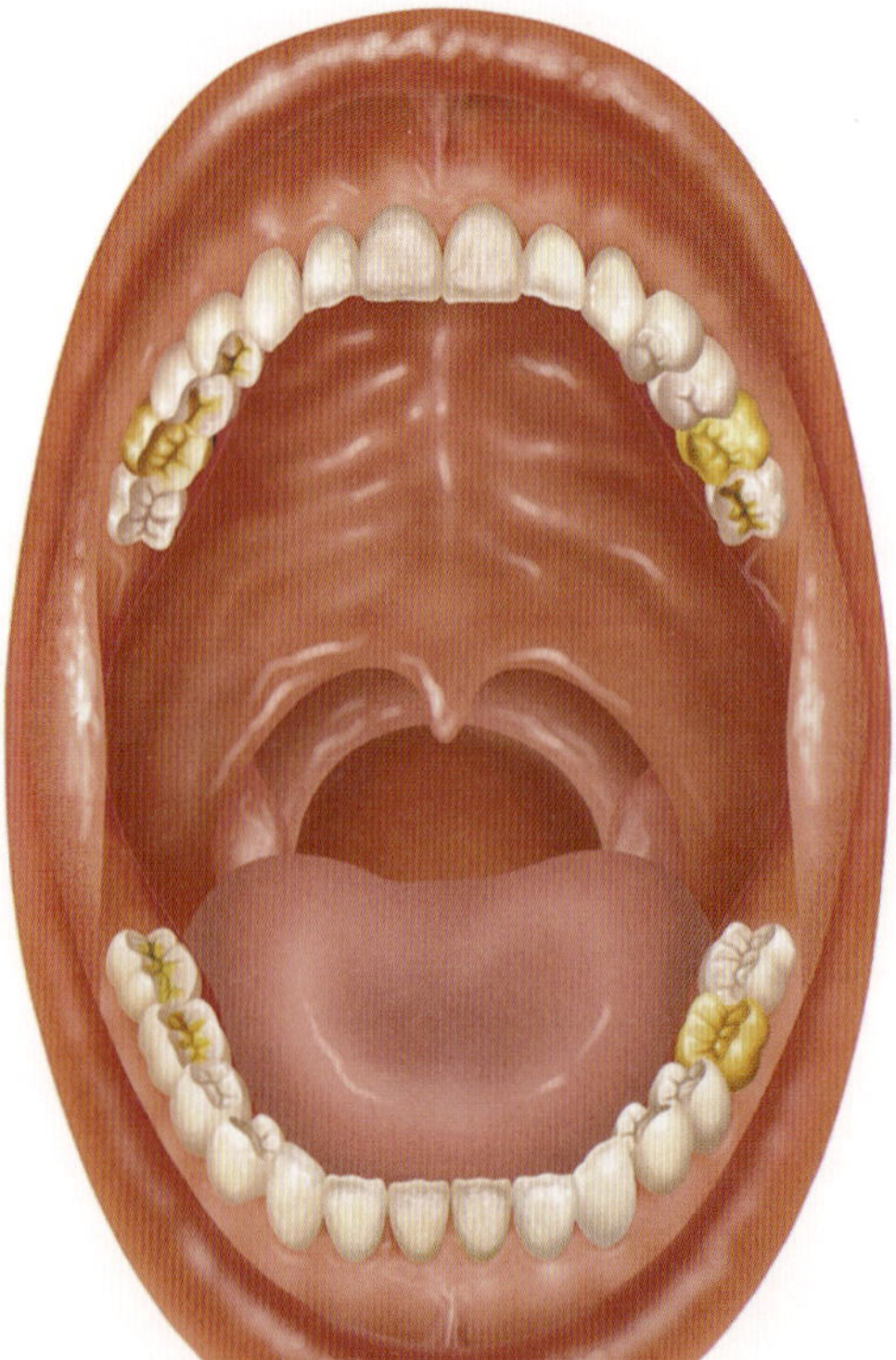

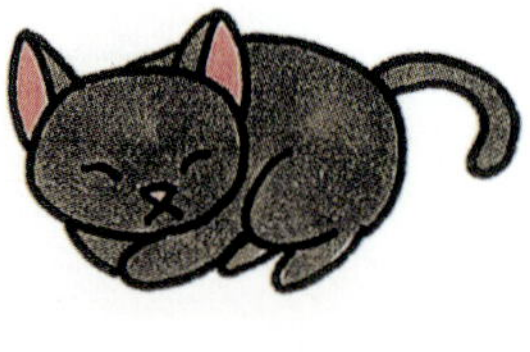

（一般的な歯と口の病気は成人期を参照してください）

Quick Index

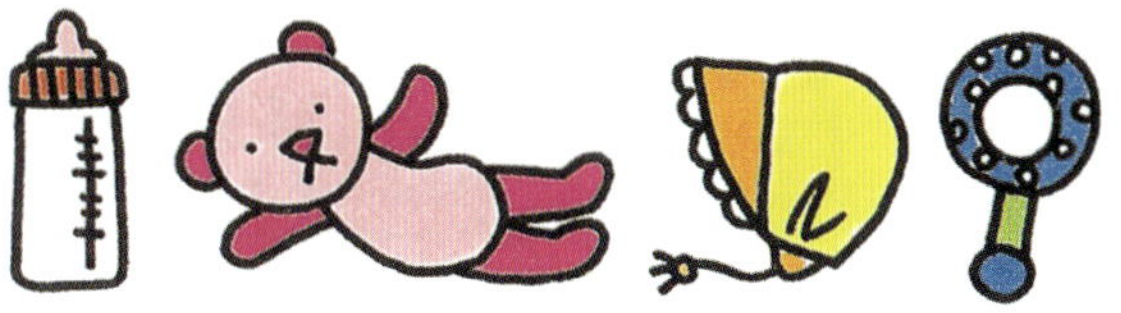

乳児期

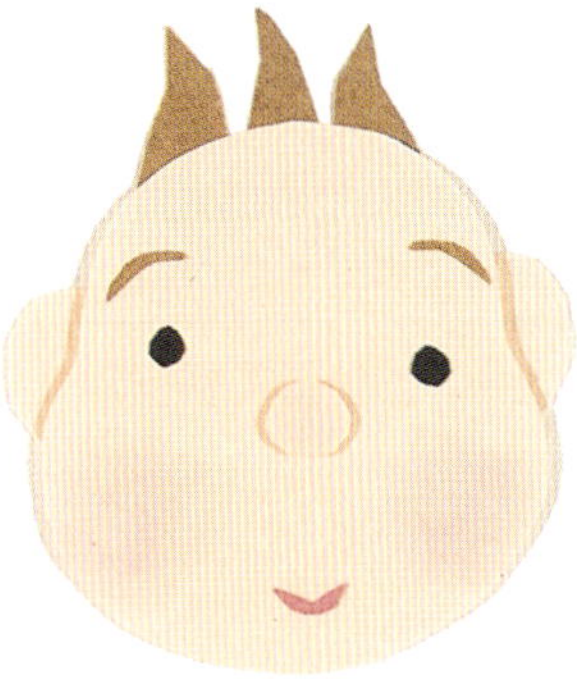

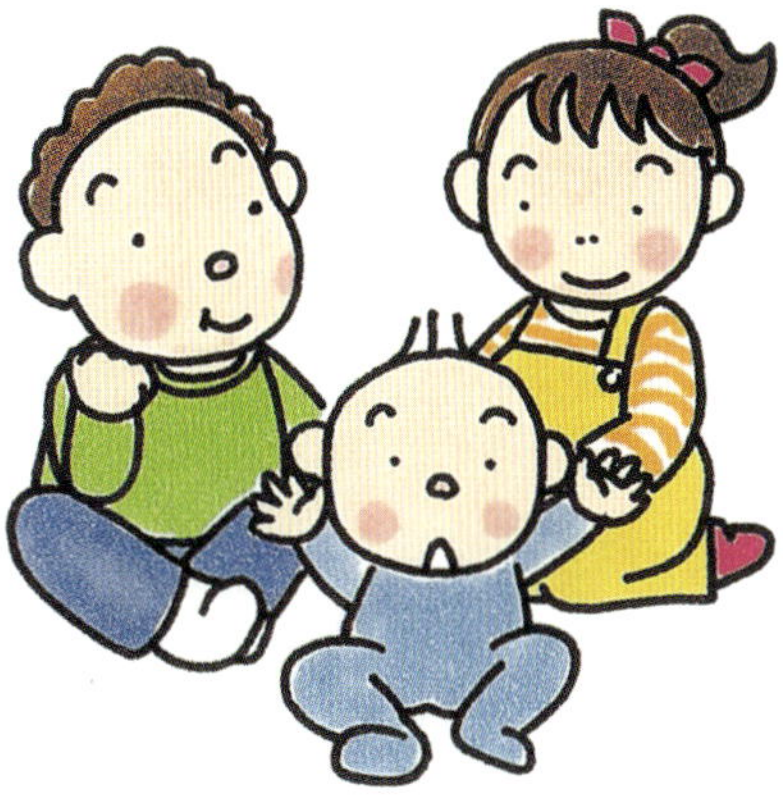

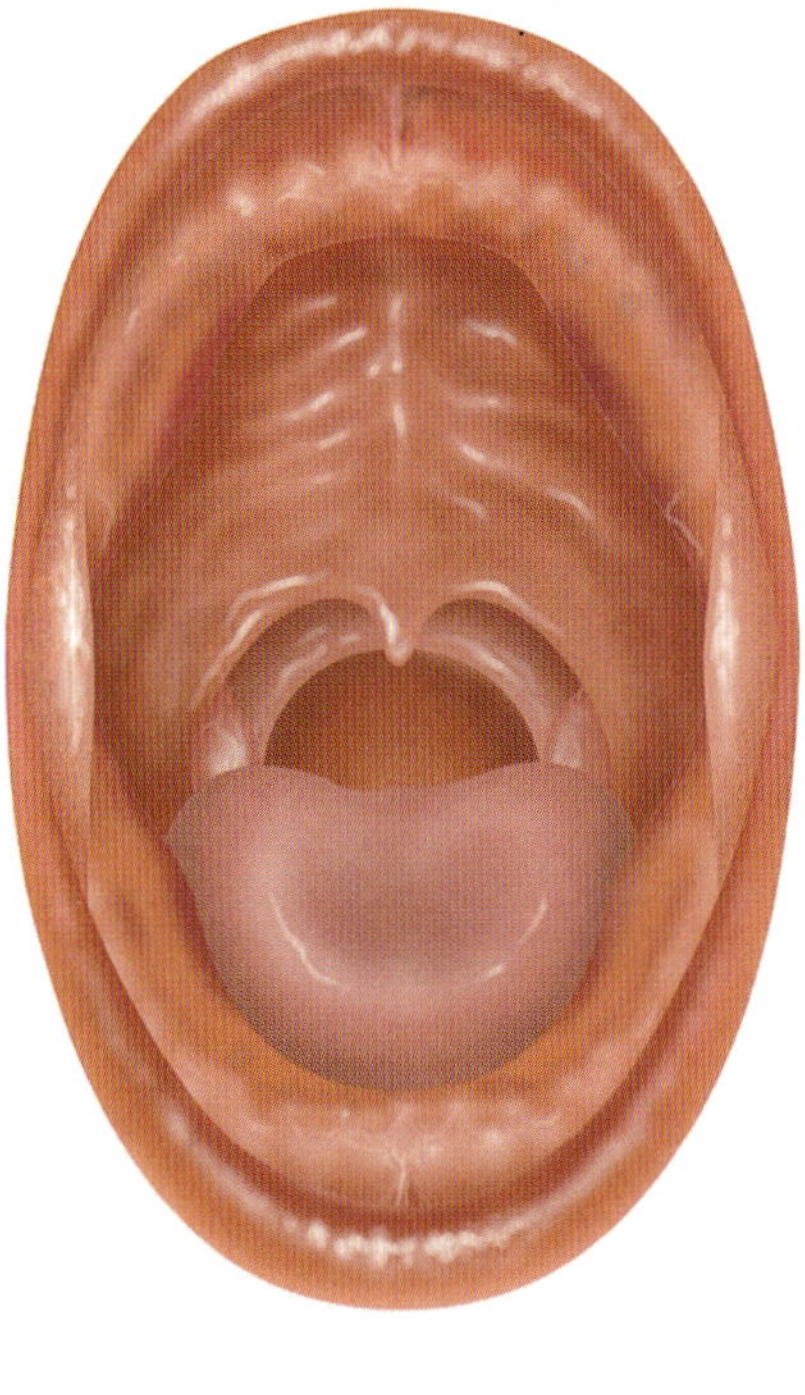

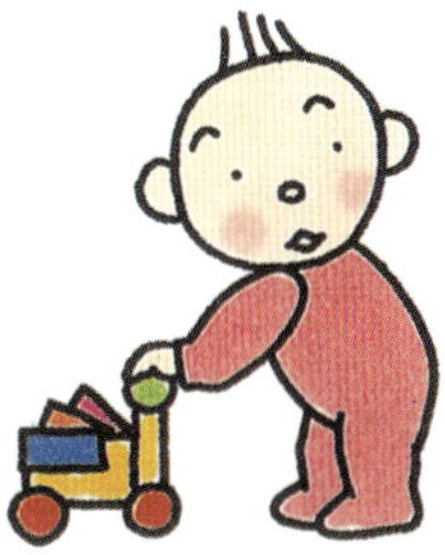

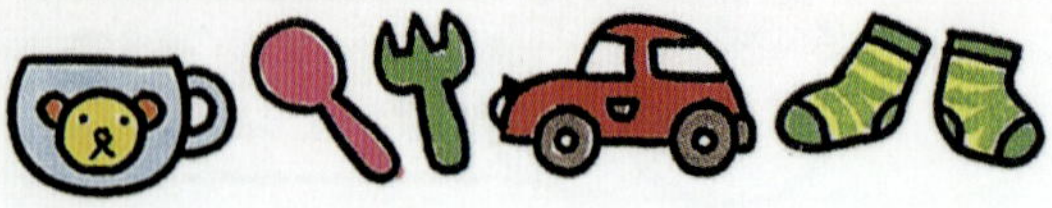

幼児期

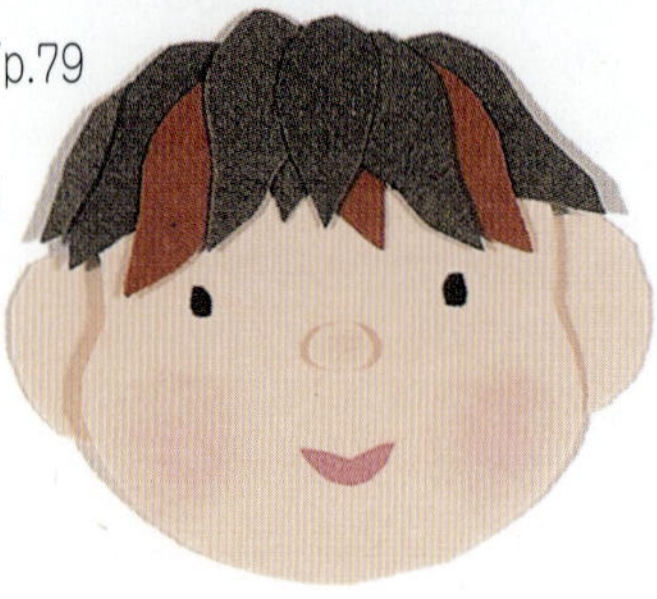

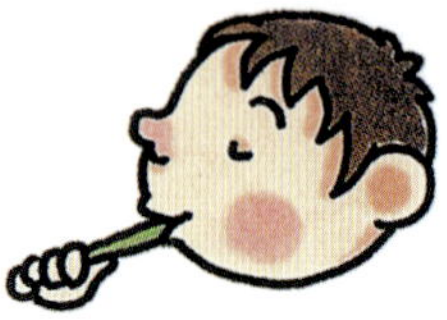

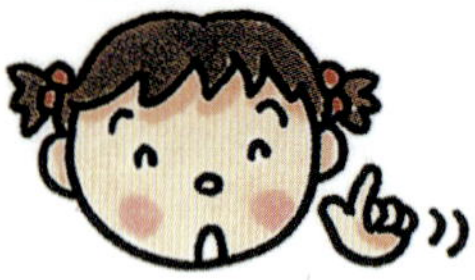

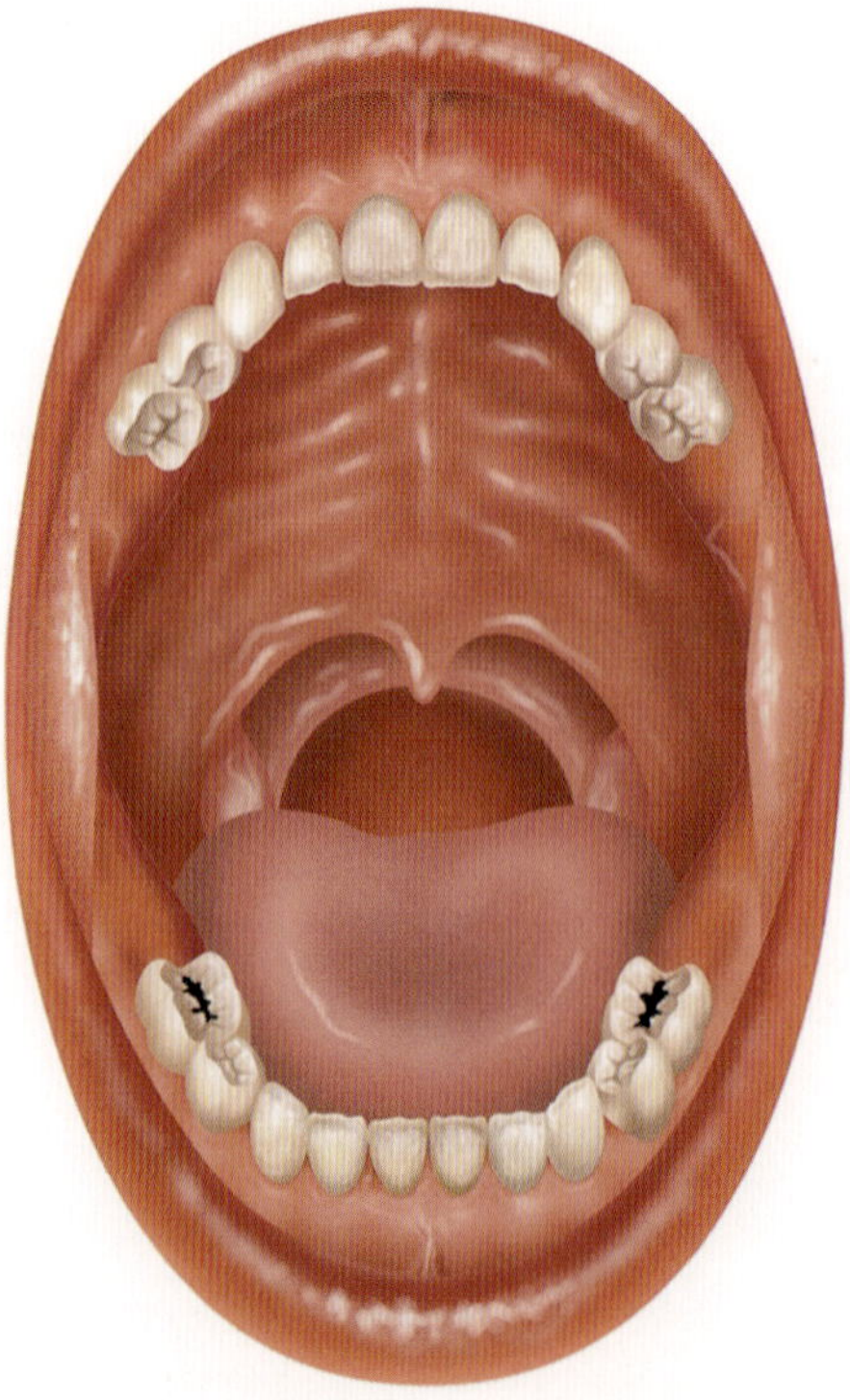

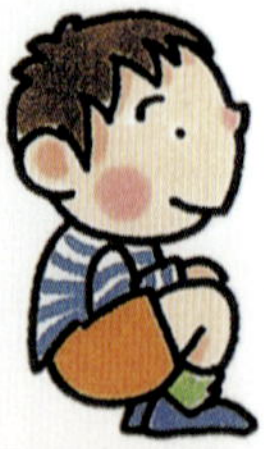

Quick Index

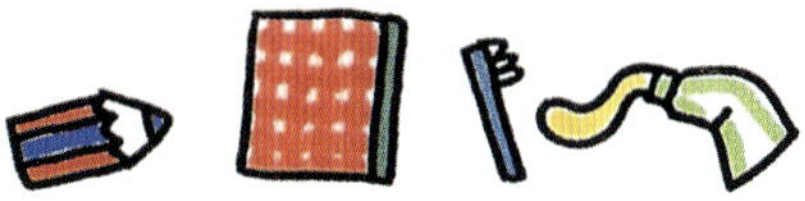

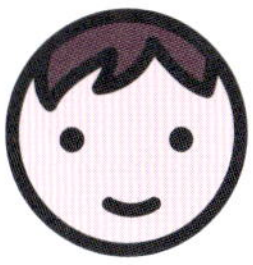

学齢期

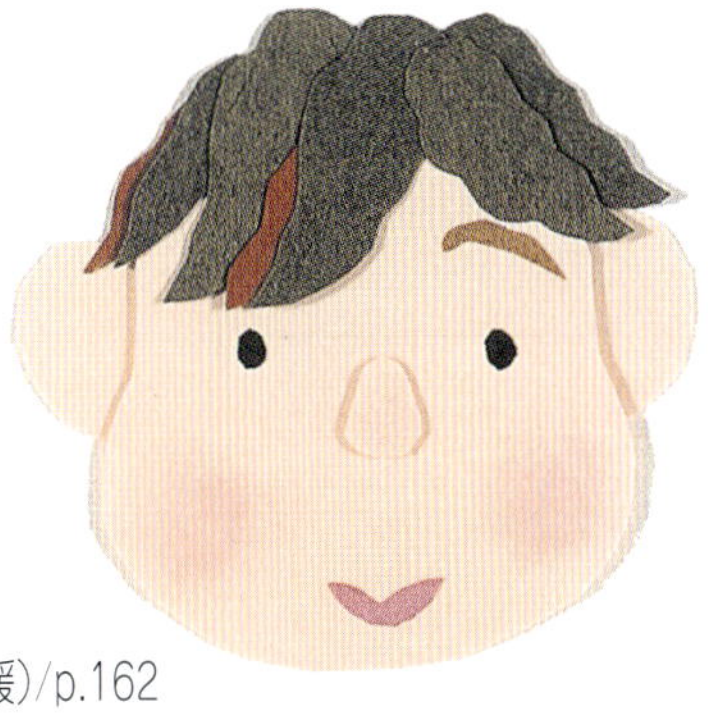

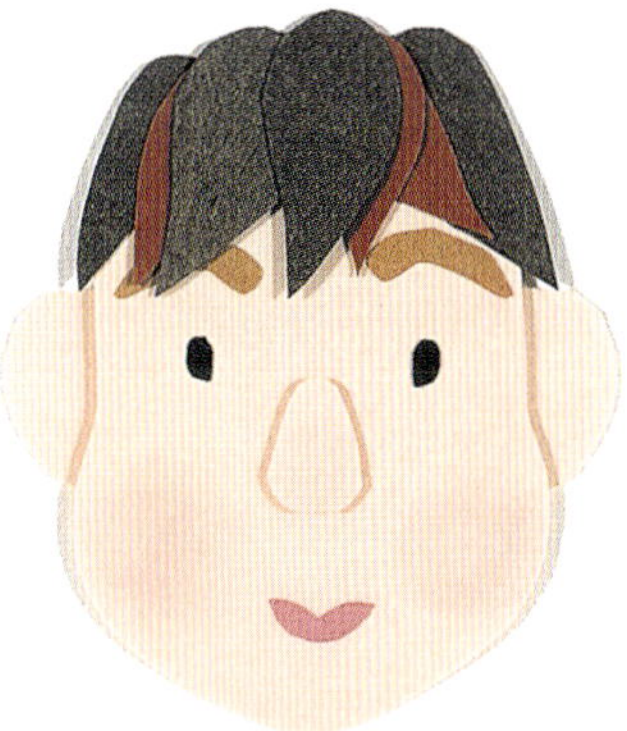

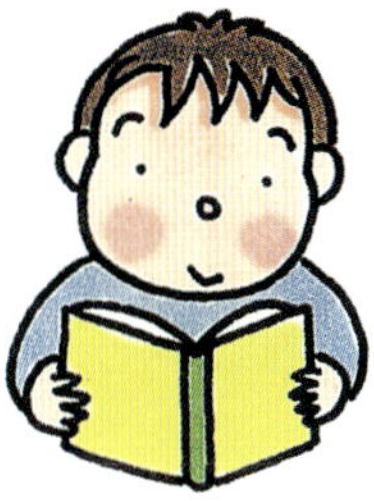

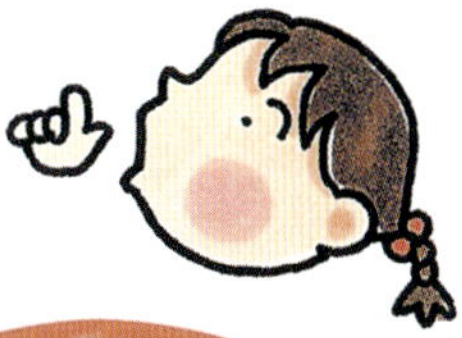

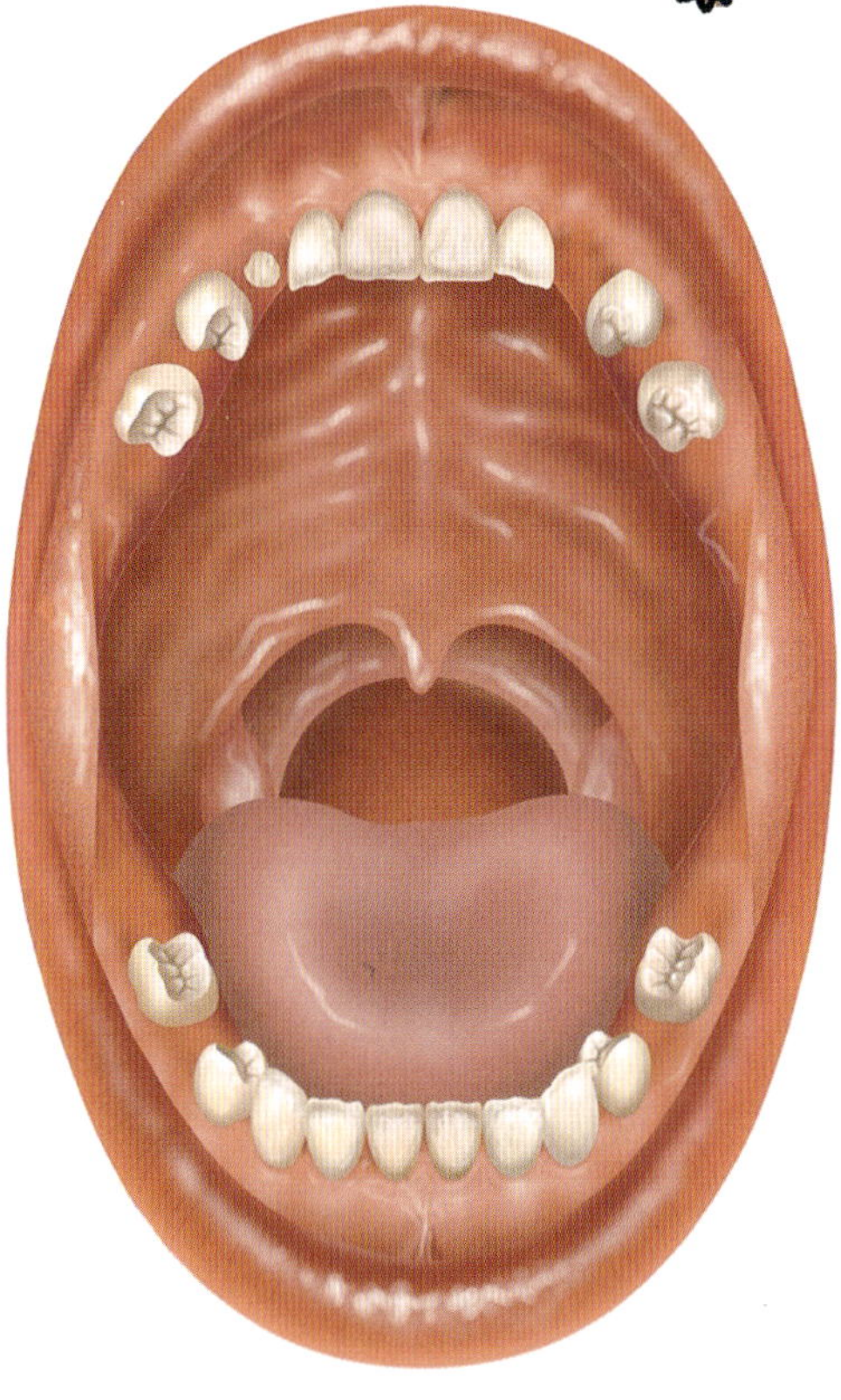

成人期 1

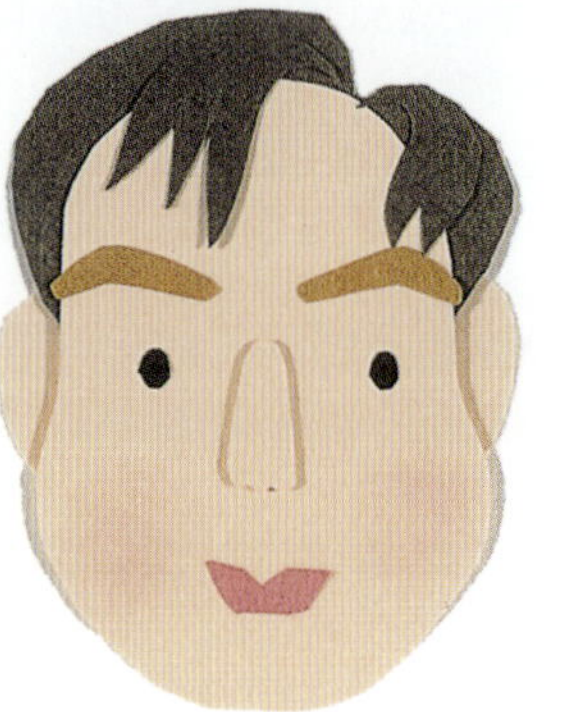

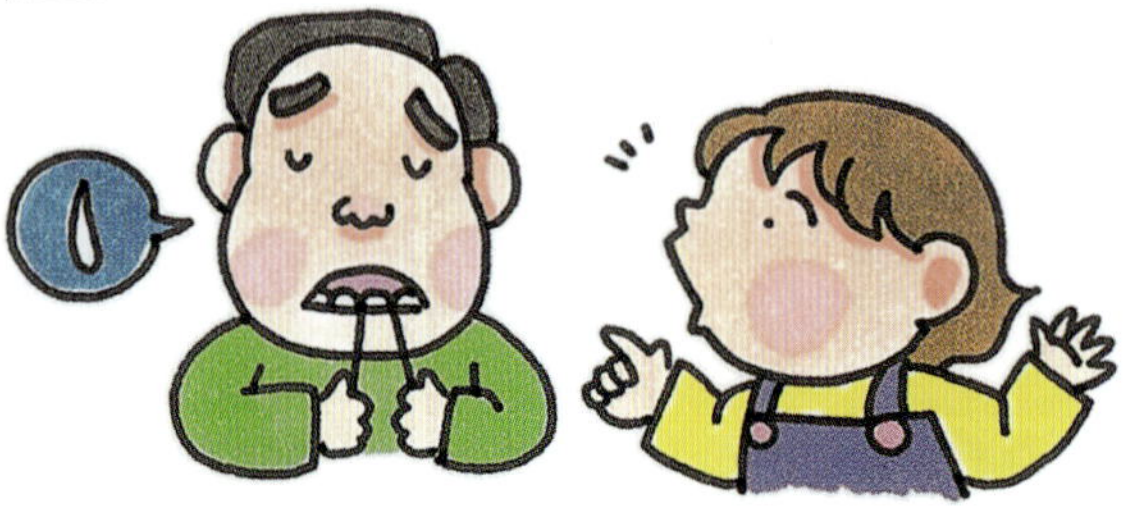

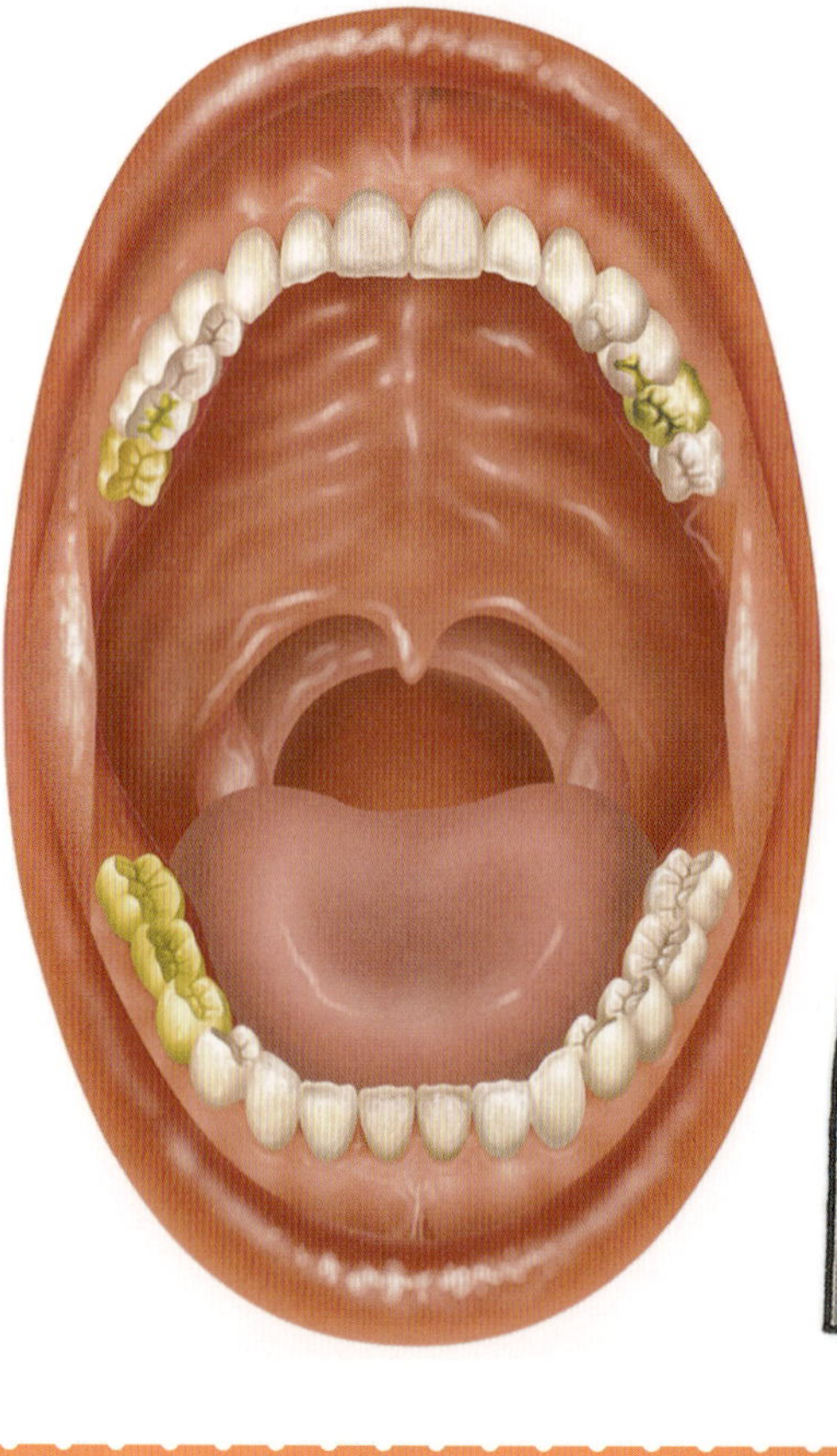

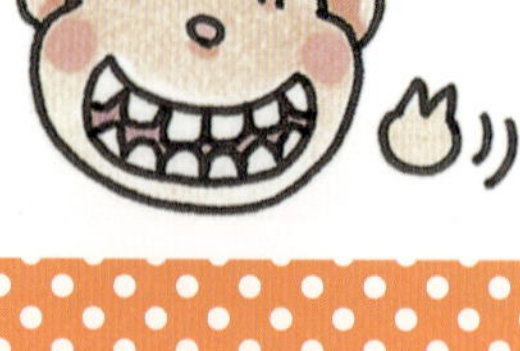

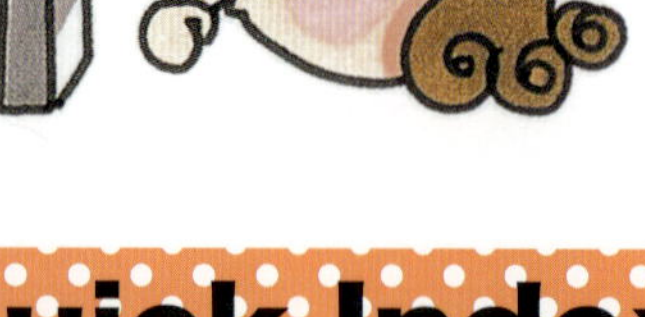

Quick Index

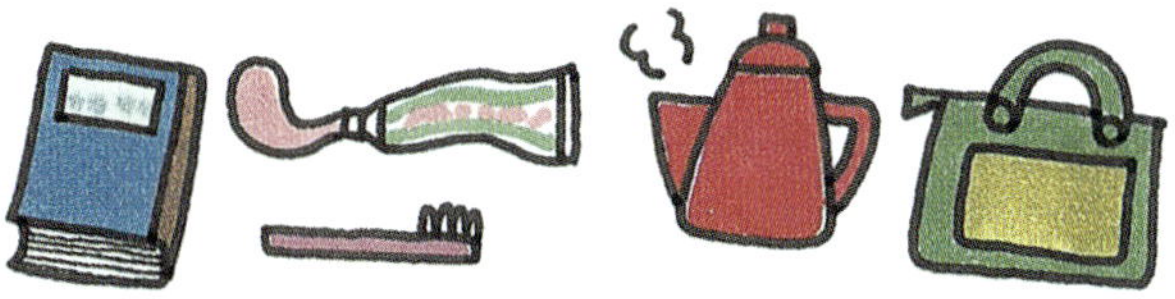

成人期２

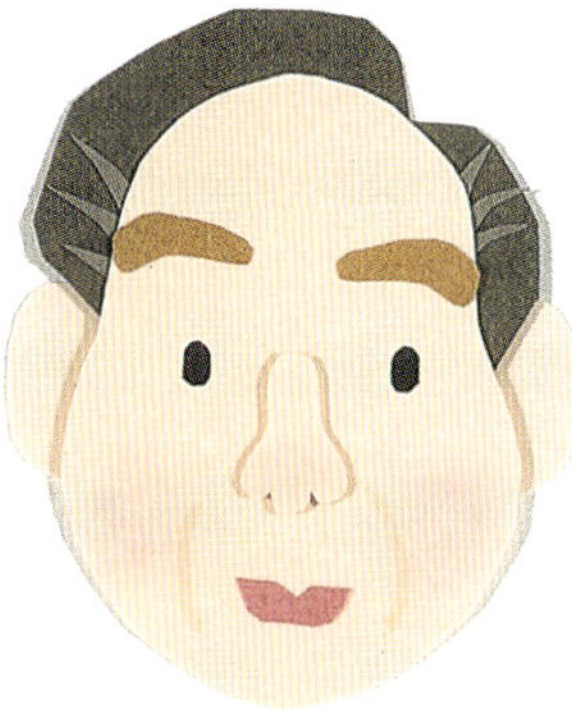

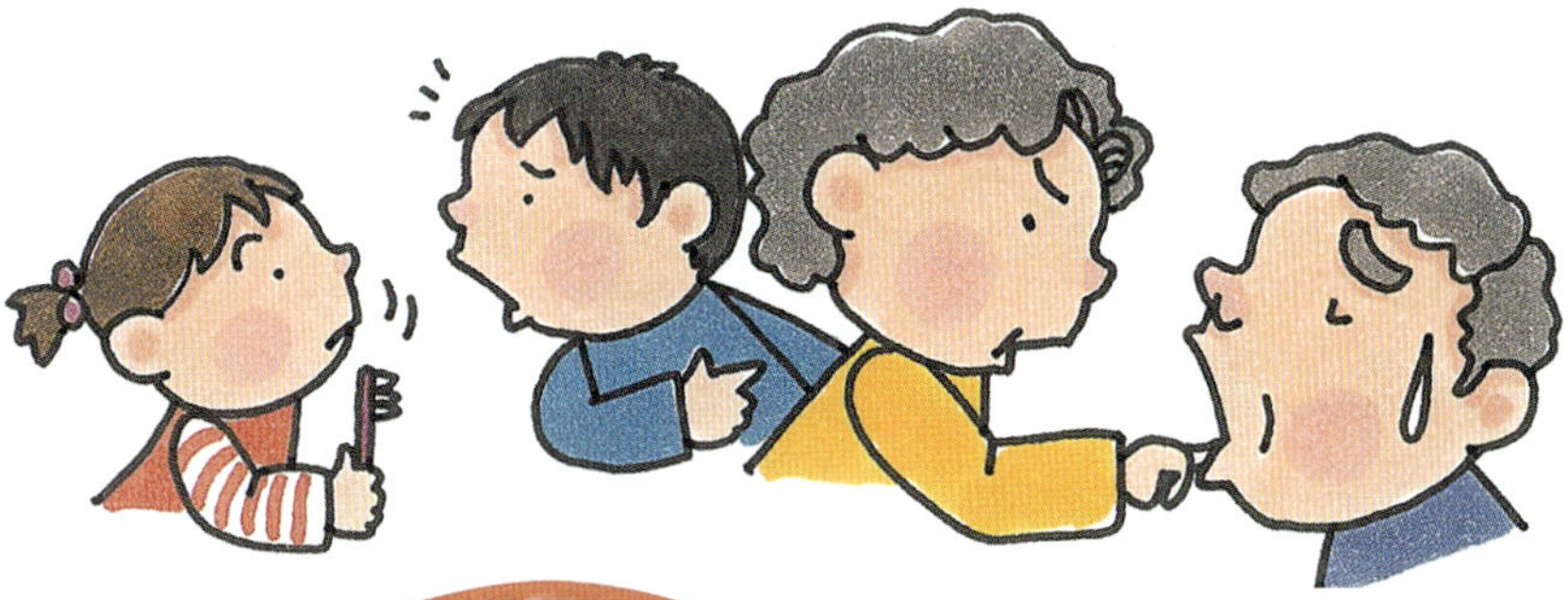

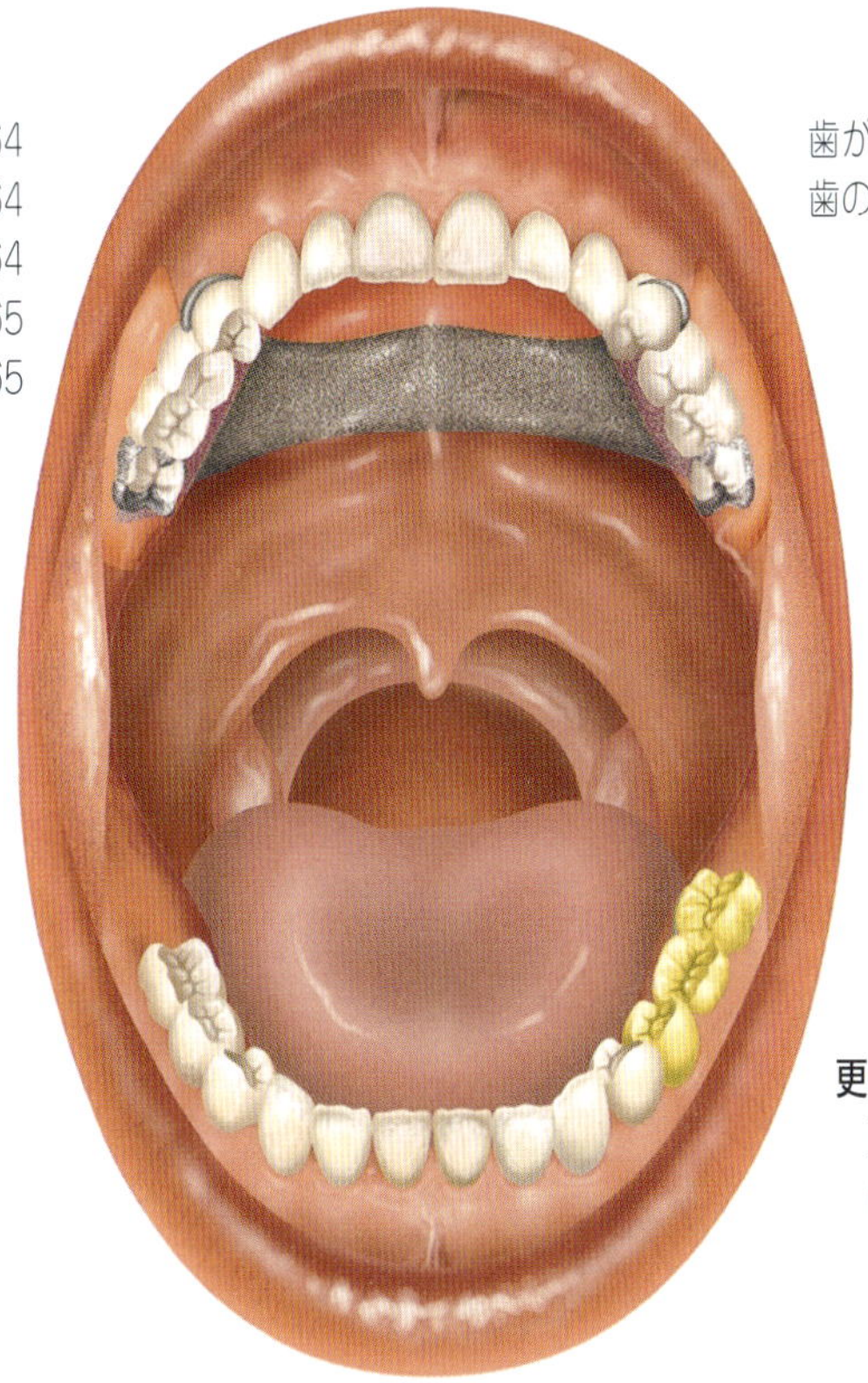

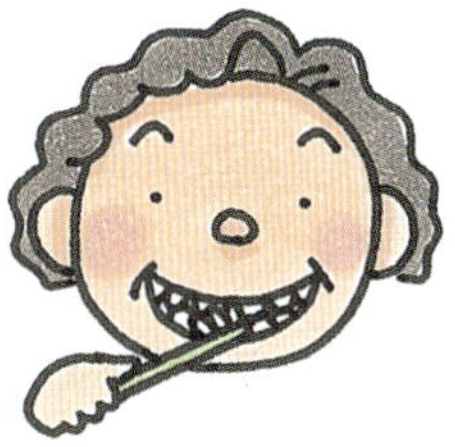

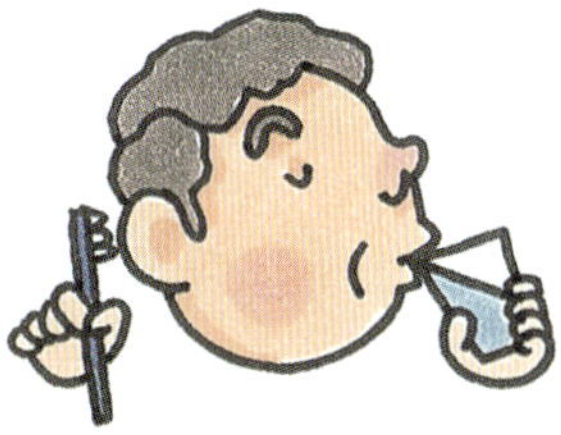

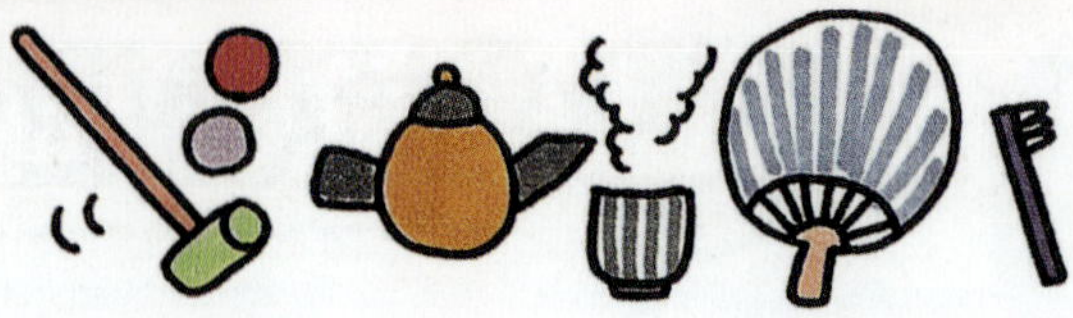

高齢期

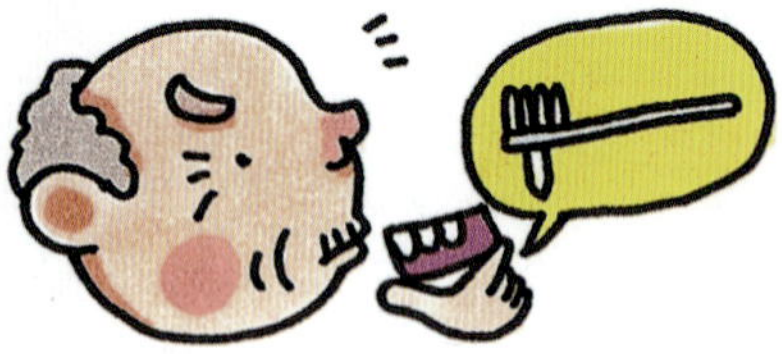

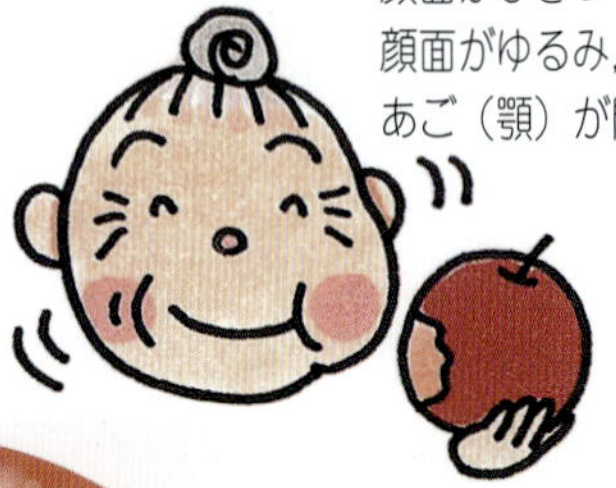

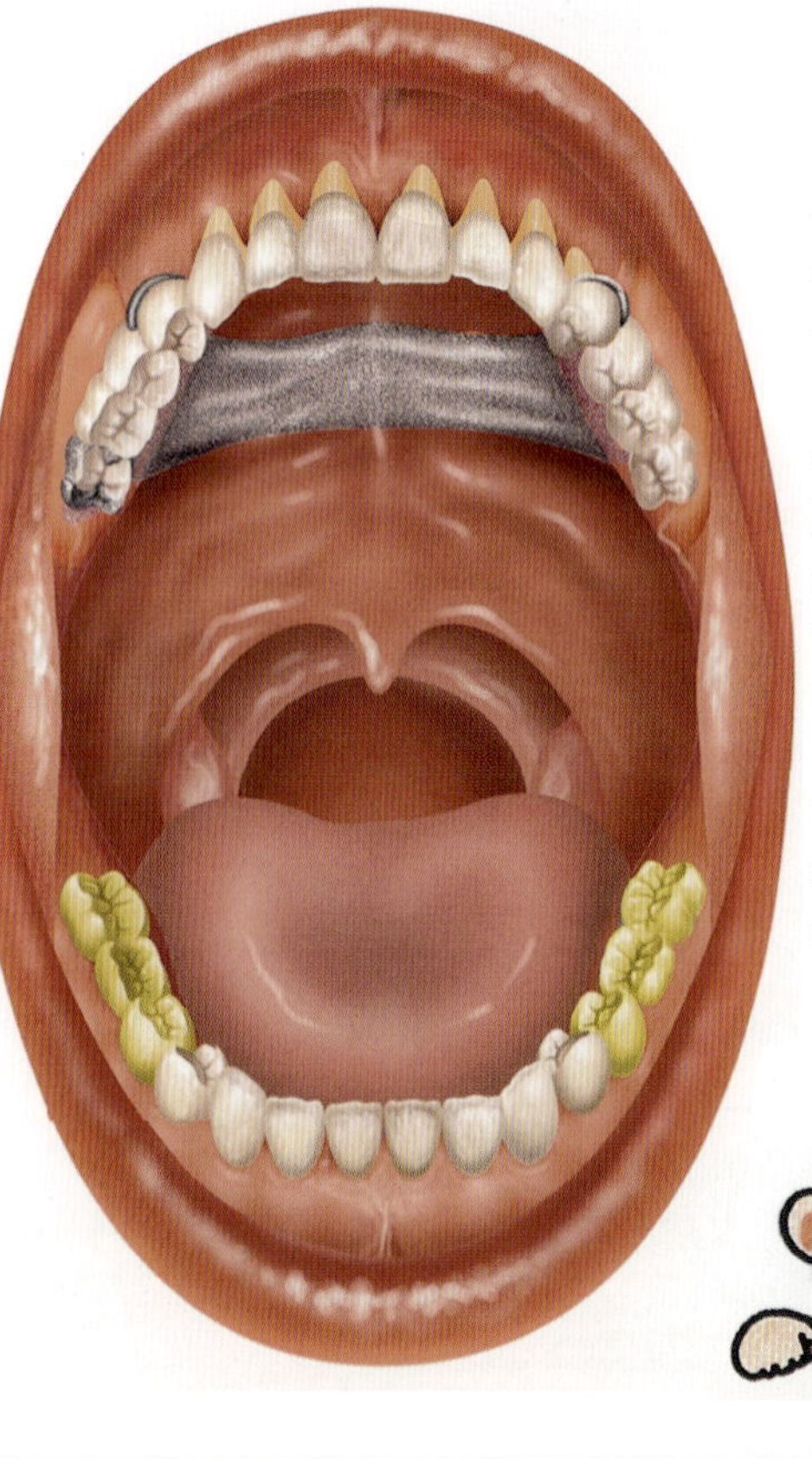

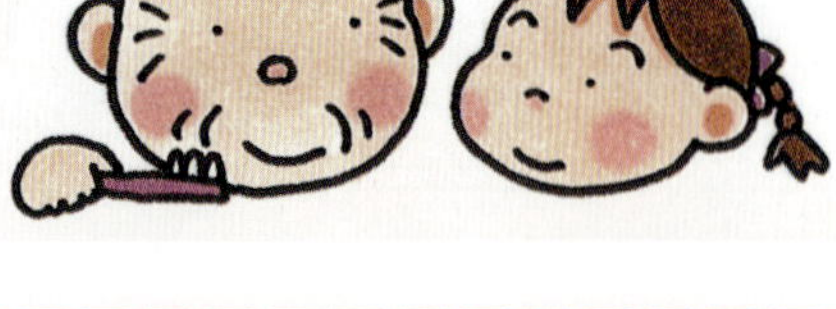

Quick Index

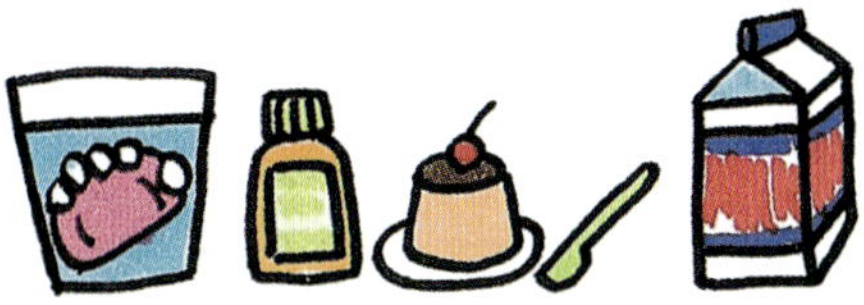

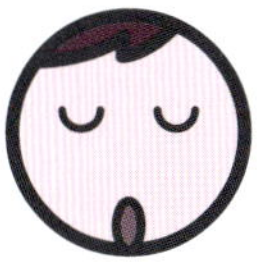

介護を要する方のために

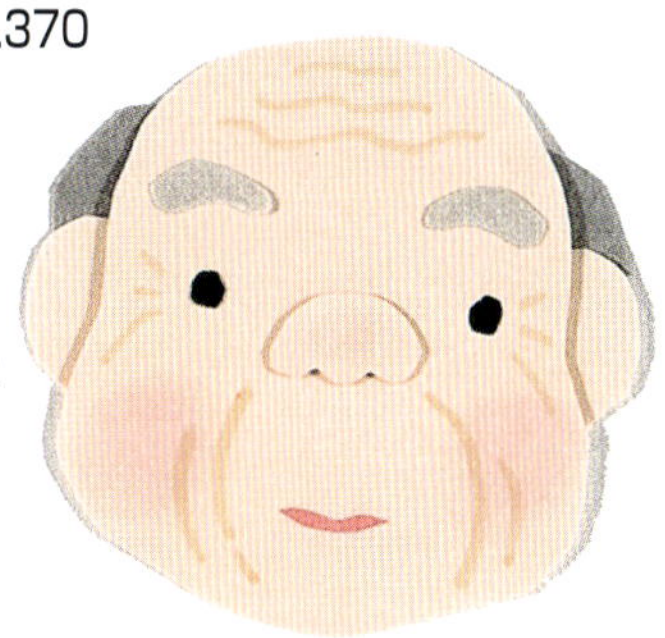

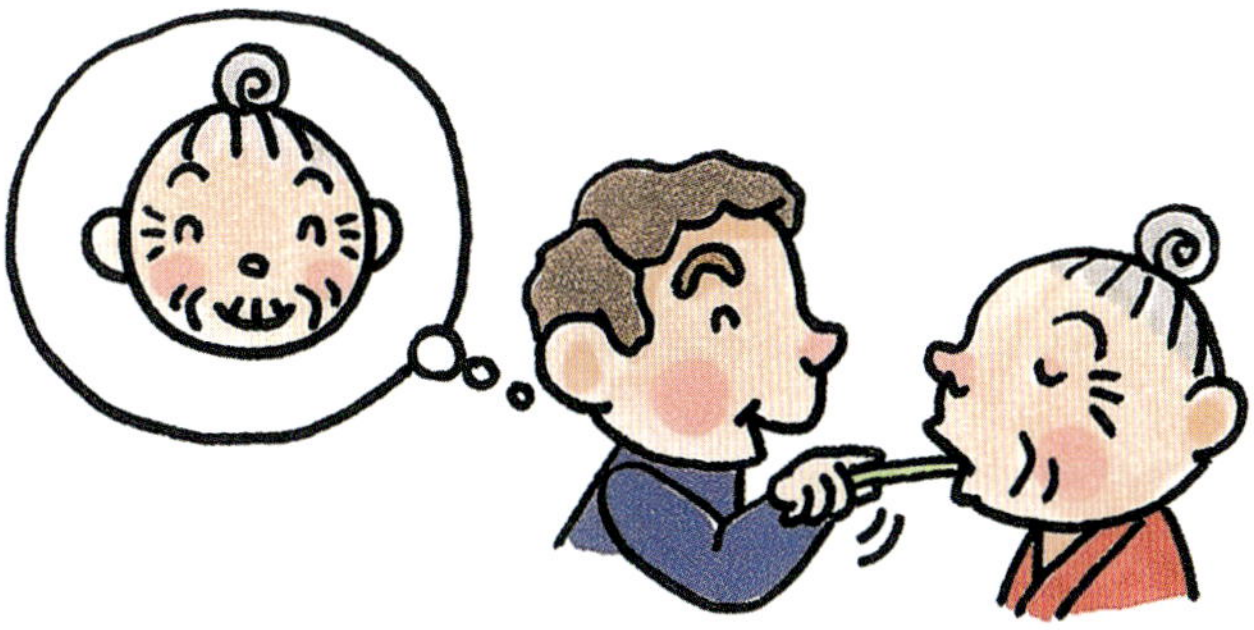

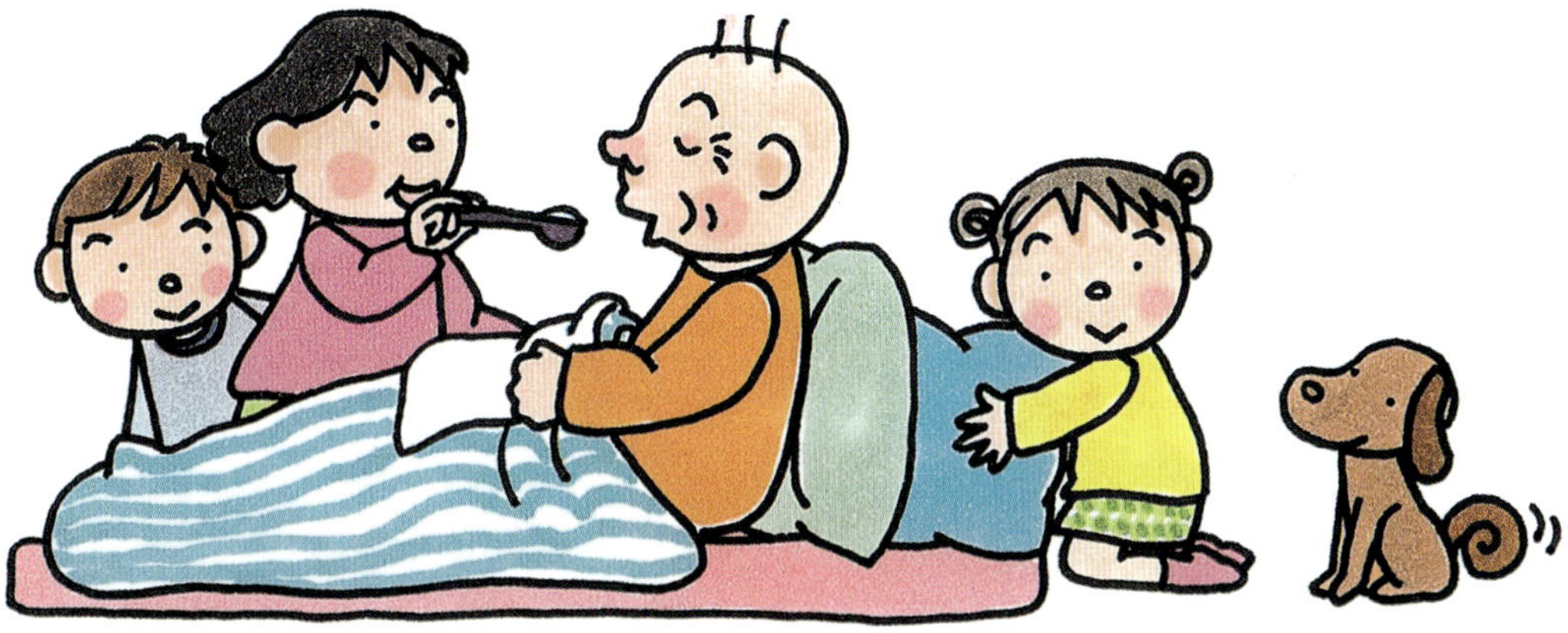

もくじ

Access forum《アクセス・フォーラム》

Quick Index《クイック・インデックス》

第1編　よくある心配と対応

第2編 人の一生と歯と口の健康

学齢期に起こりやすい歯と口の病気／173

高齢者の心身の健康はまず口の健康から／363

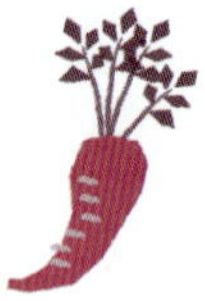

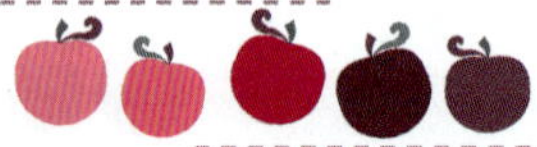

介護を要する方のために／370

介護を必要とする場合の口のケア／370

要介護者に起きやすい食べる機能の障害と食事の問題／375

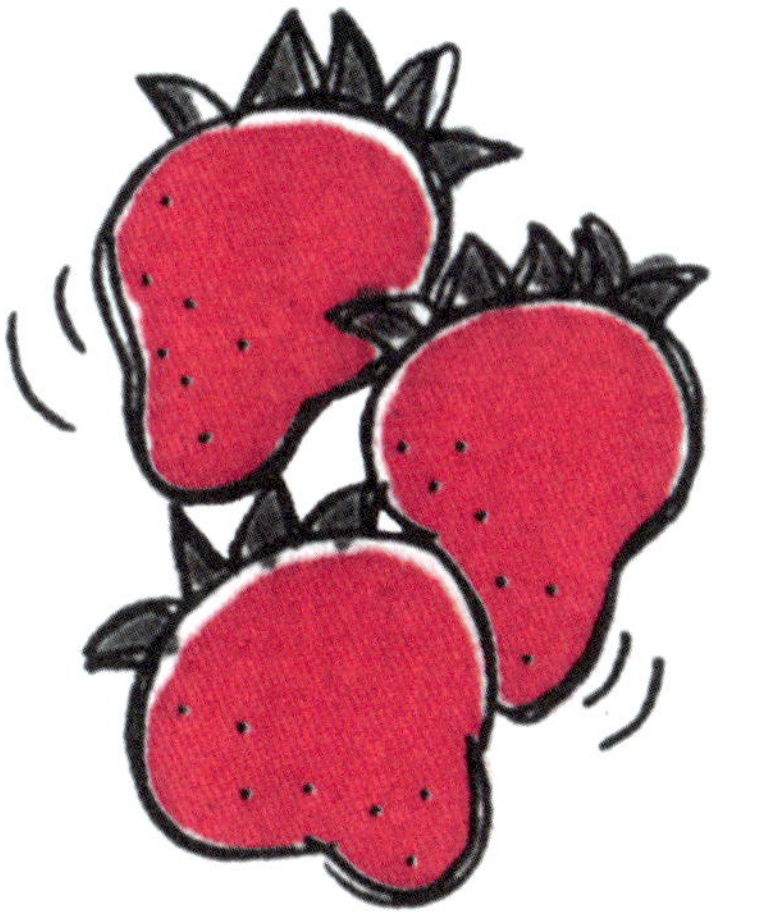

第3編 歯と口の病気・異常・障害

第１編　よくある心配と対応

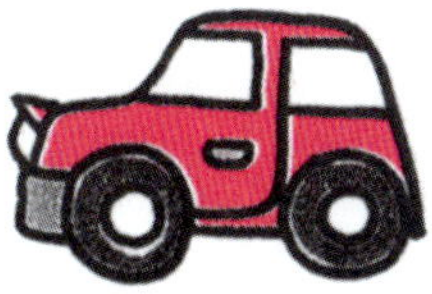

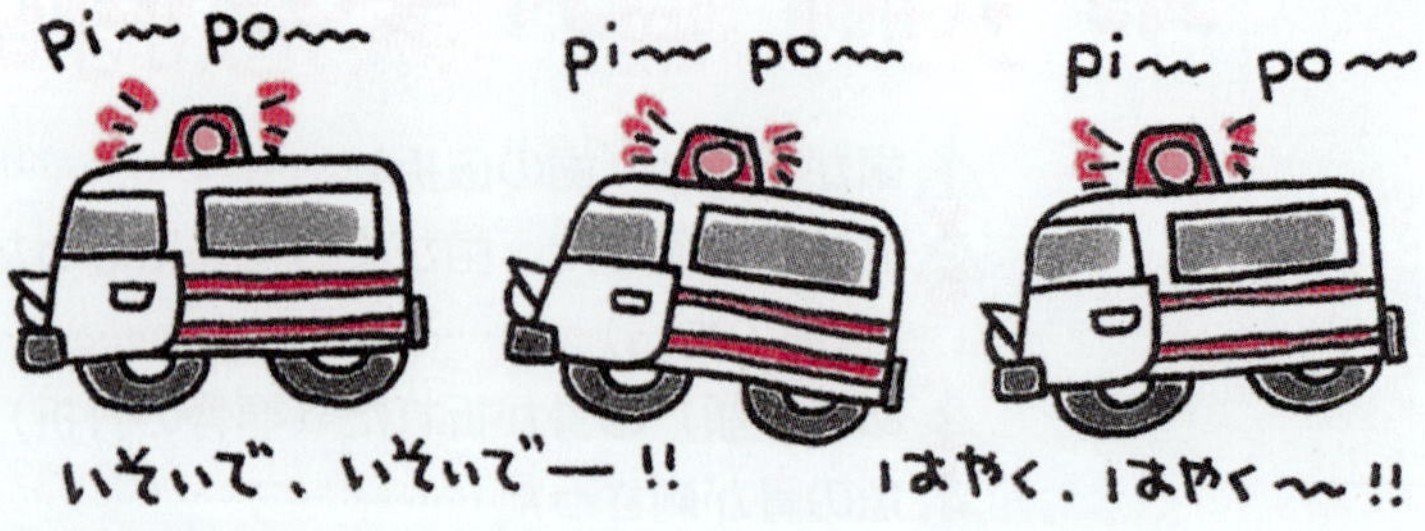

1 歯が折れた（歯の破《は》折《せつ》）

外傷《がいしょう》により歯が破折したとき（歯が折れたとき）は、すぐに歯科に行くことが重要です。この際、折れた歯の部分が見つかった場合は、一応持参します。折れた歯を利用することは不可能ですが、折れた部位を推定することができます。歯の折れた部位を正確に診断するためにはエックス線検査が有効です。折れた部位により歯を残せるか、抜歯をする心要があるかの判定ができます。

歯の破折には、**下図**に示すように歯冠部《しかんぶ》（歯の歯肉《しにく》から上に出ている部分）のみが破折しているもの（A～D）、歯冠と歯根《しこん》（歯の根の部分）がともに破折しているもの（E、F）、および歯根が破折しているもの（G）があります。歯冠部のみが破折したときは、ほとんどの場合は修復できますが、歯冠部から歯根部にわたる破折、または歯根のみの破折の場合には修復できる場合とできない場合があります。

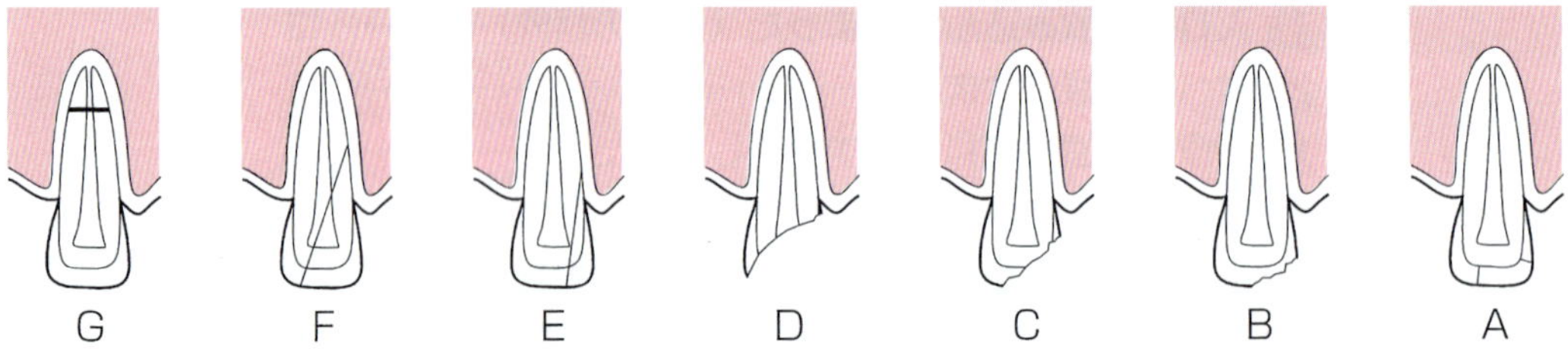

歯の折れ方の種類

2 歯が抜け落ちた、歯がぐらぐらになった（歯の脱臼《だっきゅう》）

打撲《だぼく》などによって歯が抜け落ちたとき（完全脱臼《かんぜんだっきゅう》）は、その歯を拾ってすぐに歯科に行くことが重要です。場合によっては、抜けた歯を元の位置に戻すことができます。これを歯の再植《さいしょく》と言います。このとき、歯が乾燥しないように水を含んだガーゼやティッシュペーパーに包むか、あるいは水の入った小ビンに入れて持って行きますが、牛乳に漬けて持って行く

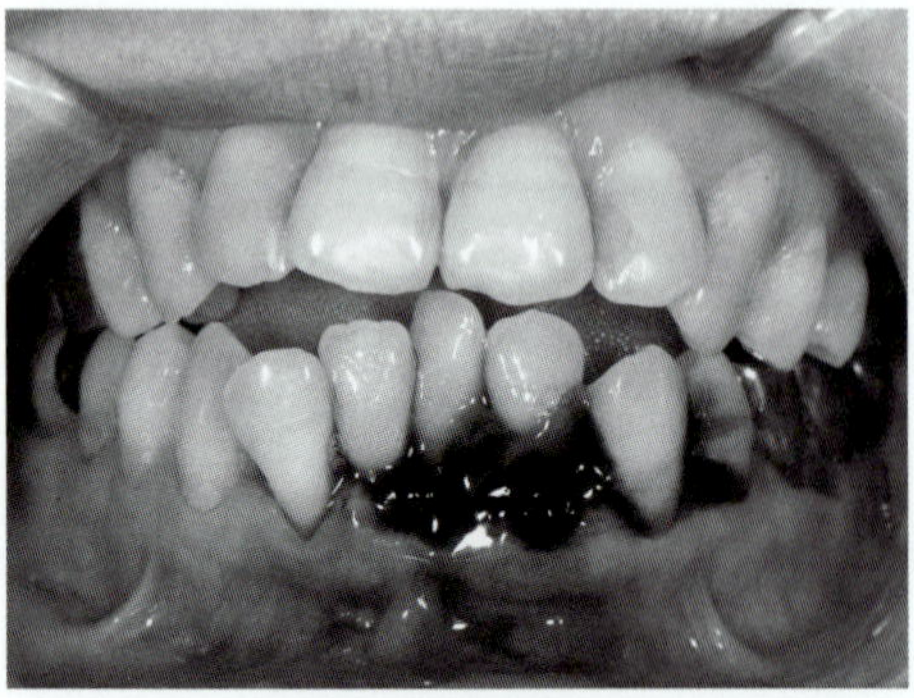

歯の脱臼

のも効果的です。

なお、抜けた歯が汚れている場合でも、歯を布あるいはティッシュペーパーなどでこすらないようにします。歯根《しこん》（歯の根の部分）の周囲には歯根膜《しこんまく》と言って、歯と周囲の骨を連結している線維性の組織がありますが、これをできるだけ残しておいたほうが良い結果がえられます。

脱落した歯が永久歯の場合は、周囲の歯を利用して元の位置に戻して固定することにより一時的に生着《せいちゃく》します。歯が生着するかしないかは、脱落から再植《さいしょく》までの時間、歯の状態、そして周囲の骨の状態などによって影響されます。再植歯の寿命は、数年とも言われています。

打撲などによって歯がぐらついたとき（不完全脱臼《ふかんぜんだっきゅう》）は、歯肉《しにく》（歯ぐき）から出血をともなっていることが多いので、清潔なガーゼまたはハンカチなどでおさえて止血をはかりながら、すぐ歯科を受診します。歯がぐらついているときは、歯が抜けかけているか歯が途中で折れていることも考えられます。単に歯が抜けかけているときは、その歯を元の位置に戻して、隣の歯を利用して固定することにより生着します（再植《さいしょく》）。

外傷による歯の脱臼は学齢期児童の前歯に多いことから、歯を失うと咬合《こうごう》（噛《か》み合わせ）、咀嚼《そしゃく》、ならびに発音に影響しますが、心理面にも影響が出ます。このため歯を再植することにより、義歯《ぎし》（入れ歯）または歯科インプラントを入れる時期を遅くすることができます。

（齊藤　力）

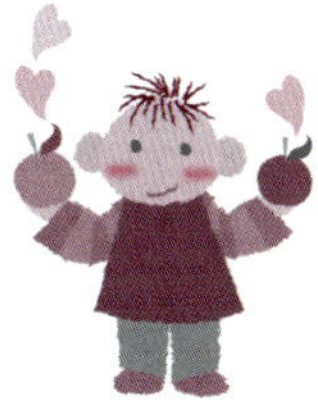

3 あご（顎《がく》）の骨が折れた
（顎骨《がくこつ》の骨折《こっせつ》）

あごの骨が折れると、折れた骨が筋肉に引かれて移動し、上下の歯の噛《か》み合わせができなくなります。この状態を咬合不全《こうごうふぜん》とか咬合《こうごう》異常《いじょう》と言い、治療をしないで放置すると、その状態で固まってしまうか、癒合《ゆごう》しないでいつまでも骨が可動する状態が続きます。足の骨が折れたら歩けなくなってしまうのと同じで、顎骨骨折《がくこつこっせつ》が生じると咀嚼《そしゃく》・咬合《こうごう》ができなくなります。

顔を打って噛《か》み合わせのずれが生じた場合は、自宅療養せず、専門医を受診しましょう。上下の歯の咬合は非常に微妙なもので、髪の毛一本分でもずれていると違和感が生じます。咬合についての専門的知識を有する歯科医師、または口腔外科《こうくうげか》専門医のところで治療を受ける必要があります。

顎骨《がくこつ》には上顎骨《じょうがくこつ》、下顎骨《かがくこつ》がありますが、顎骨骨折《がくこつこっせつ》はそのどちらにも発生します。また、歯の生《は》えている部分の骨折（歯槽骨骨折《しそうこつこっせつ》）と顔の形態を作っている部分の骨折（骨体骨折《こったいこっせつ》）とに分類されます。

歯槽骨骨折は上顎前歯部《ぜんしぶ》に、骨体骨折は下顎の前歯部、犬歯部《けんしぶ》、下顎角部、関節突起部《かんせつとっきぶ》に発生します。一般に歯槽骨骨折のほうが重症度は低く、前歯数本の範囲の骨折なら、開業歯科医の診療所で治療可能な場合もあります。この骨折の場合は歯の脱臼《だっきゅう》や脱落をともなうことが多いので、早めの処置が必要です。

治療は折れた部分の骨を元に戻し（徒手整復《としゅせいふく》）、歯列矯正《しれつきょうせい》用の装置や金属線によって折れていない部分に維持をもとめ固定します。骨体骨折では、入院下での治療が必要です。折れた骨の偏位《へんい》が少ない場合には上下の歯列《しれつ》に固定装置を付け、はじめはゴムで牽引《けんいん》し、咬合関係が整復されたら、その後4～6週間の顎間固定《がくかんこてい》を行います。偏位が大きい場合や、2カ所以上での骨折、粉砕骨折《ふんさいこっせつ》、また時間が経過して変形治癒《ちゆ》したものでは、全身麻酔下での観血的整復固《かんけつてきせいふくこ》定術《ていじゅつ》が行われます。最近ではほとんどの施設で、口内法《こうないほう》で金属ミニプレートや吸収性プレートによる固定が行われており、術後早期から咀嚼《そしゃく》が可能ですし、また顔面皮《がんめんひ》膚《ふ》に切開線が残ることもありません。

上顎骨骨折では、頬骨《きょうこつ》や頭蓋底《とうがいてい》骨折《こっせつ》などの重症な副損傷を合併していることがあり、眼球運動障害や意識障害、また髄液漏《ずいえきろう》などの症状があれば、脳神経外科的治療が優先される場合があります。

受傷時の応急処置は、出血に対して圧迫止血《あっぱくしけつ》をすることが重要で、また病院までの移動時には、頭から下顎《かがく》までを包帯やタオルで巻いて固定し、疼痛《とうつう》を軽減するように工夫する必要があります。

4 魚の骨が刺さった

魚の骨は、形態や大きさが種々雑多ですが、普通は口腔《こうくう》の奥から咽頭《いんとう》、まれに食道の粘膜に刺入《しにゅう》します。刺入部に痛みを感じ、また嚥下痛《えんげつう》も生じ、すぐに刺入部を中心にした粘膜に感染が起こり、炎症をともなってきます。

小さく細いものでは、刺入も浅く、普通は米飯や泥状物《でいじょうぶつ》の摂取《せっしゅ》で自然に取れます。特に治療の必要はありません。問題となる骨は、大きく太いもので、特に鯛《たい》の骨には注意が必要です。また、魚ではありませんが、鳥の骨も問題となります。深く刺入し、食塊《しょくかい》による摩擦ではなかなか除去されません。放置すると感染が重篤化《じゅうとくか》し、膿瘍《のうよう》を形成する場合もあります。自宅で除去できないときは早めに医院を受診しましょう。

口腔《こうくう》から咽頭《いんとう》にかけて口を開けて見える範囲の部位に刺入しているものでは、歯科医院や耳鼻咽喉《じびいんこう》科《か》医院で簡単に摘出できます。摘出後、刺入部は消毒薬の塗布程度で問題なく治癒《ちゆ》します。すでに感染の生じているものでは数日間抗生物質の内服が必要となることもあります。

咽頭《いんとう》を越えて食道に刺入したものでは、耳鼻咽喉科専門医での治療が必要となります。食道の入り口直下には輪状咽頭筋《りんじょういんとうきん》や咽頭収縮筋があり、この部分で食道は緊張性収縮を繰り返しています。食道異物のほとんどがこの部分に生じる理由です。

摘出《てきしゅつ》は食道鏡を用いて部位を確認し、鉗子《かんし》で摘除します。麻酔は局所麻酔でも可能ですが、さらに食道の深部に刺入しているものでは全身麻酔下での操作が必要となります。

（嶋田　淳）

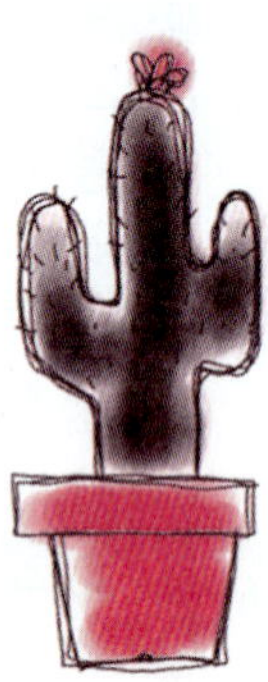

5 口の中が切れた（口唇《こうしん》、口の中の粘膜、舌の裂傷《れっしょう》）

「口の中」は、唇から頬《ほほ》（左右）、口蓋《こうがい》、口底《こうてい》、歯肉《しにく》（上下）によって箱型に構成されていて、箱の中には大きな筋肉の塊、舌があります。これらの部分は、「粘膜《ねんまく》」と言って組織学的には皮膚と同じですが、とても薄く軟らかい構造物でおおわれています。食べる・しゃべるなどの機能そして硬い歯と補綴物《ほてつぶつ》の存在などから、口腔《こうくう》粘膜は傷つきやすく、すぐに切れて血が出やすいところです。

症　状：出血にもいろいろあります。滲み出る（毛細血管）、どす黒い（静脈性）、鮮血《せんけつ》（動脈性）、拍動性《はくどうせい》（動脈性）などです。通常は、この順で経験することが多いので、後述の圧迫止血《あっぱくしけつ》が可能でしょう。部位としては、口の最大構造物である舌に多く見られますが、一般的に一過性の毛細血管性（静脈性）出血ですので、ガーゼで舌を挟むようにして圧迫し様子を見てください。

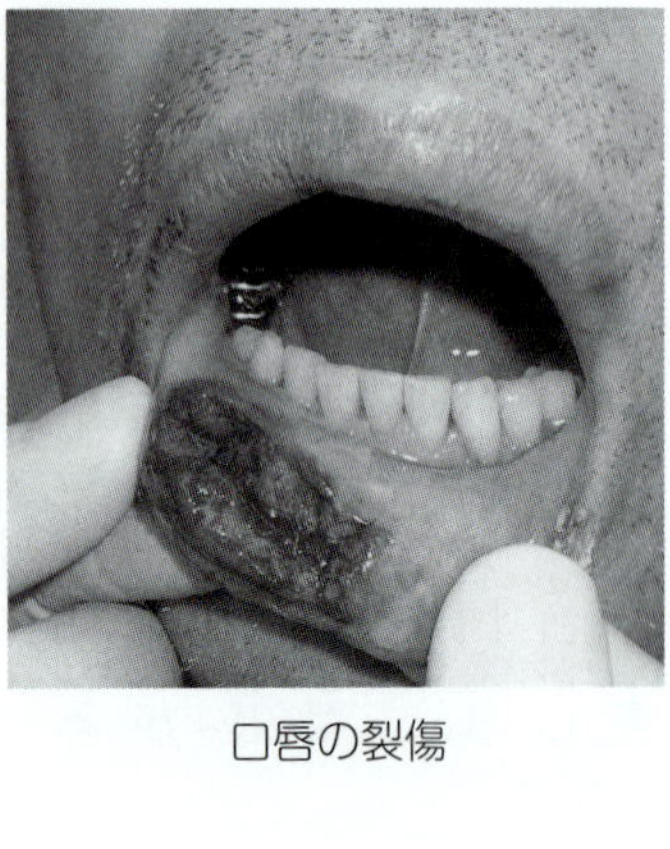

口唇の裂傷

対応と応急処置：先ず出血部位を探しましょう。唾液と混じって大出血に見えますが、洗口《せんこう》させてからガーゼなどを用いて口の中をよく観察してください。傷の大きさと深さ、出血の状態（先述）を確認することが重要です。対応として、圧迫止血が第一選択です。清潔なガーゼで、創部《そうぶ》を15分以上圧迫してください。歯肉部（抜歯後など）であれば、ガーゼを噛《か》ませることも効果的です。

注意点：唾液と混じって多く見られますが、実際はわずかで一過性の場合がほとんどです。慌てずに対処してください。圧迫止血が効果的ですが、数分では意味がなく、15分以上の持続的圧迫が必要です。

傷が深い、動脈性、異物の迷入、粘膜と皮膚が貫通しているなどの場合は、手術・縫合《ほうごう》と積極的な感染予防が必要となりますので、口腔《こう くう》外科や歯科医院を受診してください。

（柴原　孝彦）

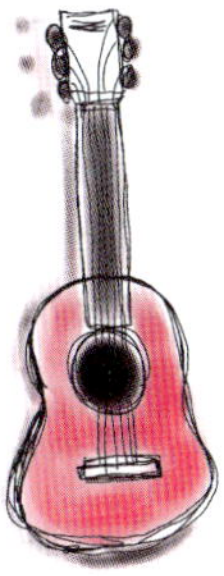

6 上唇小帯《じょうしんしょうたい》、舌小帯《ぜつしょうたい》が切れた（小帯《しょうたい》の裂傷《れっしょう》）

上唇小帯《じょうしんしょうたい》とは、上唇《じょうしん》中央部内面から上顎前歯《じょうがくぜんし》中央部に至る帯状の組織のことを言います。一般的には新生児期はこの小帯が肥厚《ひこう》していることが多いようですが、歯の萌出《ほうしゅつ》にともなって次第に萎縮して、上顎前歯の歯頸部《しけいぶ》（歯肉《しにく》に近い歯の部分）に付着した帯状の組織が次第に上方に移動し、成人では小帯がほとんど消失します。

小児期には転倒によって上顎前《じょうがくぜん》歯部《しぶ》を打撲することがよくあります。その際、上唇小帯が切れることが多く、創からの出血もかなり見られます。まず上唇部を口腔外《こうくうがい》から指で数分圧迫してください。そうしますと出血はおさまります。その後、歯の脱臼《だっきゅう》や歯槽骨《しそうこつ》骨折をともなう場合がありますので、専門医に診てもらってください。

舌小帯《ぜつしょうたい》とは、舌下面《ぜっかめん》から口底《こうてい》ないし下顎歯肉《かがくしにく》に付着する帯状の組織のことを言います。舌小帯が短い場合は、舌を前方に突出させると、舌の先端が小帯によって引っ張られて、ハート型に陥凹《かんおう》します。舌小帯が短い場合、下顎《かがく》の歯で切れることがありますが、大きな外力が加わらない限り、深く切れることはありませんし、出血もたいしたことはありません。

舌小帯《ぜつしょうたい》のみが切れることは少なく、転倒などにともなって下顎部を打撲した場合、舌が上顎と下顎の歯の間に挟まっていると、舌が切れるとともに小帯も切れることがあります。この場合はかなりの出血がありますので、舌部をガーゼでおさえて、すぐに歯科医院を受診してください。

（西尾　順太郎）

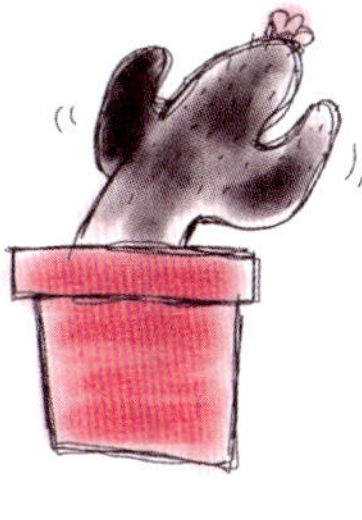

7 やけどをした（口唇《こうしん》、口の中の粘膜《ねんまく》、舌の熱傷《ねっしょう》）

「やけど」とは、学術用語で火や過度の熱によって生じる組織の損傷のこととされ、特に熱傷と言われています。口唇や口の中に関するやけどは、火や熱い金属を扱う職種の人以外は、食事によって生じるものがほとんどです。

口は食事の交通路の入り口となっているため、やけどの起こりやすい部位としては口唇が多いで

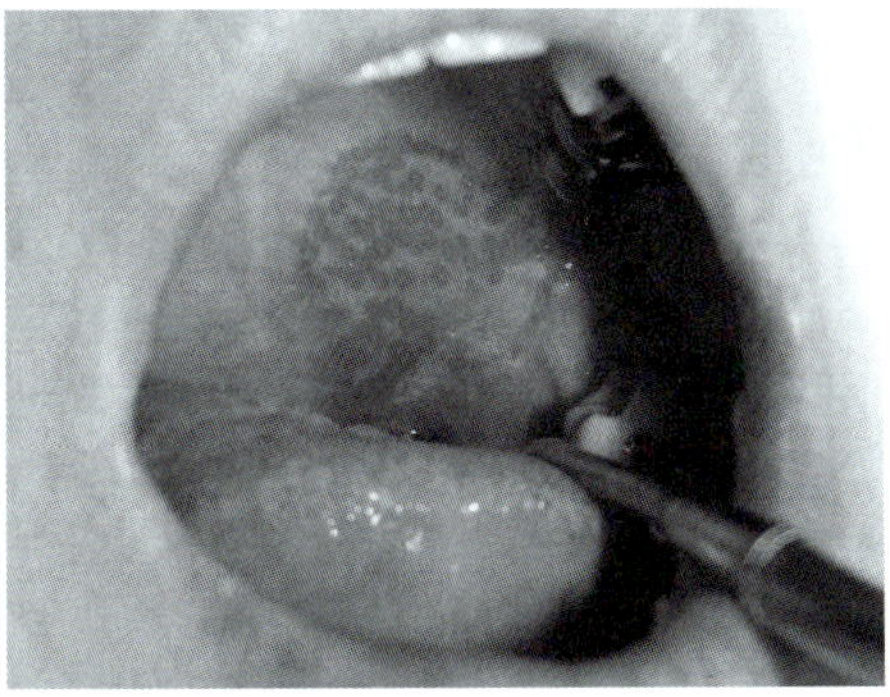

広範囲な口蓋の発赤

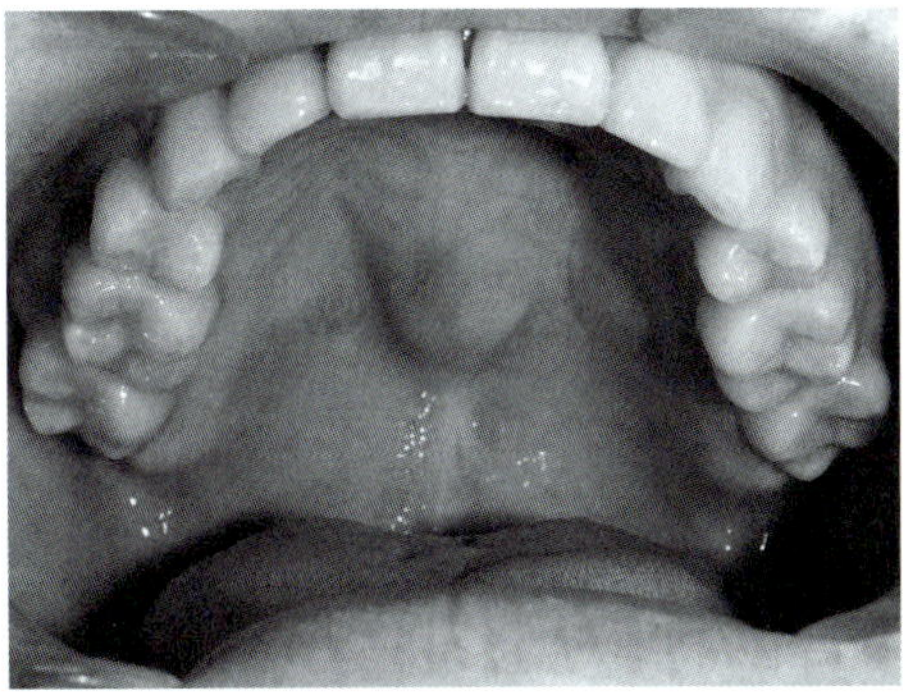

口蓋隆起（骨の出っ張り）に生じた熱傷

す。また、口蓋《こうがい》（上顎《じょうがく》の内側）や舌にも見られます。

　症状は、知覚過敏《ちかくかびん》、疼痛《とうつう》、水疱《すいほう》の形成、発赤などが見られますが、口のやけどは一般に軽いので、数日で自然に治癒《ちゆ》することがほとんどです。しかし、やけどの症状が強い場合には、瘢痕《はんこん》（傷あと）を形成して、審美的な障害をきたすことがあります。

　治療法は、すぐに冷水を口に含み、やけどした部位を冷やします。その後、歯科や口腔外科《こうくうげか》を受診し、ステロイド軟膏の塗布《とふ》、鎮痛剤の投与や感染予防のための抗生物質の投与を受けることをすすめます。口唇の瘢痕の形成が強い場合は、外科的に瘢痕の修正術を行うこともあります。

（岩本　昌士・内山　健志）

8 歯がしみる

通常、歯に異常を感じるときにまず生じる感覚が、「冷たいものが歯にしみる」という症状だと思います。歯が冷たいものにしみるようになると、「むし歯ができてしまったかもしれない」と考え、歯科医院を受診する方も多くいらっしゃると思います。しかし「むし歯はなさそうですね。たぶん、知覚過敏《ちかくかびん》でしょう」と歯科医師からあっさり診断を受けることも少なくないようです。

　そもそも、この「歯がしみる」という現象は、象牙質《ぞうげしつ》の表面に伝わった刺激を象牙細管《ぞうげさいかん》と呼ばれる象牙質内のトンネル状組織を経由して歯髄《しずい》（歯の神経組織）で感知し、さらに脳へと伝わることから生じるものです。つまり、象牙質の表面に何らかの刺激が加わり、それが歯髄へと伝われば、歯はしみるのです。

　むし歯（齲蝕《うしょく》）で歯がしみる場合、むし歯は象牙質の比較的深いところまで進んでしまっていることが疑われます。それ以外にも歯周病《ししゅうびょう》や歯ブラシの不適切な使い方で、歯肉《しにく》（歯ぐき）が痩《や》せて歯の根（歯根《しこん》）が露出してしまった場合（歯根露出《しこんろしゅつ》）や、強い噛《か》み合わせの力が繰り返し歯にかかり続けることで、歯と歯肉の境目付近に強いひずみの力が生じ、歯の根元の部分が削れてしまった場合（くさび状欠損）には歯がしみる、いわゆる象牙質知覚過敏《ぞうげしつちかくかびん》と呼ばれる症状が見られるようになります。

　歯がしみるようになった場合、まずはむし歯が原因か、それ以外の原因なのかを判別してもらうためにも歯科医院を受診することをおすすめします。もし、むし歯であれば適切な治療が必要でしょうし、知覚過敏であれば、歯の表面から刺激が加わらないような薬剤や材料を塗りながら、様子を診ていくことになると思います。

　歯ブラシの圧が強かったり、強い食いしばりや噛《か》みしめ、歯ぎしりがある場合や、酸性飲料（ワインやスポーツドリンクを含む）を習慣的に飲んでいる場合には、これがしみる原因になっている場合もあります。思い当たることがあれば受診の際に歯科医師に伝えておくことで、より適切に対応できるはずです。

（亀山　敦史）

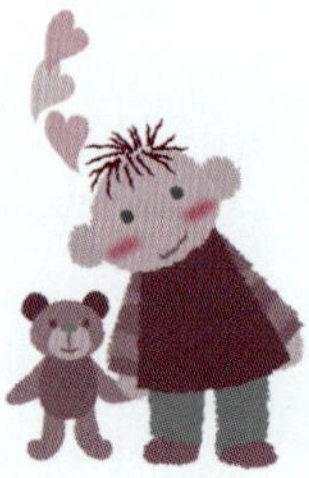

9 親知《おやし》らずが痛む（智歯《ちし》の疼痛）

親知らず（智歯《ちし》）は、一般に上下左右4本あると言われていますが、欠損している人もあり、必ずしも4本あるとは限りません。生《は》える（萌出《ほうしゅつ》）時期は20歳前後と言われていますが、早い人では高校生時代から生えはじめる人もおり、人によって異なります。

　また、智歯は歯列《しれつ》の最後方に位置し、萌出場所の不足、萌出方向の異常などにより、真横や斜めになり、骨に完全に埋まっていたり（完全埋伏《かんぜんまいふく》）、あるいは大部分が骨に埋まり、一部だけが歯肉《しにく》から出ているような場合（不完全埋伏）

もあります。特にこの傾向は、上あご（上顎《じょうがく》）より下あご（下顎《かがく》）の智歯に著明です。このように、必ずしも他の歯と同様に萌出するとは限りません。むしろ完全に萌出し、上下の智歯が噛《か》み合っていることのほうが珍しいくらいです。そのため、智歯やその周囲は歯ブラシが届きにくいばかりでなく、自浄性《じじょうせい》も悪いことから清掃不良になり、むし歯（齲蝕《うしょく》）や歯の周囲の炎症を起こしやすくなります。

　したがって、智歯が痛むのはむし歯がひどくなったときと智歯の周囲組織に炎症（智歯周囲炎《ちししゅういえん》）が生じた場合です。

　齲蝕《うしょく》の場合には歯が黒くなって崩れたり、穴があくような変化をともないますが、歯肉は正常なことが多く、鎮痛剤で痛みが軽減します。しかし、歯の神経の処置をしない限り鎮痛剤の効果が切れると、また痛み出しますので歯科医院で処置を受ける必要があります。さらに、ひどくなると智歯の根の先端から骨に細菌性の炎症が及び、歯肉にも炎症の症状を現わすようになりますので、鎮痛剤で痛みをおさえるばかりでなく、骨の炎症をおさえるような抗菌剤も必要になります。放置することにより骨の炎症も広がり、入院しなければならないこともあります。

　智歯周囲炎《ちししゅういえん》は、上顎の智歯では下顎ほど歯の萌出部位の条件が悪くないため頻度は少なく、多くは下顎に発症します。前述のように、さまざまな程度に埋伏していることが多く、第二大臼歯《だいきゅうし》と智歯の間の隙間や智歯の後ろにできるポケットに炎症を起こしやすいからです。また、歯肉も他の歯の場合と異なり丈夫な粘膜ではありません。智歯周囲炎を発症すると、智歯の周囲が赤く腫《は》れたり（発《ほっ》赤《せき》・腫脹《しゅちょう》）、口が開きにくくなります（開口障害）。痛みが強いときには鎮痛剤を服用しながら歯の周りを洗浄《せんじょう》し、細菌性の炎症をおさえるために抗菌剤が必要となります。この智歯周囲炎は一旦症状が落ち着いても再燃を繰り返しますので、抜歯が適応となります。

　注意しなければならないのは、この下顎智歯周囲炎は重症化しやすいことです。重症化すると周囲の組織である舌の下（口腔底《こうくうてい》）や首（頸部《けいぶ》）あるいはのど（咽頭《いんとう》）のほうに細菌性の炎症が広がり、著しい開口《かいこう》障害のため飲食ができなくなったり、腫脹《しゅちょう》のために息がしづらくなる（気道閉塞《きどうへいそく》）ことがあります。したがって、智歯周囲炎を発症した場合にはなるべく早く、歯科医院や口腔外科《こうくうげか》のある病院に行き、適切な処置を受けることをおすすめします。

（髙野　伸夫）

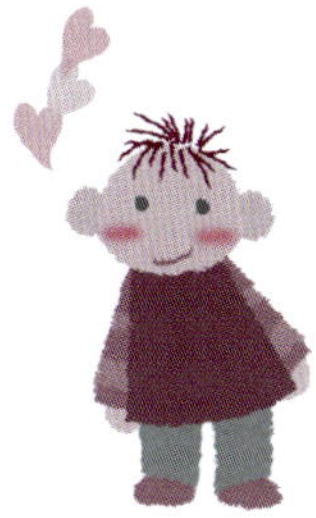

10 歯肉《しにく》が痛い・歯肉か ら出血する

　歯肉《しにく》（歯ぐき）が痛み、腫《は》れて、出血するときは、歯周組織《ししゅうそしき》（歯肉《しにく》、歯槽骨《しそうこつ》、セメント質、歯根膜《しこんまく》）のどこかに、あるいはすべてに炎症があるからです。また、歯に原因がある場合や歯に強い力が加わって悪化する場合もあります。

原因

（1）外傷《がいしょう》が原因となる場合

　歯肉に外部から何らかの刺激、たとえば、硬い歯ブラシを誤って使用して歯肉を傷つけたり、カニやエビの殻が歯肉に刺さると、感染が生じ、歯肉に痛み、腫れや出血が起こります（**図中A**）。

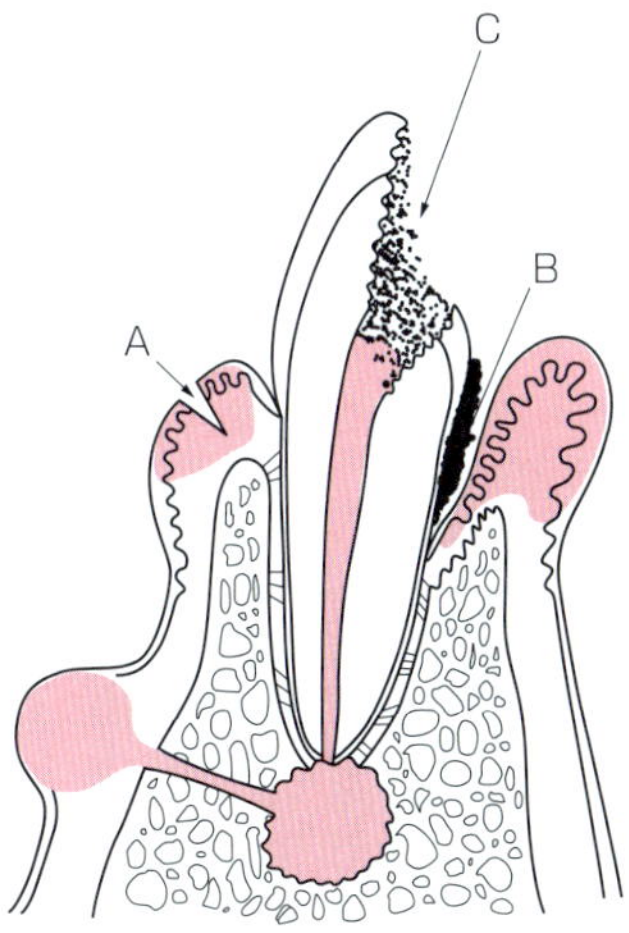

歯肉の痛みと腫れの原因
A：外傷
B：歯周病
C：むし歯

（2）歯周病《ししゅうびょう》に原因がある場合

歯肉炎《しにくえん》や歯周炎《ししゅうえん》になると、歯肉に炎症が起こり、歯みがきをしたり、リンゴを噛《か》むと出血することがあります。歯肉が腫《は》れて、さらにポケットが深くなり、歯周組織全体が壊れてくると出血のみならず膿《うみ》が出たり、痛みも出ます。

特に、深いポケットが何らかの原因でふさがると腫れがより大きくなります。また、歯ぎしりなどの強い力が加わるとさらに諸症状が悪化することもあります（**図中B**）。

（3）むし歯に原因がある場合

むし歯（齲蝕《うしょく》）が進み神経全体が感染すると根の先にできた病気から、歯肉に痛み、腫れや出血が起こります（**図中C**）。

症状

歯肉の痛みや出血は、（1）の場合は、食事や歯みがきの際に起こり、その程度は比較的軽度です。しかし、（2）および（3）の場合は、自発痛《じはつつう》が常にあり、その痛みの程度も比較的大となります。また、何も刺激を加えなくても重症化すると自然出血することもあります。

歯肉《しにく》の腫《は》れは、（1）の場合は軽度ですが、（2）および（3）になると重度となり、小豆《あずき》大から親指《おやゆび》大までさまざまであり、重症になると顔の形が変わるほど激しく腫れることもあります。

対処

それぞれの原因が異なっていますので、対処法が異なってきます。痛みや腫れがある場合は、それらの諸症状を改善してもらうために近隣の歯科医院で緊急処置を速やかに受けましょう。その後、それぞれの原因除去療法に基づいた適切な処置を継続して受ける必要があります。

（伊藤　公一）

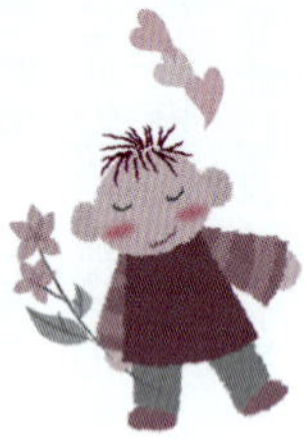

11 歯肉《しにく》から出血する
（歯肉出血《しにくしゅっけつ》）

▼出血のおもな原因

歯肉《しにく》（歯ぐき）は血管に富んでおり、食べ物などによる刺激で容易に出血します。また、常に唾液が表面を流れているため、止血しにくく、多量の出血と勘違いしたりします。出血のおもな原因は、歯周病、外傷、全身疾患に起因するものがあげられます。

▼歯周病《ししゅうびょう》の場合

歯周病に起因する場合、出血は歯肉《しにく》の辺縁《へんえん》、特に歯と歯の間の歯肉（歯間乳頭部《しかんにゅうとうぶ》）から出血することが多いようです。このようなときの歯肉は紅色または暗赤色で腫《は》れた状態となっていますので、歯ブラシの使用時などの刺激により容易に出血しますが、ほとんどの場合、そのままで自然に止血します。

▼歯肉《しにく》に外傷《がいしょう》を受けた場合

歯肉に外傷を受けた場合の出血は、歯肉のみに限局した小さな傷はガーゼなどの圧迫により止血できます。

しかし、いずれの場合も、全身的な疾患があるときやその治療薬によってはなかなか止血しづらいことがありますので、全身疾患を有するときは主治医や歯科医師に相談してください。外傷のとき、湧き出るような出血や拍動性の出血がある場合は、あご（顎《がく》）の骨の骨折を起こし、血管を損傷している可能性がありますので、ただちにガーゼなどにより圧迫し、歯科医院を受診してください。

▼全身疾患による場合

全身疾患に起因した出血で、一番問題となるのは、再生不良性貧血《さいせいふりょうせいひんけつ》、白血病《はっけつびょう》、紫斑病《しはんびょう》、血友病《けつゆうびょう》などの血液疾患によるものです。この場合の出血は、何となく流れ出すような出血が続き、自然止血しません。

特に、急性白血病の場合、歯肉《しにく》縁《えん》からの出血を初発症状とすることが多いので、2〜3日このような症状が続くときは、大学病院などを受診してください。

（高森　等）

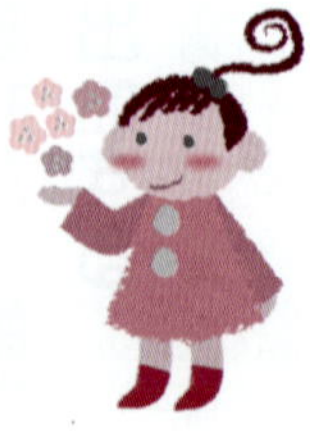

12 口の中がヒリヒリする
（口内炎《こうないえん》による疼痛《とうつう》）

口の中の粘膜《ねんまく》がただれて炎症を起こしている状態を、まとめて口内炎と呼んでいます。

一般的に口内炎と言われているのは、疲れたときや体調が悪いときに、唇・頬《ほほ》の粘膜・舌などにヒリヒリした痛みを感じる直径2〜3㎜程度で周囲が赤く、その中心部に白っぽい潰瘍《かいよう》を形成するアフタ性口内炎と呼ばれるものです。何もしなくても、3日から7日くらいで自然に治ってしまうのが一般的です。

原因は、過労・栄養不良・ストレスなどがあげられます。痛いので歯みがきをしないで口の中を不潔にしていると、二次的に感染を引き起こし長引くことがあるので、うがいなどで口の中を清潔にして休養をとることが大切です。口内炎を自覚して1週間経っても症状が改善しない場合には、歯科医院を受診してよく調べてもらうことが大変重要です。口内炎といっても、さまざまな病気の症状あるいは初期の症状として現れることがあるからです。

口内炎を症状とする病気には、**次表**にあげるものがあります。また一見、口内炎のようでも実は異なった口の粘膜の病気の場合もあります。もっとも注意が必要なものは、口腔《こうくう》がんです。口腔がんの初期症状は、舌《ぜつ》・頬粘膜《きょうねんまく》・口唇《こうしん》の粘膜にできたごく小さい潰瘍《かいよう》として現れ、アフタ性口内炎と区別がつかないことがあります。したがって、自己判断で市販薬などを塗ってむやみに様子を診ていると、病気が進行してしまうことがあります。

口内炎が、①1週間以上治らない、②強い痛みや出血をともなう、③徐々に大きくなる、④同時に3カ所以上にできている、このような場合はすぐに歯科医院を受診し、適切な検査と診断、そして治療を受けるようにしてください。

（片倉　朗）

表　口内炎の症状が見られる病気

- ウイルス感染による
  - 単純疱疹《たんじゅんほうしん》
  - 帯状疱疹《たいじょうほうしん》
  - ヘルパンギーナ
  - 手足口病《てあしくちびょう》
- 免疫異常《めんえきいじょう》・アレルギーによる
  - 天疱瘡《てんぽうそう》
  - 類天疱瘡《るいてんぽうそう》
  - 表皮水疱症《ひょうひすいほうしょう》
  - 薬物性口内炎《やくぶつせいこうないえん》
  - 多形滲出性紅斑《たけいしんしゅつせいこうはん》
  - スティーブンス・ジョンソン症候群《しょうこうぐん》
  - 中毒性表皮壊死剝離症《ちゅうどくせいひょうひえしはくりしょう》
  - 全身性《ぜんしんせい》エリトマトーデス
  - ベーチェット病（慢性再発性《まんせいさいはつせい》アフタ）
- 感染《かんせん》などによる
  - 壊死性潰瘍性歯肉口内炎《えしせいかいようせいしにくこうないえん》
  - 壊疽性口内炎《えそせいこうないえん》
  - 口腔《こうくう》カンジダ症
- 腫瘍《しゅよう》などによる
  - 口腔扁平苔癬《こうくうへんぺいたいせん》
  - 紅板症《こうばんしょう》
  - 口腔《こうくう》がん

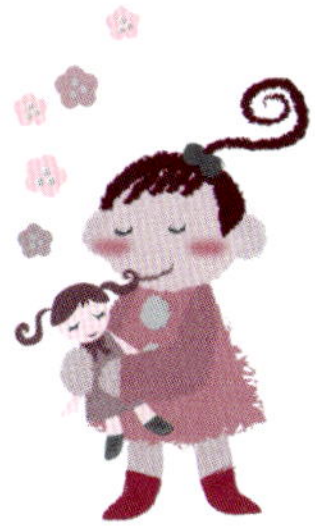

13 顔が痛む
（顎顔面《がくがんめん》の疼痛《とうつう》）

顔の痛みは外傷、炎症、感染症、神経痛、顎関節症《がくかんせつしょう》など、さまざまな原因で生じます。自分で原因が推定できる場合（むし歯、打撲《だぼく》など）は近隣の歯科医を受診すれば良いでしょう。原因がわからない場合や夜間の痛みは不安を高めるため、痛みを強く感じてしまいます。そのような場合は、以下の内容を観察してください。

痛みが生じたら、からだと顔の力を抜いて、口を軽く開いて上下の歯を離した状態で調べてください。

①この状態（何もしていない状態）で、痛みが少なくなりますか?

②痛みの種類は、心臓の鼓動にあわせてズキンズキン?　あるいは重い感じ?

③痛みが悪化するのは、「噛《か》む、横になる、大開口、硬い食品を噛むなど」の行動との関係がありますか?

④痛みが悪化する時間帯は（起

床時、食事時、入浴時、睡眠中など）？
⑤痛みの持続時間は？
⑥痛む部位を明確にできますか？
⑦腫《は》れていますか？
⑧腫れた部位を押すと痛みが悪化しますか？
⑨発熱はありますか？
⑩この痛みはいつからありますか？
⑪痛みは日々悪化していきますか？
⑫しびれや運動麻痺がありますか？

これらの質問で、3カ月以上続く痛みがあり、特定の行動や時間帯に悪化し、重い感じの痛みならば慢性痛が考えられますので、痛みが悪化する行動を避け、歯科医院を受診してください。

疼痛《とうつう》部位が腫れ、押すと痛む、熱がある、この数日で腫れや痛みが悪化している場合は急性痛ですので、できるだけ早く歯科医院を受診してください。

また神経痛では、電気に触れたような激痛が数十秒あり、その後に痛みが消えるという特徴があります。鎮痛薬を飲むことはかまいませんが、添付文書に従って服用してください。不安でしたら薬剤師の指示を受けてください。また服用薬剤と服用時間は記録して受診してください。神経欠落症状（しびれや動かないなど）をともなう場合は、腫瘍《しゅよう》性の病気が疑われます。

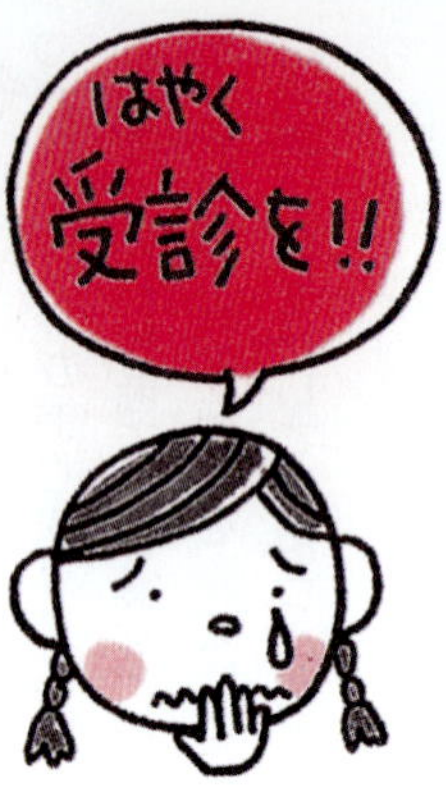

14 顔が腫《は》れた（顎顔面《がくがんめん》の腫脹《しゅちょう》）

顔の腫《は》れ（口の中を含む）は炎症、腫瘍《しゅよう》、嚢胞《のうほう》などで生じます。まず腫れの経過を思い出してください。

①ぶつけた記憶がある。
②2～3日で腫れがひどくなった。
③腫れ始めに痛みがあった。
④押すと痛い。
⑤同じ腫れを繰り返している。
⑥数週間～数カ月前から腫れは変化なし。
⑦しびれをともなう。

①～④では、急性の炎症（外傷や感染症）が考えられます。

⑤は、その部の炎症（感染）を繰り返していると思われます。腫《は》れが退いたのは感染症が治ったのではありません。腫れの原因は残っていますので、放置しないでください。

⑥は、腫瘍《しゅよう》や嚢胞《のうほう》などが疑われます。

⑦は、骨髄炎《こつずいえん》や腫瘍が疑われます。

⑤～⑦は、画像検査が必要になります。

特に⑥や⑦は、CTやMRIなどの特殊な画像検査が必要になることが多いです。

いずれにせよ歯科医院での検査が必要です。腫れた感じがすると言う訴えは、その部の疼痛《とうつう》も影響しますので、普段の顔を知っている家族などに見てもらうのも良いでしょう。口の中の腫れは舌で触ることで自覚可能で、顔の腫れは化粧時や洗顔時に自覚できます。腫れを自覚したら、とりあえず鏡で見て（口の中も）、部位、色、痛み、範囲を確認してください。

すぐに受診できない場合は、状況を絵に描いたり、写真撮影（モバイルなど）などで記録してください。受診時に役に立ちます。

腫れ始めには、水道水で冷やしてください。氷では冷やしすぎです。また顔を冷やすときは、目の周囲は冷やさないでください。薬局では抗菌薬をすすめられると思います。服薬する場合、薬剤の添付文書を良く読み、不安でしたら薬剤師の指示を受けてください。服薬時には服薬内容と服薬時間を記録してください。

（杉﨑　正志）

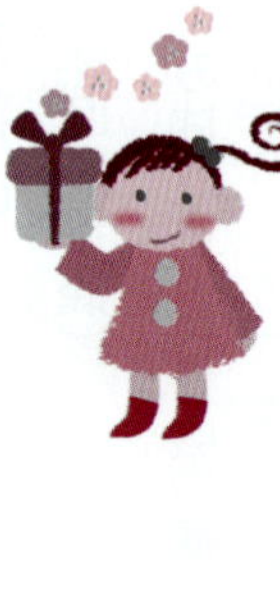

15 あご（顎《がく》）の関節が痛い（顎関節《がくかんせつ》の疼痛《とうつう》）

朝起きた直後あるいは夕方から夜にかけて、口を大きく開けると耳の穴の前方部に痛みを感じるようであれば、それはあご（顎《がく》）の関節の痛みの可能性があります。

痛みに合わせて口を開ける際に、その部分にガクッとした感じや、頬《ほほ》やこめかみの付近の筋肉痛を自覚することもあります。口を開けるときに痛む（開口時痛《かいこうじつう》）、口が開きにくい（開口障害《かいこうしょうがい》）、開くときに音がする（関節雑音《かんせつざつおん》）、これらの症状を認めた場合は顎関節症《がくかんせつしょう》の可能性があります。

開けるときの痛みは朝起きた直後、あるいは夕方から夜にかけて強く感じることが多く、寝ているときの歯ぎしりや食べるときの噛《か》み癖などで、顎の関節に負担が多くかかっていることが直接的な原因です。これらを、ストレス・歯ならび・噛み合わせなどの要因が、間接的に助長します。

14～17歳頃は顎関節の成長期にあたり、同様の症状を認めることがありますが、多くの場合は成長が終わるにつれて消退します。成人でこのような症状を自覚した場合には、注意が必要です。

図に示すように、顎の関節は口を開くときは回転しながら前方にずれてゆきます。この動きをスムースに行うための役目をしているのが関節円板《かんせつえんばん》と言われる組織で、これが圧迫されたりずれたりすることで、先の3つの症状が発生します。顎関節症が進行すると、この円板が前方に落ち込んで口がほとんど開かなくなったり、穴があいて強い痛みを感じることがあります。さらに進むと、関節の骨の形に変形をきたすこともあります。高齢の方で入れ歯（義歯《ぎし》）を使っている方は、より症状が強く出ることもあります。

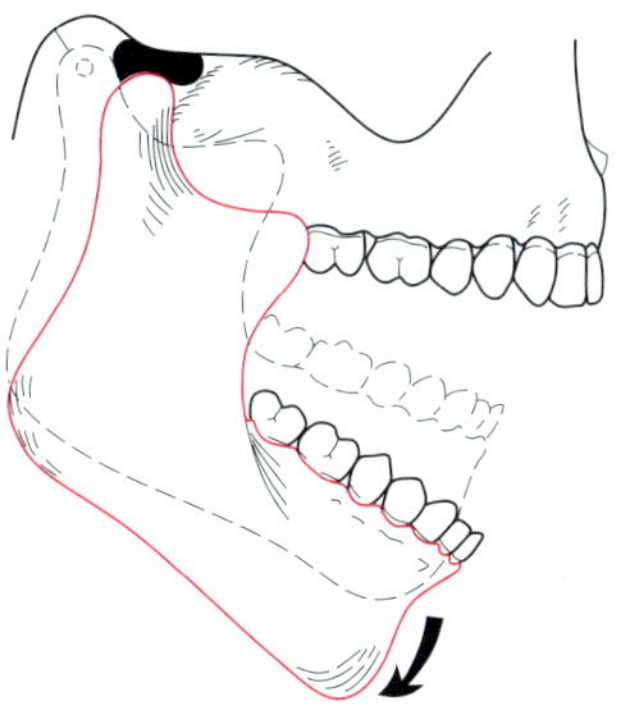

図　顎関節の構造と開閉
（実線赤が最大に開いた顎関節の位置）

このような症状があったら、痛みを我慢して口を大きく開けることはせず、口を開くのは痛くない範囲にとどめて、なるべく安静にする必要があります。鎮痛薬や湿布薬で痛みが軽減することもありますが、一時的なものにとどまります。顎関節症の診断には、症状のほかにエックス写真やMRIなどによる検査が必要になります。治療は病状や噛み合わせの状態によって方法が異なってくるので、顎の関節に継続して痛みを感じるのであれば、歯科医院で診察してもらうほうが良いでしょう。

16 急に口が開かなくなった

大きなものを食べたとき、あくびをして大きく口を開けたとき、ものを噛《か》んでいるときなど、予期せず急に口が開きにくくなることがあります。このときに、耳の前方や奥に痛みをともなうこともあります。このような症状が出た場合には、無理やり口を開くことは避けて、かつ開閉をできるだけ少なくして、あご（顎《がく》）の関節を安静にしてください。痛みが強い場合には、鎮痛薬を服用してください。そのうえで、早い時期に歯科口腔外科《こうくうげか》を受診してください。

このような症状は、あご（顎）の関節の構造に原因があります。あごの関節は前項の図のように、関節の受け皿（関節窩《かんせつか》）に顎関節の頭（下顎頭《かがくとう》）がはまり込んでいます。またその間には、クッション材（関節円板《かんせつえんばん》）が介在しています。大きく口を開けるときには顎関節は前方に滑り込んでいきますが、その動きを助けるために関節円板も下顎頭に帯同して前方に滑ります。しかし、関節円板が帯同して元の位置に戻れなくなり、前方に居残ってしまうことがあります。すると、次に口を開けたときは関節の運動を補助する目的の関節円板が、今度は下顎頭が前方障害物となってしまい、口が開かなくなるわけです。

この原因には、噛《か》み合わせ、噛み癖、歯ぎしり、ストレスなど、多くの要因が関連します。関節円板が自然に元の位置に戻り口が開くようになることもありますが、繰り返すうちに元に戻らなくなり、口が1㎝程度しか開かなくなってしまうこともあります。

治療は、歯科口腔外科《しかこうくうげか》などの専門医に任せるべきでしょう。開かなくなった直後であれば、徒手《としゅ》による関節の整復を行います。一般的にはマウスピースによる治療や関節内注射などにより、関節円板の整復を図ります。重症化すると関節円板に穴があいてしまい、手術が必要になります。このような症状の場合には、噛み合わせを含めた総合的な診断と治療が必要になりますので、早めに歯科口腔外科などの専門医を受診しましょう。

（片倉　朗）

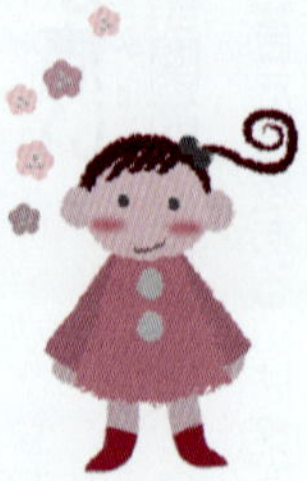

17 あご（顎《がく》）がはずれた（顎関節脱臼《がくかんせつだっきゅう》）

顎関節には手や足の関節のように、ある一つの回転軸を中心に動く運動（蝶番《ちょうばん》運動）だけではなく、関節のへこみ（下顎窩《かがくか》）からはずれるように動く複雑な運動（滑走《かっそう》運動）が加わっています。

顎関節には、関節を包む袋状の組織（関節包《かんせつほう》）、外側靱帯《がいそくじんたい》と呼ばれる線維性組織および関節結節と呼ばれる側頭骨《そくとうこつ》の突出部分があり、これらにより、口を大きく開いたとき、下顎《かがく》の突出部分（下顎頭《かがくとう》）が関節のへこみの部分（下顎窩《かがくか》）からはずれるように動く運動が過剰にならないように制限されています。しかし、生理的範囲を超えた外力（打撲、過開口、むちうち損傷など）が加わると、下顎頭は関節結節を著しく越えてしまい、元の関節のへこみに戻らなくなり、閉口《へいこう》が不能となります。このような状態を顎関節脱臼《がくかんせつだっきゅう》と呼びます。

自力で閉口不能であれば、あわてず最寄りの歯科医院を受診してください。歯科医院で対応できなければ、歯科口腔外科《こうくうげか》のある二次医療機関を受診してください。

症状は上記の閉口障害のほか、耳前部のへこみと、さらにその前の骨（下顎頭《かがくとう》）の出っ張りなどが特徴です。発音、嚥下《えんげ》（飲み込み）、咀嚼《そしゃく》が困難で、無理に閉口すると顎関節部の疼痛《とうつう》が生じるため、とりあえずは安静に保ち、すぐに歯科医院を受診してください。

歯科医院では、徒手的《としゅてき》（手を使って）に整復《せいふく》処置を行いますが、整復困難な場合や疼痛が著しい場合は、顎関節腔内《がくかんせつくうない》麻酔を併用します。整復後は顎関節を安静に保ち、硬い食物の摂取《せっしゅ》や、大開口を避けるようにすることが大切です。

また、習慣性になった場合には、チンキャップで顎外固定《がくがいこてい》を行ったり、習慣性が著しい場合は手術を行ったりします。

（覚道　健治）

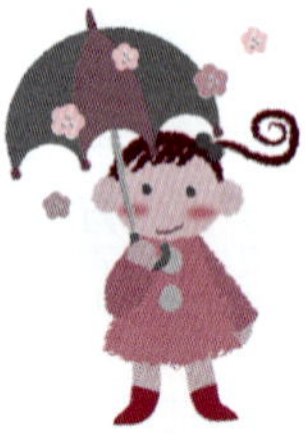

18 首のリンパ節が腫《は》れた（頸部《けいぶ》リンパ節の腫脹《しゅちょう》）

首（頸部《けいぶ》）のリンパ節腫脹をきたす疾患の多くは、早期に診断して適切に治療を行う必要があります。そのためにもリンパ節腫脹を自覚、あるいは発見した場合には、すみやかに専門医を受診する必要があります。ただし一刻を争うほどの緊急性を要する疾患は少なく、慌てる必要はありません。

頸部リンパ節腫脹に対して、家庭で行いうる処置はありませんが、専門医を受診するまでの間に体温などを測っておくと診断の参考になる場合があります。

頸部リンパ節腫脹は炎症性《えんしょうせい》と腫《しゅ》瘍性《ようせい》とに大別され、後者は診断や治療が遅れると致命的になることがあります。

一般的に炎症性のリンパ節腫脹は多発性で、経過中に大きさの変化をともないます。急性リンパ節炎におけるリンパ節は比較的軟らかく、自発痛《じはつつう》や圧痛《あっつう》をともないます。慢性リンパ節炎のリンパ節は硬く、無痛性です。また結核性リンパ節炎では、リンパ節が融合《ゆうごう》する傾向があります。そのほかに、エプスタイン・バール・ウイルス（EBV）感染による伝染性単核球《でんせんせいたんかくきゅう》症《しょう》、原因不明の亜急性壊死性《あきゅうせいえしせい》リンパ節炎などがあり、これらのリンパ節はいずれも多発性です。

一方、腫瘍性のリンパ節腫脹には、悪性リンパ腫とがんのリンパ節転移とがあります。悪性リンパ腫におけるリンパ節は無痛性で多発性ですが、互いに癒合《ゆごう》することは少なく、また周囲とも癒着《ゆちゃく》しません。しかし急速に増大する傾向を有しています。がんのリンパ節転移におけるリンパ節も比較的急速に増大しますが、悪性リンパ腫と異なり、リンパ節は硬く、周囲とも癒着するなどの特徴をもっています。

（小村　健）

19 入れ歯を飲み込んでしまった（義歯《ぎし》の誤飲《ごいん》）

義歯の誤飲は、高齢者や精神発達遅滞《せいしんはったつちたい》などの方に起きることがあります。総入れ歯に近い大きな義歯や、複雑な金具の付いた歯列矯正装置《しれつきょうせいそうち》でも誤飲する可能性があります。

誤飲が発見される場所は食道、胃、気管などです。

誤飲《ごいん》のきっかけは、多くが食事です。麺を多量にほおばり、麺に包埋された義歯を誤飲し、胃から腸に達した例があります。寝ながら食事を摂ったときに歯列矯正装《しれつきょうせいそう》置《ち》を気管に誤飲したが、苦しんだり、むせたりしない例があります。食道に停滞する義歯の誤飲があっても本人の訴えはなく、誤飲後、何日もたってから食欲の低下をきっかけに受診して、誤飲が発見された例もあります。

これらのことから、誤飲をするような方では咽《のど》で異物を知覚し、これを排除するという身体の機能が十分に働いていないことが考えられます。

誤飲が考えられたら、エックス線検査で誤飲物とその位置を確認します。誤飲物が消化管内にあって、形が平坦で比較的小さければ、排便とともに体外に排出されることを期待します。この場合、義歯に付属する金属線などで消化管を傷つけ、思わぬ重症になることもありえますので、慎重に対処する必要があります。

具体的には、検温や腹部症状の観察を継続するほか、排便時に便を探り、異物排出の確認を行います。また、胃などに停滞して蠕動《ぜんどう》による排出が期待できないと判断した場合には、専門医に依頼して内視鏡《ないしきょう》下に取り出します。気管に入った場合には全身麻酔をして、気管支鏡下で摘出します。

（山口　雅庸）

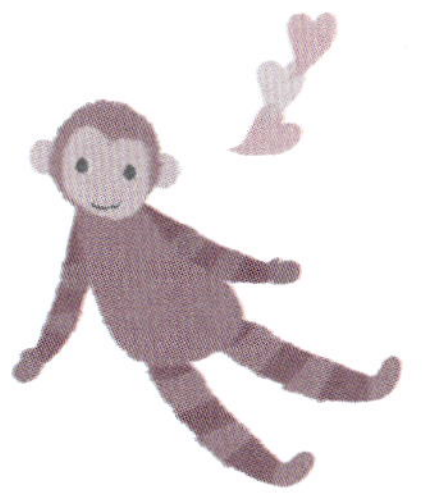

20 食べ物が喉《のど》につまった

窒息《ちっそく》した場合の応急処置は、まず指で掻《か》き出すことです（指拭《ししょく》法《ほう》）。人差し指、中指、薬指くらいを使って、なるべく舌の奥まで指を入れ掻き出します。むしろ、奥《おく》舌《ぜつ》を押し込んで、吐く動作（嘔吐《おうと》反射《はんしゃ》）を誘発し、吐き出させるくらいの勢いで良いと思います。

体格的、腕力的に介護者に余裕のあるときは、背後から両腕を腹部に回し、その際に片腕は拳《こぶし》をつくり、もう片方の手は拳を包むようにして、胸骨と臍《へそ》の間の腹部を上向きに強く圧迫する方法があります（ハイムリッヒ法）。

吸引器や掃除機を使用した「吸引」や、背部を叩打《こうだ》する方法（背《はい》部《ぶ》叩打《こうだ》法《ほう》）も有効です。

救急車を呼ぶことは重要ですが、救急隊員が来てからというよりも、市民の手で前述したことを試みることのほうが重要です。

これら窒息物除去の試みをした場合は、そうしなかった場合に比べて生存率を3倍高める結果となります。

（植田　耕一郎）

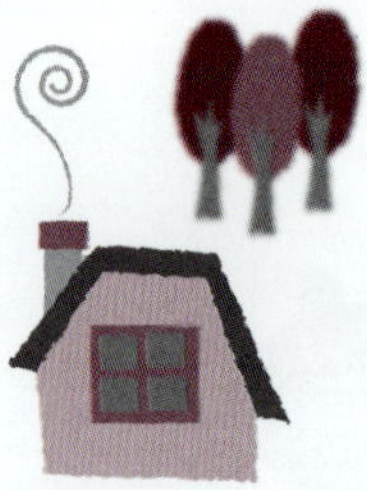

21 治療した歯の材料がはずれてしまった

むし歯（齲蝕《うしょく》）の治療を行う際に一番大切なことは、むし歯菌に侵されてしまった感染部分を確実に取り除くことです。

それとともに、これから行う詰め物やかぶせ物（修復物《しゅうふくぶつ》）がはずれたり壊れたりしないように、そしてまわりに残された歯の組織が壊れないように工夫して削り込みを行います。そうやって削られた部分（窩洞《かどう》と言います）にぴったりと合った修復物を強力なセメントで接着させることで、歯と修復物が一体化されます。

しかしながら、歯は上下で噛《か》みあうたびに、人間の体重と同じくらいの圧力がかかります。また、餅《もち》やキャンディーなど粘着力が強いものを食べる際には、歯から修復物を引きはがそうとする力もかかります。そのためセメントは徐々に溶け、歯と修復物との接着部分が壊されてしまい、結果として修復物がはずれてしまうことがあるのです。

もし修復物がはずれてしまったら、はずれた修復物が曲がったり折れたりしないよう、プラスチックのケースなどに入れて歯科医院を受診しましょう。その際に、ティッシュペーパーや綿花などにくるんでしまうと、これらの線維がこびりついてしまい、取り除くのが大変になってしまいます。もし新たなむし歯もできておらず、修復物がぴったりと収まる場合には、多くの場合、再度つけ直すことで対応できます。

一方、歯が欠けてしまったり、新たにむし歯ができてしまっている場合、あるいは修復物がぴったりと収まらない場合には、残念ながら削り直しや作り直しが必要となります。もし作り直しになるとしても、受診のときにはずれた修復物を持参していただけると、「なぜはずれてしまったのか」を考えるうえでとても参考になるので、勝手な判断で処分したりせず、必ず修復物を持参のうえで受診することが大切です。

さて、同じ歯科医師に治療してもらっても、修復物がまったくはずれない人とあちこちの修復物がたびたびはずれてしまう人がいます。これは削り方やセメントなどに問題があるのではなく、多くの場合で、噛《か》み合わせの力が原因となっていることが多いように思います。つまり、歯ぎしり癖のある人や、奥歯の負担が大きい噛み合わせの人などでは、歯や修復物にかかる噛み合わせの力によって「ひずみ」が発生し、奥歯に詰めた修復物がはずれやすくなってしまうのです。

（亀山　敦史）

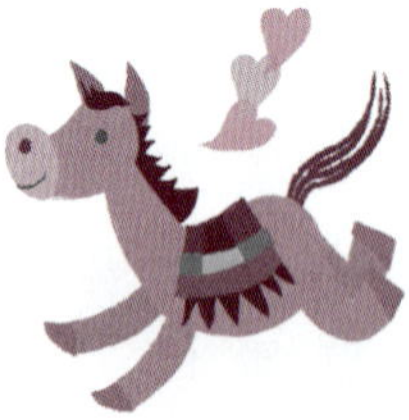

22 抜歯《ばっし》後《ご》の出血が止まらない（抜歯後の異常出血《いじょうしゅっけつ》）

抜歯後に少量の出血があるのは、特に異常なことではありません。しかし、いつまでも出血が続く場合は、局所的な原因によるものと全身的な原因によるものとがあります。

局所的な原因によるものには、歯のまわりの粘膜の損傷《そんしょう》、歯の周囲骨の骨折、骨内の血管損傷・破綻、歯のまわりの肉芽組織の不十分な掻爬《そうは》などがあります。全身的な原因によるものには、血液疾患（白血病《はっけつびょう》、血小板減少症《けっしょうばんげんしょうしょう》、血友病《けつゆうびょう》など）、肝疾患（肝硬変《かんこうへん》、肝がんなど）、抗凝固剤《こうぎょうこざい》（ワーファリンカリウムなど）や抗血小板剤《こうけっしょうばんざい》（アスピリンなど）の内服などがあり、持続性の出血が見られます。

抜歯後に出血が止まらないときは、強くうがいをすると、かえって出血を促すことがありますので、強いうがいは行わないようにします。抜歯した部位に堅く丸めた清潔なガーゼなどを置いて、30

分程度強く噛《か》み続けます。このとき噛む力を緩めたり、ガーゼをはずしたりしないようにしてください。それでも血が止まらないときは、抜歯した歯科医師に連絡して止血処置を受けてください。

23 抜歯後《ばっしご》の痛みが止まらない

（抜歯後の異常疼痛《いじょうとうつう》）

通常、疼痛《とうつう》は抜歯後24時間以内に軽減しますが、2日目以降にも疼痛が続く場合は歯の破折片の残存、抜いた歯のまわりの骨の亀裂《きれつ》または骨折、抜歯した付近の骨の尖《とが》り、隣の歯の脱臼《だっきゅう》などが考えられますが、抜歯後3日以上経ってから痛みが強くなった場合は、抜歯後細菌感染か、ドライソケットの可能性がありますので、担当歯科医に連絡を取り受診します。

細菌感染の場合は、抗菌剤（抗生物質）の服用が有効です。ドライソケット*の場合は、抜歯した部位の骨面を生理食塩水で洗って、乾燥させ、アネステジン添加テトラサイクリン軟膏を含んだガーゼを窩内に塡塞《てんそく》します。2週間程度で疼痛は消失します。痛みが強いときは鎮痛剤を服用します。

（齊藤　力）

用語解説

＊ドライソケット

抜歯後の傷に血のかたまり（血餅《けっぺい》）が見られず、傷口が露出した状態になり、強い痛みがある状態を言います。下顎《かがく》の親知らず（智歯《ちし》）の抜歯後に見られることがあります。通常は抜歯後に麻酔が切れると痛みが出ますが、その後は徐々に痛みが弱くなっていくのが普通です。しかし、ドライソケットの場合は、抜歯後2～3日してから次第に痛みが強くなります。治るまで2週間くらいかかります。

ドライソケットの原因には、抜歯後の強いうがいにより、血餅が脱落してしまうことや、細菌感染による炎症で血餅が溶解することなどがあります。ドライソケットの治療は抜歯後の骨の穴（抜歯窩《ばっしか》）をよく洗浄してから抗菌剤軟膏を塗布したガーゼを抜歯窩に塡塞《てんそく》して痛みをおさえ、自然治癒《しぜんちゆ》を待ちます。

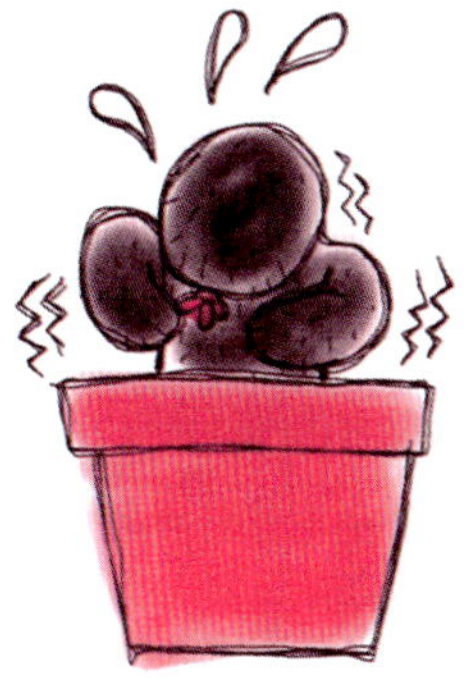

24 抜歯後《ばっしご》の腫《は》れが強くなった

（抜歯後の腫脹《しゅちょう》）

抜歯《ばっし》の部位や程度により異なりますが、乳歯《にゅうし》や動揺歯《どうようし》の抜歯では、腫《は》れはほとんど見られません。しかし、埋伏歯《まいふくし》（歯肉《しにく》に埋まった歯）や智歯《ちし》（親知らず）の抜歯後では当日からわずかな腫れが出現し、2～4日後で腫れはもっともひどくなります。その後、徐々に腫れは減少していき、1週間後ではほとんどなくなります。

腫《は》れは抜歯後の炎症によって出現します。処方された化膿止め（抗生物質）や腫れ止め（消炎剤《しょうえんざい》）を必ず飲むようにしましょう。鎮痛剤にも腫れを軽減する効果がありますが、処方箋《しょほうせん》の指示を守らなければなりません。また飲酒、熱いお風呂、運動などは避け、睡眠や休養を十分とるべきです。腫れたところを氷で冷やしたり、熱いタオルで暖めたりするのはよくありません。水でぬらしたタオルで冷やす程度が適当でしょう。

歯肉《しにく》を切開して抜歯したときには縫合《ほうごう》しますが、当日はそこからわずかに出血する場合があります。そのようなとき、腫れはあまりひどくなりません。しかし、歯肉が縫合されていて出血がまったくないような場合には、腫れがひどくなる場合があります。

腫れだけの場合は前述のように対処すれば良いのですが、開口《かいこう》障害《しょうがい》をともない、食事の摂取《せっしゅ》が困難になった場合には歯科医院を受診するべきです。

25 抜歯後《ばっしご》に口が開かなくなった

（抜歯後の開口障害《かいこうしょうがい》）

抜歯後の開口障害は、抜歯による炎症があご（顎《がく》）を動かす筋肉に及ぶことにより起こります。すなわち、奥歯（特に下顎《かがく》の奥歯）を抜歯した後に、その部位から炎症が筋肉に広がり、筋肉の動きが悪くなったり、痛みが生じて、開口障害を招きます。

まず、処方された薬を必ず服用するようにしてください。ある程度口が開き、食事の摂取《せっしゅ》に支障がなければ、特に気にする必要はありません。しかし、ほとんど口が開かず、食事の摂取が困難であったり、嚥下《えんげ》（飲み込み）に障害が生じた場合にはなるべく早く歯科医院を受診するべきです。さらに呼吸困難（息苦しさ）が起こった場合には、急いで歯科医院に行ってください。

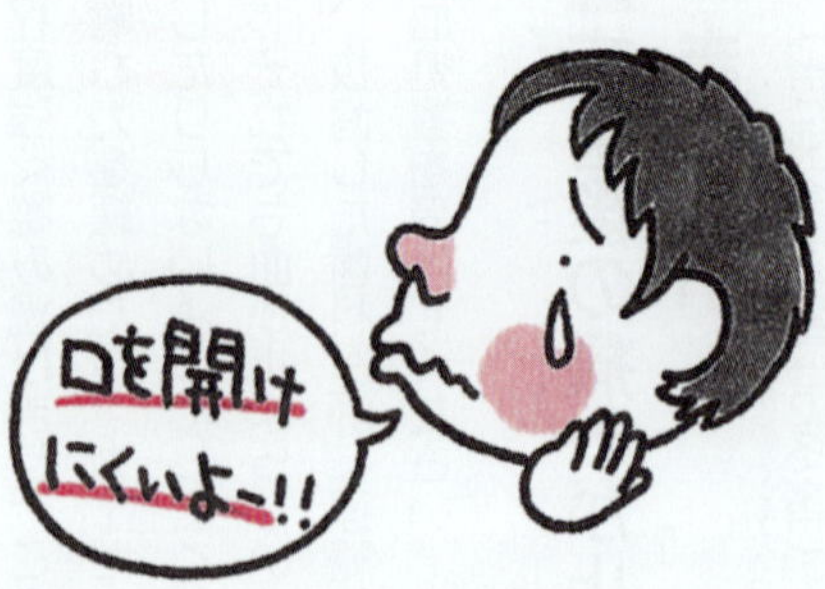

腫《は》れが著しく、膿《うみ》がたまっている場合には、そこを切開し、ドレナージ（チューブやガーゼを挿入し、膿を排泄させること）を行います。その後は、よくうがいをするようにしましょう。

（後藤　昌昭・日野　直樹）

26 麻酔後《ますいご》のしびれがとれない

（麻酔後の神経麻痺《しんけいまひ》）

歯科で行われる麻酔には表面麻酔《ひょうめんますい》（粘膜の表面の麻酔）、浸潤麻酔《しんじゅんますい》（治療する歯の周囲の麻酔）および伝達麻酔《でんたつますい》（歯や顎骨《がくこつ》に行く太い神経の麻酔）の3種類があります。

麻酔後の神経麻痺《まひ》は、なんらかの原因で神経の機能が障害されて発現しますが、その頻度はきわめてまれです。通常は伝達麻酔後に起きることが多く、下顎孔《かがくこう》伝達麻酔（下顎大臼歯《かがくだいきゅうし》の治療や下顎智歯《かがくちし》の抜歯の際に行う）の後に発現する割合が大きいようです。

下顎孔伝達麻酔後の神経麻痺の原因として、注射針刺入《しにゅう》や局所麻酔薬による神経の傷害が考えられます。注射針刺入の際に針が神経に直接当たると、下唇《かしん》に放散する電撃痛があります。しかしこれらの場合、その後に神経麻痺が持続することは少ないようです。これに対して、下顎智歯の歯根《しこん》が神経に接していて抜歯の際に損傷したり、抜歯のために歯を分割する際に神経を損傷したりすることがあり、この際には伝達麻酔の効果が消失した後、翌日でも下唇がしびれたままとなります。

このような場合には主治医の診察を求め、神経の損傷がどの程度なのかを知る必要がありますが、それをただちに診断することは容易ではありません。神経麻痺は、損傷の程度が軽ければ短くて1～2カ月、長くて6～12カ月の期間でその症状が消失しますが、損傷の程度によってはそれ以後も遷延《せんえん》（症状が長びくこと）する場合があります。数日間以上麻痺が持続する場合には星状神経節《せいじょうしんけいせつ》ブロック（頸部《けいぶ》に行う伝達麻酔の一種）など専門的な治療が必要なこともありますので、専門医を受診してください。

（一戸　達也）

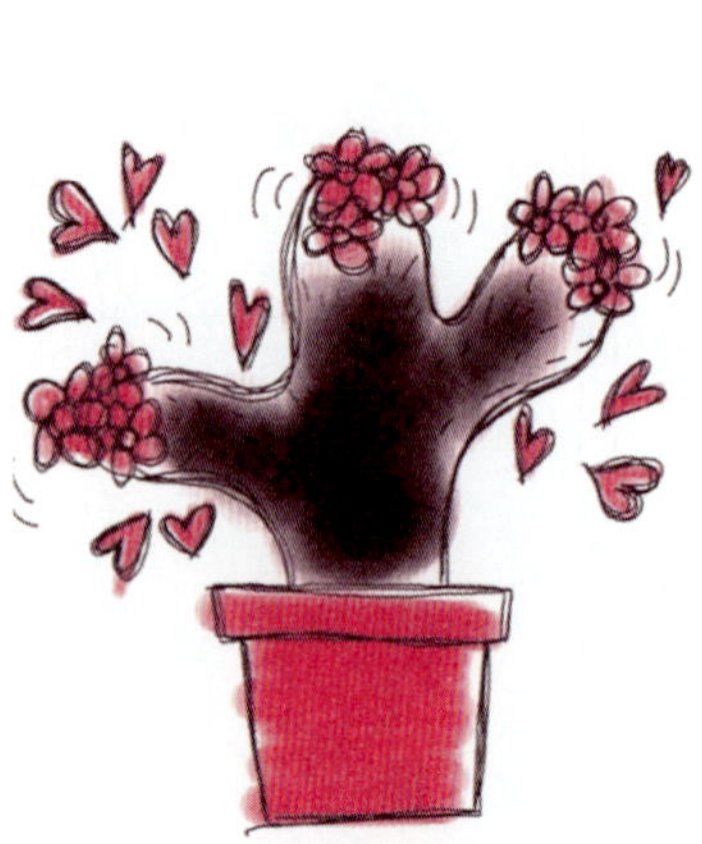

第２編　人の一生と歯と口の健康

妊娠時／18

乳児期　１歳６カ月くらいまで（哺乳期・離乳期）／47

幼児期　６歳くらいまで／79

学齢期　18歳くらいまで（永久歯交換期）／138

成人期　（青年期・壮年期）／190

高齢期／295

介護を要する方のために／370

妊娠時

妊娠時の口の中の変化を知ろう

赤ちゃんの口だけでなく
ご自身の歯と口も
チェックしてください

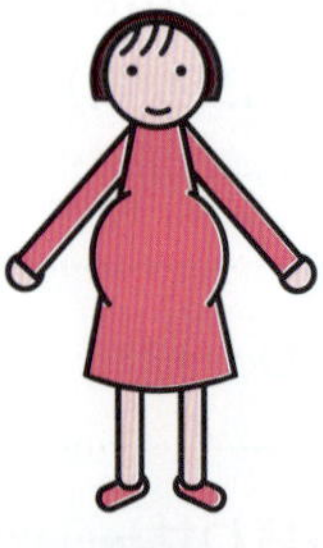

◆赤ちゃんにカルシウム取られて歯がボロボロに……⁉
（妊娠中にむし歯や歯痛が起こりやすいわけ）

妊娠中は、ホルモンのバランスが変わったり、つわり（悪阻《おそ》）などにより口腔《こうくう》内が酸性に傾くチャンスが多くなったり、唾液の分泌、食生活の変化なども加わり口の中が汚れやすく、清掃がしにくくなったりする傾向があります。

口の中の環境がかなり変化します。当然そのことにより、歯ぐき（歯肉《しにく》）が腫《は》れたりむし歯（齲蝕《うしょく》）が多発したりすることがよく見られます。また、むし歯や歯ぐきの腫れがなくても、歯に循環する血流量が増え、歯が痛くなったりすることもあります。甘いものを食べたときや温かいものを食べたり飲んだりしたとき、歯がしみたり、歯みがきのときなどに出血したりなどの口の中の変化を普段から気にして、観察しておきましょう。ご自分で判断できないときはもちろん、ときどき歯科で健診も受けて変化を把握しておきましょう。

◆気持ち悪くて、みがけない！
（妊娠初期の歯みがきと吐き気）

妊娠初期につわりで、気持ちが悪く吐き気をもよおしたりします。人によってさまざまですが、臭いや食べ物が引き金になるようです。歯みがきのときなども、口の中に歯ブラシを入れただけで、気持ち悪くなったりする時期もある人がいます。そんなとき、歯みがきペーストの使用をやめたりしてみてください。また、小さめの歯ブラシに変えてみたり、みがく順序も内側、特に、上の歯の内側を最後にみがくなど工夫してみてください。結構、吐き気を防げることがあります。歯ブラシが入れられないときは、フロス（糸ようじ）や歯間ブラシを使ってみてください。どうしてもみがけないときは、うがいだけでもして、甘い食べ物を控えるようにしてください。ほんの一時期だけのことが多いようです。

そんなに焦らず、ゆっくりと構えてください。食後だけでなく、気持ちがリラックスしているときにみがいてみるのも良いかもしれません。

ちなみに、歯みがきをしているときは、人間、鼻でリズミカルに呼吸し、気持ちが落ち着きます。リラックスできます。

◆口の中がネバネバして血が出ているみたい！
（歯ぐきからの出血）

妊娠中は口の中が汚れやすくなるだけでなく、ホルモンの変化により妊娠性歯肉炎《にんしんせいしにくえん》など、歯ぐき（歯肉《しにく》）が腫《は》れやすくなります。腫れている歯ぐきを、何気なくみがくと、歯ぐきを傷つけ、出血してしまいます。かといって、汚れたままにしておくと、かえってひどくなり、さわれなくなったりもします。

軟らかめの歯ブラシを用意し、鏡を見ながらていねいに、腫れているところを傷つけないよう、軽く、痛くない程度にみがいて汚れを落としてください。ていねいにみがいていると1週間から2週間程度で出血しなくなってきます（**図1、2**）。腫れもだんだん引いてきます。鏡を見ながら、的確にみがくのがコツです。あまりひどいときは、こじらす前に歯科医院を受診してください。

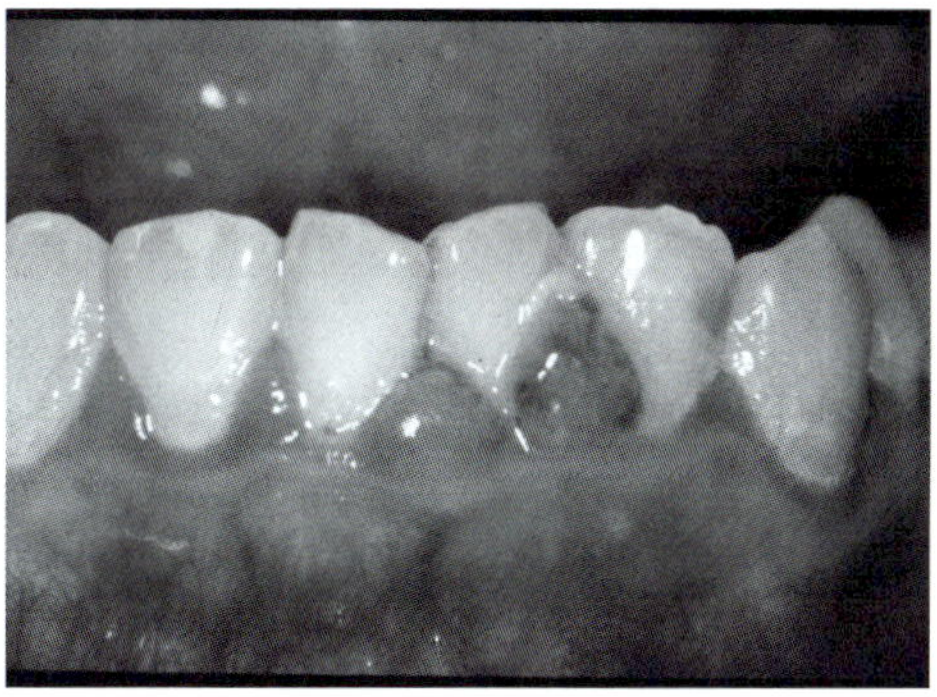

図1　妊娠性歯肉炎

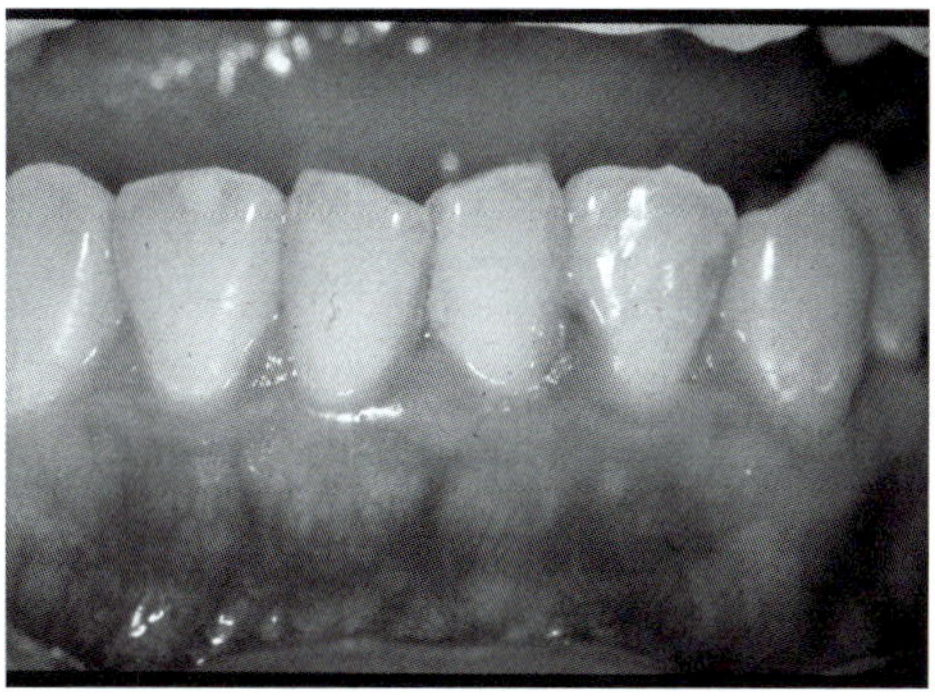

図2　妊娠性歯肉炎が歯みがきで改善（2カ月後）

◆酸っぱいものばかり食べたくなって……
（間食の回数や嗜好《しこう》の変化）

つわり（悪阻《おそ》）などがひどく、なかなか三度の食事も思うように摂れないときや、お腹が大きくなって胃が圧迫されるせいかあまり一度に食べられないなどで、それを補おうと間食の回数が増えたりすることもあります。満腹感を感じず、お腹も異常に減ったりする人もいるようです。赤ちゃんの分も含め、ある程度の栄養は摂らねば困りますが、かといって必要以上に摂るとそれはそれで、中毒症や肥満にもつながり、出産にも差しさわりが出てきます。ご注意ください。

　また、酸っぱいものばかりを好むようになったり、お芋ばかり食べたくなったり、嗜好も変化することが多いようです。飲食をすると口の中は酸性に傾きます。特に、甘いものは酸性度が低くなり、むし歯（齲蝕《うしょく》）にもなりやすくなります。

　上手に食べ、ケアを忘れずに、ご注意ください。また、あまりにも偏った嗜好は栄養のバランスも心配になります。いろいろ食べてみて、チャレンジしてみましょう。

（三上　直一郎）

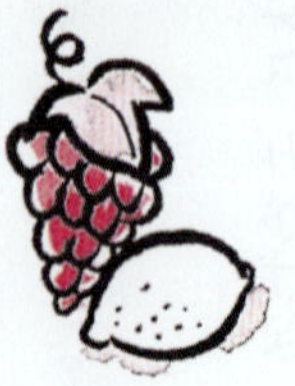

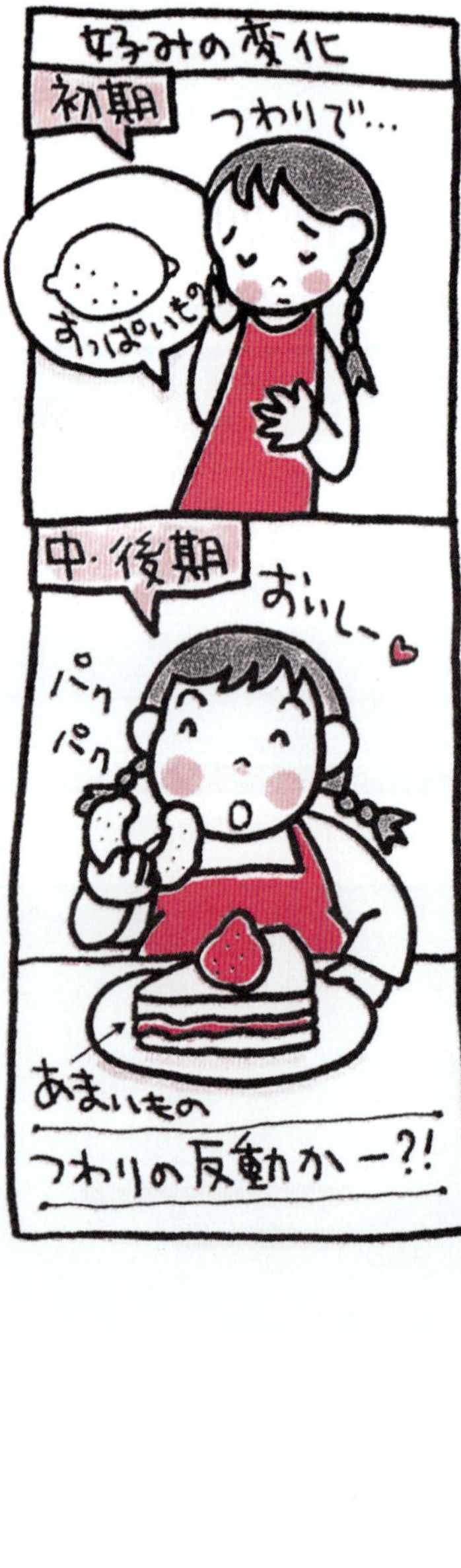
好みの変化
初期
つわりで…
すっぱいもの
中・後期
おいしー
パク
パク
あまいもの
つわりの反動かー?!

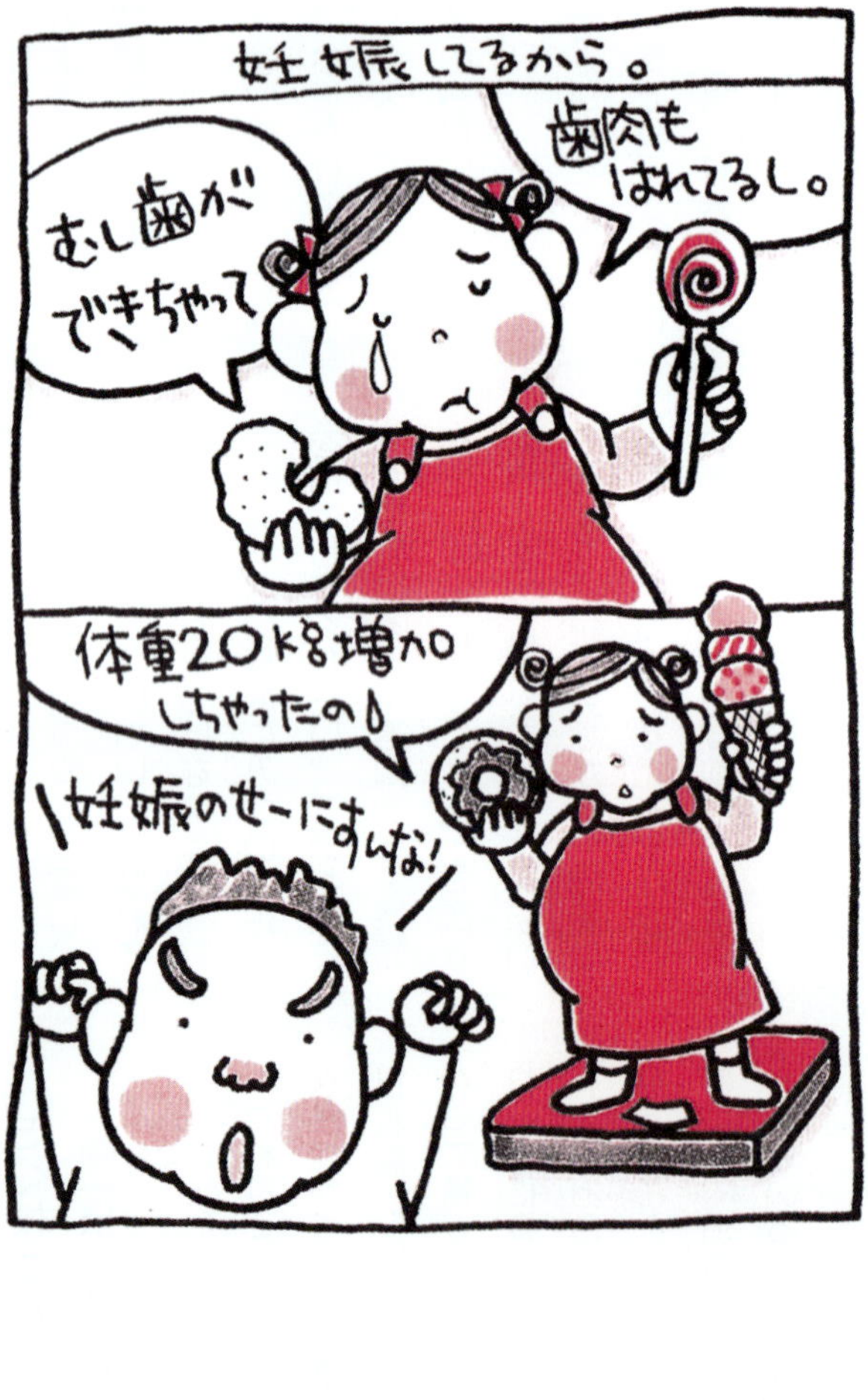
妊娠してるから。
むし歯ができちゃって
歯肉もはれてるし。
体重20kg増加しちゃったの。
妊娠のせーにすんな!

妊娠時の口の中の健康づくり

微妙なからだの変化をふまえて
歯と口の健康づくりも
忘れずに

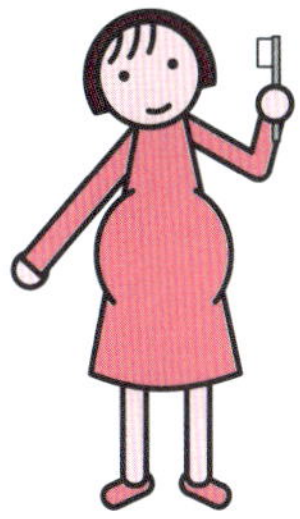

昔から「一子《いっし》を生むと、一歯《いっし》を失う」と言われてきました。このことは、「一人子どもを生むと、一本の歯を失う」ということを意味しており、出産を経験すると女性の歯は悪くなるという言い伝えなのです。

これは、本当のことなのでしょうか。五つ子のお母さんは、一度に5本の歯を失ってしまうのでしょうか。

そんなことが起きたらたいへんです。

◆妊娠時のからだ・生活と歯・口の環境

しかし、妊娠して出産し、育児に手をとられている時間は相当のものです。妊娠して約10カ月の間は、つわり（悪阻《おそ》）で歯をみがくと気持ちが悪くなったり、からだがだるく感じて歯をみがくことさえおっくうになったり、食べ物の嗜好《しこう》が変化したり、ついつい間食に手近にあるお菓子を食べてみたりと、口の中は汚れて、むし歯（齲《う》蝕《しょく》）や歯周炎《ししゅうえん》が起こりやすい状況になりかねません。

また、出産後は、授乳のために夜も眠られないこともあるでしょうし、子どもが動きだすようになれば危なくて目を離すことができなくなります。ようやく落ちついた頃には、すでに妊娠期間を含めると数年が経過していることなど普通のことのようです。これが、一人の子どもではなく、第二子、第三子、と続くことにでもなれば、お母さんが自分の口の中の状態に気づくまでには、相当の年月が経過してしまっていることになります。したがって、むし歯もひどくなって保存的な治療ができなくなっていたり、歯周炎も進行して歯がグラグラしてきたりして、

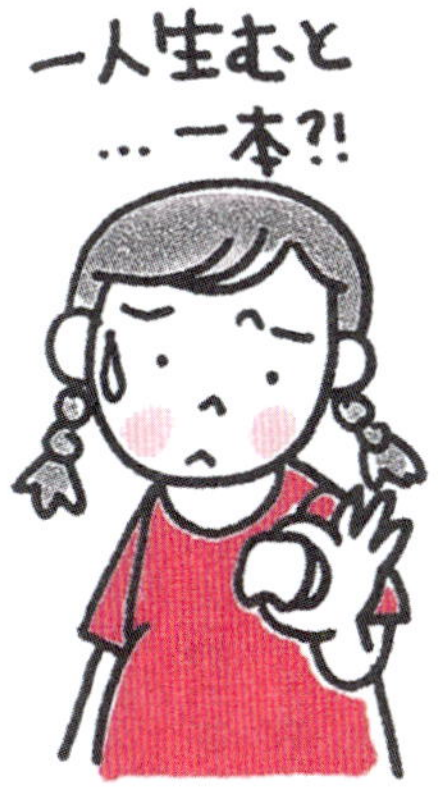

抜かなくては仕方がない状況に追い込まれる可能性は、決して少なくはないでしょう。

しかも、妊娠すると口の中にも変化が現れてきます。たとえば、妊娠すると内分泌系の変化で月経が止まります。胎盤《たいばん》や妊娠黄体《にんしんおうたい》からエストロゲン（卵胞《らんほう》ホルモン）やプロゲステロン（黄体《おうたい》ホルモン）の分泌が増加してきます。エストロゲンの過剰分泌は細胞の増殖に関与し、プロゲステロンの過剰分泌は血管の透過性《とうかせい》*を亢進することとなります。その結果として、歯《し》肉《にく》（歯ぐき）の腫《は》れなども起こってくるのです。

ですから、妊娠、出産そして育児という女性にとっての生活は、

用語解説

＊血管の透過性《とうかせい》
おもに毛細血管の壁は、白血球などが透過したり、物質代謝のための成分が透過します。毛細管の拡張が起こると透過性は強まり、浮腫《ふしゅ》などが生ずることもあります。

実は、歯や口の病気の発生や進行を気づかぬ間に許してしまう時期であると言えるかもしれません。したがって、妊娠可能な女性においては、日頃から歯科健診を受け、問題点があればすぐに解決しておく必要性があるのです。

◆こんなことに注意が必要

それでは、どのようなことに注意を払えば、妊娠時の歯や口の健康を維持・増進することができるのでしょうか。そのためには、まず第一に、妊娠による口の中の変化に対する知識を十分に持っておくことです。第二に、なぜそのような変化が起こってくるのかという理由を理解しておくことです。そして、第三に、自分で口の中の条件をコントロールできるような実践力を養っておくことです。

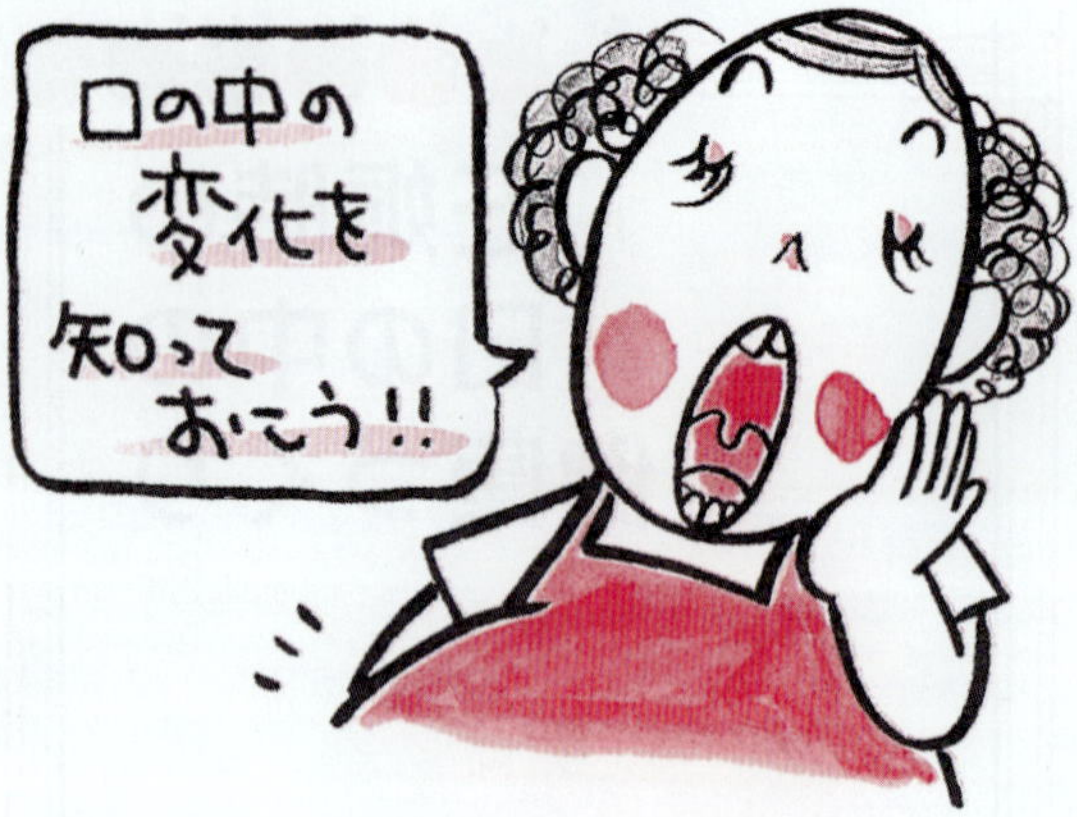
口の中の変化を知っておこう!!

妊娠とむし歯

◆むし歯の原因

むし歯（齲蝕《うしょく》）の原因についてご存じでしょうか。むし歯は歯に棲《す》みついた(付着した)細菌によって発生します。爪楊枝《つまようじ》で、歯の表面をこすってみてください。白い物が取れてきませんか。この白い物をプラーク（歯垢《しこう》）と呼んでいます。このプラークは、その約70%が細菌でできているのです。食べカスなら強くブクブクうがいをすれば取れてしまいますが、このプラークは歯ブラシでゴシゴシと機械的に取らないと除去することはできません。

プラークの細菌は、みなさんが食べる食品に含まれている糖分を利用して酸を作り出します。この酸が歯を徐々に溶かしてゆき、ついには穴が開いて、むし歯になってしまうのです。もちろん、むし歯の攻撃に対しては、唾液が抵抗しており、一方的にむし歯になってしまうのではありません。

たとえば、唾液によって糖分は歯の表面から洗い流されてしまいますし、唾液に含まれている重炭《じゅうたん》酸塩《さんえん》やリン酸塩は、常にpHを中性に保とうとする性質（緩衝能《かんしょうのう》）を持っています。さらには、初期のむし歯で、少し白く見えるようになってきたくらいの状態であれば、再石灰化《さいせっかいか》といって、壊れた歯のエナメル質構造を保とうとする働きも持っているのです。

◆妊娠時の歯みがき

さて、むし歯の原因論を少し学んだところで、妊娠時のむし歯について考えてみましょう。妊娠時に最初に気を付けなければならないことは歯・口の清掃です。

妊娠初期の2カ月頃からつわり（悪阻《おそ》）が現れてきます。教科書的には妊娠4カ月頃までに消失するとありますが、実際に調査したところでは妊娠3カ月で約80%の妊婦がつわりを認め、それ以降においても65%から70%という高い出現率が全妊娠期を通じて認められました。つわりがあるときには、歯みがきをすることがつらく、特に奥歯はみがきにくくなります。このようなときには、香料の強い歯みがき剤の使用を避けたり、小さめの歯ブラシに変えるなどして顔を前傾させ、前にかきだすようにみがくと吐き気をもよおすことなく歯みがきができる場合があります。むし歯の予防のためには、まず妊娠初期にていねいな歯みがきを怠らないことです。

実際、妊娠初期には十分にみがけない妊婦さんが多く、妊娠9カ月では1日3回以上歯みがきをする人が60%程度いますが、妊娠3

カ月では、わずかに15％程度しかいないことからも推測できると思います。つわりの重い妊婦さんでは、歯みがきのできなかった時期が7カ月間にわたった人もいるのです。これほど長い間、歯みがきができなければ、むし歯予防はきわめてむずかしくなるでしょう。

◆妊娠時の間食

次に、間食のことですが、おなかの中の赤ちゃんが成長して大きくなってくると、消化管も押し上げられるように圧迫されて、一度に食べることのできる食事量が少なくなってきます。間食は妊娠7カ月頃まで1日1回という妊婦さんが約60％程度いるのですが、妊娠8カ月になると反対に間食2回という妊婦さんが約70％くらい出てくるのです。さらに、間食の内容も、妊娠初期においては、甘い物や甘い飲み物を摂る妊婦さんはたかだか20％程度でしたが、妊娠6カ月以降においては実に50％から70％になってくるようです。

昔、「妊娠すると酸っぱい物が食べたくなる」と言われてきましたが、実際の調査では、甘い食品が増加したという妊婦さんが約29％ともっとも多く、酸っぱい食品に嗜好《しこう》が変化したという妊婦さんはほとんど認められませんでした。やはり、スナック菓子のように手近にある菓子類をよく食べているようです。だらだらと食べないように気を付けましょう。

◆基本的な生活習慣を乱さずに

このような妊娠中の生活習慣を見直してみますと、つわり（悪阻《おそ》）で歯みがきが十分にできず、口の中が汚れやすい傾向にあるにもかかわらず、間食の回数が増加し、そして間食の内容も甘い食品が多くなるという状況が浮かんできます。ちょうど、むし歯のある小さい子どもと同じような生活習慣だと思いませんか。

妊娠中のむし歯予防のためには、やはり基本的な生活習慣を乱さないように配慮することが大切なようです。

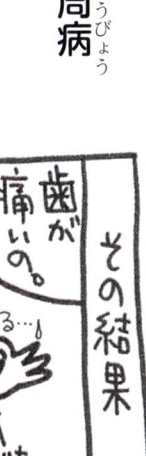

妊娠と歯周病《ししゅうびょう》

◆2種類の歯周病

ある調査によると、妊婦さんが歯科健診でもっとも多く訴えてくる主訴《しゅそ》が「歯肉《しにく》（歯ぐき）からの出血」であると言われています。歯周病《ししゅうびょう》（歯周疾患《ししゅうしっかん》）は、大きく2種類に分類されています。一つは歯肉炎《しにくえん》と呼ばれているもので、歯の歯根《しこん》（歯肉の下の歯の根の部分）を支えている歯槽骨《しそうこつ》と呼ばれる骨には変化が見られませんが、歯肉に限局して炎症症状が認められるものです。一般的には、歯肉が腫《は》れた状態となり、歯みがきをするたびに出血をしてくるというような状態です。

もう一つは、歯周炎《ししゅうえん》と呼ばれているものです。歯周炎では、目で見える歯肉にも炎症症状が認められることが多いですが、この病

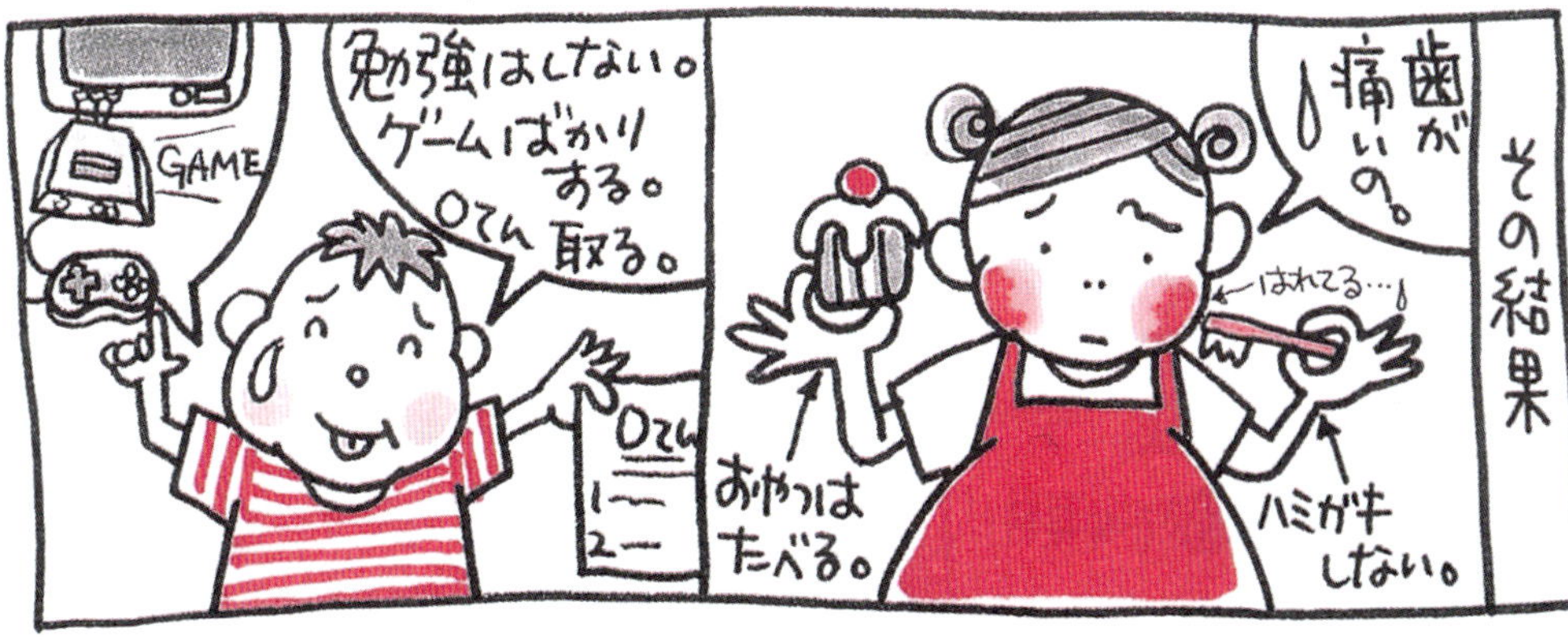

気のたいへんなことは、歯根《しこん》を支えている歯槽骨《しそうこつ》が細菌の産生する毒素によって吸収され、骨自体がなくなっていくことです。歯根を支えている骨が失われていけば、当然のことながら歯はグラグラと動揺《どうよう》してきます。このように動揺を始めた歯はほっておくと長持ちしません。そのうち、ひどく腫《は》れたり、痛みが強く出たりして抜かなければならないようになってしまうことが多いのです。実は、成人が失う歯の約50％は歯周炎によるとまで言われることもあります。

◆歯周病《ししゅうびょう》の原因

それでは、歯肉炎や歯周炎のような歯周病が、どのような原因で発生してくるのかを考えてみましょう。この病気は、免疫《めんえき》と関係する部分も多くあり、決して単純に説明できるものではないのですが、ここではあえて簡略化した説明をいたします。

歯周病の直接的な原因は、むし歯と同じく、口の中の細菌です。むし歯の細菌は、歯の表面に生息していますが、歯周病の細菌は歯と歯肉《しにく》（歯ぐき）の境目に生息しているのです。この細菌は、歯肉の炎症を起こすようなさまざまな物質を産生し、さらには骨を吸収する結果にもつながってくるのです。また、これらの細菌は歯石《しせき》といって、硬い石のような物質を作る原因にもなっています。ですから、歯周病を予防するために必要な基本的な考え方は、むし歯と同じく、歯みがきでプラーク（歯垢《しこう》）を上手に取り除くことになります。

◆歯周病予防の歯みがき

ただし、歯周病の予防のための歯みがきは、むし歯予防のための歯みがきとは少し違っています。むし歯予防のためには歯の表面を歯ブラシでこすることでしたが、歯周病予防のためには歯ブラシの毛先を歯と歯肉の境目にていねいに当ててみがくことが必要になってくるのです。このように言うと、「なんだ、そんなことか」と思われるかもしれませんが、実際にみがいてみると、これがなかなかむずかしいのです。

歯ブラシをペンを持つように軽く持って、横に小さく動かしながらみがいてみてください。出血してきても、こわがらなくて大丈夫です。初期の炎症なら、2週間もすれば出血しなくなります。ただし、もうすでに歯石《しせき》がついている場合には、歯石も除去しなければなりませんが、歯石は歯みがきでは除去できないために、歯科医院で機械的に除去してもらいましょう。歯科医院では、手用《しゅよう》の器具で除去する場合と、超音波を利用した機械で除去する場合がありますが、基本的に歯を削るのではありませんから、気軽に除去してもらいましょう。

ところで、妊娠すると歯肉《しにく》が腫《は》れることに対する主訴が多いと書きましたが、妊娠と歯周病とは関係があるのかどうか考えてみましょう。第一の要因は、妊娠初期のつわり（悪阻《おそ》）が原因となっ

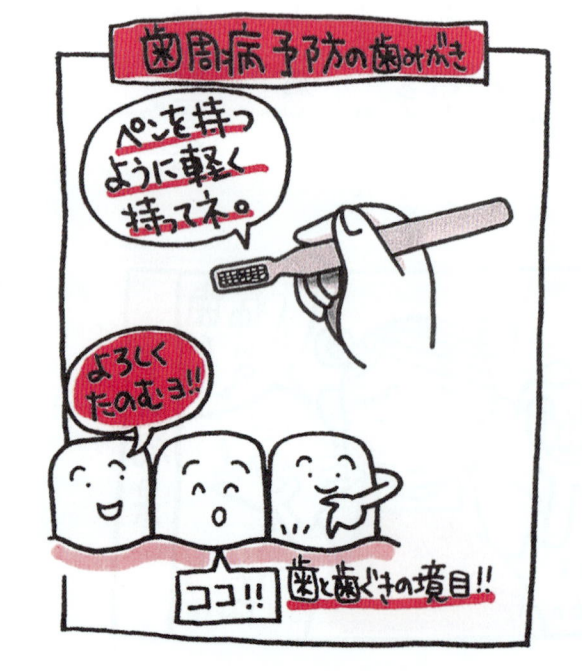

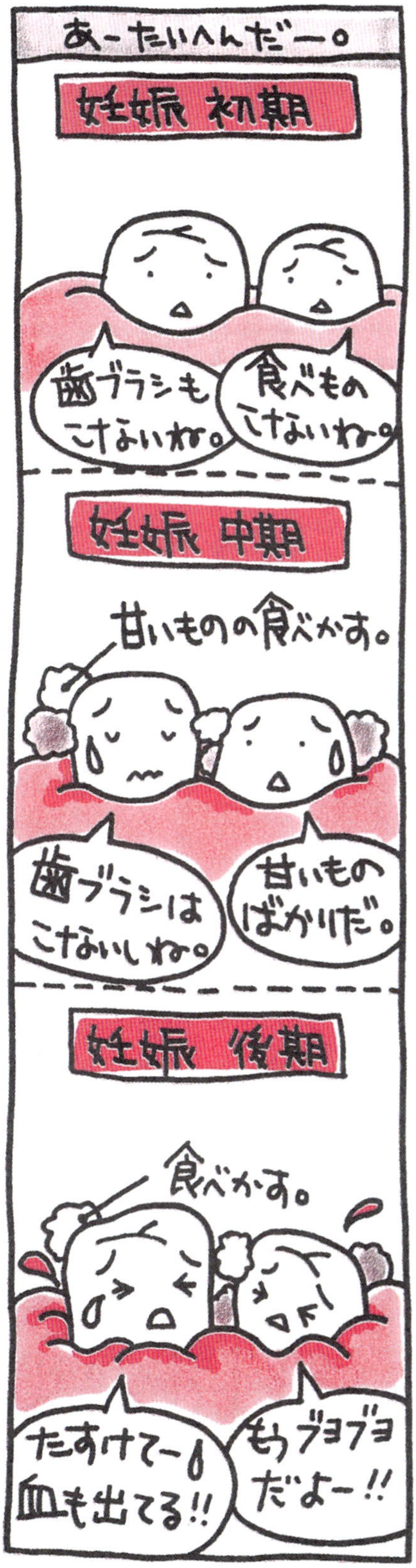
あ〜たいへんだ〜。
妊娠 初期
食べものこないね。
歯ブラシもこないね。
妊娠 中期
甘いものの食べかす。
甘いものばかりだ。
歯ブラシはこないしね。
妊娠 後期
食べかす。
もうブヨブヨだよ〜!!
たすけて〜!血も出てる!!

て、歯みがきが十分にできなくなる期間があるということです。これは、むし歯のところでも説明しましたが、特に奥歯の歯みがきはつらい人が多いようです。歯みがきができないと当然のことながら細菌数は増加してきますので、歯周病に罹《かか》りやすくなります。妊婦さんの健診結果を見ると、前歯の炎症に先駆けて、奥歯の炎症が出現しているようです。この結果は、つわりで奥のほうがみがきにくいという状況とよく一致しています。

次に、ホルモンの影響があります。妊娠すると、胎盤《たいばん》や妊娠黄体《にんしんおうたい》からエストロゲン（卵胞《らんほう》ホルモン）やプロゲステロン（黄体《おうたい》ホルモン）の分泌が増加することが知られています。このエストロゲンというホルモンの過剰分泌は、細胞の増殖に関与すると言われているので、歯肉に炎症が起きると腫《は》れやすくなるということを意味しています。また、プロゲステロンというホルモンは、過剰分泌によって血管の透過性《とうかせい》が亢進《こうしん》すると言われているので、これも歯肉《しにく》の腫《は》れなどの炎症症状に関与すると考えられます。

このように、妊娠が直接的に歯周病の原因になることではないのですが、歯周病を増悪させる要因にはなる可能性がありますので、お口の手入れを妊娠初期から怠らないようにすることが大切です。

妊婦さんの中には、歯肉炎がひどくなって、歯をみがこうと思っても、痛みが強く、出血も著しくて、まったく手のつけられないような状態になってしまう人も実際にいます。歯周病の予防は、特に妊娠初期において大切なことを忘れないでください。

（安井　利一）

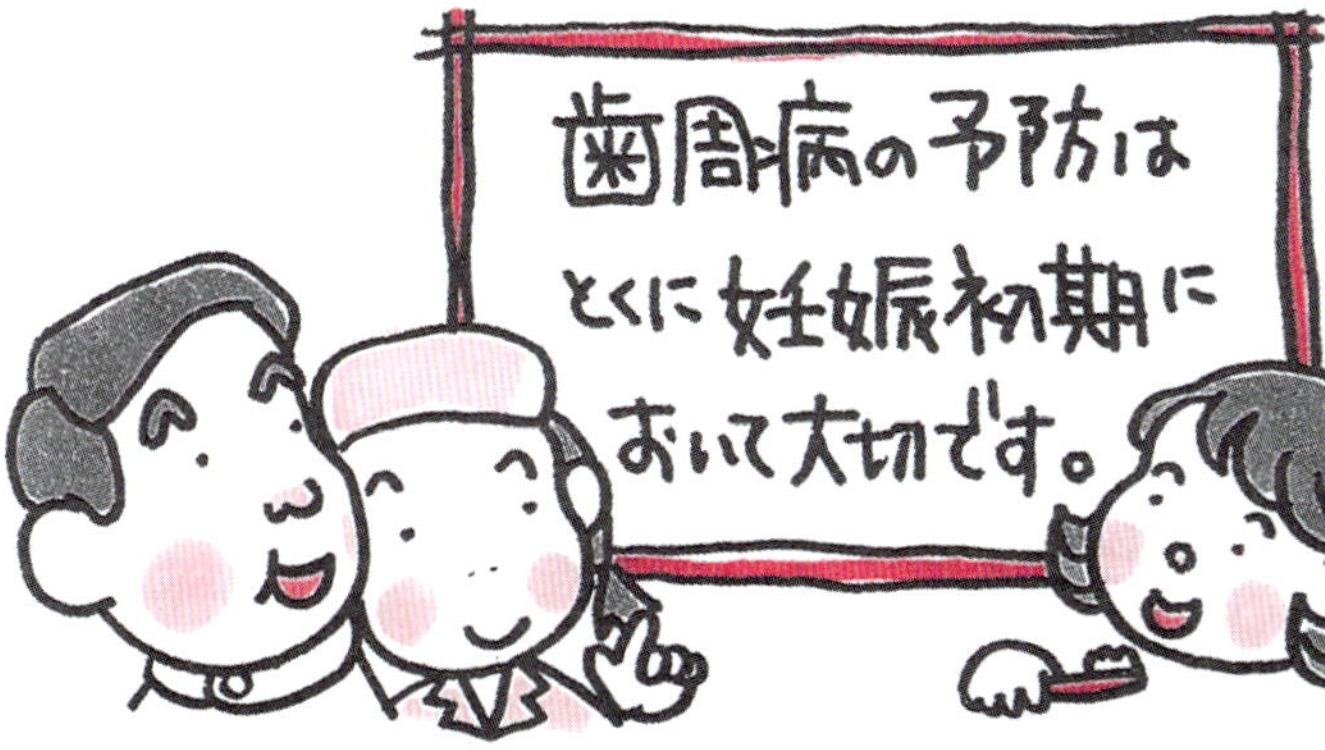
歯周病の予防は
とくに妊娠初期に
おいて大切です。

コラム：妊娠時の口腔清掃

　妊娠時の歯みがきは、むし歯予防あるいは歯周病《ししゅうびょう》（歯周疾患《ししゅうしっかん》）の予防にとても重要な意味を持っています。一般的に、妊娠前まではよく歯みがきをしていた人が、妊娠したことによって生活習慣自体が変化して、歯みがきもいい加減になってしまうことがあります。妊娠中こそ歯・口のお手入れは慎重にしなければなりません。妊娠中にむし歯や歯周病に罹《かか》ってしまいますと、産後は育児に追われて通院することもままならず、重症になってしまうことが考えられるからです。しかし、妊娠にともなって生じるつわり（悪阻《おそ》）は、誰でもつらいものですし、臭いや味にも敏感になったりすることから、歯みがきにも努力を要する方もでてきます。

　妊娠中の歯みがきで大切なことをいくつかまとめてみますので、ぜひ、参考にしてください。

つわりのあるときは体調の良い時間に

　つわりは、朝の起床時や疲れのたまった夜、あるいは食後につらくなることが多いようです。吐き気のあるようなときに歯をみがくのは、とてもつらいことです。歯みがきは、食べたあとが効果的ですが、食べたあとのつらいときを避けて、体調の良い時間を見つけることが大切です。リラックスできるお風呂の間なども利用してみましょう。

奥から前へかきだしてみがこう

　つわりのある場合には、喉《のど》に近い場所は特に吐き気をもよおします。できるだけ奥歯に歯ブラシを当ててから、前のほうにかきだすように歯ブラシを動かしましょう。

顔を下に向けてみがこう

　歯をみがいたときに喉のほうに唾《つば》などがたまると、その刺激で吐き気が出たりすることがあります。なるべく喉のほうに流れないよう、下を向いて歯みがきしましょう。

香料の強い歯みがき剤を大量に使用しない

　妊娠中は、臭いに対して過敏になることがあります。歯みがき剤の中に含まれている香料の強いものでは、臭いを嗅《か》いだだけて気持ち悪くなることもあります。できるだけ、香料の強くない歯みがき剤を使用するようにしましょう。

歯ブラシは小さめのものを選ぼう

　大きな歯ブラシを使いますと、奥歯をみがくときに喉に近い粘膜を刺激することになりかねません。喉に近い部分に触れますと、吐き気をもよおすことになりますので、なるべく小さな歯ブラシを使ってみましょう。

からだがだるくても少し頑張ってみよう

　妊娠後期になりますと、からだもだるくなって、横になりたいことが多くなり、何事もおっくうになりがちです。しかし、健康を維持するためには少しの努力は必要です。将来のことも考えて、歯みがきを省かないように頑張りましょう。

（安井　利一）

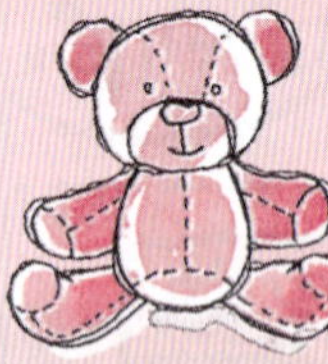

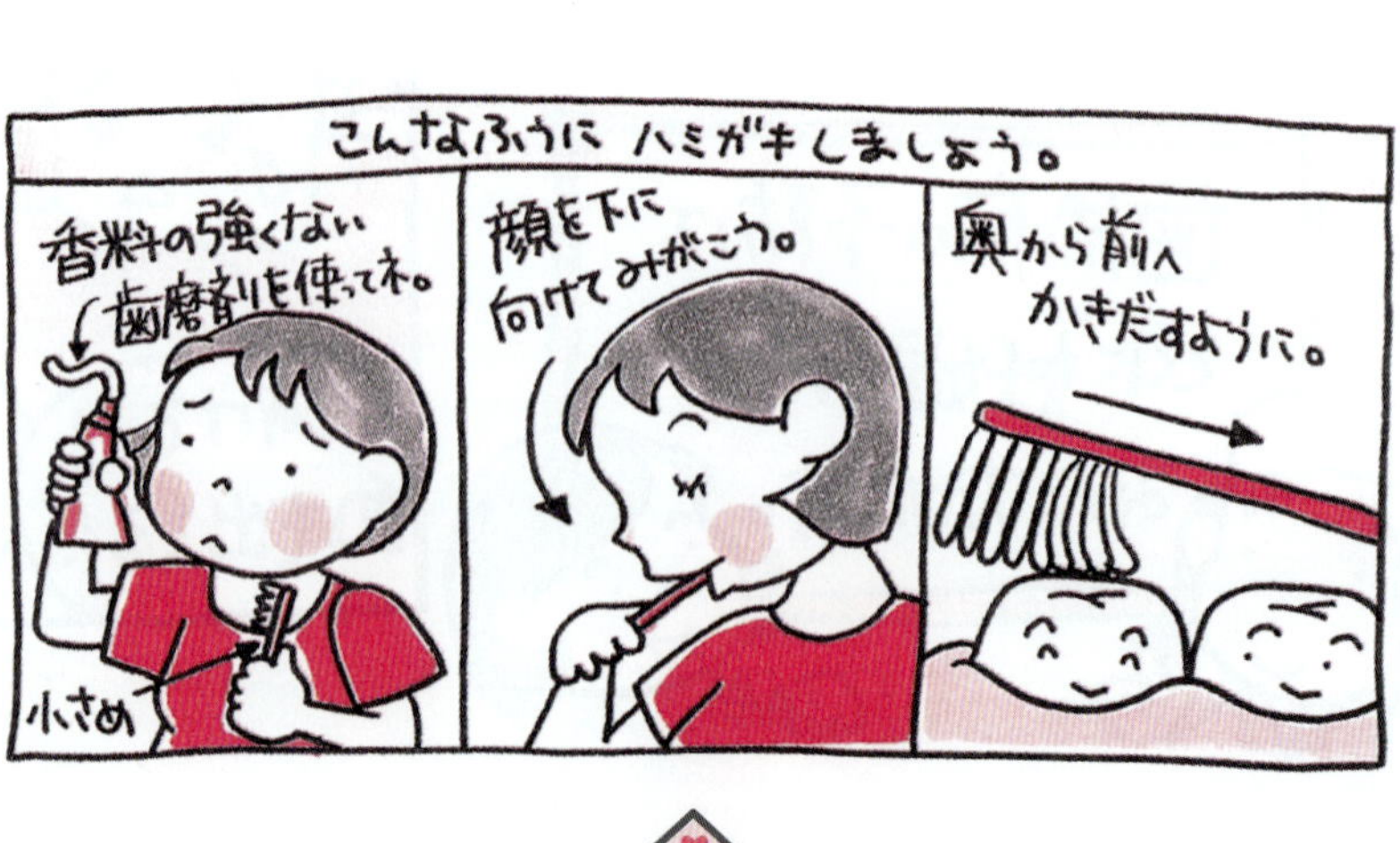

◆妊娠中の喫煙[1,2]

たばこに含まれる有害物質は一〇〇種類を超えます。なかでもニコチンと一酸化炭素は、赤ちゃんへの十分な栄養や酸素の供給を阻害します。初期には流産の可能性を高め、中期以降は赤ちゃんの発育を遅らせて、低出生体重児（2500g未満）になる確率が高くなります。また、喫煙は歯周病の危険因子です

妊娠に気付いたら、なるべく早く禁煙しましょう。家族の喫煙からも空気中の煙として影響を受けますので、できれば夫婦そろってやめましょう。

◆妊娠中のアルコール

アルコールの害は、たばこほどではありませんが、アルコールは胎盤《たいばん》を通しておなかの赤ちゃんに移行します。母親が酔えば赤ちゃんも酔っ払います。ですから、妊娠中はアルコールを控えたほうが懸命です。

アルコールに関しては最近考え方が変わり、米国疾病管理センター（CDC）は、「妊娠中の飲酒についていかなる時期・いかなる量も安全とは言えない、アルコールは胎児に悪影響を及ぼすので、妊娠中ならびに妊娠の可能性がある女性は禁酒すべきである」と勧告を出しました（http://www.cdc.gov/ncbddd/fas/default.htm）。

（村上　多恵子）

〈より詳しく知りたいときの本・雑誌〉
1．石井正敏：タバコをやめよう。砂書房、東京、2005。
2．ライオン歯科衛生研究所　編：歯周病と全身の健康を考える。医歯薬出版、東京、2010。

コラム：歯周病と早産・低体重児出産

1996年10月ニューヨークタイムスは「女性の健康」の欄に「妊娠中の歯肉《しにく》の病気は早産の低体重児に関連する」として、米国歯周病学会雑誌の論文を紹介しています。

米国の歯周病学会の発表から多くの調査結果が出ています。重症の歯周病に罹《かか》っている女性は、軽度の歯周病に罹っている女性よりも低体重児の早産を起こす可能性が少なくても7.5倍高くなる、と結論づけています。

また、1年間に米国で生まれる低体重児の18%が、歯周病に関連しているのではないかとも言われています。このように、妊婦さんが重症の歯周病を放置することは、早産・低体重児出産と関係あるようです。どうしてこのようなことが起こるのでしょうか。

現在は、次のような説明がなされています。すなわち、重症の歯周病に罹るということは、歯周病の細菌が多くなっているわけですから、当然のことながら、からだは免疫担当細胞である白血球やリンパ球を出して細菌をやっつけようとします。この免疫担当細胞は「サイトカイン」という物質を産生しますが、この「サイトカイン」の濃度が上がると、子宮の筋肉を収縮させる、すなわちお産のゴーサインになってしまうと言うことなのです。妊娠の可能性のある女性は、是非「かかりつけ」の歯科医院で定期的に歯周病予防をしていただきたいと思います。

（安井　利一）

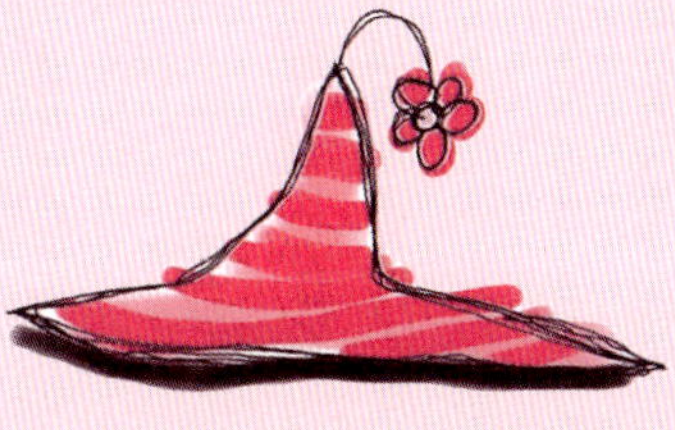

赤ちゃんの歯が作られるまで

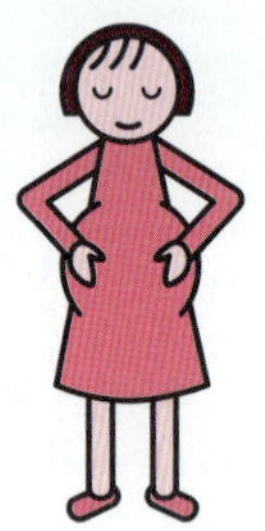

赤ちゃんの歯は
おなかの中にいるときから
作られ始めています

乳歯《にゅうし》の一生

人の歯は、妊娠第7週の頃から始まります。この頃は、胎児《たいじ》の体長も11㎜ぐらいで、妊婦自身も妊娠したという自覚があまりないときです。この時期はやっと唇が形作られ、あご（顎《がく》）の骨もまだ軟骨の状態にありますので、このときからいきなり硬い歯ができてくるわけではなく、いろいろな段階を経て歯は形作られていきます。

乳歯の一生は、成長期《せいちょうき》、石灰化期《せっかいかき》、萌出期《ほうしゅつき》、咬耗期《こうもうき》、吸収期《きゅうしゅうき》の5段階に分けられます。

◆成長期《せいちょうき》

成長期は歯を作る細胞が集まり、増殖《ぞうしょく》、分化して、歯を作る役割分担をする時期にあたります。この頃が妊娠第7週、つまり卵子が受精して50日目くらいにあたるわけです。将来の乳歯の数と位置に一致して上下合わせて20個の細胞の塊ができます。これが歯を作るための基礎で、歯胚《しはい》と呼ばれます。

歯胚は次第に成長し、歯の外側のエナメル質を作る部分、内側の象牙質《ぞうげしつ》と歯髄《しずい》を作る部分、歯と骨をつなぐセメント質や歯根膜《しこんまく》を作る部分に分かれ、歯のどの部分を作るか分担を決め（組織分化）、このときに歯の大きさや形が決まります。

分担が決まると、将来エナメル質や象牙質になる部分に歯となる基の枠組みを作っていきます。この頃が妊娠4～5カ月ぐらいにあたります。

◆石灰化期《せっかいかき》

石灰化期は、成長期にできあがった歯の枠組みにカルシウムやリンなどの成分が沈着し、歯の硬さを増していく時期です。石灰化は子どもの発育の状態を反映しやすくなっています。

たとえば、胎児が出産などにより、胎内から外界へ移ると、まわりの環境が急激に変わることとなります。そのため歯の成長が一時的に停止し、「新産線《しんさんせん》」と言われる歯の形成停止線が見られることがあります。このような現象は熱性疾患や栄養障害のときにも生じることがあります。

歯のエナメル質の石灰化が終わると、歯冠《しかん》（歯肉《しにく》から外に出ている部分）ができあがります。乳歯の歯冠の完成には7～14カ月かかり、永久歯《えいきゅうし》では3～6年かかります。歯冠が完成すると歯根《しこん》（歯肉《しにく》から下の歯の根の部分）を作り始め、乳歯では約1年半から2年くらいをかけて完成します。

◆萌出期《ほうしゅつき》

ついで萌出期になります。ある程度歯ができてくると、歯は生《は》えようと、あご（顎《がく》）の骨の中で移動を始めます。歯冠が完成し、歯根がある程度までできあがってくると、口の中に顔を出します。一般に上下の歯を比べると、同じ場所の歯では上の歯より下の歯のほうが早く生えてきます。

◆咬耗期《こうもうき》・吸収期《きゅうしゅうき》

咬耗期には生えた乳歯は噛《か》み合わされ、すり減ります。すり減り方の程度は、噛む力や癖、歯ならびなどにより、違いがあります。そして乳歯の歯根《しこん》は吸収し、抜け落ちて永久歯へと生え代わってゆきます。

これらの各段階は厳密に分けられているわけではなく、お互いに重なり合い、連続して進行していきます。そして、それぞれの歯は同時に成長するのではなく、少しずつ時期がずれて成長していきます。

妊娠《にんしん》初期

卵管で精子と卵子が結合して受精卵となり、盛んに細胞分裂を始め、子宮の内膜に着床《ちゃくしょう》することにより妊娠が始まります。妊娠1カ月くらいには、尾のようなものや魚のエラのようなものが現れます。このエラのようなものを鰓弓《さいきゅう》と呼び、これがあご（顎）や喉《のど》になっていきます。

妊娠2カ月になると尾のようなものもなくなり、顎や唇も形作られ、人間らしい形になっていきます。この頃には、乳歯の前歯《ぜんし》の歯《し》胚《はい》が上下合わせて12個作られています。

3カ月になると人間としての形も整いはじめ、手や足、臍帯《さいたい》（へそのお）や胎盤《たいばん》もできあがってきます。この頃で身長は約9㎝、体重は約20gとなります。

口の中では、まだ軟骨の状態ではありますが顎の骨が形作られ、舌もできあがり、唾液腺などが作られはじめます。この頃には乳歯の前歯の歯胚も組織分化を行います。また、3カ月初めには第一乳《にゅう》臼歯《きゅうし》の歯胚が、中頃には第二乳臼歯の歯胚が作られはじめます。

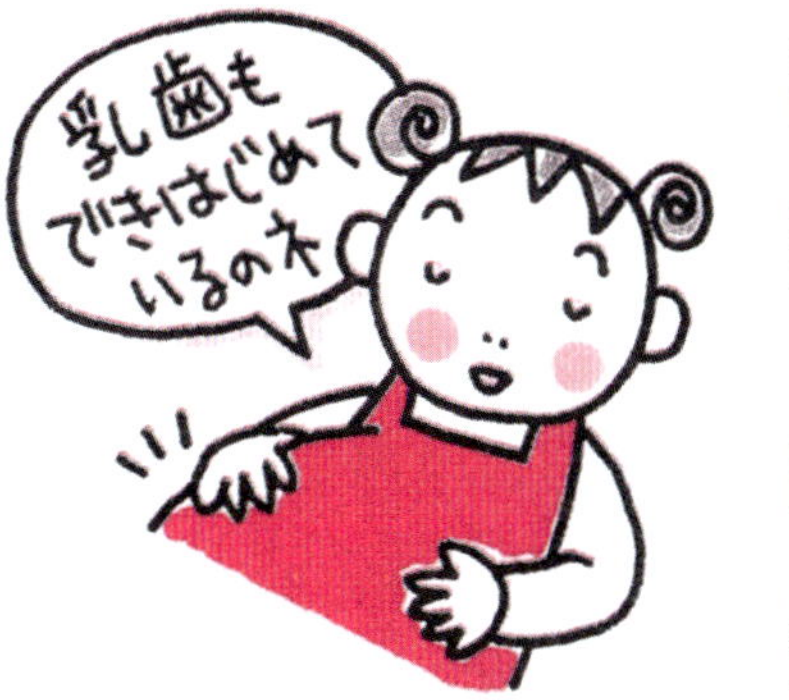
乳歯もできはじめているのネ

4カ月になると胎児はかすかに動くようになり、胎盤もほぼ完成し、肉眼的にも男女の区別がつくようになります。この頃で身長は約16㎝、体重は約120gとなります。歯胚もかなり成長し、乳歯の前歯の石灰化も始まります。この頃から永久歯も作られはじめ、「6歳臼歯」とも呼ばれる第一大臼歯の歯胚が作られはじめます。

この頃はつわりの時期でもありますが、つわりがひどいからといって、乳歯に影響を与えることはありませんので心配いりません。

妊娠中期

5カ月になるとからだのうぶ毛や頭の毛が生えてきて、活発に手足を動かすようになり、これが胎《たい》動《どう》として感じられるようになります。胎児の身長は約25㎝、体重は約250gとなります。この頃には乳歯の犬歯《けんし》と第一乳臼歯の石灰化が始まり、永久歯では前歯の歯胚が形成されます。

6カ月になると、胎児の心臓の音がお母さんのおなかの中から聞こえるようになり、身長は約30㎝、体重は約650gとなります。この頃には第二乳臼歯も石灰化を始めます。

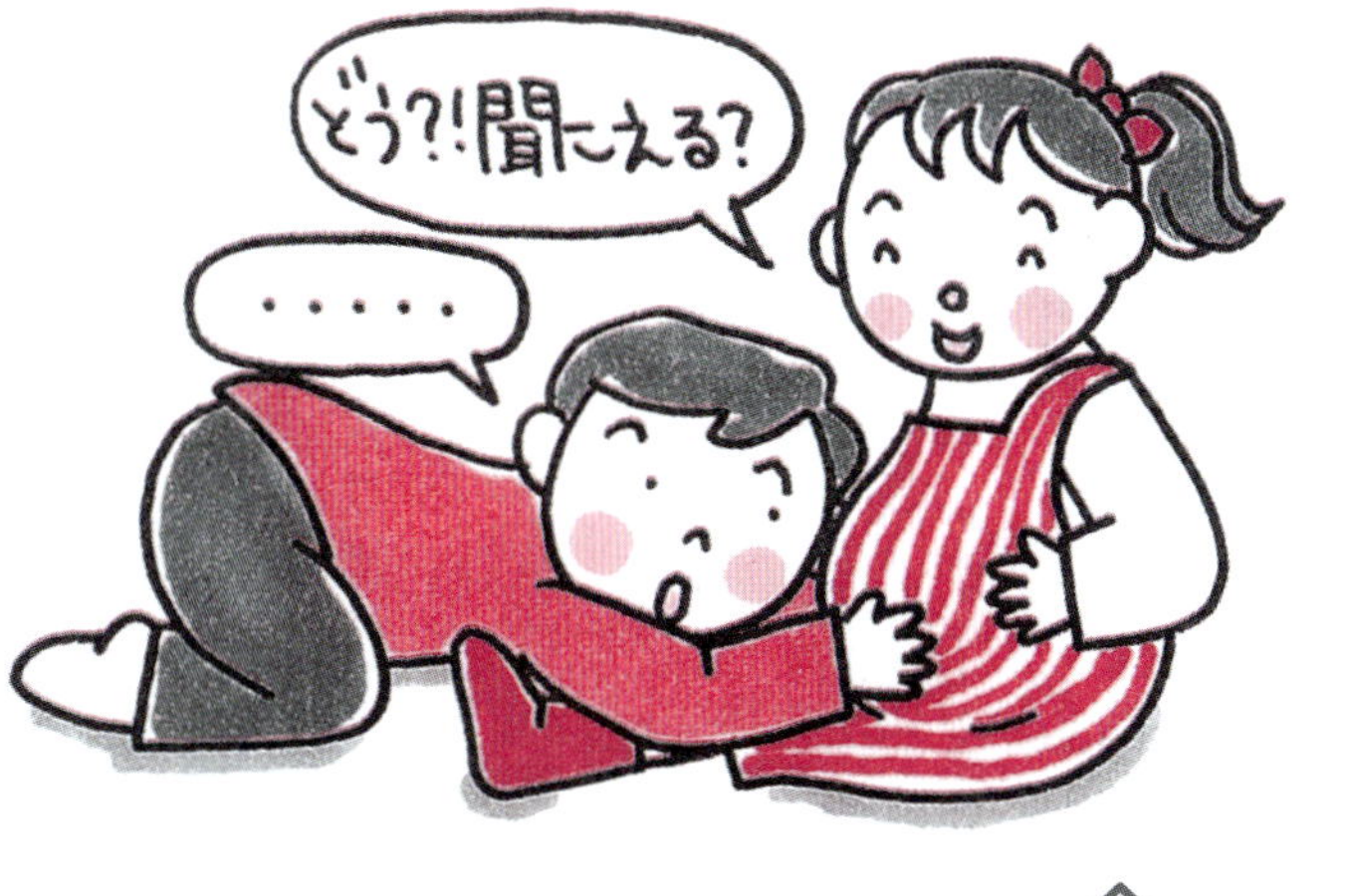
どう?!聞こえる?
・・・・・

妊娠後期および出産時

妊娠後期には、乳歯の石灰化がどんどん進み、永久歯では第一大臼歯の歯胚の成長が見られます。

出産時には、乳歯の前歯で3／5程度、犬歯で1／3程度まで歯冠《しかん》が完成しています。乳臼歯では、わずかですが、歯のてっぺんができあがっています。またこの時期には永久歯である第一大臼歯の石灰化と第一小臼歯の歯胚の形成が始まっています。

以上のことからわかるように、赤ちゃんがお母さんのおなかの中にいる間に乳歯のほとんどは石灰化を始め、永久歯の半分以上がなんらかの形で発育を始めています。

出産後

出産後、歯冠の完成した歯は、歯根《しこん》を作りながら萌出《ほうしゅつ》を始め、6カ月～8カ月頃に下の顎に乳歯の前歯が出てきます。

その後、3歳頃までにすべての乳歯が生えそろい、乳歯列《にゅうしれつ》が完成します。

（松本　勝）

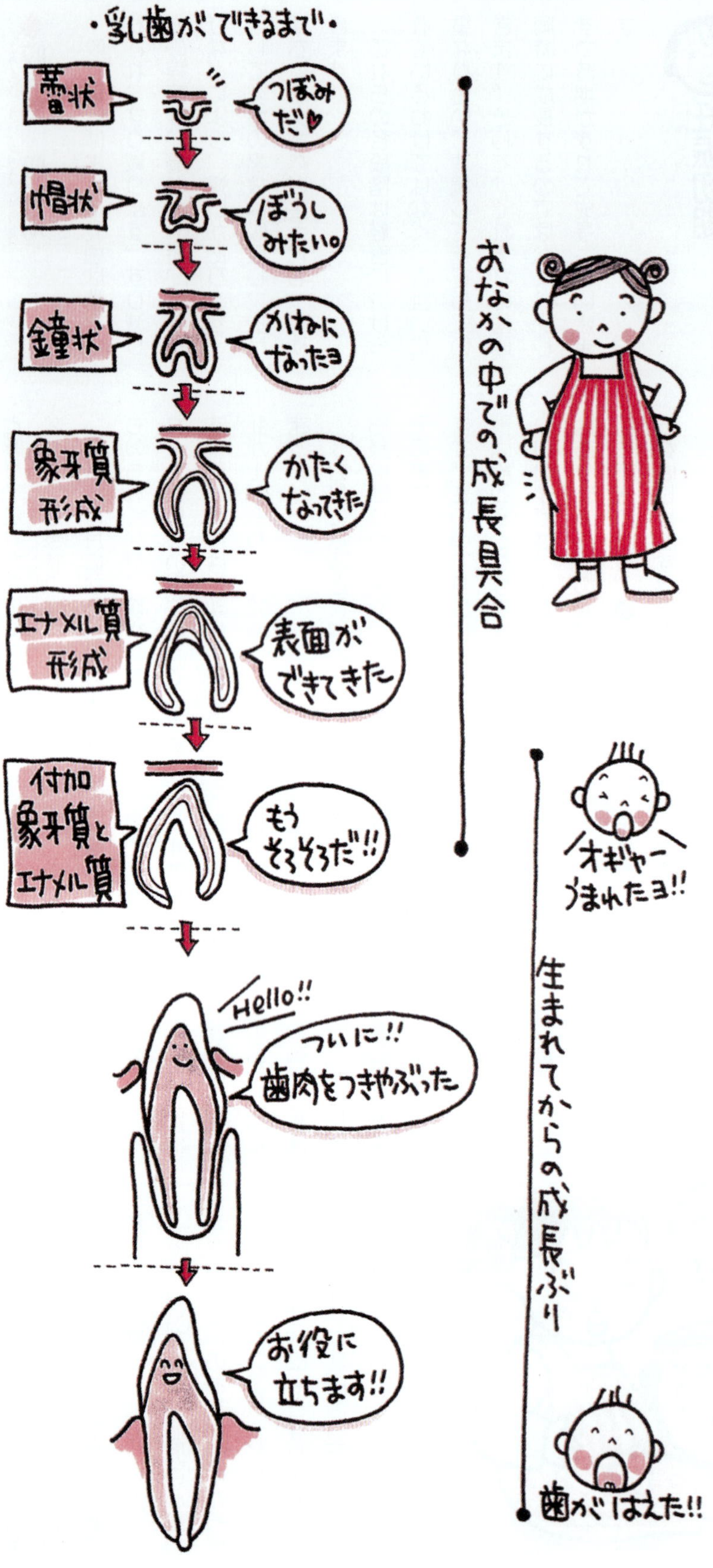
・乳歯ができるまで・
蕾状
つぼみだ♥
帽状
ぼうしみたい。
鐘状
かねになったヨ
象牙質形成
かたくなってきた
エナメル質形成
表面ができてきた
付加象牙質とエナメル質
もうそろそろだ!!
Hello!!
ついに!! 歯肉をつきやぶった
お役に立ちます!!
おなかの中での成長具合
オギャー うまれたヨ!!
生まれてからの成長ぶり
歯がはえた!!

妊娠中の栄養と食事

あたりまえの栄養と
食事への配慮が
よい歯の赤ちゃんに
つながるのです

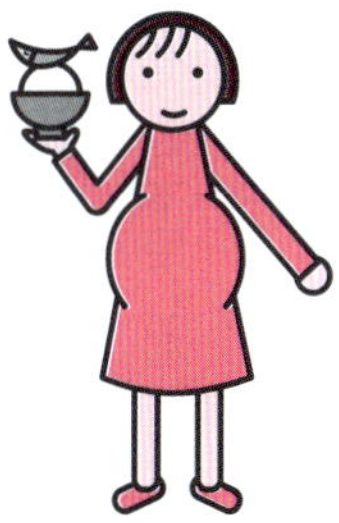

栄養は食生活という生活の営みの中に存在します。食生活は生活の一部ですから、生活が変化すれば食生活も変化します。わが国の食生活は急激な経済成長にともなって、たった数十年の間に、大きく変化しました。

入手できる食べ物の種類は増加し、結果的には食生活を取り巻く環境を大きく変化させてしまいました。食品産業や外食産業の発展にともなう食生活の合理化や簡便化志向とともに、「飽食《ほうしょく》」や「グルメ志向」という異なった方向性も持っています。

健康志向にともなって、健康食品や栄養バランス食品*と呼ばれるものが数多く市販されています。

加工食品への家計の食料費支出は、穀類と生鮮食品の合計を上回っています。それにともなって、新しい食品表示制度*もできました。食品を購入するときは、原材料名や添加物、アレルゲンなどの表示や、栄養成分表示などで、食品の内容・品質を確かめて、自分の食生活にあった食品を選択することが必要です。ほかに乳児用、幼児用、妊産婦用や病人用など、特別の用途に適する旨の表示が許可された特別用途食品や特定保健用食品*などの表示があります。

食事に何を求めるか、選択の幅も価値観も多様化してきていると言えます。

妊娠中の栄養と食事であっても、今の生活環境を考えての選択です。胎児《たいじ》と母体の健康のために、食品の安全性と栄養のバランスなどの基本的条件を心がけること、状況に応じて手をかけること、同時に、健康のために手を抜くことも必要です。負担感や過労で心身の健康を害することのないよう、柔軟であることが大切です。ここでも大きくは、どう生きるか、選択が求められるでしょう。

赤ちゃんを育てる心構えや環境整備は、できるところから始めましょう。

用語解説

＊栄養バランス食品
バランス栄養食品とも呼ばれる栄養補助食品。この名称は単なる市場用語で、一定の基準や法的規制は確立されていません。錠剤、飲用やブロック状の固型タイプなどがあります。名称から栄養素をバランスよく補給できる食品というイメージがありますが、安易に頼るのは栄養が偏る危険をともないます。

＊新しい食品表示
「食品表示法」で、食品の表示が統一されました。消費者の食品選びのために、食品の栄養やアレルゲンの表示がより分かりやすくなりました。加工食品と添加物の栄養成分表示（熱量、たんぱく質、脂質、炭水化物、ナトリウムは原則食塩相当量）が義務化されました。

＊特定保健用食品
食生活において特定の保健の目的で使用する者に対し、その摂取により、その保健の目的が期待できる旨の表示が許可された食品。

◆良い歯の赤ちゃんをめざして（表1）

良い歯の赤ちゃんをめざすならまずは、むし歯予防です。むし歯のない歯・口は健康づくりのための源です。健康は、生きる目的ではありませんが、毎日の生活のための手段です。ですから、良い歯の赤ちゃんをめざすことは、赤ちゃんの将来にわたる人生や生活の質を豊かにすることにつながります。

妊娠を機会に、健康なわが家の食習慣づくりを心がけましょう。糖分や塩分を控えめに、うす味に心がけ、家族で囲む食卓を楽しみましょう。

図1は、妊娠中の生活環境（食生活）と子どものむし歯の発生の関係を簡単に示したものです。

①妊娠中の母親の食生活から体内に吸収された栄養素は、胎児の歯の成長に関係し、乳歯の質に影響します。特に、歯の形成に必要な栄養素である良質なたんぱく質、カルシウムやビタミンA、C、Dなどが不足しないよう心がけましょう。

②母親の食習慣（甘味《かんみ》習慣）や歯みがきなどの生活習慣、甘味嗜好は、妊娠期から出産後の子育て期間へと続き、次の世代へと伝承されます。つまり、むし歯の多い両親に、むし歯の多い子が育ちやすいのは、歯の悪いところが遺伝するのではなく、むし歯を作りや

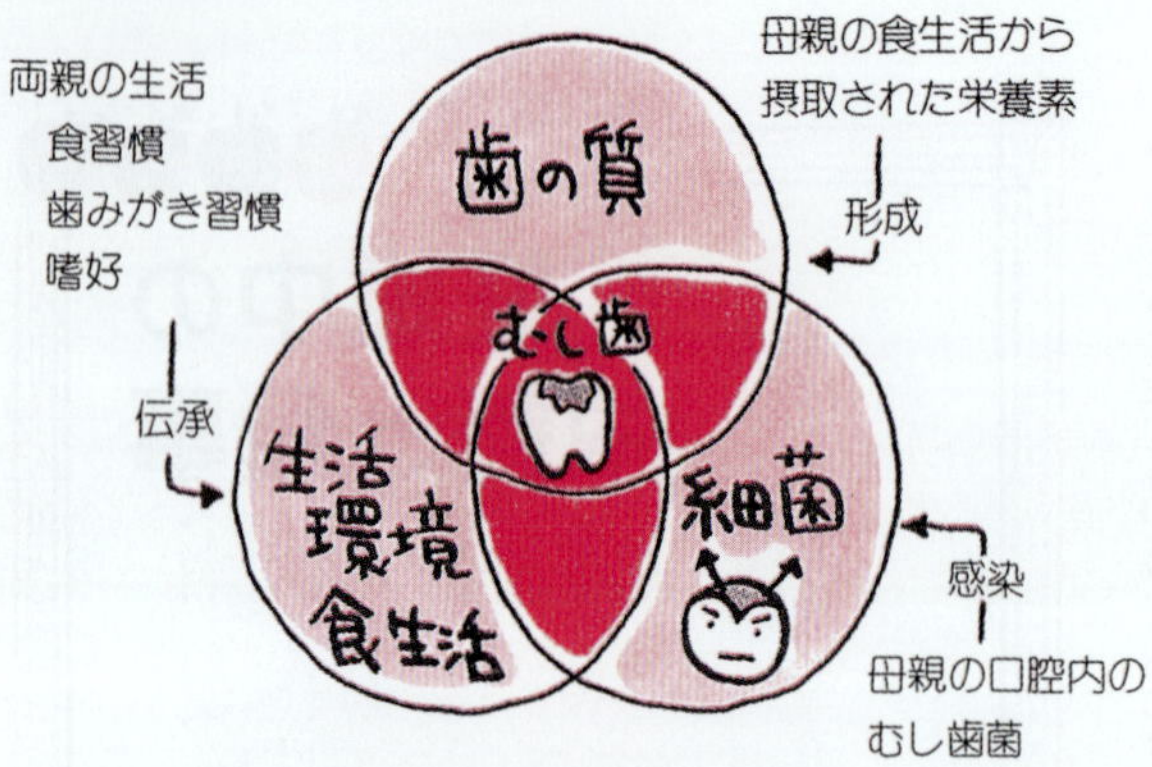

図1　妊娠中の生活環境（食生活）と子どものむし歯の発生

表1　妊娠中の栄養と食事（よい歯の赤ちゃんをめざして）

	週数	乳歯	永久歯	食生活	よい歯の赤ちゃんをめざして
妊娠前期	0 7 15	歯胚の発生（7週） 石灰化開始	歯胚の発生（6さい臼歯）	●ビタミンAの摂りすぎに注意 ●つわりで辛い時は食べたいものを食べ，水分補給を十分に ●便秘予防のために食物繊維を充分に ●カフェイン，アルコールの摂りすぎに注意	●食習慣や生活習慣は次の世代へ伝承します．生まれてくる子どものためにもママ自身の健康のためにも，生活を見直してみましょう ①規則正しい生活（食生活） ②食事はいろいろな食品群をバランスよく ③食事はゆっくりよく噛んで ④糖分，塩分，脂肪分は控えめに ⑤カルシウムはふだんから十分に ⑥歯みがき習慣を
中期	16 27			●エネルギーの摂りすぎに注意 ●塩分は控えめに ●たんぱく質，カルシウム，鉄分，ビタミン，をしっかりと	
末期	28 39		石灰化開始	●塩分，糖分は控えめに ●赤ちゃんのためにたんぱく質，ビタミン，ミネラル（鉄）を ●食事は少量ずつ偏りのない食生活を	●子どもが生まれてからの育児方針を家族と話し合ってみましょう ①甘党にしない育児方針 ②母乳保育 ③パパの教育で心の平和

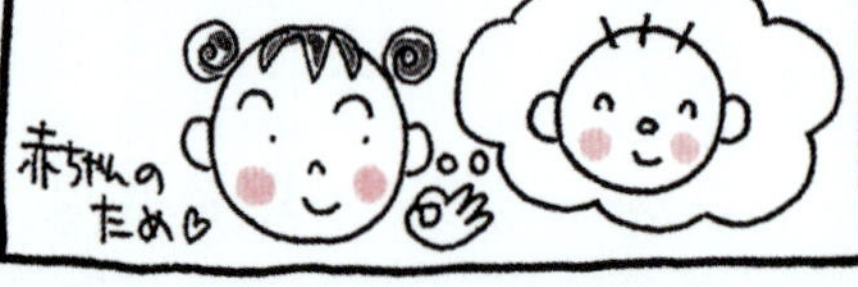

すい生活習慣が伝承されていく結果なのです。

③子どものむし歯菌の由来は、母親である可能性が高いのです。家族の口の中からデンタル・プラーク*（歯垢《しこう》）を採取して、むし歯菌であるストレプトコッカス・ミュータンス（*S. mutans*）の性状を両親のものと比較した結果、子どものストレプトコッカス・ミュータンスの性状は母親のものと同じであったが、父親のものとは異なっていたことが確認されています。[1]

生まれてくる赤ちゃんのためにも、むし歯は治療し、砂糖類は控えめにし、歯みがきをして、口腔《こうくう》内《ない》のむし歯菌の数を減らしておきましょう。できれば、歯科医院で専門的な歯面清掃《しめんせいそう》であるSRP(スケーリング・ルートプレーニング)やPMTC(プロフェッショナル・メカニカル・ツース・クリーニング）とむし歯予防のためのフッ化物塗布を受けましょう。こうした専門的なプラークコントロールはむし歯予防だけではなく歯周病《ししゅうびょう》（歯肉炎《しにくえん》・歯周炎《ししゅうえん》）予防にもつながります。[2,3]

むし歯にならない丈夫な歯を作る特別な食べ物や食べ方が存在するわけではありません（**表1**）。妊娠中の一般的な栄養に心がけていれば、健康な歯も育つのです。

問題に出会ってからでも育児の軌道修正は可能ですが、今以上の決心とエネルギーがいるものです。妊娠を機会に、子どもが生まれてからの育児方針を話し合っておきましょう。

用語解説

＊デンタル・プラーク
歯に付着するネバネバしたよごれで、成分のほとんどが細菌です。砂糖などが摂取されるとプラーク内で酸が作られ、むし歯の原因になります。

健康な母胎を維持するために

妊娠・出産はだれにでも生じうるライフ・イベントですが、そこには、親になっていくことの喜びや達成感とともに、親になることをめぐる不安や葛藤《かっとう》が生じる側面も存在します。特に妊産婦にとっては個体差はありますが、つわりやマタニティー・ブルー*など、周囲の理解やサポートが必要な時期でもあります。

健康な母胎を維持するためにも、妊娠期は食習慣や生活習慣の改善とともに、夫婦の「健康なパートナーシップ」を育《はぐく》む機会ととらえてみてはいかがでしょう。

用語解説

＊マタニティー・ブルー
産後3日頃に生じてくる軽いうつ状態。出産した女性の30〜60％に生じます。通常、一過性のもので、体調が回復するとともに治ります。

◆栄養と食事

日常の食事は、栄養を気にかけながらも、食べ慣れたもの、おいしそうなもの、値段や便利さなどで、習慣的に選んでいることが多いものです。ですから、妊娠を意識したときから、まず、今までの食生活を見直してみましょう。次のチェック項目を自分で確認してみてください。できることから行動してみましょう。

- 1日3食きちんと食べていますか。
- いろいろな食品群からバランスよく食べていますか。
- 食事はゆっくりよく噛《か》んでいますか。
- うす味の料理を心がけていますか。
- 極端なダイエットや逆に食べすぎや肥満はないですか。
- インスタント食品や加工食品、ファーストフードや外食に頼りすぎていませんか。
- ジュースやスポーツ飲料を水のかわりにしていませんか。
（糖分やpHの低さに注意）

表2は平均的な身長・体重の女性が、妊娠前に必要なエネルギー量と具体的な食品や量のめやすを示したものです。

図2と図3は、日本人の食事摂取基準（2015年版）[4]より、妊娠前と妊娠時の必要なエネルギー量と栄養素量をそれぞれ比較したものです。たんぱく質やミネラル、ビタミン類の必要量は増えますが、食品群の付加量（**表2**）はそれほど多くありません。

食事は、主食を中心に、副菜で十分な野菜を、主菜は肉、魚、卵、大豆料理をバランスよく摂ります。牛乳・乳製品を組み合わせて、カルシウムを十分に摂ります。1日1回は一汁三菜《いちじゅうさんさい》を心がけましょう。一汁三菜とは、ご飯に汁もの、3種のおかず（主菜1品、副菜2品）で構成された日本型の献立です。主菜は魚や肉、卵、豆腐などのたんぱく質を中心としたものにし、副菜は野菜や芋、豆、きのこ、海草などでビタミンやミネラル、食物繊維がたっぷり摂れるようにします。緑黄色野菜《りょくおうしょくやさい》を食べて葉酸《ようさん》を十分摂取しましょう。ご飯でエネルギー源となる炭水化物を、汁もので水分を、おかずでその他の栄養をバランスよく摂ることができます。

カルシウムは、骨や歯の成分として欠かせない栄養素です。妊娠・授乳期には、多くのカルシウムを必要とします。現在、日本人の食事摂取基準[4]では、妊娠・授乳期のカルシウム付加量はありませんが、推奨量と呼ばれる目標値を満たすよう謳《うた》われています。毎年行われる国民健康栄養調査[6]で、日本人はどの年代においてもカルシ

表2　女性の1日当たりの食品群別摂取量の目安（非妊娠時と妊娠時の付加量）

働き	食品群	30～49歳　女性　身体活動レベル低い 非妊娠時（約1,640kcal） 重量*（点**）		妊婦（付加量） 初期	中期	後期
からだをつくる	牛乳・乳製品	250g（2.0）	牛乳1・1/5本			
	卵	50g（1.0）	卵小1個			
	魚介・肉	100g（2.0）	魚50g　肉50g		+20g	+50g
	豆・豆製品	80g（1.0）	豆腐　約1/3丁			+50g
からだの調子を整える	野菜類	350g（1.0）				
	・緑黄色野菜	（120g以上）	ほうれん草3～4株（1/2杷）			
	・淡色野菜（きのこ，海草を含む）		キャベツ大1枚，きゅうり1本，生しいたけ1枚，ひじき2g			
	芋類	100g（1.0）	じゃがいも中1個			
	果物	200g（1.0）	りんご1個			
力や体温となる	穀類	220g（9.5）	ごはん軽く3.8杯，食パン1枚		+50g	+70g
	油脂類	15g（1.5）	油　大さじ1強			
	砂糖類	10g（0.5）	砂糖　大さじ1強			

注）摂取量は香川案[5]による．＊：食品の荷重平均摂取量，＊＊：1点＝80 kcal
野菜類350gのうち，緑黄色野菜で1/3以上摂りましょう．
エネルギー量は食事摂取基準（2015年）[4]よりやや少なめです．

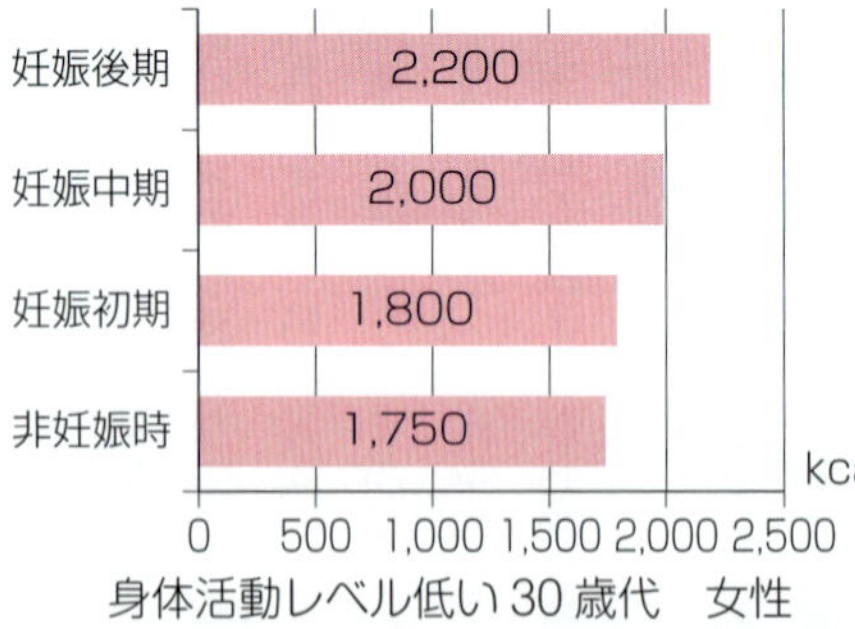

図2　非妊娠時・妊娠時のエネルギー必要量

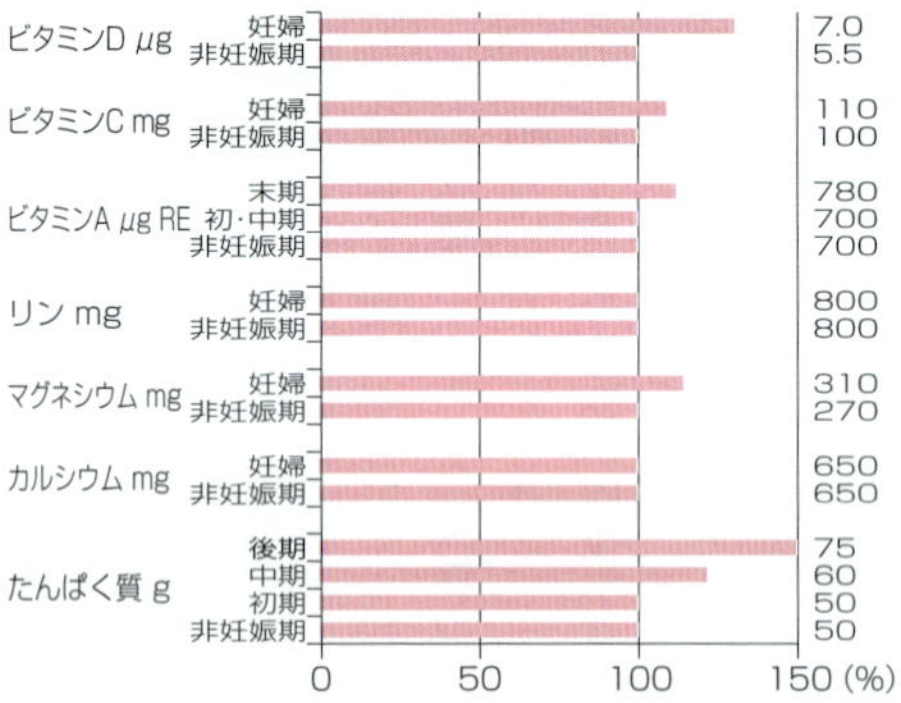

図3　非妊娠時・妊娠時の食事摂取基準（歯の形成に関わる主な栄養素について）

ウムが不足しています。特に、20代・30代女性でもっとも不足しています。更年期《こうねんき》以降の骨粗鬆症《こつそしょうしょう》の予防のためにも、日頃から十分なカルシウム摂取に心がけましょう。牛乳、乳製品、小魚、海草、豆腐、青菜などに多く含まれています。

母体の健康維持と赤ちゃんの発育のためには、いろいろな食品群からバランスよく食べましょう（**表2**）。妊産婦の食生活については、厚労省の「妊産婦のための食生活指針」[7]や2012年改定された母子健康手帳に詳しく紹介されています。

◆つわりや妊娠中のからだの異常などが胎児に及ぼす影響

▼つわり・妊娠悪阻《にんしんおそ》

つわりは妊娠5～6週頃から12～16週頃まで続く、食欲不振、悪心《おしん》、嘔吐《おうと》などの消化器症状です。ピークは7～9週頃です。この頃の赤ちゃんはまだ小さく、栄養は赤ちゃんに優先的にいきますから、心配はいりません。つわりでつらいときは、食べたいものを食べ、麦茶などで水分補給を心がけます。生理的な範囲を越えた病的なつわりを妊娠悪阻《にんしんおそ》と言います。脱水、電解質異常《でんかいしついじょう》、ケトン尿《にょう》症《しょう》、体重減少などの症状が発現します。悪化すると母体はもとより、流産となる危険があり、輸液など治療が必要になります。

▼貧《ひん》血《けつ》

鉄欠乏性貧血《てつけつぼうせいひんけつ》は、現在も20～30%の妊婦に見られる異常です。もともと女性は血色素低値者が多く、貧血は妊娠前からすでにあった栄養上の問題点が顕著化したものと言えます。幸い母親が貧血でも、赤ちゃんは優先的に母親の鉄分をもらいますから、重症でないかぎり、赤ちゃんに影響はありませんが、レバー、貝類（かき、あさり）、ほうれん草、ひじきなど鉄分の補給に気をつけましょう。しかし、食品からの鉄分の吸収は一般的に低いため、不足するときは鉄剤からの補給も考えましょう。

▼妊娠中毒症

おもな症状は浮腫《ふしゅ》（むくみ）、高血圧、タンパク尿で、主に妊娠後期に発症します。血管が収縮し、血液の循環が悪くなります。重症になると胎盤《たいばん》機能が低下し、早産や未熟児出産の原因になります。食事療法の原則は減塩・高タンパク・低エネルギーです。

▼妊娠性歯肉炎[2,3]

妊娠時には、女性ホルモンが変化します。エストロゲンやプロゲステロンの濃度が上昇し、歯肉溝《しにくこう》内に浸出してきます。これらを栄養として、特にプレボテーラ・インテルメディアという細菌が爆発的に増殖し、妊娠性歯肉炎《にんしんせいしにくえん》を発症します。妊娠性歯肉炎は、早産や未熟児出産の誘因になります。歯科医院で専門的なプラークコントロールを受け、口腔《こうくう》内を清潔に保持しましょう。それは胎児の健康にもつながります。

◆そのほか妊娠中の生活で配慮したいこと

▼妊娠中の環境とアレルギー

食物アレルギー[8,9]になるのは、遺伝によるアレルギー体質*がベースにあることと環境（食生活・住環境など）が原因と考えられています。妊娠後期の食事制限や代用食品の使用が赤ちゃんに及ぼす影響については、賛否両論です。ただ卵を毎日何個も食べる、牛乳を水がわりに飲むなど、偏った食べ方はしないほうが良いでしょう。

また、掃除機での掃除や換気などをこまめに行って、カビ、ハウスダストやダニの少ない生活をこころがけましょう。

用語解説

＊アレルギー体質
既時型（I型）アレルギーを起こしやすい体質のこと。この体質を正しくはアトピー素因と呼びます。IgE抗体を作りやすい体質で、親から遺伝すると考えられています。

Q おなかの子どもにカルシウムをとられて歯がボロボロになるって本当ですか?

A
歯は骨と違って、いったん完成するとほとんど代謝しません。胎児のために母体の歯からカルシウムが溶け出すことはありません。カルシウムは体内に取り込まれると、骨に沈着し、絶えず少しずつ入れ替わっています。胎児は必要なカルシウムを母体の血液から吸収しますが、その血中カルシウムは母体の骨の代謝によって供給されるものです。

妊娠にともなって、歯が悪くなることがあるのは事実ですが、それは妊娠にともなう口腔《こうくう》内の環境の変化が原因です。食べる回数が増える、甘い物、酸っぱい物が欲しくなる、歯ブラシを口に入れると気持ち悪い、歯みがきがおっくう、などです。

妊娠中に歯を悪くするかどうかは、妊娠期の口腔内をどう清潔に保つかによるのです。

(村上多恵子)

〈より詳しく知りたいときの本・雑誌等〉

1. 浜田茂幸:歯の健康と食生活。第一出版、東京、1990。
2. 奥田克爾:デンタルバイオフィルム。医歯薬出版、東京、2010。
3. 石井正敏:女性のためのオーラルケア―女性と口腔の健康―。砂書房、東京、2004。
4. 厚生労働省:日本人の食事摂取基準(2015年版)。(http://www.mhlw.go.jp/stf/seisakunitsuite/bunya/kenkou_iryou/kenkou/eiyou/syokuji_kijyun.html)
5. 香川芳子監修:食品成分表2016。女子栄養大学出版部、東京、2016。
6. 厚生労働省:平成27年国民健康・栄養調査(http://www.mhlw.go.jp/stf/houdou/0000142359.html)
7. 厚生労働省:妊産婦のための食生活指針。(http://www.mhlw.go.jp/houdou/2006/02/h0201-3a.html)2012/05/24アクセス。
8. 馬場 實ほか:特集 食物アレルギーと臨床栄養。臨床栄養、90(7):773~825、医歯薬出版、東京、1997。
9. 牛山 優ほか:特集 アレルギー疾患発生予防の strategy 妊娠中の食事による発生予防。小児科診療、2003;8(81):1365-1372。

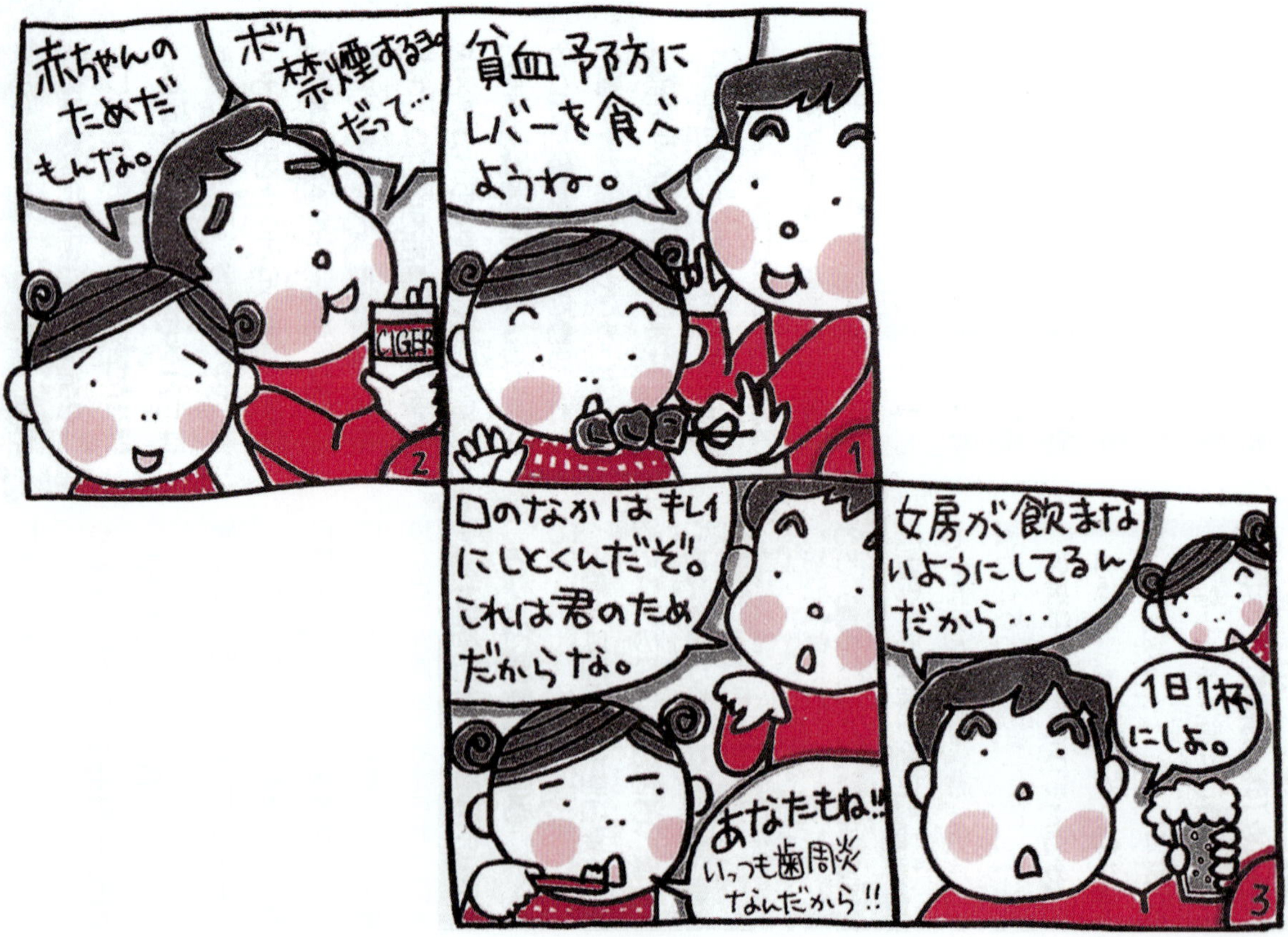

貧血予防にレバーを食べようね。
ボク禁煙するヨ。だって…
赤ちゃんのためだもんな。
女房が飲まないようにしてるんだから…
1日1杯にしよ。
口のなかはキレイにしとくんだぞ。これは君のためだからな。
あなたもね!!
いっつも歯周炎なんだから!!

妊娠時に起こりやすい歯と口の病気

ホルモンの変化で口の中にも影響が現れます

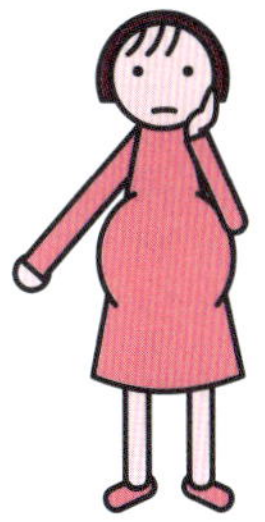

歯

◆歯が痛い・しみる

歯の痛みの原因はさまざまですが、大きく分けると、歯の内部にある神経（歯髄《しずい》）への刺激や神経の炎症が原因で起きる痛みと、歯を支えている骨（歯槽骨《しそうこつ》）や歯ぐき（歯肉《しにく》）に生じた炎症が原因で起きる痛みがあります。

これらの痛みのうち、前者は妊娠しているかどうかにはあまり関係がなく、日常的にどのくらいむし歯（齲蝕《うしょく》）の予防を心がけているか、予防方法に無理はないか、むし歯の治療をきちっと受けているか、治療が適切に行われたかどうか、などによって左右されます。

歯ブラシやデンタルフロスによる歯口《しこう》清掃を適切に行っていれば、妊娠したからといって急にむし歯が増えることはありません。ただし、妊娠にともなって食生活が変化し（食事のタイミングや嗜《し》好《こう》の変化、間食回数の増加など）、ショ糖（甘い物）を摂取する回数が多くなると、むし歯ができやすくなります。妊娠中は体重が増えすぎないようコントロールする必要がありますし、唾液のpHや緩《かん》衝能《しょうのう》が低下する傾向がありますから、いずれの面からもショ糖の摂取は控えめにすることが重要です。

歯の神経からくる痛みの多くはむし歯によるものですので、食事の際に特定の歯がズキズキする、冷たいものがしみるなどの症状がでた場合には放置せず、治療を受ける必要があります。また歯の詰めもの（充塡物《じゅうてんぶつ》）がとれて、痛みがある場合にも治療を受けておくことが大切です。歯科治療で用いられる局所麻酔薬が胎児《たいじ》の発育に影響することはありませんが、薬物アレルギーがあったり、心臓の病気、貧血、糖尿病などの基礎疾患がある場合には、歯科治療を受けていいかどうかを主治医に確認する必要があります。

日頃から歯みがきを熱心に行っている人、あるいは歯ぐきがやせ気味の人で、歯ブラシの毛が歯の根元に触れた瞬間に一過性の鋭い痛みを感じる場合があります。これは知覚過敏《ちかくかびん》と呼ばれ、本来は歯の表面に露出していないはずの象《ぞう》牙質《げしつ》に毛先が直接触れることで、刺激が神経まで伝わって痛みが生じます。知覚過敏に対しては、歯の表面に薬剤を塗るなどして刺激を遮断する治療が行われます。妊娠中であっても問題なく治療を受けることができます。

妊娠中も、歯を支えている骨や歯肉《しにく》に生じた炎症が原因で痛みを感じる場合があり、その際の治療として歯ぐきの処置に加えて内服薬を処方される場合がありますので、薬物について注意が必要です。骨や歯肉は内分泌の影響を受けやすく、妊娠中は歯肉炎《しにくえん》が起きやすいことが知られています。一般には歯肉炎で痛みを生じることは少ないですが、歯肉の腫《は》れや出血とともに痛みを感じた場合には、すぐ歯科で診察を受けることをおすすめします。

◆歯が汚れた・着色している・付着物がある

歯の汚れは、食べかすや細菌の塊である歯垢《しこう》（プラーク）が多く付着すると目につくようになります。食事の直後に気がつく汚れは、たいてい食べかすが歯に付いたものですので、歯みがきによって比較的容易に取り除くことができます。食事後の歯みがきがおろそかになると、徐々に付着する歯垢の量が増えていきます。歯垢がどの程度付着しているかは、ちょっと見ただけではわかりませんので、染色液《せんしょくえき》を使って赤色に染めて確認することをおすすめします。

歯垢《しこう》が長時間にわたり歯に付着したままだと、細菌の数が増えるだけでなく歯垢の粘り気が増して、歯ブラシでみがいても取れにくくなります。また、歯垢内部のpHが低下して、歯の表面が溶け始めます。このような変化は妊娠中に限ったものではありませんが、つわりが強く歯みがきに十分な時間をかけることができないと、むし歯になる危険性は高まります。

むし歯の初期には、溶けた歯の表面は白色を呈しています。その段階で歯みがきの仕方が改善すると、元の透明感のある色にもどることもありますが、歯垢が付着したままだと、さらに歯の表面がもろくなって欠け始めます。欠けた部分は、最初やや黄色みを帯びているのがふつうですが、時間が経つにつれて茶色あるいは黒っぽい色に変わることがあります。

歯の着色には歯石《しせき》もかかわっていることがあります。歯石は、歯ブラシの届きにくい場所や前歯の裏側などに多く付着し、歯みがきでは取ることができません。時間が経つと歯石は濃い色に変化し、硬さも増します。日常から歯科医院で歯石をとってもらうことが基本ですが、妊娠中も体調が落ち着いているならば、歯科医院で定期的に歯石を除去してもらうことをおすすめします。なお、お茶などに含まれる色素が歯の表面に付着して、茶色っぽい色を呈することがありますが、歯の健康上は問題ありません。色が気になる場合は、研磨剤《けんまざい》とともにみがくと落ちますので、歯科医院で処置を受けてください。

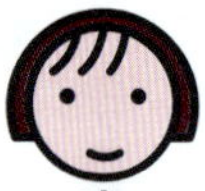

歯肉《しにく》（歯ぐき）

◆歯肉が腫《は》れた・出血した

歯肉の腫《は》れについて、腫れている場所が特定の歯の根（歯根《しこん》）の付近に限られている場合と、歯の周囲の比較的広い範囲に及んでいる場合で、原因が異なることがあります。前者については、むし歯（齲蝕《うしょく》）などをきっかけとして歯の神経の中まで細菌が侵入し、感染が拡がって根の先端まで到達して周囲の骨を溶かしてしまったような場合にしばしば見られます。

たいていは歯に強い痛みを感じる時期があり、それに続いて腫れが出現しますが、過去に根の治療を受けたことがある歯については、痛みをともなわずに腫れが出現することもあります。妊娠との直接の関係はありませんが、体力の低下や睡眠不足などがきっかけで起きることがあります。

妊娠中、特に妊娠初期から中期にかけて、歯と歯の間の歯肉（乳《にゅう》頭部歯肉《とうぶしにく》）を中心に広い範囲でやや赤っぽく腫れることがあります。このような歯肉の炎症を妊娠《にんしん》性歯肉炎《せいしにくえん》と言います。妊娠以前と比べて歯みがきの仕方に大きな違いがなくても、妊娠によるホルモン分泌の増加（特にエストロゲンやプロゲステロンなどの女性ホルモン）に関連して炎症が増悪して起きると考えられます。

歯肉炎のおもな原因は、蓄積した歯垢《しこう》や歯石《しせき》とそれらの中にいる細菌ですので、妊娠中であっても原因を除去することで炎症は改善します。妊娠性歯肉炎《にんしんせいしにくえん》では、通常の歯みがきなどの刺激でも歯肉から容易に出血することが特徴の一つです。

　そのほか妊娠中に見られる歯肉の異常として、良性の線維性組織の増殖として現れる妊娠性エプーリスがあります。上顎《じょうがく》の歯間乳頭《しかんにゅうとう》部《ぶ》に見られることが多く、健康な歯肉とは区別されます（**写真**）。

　エプーリスにはいくつか種類があり、妊娠中に限らず、歯肉のいろいろな場所に出現し、緩慢ではありますが徐々に大きくなります。エプーリスに対する処置は原則として外科的切除ですが、妊娠性エプーリスについては分娩《ぶんべん》後に自然消失することもありますので、他のエプーリスほど外科的切除を急ぐ必要はありません。切除するかどうかは分娩後の経過をみて判断しても良いでしょう。

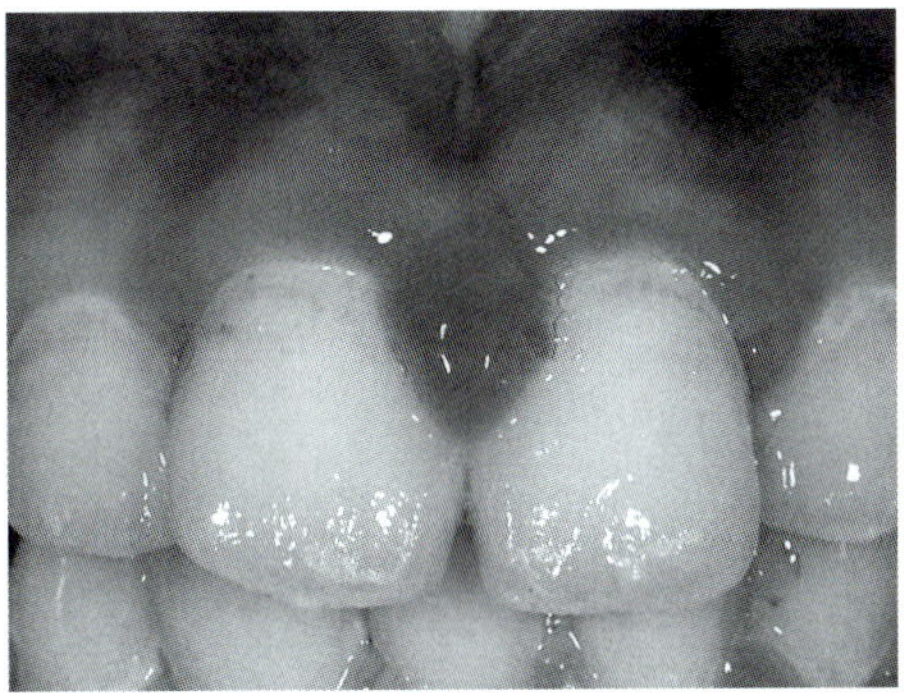
妊娠性エプーリス

◆歯肉の色が悪い

　正常な歯肉は淡いピンク色で弾力があり、表面はつやがあって滑らかです。健康な歯肉であっても色素沈着（メラニン色素による黒みがかった茶色）が見られる場合がありますが、その程度には個人差があり、年齢によっても差があります。長期にわたり色素沈着が見られる場合、妊娠以前と比べて変わりがなければ特に問題はありませんが、なかにはホルモンバランスの変化などが関係して、妊娠以降に着色が目立ってくる場合があります。

　気になるようであれば、歯科医院を受診して相談すると良いでしょう。漂白効果のある薬剤、あるいはレーザー照射によって色素を取り除くことが可能です。

　妊娠中であっても、口腔《こうくう》内にほとんど汚れが残っていない場合は歯肉の色に大きな変化はありませんが、歯みがきがおろそかになったり、軟らかいものが中心の食事になると、歯に汚れが残りやすい部位の歯肉、特に歯間部や歯の根元付近の歯肉の色が充血により赤みを帯びてきます。ときには赤紫色を呈することもあります。

　また、歯みがきや食事の際に出血しやすくなります。原因は、歯《し》垢《こう》などの汚れとその中に潜む細菌です。

　口臭《こうしゅう》も発生しやすくなりますので、汚れを丹念に清掃除去する必要があります。

◆歯肉が退縮した

　一時的に口腔《こうくう》清掃が不良になっただけで歯肉が退縮する（歯肉が下がり、歯の根部が露出した状態になる）ことはありませんが、歯肉の炎症が長期間持続して歯周炎《ししゅうえん》に移行した場合、あるいは目立った歯肉の腫《は》れや出血がなくても歯周炎になった場合は、歯肉の退縮が見られることがあります。

　歯肉の退縮が見られる場合には、その周囲にあって歯を支えている骨（歯槽骨《しそうこつ》）についても変化が起きている可能性が高く、その確認のためにはレントゲン撮影が必要です。

　妊娠中のレントゲン撮影については、治療上どうしても必要になったとき以外は行いませんので、たとえ軽度であっても歯周病に罹《かか》っていることがわかっている場合には、妊娠前にしっかりと治療を受け、歯みがきの方法等を習っておいて、妊娠中も歯周組織を安定した状態に保つよう心がけることが大切です。

　なお、歯みがきに熱心な人にときどき見られることですが、歯ブラシの圧力が強すぎることで毛先が歯肉を傷つけ、歯肉退縮《しにくたいしゅく》を起こしていることがあります。犬歯付近の歯肉が退縮している場合には、疑ってみる必要があります。


（白川　哲夫）

口腔粘膜《こうくうねんまく》・唾液《だえき》・口臭《こうしゅう》

◆妊娠中のホルモン変化がもたらすこと

受精後、妊娠が始まるとともに、女性ホルモンであるエストロゲンとプロゲステロンの分泌が増大します。

妊娠中のホルモンの増加は、妊娠から分娩《ぶんべん》までの過程の中でとても大切な役割を持っていますが、歯肉《しにく》（歯ぐき）や口腔粘膜《こうくうねんまく》（口の中の粘膜）には好ましくない変化をもたらすことがあるようです。

女性ホルモンの影響としては、歯肉や口腔粘膜の血管を拡張し、透過性《とうかせい》の亢進、つまり赤血球などの血液成分が組織に流れやすくなり、炎症性の変化を起こすことがあげられます。この結果、口腔粘膜や歯肉上皮《しにくじょうひ》の種々の細胞がバランスを失った増殖を行い、良性の腫瘤《しゅりゅう》（腫《は》れもの）を作ったりします。

歯肉炎《しにくえん》や歯周炎《ししゅうえん》には原因となる特定の種類の細菌が存在しますが、女性ホルモンはそれらの原因菌の中のある種の細菌の成長を促進することがわかっています。また、女性ホルモンの変化による影響かどうかまだ明らかではありませんが、妊娠中の感染に対する大きな防御機能《ぼうぎょきのう》である細胞性免疫《さいぼうせいめんえき》が抑制されると言われています。これは、口腔粘膜や歯肉に起こる感染に対する抵抗力の低下を意味しています。

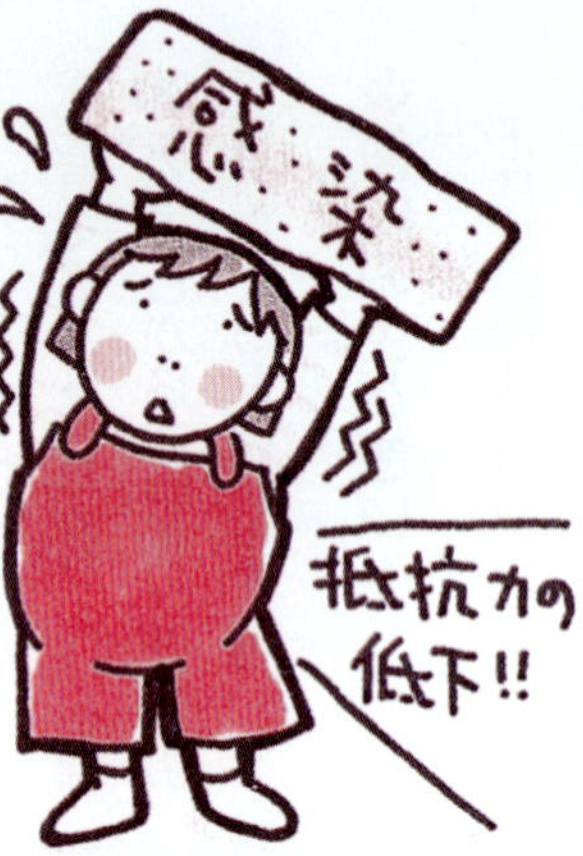

◆妊娠の影響で口の中に起こる病気

妊娠中は女性ホルモンであるエストロゲンとプロゲステロンの分泌が増加し、さまざまの影響を口腔粘膜や歯肉に与えることがわかっています。

▼歯肉炎《しにくえん》・歯周炎《ししゅうえん》

もともと炎症を起こしやすい状態にありますから、通常では起こらないような低いレベルの刺激でも、妊娠中は容易に炎症を起こします。そのなかでも、もっとも頻度が高いのが妊娠性歯肉炎《にんしんせいしにくえん》ですが、それまでにあった歯肉炎や歯周炎も重症化しやすく、歯周炎を持っていた妊婦はそうでない妊婦と比較して早産《そうざん》・低体重児の出産の発現率が7倍以上であったという報告もあります。

▼エプーリス

次に、妊娠中に起こる歯肉《しにく》の病気としては、妊娠性エプーリスというのが有名です。エプーリスというのは歯肉にできた限局性の良《りょう》性腫瘍《せいしゅよう》の名称で、妊娠性エプーリスの場合は、女性ホルモンの影響によって引き起こされる炎症症状の結果と考えられます。妊娠した女性の約1％くらいの人に起こると言われていますが、分娩後は女性ホルモンの分泌の正常化とともに次第に消失します。

▼口内炎《こうないえん》

また、妊娠中にもさまざまの口内炎（カタル性口内炎・口角ビラン・アフタ性口内炎）を引き起こすことがあります。しかし、歯肉の炎症や口内炎は妊産婦でなくても発症する病気であり、妊娠によって炎症が起こりやすくなっているということです。

これらの病気の直接的原因は、あくまでもつわり（悪阻《おそ》）や嗜好《しこう》性《せい》の変化などによる口腔《こうくう》の清掃不良や栄養のかたよりにあると考えるべきでしょう。基本的には口腔内を常にきれいにしておくことです。

▼歯根膜炎《しこんまくえん》、健全歯歯痛《しつう》

また、女性ホルモンの影響によって、歯を支える歯周組織《ししゅうそしき》の再生や回復能力が低下するなどの原因で、歯の動揺が起きたり、歯髄《しずい》内の血行状態の変化によってまったく健康な歯に痛みを起こしたりすることもあります。この症状も、出生後なくなりますから問題ありません。

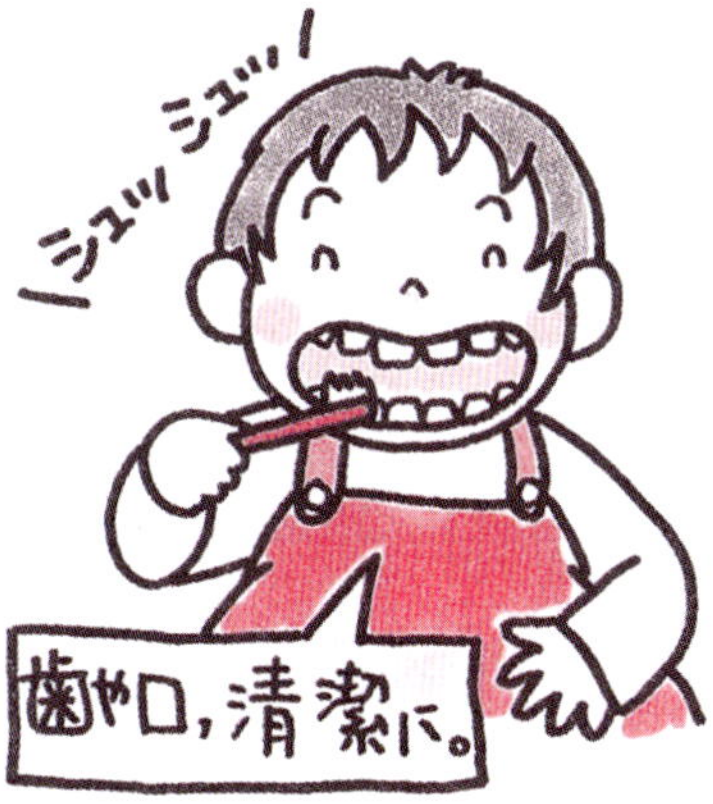
シュッシュッ
歯や口、清潔に。

◆唾液《だえき》の流れが変化し、口《こう》臭《しゅう》が増えることがあります

妊娠中には、唾液《だえき》の流れや量が変化し、口臭《こうしゅう》が増大することがあります。これには、大きな個人差があり、また、妊娠の時期による差もありますが、一般的に妊娠中は唾液の分泌量が低下すると言われています。

唾液分泌量が抑制される原因として考えられるのは、やはり女性ホルモンとのかかわりがあげられますが、もう一つの原因としては、妊娠による心理的な変化、たとえば、不安や緊張などのような感情も関与するようです。そのため、安定期となる6カ月頃一時的に唾液の分泌量は増加しますが、再び出産まで低下するようです。妊娠中に口の中がネバネバするというのは、この唾液の分泌量の低下によって起こるものです。

唾液には、消化を助けるという役割のほかにも、口の中を清掃する、むし歯（齲蝕《うしょく》）や歯肉炎《しにくえん》に関係する細菌の増加を抑制する、などといった役割を果たしています。したがって、唾液の分泌が抑制されると、歯に付着するプラーク（歯垢《しこう》）や口の中全体の細菌が増加し、不潔になってしまいます。

このほかにも、妊娠によって唾液のpHの低下や、唾液中において歯肉炎の原因菌が増加する傾向が見られ、むし歯や歯肉炎が起こりやすくなります。

このように唾液分泌の変化は、口腔《こうくう》内の不潔や炎症を誘発し、その結果、口臭を増加させる原因ともなるようです。しかし、口臭の直接的な原因は、唾液の分泌量の減少ではありません。つわりなど

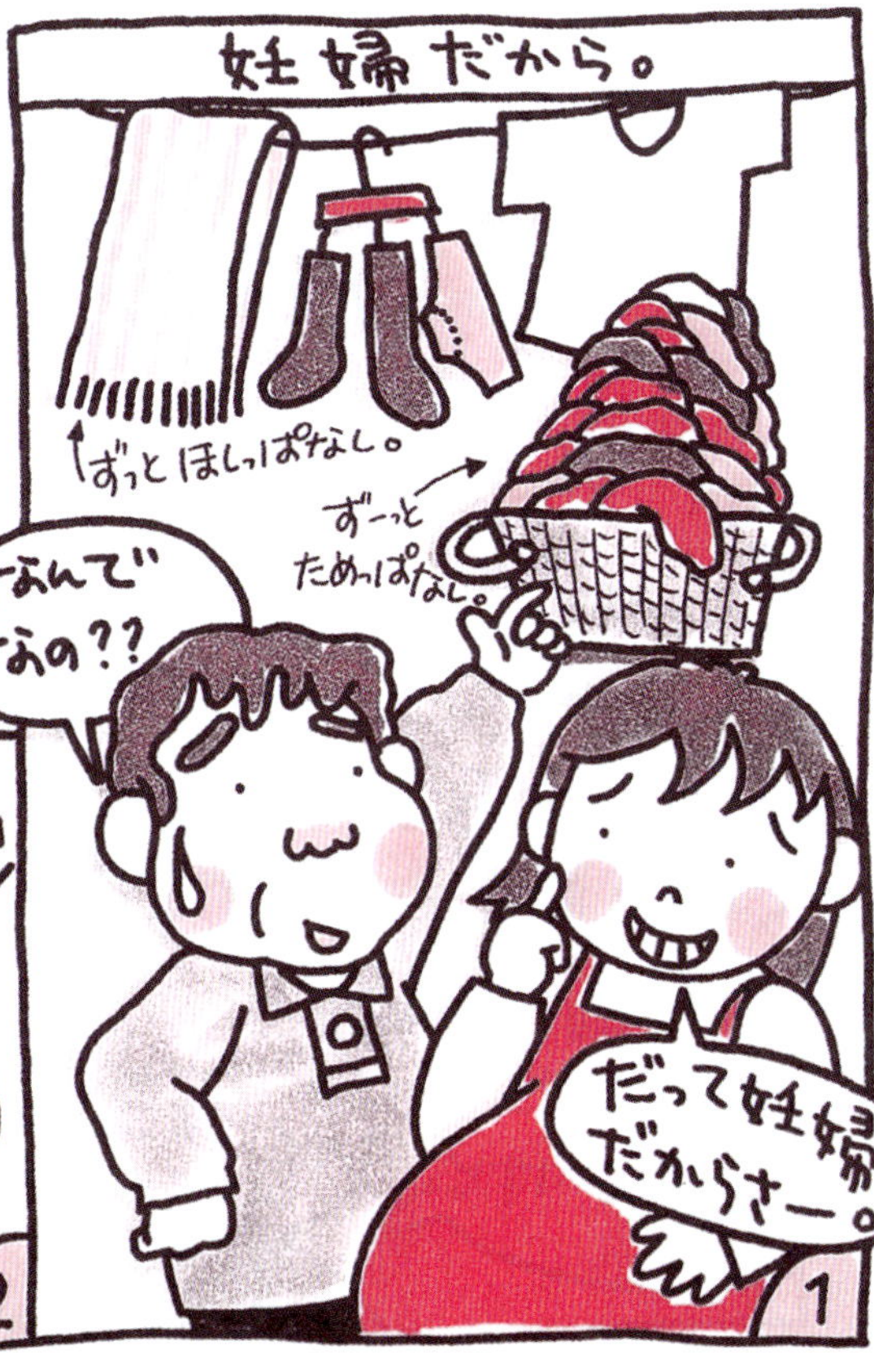
妊婦だから。
ずっとほしっぱなし。
ずーっとためっぱなし。
なんでなの？？
だって妊婦だからさー。

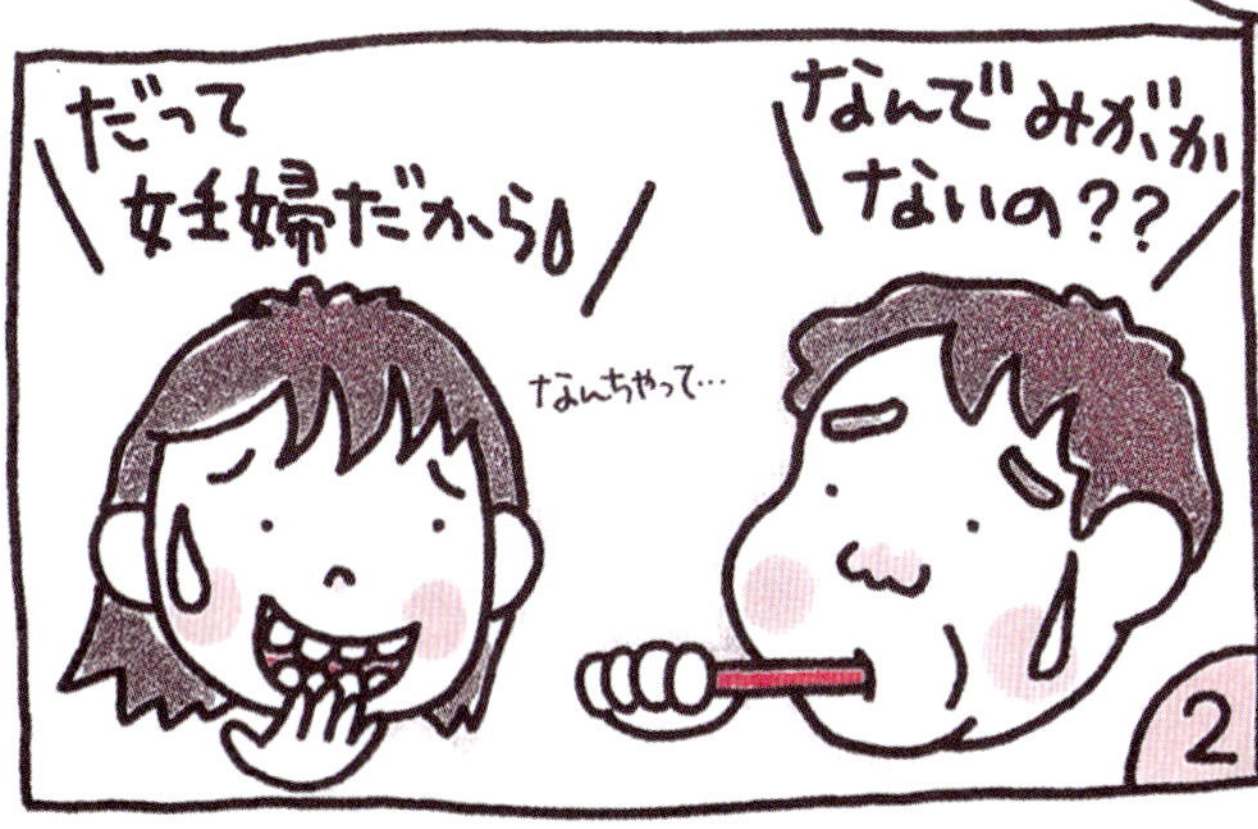
なんでみがかないの？？
だって妊婦だから。
なんちゃって…

の影響で間食の摂り方や好みが変化をきたすことが大きな原因となりうるのです。

また、母親のむし歯菌（ミュータンス菌）が多いと子どもが2歳ぐらいになったときに口の中にむし歯菌が定着し、むし歯を発生しやすくなることがわかっています。

そうじに きましたよ♥
このあたり よろしくネ。

重要なことは、妊娠中の女性ホルモンの変化によって起こっている身体の大きな変化を自覚しながらも、本当の原因は口腔《こうくう》内の細菌、つまりは不潔な口腔にあるのですから、妊娠中は注意深く、ていねいに歯や口の清掃を行うことでしょう。

（鶴本　明久）

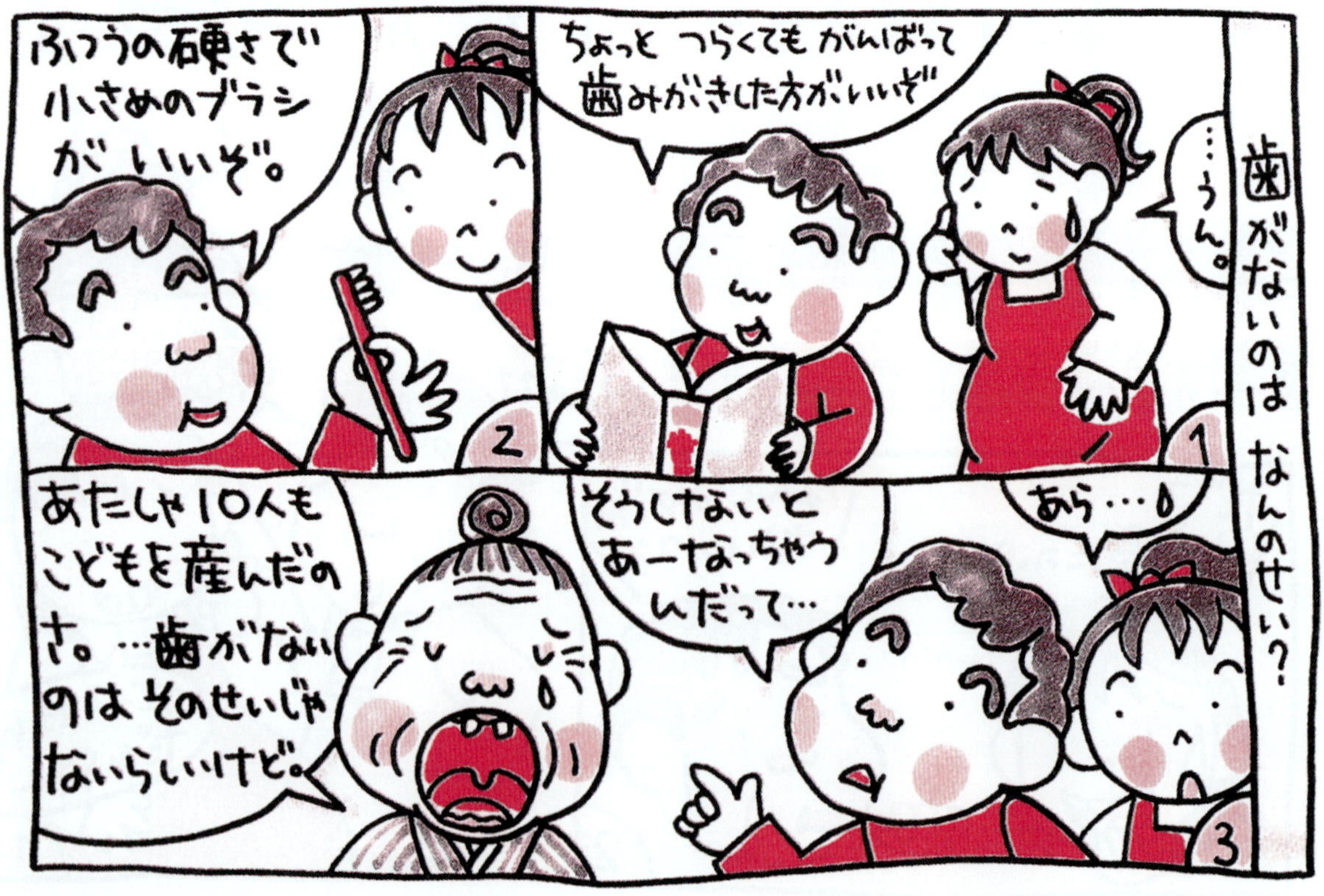
歯がないのは なんのせい？
ちょっと つらくても がんばって 歯みがきした方がいいぞ
…うん。
ふつうの硬さで 小さめのブラシ が いいぞ。
あら…
そうしないと あーなっちゃう んだって…
あたしゃ10人も こどもを産んだのさ。…歯がないのは そのせいじゃないらしいけど。

妊娠中の歯と口の治療

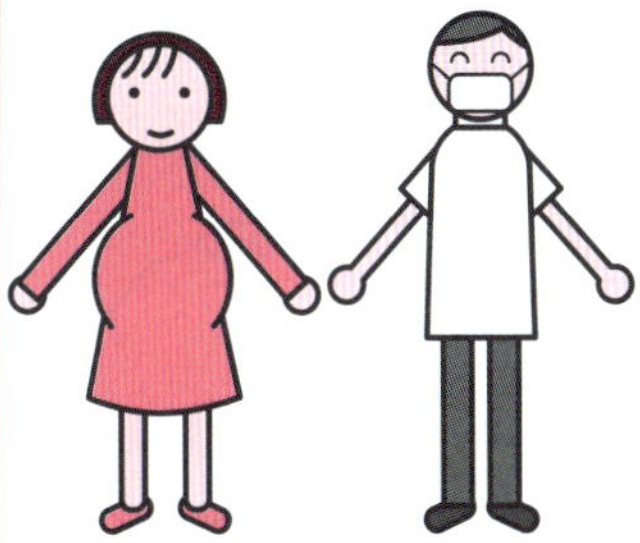

治療の前に妊娠中であることを歯科医師に話しましょう

歯科の治療に不安を抱かずに

歯科医院に治療を受けに行くことを楽しみにしている人は、あまりいないでしょう。ましてや、妊娠していれば、自分自身のことばかりでなくおなかの中の胎児《たいじ》への影響などを心配して、歯科での治療を躊躇《ちゅうちょ》してしまう人も多いと思われます。しかし妊娠中の歯科の治療については、歯科医師も十分に心得ていますので積極的に受診すべきです。むしろ、歯科の治療はできるだけすみやかに行うべきだと考えられます。ことに産後は、授乳など育児に追われ、通院が困難になってしまうことが多いため、できる限り妊娠中に治療をすましてしまうことは必要なことだと思われます。

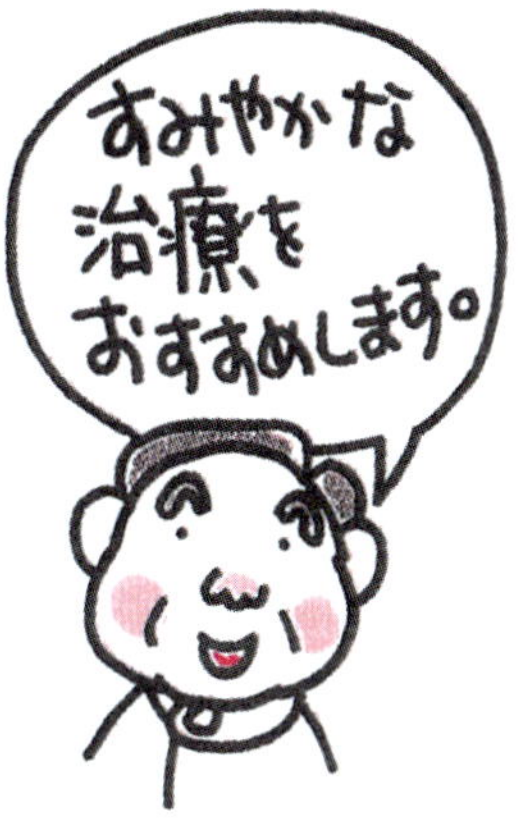
すみやかな
治療を
おすすめします。

妊娠しているからといって治療をしないで放置しているうちに症状が悪化してしまいますと、結局は治療に時間がかかってしまう結果となります。また、口の中に症状があると、うまく食事が摂れなくなってしまい、母体にも胎児にも良いことはありません。また、痛いのを我慢し続けることも、精神的に安定していることが重要な時期ですので当然避けるべきだと思われます。このようなことが起こらないように、何か心配なことがあったら迷わずに歯科医師に相談し、歯科の治療を不安に思わず、積極的に治療を受けるようにしましょう。

妊娠中に歯科の治療を受ける場合、必ず妊娠中であることを歯科医師に告げたうえで治療を進めてもらうようにしましょう。妊娠中の経過や、現在何週目か、つわり(悪阻《おそ》)の状態や流産の既往《きおう》がないかなどの情報があれば治療計画を立てるうえでとても参考になりま

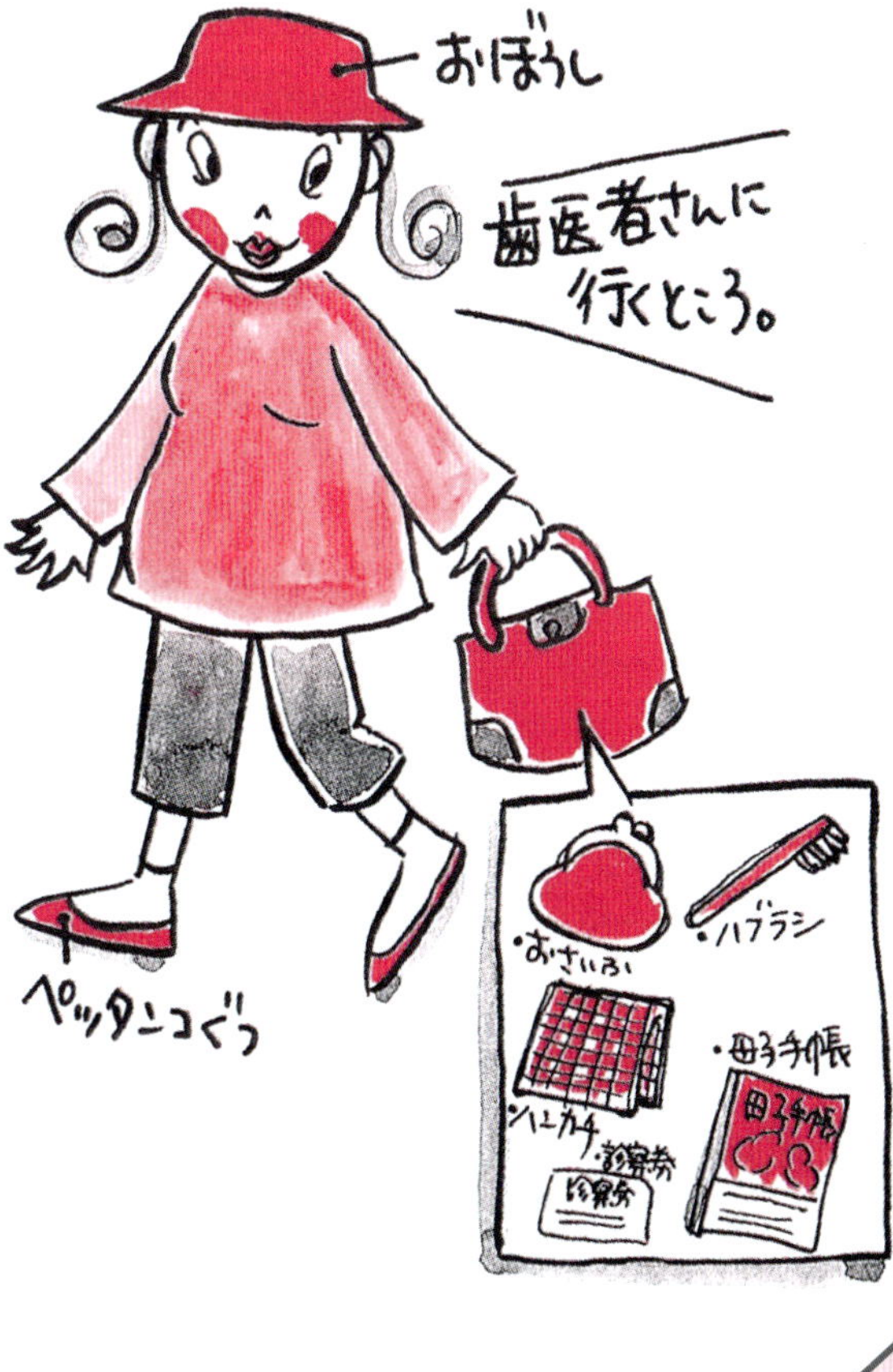
おぼうし
歯医者さんに
行くところ。
・おさいふ
・ハブラシ
・母子手帳
ペッタンコぐつ

す。母子健康手帳も持っていくと良いでしょう。

歯科の治療に適した時期

妊娠しているときに歯科の治療を受けるのにもっとも適しているのは妊娠中期、すなわち妊娠5〜7カ月であると言われています。

妊娠初期は、さまざまな器官の基本的な部分を形成していく時期であり、レントゲン写真の撮影や薬の使用に少々気を使います。また、着床《ちゃくしょう》が不十分なため流産を起こしやすく、つわりも生じてくるのであまり治療には向いていない時期となります。

妊娠後期では、はじめのうちは歯科の治療には比較的安全な時期ですが、中盤以降は出産により治療が中断されてしまう可能性が出てくるために、治療の内容を考慮する必要が出てきます。

この頃になると胎児もかなり大きくなってくるので、仰向《あおむ》けに寝る姿勢をとる歯科の診療形態では、腹部の血管を圧迫してしまうため、長時間の診療ができなくなったりします。出産が近くなってくると歯科の治療に対して不安の強い妊婦では、ちょっとした刺激でもそれがきっかけとなり早産につながってしまうという事態も考えられます。

歯科の治療に関しては、基本的には治療を行って悪い時期というものはないとされていますが、妊娠初期と妊娠後期の中盤以降は避けるほうが良いと思われます。

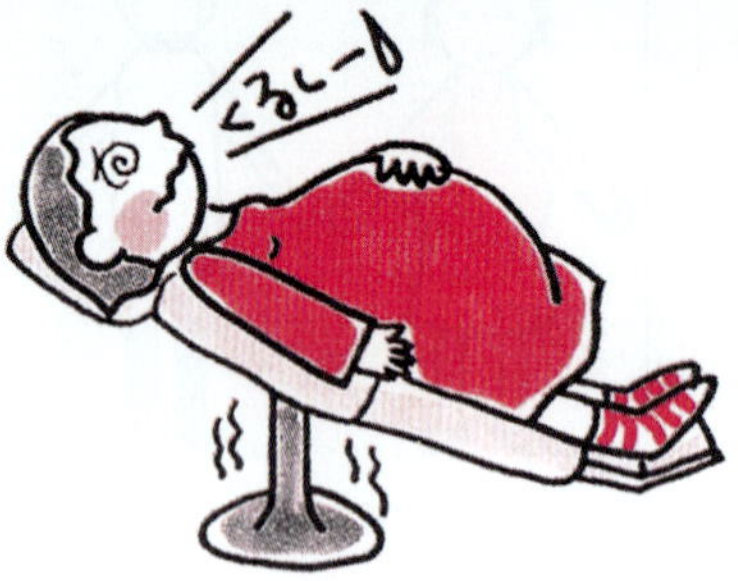

歯科の治療で使われる薬

初期のむし歯（齲蝕《うしょく》）や歯周病《ししゅうびょう》を治療する場合は、麻酔薬などの薬を使う必要のない場合もありますが、深いむし歯や急性症状を起こし、腫《は》れて痛みの出てしまった歯周病や親知らず（智歯《ちし》）などを治療する場合は麻酔薬や抗菌薬、鎮痛消炎剤などを使う必要が出てきます。

歯科用局所麻酔薬は、注射をしたその場所で分解されてしまうために、胎児への影響を心配する必要はあまりありません。局所麻酔薬でアレルギーを起こしたことのある人や、気分が悪くなったりしたことのある人は、事前に歯科医師に伝えてください。

抗菌薬についても、妊娠時期との関係で使用方法が異なりますので歯科医師の指示に従ってください。たとえば、歯周病や親知らずなどの急性炎症では、一過性の菌《きん》血症《けつしょう》などが起こる可能性があるため、それにともなう高熱は、早産の誘発、羊水《ようすい》感染、胎児切迫仮死《たいじせっぱくかし》、前期破水などの原因になることもあるのです。歯科医師はどうしても抗菌薬を使用しなければならない場合には、妊娠の全期間にわたって比較的胎児への移行が少ないペニシリン系、セフェム系、マクロライド系などの薬剤を選んで使います。

鎮痛消炎剤《ちんつうしょうえんざい》については、妊娠中はできる限り使用しないほうが良いと思われます。しかし、むし歯や歯周病などが悪化して痛みを無理に我慢し続けるようでは、母体や胎児に対して肉体的にも精神的にも良いはずがありません。比較的安全な鎮痛消炎剤としてはアセトアミノフェンがあげられますが、逆に、アンチピリン、イブプロフェン、インドメタシン、ジクロフェナク、スルピリン、フルルビプロフェンなどは注意が必要で、これらの薬は一般に薬局で売られている薬に入っている場合がありますので、市販薬を購入するときは薬剤師などに相談すると良いでしょう。

アレルギー反応や副作用については、妊娠している人に限らず、すべての人に言えることですが、今まで使った薬でアレルギー反応や副作用があった人は、歯科医院で治療を受ける前に必ずその薬の名前とそのときの症状、その後の経過などを歯科医師に伝えるようにしましょう。

産後の歯科治療

産後の歯科治療については、出産直後でも歯痛《しつう》や腫《は》れているなどの症状が出てしまった場合、治療の必要性が生じることがあるでしょう。治療を行うことに関しては、出産直後でも特に問題はありませんが、歯科医院に何回か通院するようですと産褥期《さんじょくき》の女性では、身体的にもたいへんな負担になってしまいます。産後の状態の良い人なら1カ月くらいからからだの調子も戻ってくるので、産婦人科の産後の1カ月健診で産婦人科医に「通常の生活に戻っていいです」と言われた段階で歯科医院への通院を始めると良いでしょう。

また、この時期は赤ちゃんに授乳をしている時期にあたりますので、歯科医院を受診するときは、必ず授乳期であることを歯科医師に伝えるようにしましょう。授乳中のお母さんでは、治療に使った薬が母乳へ出てしまうのではないかと心配してしまうことと思われます。歯科で一般的に使われる薬は、歯科治療に使われる通常の量であれば、短期間で薬を飲んでしまう場合でしたらまず問題はありません。母乳へ移行しやすい薬や、長期間にわたり薬を飲むようでしたら、その期間は、人工哺乳に変えていけば良いと思われますので、歯科医師に相談してください。

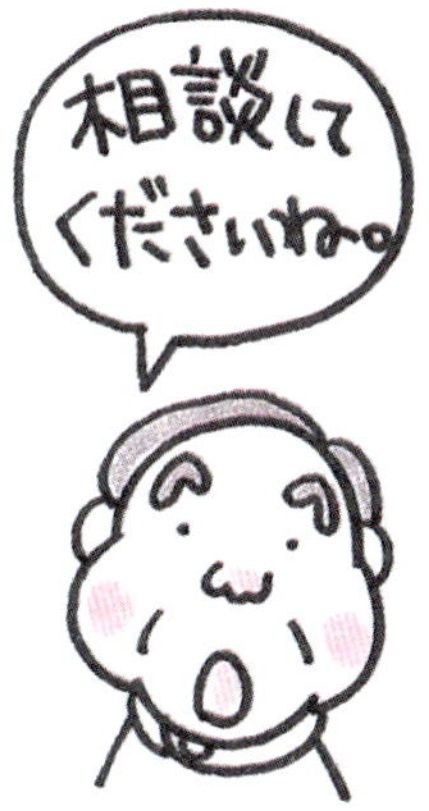
相談してくださいね。

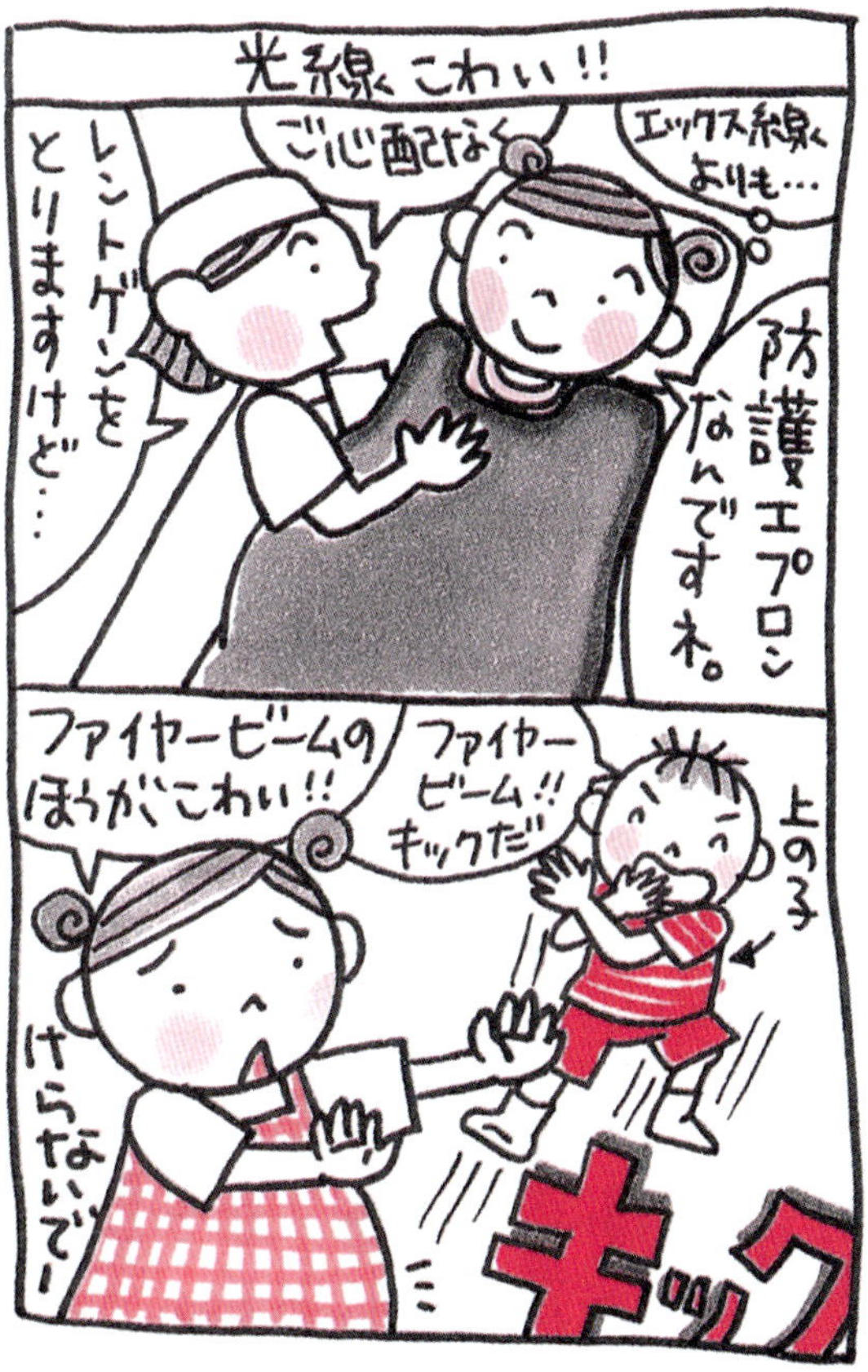
光線こわい!!
エックス線よりも…
防護エプロンなんですね。
ご心配なく
レントゲンをとりますけど…
上の子
ファイヤービーム!! キックだ
ファイヤービームのほうがこわい!!
けらないで!
キック

Q 妊娠中の歯の治療でエックス線写真（レントゲン写真）を撮っても大丈夫なのですか？

A 妊娠の初期には胎児のエックス線に対する感受性がもっとも強くなっています。胎児被曝《たいじひばく》のリスクは、着床前期（受精後約9日）、器官形成期（受精後約2～8週）そして胎児期（受精後約8週以降）の各段階で異なっています。放射線による障害としては奇形、精神《せいしん》発達遅滞《はったつちたい》、発がんなどがあります。

しかし、歯科の診療で用いているエックス線写真の撮影では、胎児に直接エックス線があたることはありませんし、妊婦に限らず防護用エプロンを着用して撮影するので、被曝量という点からみてもほとんどゼロになり、問題はないと考えて良いでしょう。また、最近ではデジタルエックス線写真の撮影機が普及してきており、より低いエックス線量で撮影ができるようになってきています。

ただむやみにエックス線をこわがって、エックス線写真を撮らずに治療を行うと、的確な治療を行えない場合もあります。まず自分が妊娠の可能性があるのか、あるいは妊娠第何週であるのかを、歯科医師に必ず告げてください。

Q 妊娠中は、あまり薬は飲まないほうが良いと言われていますが？

A 妊娠中に限らず薬は飲まないですめば、それにこしたことはありません。しかし、病気に罹《かか》ってしまい、病気が母体や胎児に悪い影響を及ぼす可能性があれば、薬を飲み、積極的に治していく必要があります。

幸いなことに歯科の治療で使われる薬のほとんどは、妊婦に対しても比較的安全に使用できます。歯科医師は、その中でも安全な薬をなるべく少ない量で効率よく使って治療を行っていくことを考え、薬を処方します。

ですから、薬を飲む必要性のある人は、治療すべきときはただちに完全に治療するという気持ちで、歯科医師の指示を守り、正しく薬を飲むようにしましょう。

Q 歯の治療に適当な時期を知りたいのですが？

A 歯科の治療に関しては、原則的には治療を行って悪い時期というものはないとされています。むしろ、歯科の治療はできるだけすみやかに行うべきであると思われます。しかし、妊娠初期は流産を起こしやすい時期であり、つわりも生じてくるので、一時的な処置でとどめておくのが一般的な考え方です。

また、妊娠後期においてもおなかが大きくなってくると、仰向けで長い間治療していることができなくなったり、出産が近くなってくるとちょっとした刺激でも早産につながってしまう事態も起こりかねません。

これらのことを考えると、妊娠中期つまり妊娠5カ月から7カ月の間がもっとも歯の治療には適しているものと思われます。しかしながら、実際には歯科の治療を行うときの妊婦の状態により変わってきますので、必要に応じて産科医と歯科医師とで連絡を密にとり、治療を行っていくことも必要になってきます。

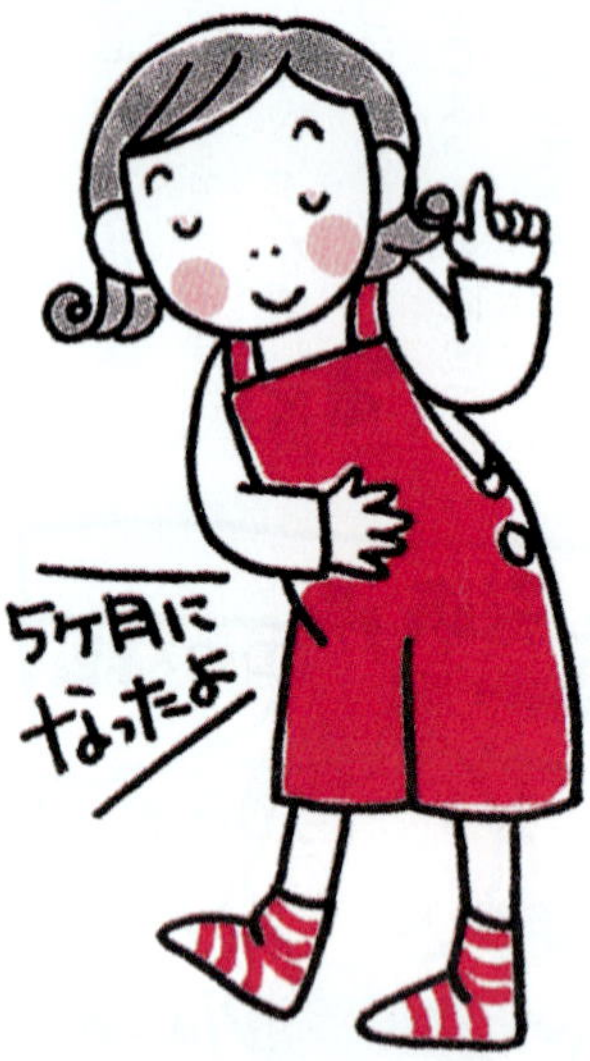

Q むし歯や歯周病が遺伝するって本当ですか？

A 歯の形や歯ならびなどは、遺伝的な要素が現れると思われます。しかし、むし歯や歯周病は、糖尿病や高血圧などの成人病と同じように、生活習慣に大きく左右されます。たとえば、ある家庭で、長男にむし歯が多かったので、次男のおやつや歯みがきを注意していたら、むし歯ができなかったという実話があります。もし遺伝によりむし歯や歯周病の罹《かか》りやすさが決定されるなら、兄弟ともにむし歯が多くなっても良いはずです。

むし歯や歯周病を予防するためには、遺伝的な要因よりも食生活や口腔《こうくう》清掃など生活習慣を見直すことのほうが大切なのです。

（松本　勝・安井利一）

乳児期

1歳6カ月くらいまで
（哺乳期・離乳期）

乳児期の口の中の状態

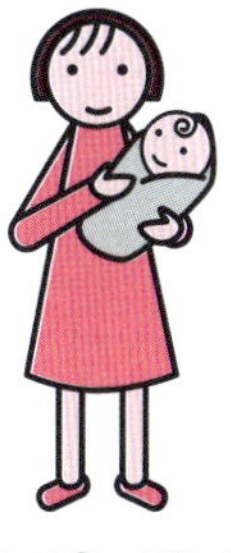

歯のない口にやがて
歯が生えはじめ
赤ちゃんの口は活発です

◆お乳《ちち》を吸うための最適な形

出生時の赤ちゃんの口の中には歯がありません。あご（顎）も小さく、歯ぐきも平らで低いため、舌が口の中におさまりきらず、上下の唇《くちびる》の間から見えています。また、上あごの中央部が丸く凹《へこ》んでおり、その周囲には膨《ふく》らみがあります（**図1、2**）。頬《ほほ》の内側にも脂《し》肪床《ぼうしょう》と呼ばれる膨らみが見られます。このような赤ちゃんの口の中の形は、お乳を吸うためには最適な形と言えます。出生直後の赤ちゃんでも、通常は胎児期《たいじき》に身につけた反射行動によってお乳を吸うことができます。

赤ちゃんは哺乳《ほにゅう》時に、舌で乳首《ちくび》を上あごの凹《くぼ》みのところまで引き込んできてお乳を吸います。平らな下の歯ぐき（歯肉《しにく》）の上に舌をのせ、唇を乳首のまわりに押しつけて舌の波動様の動きでお乳を吸う赤ちゃんには、歯はあってもまだじゃまなだけです。上あごや頬《きょう》部《ぶ》の膨らみは、乳首を上あごと舌の間に密着しやすくしていて、効率よくお乳が吸える助けとなっています。

◆あご（顎）の成長と変化

このような口の形も、乳歯《にゅうし》が生えるまでの間に成長・変化します。乳児期は顎《あご》の成長が盛んで、特に生まれて半年間は下あごの前方への成長が著しく、歯ぐきのアーチも大きくなり、高さも増してきます。このため、出生時には上あごに対して下あごがかなり後ろに位置していますが、乳歯が生《は》え始めるころまでには、上あごと下あごの歯ぐきがちょうど合わさるような位置関係になってきます。

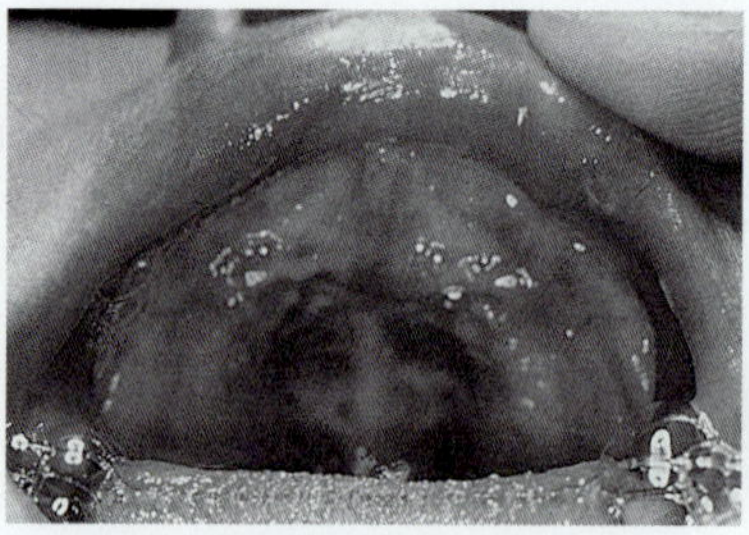

図１　赤ちゃんの上あごの形

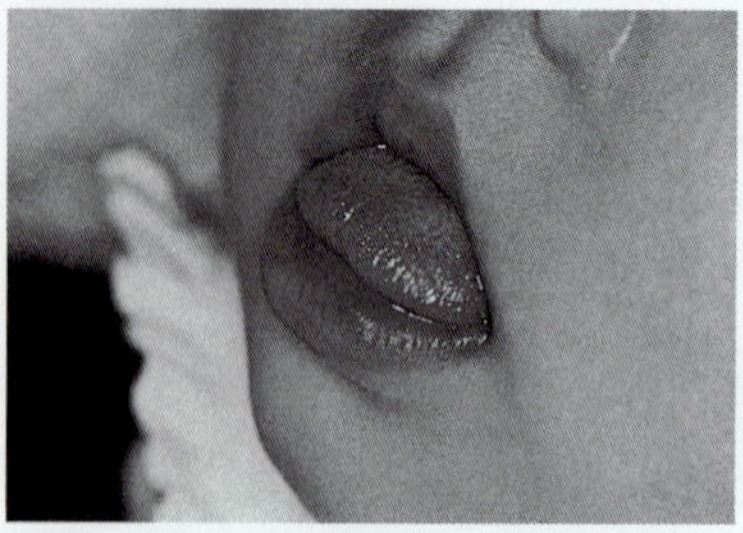

図２　上下の唇の間から舌が見える状態

◆乳歯の生《は》えはじめ

乳歯の生えはじめは、生後6、7カ月頃に下の前歯から生えてくることが多いようです。

一般に歯の生える時期は個人差が大きいものですが、乳歯でも3、4カ月で生えはじめる児から、1歳の誕生日近くになってやっと生えはじめる児まで、かなりの差が見られます。

生える順序も、上の前歯が先に生えることもあれば、まん中の前歯よりわきの前歯が先に生えてくることもあり、こちらもかなり個人差が見られます。

◆赤ちゃんのよだれ

生後半年頃には、赤ちゃんのよだれが増えてきますが、この時期には乳歯が生えはじめるばかりでなく離乳食もはじまり、指しゃぶりやおもちゃ遊びなど、口へのさまざまな刺激が増えてきて唾液の分泌がさかんになります。この頃の赤ちゃんは、まだ上唇を使って離乳食を取り込むこともはじめたばかりで唇を閉じていることも少ないため、たまった唾液がよだれとして外へ流れ出やすいわけです。離乳のステップが進んでいって唇を閉じることや、たまった唾液を飲み込む動きが上手になると、よだれは徐々に減ってきます。

◆前歯で遊ぶ

生後1年を過ぎる頃には、上下の前歯が4本ずつ、合計8本の乳歯が生えている赤ちゃんが多くなります。上下の前歯が生えてくると、今まではなめていた玩具などを前歯で噛《か》んで遊ぶ行為が見られるようになります。なめただけではわからない硬さや弾力性などを確かめているようです。

また、前歯での歯ぎしりもよく見られますが、これは上下の前歯の位置関係や噛《か》み合う感触を確かめている行為ですので、まだ癖などのようなものではなく心配いりません。このように前歯を使うことを練習しながら、前歯で食物を噛みとったり、噛み切ったりすることを覚えていきます。

◆奥歯が生《は》えて

1歳代の前半には、第一乳臼歯《だいいちにゅうきゅうし》と呼ばれる最初の奥歯が生えはじめます。この歯が上下生えてくることによって初めて奥歯の噛《か》み合わせができてきて、食物を噛み潰《つぶ》すことなどができるようになります。また、噛み合わせの高さが増すことにより口の中がさらに拡がり、舌の動きもさらに自由になることから、食べる機能も言葉を発音する機能も発達が促されます。

（向井　美恵・井上　美津子）

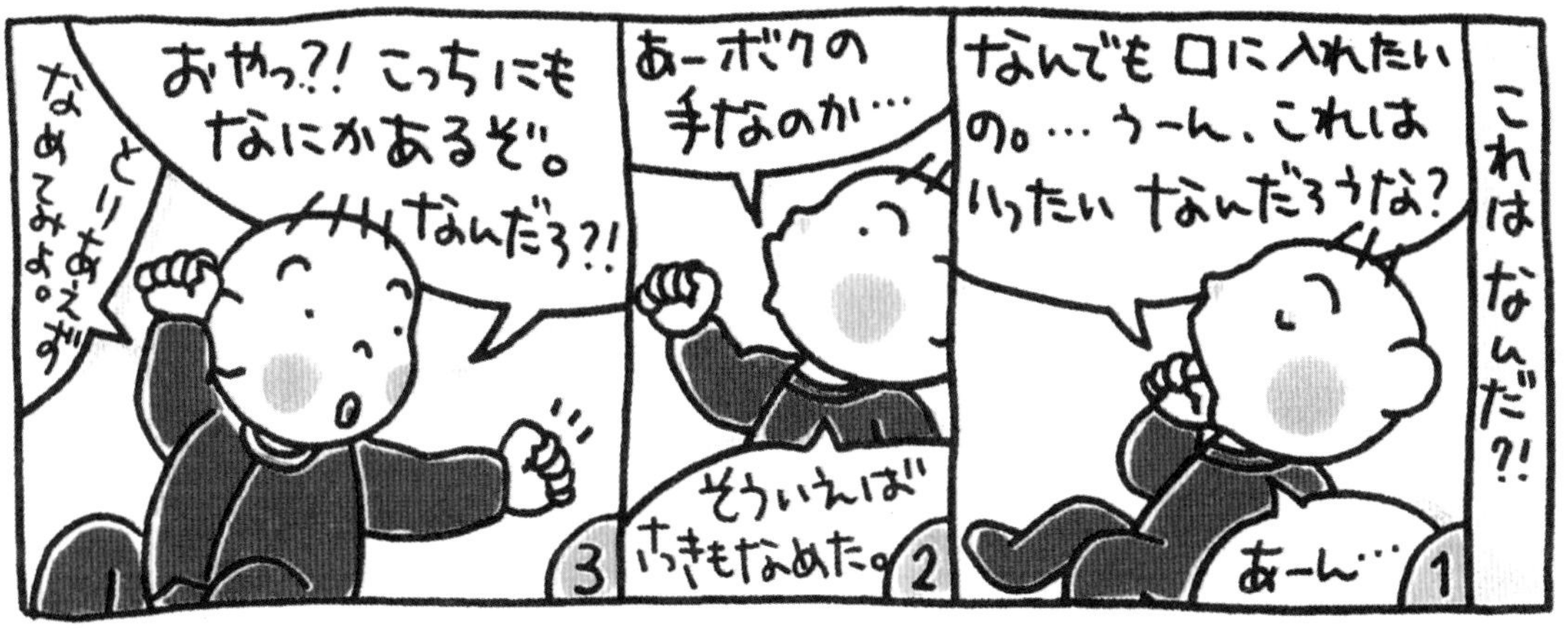
これはなんだ?!
なんでも口に入れたいの。…うーん、これはいったいなんだろうな?
あーん…
1
あーボクの手なのか…
そういえばさっきもなめた。
2
おやっ?! こっちにもなにかあるぞ。
なんだろ?!
とりあえずなめてみよ。
3

コラム：赤ちゃんはまず口の感覚で外界を認識する

生まれたばかりの赤ちゃんは、胎児期《たいじき》に準備された反射行動でお乳を吸うことはできますが、まだ重力に逆らって手足を自由に動かすことはできません。

新生児期を過ぎると手の動きも次第に活発になり、自分の手が口まで持ってこられるようになると、偶然口に触れた手を吸うという行為が見られるようになります。

生後2、3カ月頃には、指しゃぶりをする赤ちゃんが多く見られますが、この時期の指しゃぶりは哺乳反射《ほにゅうはんしゃ》と手の動きが結びついた発達の自然な流れの一段階と言えるでしょう。また、自分の手をじっと見つめ、それを口にもっていってしゃぶり、しゃぶっている口としゃぶられている指の感覚を結びつけることで、赤ちゃんは手が自分のからだの一部であることを徐々に認識していき、同時に目と手、手と口の協応した動きの発達も促されていきます（図）。

最初は手や指だったしゃぶる行為も、4、5カ月になって物が握れるようになると、手に触れた物をなんでも口に持っていって、唇や舌でなめたりしゃぶったりするようになります。目で見ただけ、手で触っただけでは、まだ物を認知する能力が発達していない赤ちゃんにとって、この時期にもっとも感覚が発達していて敏感なセンサーである唇や舌を使って物を認知するための行動とも言えます。

このように手や指、玩具や衣類などを自分の意志で自由になめたりしゃぶったりして、さまざまな刺激を口に取り込んでいくことで、哺乳反射が徐々に消失していき、離乳への準備も整ってきます。

9、10カ月頃になると、視覚や手の触覚も発達してきて、目で見たり、手で触ってみることで認識できる物も増えてくるため、口を使っての認知行動は減少してくるようです。

（向井　美恵・井上　美津子）

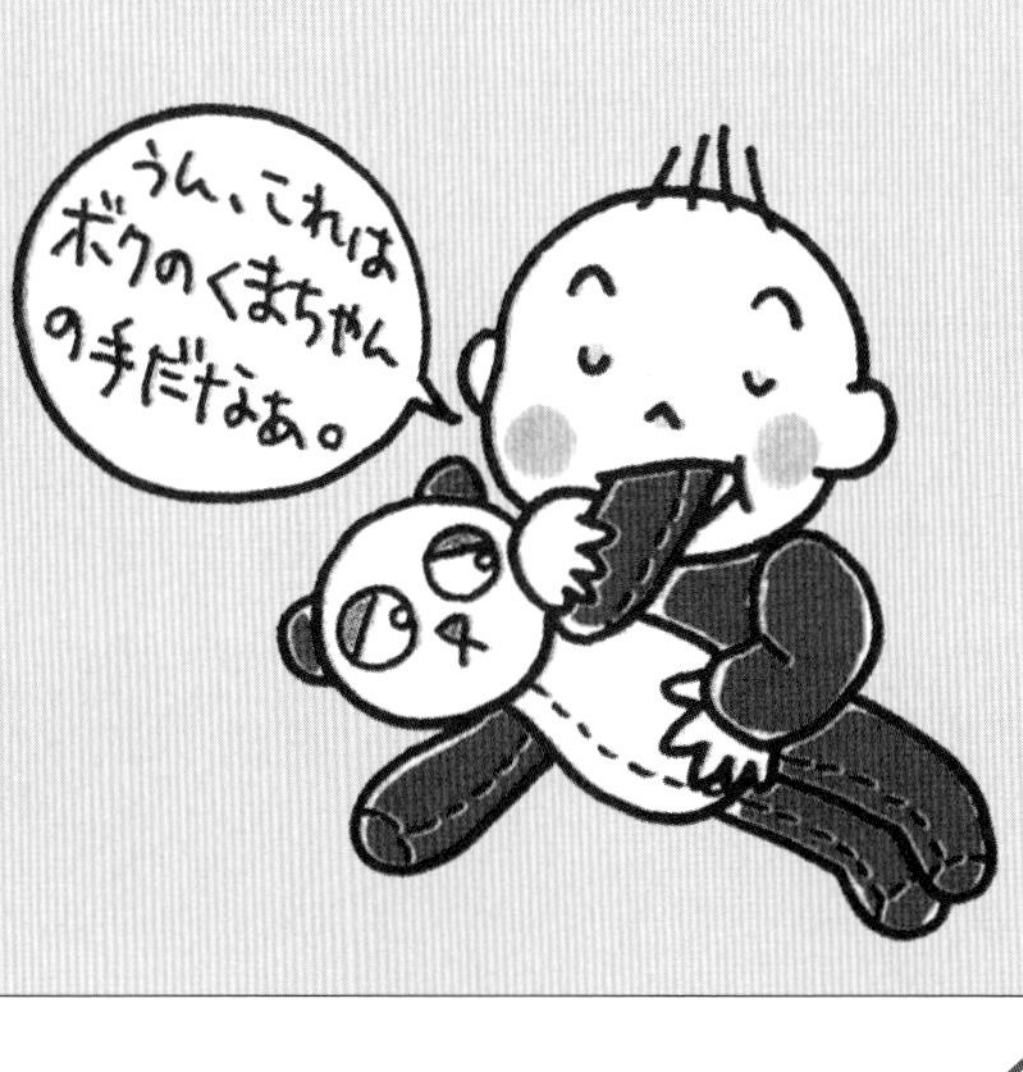
うん、これはボクのくまちゃんの手だなあ。

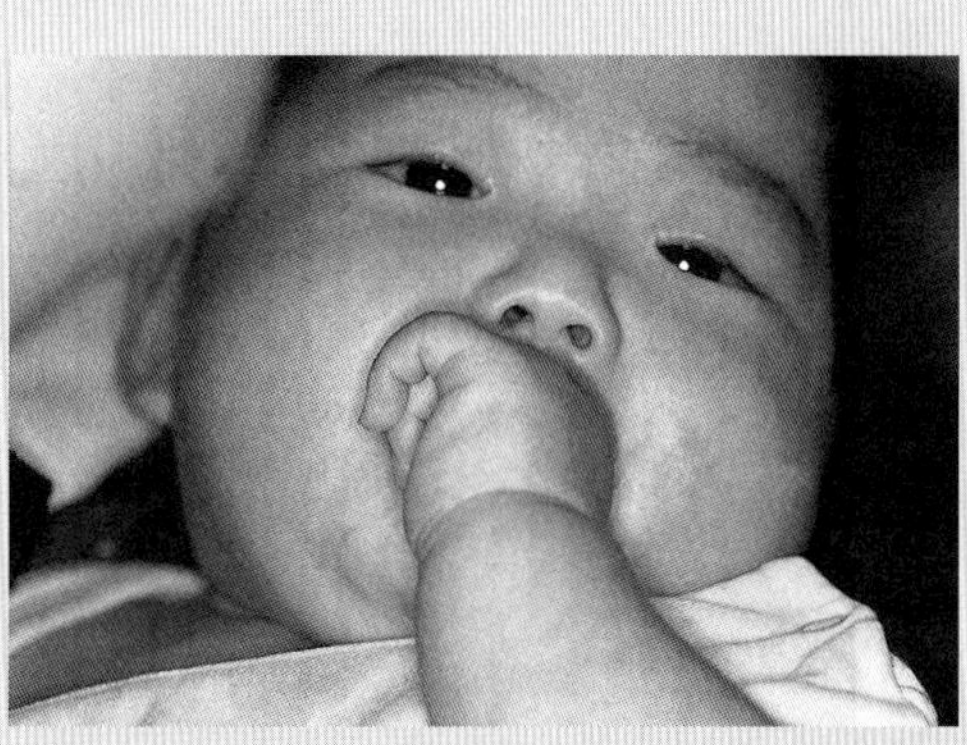

図　指しゃぶりをする赤ちゃん

乳児期

上手な哺乳と上手な離乳

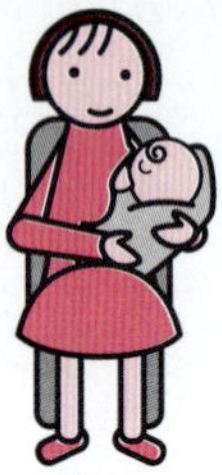

おっぱいを吸うことと
いっしょに口も動き
味覚の学習も始まります

おっぱいと赤ちゃんの健康

赤ちゃんは、乳首《ちくび》からおっぱいを飲む能力をもって生まれてきます。赤ちゃんの口の中は、乳首から乳汁を吸いやすい形になっています。与えるほうのお母さんと吸って飲む赤ちゃんの協働作業です。おっぱいは赤ちゃんのからだと心の栄養、それにお乳《ちち》を吸う赤ちゃんの姿はお母さんの育児の原動力、お互いの健康の源《みなもと》です。

◆お乳《ちち》を上手に飲ませるために

▼母乳哺育《ぼにゅうほいく》

赤ちゃんの口の形には個人差がありますが、おっぱいを飲むためには乳首を口の中に取り込む必要があります。そこで、陥没乳頭《かんぼつにゅうとう》や扁平乳頭《へんぺいにゅうとう》（乳房を横向きに見たときに、乳首が少ししか飛び出ていない状態）では、ケアが必要となります。扁平乳頭の乳首の状態では赤ちゃんが吸いにくいので、妊娠中に乳首を少しずつ引っ張って出しておくことが必要になります。また、乳首が完全に埋まってしまっている陥没乳頭では、乳首が中に入ってしまっているので、皮膚が弱く、トラブルを起こしやすいですので、一度専門家に相談することをすすめます。いずれの場合もケアをきちんとして、赤ちゃんが口の中に含むことができれば心配ありません。

母乳には、母乳の脂肪を吸収しやすくする酵素が含まれています。この酵素は、粉ミルクには含まれていないものです。もちろん粉ミルクにも栄養はたくさん含まれていますが、タンパク質やビタミン、ミネラルなどを効率よく腸で吸収できるという点では母乳のほうがすぐれています。また、母乳には白血球や免疫《めんえき》グロブリンが含まれていて、赤ちゃんの免疫システムを強化する作用があります。生後6カ月頃までの母乳には、こうした免疫力の強いお乳が出て、赤ちゃんを病気から守ってくれます。

▼人工乳哺育《じんこうにゅうほいく》（混合乳哺育《こんごうにゅうほいく》）

いろいろな原因で、母乳を与えられない場合や母乳が足りない場合には、母乳の代用として人工乳（育児用粉乳《ふんにゅう》）による哺育となります。人工乳は、栄養面などは母乳に限りなく近い成分組成になっています。母乳に少ない鉄やビタミンKを添加《てんか》したり、母乳に含まれる微量成分を添加して免疫力を高めるなどの工夫もされています。

最近、体重2.5kg以下の低体重児《ていたいじゅうじ》の出産が増加していますが、入院して赤ちゃんに母乳が与えられない場合には、低体重児用の粉乳があります。この粉乳は成分組成に特徴があり、調乳濃度や体重あたりの投与量を調整できるような組成になっています。

フォローアップミルクは、出生後9カ月から幼児期にかけて鉄欠乏による貧血が起こりやすくなるので、鉄分を補給しやすい形に強化されたものです。牛乳を調整した栄養食品であり、育児用粉乳の代替品ではありません。

▼哺育《ほいく》の違いの口への影響

「あごの成長が悪く、噛《か》まない子に人工乳哺育の子が多い」などと言われることが多いので、人工乳哺育のお母さんは心配になるかも知れません。しかし、これまでの種々の信頼できる研究調査では、そのような事実は認められません。おっぱいを吸う動きや筋肉の活動状態の比較でも、母乳哺育群と人工乳哺育群の差はほとんどありませんでした。お母さんは「あごの成長のために母乳で育てなくては」などの不安を感じることはありません。おっぱいを介した、赤ちゃんとお母さんの協働作業を楽しんでください。

▼授乳《じゅにゅう》回数・授乳間隔・授乳量

母乳哺育も人工乳哺育の場合でも、欲しがるときに与える自律授《じりつじゅ》乳《にゅう》が原則です。お母さんと赤ちゃんが一緒にいると、頻繁に欲しがる赤ちゃんもいますが、それはその赤ちゃんの自然なリズムと考えられます。平均すると、個人差もありますが0カ月では2～2.5時間おきで7～8回、1～3カ月では3時間おきで6回、4～5カ月では4時間おきで5回です。授乳量は、1カ月以降で800～1、０００㎖程度です。

▼授乳の方法

赤ちゃんがおっぱいを飲むときには、鼻で呼吸しながら乳首《ちくび》を口の中に取り込んで、舌を舌先から奥に波のように巧みに動かしてお乳を吸いだして飲み込みます。そこで、口が動きやすく、呼吸と飲み込みが容易な姿勢をとらせることが原則です。赤ちゃんの両手はいつもからだの前にあるようにして、自由に動かせるような抱き方にします。

具体的には、赤ちゃんのお尻をお母さんの大腿部《だいたいぶ》に直角になるように座らせ、上体を45度より少し起こすくらいにして、あごを少し引いた状態にします。首が左右に傾いたり、ねじれたりしないように気をつけながら授乳します。顔が上を向きすぎる、あるいは下を向きすぎると、舌の動きを邪魔して乳汁を飲み込みにくくします

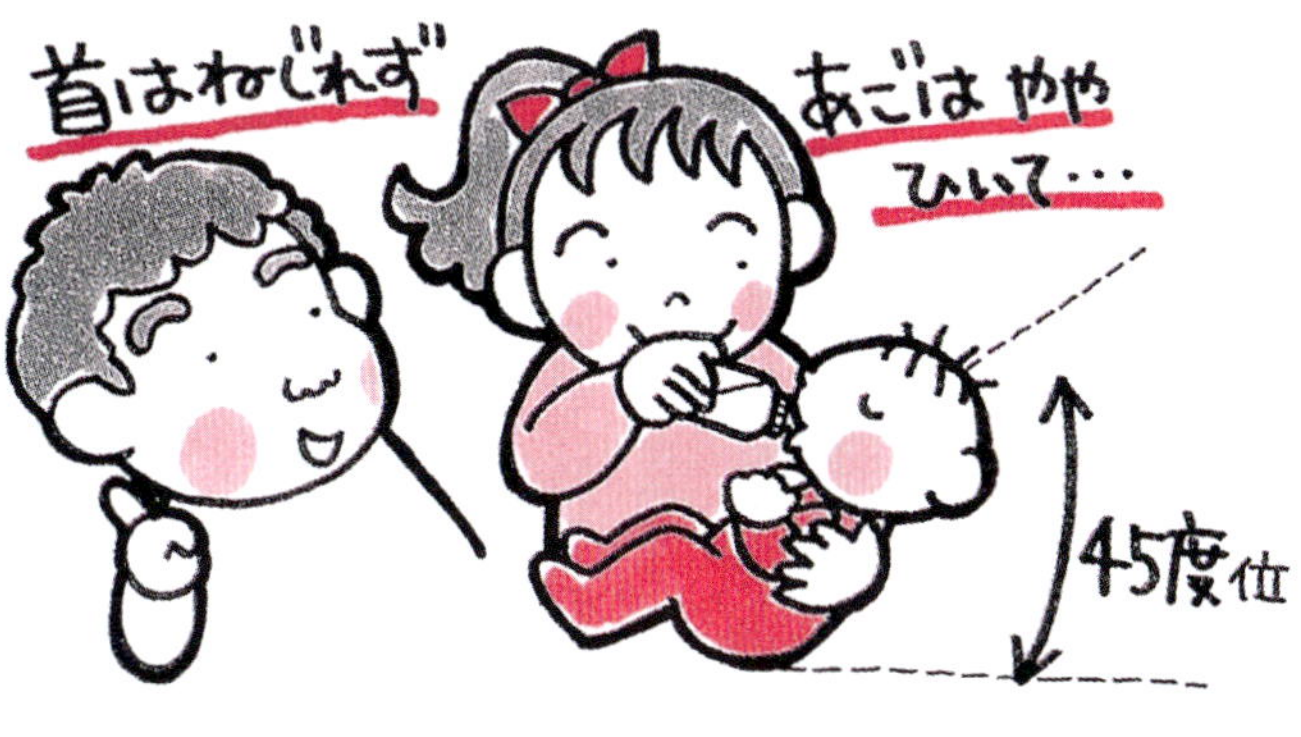

◆乳首《ちくび》と口の形

おっぱいを飲む赤ちゃんの口の中は、おっぱいを吸うのに適した特徴的な形をしています。第1は、上あごです。中央に窪《くぼ》み（吸啜窩《きゅうせつか》）があって、それを囲むように少し盛り上がった堤があります（傍歯槽堤《ぼうしそうてい》）。その外側には将来生えてくる乳歯が育っているU字形の歯槽堤があります（図1）。哺乳時には、赤ちゃんは通常の倍以上に乳首を引き伸ばして取り込み、この中央の陥凹《かんおう》の部分に舌で乳首を押し付けて固定します。お母さんの乳首が陥没乳頭や扁平乳頭の場合には、この凹《へこ》みまで乳首を引き込めないために乳首を固定

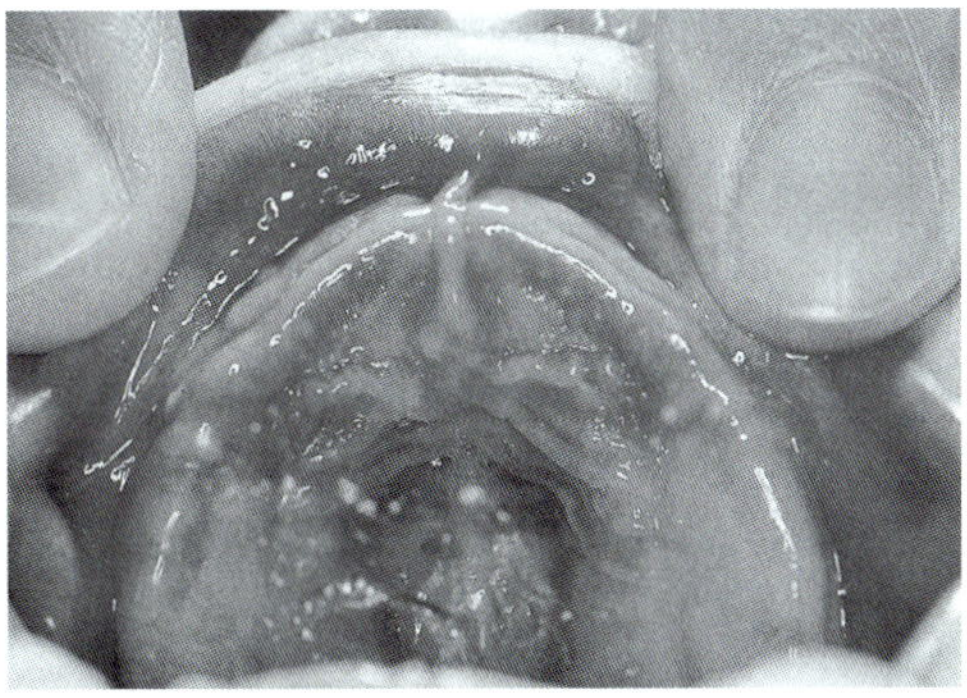

図1 赤ちゃんの口の中（乳児の上の顎）

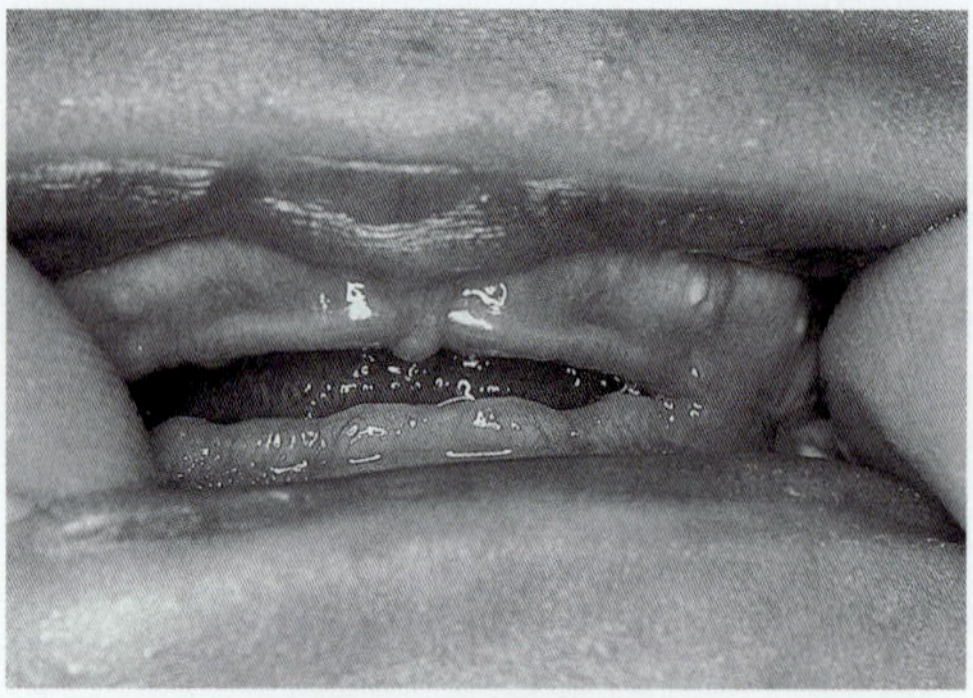

図2　顎間空隙

することができず、乳汁を引き出す（吸啜《きゅうせつ》）ための舌の動きが上手にできないのです。

このような上あごの形は、赤ちゃんによって個人差がありますが、母乳哺育の場合はお母さんの乳首が赤ちゃんの口の形に形を変えながらフィットしてくれます。しかし、哺乳びんに付ける人工乳首の場合には、赤ちゃんの窪み（陥凹《かんおう》）など上あごの形に合う乳首を選ぶことが必要になる場合もあります。

第2の特徴は、乳首が口に咥《くわ》えられても、お母さんの乳首が痛くないような工夫が赤ちゃんの口にあります。赤ちゃんが口を閉じたときに前の上下の歯ぐきの間が空いている（顎間空隙《がくかんくうげき》）特徴的な形です（**図2**）。この空隙の大きさにも個人差があるので、授乳中に赤ちゃんに乳首をかまれて「痛い」経験をするお母さんもいます。

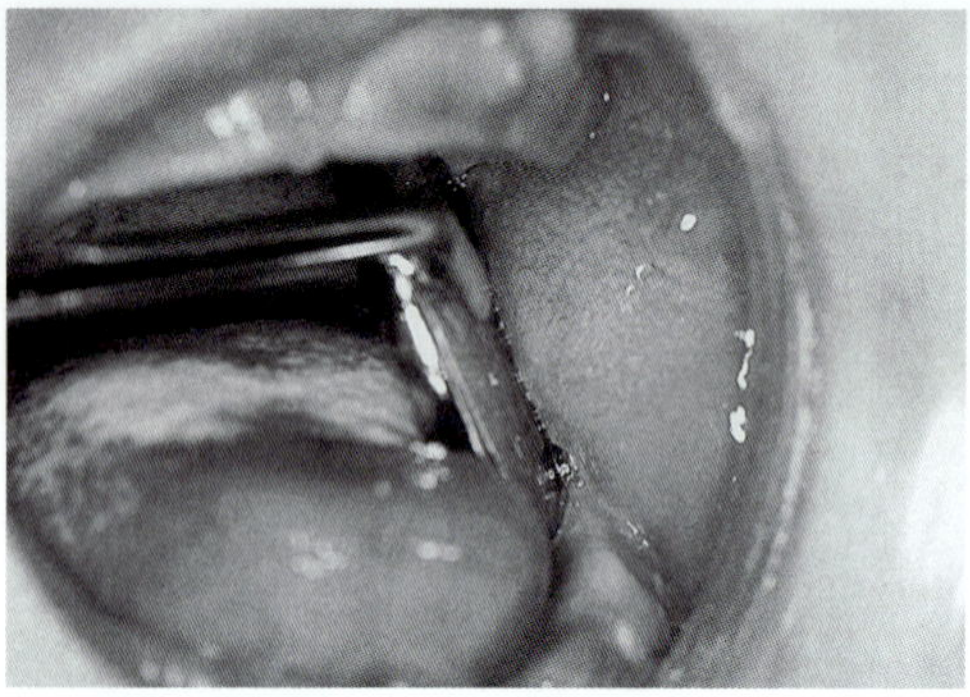

図3　ビシャの脂肪床

赤ちゃんの口の中のもう一つの特徴は、左右の頬《ほほ》の内側にあります。頬の内側に、中に脂肪の詰まったふくらみ（ビシャの脂肪床《しぼうしょう》）があります（**図3**）。このふくらみは、おっぱいを吸う動きのときに舌の側縁に接して、口の中の容積を小さくして、乳汁を吸い出す際に必要な口の中の陰圧《いんあつ》を作りやすくしています。

このような、おっぱいを飲むのに適した口の形も身体の成長とともに、離乳（おっぱい以外の食品の摂取）に向けて大きく成長変化していきます。

◆哺乳《ほにゅう》と反射《はんしゃ》

▼離乳開始のサイン（哺乳反射《ほにゅうはんしゃ》とその消失）

出生後すぐに赤ちゃんがおっぱいを吸えるのは、哺乳にかかわる原始反射によるものです。この反射は、哺乳にとってはとても都合の良い反射ですが、食物を咀嚼《そしゃく》して嚥下《えんげ》する随意運動《ずいいうんどう》（自分の意志で動く動き）の発達を妨げますので、この反射がなくなる頃が離乳開始の最適期となります。

哺乳反射には、探索反射《たんさくはんしゃ》（乳探し反射：口角《こうかく》や口唇《こうしん》周囲を触刺激すると刺激されたほうに顔を向け、刺激したものを口中に摂り込もうとする反射）、吸啜反射《きゅうせつはんしゃ》（口中に摂り込んだものを舌で包み、しごくように動く反射）、咬反射《こうはんしゃ》（奥の歯ぐきに触れると口を閉じて咬《か》み込む反射）などがあります。反射は4、5カ月頃から消え始め、6、7カ月頃にかけて刺激を加えても反射の動きが表出されなくなってきます。哺乳反射は、乳汁摂取にとっては感覚器や運動が未熟な時期に栄養を摂り込むのに最適な反射運動なのですが、乳汁摂取以外の摂食の動きにとっては、この反射が表出されなくなることで、自分の意志で動く随意運動《ずいいうんどう》の発達がなされ始めます。この頃が随意運動である摂食《せっしょく》の動きを開始する適当な時期（離乳開始）と考えて、指導に用いられています。

▼哺乳と歯・口の成長

哺乳に関係した原始反射が消える頃に、下顎《かがく》の前歯《ぜんし》が生《は》え始めます。このような口の成長ですが、乳汁で栄養のすべてを摂っている期間も、離乳開始に向けてその成長は著しいものがあります。

大きな成長が見られるのは、下顎の前方部の歯槽堤《しそうてい》です。歯が生えていないこの時期（出生後から4、5カ月に向けて）に前にせり出すように大きくなり、その成長によって舌先が口の中に容易に入ることができるようになります。上の前歯に相当する歯槽堤も少し遅れて前方への成長が見られますが、この口の前方部の成長によって口をしっかり閉じて飲み込む動きが学習でき、口の中に摂り込んだ食物を成人同様な嚥下《えんげ》の動きで食べることができるようになります。このように口の機能の発達と口の形の成長は密に関連しながら、赤ちゃんは発育していきます。

◆哺乳障害《ほにゅうしょうがい》（お乳《ちち》が上手に飲めない）

おっぱいが上手に飲めない赤ちゃんの原因は、大きく2つに分けられます。1つは、口の中の形が吸啜《きゅうせつ》するのに適当でない場合です。他は、おっぱいを吸って飲む動き（吸啜運動）が上手に営めない場合です。

おっぱいを飲む赤ちゃんの口の中の形は、「乳首《ちくび》と口の形」の項で前述しましたように、いくつかの特徴的な形になっています。その形が「口唇《こうしん》・口蓋裂《こうがいれつ》」のように乳首をくわえる唇や上顎《じょうがく》の口蓋に裂《れつ》があるために、吸い出す力（吸啜《きゅうせつ》圧《あつ》）が作れなかったりします。歯科では、裂《れつ》を塞《ふさ》ぐホッツ床などを赤ちゃんの口に入れて吸啜圧が強くなるような治療援助をしています。また、未熟児や低出生体重児に見られることがある口蓋《こうがい》中央の凹《くぼ》みの形が乳首がフィットできない長楕円形などの場合に哺乳障害が見られますが、人工乳首の形の選択など個々の赤ちゃんの状態に応じた対応がされています。

おっぱいを吸いだす力や飲み込む動きが悪いことが原因の哺乳障害は、染色体異常などの先天的な疾患や周産期のトラブルなどの原因による脳性麻痺《のうせいまひ》などの赤ちゃん

コラム：母子健康手帳

母子健康手帳《ぼしけんこうてちょう》が、平成24年4月から10年ぶりに改訂されました。保護者が妊娠中に自由に書き込める欄が大幅に増えたほか、赤ちゃんの便の色見本など、医療・健康情報も充実しました。

歯と口に関係する内容では、法令部分の妊婦の欄の「妊娠中と産後の歯の状態」のページの下段に『＊むし歯や歯周病などの病気は妊娠中に悪くなり易いものです。歯周病は早産等の原因になることがあるので注意し、歯科医師に相談しましょう。』と新たに記載されました。歯科からの研究成果が記載され、妊婦の注意を喚起《かんき》しています。

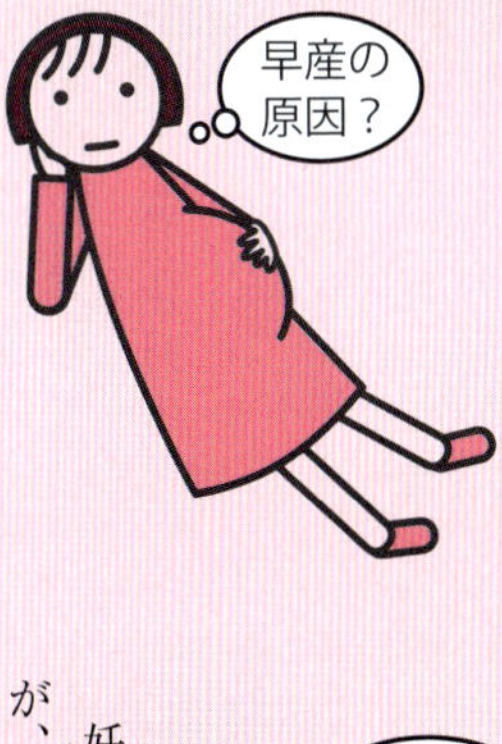

同様に法令部分の幼児の欄の「保護者の記録【1歳6か月の頃】」及び「保護者の記録【3歳の頃】」のアンケート欄に『●歯にフッ化物（フッ素）の塗布やフッ素入り歯磨きの使用をしていますか』の問が新たに入りました。長年にわたりむし歯に対するフッ化物の予防効果は実証されていましたが、法定健診の時期のアンケートでむし歯予防へのフッ化物の応用を薦《すす》める内容となっています。

改訂された手帳では、保護者が妊娠や子育てで支援が必要な状況にあるとSOSを出したり、医師や保健師らが支援の必要性に早く気づいたりできるような質問が増えました。

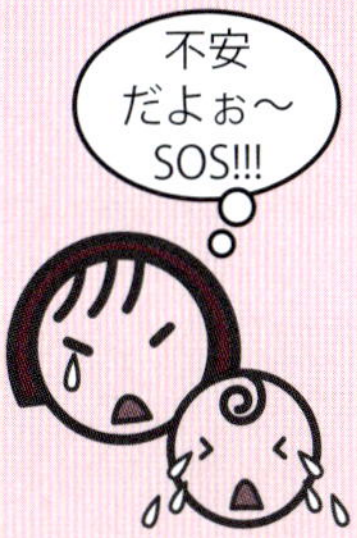

妊娠や子育て中の不安や問題が、虐待《ぎゃくたい》の一因となる可能性もあるとの考え方からです。

（向井　美惠）

に見られます。一定量の乳汁が飲めない場合には、経管《けいかん》による栄養確保を行い、発育を促しながら機能発達の医療支援を行うことがなされています。

赤ちゃんの味覚《みかく》・味覚の発達

◆味の基本感覚と味蕾《みらい》

飲食物の摂取によって得られる味覚《みかく》の基本味には、甘味《かんみ》、酸味《さんみ》、塩味《えんみ》、苦味《にがみ》、旨味《うまみ》があります。

日常の食事では、これらの基本味の感覚が組み合わされ、加えて、食物の舌ざわり、香り、噛《か》みごたえ、粘調性《ねんちょうせい》、そして視覚からの色なども合わせて、その食物の「味」として味わっています。

基本味は、舌背《ぜっぱい》（舌の表面）を中心にした口中の粘膜にある味蕾《みらい》細胞《さいぼう》で受け取って味を感じます。味蕾は口中の粘膜に広く分布していますが、舌背は味蕾細胞が入っている味孔《みこう》が多くあり、よく噛まれて唾液と十分に混ざった食物の味物質は、味孔で味蕾を刺激しやすく、よく噛むことで食物本来の味を感じやすくなります。

◆味覚の発達

▼新生児期

味の受容器である味蕾《みらい》は、おなかの中の胎児期の後半には私達と同様の形をしていて味を感じることができると言われています。味蕾の数は新生児では多く存在しており、その後の成人にかけての味蕾の数の減少を考えると、この時期が味覚にもっとも鋭敏な時期とも考えられています。糖液や旨味の液に対しては顔の表情が緩み、吸啜《きゅうせつ》の動きが見られますが、苦味や酸味の液に対する表情は、口をすぼめ、舌を突き出すなどの動きが見られます。このような味の違いによる反応は、下位脳（本能的）によるものと考えられています。

授乳期では、母親の摂取した食物によって母乳の風味が変わり、嗜《し》好性《こうせい》を反映して、乳児の母乳摂取行動が変化することが報告されています。授乳の時間を通し、母親の食べた料理の風味が「味の刷り込み」として嗜好性が形成され、その後の乳幼児期の食体験によって強化されていくと考えられます。

▼離乳期から幼児期

新生児期に見られた味に対する反応は少しずつ弱まり、味に対して意識して対応する意味からすると、味覚形成のスタートは離乳期と言えます。基本味の中で、甘味と旨味は乳幼児期を通して好まれます。これらの味は、生命維持の基本となるエネルギーやタンパク質に対する味覚であり、生理的要求と一致した味と言えます。

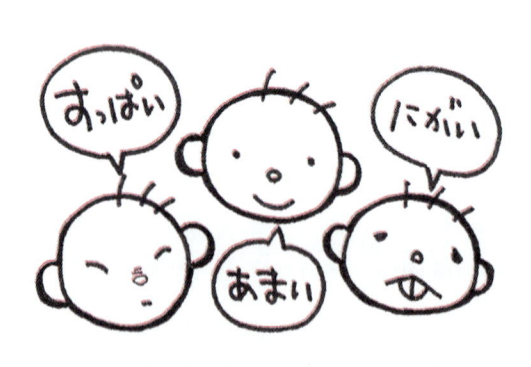

また、塩味は新生児では表情に変化がなく、塩味の味覚は離乳期から始まる後天的な食体験により形成されると考えられています。

離乳期の食塩使用量は、離乳開始の5～6カ月では離乳食に塩分は加えず、7～8カ月で1日0.3g、9～11カ月で1日0.5g～1.0g、12～15カ月で1日2gまでが適当とされています。塩味のみならず離乳食全体の味付けですが、上記の離乳期の月齢に合わせると、それぞれおとなの約5倍、約4倍、約3倍、約2倍程度に薄めた味が基本になります。味蕾の数などから考えると、おとなが感じる以上に強く離乳食の味を感じて食べていると推察されます。

多くの食品を噛《か》んで食べられるようになる（乳臼歯《にゅうきゅうし》が生えて噛み合う）2歳以降は、いろいろな食物を食べることによる味覚の経験に加えて、形や硬さなどの食品の物性などを含めた食物の「味」を記憶しますので、食生活の幅を広げられるような配慮も大切です。

離乳《りにゅう》の上手な進め方

離乳期を通して量を多く食べさせようとせずに、食べる動きを促すように進めていくことが上手《じょうず》な離乳の進め方です。そのためには、離乳期をおおよその月齢《げつれい》で区切った各時期における離乳の進め方と食べ方の発達に合わせた離乳食の調理形態の関連を理解することが大切です。

◆離乳移行へのサイン

生まれて4カ月頃になると、手でおもちゃを握ることができるようになり、おもちゃしゃぶりが頻繁に見られます。硬さや大きさの異なるおもちゃが、口やその周囲に触れる頻度が多くなるにつれて、口でおもちゃをくわえたままで舌をおもちゃの脇から出したり、唇が上下するなど舌、口唇《こうしん》、下顎《かがく》（下あご）などが自分の意志で動くことが可能となります。外から口の中に入ってくる「物」を触覚などによって認知し、その「物」に働きかけるように反応して、自らの意思で動く〝口あそび〟は離乳への移行のサインです。

厳密な離乳の開始時期の目安はなく、開始時期に少しのずれはほとんど問題になりません。早すぎる離乳開始は、機能発達が未熟のために離乳食を押し出すなどの期間が長くなるだけとも言えます。口腔《こうくう》の機能面では、ゆっくり5～6カ月頃から始めて十分です。

◆食べ方の発達と食べさせ方

離乳期は歯のない口から前歯が生《は》え揃う口へと、口の成長変化が著しい時期です。この口の中の成長変化に対応した、食べ方の発達変化に気づくことが大切です。歯の生え方や動きの変化に気づくことで、食べさせ方を変えていきます。離乳食の調理形態、食事介助の仕方、使用する食具・食器、などを合わせていくことが発達を促します。

◆口の動き・食べさせ方に合わせた離乳食の作り方・与え方

▼口の動き・食べ方に合わせた離乳食

・5～6カ月頃

離乳食を食べ始めた最初の頃は、あご（顎）の開閉に合わせるように舌を出してくることが多いのですが、徐々に減少して次ページの**図4**に示すように下唇が内側に入り込むようにして嚥下《えんげ》する動きが見られるようになります。しばらくすると、上下口唇を閉鎖しながらスプーン上の離乳食を上唇で擦《こす》り取るようにして捕食《ほしょく》（口の中に摂り込む）することができるようになります。

自分の意志で口を閉じて、嚥下と捕食の機能の獲得がなされます。このような動きを促す介助《かいじょ》は、下唇正中部《かしんせいちゅうぶ》の赤唇《せきしん》上に食具（スプーン）のボール部を乗せて、あごと口唇の閉鎖を待って、口唇が閉鎖してからスプーンを引き抜くようにした与え方です。この捕食の介助は、離乳初期だけでなく発達期全般に必要となり、この食べ方は生涯にわたって使われていきます。

離乳食は、塊《かたまり》のない滑《なめ》らかにすりつぶしたトロトロ状から、離乳が進む（飲み込みが上手になる）につれて水分を少しずつ少なくして、ペースト状にしていきます。子どもの状態を見ながら、1日1回1匙《さじ》づつ始めます。母乳やミルクは飲みたいだけ与えます。

・7～8カ月頃

軟固形の離乳食を、舌前方部と口蓋皺壁部《こうがいすうへきぶ》の間で押しつぶす動きが見られるようになります。その

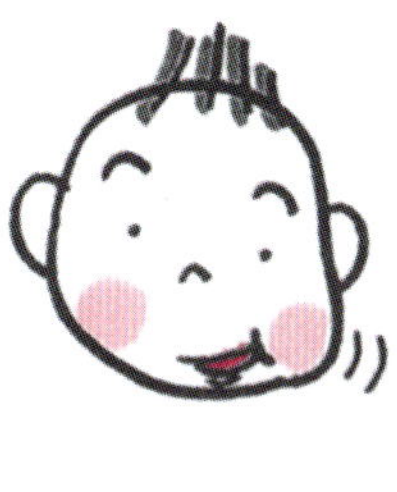

離乳の上手な進め方
月齢
口唇と舌の動きの特徴
・指しゃぶりって大事。
なんでも口に入れてみたい
4~5カ月ころ
・半開き、上下唇ともほとんど動かない
・舌は前後運動が中心。
・下唇に合図してから捕らせます。
5~6カ月ころ
・口唇をとじて飲む
・上唇の形を変えずに下唇が内側に入る。
・まだ舌の前後の動きが見られる。
・舌でつぶせる固さの食べものをお口の前から順番に
7~8カ月ころ
・左右同時に伸縮
・上下唇がしっかり閉じて薄く見える。
・舌の上下の動き(押しつぶし)

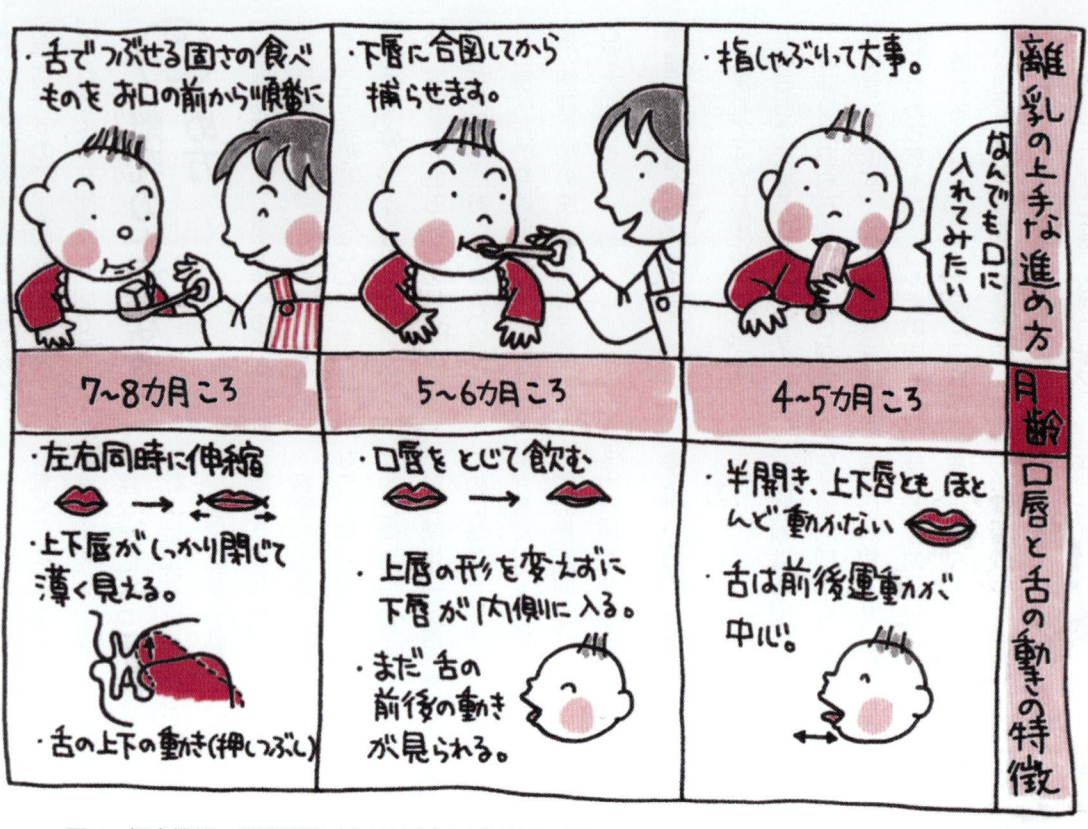

図4　摂食機能の発達経過（向井美恵編「乳幼児の摂取指導」．医歯薬出版，2008より一部改変）

動きの様子を観察すると、口角部《こうかくぶ》（口の端）の水平方向への動きとそれとともに赤唇部が扁平《へんぺい》になるのが見られます。

食べさせ方の介助では、口の中で形のある軟らかい食品の大きさや硬さなどの食物の物性が感知しやすく、軟らかな固形食物をつぶす動きを引き出せるよう、口を閉じたときに舌の前方部に食物が取り込めるような介助をします。

特に大きく口を開いたときに、舌の中央や奥側に食べ物を入れ込まないよう注意が必要です。

離乳食は、指でつまむと簡単に潰《つぶ》れるような軟らかさの固形食が適当です。最初は、舌で潰された食物が口の中でバラバラになって飲み込みずらいために、あんかけなどのトロミづけをするなどの工夫が必要です。

1日2回の食事のリズムをつけていくのと同時に、いろんな味や舌ざわりを楽しめるように食品の種類を増やしていきます。

・9～11カ月頃

奥の歯ぐき（歯肉《しにく》）で食物を潰《つぶ》す動きが発達するこの時期には、舌と下顎の横への動きに対して頬と口唇が協調した動きが見られます。動きを詳細に見ると、奥の歯ぐきの上の食物を舌の側縁《そくえん》と頬の内側の粘膜で保持しながら、下顎の側方運動（臼磨運動《きゅうまうんどう》）によって、その食品をすり潰《つぶ》す動きです（次ページ**図5**）。この一連の動きは、外からの観察では口角《こうかく》の特徴的な動きとして見ることが可能です。

また、〝手づかみ食べ〟の始まるこの時期は、種々の食物の形や物性の感覚を手づかみしながら手《しゅ》掌《しょう》や手指《しゅし》によって覚えていくため、食事やおやつの場で、そこにある食品を手でつかむことが頻繁に見られますが、このような動きを止めさせせないような配慮が必要です。

離乳食は、奥の歯ぐきでつぶせる固さ程度が適当となります。目安としては、指でつまんで力を入れると潰《つぶ》すことができる程度の硬

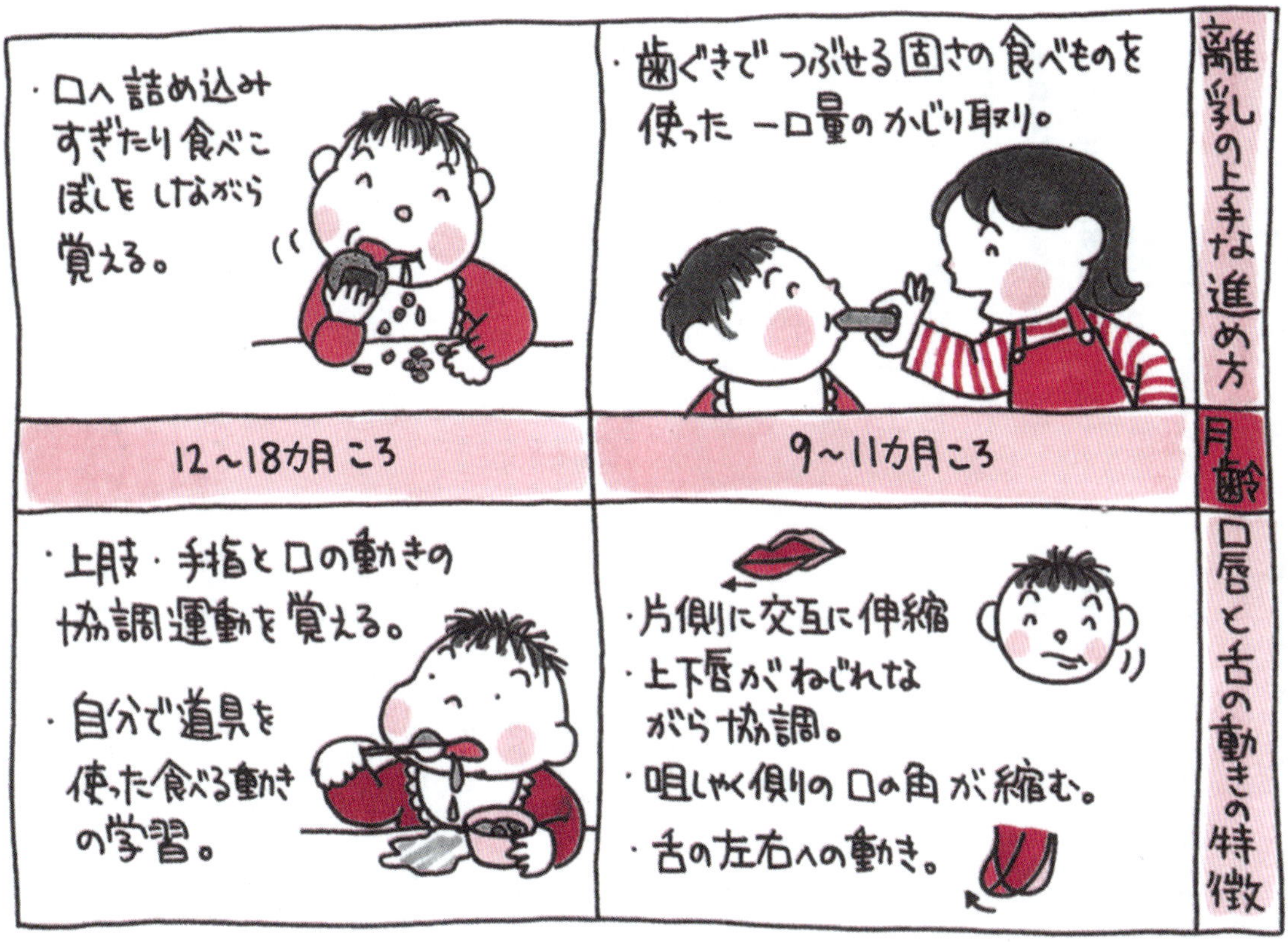
離乳の上手な進め方
月齢
口唇と舌の動きの特徴
9～11カ月ころ
・歯ぐきでつぶせる固さの食べものを使った一口量のかじり取り。
・片側に交互に伸縮
・上下唇がねじれながら協調。
・咀しゃく側の口の角が縮む。
・舌の左右への動き。
12～18カ月ころ
・口へ詰め込みすぎたり食べこぼしをしながら覚える。
・上肢・手指と口の動きの協調運動を覚える。
・自分で道具を使った食べる動きの学習。

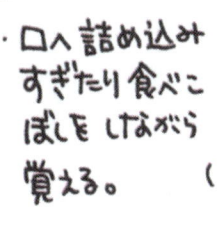

図 5　摂食機能の発達経過（向井美恵編「乳幼児の摂取指導」．医歯薬出版，2008 より一部改変）

さです。前歯は生《は》えてきますが、奥歯は1歳半頃にならないと生えてきても上下の歯が嚙《か》み合いません。硬くなりすぎたり、繊維が強い食物は、潰《つぶ》すことができないため丸飲みすることもしばしばです。固形食物を丸飲みする習癖《しゅうへき》を防ぐ面からも、硬さに注意することが大切です。食事のリズムを大切に、1日3回食に進めていき、家族一緒の楽しい食卓を経験させるのも大切です。

・12～18カ月（離乳の完了）頃

この時期の最初の頃は、食物を持った手に顔と口が迎えにいくような頭部の回旋《かいせん》の動きが見られますが、次第に回旋がなくなり顔が正面を向いたままで手と協調できるようになって、正面を向いて唇の中央部から手づかみした食品を口の中へ取り込めるようになります。

また、指も最初の頃は口の中に入りますが、1歳半頃には唇の位置までで止まり、指は入らずに大きなものは前歯で嚙《か》み取って取り込むことができるようになります。自分で食べる動きが活発の割には、一口量の調節などの協調動作の獲得に時間を要するために、よく食物をこぼします。多少汚れても発達に必要ですから、おおらかに見守って手づかみ食べを止めさせないようにします。このような食べ方は、前歯による嚙み取る機会が多くなるため、硬さに応じた歯が受ける感覚と咀嚼《そしゃく》の筋の力の程度との協調などを学び、一口量の感覚が獲得されていきます。

食物の形態は、硬さは奥歯が生《は》えていないか生えていても上下の

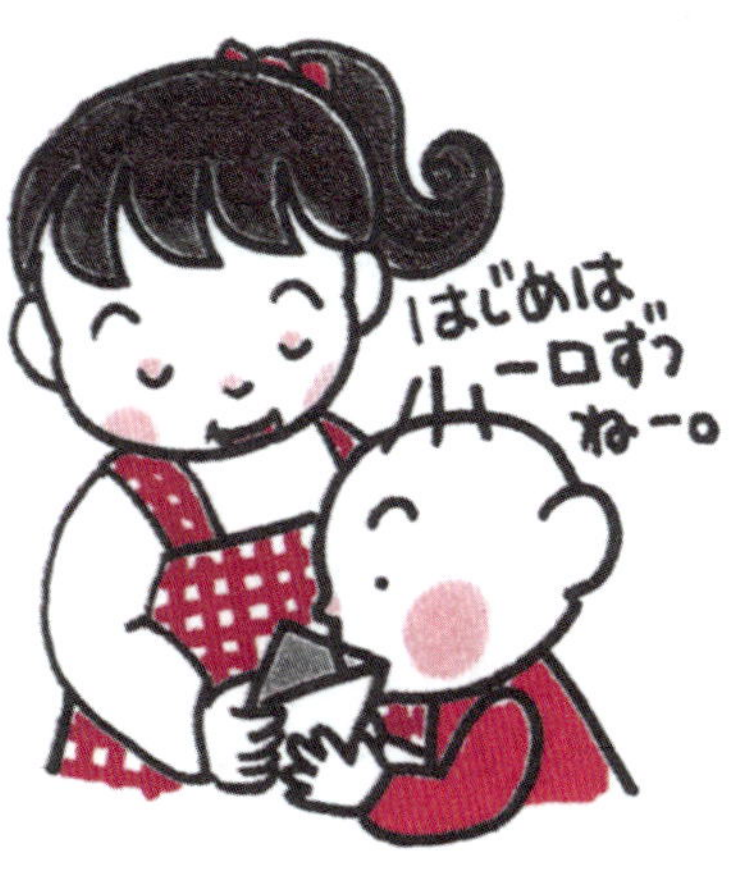

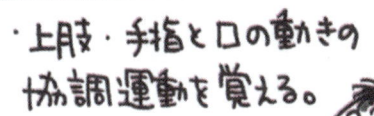

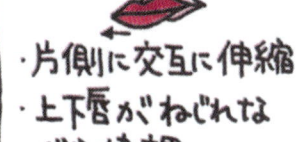

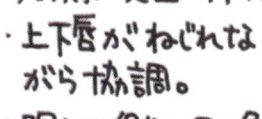

歯がしっかり噛《か》み合っていないため、繊維の強い野菜や肉などは噛み潰《つぶ》すことはできません。奥歯の状態を見ながら、食物を選択することが必要です。また、〝手づかみ食べ〟で機能発達が促される時期です。手に持てる形の果物や野菜などの調理の工夫や菓子類などの選択も必要となります。

◆離乳期の口の管理

口の中に乳汁だけしか入ってこなかったときに比べて、離乳期には種々の食品が口に入るようになります。離乳期でも5～6カ月の頃は食物の種類も少なく、ペースト状の離乳食がほとんどです。離乳食の後の乳汁で口の中はきれいになりますが、7～8カ月頃からは離乳食も軟固形となり、潰《つぶ》された離乳食の一部が奥の歯ぐきと頬の間に残ることがあります。ガーゼなどでやさしく拭《ぬぐ》ってあげると良いでしょう。

個人によって差がありますが、8カ月前後には下の前歯が生えてきます。歯ブラシで歯をみがくまでにはステップがあります。最初は口の中をよく見て、そっと指で触《ふ》れることから始めます。こうして口の中や歯に触れられることに慣れさせていきます。そして歯が少し長くなってきたら、ガーゼで歯の表面を拭《ぬぐ》ってあげます。機嫌のよいときに話しかけながら拭うようにします。

やがて上の前歯が生えてきますが、すぐに歯ブラシでゴシゴシみがくことは避けて、赤ちゃん用の歯ブラシを口に入れて遊ばせることから始めます。慣れるまでの期間には個人差がありますが、この間の歯の掃除は慣れたガーゼを用います。

歯ブラシに慣れてきたら、歯ブラシで遊ばせた後にお母さんの膝の上に寝かせて、やさしく話かけながらみがいてあげます。前歯や前歯のまわりの歯ぐきは、体の中でも非常に敏感な場所です。少しずつ慣れさせながら歯みがきを進めることが大切です。

Q 親の使った箸《はし》やスプーンで離乳食をあげても大丈夫ですか？

A 親の使った食具や食器で離乳食をあげると、親の口腔内《こうくうない》の細菌が赤ちゃんに伝播《でんぱ》して、むし歯（齲《う》蝕《しょく》）などに悪影響が出ないか心配される保護者は多いと思われます。歯や歯ぐきの病気の大半は、口の中に住み着いた細菌（常在細菌《じょうざいさいきん》）が原因となります。口には多くの種類の細菌が住み着いていますが、その構成や活性は個々によって異なります。赤ちゃんの口は生まれてきたときには無菌ですので、誰かから細菌が感染しながら自身の口の中の常在細菌が定着していきます。そこで、離乳食などを与える前に親の口を清潔に保つことが大切です。むし歯などがある場合には早めに治療を済ませ、毎日の口腔衛生《こうくうえいせい》習慣がしっかりなされていれば、ほとんど問題はないと言って良いでしょう。勿論、食器や食具を清潔に保つことは言うまでもありません。

（向井　美恵）

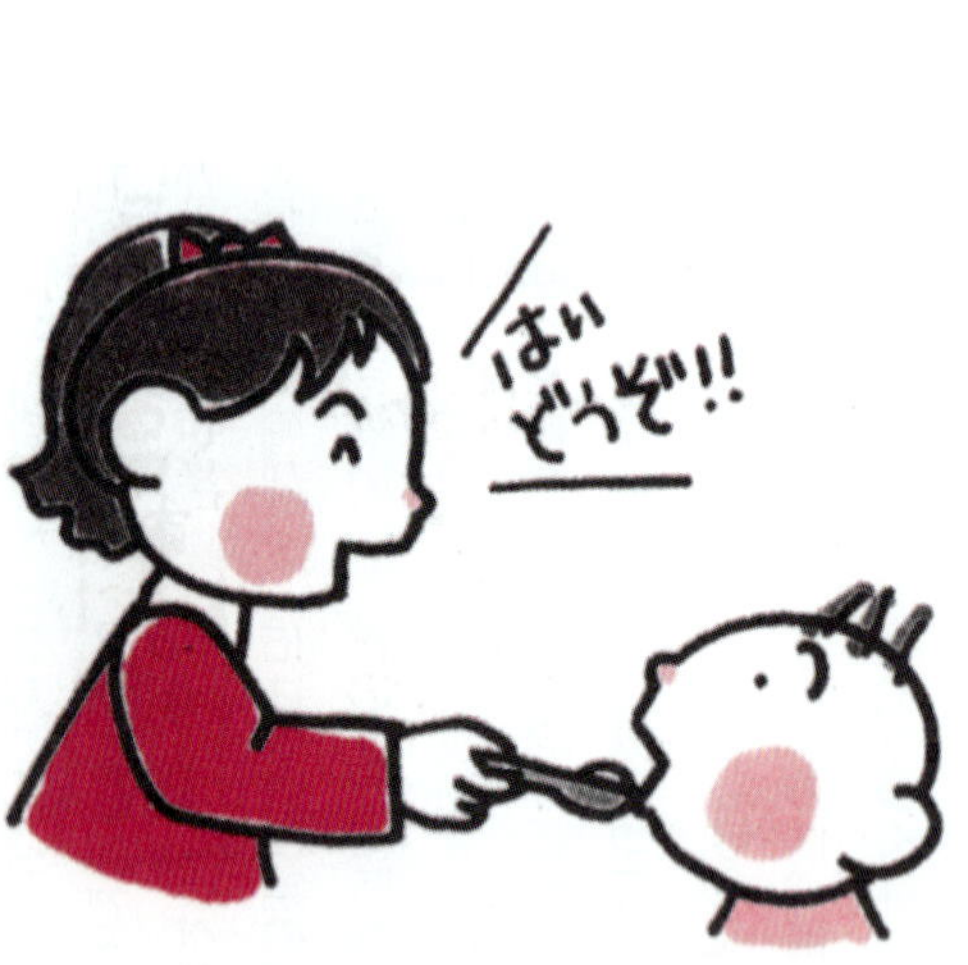

バブバブ、ウマウマ（喃語《なんご》）と言葉の発達

言葉や音を発することも
歯と口の大きな機能です

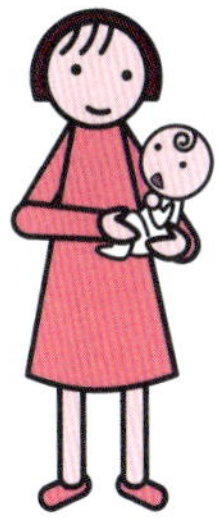

離乳期から幼児期は、食べるための口の動きが発達すると同時に、言葉の発達の準備期ともいえる喃語《なんご》の時期でもあります。食べること、話すことはどちらも口を中心になされています。両方の機能は非常に密接ですが、食べるときの舌、唇、顎などの動きの発達が、音（特に子音《しいん》）を作る（構音《こうおん》）ときの舌、唇、あご（顎）などの動きの発達より早期に獲得されています。そこで、食べる動きは、言葉を話すときに出す「音」を作る土台を担っており、言葉の発達（構音機能《こうおんきのう》）のためには是非《ぜひ》必要です。

しかし、上手《じょうず》に食べられるようになると、だれもが「話し」ができるようになるわけではありません。言葉の発達には口の機能発達だけでなく、耳（聴覚《ちょうかく》）を中心に目（視覚《しかく》）や手（触覚《しょっかく》）などを通した繰り返しの「言葉」のための学習が必要です。また、言葉でわかり合えるようになる以前に、母親と家族との親密な接触関係の形成など、知的、心理的、情緒的な面を含めた多面的な発達も必要とされています。

◆唇の動きと音声

▼｛ウマウマ｝

｛「マ」「バ」「パ」「ブー」｝などは、上下の唇を使って音を作るため口唇音《こうしんおん》（図1）と呼ばれています。自分の意思に応じて唇を動かすができるようになると、口唇音が聞かれ始めます。しかしながら、まだ意味がないため「喃語《なんご》」と呼ばれています。「離乳の上手な進め方」（55ページ）の箇所に記載がありますように、離乳食が食べられるようになるのに唇は大切な役割を担っています。

生後6～7カ月になる頃にはスプーン上の食物を唇で挟んで、擦《こす》り取る動きが発達します。この頃に、水の入ったコップやお椀に顔を突っ込んで、〝バブバブ遊び〟ができるようになります。こうして呼気《こき》（吐く息）の強さと持続（長さ）がかなり自身でコントロールできるようになってきます。

生後8カ月前後の頃には、それまでの「アー」と聴こえていた喃語《なんご》の発生時に「マー」の音がときどき聴くことができるようになります。これは「アー」の発声時に、音が口から出るのを遮《さえぎ》るかのように、上下の唇をしっかり閉じて息を鼻に抜くようにしながら唇を開き「マー」の音を自分で出せるようになります。この音の繰り返しが意味を持つことを、繰り返して頻度高くまわりから教えられ、「ママ」「ババ」「バーバ」「ブーブ」「マンマ」など意味のある言葉として獲得されていきます。

このように唇は食べるためだけでなく、言葉の発達のうえからも大切な器官です。離乳食を与える際や、コップから水を飲ませる際などに、上手《じょうず》に使うことができるような介助《かいじょ》の工夫が大切です。

◆舌の動きと音声《おんせい》

舌は、早く自在に形を変えて動くことができる器官です。食べる

ときには特に忙しく動きます（図2）。口に入ってきた食物を奥歯の上に乗せる、噛《か》み潰《つぶ》された食物と潰されていない食物を分ける、唾液と食物を混ぜる、飲み込むために食塊《しょっかい》を作りながら咽頭部《いんとうぶ》に運ぶなど、目的に応じて形を変えながら種々の働きをします。

音声についても、舌は多くの音を作る主役を演じています。前述の口唇音《こうしんおん》と前後して「ダ」「タ」などの音が聴かれてきます。これらの音は、舌の先方を上の前歯のすぐ後ろに押し付け、押し付けた下をすぐに離すと同時に発音すると聴かれる「舌先音」などと呼ばれる音です。口を開けて舌の先方を上下に動かす（図3）必要があることと、この頃に下の乳前歯《にゅうぜんし》が生《は》えてくることなどから、“よだれ”をともないながら「ダダ、タタ、ナナ、ネーネ」などの音が聴かれます。

これらの音が長くなったり、短く重なるなどして「単語」として意味を持つようになります。また、舌と口蓋《こうがい》（上あご）が接触して作られる音ですので、比較的容易に接触場所と接触して離すタイミングなどを覚えることができます。舌と口蓋を少し離して、その隙間《すきま》を呼気《こき》を通らせて発音する「サ」「ラ」などの非接触音は、隙間の取り方や呼気の強さなど少し音を作る（構音）のがむずかしいため接触音で代行してしまった際に、赤ちゃん言葉などと言われます。

（向井　美恵）

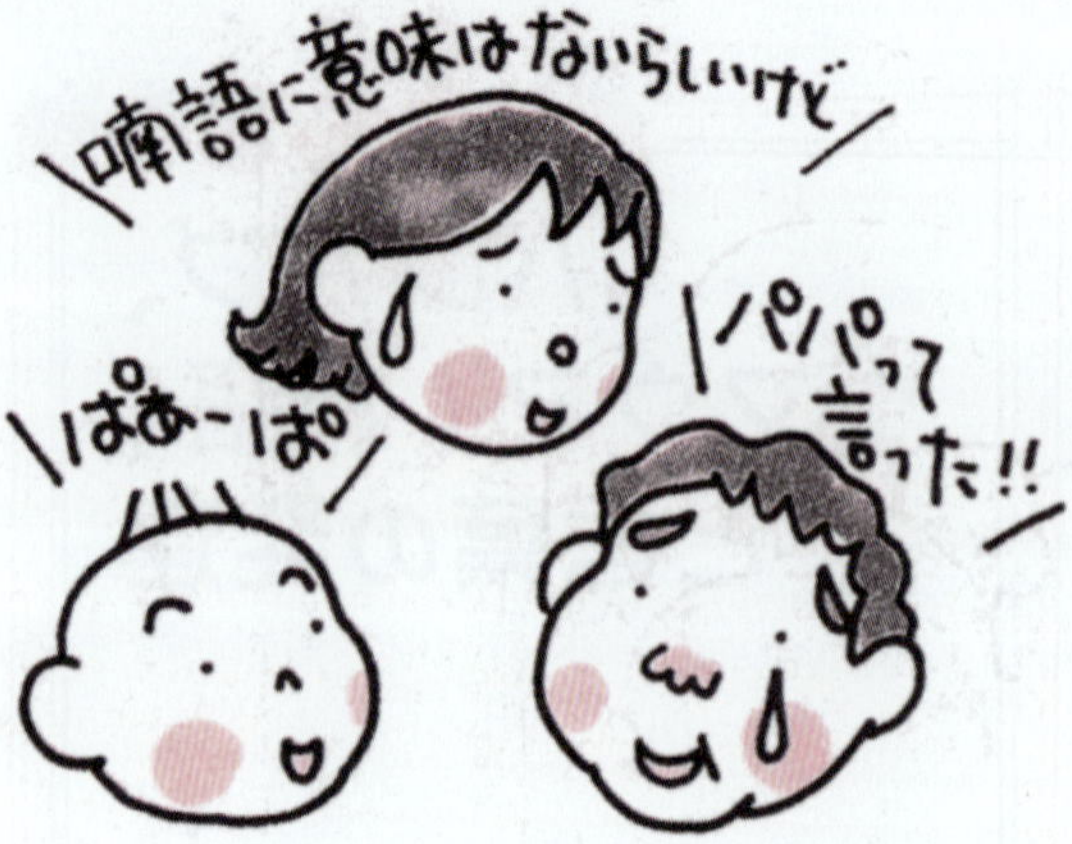
喃語に意味はないらしいけど
ぱあ～ぱ
パパって言った!!

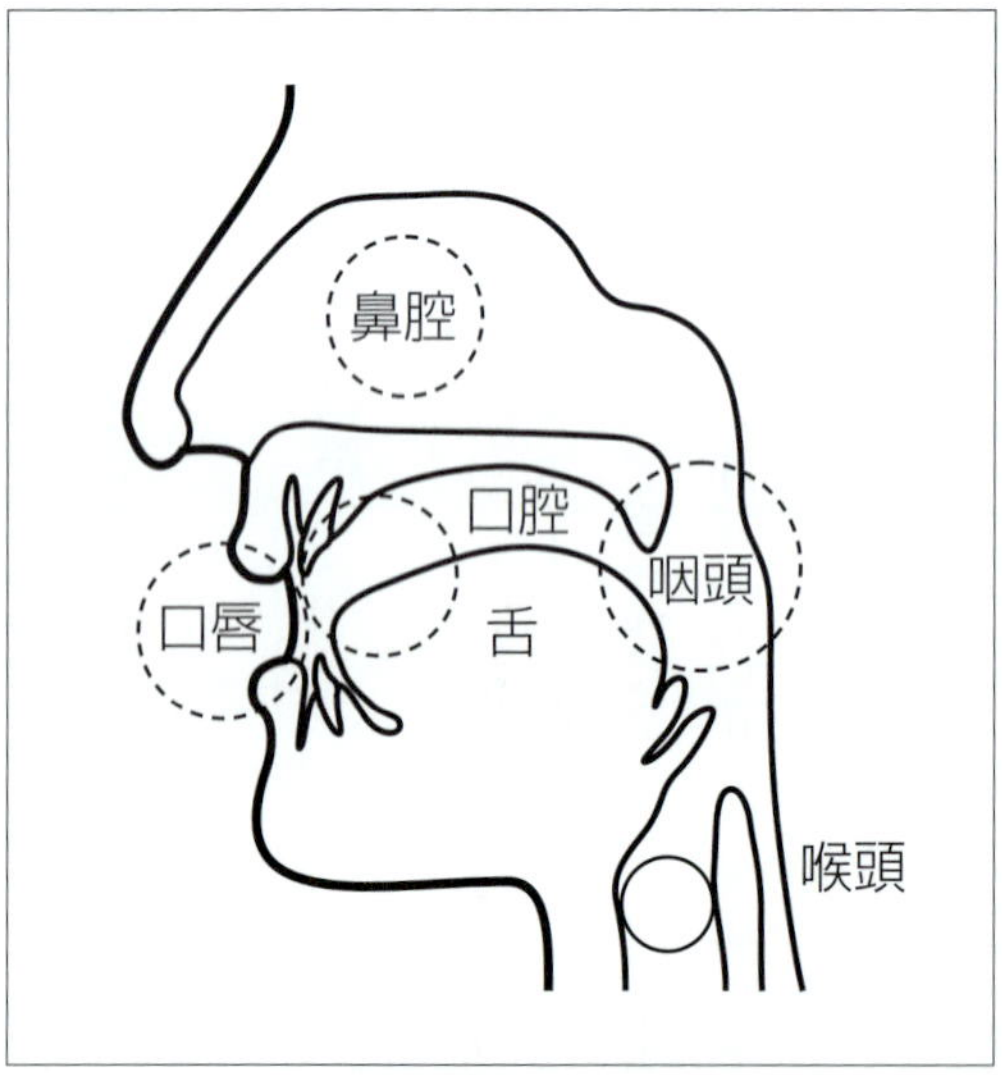

図2　調音器官と主な調音部位

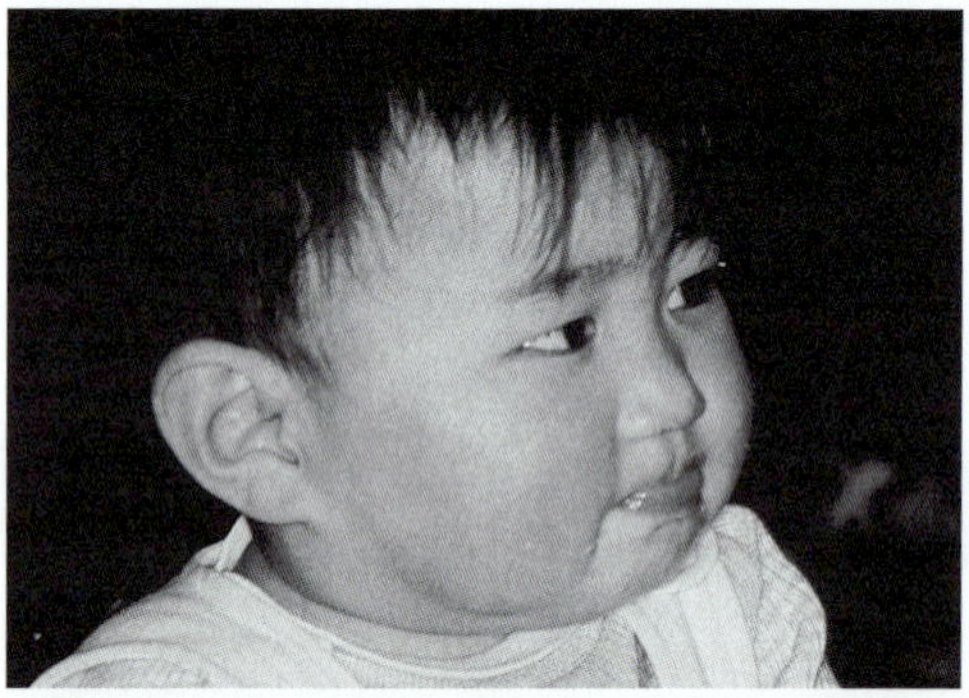

図1　口唇音発生時の口の形

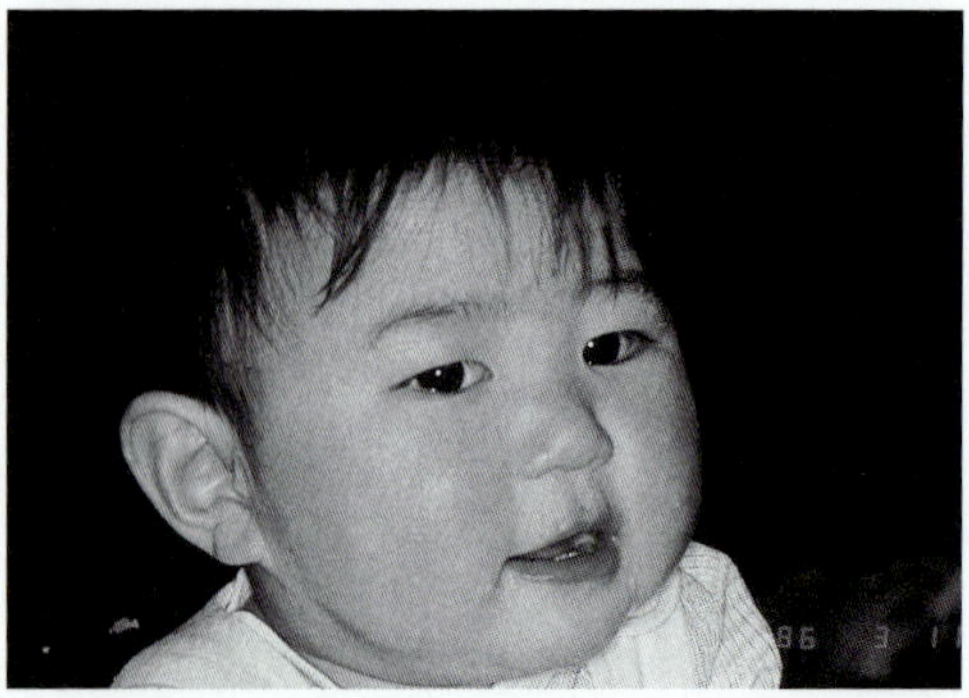

図3　舌先音発生時の口の形

乳児期に口の中に現れる病気

舌や粘膜など軟組織に現れる病気に特に気をつけて見てください

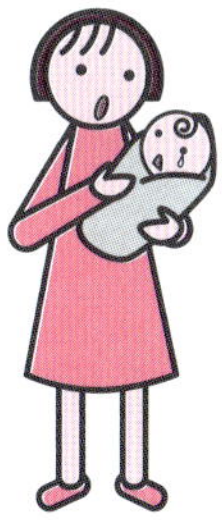

◆上皮真珠《じょうひしんじゅ》

生まれて間もない時期から、おおむね生後数カ月くらいにかけて、直径が1㎜から数㎜くらいの大きさの、光沢《こうたく》のある白い球形のかたまりが歯ぐき（歯肉《しにく》）に見られることがあります。かたまり部分の組織が上皮《じょうひ》由来であり、真珠に似ていることから上皮真珠《じょうひしんじゅ》と呼ばれます。しかし実際には真珠のように硬いものではなく、時間とともに吸収されてやがて消失します。

かたまりの大きさはさまざまで、個数についても1個から数個以上とさまざまです（**図1、2**）。生まれる以前の時期に、歯を作る役目を担っていた組織の一部が吸収されずに残り、それがかたまり状に変化してできると考えられています。

乳歯《にゅうし》が生えはじめるよりも前に自然に消失しますので、治療の必要はありません。また乳歯の生《は》え方や歯ならびへの影響もありません。

また、似たような白く球状のかたまりが口蓋《こうがい》（上顎《じょうがく》の粘膜部の凹《へこ》み）の真ん中に現れることがあり、それはエプスタイン真珠と呼ばれます。

上皮真珠は比較的目につきやすい場所にできますが、エプスタイン真珠については気付かれないこともあります。

白くくっきりとした上皮真珠については、生えてすぐの歯のように見えることもあります。

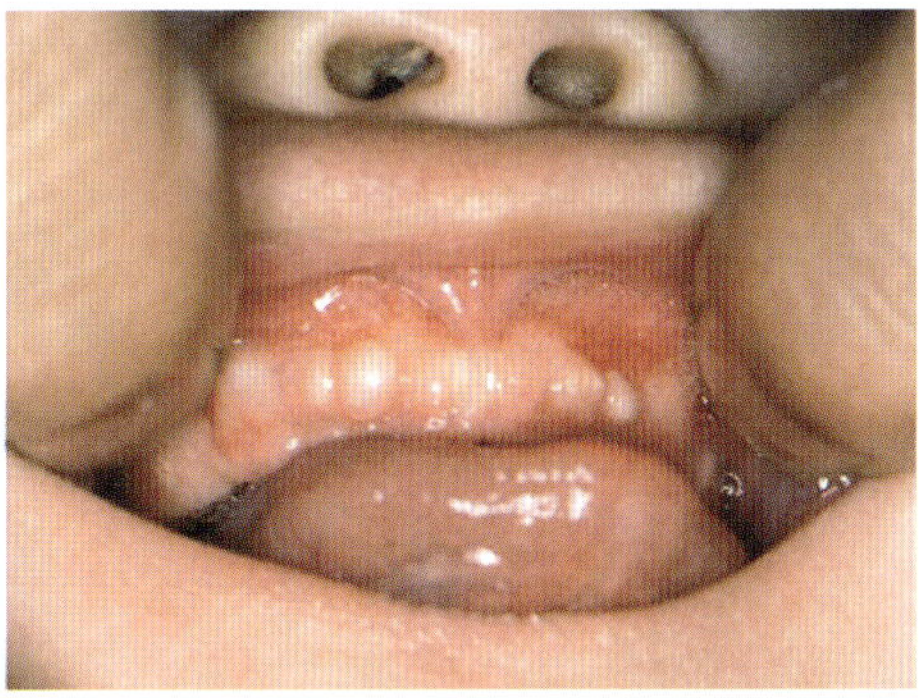

図1　上顎に見られた上皮真珠

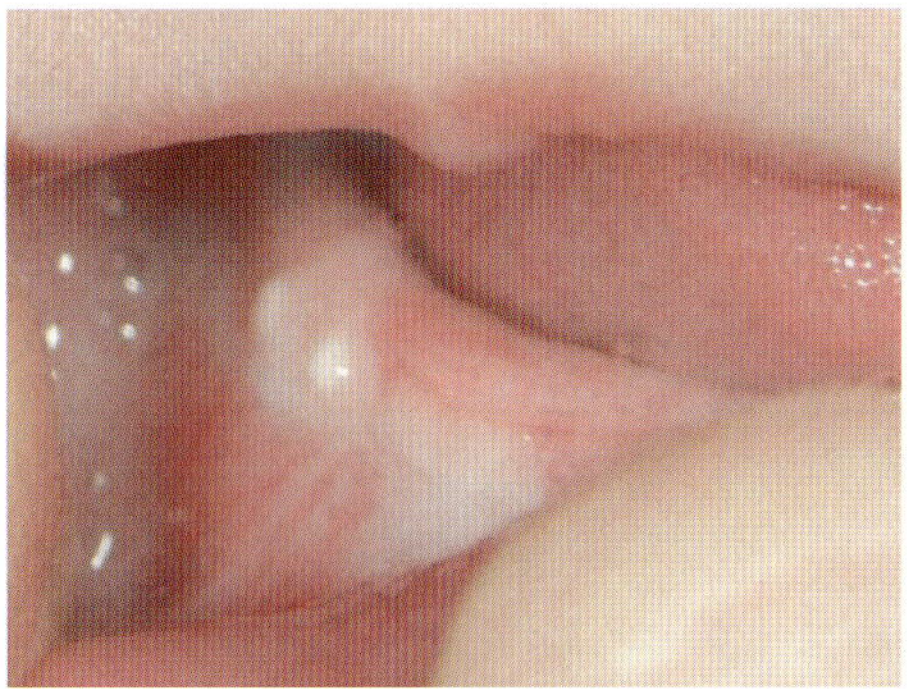

図2　下顎に見られた上皮真珠

◆先天性歯《せんてんせいし》（先天歯《せんてんし》）

乳歯《にゅうし》が生《は》えはじめる時期には個人差がありますが、ほとんどの場合、生後6カ月以降に下顎《かがく》のまん中の歯（乳中切歯《にゅうちゅうせっし》）から生えてきます。平均は8～9カ月です。ところが、生まれたときにすでに歯が生えていることがあり、そのような歯を先天性歯《せんてんせいし》（先天歯《せんてんし》）と言います。また生後1カ月以内に生えてきた場合には新生児歯《しんせいじし》と言います。

先天性歯あるいは新生児歯は1

本だけのこともありますし（図3）、2本見られることもあります（図4）。ほとんどは下顎《かがく》の乳中切《にゅうちゅうせっ》歯《し》です。なぜ通常よりもずっと早くに歯が生えはじめるかは、わかっていません。

赤ちゃんに歯が生えてくることは喜ばしいことですが、先天性歯や新生児歯については残念ながら当てはまりません。多くの場合、これらの歯は根の形成が不十分でグラグラしており、また噛《か》み合う相手の歯もありませんから歯としての役割を発揮できません。動揺が著しい歯については、抜歯せざるを得ないことがあります。また動揺があまりない歯では、吸啜《きゅうせつ》（母乳を吸う）運動の際に舌に歯がぶつかることで舌下部《ぜっかぶ》に潰瘍《かいよう》を作ってしまうことがあります。

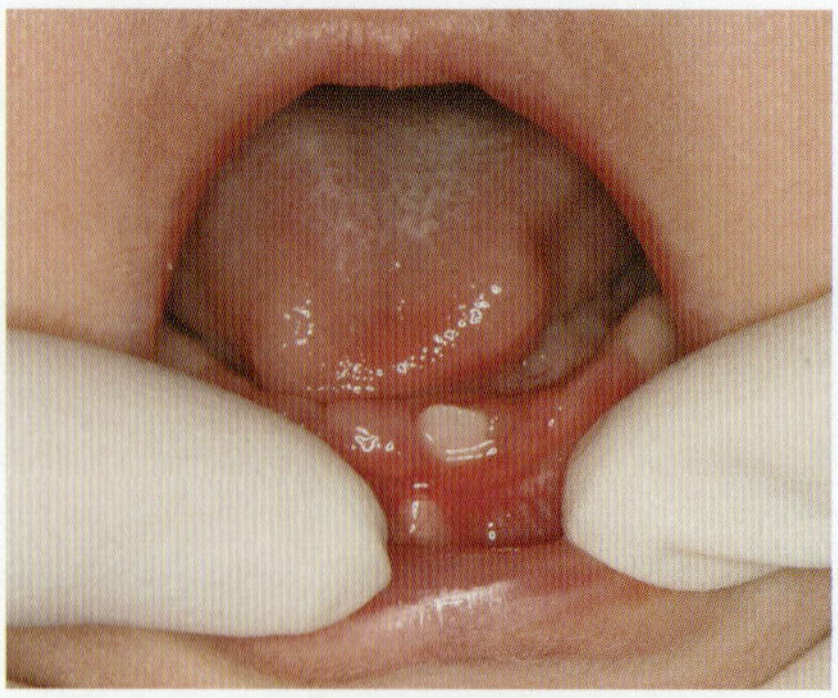

図3　先天歯

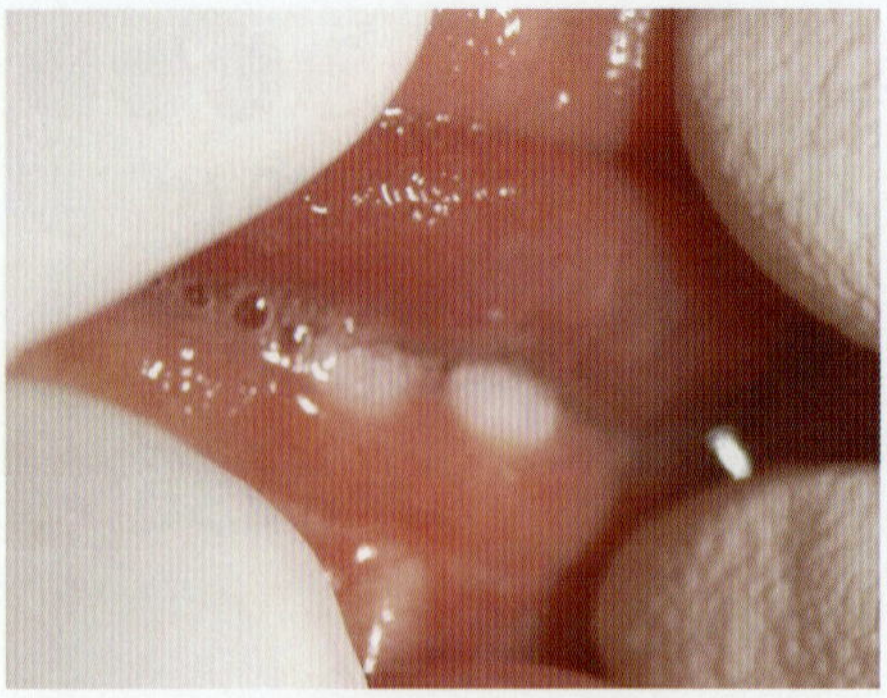

図4　先天歯

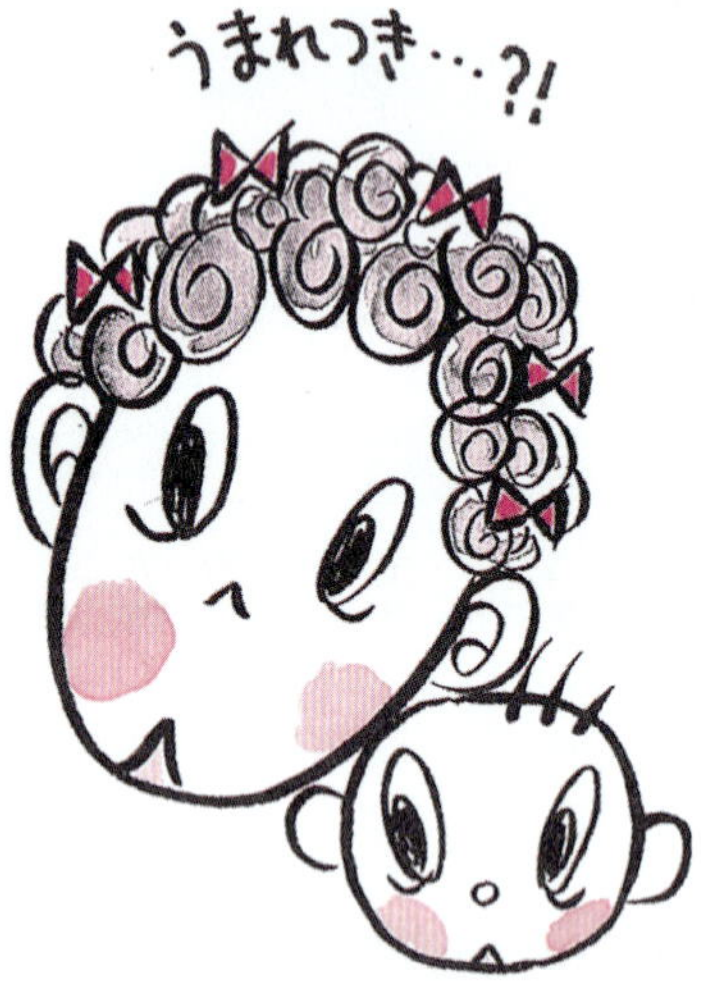

先天性歯の色は、通常の白色の場合もありますが、黄色みがかっていることも多く、そのような歯では正常な乳歯に比べて表層のエナメル質の硬さが劣っています（形成不全歯《けいせいふぜんし》と言います）。形成不全歯では、歯が噛《か》み合うようになった後に早くすり減る傾向があります。

◆舌の潰瘍《かいよう》

歯が生える前の時期を無歯期《むしき》と言いますが、この頃は舌に潰瘍《かいよう》を形成することはめったにありません。赤ちゃんが生まれてからの約半年間は、吸啜《きゅうせつ》運動の際に乳首を上下の唇でとらえ、舌と顎をリズミカルに動かすことで乳汁を取り込み成長の源にしています。特に舌の前後、上下方向のダイナミックな動きが乳汁の取り込みには重要です。

ふつうは歯が生えていない時期に、前述のように先天性歯《せんてんせいし》や新生《しんせい》児歯《じし》がある場合には、おっぱいを飲むときの舌の運動にともない、歯が頻繁に舌の裏側にぶつかり、それが繰り返されて舌に潰瘍《かいよう》ができることがあります。歯の先端が尖《とが》っていたり、薄く鋭利な場合には高い頻度で潰瘍が生じます。この潰瘍を「Riga-Fede《リガ・フェーデ》病」と呼びます（図5）。

「Riga-Fede病」になると、おっぱいを飲むときに舌に痛みを感じることから、乳汁摂取が著しく妨げられます。そのため、歯の尖った部分を丸める、あるいは歯に詰める材料を貼り付けて、歯の形を丸くするなどの治療を行う必要があります。

赤ちゃんは唾液が多いことか

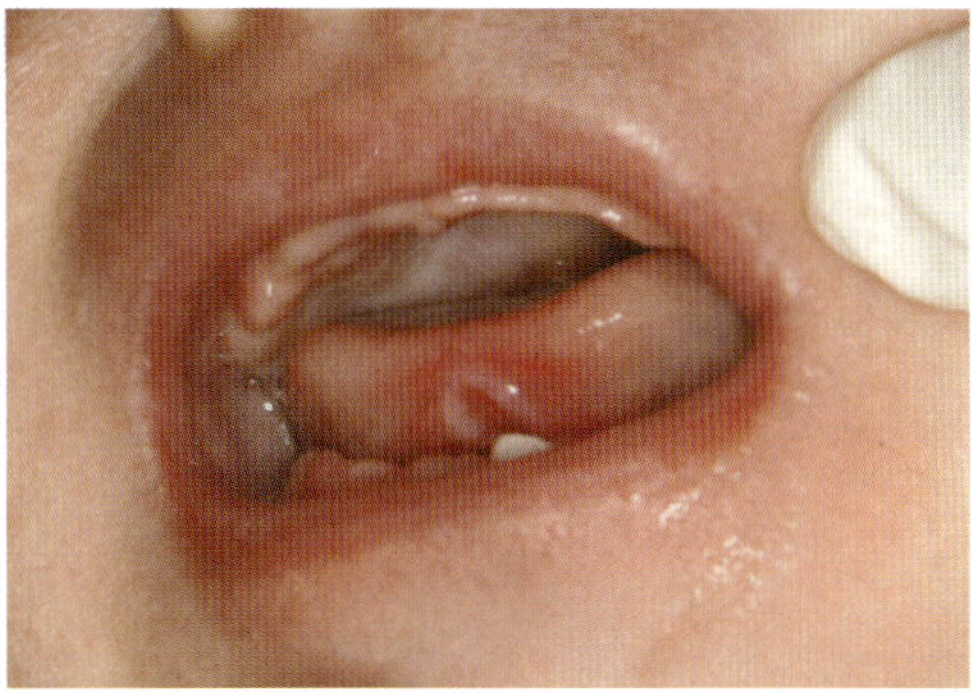

図5　舌潰瘍（リガ・フェーデ病）

ら、歯科材料を歯に貼り付ける治療は決して容易ではありませんが、接着技術の進歩で良好な結果が得られるようになりました。歯から舌への刺激がほとんどなくなると、ふつう潰瘍は速やかに消失します。

◆舌に白い苔《こけ》のようなもの（舌苔《ぜったい》）

健康なときの舌の表面は、淡いピンク色をしています。よく見ると細かい凹凸《おうとつ》があってざらざらしていますが、それは舌の表面に、舌乳頭《ぜつにゅうとう》と呼ばれる小さな突起が多数あるからです。味を感じるための味蕾《みらい》と呼ばれる器官の大部分は舌乳頭にあります。また舌の奥のほうから手前にかけては、舌の表面がうっすらと白っぽくなっており、これを舌苔《ぜったい》と言います（**図6**）。

舌苔は舌の表面にある糸状《しじょう》乳頭《にゅうとう》と呼ばれる組織に、食べ物のかすやはがれた粘膜が付着し、そこに細菌が繁殖するなどしてできたものです。体調の変化、特に風《か》邪《ぜ》や熱性疾患に罹患《りかん》したような場合、舌苔が厚みを増して白いものが付着しているように見えたり、舌苔の色が変わったりします。

舌苔《ぜったい》の付き方には個人差があり、抵抗力の有無や唾液の出方、一日のうちの時間によっても変化します。口内炎《こうないえん》にともなって見られることもあります。なお、ミルクを飲んだあと舌の色が白っぽく変わることがありますが、その場合は何もしなくても唾液などで徐々に目立たなくなります。

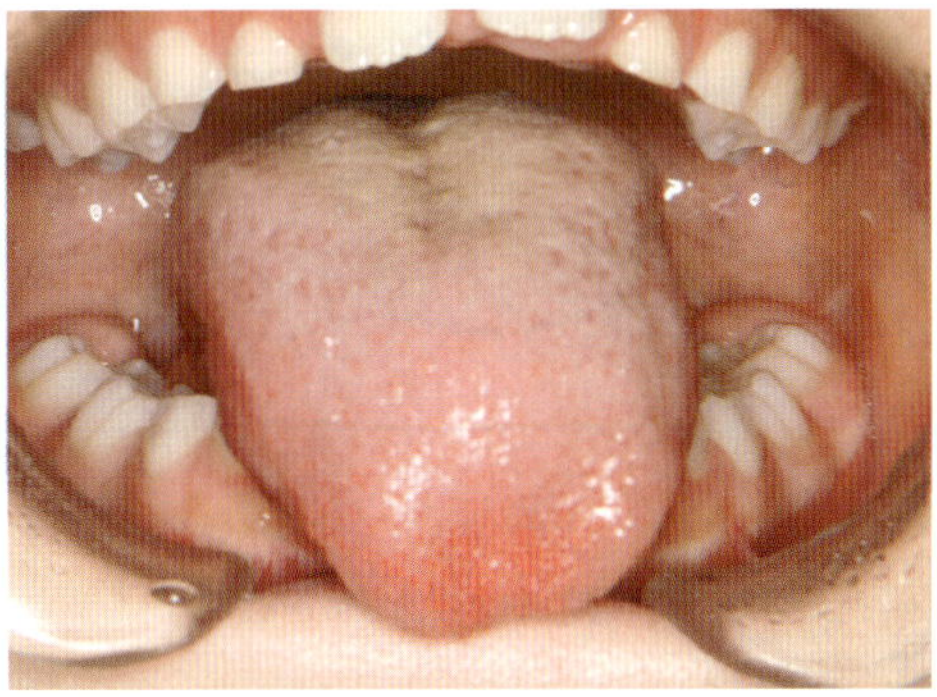

図6　6歳児に見られた舌苔

◆萌出性嚢胞《ほうしゅつせいのうほう》

歯が歯ぐき（歯肉《しにく》）から顔を出すことを「萌出《ほうしゅつ》」と言いますが、歯が萌出する少し前に、歯ぐきに透明感のあるふくらみができることがあります。このふくらみは柔らかいドーム状のことが多く、中に液がたまっています（**図7**）。淡いピンク色のこともありますが、やや青紫っぽい色をしていることもあります。永久歯よりも乳歯、特に乳臼歯《にゅうきゅうし》の萌出の際にときどき見られます。

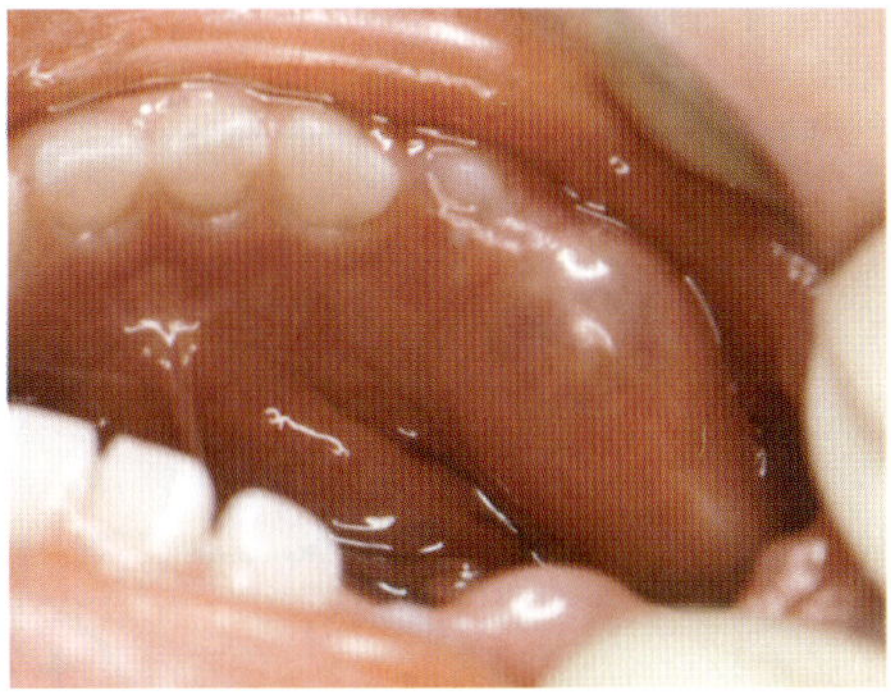

図7　萌出性嚢胞

このふくらみを萌出性嚢胞《ほうしゅつせいのうほう》と言いますが、一般に嚢胞という名前がついている病気の場合、ほとんどのものが外科的に摘出しないとなくならないのに対し、萌出性嚢胞は短期間のうちに自然消滅します。治療の必要もなく、痛みがでることもありません。萌出性嚢胞がなくなると、間もなく歯が萌出してきます（**図8**）。

◆萌出性《ほうしゅつせい》歯肉炎《しにくえん》

乳歯、永久歯ともに、歯ぐきから顔を出してから歯全体が見える

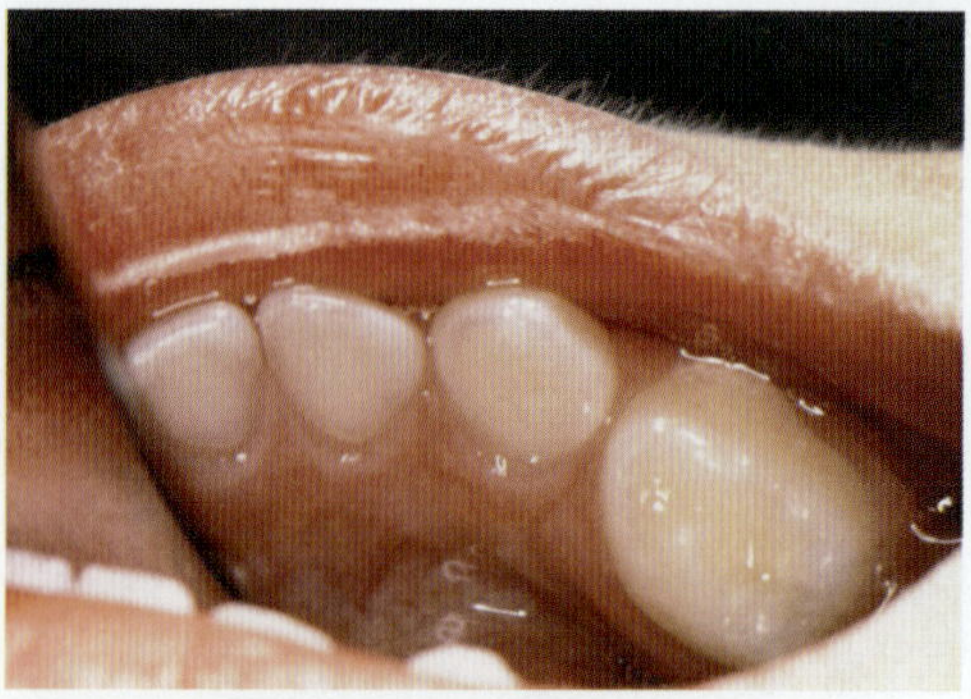

図8　萌出性嚢胞の消失後

くらいに萌出するまでに、日数がかかります。萌出性歯肉炎《ほうしゅっせいしにくえん》は、歯がまだ一部しか顔を出していない時期に起きやすい、歯ぐきの炎症です。歯が生《は》えはじめている部位の歯ぐきは、一時的に歯に被《かぶ》さるかたちになりやすく、被さった歯ぐきの下に汚れが入る隙間《すきま》ができます。

炎症の原因は、生えてきた歯と歯ぐきの間にたまった汚れで、その中で細菌が繁殖すると歯ぐきが赤く腫《は》れたり、出血しやすくなったりします。また抵抗力が低下している場合には、腫れが大きくなって痛みを生じることがあります（**図9**）。

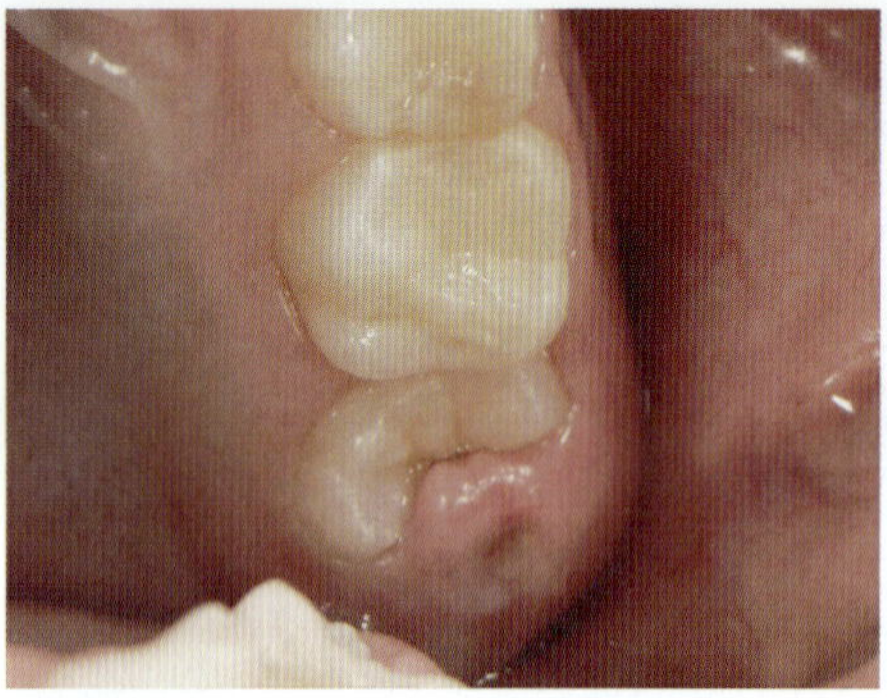

図9　第一大臼歯の萌出にともなう歯肉炎

萌出性歯肉炎を予防するうえでの基本は、生えはじめている歯のまわりの汚れを、柔らかめの歯ブラシなどを使っていねいに落とすことですが、腫れが生じたあとに歯の萌出に気付くこともあり、腫れがひどくて痛みもあるような場合には、患部を清潔に保つことに加えて抗菌薬（抗生物質）による治療が必要になります。

◆エプーリス

エプーリスは、歯ぐき（歯肉《しにく》）に発生する良性の腫瘤《しゅりゅう》（はれもの）で、球形に歯肉がふくらんだ形をしています。上顎《じょうがく》の前歯部《ぜんしぶ》の歯肉《しにく》が好発部位で、色はまわりの歯肉とあまり変わりがないか、やや赤

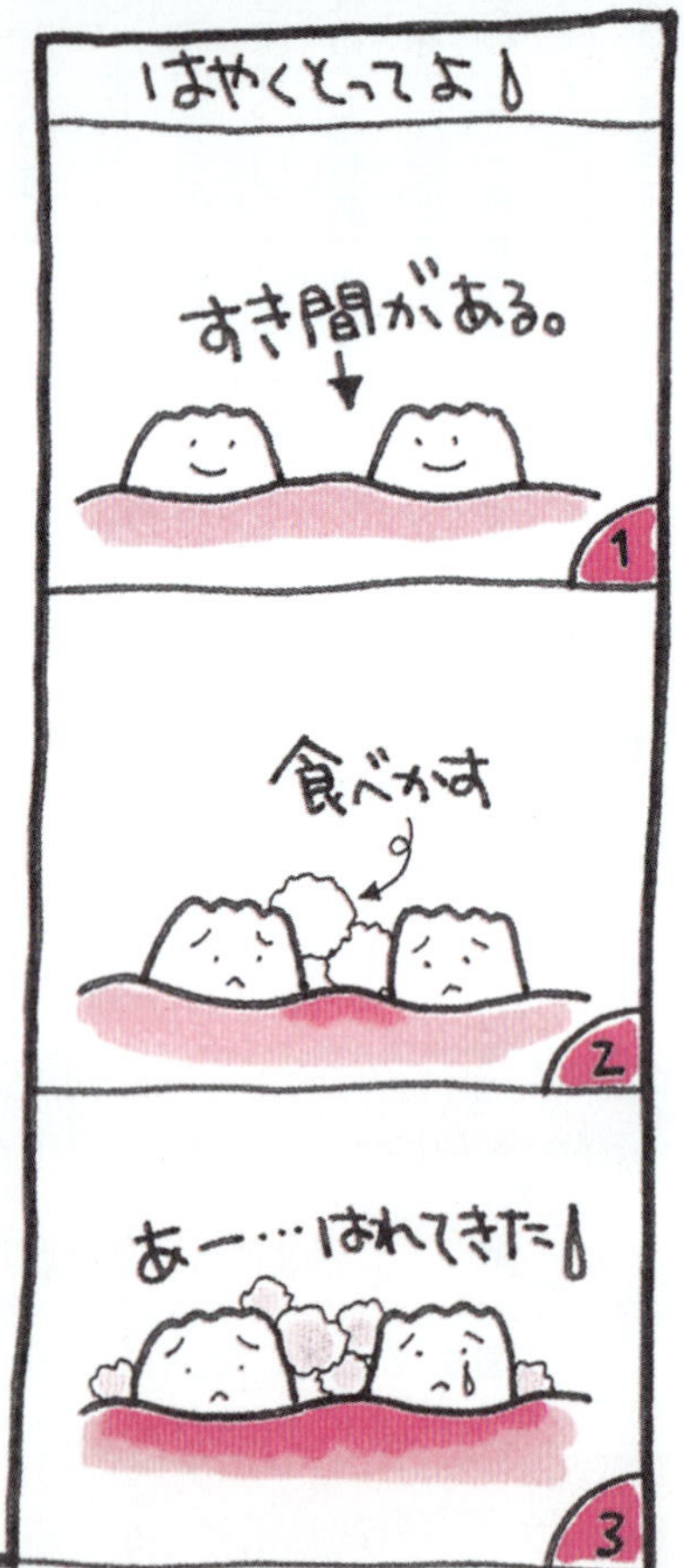
はやくとってよ！
すき間がある。
1
食べかす
2
あー…はれてきた！
3

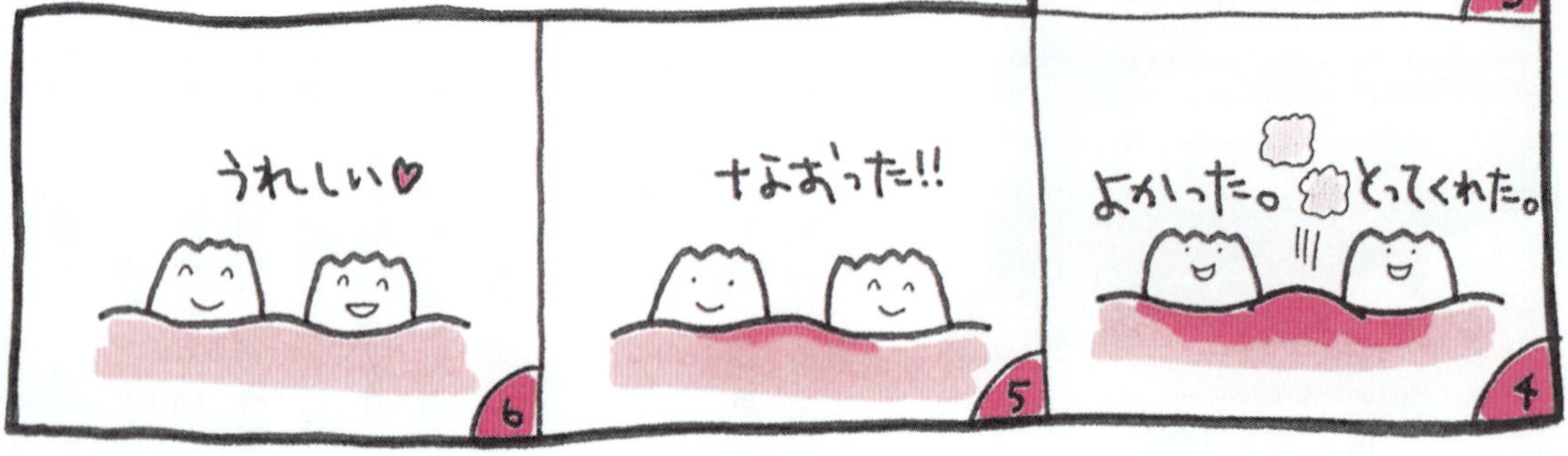
よかった。とってくれた。
4
なおった!!
5
うれしい♥
6

みを帯びています。成人女性に多く見られ、局所への何らかの刺激が引き金となって生じると考えられていますが、まれに先天性エプーリスといって新生児や乳児に見られることもあります(**図10**)。

先天性エプーリスは発育期の奇形的なものと考えられており、歯ぐきへの刺激や炎症とはほとんど関係がなく、多くは自然治癒《ちゆ》します。それに対して通常のエプーリスは、歯を支える骨や、歯と骨の間にある歯根膜《しこんまく》とつながっており、ふくらんだ部分だけを取り除いてもすぐ再発します。

エプーリスを十分に取り除くためには、骨などとつながっている基部も含め、エプーリス全体を手術によってていねいに摘出《てきしゅつ》する必要があります。

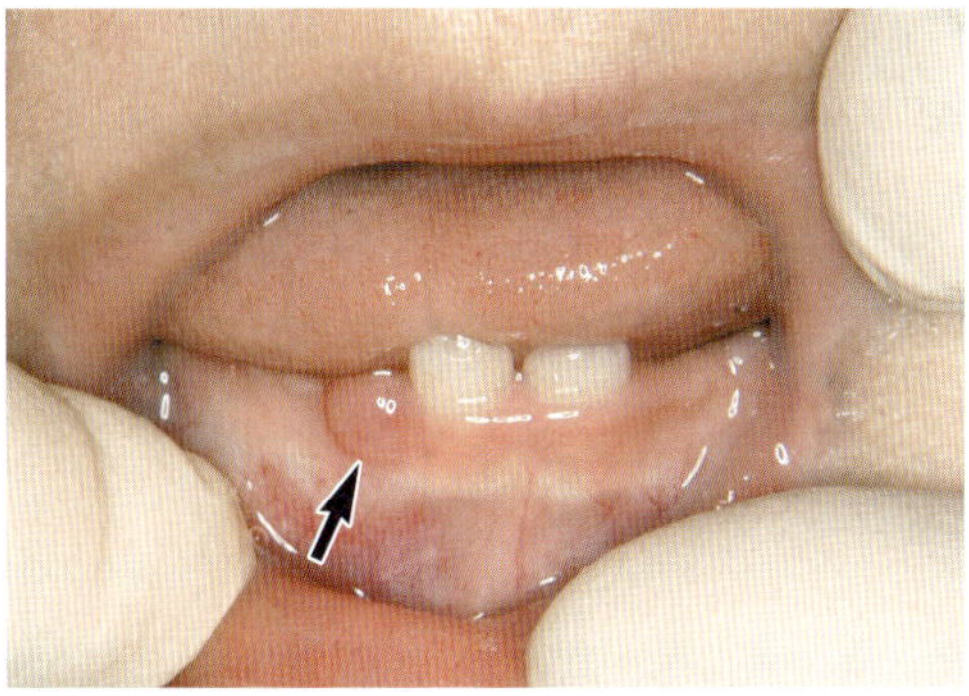

図10　8カ月児の下顎に見られたエプーリス

◆上唇小帯《じょうしんしょうたい》の異常《いじょう》

上唇小帯は、上唇と歯ぐきをつなぐ「すじ」で、上唇の中央を上のほうにめくったときに、粘膜から歯ぐきにかけてピンと張って見える部分を言います。

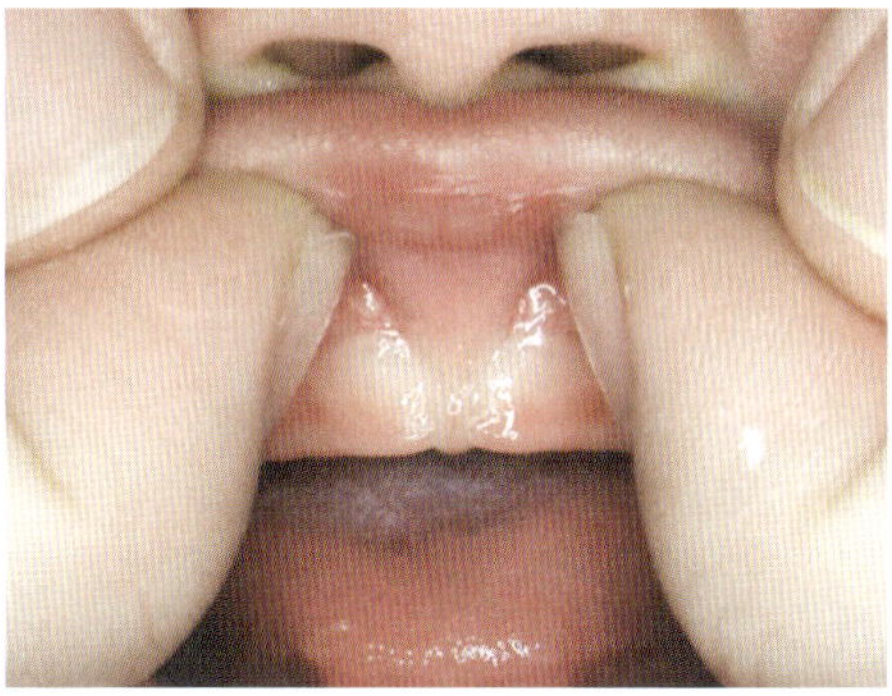

図 11　無歯期の上唇小帯

生まれてすぐの赤ちゃんでは小帯の幅が広く、付着部も下寄りです(**図11**)。前歯が生えた後も、2歳くらいまでは小帯は比較的太く、上の真ん中の歯と歯の間に入り込んでいることがあります。しかし、発育につれて付着部が歯ぐきの上のほうに移動し、細くなっていきます。

乳幼児期は手術の必要はありませんが、上の前歯が永久歯に生え替わってからも、歯と歯の間に小帯が入り込んでいるような場合は、小帯を切除する手術を行うことがあります(**図12**)。

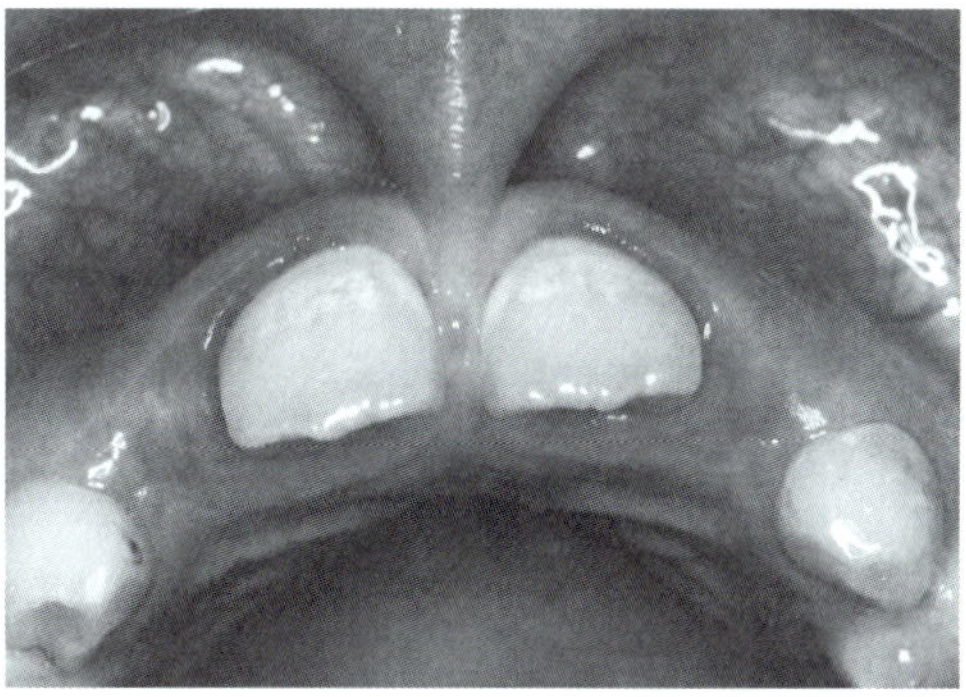

図 12　上唇小帯付着異常

小帯が付いている位置が歯に近く、前歯の間に入っているような場合、歯みがきの際に歯ブラシが小帯に当たりやすいということがあります。また上唇が前歯に被《かぶ》さりやすく、汚れを観察しにくいことがあるので、上顎前歯の歯みがきのときには上唇を押し上げながら行うなどの工夫が必要です。

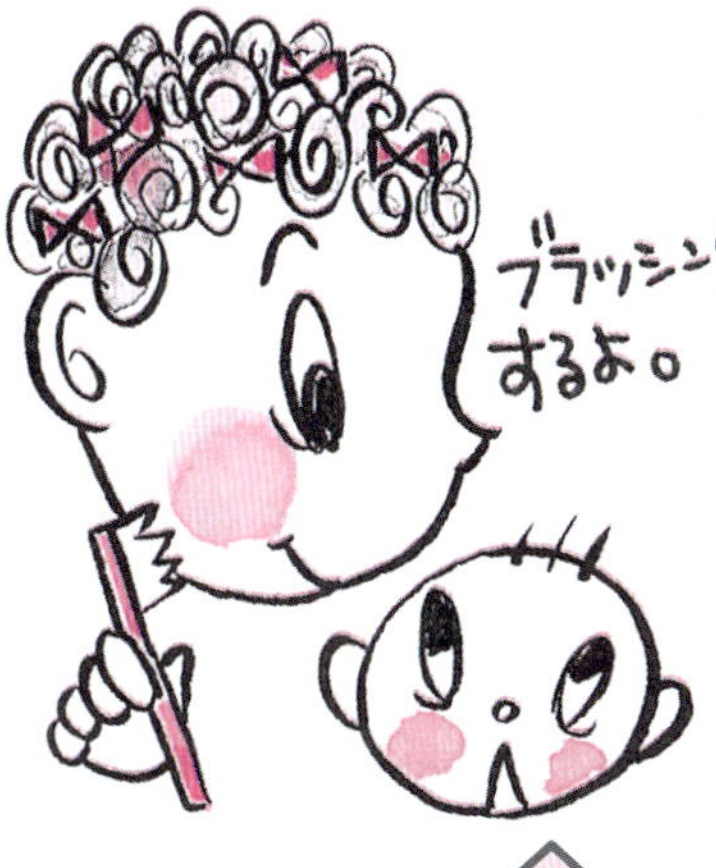

◆高熱後の急性《きゅうせい》歯《し》肉炎《にくえん》

小児はおとなと比べて熱が出やすく、発熱にともなって歯肉炎などの口腔《こうくう》症状があらわれることがあります。発熱の原因は不明のこともよくありますが、多くはウイルス感染が原因と考えられています。また細菌感染によっても発熱し、歯肉炎が見られることがあります。

急性の歯肉炎《しにくえん》とともに口腔《こうくう》粘膜や口唇、頬に広がる小水疱や潰瘍《かいよう》が見られる病気に単純ヘルペスウイルスの感染があります。乳幼児、次いで学童に多く見られ、発熱をともないます。炎症は歯肉のほぼ全体に及び、出血が見られることもあります（**図13**）。また、接触痛をともなうため、一時的に食事を摂りにくくなります。急性期は安静が基本で、可能なら柔らかい歯ブラシやガーゼなどで口腔の清掃を行います。

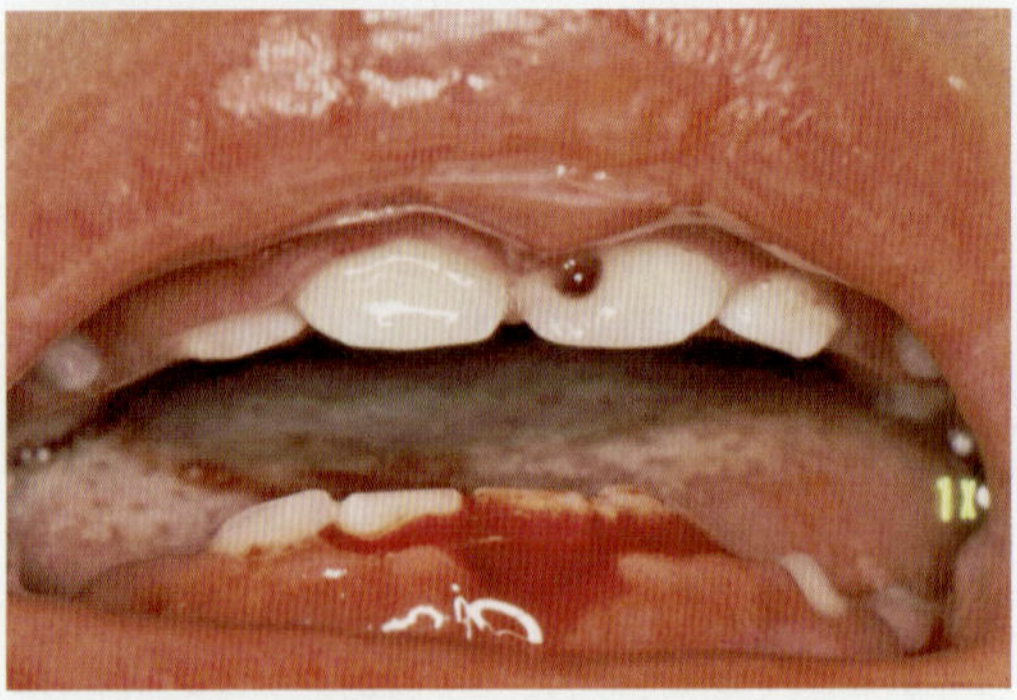
図13　1歳児のヘルペス性歯肉口内炎

まれですが、歯ぐきに潰瘍《かいよう》や化《か》膿《のう》がみとめられ、強い口臭《こうしゅう》があり、食事の困難をともなう急性《きゅうせい》壊《え》死性《しせい》潰瘍《かいよう》性《せい》歯肉炎《しにくえん》に罹《かか》ることがあります。口腔内の清掃が悪いところに、体力や免疫力の低下が加わると、歯ぐきで紡錘菌《ぼうすいきん》やスピロヘータなどの細菌が増殖して起きます。歯ぐき以外の粘膜にはあまり変化は見られません。治療としては、抗菌薬の投与や栄養補給、安静が基本になります。

（白川　哲夫）

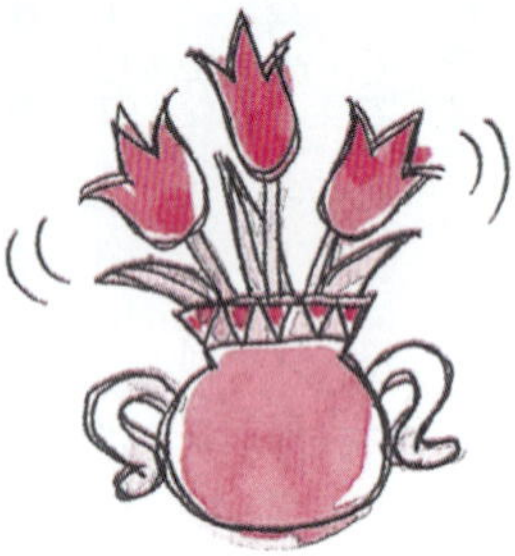

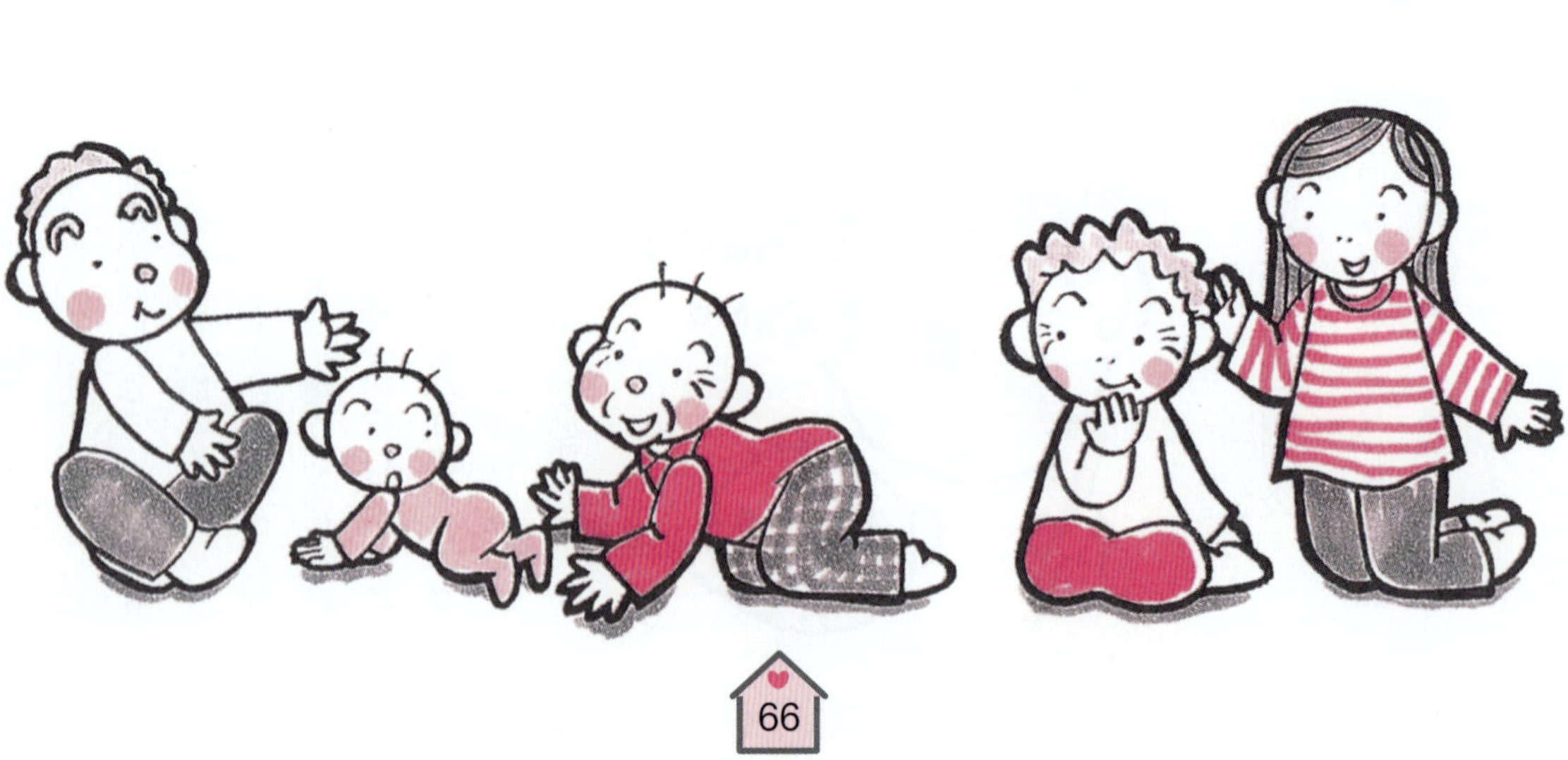

唇顎口蓋裂

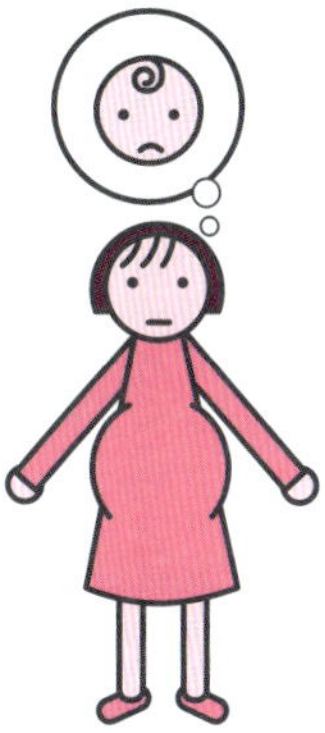

生まれた直後から医療面でのサポートが必要です

口唇裂《こうしんれつ》・口蓋裂《こうがいれつ》

◆口唇裂《こうしんれつ》・口蓋裂《こうがいれつ》とはこんな疾患です

口唇裂《こうしんれつ》とは、一般に上口唇《じょうこうしん》（上くちびる）に裂《れつ》（切れめ）ができた状態で生まれてくる疾患です。また口蓋裂《こうがいれつ》とは、口腔《こうくう》（口の中）と鼻腔《びくう》（鼻の中）を隔てている口《こう》蓋《がい》（上あごの歯列《しれつ》の内側の部分）の部分に裂を生じて生まれてくる疾患を呼んでいます。

▼口唇裂・口蓋裂が生じるメカニズム

母親の胎内に宿った赤ちゃんの顔の部分は、最初から形ができあがっているのではなくて、顔面突《がんめんとっ》起《き》と呼ばれるものが組み合わさり、徐々にくっつき合ってできあがっていきます。同じように口腔《こうくう》の天井ともいえる口蓋《こうがい》も、口蓋突起という組織が合わさってくっついて作られていきます。

これらは妊娠の初期である約3月頃までに見られ、この間の過程になんらかの異常が起きると、本来組み合わさる部分がうまくくっつかなくなり、その結果、裂《れつ》が残って、口唇裂や口蓋裂が発生すると考えられています。

▼分類と発生頻度

ひと口に口唇裂・口蓋裂といってもさまざまなタイプがあり、医学的には裂のできる場所や範囲によって分類されており、口唇裂であれば、上口唇の左右どちらか片方のみに裂が生じる場合や、左右の両方に裂が生じる場合もあり、裂の範囲も口唇だけでなく鼻や歯ぐきのほうまで拡がっていることもあります。

口蓋裂においても、口蓋全体に裂が生じている場合や、軟口蓋と呼ばれる口蓋の奥の部分だけに裂があったり、表面からは見えない口蓋粘膜の下の組織だけに裂が存在しているタイプなど、さまざまです。

また、これら口唇裂と口蓋裂の双方が組み合わさっている場合も多く見られます。

口唇裂・口蓋裂の赤ちゃんが生まれる割合は、人種や地域によっ

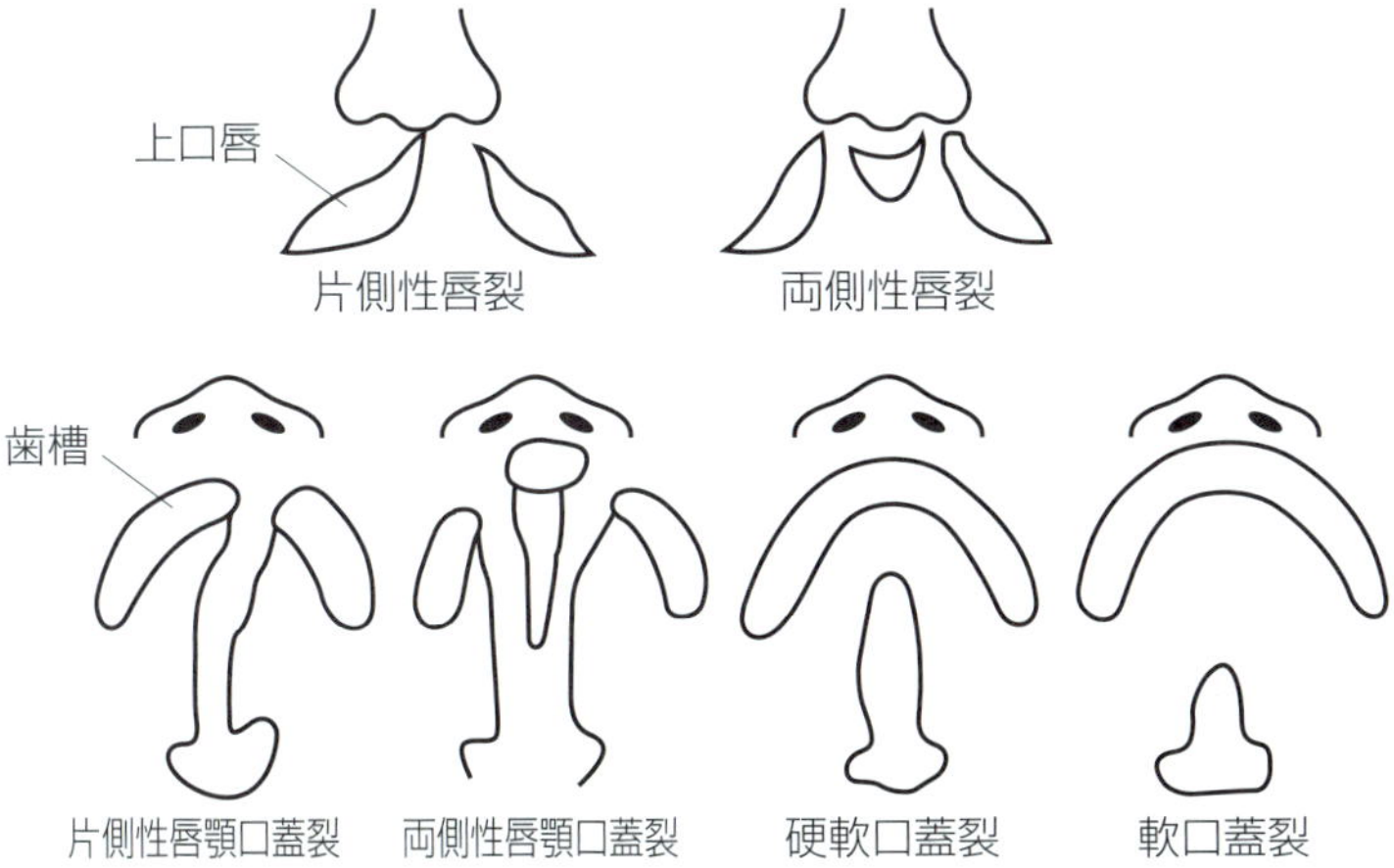

図　口唇裂・口蓋裂のタイプの分類

てかなり差があり、白人の900〜1000人に一人の割合に対して、黄色人種である日本人ではおよそ500〜600人に一人とされ、他の人種より発生の割合がかなり高いと言われています。

▼原　因

口唇裂《こうしんれつ》・口蓋裂《こうがいれつ》の赤ちゃんが生まれてくる原因については、多くの研究者により研究されていますが、明らかな原因は現在のところまだわかっていません。

一般的に、生まれつきの異常はすべて遺伝が原因していると考えがちですが、決して単純に遺伝的要因だけに左右されるものではありません。確かに遺伝的要因の関与が高いことも否定されてはいませんが、むしろ赤ちゃんが、母親の胎内で順調に発育していく過程を妨げようとする周囲の要因、つまり、これら環境的な要因と遺伝的要因が相互に作用して、妊娠初期の口唇《こうしん》や口蓋《こうがい》が形作られる時期にトラブルを引き起こすのではないかと考えられています。

したがって、これまで口唇裂や口蓋裂の方がいらっしゃらない家系でも、この病気が発現することはよくあります。このような環境的要因には、両親の年齢、母体の病気や栄養状態、エックス線、薬剤やアルコール、タバコなどの嗜好品などもあげられています。

また口唇裂・口蓋裂の赤ちゃんには、からだの他の部分に合併した病気が見つかることも比較的よくあります。心臓の異常、耳や手足の形の異常などがあげられますが、細部にわたる全身的な検査を受けておくことが大切です。

以上のように、口唇裂《こうしんれつ》・口蓋裂《こうがいれつ》は先天的な顔面、特に口腔《こうくう》領域の形の異常と言えますが、この鼻や口の部分は、栄養の摂取、呼吸、言葉の発音などの、人が生活するうえで非常に重要な働きを担っている器官でもあります。

したがって、この病気による障害は顔の審美《しんび》上の問題だけでなく、これらの重要な機能に早期より影響を及ぼすことが多く、生まれた直後より医療面でのサポートが必要となります。

◆口唇裂《こうしんれつ》・口蓋裂《こうがいれつ》の治療

口唇裂・口蓋裂の子どもに対する治療の目的は、生まれつき離れて開いてしまっている裂《れつ》の部分を閉じ合わせて通常の形に戻し、正常な機能を習得できるようにしてあげることです。

これにはどうしても外科《げか》手術が必要になります。かなり以前は、口腔外科《こうくうげか》、整形外科、耳鼻科《じびか》などの診療科でこの手術が行われていましたが、現在では口腔外科、形成外科が専門的に手術を行っています。

大きな病院や大学病院では、口唇裂・口蓋裂センターを設置して、手術を受けた後の他の必要な治療や管理を、専門科が連携しながら一貫して行っている施設もあります。

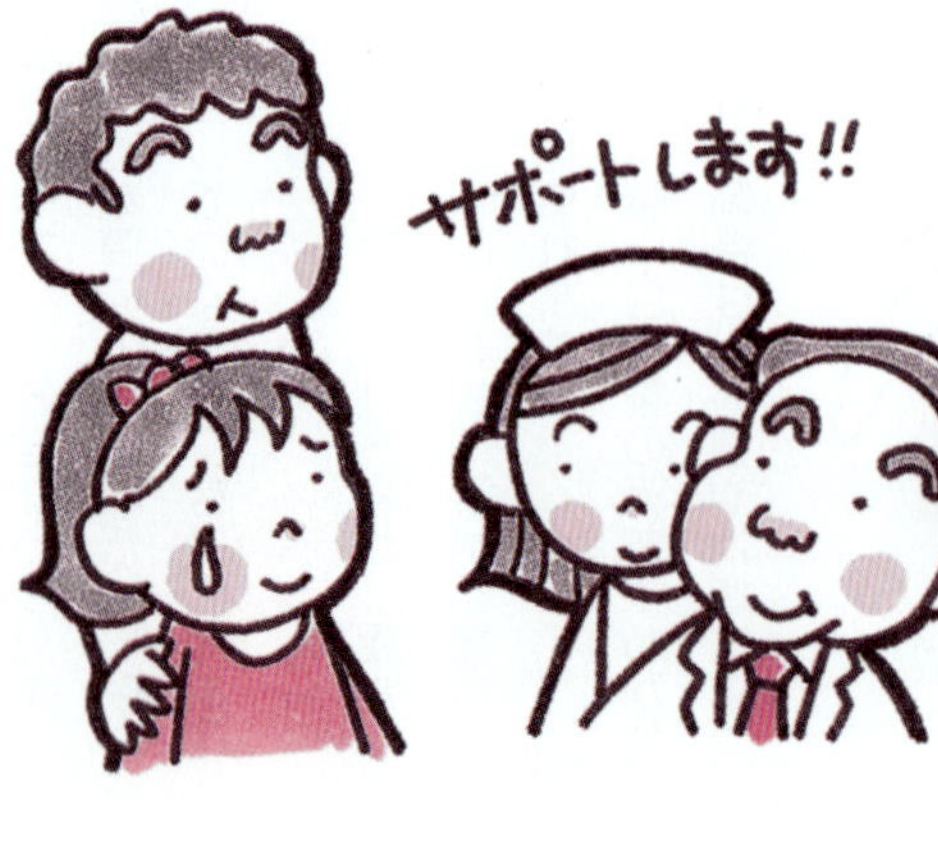

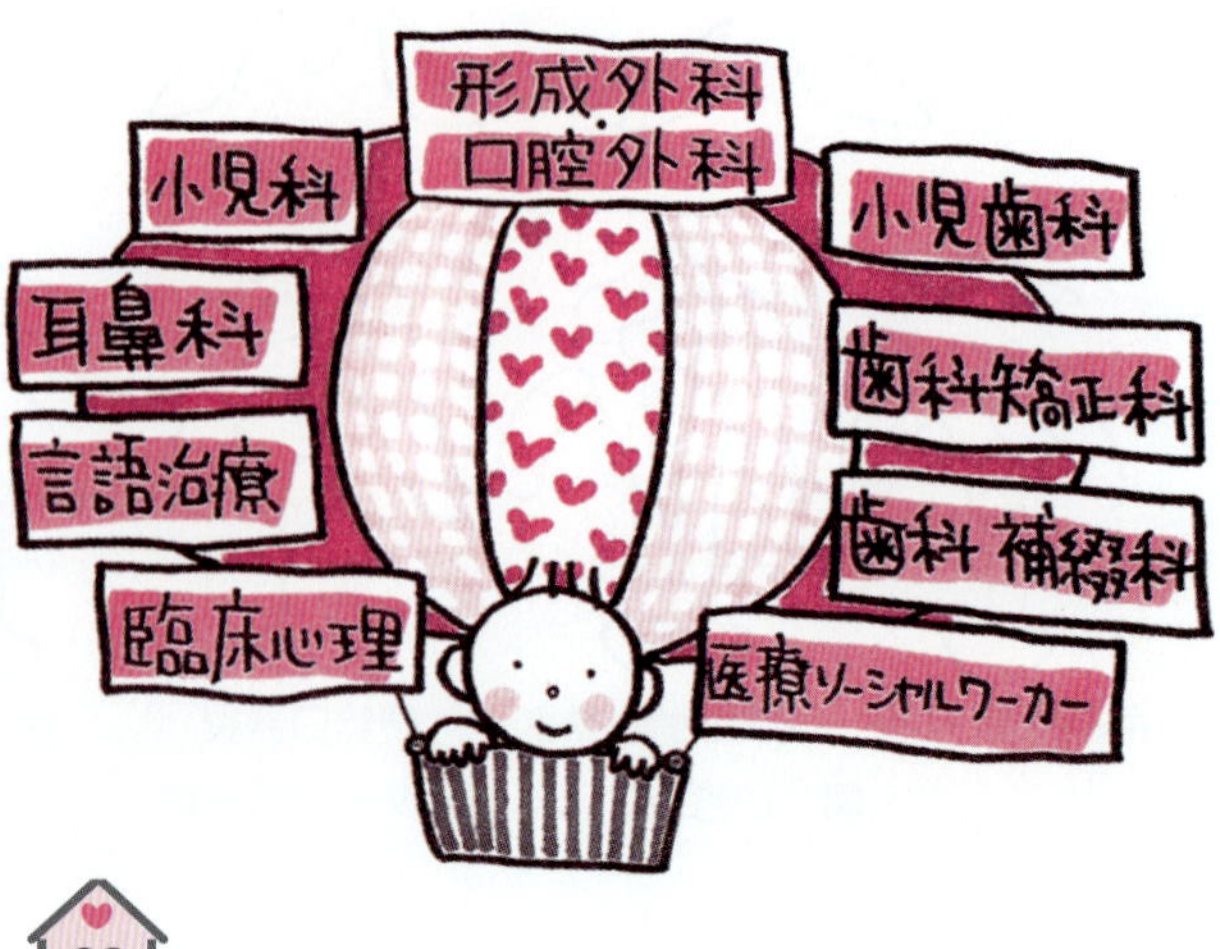

▼口唇裂の手術

口唇裂の手術を行う時期について、一般的に生後約3～4カ月頃で、赤ちゃんの体重が6kgを超えた頃を基準として行われています。口唇裂が両側にある場合には、裂の状態によっては両方を一度に手術を行う場合と、この時期にどちらかの片方だけを手術し、この傷が治ってくるのを待って、生後6～7カ月頃、もう片方を手術する方法も行われています。

手術がなぜこの時期かというと、赤ちゃんの全身的な状態が安定してくる時期であり、手術を行う部分の口唇がある程度発育してくるので、手術がやりやすくなることなどがあげられています。

最近では、この手術をするまでの期間に、口の中にマウスピースのような物を装着して哺乳《ほにゅう》をしやすくしたり、離れている歯ぐきの部分をできるだけ寄せて手術をしやすくする方法も試みられています。しかし、赤ちゃんに心疾患などの合併症がある場合はその疾患とのかね合いで、口唇裂の手術時期が延期されることもあります。

手術は入院して、赤ちゃんが全身麻酔によって眠っている間に行われ、通常手術後1～2週間で退院となります。実際の裂部を縫い合わせる手術の方法については、裂のタイプや範囲、施設によって多少異なり、詳細は専門書にゆずりますが、いずれにしても、裂部を単に縫い合わせるのではなく、鼻や口唇の形や手術後の発育、機能が十分に得られるような綿密な方法で行われています。

また口唇裂《こうしんれつ》だけの場合、この初回の手術で目的のほとんどは達成されますが、その後の成長に合わせ、傷跡や鼻の形などの修正手術を時期をみて行うこともあります。

▼口蓋裂《こうがいれつ》の手術

口蓋裂の手術を行う時期や方法については、以前より国内外でいくつかの意見があり、それぞれの施設で少しでも良い手術結果を求めて、時期や方法を検討しているのが現状です。口蓋裂の手術の重要な目的は、食物を良く摂取できるような口蓋の形態や機能の獲得と、鼻咽腔閉鎖機能《びいんくうへいさきのう》という言葉の面で非常に重要な働きを改善することにあります。

言葉の面では、できるだけ早い時期に口蓋の手術をしたほうが正常な発音の習得に有利であり、一方、顎の発育や歯ならびなどの面では、発育がある程度進んだ遅い時期に手術をしたほうが影響が少ないと言われています。したがって、おもに最近では年齢が1歳代の時期に口蓋の手術をする場合と、口蓋の手術自体を2回に分け、1歳代で軟口蓋《なんこうがい》と呼ばれる奥の部分だけを閉じておいて、顎の発育を考慮して5～6歳に硬口蓋《こうこうがい》の部分を手術する方法などが行われています。この場合には5～6歳までの間は、硬口蓋の部分の裂は、人工の閉鎖床《へいさしょう》という装置でふさぐことになります。

いずれの手術方法でも、それぞれ長所や短所があり、この短所の部分をできるだけ少なくする方法が工夫され、行われています。

また最近では、これらの口唇や口蓋の形成手術以外に、将来永久歯が生え始めて歯ならびや噛《か》み合わせの治療（歯科矯正治療《しかきょうせいちりょう》）を行う時期になって、これらの治療と関連して、歯をならべる土台とも言える歯槽骨《しそうこつ》が裂によって欠けている場合にはその部分に、骨を作るための骨移植の手術が行われることが一般的になっています。これらの手術も、患者さんに少しでも良い歯ならびの形態や機能を回復してもらうことを目的としたものです。

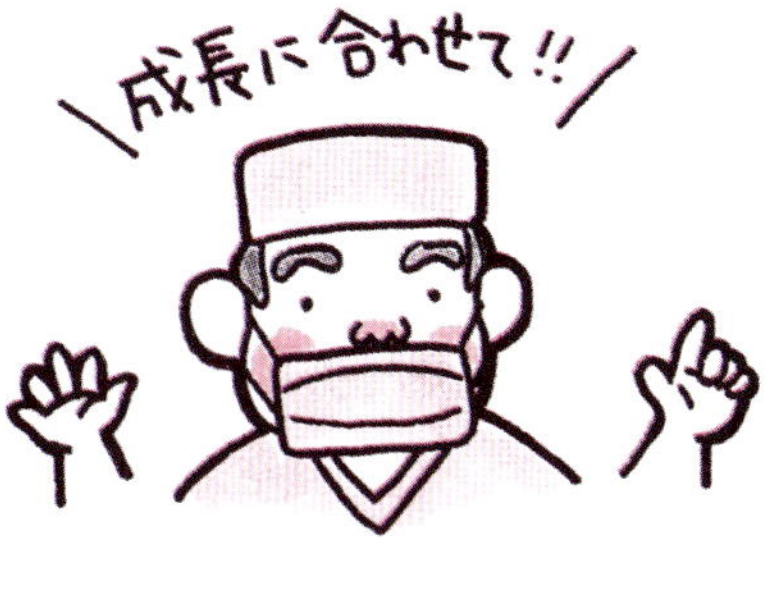

◆治療後のケアと定期検診

口唇裂《こうしんれつ》・口蓋裂《こうがいれつ》の治療は、口唇や口蓋の形成手術がうまくいくことが重要であることは当然ですが、手術だけで問題がすべて解決するわけではありません。栄養管理の面で大切な哺乳や離乳に対するケアや、上気道感染《じょうきどうかんせん》の防止などの小児科的な指導や管理は、手術前の時期では赤ちゃんの体力養成に必要です。また、手術後も全身的な発育や精神的な発達を定期的にチェックし、なんらかの問題が生じれば早期に見つけて対応することも大切です。

口唇裂・口蓋裂のお子さんに一般に生じやすく、専門的な治療や管理が必要な問題には次のようなことがあります。

▼耳に関する問題

口蓋裂《こうがいれつ》のあるお子さんに多い耳鼻科《じびか》的な病気として、滲出性中耳炎《しんしゅつせいちゅうじえん》があげられます。滲出性中耳炎とは、耳の中の中耳と呼ばれる部分に水が溜まる病気で、中耳と口の奥の咽頭《いんとう》を結んでいる耳管《じかん》が機能異常のため、口の中からの感染により、中耳に炎症を起こすことにより生じます。

中耳に水が溜まると、音がうまく伝わらず伝音性難聴《でんおんせいなんちょう》を引き起こすことになり、口蓋裂のお子さんでは、この耳管の開口部の働きや形態的な異常が生じやすいのではないかと考えられています。

このような耳の聞こえが悪くなる病気は、言葉の発達にとっても直接的な影響を与える問題であり、耳鼻科医による定期的な検査が大切です。

▼言葉に関する問題

人が言葉を話すためには、精神面での発達が順調であるとともに、口や口の中の器官がうまく協調し合って機能しなければなりません。話をするときには、口蓋の奥の軟口蓋《なんこうがい》と呼ばれる柔らかい部分が、上に持ち上がり、鼻と咽《のど》の部分を閉鎖して息が鼻のほうへ抜けないようにしますが、口蓋裂があるとこの働きがうまくいかず、鼻咽腔閉鎖不全《びいんくうへいさふぜん》の状態が起こり、発音の障害が生じることになります。

前項でも触れたように、口蓋裂の手術は、この鼻咽腔閉鎖機能を言葉の発達過程の早期に十分改善させることを大きな目的の一つとしています。したがって手術後も、言葉が正常に発達しているかどうかについて、言語聴覚士《げんごちょうかくし》などの専門家に定期的なチェックをしてもらう必要があります。

鼻咽腔閉鎖不全以外にも、上あごの形や歯ならびなどによっても言葉に影響を及ぼしている場合もあり、必要があれば時期をみて言語訓練や指導がなされることもあります。またお子さんに言語の発達の過程で、言葉を楽しく覚えてのびのびとお話ができる環境を、日常生活の中で整えてあげることも大切です。

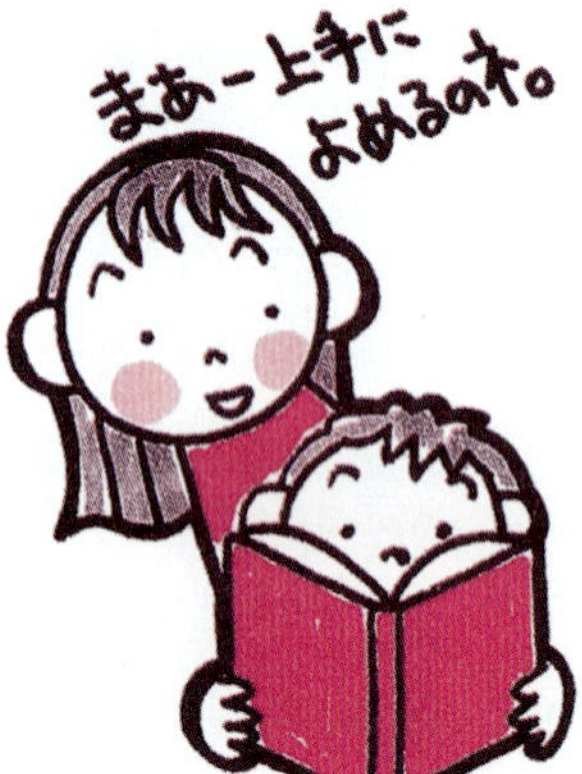

▼歯や歯ならびに関する問題

口唇裂《こうしんれつ》・口蓋裂《こうがいれつ》の赤ちゃんも歯《は》の生える時期や順序に大きな違いはありませんが、裂《れつ》の近くの歯が斜めや曲がって生えたりすることがあります。また歯の質に少し弱い部分があったり、歯の数が少なかったり、反対に多い場合もあります。裂の範囲やタイプによっては、歯ならびが裂の部分で分断されて歪んだ形に並んでしまい、噛《か》み合わせても上下が反対の形で噛み合う状態になることもあります。

歯や歯ならびなどの問題や、手術後の裂《れつ》の付近の粘膜や筋肉などのつっぱりの状態などによっては、食物の停滞や口の中を清潔に保とうとする自浄作用《じじょうさよう》が低下し、清掃性（歯みがき）のむずかしさも加わり、赤ちゃんの時期からむし歯（齲蝕《うしょく》）が発生しやすい状況になります。食生活の面でも、つい家族の方もお子さんが好む甘味物や飲料を与えがちになったりする傾向があります。

　これらの不利な条件がそろうとむし歯が多発したり、重症化して痛みが出たり、歯を失うことにもなり、その結果、歯ならびや噛《か》み合わせにさらに悪い影響が起こり、将来始まる矯正《きょうせい》治療も良い条件でできなくなってしまうこともあります。

　したがって、赤ちゃんのときからむし歯の予防を主としたケアがとても大切です。歯ならびや噛《か》み合わせの問題は、将来生《は》え変わる永久歯の歯ならびを目標に矯正治療によって改善され、歯が足りない部分は最終的に補綴《ほてつ》治療で回復されます。最近のこれらの歯科分野の治療の進歩はめざましく、より審美《しんび》的、機能的な改善がなされています。

　以上、主な問題だけを取りあげましたが、口唇裂・口蓋裂の治療やケアは、各分野の専門家が連携して協同で行う体制が望ましく、現在わが国でも、医科や歯科の多くの分野に加え、臨床心理士《りんしょうしんりし》、医療ソーシャルワーカーなどの、保護者や患児を精神面や社会面でサポートしていく専門家が、一つのチームを作り、総合治療を目指すようになってきています。

◆治療費と医療福祉制度について

　口唇裂《こうしんれつ》・口蓋裂《こうがいれつ》の赤ちゃんは早期より手術や言語訓練、耳鼻科《じびか》的治療、歯科的治療などにより医療機関への通院が必要となり、必然的に通院回数も増え、通院期間も長期にわたることが多くなります。したがって、手術のための入院やそれぞれの治療の通院にかかる費用の負担が大きくなります。

　しかしわが国の場合、ほとんどの人々が保険制度によってなんらかの健康保険に加入しているため、保険治療を行っている通常の医療機関であればこの適用を受けることができ、乳幼児医療費助成《にゅうようじいりょうひじょせい》制度《せいど》やまた高額分に対しては高額《こうがく》療養費制度《りょうようひせいど》が設けられています。

　一般には保険の適用されない歯科矯正治療なども、口唇・口蓋裂の治療に限っては適用が認められています。

◎自立支援医療《じりつしえんいりょう》（育成医療）制度《せいど》について

　口唇・口蓋裂の治療には、児童福祉法に基づく医療制度である育《いく》成医療制度《せいいりょうせいど》の適用も受けることができます。

　この制度は、18歳までのお子さんが健康保険を利用して機能改善が見込める治療を受けたときの家族負担分に対して適用されますが、指定された育成医療機関で治療を受けることが条件となります。

　この制度による給付を受けるためには、原則として治療前に医師の意見書や世帯調書、世帯主の収入証明となる書類などを申請書に添えて、居住地の保健所や保健センターに提出し、審査を受けることが必要となります。地域や世帯主の所得の状況によっては負担金が異なる場合もあります。また育成医療の期間が過ぎた18歳以上の患者さんでは、状況に応じては更正医療制度《こうせいいりょうせいど》が適用されています。

　このように口唇・口蓋裂のお子さんに対するほとんどの治療において保険制度や助成制度が適用されていますが、特別な美容整形的な手術や歯科治療の一部には保険が適用されないものもあり、詳細は担当の医師や医療ソーシャルワーカーなどに相談されたほうが良いでしょう。

◆親の会・友の会などの活動について

　口唇裂《こうしんれつ》・口蓋裂《こうがいれつ》という障害を持って生まれたお子さん達のご両親や家族の方、あるいは成長された患者さん自身が中心となって、各地域ごとに、また全国規模で口唇・口蓋裂のお子さん達のより良い医療や生活を求めて、自主的に活発な活動をしている組織が親の会や友の会などのグループです。

おもな活動として、口唇・口蓋裂のお子さんの育児に関するさまざまな悩みや、療育に関する問題などに対して会員が情報を交換しあったり、相談を受けたり、種々の企画を通じて会員家族の交流の場ともなっています。また口唇・口蓋裂に関する各分野の専門家の講演会や勉強会を開催し、最新の知識の収集などに努めています。

さらに、各地域の会が連携し合い、より良い医療体制、社会的保障制度の改善や充実を求めたり、この障害に対する一般社会での理解を促そうとする社会的な活動も精力的に行われています。

（巻末の『各地の「口唇・口蓋裂児親の会、勉強会、青年の会」問い合わせ先』参照）

◆口蓋裂児《こうがいれつじ》の哺乳《ほにゅう》の工夫

お母さんの胎内《たいない》では、完全に母体に依存して育ってきた赤ちゃんも、出生の瞬間から赤ちゃん自身で生きていくための活動を開始しなければなりません。哺乳という栄養摂取のための生理的活動もその一つで、出生直後から反射運動として赤ちゃんに備わっています。

口唇・口蓋裂という病気は、この栄養の取り込みを行うための口や口の中に異常があるわけですから、生まれてすぐから、赤ちゃんがお乳をうまく飲めないという問題が生じることがしばしば起こります。

口唇裂《こうしんれつ》だけの赤ちゃんの場合は、口唇で乳首を上手に捕えることがむずかしい場合がありますが、お乳を吸う力や飲み込むことに関してはほとんど問題がないようです。しかし口蓋裂《こうがいれつ》をともなう赤ちゃんでは、口の中の天井ともいえる口蓋の部分に裂があるので、お乳を吸い出すために必要な口の中を陰圧《いんあつ》にする力が弱く、乳首を口蓋の部分に押しあてて、舌で絞り出すことが上手に行えないため、授乳に関する問題が起こることになります。また鼻からお乳が漏れ出たり、溢乳《いつにゅう》や吐乳《とにゅう》なども起こりやすくなります。

一般にこれらの問題に対しては、次のような指導や工夫がなされています。

授乳は直接母親のおっぱいからすることが母子関係の面からも望ましいわけですが、実際はうまくお乳を吸えないことも多いため、搾乳《さくにゅう》して、飲みやすい哺乳ビンから与えるようにします。口蓋裂の赤ちゃんのために工夫された特殊な乳首の哺乳ビンも数種類市販されていますが、一般用の乳首の孔を広くしたり、孔の数を増したり、十文字に切り込みを入れたりして吸いやすくして使用することもできます。また、乳首自体を何回か煮て柔らかくして使うことも良いでしょう。

授乳の姿勢は赤ちゃんを立たせぎみにすることで、鼻漏れや溢乳《いつにゅう》、むせなどを起こしにくくさせ、授乳中に空気をたくさん飲むことも多いので、排気《はいき》（げっぷ）をこまめにさせてあげることも大切です。また、一回の哺乳時間は15～20分程度を目安として、1回分の哺乳量が少ない時には回数を増やしてあげるようにすると良いでしょう。1回の哺乳時間が長くなり、赤ちゃんやお母さん自身が疲れてしまわないようにしましょう。

いずれにしても大切なことは、あせらずにじっくりと、その赤ちゃんに合った方法を探し出したり、合うように工夫してあげることです。多くの赤ちゃんは、日が経つにつれて、上手に哺乳できるようになりますが、どうしてもうまく授乳できない場合や、発育（体重の増加）が順調でない場合には、医師などに相談してみてください。

また医療施設によっては、この時期に口蓋床《こうがいしょう》と呼ばれる器具を口の中に装着させて、口蓋《こうがい》の裂《れつ》の部分を塞いで哺乳を助けようとする方法を行うこともあります。

（佐藤　昌史）

乳児期の口の手入れ（管理）

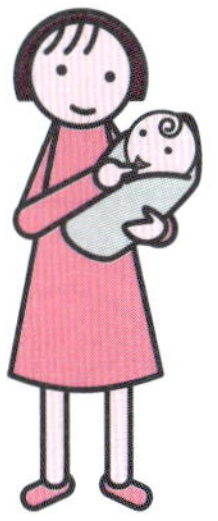

それぞれの時期に応じて
お口の手入れをして
あげてください

出生から1歳半頃までの乳児の全身的な発育はめざましいものです。同時に、食べること（摂食《せっしょく》）やしゃべること（言語）など口を使ってなされる機能も、その基礎となる発達がこの時期に起こります。

摂食《せっしょく》の面では、母乳やミルクの乳汁だけで栄養を摂《と》っていた哺乳《ほにゅう》期《き》から、固形食への移行期である離乳期《りにゅうき》を経て、3食の固形食で大部分の栄養を摂れるようになる幼児食期まで進みます。

言語の面ではアーアー、ウーというはっきりした意味を持たない喃語《なんご》の時期から、ママ、マンマというような単語ではあっても一応コミュニケーション手段としての言葉を発するまでに発達します。

このような機能の発達に対応して、口の中も乳歯が生えてきたり、あご（顎《がく》）や歯列《しれつ》が大きくなり、口全体の容積も広がるというように変化します。

この時期の前半は、まだ歯が生《は》えていないため、歯みがきなどの積極的な口の手入れは不要です。また、下の前歯だけの時期なら、唾液が常に歯の表面をきれいにしてくれます。しかし、1歳を過ぎて上の前歯が生えそろい、奥歯が生えてくる頃になると、子どもの口の中にむし歯（齲蝕《うしょく》）の原因菌が定着しやすくなり、歯についた汚れ（歯垢《しこう》）も唾液では取り除きにくくなるため、歯みがきの必要性がでてきます。

ところが、奥歯が生えたからと急に歯みがきを始めても、なかなかきちんとみがけるものではなく、また歯みがきの習慣も一朝一夕で身につくものではありません。歯みがきなどの口の手入れをじょうずに子どもに身につけさせるためには、準備段階を含めてステップをふんだアプローチが必要でしょう。

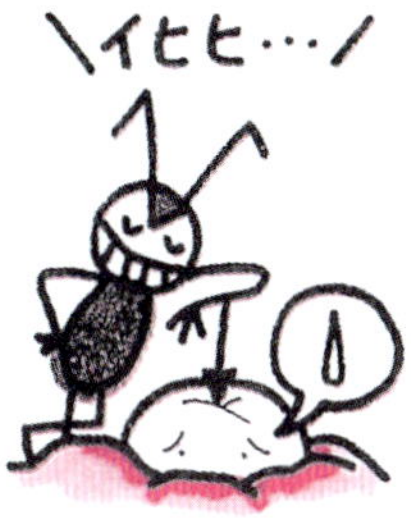

1歳までにむし歯ができる子は非常に少ないのですが、1歳を過ぎて上の前歯がそろってくると、むし歯になる子が徐々に増えてきます。地域や年度によって差はみられますが、1歳6カ月児歯科健診でむし歯の認められる子は2～5%程度です。この時期のむし歯は上の前歯に見られることが多く、歯みがきより食生活との関連が深いことが知られています。

就寝時の哺乳習慣の継続や甘味飲料、スポーツ飲料を哺乳ビンで与えることなどが、むし歯の原因となりやすいようです。この時期の口の健康を守るためには、より良い食習慣と歯みがき習慣を、子どもに身につけさせることが重要となります。そこで、口の発育時期にあわせた習慣形成や手入れの

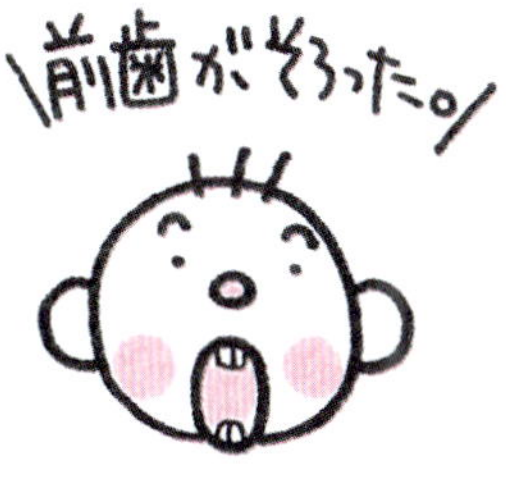

方法について考えてみましょう。

乳歯が生《は》えるまで（出生から生後6カ月頃まで）

歯のない時期、すなわち無歯期《むしき》は、哺乳《ほにゅう》が主体の時期です。哺乳は出生時に乳児がすでに身につけている反射によってなされる行為ですが、この時期の口の形は、上下のあごの位置関係や口蓋《こうがい》（上あごの歯列《しれつ》の内側の部分）にくぼみがあることなど、乳首から母乳やミルクを吸うのに適した形をしています。また歯のないことも、舌が乳首をとらえて乳を吸うときに自由に動くのをじゃましないという点で、哺乳に適しています。

◆歯のない時期

歯のないこの時期の口には、母乳やミルクが長時間たまっていることもありませんし、授乳後の乳の残りは唾液とともに飲み込まれて自然にきれいになります。

ときどき、舌苔《ぜったい》（63ページ参照）といって舌の表面に白い苔状《こけじょう》のものがつくことがありますが、これは乳児期の一時的なものなら無理に取り除かなくて良いでしょう。熱が出たあとやお腹をこわしたあとに褐色の厚い舌苔がついているときは、湿らせたガーゼなどで清《せい》拭《しき》してあげましょう。

乳児は、感覚や運動を通じて人や物とかかわりながら発達していくものですが、特に口での感覚受け入れは初期から発達します。胎児《たいじ》でも口への刺激に対する反応は最も早期に発達し、胎生《たいせい》8週頃から見られるという報告もありますが、乳児では、まず出生直後から乳首の感覚を受け入れて乳を吸うという反射行動が生じます。

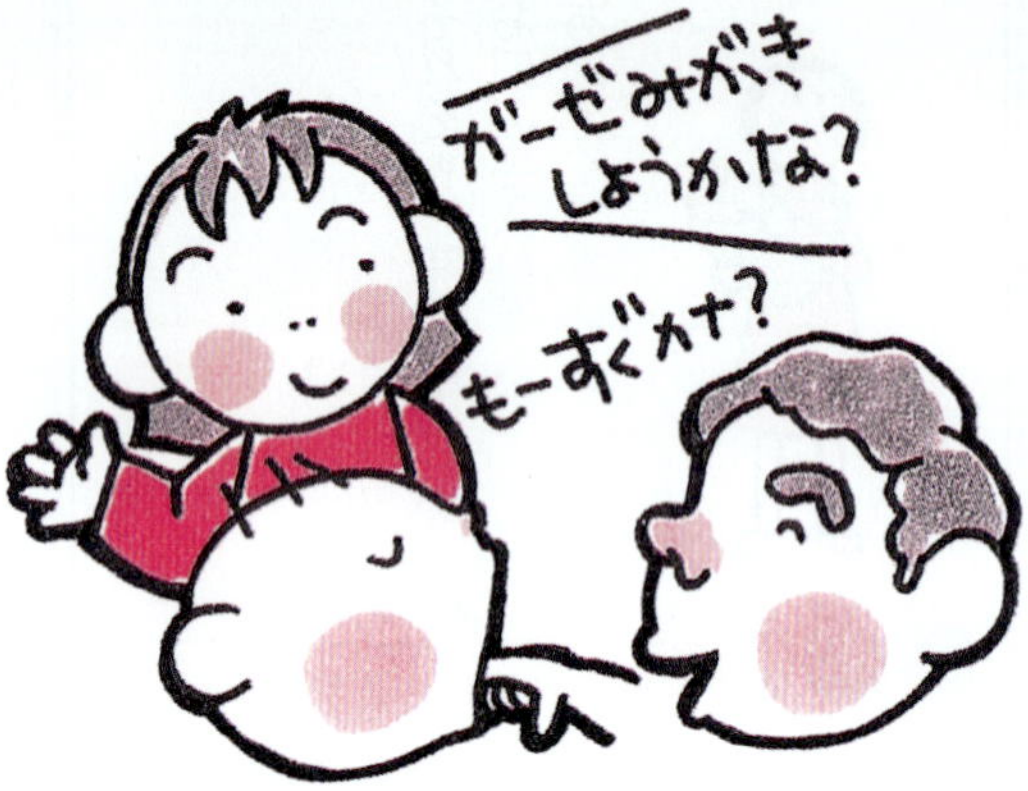

次に自分の手や指、衣類やタオルを口に持ってきて、なめたりしゃぶったりするようになり、物がつかめるようになると身のまわりのおもちゃに手をのばして口に持ってきて、なめたりしゃぶったりして遊ぶようになります。

このようなさまざまな口への感覚刺激は、口のまわりの過敏さをとったり、哺乳の反射を消退させることにもつながり、離乳への準備としても、歯ブラシの導入を容易にするという面でも重要なものです。

◆歯の生《は》える時期

歯が生える時期が近づいたら、ときどき口の中を指でさわってあげると良いでしょう。指先は乳首の形にも似ており、他から加えられる刺激としては、もっとも抵抗の少ないものと考えられます。指で歯ぐきにさわってみて、ふくらみがでてきていたら、生えるのも近いでしょう。指でさわられる感触に慣れていれば、歯みがきの第一段階であるガーゼみがきなどもスムーズにできると思われます。

乳前歯《にゅうぜんし》の生《は》えはじめ（生後7カ月頃から1年頃まで）

乳歯が生えはじめるのは、平均的には生後6～8カ月頃で、下顎《かがく》の前歯から生えてくる子が多いようです。この時期にはよだれが多くなりますが、これは離乳も始まり、子どもが食事に意欲的になってくることや、歯の萌出《ほうしゅつ》をはじめとして口の中も変化し、またなんでも口に持ってきて確かめようとする時期なので、これらの刺激で唾液の分泌が促進されますが、まだうまくたまった唾液を飲み込んで処理できないので、よだれとして外に出やすいわけです。下の前歯についた乳や離乳食のカスはこのよだれによって洗い流されてしまいます。

◆下の前歯萌出《ほうしゅつ》時期の手入れ

このように、下の前歯だけの時期には、歯ブラシでみがかなければ取れない汚れがつきにくく、また生えてきたばかりの乳歯をゴシゴシみがくと歯肉《しにく》にまで歯ブラシがあたってしまい、子どもが歯みがきを嫌がる原因をつくりかねません。湯ざましを飲ませたり、ガーゼで拭いてあげる程度で、この時期の手入れは十分でしょう。

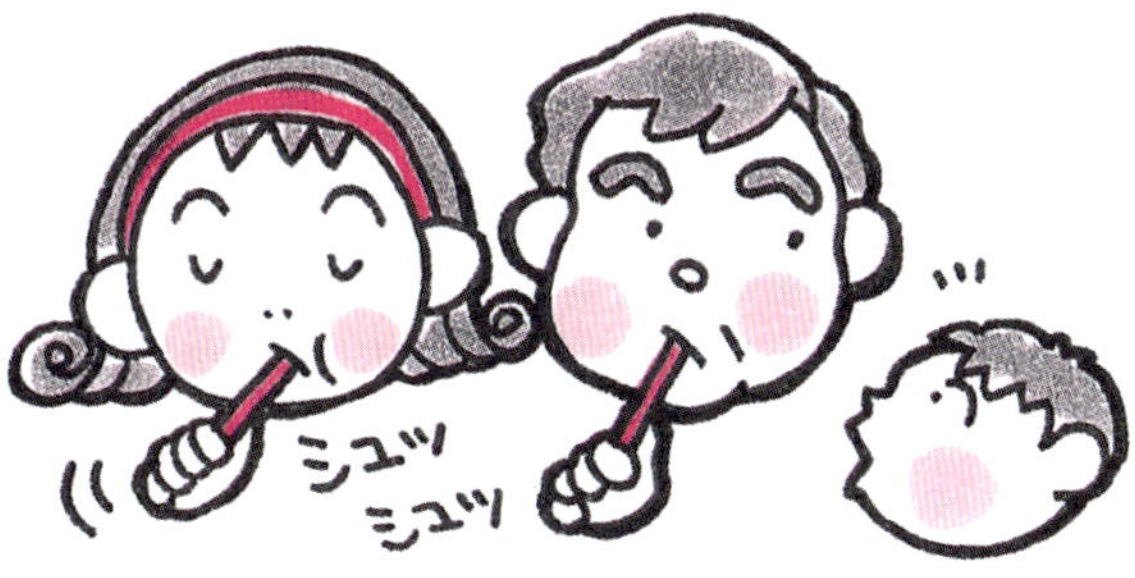

◆模倣《もほう》の利用

ただ、生後半年を過ぎますと、子どもはいろいろな場面で親や兄姉のまねをしたがります。このような模倣を利用して、歯ブラシや歯をみがくことに興味を誘っていく方法も試みると良いでしょう。家族みんなでみがいている場面を見せたり、歯ブラシをいっしょに持たせて口の中に入れてみたりと、まずみがく雰囲気に慣らして歯みがきが日常的なものであることを感じとらせたり、歯ブラシの感触に慣らしていきます。

上の前歯は10カ月頃から生えてくることが多いものですが、ここはよだれ（唾液）の洗浄作用《せんじょうさよう》が達しにくい部位のため、一度歯についた汚れは自然には取れにくくなります。上の前歯が生えてきて、歯ブラシの感触にも慣れてきたら、そろそろ1日1回は歯みがきする習慣をつけたいものです。

◆歯みがきに慣れる大切な時期

寝る前だと機嫌が悪くなる場合は、夕食後の機嫌のよさそうなときを見計らって、手速くみがいてあげます。きちんとみがくことより歯みがきに慣れることのほうが大切な時期なので、ゴシゴシと強くみがくのは禁物です。特に、上の前歯の歯肉は敏感な部分なので、ここを歯ブラシで強くみがかれると嫌がる子が多いようです。

このように乳前歯が生えてくる0歳代後半は歯みがきの導入の時期とも言えますが、口や歯の健康を守るためには、この時期の食習慣についても配慮が必要です。

◆夜間の授乳

離乳は始まっても、離乳食だけではまだ十分な栄養を摂取できないため、母乳やミルクを補う必要がありますが、夜間の授乳や授乳しながら寝かしつける習慣はそろそろやめたいものです。

眠っている間は唾液の分泌量が減少するため、上の前歯が生えた後も夜間の哺乳習慣が続いていると、唇と前歯の間や舌と前歯の間に母乳やミルクがたまったまま一晩中過ごすことになります。これが毎晩繰り返されると、徐々に歯の表面が脱灰《だっかい》されてむし歯ができやすくなります。夜間の授乳は10～12カ月頃までに、そして母乳や哺乳ビンも離乳の完了頃を目安に卒業させたいものです。

また、食生活の基本的なリズムを形づくっていくこの時期には、昼夜の生活リズムを安定させることが大切であり、そのためには親の生活パターンを見直す必要が出てくることもあります。

乳臼歯《にゅうきゅうし》の生《は》えはじめ（生後1年から1年半頃まで）

1歳を過ぎて離乳も完了期に入った頃には、乳歯の前歯も生えそろい、奥歯が生えはじめます。

奥歯は溝《みぞ》のある臼状《うすじょう》の歯なので臼《きゅう》歯《し》と呼ばれますが、最初に生えてくる奥歯は第一乳臼歯《だいいちにゅうきゅうし》といい、通常は乳犬歯《にゅうけんし》をとばした位置に生えてきます。第一乳臼歯が生えてくると、噛《か》む面の溝の部分に食べカスや歯垢《しこう》（プラーク）がたまりやすくなり、歯ブラシを使った掃除が必要になってきます。

また、口腔細菌《こうくうさいきん》の中でもむし歯の原因菌と考えられているミュータンス菌などは、乳臼歯が生えてくると口の中に定着しやすくなると言われています。食べられる物の種類も増え、菓子類を食べ始めたり、甘味飲料などを飲み始める子も多い時期です。1日1回はきちんと歯をみがく習慣をつけましょう。

◆歯みがきタイム

ただし、まだ長時間口を開けておとなしくみがかせてくれる年齢でもなく、自分でやろうとしても歯ブラシを口に入れて遊んでいる程度でしょう。この時期には、親や兄姉がみがくところなどを見せながら、自分だけがやられるものではなく、みんながやるものだという雰囲気づくりをして、1日1回は歯みがきの時間を設定して日常生活の中での習慣化をはかっていきます。

まだ歯の数も少ないので、要領さえ覚えれば歯みがきも短時間ですみますし、寝る前だと機嫌が悪くなりやすい子では、夕食後の余裕のとれる時間帯を歯みがきタイムにすると良いでしょう。

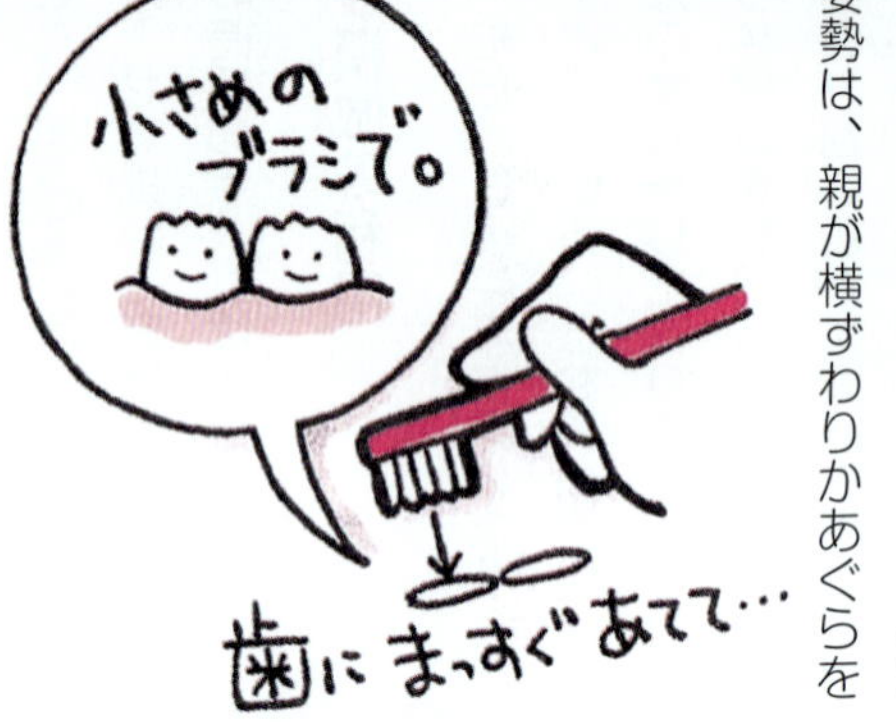
小さめのブラシで。
歯にまっすぐあてて…

◆寝かせみがき

親がみがいてあげるときの基本姿勢は、親が横ずわりかあぐらをかくようにすわり、ひざの中に子どもの頭を入れて安定させます（寝かせみがき、イラスト参照）。この姿勢なら、子どもの頭部の安定がはかれるばかりでなく、口の中も見やすく、歯ブラシを持たないほうの手で唇や頬をよけてみがけるため、歯ブラシの毛先が歯にきちんと当たっているか確かめられ、歯肉《しにく》や唇に毛先が強く当たるのを防げます。

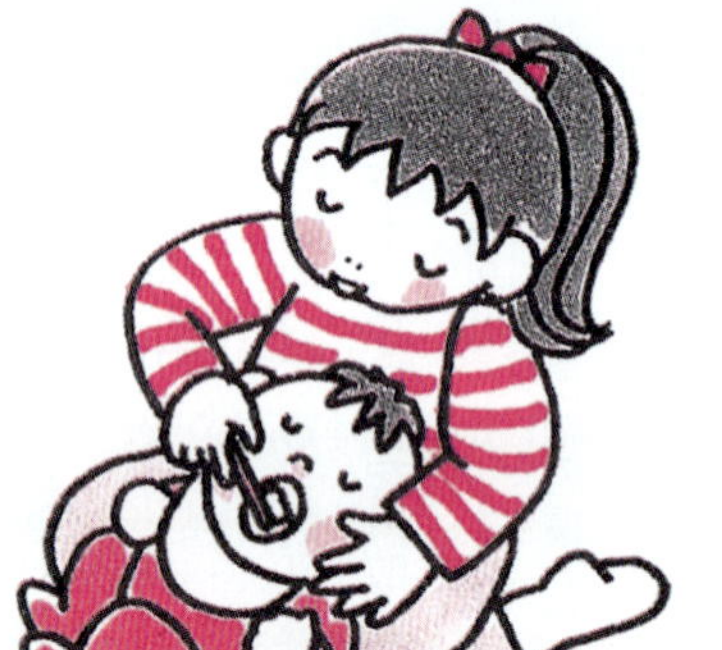

歯ブラシはヘッドが小さめで、毛先も短かめのものを選び、鉛筆を持つように、または指先を使って把持《はじ》して、毛先を歯の表面にきちんと当てたら軽い力で細かく動かしてみがきます。親が気負いすぎて肩に力が入ってしまうと、歯ブラシにもつい力が入りすぎて強い力でみがくことになり、毛先が歯肉に当たって痛かったりすると子どもが歯みがきを嫌がる原因となることがあります。軽い力で手速く磨くことがポイントです。

◆歯みがきを嫌がる

嫌がって騒ぐ場合は、何が原因かを考えてみることも必要です。寝たり押さえられたりするのが嫌なのか、口の中に何か入れられるのに違和感があって嫌なのか、ゴシゴシみがきすぎて痛いから嫌なのか、原因によって対応も変わってきます。みがくときの姿勢やみがき方を工夫してみたり、どうしても歯ブラシ自体に抵抗の大きい子なら、指やガーゼから慣らす段階にもどしてみるなどの対応が考えられます。食生活面で気をつけていれば、すぐむし歯ができる時期ではありません。また、多少嫌がってもみがかせた場合には、みがき終わった後でよくできたという気持ちをこめて十分ほめてあげましょう。

◆歯ブラシに興味を持ち始めたら

歯ブラシに興味を持ち始めると、自分で歯ブラシをくわえてみがこうとする子もでてきます。歯みがきへの意欲を育てる面では重要ですので、まず自分で気のすむまでみがかせて、その後で親がみがいてあげましょう。ただし、歯ブラシを口にくわえたまま立ったり、歩き出したりすると、まだころびやすい時期なので歯ブラシで口の中にケガをすることがあり、危険です。歩き出そうとしたら、歯ブラシを離させたほうが無難です。

歯みがきに関しては、親を主体としての習慣づけの時期ですので、歯の汚れを徹底的に取り除こうというより、食べ物や食べ方に気をつけて、歯の汚れやその中の細菌を増やさないことのほうが重要とも言えます。

◆母乳もそろそろ卒業

コップから水分が摂《と》れるようになれば、哺乳ビンの必要もなくなりますし、口の機能も吸うことから咀嚼《そしゃく》することにと発達してきているので、母乳もそろそろ卒業です。3回の食事と睡眠、運動（遊び）などを含めた生活リズムを作っていく時期ですので、間食や甘味飲料の摂りすぎや就寝前の飲食が習慣にならないよう気をつけたいものです。

風邪《かぜ》をひいたり熱が出たときに、小児科ですすめられてイオン飲料やスポーツ飲料を飲み始め、普段でも水がわりに飲んでいる子を見うけます。これらの飲料にも糖分がかなり含まれているため、頻回飲んでいたり、特にこの時期になっても哺乳ビンで飲んでいると、むし歯ができやすくなります。ジュースや乳酸飲料、炭酸飲料などには注意を払っていても、イオン飲料やスポーツ飲料はからだによいというイメージで飲ませがちなので、気をつけたいものです。

◆親の生活時間の見直し

また、都会では親の夜型生活を反映して、就寝時間の遅い子が増

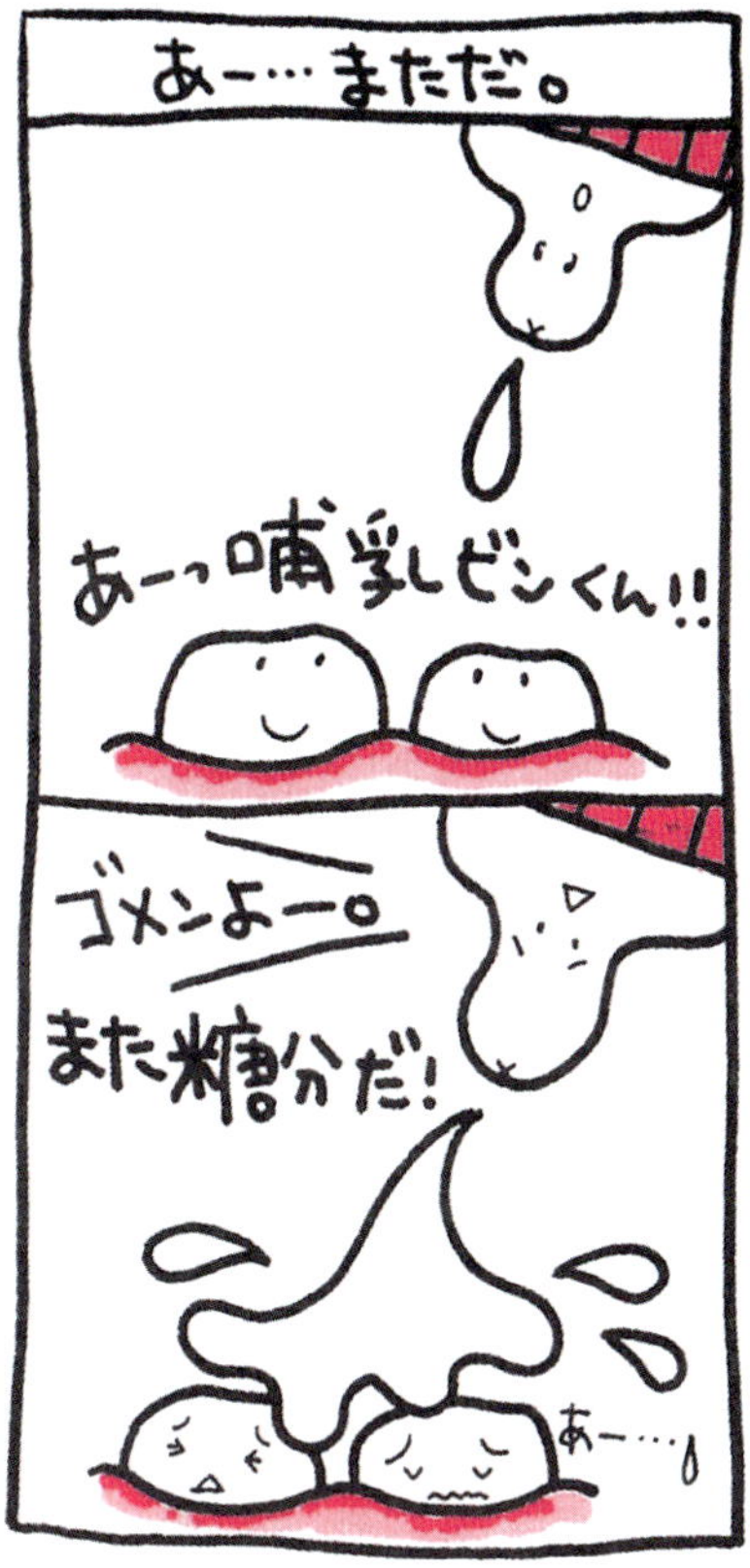

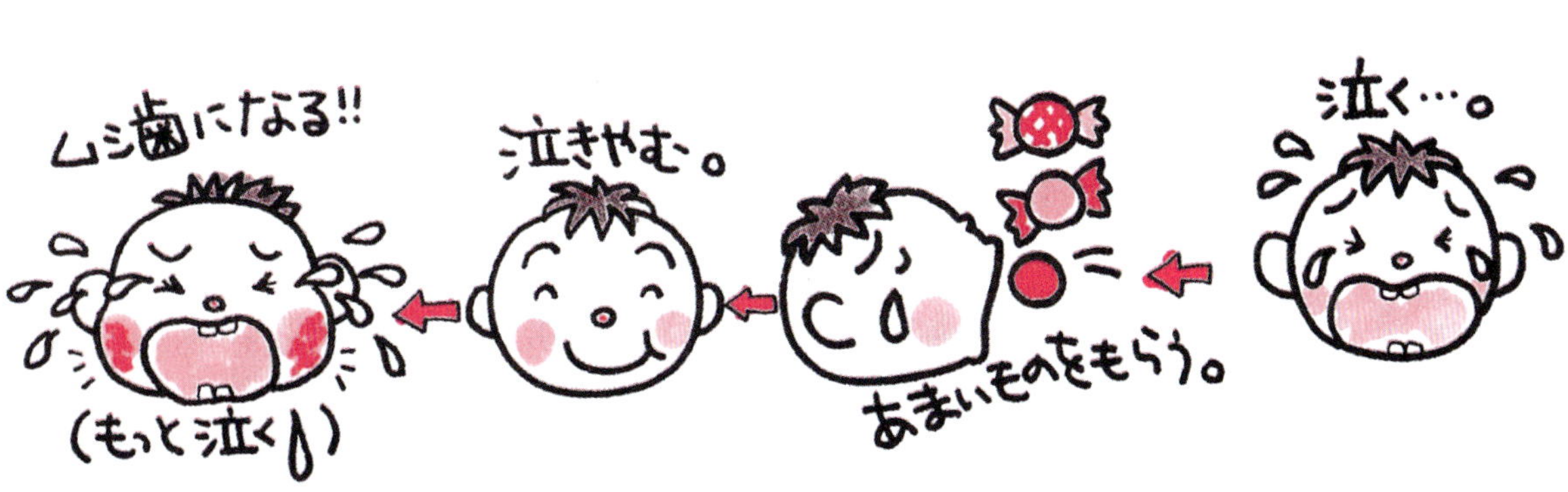
泣く…。
あまいものをもらう。
泣きやむ。
ムシ歯になる!!
(もっと泣く)

えています。親にあわせて夜の11時、12時まで起きている子も珍しくありません。親の都合にあわせたこのような生活が乳幼児の生体リズムに適しているとは考えられませんし、夕食から就寝までの時間が長いと就寝前の飲食習慣がつきやすくなります。また、寝るときぐずるので哺乳習慣がやめられないケースもみられます。両親で十分検討して、生活時間を見直す必要があるでしょう。

◆間食《かんしょく》への配慮

この時期になると、3食に加えて間食をとり始める子も多くなります。間食は栄養の補給だけでなく楽しみの要素も必要ですが、甘味物にかたよらないように注意すべきです。甘味は本来人間に好まれやすい味であり、嗜好性もつきやすいものなので、子どもの好むままに甘味嗜好をエスカレートさせないようにしましょう。甘味嗜好が強くなると、他の味の受け入れが悪くなり、偏食の原因にもなりやすいと言われています。

さまざまな食品を経験しながら、咀嚼《そしゃく》をはじめとした口の機能も発達していく時期ですので、むし歯予防の面ばかりでなく食事や間食に配慮が必要です。

（井上　美津子）

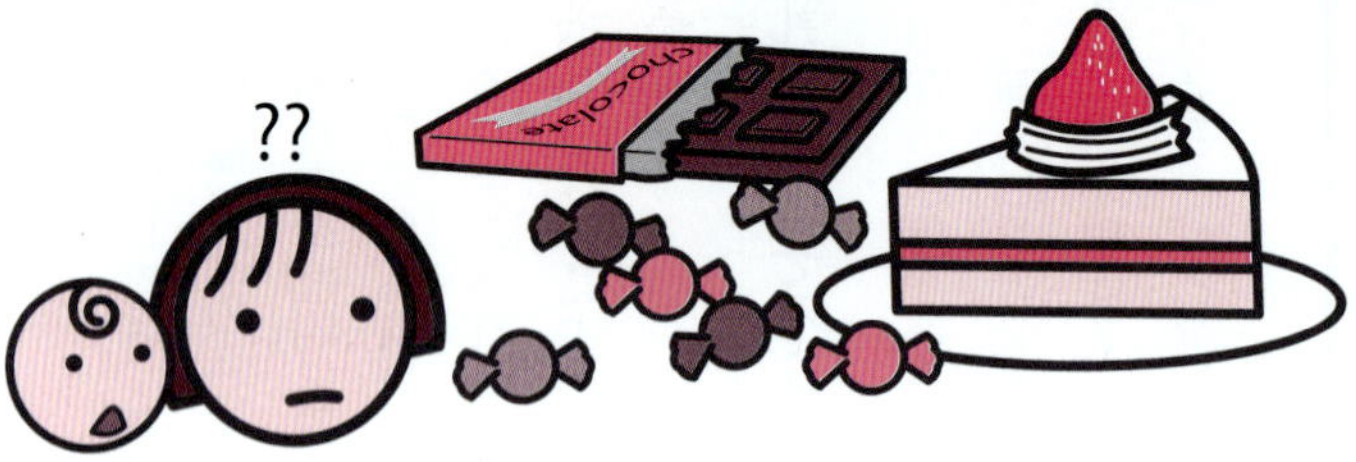

コラム：「離乳」に関する言葉

従来、「離乳《りにゅう》」とは、母乳や人工乳という乳汁栄養から固形食に切り替わるまでの過程を言い、また母乳をやめることを「断乳《だんにゅう》」と表現していました。

「離乳」に関しても、開始時期や完了時期、そして咀嚼機能《そしゃくきのう》の発達との関連など、考え方は徐々に変わってきましたが、用語そのものは変わっていません（外国では、「補完食《ほかんしょく》」という表現が使われるところもあるようですが）。一方、世界的な母乳育児推進の流れのなかで、母乳をやめることについての表現は変化してきました。

平成14年の母子健康手帳の改正にあたって、「断乳」という用語が廃止され、また母乳をやめる時期も、それぞれの親子の状況に合わせて、という考え方に変わりました。この背景には、21世紀に入り、わが国の乳幼児の健康水準は高くなりましたが（乳児死亡率の低下など）、一方、母子を取り巻く社会環境の変化により、育児不安の増加や子どもの虐待などが問題とされてきている現状があります。母乳の身体発育的なメリットに加えて、母乳育児によって母子相互作用が促進されて良好な母子関係が形成されることが、育児不安の軽減や虐待の防止につながって欲しいとの期待があるわけです。表現がきついということで「断乳」という用語は使わないことになりましたが、母乳をやめることについての新たな表現は確立されていません。「乳離《ちばな》れ」では「離乳」と混同しやすく、現状では「卒乳《そつにゅう》」という用語が一般的に使われてきています。

歯科では、従来1歳を過ぎても母乳が継続している児に齲《う》蝕《しょく》（むし歯）の発生が多く見られたことから、早めの「断乳」をすすめてきた経過がありますが、母子保健のこのような流れのなかで、母乳の継続を希望する保護者には、甘味飲食物のコントロールや口腔ケアなどによる齲蝕《うしょく》リスクの軽減をはかることで、親子の状況に合わせた「卒乳《そつにゅう》」時期を選べるよう支援する方向が考えられてきています。

（井上　美津子）

幼児期

6歳くらいまで

幼児期の口の中の状態

乳児から幼児へと歯と口もその形と機能にさまざまな成長・発育を示します

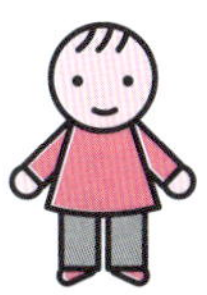

乳歯《にゅうし》が生《は》えはじめてから生《は》えそろうまで

真珠のような可愛らしい歯が、乳幼児の口の中に見えると親は非常に感激します。それは赤ちゃんから幼児に成長したことを意味します。

乳歯で最初に生《は》えるのは下顎《かがく》（下あご）の2本の前歯で乳中切歯《にゅうちゅうせっし》と言い、およそ生後6～8カ月頃です。そして最後の上顎《じょうがく》の奥歯である第二乳臼歯《だいににゅうきゅうし》がおよそ2歳5～6カ月に生え、全部で20本そろって乳歯の噛《か》み合わせは完了します。

乳歯の生える状態は栄養、体格などに影響されるのか興味がありますが、約60年前に乳歯の萌出《ほうしゅつ》状態を研究した報告と、最近、日本のすべての歯科大学の小児歯科学講座で行った研究と比較しますと、ほとんど変化はありませんでした。

このように、栄養状態やからだの大きさとはあまり関係ありません。一方、歯の生える時期ですが、新生児期《しんせいじき》に歯が萌出《ほうしゅつ》してしまう先天性歯《せんてんせいし》のような異常は別にして、個人差があるので2～3ヵ月早く生えても遅く生えても心配はいりません。しかしそれ以上早く生えた場合や、1年以上たっても生えてこないようでしたら、その原因を調べるために歯科医院あるいは歯科大学への受診をおすすめします。ときとして内分泌の異常を認めることがあり、早期発見の糸口になることがあります。

下顎《かがく》の乳中切歯《にゅうちゅうせっし》の次に上顎《じょうがく》の乳中切歯2本が10ヵ月前後に生え、前歯に4本の切歯《せっし》が見えます。1歳前後になると上下顎にさらに2本ずつの切歯が見られ、8本の切歯が生え、「かみかみ」ができるようになります。切歯は噛《か》み切るのに適した形をしており、歯の先は平らな刃のようになっています。

1歳4～5ヵ月頃になると上下の4前歯から少し離れたところに奥歯（第一乳臼歯《だいいちにゅうきゅうし》）が生えてきます。この歯は食物を噛《か》み砕《くだ》くのに適した臼状《うすじょう》をしており、この歯が生えそろうと、あご（顎）を上下だけでなく左右に動かし、物を食べる運動である咀嚼運動《そしゃくうんどう》ができあがりつつあります。それまで歯ぐきで噛んでいたのが、歯で噛めるようになります。

1歳6～7ヵ月になると、4前歯と第一乳臼歯の間の空隙《くうげき》に先の尖《とが》った乳犬歯《にゅうけんし》が生えてきます。乳犬歯が生えたことにより、さらに噛み切る能力が高まります。

そして2歳3～5ヵ月頃の上下顎に第二乳臼歯《にゅうきゅうし》という大きな乳歯の奥歯が生え、乳歯は全部生えそろって乳歯列《にゅうしれつ》が完成したと言います。この時期になるとまだ未熟さはありますが、咀嚼《そしゃく》運動は巧みになります。3歳前に乳歯列は完了し、6歳頃まで大きな変化なく成長していくので、この時期を乳歯列の安定期とも呼びます。

この間にむし歯（齲蝕《うしょく》）や外傷などを受けず、健康な状態で乳歯が機能していると、6歳頃に6歳臼歯と呼ばれる第一大臼歯《だいいちだいきゅうし》という大きな永久歯の奥歯が、第二乳臼歯の後ろの正しい場所に生えてきます。

しかし最近、顎《あご》が小さくなったのかまだ十分解明されていませんが、下顎《かがく》の第一大臼歯に先立って下顎の乳中切歯《にゅうちゅうせっし》の舌側《ぜっそく》、あるいは乳中切歯が抜けたところに永久中切歯が生えることが多くなり、最近の研究では、半数を越える割合で下顎第一大臼歯より下顎中切歯が早く生えております。

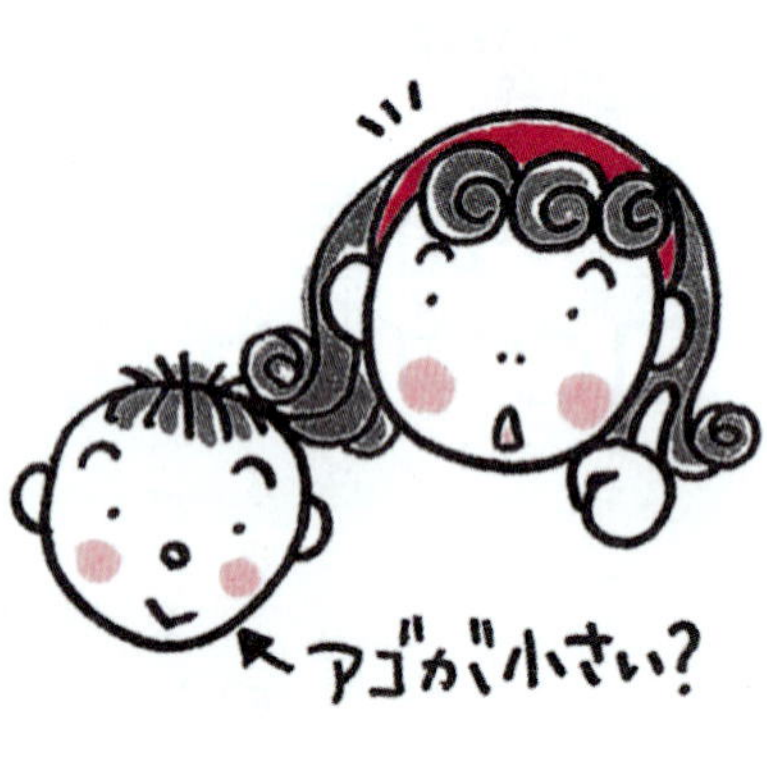

乳前歯《にゅうぜんし》・乳臼歯《にゅうきゅうし》の役割

◆乳前歯《にゅうぜんし》の役割

乳歯とは、後継永久歯《こうけいえいきゅうし》と生《は》え変わる歯であり、生え変わる永久歯を「代生歯《だいせいし》」とも言います。したがって6歳頃に生える第一大臼歯、12歳頃に生える第二大臼歯、「親知らず」とも呼ばれる第三大臼歯は代生歯ではありませんので、同じ永久歯といっても2種類あるわけです。

乳幼児期の口の中の大きさと成人の口の中の大きさを比較すると、乳幼児の口の大きさは1／3ほどでかなり小さいのです。その小さな顎《あご》に大きな永久前歯《えいきゅうぜんし》は生えきれません。しかし1歳以降からは、母乳あるいは人工乳の栄養摂取では足りず、固形食による栄養量を必要とします。そこで、小さな顎にフィットする可愛らしい乳前歯が必要となるわけです。

乳前歯は永久前歯の役割とまっ

たく同じで、捕食《ほしょく》する、噛《か》み切ることがおもな役割ですが、そのほかに発音、咀嚼《そしゃく》機能の発達に重要な役割を演じています。一方、乳《にゅう》前歯《ぜんし》は永久前歯と異なるところは大きさだけでなく、歯の根（歯根《しこん》）の形態にあります。乳前歯の根は、永久前歯が成長するようにスペースを作るように曲がっています。将来大きな口にフィットする永久前歯の歯冠《しかん》全部と歯根《しこん》の一部ができるまで、永久前歯を守りながら機能しているのです。

◆乳臼歯《にゅうきゅうし》の役割

1歳頃までに離乳が完了し、ペースト状のものから徐々に歯ごたえのあるものに移行する頃に第一乳臼歯が生え、なんでも食べるようになる頃に第二乳臼歯が生え、それらの食形態に対応できるようになっているのです。

乳臼歯の歯ぐきから出ているところ（歯冠《しかん》）の形は永久歯の奥歯とよく似ており、また根もしっかりとし、2〜3根と複数あり、噛《か》む力（咬合力《こうごうりょく》）に十分耐える形態を備えています。

幼児の口の中の大きさは、成人と比較するといちじるしく小さいが、なんでも食べられる咀嚼《そしゃく》能力が要求されるため、乳臼歯の下にあり、乳臼歯と入れ替わる永久歯の小臼歯より噛《か》む部分が大きいのが特徴です。このように、乳臼歯は食物を噛み砕き、噛み潰《つぶ》すことが第一の役目です。

幼児期からの小児期は日々成長、発達しており、十分で適切な栄養を必要とされます。しかしむし歯（齲蝕《うしょく》）になったり、むし歯で歯を抜くようになると咀嚼力はいちじるしく減少します。そのため重症齲蝕児は低体重で、免疫力の低下した子どもになることが、研究から明らかになっております。また十分な咀嚼力がないため軟食となり、口腔機能《こうくうきのう》の発達に悪い影響を及ぼします。

第二の役目は、後継永久歯《こうけいえいきゅうし》の保護です。

乳臼歯の根は複数で、分岐《ぶんき》した根の広がりは永久歯の大臼歯の根の広がりと比較して大きいのです。その大きな根の広がりの下に、おのおの永久歯（後継永久歯）が成長しています。この永久歯が丈夫で立派な形に育つには、健康な環境が必要なのです。乳歯が齲蝕《うしょく》になったり、歯根の先が病気になると、エナメル質や象牙質《ぞうげしつ》の形成が不完全な永久歯が生えてきます。

乳歯の歯ならびと噛《か》み合わせ（咬合《こうごう》）

◆乳歯の歯ならび

一般に乳歯の大きさ、特に横幅は幼児期の歯ぐき全体の大きさに比べて小さいことから、噛《か》み合わせは別としまして、歯ならびに不正は出にくいのです。永久歯でよく見かける乱ぐい（叢生《そうせい》）、またひどいものとしては、八重歯《やえば》がありますが、乳歯列《にゅうしれつ》で八重歯を見たことはありません。

むしろ将来大きな永久歯を受け入れねばならないので、乳歯の大きさに対するより歯ぐきのほうが大きいため、乳歯と乳歯の間に隙間が見られます。これを「発育空隙《はついくくうげき》」と言います。

そして上あご（上顎《じょうがく》）では乳側切歯と乳犬歯の間、下あご（下顎《かがく》）では乳犬歯と第一乳臼歯の間に隙間が見えます。これは人間だけでなく猿などの霊長類すべてに認められることから「霊長空隙《れいちょうくうげき》」と言います。これらの隙間は異常ではありませんので生理的歯間空隙《しかんくうげき》と呼ばれています。

しかし永久歯列でこのような隙間があれば異常で、治療を要するか否かはべつにして不正咬合《ふせいこうごう》に分類されます。

乳歯列《にゅうしれつ》では、これらの隙間が永久歯を正常な歯ならびを作るのに必要なわけです。一方、乳歯列では霊長空隙が認められることから、原始的な特徴を備えた変化しにくい歯ならびと言えます。

これら生理的な空隙《くうげき》がある歯な

らびを「空隙歯列弓《くうげきしれつきゅう》」と言い、小児の90％以上がこの空隙歯列弓ですが、なかには隙間のまったくない歯ならび（閉鎖歯列弓《へいさしれつきゅう》）の子どももいます。このような子どもは将来永久歯列になったとき、叢生《そうせい》や八重歯になることが多いので注意し、定期的に専門医でチェックしてもらい、最適なときに歯を誘導（咬合誘導《こうごうゆうどう》）してもらって美しく機能的な永久歯の歯ならびにしましょう。

◆乳歯《にゅうし》の噛《か》み合わせ

6～8カ月で乳歯が生《は》え始め、1歳前後で乳前歯4本が生えますが、まだ乳臼歯が生えていないため噛《か》み合わせは不安定です。よく「歯ならびが受け口のようで心配です」との訴えで受診される親がいますが、この時期では心配ありません。

またもし遺伝的な要因による受け口（反対咬合《はんたいこうごう》）だとしても、1歳前後ではなんの処置も行えませんので、あまり心配しないでください。そして乳歯がすべて生えそろう2歳半以降になると、噛み合わせは安定してきます。

乳歯列期の歯ならびと噛み合わせ（咬合《こうごう》）は、おもにどのように決まるかというと、上顎《じょうがく》と下顎《かがく》の大きさ、それに口の機能に関連した筋肉の力とバランスによるのです。

噛み合わせを狂わせるものとしては、遺伝的要因と環境要因があります。

遺伝的要因とは、両親あるいは祖父母からの噛み合わせを受け継いでしまっている場合です。これは骨格性不正咬合《こっかくせいふせいこうごう》と呼ばれ、上顎あるいは下顎の骨が大きすぎたり、小さすぎたりすることにより、出っ歯になったり、受け口になったりします。

もう一つは摂食《せっしょく》・嚥下運動《えんげうんどう》にともなう舌筋《ぜっきん》の力、口のまわりの筋肉（口輪筋《こうりんきん》、頬筋《きょうきん》）のバランス、それに指しゃぶりや頬《ほほ》づえのような悪習癖《あくしゅうへき》などの環境要因が大きく関与します。代表的な不正咬合《ふせいこうごう》は、指しゃぶりによる奥歯で噛んでいても上と下の前歯が開いてしまう開口《かいこう》、頬づえによる奥歯の噛み合わせが反対になる後方交叉咬合《こうほうこうさこうごう》などがあります。

この環境要因による不正咬合は、早い時期でしたら悪習癖《あくしゅうへき》を止めるだけであるいは筋訓練だけで治ります。また遺伝性の不正咬合も早期に対応することで、治せたりひどくならないように抑制できますので、専門医に相談してください。

機能的で審美的に健康な乳歯の歯ならびは、健康な永久歯列を作るうえで必須です。乳歯を齲蝕《うしょく》にしたり、抜歯をしたままに放置すると必ずといっていいほど永久歯列で不正になりますので「乳歯はどうせ抜け替わるから」と安易に考えないでください。

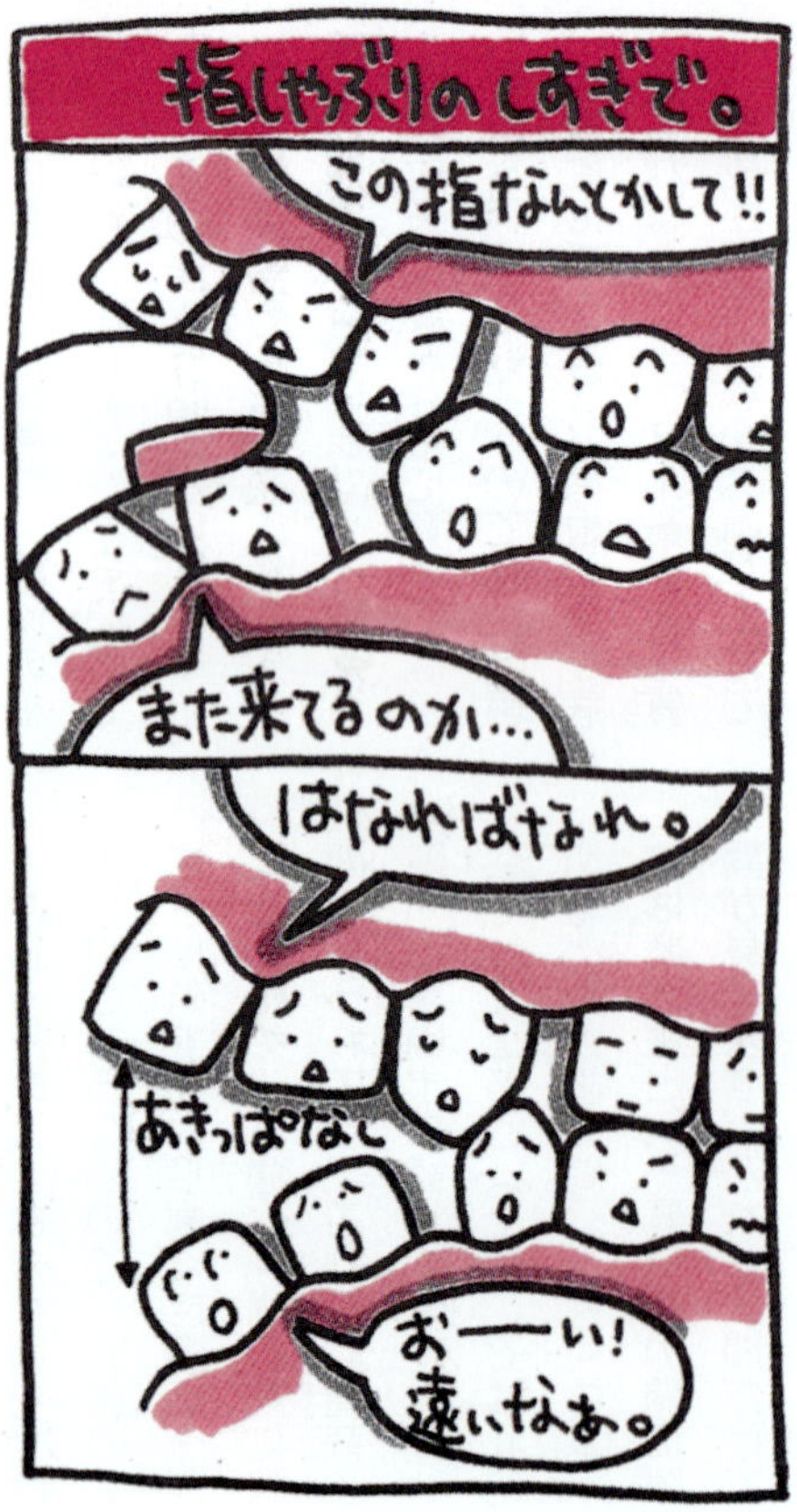

指しゃぶりのしすぎで。
この指なんとかして!!
また来てるのか…
はなればなれ。
あきっぱなし
おーい!遠いなあ。

コラム：「歯ならび」と「噛《か》み合わせ」はどう違うの

「歯ならびが悪い」のと「噛《か》み合わせが悪い」とでは、多少意味が違います。

「歯ならびが悪い」とは、きれいな歯ならびをしていないときに用いる用語です。

噛《か》んだときに上下のすべての歯が同時に噛みあってバランスがとれているのですが、外見上「がたがた」あるいはきれいでない歯ならびと大きく異なるときに用いて、歯列不正《しれつふせい》と言います。代表的なものに叢生《そうせい》があります。

一方、「噛《か》み合わせが悪い」とは、噛《か》んだときにどの歯かが最初に噛み始めて、そして顎が少しずれてからすべての歯が噛みあう噛み合わせを言い、上下の歯の噛み合わせにバランスがとれていないときに用いて、咬合《こうごう》異常《いじょう》と言います。

咬合異常という場合には動的な要素が入り、診断は容易ではありません。代表的なものに交《こう》叉咬合《さこうごう》があります。

歯ならびが悪く、かつ噛《か》み合わせも悪い場合もあります。

「悪い歯ならび」はどうして悪いの

きれいな歯ならびは、健康的で快活な印象を与え、審美《しんび》上きわめて大きな要素となります。また、歯ならびが悪いと、食物残渣《ざんさ》が歯と歯の間に溜まりやすく、むし歯（齲蝕《うしょく》）になりやすくなります。また、歯と歯の間に歯ブラシが入りにくいために不潔域が存在し、齲蝕だけでなく不潔性歯肉炎《ふけつせいしにくえん》が起きやすくなります。

不潔性歯肉炎は、歯ブラシの励行で健康な歯肉《しにく》に戻りますが、歯肉炎が長期化すると治療が困難な歯周炎という歯槽骨《しそうこつ》の吸収を認めるような歯のまわりの組織を破壊する病気となります。したがって、審美上も健康的な歯周組織を維持するためにも、歯列不正《しれつふせい》は治すべきなのです。

「悪い噛《か》み合わせ」はどうして悪いの

3次元咬合《こうごう》測定器を用いた私どもの最近の研究で、噛《か》み合わせが悪いと顎関節《がくかんせつ》にかかる力に左右差が生じて、顎関節症《がくかんせつしょう》になりやすくなることが明らかになりました。

また、顎関節と耳とは、発生学的には近い関係にあります。その結果、耳機能にも影響がでます。乳歯列期の交叉咬合《こうさこうごう》の子どもの中耳《ちゅうじ》機能をみると左右の中耳空圧に差が生じ、聴覚に影響すること、さらにその子どもの交叉咬合を治療すると左右の中耳空圧に差がなくなり、聴覚が正常に戻ることを経験しています。

したがって、噛《か》み合わせが悪いと、顎関節症になりやすくなるばかりでなく中耳機能にも悪影響を与え、ひどい場合は平衡感《へいこう》覚にも影響することが考えられます。

（前田　隆秀）

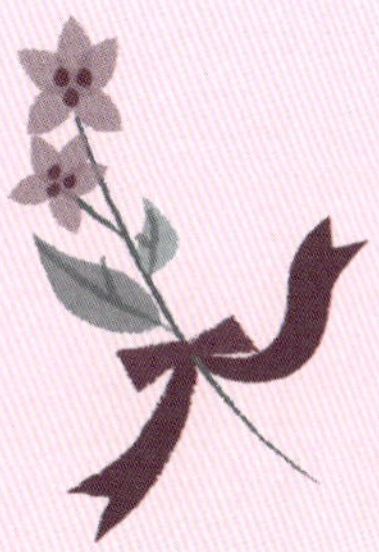

食べ方の変化（食べる機能の変化）

◆咀嚼運動《そしゃくうんどう》

食欲は本能であり、咀嚼《そしゃく》運動も本能だと考えている方もいると思いますが、この運動は学習による運動です。

大学病院で診療していると、いろいろ珍しい症例に遭遇します。先日、先天的に食道に大きな異常があったため経管栄養《けいかんえいよう》を2歳半までしていた3歳児が、うまく食事ができないとのことで来院しました。その子の咀嚼運動を見たところ、顎《あご》を上下に小さく運動するカチカチ運動だけであり、顎を側方に動かす咀嚼運動がほとんどなく、嚥下《えんげ》の都度《つど》舌を前方に出す乳《にゅう》児型嚥下《じがたえんげ》を行っていました。通常3歳児であれば、咀嚼運動ならびに嚥下運動は基本的に成人と同様でなくてはなりません。

このように哺乳時の吸啜運動《きゅうせつうんどう》は胎生期《たいせいき》の早期から発達している先

天的な機能ですが、咀嚼運動は後天的な獲得機能なのです。では、どのような段階を経て成熟した食べ方は発達していくのでしょうか。このあたりの客観的で詳細な研究は、まだ緒についたばかりです。

しかしわかっている範囲で書きますと、乳前歯《にゅうぜんし》が生《は》える前までは、上顎《じょうがく》と下顎《かがく》の前の部分は開いています。これを顎間空隙《がくかんくうげき》と言い、吸啜《きゅうせつ》時にその隙間から舌が前方に出るようになっていますが、乳前歯が生えると舌は前方に出ていかず、口の中に収まり、歯の萌《ほう》出《しゅつ》にともなって口の中の容積が大きくなり、固形食品を口に入れて噛《か》むことができるようになります。

乳前歯が生える前は、離乳食を口唇《こうしん》で捕食《ほしょく》し、口唇、舌で噛《か》む「パクパク運動」や「もぐもぐ運動」でおもに顎《あご》の上下運動をしていたのが、乳前歯4本が生えると前歯で捕食できるようになります。しかしまだ乳臼歯が生えていませんので、歯ぐきで食べられるくらいの硬さの離乳食を顎を少し左右に運動しながら歯ぐきで食べる咀嚼運動が見られます。

乳臼歯《にゅうきゅうし》が生えると、ある程度硬い食品を顎を左右に動かしながら咀嚼《そしゃく》運動がうまく行えるようになってきます。乳歯が全部生えそろうと咀嚼運動はさらに上手になってきます。

このように、乳歯の生えた状況によって食べ方は変化し、巧みになります。幼児の食べ方は徐々に発達していくのですから、歯の生え方と適合した食品を乳幼児・小児に与えなくてはなりません。乳歯も十分に生えていない時期から硬い食品を与えたり、いつまでもどろどろした食品や軟食を与えることは、正しい咀嚼運動を学習させるうえで障害になります。

◆嚥下運動《えんげうんどう》

嚥下《えんげ》とは食品が口の中から胃に送られるまでの運動を言い、随意《ずいい》と不随意《ふずいい》の運動が協調してなりたっています。

出生後から乳歯が生える前までの時期は、舌が上あごと下あごの隙間にあって、嚥下時に舌を前に出し、口の中を陰圧にして飲み込むようになっています。

乳歯が生えると、舌は口の中にあって嚥下時は口唇《こうしん》を閉じ、舌は歯の裏側に接しながら食物を飲み込みます。この嚥下を成人型嚥下《せいじんがたえんげ》と言います。乳歯が全部生えた子が、嚥下のたびに舌が上下の歯の間から出るのは異常ですから、気をつけてください。

言葉《ことば》と話す機能の発育

言葉を理解し、また話しができるということは人間が獲得した最大の能力であり、これによって社会性が大きく広がります。歯科治療のみならず予防処置・指導においても、子どもが話しができるか、あるいはどのくらい理解できるか知ることは重要です。

言語《げんご》の発達は精神発達状態、心理発達状態を反映しており、言語の発達状態から脳の発達、すなわち中枢神経系《ちゅうすうしんけいけい》の発達と環境からの学習状況をある程度把握できます。一方、特に精神発達遅延《せいしんはったつちえん》や特異な環境下で生育したわけでもないのに言葉が出ない子どもに、聴覚障害や発音障害を起こす器質障害があることも忘れてはなりません。

言語《げんご》の発達は理解度の成熟より早く、意味がわかっていなくとも言葉として発せられます。言語発達も運動発達全般と同様に、男児より女児のほうが早い傾向にあります。また無口な両親、あるいは子どもが話そうとする前に親が話してしまうせっかちな親の子どもは、言葉が出るのが遅い傾向にあります。

生後3ヵ月頃から機嫌の良いときには、意味のないと思われる声を出すようになります。これを「喃語《なんご》」と言い、言葉の基であると考えられています。1歳前までは理解した意味のある言葉は出ませんが、「イナイイナイバー」や子どもの名前を呼ぶと喜んだり、反応したりし、その程度なら理解ができる時期です。

1歳頃になると片言を話し始めますが、これも先ほど言ったように環境などによりかなり個人差がありますので、1歳すぎたのに言葉が出なくてもあまり心配しなくて良いでしょう。最初は単語一つ（一語文）で自分の要求を表すものです。

1歳6ヵ月から2歳頃になると単語数が急に増え、今まで物の名前などの名詞が主であったものが、動詞や形容詞が出てきて二語文が出るようになり、会話らしくなります。

2歳から2歳6ヵ月頃になると、動詞に現在、過去、未来形が出てきて、また形容詞、副詞も増え、日常語の基礎ができてきます。

3歳以降には接続詞もみられ、また語彙《ごい》数も3～4歳にもっとも増加します。また5歳頃になると発音の面でもほぼ成人と同じようになります。

一方、発音を障害するものとしては先ほど述べたものがあります

@言語の正常発達@

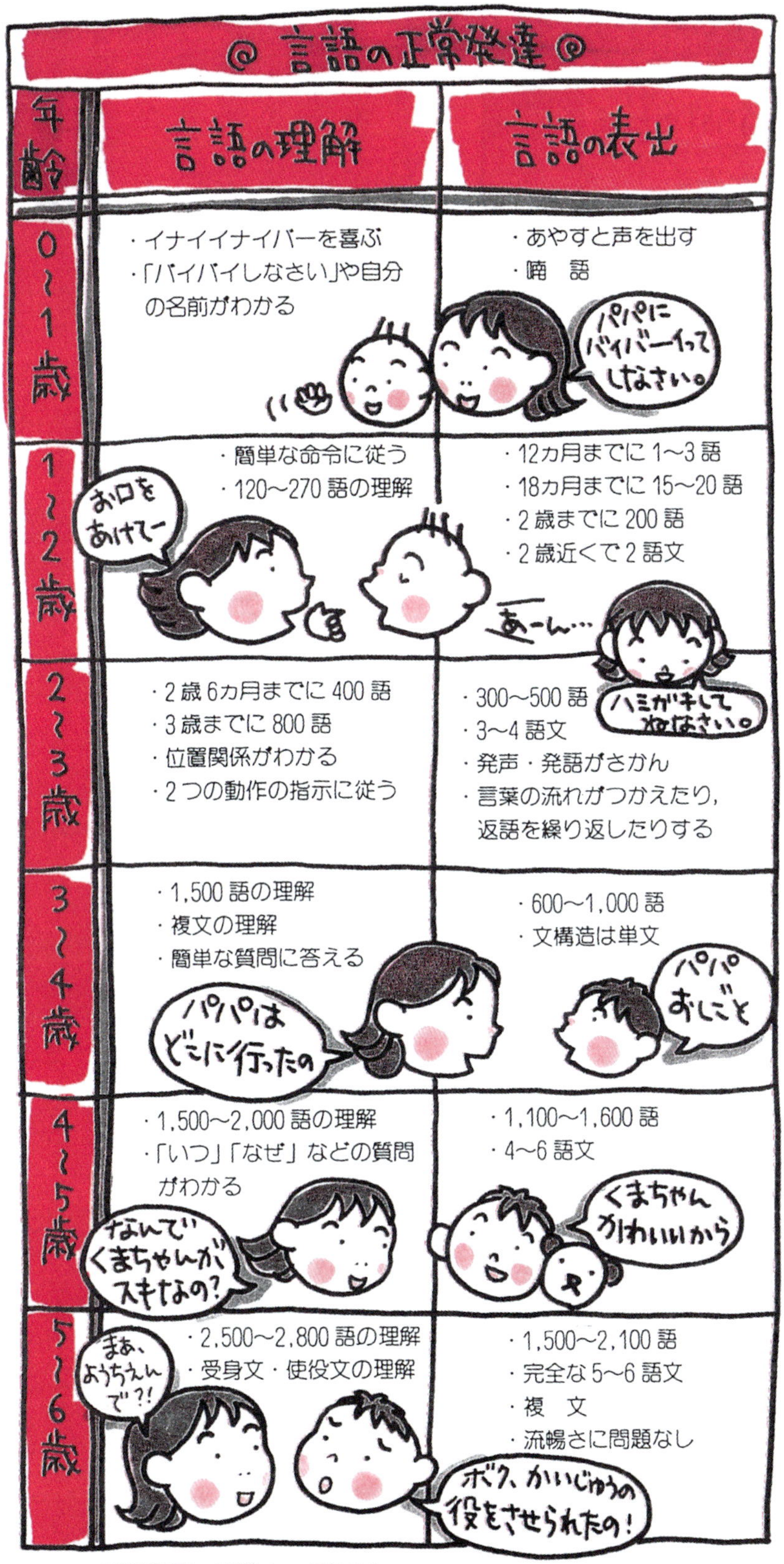

年齢	言語の理解	言語の表出
0～1歳	・イナイイナイバーを喜ぶ ・「バイバイしなさい」や自分の名前がわかる	・あやすと声を出す ・喃　語
1～2歳	・簡単な命令に従う ・120～270語の理解	・12ヵ月までに1～3語 ・18ヵ月までに15～20語 ・2歳までに200語 ・2歳近くで2語文
2～3歳	・2歳6ヵ月までに400語 ・3歳までに800語 ・位置関係がわかる ・2つの動作の指示に従う	・300～500語 ・3～4語文 ・発声・発語がさかん ・言葉の流れがつかえたり，返語を繰り返したりする
3～4歳	・1,500語の理解 ・複文の理解 ・簡単な質問に答える	・600～1,000語 ・文構造は単文
4～5歳	・1,500～2,000語の理解 ・「いつ」「なぜ」などの質問がわかる	・1,100～1,600語 ・4～6語文
5～6歳	・2,500～2,800語の理解 ・受身文・使役文の理解	・1,500～2,100語 ・完全な5～6語文 ・複　文 ・流暢さに問題なし

（福迫陽子，1975を一部改変）

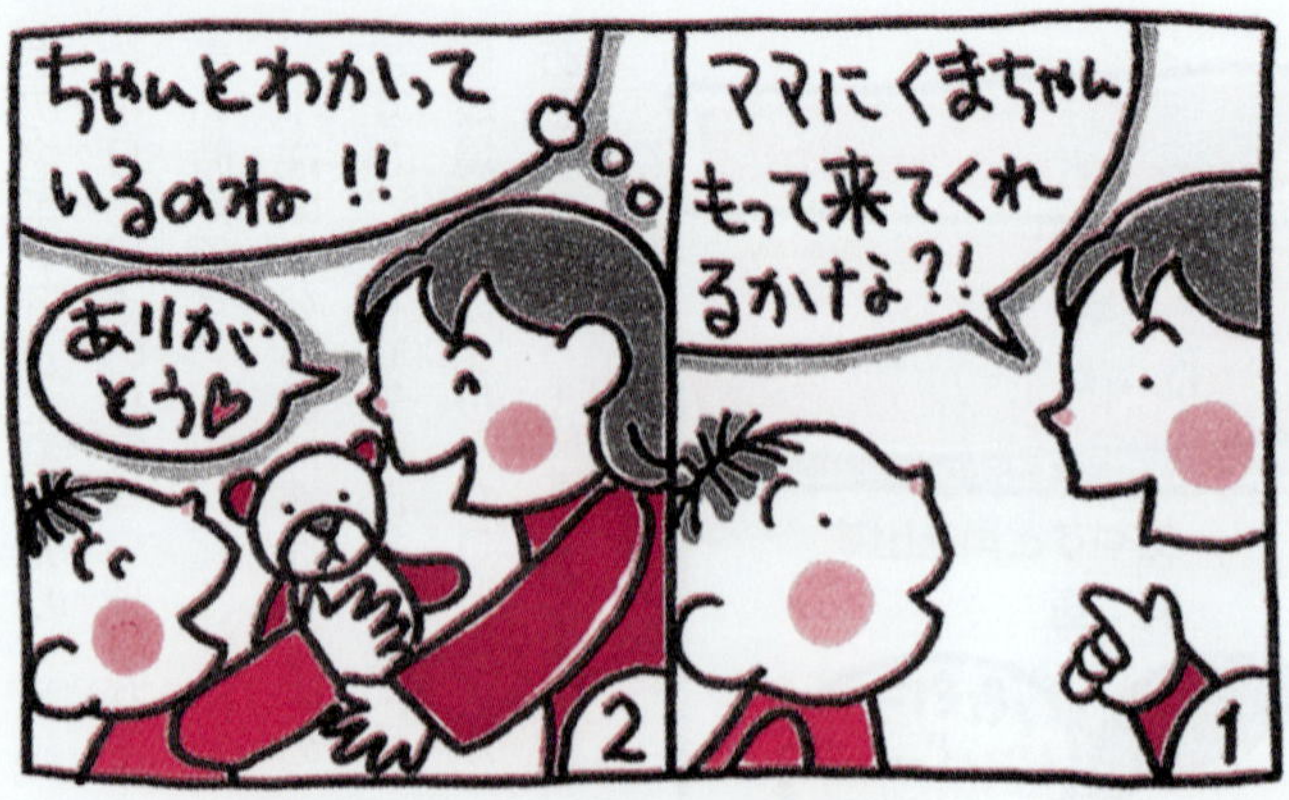
ママにくまちゃんもって来てくれるかな?!
ちゃんとわかっているのね!!
ありがとう♡

が、おおきな奇形がないかぎり順調に発達します。上くちびるの内側や舌の裏側にある薄い帯状のひだ、これらを「上唇小帯《じょうしんしょうたい》」、「舌小帯《ぜつしょうたい》」と言いますが、お母さん方から、これらの小帯が肥厚《ひこう》して言葉が出にくいのではとか、発音に大きく影響するのではと心配されますが、その影響は少ないのであまり心配しないでけっこうです。しかし、それらの肥厚（強直《ごうちょく》）が強く、発音に影響することがごく少数ですがあるのも事実ですので、心配でしたら専門医を受診してください。

表情と口のかかわり

乳・幼児期の表情は精神発達状態と緊密な関係があり、精神発達が遅れている子どもの表情は一般的に乏しいです。また、環境要因も大きくかかわり、愛情に満ちた刺激に富んだ子どもの表情は豊かです。その表情を作る要素として、口の占める位置は大きいのです。口が大きい子どもや小さい子どもがいますが、よく動くかどうかは、口輪筋《こうりんきん》という筋肉と口を形つくる筋肉の量と、上顎《じょうがく》と下顎《かがく》の形も大きく影響します。

口輪筋の量や強さは遺伝要因も受けますが、環境要因がさらに大きいのです。授乳期に口輪筋の活発な活動を必要としないミルクの出が良すぎる哺乳ビンで育てられた子どもの口輪筋の発達は乏しく、口唇《こうしん》が無気力感を与えます。また幼児期に軟食傾向が強いと咀嚼筋《そしゃくきん》、口輪筋《こうりんきん》の発達が減じて表情にも影響すると考えられますが、研究データがないためはっきりしたことは言えません。

また、表情が出る顔の形態も表情の豊かさに強く影響します。反《はん》対咬合《たいこうごう》により上くちびるが内に入り込んでしまっていると動きが乏しく、無表情に見えたり、寂しい表情になります。一方、上くちびるが前に出ていると無気力感や精悍な感じを受けなくなります。

このように、表情には口の形だけでなく、口輪筋《こうりんきん》、咀嚼筋《そしゃくきん》などの筋の発達状態それに顎の形が大きく関与します。したがって乳幼児

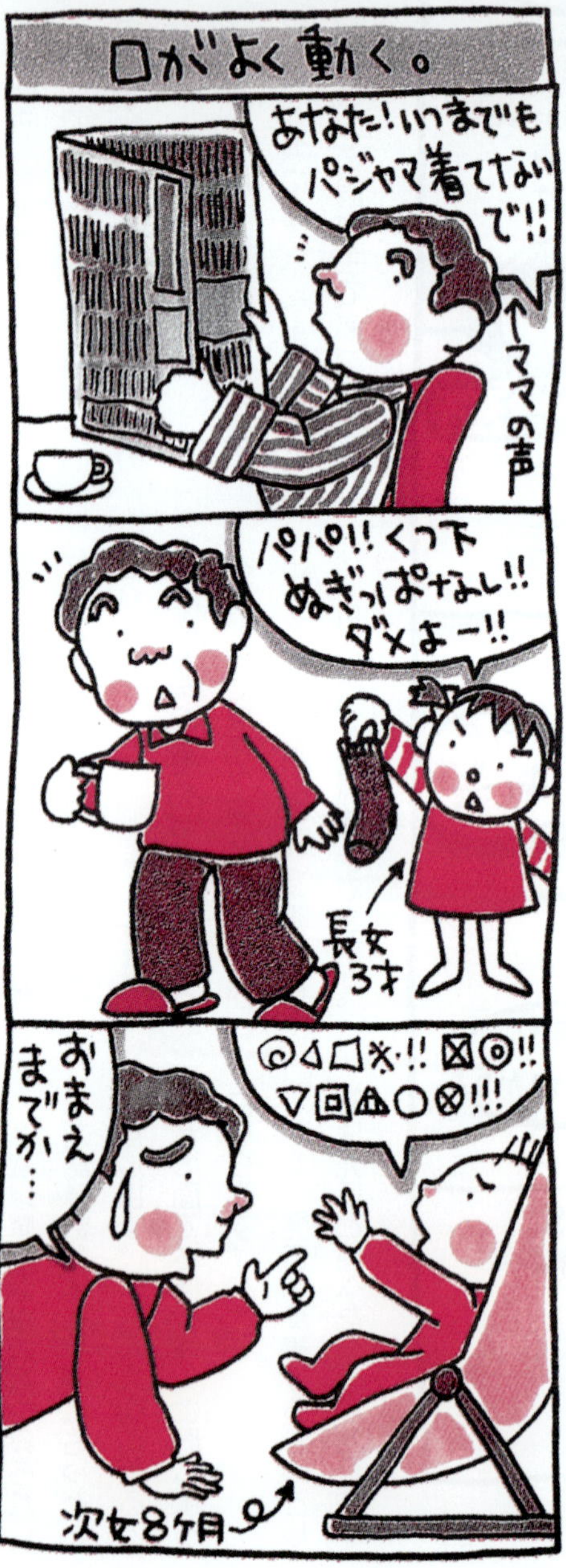
口がよく動く。
あなた!いつまでもパジャマ着てないで!!
↑ママの声
パパ!!くつ下ぬぎっぱなし!!ダメよー!!
長女3才
おまえまでか…
次女8ケ月

期から正しい授乳と食生活と顎の発達状態を、定期的に専門家に見てもらうのが良いと思われます。

3歳児以降になり、それまで表情に問題のなかった子どもが、やや老人様の表情を呈することがあります。これには大きな情緒面での変化があることもあるでしょうが、口が原因することがあるのです。むし歯（齲蝕《うしょく》）がひどく痛みがあれば当然、表情にも出ますが、それ以上にこわいのは重度な齲蝕によって、あるいは乳臼歯の喪失によって、歯の嚙《か》み合わせの高さ（専門的には「咬合高径《こうごうこうけい》」と言います）が低くなり、上顎と下顎が近づいてしまいます。その結果、入れ歯を入れない老人のような表情・顔貌《がんぼう》になってしまいます。

この現象は第一大臼歯《だいきゅうし》（6歳臼歯）の咬合高径にも同様な結果を引き起こしますので、学齢期以降成人にまで影響します。齲蝕をそのままにしたり、6歳臼歯が抜けてそのままにしますと将来、表情をも変化させてしまう可能性もあることを忘れないでください。

顎《あご》の成長・発育

赤ちゃんの顔はなんと可愛らしいのでしょうか。決して美人、ハンサムな顔はいません。当然将来「美人になりそう」だとか「この子はハンサムになるわ」とはよく耳にすることですが。ではなぜ赤ちゃんは可愛らしいのでしょうか。

赤ちゃんの顔の高さは成人の38％であるのに対して幅は56％と広く、いわゆる美人・ハンサム系の面長の顔でなく、幅が広く目と目が離れ、そして目が大きく鼻、口などが小さいため、赤ちゃん特有な顔で愛くるしいのです。

このように顔の形、大きさは年齢とともに成長・変化してくるのです。では顎《あご》はどうでしょうか。顎は顔を形づくる大きな要素ですが、さらに複雑な成長・発達をします。

頭の骨は脳を囲み守っています。脳の発達は早く、その結果、新生児期から視《し》・聴覚《ちょうかく》などは発達しています。ですから脳頭蓋《のうとうがい》の生後の成長は上顎《じょうがく》や下顎《かがく》と比較すると小さいのです。ですから赤ちゃんは頭でっかちの四等身なわけです。

◆上顎《じょうがく》の発育

上顎はいくつかの骨で構成されています。そこで上顎骨のことを上顎複合体と呼ばれ、これらの骨と骨の境には縫合部《ほうごうぶ》という縫い目のようになって結合していて、一つの骨でできていません。

増齢とともに縫合部での骨添加《こつてんか》という形式をとり、大きくなります。興味あることに、これらいくつかの縫合部の縫い目の方向が斜めに一致していますから、上顎は下方かつ前方（下前方）ならびに側方へと大きくなります。さらに驚くことは、骨は添加して大きくなるばかりでなく、吸収（生理的になくなっていく現象）もします。その結果、原形をとどめて相対的に成長発育するのです。

この添加・吸収がなければ顔の骨は骨ばかりになり、副鼻腔《ふくびくう》や上顎洞《じょうがくどう》といった含気洞《がんきどう》がなくなってしまいます。

◆下顎《かがく》の発育

下顎は、上顎と異なり一つの骨でできています。胎生期《たいせいき》には左右の骨が顎《あご》の真ん中のところに縫合部がありましたが、生後閉鎖してしまいます。ではどのように成長するかというと、顎の後縁部の骨添加と下顎頭での軟骨化骨変化により高さを増していきます。下顎も骨の添加と吸収をバランスよく行い、上方、後方ならびに側方へと成長していきます。

◆顎《あご》の高さの成長

顎の高さの成長、すなわち顔の高さの増大は歯の萌出《ほうしゅつ》が重要な役目を果たします。歯の萌出にともなって歯槽突起《しそうとっき》（歯槽骨《しそうこつ》）という歯を支える骨が活発に新生され、咬合高径《こうごうこうけい》が増し、立派な口腔《こうくう》をつくりだすのです。

新生児期の口腔は舌で満たされ、空隙《くうげき》があまりありませんでしたが、乳幼児期になると歯が生えることで口腔容積が増し、食物を口の中に入れて噛《か》むことができるようになるわけです。

◆顎《あご》の形はある程度変えられる

上顎も下顎も骨の形（顔の形）は遺伝によってコントロールされていますが、環境要因も影響します。ですから悪習癖《あくしゅうへき》、たとえば肩肘をつく、指しゃぶりをするなどをすると顎の骨の形は変化し、異常な形態になり、不正咬合《ふせいこうごう》や歪んだ顔になってしまいます。

幸い、骨は常に新陳代謝し変化し続けており、子どもほどその許容範囲は大きいのです。ですから悪習慣による顎の骨への影響も強く早く出ますが、取り除いたり矯《きょう》正力《せいりょく》をかけると直るのも早いのです。

そのため、定期的に専門医に受診し、健康で機能的・審美的にも優れた口をつくり、また保持するよう努力しましょう。

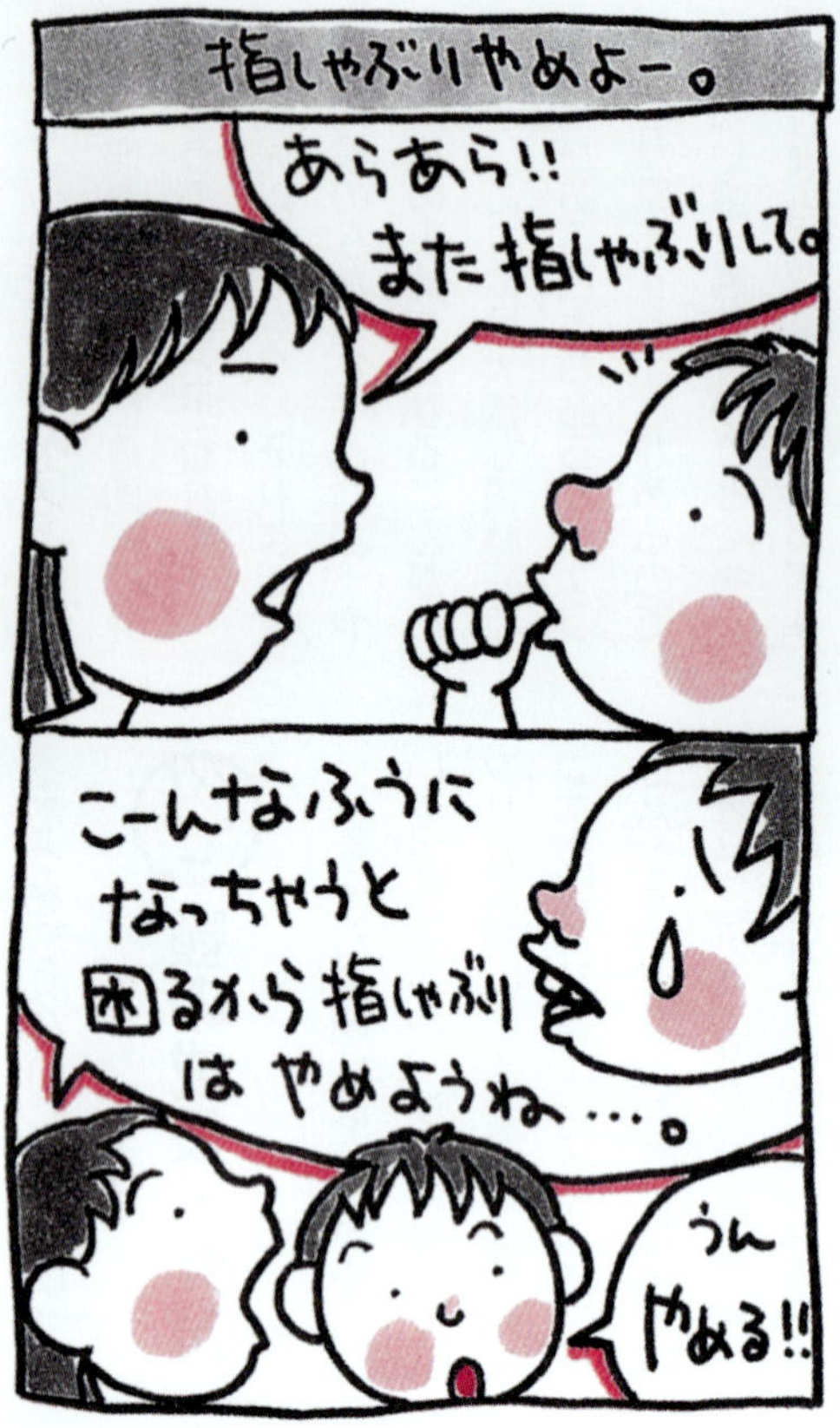
指しゃぶりやめよー。
あらあら!! また指しゃぶりして。
こーんなふうに なっちゃうと 困るから指しゃぶり はやめようね…。
うん やめる!!

Q 硬いものをよく食べさせれば顎《あご》が大きくなるというのは本当ですか?

A

近年、子どもを取り巻く環境が大きく変化していますが、食生活も大きく変化し、ますます欧米化し、高たんぱく、高脂質の食品が世に氾濫しています。その結果、食品は軟食化し、咀嚼《そしゃく》回数が少なくてすみ、かつ強く噛《か》む力を必要としなくなりつつあります。約10年前頃から、最近の子どもは「硬い物が食べられない」あるいは「うまく飲み込めない」などの摂食機《せっしょくき》能《のう》の拙劣さの報告がされ、新聞紙面を賑わしました。そしてその軟食化は咀嚼筋《そしゃくきん》の発育を劣らせ、顎が小さくなり、不正咬合《ふせいこうごう》となるとの記事も見られました。

この根拠になったのはねずみの研究で、5世代にわたって粉末食のみで育てたグループと固形食のみで育てたグループを比較すると、咀嚼筋の重さや顎の大きさに変化が生じたとする報告でした。また、現代人の日常食と古代人のそれを比較すると、現代人は咀嚼回数が明らかに少ない、さらに化石から顎の大きさを比較すると現代人は小さかったのです。

以上の結果から、顎の成長に咀嚼が関与することは明白です。しかし、ねずみの実験は非常に学問的に意義あるものですが、人の食生活を考えると単純に比較できません。また現代人が古代人のような立派ながっしりした顎を求めているかというと疑問です。

では、質問に対する答えを言います。

ここでいう顎というのは、首のほうから手で触れる顎と、歯が植立しているまわりの顎なのかによって異なります。専門的に言いますと前者を顎骨《がくこつ》（下顎骨と上顎骨）と言い、後者を歯槽突起《しそうとっき》あるいは歯槽骨《しそうこつ》と言います。顎骨は環境要因を受けにくく（遺伝要因が強い）、歯槽突起《しそうとっき》は、環境要因を受けやすいと言えます。

では現実に戻って、歯ならびの良い子にしたいから幼児期より硬いものを食べれば顎が大きくなって歯ならびが良くなるかと質問されると、「無理です」と言わざるを

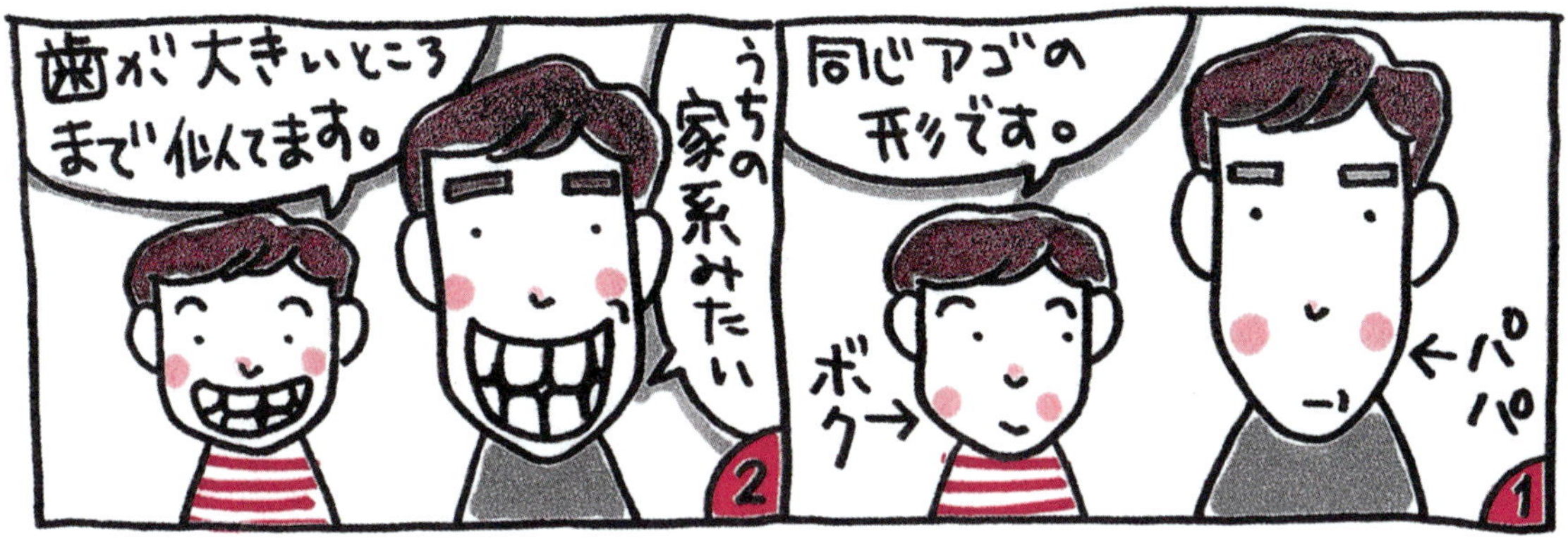
同じアゴの形です。
パパ
ボク
歯が大きいところまで似てます。
うちの家系みたい

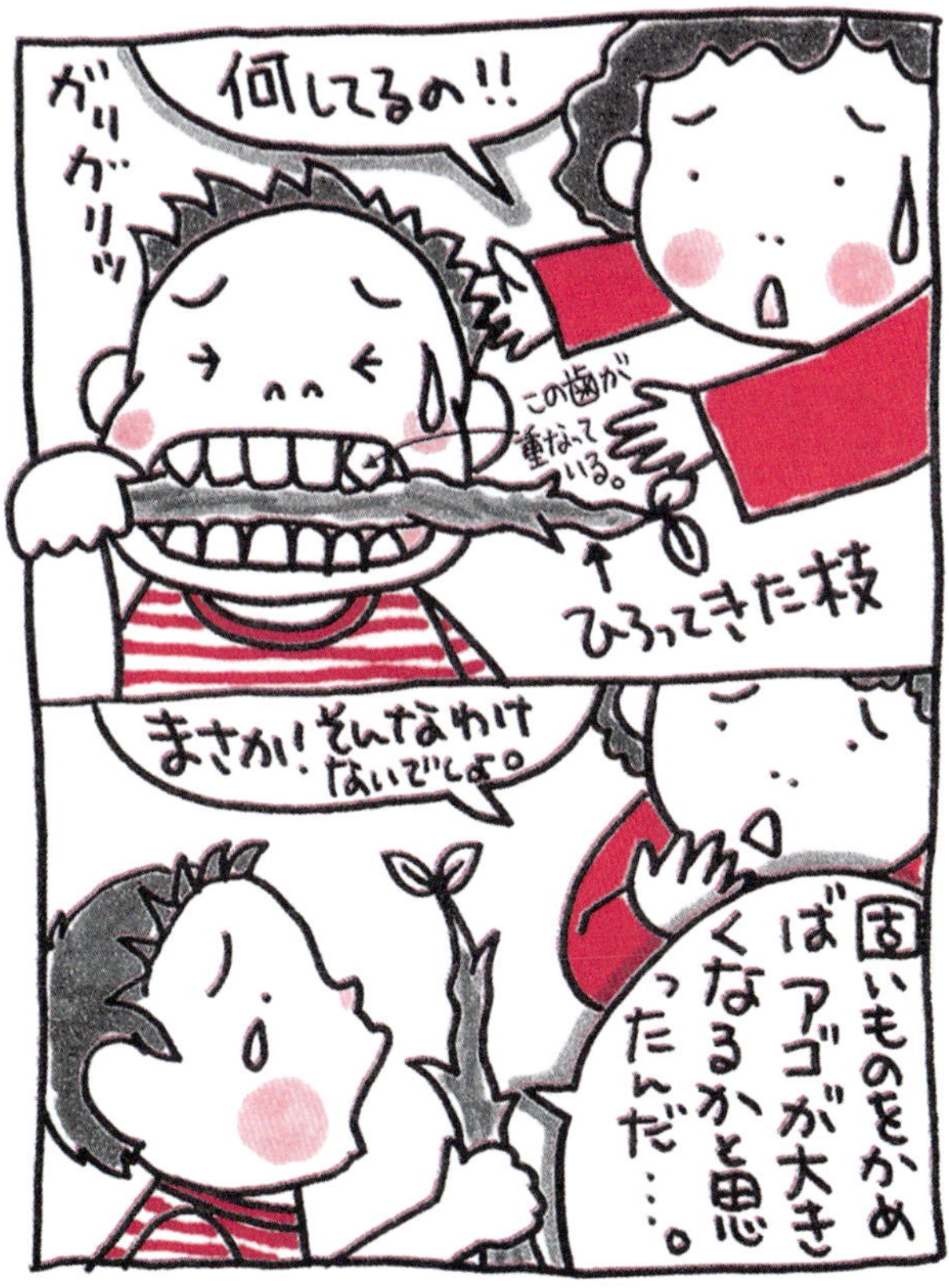
何してるの!!
ガリガリッ
この歯が重なっている。
ひろってきた枝
まさか! そんなわけないでしょ。
固いものをかめばアゴが大きくなるかと思ったんだ…。

えません。

歯ならびは遺伝要因と環境要因が複雑に絡んでできあがります。叢生《そうせい》（乱杭歯《らんぐいば》）は顎の大きさと歯の大きさのバランスで決まります。個人の日常生活を基盤に考えますと、歯槽突起《しそうとっき》が硬いものを良く食べれば多少大きくなることは考えられます。しかし現代の豊かな高栄養な食事で、歯そのものもわずかですが大きくなっております。ですから食生活で不正咬合《ふせいこうごう》を予防することは不可能でしょう。

では軟らかいものばかりを食べていていいのかというと咀嚼力《そしゃくりょく》の低下ばかりか、歯肉《しにく》にも悪影響が出ます。硬いものばかりを食べますと顎関節症《がくかんせつしょう》を誘発することも考えられます。

このように、まだわからないことが多く、はっきりとした答えを明言できません。

現段階で結論しますと、食品の種類を多くするだけでなく、硬さの違った食品をバランス良く摂取することが大切なのです。

（前田　隆秀）

食べ方の発達と支援方法
―食べる機能の学習

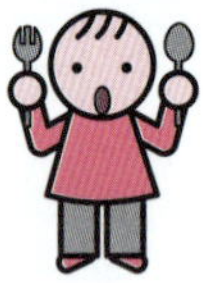

幼児期には、各児の発達程度に応じて、生涯にわたる食生活の柱となる安全で美味《おい》しい食べ方を主とした機能の基礎づくりを支援することが大切です。

幼児は、スプーンや箸《はし》などの食具の操作を覚えるとともに、食物の物性（硬さ、大きさ、粘性など）に応じた一口量や咀嚼《そしゃく》回数などの食べ方をかえる学習経験を積みます。

噛《か》む動きも、乳歯の奥歯がまだ生《は》えていない時期から、固い歯槽《しそう》堤《てい》（通称：歯ぐきの土手）で少しずつ噛む練習をして、歯が生《は》えると歯で噛むことができるようになります。

そこで、幼児期における食事を通じて食べ方が発達する時期は、「手づかみ食べ」から発達するスプーン、フォーク、箸などの食具の形や与える食物の調理形態を機能発達程度に合わせながら、食べ方の学習環境を整え、発達を促す支援が必要です。

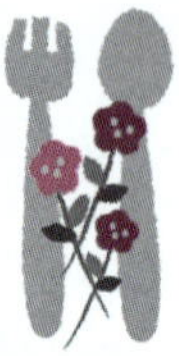

食べ方の発達と支援方法（1歳頃～3歳頃）

1歳過ぎの幼児に見られる「手づかみ食べ」は、食物による窒息《ちっそく》予防や歯を使って上手に咀嚼《そしゃく》するために、食べ方の発達過程においてとても大切な食べ方を学ぶ時期です。

上下の前歯が生えそろったら、前歯を食べ方に参加させます。手に持てる少し大きな食物から、安全に口で処理可能な一口の量を噛《か》みとる学習を始めます。最初は押し込んだり、多く噛み取りすぎて、口から出したりしながら適当量を自身で調節しながら学んでいきます。また、食物の硬さの違いを前歯が学習していきます。

1歳後半～3歳児は、食物による窒息事故が多い時期です。自分の口で処理できる一口量を、「手づかみ食べ」をしながら、前歯を使って噛《か》み取る経験の積み重ねと、奥歯での咀嚼経験が窒息事故の最大の予防法です。

乳歯が生《は》え揃う3歳過ぎまでは、あまり噛《か》まずに丸のみしていると感じたときや、いつまでも口の中の食物を噛もうとせず貯めている、などがときどき見られます。それらの対応については、「咀《そ》嚼《しゃく》」の項（124ページ）を参照してください。

成人の食事に近い固さの食事を、子どもが食べられるようになる3歳頃までを幼児前半とすると、この時期は乳歯の生える時期と一致します。

日本人の平均的な歯《は》の生える時期は、最初が下の前歯で男児8カ月、女児9カ月頃です。

上下の前歯各4本計8本が生え揃うのは、1歳前後です。

食物を噛み潰《つぶ》す臼歯《きゅうし》（第一乳臼歯）は、離乳が完了する1歳半頃に生えてきて、上下がしっかり噛《か》み合うのは1歳半を過ぎてからです。

乳歯が上下10歯計20歯生え揃うのは、3歳頃になります。

食べ方の発達と支援方法（3歳頃～6歳頃）

乳歯列《にゅうしれつ》が完成する3歳以降となると、口に入ってくる硬さや大きさに応じて、生《は》え揃った乳歯でよく噛《か》んで、唾液と混和して十分に味わえる食べ方ができる準備が整います。

乳歯列完成後から就学までの幼児期後半は、通常の食物ならおとなと同じ形態のものが食べられるようになりますが、おとなより噛《か》む力が弱いため、同じ食物を食べるには噛む回数を多くする、一口量を少なくする、などの食べ方の工夫を必要とします。

ほとんどの食物に対応できる機能が育つ4歳以降は、自立した食べ方の機能を集団の場で、他の人と協調して食べる自律した食べ方を学ぶ時期です。よく噛《か》んで食べる食べ方のマナーを身につけ、家族以外の人たちと一緒に食事の持つ広がりを少しずつ経験させながら、食事の楽しさと多くの食物の美味《おい》しさが経験できるような食事環境が望まれます。

（向井　美恵）

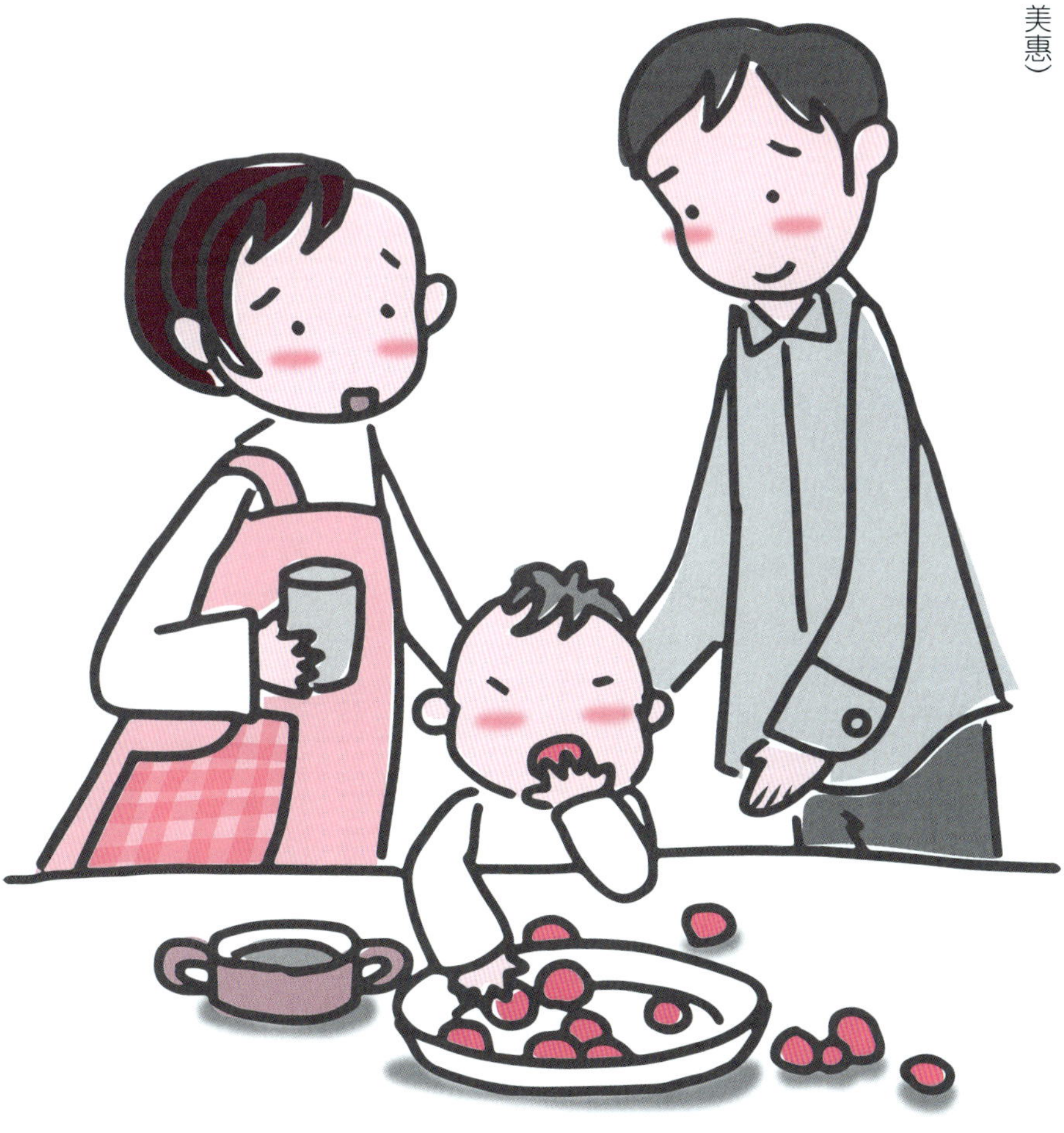

幼児期の歯と口の健康づくり①

むし歯予防だけでなく
歯並び、食事にも
気をつけましょう

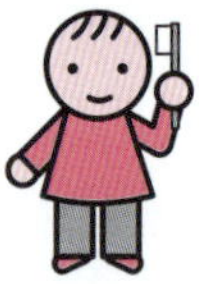

乳歯《にゅうし》のむし歯(齲蝕《うしょく》)予防

◆むし歯予防が大切なわけ

乳歯の前歯などにむし歯(齲蝕《うしょく》)ができると、歯に味噌《みそ》がくっついたようになり、いわゆる「みそっぱ」と呼ばれ、見た目にも感じの良いものではありません(**図1**)。また、乳歯の奥歯が大きなむし歯になると、冷たい水を飲んだときや食事のときに痛むようになり、食事が楽しめなくなったり、偏食のきっかけになったり、口臭《こうしゅう》の原因になったり、ひどいときには食事の量が減ってきたりします。

もっと重症になって乳歯が抜けてしまうと、その歯のあとに生えてくる永久歯《えいきゅうし》の色が茶色や黒色に変わったり、かたちが本来の永久歯とちがって変なかたちになって生えてくることがあります(**図2**)。また、乳歯が早く抜けてしまうと、その隣にあった歯がずれてきて、将来の永久歯が生える場所を狭くしてしまい、永久歯が生えにくくなって、永久歯の不正な歯ならびの原因になったりします。

このように、乳歯がむし歯になるといろいろ不都合なことが起こってきて、子どもの将来の生活に大きな影響を与えることになります。

また、切り傷やすり傷は、ある期間がたつと自然ともとどおりに治ってしまいますが、むし歯は一度できてしまうと自然には治らない病気です。むし歯菌でこわされた歯の色や形は自然にもとにもどることはありません。ですから、むし歯に対しては「予防」が一番大切なことなのです。

◆むし歯予防の考え方

むし歯にかぎらず、一般の病気の場合でも、「予防する」ということは、まずその病気を知ったうえで対策をたてる必要があります。むし歯予防もこの原則から始まります。それにはむし歯をよく知る必要があります。(404ページ＜齲蝕＞を参照)

まず大切なことは、むし歯はばい菌(細菌)の感染によって起こるということです。その意味は、むし歯は細菌が作るということです。この細菌には、ミュータンス

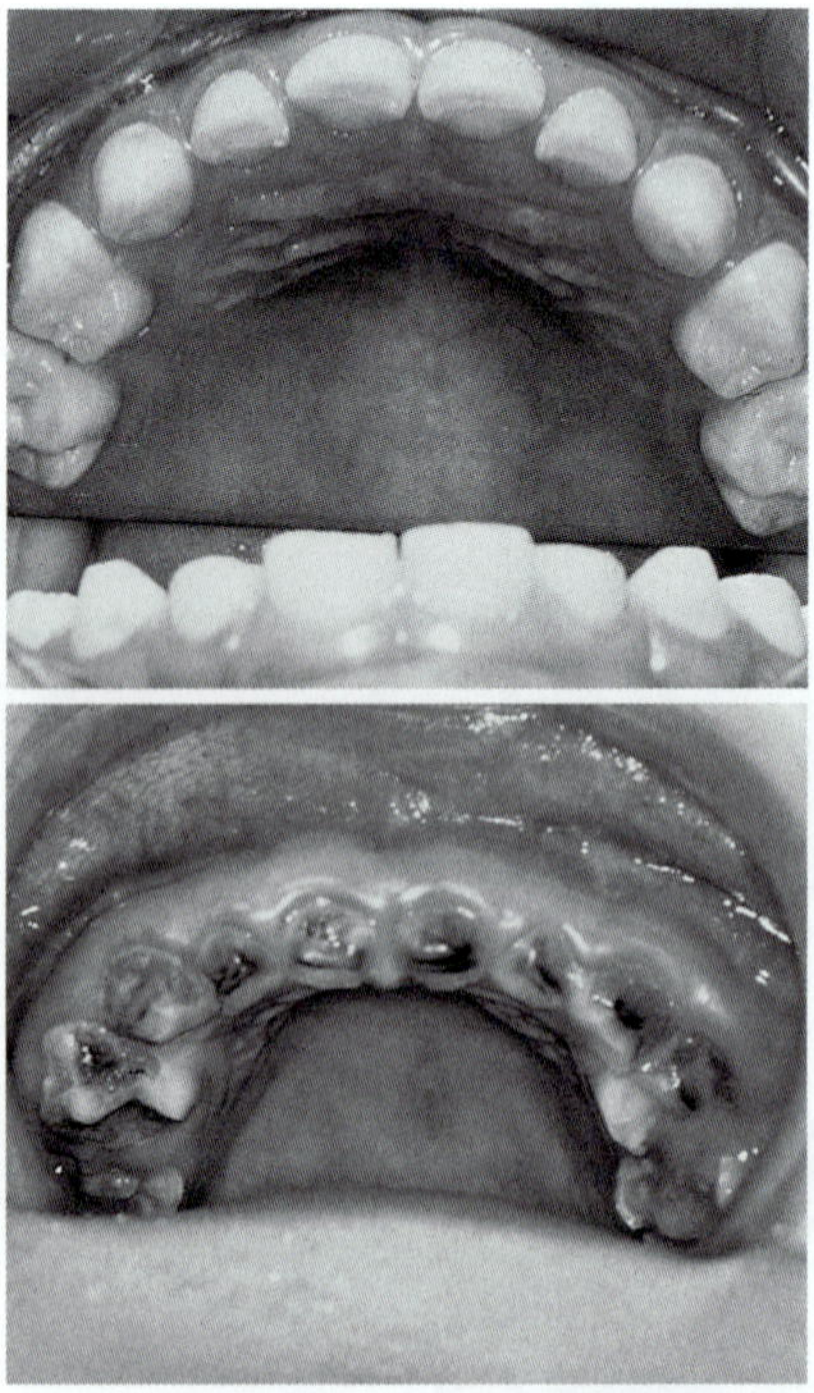

図1　健全乳歯列(上)と齲蝕歯(下)

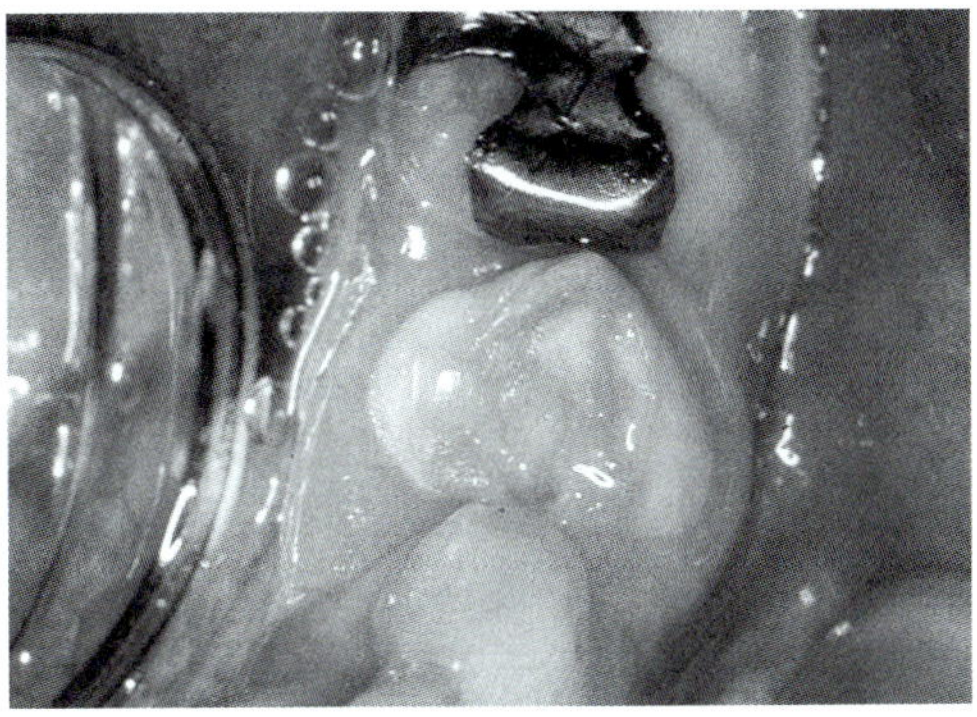

図2　ターナーの歯　乳歯齲蝕による永久歯|4 の形成障害

菌や乳酸桿菌《にゅうさんかんきん》などがあります。そこで、むし歯の予防には以下の点が大切になってきます。

1．細菌が歯の周囲につかないようにする。
　ブラッシング、デンタルフロス、歯間《しかん》ブラシ

2．細菌を殺すか、細菌の活動を抑える。
　洗口剤《せんこうざい》、糖質制限（シュガー・コントロール）

3．細菌の作る「酸」に抵抗できる歯の質を作る。
　フッ化物の応用

◆効果的なブラッシングの方法

むし歯の予防をするためのブラッシングの基本は、「歯垢《しこう》（プラーク）」と呼ばれる歯の表面についた汚れをきれいにすることです。ただ、めったやたらに歯ブラシで歯をこすればよいというわけではなく、プラークのたまる場所（**図3**）を集中的にきれいにすることで、ブラッシングが効果的に行われ、時間も短くてすむようになります。プラークは歯と歯肉《しにく》（歯ぐき）の境目（歯頸部《しけいぶ》）や歯と歯のすき間の部分（歯間部《しかんぶ》）に特に多くたまります。

そこで、効果的なブラッシングの目標は、歯頸部や隣接面部《りんせつめんぶ》にたまったプラークをきれいにしてあげることです。方法はバス法かスクラブ法（**図4**を参照）かどちらかで良いと思います。

歯みがきを短時間に終えるためには、子どもを横に寝かせて、保護者が子どもの頭の上からのぞき

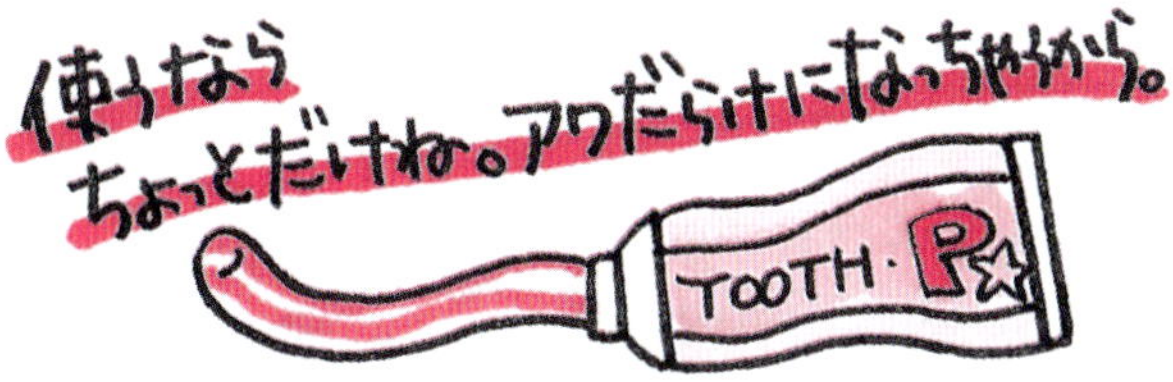

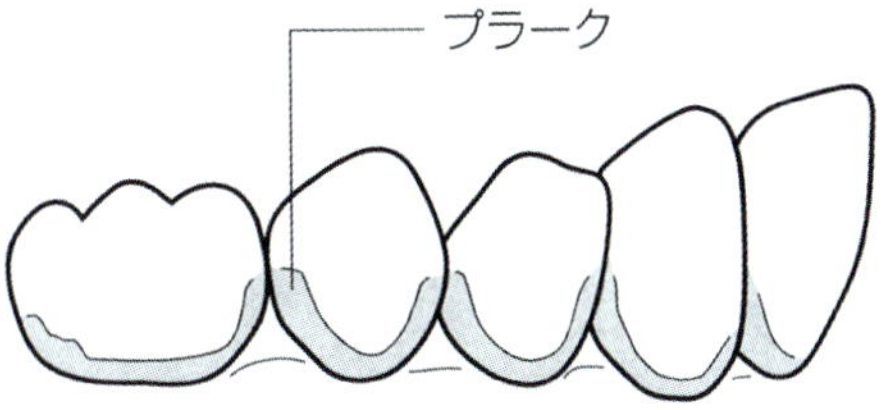

図3　プラークのたまる場所

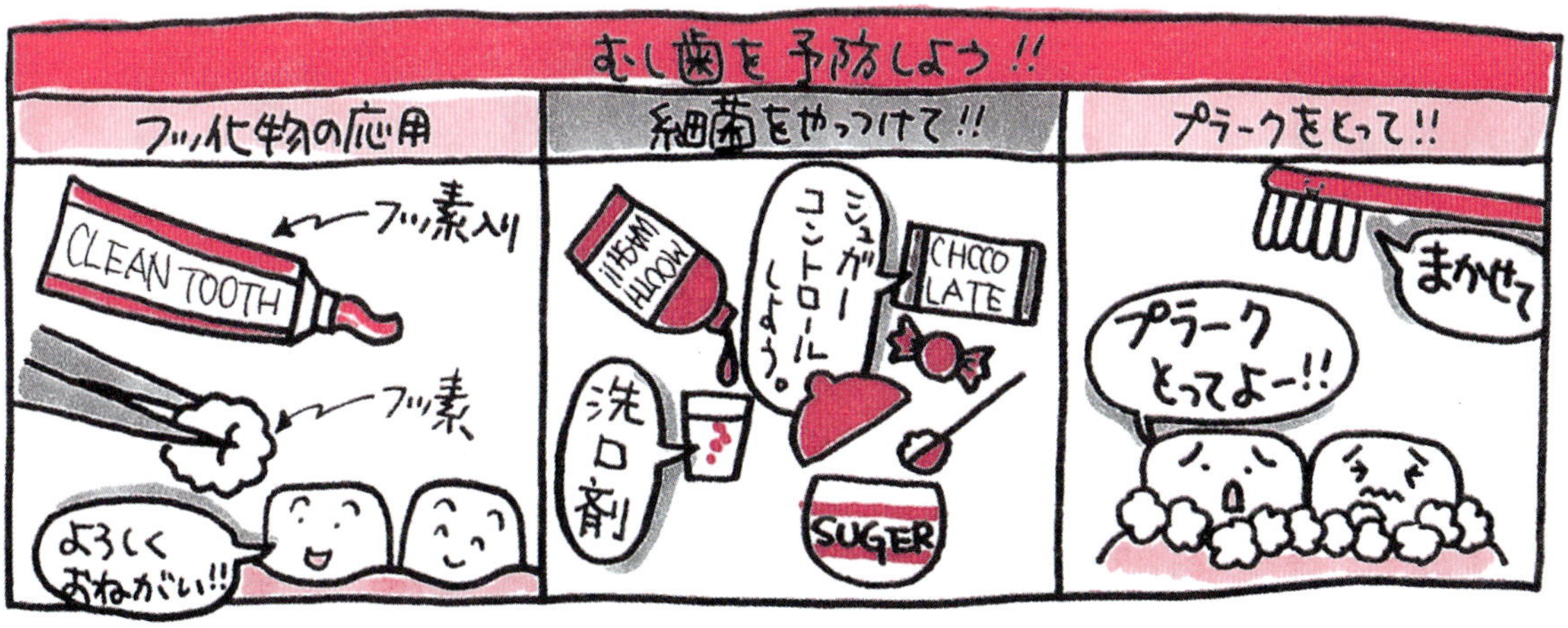

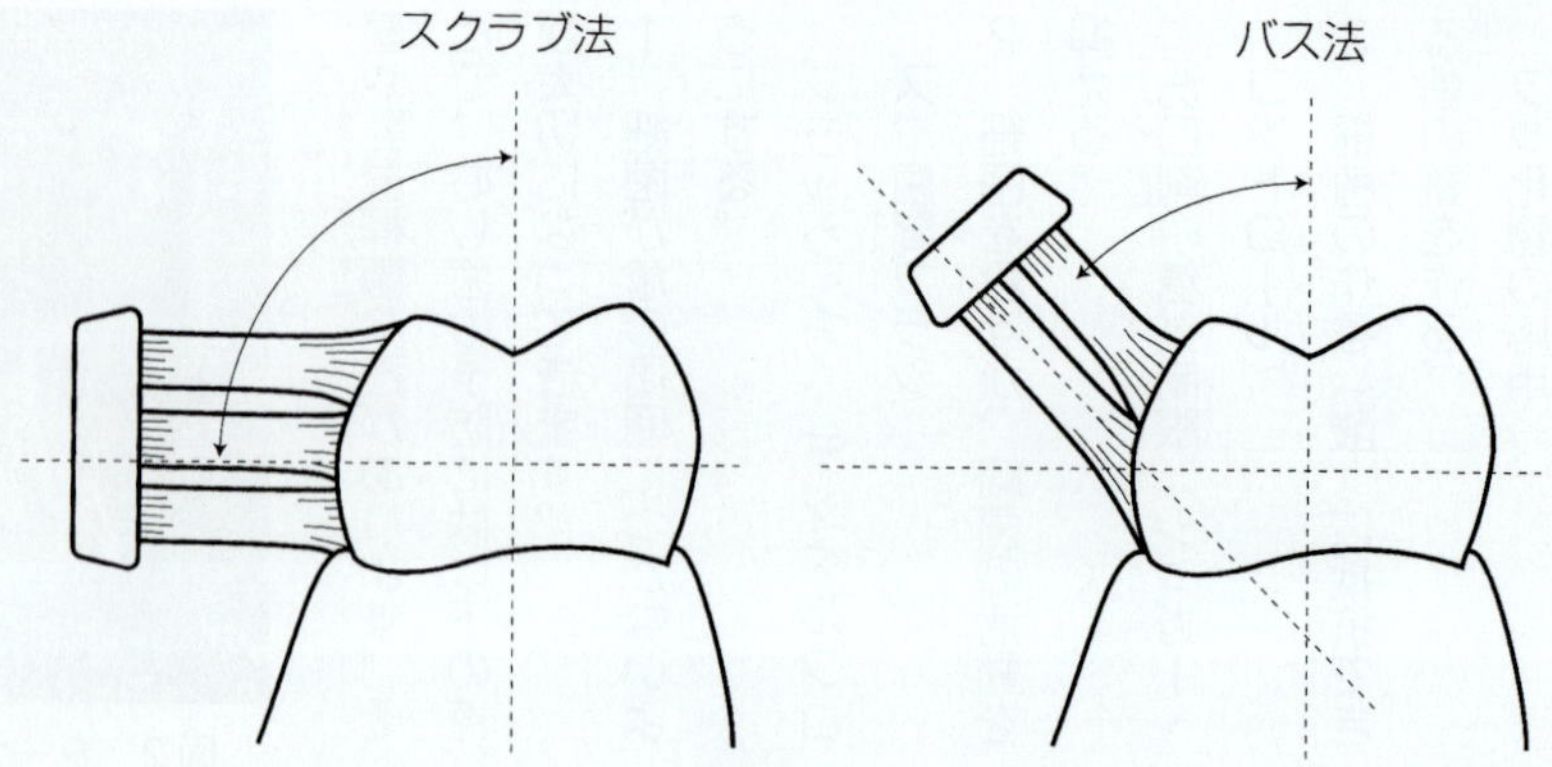

図４

込むようにしてブラッシングをするのが良いと思います。このとき、保護者は指で子どもの唇を持ち上げ、奥歯までよく見えるようにして、歯のどの部分に歯ブラシが当たっているかを確認しながら行います。また、歯ブラシの選択も重要な要素です。短い時間で終わり、奥歯まで容易に届くように、ブラシの毛の硬さは普通で、やや長目のものが良いでしょう。植毛部の長さは歯2本分くらいの幅で、柄《え》の部分は持ちやすいやや広めのものが良いと思います。

　歯ブラシを動かすときには、表面を擦《す》るような弱い力ではなく、しっかり当てて、毛先が当てた部分から動かない程度の往復運動で、20回程度動かしてください。

　歯ブラシの交換は、歯ブラシの毛先を正面からみて横に毛先がカーブしていたら行ってください。通常の使用では、1カ月に1本くらいです。

　幼児の歯をきれいに保つのは、お母さんあるいは保護者の役目です。この時期は、子どもが自分で歯みがきをしても、自分の歯を十分きれいにすることはできません。むしろ、自分でみがくことによって、自分で自分の歯をきれいにするという気持ちを育てる時期だと理解しておいてください。実質的なプラーク除去は、「仕上げみがき」として保護者がすべき時期であると思います。

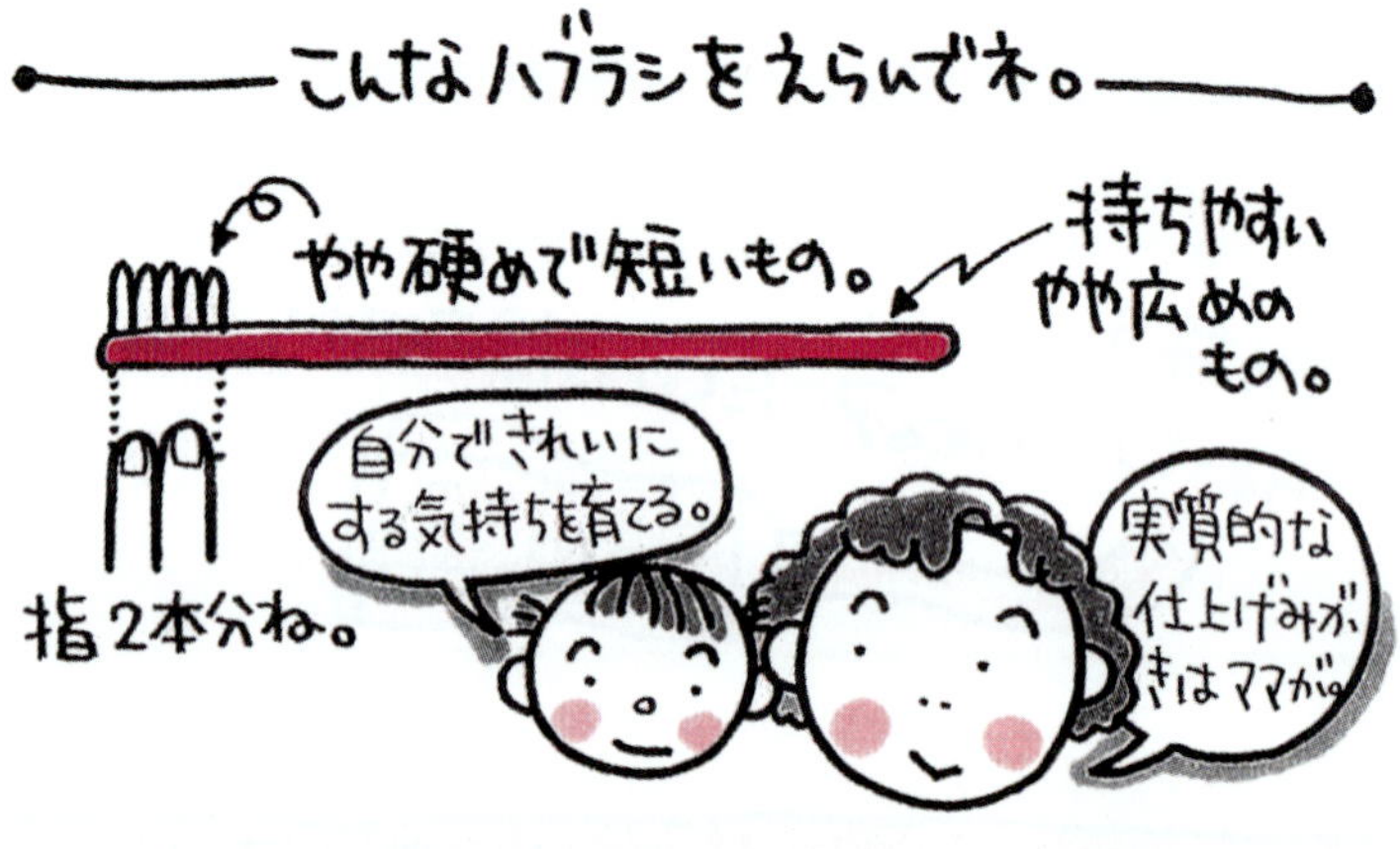
こんなハブラシをえらんでネ。
やや硬めで短いもの。
持ちやすい
やや広めのもの。
指2本分ね。
自分できれいにする気持ちを育てる。
実質的な仕上げみがきはママが。

◆補助用具・歯みがき剤・フッ化物などの使い方

　歯と歯のすき間の部分(歯間部《しかんぶ》)は、歯ブラシだけでは完全にきれいにすることはできません。そこで、この歯と歯のすき間をきれいにする別の方法として、デンタルフロスと歯間《しかん》ブラシを利用する方法があります。歯間ブラシは、主として成人や歯周病《ししゅうびょう》で歯間部がすいている人が使います。

　デンタルフロスは歯間部を清掃するための専用の糸で、通常は専用のカッター付き容器入りで売られています。使用するときは約30㎝くらいに切り、両手の人差し指か中指に巻きつけて使います（図5a～c）。フロスを歯間部に挿入するときは、押し込むのではなく横に滑《すべ》らせるようにして挿入します。歯間部にいれたら、フロスを両側の歯面に交互にそわせてかきあげ、歯間部を清掃します（図d）。

　歯間部に挿入しやすいように、ワックスがついているものもありますが、乳歯ではどちらでも効果は変わりません。また、デンタルフロスには、はじめからフロスがホルダーについているものもあり、こちらのほうが慣れてくると

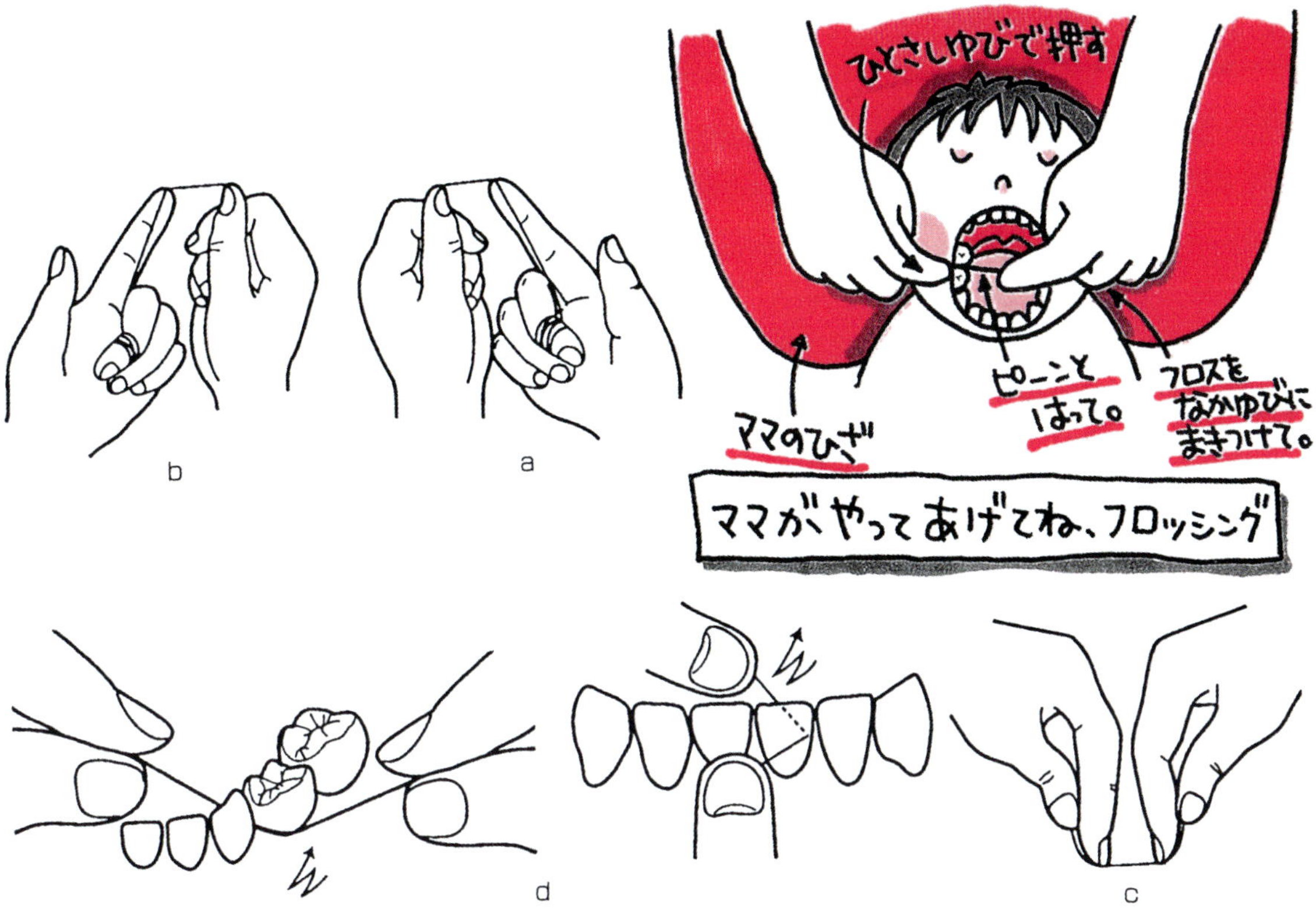

図 5　デンタルフロスの使い方
（榊原悠紀田郎ほか：看護学生のための歯科学．医歯薬出版，1988 より一部改変）

使いやすいと思います。

デンタルフロスを効果的に使うには、乳歯では歯間部がつまっている臼歯《きゅうし》部《ぶ》を中心に使うのが良いと思います。前歯の場合は歯間部がすいていることが多く、その場合には歯ブラシで歯間部をきれいにすることが容易にできるからです。もちろん、前歯でも歯間部がつまっているお子さんにはフロスを使って、きれいにしてあげてください。

歯みがき剤を使うにあたっては、現在いろいろな製品がでていますが、乳歯に使う場合には香料の刺激が少なく、フッ素の入った歯みがき剤を使いましょう。また、1回に使用する量についてはできるだけ少なめにするべきです。ブラシの先に、ちょっとつける程度がよいと思います。あまり多く使いすぎると子どもの口がすぐに泡でいっぱいになってしまい、十分にブラッシングをしないうちにうがいをしなくてはならなくなるからです。

フッ素は、むし歯予防にはたいへん有効な手段です。歯科医院でフッ素塗布をすすめられたら、ぜひ塗ってもらってください。この場合は、3～6カ月ごとに塗布を受けるのが効果を高めます。また歯科医院では、フッ素のうがい薬も処方してもらうことができ、これは通常3歳以上でうがいのできる子どもには効果があります。

そのほかに家庭でフッ素を利用する方法は、先ほど述べたフッ素入りの歯みがき剤を使う方法があります。

Q フッ素入り歯みがき剤の効果はあるのですか、毒性はないのですか?

A

フッ素のむし歯予防効果はたいへん大きいものがあります。これは世界各国で行われた多くの研究結果でも明らかです。フッ素入りの歯みがき剤にはごく微量のフッ素が含まれていて、むし歯予防に有効であると言われています。

フッ素の毒性については、摂取量が多くなると、歯に白色の斑点が生じたり、歯の形成に影響を与えたりするようです。さらに大量に摂取すると、骨硬化症《こつこうかしょう》や甲状腺《こうじょうせん》や腎臓に影響が出てくるとされています。しかしながら、現在の歯みがき剤に入っているフッ素の量は、まったく影響の出ない微量ですから、心配はないと思われます。

（小野　芳明）

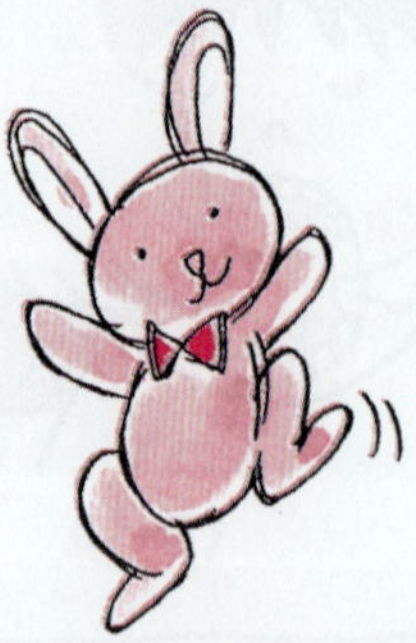

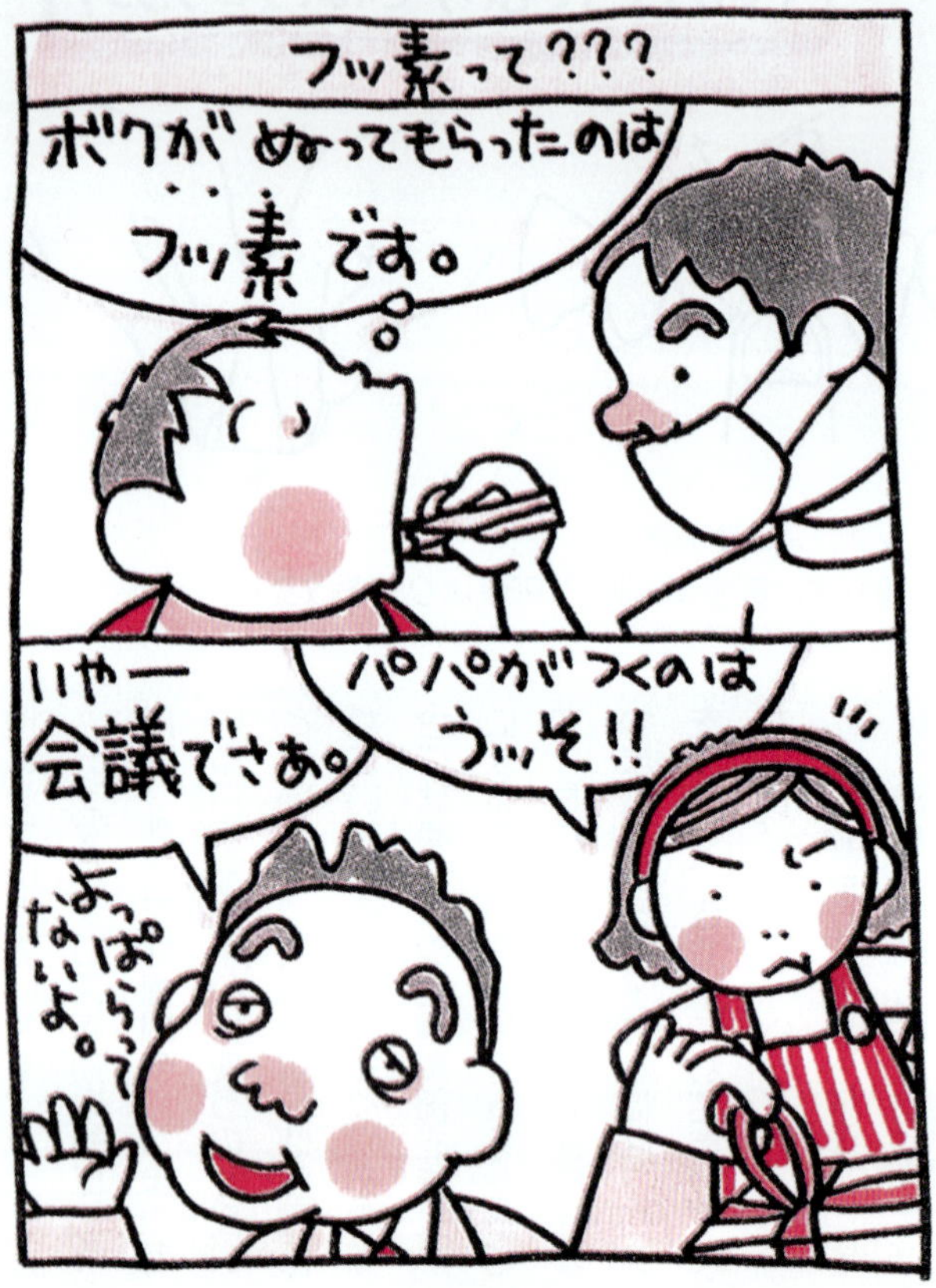
フッ素って???
ボクがぬってもらったのは
フッ素です。
パパがつくのは うっそ!!
いやー 会議でさあ。
よっぱらってないよ。

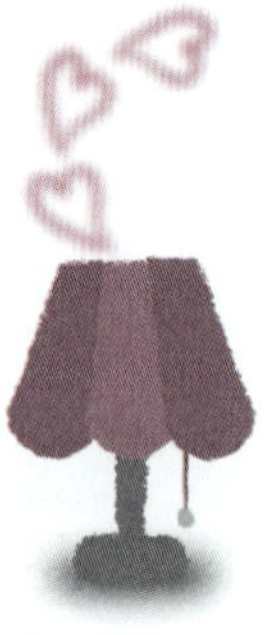

コラム：フッ素の役割

フッ素は、次のようないくつかの効果でむし歯予防に役立っていると考えられています。

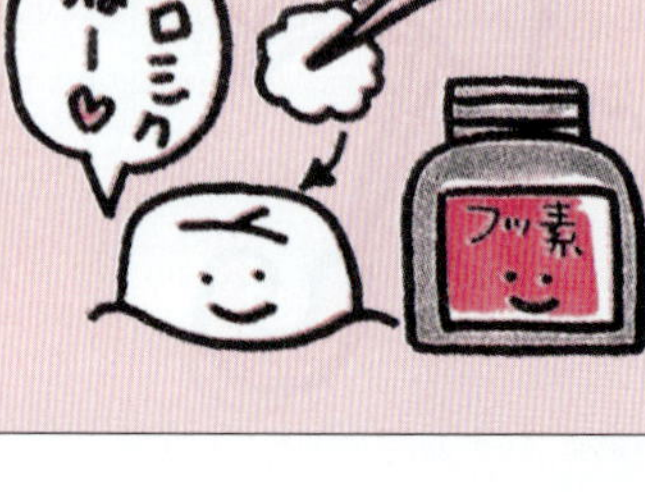
ヨロシクねー
フッ素

エナメル質を強化する：歯の表面にあるエナメル質の結晶を化学的に強化して、酸に対する抵抗性を増加させています。

歯の再石灰化《さいせっかいか》を促進する：エナメル質に、酸による少量のカルシウムの損失が生じても、フッ素が歯質の再石灰化（失われたカルシウムが再びもどる現象）を促進して、失われたカルシウムを補うことがあります。

細菌の活動を抑制する：フッ化物の水溶液に生じるフッ素イオンは抗菌作用を持っていて、むし歯菌の活動を抑制すると言われています。

（小野　芳明）

幼児期の歯と口の健康づくり②

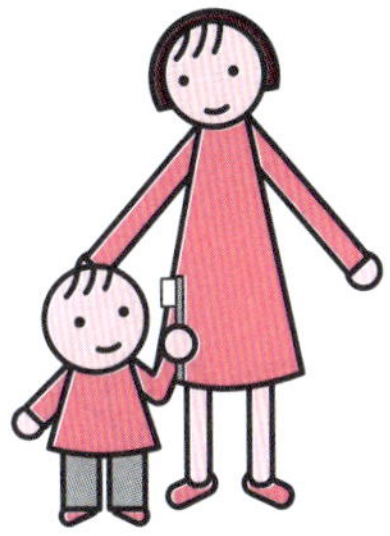

乳歯《にゅうし》の歯ならび

◆乳歯の歯ならびのいろいろ

乳歯の歯ならびで気になるものをあげてみましょう。それは、開《かい》咬《こう》、反《はん》対《たい》咬《こう》合《ごう》、交《こう》叉《さ》咬《こう》合《ごう》、叢《そう》生《せい》（乱《らん》杭《ぐい》歯《ば》）、咬《こう》耗《もう》などです。それぞれについて、知っておいてほしいことを以下に述べます。

▼開《かい》咬《こう》

奥歯を噛《か》み合わせたとき、前歯の部分で上下の歯がすいている状態の噛み合わせを言います（**図1**）。開咬の多くは指しゃぶりや舌の突出癖《とつしゅつへき》によって起こります。このような開咬はそのままにしておくと、将来の永久歯が同じ開咬になる可能性があるので、遅くとも5～6歳まで、すなわち永久歯の前歯が生えてくる前までに、治しておいたほうがよいと思われます。

そのためには、開咬の原因となっている指しゃぶりや舌習癖《ぜっしゅうへき》を前もって中止しておかなければなりません。頑固な指しゃぶりは除去するのが困難なので、場合によっては専門の歯科医による、悪習癖除去のための装置を使うこともあります。

これ以外の原因による開咬は専門医の診察を受け、治療の可能性や治療の開始時期などについて理解しておいたほうが良いと思います。

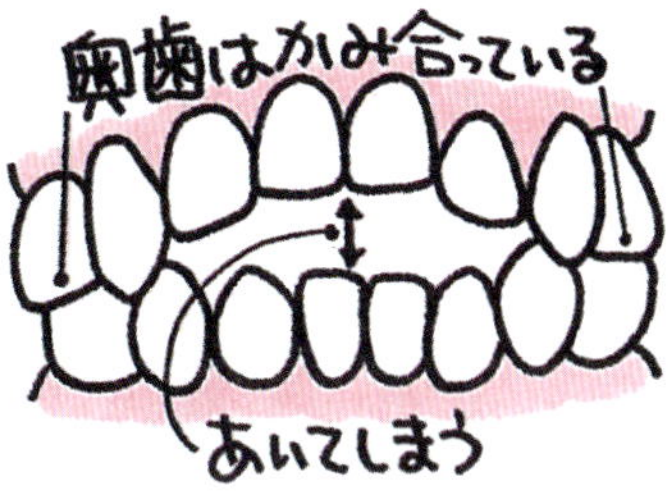

図1　開咬

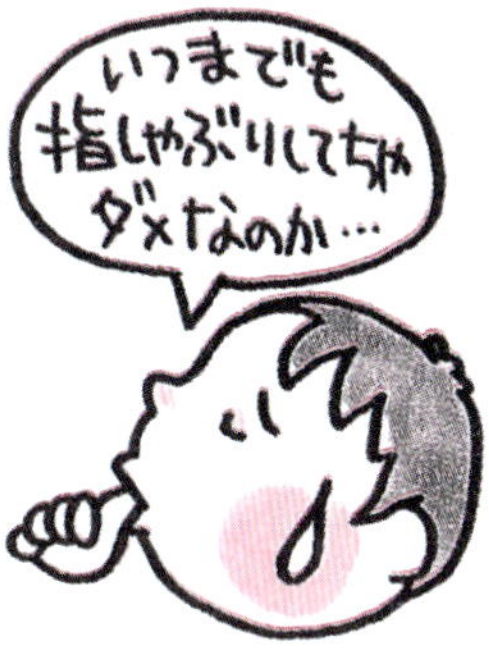

▼反対咬合《はんたいこうごう》

上下の歯を噛《か》み合わせたときに、前歯の噛み合わせが逆に（上の前歯が下の前歯の内側に）なっている状態をさします（**図2**）。反対咬合では、歯の傾きの異常で起こる場合（歯性《しせい》）と、上下のあご（顎）の大きさの不調和で起こる場

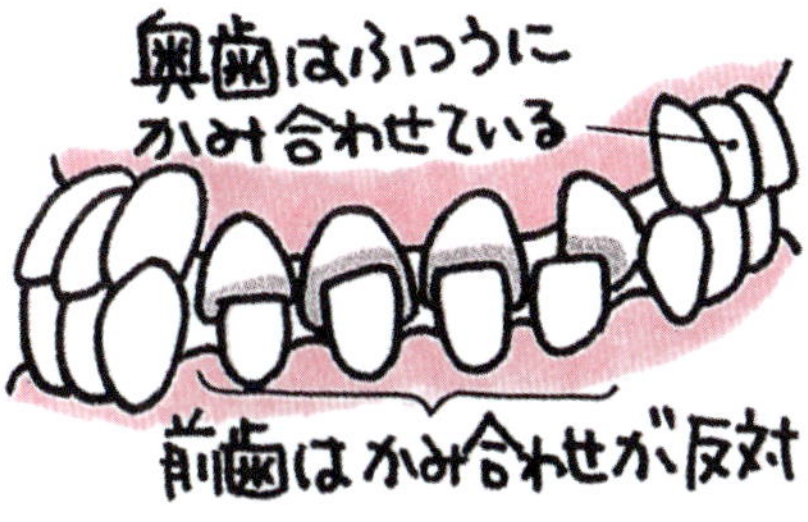

図2　反対咬合

合（骨格性《こっかくせい》）があります。

歯性の場合は、永久歯に交換するときに自然に治ってしまうこともありますが、骨格性の場合には自然治癒《ちゆ》はみられず、そのずれが成長期を通じて少しずつ大きくなり、反対咬合の程度もひどくなっていく傾向にあります。したがって、歯性の場合は基本的には経過観察することが多くなります。

骨格性の場合には、残っている顎骨《がくこつ》の成長を利用して、早期から治療を開始することが多いと思われます。通常は、3〜4歳頃から治療が始まります。その後ずっと治療を継続してゆくわけではなく、治療の期間は装置装着後1年前後で反対咬合の状態は改善するようにし、その後は成長の様子を定期的に観察してゆきます。

顎骨の成長いかんによっては、永久歯の生《は》えてきた時期に、また治療を始めなければならないこともあります。治療が終了するのは、顎骨の成長が終わるとされる時期です。女子で15歳前後、男子で17歳前後です。

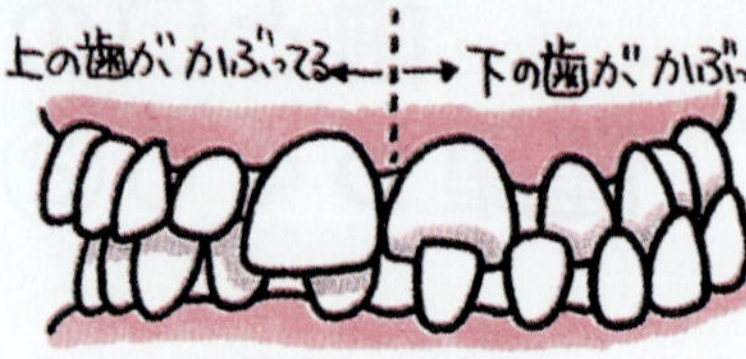

図3　交叉咬合

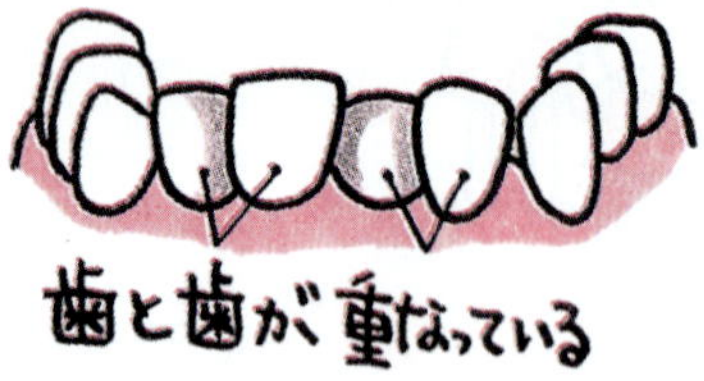

図4　叢生（乱杭歯）

▼交叉咬合《こうさこうごう》

上下の歯を噛《か》み合わせたとき、奥歯が逆に噛み合う状態をさします（**図3**）。左右とも逆の状態の場合は両側性、片側だけの場合は片側性と呼びます。片側性の交叉咬合になっている子どもは顔の左右差が見られることが多く、顔はゆがんで見え、そのずれは成長にともなって増大するのが認められます。

このような左右のずれの認められる片側性の交叉咬合は、反対咬合の場合と同様に早期から治療を開始することが多くあります。しかしながら、骨格性の反対咬合と異なり、治療は一過性で治癒後の安定も良好とされています。

▼叢生《そうせい》（乱杭歯《らんぐいば》）

永久歯と異なり、乳歯の前歯で叢生があるのはたいへんめずらしいこととされています。元来、乳歯の前歯にはすきまがあるのが普通だからです。

乳歯の前歯に叢生（**図4**）が見

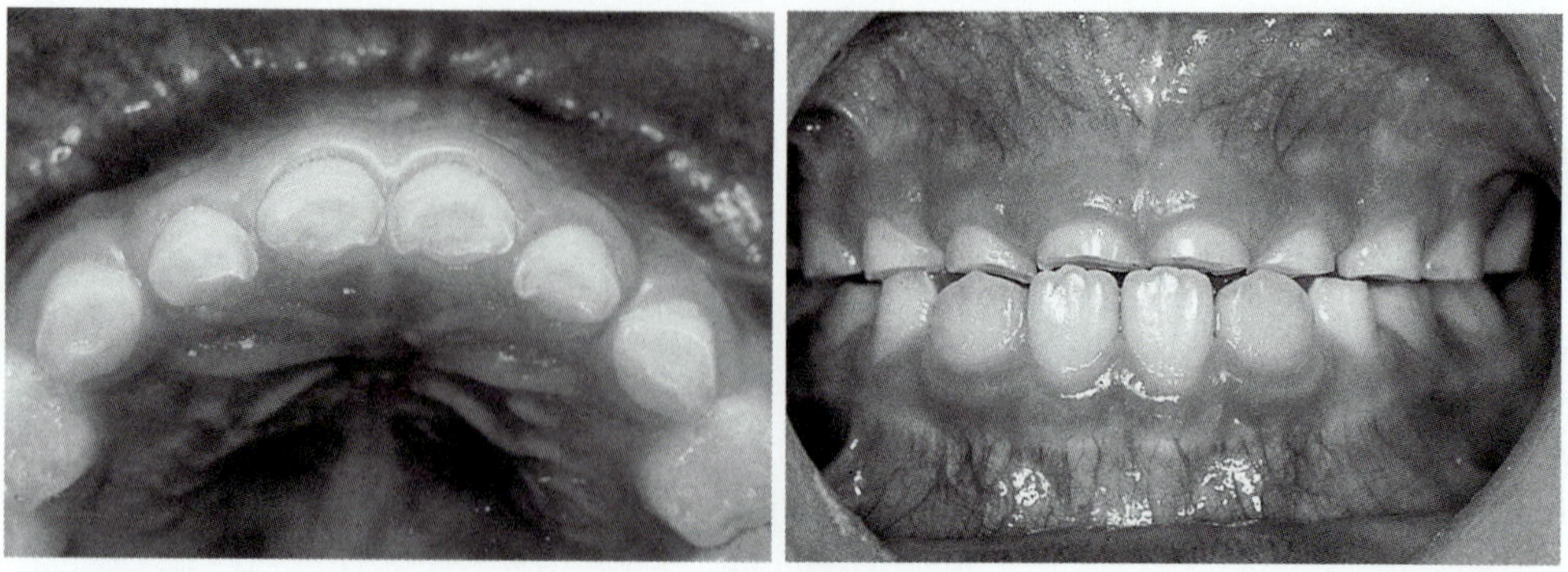
図5　乳歯の咬耗

られるということは、将来の永久歯が生えてきたときに叢生になる可能性が非常に高いと思われますので、将来の永久歯の生える時期には注意深く観察し、適切な時期に必要な対応をしてゆくことになります。

▼咬《こう》耗《もう》

乳歯にはときとして前歯の縁《ふち》の部分や臼歯《きゅうし》の咬合面《こうごうめん》（嚙み合わせる面）に大きなすり減り（咬耗《こうもう》）が見られることがあります（**図5**）。前歯や臼歯に同時に大きな咬耗が見られる場合は、過度の歯ぎしりなどの異常を疑うことがありますが、それ以外の前歯だけや臼歯だけの咬耗の場合は、多くの場合、正常と考えられ、経過観察となります。

乳歯の咬耗は乳歯の硬さが永久歯とくらべて低く、咬耗が起こりやすいこともあります。また、前歯の咬耗は、5～6歳頃に永久歯の萌出《ほうしゅつ》とともに起こる下顎《かがく》の成長によって生じることもあります。臼歯《きゅうし》の咬耗は、6歳以降に多く見られるもので、長期にわたって乳歯の臼歯が機能してきた結果とも考えられるからです。

◆乳歯の歯ならびについての注意点

乳歯の歯の治療一般に言えることですが、治療に対する要望は患者本人である子どもではなく、保護者から出てくることが大部分です。したがって治療に際しては、保護者の協力がなくては何事も進みません。

保護者、特にお母さんが、お子さんの現在の歯の状態を理解し、治療に対して消極的な子どもの場合はその気持ちを積極的に良い方向に向けてゆくように協力的な対応が重要になります。

（小野　芳明）

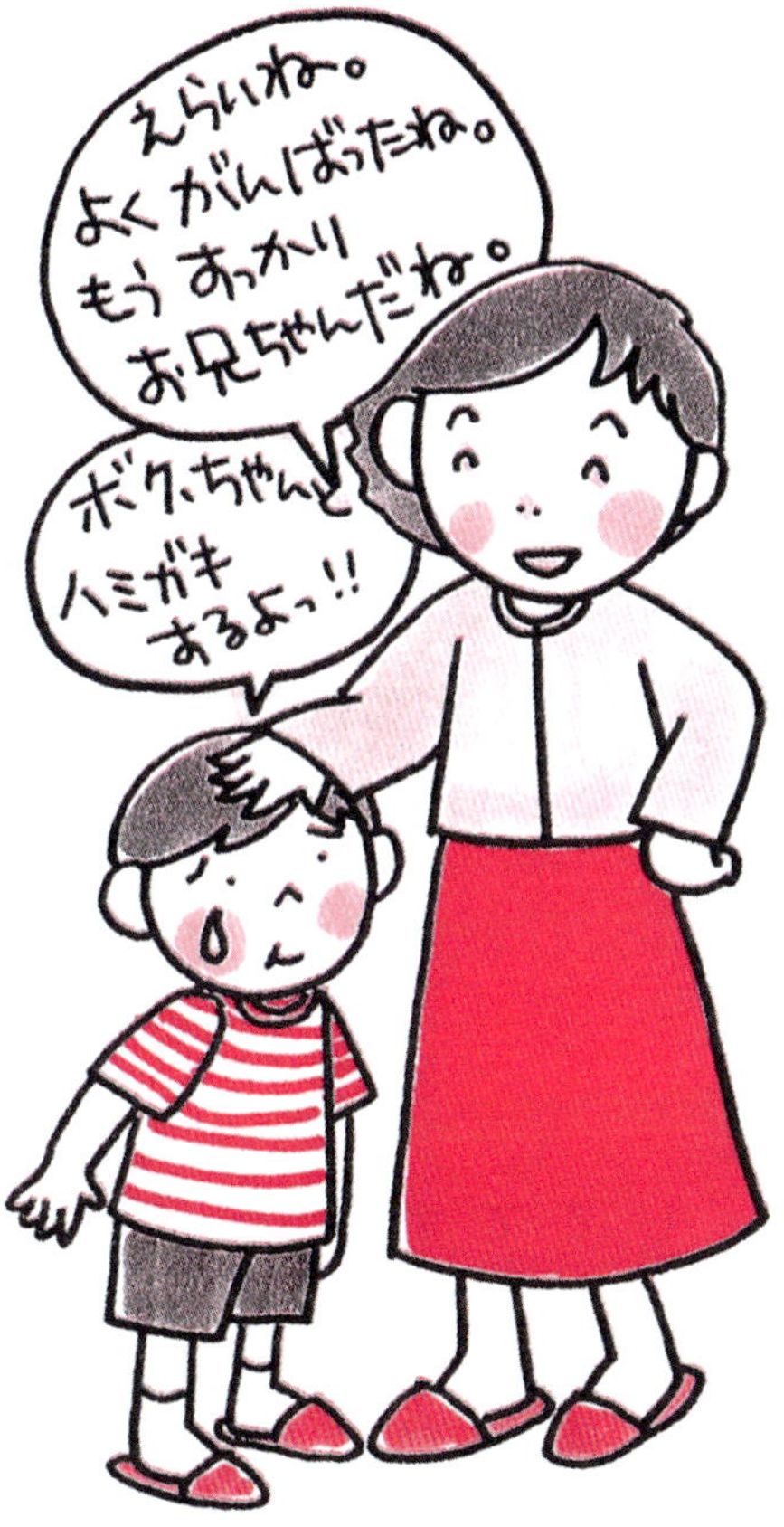
えらいね。よくがんばったね。もうすっかりお兄ちゃんだね。
ボク、ちゃんとハミガキするよっ!!

幼児期の歯と口の健康づくり③

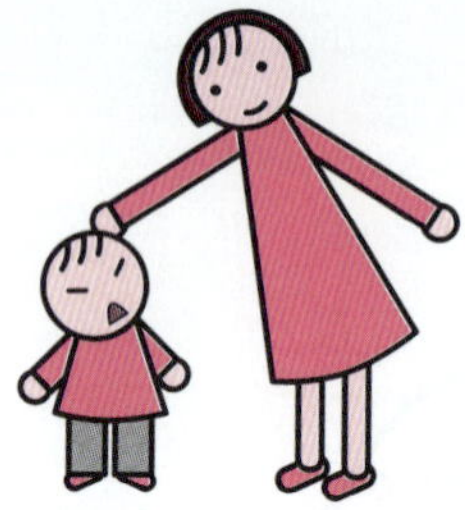

乳歯《にゅうし》のむし歯・歯ならびについては普段どんなところに気をつけて観察したら良いのか

◆子どもの口の中をよく見る

あたりまえのことのようですが、これが習慣となっているとはどうも思われません。お子さんの口の中を気軽に見てあげることを習慣にすると、歯の汚れやむし歯（齲蝕《うしょく》）のなりかけ、歯ならびの異常あるいは全身的な病気の口の症状に気がつくことがあり、早期に対応ができるので、子どもにとっても結局は負担が少ないと言えます。

◆乳歯のむし歯は歯の裏側と歯間部《しかんぶ》と歯頸部《しけいぶ》をよく見る

むし歯のよくできる場所は決まっています。噛《か》み合わせの面（咬合面《こうごうめん》）のむし歯はだれが見てもすぐに気がつきます。よく見落とすのが、前歯の裏側、歯と歯の間（歯間部《しかんぶ》）や歯と歯肉《しにく》の境目（歯頸《しけい》部《ぶ》）のむし歯ですから、これらをチェックしましょう。

◆奥歯の噛《か》み合わせに注意する

前歯の噛み合わせや歯ならびはよく気がつくことです。しかし奥歯の歯ならびは、よく見落とされてしまいます。唇を指でひろげて、奥歯の噛み合わせをチェックしましょう。

（小野　芳明）

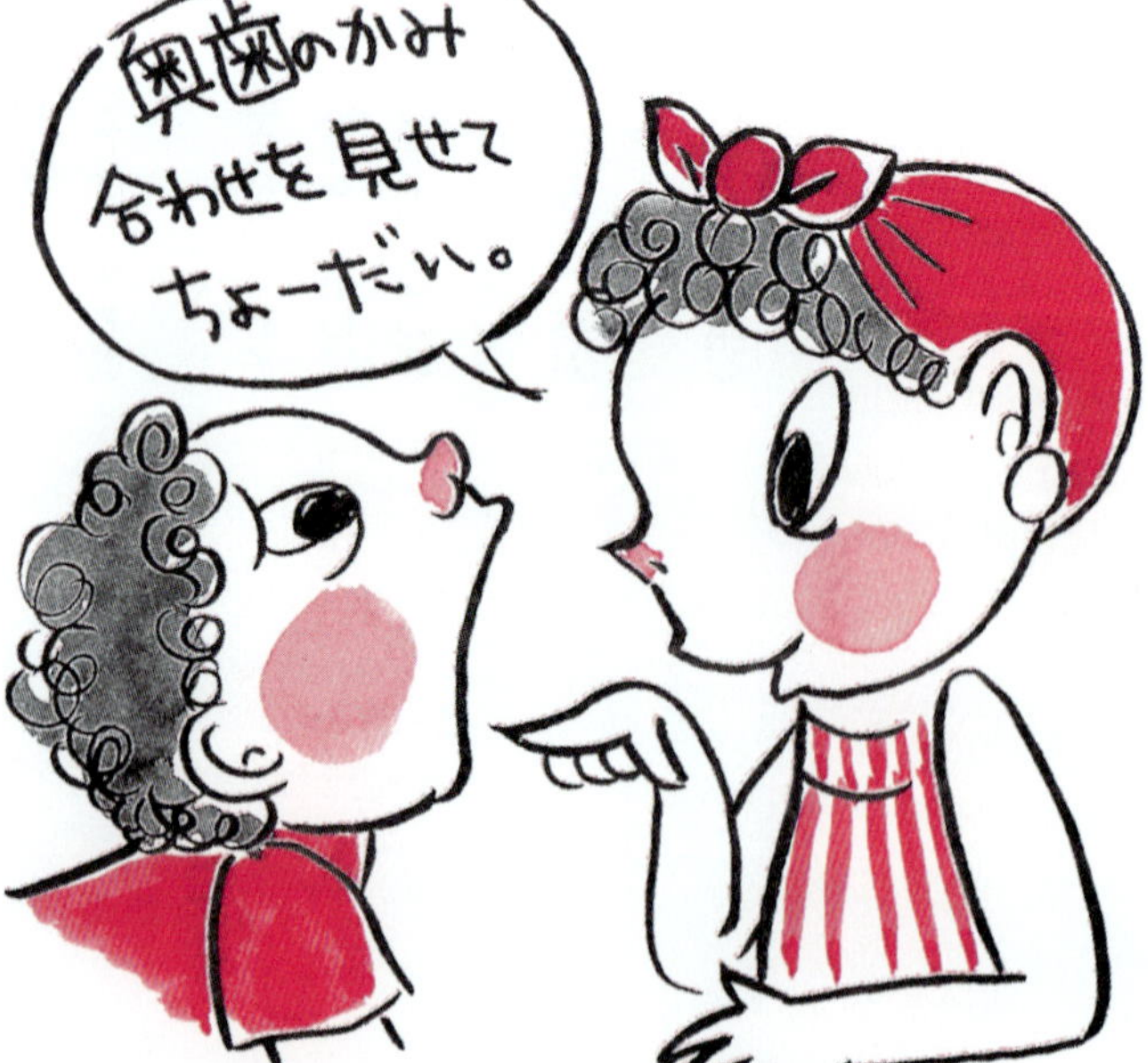

幼児期の栄養と歯

約3kgで生まれてくる赤ちゃんは、1歳で約10kg、6歳で約20kgになります。この時期は第二次成長期とともに、人生の中でもっとも成長するときです。からだが成長するときには同時にさまざまな機能や能力も発達します。このときに子どものからだを大きくするものは、とりもなおさず食べ物のみです。

動物である人間は、植物のように自らエネルギーや栄養素を作り出すことはできませんから、すべてを食べ物でまかなっているのです。栄養、食べ方、食事のあり方など、幼児期の食事はその子の今と将来のために、本当にとても大切なものです。

◆噛《か》み方・食べ方

▼噛《か》み方、食べ方の発達

子どものからだの機能の発達には、もちろん口の機能や、食べ方の機能の発達も含まれます。噛《か》むことは決して呼吸をするのと同じではなく、食べる経験の積み重ねによって初めて上手にできるようになるのです。

おっぱいを吸うことしかできなかった赤ちゃんが、3歳くらいになると、子どもの歯がすべて生《は》えそろい、スプーンも茶碗も完全に自分で持って食べることができるようになります。

そこからが本当の意味での食事の自立へのスタートです。離乳食を終える頃では、まだ食べ物を噛《か》むための奥歯も上下1対がようやく生える時期で、スプーンも上づかみの握りがなんとかできる頃ですから、離乳の完了がすなわち食事の自立ではありません。子どもたちはその後1年以上かけて、食具に慣れ、また日常の食べ物に慣れていくのです。

子どもの口の中は、約3歳で歯が生えそろった後は、6歳くらいまではむし歯（齲蝕《うしょく》）さえできなければ比較的安定し、歯の生え変

コラム：「手づかみ食べ」の大切さ

平成19年に発表された「授乳・離乳の支援ガイド」では、子ども個人個人の成長や発達に合わせて、離乳食を進めていくことが強調されています。加えて1歳ころからの食事に、「手づかみ食べ」をより積極的に取り入れたことが特徴です。

1歳頃から始まる手づかみ食べは、自分で食べる自食のスタートです。それまでは、親や大人に食べさせてもらうという受動的な食事ですが、手づかみ食べは、まだスプーンなどの食具が使えない子どもにとって、自分で食物を選択し、食べる要求を満たせる唯一の方法です。食べる意欲を高めて、自分で食べる楽しみを経験させていくことができます。

汁物や茶碗に入ったご飯まで手づかみ食べにする必要はありませんが、野菜の煮物や、ゆで野菜、焼き物、揚げ物などは、手に付きにくいので、切り方の工夫によって、手づかみで食べやすくなります。まだ不器用ですから、太さや長さを、その子がつかめるような大きさにしてあげることで、手づかみ食べが積極的にできるようになります。

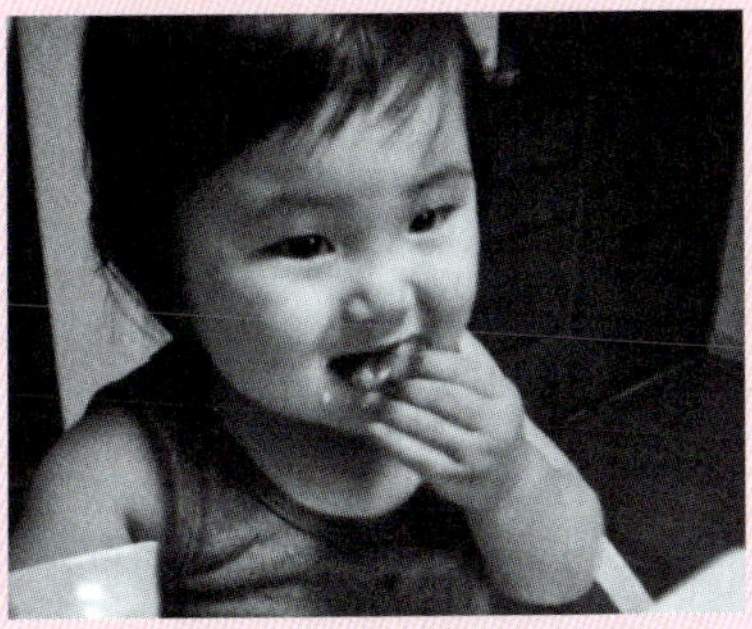

口を開けて食べ物を食べさせてもらう食べ方から、自分で食べるようになるためにも、子どもが食べこぼすことを嫌がらないで、乳児の手でもつかめるような食べ物の形態の配慮をして、手づかみ食べを積極的にさせましょう。

（柳沢　幸江）

わりがない状態になります。そのため、3歳から6歳頃までが、本格的な噛《か》み方や食べ方の学習の時期になります。

▼歯と食物

赤ちゃんの初めての歯が生《は》え始めるのは7～8カ月頃で、その後、約2年間かけて、ようやく上下合計20本の乳歯《にゅうし》が生えそろいます。そのとき、奥歯がきちんと生えないと食べにくい食べ物は、レタスのような薄い葉っぱの野菜や、肉の薄切り、焼いてないパンなどがあげられます。これらは、おとなはなんの問題もなく食べられるので、つい子どもにもあげがちです。

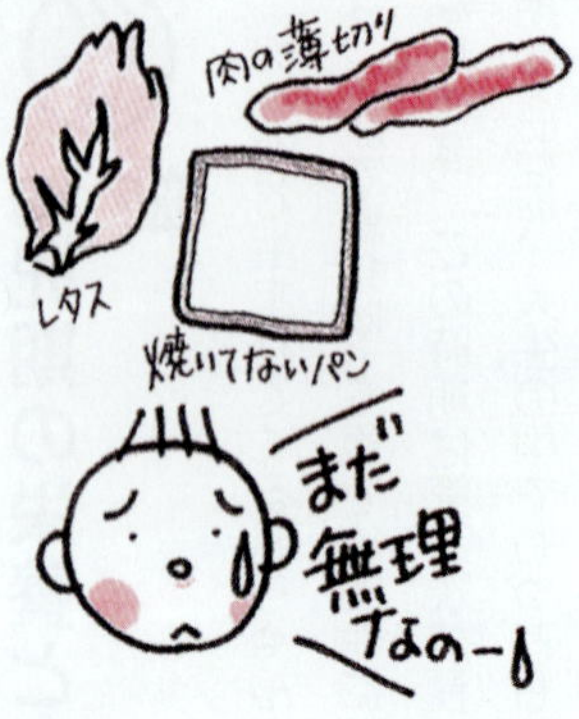

これに対して、軟らかく煮た芋やにんじんなどは、歯ぐき(歯肉《しにく》)だけで潰《つぶ》して食べることができます。レタスなどは決して硬い食べ物ではありませんがペラペラと薄く、歯ぐきでは切れないのです。ですから、少し茹《ゆ》でて、小さく切るなどの工夫が必要です。また、食パンも奥歯が生えそろうまでは噛《か》み切りにくいので、ロールパンのように少し肌理《きめ》が粗く、唾液でしっとりしやすいパンにする必要があります。

歯ぐきで潰れる食べ物と、歯で噛み切らないと食べられない食べ物をよく理解して、1～3歳くらいの子どもの食事を考えることが大切です。

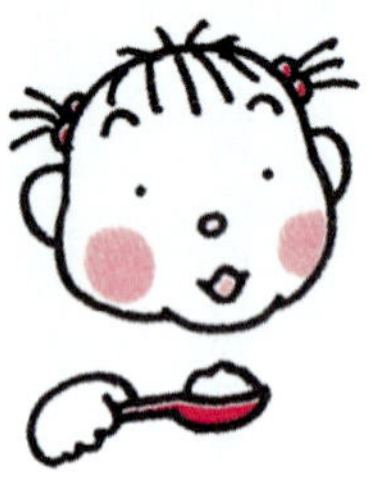

▼おいしい感覚

子どもにとってはこの時期に、さまざまな味、口ざわり、においのものを食べることが大切です。なぜならば、それらのすべてが経験の積み重ねとなっていき、食べ物からの刺激が脳に伝えられ、記憶されていくのです。

おいしいと感じる感覚は、生まれながらにもっている生理的な嗜《し》好《こう》を基本にしたうえで、その後の経験によって作られていくものです。おいしい感覚とは、食べても大丈夫という安心感の確認でもあります。ですから、慣れが大きいのです。国や文化によって、好まれる食物や味が著しく異なるのもそのためです。

▼口ざわりに慣れる

国や文化によって異なるのは味のみのことではなく、口ざわりでも同じことが言えます。人間は哺乳類ですから液体の食べ物からスタートします。初めのうちは、滑らかな軟らかい食べ物のほうに安心感をもちます。しかし身のまわりの食べ物は実にバリエーションに富むものですから、それらの口ざわりに慣れていくことが、それらのおいしさを知ることになります。

そのうえ、硬さやねばりなどの口ざわりにかかわる食べ物の性質は、噛《か》む機能の発達とも密接にかかわっています。そのため、硬い物や噛みごたえの大きな食べ物を食べることによって、それらの噛み方をからだで知り、覚えることになります。それは長い目でみると、それらの嗜好性を高め、自分にとって快い食べ物の範囲を広げることにもつながります。

◆甘い物好きにしない育児

▼甘味は生理的嗜好《しこう》

本来、人間も含めて、動物はすべて甘い物は好きです。自らのエネルギー生産ができない動物にとって、甘さはイコール、エネルギー源ですから、甘い物が嫌いでは困るのです。甘い物好きにしないということは、甘さの濃度の問題であって、濃い甘みを好きにしないということです。

▼甘さの濃度

たとえば、からだにとってある程度必要な塩味でも、その嗜好濃度は0.8％くらいで、海水のような濃い塩味（2％くらい）ではもう辛くて飲めません。しかし砂糖に限っては100％の砂糖でも、おいしくなめられるのです。つまり甘みはからだの要求度が強いために、嗜好濃度が広く設定されているのです。

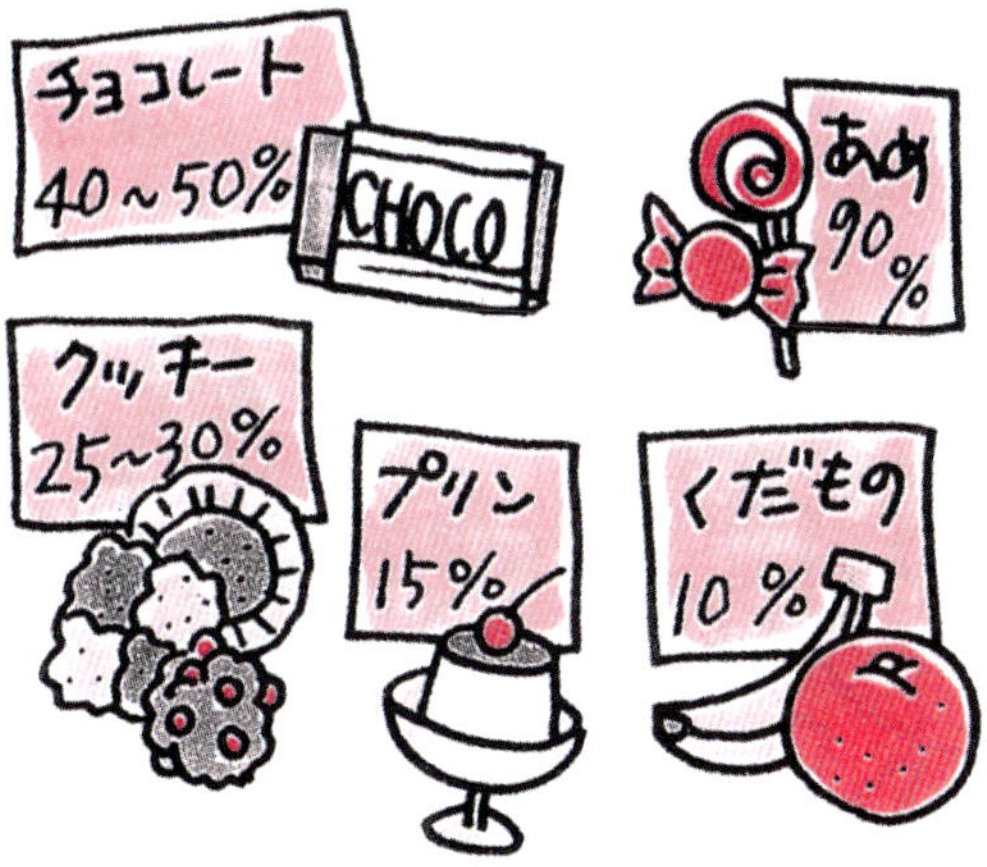
あめ 90％
チョコレート 40～50％
CHOCO
クッキー 25～30％
プリン 15％
くだもの 10％

生まれて数時間の赤ちゃんも甘い液体を口にすると、顔がほころびます。お母さんのおっぱいには乳糖という砂糖の1／5くらいの甘さの糖が、約7％ほど入っています。ほんの少しの甘さですが、赤ちゃんにとって大切な甘さです。

身のまわりの食べ物の甘さを比べてみると、果物の甘みは10％位で、ジュースなどの飲み物は10％を越えます。プリンなどは15％で、クッキーやケーキは25～30％、カステラ、チョコ、あんこなどは40～50％です。そして、あめは90％です。果物や芋のような天然の甘さに比べて、砂糖を使ったお菓子は、いくらでも甘みが濃くできることがわかります。

▼繰り返しによるおいしさの形成

味の嗜好《しこう》が繰り返しによって作られることは、先にお話しした通りです。ですから砂糖をたっぷり加えたお菓子をいつも食べていると、その甘みが好きになります。特に子どもは味の経験が少ないの

コラム：子どもはなぜ野菜嫌いになりやすいのか

子どもにとって、野菜は食べにくい食べ物です。それは野菜の性質に、子どもの好きな要素が少ないためです。

幼児期の嗜好は「生得的嗜好」の要素が強く、甘味やうま味、口当たりのなめらかなものを好みます。野菜は甘味がほとんどなく、少し苦い食べ物です。加えて肉・魚とは違って、うまみも少なく、繊維が多く硬いので、口の中でモソモソすることが多いのです。

特に、一番奥の第二乳臼歯がまだ生えていない2～3歳児は、レタスやほうれん草など、うまく嚙《か》み切れず食べられない場合も多いものです。このようにうまく食べられないことを、親が「嫌い」だから食べないと思いこみ、食卓に出さなかったりすると、食べる経験が積まれず、本当に嫌いになってしまう可能性もあります。

野菜料理の場合は、少し軟らかめにゆでたり、煮たりして野菜の甘みを引き出したり、和風の煮物のように、甘みを加えた味付けにする工夫が大切です。

また生野菜サラダは食べにくいので、子どもの嫌いな酸味をなるべく減らし、食べやすく切ったり、茹でて軟らかくします。また、ゴマ和えなどにしても食べやすくなります。野菜を好きにするには、「子ども用の工夫」が必要です。

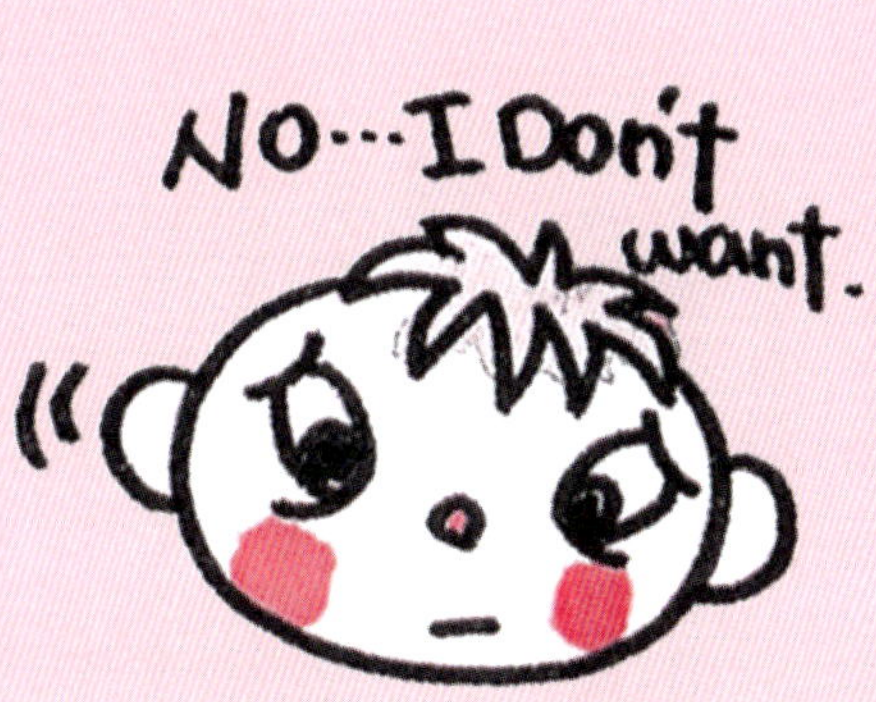

（柳沢　幸江）

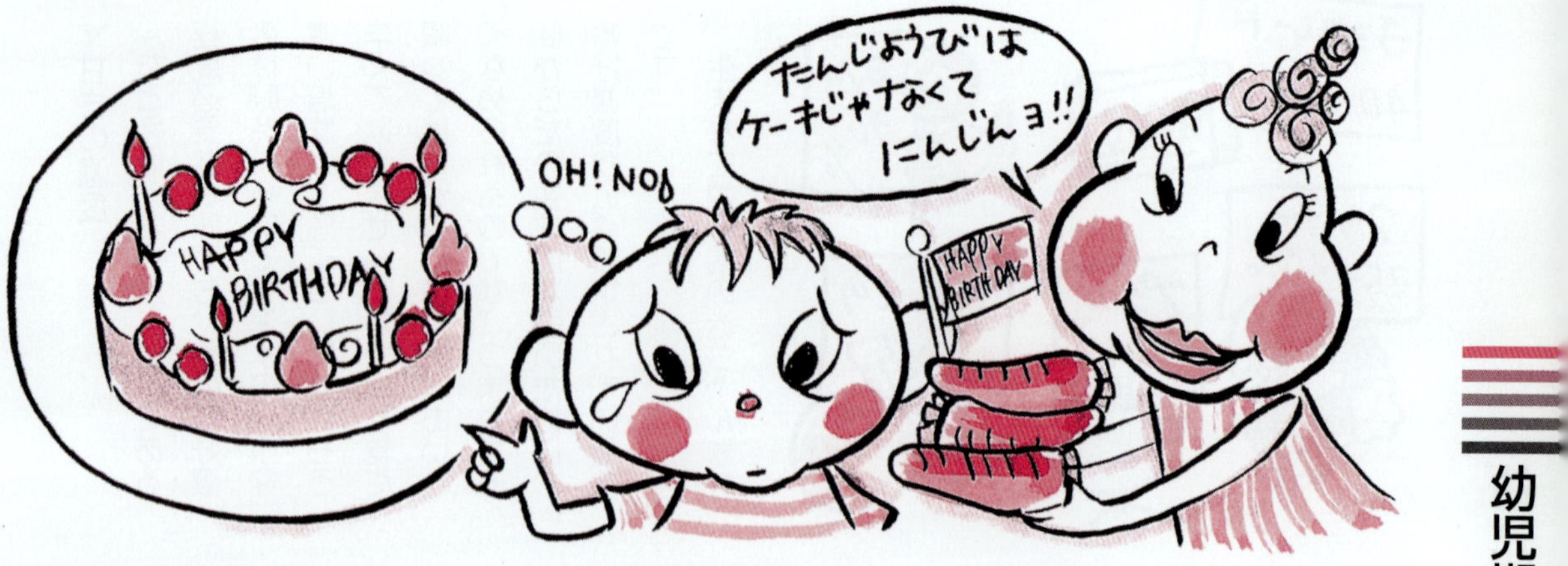
HAPPY BIRTHDAY
OH! NO
たんじょうびは
ケーキじゃなくて
にんじんョ!!
HAPPY BIRTHDAY

で、本能的にもっている甘さ嗜好が強いのです。そのため、その時期に甘さの強い物を常時食べていると、どんどん濃い甘さの物が好きになってしまいます。

　しかし、むし歯（齲蝕《うしょく》）にならないために、甘い食べ物を子どもにいっさい食べさせないことは本末転倒です。歯は食べ物をおいしく食べるためのものであって、歯のために食べ物を制限するのはおかしいのです。ただ、歯があってこそ食べ物はおいしく食べられるので、歯のケアはとても大切なことです。

　甘さの嗜好《しこう》が強い子どもの時代に、甘さ制限はストレスを与えます。しかし、与えすぎは肥満、むし歯につながります。この加減がむずかしいのですが、子どもときちんと向かい合うことによってこそできることでしょう。

　また、今はむし歯になりにくい糖や、エネルギーになりにくい糖が出ています。それらは確かに砂糖がもつ欠点を補う役割を持っていますが、嗜好的な甘みの好みの問題は解決しません。濃い甘さが好きになると、どうしても、エネルギー摂取が過剰になりやすかったり、むし歯になりやすかったりします。そのリスクを考えると、やはり、子どものときに高濃度の甘みは好きにさせないことが親の努めでしょう。

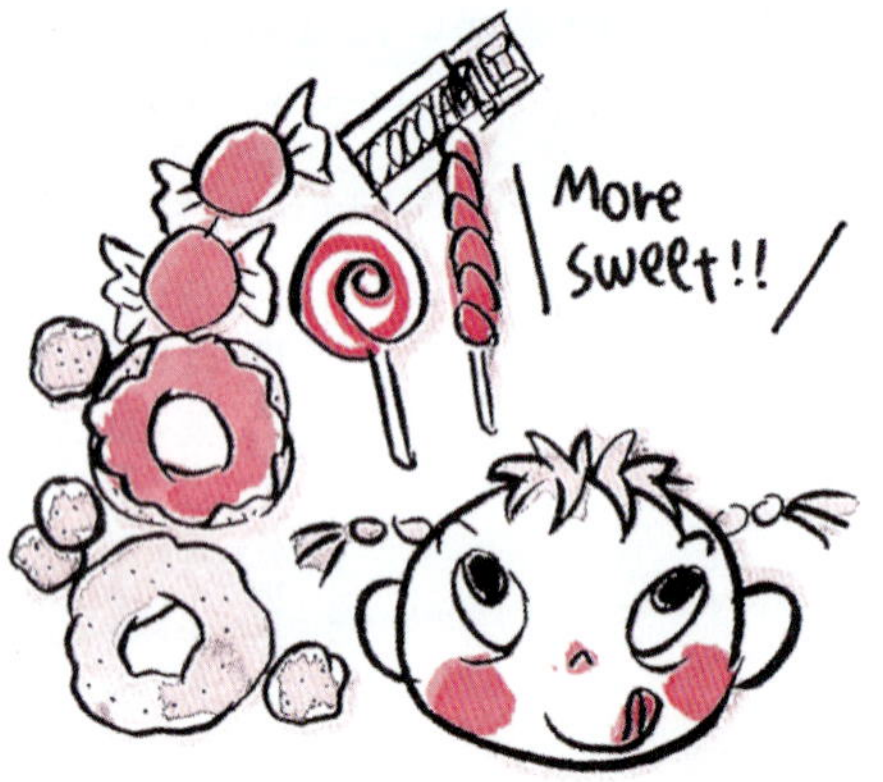
More sweet!!

◆食事のときは雰囲気も大切に

▼ほかの人とのかかわりの場

　初めて食べる食べ物は、一人で食べるよりもだれかと一緒に食べたほうが、その食べ物を好きになるという報告があります。お母さんとのスキンシップを含んだ授乳に始まって、私たちの食事は栄養素補給だけでなく、自分以外の人たちとのかかわりをもつ場でもあります。

　保育園の食事風景を見ていると、1歳児クラスと2歳児クラスの食事の雰囲気の違いに驚かされます。2〜3歳くらいになると、お昼の教室がサロンになっているのです。保母さんとの会話、仲間との会話を楽しみながら食事をしている様子がうかがえます。1歳くらいでは、まだ自分が食べるのに精一杯という感じです。成長とともに、食事を楽しむ能力が養われていることを感じます。

▼食事は、食育《しょくいく》の場

　おとなと子どもの食事中の会話は、まさに食育の実践の場です。ことさら教育と身構えなくても、目の前の料理を見て、その食べ物の名前や、味、温度のことなどを話しかけることによって、子どもたちはそれらの言葉と、食べたときの感覚とをつなげていくことができるようになります。

会話がまだ十分にできなくても、話しかけることが大切です。繰り返しによって、子どもが食べ物に興味をもち、自発的に「これは何？」という問いかけができるようになります。食べ物への興味は、食べることへの興味の現れです。食べることは、好き嫌いにかかわらず一生涯続くのですから、興味があったほうが楽しいでしょう。

▼心地よい気持ちの雰囲気作り

それとは逆に、食事のときの不愉快な気持ちは、食育どころか、消化液すらも十分に出なくなります。

いやいや強制的に食べさせられた場合に、消化液の分泌が悪くなることは人でも動物実験でも証明されています。食べ物を口に入れて飲み込みさえすれば、食べ物がからだの中で無条件に役立つわけではありません。からだの中で、きちんと消化され、吸収されて、さらに細胞がそれらを使って、初めて食べ物の栄養としての役割が発揮されるのです。

そしてそれは、食べているときの気持ちの状態によって、大きく左右されます。心地よい状況であるからこそ、からだはそれらの食べ物を利用しようと動きだすのです。そしてその心地よさは、食べ物と環境・雰囲気と子どもの状態によって決まります。おとなは、どうしても食べ物のほうばかりに目がいきがちですが、子どもの気持ちをリラックスさせる、楽しくさせる雰囲気、環境も食事作りの大切な一要素です。

（柳沢　幸江）

コラム：噛《か》まない子の特徴

「噛《か》まない」と言われる子は、以下の3パターンに分類することができます。

①よく噛《か》まないで、飲み込むようにして食べがちの子：口いっぱいに食べ物をほおばり、食事時間が短く、よくおかわりをするという食べ方に代表されます。子どもを少し急がせすぎたり、離乳の完了が早い、親が一緒に食べないといった環境の特徴も見られます。

②口にためて、なかなか飲み込まない子：①とは逆に、食事時間が長く、食が細く、偏食が見られがちで、硬いものが噛《か》めないという特徴があります。やせている子が多く、離乳食のステップが適切でなかったり、朝食を欠食しがちといった食事環境が見られます。

③口にためたまま、チュッチュ吸う子：②と同様に食事時間が長く、口の動きが鈍いという特徴があります。日常生活で疲れやすかったり、スプーンや箸《はし》をよく落としがちです。

それぞれ特徴がありますが、すべてで共通しているのは、口の動きや、手先の動きがまだ十分に発達していない子であることです。親や大人は、年齢相応ということにあまりこだわらず、その子にあった食事や食べさせ方を心がけましょう。

（柳沢　幸江）

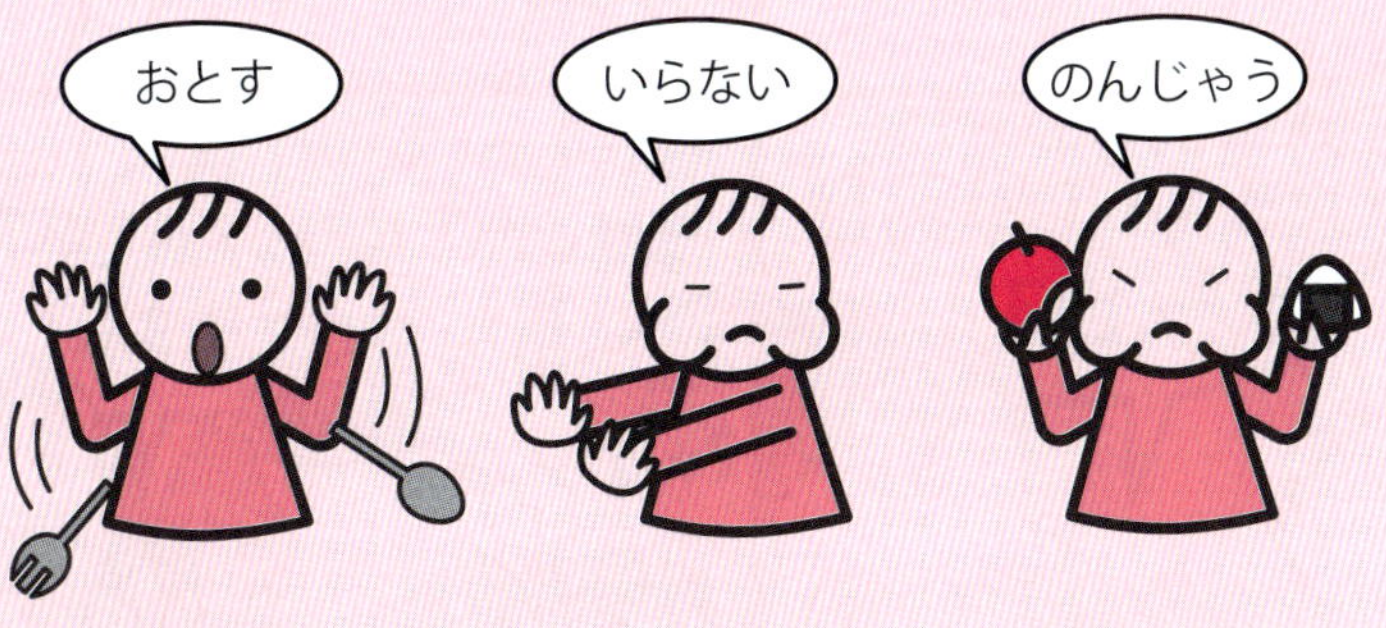

健康診査

むし歯の予防を中心に決められた健診なども行って歯と口の健康づくりが大事な時期です

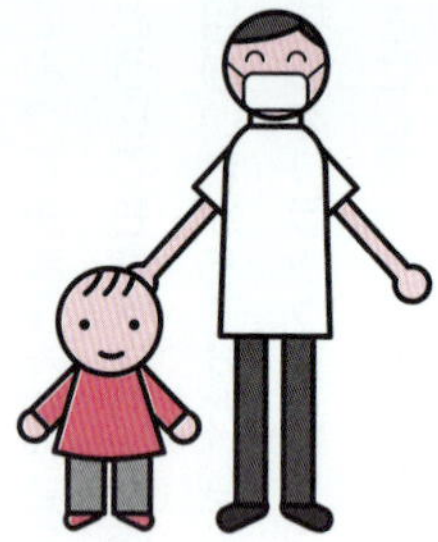

1歳6カ月児健診

◆1歳半になったら歯の検査

子どもが1歳半になると、乳歯《にゅうし》も8本から10本生《は》えてきているのが普通ですが、ちょうどこの時期に、保健所で歯科医師による子どもの歯の健診を受けることができます。これは、母子保健法という法律で、1歳6カ月児健康診査が定められていて、これにともなうものです。

その趣旨は、「運動機能、視聴覚障害、精神発達の遅滞などの障害をもった児童を早期に発見し、適切な指導を行い、心身障害の進行を未然に防止する。生活習慣の自立、むし歯の予防、幼児の栄養、その他育児に関する指導を行う」ことにあります。この健康診査は市町村が行います。

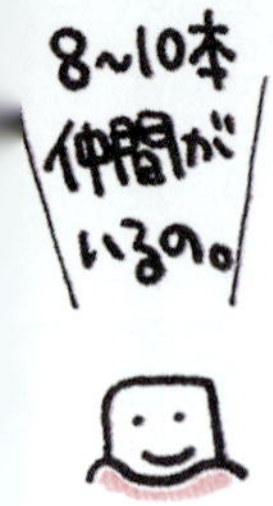

1歳6カ月児歯科健診の目的は、むし歯（齲蝕《うしょく》）があるかないかも検査しますが、それより大切なこれからむし歯が起こるかどうかを判定して、むし歯を起こしやすい子どもの保護者には注意を促し、日常生活、特にその食生活について適切な指導を行うことにあります。これによって、将来のむし歯の発生を未然に予防することができるからです。もちろん、このときまでに何か異常に気づいた場合には、躊躇《ちゅうちょ》しないで歯科医師

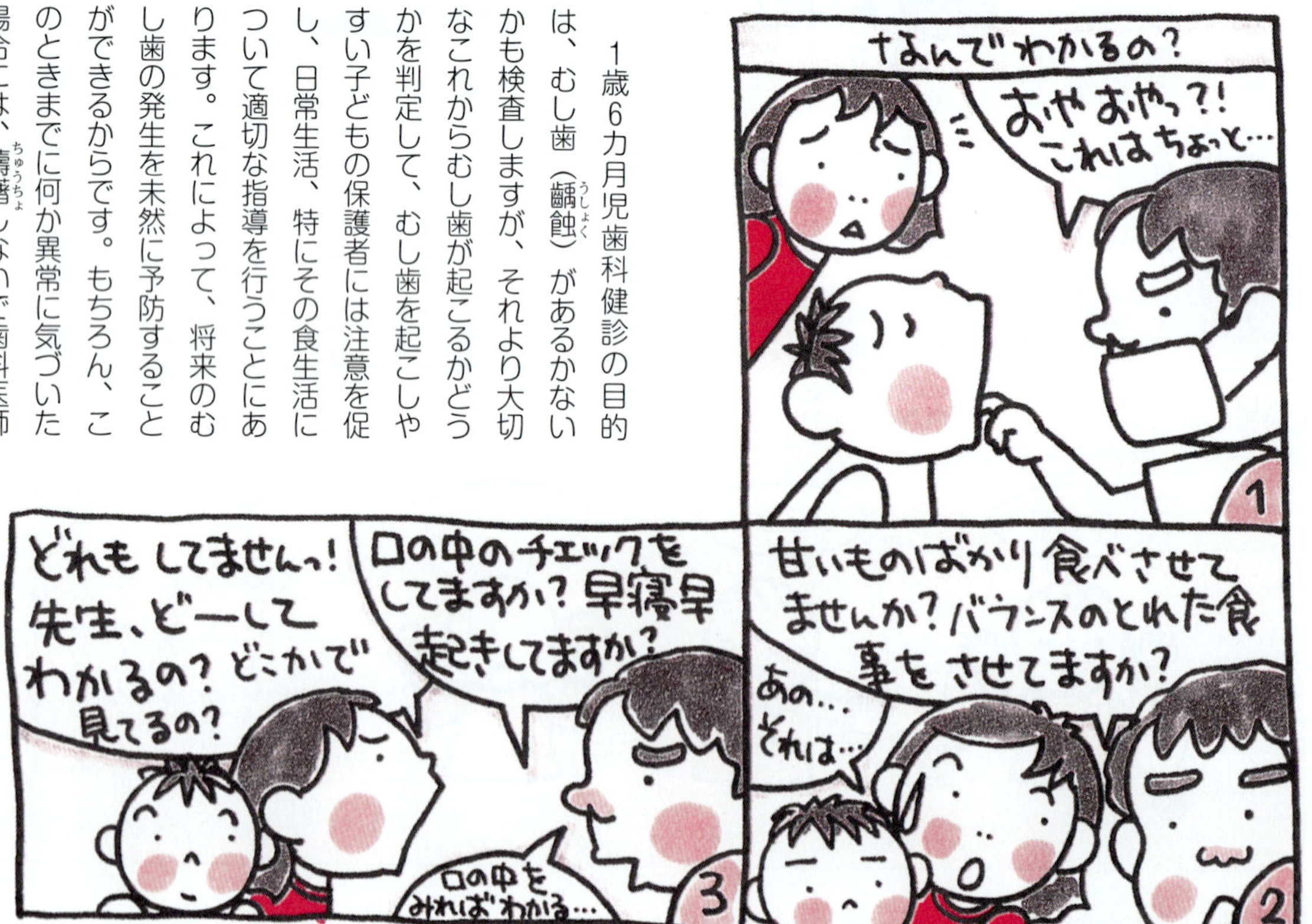
なんでわかるの？
おやおやっ？！これはちょっと…
甘いものばかり食べさせてませんか？バランスのとれた食事をさせてますか？
あの…それは…
口の中のチェックをしてますか？早寝早起きしてますか？
どれもしてませんっ！先生、どーしてわかるの？どこかで見てるの？
口の中をみればわかる…

に相談してください。

3歳児健診

◆3歳児の歯の検査

子どもが3歳になると、このときまでに通常は20本すべての乳歯《にゅうし》が生《は》え終わっています。ちょうどこのときも前述の1歳半健診と同様に、歯の検査を受けることが定められています。その趣旨は、「幼児期において、身体発育及び精神発達の面から最も重要な時期である3歳児に対し、医師、歯科医師による総合的健康診査を実施し、児童の健全な育成のための指導及び措置を行うものである」となっています。この健診も市町村が実施主体になっています。

内容は、歯ブラシ習慣等に関する一般的事項の検査、むし歯、不《ふ》正咬合《せいこうごう》、口腔軟組織《こうくうなんそしき》の疾患、その他の歯と口腔《こうくう》の疾病《しっぺい》異常の検査となっています。検査の結果にしたがって、次の点についての歯科保健指導を行うことになっています。

1. 歯と口をきれいに保つ習慣を確実に身につけさせる。
2. 保護者が幼児の口の中の状態をたえず注意する習慣をつくる。
3. 栄養について具体的な注意を払うよう指導する。
4. 間食を与える場合には、適切に与えるように指導する。
5. 定期的に歯科医師の検診および指導を受ける習慣をつけるように指導する。

1歳半健診と3歳児健診は、子どものために市町村が用意してくれているプログラムですから、ぜひお子さんのために参加してください。また、その折りに、同じ子どもを持っているお母さん同士の横のつながりをつくることと、育児に関しての情報交換を積極的にすることによって、より良い育児ができていくと思われます。

幼児期

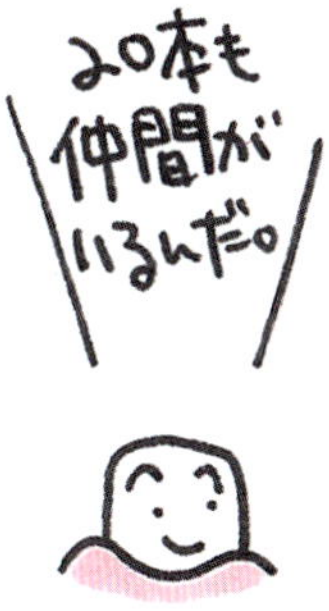

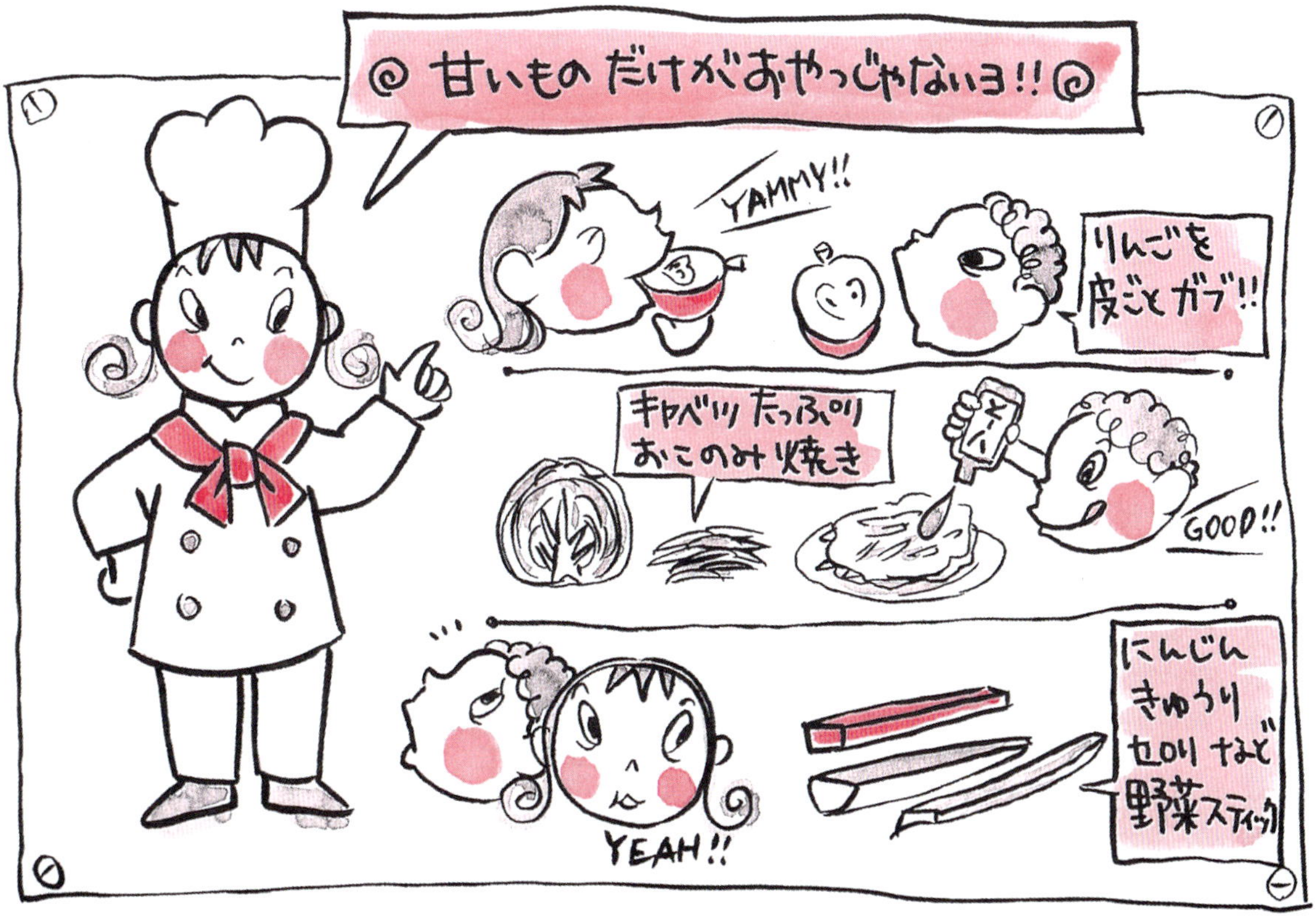
◎甘いものだけがおやつじゃないヨ!!◎
YAMMY!!
りんごを皮ごとガブ!!
キャベツたっぷりおこのみ焼き
ソース
GOOD!!
にんじん きゅうり セロリ など 野菜スティック
YEAH!!

指しゃぶりと健康

◆指しゃぶりの意義について

子どもが指をしゃぶるのは、もともとは生理的な行動です。なぜなら、あかちゃんが生まれてから半年くらいで離乳《りにゅう》が始まりますが、そのころには腕の動きも活発になり、いろいろなおもちゃを口に持って行き、それらの感触を確かめるような行動を始めます。そのような時期に、自分の指がたまたま口の中に入ることがあります。おもちゃと異なり自分の指はいつでもそばにあるので、日中でも夜間でも、ものさびしいときにはついつい指が口に入ることになります。この行動が頻繁かつ習慣的に起こってくることが、指しゃぶりの始まりと考えられます。

指しゃぶりをしている子どもを観察してみると、いかにも安心で満たされ、満足して自分の世界に没入しているように見えます。超音波を使ったおなかの中の赤ちゃんの観察では、すでに指しゃぶり様の行動が観察されると言われていますが、これらはたまたま指が口に入っている状態の観察であり、習慣的行動とはなっていないと考えられます。

指しゃぶりの生理発達的な意義としては、さびしいときや不安なときには自分の気持ちを落ち着かせるのに役立っており、指をしゃぶることにより夜泣きも少ないと言われています。また、指をしゃぶっているときには口で呼吸ができなくなるので、鼻呼吸《びこきゅう》を促すとする意見もあります。

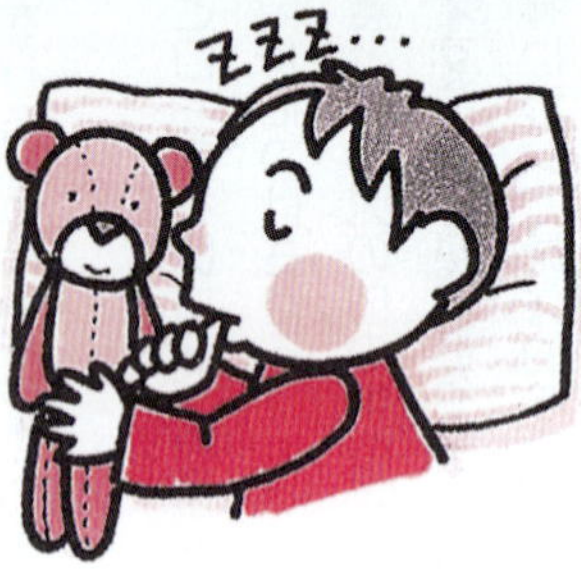

◆指しゃぶりの問題点について

指しゃぶりをしている子どもの多くは、3歳までにはやめてしまいます。これは、まわりの物や事柄に興味が移るようになり、手を使っていろいろな遊びをするようになったり、手や指を使って周囲の人とコミュニケーションをすることにより、指しゃぶりをする時間が短くなり徐々に指しゃぶりに興味が失われてくるからです。

しかしながら、4歳を過ぎてもまだ指しゃぶりが続いている子もがいます。指しゃぶりが永く続くと、歯ならびや発音発達に影響を与えることがあります。このような場合は指しゃぶりは「悪い習慣行動」となってしまいます。実際、下の前歯に比べて上の前歯がずっと前へ出てしまったり、上下の前歯が噛み合わなかったりして前歯で物を噛《か》み切れなかったりします。また、発音では、サ行、タ行、チャ行、シャ行の区別がしにくい発音となったりします。

Q 子どもの指しゃぶりが気になりますが……

A 3歳までの指しゃぶりは、歯列《しれつ》に影響をが出ていなければ生理的な行動と考えます。3歳過ぎても指しゃぶりを続けている場合は、歯列などに影響を与えると考えられますので、なるべくその習慣を止める方向に導くようにするのが良いと思います。4歳までくらいに指しゃぶりがなくなれば、乳歯《にゅうし》や永久歯《えいきゅうし》の噛《か》み合わせに対する影響は少ないと考えられます。

永く残っている指しゃぶりは、両親、兄弟に対する欲求不満や対立など、周囲の環境にうまく適応できないために起きる精神的ストレスなど、子どもの心理的原因で起こることが多いようです。このようなときには厳しく叱《しか》ったり、指に刺激物を塗ったりしても効果はなく、かえって逆に指しゃぶりの行動を強化してしまうことも考えられます。

まずは、子どもとのふれあいを大切にし、ゆったりした気持ちになって以下の手順（小野先生の指導法）を試してみてください。

①本人の自覚を促す（もう赤ちゃんではない、お兄さんだね等）

②指しゃぶりをしているときには特に止めるように注意をしない（これが重要です！）

③指をしゃぶっているときに指を離さざるを得ないような状況にもってゆく（指を使った遊びや作業にいざなう等）

④口から指が離れた頃合いを見計らって、指が口に入っていないことをおおげさに褒《ほ》める

⑤周囲の人（特にお父さんや祖父母）にも事情を理解してもらい、指を離しているときの状態をより多く褒めてもらうようにする

このような手順で対応することで、ほとんどの指しゃぶりはなくなってきます。指をしゃぶらなくなってから1カ月程経つと、口の中の感覚が変化して、指しゃぶりをしていたときの感覚を忘れてしまいます。指しゃぶりがなくなると、2〜3カ月で指しゃぶりが原因と思われる歯列《しれつ》異常《いじょう》などは自然に治ってくることが多いです。

ただし、指しゃぶりを止めさせる際に注意することは、指しゃぶりと同時に、舌の動きの異常がともなっている場合があることです。この場合は舌の位置が低かったり、舌を突き出す癖があります。このような場合は、起きてしまった歯列異常は指しゃぶりを止めても自然には治《なお》りませんので、早目に歯科医師に相談しましょう。

歯肉《しにく》の炎症《えんしょう》予防《よぼう》（歯肉炎《しにくえん》予防《よぼう》）

◆毎日の観察が大切です

毎日お子さんの歯みがきをするときは、歯だけでなく歯肉《しにく》（歯ぐき）も見るようにしましょう。歯のまわりには歯肉がありますが、場所によって名前がついています。歯と歯ぐきの境目で、歯に沿ってU字型になっているのが「辺縁歯肉《へんえんしにく》」、歯と歯の間にある歯肉が「歯間乳頭《しかんにゅうとう》」と呼ばれる部分です（**図1**）。

健康な子どもの歯肉は、きれいなうすいピンク色をしています。これは歯肉の中の毛細血管《もうさいけっかん》が透きとおって見えるからです。ですから歯みがきのとき、歯ブラシを歯肉にあてると色が白く変わるのは、その部分の毛細血管が押されて一時的に貧血状態になるからです。健康な辺縁歯肉は、きれいなU字型となり、歯間乳頭は先のとがった三角形となります（**図1**）。

歯肉炎《しにくえん》でよく見られるのは、歯みがきが不十分で起こる歯肉炎です。歯みがき不足で、歯にプラーク（歯垢《しこう》）が残っている場合、歯肉が充血し、赤褐色や濃赤色となり、辺縁歯肉《へんえんしにく》や歯間乳頭部《しかんにゅうとうぶ》の歯肉が腫《は》れてきます（**図2**）。このようなときには、歯ブラシでちょっと触れても出血する場合があります。

歯みがきで歯垢《しこう》のみがき残しが多く、歯肉炎になりやすいところは、上下の前歯のくちびる側の面（唇側《しんそく》）と奥歯のほっぺた側の面（頬側《きょうそく》）の歯肉です。特に、下の奥歯のべろ側（舌側《ぜっそく》）は、よく動く舌があるため、なかなか丁寧《ていねい》にみがけないことが多いので注意してください。

歯間乳頭部《しかんにゅうとうぶ》の歯肉が1カ所だけ腫《は》れている場合は、歯と歯の間に食物の残りなどがたまっていることによる歯肉炎とも考えられます

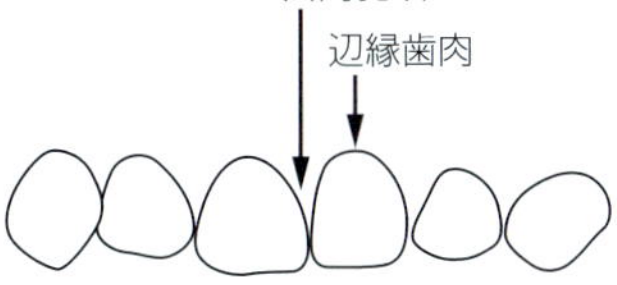

図1 健康な歯肉

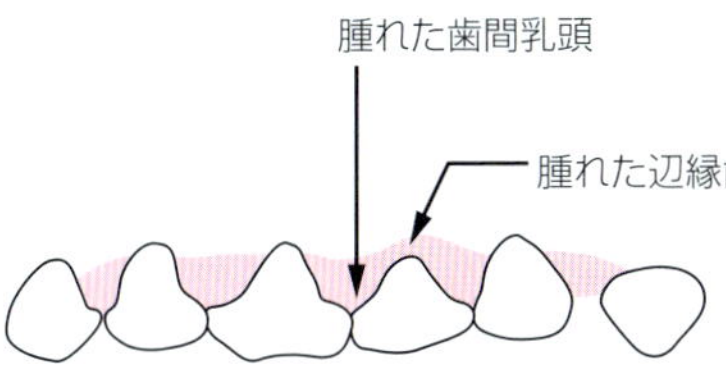

図2 歯肉炎

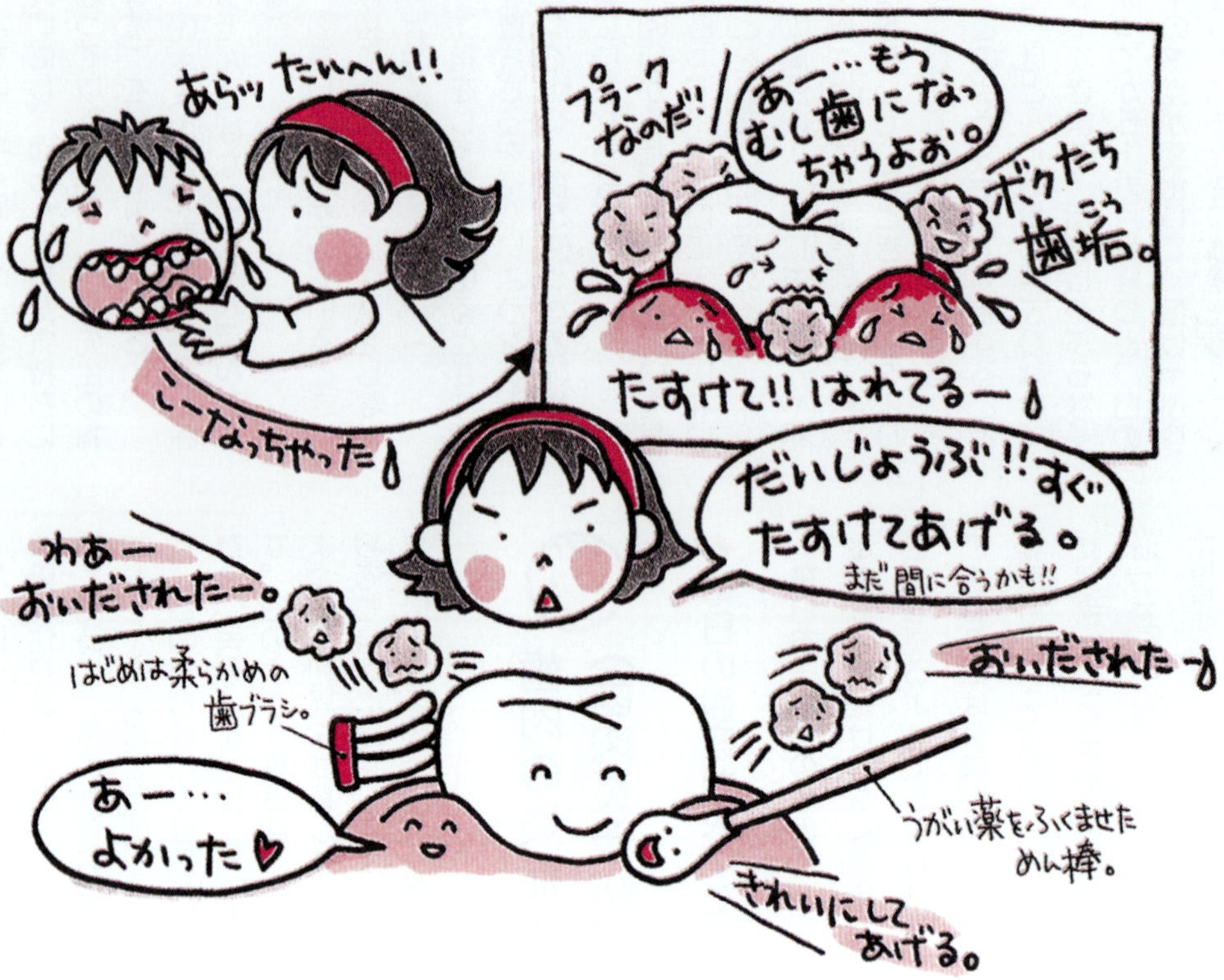

ので、むし歯（齲蝕《うしょく》）が存在するかどうかを歯科医師によく見てもらうほうがよい場合があります。

◆歯肉炎《しにくえん》が見られたらこうしましょう

　歯肉炎に気がついたら、多くの場合、その原因と考えられるプラークや食物の残りカスを取り除いてあげれば、1週間から10日の間に自然に治ってきます。そのためには、歯ブラシや糸ようじ（デンタルフロス）で丁寧《ていねい》にみがくことが大切です。

　歯肉炎になっている辺縁歯肉《へんえんしにく》や歯間乳頭《しかんにゅうとう》は腫《は》れているので、子どもは歯みがきのときに簡単に出血したり痛かったりして、協力してくれないことがあります。このようなときには、最初はガーゼか柔らかめの歯ブラシで少しずつきれいにし、徐々に歯肉炎になっている場所の歯みがきに慣れさせていくことが肝心です。また、うがい薬などを綿棒につけて、歯肉炎になっている部分に塗《ぬ》ってあげると早く治ります。歯肉がうすいピンク色になり、辺縁歯肉や歯間乳頭の腫《は》れがもとに戻ってきた後では、しっかりみがきましょう。

　なかなか治りにくい場合や、腫れや出血が多い場合は、歯科医師に診てもらい適切な治療を受けてください。

　歯肉炎の予防には、まず丁寧《ていねい》な歯みがきが大切です。子どもの口の中をいつも清潔に保つことにより、歯肉炎の原因となる歯垢《しこう》や食物の残りがなくなり、むし歯や口臭《こうしゅう》の発生を防ぐことにつながります。また、食べ物の好き嫌いをなくし、バランスのとれた食事と規則正しい生活をすることが、健康な歯肉を育てることにつながることを知っておいてください。

（小野　芳明）

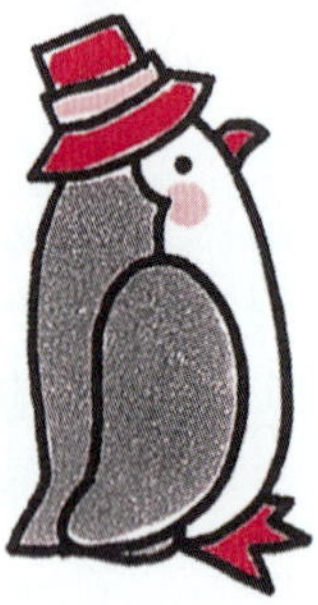

幼児期に起こりやすい歯と口の病気①

歯、口、食べ方、言葉や表情の問題など、お母さんが十分チェックしてください

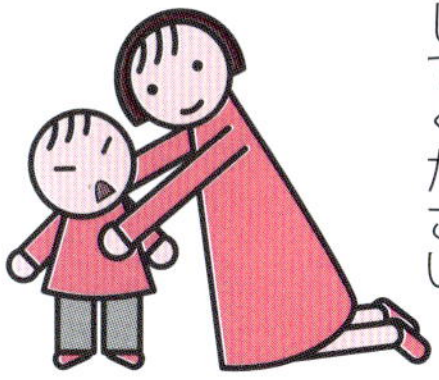

歯の生え方《は》・形・色

◆乳歯《にゅうし》や永久歯《えいきゅうし》がなかなか生えてこない

乳歯や永久歯の歯の芽（歯胚《しはい》）は、赤ちゃんがお母さんのお腹の中にいるときから形成が始まっています。乳歯が口の中に姿を現わすのは、下の前歯がもっとも早く、生後6カ月くらいです。通常は2本の前歯、1番目の奥歯、糸切歯の順に生《は》えていき、もっとも遅い2番目の奥歯が生え始めるのは2歳半頃です。歯の生える時期には個人差が大きく、最初の乳歯が生えるのが1歳半程度であれば、遅いながらも一応正常の範囲内と見て良いでしょう。

歯の生える時期が遅れる原因としては、個々の歯胚の位置やでき方の異常により、歯の生える方向や生える力が阻害されたり、あるいは歯肉《しにく》や歯槽骨《しそうこつ》（歯を支えているあごの骨）が分厚くて固い場合や、外傷による歯胚の損傷や骨との癒着《ゆちゃく》などがあると、歯が生える障害となることがあります。

歯が生えてこない原因を正確に調べるには、あごの骨の中で成長している歯胚の状況をエックス線検査で確認する必要があります。

◆歯の位置がおかしい

正常な乳歯の歯ならびは、上下とも半円形に近い形をしていますが、ときとして個々の歯の位置が、正常な形の歯ならびの内側や外側、手前や奥に外《はず》れて生えることがあります。この原因としては、もともとの歯胚の位置や方向が正常でないことや、歯肉や歯槽骨の一部が厚くて固くなっていたり、あるいは上の唇の中央や頬、舌に見られる縦走のヒダ（小帯《しょうたい》）が突張っていると、歯はその部位を避けて生えようとするため、正常な位置にならばないことがあります（**図1**）。

歯を支える土台となる歯槽骨の大きさが、歯の大きさに比べて小さい場合も、歯の生えるすき間が不十分になり、でこぼこに生えてきます。また、歯と歯槽骨に癒着があると、歯が一部だけ生えて噛《か》み合わせの高さまで生えきれないこともあります（**図2**）。

過剰歯《かじょうし》（正常な歯の数より余分にできた歯）や歯牙腫《しがしゅ》などの障害

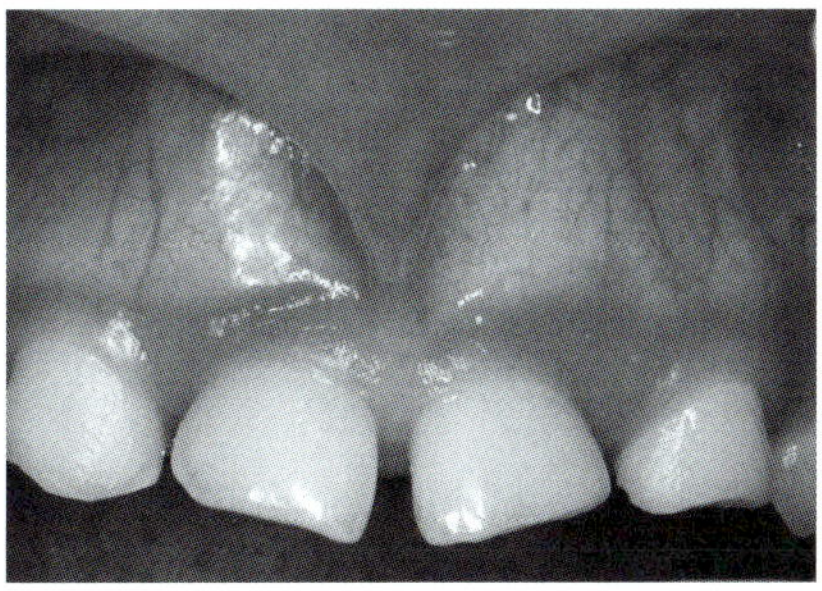

図1　唇の中央のしっかりした小帯による乳歯のすき間

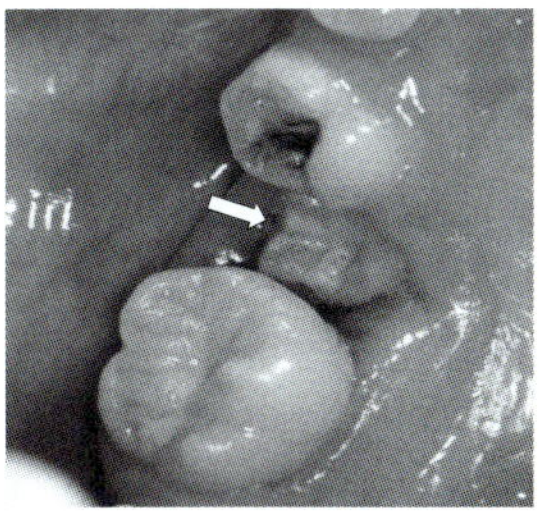

図2　歯槽骨と歯根が癒着して歯肉にめり込んでいる右上の第2乳臼歯（矢印）

物が歯槽骨内にある場合も、それらを避けて生えようとするため、歯の位置が乱れたり、あるいは生えきれずに歯槽骨内に埋もれたままになることもあります。

さらに、生え終わってきれいにならんでいた歯でも、指を吸ったり、唇や爪、タオルなどを噛《か》んだりする癖《くせ》があると、必要以上の力が加わって歯が傾いたり、歯槽骨内に押し込まれたりすることがあります。

◆歯のすき間が気になる

幼児期の歯ならびには、しばしばすき間が見られます。人やサルなどの霊長類には特有に現われる歯ならびのすき間があり、「霊長《れいちょう》空隙《くうげき》」と呼ばれています（**図3**）。上あご（上顎《じょうがく》）では糸切歯の前に、下あご（下顎《かがく》）では糸切歯の後に現われます。それ以外のすき間は「発育空隙《はついくくうげき》」と呼ばれ、永久歯が生え始める直前の5～6歳までは、ほとんど変化しないと言われています（**図4**）。

乳歯の前歯の大きさは、その下から生えてくる永久歯の前歯の大きさより小さいため、前歯がねじれたり歯ならびからはみ出したりせずに、連続性をもって生え代わるためには、生理的な空隙《くうげき》であるこれらのすき間が役立ちます。

反対にすき間がないと、永久歯の生え方や位置に大きな異常を引き起こすこともありますので、このすき間は正常な永久歯の歯ならびになるための大事な要素と言えます。

◆歯の数が足りない

乳歯は上下合わせると20本ありますが、生まれつき歯の数が不足していることがあります（**図5**）。このような不足している歯は先天《せんてん》性欠如歯《せいけつじょし》と呼ばれ、1～2歯から数歯、ときにはまったく歯がない場合もあります。人の進化にともなう退化現象の一つとも考えられていますが、明確ではありません。

乳歯の中で比較的多く見られる先天性欠如歯は、上下の歯ならび

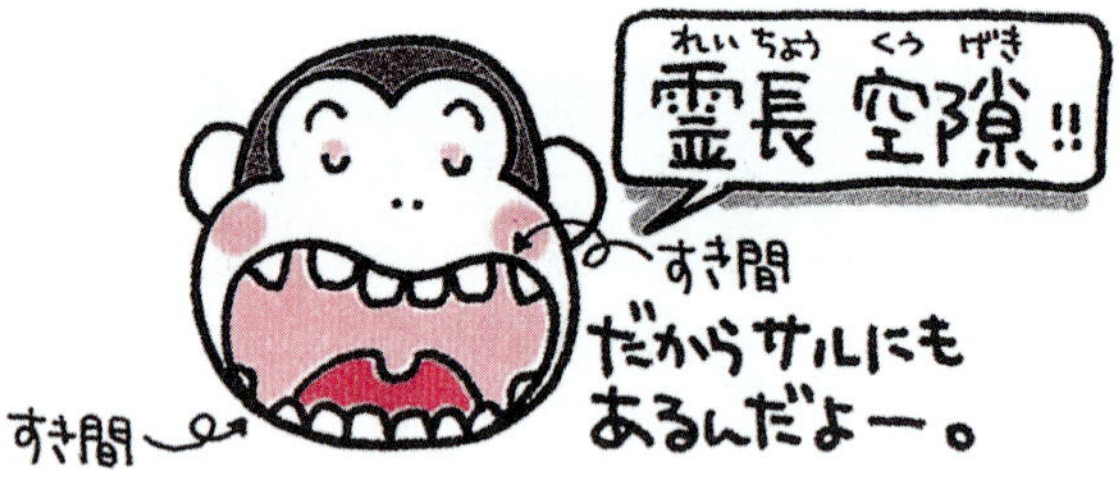

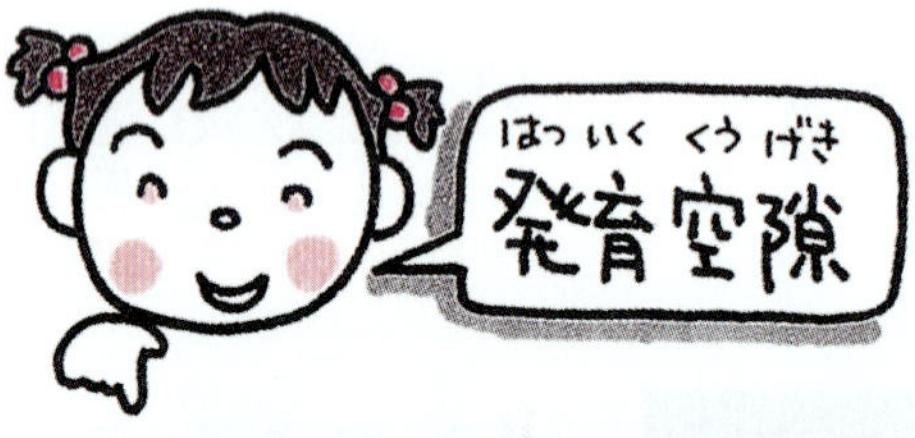

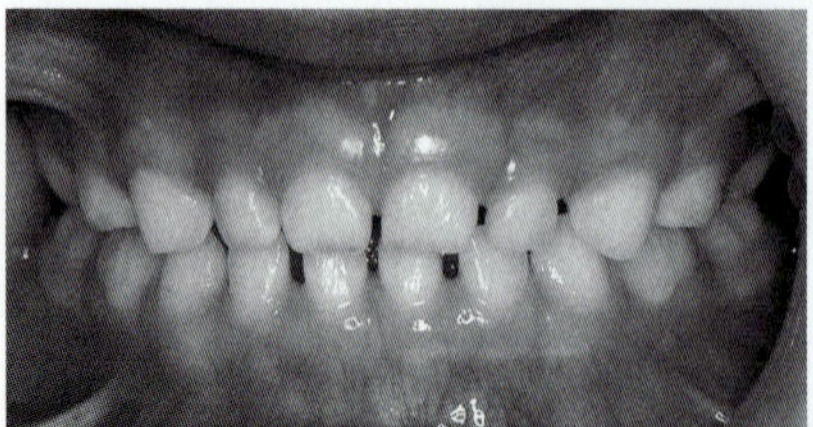

図4　生理的な空隙のため多くのすき間が見られる乳歯の歯ならび

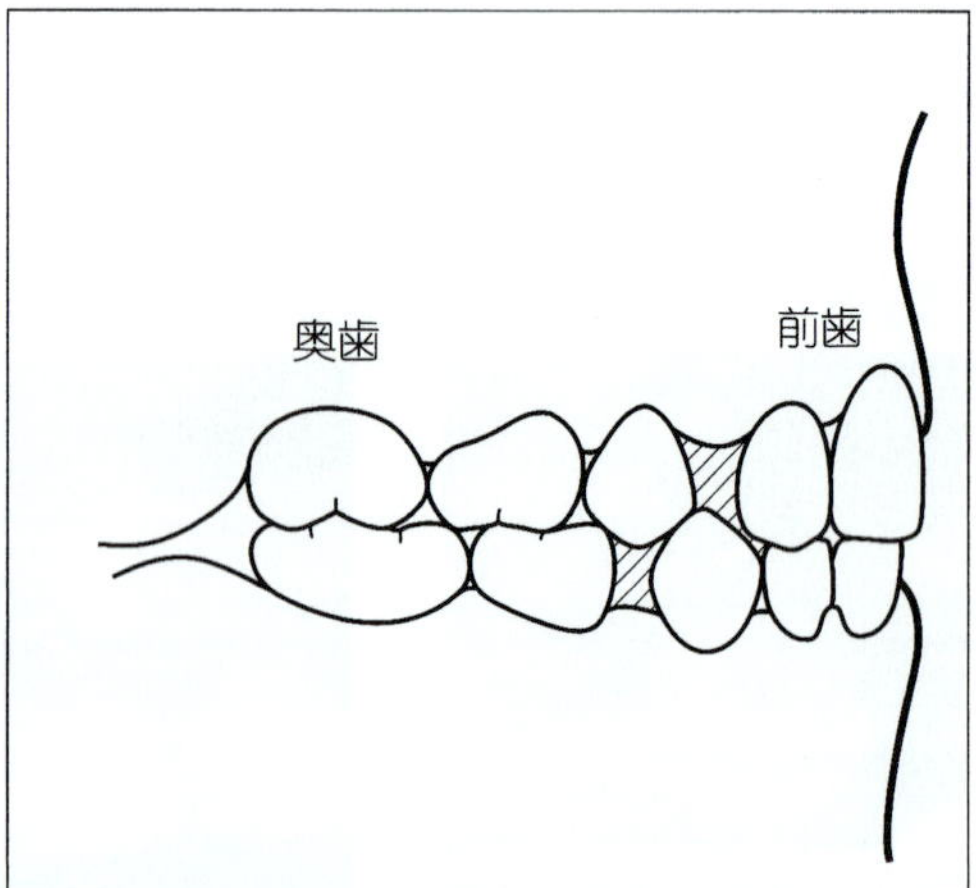

図3　霊長空隙（上顎では乳歯の糸切歯の前に，下顎では乳歯の糸切歯の後に見られる）

の中央から2番目の前歯で、乳歯に先天性欠如歯がある場合は、高い頻度でその下の永久歯も欠如しています。多数の歯がない場合は、歯胚《しはい》やあごの骨の形成や発育に異常を引き起こす全身的な疾患が疑われます。歯が先天的にない部分は、乳歯用の入れ歯を用いることで咀嚼運動《そしゃくうんどう》や発音機能、ならびに審美的な回復をはかります。

また、日本小児歯科学会の最近の調査研究から、永久歯に先天性《せんてんせい》欠如《けつじょ》が認められるお子さんが、10人にひとりの割合でいることがわかりました。

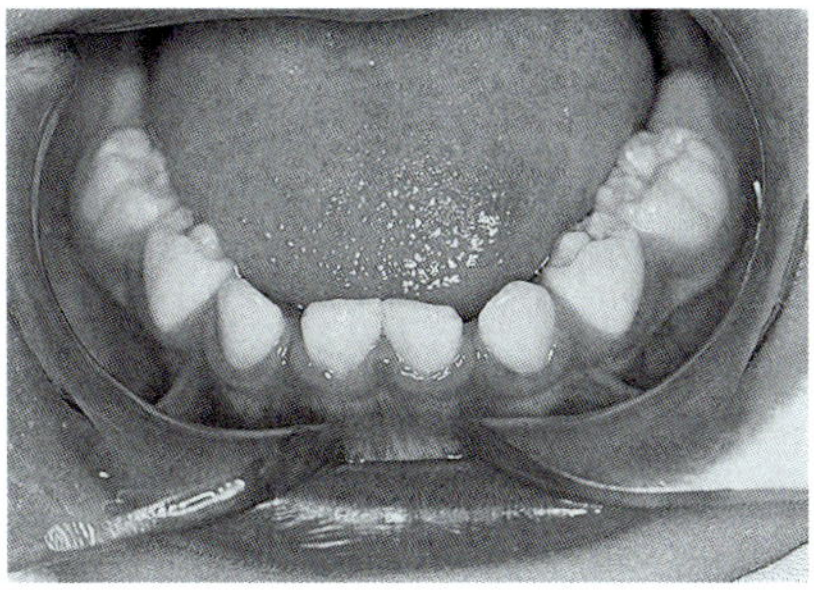

図 5　左右の下顎乳側切歯の先天性欠如（10 本あるはずの乳歯が 8 本しか見られない）

◆歯の色がおかしい

乳歯の色は永久歯に比べて白っぽいため、変色するとすぐにわかります。

慢性的なむし歯の部分は暗褐色に着色しますし、歯科医院で使用されるむし歯の進行抑制剤の中には、むし歯の部分が黒く変色するものがあります（**図 6**）。また、お茶や食べ物などに含まれる色素が歯垢《しこう》（プラーク）や歯石《しせき》に入り込むと、歯の歯肉《しにく》（歯ぐき）寄りの部分に暗褐色の点状や帯状の着色が見られることがあります。

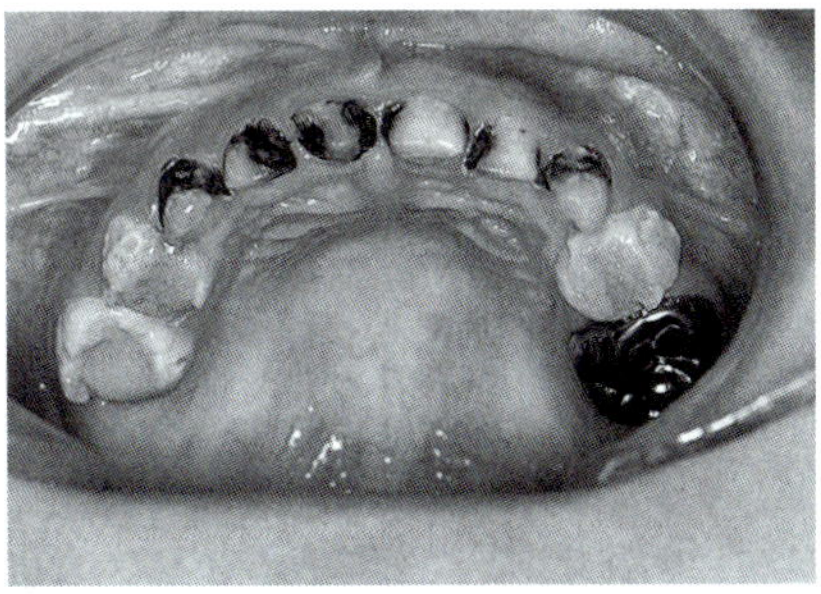

図 6　むし歯の進行抑制剤で黒く変色した乳前歯

転《ころ》んで歯を打ったりすると、歯《し》根《こん》（歯の根）の先端の血管が切れて血液の供給が絶たれ、歯髄《しずい》（歯の神経）が死んでしまうことがあります。この場合、歯は灰褐色に変色します。

また、エナメル質や象牙質《ぞうげしつ》の形成不全症があると、ほぼすべての歯が淡褐色や褐色に変色します。歯が形成されるときにテトラサイクリン系の抗生物質が作用すると、多数の歯が黄色から褐色に変色することがあります。

◆歯の形がおかしい

乳幼児期の前歯には、「癒合歯《ゆごうし》」と呼ばれる2本の歯がくっついて1本の歯のようになっているものがときどき見られます（**図 7**）。2本の歯はもともと生え代わりの時期が違うため、癒合があると一方の歯根が吸収し、なくなってしまっても、もう一方の歯根が残ったままになることがあります。こうなると生《は》え代わる時期になっても癒合歯が動かないので、その下にある永久歯の生える方向が曲がったり、ときには生えきれないこともあります。このため適切な時期に抜歯《ばっし》する必要が生じます。乳歯に癒合歯があると、その下の永久歯が不足していることも多いので、あらかじめエックス線検査で確認してもらったほうが良いでしょう。

また、上顎《じょうがく》の前歯の内側に角《つの》のようにとがった突起があることがあります（**図 8**）。これは「基底《きてい》棘《きょく》」と呼ばれ、細くなった先まで歯の神経が入り込んでいることがあるため、食べ物を噛《か》むときに

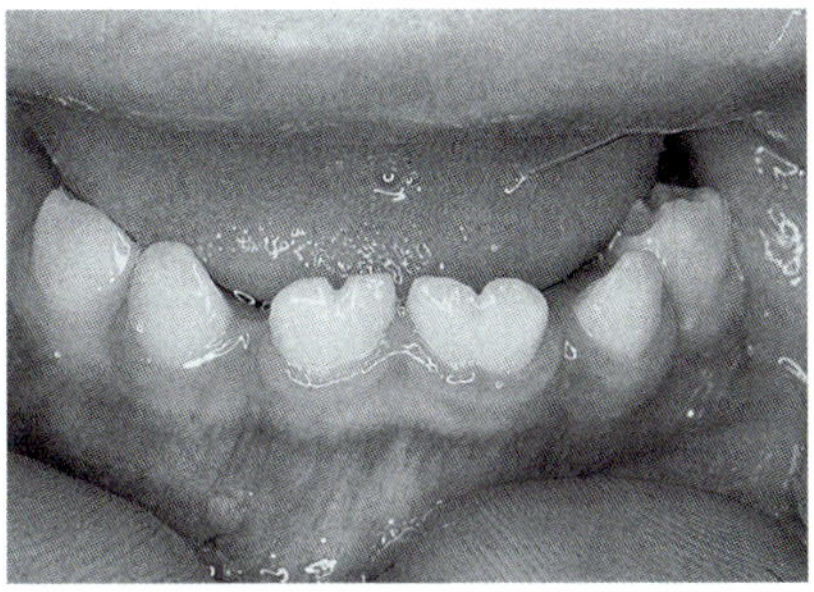

図 7　下の前歯に見られたハート型の癒合歯（乳中切歯と乳側切歯が癒合している）

誤って折れてしまうと、神経が露出してしまい、抜歯しなければならなくなることもあります。このため、簡単に折れないように周囲を歯科材料で補強し、期間をおいて先端から少しずつ削っていきながら、先の部分の神経が象牙質で自然に塞《ふさ》がっていくのを待ちます。

奥歯に見られる形態異常としては、噛《か》み合わせの面にある山（咬《こう》頭《とう》）の数が多かったり、あるいは奥歯の根の長さが極端に短い場合などがあります。

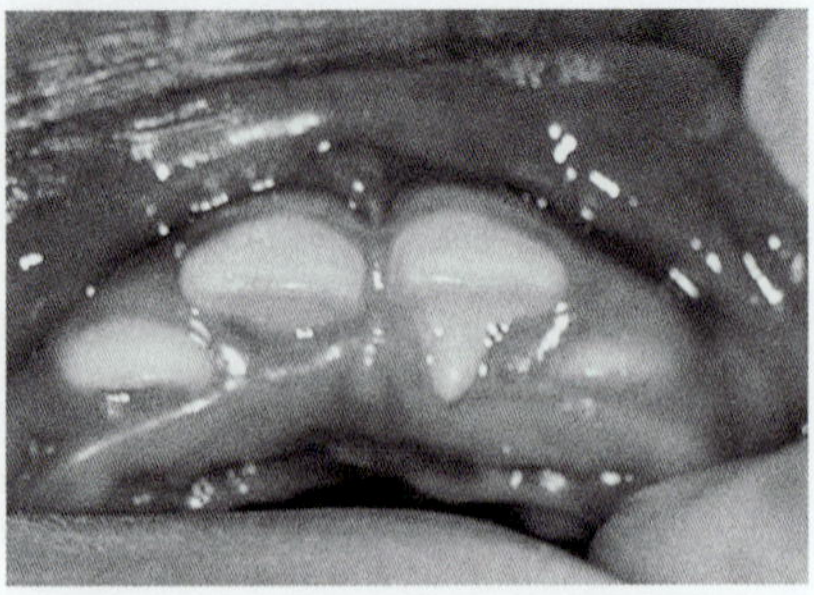

図8　左上の前歯の乳歯の裏側に見られた基底棘

◆歯ならびがおかしい

「歯の位置がおかしい」の項目でも述べたように、正常な乳歯の歯ならびは上下とも半円形に近い形をしていますが、さまざまな原因で一本一本の歯が外れて生えることがあります。それでも歯ならびの乱れがあまり強くなければ、口の周《まわ》りの筋肉と舌の筋肉の働きによって、両者の力が釣り合うところに歯が動いていき、次第に正常な歯ならびが作られていきます。

しかし、指を吸ったり（**図9**）、爪や唇を噛《か》んだり（**図10**）、舌を前や横に押し出したり、あるいは歯ぎしりをするなどの「口腔習癖《こうくうしゅうへき》」と呼ばれる癖《くせ》があると、この力のバランスが崩れてしまい、長期間続くことにより歯ならびや噛《か》み合わせに異常が起こってきます（**図11**）。

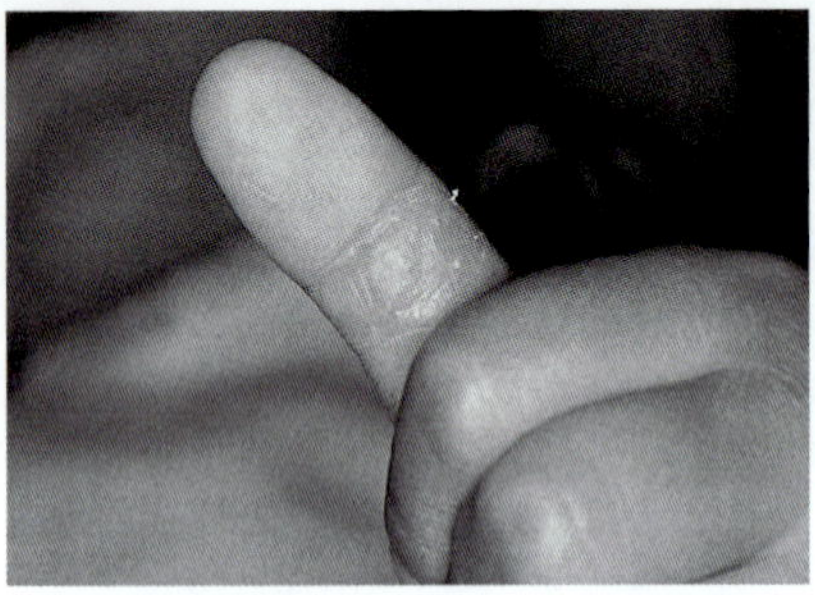

図9　指を吸う癖によりできた親指のたこ

幼児期の口腔習癖《こうくうしゅうへき》は、心理的な状況とも関係があるため、無理に止めさせると他の心身面に歪みが生じることがあります。普通は4～5歳くらいになると自然になくなることが多いのですが、あまりしつこく続くようであれば、口腔習癖を防ぐ装置を使うこともあります。

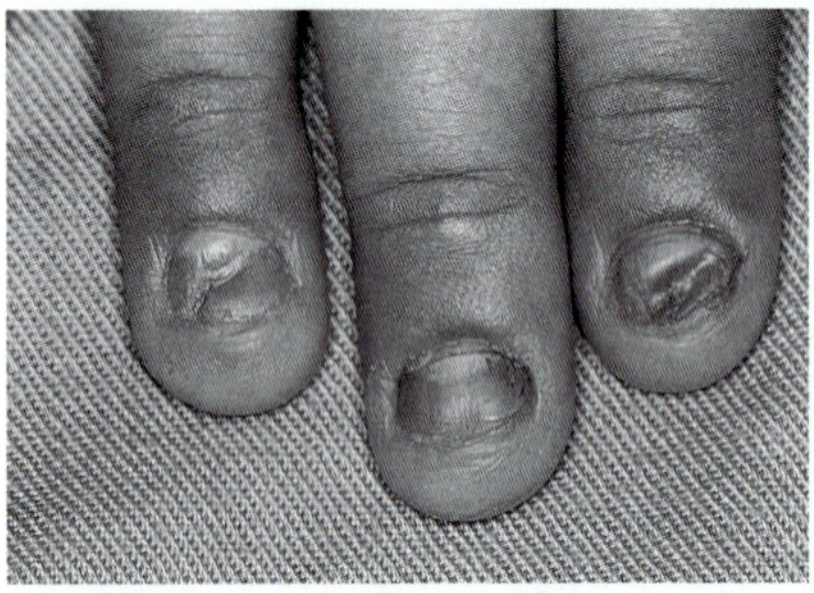

図10　爪を噛む癖により変形した指の爪

乳歯の時期によく相談される噛《か》み合わせの異常には、受け口（反《はん》対咬合《たいこうごう》）があります（**図12**）。この

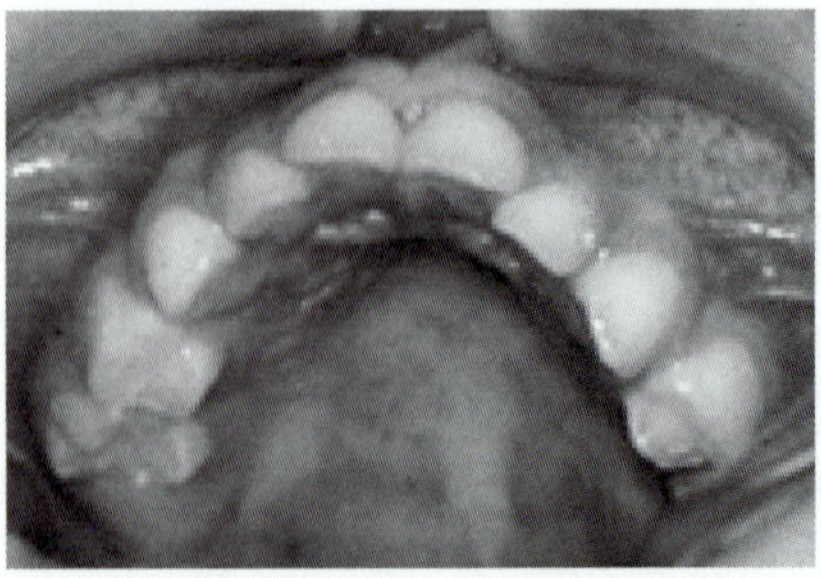

図11　指しゃぶりのためにV字型に変形した上の歯ならび

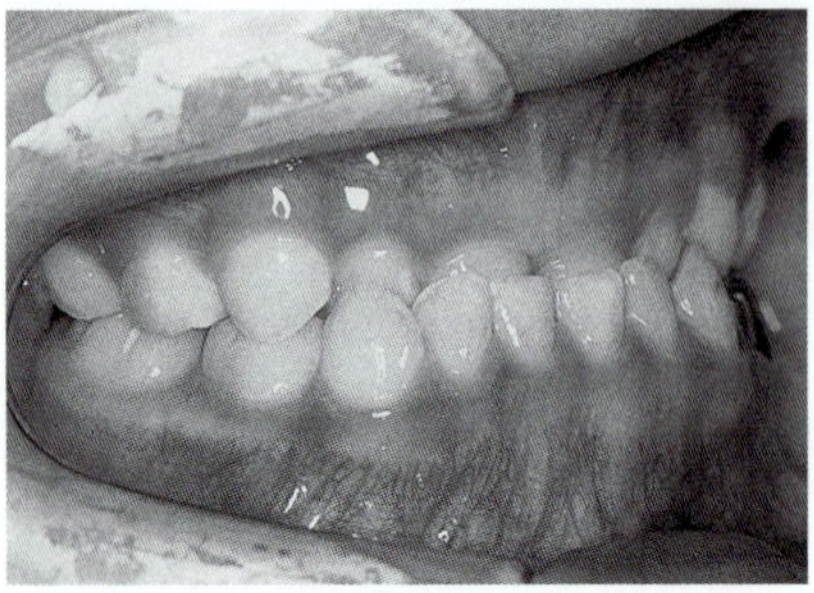

図12　乳歯の反対咬合

原因は、下顎《かがく》を単純に前にずらして噛《か》む癖や、前歯の傾きの異常によるものから、上下のあごの骨の大きさの不調和までさまざまで、患者さんごとにもっとも適した治療方法を選択する必要があります。

また、下顎が横にずれて、奥歯の噛《か》み合わせが左右で非対称になっている場合も、食べ物の噛《か》み方に偏った癖が起こりやすくなり、成長とともに顔全体が横に曲がっていくこともあります。幼児期において、あごの位置の異常を早期に改善することは、その後の上下の歯ならびやあごの発育を好ましい方向に誘導することが期待できます。

◆生まれたばかりの赤ちゃんに歯《は》が生えている

下の前歯は生後6カ月前後に生え始めますが、まれに生まれて間もない赤ちゃんにも歯が生えていることがあります。生えたばかりの下の前歯は先端が鋭くなっていることがあり、哺乳時には赤ちゃんが舌を前へ突き出す運動を繰り返すため、舌の裏側にただれができやすく、赤ちゃんとお母さんの両方ともに痛みが生じて困ってしまいます。このような歯は先天性《せんてんせい》歯《し》と呼ばれ、しっかりと生えていれば歯の先端を研磨《けんま》して丸めたり、歯科用のプラスチックで鋭利な部分に覆いをかぶせます。

また、歯がぐらぐら動いていて今にもとれそうな場合は、赤ちゃんが誤って飲み込む危険を防ぐために抜歯《ばっし》します。

◆歯肉《しにく》の色がおかしい

健康な歯肉《しにく》は皮膚と同じようにピンク色をしています。歯肉の色の異常としてよく見られるのは、歯肉の粘膜で作られたメラニン色素が粘膜の中にとどまっている場合で、歯肉の一部が褐色や青色に見えます。この色素の沈着は前歯の歯肉の表側に帯状に現われることが多く、頬や舌、唇にも見られることがあります。メラニンによる色素沈着は健康な人にもしばしば起こります。

成人において審美的な面からメラニン色素を取り除くには、器械的に色素沈着部を削除する方法や、薬物やレーザー光の照射により除去する方法がありますが、乳幼児では成長にともなう変化も期待できるため、色素沈着部が急激に拡がることがない限り無理に処置は行わず、経過を観察したほうが良いでしょう。

歯肉に炎症があると、歯肉の縁や隣り合った歯と歯の間の部分が発赤し、腫《は》れます。この原因は歯に付着した歯垢《しこう》ですので、ていねいな歯みがきを続けることで発赤を消退させることができます。また、心臓に病気があると血液の循環が滞りがちになり、歯肉や口腔《こうくう》粘膜が紫色になることがあります。

◆口を開けて息をする

呼吸は、正常な状態では鼻を通して行われますが、鼻詰まりが続くと口で息をすることになります。口呼吸が続くと唇が乾燥し、亀裂《きれつ》が入って出血しやすくなります。また、歯肉にも乾燥しているところとしていないところに明確な境界ができたり、歯肉の一部が連続して堤状にもり上がったり、あるいは歯に付着した歯垢《しこう》が乾燥し、こびりついて着色や口臭の原因になることもあります。

口呼吸が成長期にわたって長期間続くと、あごの成長方向や歯の生え方に悪い影響を及ぼし、上や下のあごが出っ張ったり、奥歯は噛《か》んでいるのに前歯は開いている噛《か》み合わせ（開咬《かいこう》）になることがあります（**図13**）。

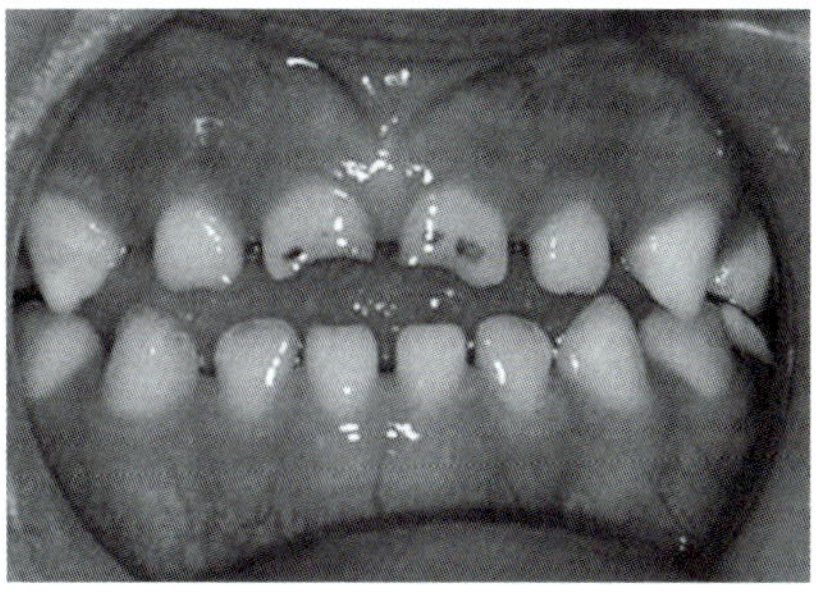

図13　乳歯の開咬

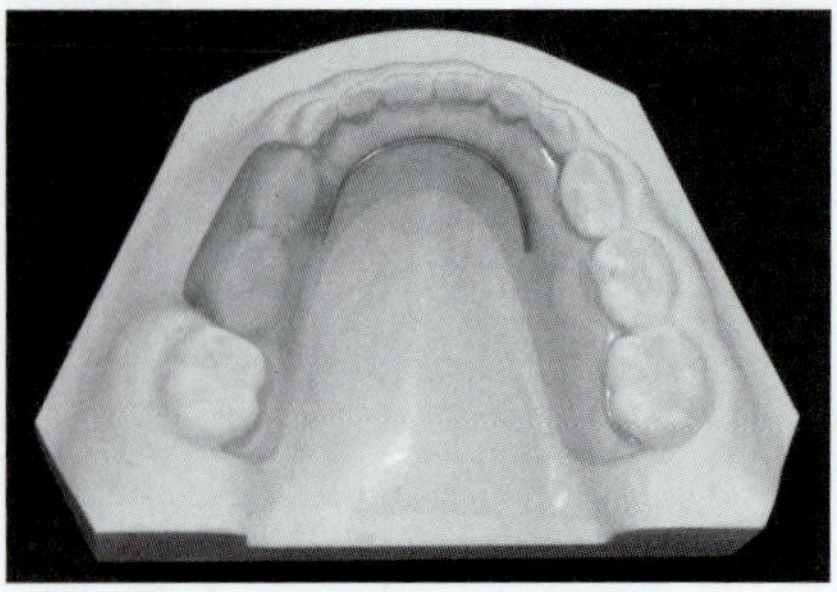
図 14　入れ歯型の保隙装置

このように、あごの骨の形が変わってしまうと唇を閉じることがますます困難になり、あとで鼻の状態が改善されても口は開いたままで、もはや鼻で呼吸することができなくなります。

アレルギー性鼻炎《びえん》やアデノイド、口蓋扁桃肥大《こうがいへんとうひだい》など、幼児期の長期にわたる鼻詰まりには何らかの原因がありますので、耳鼻科医との連携が必要になる場合もあります。

◆保隙装置《ほげきそうち》とは

むし歯や外傷が原因で、自然な生え代わりよりも早い時期に乳歯が失われてしまうと、その周囲の歯は抜けたすき間を埋めようとして移動するため、なくなった乳歯の後に生えるはずの永久歯のすき間が失われてしまいます。これを防いで乳歯の歯ならびの形を保つ役割をするのが保隙装置《ほげきそうち》です。

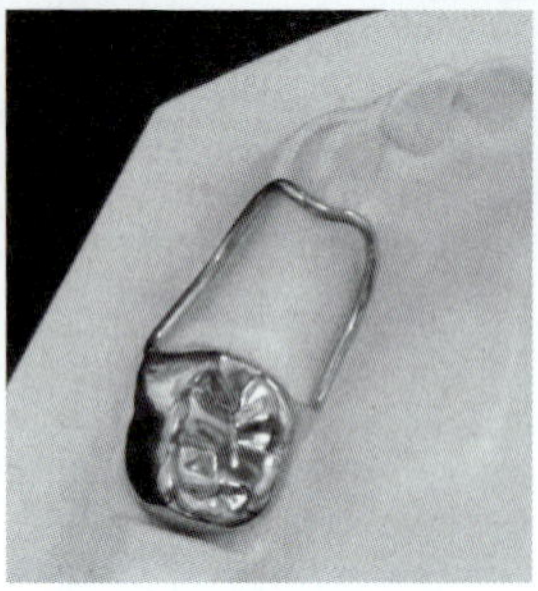
図 15　ワイヤー型の保隙装置

保隙装置には、乳歯用の入れ歯のようなもの（**図14**）や歯科用の針金を使った装置（**図15**）があります。

小児歯科医による定期的な管理を受けながら、失われてしまった乳歯の下にある永久歯が生える時期まで使用します。

（山﨑　要一・武元　嘉彦）

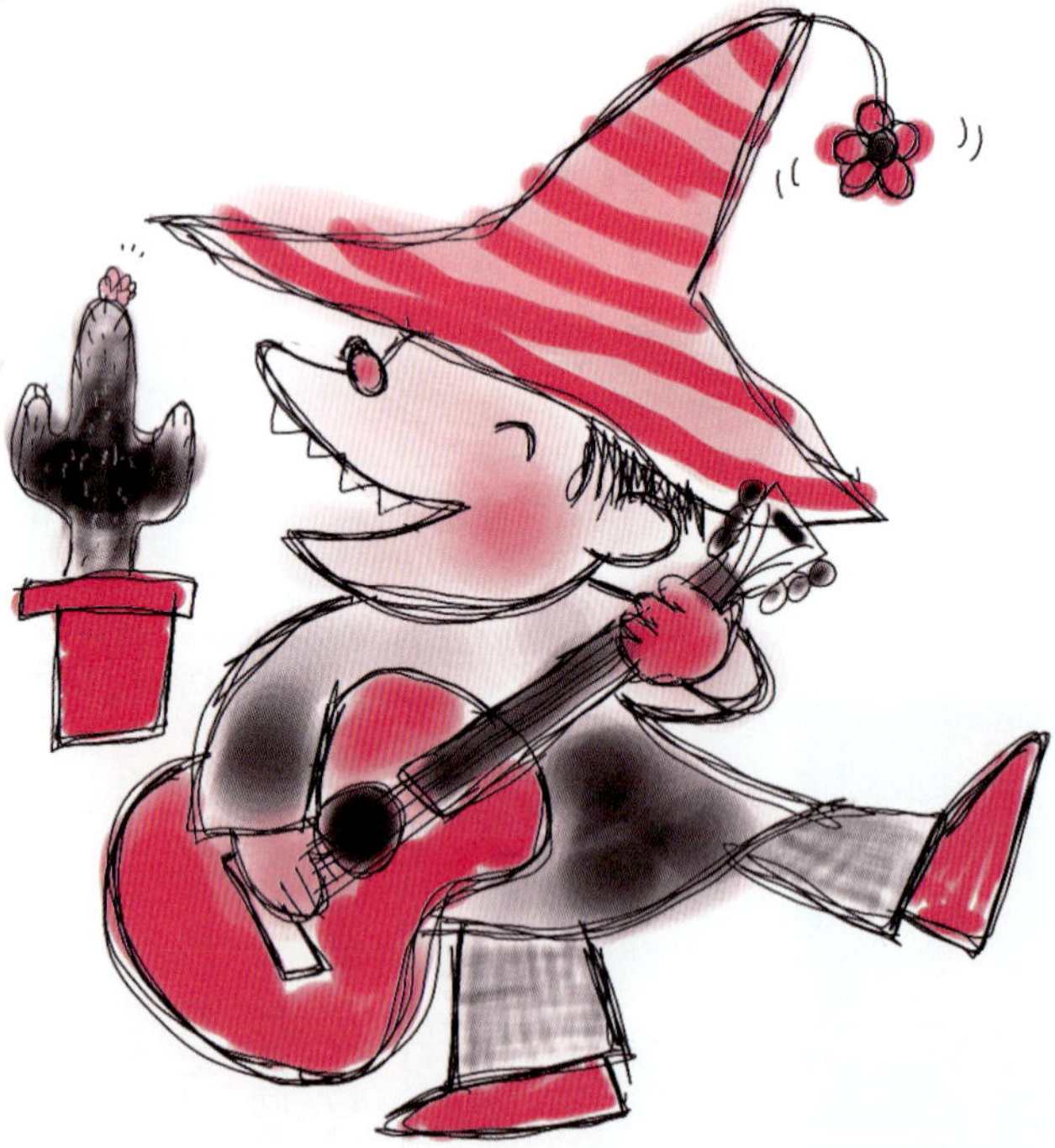

幼児期に起こりやすい歯と口の病気②

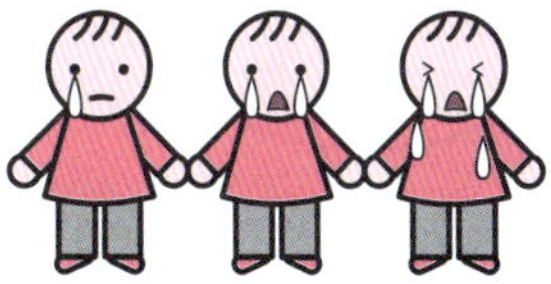

歯の痛み

◆歯が痛い・痛むようだ

むし歯（齲蝕《うしょく》）は進み具合によって、「水がしみる」、「甘いものを食べると痛い」、などと訴えることはありますが、幼児では訴えないことも多く、おとなほど訴える症状が明確ではありません。また、幼児は痛みや違和感を感じ始めても、親に知らせないこともしばしばです。そこで幼児が歯の痛みを頻繁に訴えるときには、むし歯はかなり進行した状態にあることが予測されます。

▼どんなときに痛がりますか

食事やおやつを食べているときに、歯を刺激するような冷たいもの、温かいもの、甘いものを食べて痛がることがあります。食べた後にすぐ痛みが治まるようでしたら、歯の神経（歯髄《しずい》）や血管などの炎症は一部分にとどまっていると推察しますが、就寝時や夜間に痛みを訴え、それが持続するような場合には、むし歯はかなり進行していて歯髄の炎症も全体に広がってしまっています。

▼どの程度痛がりますか

歯の痛みの多くはむし歯が原因で生じますが、痛みが一時的な場合は軽度のむし歯と思われます。しかし、一定の時間をおいてたびたび起こる痛みや、痛みが持続している場合には、むし歯がかなり進行していることが予測されます。

ズキン、ズキンと感じる痛みを訴えたり、痛みで転《ころ》げまわるような場合には、むし歯が歯髄《しずい》にまで感染を及ぼして、歯髄が腐敗《ふはい》して歯の根の先に膿《うみ》がたまっている場合もあります。激しい痛みは、膿やガスによって高圧になるために起こります。頬《ほほ》が腫《は》れてしまうこともあります。

◆歯が痛いときの治療

幼児が自分の指を口に入れることが急に増えたり、違和感《いわかん》や痛みを少しでも訴えるようなら、できるだけ早く適切な治療を受けることが必要です。治療は、むし歯の進行によって異なりますが、歯の歯髄《しずい》（神経）が生きているか死んでしまっているかによって変わってきます。

歯髄が生きている場合には、むし歯になっている部分を除去し、歯髄をそのままにして鎮静《ちんせい》作用《さよう》のある薬を詰めています。歯髄が生きていても感染している場合には、感染や炎症の範囲によって歯髄の一部や全部をとって薬に置き換えます。

歯髄が死んで腐っている場合には、歯に穴をあけて歯の根（歯根《しこん》）の治療をします。死んだ歯髄にたまった膿や血液やガスが排出されて、痛みは治まります。

治療には、通常は数回の通院が必要です。

痛みが治まったまま放置すると、詰めた薬がとれて痛みが再び出て、より重症になります。

乳歯がむし歯になった

◆むし歯（齲蝕《うしょく》）とはこんな病気です

▼原因

むし歯は、いくつかの要因が重なることで生じる病気です。その要因は四つに分けると理解が容易です。①歯の質、②細菌（S．ミュータンス菌などのむし歯菌）、③食物（砂糖などの糖）に④時間を加えた四つです。この四つが重なったときに、むし歯が発生します（**図1**）。

口の中には多くの種類の細菌が常に住んでいますが、その中で砂糖からグルカンという水に溶けないネバネバした物質を作り、歯の表面にしっかり付きます。そこに他の細菌も引き込んで、細菌の塊（歯垢《しこう》・プラーク）を形成します。

この歯垢の中の細菌が、砂糖や他の糖を分解して酸を作りだします。

歯の表層のエナメル質は、酸で溶《と》け出したり、溶け出した部分を元に戻したりを繰り返していますが、ある程度以上の酸に一定時間以上さらされると溶け出した部分を戻せなくなり、それが続くとエナメル質に穴が開きます。そしてむし歯の進行は、硬いエナメル質から象牙質《ぞうげしつ》、歯髄《しずい》へと感染を広げていきます。これがむし歯です（**図2**）。

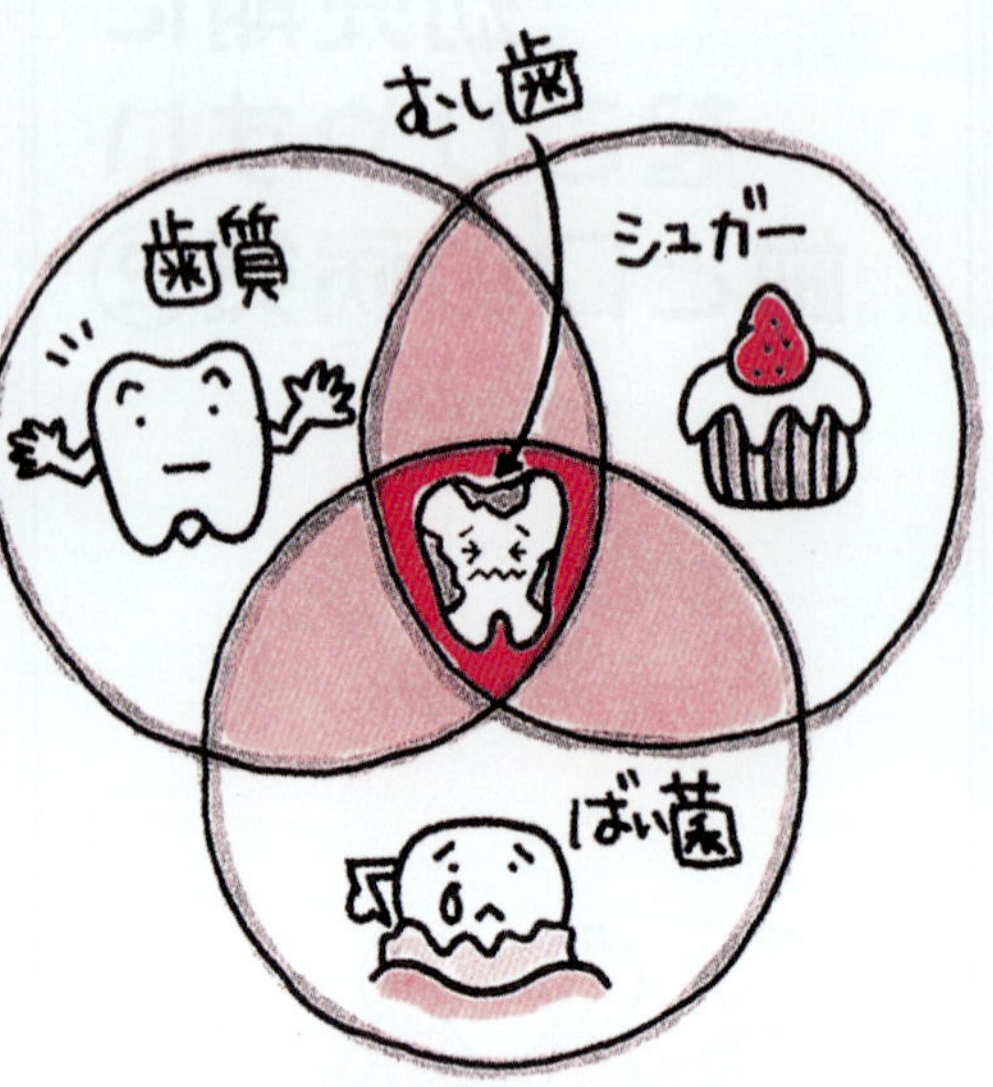

図1　むし歯発生の3条件（カイスの三つの輪）

▼進行状態、症状

乳歯のむし歯は、永久歯のむし歯と進み具合も症状も異なります。

永久歯のむし歯の進行とその症状は、初期には歯に違和感を感じることや、冷たいものがしみるなどの症状を感じて早くむし歯に気付きます。しかし、乳歯の場合は進行が急激で、症状をあまり訴えないうちに大きな穴があいて、歯《し》髄《ずい》にまで進行している場合もしばしばです。

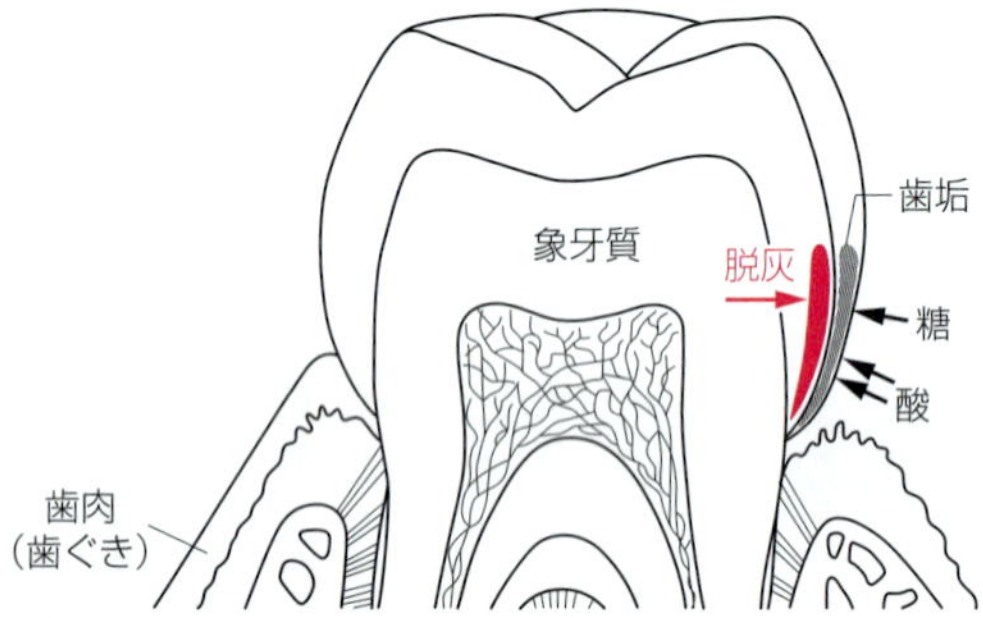

図2　むし歯の始まり（歯垢とむし歯の模式図）

歯髄にまで進行すると、そこに炎症を起こし痛みが出ます。やがて、歯髄は死に、細菌によって腐敗してしまいます。さらに進むと、歯の根の先の孔（根尖孔《こんせんこう》）から外に出て、歯が植わっている歯のまわりの組織（歯根膜《しこんまく》、歯槽骨《しそうこつ》）に炎症を起こし、頬《ほほ》が腫れたりします。

歯が浮いた感じになり、腫れや痛みは一時的に治まることもありますが、歯の周囲の骨（歯槽骨《しそうこつ》）は炎症によって吸収され、歯の根の先や周囲に膿《うみ》がたまります。この状態が続くと、時には細菌が身体の他の場所に運ばれ、腎臓病、心内膜炎《しんないまくえん》、関節炎などの感染症を引き起こすこともあります。

◆むし歯の治療はこのようにします

▼むし歯が歯の硬組織《こうそしき》（エナメル質、象牙質《ぞうげしつ》）にとどまっている場合

むし歯が、歯の硬組織である表層のエナメル質やその内側の象牙《ぞうげ》質《しつ》に少し入り込んだ程度の場合には、むし歯に感染した部分を削除して、歯髄《しずい》を保護する薬を付け、その上を一般的には歯科用レジン（樹脂《じゅし》）で埋めます。

むし歯は、エナメル質の表層は小さいのに、その内側の象牙質では大きく広がっている場合が多く見られます。そのような場合には、外見は小さいむし歯でもむし歯の除去量が多くなり、むし歯を取り除いた後の穴が小さなむし歯の割に大きな穴になることもしばしばです。

歯科用樹脂《しかようじゅし》は歯との接着性が良い材料のため、歯を削除する量が少なくて治療をすることができます。

むし歯が硬組織にとどまっていても、あちこちの歯の面に広くある場合や全体に溶《と》けるように進んでいる場合は、歯の全体をおおう既成の乳歯用の金属冠やレジン冠が適用される場合もあります。

▼むし歯が歯の歯髄《しずい》に及んでしまったら

乳歯では、むし歯が歯髄にまで進んでしまっても、乳歯の下で育っている永久歯との交換をスムーズにするために歯髄を少しでも残すような治療方法を選択します。

▼歯髄《しずい》を残せる場合

歯髄の炎症が一部分で、歯の根の歯髄まで進行していない場合には、炎症を起こしている歯髄（歯《し》冠部《かんぶ》歯髄）だけを切り取りその部位に薬剤を置いて、薬剤の下に新しく硬い組織（庇蓋《ひがい》硬組織）が新生されて、歯の根の部分の歯髄を健康なまま残すような治療を行います（**図3**）。

▼歯髄《しずい》を残せない場合

歯髄の炎症が歯の根の部分の歯髄にまで進んでしまった場合、根の歯髄を含めて全部の歯髄を取り出します。歯髄を取り除いた部分には薬剤を詰めます。むし歯が進行して歯髄全体が死んだ場合や腐《くさ》ってしまった場合にも、数回の根の治療を行った後に同様に根の中の空間に薬剤を詰めます。乳歯では、永久歯に生《は》え換わるときに歯の根が吸収されることを考慮して、薬剤は根と一緒に吸収される薬剤を使用します。

むし歯がさらに進んで、根の先から歯の周囲の組織にまで及んでいて、根の治療をしても治らない場合には、歯を抜くことになります。

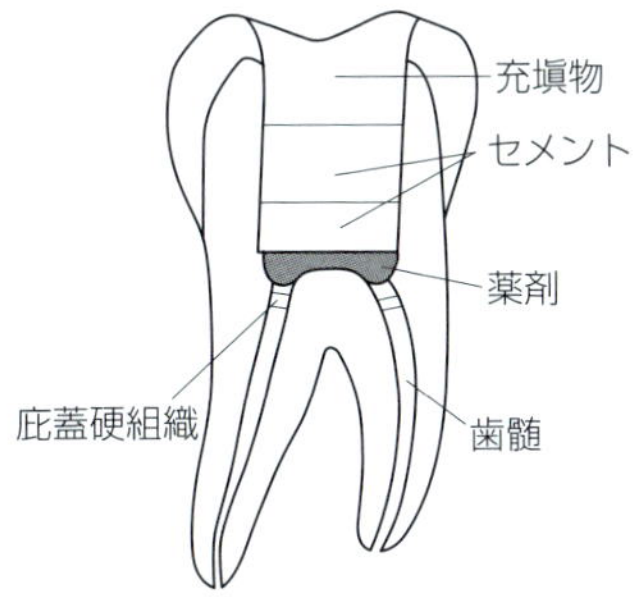

図3　歯髄を残す治療

◆歯が折れた

幼児期には、転倒、落下、顔面強打などの事故によって、歯冠《しかん》（歯の外から見える部分）や歯根《しこん》（歯の骨に埋まった根の部分）が破《は》折《せつ》する場合があります。

乳歯の歯冠破折では、破折面に歯髄が露出していなければ破折部分を歯科用レジンなどで元の形に修復します。破折面の歯髄が露出して血液などが見られる場合には、できるだけ早く処置する必要があります。露出部の位置や大きさによって、歯髄の一部または全部を除去して薬を詰め、経過が良ければ破折部を修復します。破折時から日数が経過している場合には、歯髄が感染して根の治療や抜《ばっ》歯《し》になることがあります。

◆歯を脱臼《だっきゅう》した

乳歯の脱臼には多くのタイプがあります。歯がぐらぐらする、歯ぐき（歯肉《しにく》）の中に入ってしまっている、歯ぐきの外に飛び出して

いる、生《は》えていた位置が変わってしまう、歯が捻《ねじ》れてしまっている、完全に抜けてしまった、などです。ぐらぐら動揺《どうよう》しているだけの場合にはそのままにして、飛び出したり、捻れた場合にはできるだけ元の位置に戻してから両隣の歯とつないで固定します。歯が完全に抜けてしまった場合では、1日以内の経過では歯を元の位置に戻して植立《しょくりつ》する処置（再植《さいしょく》）も可能です。

歯ぐきの中にめり込んだ場合には、元の位置まで引き出して固定するか、5歳以上で前歯の場合では、永久歯との交換に影響が及ぶことを避けるために、抜歯する場合が多くあります。

◆歯が抜《ぬ》けた

▼乳歯から永久歯への生《は》え換わり

乳歯が永久歯と交換する時期は個人によってかなりの差があり、通常は下の前歯から生え換わります。時期は早い場合には5歳頃から、遅いと7歳頃から生え換わり始める場合もあります。

奥歯（乳臼歯《にゅうきゅうし》）は8歳頃から12歳頃にかけて永久歯と交換するために、乳歯が抜け落ちます。抜けた後には、永久歯が間もなく生えてきます。抜ける前はぐらぐらした違和感を訴えるので、周囲の人が気づくことが多いでしょう。

▼習癖《しゅうへき》や事故と全身的な病気

乳歯が、通常生え換わる時期より早く抜ける場合は、原因として局所的なものと全身の病気によるものと大きく2つに分けられます。局所的な原因の多くは、習癖《しゅうへき》です。たとえば、指しゃぶりが習癖化して長期間続くと、指の力が前歯にかかり交換の時期より少し早く抜けることがあります。このような場合は、永久歯が生えてくるまでに少し期間がかかります。

小さな輪ゴムを噛《か》んで遊んでいて、乳前歯《にゅうぜんし》にすっぽりと入り、歯と歯ぐきの間にくい込んで歯が抜けてしまった事故の例もあります。

全身の病気では、低ホスファターゼ症、無タカラーゼ血症などでは、歯肉《しにく》にも病気が発症して早期に乳歯が抜け落ちてしまいます。

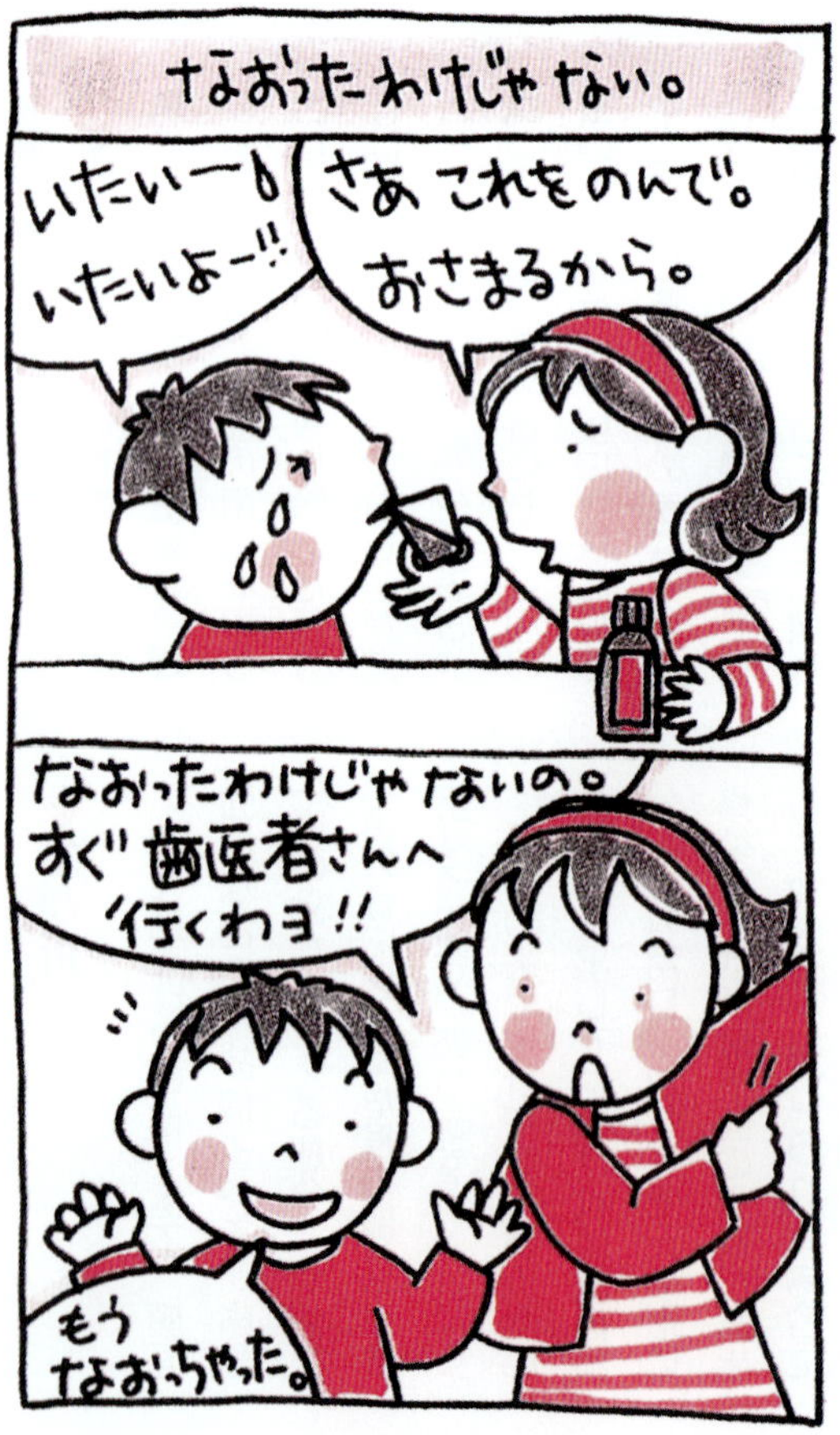
なおったわけじゃない。
さあ これをのんで。おさまるから。
いたいー!いたいよー!!
なおったわけじゃないの。すぐ歯医者さんへ行くわヨ!!
もう なおっちゃった。

Q 市販の鎮痛剤《ちんつうざい》はどんなふうに利用したら良いですか？

A 小児《しょうに》用の鎮痛剤を選択して、頓《とん》服《ぷく》として使用するのが基本です。服用にあたっては、鎮痛剤を買う際に薬局の薬剤師の服薬指導を受けるか、添付《てんぷ》されている注意書きをよく読んで、指示に従って服用させてください。

小児用がどうしてもない場合には、成人用の鎮痛剤を準用してもかまいませんが、錠剤のままで飲ませるときには誤嚥《ごえん》に注意する必要があります。飲ませる分量は、3歳くらいでは成人量の1／3量、6歳くらいで1／2量程度が目安です。また、鎮痛剤の頻回の使用やアレルギーにも十分な注意が必要です。

鎮痛剤はあくまで応急的な使用であり、痛みが治まってもむし歯が治ったわけではありません。鎮痛剤を必要とするむし歯は、かなり進行しています。早急に歯科医院を受診して、むし歯の治療を受けるようにしてください。

Q　早期のむし歯は、一生懸命歯ブラシすれば治るというのは本当ですか？

A　まだ歯に穴のあいていないエナメル質の表面が溶《と》けだして、白く濁って見える状態の初期のむし歯は、溶けだした部分に唾液のカルシウムなどが取り込まれて修復《しゅうふく》（再石灰化《さいせっかいか》）がなされます。そのためには、修復する力が歯垢《しこう》中の細菌による溶かす力を上回る必要があります。歯を溶かす力を弱めるには歯ブラシによる歯垢の除去が基本ですが、甘いおやつのだらだら食いを止めるなどの食生活の見直しも必要です。さらに、フッ化物が配合された歯磨剤《しまざい》を使用する、フッ化物の歯面塗布《しめんとふ》を受けるなども一緒に行うと効果的です。（向井　美恵）

Q　大きく、深いむし歯を助ける方法はないのでしょうか？

A　従来は大きく、深いむし歯のときは、神経（歯髄《しずい》）を取ってからかぶせるのが一般的な方法でした。しかし、なるべくなら歯髄を残したほうが歯が丈夫だし、まるかぶせにしないほうが歯肉《しにく》に優《やさ》しい、という方向に変わってきました。

深いむし歯の歯髄を取らないためには、水酸化カルシウムを使って、「間接歯髄覆罩《かんせつしずいふくとう》」という処置を行っていましたが、最近は3種類の抗菌剤を用いて、感染した象牙《ぞうげ》質《しつ》の無菌化をはかる方法が確立されてきました。

こうして歯髄が保存できれば、歯の寿命は一段と延びることになります。（松岡　晃）

歯肉《しにく》（歯《は》ぐき）

◆歯肉《しにく》（歯《は》ぐき）が痛い・腫《は》れた

幼児期において、歯肉《しにく》の痛みや腫《は》れのおもな原因は、むし歯（齲蝕《うしょく》）の進行にともなうものです。

むし歯が進むと、硬い歯が軟らかくなって穴が開き、感染が神経（歯髄《しずい》）にまで進みます。歯髄が腐《ふ》敗《はい》して歯の根の先から出て、根の周囲の組織が感染して炎症を起こします。歯のまわりの骨（歯槽骨《しそうこつ》）の炎症によって吸収され歯肉の下に膿《うみ》がたまります。慢性に経過しますが、身体の抵抗力が落ちたり炎症が急性に進むと歯肉が腫《は》れ、膿がたまります。急性に進むときには痛みをともない発熱することもあります。

他の原因に、乳歯が生える際に歯肉が腫れることがあります。

◆歯肉《しにく》から出血した

歯肉からの出血は、歯垢《しこう》（プラーク）が原因の歯肉炎《しにくえん》があります。歯と歯の間の歯肉や歯と歯肉の境目の歯肉の炎症が進むと出血が見られます。この場合は不潔が原因ですので、歯みがきをしっかりするようにします。また、乳歯《にゅうし》が生えてくるときに歯肉に炎症（萌出性歯肉炎《ほうしゅつせいしにくえん》）が起き出血が見られることもあります。

口の中全体の歯ぐきからの出血や口内炎《こうないえん》は、歯・口以外の全身にかかわる病気が原因で起こる場合が多いので、早めに歯科医師の受診が必要です。

◆歯肉《しにく》の色がおかしい

幼児期には乳臼歯《にゅうきゅうし》（奥歯）が生《は》えてきます。口の中に生えてくる数週間前に、その部位の歯肉が紫色に腫《は》れることがあります。生える前の歯の周囲に組織液がたまって袋が作られ、そこを噛《か》んだりして袋の中で出血が起き、血液で満たされた袋になったものです。萌出性血腫《ほうしゅつせいけっしゅ》と呼ばれ、ときどき見られます。

歯は数日以内に血腫を破って生えてきますので、特に処置する必要はありません。

歯肉の色で気づくのが、前歯の歯肉が黒ずんで見える場合です。これはメラニン色素が過剰に歯肉に沈着したものです。沈着部位の色は褐色、暗褐色、黒褐色で帯状に広がっています。これは生理的に見られるもので、特別な処置は不必要です。

気になる場合は漂白などで退色します。

◆歯肉《しにく》の病気の治療

歯肉は、口以外の全身の病気に罹《かか》ったときに、さまざまな症状を呈します。歯肉の状態をよく見て、赤く腫《は》れている、出血している、水泡《すいほう》がある、などの症状が見られたら、家庭で治療する前に歯科医または小児科医を受診するようにしましょう。ひどくなると痛みのために食事ができなくなり、低栄養や脱水症状となる場合もあります。流動食などで栄養と水分を確保することも大切です。

口の中の治療には、炎症を抑える薬の塗布《とふ》やルゴール液などの塗布を行います。また、口を清潔に保つことが大切です。

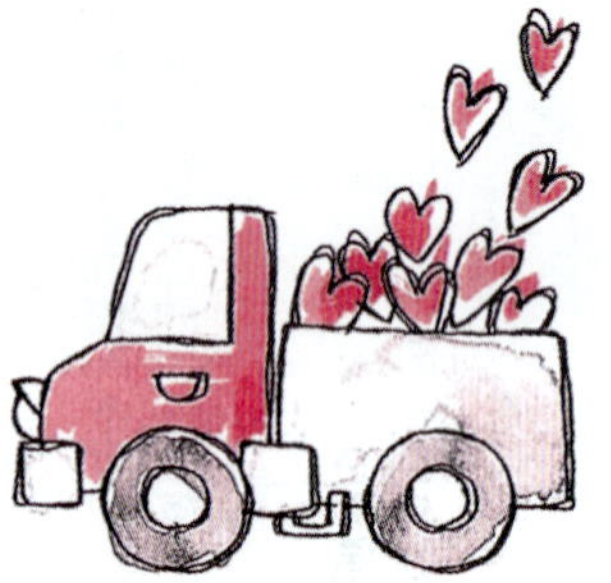

舌・口の中の粘膜、唇、顎《あご》、口《こう》蓋《がい》、頬《ほほ》など

◆口の中の粘膜《ねんまく》にできものができた

歯肉《しにく》だけでなく、幼児の口の中の粘膜は薄くて弱いため、種々の刺激や外傷ですぐに炎症を起こして赤くなります。粘膜が薄いため痛みをともないます。他に粘膜が糜爛《びらん》や潰瘍《かいよう》も作られやすく多くが袋状になり内部に液状物が貯留《ちょりゅう》する嚢胞《のうほう》や、こぶ様の結節《けっせつ》のような隆起も見られます。

また、種々のウイルス感染症では粘膜に斑点《はんてん》や水疱《すいほう》の形成が見られます。「はしか」では皮膚に発疹が出る3～4日前に奥歯付近の頬粘膜に灰白色で扁平《へんぺい》な小さな斑点《はんてん》（コプリック斑《はん》）が見られます。このように全身的な病気になったときに、早期に口の中の粘膜に変化が現れることがあり、多くが粘膜が赤く腫《は》れて小さな潰瘍《かいよう》がたくさんできる口内炎《こうないえん》が見られ、その病気の発見に役立っています。

◆舌が痛い・できものができた

誤って舌を噛《か》む、口に玩具を入れて遊んでいて舌を強くこするなどは、幼児にときどき見られます。このような場合は、その箇所に炎症を起こしたり潰瘍《かいよう》が形成され、飲食の刺激で痛みを訴えます。強く訴える場合には歯科医院を受診して、損傷部の消毒と感染予防の薬の塗布《とふ》などによる感染の拡大への注意が必要です。

また、噛《か》んだりした部位が舌の裏にある唾液腺《だえきせん》や粘液腺《ねんえきせん》の排出部を傷つけると、淡い青赤色の液体の入った袋（粘液嚢胞《ねんえきのうほう》）になることがあります。嚢胞《のうほう》は自然につぶれることがありますが、再び腫《は》れてきます。受診すると嚢胞全体を摘出《てきしゅつ》する治療が行われます。

◆舌の裏に糜爛《びらん》がある

幼児期に下の奥歯のむし歯（齲《う》

蝕《しょく》）が進行して歯冠《しかん》（口の中に出ている歯の部分）の一部が欠けてしまい、先端が鋭利な形となってしまうことがあります。硬い歯の鋭利の部分が舌の裏などを刺激して潰瘍《かいよう》を作ることがあります。

むし歯をこのようになるまで進行させないことが予防の第一ですが、潰瘍が形成された場合には痛みで食欲が急に落ちますので、そのような場合は口の奥歯に接する舌の側面を見てあげてください。

治療は、むし歯の治療とともに原因となる鋭利な部分を丸めて潰瘍部には軟膏などを塗布《とふ》します。

◆唇に怪我《けが》をした・できものができた

顔をぶつけたときに唇を一緒にぶつけて傷つけたり、食事中や歯科治療後などに誤って唇を噛《か》むと唇が腫《は》れ潰瘍《かいよう》を作ることがあります。受傷部の唇が驚くほどに大きく腫れますが、通常は次第に表面が白くなり、その後にかさぶたになり、かさぶたが脱落して数日で治ります。

怪我《けが》で唇が大きく裂けたときには縫合《ほうごう》が必要なこともあります。何れも受傷部からの感染防止のために清潔に保つことが必要です。

唇を吸う、噛《か》むなどの習癖《しゅうへき》がある場合には、噛んだ部位に液体の入った袋（粘液嚢胞《ねんえきのうほう》）ができることがあります。処置などは「舌」の項で記した粘液嚢胞と同じです。原因となる習癖の改善が再発防止の基本対応です。

◆顎《あご》を動かすときに痛い

口を開けるときに、耳の前あたり（顎の関節部）の左右の片側または両側に痛みを訴えることがあります。これは「顎関節症《がくかんせつしょう》」と呼ばれるもので、ほかに口を開けるとポキポキ音がする、口がうまく開かないなどの症状もあります。

幼児の顎関節症の原因は、噛《か》み方、歯の治療（詰めた物）、指しゃぶりや頬《ほお》づえなどの習癖《しゅうへき》、などがおもなものです。幼児は「歯の痛み」などと違ってこのような症状の訴えがはっきりしないので、口の開き方や食事時間の延長などから気づいてあげることも必要です。

◆口内炎《こうないえん》を繰り返す

口内炎は、幼児には比較的よく見られます。唇、舌、口蓋《こうがい》、頬粘《きょうねん》膜《まく》、歯肉《しにく》に小円形の白色または灰白色の潰瘍《かいよう》を作り、そのまわりは赤く（アフタ性口内炎）なっています。アフタ性口内炎になると食べ物が接触するととても痛がります。唇や頬と歯ぐきが接する部位にもよく見られますが、口を開いただけでは見つからず、唇や頬を外側に引っ張って見つかることもしばしばです。また、口臭《こうしゅう》も強くなり、唾液も粘性が増し、よだれも見られることもあります。通常は1～2週間で治りますが、同様な場所に再発することもしばしばです。

口内炎にはほかに、ヘルペスウイルスの感染による口内炎（ヘルペス性口内炎）があります。歯肉が赤く腫《は》れて出血して粘膜には水《すい》泡《ほう》を形成します。

口内炎への対処は、口の中を清潔に保つために消毒薬などで洗口《せんこう》するのが良いですが、痛がるようでしたら歯科医院で軟膏《なんこう》を処方してもらって塗布《とふ》します。痛がって食事や水分が摂《と》れないときには小《しょう》児科《にか》を受診してください。

◆はし・フォーク・歯ブラシ・玩具などで口の中を損傷《そんしょう》した

食具や歯ブラシなど口に入れる頻度の高いものや、遊びで口に入れる笛などの玩具で口の中を傷つけてしまう場合があります。傷口からの出血は、唾液に混じって実際の出血量よりかなり多量に見えます。傷口を水できれいに洗って、出血があるようなら清潔なガーゼ綿花でしっかり抑えて止血します。

裂傷《れっしょう》が大きい場合には縫合《ほうごう》が必要ですので、できるだけ早く歯科（歯科口腔外科《こうくうげか》）か外科（形成外科）を受診してください。

口の中の傷は治るのが早く、傷後も残りにくいのであまり心配はいりません。

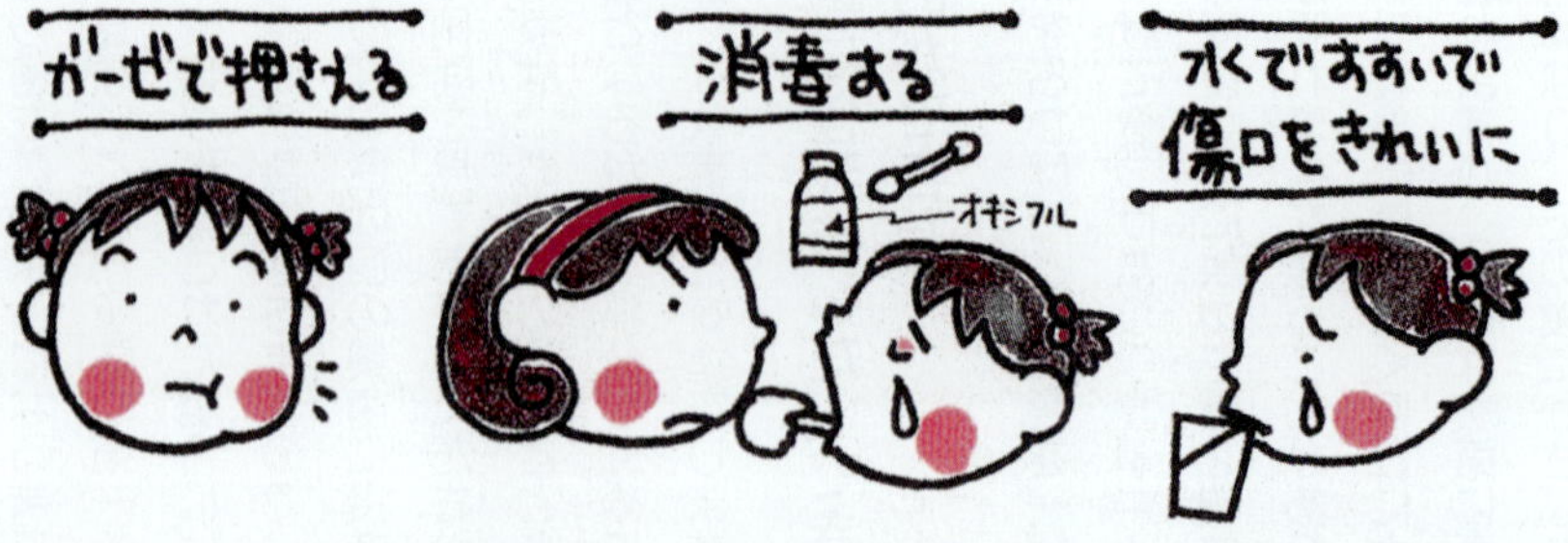
ガーゼで押さえる
消毒する
オキシフル
水ですすいで
傷口をきれいに

◆小帯《しょうたい》（上唇小帯《じょうしんしょうたい》・舌小帯《ぜつしょうたい》）が切れた

上唇小帯《じょうしんしょうたい》は上唇の裏側の正中《せいちゅう》にあって、唇と歯ぐきを繋いでいる帯状のヒダです。舌小帯《ぜつしょうたい》は舌の裏の前方部にあって、舌と口腔底《こうくうてい》を繋いでいる帯状のヒダです。ヒダの大きさや付け根の位置や形も薄い膜状のものから厚いものまで、個人差があります。付け根の位置も、前歯が生えることによって変わります。

小帯は歯ブラシで傷つけたり、外側からの外傷を受けて切れることがあります。傷口が小さい場合は止血だけで後はそのままでも支障はありません。傷口が大きく出血が多量の場合や、ヒダがはがれてぶらぶらしているような場合は縫合《ほうごう》します。

咀《そ》嚼《しゃく》

乳歯の前歯が生えてから1歳半頃までは、乳前歯《にゅうぜんし》で噛《か》み切ることはできますが、奥歯が生《は》え始めても噛み合っていないため、繊維の強い食品や硬い食品は咀嚼《そしゃく》することができません。その後3歳過ぎにかけて奥歯が生えて噛み合うようになるのに従い、咀嚼が上手になります。それにプラスして、子どもの食べる意欲を引き出すような工夫も大切です。

子どもの歯が生えるのに応じた咀嚼の支援では、①上下の前歯が生えてきたら前歯を使って噛《か》み取らす、②上下の奥歯が生えてきたら硬い・繊維に富んだ食物を食べさせ始める、③早食い・過食にならないよう噛んで食べる調理の工夫をする、④ゆっくり噛ませて、薄味でも満足感が得られるような食べさせ方をする、などが必要です。

◆片側の奥歯でばかり噛《か》む

利《き》き手に左右があるように、噛《か》むのにも左右で得意な側があります。しかし、むし歯がある、上下でうまく噛《か》み合っていない、口内《こうない》炎《えん》がある、などの場合には片側ばかりで噛むようになります。片側ばかりで噛んでいるのに気づいたら口の中をチェックして、歯科医師に相談してください。

左で噛《か》んだり、右で噛んだりすると、食物が舌の上（味覚を感じる）を通るので美味《おい》しいということを知らせるのも良い方法です。

◆よく飲み込めない

飲み込み（嚥下《えんげ》）の動きは離乳期におぼえますので、幼児では基本的な動きはできると思います。嫌いな食品、噛《か》み潰《つぶ》せない食品、パサパサした水分の少ない食品、食べる意欲のない、一口の量が多すぎる、鼻疾患で鼻呼吸がうまくできない、など原因は多くあります。

日常の食事場面でよく観察してその原因を知り、工夫して対応することが大切です。

飲み込みやすいなめらかな食品を献立に入れる、なども工夫の一つです。

◆よく噛《か》めない（硬い食物が噛めない）

食べさせた食物の硬さなどが子どもの機能に合っていないのではないか、と察して、硬さや大きさ、野菜や肉の繊維などを、子どもの奥歯の噛《か》み合う程度や噛む力などの機能に合わせることが望まれます。

奥歯の生え具合や上下の噛み合わせをチェックして、食物の硬さなどを合わせて食べさせてください。

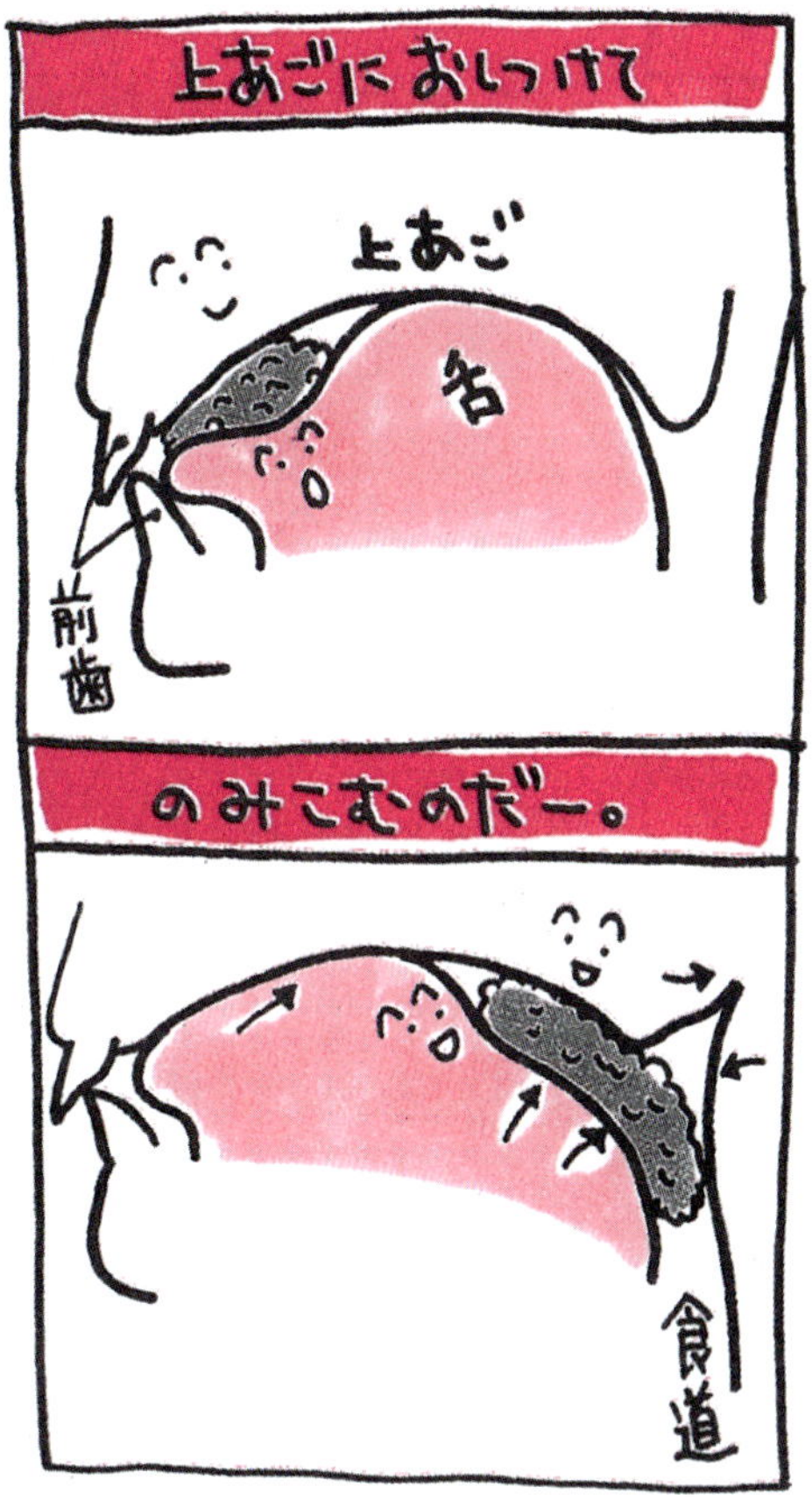

◆繊維質《せんいしつ》の食物が口に残る

繊維の強い野菜や硬い肉の繊維などは、すりつぶすのに相当な力を必要とします。健康なおとなでも、口に残ることがあります。子どもが食べたがっているときには、あらかじめ繊維を包丁などで細かく切って与えるなどの工夫を必要とします。

繊維質が口に残るような食物は、もう少し力が付いてから与えても良いでしょう。

◆チュチュという哺乳《ほにゅう》の動きで食べている

離乳の1歳前までには食事中におっぱいを吸う動きに似たチュチュの動きが見られますが、上下の前歯が生《は》えるとほとんど見られなくなります。1歳過ぎてもチュチュ食べが見られるようでしたら、口蓋《こうがい》（口の天上の部分）に食物が押しつけられてたまっているか観察してください。パンなど口蓋に付いてたまりやすい食品を避けて、チュチュ食べが習癖化《しゅうへきか》しないように注意します。また、精神的に不安であったり、ストレスがたまったりすると指しゃぶりと同様に見られることがあります。食事を楽しむ声掛けや外遊びを増やすなどの生活の見直しも必要です。

◆噛《か》まずに丸飲みする

口に入った食物の硬さや大きさに応じて噛《か》む動きが引き出されることから、噛まずに丸飲みする食べ方は、硬さや大きさを感じやすいスプーンから唇でこすりとる、前歯で噛みとることなく開いた口に押し込んだり、投げ込んで取り込んでいる食べ方がよく見られます。食べる意欲や噛む力が強い子は、意欲の少なく噛む力の弱い子に比べて早く飲み込むように感じます。

他の子と比較せず、食べ方を観察して噛《か》んで食べる美味《おい》しさを教えてあげましょう。

◆口にためたまま飲み込まない

食の細い子、食べる意欲が強くない子などに、噛《か》み潰《つぶ》し難い食物や調理形態の献立の場合には処理に時間がかかり、途中で口にためたまま動きを休むなどが見られます。積極的に身体を動かして空腹状態を作っているか、親が子どもの必要とする以上の量を食べることを期待していないか、などの点検も必要です。

特に低出生体重児《ていしゅっせいたいじゅうじ》の場合などには、大きく成長させたいまわりの意識が優先して、食べることを無理強いしている場合も多くみられます。

◆前歯《ぜんし》を使って食べる、臼歯《きゅうし》を使って食べる

口の成長変化が著しいのが幼児期です。歯の生《は》え方と上下の歯の噛《か》み合う状態によって、噛んで処理できる食物の幅が急激に変わります。

口の中の成長は、幼児の食べ方に強く影響します。特に乳前歯《にゅうぜんし》と乳臼歯《にゅうきゅうし》の噛み合わせは、摂取食物の大きさと硬さに関連が深く、食物を口に運ぶ動きや、その際の食具の種類や形態と密接に関連します。

前歯で噛みとって食べる、臼歯《きゅうし》（奥歯）で咀嚼《そしゃく》して食べる、これが歯を使って食べる原則です。

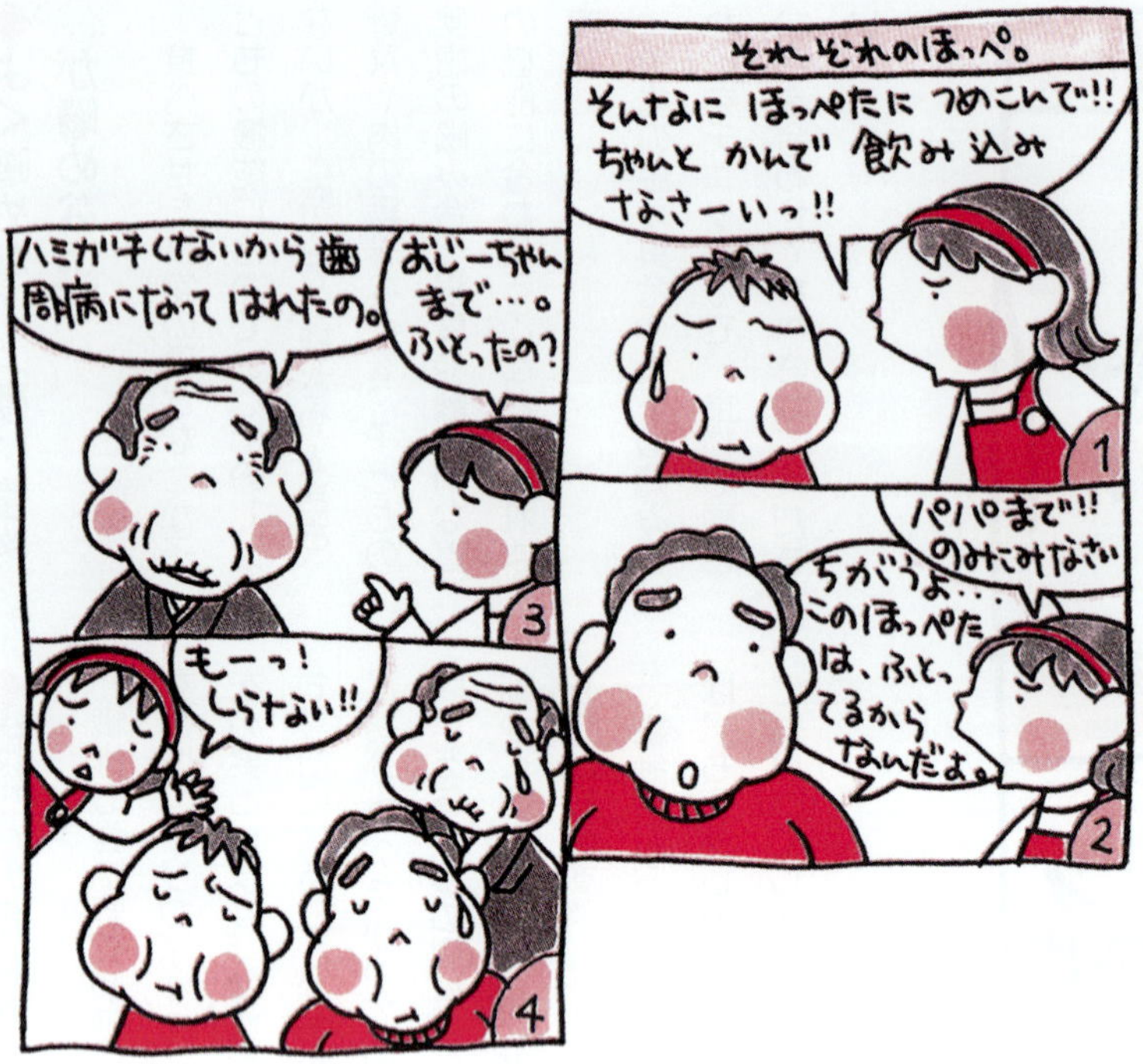
それぞれのほっぺ。
そんなに ほっぺたに つめこんで!! ちゃんと かんで 飲み込みなさーいっ!!
パパまで!! のみこみなさい
ちがうよ…このほっぺたは、ふとってるからなんだよ。
おじーちゃんまで…。ふとったの?
ハミガキしないから歯周病になってはれたの。
もーっ! しらない!!

◆噛《か》まない子、飲み込まない子

「噛《か》めない、飲み込めない」のは離乳期の機能の発達途上の子に見られますが、「噛まない、飲み込まない」のは、発達している機能を自ら使おうとしていない状況と考えられます。

「早く食べなさい」「こぼさないように食べなさい」「もう少し食べなきゃダメ」などと指示ばかりされていて、食事が楽しく感じられない子に多いようです。

食事場面だけでなく、子どもを取り巻く環境そのものを見つめなおす必要があるかもしれません。

（向井　美恵）

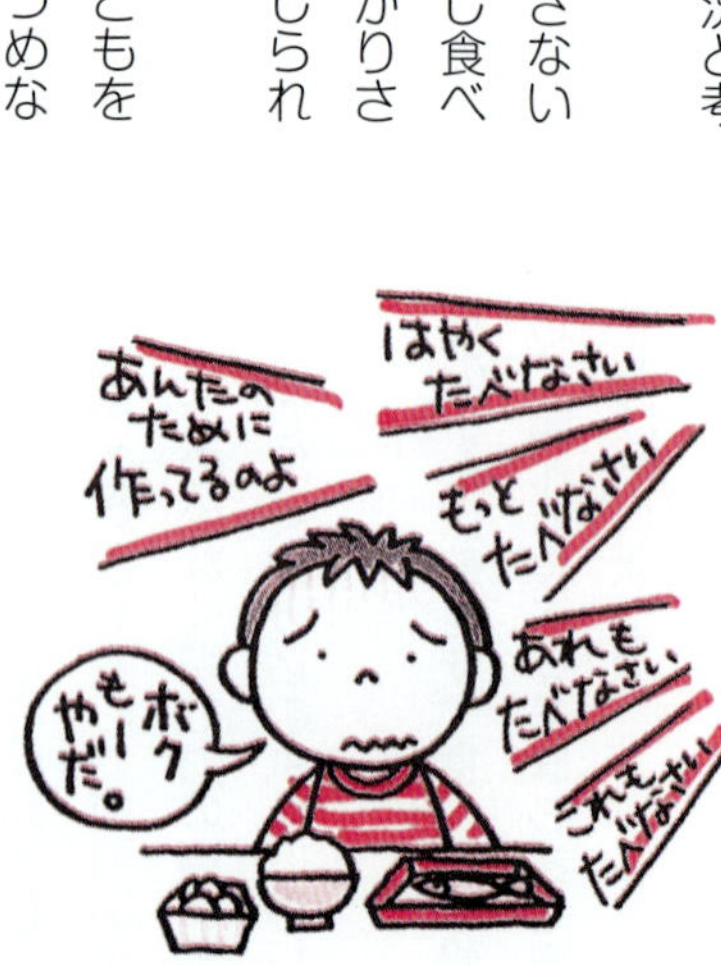
あんたのためにつくってるのよ
はやくたべなさい
もっとたべなさい
あれもたべなさい
これもたべなさい
ボクもーやだ。

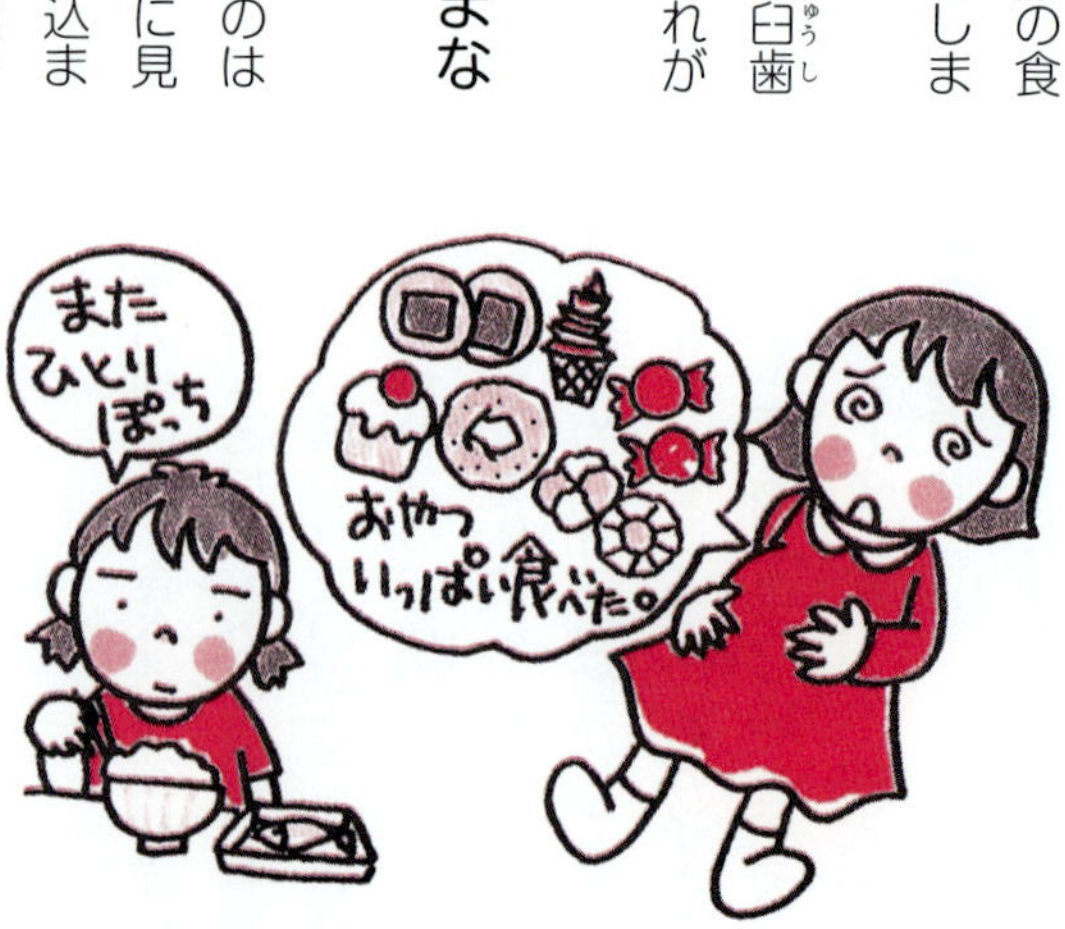
またひとりぼっち
おやつ いっぱい食べた。

幼児期に起こりやすい歯と口の病気③

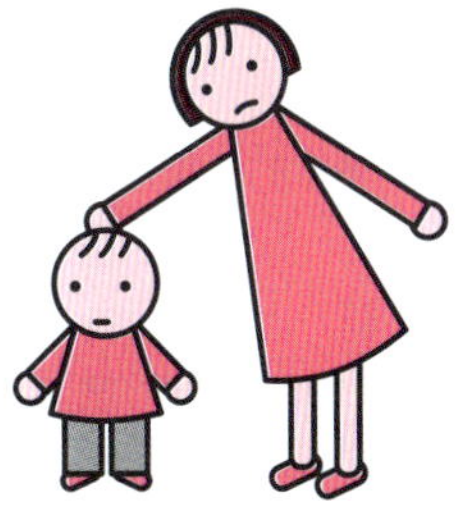

言葉《ことば》の発達の遅れ・表情のおかしさ

言語《げんご》発達《はったつ》遅滞《ちたい》は、その小児の年齢水準より言葉の発達が遅れている状態を言いますが、言葉の発達には個人差が大きいため、その診断基準は明確ではありません。

平均的な言葉の発達からいうと、1歳前後には有意語《ゆういご》（意味のある言葉）が1つか2つ現れ始め、1歳代で有意語が増えて二語文を話すようになり、2歳代では三語文が出てきます。3歳になると自分の名前や年齢が言えるようになり、簡単な質問には答えられるようになります。

しかし、からだの発育や運動能力の発達に比べると、言葉の発達は個人差が大きく、また環境的な影響を受けやすいものです。小児《しょうに》の言葉の発達状況を評価するためには、全身的な発育、発達状況や保育環境を考慮し、日常生活行動などと合わせて見ていく必要があります。

言葉の遅れに関する訴えは、年少児ほど多く見られ、学齢期に入ると著明に減少します。言葉の遅れはさまざまな原因によって起こるため、それを見きわめることはなかなか困難ですが、また非常に重要なことです。

言葉を話すための条件としては、まず声を出すための運動機能が発達していること、聴力《ちょうりょく》が発達していて周囲で話されている言葉が聞こえること、そして知能が発達していて、その言葉の意味するものを理解することがあげられます。これらに加えて、言葉によって自分の意思を伝えたいという意欲が必要になります。

これらのいずれかが不十分だと言葉の遅れにつながりやすいわけですが、これらの条件は、小児自身の発育、発達状況や周囲の環境によって影響されやすいものなので、遅れをどの程度から問題視するかについての明確なラインを引きにくいわけです。

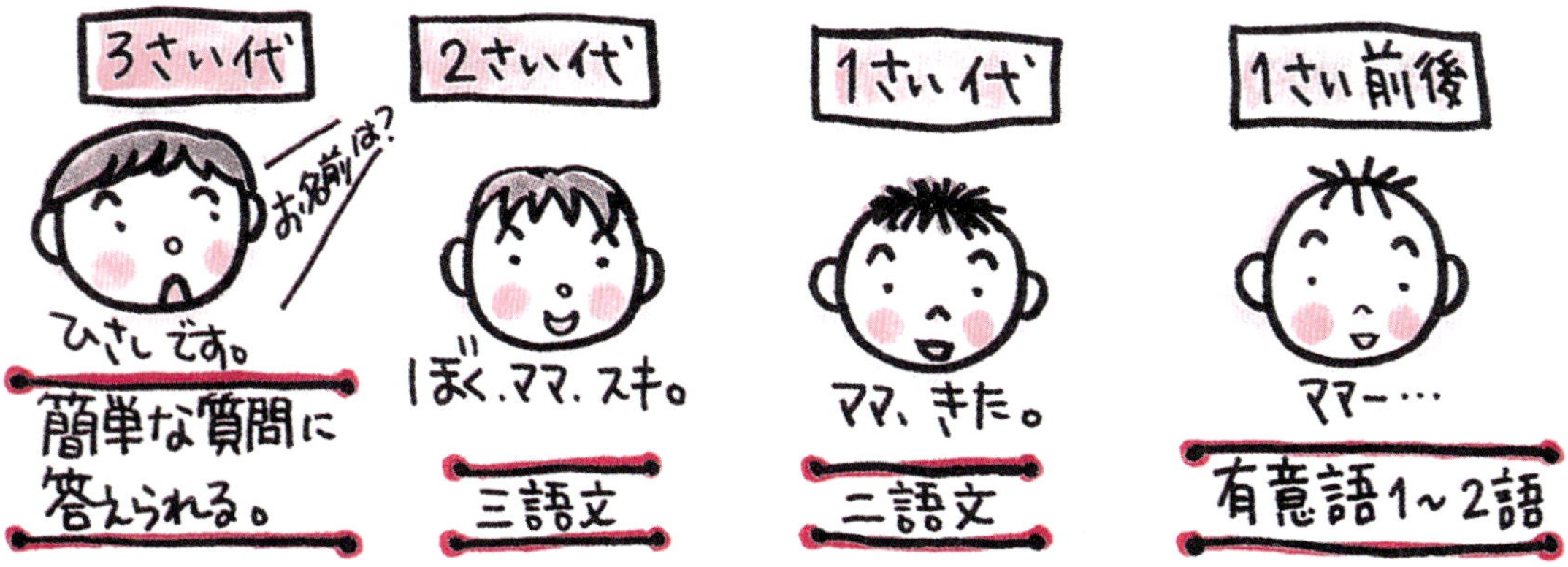
1さい前後
ママー…
有意語1～2語
1さい代
ママ、きた。
二語文
2さい代
ぼく、ママ、スキ。
三語文
3さい代
お名前は？
ひさしです。
簡単な質問に答えられる。

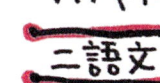

いちおう、2歳までに有意語《ゆういご》が一つでも出れば問題はないとされていますが、2歳を過ぎてしゃべり始めたという子も数%程度は見られ、男児に多いようです。3歳になっても有意語がまったく出ない場合には、難聴《なんちょう》や精神発達遅滞《せいしんはったつちたい》、自閉症《じへいしょう》、微細脳《びさいのう》機能不全症候《きのうふぜんしょうこう》群《ぐん》などが疑われるため、専門医での診察が必要でしょう。また3歳で有意《ゆうい》語が少なく、二語文も出ない場合にも、前述の疾患が疑われる場合と環境因子による言葉の遅れの両面が考えられるので、日常生活行動や家庭内での会話の様子、子どもへの対応などを見て判断していく必要があります。

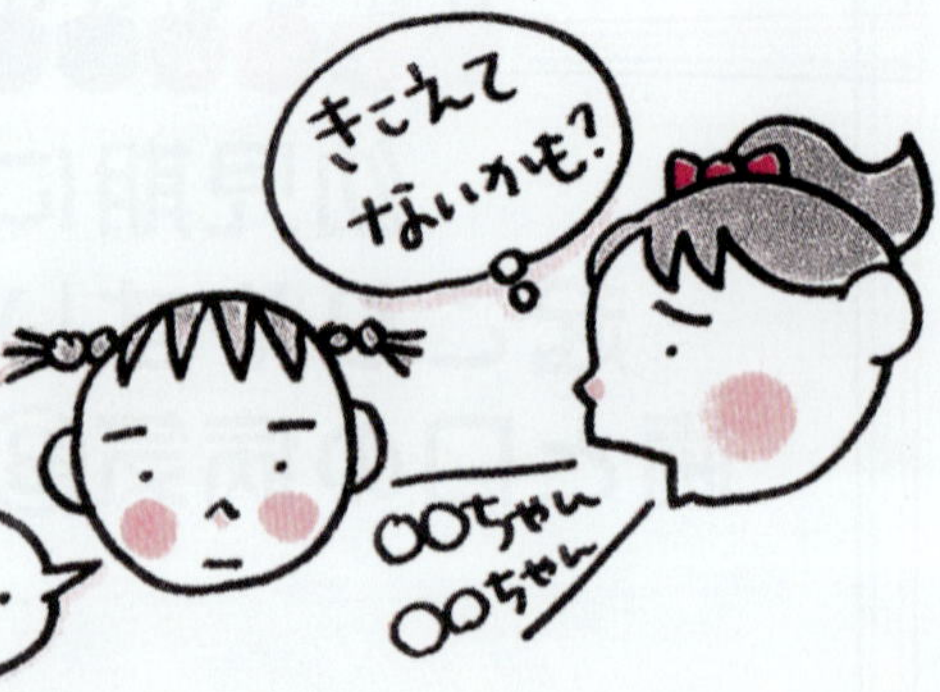
きこえてないかも？
○○ちゃん
○○ちゃん
・・・・

幼児期においては、言葉自体を教え込んで発達させるというわけにはいかず、全体の発達の中で言葉を育てていくのが基本ですので、生活全体の中で子どもが自分から話そう、自分の気持ちを伝えようとする意欲を育てていくことが重要です。

また、幼児期になっても表情が乏しい、視線が合わない、周囲に無関心であることが顕著な子どもが見られます。難聴《なんちょう》など、感覚器の障害により周囲からの情報が入りにくい場合や、精神発達の遅れや自閉症《じへいしょう》の可能性も考えられるため、保健所や専門医に相談してみると良いでしょう。

（井上　美津子）

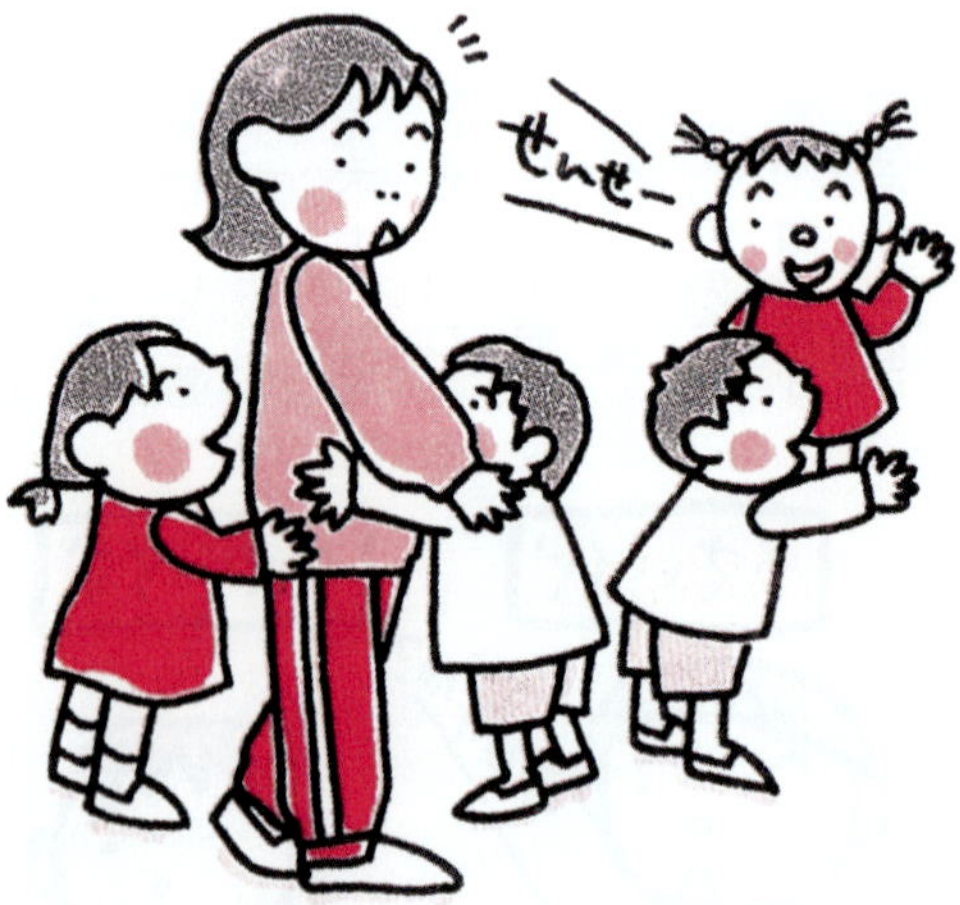
せんせー

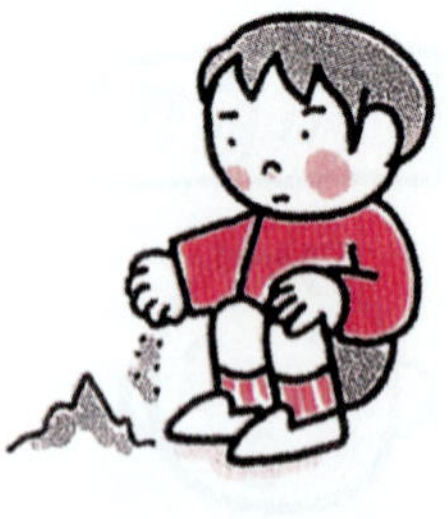

唾液《だえき》、口臭《こうしゅう》

◆唾液《だえき》の量が多く感じる

唾液の量が多いと感じる場合は、通常、ダラダラと唾液が口から垂《た》れている状況を見て判断されることが多いようです。このような状況は、唾液腺《だえきせん》の病気などでも当然発生してくるわけですが、幼児の場合には歯の生《は》えるとき、あるいは口内炎《こうないえん》ができているようなときが圧倒的に多いようです。

乳歯《にゅうし》は、生後6～8カ月頃に下の前歯から生え始めますが、それ以外の乳歯は1歳以降の幼児期に生えてきます。歯の生えるときは、歯肉《しにく》（歯ぐき）を破って出てきますので、歯肉炎《しにくえん》を起こすこともあります。硬い食べ物を避けたり、口の中を指で触る行動があるようなときには、生《は》えてきている歯がないかどうかチェックしてあげてください。

また、口内炎は風邪《かぜ》をひいたときや、体力が低下したような場合に発生することがあります。アフタのような小さな潰瘍《かいよう》が点々とできることもありますし、粘膜面が白色の偽膜《ぎまく》でおおわれているような場合もあります。成人でもアフタが一つできただけで、食べ物がしみたり、当たるとズキンと痛んだりして唾液の量も増加します。

このように、口の中に痛みのある場合には、唾液の量は増加するのが普通です。食欲が低下したり、発熱のあるような場合には早めに処置をしてもらいましょう。

◆口臭《こうしゅう》がある

口臭の原因には、大きく三つあります。

一つは、生理的口臭《せいりてきこうしゅう》と呼ばれるもので病気ではありません。

二つ目は、病的口臭《びょうてきこうしゅう》と呼ばれるもので、多くは口の中の病気によって発生することが多いようです。

三つ目は、心因性口臭《しんいんせいこうしゅう》と呼ばれるもので、実際には口臭がないにもかかわらず、自分では口臭がひどいと悩んでしまう心理的なものです。幼児には、心因性口臭《しんいんせいこうしゅう》を見ることはまずありません。「子どもの口が臭い」と訴えるお母さんは少なくありません。実際には、それほどの口臭でないことも多いのです。

ところで、成人の口臭は歯周炎《ししゅうえん》（歯槽膿漏《しそうのうろう》）によることが多いのですが、幼児では歯周炎を疑うことはまずありません。

まず、どんなときに口臭を感じずるのかが口臭の診断には大切です。たとえば、朝の起床時であれば、あまり気にする必要はないと思います。眠る前のブラッシングをていねいにやってみてください。眠っている間は、唾液の量が少なくなるため、口の中の細菌が食べカスなどを分解した産物がたまりやすいのです。これは、口で息をする癖《くせ》のある子どもの口臭もほぼ同じ理由です。

口臭のほとんどはこの種類ですが、穴の開いたようなむし歯が放置されている場合には、起床時だけでなく口臭が発生するのでチェックしてみてください。

（安井　利一）

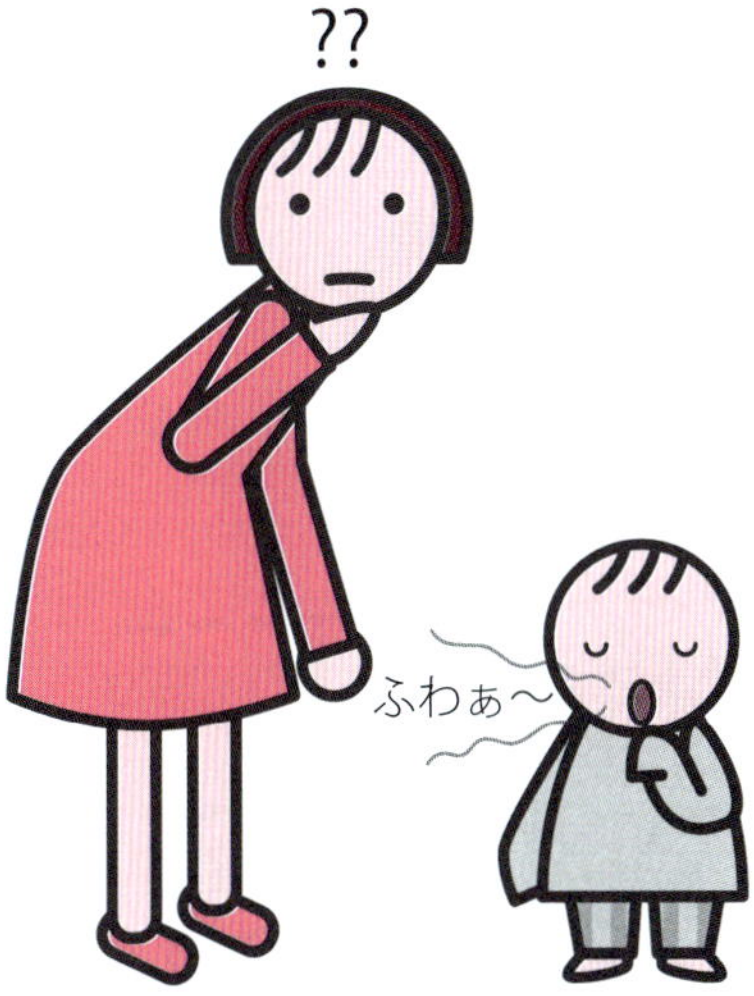

全身の病気と関連して口の中に症状が現れるもの

◆Papillon《パピヨン》-Lefévre《ルフェーブル》症候《しょうこう》群《ぐん》

手のひらや足の裏がざらざらしたり、異常に硬くなり、ひどい場合はひび割れも起こします（掌蹠《しょうせき》の過角化）。また、乳歯や永久歯の歯周組織が破壊され、早くに歯がなくなります。

100万～400万人に一人という発現頻度で、きわめてまれな病気です。血族結婚の家系に発現しやすいことから、遺伝性疾患と考えられています。

掌蹠《しょうせき》の過角化は2歳頃から始まり、肘や膝にも起こることがあります。乳歯の発育や生《は》え方に異常はありませんが、歯周組織《ししゅうそしき》の破壊は、乳歯が生《は》えると同時に起きます。大人の歯周炎《ししゅうえん》と同じような症状が見られ、4歳頃までに乳歯は抜けてしまいます。その後、歯肉《しにく》（歯ぐき）の炎症は治まりますが、永久歯が生えてくると乳歯で起こったと同じような経過をたどり、永久歯も抜けてしまうことが多く、きわめて治療が困難な病気です。

◆若年性糖尿病《じゃくねんせいとうにょうびょう》

糖尿病は、膵臓《すいぞう》のランゲルハンス島で作られるインスリンが不足して起こる病気です。若年者に起こる糖尿病は、急激に発症します。口の中が乾燥したり、歯肉や粘膜に炎症が見られ、重症になると歯槽骨《しそうこつ》（歯を支えている顎《あご》の骨）も吸収します。高血糖によって身体の防御の役目をする白血球の機能が障害され、感染しやすくなります。

糖尿病がコントロールされていないときは、歯を抜いたり歯周病の治療を受ける前に、感染防止のために抗生剤《こうせいざい》などを飲んでおく必要があります。

（伊藤　公一）

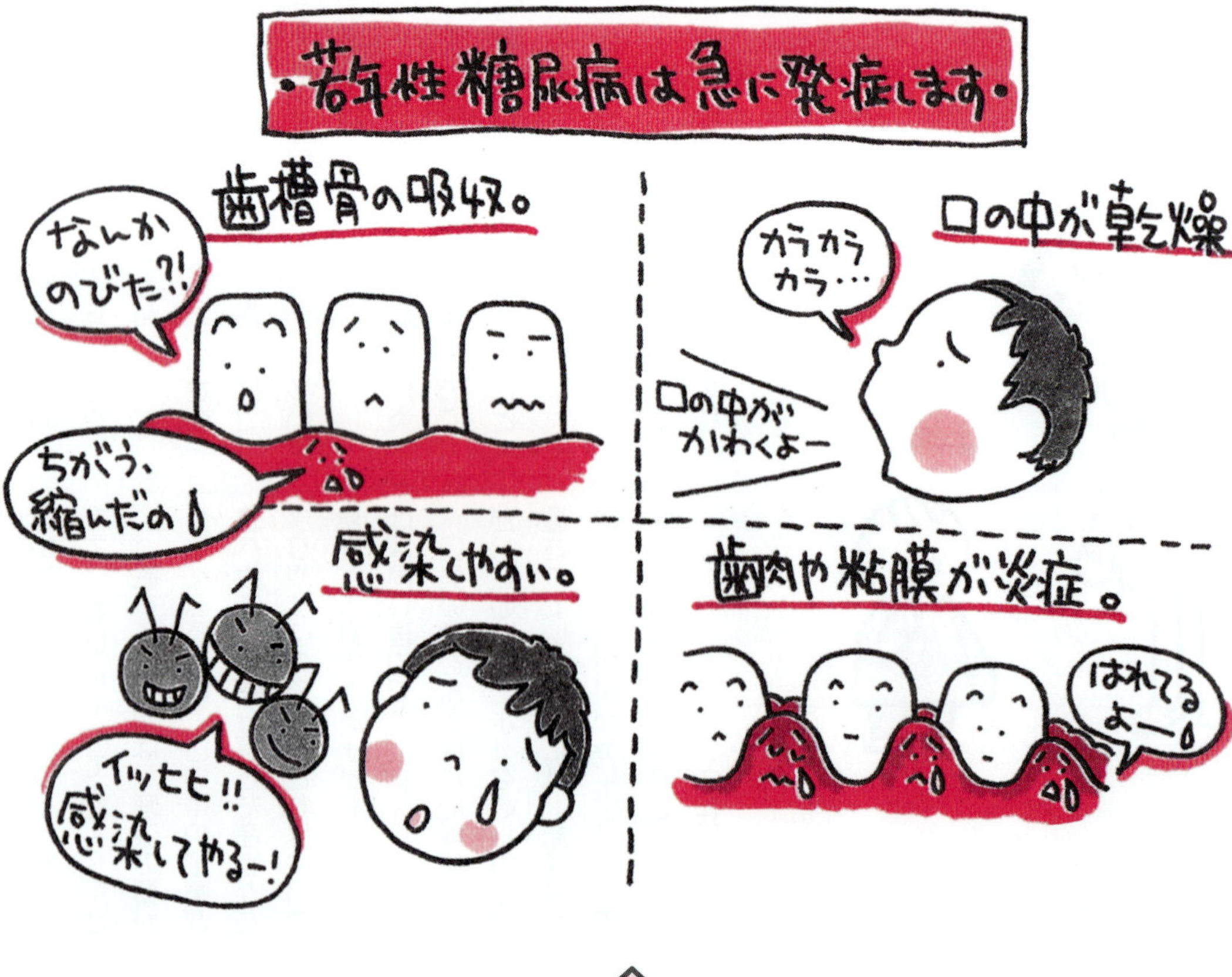
・若年性糖尿病は急に発症します・
歯槽骨の吸収。
なんかのびた?!
ちがう、縮んだの
口の中が乾燥。
カラカラカラ…
口の中がかわくよー
感染しやすい。
イッヒヒ!! 感染してやるー!
歯肉や粘膜が炎症。
はれてるよー

幼児期の歯と口の治療

歯の治療が好きな子はいません
でも、なんの心配もいりません

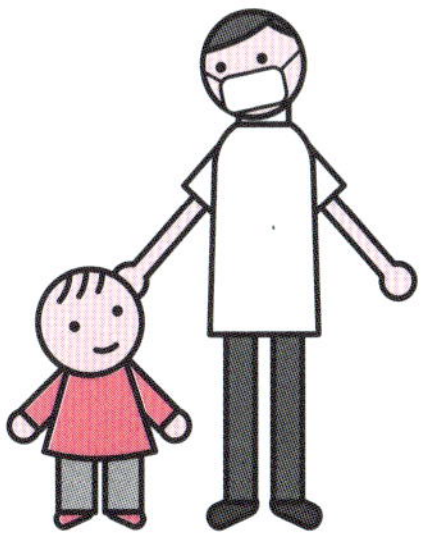

治療をいやがる子ども

子どもは心身の発達が未熟であり、特に精神、情緒面では年齢によって発達状況が異なります。したがって、歯の治療をいやがる子どもへの対応は年齢により違ってきます。

歯の治療はおとなもいやなのだから子どもが嫌うのは当然で、泣くのは当たり前との認識は誤っています。歯科医師は毎日多くの子どもを診《み》ていますが、歯の治療が好きという子どもはいません。逆にいたら異常ですが、何回かの通院で皆いやがらずに治療、予防処置を含めた口腔《こうくう》管理を受けております。そこには、子どもの心身の発達段階を踏まえたうえで、恐怖心を与えないテクニックがあるからです。

一方、子どもの歯の治療で大切なことは、保護者の協力と、患者・保護者・歯科医師の信頼関係です。成人の歯科治療では歯科医師と患者との信頼関係が大切ですが、子どもが患者の場合では、歯科医師と子ども、歯科医師と保護者、子どもと保護者、すなわち三者間の信頼関係が成立して初めて子どもは歯の治療を受け入れてくれるのです。

では、歯の治療をいやがる子どもへの対応について、私たち歯科医師がこころがけていることを含めてお話しします。先にも言いましたが、子どもの心身の発達段階により対応も異なりますので、発達段階別に進めます。

◆3歳未満の子ども

この年齢の子どもは母親への依存心が高く、見慣れない人や物に対して恐怖心が強いのが特徴です。また言語発達、言語理解も未熟であり、社会性も芽生えていないため自分が中心であって、歯科医師が自分の歯を治してくれる人とは認識できません。したがって、歯科医師側からの言葉によって恐怖心を取り除くことはできません。

対応としては、痛みを極力与えず、短時間で手際よく、安全に歯の治療を終了させます。

具体的には母親の協力を得つつ、歯科衛生士《しかえいせいし》あるいはネット（抑制帯《よくせいたい》）などでからだが動かないようにして開口器《かいこうき》などを用い、治療を行います。この際、たとえ言葉が十分理解できないとしても、できるかぎり子どもの年齢にみあう言葉で、やさしく励ましながら処置を行います。

◆3～4歳の子ども

3歳を過ぎた頃から精神的な発達、言語の発達が著しくなり、自分をはっきり認識できるようになると同時に社会性も芽生え、他人とのコミュニケーションができるようになりますが、一方、反抗的にもなりやすいようです。したがって、歯科治療は痛くこわいものであると経験あるいは認識すると、泣き叫ぶなどの診療拒否の形をとります。

そこで子どもの歯科治療にあたって、歯科医師は痛みを可及的に与えないようにして、歯科治療は決してこわくないということを経験させるようにします。その際には、恐怖心を抱かせないよう器具を見せながら説明し、良い行動がでたときはおおいに誉《ほ》め、悪い行動がでたときは叱《しか》りますが、これもテクニックですので、お母さん方に理解してほしいのです。

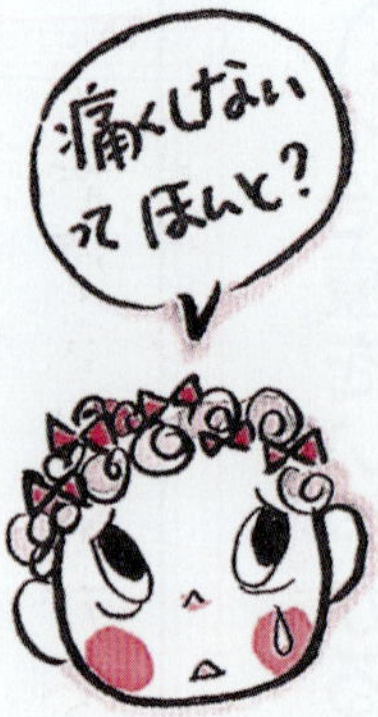
痛くしないってほんと？

また治療室にお母さんがいますと子どもの関心は母親に取られ、歯科医師との信頼関係を築きにくくなるときが多いので、そのようなときはお母さんに治療室から出てもらうことがあります。

治療が終わったら「よく頑張ったね」と誉めてください。そして家庭でも全員で誉めてください。

そのことから自信を持ち、治療がスムーズに進みます。脅したり、恐怖を煽《あお》るような発言は厳《げん》に慎《つつし》んでください。「悪いことをしたら、言うことを聞かなかったら歯医者に連れていきます」などと言われますと、歯科医師の努力も水泡に帰《き》してしまいます。

◆5歳以上の子ども

この頃になると社会性もかなり発達し、通常は歯科治療に対して適応できるようになっています。しかし、過去に歯科に対する強い恐怖心や痛い記憶が残っていると、抜歯や注射に対して強い拒否反応を示し、歯科医師をてこずらせることがあります。そのような場合は小児歯科《しょうにしか》専門医に診てもらい、行動を変容させる方法や、種々の鎮静法《ちんせいほう》を併用して対応します。

高学年あるいは成人になっても極度な歯科恐怖を抱くということのないためにも、低年齢時への歯科医師の対応が重要となるわけです。

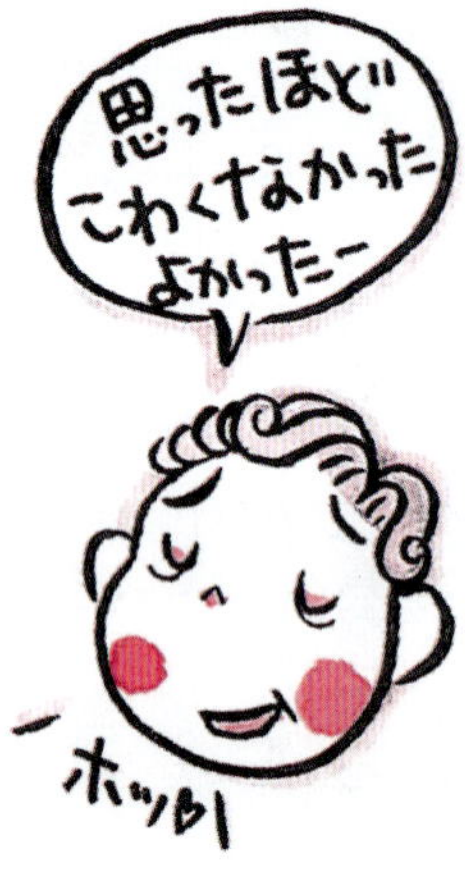
思ったほどこわくなかった
よかったー
ホッ

子どもの歯の治療とエックス線写真

◆エックス線写真の必要性

子どもの歯を治療する際には、前もって診断をくださなければなりません。成人や学童であれば、問診《もんしん》によりある程度診断に予測がつけられます。しかし子どもでは本人に問診するのはむずかしく、保護者から部位、症状などを聴取しますが、不完全であることが多いのです。そこでエックス線写真（**図1**）を撮《と》ることがきわめて重要になります。

しかし子どもの中には、いやがって泣いてしまい、撮影ができないことがあります。そのようなときには＊行動変容技法《こうどうへんようぎほう》を用いて撮影したり、保護者にフィルムを押さえてもらったり、口の中にフィルムを入れるのではなく、口の外に大きなフィルムを置いて撮影する方法などを用います（**図2**）。

では、そこまでしてどうしてエックス線写真を撮るのかについて、少しお話しします。

健康な乳歯は、心身の成長発達期にある小児にとってただ単に噛《か》む機能、発音、表情を形づくるな

用語解説

＊行動変容技法《こうどうへんようぎほう》

歯科治療中での患児の行動を歯科治療を行いやすいようにする技法。

例をあげると、弱い刺激から徐々に強い刺激に対応できるようにする系統的脱感作法。治療中に好ましい行動がでたら誉める（正の強化子）、好ましくない行動がでたら叱る（負の強化子）を交互に行い、歯科治療に協力的にさせるオペラント条件づけ法などがあります。

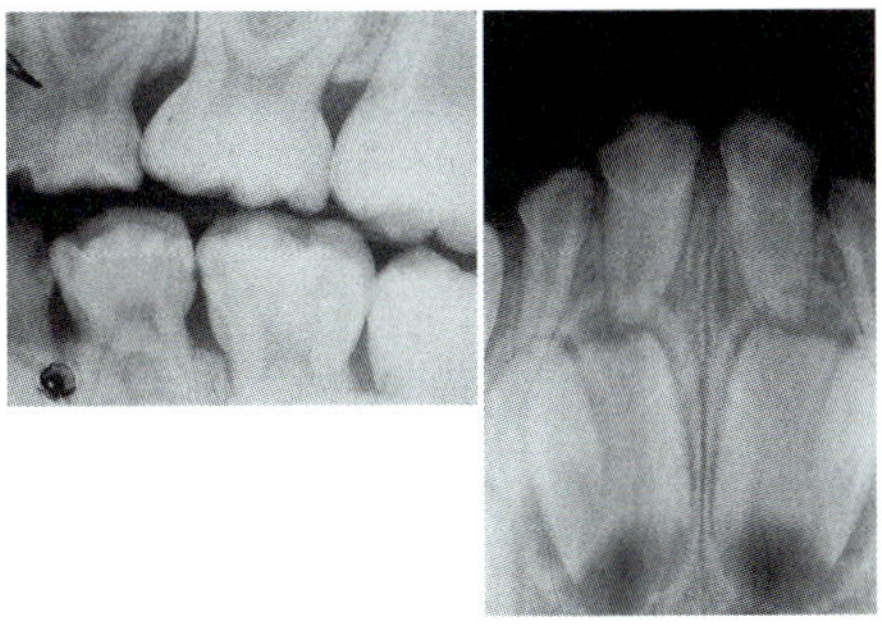

図1　デンタル・エックス線写真

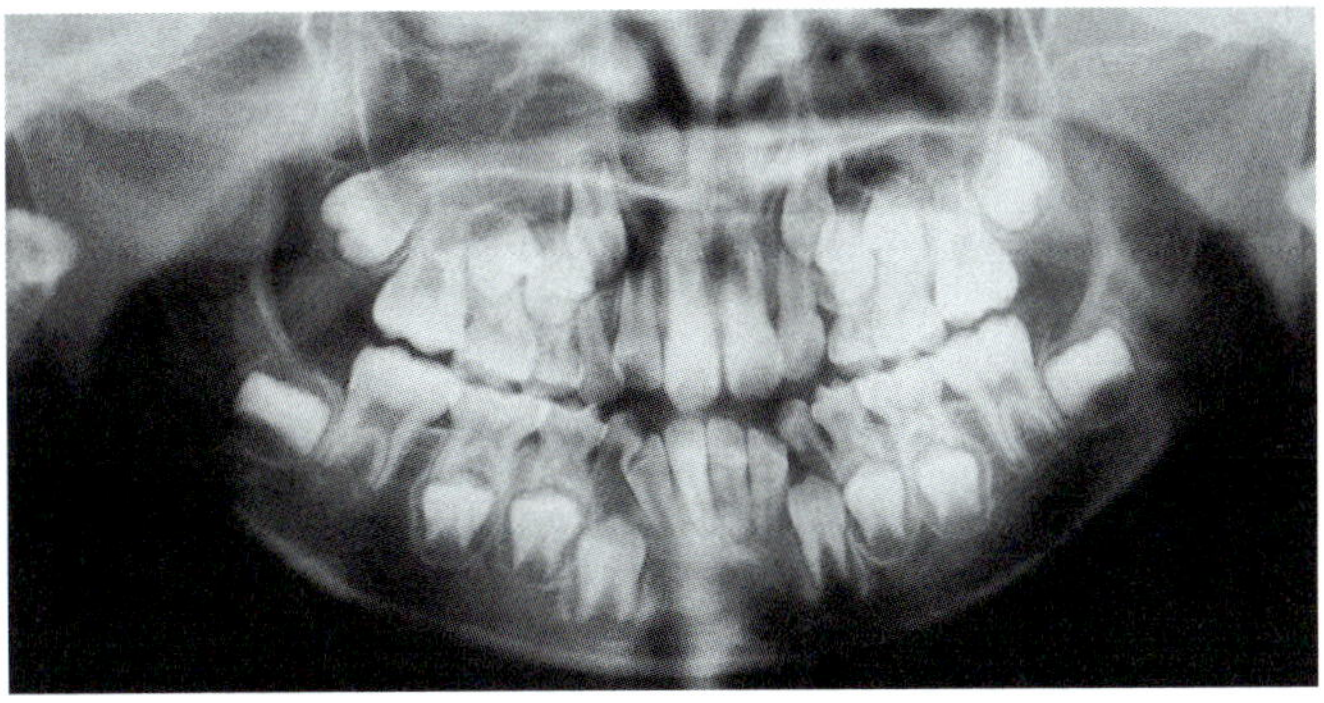

図2　オルソパントモグラフ

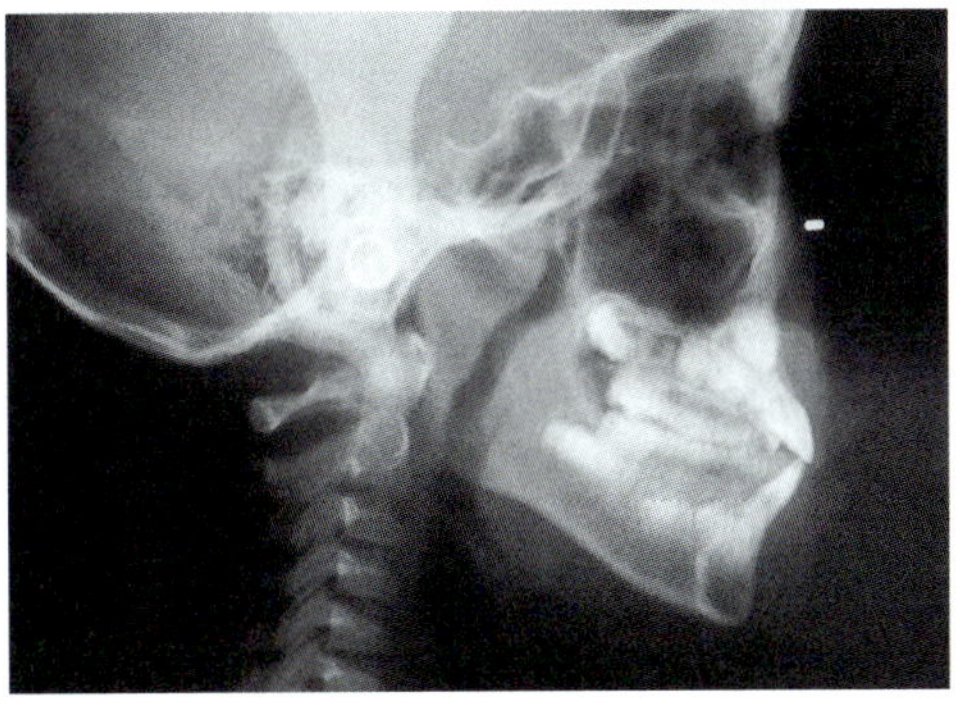

図3　セファログラム

どのためにだけであるのではなく、将来の健康的で美しく整った永久歯列《えいきゅうしれつ》を確保するためにも非常に重要な役割をもっています。しかし子どものむし歯（齲蝕《うしょく》）、歯の外傷《がいしょう》などは、診断がつきにくいばかりでなく、顎《あご》の中では永久歯が成長しており、処置を誤ると永久歯にも大きな傷害を与えます。治療する乳歯とその下の永久歯の関係を知るためには、エックス線写真は必須なのです。

また、顎の成長状態を知ることは将来の歯ならび、噛《か》み合わせを予測するうえで大事なことです。そこで、頭蓋《とうがい》の横から、規格されたセファログラム（図3）という規格エックス線写真を撮ります。

このように、治療上なくてはならないエックス線写真ですが、保護者の方はエックス線被曝《ひばく》の害を心配されます。

◆歯科エックス線写真検査によるリスク

個人のリスクとは、放射線被曝により、将来被曝者の子孫に起こるかもしれない重篤《じゅうとく》な遺伝的損傷、あるいは被曝者個人に起こるかもしれない白血病あるいは悪性腫瘍《しゅよう》の発生する確率（危険率）を言います。

通常は、一〇〇万人に何人ということで、10^{-6}で表示します。そうしますと歯科エックス線写真検査によるリスクは10^{-8}〜10^{-7}のレベルできわめて低いものです。また歯科エックス線撮影は対象が生殖器から離れていますが、そのうえに生殖器を防護すれば、さらにリスクを減じられます。

◆患者の防護

たとえエックス線被曝量が微少といえども、その線量を減じるに越したことはありません。そのために含鉛《がんえん》エプロンを着用してもらいます。含鉛エプロンの効果は、含まれる鉛の厚さによって異なりますが、鉛の厚さ0・25㎜に相当するエプロンであれば一〇〇分の一に減少します。

以上のようなことから、歯科エックス線検査として用いるレントゲン量はきわめて微量ですので、心配は無用です。

エックス線写真が得られれば、どんな処置が必要であるかが正確に判断できますので、躊躇《ちゅうちょ》せずにエックス線検査を受けてください。

歯科の治療に用いられる麻酔《ますい》

子どもの歯科治療でもっとも大切なことは、できるかぎり痛みを与えないことです。一度強い痛みを与えると、歯科に対して恐怖心を抱き、泣き出すこととなります。ですから歯を削るとか抜歯だけでなく、ラバーダム（136ページ、コラム「ラバーダムってなーに」参照）を装着する際にも麻酔薬を用います。また、歯科治療への恐怖心を減らしたり、痛みの閾値《いきち》（感覚受容器《かんかくじゅようき》の興奮を起こさせるのに必要な最小の刺激量）を上げる、あるいは嘔吐反射《おうとはんしゃ》をおさえるなどの目的で鎮静法《ちんせいほう》ということも行います。

このように、麻酔といってもいろいろ種類があります。

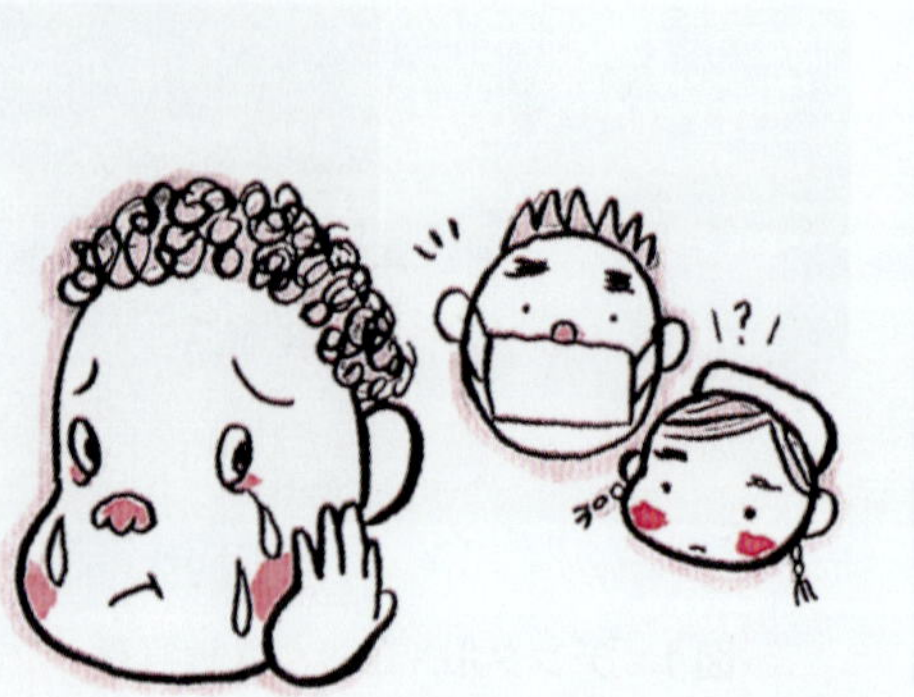

◆全身麻酔《ぜんしんますい》

この麻酔は完全に意識がなくなりますので、おもに行動管理が困難な心身障害児の歯科治療時に用いますが、3歳以下の幼児で、齲蝕歯《うしょくし》（むし歯）の本数が多いときにも使われます。コミュニケーションがむずかしい子どもの歯科治療には便利ですが、専門の設備、入院施設と麻酔専門医が必要で、通常の歯科医院では行われません。

◆局所麻酔《きょくしょますい》

頻繁に使われる麻酔で、子どもの歯科治療ではおとな以上に必要とされます。注射は痛く、恐《こわ》いものとの認識を抱いていると思いますが、小児歯科医は痛みを与えないテクニックを持っていますので安心してください。

これに用いられる麻酔薬は、リドカインといってもっとも安全な薬で、ショックを起こす心配は皆無に等しいです。あえて併発症をあげると術後の咬傷《こうしょう》です。術中は完全に無痛状態で、治療が終了しても麻酔処置後1～2時間ほど効果が続きますから、ときに子どもは唇あるいは舌を噛《か》んでしまって傷を作ります。ひどいときは唇が腫《は》れることがありますが、時間とともに治癒《ちゆ》しますので心配はいりません。

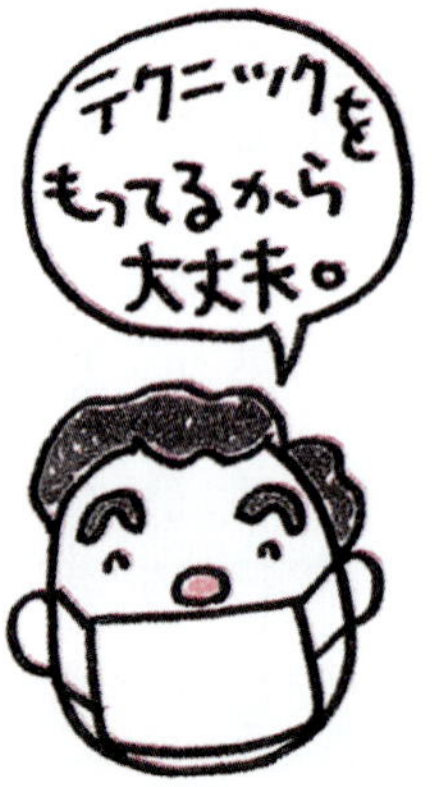

◆表面麻酔《ひょうめんますい》

先の局所麻酔、すなわち注射をするときに、この表面麻酔を最初の注射針の刺入《しにゅう》部位に塗布《とふ》しますと、針を刺しても痛みません。注射麻酔するときには必ず用い、痛みを極力抑えます。

それ以外に使用法としては、ラバーダムをするとき、あるいは口内炎などがあって口が開けにくいとき、嘔吐反射《おうとはんしゃ》が強いときなどです。

◆鎮静法《ちんせいほう》

これには飲み薬、静脈《じょうみゃく》注射薬、坐薬《ざやく》として使う方法と笑気《しょうき》ガスを吸入する方法がありますが、使いやすさと安全性から一般に笑気吸入鎮静法《しょうききゅうにゅうちんせいほう》が用いられます。これは20～30％の亜酸化窒素《あさんかちっそ》と70～80％の酸素の混合ガスを吸引しますからきわめて安全で、恐怖心を低下させ、疼痛閾値《とうつういきち》も高められますが、協力が得られることが前提で、泣き叫ぶ子どもには使用できません。

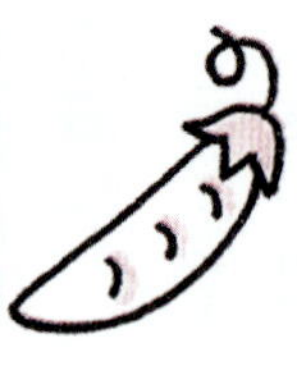

歯を抜いた後の注意

歯を抜いた後は、保護者の方はたいへん心配なことと思います。そのなかでも特に血が止まらなかったら、熱が出たら、痛みが出たらどうしようと戸惑《とまど》われます。歯科医師もまったく同じことを配慮しています。すなわち、患児は血が止まりにくい疾患に罹《かか》っていないか、先天性心疾患のように感染を起こしやすい疾患に罹《かか》っていないか、あるいはショックを起こしやすい内分泌疾患に罹患《りかん》していないかなどです。

　もし血が止まりにくい出血傾向のある子どもには、血液凝固因子《ぎょうこいんし》などを補充して抜歯しますし、易《い》感染性《かんせんせい》の子どもには術前、術後に抗生剤を投与し、易ショック性の子どもにはあらかじめステロイド剤などを投与します。

　では、健康な子どもはあまり心配なことは起こらないということになりますが、まったく心配がないわけでもありません。そのため守っていただきたい注意があります。

　なお歯科医院から帰るときには、血が止まっていることを確認してから帰宅を許可します。

◆注意事項

①抜歯《ばっし》をした後は吸う行動はしないでください

　せっかくできた血餅《けっぺい》（かさぶた）を吸うことで、それが創部《そうぶ》から取れてしまい、後出血《こうしゅっけつ》を起こします。

②抜いたところで噛《か》まないでください

　血餅は弱々しいので、噛むと壊れて後出血を起こします。

③唾液を強く吐き出さないでください

　血餅が壊れたり、強く吐き出すために吸う運動も生じることから、後出血《こうしゅっけつ》を起こします。

④頻回にうがいをしないでください

⑤運動は避けてください

　心拍数や血圧が上がり、出血を起こしやすくなります。

⑥入浴は避けてください

　心拍数や血圧が上がり、出血を起こしやすくなると同時に、創部に雑菌が入る可能性があります。

◆もし出血が見られたら

　歯科医院では止血《しけつ》を確認してから帰宅を許しますが、帰宅後に種々な理由でわずかな出血を見ることがあります。ほとんどの場合、心配いりません。また朝起きたときにシーツが血で一杯であったとの話を受けることがありますが、そのほとんどが唾液であり、もし純粋な出血であったならば「血もり」となります。

　抜歯後にわずかに出血することはよくあることですので、心配はいりません。もしなかなか止まらない場合は、清潔なガーゼやティーバッグを15分間ぐらい噛《か》んだままにしていてください。それでも止まらない場合は、歯科医院を受診してください。

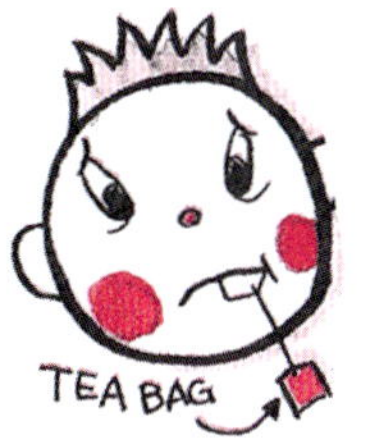

◆もし痛みや腫《は》れが出たら

　歯を抜いた後に痛みが出たら、歯科医師が用意する鎮痛剤を服用してください。手術をしたのなら別ですが、歯を抜いただけなら、何回も鎮痛剤を服用するほどのことはありません。しかし、腫《は》れたり出血斑《しゅっけつはん》が出たり、持続性の強い痛みがあったら、歯科医院を受診してください。

歯科医院で出す薬

　歯は全身とあまり関連していないのではないか、とお考えの方がまだ多くいらっしゃいます。初診時、既往歴《きおうれき》の聴取をいたしますが、からだのことを詳しく話をしてくれない方とか、その必要はないと思っている方もいるようです。むし歯（齲蝕《うしょく》）、歯周病《ししゅうびょう》だけでなく、顎骨炎《がくこつえん》、口腔粘膜疾患《こうくうねんまくしっかん》、顎関節症《がくかんせつしょう》、口腔腫瘍《こうくうしゅよう》などは全身へ影響を与えるのみならず、全身状態によっても大きく様相を変えます。

　口腔《こうくう》疾患の治療として、感染予防として、あるいは疼痛《とうつう》への対応として術前、術中、術後、に薬を出しますので、それらについて細かく記します。

◆治療薬として

歯髄《しずい》、歯肉《しにく》の炎症をはじめ、歯科疾患の多くは細菌感染症であり、症状としては腫《は》れたり、痛んだり、膿《う》んだりします。そのため、細菌感染を抑え、腫脹《しゅちょう》を抑え、痛みを抑える薬が多く出されます。

しかし歯と口の病気は風邪《かぜ》のような内科疾患と異なり、歯科的な処置を行ったうえで、薬の効果により治癒《ちゆ》します。

おもな薬としては、抗菌剤、抗炎症剤、鎮痛剤、解熱鎮痛消炎剤《げねつちんつうしょうえんざい》であり、患児の状態、症状などにより処方が異なります。また同じ抗菌剤においても、その疾患を起こした菌（起炎菌《きえんきん》）によりいろいろな種類があります。幼児では細菌感染のほかに種々なウイルス感染症が見られ、口腔《こうくう》症状が発現するものに疱疹性歯肉口内炎《ほうしんせいしにくこうないえん》、手足《てあし》口病《くちびょう》、ヘルパンギーナなどがあります。その治療として抗ウイルス

コラム：ラバーダムってなーに

ラバーダムというのは、治療する歯だけを露出させ、それ以外の歯をゴムのシートでおおってしまう歯科用の器具を言います。

歯の治療には、エアータービンといって1分間に50万回転もする歯を削る機械や、先の尖った器具あるいは刺激のある薬などを頻用します。特に子どもは治療中に急にからだを動かしたり、舌を動かしたりするので、口腔粘膜《こうくうねんまく》や舌などを誤って傷つけたり、刺激のある薬を口腔粘膜に触れて炎症を起こしたり、あるいは誤って器具を飲ませてしまうなどの危険をともなうことになります。

また、高速回転する器械で歯を削るときは、生じる高熱で歯《し》髄《ずい》（歯の神経）が死んでしまうのを防ぐため注水下で歯を削ります。このとき、ラバーダムがないと口の中に水が溜まり、子どもは苦しくなってしまいます。

このように、ラバーダムは歯科治療には欠かせないものであり、特に子どもの治療には必須なものです。

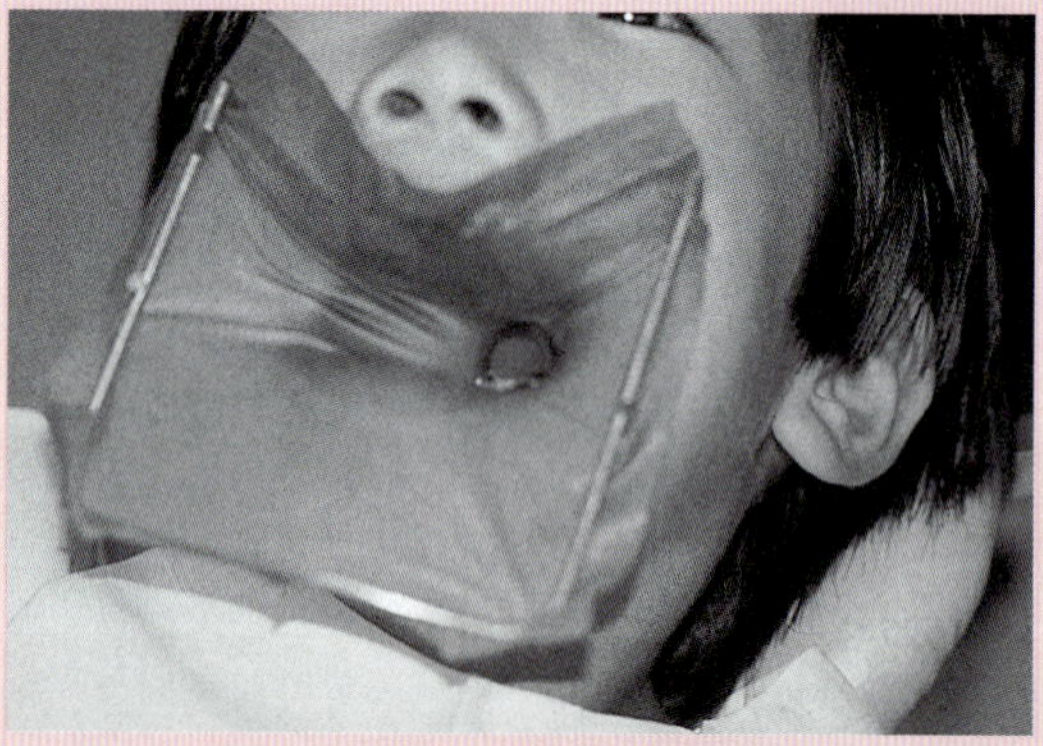

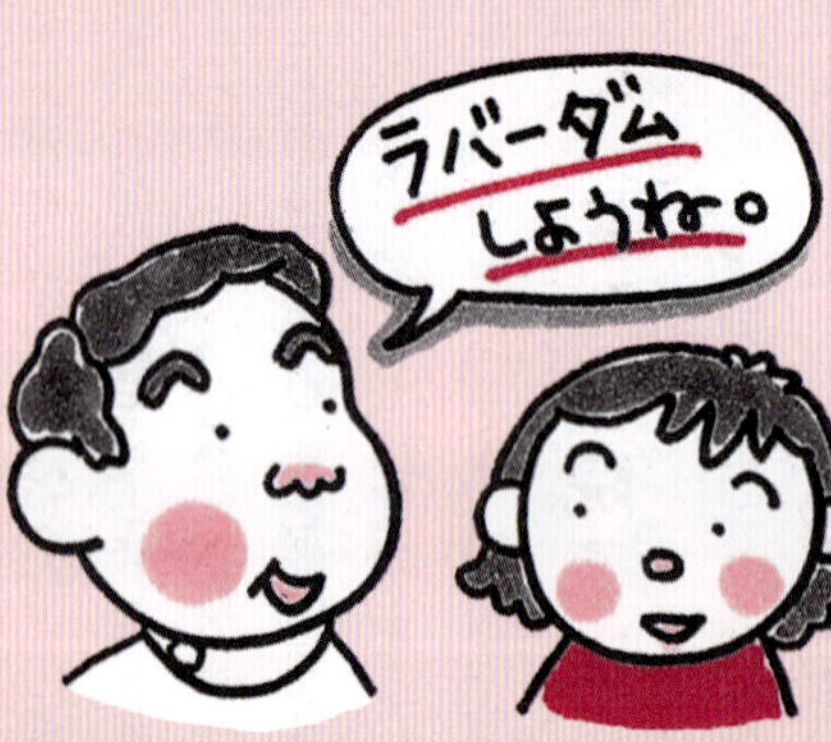

簡単にラバーダムの利点を箇条書きします。

①口腔粘膜、口唇などに傷害を与える危険性がなくなる
②器具などを誤って飲み込ませる危険性がなくなる
③処置する歯だけが見えるため、治療しやすい
④唾液中の細菌などから治療中の歯を隔離でき、無菌的操作ができる
⑤注水が口腔内に溜まらず嘔《おう》吐《と》、不快感から解放される
⑥歯科医師は安心して、また見やすいことから、能率的に治療ができる

あえて欠点としては以下のものがあげられます。

①鼻がつまっている子どもには使用しにくい
②齲蝕《うしょく》（むし歯）がひどい場合は使用できないことがある
③歯科医師にとっては利点でもあるが、患者と話ができない

（前田　隆秀）

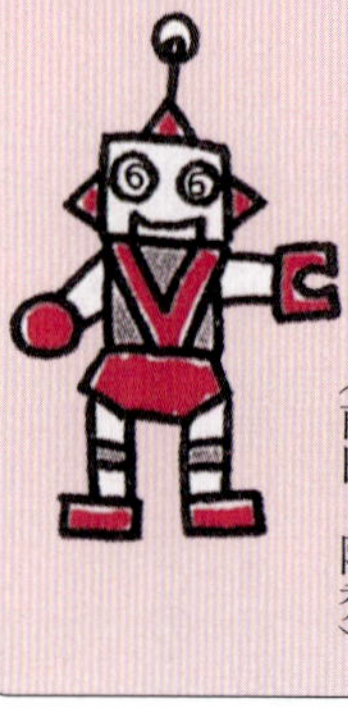

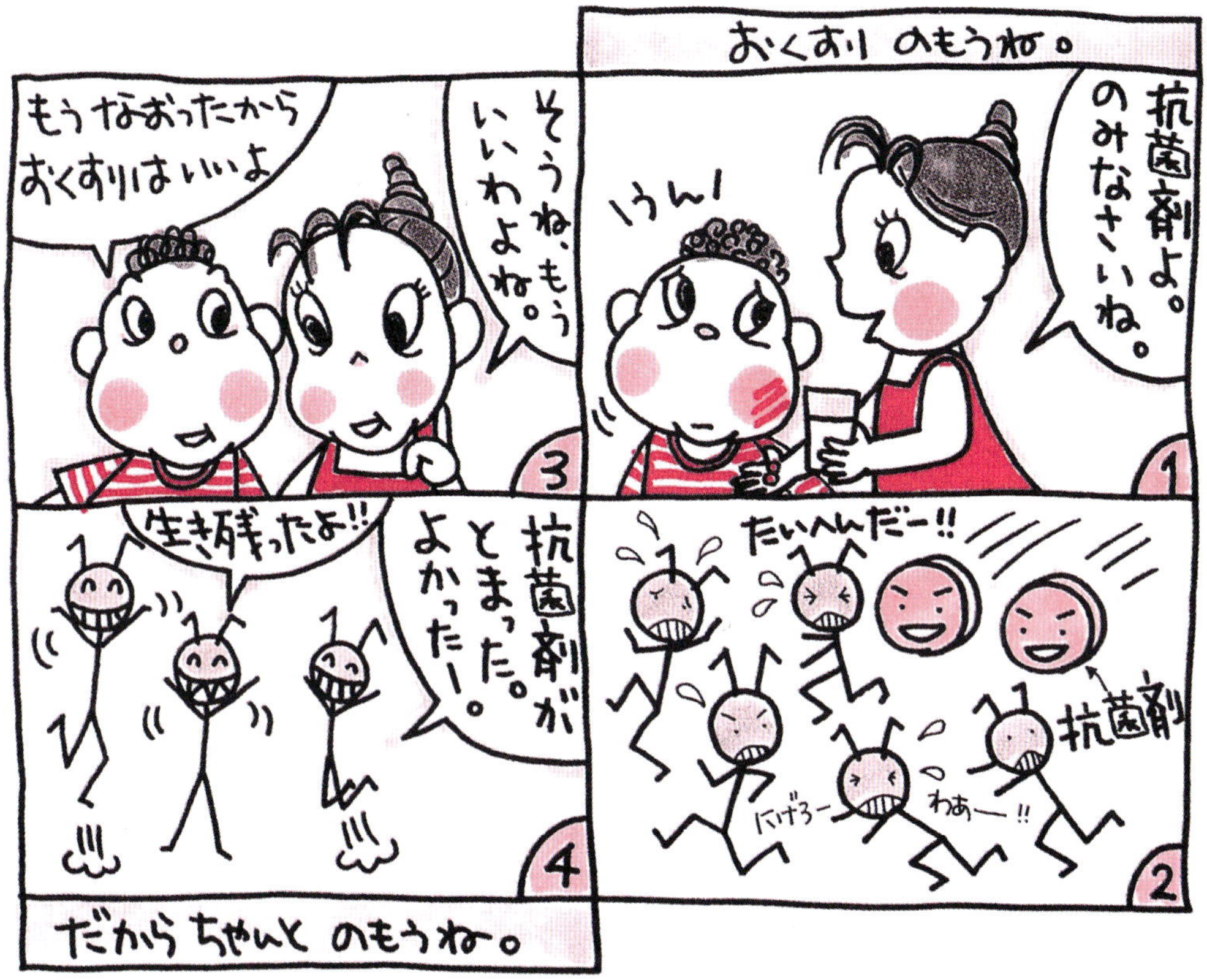
おくすり のもうね。
抗菌剤よ。のみなさいね。
うん！
たいへんだー!!
抗菌剤
にげろー
わあー!!
もうなおったから おくすりはいいよ
そうね、もういいわよね。
生き残ったよ!!
抗菌剤がとまった。よかったー。
だからちゃんと のもうね。

剤を出すこともあります。

一方、口腔内《こうくうない》アフタなどには副腎皮質ホルモン剤軟膏を出します。

◆感染予防薬《かんせんよぼうやく》として

先天性疾患や代謝疾患を持つ小児は、細菌や真菌《しんきん》などに感染しやすく、また感染を受けると重篤《じゅうとく》となるため、歯科治療中に薬の血中濃度がピークになるよう、治療前に抗菌剤《こうきんざい》などを服用するよう指示することがあります。

◆抗不安薬《こうふあんやく》として

歯科治療に対して不安が著しく強かったり、泣き叫んで歯科治療がまったくできないときなどに、不安を減らしたり、行動が静かになるようにマイナートランキライザーなどを出すことがあります。

◆出された薬に対する注意

薬は必要により処方するのですから、歯科医師の指示に従って服用してください。また服用するときは、食事の前や後、または食事と食事の間、あるいは鎮痛剤《ちんつうざい》のように「痛いときに」などの指示があります。これは薬の特徴でもっとも効果があり、副作用が少ない指示ですので、勝手に変えないでください。抗菌剤《こうきんざい》などは症状が良くなったといって、勝手に服用を中止しないでください。耐性菌《たいせいきん》の問題が生じ、治癒《ちゆ》しにくくなります。

幼児の肝臓、腎臓の機能はほぼ成人と同じくらいに発達していますが、もし発疹、下痢《げり》などの症状が出ましたら服用を中止し、歯科医師に相談してください。

（前田　隆秀）

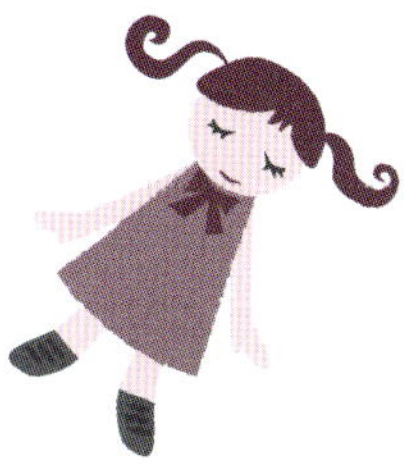

学齢期

18歳くらいまで
(永久歯交換期)

学齢期のこころとからだ

社会的な環境の中で
こころもからだも
成人に向かって悩み
発育します

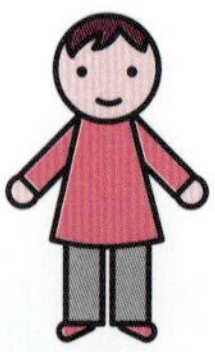

◆子どもたちの健康課題

昭和30年代では、寄生虫《きせいちゅう》・トラコーマ・結核などの伝染病やむし歯（齲蝕《うしょく》）などが子どもの重要な健康課題であり、学校においてもさまざまな取り組みがなされてきました。

学校においては、健康診断や健康相談などの保健管理と、教科での学習や保健指導などを通じ、子どもが健康課題を理解し、自ら進んで自己管理を行うことができるようにすることを目的とする保健教育が行われてきました。

ところが、近年、都市化、少子高齢化、情報化、国際化などによる社会環境や生活環境に急激な変化が起こり、子どもの心身の健康に大きな影響を与えていると考えられます。たとえば、生活習慣の乱れ、いじめ、不登校などの精神的な課題、児童虐待《じどうぎゃくたい》のような家庭での課題、アレルギー疾患、性の問題行動や薬物乱用、感染症など、新たな課題が顕在化していると言われます。

　また、食についても、発育・発達の重要な時期にありながら、栄養素摂取の偏り、朝食の欠食《けっしょく》、小児期における肥満の増加、思春期におけるやせの増加など、問題は多様化、深刻化し、生涯にわたる健康への影響が懸念《けねん》されるほど多くの課題があげられています。

　このような現代的な健康課題の解決をはかるためには、健康に関する課題を単に個人的な課題とするのではなく、学校、家庭、地域社会が連携して、社会全体あるいは地域全体で子どもの健康づくりに取り組んでいくことが必要です。

◆子どもたちの食育《しょくいく》と食《しょく》

　近年の食《しょく》をめぐる状況の変化は、おとなだけではなく子どもたちにもさまざまな問題が生じています。これに対処するために、平成17年6月に食育基本法《しょくいくきほんほう》が公布され7月に施行されました。

　この法律は「食育」に関する施策を総合的かつ計画的に推進し、現在および将来にわたる健康で文化的な国民の生活と豊かで活力のある社会の実現に寄与《きよ》することなどを目的としています。

　食育基本法では、

『食育は、生きる上での基本であって、教育の三本の柱である知《ち》育《いく》、徳育《とくいく》、体育《たいいく》の基礎となるべきもの』と位置付けられています。

　また、『さまざまな経験を通じて、〝食〟に関する知識と〝食〟を選択する力を習得し、健全な食生活を実践することができる人間を育てるものとして食育の推進が求められる』とされています。

　この食育基本法に基づいて作成された食育基本計画には「家庭における共食《きょうしょく》を通じた子どもへの食育の推進」があげられています。

『子どものころに身に付いた食習慣をおとなになって改めることは困難であり、子どものうちに健全な食生活を確立することは、成長段階にある子どもが、必要な栄養を摂取し健《すこ》やかな体を作り、生涯にわたって健全な心身を培《つちか》い、豊かな人間性をはぐくんでいく基礎となる。このため、日常生活の基盤である家庭において、子どもへの食育の取組を確実に推進していくことは重要な課題である』と述べています。

　特に、家族が食卓を囲んで共に食事を摂《と》りながらコミュニケーションをはかる「共食《きょうしょく》」は、食育の原点であり、子どもへの食育を推進していく大切な時間と場であると考えられることから、家族との共食を可能な限り推進するように求めています。

　家族との共食の際は、子どもたちに、食卓を囲む家族の団らんによる食の楽しさを実感させるとともに、食事のマナーや挨拶《あいさつ》習慣など、食や生活に関する基礎の習得ができるように配慮することが大切です。

◆「生きる力」をはぐくむ学校での歯・口の健康づくり

　「生きる力」は、平成8年に中央教育審議会の答申《とうしん》で示した概念です。

『いかに社会が変化しようと、自分で課題を見つけ、自ら学び、自ら考え、主体的に判断し、行動し、よりよく問題を解決する資質や能力であり、また、自らを律しつつ、他人とともに協調し、他人を思いやる心や感動する心など、豊かな人間性であると考えた。たくましく生きるための健康や体力が不可欠であることは言うまでもない。我々は、こうした資質や能力を、変化の激しいこれからの社会を〝生きる力〟と称することとし、これらをバランスよくはぐくんでいくことが重要であると考えた』とあります。

　このような「生きる力」は、現代社会を乗り切るために子どもたちに必要な力と考えられます。学校における、歯・口の健康づくりは、「生きる力」を子どもたちにはぐくむ重要な学習材(教材)となっています。

　文部科学省が平成23年に出した

『「生きる力」をはぐくむ学校での歯・口の健康づくり』（学校歯科保健参考資料）には、次のように述べられています。すなわち、

『歯・口の健康づくりは、健康づくりに関する多くの題材の中で、先に述べたように生活習慣病の学習材（教材）として適しているばかりでなく、①鏡を見れば自らが観察できる対象であること、②歯が生えかわったり萌出《ほうしゅつ》したりすることを容易に実体験することができ、生への畏敬の表出や興味・関心が持ちやすいこと、③知識・理解が容易であること、④行動した結果が自己評価しやすいこと、⑤話題の共通性に富んでいること、など子どもを対象とした健康教育題材として大変有効である。さらに、歯垢《しこう》が沈着して歯肉炎を起こしているようなケースでは、歯垢を除去することで歯肉炎《しにくえん》が改善することから、原因と結果の関係さえも示すことができ、思考力・判断力の形成に役立つと考えられる。このような「歯垢《しこう》を除去すれば歯肉炎が改善する」などの一連の学習と気付きは、問題発見・問題解決型の学習となる。さらに、朝や就寝前の歯みがき、あるいは規則的な間食の摂取などの行動は、子ども自身が自らを律することが必要であるばかりでなく、生命を尊重する態度の育成など、豊かな人間性をはぐくむことにつながる。すなわち「生きる力」の育成に直結した学習材（教材）であると言える』と言うことです。

◆歯と口の健康づくりは心身の育成に役立つ

保護者の方は、「歯」と聞くと、すぐに治療を思い浮かべ、抜かれる、削る、痛い、などとマイナス・イメージを持っておられるようですが、現在は、歯と口の健康づくりを通じて全身の健康づくり、豊かな心の育成、粘り強さの育成など、人間としての基本的な心身の育成に役立つことがわかっています。その理由として、いくつかのことが考えられます。

コラム：学校における歯・口の健康づくり活動は自律的な健康行動へのいざない

人の生涯にわたる健康づくりは、乳児期のように自らの健康が概ね保護者等の手にゆだねられ管理されている「他律的健康づくり」の時期から、成人期以降の自らの思考・判断による意志決定や行動選択による「自律的な健康づくり」へと移行していかなければなりません。その大切な転換期が学齢期です（**下図**）。

換言すれば、歯・口の健康づくりを含む学校における健康教育のあり方が、国民の一生の健康づくりの方向や質を決定すると言え、それだけに学校における健康教育を一層重視する必要があります。

心身共に健康な国民の育成は、教育基本法において教育の目的としているところでもあり、教育によって子ども一人ひとりの生涯にわたる健康づくりの基礎を培《つちか》うことが極めて重要です。

（安井　利一）

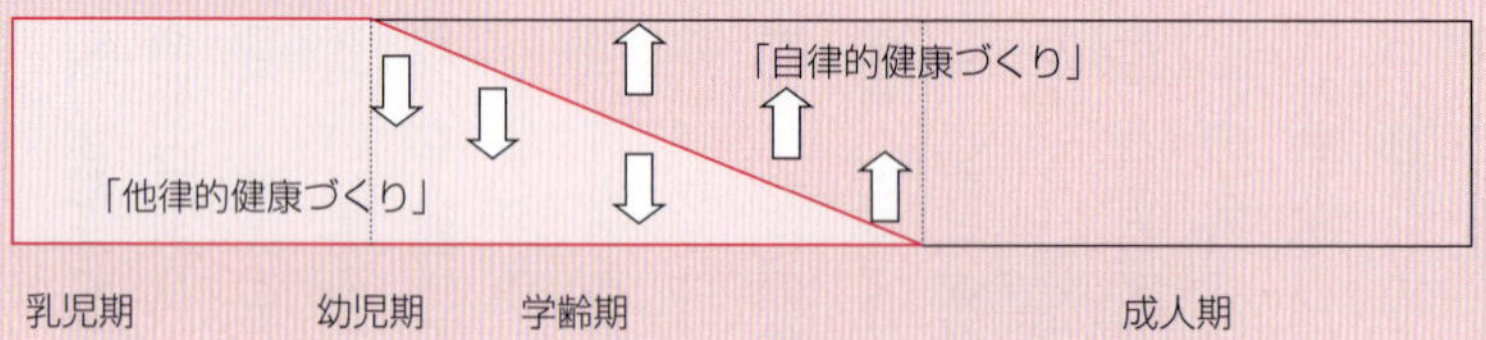

生涯にわたる健康づくりからみた学齢期の重要性
（文部科学省：「生きる力」をはぐくむ学校での歯・口の健康づくり）

▼生きている自分がいる

第一に、歯と口の状態は、観察できるということです。歯が生《は》えてくるときに歯肉《しにく》を破って永久歯《えいきゅうし》がチョット顔を見せてきたら、しっかりとその状態を見せてあげてください。生きている自分がいるということ、発育している自分がいるということを、よく認識させてあげてほしいと思います。「あなたのからだは一生懸命生きているんだね」、「友達のからだもみな、同じように一生懸命生きているかな」などの問いかけは子どもたちが生命を思い、からだを可愛がってあげようとする意識に必ず訴えるものがあると思います。そしてまた、むし歯や歯肉炎《しにくえん》を見つけ出す観察眼を持つことによって、病気を見る目も養われることでしょう。

▼規則的な生活習慣と粘り強さ

第二に、歯と口の健康を保持し、増進するためには、歯みがきの正しい習慣が養われなければなりませんし、間食もダラダラ摂《と》るような生活は避けなければなりません。歯みがきをするためには、就寝前の眠い時間でもがんばらなければなりませんし、朝食後に歯みがきをするためには、学校へ行くぎりぎりまで眠っているようなことはできません。規則的な生活習慣と、それを維持するための粘り強さが必要になるでしょう。

実は、歯科保健活動が熱心に行われている学校では、子どもたちが爽《さわ》やかで、生き生きして活気に満ちているという報告があるくらいなのです。「歯がキラキラしてくると、目もキラキラしてくる」と言われているのです。

▼家族が自分を支援してくれている

第三に、歯と口の健康づくりのためには、家族みんなが協力する必要があります。子どもだけが、就寝前に歯をみがき、間食を規則的に摂ろうとしても、たとえば、ご両親や兄弟姉妹が歯もみがかない、間食もダラダラ摂る、というような状況では実行しようにもできないことになってしまいます。「お母さんも一緒に歯をみがくよ」、「お父さんもダラダラ食べないように気をつけるよ」というような励ましが家庭全体で必要になります。

家族が自分のことを支援してくれている、大切に思ってくれているという気持ちは、子どもたちにとって、どれほど心強さを感ずることでしょう。

そして、歯と口の問題は、ご両親や祖父母にとっても話しやすい経験談なのではないでしょうか。お母さんが子どもの頃、夜中に歯が痛くなって眠れなかった話や、お爺さんが入れ歯を最初に入れたときの苦労話などは、勉強の話と異なり、子どもたちにもストレスにならない会話となって、子どもたちとのコミュニケーションに役立つはずです。

（安井　利一）

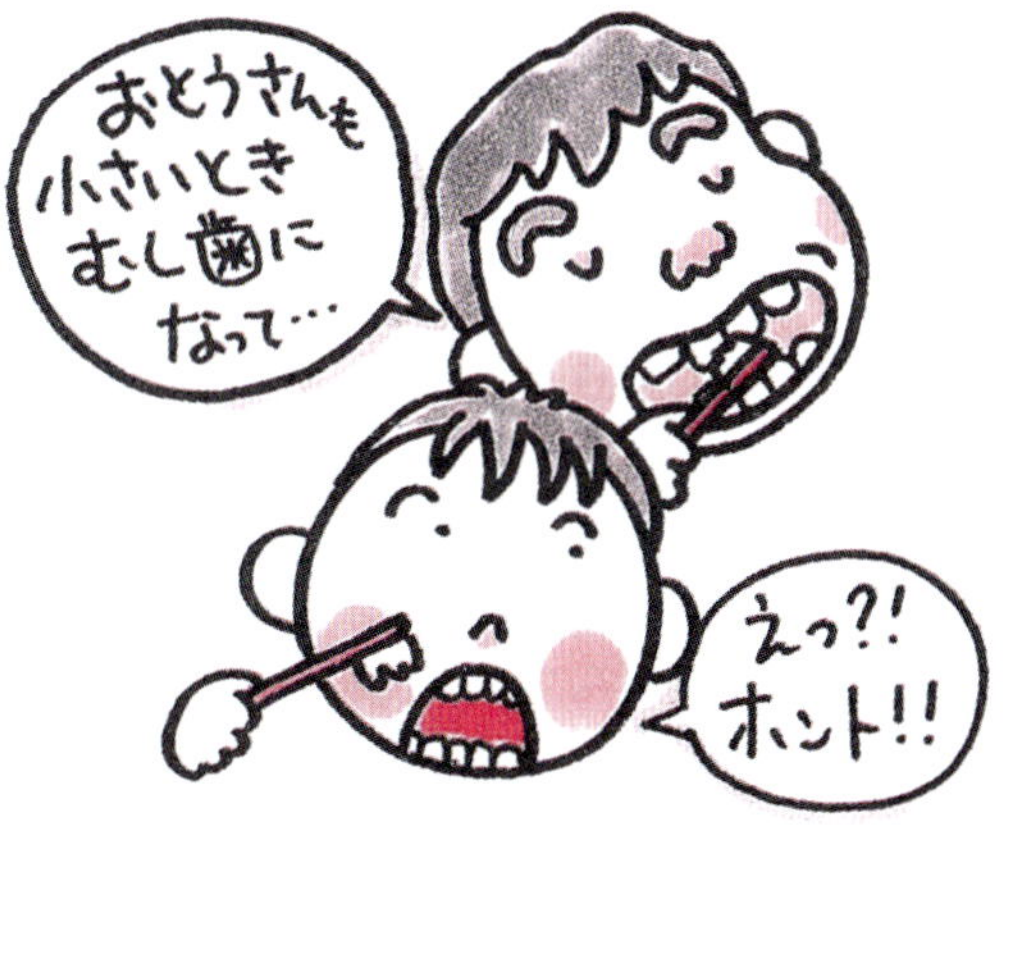
おとうさんも小さいときむし歯になって…
えっ?!ホント!!

コラム：平成24年版食育白書「家庭における食育の推進」

1．現状と今後の方向性

食に関する情報や知識、伝統や文化等については、従来、健全な生活習慣の形成の一環として、地域の中で共有され、世代を超えて受け継がれてきました。

しかしながら、ライフスタイルの変化や食の外部化等、食をめぐる環境変化のなかで、食習慣の乱れなどが生じています。このため、国民一人ひとりが家庭や地域において自分や子どもの食生活を大切にし、男女共同参画の視点も踏まえつつ健全な食生活を実践できるよう、適切な取り組みを行うことが必要であります。

2．取り組むべき施策

子どもの父母その他の保護者や子ども自身の食に対する関心と理解を深め、健全な食習慣を確立するため、国は以下の施策に取り組むとともに、地方公共団体等はその推進に努めます。

（生活リズムの向上）

朝食をとることや早寝早起きを実践すること等、子どもの基本的な生活習慣を育成し、生活リズムを向上させるため、全国的な普及啓発活動を行うとともに、地域ぐるみで生活リズムの向上に取り組む活動を推進する。

（子どもの肥満予防の推進）

生活習慣病につながるおそれのある肥満を防止するためには、子どもの時期から適切な食生活や運動習慣を身に付ける必要があることにかんがみ、子どもの栄養や運動に関する実態を把握するとともに、栄養と運動の両面からの肥満予防対策を推進する。

（望ましい食習慣や知識の習得）

家族が食を楽しみながら望ましい食習慣や知識を習得することができるよう、学校を通じて保護者に対し、食育《しょくいく》の重要性や健康美を含めた適切な栄養管理に関する知識等の啓発に努める。また、家庭における食育の推進に役立てるため、食育に関する内容を含め家庭でのしつけや子育てのヒント集として作成した家庭教育手帳を乳幼児や小学生等を持つ保護者に配付し、その活用を図る。

（妊産婦や乳幼児に関する栄養指導）

妊産婦の安全な妊娠・出産と産後の健康の回復に加えて、子どもの生涯にわたる健康づくりの基盤を確保するため、妊産婦等に対する栄養指導の充実を図る。具体的には、平成18年2月に作成・公表した「妊産婦のための食生活指針」の普及啓発を進めるとともに、妊産婦の健康課題やその対策について明確にするための調査研究を行う。

また、乳幼児期は心身機能や食行動の発達が著しい時期であることから、乳幼児期から思春期に至る発育・発達段階に応じた食育を推進することを目的として平成16年2月に作成・公表した「楽しく食べる子どもに～食からはじまる健やかガイド～」の普及啓発を進めるとともに、母乳育児の推進等を盛り込んだ授乳・離乳の支援ガイドを作成・配布するなどし、親子の心のきずなを深めることにもつながるよう、保健医療機関等における乳幼児の発達段階に応じた栄養指導の充実を図る。

（栄養教諭を中核とした取り組み）

子どもに望ましい食習慣等を身に付けさせるためには学校、家庭、地域社会の連携が重要であり、学校と家庭や地域社会との連携の要である栄養教諭による積極的な取り組みが望まれる。このため、各地域の栄養教諭を中核として、学校、家庭、さらには地域住民や保育所、PTA、生産者団体、栄養士会等の関係機関・団体が連携・協力し、さまざまな食育推進のための事業を実施するとともに、家庭に対する効果的な働きかけの方策等の実践的な調査研究や食育に関する情報発信等を行う。

また、栄養バランスのとれた食事や家族そろって楽しく食事をとることの重要性等への理解を深めることができるよう、保護者や教職員等を対象とした食育の普及啓発や栄養教諭による実践指導の紹介等を行うシンポジウムを全国各地で開催する。

（青少年及びその保護者に対する食育推進）

食育を通じて青少年の健全育成を図るため、青少年育成に関するイベントや情報提供活動等において食育の普及啓発を推進する。

（安井　利一）

学齢期の歯と口の中の状態

子どもの歯列から
おとなの歯列へと
ダイナミックな歯の交換が
行われます

歯の交換《こうかん》の時期と順序

乳歯《にゅうし》から永久歯《えいきゅうし》への交換は6歳頃から始まり、その間、乳歯と永久歯が口の中で混在している状態を混合歯列《こんごうしれつ》と言い、学齢期がちょうどこの時期に相当します。

そして最終的には、成人前後になって生《は》えてくる第三大臼歯《だいさんだいきゅうし》（智《ち》歯《し》、親知らず）を含め、上顎《じょうがく》が左右16歯と下顎《かがく》が左右16歯の、上下合わせて32本の永久歯が生えてきます（図1）。

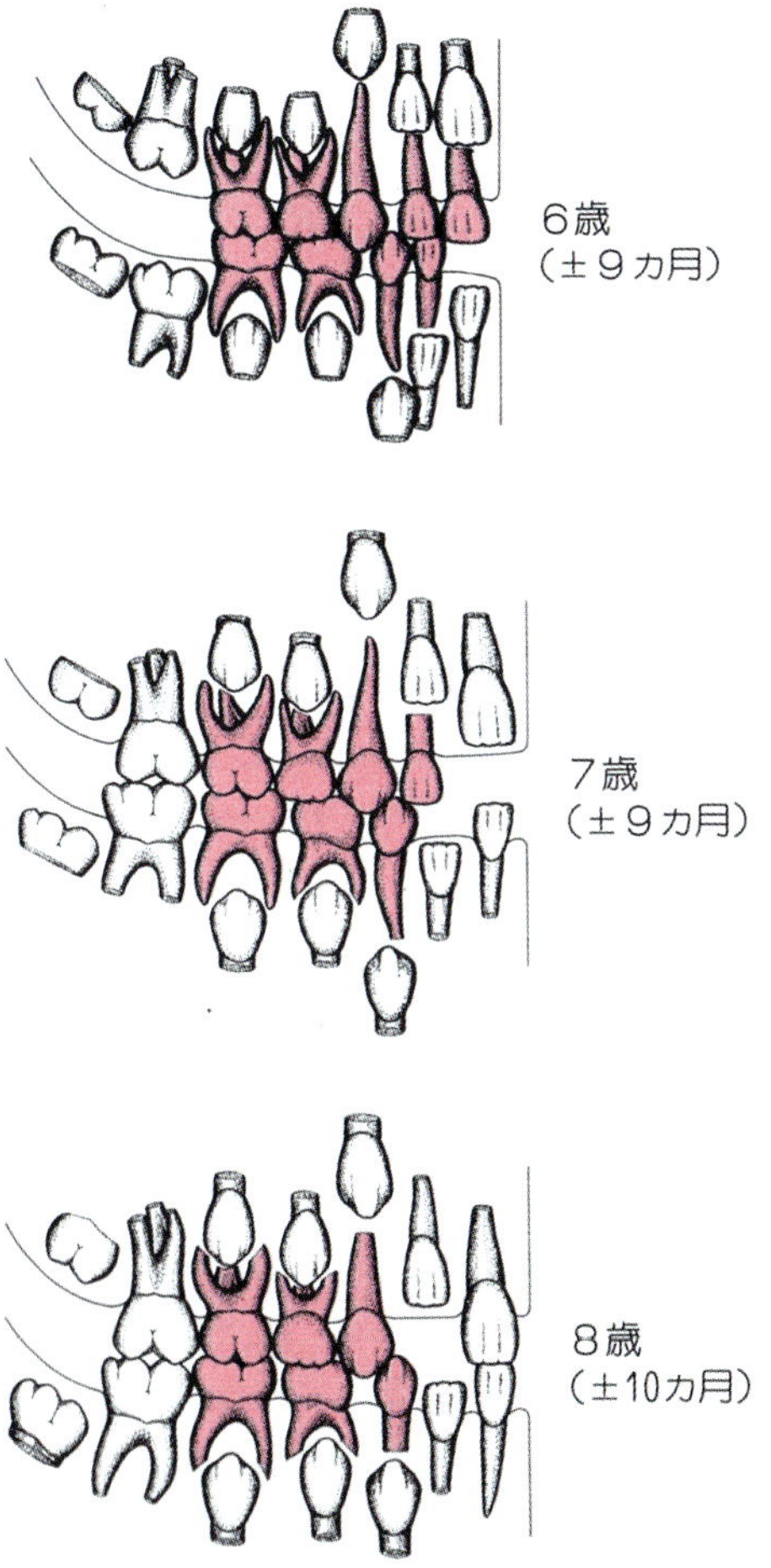

図2　第一大臼歯および永久前歯の萌出
（日本小児歯科学会）

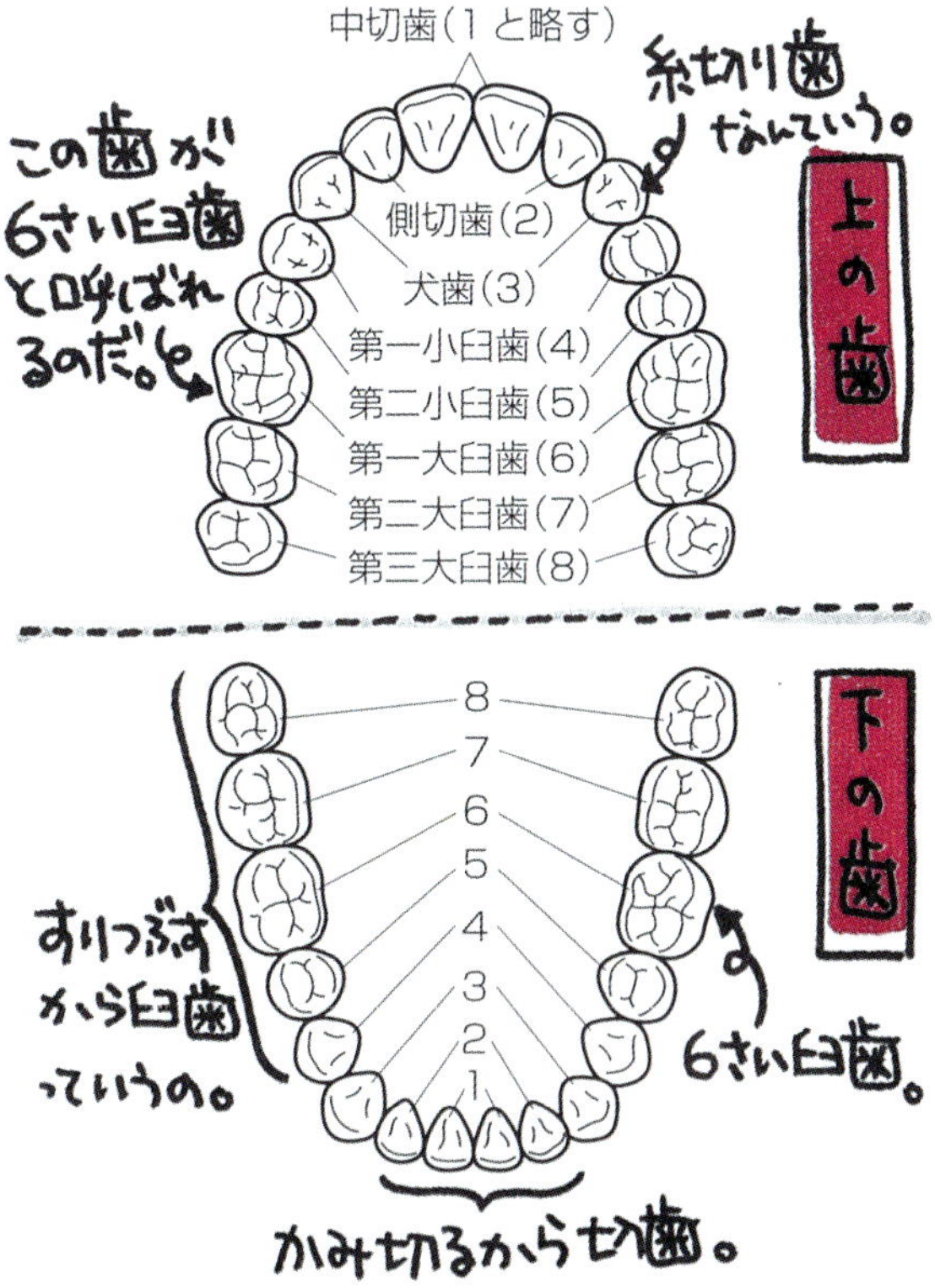

図1　永久歯列と歯種名

◆第一大臼歯《だいいちだいきゅうし》萌出《ほうしゅつ》および前歯《ぜんし》の交換

日本人のもっとも一般的な永久歯の生《は》える順序としては、下顎《かがく》の中切歯《ちゅうせっし》が6歳頃に最初に生え始め、次いで下顎第一大臼歯《かがくだいいちだいきゅうし》、上顎《じょうがく》第一大臼歯《だいいちだいきゅうし》、上顎中切歯《じょうがくちゅうせっし》、下顎側《かがくそく》切歯《せっし》、上顎側切歯《じょうがくそくせっし》の順に生えてきます（**図2**）。

この時期は小さい乳切歯《にゅうせっし》から大きい永久切歯へと交換するため、上下顎歯列《がくしれつ》は前方と側方へ大きく成長します。しかし、この成長が不十分な場合は、永久前歯が前後に重なった状態になることもあります。この歯ならびの状態を、不《ふ》正咬合《せいこうごう》（噛《か》み合わせの異常）の分類では「叢生《そうせい》」と言います。

また前歯の交換の際に、上顎中切歯が「八」の字に中央が開いて生えてくることがあります。この中央の間隙《かんげき》が広い場合を、不正咬《ふせいこう》合《ごう》の分類では「正中離開《せいちゅうりかい》」と言います。

しかし、学齢期前半での多くの正中離開は、生理的な歯の萌出《ほうしゅつ》（生《は》える）現象であることが多く、心配することはありません。つまり上顎中切歯は、歯の生える前に骨の中ですでに「八」の字に位置し、側切歯《そくせっし》はそれに平行に、また犬歯《けんし》は「逆八」の字に位置しています（**図3**）。ですから上顎中切歯が「八」の字に生えてきても引き続いて側切歯が生えることによって、中切歯の遠心面《えんしんめん》（外側）が押されて中切歯は、正中線《せいちゅうせん》（顔の中央を垂直に走る線）に対して次第に平行となります。犬歯が生える頃になると、さらに遠心面《えんしんめん》が押されて左右6本の前歯が正常に並んできます。

小さな乳切歯《にゅうせっし》に代わって大きな永久切歯《えいきゅうせっし》が生え、しかも「八」の字に生えてくることから、この時期のこの現象を含めて「みにくいあひるの子の時代」とも言われます。

ただし、過剰歯《かじょうし》（通常の数より余分にある歯）や上唇小帯《じょうしんしょうたい》に異常（111ページ参照）が見られるような

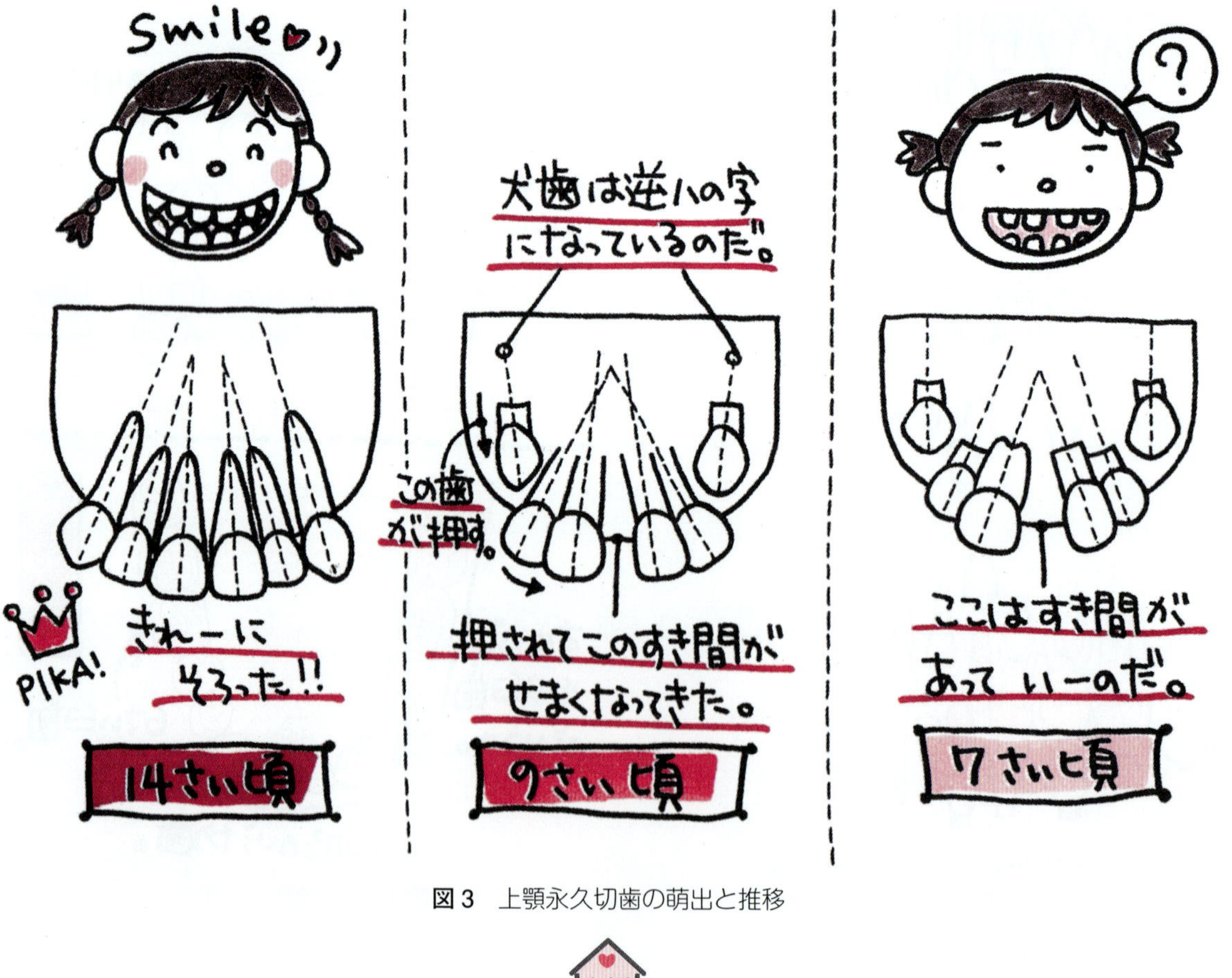

図3　上顎永久切歯の萌出と推移

ときには、正中離開《せいちゅうりかい》は自然に治《なお》らないので注意を要します。

◆臼歯《きゅうし》の交換

乳犬歯《にゅうけんし》、第一乳臼歯《にゅうきゅうし》および第二乳臼歯から永久犬歯、第一小臼歯《しょうきゅうし》および第二小臼歯への交換期を、混合歯列期《こんごうしれつき》の中でも「側方歯群交換期《そくほうしぐんこうかんき》」と言います。

日本人の平均では、9歳から12歳頃がこの時期に相当し、下顎《かがく》犬歯、上顎《じょうがく》第一小臼歯、下顎第一小臼歯、上顎犬歯、上顎第二小臼歯、下顎第二小臼歯、下顎第二大臼歯、上顎第二大臼歯の順に生えてきます（図4参照）。

小臼歯以外は下顎《かがく》が上顎《じょうがく》よりも先に生え、第二大臼歯が生える12～13歳頃には第三大臼歯を除く永久歯列《えいきゅうしれつ》が完成します。しかし歯の交換時期や順序には、多少個人差が見られるものです（図5）。

側方歯群が交換する際には、前歯部と第一大臼歯はすでに生えており、臼歯部が生える余地はある程度限定されています。

そこで、スムーズな歯の交換のため、この歯が生える余地を確保（維持）しておくことが重要となります。永久歯が生えやすいよう

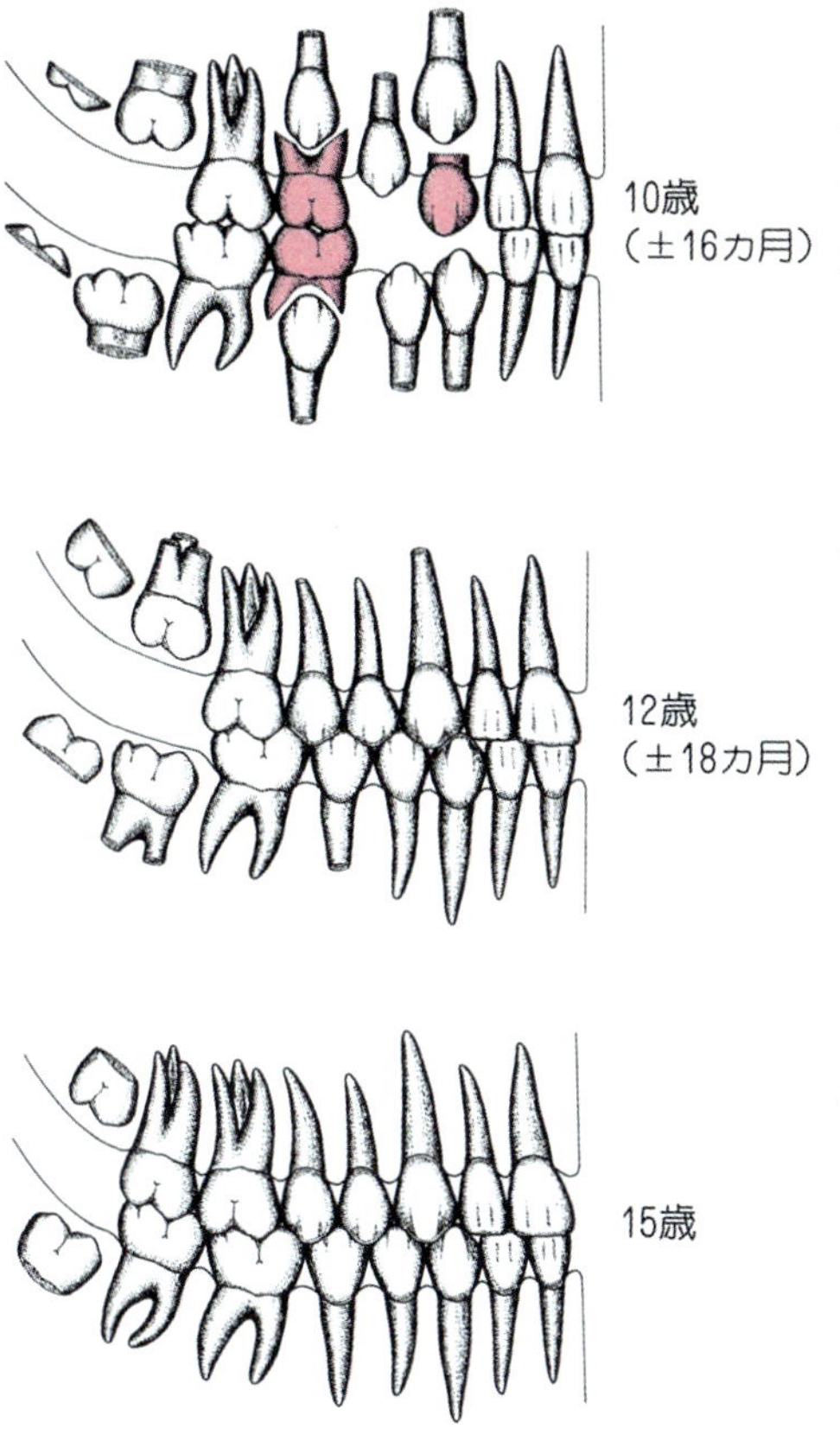

図4　側方歯群の交換と永久歯列完成
（日本小児歯科学会）

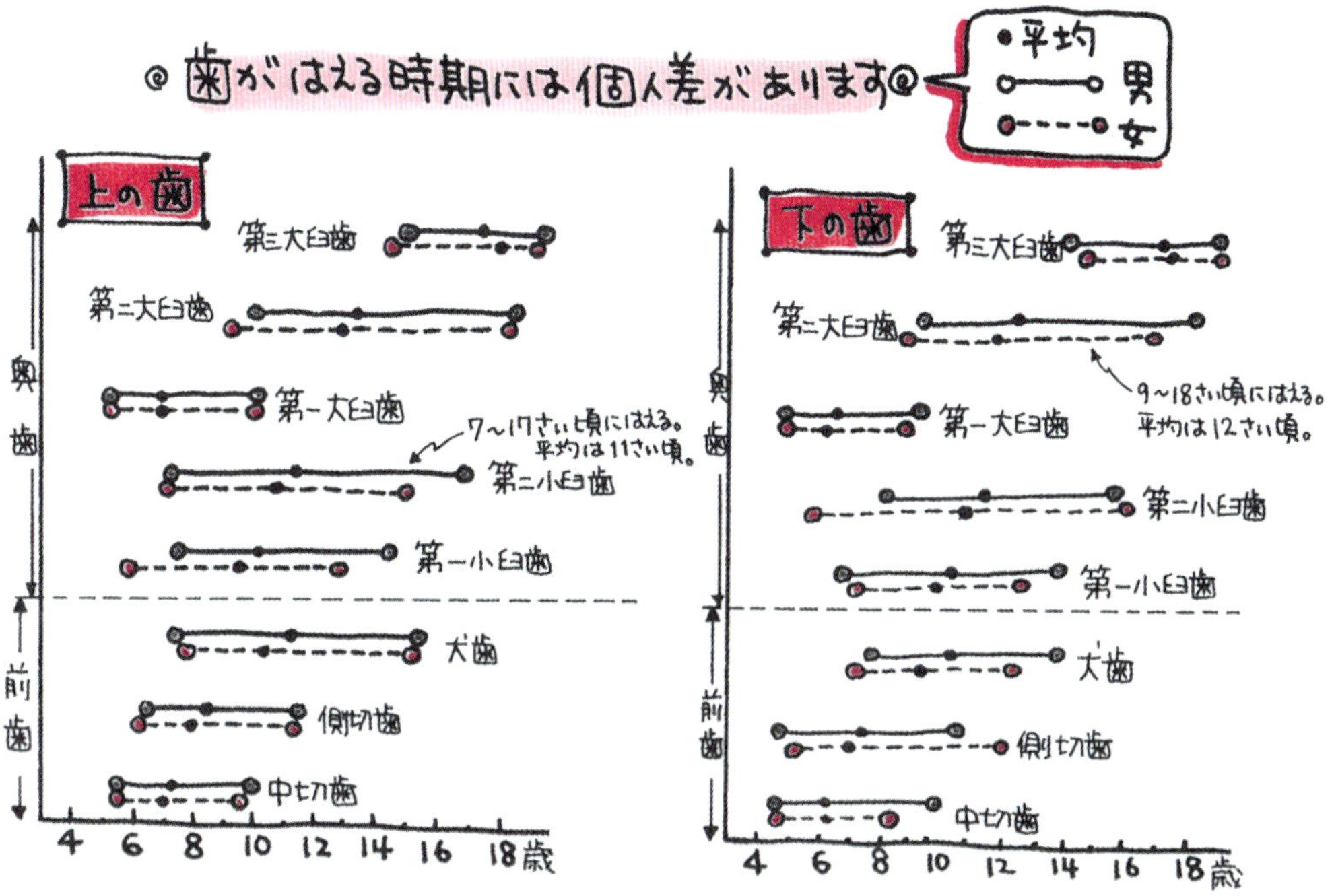

図5　日本人における各歯種の平均萌出時期（日本小児歯科学会より改変）

に、「リーウェイ・スペース（lee-way space）」と呼ばれる調整機構が働いています（**図6**）。

リーウェイ・スペースとは、乳《にゅう》犬歯《けんし》、第一乳臼歯《にゅうきゅうし》、第二乳臼歯の近遠心幅径《きんえんしんふくけい》（横の長さ）の総和と、それらの後継永久歯《こうけいえいきゅうし》（あとから生《は》えてくる永久歯）の側方歯群の永久犬歯、第一小臼歯《しょうきゅうし》、第二小臼歯の近遠心幅径の総和との差のことを言い、乳歯のほうが永久歯よりも上顎で約1㎜、下顎で約3㎜大きいのです。この差によって第一大臼歯の噛《か》み合わせを安定させたり、前歯部での歯の重なり状態を緩和したり、また歯ならびや噛み合わせ全般の調整が行われています。

しかし、むし歯によって早期に乳臼歯歯冠部《しかんぶ》が崩壊したり、早期に脱落したりすると、永久歯の移動によってこれらの隙間は消失し、結果として後継永久歯の生える場所が不足し、不正咬合《ふせいこうごう》の原因ともなります。

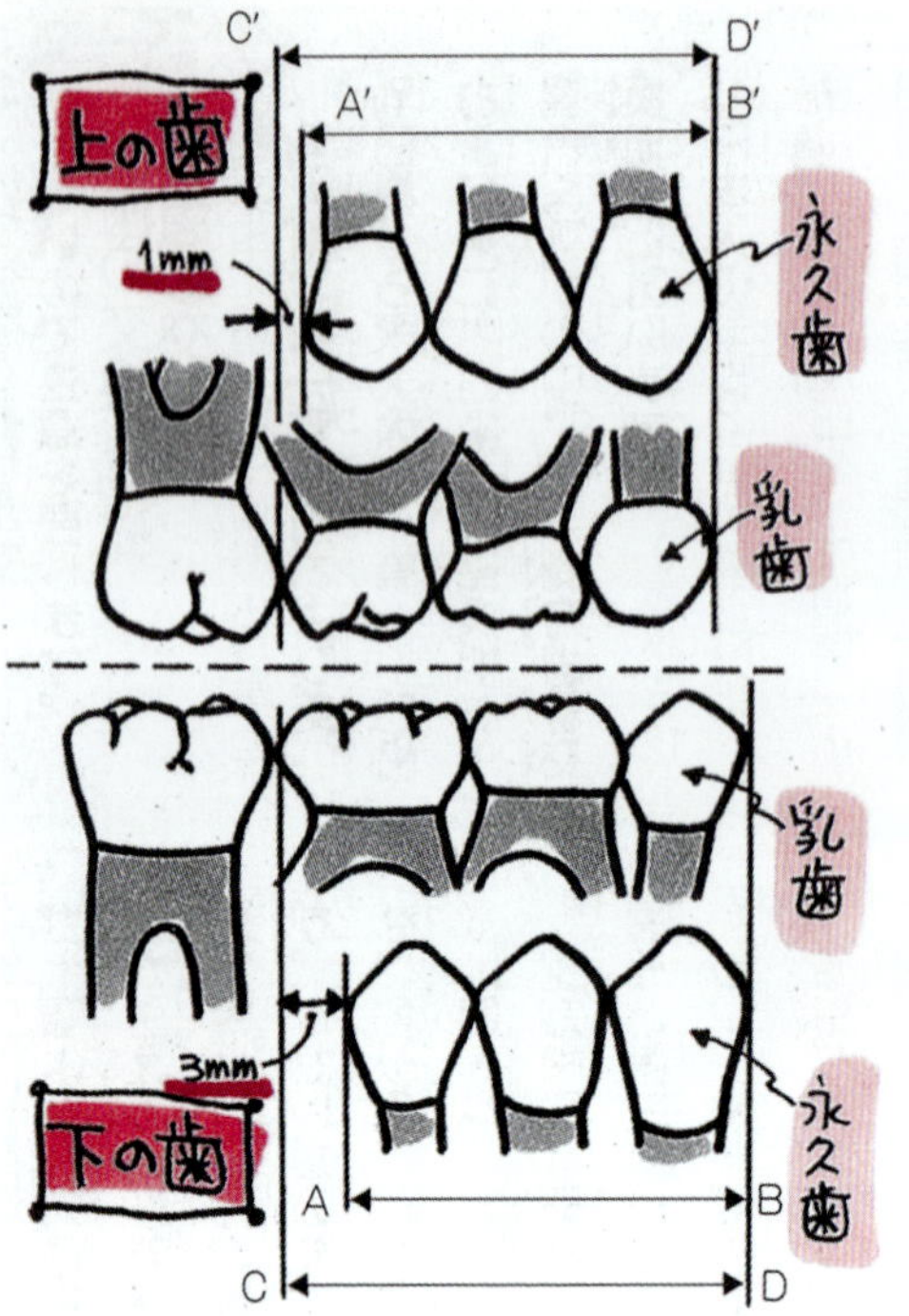

図6　リーウェイ・スペース
AB　：下の乳犬歯，第一乳臼歯，第二乳臼歯の横の長さ
CD　：下の永久犬歯，第一小臼歯，第二小臼歯の横の長さ
A′B′：上の乳犬歯，第一乳臼歯，第二乳臼歯の横の長さ
C′D′：上の永久犬歯，第一小臼歯，第二小臼歯の横の長さ

おとなの歯列《しれつ》（永久歯列《えいきゅうしれつ》）の完成と噛《か》み合わせ

永久歯列は第二大臼歯が萌出《ほうしゅつ》し、噛《か》み合うことで完成します。学齢期は、前述したように乳歯列から混合歯列を経て永久歯列の完成まで、もっとも劇的な変化を見せる時期ですので、正しい永久歯の噛《か》み合わせになるためのもっとも重要な時期と言えます。

永久歯列の噛み合わせは、顔に個人差があるように噛み合わせにも個人差が見られます。これはむし歯による不正咬合を除けば、多分に遺伝的要因の影響を受けているからです。不正咬合については、166～168ページを参照していただき、ここでは正しい噛み合わせ（正常咬合《せいじょうこうごう》）について触れます。

正しい噛《か》み合わせとは、各個人に適した最良の噛み合わせというものがあります（個性正常咬合《こせいせいじょうこうごう》）。と言うのも、正しい噛み合わせとは形だけを言うものではなく、機能的にも十分に高い能力を発揮できるものでなくてはならないからです。通常、上下の歯は、一番前と奥の歯を除いて、1歯対2歯の関係で互い違いに噛み合い、下の歯が半歯分前で噛み合っています。これによって咀嚼《そしゃく》するとき、顎《あご》が横にスムーズに動きやすいようになっています（**図7**）。

そのためには、①顎の骨が正しい形をして成長すること、②歯の大きさと形が調和していること、③上下の歯が正しく噛み、かつ隣り合う歯と正しく接触していること、④歯を支えている組織が健康であること、⑤顎を支えている筋肉が正しく発育し、機能していること、⑥顎関節《がくかんせつ》が正しい形をし、機能していることが必要となります。

あごの発育と咀《そ》嚼《しゃく》

顎は上顎《じょうがく》（骨）と下顎《かがく》（骨）で構成されています。上顎骨は顔の骨（顔面骨《がんめんこつ》）や頭の骨（頭蓋骨《とうがいこつ》）

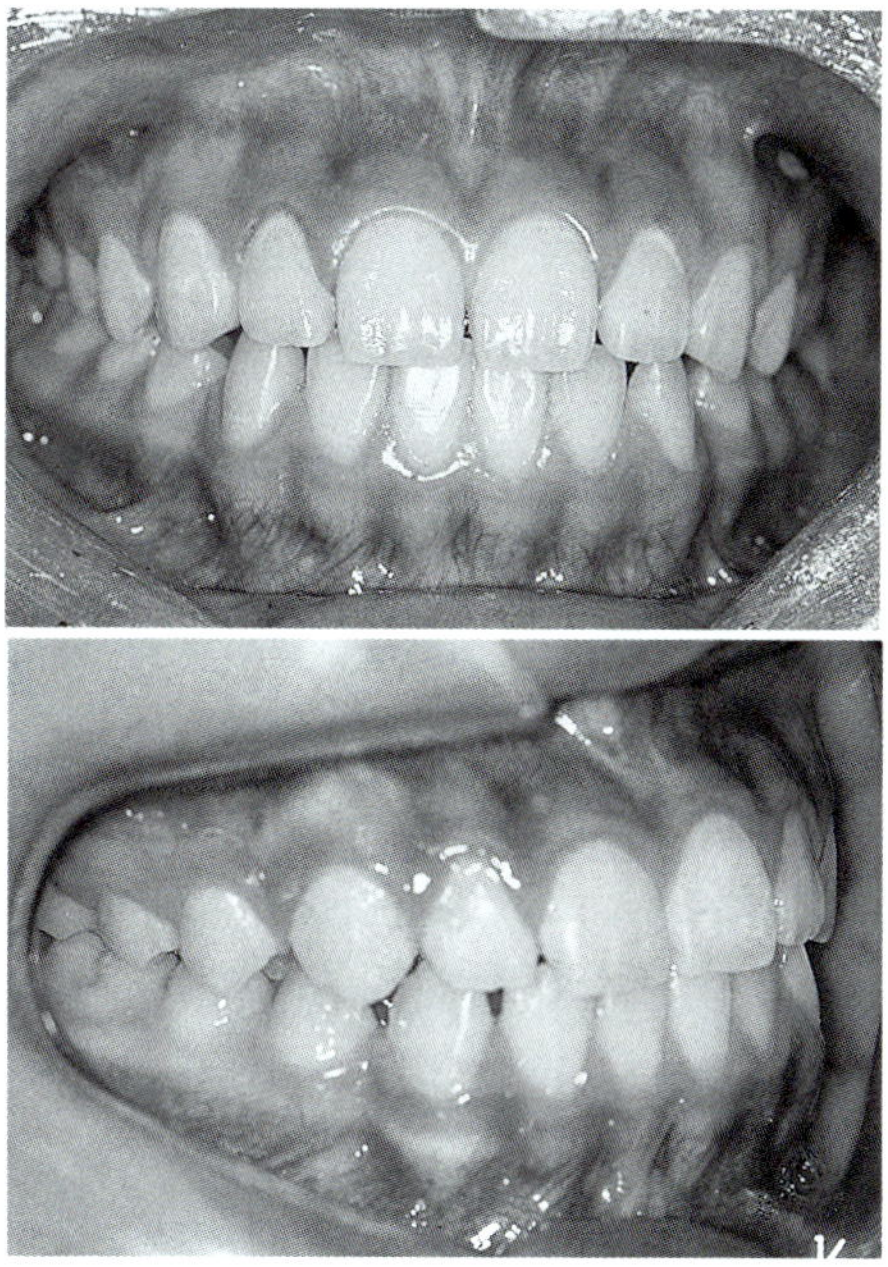

図7　永久歯列完成と嚙み合わせ状態(13歳女児，正面と側面)

と結合しているため、動かすことはできませんが、下顎骨は左右の顎の関節（顎関節《がくかんせつ》）を中心に、靱《じん》帯《たい》や筋でぶら下げた状態にあります（図8）。

一般に〝顎を動かす〟とは上顎に対する下顎の動きを言い、咀嚼《そしゃく》するときや発音するときなど、神経-筋の働きにより、顎を上下左右に自由に動かすことができます。

顎の発育には、上下顎で成長の仕方や成長の時期が異なります。

◆上顎《じょうがく》の成長

ヒトは、生後、脳の発達がもっとも早期に生じるため、頭蓋骨《とうがいこつ》に付着する上顎骨は下顎骨よりも先に成長を開始します。上顎骨に隣接する鼻骨《びこつ》、涙骨《るいこつ》、頬骨《きょうこつ》、篩骨《しこつ》、口蓋骨《こうがいこつ》、頬骨《きょうこつ》および鋤骨《じょこつ》は互いに接合していて上顎複合体《じょうがくふくごうたい》と呼ばれています。また上顎複合体は縫合《ほうごう》と呼ばれる骨のつなぎ目を持っており、これが上顎の成長におおいに関与しています。

つまり、上顎の成長は骨と骨の合わさった部位（縫合部：前頭上《ぜんとうじょう》顎縫合《がくほうごう》、頬骨側頭縫合《きょうこつそくとうほうごう》、頬骨上顎《きょうこつじょうがく》縫合《ほうごう》、翼突口蓋縫合《よくとつこうがいほうごう》）における成長と上顎骨表面への骨の添加と、骨内面で骨が吸収することによって成長していきます（図9）。

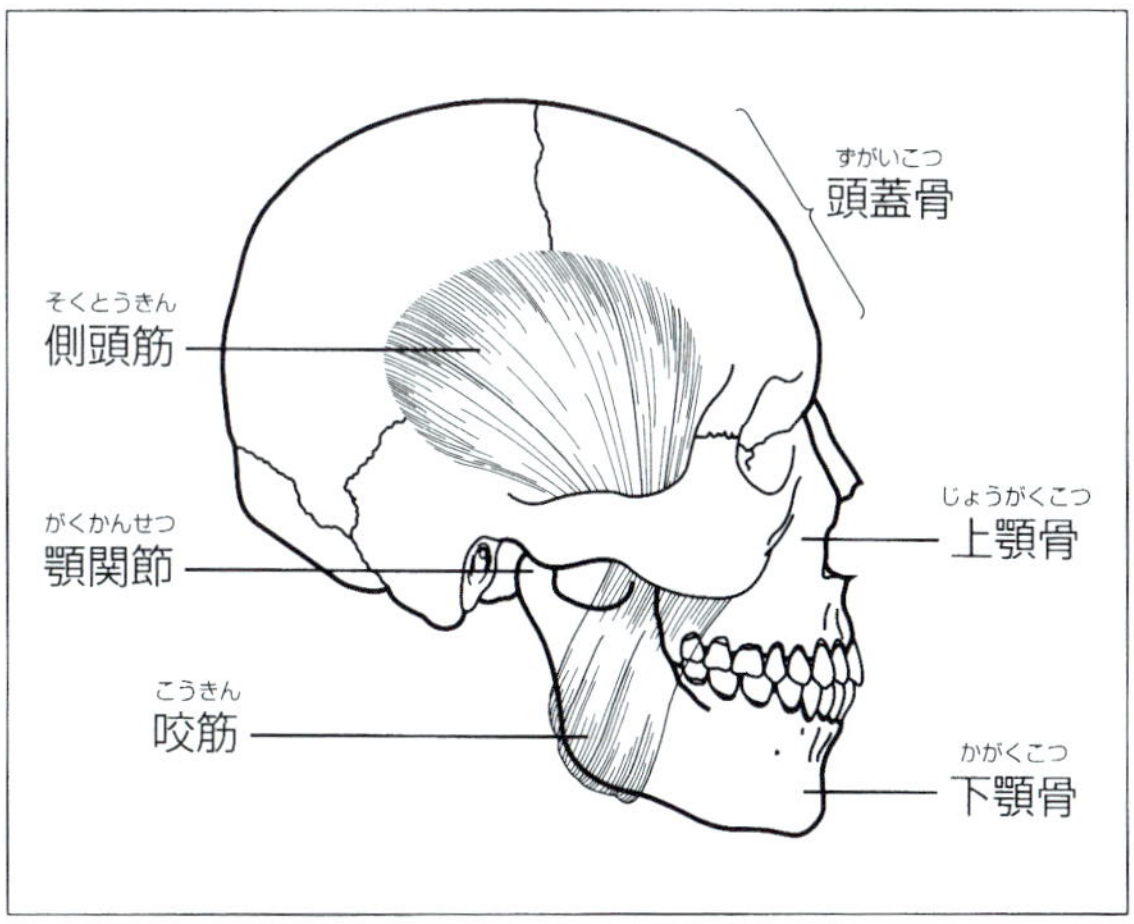

図8　頭蓋骨，上顎骨，下顎骨

上顎歯列弓の成長は、大臼歯の萌出時期に上顎結節部の骨添加によって後方への増大が起こり、歯列全体の長さが長くなります。また永久歯が生える時期では幅も大きくなります。

◆下顎《かがく》の成長

下顎は、上顎よりも少し遅れて成長を行います。下顎は下顎頭《かがくとう》での軟骨性の成長を行い、上後方に成長します。しかしながら頭蓋底《とうがいてい》に対しては前下方へと成長していきます。さらに、下顎骨表面での骨の添加と、内面での吸収が起こり、結果的に顎は外へ拡がるように成長していきます。

特徴的なのは下顎枝《かがくし》での成長で、骨表面および後縁で骨の添加が起こり、内側および前縁が吸収していくことによって、下顎全体が大きくなり、また大臼歯部の歯の生えるスペースが獲得されていきます。また、オトガイ部では基底部および先端で、骨が添加されオトガイの様相が強調され、成人の顔つきに近づいていきます（図10）。

◆咀嚼《そしゃく》

食品を噛《か》み砕《くだ》いて、消化しやすい状態にすることを「咀嚼《そしゃく》」と言います。顎、筋（咀嚼筋《そしゃくきん》）および歯列の成長によって咀嚼機能は発達し、乳歯列期から第一大臼歯が

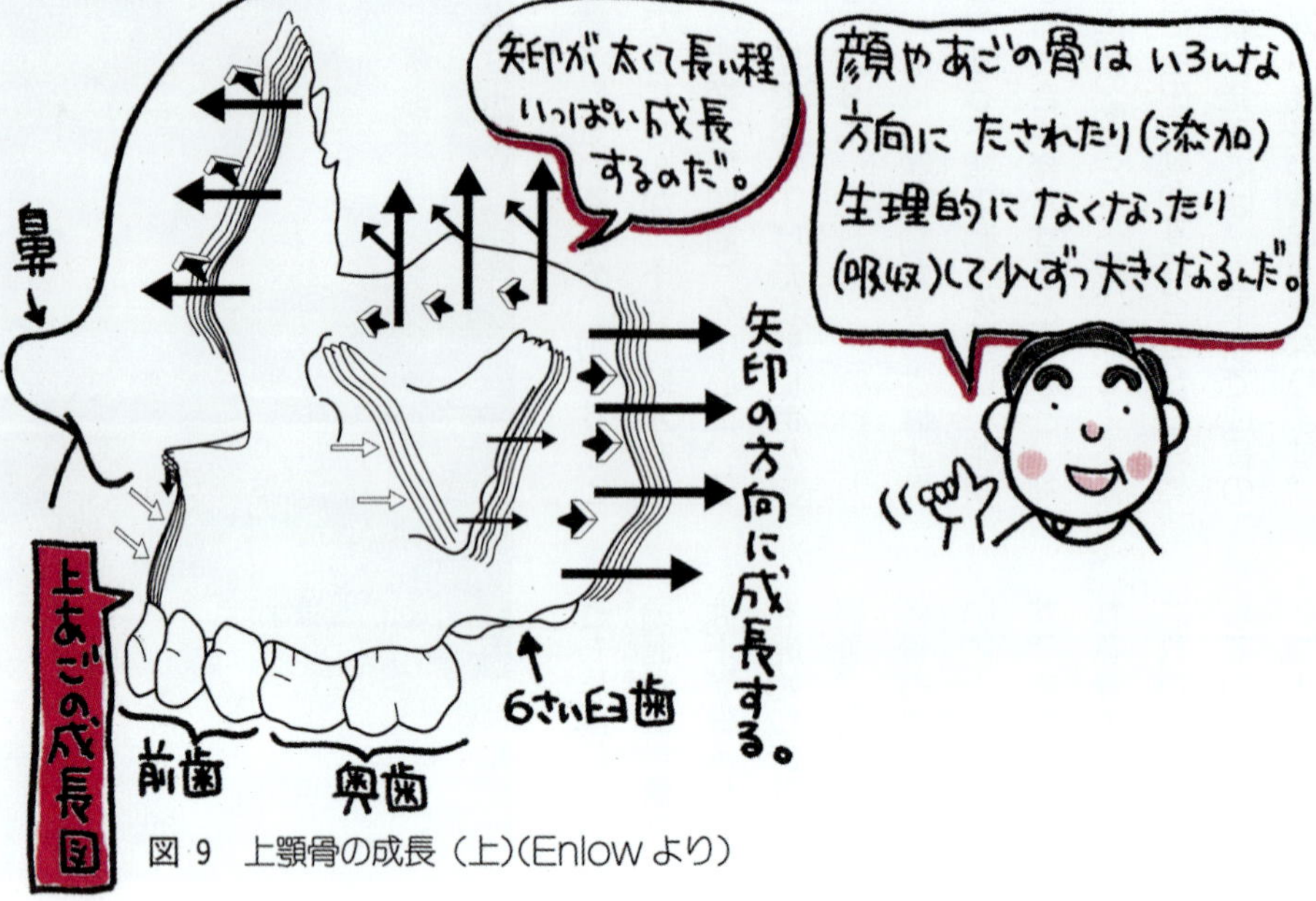

図 9　上顎骨の成長（上）(Enlowより)

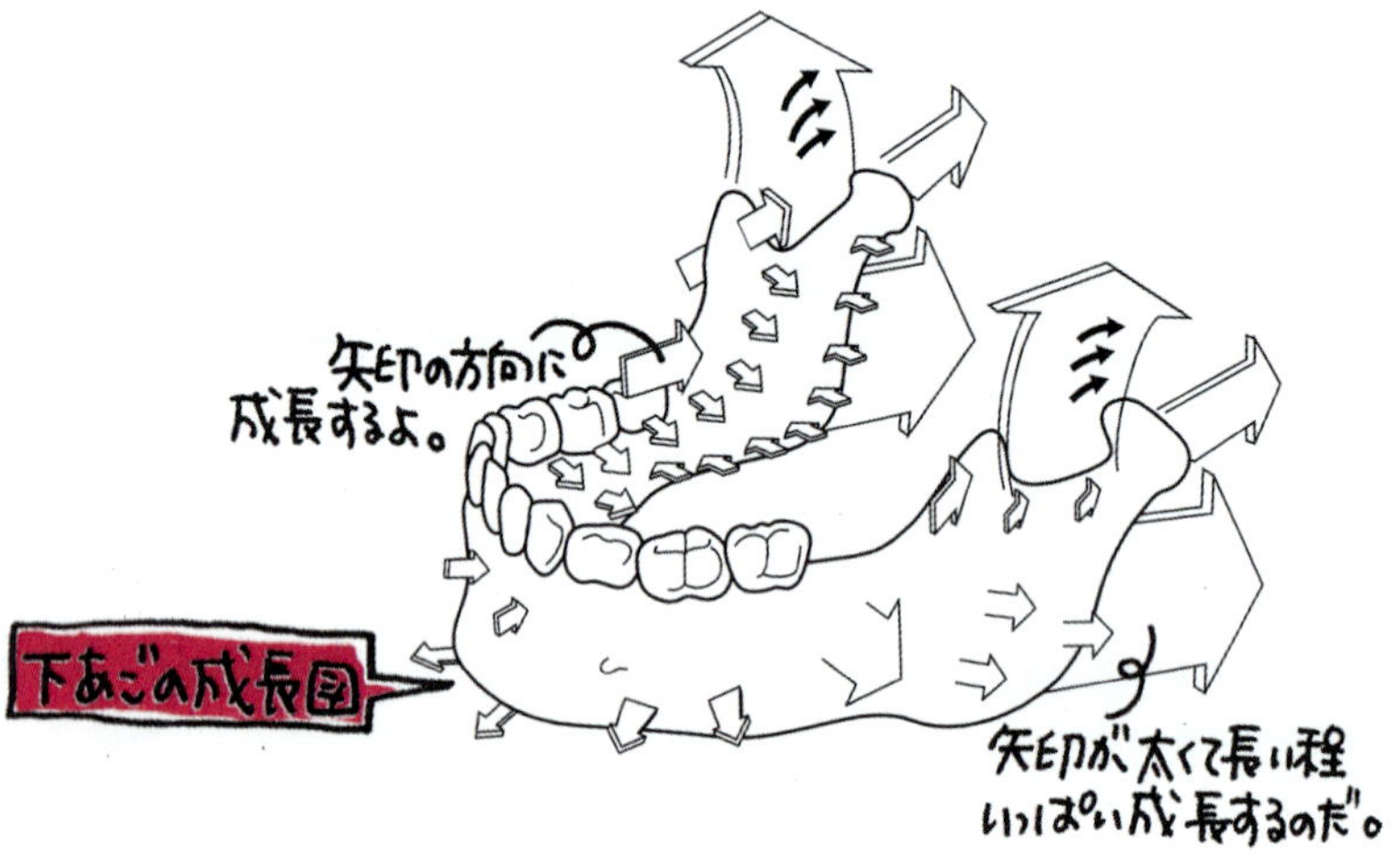

図 10　下顎骨の成長（下）(Enlowより)

生え、嚙《か》み合うようになると、咀嚼能力は飛躍的に増大します。

咀嚼能力を乳歯と永久歯で比較すると、硬い食品を粉砕するのに重要な嚙む力（咬合力《こうごうりょく》）は、乳歯列期では約20kgであったものが、永久歯列期では約60kgと、約3倍も大きくなります。また食品をすり潰《つぶ》す機能（咀嚼効率《そしゃくこうりつ》）も、成長によって永久歯列期では約70%上昇します。しかしこれら咀嚼能力も、むし歯による歯の崩壊《ほうかい》、欠損あるいは不正な嚙み合わせ（不正《ふせい》咬合《こうごう》）がある場合は低下します。

したがって、成長期においては、咀嚼の発達の面からも、むし歯にならないように気をつけることが重要なのです。

むし歯や歯肉炎《しにくえん》・歯周炎《ししゅうえん》の発症

◆むし歯（齲蝕《うしょく》）

生《は》えて間もない永久歯は「幼若《ようじゃく》永久歯《えいきゅうし》」と呼ばれ、成人のそれとは異なる特徴をもっています。物理化学的には、歯を構成する結晶（アパタイト）がまだ小さく、有機質を多く含んでいますので硬度は低く、またエナメル質も酸に対する抵抗性が低いのが特徴です。一方、形態的には、まだ象牙質《ぞうげしつ》が薄く、歯根《しこん》も未完成で歯髄腔《しずいくう》が大きいために、一度むし歯になると刺激が歯髄に伝わりやすく、進行が速いという特徴を持っています。

　この時期のむし歯の特徴としては、歯が生えたすぐあとにむし歯に罹患《りかん》する傾向があります。特に「第一大臼歯」は深い溝を有するため、食物残渣《しょくもつざんさ》（食べかす）が残りやすく、プラークによって産生された酸によって歯質の脱灰《だっかい》（歯のカルシウム成分が溶け出ること）が起こり、その部は初期齲蝕《うしょく》と呼ばれ、白斑《はくはん》（**図11**）が見られるようになります。

　さらに脱灰が進むと、この白斑部に有機質や着色物質が沈着することによって次第に褐色になり、肉眼でも確認できる、いわゆるむし歯になってきます。また幼若永久歯は歯質が未熟なことから、むし歯が同時に多発することも珍しくはありません。

　予防としては、食生活の改善と歯みがきは当然のことながら、臼歯部においては、むし歯になりやすい溝を埋めるフィッシャーシーラント（予防塡塞《よぼうてんそく》）が行われています。フィッシャーシーラントはむし歯になりやすい臼歯部の小窩《しょうか》裂溝《れっこう》（みぞ）を一時的に塡塞材《てんそくざい》によって封鎖し、齲蝕誘発性《うしょくゆうはっせい》の口腔《こうくう》環境から遮断《しゃだん》することによってむし歯を予防、抑制することです。材料として歯科用レジンやセメントがよく用いられています。

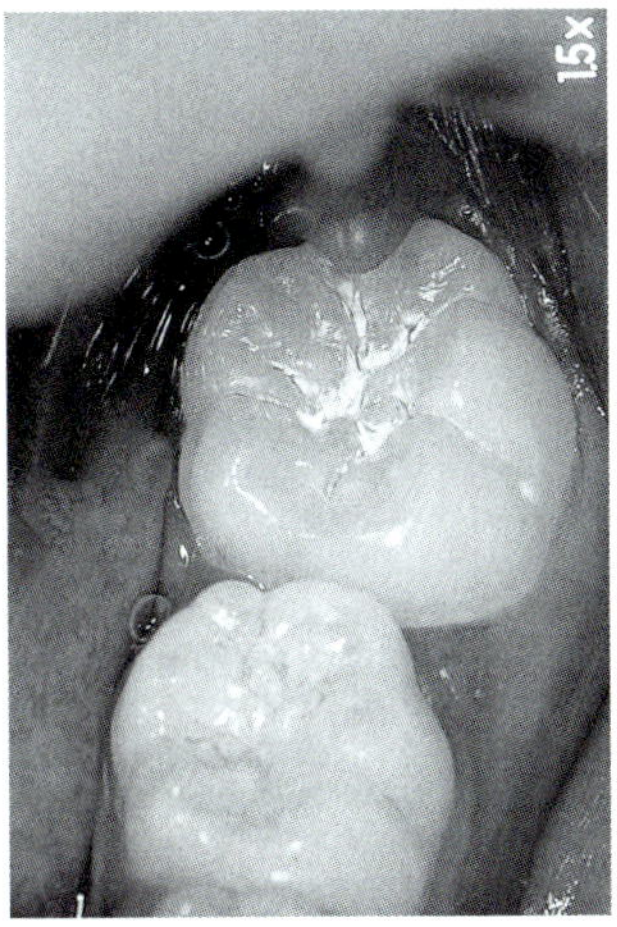

図11　下顎第一大臼歯の初期齲蝕

脱灰と白斑が認められる

◆歯肉炎《しにくえん》・歯周炎《ししゅうえん》

　歯肉部にだけ炎症症状の認められるものを「歯肉炎」と言います（**図12**）。それがさらに進み、歯肉だけでなく歯肉溝《しにくこう》が深くなり、歯《し》槽部《そうぶ》にまで炎症症状が拡がったものを歯周炎と言います。それがさらに進めば歯槽骨《しそうこつ》の破壊・吸収も起こしてきます。

　学齢期では歯周炎に比べ、歯肉炎が多く見られます。原因としては、いずれもまず第一にプラーク（歯垢《しこう》）が問題となります。

　健康な歯肉はピンク色を呈し、歯の周囲に約1.0～2.0㎜の空隙《くうげき》を持ち、歯に密着しています（**図13**）。歯肉に炎症が起こると歯肉は発赤《ほっせき》し、浮腫様《ふしゅよう》を呈してきます。また歯と歯肉との間の空隙《くうげき》（歯肉溝《しにくこう》）

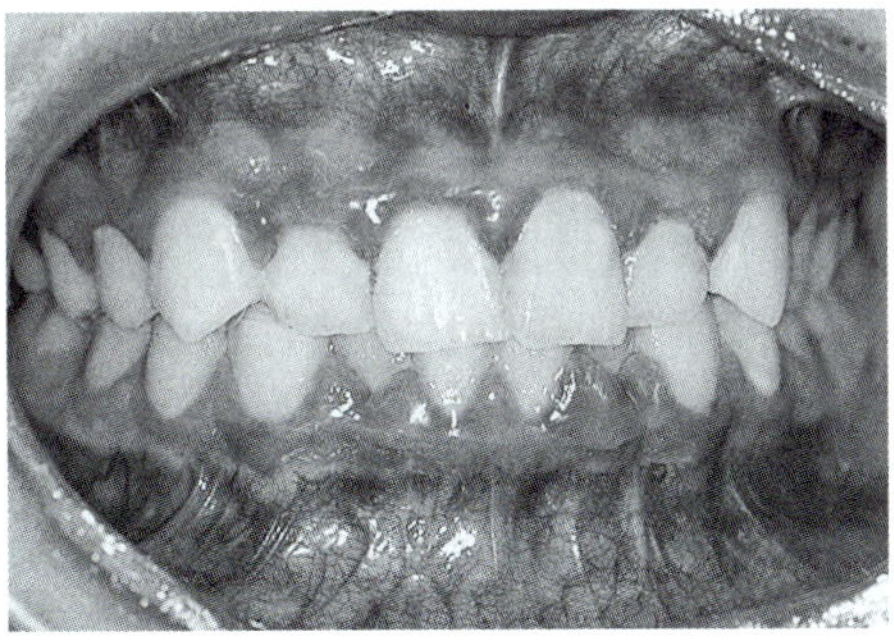

図12　12歳児に見られた不潔性歯肉炎

上下顎前歯部歯肉に発赤した歯肉炎が認められる

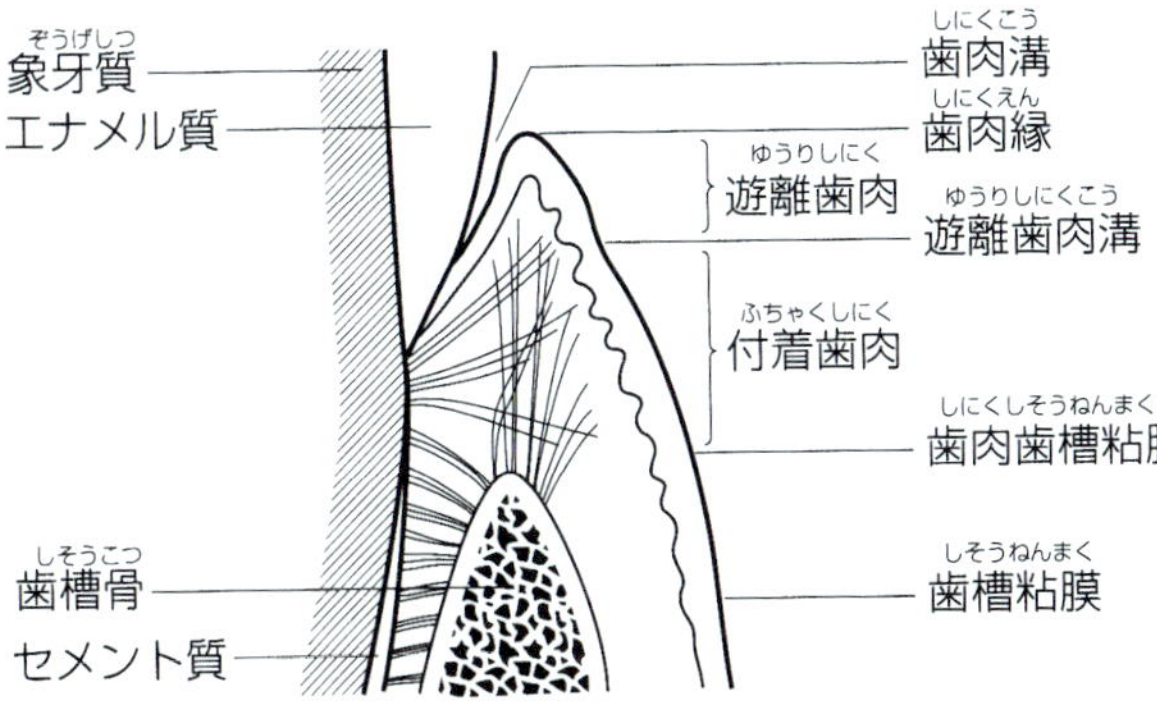

図13　健全な歯周組織の構造模式図

が次第に深く、大きくなってきます(仮性《かせい》ポケット)。この空隙の底の部分では炎症が強くなり、歯と歯肉の付着部の破壊が起こり、歯肉が次第に歯の表面から剝《は》がれていきます(**図14**)。臨床では歯周探《ししゅうたん》針《しん》(プローブ)という器具でこの深さを測り(プロービング)、進行程度を見て、診断や治療計画をたてます。

予防および治療としてはブラッシングが重要で、とにかくプラークを除去することです。

学齢期に見られる歯肉炎・歯周炎には以下のものがあります。

▼不潔性歯肉炎《ふけつせいしにくえん》

もっとも一般的な歯肉炎で、口《こう》腔《くう》清掃不良によって、歯と歯の間や歯の周囲の歯肉が赤くなったり、腫《は》れたりするものを言います(**図12**)。口腔清掃と正しいブラッシングによって治《なお》ります。

▼萌出性歯肉炎《ほうしゅつせいしにくえん》

歯が生える(萌出する)ときに一時的に見られる歯肉炎で、萌出中の歯の周囲の歯肉が赤い線状を示します。

自覚症状はほとんどなく、歯の萌出が進むと自然に消退します。

▼思春期性歯肉炎《ししゅんきせいしにくえん》

小学生高学年、中学生に見られ、成長によるホルモンの変化が関与していると言われ、清潔な口腔内でも起こります。やはり、局所の清掃状態の維持が重要です。

▼若年性歯周炎《じゃくねんせいししゅうえん》

頻度は少ないのですが13～15歳頃に発生し、急激な歯槽骨《しそうこつ》の破壊を特徴としています。前歯と第一大臼歯周辺の歯槽骨の著しい吸収、歯の移動、動揺、深いポケットの存在を特徴とします。

要因として、全身的なものと局所的なものが考えられています。

▼その他の歯肉炎

【口呼吸《こうこきゅう》による歯肉炎】

蓄膿症《ちくのうしょう》などで鼻呼吸《びこきゅう》ができなく、口を開けて呼吸を行っていると、歯肉《しにく》が乾燥し、この乾湿が繰り返されることによって歯肉組織が刺激され、この部が炎症を起こしたり、歯肉が厚くなるものを言います(**図15**)。

【増殖性歯肉炎《ぞうしょくせいしにくえん》】

抗痙攣剤《こうけいれんざい》(ジフェニールヒダントイン)の副作用によって起こる歯肉炎。歯肉が炎症とともに厚くなり、増殖していきます。増殖は線維性で、比較的弾性があり、著しいときには歯冠《しかん》全体をおおうこともあります。

重症の場合は歯肉切除を行いますが、日常の正しい口腔清掃が重要です。

【外傷性歯肉炎《がいしょうせいしにくえん》】

噛《か》み合わせの異常によって起こり、混合歯列期《こんごうしれつき》に起こりやすい。

軽度では、歯肉が赤く腫《は》れたり、ブラッシング時の出血が見られます。重症では、動揺《どうよう》と歯肉《しにく》の退縮や歯槽骨《しそうこつ》の吸収が起こることもあります。早いうちに歯の噛《か》み合わせを治す必要があります。

(田村　康夫)

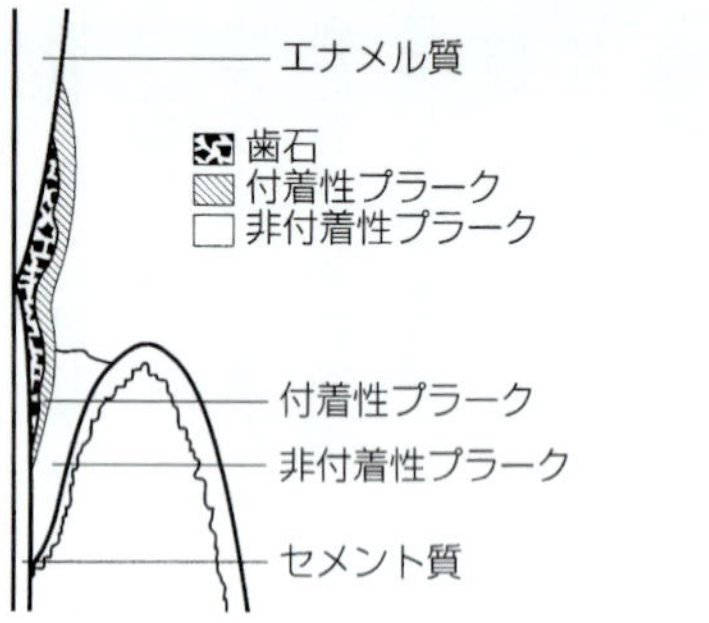

図14　歯周炎まで移行した歯周組織の模式図

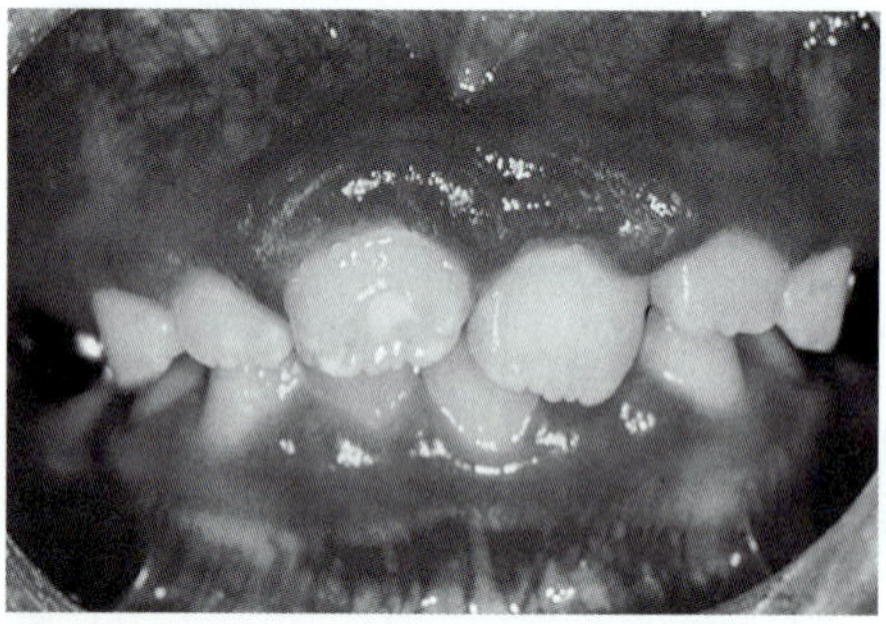
図15　8歳男児．口呼吸のため乾燥しやすい上下顎前歯部歯肉に広範な歯肉炎が認められる

学齢期の歯と口の健康づくり

第一大臼歯の予防を中心に歯の交換期をうまくのりきってください

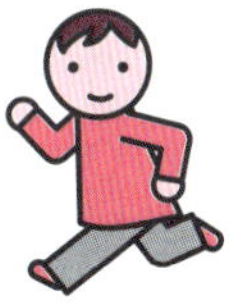

乳歯《にゅうし》から永久歯《えいきゅうし》への交換期に上手に食べる

6歳頃になると、乳歯の後ろに第一大臼歯《だいいちだいきゅうし》(前から数えて六番目の永久歯《えいきゅうし》)が生《は》え始め、そろそろ前歯の生え代わりも始まります。生え代わりで乳歯が抜ける前にはグラグラして気になるものですが、痛みがなければあまり神経質にならず、普通の食事で様子を見ましょう。

◆第一大臼歯《だいいちだいきゅうし》の萌出《ほうしゅつ》

第一大臼歯は「噛《か》み合わせの鍵」とも言われる歯で、噛む力の一番大きな歯です。この歯は口の中に一部が見えてから、全部生《は》えきるまでに時間がかかります。歯肉《しにく》(歯ぐき)が一部被《かぶ》っている間にむし歯（齲蝕《うしょく》）になりやすいのですが、最近の軟食傾向が、さらに歯肉が下がるのを遅くしているようです。幼児期から、いろいろな食べ物を経験し、しっかり噛む習慣をつけておくことが、この点からも大切です。

第一大臼歯が生えてしっかり噛《か》み合う7～8歳頃には、その子どもの噛む力はかなり大きくなると言われています。ですから、この時期には、噛みごたえのある食品を意識して摂《と》るようにして、噛む力を育てることも大切です。

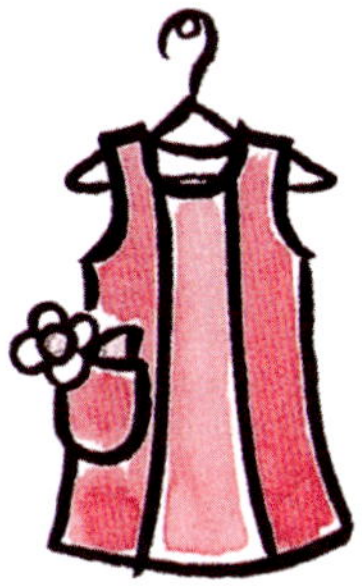

◆前歯《ぜんし》の交換期

前歯《ぜんし》は、乳歯《にゅうし》が抜けてから永久歯が生えるまでに時間がかかることもあり、多くのお子さんに、上の前歯がどこか欠けている時期が見られます。このようなときには、前歯で食べ物を噛《か》み切ることができず、食べにくいものが増えるだけでなく、自分で適切な一口の量を噛み切って取り込むことができないので、食べ物の大きさや固さなどがわかりにくくなります。また、前歯がないため、舌を前に出して飲み込む習慣がつきやすくなってしまうこともあります。そのために、食べ方が前よりもへたになってしまい、犬食《いぬぐ》いになったり、牛乳などで食べ物を流し込むように食べる傾向を助長すると考えられます。

お子さんの前歯がないときには食べ方をよく観察して、食べ物の大きさなどにも配慮してください。そして、姿勢を正しくし、口びるをしっかり閉じて奥歯でよく噛《か》んで味わうように気をつけましょう。もともと食べることへの関心が低かったり、食《しょく》の細いお子さんでは、食べにくさから、すぐ「ごちそうさま」になってしまうこともあるので、食事内容に気をつけるだけでなく、落ち着いて楽しく食べられる雰囲気づくりに気を配ることも大切です。

また、乳歯のむし歯のために歯を早期に失うと、前歯のない期間が長くなるので、むし歯にも注意しましょう。

◆臼歯《きゅうし》の交換期

　前歯《ぜんし》の交換が進み、9歳頃になると、乳臼歯《にゅうきゅうし》の歯の根（歯根《しこん》）が交換に備えて吸収されて、だんだん短くなってきます。そのため、噛《か》む力が一時的に低下するようです。

　そして、乳臼歯が抜けてから小《しょう》臼歯《きゅうし》（犬歯と大臼歯の間にある臼歯）が生《は》えるまでの間も、第一大臼歯の前のほうに歯のない部分ができるので、食べ物を食べにくい時期です。

　この時期には、噛《か》み合っている臼歯の数が少ないので、噛む力は低下していますし、歯がないために食べ物が頬《ほほ》の側（歯列《しれつ》の外側）に落ちやすく、なかなか上手に噛みにくくなります。たとえば、ひじきのような細かくて噛みごたえのあるものは、うまく噛み砕《くだ》いて唾液と混ぜて、舌の上に集めることがとてもむずかしくなってしまいます。

　このように食品によっては、今まで食べていたのにいやがるものが出てくる場合もあります。また、なかなかうまく噛《か》めないので、牛乳で流し込むように食べたり、丸のみしてしまうようになるお子さんもいるようです。口びるを閉じて、噛む回数を増やすようにしましょう。

　前歯のない時期は、見た目も気になるので、まわりの大人も注意を払いやすいのですが、臼歯の交換期には、あまり目が向かないのが普通です。この時期にもお子さんの食べ方をよく観察し、以前と好き嫌いに変化がないかどうかに気をつけてください。

　お子さんによっては、食品の種類や調理方法に一時的に配慮してあげるほうが良いこともあるでしょう。歯の生《は》え代わりが原因の偏食《へんしょく》は、食べ物の大きさや形態が口の状態に合っていないことによるものですから、無理じいをせず、調理の工夫などで対応してください。

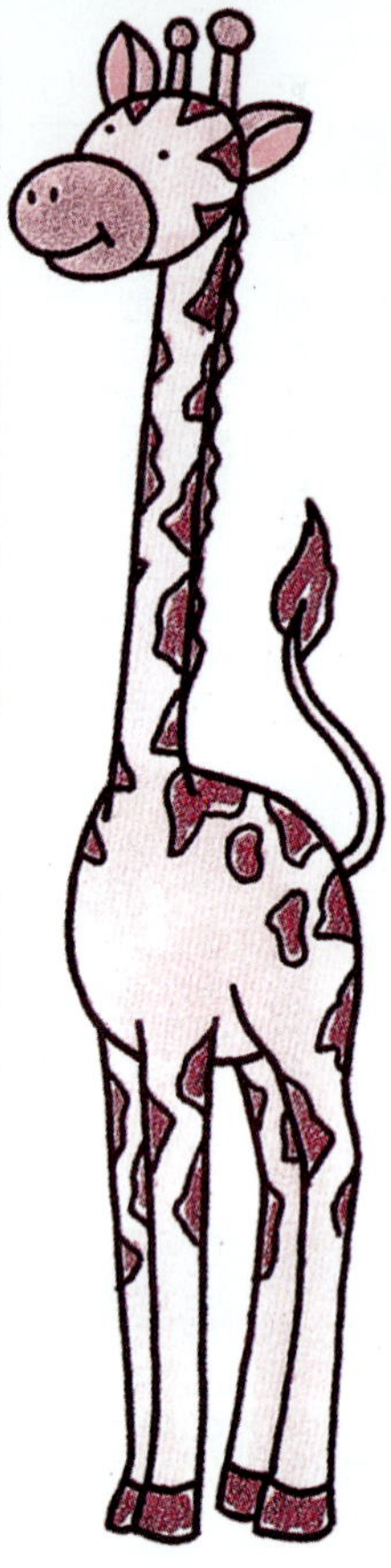

◆第二大臼歯《だいにだいきゅうし》の萌出《ほうしゅつ》

　小臼歯《しょうきゅうし》への生え代わりが進み、12歳頃になると、第一大臼歯の後ろに第二大臼歯が生えてきます。この歯が噛《か》み合って、永久歯の歯の根が完成してくる頃には、噛むための筋肉も成熟して、噛む力もおとなに近くなります。

　このように歯の生《は》え代わりの時期には、口の中の様子が大きく変わっていくので、食べ方のうえでもさまざまな変化が起こります。生え代わりにともなって、いかに上手に食べていけるかは、ずいぶん個人差のあることです。生え代わりが始まる前までに、どれだけ上手に食べることを身につけているかどうかも一つのポイントでしょう。離乳食の進め方に配慮し、幼児期に食べる姿勢や食器の使い方などをきちんと身につけておくことも必要です。そして、乳歯の生えそろう3歳頃には、噛《か》む能力もかなり発達してくるので、さまざまな食品を経験して、両側でしっかり噛《か》む習慣を身につけておくことも大切です。

　上手《じょうず》に食べることを身につけるには、何よりも食べることを楽しく感じ、おいしさを実感していることが必要でしょう。おなかのすいているときに、楽しい落ち着いた雰囲気で、よく噛《か》んで味わって食べる喜びを感じることがまず大切です。そのうえで、ほどほどに食事のマナーを教えるなかで、食べ方にも注意を向けさせるようにしましょう。落ち着いて食事に集中することは、窒息《ちっそく》を予防するうえでも大切です。

　生《は》え代《か》わりの時期の食事を、おうちの方の調理の工夫と楽しい食事の雰囲気、お子さん自身の食べる意欲と食べ方の工夫を促すことで、上手に乗り切ってください。

（土屋　律子）

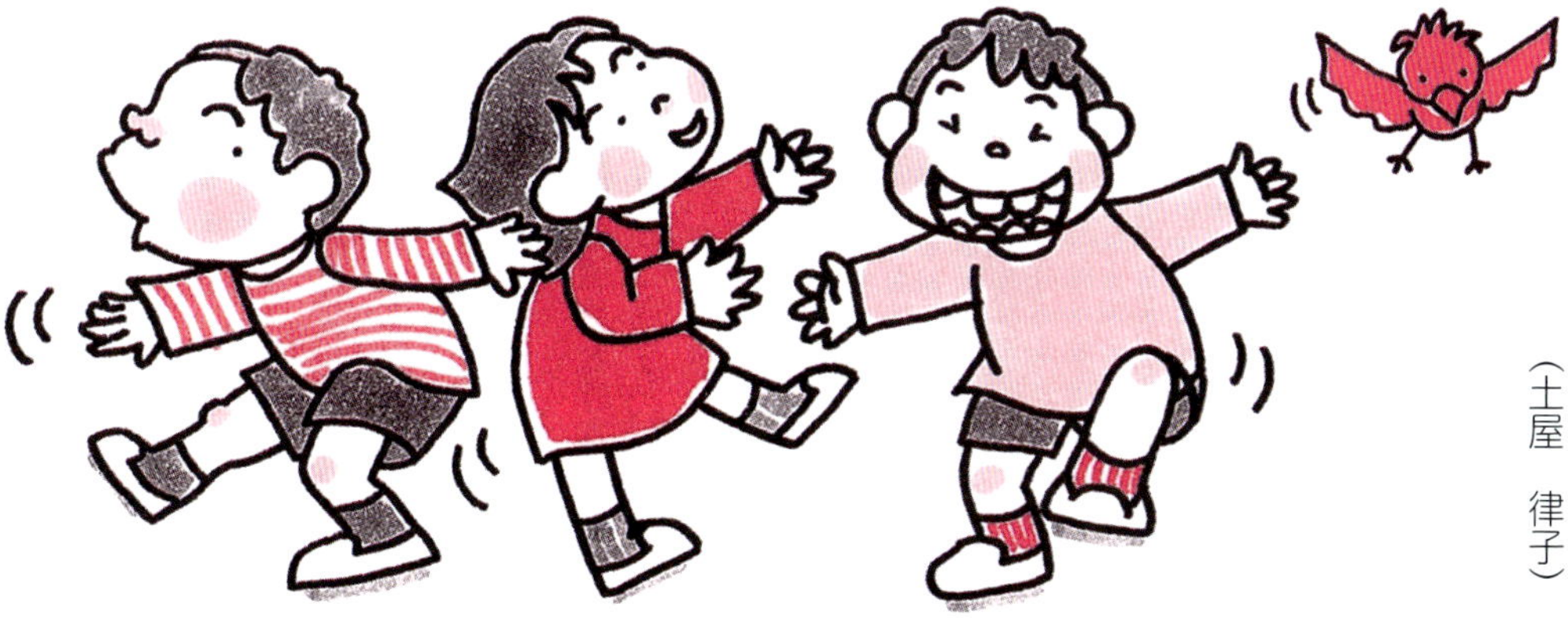

第一大臼歯《だいいちだいきゅうし》（6歳臼歯）のむし歯予防

◆第一大臼歯が大切なわけ

第一大臼歯は「咬合《こうごう》の鍵《かぎ》」（咬合＝嚙《か》み合わせ）とも言われ、もっとも大きい永久歯で、嚙《か》む力が最大にかかる歯なのです。そして、歯ならびや嚙み合わせにおいて、乳歯列《にゅうしれつ》から永久歯列《えいきゅうしれつ》に交換していくうえで重要な位置を占めている歯です。

永い人生の中で、この第一大臼歯を失うのが早ければ早いほど、口の機能は衰えます。歯全体の命運を握っていると言っても過言ではないのです。

◆第一大臼歯のむし歯予防はむずかしい

第一大臼歯はもっとも重要な歯にもかかわらず、もっともむし歯（齲蝕《うしょく》）になりやすい歯です。その理由は、乳歯《にゅうし》が交換する歯ではなく、新たに生《は》えてくる歯で、生えてきていることに気づきにくく、うっかり不潔にしやすい傾向があります。また、生えきるまでに1年～1年半もかかり、あご（顎）が成長していない狭い奥に生えるために、歯ブラシが届きにくく、みがきにくい位置にあります。そして、嚙《か》む面の溝《みぞ》が深く、複雑な形の溝なのでブラシの毛先が届きにくく、汚れがたまりやすく、むし歯になりやすいのです（図1）。

本来、生えてきたばかりの歯は幼弱で、むし歯に対する抵抗力は弱いのですが、それに加えて6歳頃の幼児は自己管理の能力は未発達で、自分で自分の歯を守る力はまだ芽生《めば》えていません。

また、最近の育児の傾向として子どもが小学校に入学すると、より早い自立をめざすため放任しがちで、それも予防がむずかしい原因の一つになっています。

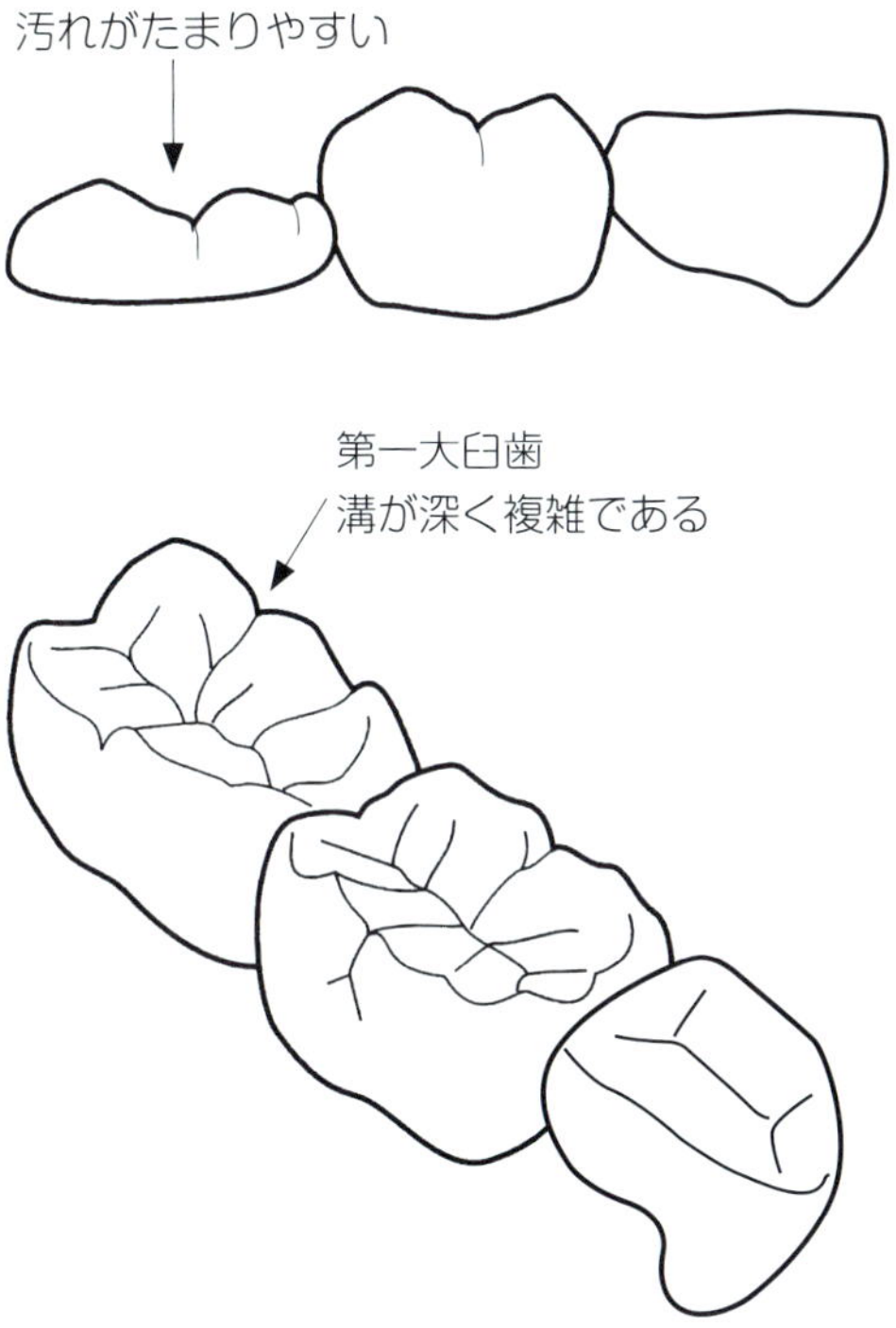

図1　第一大臼歯はいくつかの条件が重なってむし歯になりやすい歯です

永久歯交換期《えいきゅうしこうかんき》のむし歯予防

永久歯交換期は、ちょうど学齢期に相当するため（143～146ページ参照）、この時期のむし歯予防について文部科学省、学校がどのように考え、指導しているのかを、少し長くなりますが次に紹介します。

むし歯の原因は、前述の口の中の汚れであるが、その背景には食生活、基本的生活習慣、児童を取り巻く家庭・地域社会などが深く関与している。したがって、予防についても常に多面的に考え、対処していく必要がある。

(1) 日常生活におけるむし歯の予防

ア 歯をいつもきれいな状態に保つ。

むし歯は、歯垢《しこう》が厚く滞積している歯の表面から起こるので、歯はいつもきれいにしておくことが必要である。

歯垢が付きやすい部分、みがき残しやすい部分を各自がよく認識して、みがき残しがないようにすることが大切である。

歯と歯の間の汚れは、歯ブラシだけでは完全に取り除くことができないので、デンタルフロスなどの補助用具の使用が推奨されている。

イ 砂糖を含んだ飲食物のとり方に注意する。

むし歯の発生は、砂糖の摂取量との関連が非常に深い。

近年は、菓子類に限らず清涼飲料や食事の副食類にも砂糖を含んでいるものが多い。むし歯予防のためだけでなく、全身の健康を維持していくためにも普段の食生活の中で砂糖をとり過ぎないように注意する必要がある。特に、おやつは小学生以上になると保護者の管理を離れ、児童が自由に選んで食べる傾向が強くなる。したがって、おやつに含まれる砂糖量を考え、一日に食べてもよいおやつの量のめやすを児童自身で判断できるように指導することが大切である。

また、むし歯は、特に間食回数とのかかわりが深い。間食を不規則にダラダラ食べることはやめ、時間を決めてとる習慣を低学年のうちから付けておくことが必要である。

ウ 食べ物の好き嫌いをなくす。

最近の児童の食べ物に対する好き嫌いは、単に味覚だけの問題ではなく、歯ごたえのある硬い食品、繊維性のものなどをさける偏食傾向が目立っている。

歯や顎の発育、口の自浄作用、歯肉の病気の予防などとともに、生涯を通じた健康のためにも低年齢のうちから偏食のないバランスのとれた食事ができるような環境づくりをしていくことが大切である。

エ 良い生活習慣を身に付ける。

むし歯は、不規則な生活が長く続くと起こりやすい。

睡眠、食事、間食、勉強、運動、遊び、休息、身体の清潔など、児童の年齢に応じた健康で望ましい生活習慣を身に付けることは、歯の健康上も大切なことである。

食後の歯みがきの習慣も単にむし歯予防の観点からとらえるのではなく、基本的生活習慣の形成の一環として位置づけ、指導していくことが望ましい。

(2) 専門的な方法によるむし歯の予防

乳歯は胎児期に作られるが、永久歯は出生後から幼児期を経て小学校低学年にかけ、顎骨内でゆっくり形成され萌出してくる。強く健全な歯として生えてくるかどうかは、形成期間中の健康状態や栄養状態が大きく関係してくる。

また、生えてまもない歯のエナメル質は未成熟なので、むし歯になりやすい状態にある。したがって、丈夫な歯を育成する上で、この時期のむし歯の予防はきわめて重要である。この時期の専門的な方法によるむし歯予防の方法としては、フッ化物を使いエナメル質の結晶構造を変えて酸に強くする方法、むし歯になりやすい臼歯の溝を合成樹脂でふさいでしまう方法が考えられる。これらの方法はいずれも歯科医師による処置が必要である。

(3) 公衆衛生的な方法によるむし歯の予防

個人個人を対象にするのではなく、社会の組織の力で管理的に病気の予防等を行う方法がある。例えば、上下水道に塩素を入れて消毒するとか、外国からの伝染病の侵入を防ぐための検疫をするとかがこれに当たり、公衆衛生的方法といわれるものである。

むし歯予防のためのこのような方法としては、集団的にフッ化物塗布を行うとか、フッ化物などによるうがいを行うとかがそれである。

このようなときには、十分専門的な理解をもった上で、適切な手順のもとで注意深く行わなければならない。

（以上、旧文部省・小学校「歯の保健指導の手引」（改訂版）より転載）

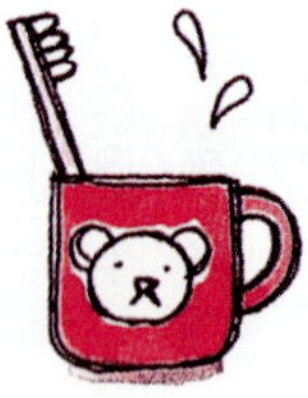

学校における歯の保健指導は、管理中心から教育的な効果をねらったものとなってきました。自分の健康上の問題を自ら発見し、自分で解決する力を養おうというものです。しかし、この時期の児童たちにはまわりのおとなたちの手助けがなければむし歯予防はできません。

そこで、家庭でできる方法や歯科医療機関において行われる方法を簡潔に以下に並べてみます。

▼家庭でできる予防方法

①歯みがき（ブラッシング）
②フロス（フロッシング）：デンタルフロス（糸）や糸ようじを使う
③基本的な生活習慣・食生活・環境
④フッ化物剤の日常利用

▼歯科医療機関において行われる方法

①フッ化物塗布
②シーラント（予防塡塞《てんそく》）
③PMTC（プロフェショナル・メカニカル・トゥース・クリーニング）
④カリオロジーによる細菌コントロール
⑤TBI（歯みがき指導）・フロス指導
⑥栄養指導・生活指導
⑦定期診査

健康な永久歯列《えいきゅうしれつ》・噛《か》み合わせを作るために

この時期にできることはまず、乳歯《にゅうし》をむし歯にしないことやむし歯になっても早めにしっかり治療をしておくことです。乳歯は健康な永久歯列や噛《か》み合わせに導く重要な役目をしているのです。

また、乳歯から大きめの永久歯が生え揃うために、あご（顎）の発育は大切な要素です。そして、それをサポートしていくために歯科医療機関に定期的な受診をすることも有効でしょう。

Q 予防塡塞材《よぼうてんそくざい》（フィッシャーシーラント）が第一大臼歯のむし歯予防に良いと言われましたが？

A 時期的に生《は》えてきたばかりの第一大臼歯は幼弱ですし、みがきにくいので、一番汚れのたまりやすい溝《みぞ》を塡塞材《てんそくざい》で埋めてしまうことは受動的ではありますが有効で、確実な方法です。

Q 歯みがき剤は使わないほうが良いと言われましたが？

A その理由は、歯みがき剤には研《けん》磨《ま》剤《ざい》が含まれていて、頻繁に使用すると必要以上に歯を削ってしまうおそれがあるからです。

また、発泡剤《はっぽうざい》やミントのような清涼剤も含まれていて、ある程度時間をかけて全歯面をみがかなければ歯垢《しこう》（プラーク）は取れないにもかかわらず、泡立ちと清涼感とともにみがけたようなイメージを短時間で持ってしまいやすいので、歯科医師はすすめないのです。

しかし、最近の歯みがき剤は研《けん》磨《ま》剤《ざい》や発泡剤をおさえ気味にしたものも発売されており、フッ素配合のものや歯周炎《ししゅうえん》に対する薬効成分配合のものもあり、ある程度効果が期待できるものもあります。諸外国では頻用しているところもあるようです。また、口臭《こうしゅう》を気にする人には有効です。

ですから、歯みがき剤を正しく理解して使用するのであれば、決して否定するものではありません。

（丸山　進一郎）

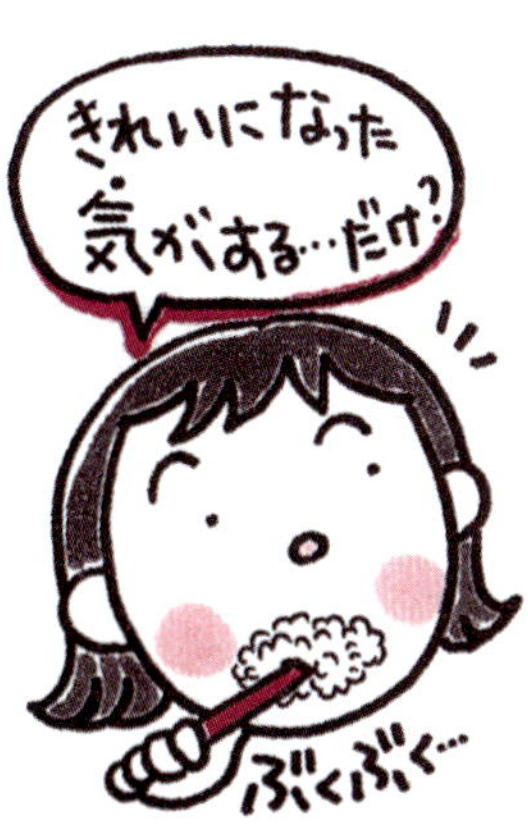

子どもの歯みがきをどのように支援するか

◆乳幼児期《にゅうようじき》

乳児期に乳前歯《にゅうぜんし》が生《は》え始めたら、母親は、授乳後に清潔なガーゼで乳かすなどの汚れを拭き取ることから、子どもの口腔《こうくう》衛生に関心をもちましょう。その後、上下乳前歯《にゅうぜんし》が生えてきたら、歯ブラシでやさしく歯肉《しにく》に傷をつけぬように歯みがきしてあげ、子どもが歯ブラシに慣れることに主眼を置いてください。

その後、1歳6カ月ほどになりますと乳臼歯《にゅうきゅうし》が生え始めます。それからは、小さなかわいい歯ブラシで子どもが自ら歯みがきをするムードを作り、歯みがきをしたらおおいに誉《ほ》めてあげ、最後に、母親が仕上げみがきをしてあげ、また誉めてあげましょう。

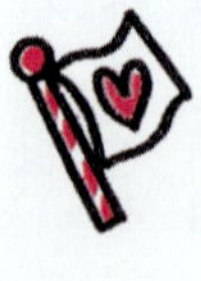

◆幼児期《ようじき》

よく目、耳にすることに、子どもには寝る前には「ちゃんと歯みがきをしなさい」と注意しながら、両親は歯みがきをしない。これでは子どもは歯みがき嫌いになってしまいます。

3歳くらいになりますと、自我が確立し、社会性も芽生えてきます。歯みがきは楽しく、だいじな歯にとって、とても大切であることがわかってきます。また、乳歯《にゅうし》20本が完全に生えており、むし歯のリスクが高くなっています。食事の後、間食の後には歯ブラシをする習慣ができていることが望ましいわけです。

しかし、子どもによる歯みがきでは、むし歯（齲蝕《うしょく》）の原因となるプラークを完全に除去することは不可能ですので、寝る前は母親による「仕上げみがき」をしてあげましょう。ここで大事なことは、お母さんもいっしょになって歯みがきをすることで、できたら寝る前などお父さんも一緒になって歯みがきをすることです。そしてお母さんが「ああいい気持ち」といって子どもと喜び、子どもを誉めてあげることで、歯みがきの行動は強化されていきます。またときおり、染め出し液で汚れをチェックすることも、ていねいな歯みがきの動機づけになります。

4～5歳になったら、デンタルフロスで歯と歯の間もきれいにしてあげましょう。

◆学齢期《がくれいき》

6歳くらいになりますと、歯みがきが習慣化されている子どもとされていない子どもの口腔《こうくう》内は明らかに異なります。習慣化されている子どもでも社会生活が複雑になり、歯みがきの励行《れいこう》がおろそかになることがありますが、物事を論理的に考えられるようになっておりますから、歯の重要性、むし歯のこわさ、歯肉炎《しにくえん》のこわさを説明し、さらに歯みがき行動を強化しましょう。この時期から永久歯《えいきゅうし》が生え始め、乳歯と永久歯が混在する混合歯列期《こんごうしれつき》になります。

永久歯は生えたばかりで歯質が弱く、エナメル質の構造が未成熟なむし歯になりやすい状態であり、さらに第一大臼歯《だいいちだいきゅうし》の形態は複雑であり、プラークがたまりやすい状態になっています。歯みがきが習慣化された子どもでも、第二乳臼歯までしか歯ブラシの先端が届いていないこともあり、第一大臼歯だけが汚れている子どもを見ることがあります。

この時期は、母親が第一大臼歯の「仕上げみがき」を寝る前に行ってあげると効果があります。染め出し液を用いると、第一大臼歯をきれいにすることがいかにむずかしいことかが理解でき、母親の仕上げみがきの価値がわかります。習慣化されていない子どもには、歯みがきをしっかりしないとむし歯、歯肉炎《しにくえん》、不正咬合《ふせいこうごう》の原因となることを説明することが大事です。

異性を含め、他人とのかかわりに関心が出始めますので、歯みがきをしないと口が臭く、異性や他人から嫌われるという指摘は、学齢期以降の歯みがきの行動の強い動機づけとなり、子どもの健康を守るうえで支援となります。

（中田　郁平）

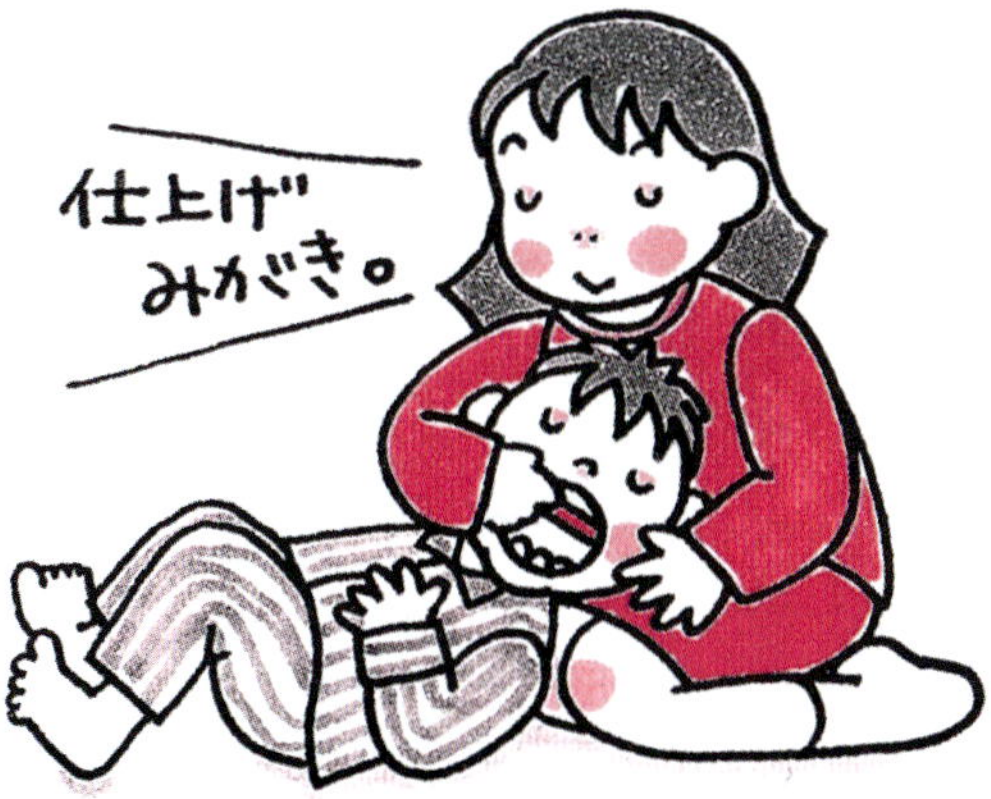

学校における健康づくり

文部科学省では、『健康は、人が自己実現を図るための資源でもあり、人と人の集まりである社会全体の活力を生み出す資源である。そして、学校は、心身の発育・発達の段階にある子どもが教育や体験を通して人格の形成をしていくとともに、健康づくりの基礎的な要素が培われる場である』としています。

また、小学校における歯・口の健康づくりについて、歯や口は言うまでもなく、「食べ物を取り込み、食べる」機能、「表情をつくり、話す」機能、あるいは、「からだを支え、からだのバランスをとったりする」機能などがあり、生きるための大切な器官である。さらに、二十一世紀を豊かに生きることのできる子どもたちの育成を確実にするため、教育的には「生きる力」をはぐくむための大切な題材ということができるとし、家庭や地域と連携をとりながら、学校教育全体を通じて行っていくことが、必要であるとしています。

小学校で教える歯のみがき方

歯みがきの目的は、歯の表面に付着している歯垢《しこう》（プラーク）を取り除くことであり、歯みがきをしていても、歯垢が取れていなければ、みがけたことにはなりません。

◆歯みがきの基本

歯ブラシの毛先を使って、歯垢を落とす。
毛先の部分を、歯の面に対して直角方向に当てる。
軽い力で、小刻みに動かす。

①適切な歯ブラシを選びます

【学齢期に好ましい歯ブラシ】

・力の強さや方向性が直接伝わりやすいように、柄《え》はまっすぐで、しっかりと握れる単純な形のもの。
・口の中で、細かく動かせるように、ヘッド（植毛《しょくもう》部分）が小さめのもの。
・歯ならびに関係しないように毛《け》先《さき》がたいらにそろえてあるもの。
・水切れのよいナイロン毛のもの。
・毛の硬さは、普通のもの

みがき方や口の中の状態によって、多少違いがありますが、一般的には、このような歯ブラシが適しています。毛先が開いたり、毛先の弾力が減少したりした歯ブラシは、うまく歯面《しめん》に当たりにくいので、早く取り替える必要があります。

②歯ブラシの持ち方を工夫します

手指の機能発達や器用さは子どもによりさまざまなので、歯ブラシの持ち方、握り方などは特に指示せず、自由に工夫させることが大切ですが、強く握りすぎないように指導します。

③歯ブラシの毛先の面を使い分けます

歯ブラシの毛先をすべての歯面に届かせるためには、みがこうとする場所に応じて、毛先を使い分

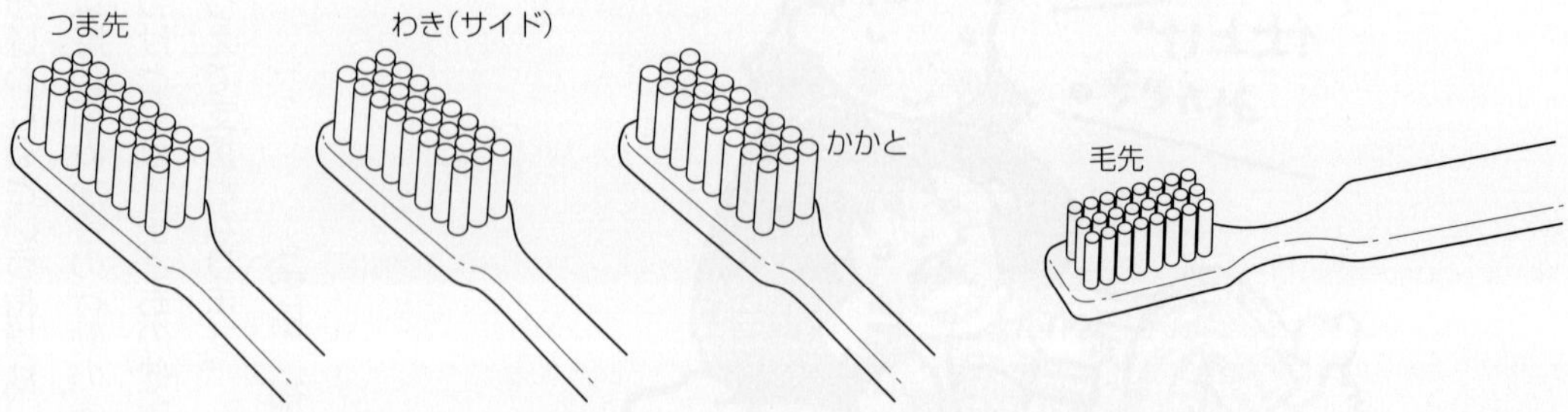
つま先
わき(サイド)
かかと
毛先

歯ブラシの部分の呼び方の一例

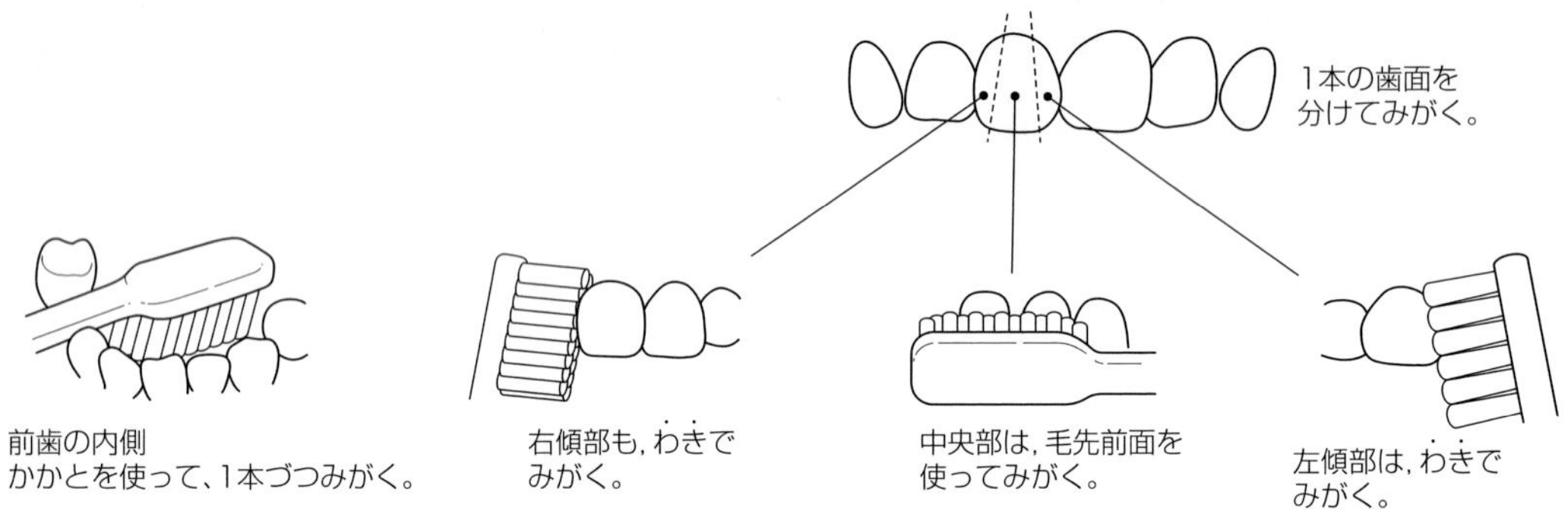
1本の歯面を
分けてみがく。
前歯の内側
かかとを使って、1本づつみがく。
右傾部も，わきで
みがく。
中央部は，毛先前面を
使ってみがく。
左傾部は，わきで
みがく。

前歯のみがき方の一例

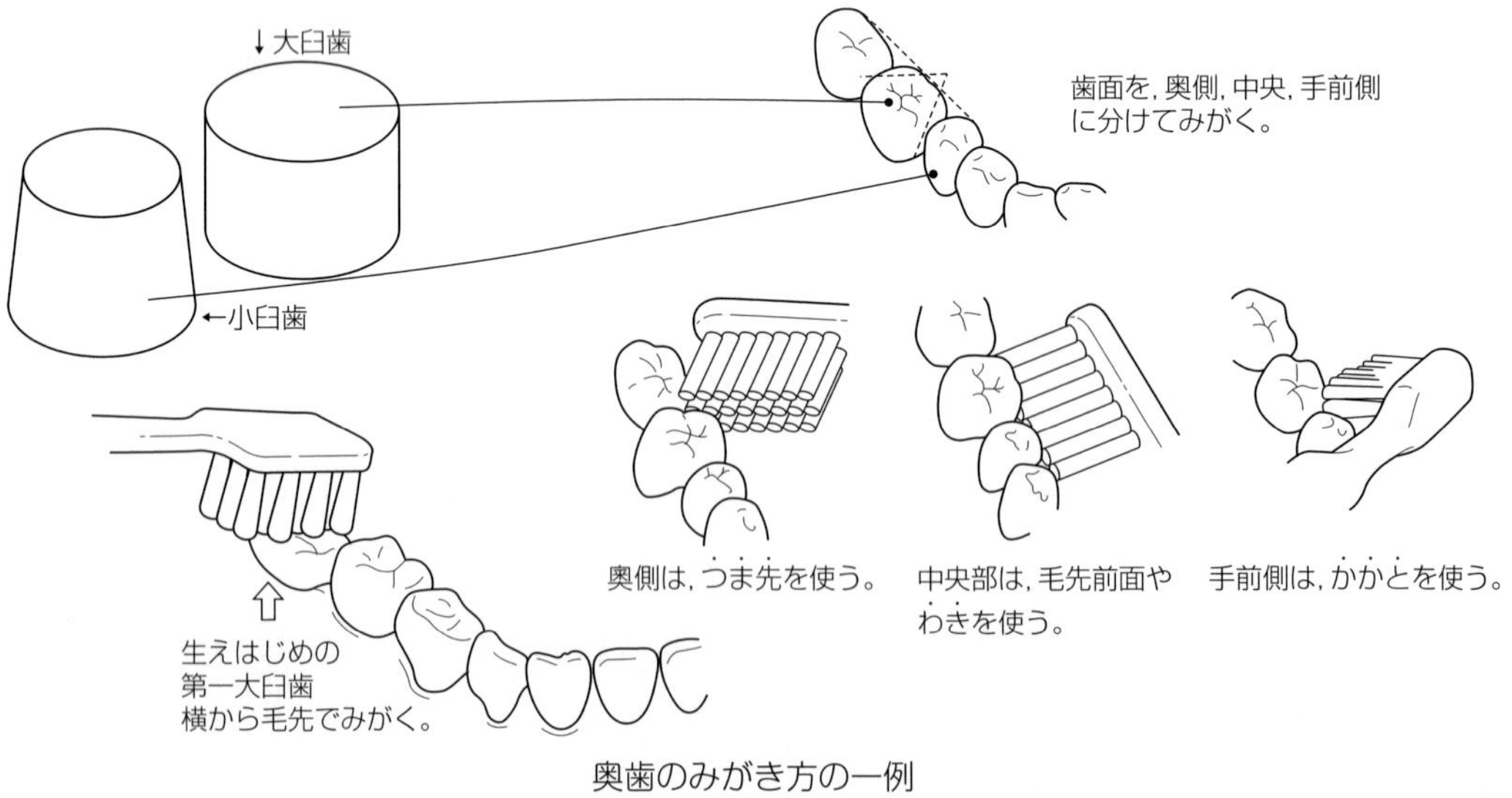
↓大臼歯
←小臼歯
歯面を，奥側，中央，手前側
に分けてみがく。
生えはじめの
第一大臼歯
横から毛先でみがく。
奥側は，つま先を使う。
中央部は，毛先前面や
わきを使う。
手前側は，かかとを使う。

奥歯のみがき方の一例

学齢期

けると効果的です。

④歯の形、歯ならびに合わせてみがきます

歯の形は、一本一本丸みをおびており、前歯《ぜんし》はシャベルのような形をし、臼歯《きゅうし》の噛《か》み合わせ面には、複雑な溝があります。また、歯ならびは一人ひとりさまざまですので、効果的に歯垢《しこう》を落とすためには、どのように歯ブラシを当てれば良いかを子どもが自分自身で考え、みがいて、確かめながら身につけていくことが大切なのです。

保健指導や総合的な学習の時間における歯の指導

各学校の実態に合わせて、歯・口の健康について、さまざまな取り組みが行われています。

【例】

・特別活動（保健指導）において

「第一大臼歯がはえてきたよ」（1年生）

「前歯を染め出してみがいてみよう」（2年生）

「健康な歯肉と歯肉炎の違いを知ろう」（6年生）

・総合的な学習の時間において

「かむかむ探検隊（歯科医師、歯科衛生士、歯科技工士、養護教諭へのインタビュー）」（中学生）

「町の8020《はちまるにいまる》達成者の人に話を聞こう」

歯科健康診断について

学校における歯・口の健康診断は、次の項目について行います。

①姿勢・顔面・口の状態
②顎関節《がくかんせつ》
③歯列《しれつ》・咬合《こうごう》
④歯垢《しこう》の付着状態
⑤歯肉《しにく》の状態
⑥歯の状態
⑦その他、本人の気になること

事後措置について、学校は以下のような事後措置を行います。

・治療や精密検査の受診の指示
・要観察者（CO*、GO*、歯列・咬合、顎関節）への指導
・歯口清掃、生活習慣改善の指導
・個別指導
・健康相談

用語解説

*CO
むし歯の初期症状が疑われるため、経過観察を要する歯

*GO
歯周疾患要観察者

小学校保健の教科書に見るむし歯と歯肉炎

小学校保健は、体育の領域に位置づけられ、3・4・5・6年生で学習します。「毎日の生活と健康」「育ちゆく体とわたし」「心の健康」「病気の予防」の四つの単元で構成されています。

むし歯や歯肉炎については、「病気の予防」のなかで取りあげられています。

小学校学習指導要領解説（体育編）では、

ウ　生活指導がかかわって起こる病気の予防

生活指導がかかわって起こる病気として、心臓や脳の血管が硬くなったり、つまったりする病気、むし歯や歯ぐきの病気などを取りあげ、その予防には、糖分、脂肪分、塩分などを摂りすぎる偏《かたよ》った食事や間食を避けたり、口腔《こうくう》の衛生を保ったりするなど、健康によい生活習慣を身につける必要があることを理解できるようにする。

（一部抜粋）とあります。

おもな学習指導

【むし歯の起こり方】

むし歯は、歯垢《しこう》の中の細菌が砂糖を酸に変え、その酸が菌を溶かすことによって起こる、ということ。

おやつをだらだらと食べたり、食べた後、口の中を清潔にしない

でいたりすると、口の中は酸の強い状態が続くのでむし歯になりやすい、ということ。

【歯周病《ししゅうびょう》の起こり方】

　歯に歯垢《しこう》や歯石《しせき》がつくと、歯ぐきが腫《は》れ、出血しやすくなる。やがて、歯を支える骨が溶けて歯がぐらぐらになる、ということ。

【むし歯や歯周病の予防】

・食後の歯みがき
・歯をみがけないときは、うがいをする。
・おやつには、砂糖の入っているもの、歯にくっつきやすいものはなるべくとらない。
・おやつを、だらだらと時間をかけてとらない。
・噛《か》みごたえのあるものをよく食べる。
・よく噛《か》んで食べる。

　食事、運動、休養などの生活習慣と深く関係している病気を生活習慣病と言いますが、むし歯や歯周病も同じ観点でとらえています。

　生活習慣病のように、生活の仕方がかかわって起こる病気の予防には、子どものころから、健康によい生活習慣を見つけることが大切であるということを学習します。

（東　真理子）

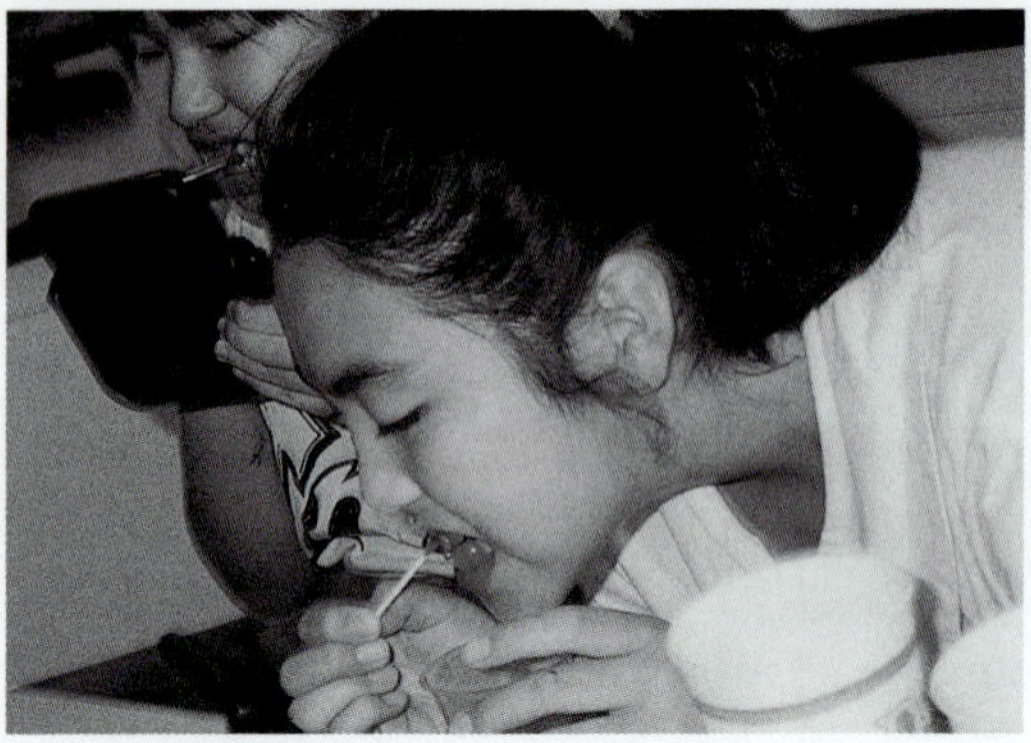
保健指導（歯みがきの学習の様子）

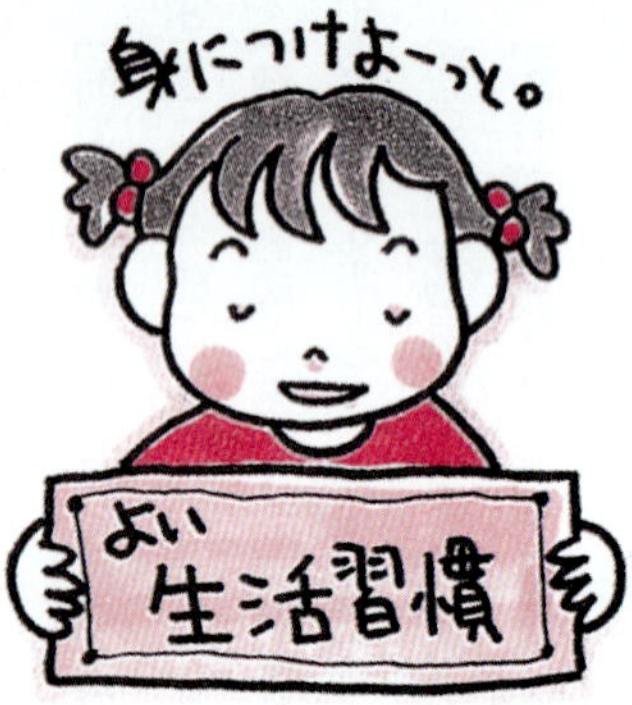

〈出典〉
文部科学省：「生きる力」をはぐくむ学校での歯・口の健康づくり
文部科学省：小学校学習指導要領解説　体育編。みんなの保健5・6年。学研。

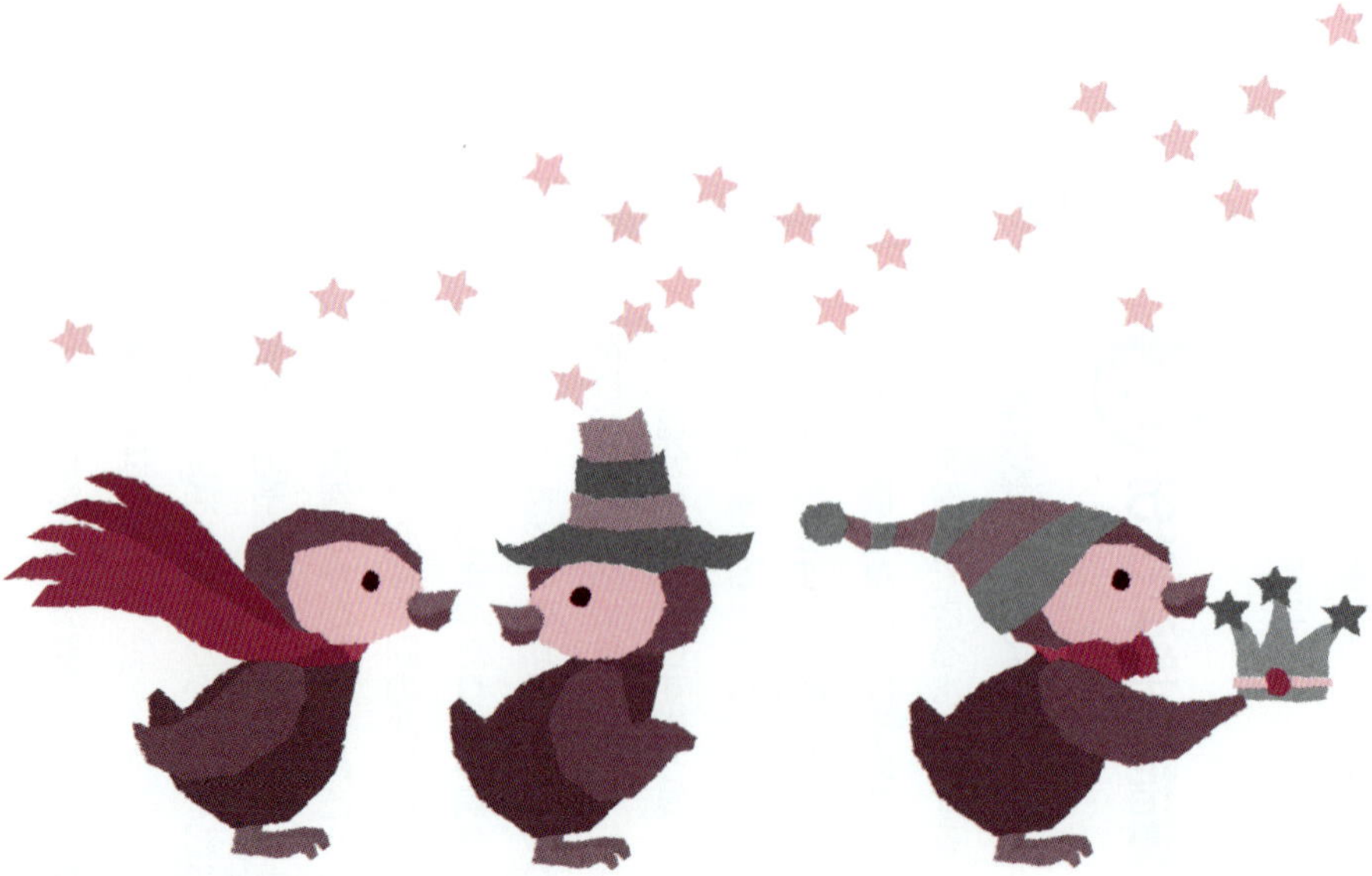

学齢期の口の機能の向上

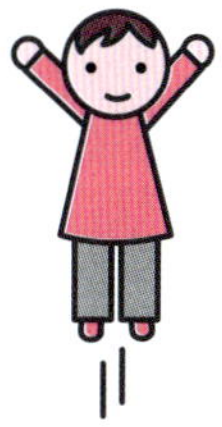

口の機能には「食べる」「話す」「表情を現す」「噛《か》みしめて身体のバランスをとる」「鼻の代わりに呼吸をする」などさまざまなものがありますが、特に生命、生活に密着した機能である摂食《せっしょく》・言語《げんご》の機能は、出生時にすでに備わっているものではなく、出生後の早い時期（乳幼児期《にゅうようじき》）に子どもの成長とともに獲得される機能です。

乳幼児期には、出生時にまだ歯のなかった口の中に乳歯《にゅうし》が生え始め、3歳頃には20本が生え揃《そろ》うという大きな変化が見られますが、学齢期になっても歯や口の成長変化は盛んに起こります。乳歯から永久歯への生《は》え換《か》わりが起こり、前歯《ぜんし》は一回り大きなサイズの永久歯に生え換わるため、歯ならびも個体差が大きくなります。また、第一大臼歯《だいきゅうし》や第二大臼歯が生えてきて、歯列《しれつ》の長径が著しく増加するという形態変化に加えて、噛《か》む力も高まり、咀嚼《そしゃく》効率も向上します。さらに、思春期には顎骨《がくこつ》の成長のスパートも見られ、そのため歯ならび・噛《か》み合わせの成長変化も起こり、口の機能はその影響を受けやすい状況にあるとも言えます。

平成23年に制定された「歯科口腔保健の推進に関する法律」を受けて、国および地方公共団体が実施すべき施策の基本的な方針のなかにも、「生活の質の向上に向けた口腔機能の維持・向上」があげられています。そして、高齢期における口腔《こうくう》機能の低下を防ぐためには、乳幼児期から学齢期にかけて、良好な口腔《こうくう》・顎《がく》・顔面《がんめん》の成長発育および適切な口腔機能を獲得し、成人期・高齢期にかけて口腔機能の維持・向上を図っていくことが重要である、と述べられています。ここでは「食べる」機能を中心に、学齢期の口腔機能の向上を図るうえで必要な支援について考えたいと思います。

食べる機能の向上（食育《しょくいく》支援）

学齢期には、乳歯から永久歯への生《は》え換わりと大臼歯《だいきゅうし》の萌出《ほうしゅつ》が見られます。6歳頃には第一大臼歯が、12歳頃には第二大臼歯が生え、第二大臼歯まで生え揃うと噛《か》む力（咬合力《こうごうりょく》）は乳歯だけの頃に比べて約2倍になります。そのため、「奥歯を使ってよく噛む習慣を付けること」や「噛みごたえのある食品を食事のメニューに取り入れて、よく噛んで食べること」が、食べる機能を向上させるためには重要になります。

また、よく噛《か》む習慣を身に付けるためには、食事時間の設定や共《きょう》食《しょく》の場など、食環境の調整も必要になります。

平成21年に実施された学校保健会の「食と咀しゃくに関する調査」では、「噛《か》むことは身体によいと思うか」という質問に、「そう思う」と答えた者が小学生で52・9％、中学生で38・1％であり、「思わない」と答えた者は小学生で2.3％、中学生で3.4％と少数でした。しかし、その実行状況となると、「意識してよく噛むようにしているか」という質問に、「いつもしている」と答えた小学生は16・9％、中学生になると6.9％であり、「あまり（噛《か》むことを）意識していない」と答えた者が小学生で35・9％、中学生では55・0％でした。

噛《か》むことは身体に良いと思っていても、実際食べるときにはあまり意識されていない現状がわかりました。また、中学生になると、噛むことへの意識がさらに低下することもわかりました。親子関係でも、親が噛みごたえのある食材を意識して食事に出していたり、食事のときに子どもによく噛んで食べるように話していたりすると、子どもがよく噛むことを意識して食べている傾向が見られ、親の関与が大切なことも示されました。

小学校高学年から中学生にかけて、子ども達の生活は学校以外でも塾やスポーツクラブなどで忙しくなりがちで、夕食なども家族と一緒に食卓を囲む機会が減ったり、食事時間も短く慌《あわ》ただしく食べることになりがちです。そのため「流し込み食べ」や「早食い・丸飲み」などの食べ方の問題も見られやすくなります。学齢期の食べ方の問題がそのまま成人期まで継続すると、肥満や生活習慣病につながる可能性が高くなります。

大臼歯《だいきゅうし》が生えたからといって、噛《か》む力は増加しても「よく噛む習慣」が自然に身に付くわけではありません。噛《か》みごたえのある食品をしっかり噛んで食べる習慣を付けるためには、「よく噛むと身体に良い」という認識を高めることや、「噛みごたえのある食材をメニューに取り入れる」という親および子ども自身の食への関心を高めること、「ゆっくりよく噛《か》んで食べられる」ような食事の場や時間の設定など、さまざまなアプローチが必要となります。そして、家族や友達と一緒に和気あいあいと食べることで美味《おい》しさを共感したり、新しい食材に出会って食体験の幅が広がり、食の満足感を得たりすることで、食材に応じた食べ方が身に付いてくるわけですので、家庭や学校における食環境の整備は必須と思われます。

また、よく噛《か》んで食べる習慣を付けるためには、正しい食事姿勢や食べ方を学習することも重要です。テーブルや椅子《いす》の高さを調節して、床にしっかり両足底面を付けて腕がまっすぐテーブルに付くようにすることや、一口量を調節して詰め込み食べを避け、口を閉じて左右の奥歯で均等にしっかり噛《か》むことなどを覚える必要があります。このような知識の伝達や学習は、学齢期の子ども達には家庭ばかりでなく、学校教育のなかでの食教育として保健学習や給食の場で行われると一層効果的です。

しかし一方で、小学生の時期には歯の交換による一時的な食べ方の問題も見られやすいものです。小学校低学年で、前歯が乳歯から永久歯へと生え換《は》わる頃には、乳歯の動揺が始まるときから、乳歯が脱落して永久歯が生えて上下噛《か》み合うまでの1～2年間は、一時的に食べ物をうまく噛めなかったり、発音がしにくかったりという機能面での問題が出やすくなります。奥歯も同様で、小学校高学年頃に乳臼歯《にゅうきゅうし》が小臼歯《しょうきゅうし》に生え換《は》わるときには、乳歯がぐらぐらして噛《か》むと痛いとか、生えたての小臼歯ではうまく噛めないなどの訴えが見られます。これらは一時的とはいえ数カ月以上続く現象ですので、食事の調理形態（噛み切らなくてすむ大きさや、適度に軟らかな食形態）への配慮や食べ方の工夫が必要です。

呼吸・発音機能の向上（口腔習《こうくうしゅう》癖《へき》改善への支援）

呼吸は本来、鼻で営まれる機能であり、口腔《こうくう》はあくまでも鼻の代替えとしての呼吸器官です。鼻疾患やアデノイド（咽頭扁桃肥大《いんとうへんとうひだい》）、口蓋扁桃肥大《こうがいへんとうひだい》などがあると、閉塞《へいそく》性《せい》の口呼吸が起こり、そのために口唇閉鎖不全《こうしんへいさふぜん》や低位舌が生じます。口唇や舌の常態の変化は、噛《か》み合わせの不正（上顎前突《じょうがくぜんとつ》）や発音機能への影響を生じやすいため、耳鼻咽喉科《じびいんこうか》による対応が必要と考えられます。

一方、アレルギーや風邪《かぜ》などで鼻閉《びへい》が起こり、その際に一時的に口で呼吸をすることはよく見られます。その口呼吸が習慣性になって、鼻閉が解消した後も習癖化《しゅうへきか》して継続することも少なくありません。この場合も、口呼吸による日常的な開口により、口唇閉鎖不全と低位舌をともなうことになります。口呼吸により上顎前突《じょうがくぜんとつ》などの噛《か》み合わせの不正が起こると、口唇はさらに閉じにくくなります。

また、幼児期の指しゃぶりなどにより開咬《かいこう》になって上下の前歯に隙間ができると、唾液や食べ物を飲み込むときに、その隙間に舌を突出させる癖（舌突出癖《ぜつとっしゅつへき》）が起こりやすくなります。日常的に口唇《こうしん》閉鎖不全《へいさふぜん》と舌突出が見られるようになると、開咬はさらに著しくなって口唇が閉じにくくなることから、鼻閉がなくとも口呼吸が見られ、舌を突出させていないときには口腔《こうくう》周囲の筋力の低下や低位舌が見られやすくなります。

口呼吸により口腔《こうくう》内が乾燥しやすくなると、歯の着色や歯肉の炎症・肥厚《ひこう》も起こりやすく、また口唇閉鎖不全や舌癖《ぜつへき》があると、咀《そ》嚼《しゃく》・嚥下《えんげ》機能（異常嚥下癖など）や発音機能（s音やt音の不明瞭化）への影響が生じやすくなります。

このような、口の機能に問題を生じるような口腔習癖《こうくうしゅうへき》を改善するためには、まず鼻呼吸の習慣をつけることが重要です。鼻疾患やアデノイドなどは耳鼻科《じびか》での治療を優先します。鼻呼吸が可能な場合は、まずは1日数回口唇を閉じて奥歯を噛《か》んだ状態で鼻呼吸の練習をし、少しずつ鼻呼吸の持続時間を延ばしていきます。次に、口唇閉鎖を目的に、口腔筋機能訓練を行うと良いでしょう。日常の舌と口唇の位置の改善を行います（上下の口唇を閉じ、舌尖が上あごの前方部に接するようにします）。

さらに嚥下《えんげ》時や発音時の舌の動きを改善するためには、舌の挙上《きょじょう》訓練や舌尖・舌側縁部のコントロール能力を高める訓練などを行う必要があります。このような訓練によって正しい口唇や舌の位置や動きが獲得されれば、口腔《こうくう》の形態と機能の改善が期待できます。

（井上　美津子）

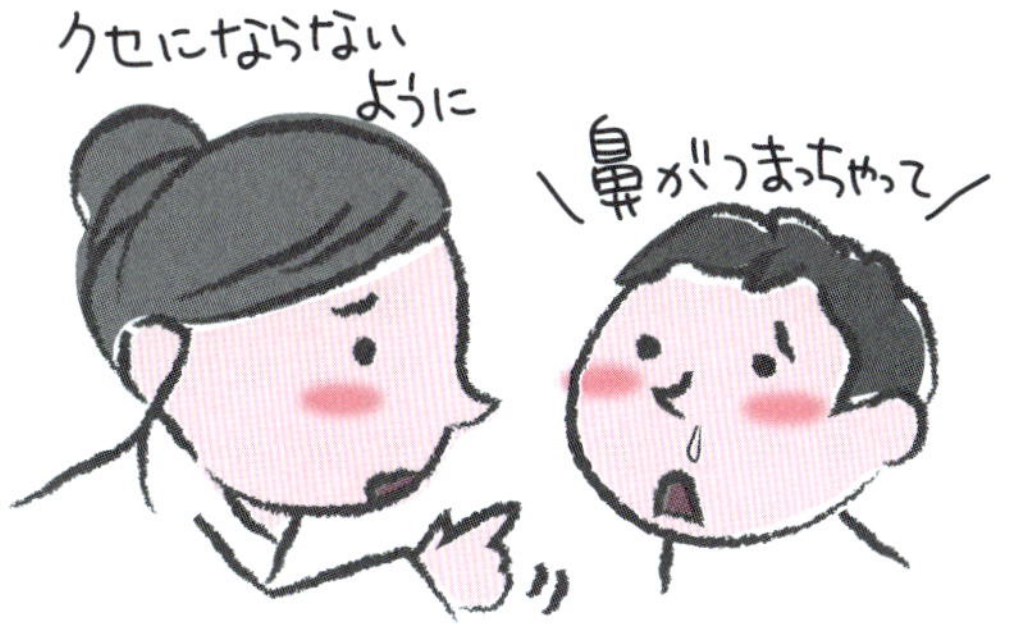
クセにならないように
鼻がつまっちゃって

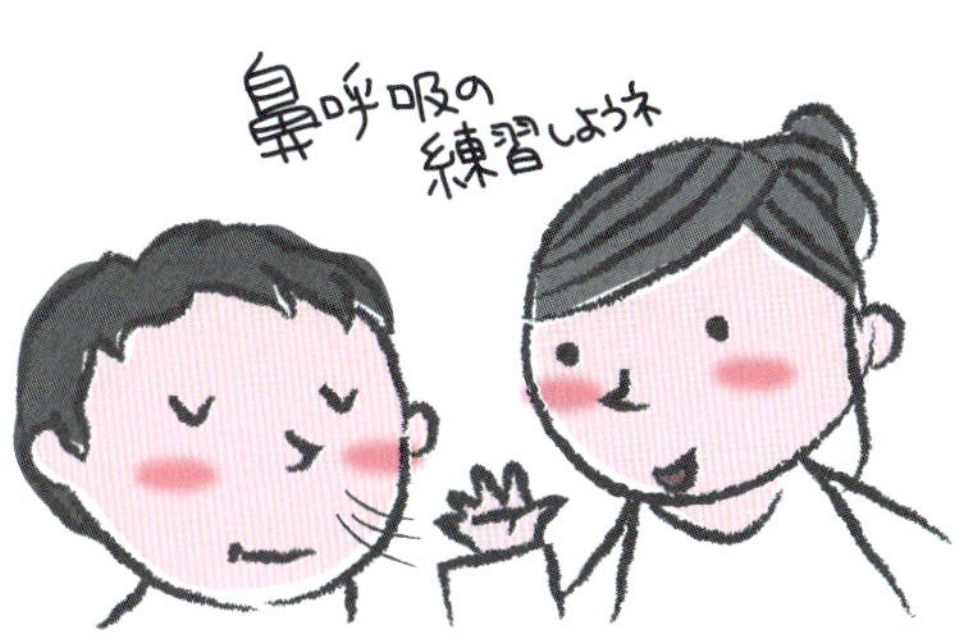
鼻呼吸の練習しようネ

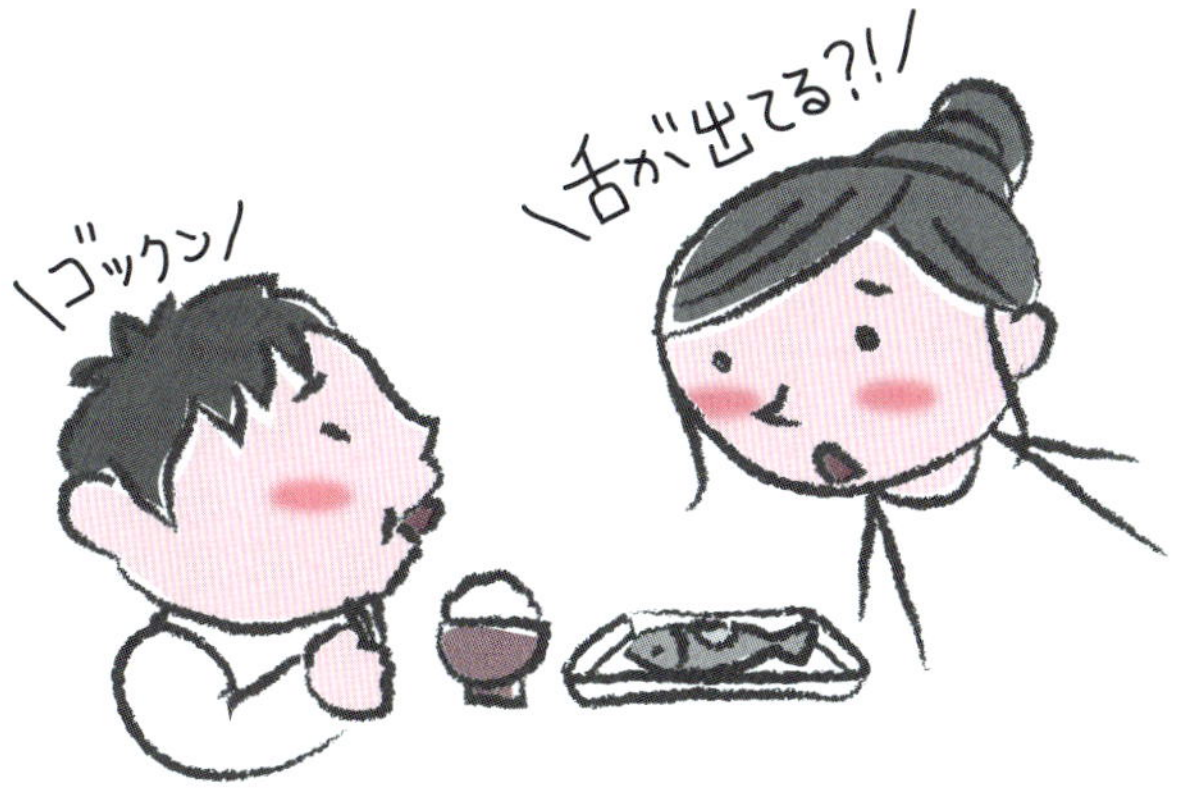
ゴックン
舌が出てる?!

矯正《きょうせい》治療《ちりょう》、歯ならび・噛み合わせ

―学齢期に必要な健康な歯ならびと噛み合わせ―

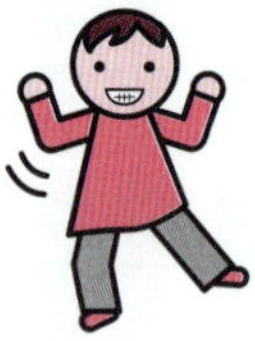

学齢期には、すでに摂食《せっしょく》・言語《げんご》などの基本的な口腔《こうくう》の機能は獲得されています。しかし、学齢期はまた顎《あご》の成長や歯ならび・噛《か》み合わせの変化などに応じて、新たに口唇《こうしん》や舌の動かし方や噛み方、噛む力の調節などを覚える時期でもあります。そのため、この時期の歯ならび・噛み合わせの不正やさまざまな口腔習癖《こうくうしゅうへき》は、口の機能に多大な影響を及ぼします。この時期の問題が見過ごされると、そのまま成人期に入っても機能的な問題が継続しやすくなります。適切な時期に矯正《きょうせい》治療を行ったり、口《こう》腔習癖《くうしゅうへき》に対する指導や筋機能訓練を行うことは、口腔《こうくう》の健康を維持・増進するうえでも重要です。

歯ならび・噛《か》み合わせの不正の咀嚼《そしゃく》への影響

叢生《そうせい》・空隙歯列《くうげきしれつ》などの歯ならびの不正や、上顎前突《じょうがくぜんとつ》・下顎前突《かがくぜんとつ》・過蓋咬合《かがいこうごう》・開咬《かいこう》などの噛《か》み合わせの不正は、口の機能にさまざまな影響を及ぼします。食育《しょくいく》基本法の制定により、学齢期の歯科保健でも食育(食教育)への関心が高まっており、「よく噛《か》んで食べる習慣付け」や「好き嫌いをつくらないこと」が課題としてあげられていますが、硬さや大きさのある食べ物を噛み切り咀嚼《そしゃく》するためにも、よく噛んで味わって食べるためにも、上下の歯列弓《しれつきゅう》がきちんと噛み合うことが大切です。

上・下顎の前突《ぜんとつ》が著しい場合や開咬《かいこう》があると、前歯でうまく噛《か》み切れないため、大きめの食べ物を一口大に噛みとれずに一口量の調節がむずかしかったり、麺《めん》類などの長い食べ物を適当な長さに噛み切ることがむずかしくなります。

また、叢生《そうせい》や不正咬合《ふせいこうごう》で上下の歯がうまく噛《か》み合っていないと、咀嚼《そしゃく》の効率が悪くなり、硬さや弾力性のある食べ物を粉砕《ふんさい》し、唾液と混ぜ合わせて食塊《しょくかい》形成する（飲み込みやすい形にする）ことが困難です。そのため、噛《か》み潰《つぶ》した程度の粗きざみ状態で飲み込んでしまうことになりがちで、「丸飲み」「早食い」などの食べ方の問題につながることもあります。これらのことから、あまり噛《か》まなくてもよい軟食に好みが偏《かたよ》り、噛みごたえのある食品を避けるなどの問題も生じやすくなります。さらに乾燥した食べ物や水分の少ない食べ物は、よく噛んで唾液と混ぜ合わせないと飲み込みやすい形にならないため、食事中に常に水を置いておいて水分で流し込むような食べ方（流し込み食べ）が習慣になる場合も見られます。

また、開咬《かいこう》や口唇閉鎖不全《こうしんへいさふぜん》があると、上下の前歯の隙間に舌を突出させて唾液や食べ物を飲み込むという異常嚥下癖《いじょうえんげへき》（舌突出癖《ぜつとつしゅつへき》）も見られやすくなります。舌を突出させる癖《くせ》が続くと、開咬はさらに顕著になりがちです。上顎《じょうがく》の歯列《しれつ》の狭窄《きょうさく》などにより奥歯の噛《か》み合わせがずれていると（交叉咬合《こうさこうごう》）、片側でしか噛めない状態（片噛み）が生じやすくなり、顎の成長方向のずれを招くこともあります。

このような咀嚼《そしゃく》や食べ方の問題を解消するためにも、矯正《きょうせい》治療や口腔習癖《こうくうしゅうへき》に対する筋機能療法による歯ならび・噛《か》み合わせの改善が望まれます。

歯ならび・噛《か》み合わせの不正の発音への影響

歯ならび・噛《か》み合わせの不正は、舌や口唇《こうしん》の動きにも影響を及ぼすため、発音の障害にもつながりやすいものです。著しい上下顎の前突《ぜんとつ》や開咬《かいこう》によって口唇の閉鎖がむずかしいとパ行、バ行などの調音がむずかしく、また開咬などにより舌突出の見られる場合には、舌尖《ぜっせん》を上の前歯の裏側に当てて発音するサ行、タ行などの調音が曖昧《あいまい》になります。上顎前歯部《じょうがくぜんしぶ》の空隙《くうげき》や歯の欠損は、サ行の発音に影響を及ぼします。

口唇や舌の機能訓練である程度の改善が期待できますが、歯ならびや噛《か》み合わせを矯正的《きょうせいてき》に治療することなどによる形態の改善が望まれます。

歯ならび・噛《か》み合わせの不正の顎位《がくい》や顎関節《がくかんせつ》への影響

学齢期には、6歳頃に第一大臼《だいきゅう》歯《し》、12歳頃に第二大臼歯と最後方歯が増えて噛《か》み合わせの高さが増加し、顔面の垂直方向への成長も促進されます。それにともなって、顎関節《がくかんせつ》の下顎頭《かがくとう》の形や大きさ、位置なども成人と同様になってきます。

鼻疾患やアデノイドによる口呼吸をともなう上顎前突《じょうがくぜんとつ》の場合、下顎の後退や上顎歯列の狭窄《きょうさく》による下顎の偏位が起こりやすくなります。

顎関節部《がくかんせつぶ》の雑音や痛み、開きづらさなどは、学齢期になると症状を訴える者が増加する傾向が見られ、特に第二大臼歯の萌出《ほうしゅつ》時期あたりから増加が見られます。歯ならび・噛《か》み合わせと顎関節症状との関連は明らかではありませんが、不正咬合《ふせいこうごう》による顎の偏位《へんい》や顎運動の障害が関与している可能性も考えられます。顎関節症《がくかんせつしょう》では、日常生活習慣での要因を十分検討しながら適切な対応を図っていくことがまず必要となります。

歯ならび・噛《か》み合わせの不正の外傷への影響

学齢期はまた、スポーツや運動中に歯の外傷が発生しやすい時期です。特に上顎前歯が突出ぎみの子どもや、開咬《かいこう》で口唇閉鎖《こうしんへいさ》が不全な子どもでは、運動時の衝突や転倒などで上顎前歯を受傷する機会が多くなり、歯の脱臼《だっきゅう》や破折《はせつ》などを生じやすくなります。運動施設の整備やスポーツ時の安全管理体制を充実することや、歯の外傷予防のためのマウスガード着用などの対策を講じるとともに、歯列《れつ》の矯正《きょうせい》や口唇閉鎖訓練などによって口腔《こうくう》内の状況を改善しておくことも大切でしょう。

歯ならび・噛《か》み合わせの不正のむし歯・歯肉炎《しにくえん》への影響

叢生《そうせい》で歯と歯が重なっていると、食べかすが残りやすくなり、口腔内《こうくうない》の細菌により歯垢《しこう》（プラーク）が形成されやすくなります。重なった歯面は歯ブラシで清掃するのも困難なため、歯垢が長時間付着することになりますが、歯垢の中には大量の細菌が生息しているため、接している歯肉《しにく》に炎症を引き起こしたり、食内容によってはむし歯（齲蝕《うしょく》）を引き起こしたりして、歯・口の健康に障害をもたらします。

また、噛《か》み合わせの状態では、上下がうまく噛み合っていない歯は、食べ物の流れが悪く、食べかすが長くとどまったり歯垢《しこう》として歯面に付着しやすくなり、この場合も歯肉炎《しにくえん》やむし歯を生じやすくなります。

以上のように、歯ならびや噛《か》み合わせの不正は外見上（審美的《しんびてき》）の問題ばかりでなく、「食べる」「話す」などの口の機能障害や日常生活の不都合、さらにはむし歯（齲蝕《うしょく》）や歯肉炎のリスクなど、さまざまな問題を生じます。

これらの問題の解決のためには、日常生活での注意とともに、専門的な対応（矯正治療《きょうせいちりょう》や筋機能《きんきのう》訓練《くんれん》）が必要になることが多いため、歯や歯列《しれつ》の発育段階を考慮した矯正《きょうせい》治療の必要性などを専門医に相談すると良いでしょう。

（井上　美津子）

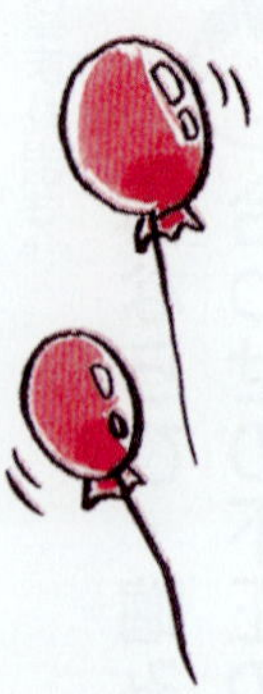

歯ならび・噛《か》み合わせ・あご（顎）

◆歯ならびがおかしい

歯ならびの異常でいちばん多いのが、「叢生《そうせい》」（**図1**）と呼ばれるもので、乱《らん》ぐい歯《は》と言ったりもします。いわゆる歯ならびがでこぼこしている状態で、あごの大きさに比べて歯の幅の総和が大きな状態です。この中でも日本人に特に目立って見られるのが八重歯《やえば》（犬《けん》歯低位唇側転位《していいしんそくてんい》）です。

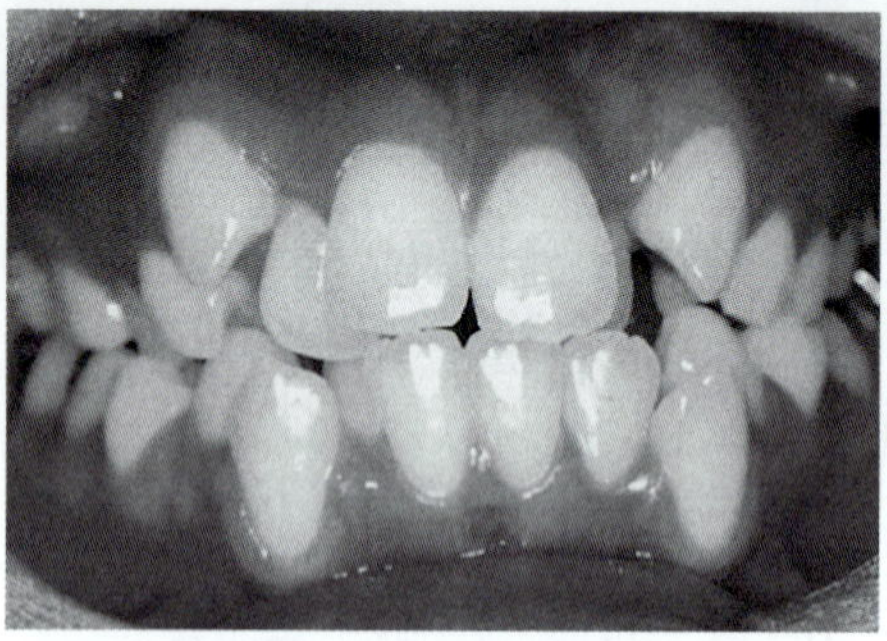

図1　叢生（乱ぐい歯）

八重歯は、とくに前から三番目の犬歯が歯列《しれつ》からはみ出しているもので、乳臼歯《にゅうきゅうし》のむし歯・早期の喪失《そうしつ》などがおもな原因として考えられますが、歯列弓《しれつきゅう》の形態に問題がある場合もあります。正しい放物線状の形をとらず、狭窄《きょうさく》した形や鞍状型《あんじょうがた》、Vの字型をした状態などがあげられます（**図2**）。

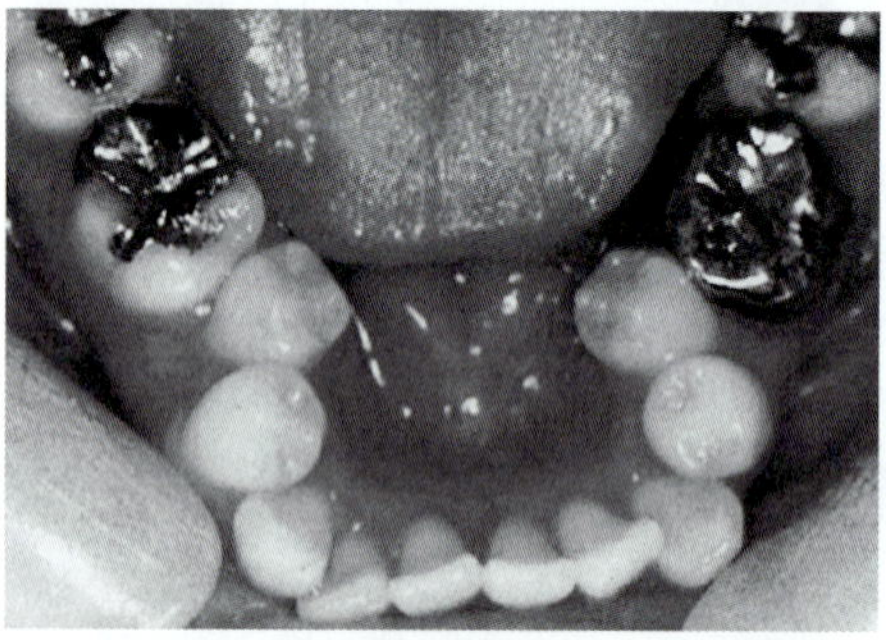

図2　鞍状歯列弓

また乱ぐい歯の逆で、あごの大きさに比べて歯の幅の総和が小さい、すき間だらけの「空隙歯列弓《くうげきしれつきゅう》」（**図3**）も異常の一つです。

そのほか上口唇《じょうこうしん》の小帯《しょうたい》（唇と歯ぐきを結ぶ靱帯《じんたい》）の肥大や、左右中切歯《ちゅうせつし》の歯根の間に余分な歯（過《か》剰歯《じょうし》）がある場合は、歯列《しれつ》のまん中にすき間ができてしまいます（正中離開《せいちゅうりかい》）。

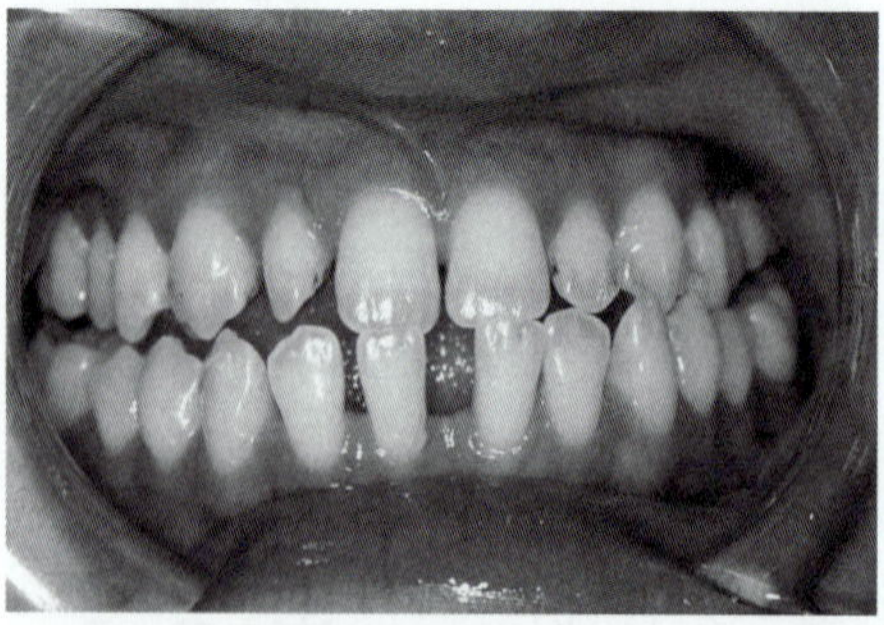

図3　空隙歯列弓

◆噛《か》み合わせがおかしい

噛《か》み合わせを横から見たとき、歯・あごが前に出ている（上顎前《じょうがくぜん》突《とつ》や上下顎前突）、受け口（下顎前《かがくぜん》突《とつ》または反対咬合《はんたいこうごう》）の大きく2つのタイプの異常に分けられます。

「上顎前突《じょうがくぜんとつ》」（**図4**）は、下あごに対して上のあごや歯が突出した状態で、日本人の多くに見られます。歯だけが出ている場合と、あごも一緒に出ている場合とがありますが、本当は下のあごが小さいのに、結果的に正常な上あごが出ているように見えることもあります。

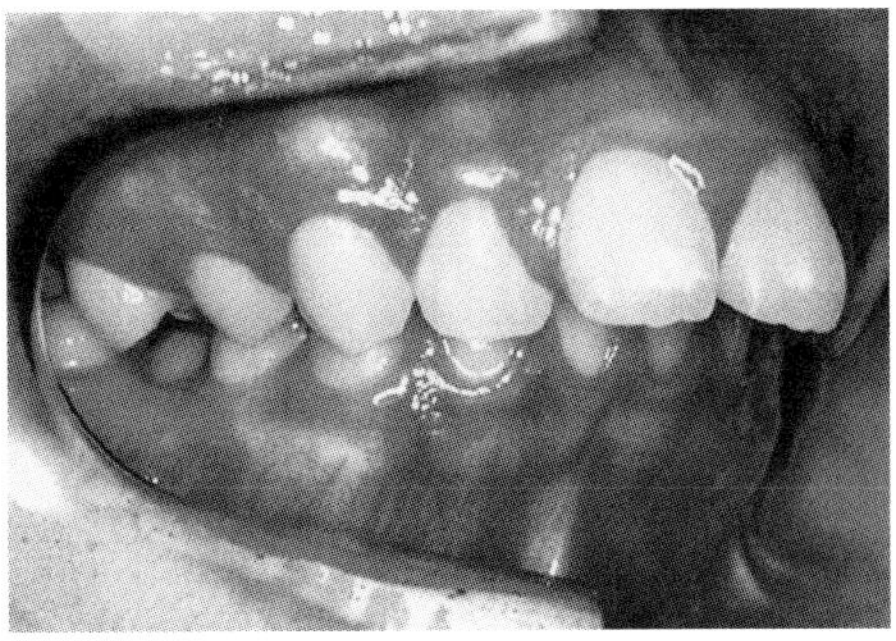

図4　上顎前突

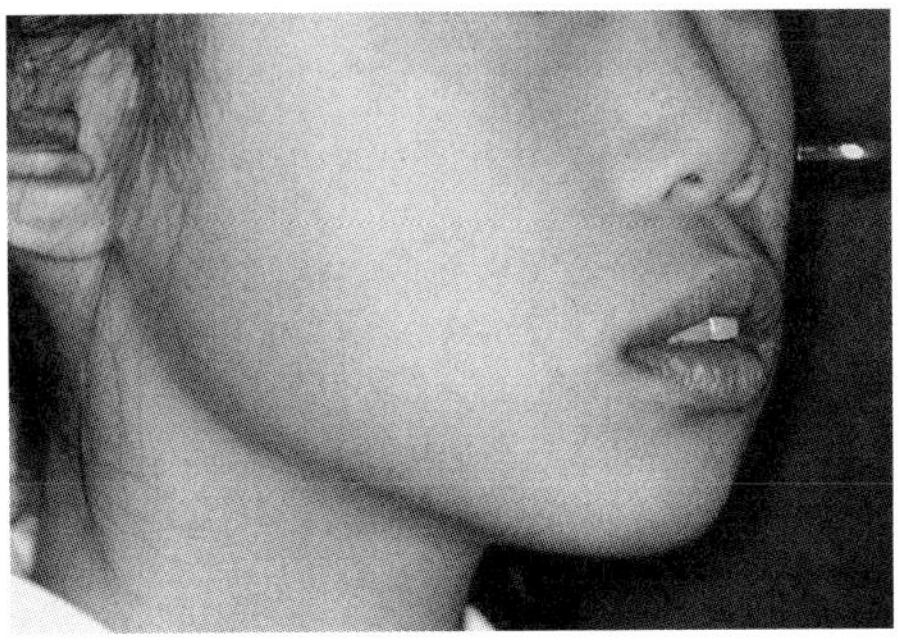

図5　上下顎前突

「上下顎前突《じょうかがくぜんとつ》」(**図5**)の場合は、歯ならびが良くてきれいに噛《か》んでいても、上下の歯列《しれつ》が両方とも前に出てしまって、リラックスした状態で口を閉じることができません。

「反対咬合《はんたいこうごう》」(**図6**)は、下の前歯が上の前歯より前に出た状態を言います。上下の前歯の先端がちょうどあった状態(切端咬合《せつたんこうごう》)も反対咬合の一種と考えられます。反対咬合の場合は、骨格に問題のある場合が多く、下あごが突出した様子が見られますが、下あごは身長の伸びとほぼ同じ時期に大きくなるので、思春期成長とともに反対咬合の程度がひどくなることが多いようです。

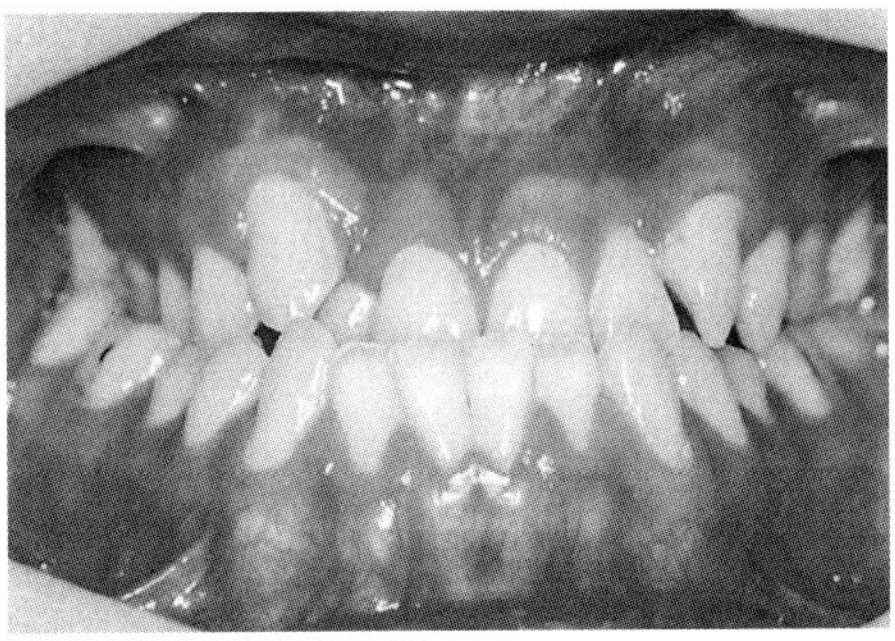

図6　反対咬合

前歯の噛《か》み合わせの深さを見たとき、深すぎて下の前歯があまり見えない状態を「過蓋咬合《かがいこうごう》」(**図7**)と言います。これに対して、奥歯(臼歯《きゅうし》)の数本だけが噛《か》んで、前のほうの歯が噛《か》めない状態を「開咬《かいこう》」(**図8**)と言います。開咬の場合、前歯で食物を切って食べることができず、上の前歯と舌や唇を使ってちぎったり、口の横のほうに持っていって食べたりするようになります。

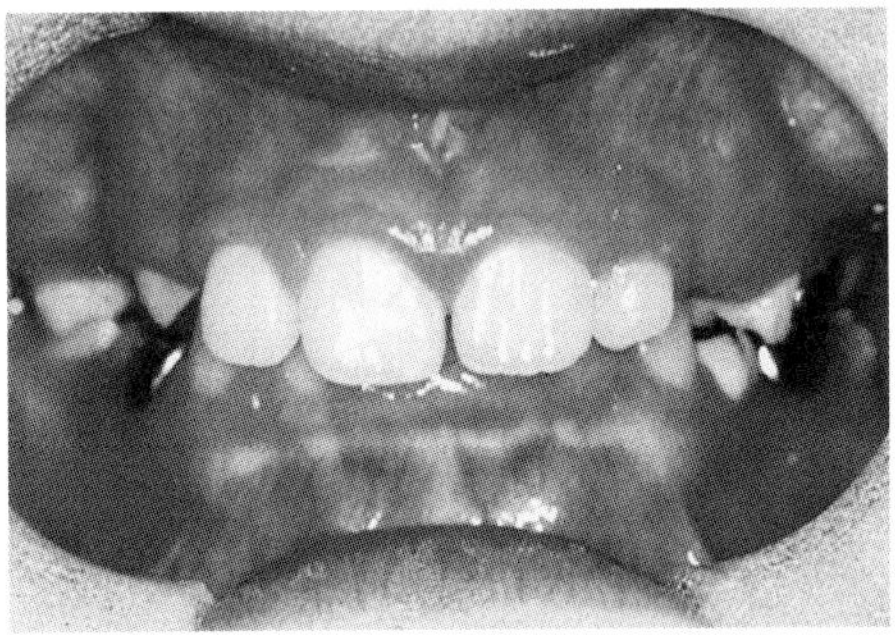

図7　過蓋咬合

噛《か》み合わせを正面から見たとき、下あごが左右どちらかにずれて噛んでいる場合(「交叉咬合《こうさこうごう》」)があります(**図9**)。臼歯の萌出《ほうしゅつ》方

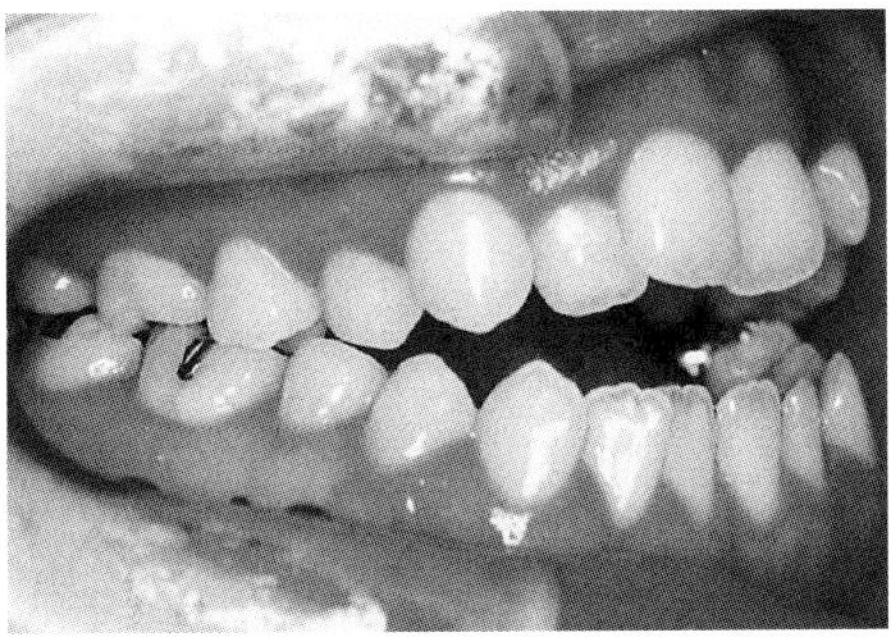

図8　開咬

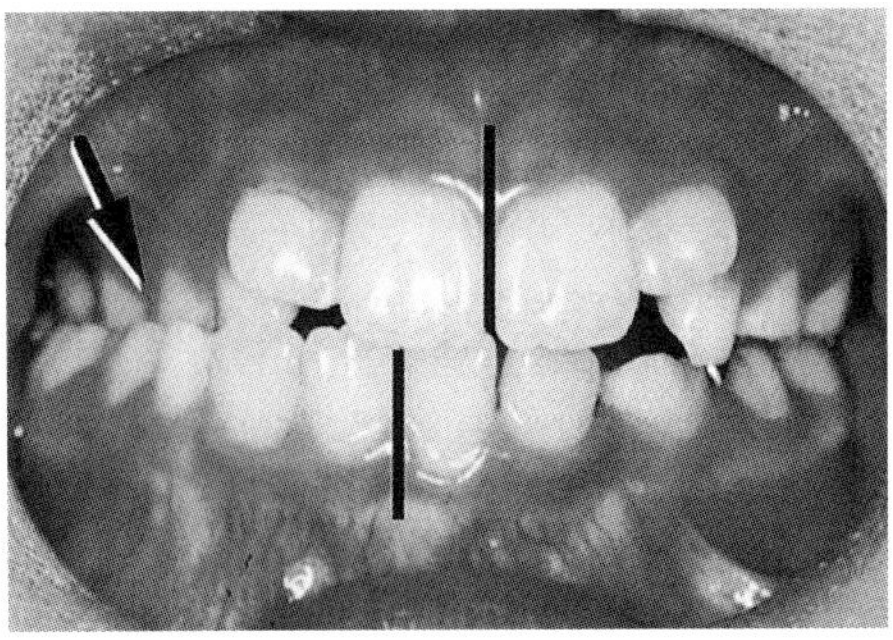

図9　交叉咬合

向が正しくないために起きたり、不良習癖《ふりょうしゅうへき》（片側だけで噛《か》む。頬《ほほ》づえをつく）などにより起きることもありますが、はっきりとした原因はわかっていないのが現状です。

このように、噛《か》み合わせの異常には、横から見たときのあごの前後のずれ、前歯の噛み合わせの深さの違い、正面から見たあごの左右のずれ、などの分類がなされています。どれか一つだけと言うことではなく、いくつかが組み合わさって起こることもあります。

◆噛《か》み合わせとあご（顎）の関節

噛《か》み合わせが悪いと、しばしば関節の痛みや雑音を引き起こすことがあります。あご（顎）の関節には、関節とこれを受けるくぼみの間に「関節円板《かんせつえんばん》」というクッションのようなものがありますが（「Access forum」参照）、正しく噛《か》んでいないとこの円板に負担がかかりすぎて、位置がずれたり損傷したりします。そして次第にクッションの働きがなくなり、痛みや雑音を引き起こすのです。ひどいときは口が開かなくなったりもします。

噛《か》み合わせがしっかりしていないと、あごの関節や周囲の筋肉が十分に使われないため、発達も悪くなり、あごの関節の障害を招くことが多いのです。

歯ならび・噛《か》み合わせと矯正治療《きょうせいちりょう》

◆歯ならびや噛《か》み合わせがおかしいことで生じる不都合や機能の障害

歯ならびが悪いと、歯ブラシが細かいところまで届きにくくなり、むし歯（齲蝕《うしょく》）や歯肉炎《しにくえん》などの歯周病《ししゅうびょう》の原因にもなります。さらに機能の点からもたいへん重要な意味を持ってきます。噛《か》み合わせが悪ければ、物を噛む咀嚼効率《そしゃくこうりつ》が低下し、消化器系統全体への負担が増します。もちろん顎の骨や筋肉の発達も阻害され、しっかりとした骨格ができません。

また、反対咬合《はんたいこうごう》や開咬《かいこう》の場合、舌の動かし方が正常な噛《か》み合わせの人と異なり、サ行やタ行などの正しい発音ができなくなります。

しっかりとした噛《か》み合わせが、脳によい刺激を与えることや、スポーツ医学上の成果に結びつくこともわかってきました。心理的にも、歯ならびの悪さが劣等感になってくることは明らかです。

歯ならび、噛《か》み合わせの問題は、ただ単に見た目の問題にとどまらず、健康上の理由からも大切なことなのです。

（松井　成幸）

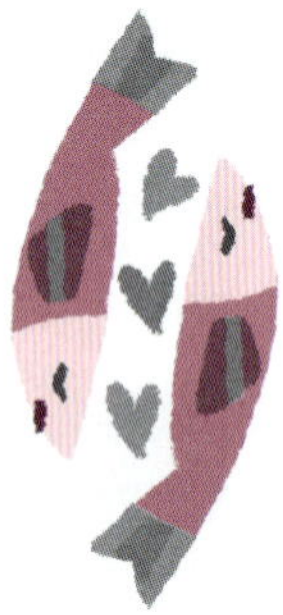

◆矯正治療《きょうせいちりょう》をするかどうかの判断

現在では年齢に制限されることなく、どのような不正《ふせい》な歯ならびであっても、歯の移動は可能です。それだけ「矯正治療《きょうせいちりょう》」についての理論や術式が研究され開発されてきました。しかし、歯槽骨《しそうこつ》（「Access forum」参照）の中にしっかりと埋まっている歯の根をそう簡単に動かせるわけではありません。

そこには患者さん側にも医療者側にも確認し理解しておかなければならないことがたくさんあり、その程度は不正咬合《ふせいこうごう》（不正な歯ならびや噛《か》み合わせ）の種類やその原因、また患者さんの年齢などにより異なります。

一般的には不正咬合《ふせいこうごう》の発見が学齢期の初期であれば、顎骨《がくこつ》の成長とともに治療することが可能で、理想的な治療経過をたどると言えます。その理由は、男女とも13～16歳頃になると、顎骨の成長は終わりに近づいていることが多く、矯正治療に顎骨の成長を応用することができにくくなるからです。

当然ですが、そのぶん治療はむず

コラム：歯ならびが乱れていたりするときの上手な歯のみがき方①

「専門家にアドバイスをしてもらおう！」

歯ならびの乱れはあご（顎）の大きさと一本一本の歯の幅の総和が調和しないために起こります。

歯みがきで問題になるのはほとんどが重なりあった歯ならびで、よく「八重歯《やえば》」と呼ばれるような歯列不正《しれつふせい》が一般的です。

このような歯ならびでは、歯と歯の重なった面の汚れを取り除くのがむずかしいのです。

歯の清掃は床の雑巾《ぞうきん》掛けや車のワックスみがきに似ていますが、重なった部分はそう簡単にはいきません。多くは専用の清掃用具を使わなければなりません。先細の小型ブラシ（インタースペースブラシなど）は重なった歯の細部にまで入れることができます。しかし、それでも歯と歯が密着した部分には到達できないでしょう。

そこで次に使用するのがデンタルフロス（糸ようじ）です。これでやっと小型の歯ブラシが届かない歯面上のプラークも除去することができるでしょう。

最後に含嗽剤《がんそうざい》などで仕上げをします。このような歯みがきは鏡を見ながらの清掃ですが、かなりむずかしいはずです。

慣れやコツも必要ですが、できれば歯科衛生士《しかえいせいし》さんの助けを借りて定期的な指導や清掃を受けられることをおすすめします。

（鈴木　尚）

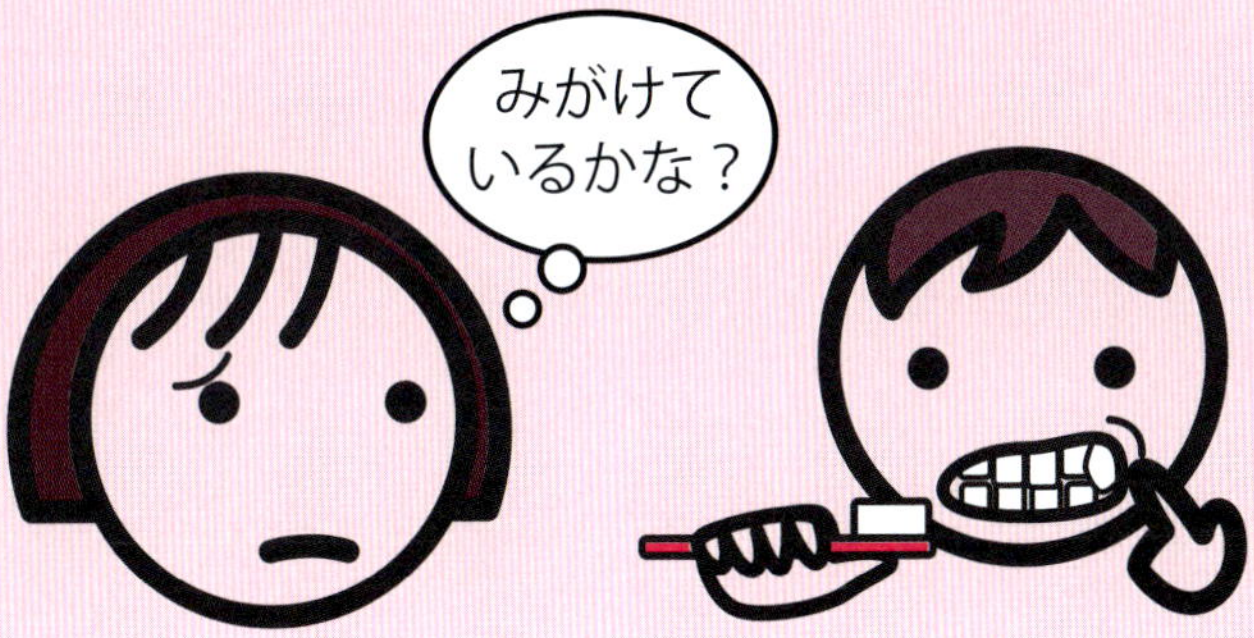

コラム：歯ならびが乱れていたりするときの上手な歯のみがき方②

正常な歯ならびの場合のブラッシングにくらべて、歯ならびが乱れている場合のブラッシングにはいろいろと工夫が必要になることがあります。

特に乱ぐい状態になっている前歯の場合、その1本1本を、歯ブラシを縦にして、ブラシの先を利用して、ていねいにみがいてあげる必要があります（**図**）。

このほか、八重歯《やえば》や奥歯の歯ならびがわるいときも、歯の1本1本にブラシの毛先があたるように工夫しなければなりません。

また、歯間部の清掃にはデンタルフロスを使うときれいにみがけます。

（小野　芳明）

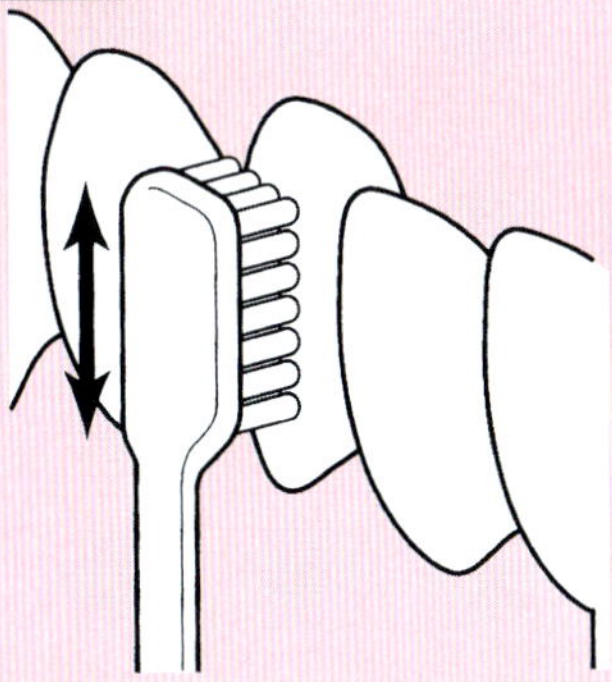

かしくなります。

矯正《きょうせい》治療を含め、どんな治療も多くは「副作用」ともいうべき現象がともなうのが常です。せっかく歯ならび、噛《か》み合わせがよくなっても、それと引き替えに別な不都合が生まれるのも困ったことでしょう。顎骨の成長が終わり、歯列《しれつ》がすでに完成している学齢期の末期から始める矯正治療には、特にそのことを考慮する必要があります。

さらに、自分で判断している歯ならびや噛《か》み合わせの不正が、日常生活上の不便を招いているかどうかも考えてみましょう。そしてその不正によってどのようなリスクが予測されるのかを歯科医師に判断してもらい、よく理解できるように話してもらうことは、治療前の確認事項として基本的に重要なことです。

矯正治療は比較的長い治療期間が必要ですから、完治するまで治療を続ける意思をしっかり持つことも重要です。治療が中途半端になれば目的が達せられないばかりか、治療前よりもバランスを欠いた口腔《こうくう》内になることもあります。

◆矯正《きょうせい》治療を行う場合の時期・期間・費用

乳歯《にゅうし》は生後6カ月くらいから生《は》え始めますが、2歳半くらいまでにすべて生え終わります。

この後、6歳から12～13歳くらいまでの間に順次永久歯《えいきゅうし》と交換します。この間、あご（顎）の骨も少しずつ発育しますが、一般には12～14歳くらいの間の成長は最も大きいもので、以後、成長は緩やかなものになります。

矯正治療《きょうせいちりょう》はあごの成長を利用するほうが有利ですから、14～15歳くらいまでにほぼ治療が終了していることが望ましいのです。

おのおののケースによって治療のむずかしさと歯を動かす期間は異なりますが、およそ1年半から3年くらいと考えておきましょう。したがって、10歳前後には治療にかかるほうが良いでしょう。そのためには小学校半ば頃からよく歯ならびを観察しておくことです。

費用は難易度や医院によりまちまちですが、治療費の総額が60万円のところもあれば、１００万円のところもあるようです。

矯正《きょうせい》治療のように、あごの発育を予想しながらの治療対応には、それなりの専門知識と技量が必要です。矯正専門歯科医の診察を受けることも大切な選択肢の一つです。

いずれにしても、治療内容を詳しく、わかりやすく説明してもらうことが前提です。

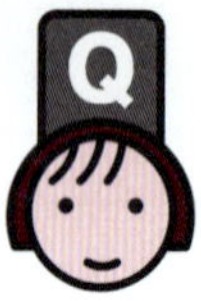

歯ならびや噛《か》み合わせは遺伝するのでしょうか？

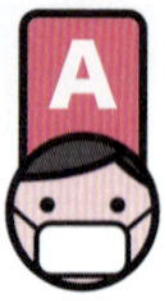

どのような治療に際しても、患者さんの固有の情報は欠かせません。もちろん矯正歯科《きょうせいしか》での情報は、不正な噛《か》み合わせの成り立ちに関するものです。これらの情報は、診断に重要な位置を占めていますし、治療の大きな指針となるものです。

そのなかに「骨格の成長や家族の不正咬合歴」という項目も含まれています。これは、顎骨《がくこつ》の形態遺伝の可能性を探るものです。たとえば、下顎《かがく》の過成長のように、なかには遺伝と考えられるものもあるからです。

しかし、現代の食生活が軟食に偏《かたよ》ることで、あごが十分に発育せず、歯とあごのサイズのバランスが崩れ、歯ならびや噛《か》み合わせが不正になることもわかっています。

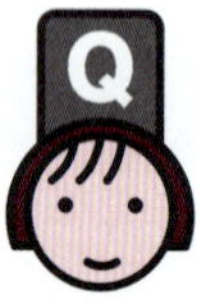

子どもの頃の癖が歯ならびに影響すると聞きましたが？

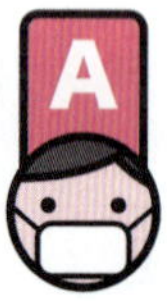

健全な乳歯列《にゅうしれつ》や永久歯列《えいきゅうしれつ》を完成させるためには、いくつかの基本

コラム：矯正治療期間中の歯ブラシのしかた

矯正装置《きょうせいそうち》を装着すると、歯に接着された装置や矯正線のまわりにプラーク（歯垢《しこう》）がたまりやすくなります。このプラークを取り残すと、むし歯や歯肉炎の原因にもなります。完全なブラッシングには時間がかかるものだと認識しましょう。

このように歯ブラシにかける時間が問題ですから、あるいは洗面所で立ったままでは無理かも知れません。全体をしっかりみがくには10～15分は覚悟しなければならないのです。

特殊な装置でないかぎり裏側はいつもどおりのブラッシング法で大丈夫です。問題は表側です。少し複雑な装置がついていますから、その装置をよく観察してください。その構造がどうなっているか理解してください。線があるためにみがきにくいのですがターゲットはこの線の下なのです。

（鈴木　尚）

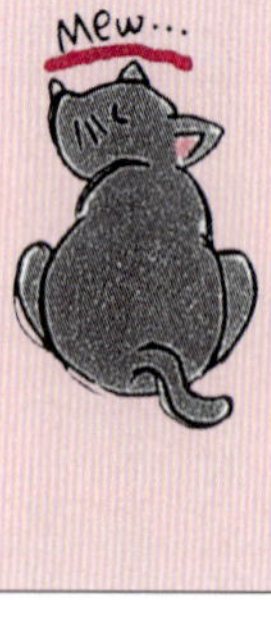

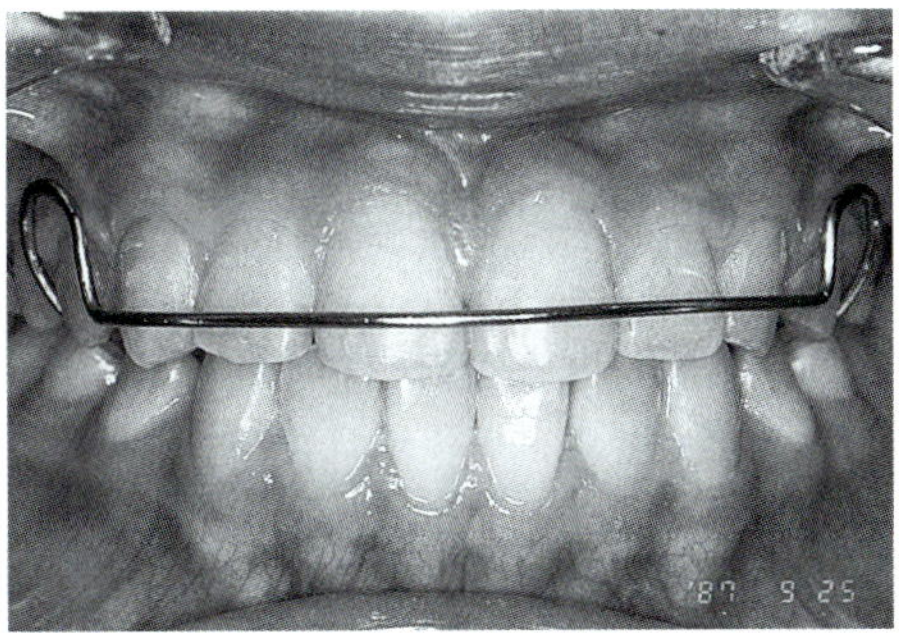

図11　保定装置

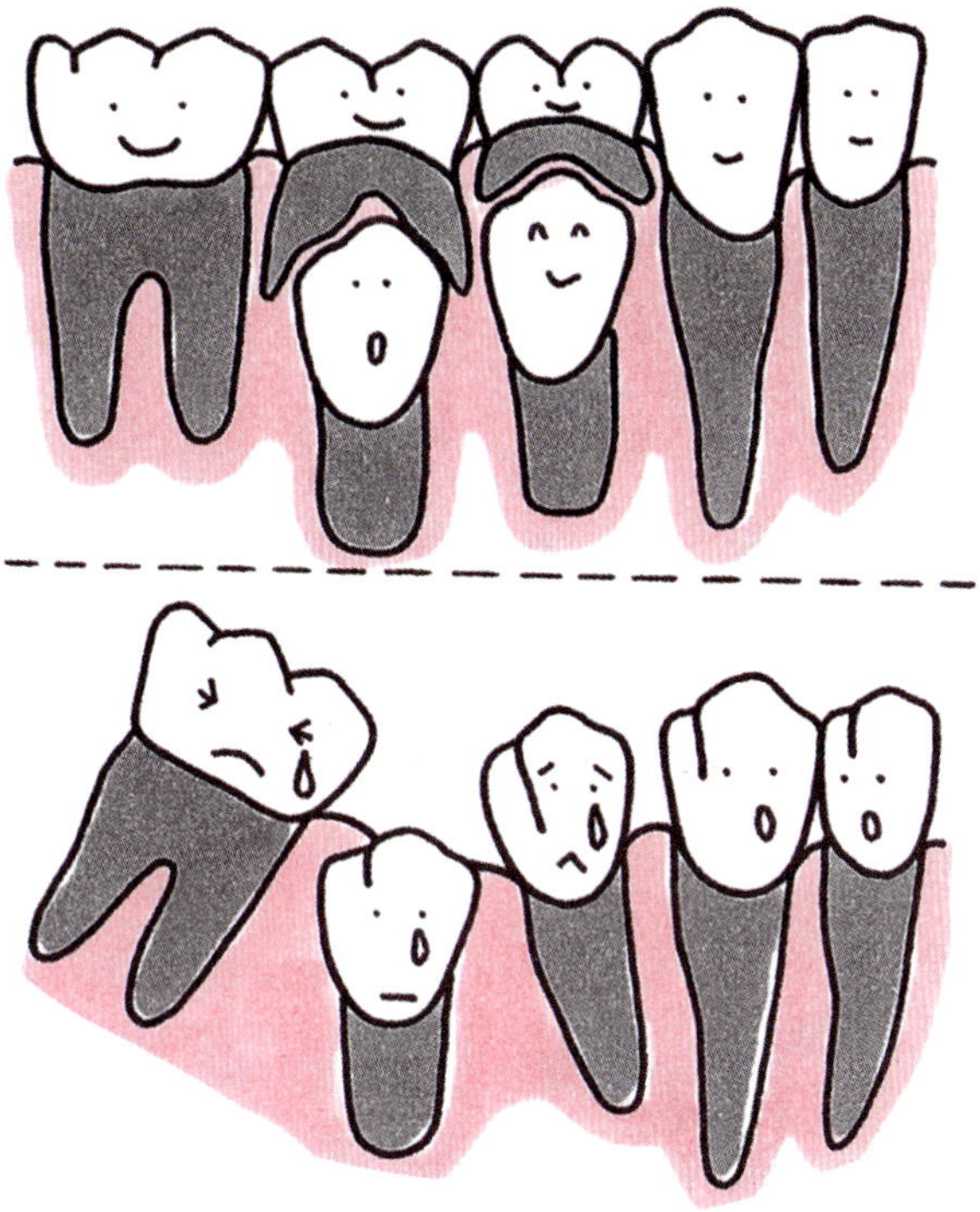

図10　乳歯がカリエスなどで早目に抜歯されたり，脱落すると，永久歯の移動が起きて，歯ならびが不正になることもあります

的な注意が必要です。その一つは生《は》えた歯をむし歯（齲蝕《うしょく》）にしないことです。

むし歯になることで、歯の形を大きく失ったり、神経を取り除いたり、はては抜歯《ばっし》になったりします。これらはすべて乳歯から永久歯への健全な交換を妨げる原因になります。（図10参照）

むし歯になりにくい丈夫な歯を作るには、食べものの影響をよく考えることです。また、よく噛《か》む習慣をつけることは、あごの正常な発育も助長します。歯ならびに影響する最もポピュラーな癖は指しゃぶりですが、舌を吸う吸舌癖《きゅうぜつへき》や唇を噛《か》む咬唇癖《こうしんへき》などもあります。これらの習慣はいずれも歯に特定の力が加わるために良くないのです。

また、口から息をする口呼吸《こうこきゅう》なども上唇の緊張がなくなり、上顎前突《じょうがくぜんとつ》の原因になったり、低位《ていい》舌《ぜつ》になったりします。

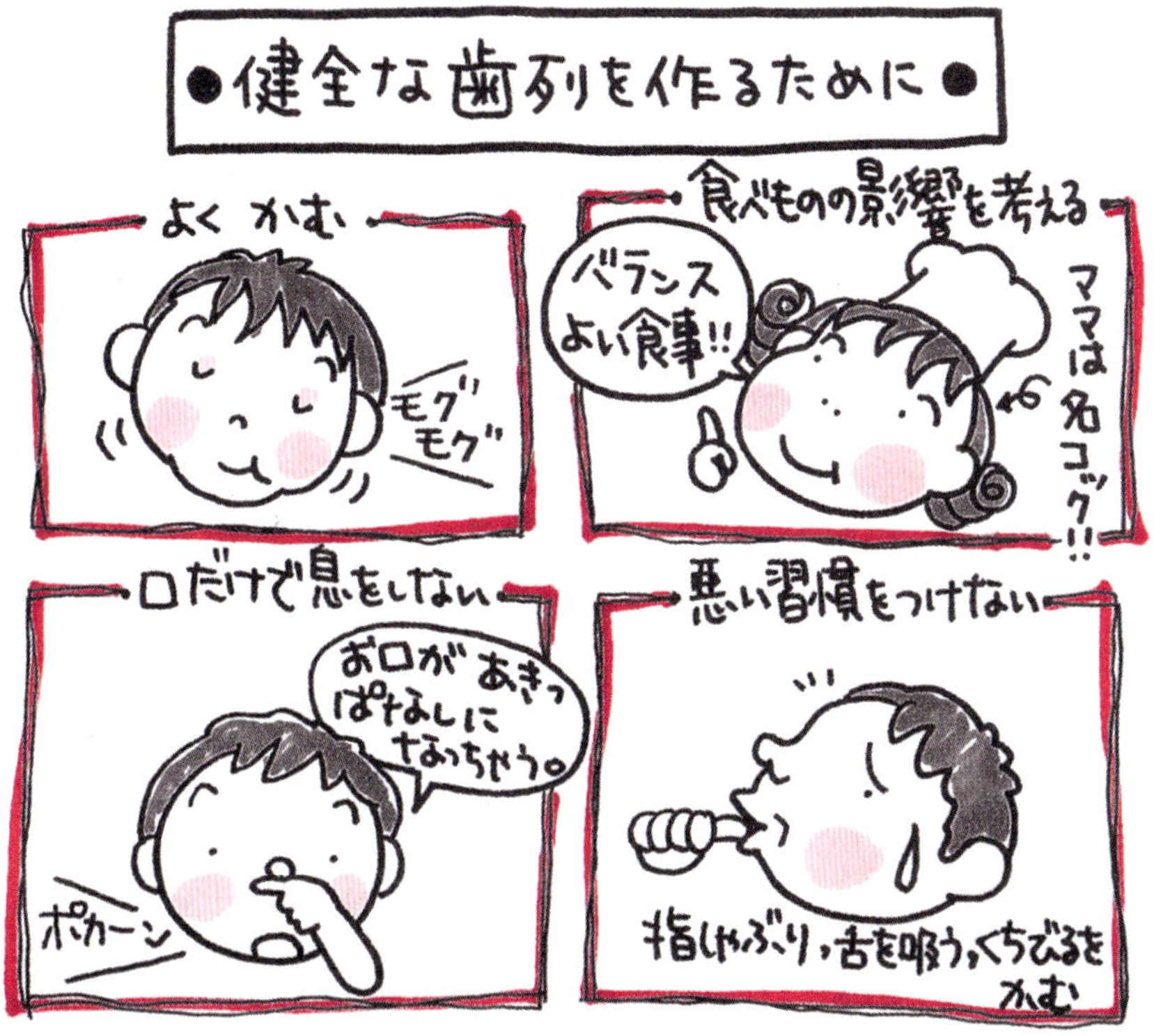
●健全な歯列を作るために●
よく かむ
モグモグ
食べものの影響を考える
バランスよい食事!!
ママは名コック!!
口だけで息をしない
お口があきっぱなしになっちゃう。
ポカーン
悪い習慣をつけない
指しゃぶり，舌を吸う，くちびるをかむ

Q 矯正《きょうせい》治療をしたのに元に戻ってしまったのですが?

A

矯正治療は、主としてあご（顎）の成長発育とともに進められ、きわめて弱い力を持続的に歯に用いることで、無理なくゆっくりと動かしていきます。

これは、歯を移動するときの原則で、歯と歯槽骨《しそうこつ》の関係を壊さないようにするためには、とても大切なことです。そのために長い動的（歯を動かすための）期間を必要とします。

学齢期の患者さんは、歯ならびが良くなれば、一刻も早く矯正装置をはずしたいと考えているはずです。しかし、一般には動かすためにかかったと同じだけの保定《ほてい》（歯が後戻りしないように固定するための）期間が必要と言われています。この保定期間があまりに短かったり、勝手に中断したりすると後戻りの原因になります。

（鈴木　尚）

コラム：咬合育成

咬合誘導《こうごうゆうどう》という方法があります。ただしこの方法は健全な乳歯列を基本にし、ここから永久歯列へと移行していく過程で、歯の交換をスムースに進める方法です。したがって目的達成のためには、小児歯科の治療も関与しますし、時期的にも学齢期に至る以前からの関わりが必要ということになります。

欠点は、絶えず成長を予測しながら進めるので、途中で矯正治療が必要になることもあります。たとえば、後継の永久歯の大きさが問題になることもありますが、一方では、この時期には歯ならびや噛《か》み合わせなどに、まだ異常が現れていないことも多いのです。しかし、「治療の前に予防」という観点からは理想的な方法と言えます。

（鈴木　尚）

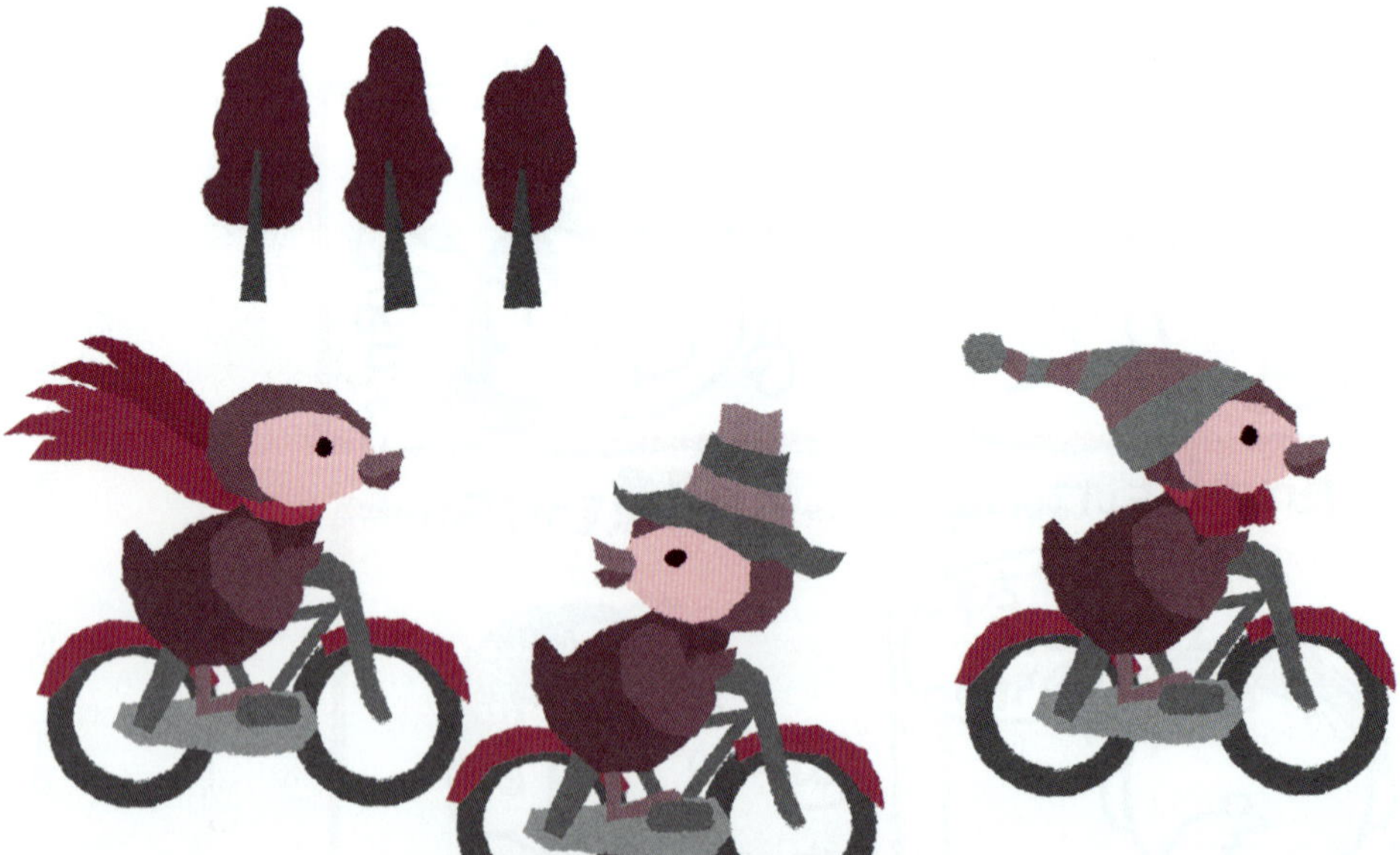

学齢期に起こりやすい歯と口の病気

永久歯が生える時期であり歯の一生にとって重要な時期です

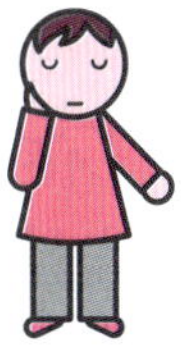

歯《は》

◆歯《は》が痛い・しみる

子どもが歯の痛みを訴えているときには、本当に歯の痛みであるかどうかを確認する必要があります。子どもは部位や症状を的確に表現できないことが多いのです。歯の痛み、歯肉《しにく》（歯ぐき）の痛み、口内炎《こうないえん》の痛みなど、すべてを歯が痛いと表現する可能性のあることに注意しましょう。

さらに、歯が痛いと言われたときには、何もしていなくても痛いのか、夜の眠っている頃に痛くなるのか、あるいは噛《か》んだときに痛いのかを聞いてみましょう。

何もしなくても痛い、就寝中に痛いなどの症状は、歯髄炎《しずいえん》や歯髄が化膿《かのう》したり腐敗《ふはい》してきたようなときに出る症状ですから、歯科医院を受診する必要があります。噛《か》んだときに痛いというのは歯根膜《しこんまく》と呼ばれる歯根《しこん》（歯の歯肉《しにく》の下の根の部分）を取り巻いている部分の炎症であることが多いようです。

18歳くらいから奥歯に痛みを訴えるときには、親知《おやし》らずに起因した痛みである可能性もあります。

◆第一大臼歯《だいいちだいきゅうし》（6歳臼歯《さいきゅうし》）がむし歯になってしまった

第一大臼歯《だいいちだいきゅうし》は、6歳頃に生《は》えますので、別名6歳臼歯とも呼ばれていますが、6歳以前に生える場合もあれば、6歳以降に生える場合もあり、一定していません。そこで、子どもたちに余計な心配を与えないために、最近は正しく第一大臼歯と呼んでいます。

さて、この第一大臼歯は「噛《か》み合わせの鍵」とも呼ばれ、正しい噛み合わせを作るためのキーポイントになっています。また、歯の中ではもっとも大きく、もっとも噛む力が強い歯なのです。ですから、この歯がむし歯（齲蝕《うしょく》）になって、万一、失われるようなことになるとたいへんです。できるだけ

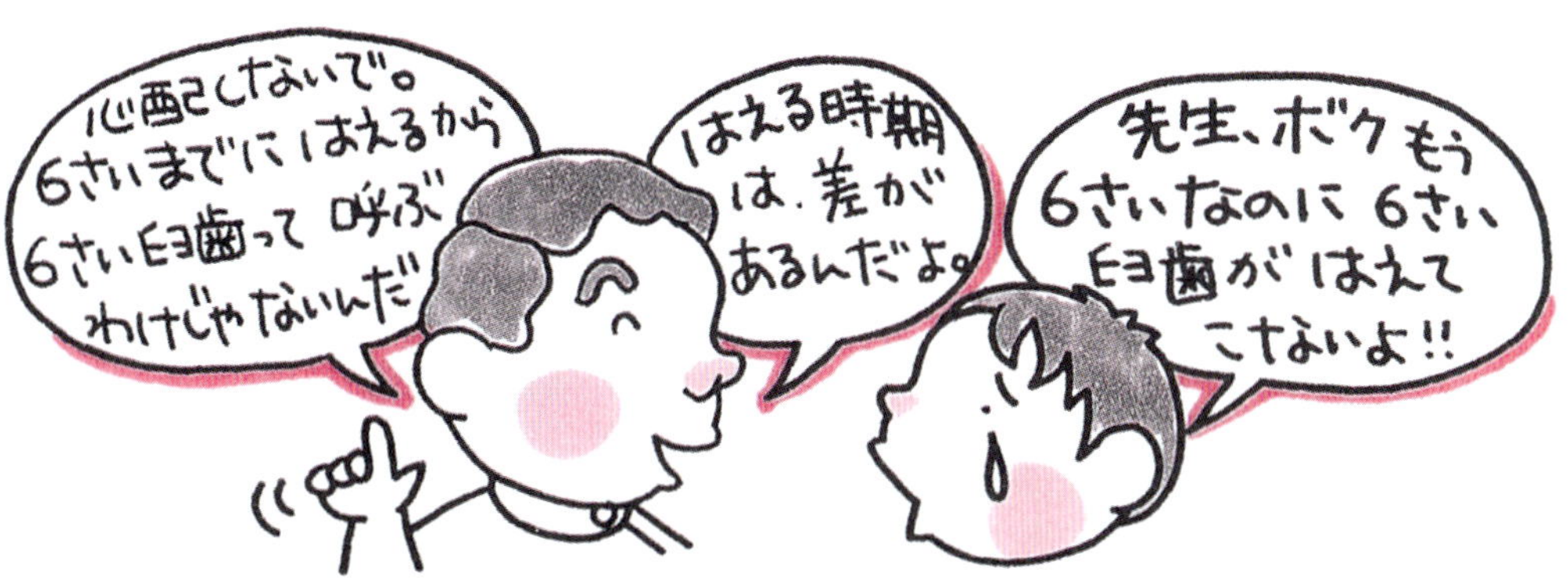
先生、ボクもう6さいなのに 6さい臼歯が はえてこないよ!!
はえる時期は、差があるんだよ。
心配しないで。6さいまでに はえるから 6さい臼歯って 呼ぶ わけじゃないんだ

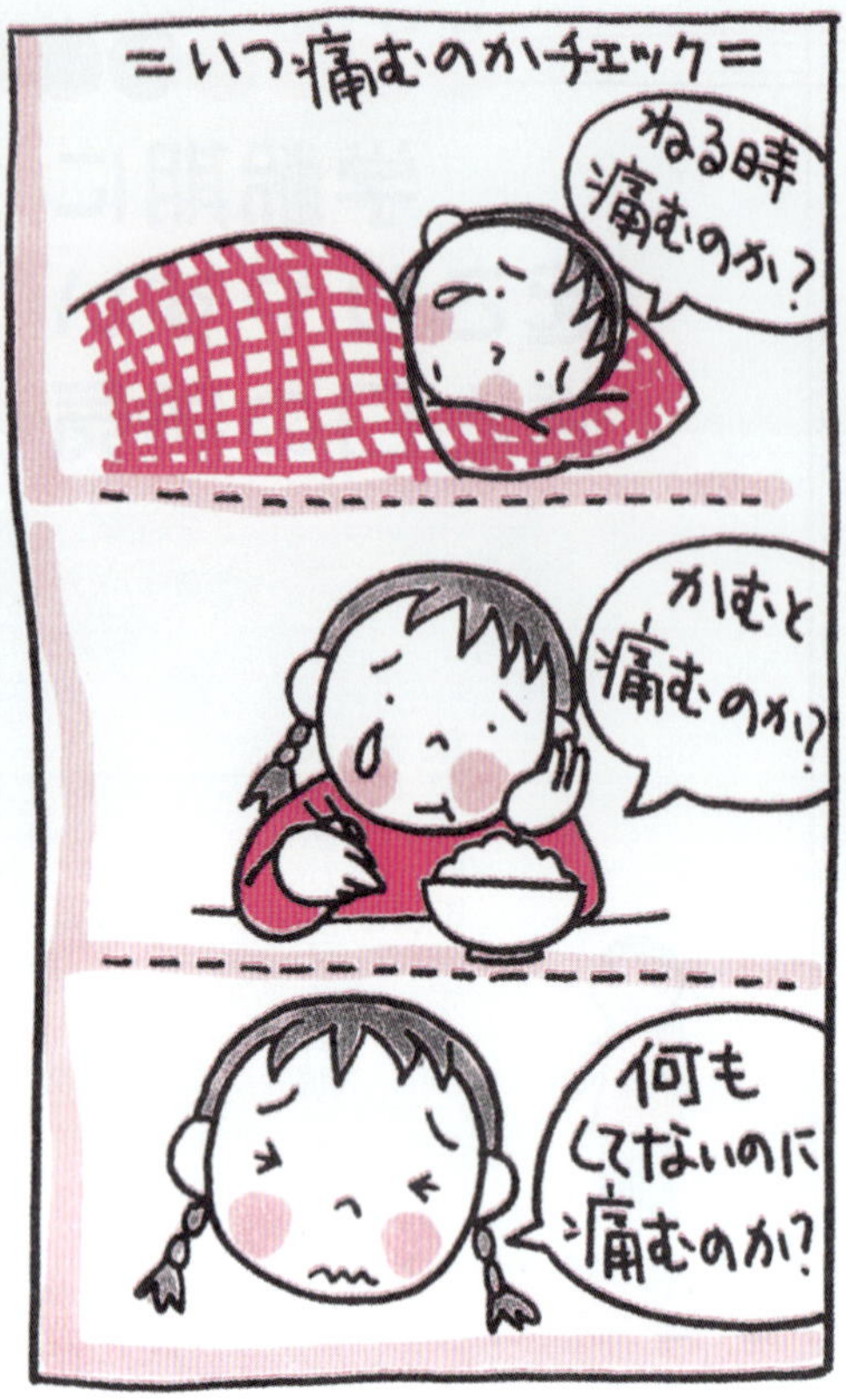
＝いつ痛むのかチェック＝
ねる時痛むのか？
かむと痛むのか？
何もしてないのに痛むのか？

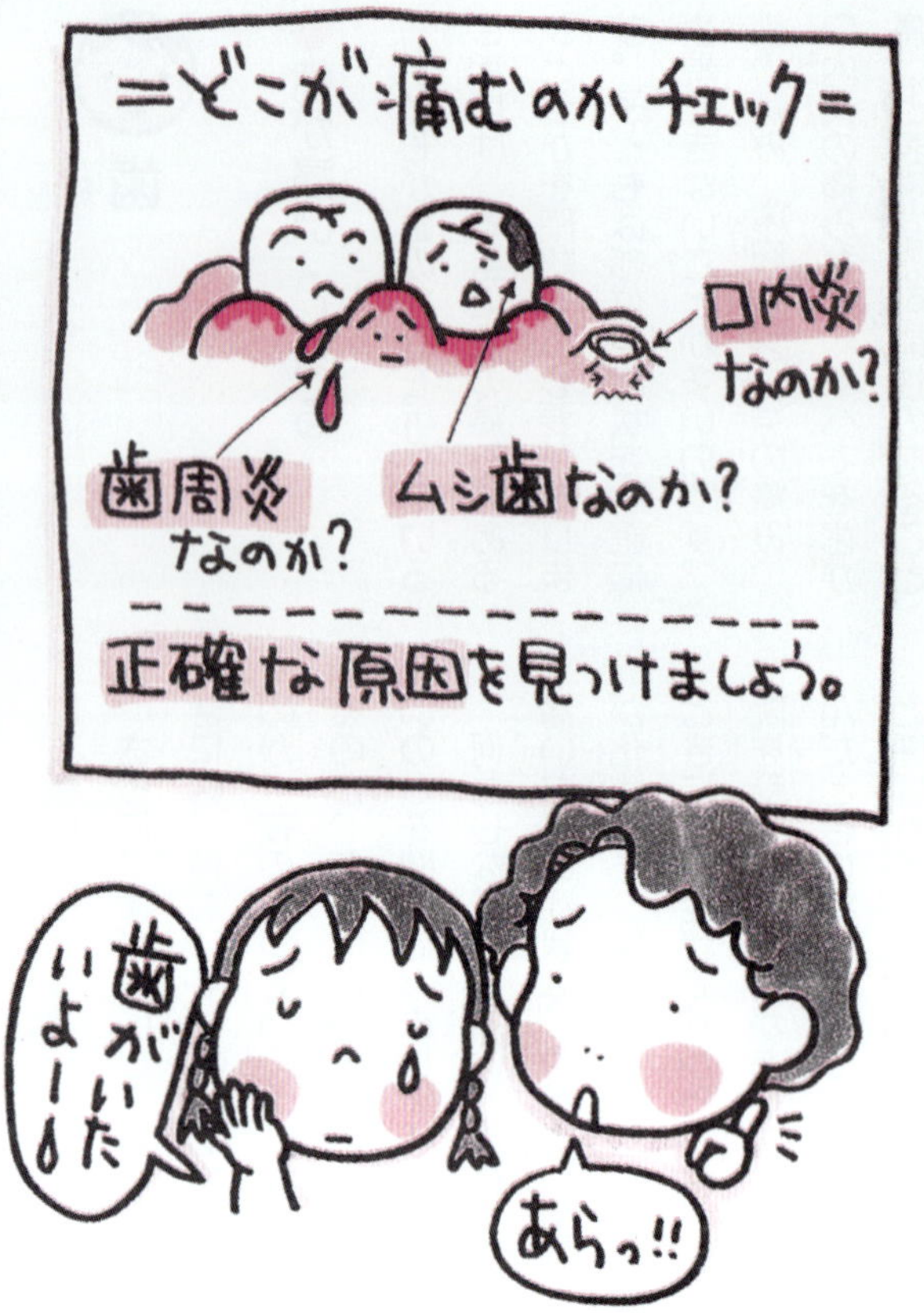
＝どこが痛むのかチェック＝
口内炎なのか？
歯周炎なのか？
ムシ歯なのか？
正確な原因を見つけましょう。
歯がいたいよー！
あらっ!!

早く治療しなければなりません。

この歯は、歯肉から顔を出してから上下の歯が噛《か》み合うまでに、約6カ月から1年かかると言われています。噛み合わせの得られない時期は、たいへんむし歯になりやすいので、注意が必要です。

◆歯が浮《う》く

学齢期の子どもでも、「歯が浮《う》く」という訴えをすることがあります。特に、前歯《ぜんし》に多く現れる傾向があります。多くの場合、前歯で硬い物を急に強く噛《か》むことによって、歯根《しこん》を支えている歯根膜《しこんまく》に軽度の炎症が一過性に発生して起こる症状と考えられます。ですから、反対咬合《はんたいこうごう》（下顎前突《かがくぜんとつ》）や上《じょう》顎前突《がくぜんとつ》のように、上下の歯が噛《か》み合っていないような場合に、強い力で噛むと、このような症状が起こります。しばらくすると、ほとんどは自然に治ってしまいます。

◆歯が生《は》えない

それぞれの歯には、標準的に生《は》えてくる時期というものがあります。しかし、この時期はかなりの幅をもっていますので、他の子どもと比較をして「生えてこない」と心配する必要はありません。歯が生えないという訴えのなかには、このように時期がずれている場合と、歯の芽（歯胚《しはい》）が欠落している場合があります。

歯の芽が欠落している場合にはいくら待っても歯は生えてきません。親知《おやし》らず（智歯《ちし》）、下の前歯、小臼歯《しょうきゅうし》などは先天的に歯の芽が欠落している場合があります。これはエックス線診査をすればわかります。

また、いろいろな理由で乳歯《にゅうし》の歯根《しこん》が永久歯《えいきゅうし》にうまく吸収されずに残っていると、交換が遅くなるというようなことを生ずる場合があります。

◆歯の数が少ない・多い

歯の数は、すでにお母さんのおなかの中にいる胎児期《たいじき》に決定されています。すなわち、歯胚《しはい》の数は生まれてくる前から決定しているのです。この場合には歯の数が少ない場合と、多い場合があります。

歯の数が多い場合には過剰歯《かじょうし》と呼ばれており、上の前歯に見ることがあります。噛《か》み合わせ、発音、食事、審美性《しんびせい》などに影響がなければ、放置していても特に問題となることはないようです。

◆歯がぐらぐらする

乳歯《にゅうし》が永久歯《えいきゅうし》との交換時期になっているかどうかが確かめるべき第一段階です。

永久歯との交換時期がきている場合では、ぐらぐらして痛みがあり、食べられないような場合以外、特別に処置することはありません。自然に永久歯と交換するまで待ちましょう。

交換期でないのに乳歯がぐらぐらしたり、永久歯がぐらぐらするようなら受診してください。

◆歯が欠《か》けた・歯が折《お》れた

学齢期は、歯の外傷《がいしょう》がとても多い時期です。事故、スポーツ、ふざけていてなど、いろいろな原因で歯の外傷が発生します。

歯が欠けたり、折れたりした場合には、すぐに歯科医療機関を受診しましょう。歯髄《しずい》（歯の神経）が細菌感染を起こして腐《くさ》ると、治療もむずかしくなることがあります。

また、激しい外力を受けたような場合には、スッポリと歯が抜け落ちてしまうことがあります。この場合には、流水で汚れをきれいに落として、できるだけ早く抜けた元の場所に戻しておきます。抜け落ちてすぐであれば、簡単に戻すことができます。この場合には、歯根《しこん》の部分に手を触れないように注意します。

◆よく噛《か》めない

学齢期の子どもを持つ母親から、「うちの子は、よく噛《か》めないようです」という訴えを聞くことは多いものです。この場合に、歯科医師が気をつけることは、「噛めない」のか「噛まない」のかということです。

実は、噛《か》むという機能は、学習によって獲得される機能であり、赤ちゃんが乳《ちち》を吸うような本能的な「反射」とは異なっているのです。

噛《か》めない理由には、たとえば、むし歯が痛む場合や歯の交換期で噛むと痛いというような単純な理由が多いものです。

一方、噛《か》まない場合には、離乳期からの噛む機能の学習に問題のある場合もありますから、解決方法が単純でないこともあります。年齢が高くなると、学習効果は極端に悪くなるので、早めに噛む機能を高める練習をします。幼児期でも、ことばが理解できる年齢であれば、「モグモグ、ゴックン」といったリズムを覚えるように練習します。

もちろん、テレビを見ながら食事をしたり、歩き回って食事をしたり、食事に集中できないような環境はなくするようにします。

◆噛《か》むのが下手《へた》なときのチェック事項

人間は、空腹であれば、一生懸命に食事をするものです。噛《か》むのが下手であるという場合に、ダラダラと始終何かを食べていて、食欲があまりないというようなケースもあります。

さらに、テレビがかかっていないか、遊びながら食べていないかなど、最初に、子どもの成育環境全体を見つめ直してみましょう。

食べ方のチェック項目としては、食べ物を口に入れてから飲み込むまでのあご（顎）の動きを見ましょう。あごがあまり動かず、舌で押し潰《つぶ》して食べているような場合もあります。さらに、噛《か》んでいるときに口を閉じているかどうかもチェック項目です。小さい子どもでは、一度にたくさんの食べ物を口にほおばってしまって、結果として噛めない状態になることもあります。

（安井　利一）

歯肉《しにく》

◆歯肉《しにく》が痛い

歯肉が発赤《ほっせき》・腫脹《しゅちょう》を起こし、歯頸部《しけいぶ》（歯の歯肉に接する部分）にプラークが付着している場合は、プラーク性歯肉炎《しにくえん》（423ページ参照）と思われます。

歯頸部の歯肉ではなく、根尖《こんせん》相当部の歯肉が痛む場合には、根尖《こんせん》性歯周炎《せいししゅうえん》と思われます。

歯頸部歯肉が痛み、発赤・腫脹《しゅちょう》している場合には、歯周膿瘍《ししゅうのうよう》（426ページ参照）の疑いがあります。

最後臼歯部《きゅうしぶ》の後方部が発赤・腫《しゅ》脹《ちょう》している場合、臼歯の歯冠周囲《しかんしゅうい》炎《えん》の疑いがあります。

◆歯肉《しにく》が腫《は》れた（根尖部《こんせんぶ》、歯頸部《しけいぶ》）

根尖部《こんせんぶ》歯肉《しにく》が腫《は》れた場合、発赤や痛みをともなう場合には、根尖性歯周炎の疑いがあります。

根尖部歯肉が腫れて、痛みや発赤がともなわない場合、嚢胞《のうほう》や腫《しゅ》瘍《よう》の疑いがあります。（嚢胞、腫瘍のページ参照）

歯頸部《しけいぶ》歯肉《しにく》が腫れた場合、発赤や痛みをともなう場合は、歯周膿《ししゅうのう》瘍《よう》の疑いがあります。

歯頸部歯肉が腫れ、発赤や痛みをともなっていない場合に、エプーリスや腫瘍《しゅよう》の疑いがあります。（エプーリス、腫瘍のページ参照）

◆歯肉《しにく》から血が出る

歯頸部《しけいぶ》にプラークが多く不潔になっていると、歯肉が細菌の毒素に反応して発赤・腫脹し、歯肉から簡単に血が出ることがあります。これは単純性の歯肉炎です。（歯肉炎のページ参照）

ある特定の歯の周囲より出血を見る場合、その歯の周囲に発赤・腫脹が見られ、ポケットが深い場合には、歯周膿瘍《ししゅうのうよう》の疑いがあります。治療はポケットの掻爬《そうは》と歯石《しせき》除去を行い、歯の保存をはかります。

歯頸部に特に汚れは見られず、歯肉のところどころより出血する場合は、出血性疾患の疑いがあります。この場合の治療は専門医に相談すべきです。

◆歯肉《しにく》の色が悪い

歯肉の色がその部分だけ暗赤紫色になっている場合、発赤や腫脹あるいは痛みがあれば、なんらかの歯肉の炎症の疑いがあります。

歯肉の色が暗赤紫色になっていて、同時にその他の口唇《こうしん》や指など末梢《まっしょう》の血液循環の障害があると思われる場合には、心室中核欠損《しんしつちゅうかくけっそん》症《しょう》などの心臓の機能不全を疑うことがあります。

歯肉の色が蒼白色となっているとき、同時に口唇が同様に蒼白色となっていて、歯肉全体から出血しやすいことがあれば、白血病《はっけつびょう》の疑いがあります。

◆歯肉《しにく》が下がった

小児で歯肉退縮《たいしゅく》（歯肉が下がること）の好発部位は下顎《かがく》の前歯部《ぜんしぶ》で、叢生《そうせい》（乱ぐい歯）状態の永久歯の唇側《しんそく》歯頸部に見られます。歯列弓《れつきゅう》外にある歯の唇側の歯槽骨《しそうこつ》が薄いためと、上顎《じょうがく》の歯に強く噛《か》み合うため、歯槽骨が退縮し、歯頸部歯肉が退縮します。

小帯《しょうたい》（各粘膜と顎骨《がくこつ》を結ぶ結合組織のヒダ）の付着位置異常によっても歯肉が下がることがあります。

◆歯肉炎《しにくえん》、侵襲性歯周炎《しんしゅうせいししゅうえん》

▼単純性歯肉炎《たんじゅんせいしにくえん》

口腔《こうくう》の刷掃《さっそう》状態が悪いために生じる歯肉の炎症です。歯の叢生《そうせい》が見られる場合に清掃が不良だったり怠ったりすると、萌出《ほうしゅつ》途上の第一大臼歯《だいいちだいきゅうし》の歯冠《しかん》（歯肉から上に出ている歯の部分）周囲の汚れにより歯冠周囲炎《しかんしゅういえん》となったりします。

症状としては、歯肉の発赤や腫《しゅ》脹《ちょう》が見られ、場合によっては痛みをともなうことがあります。口腔《こうくう》の刷掃《さっそう》を十分に行うことによって、1週間程度で症状は消失します。

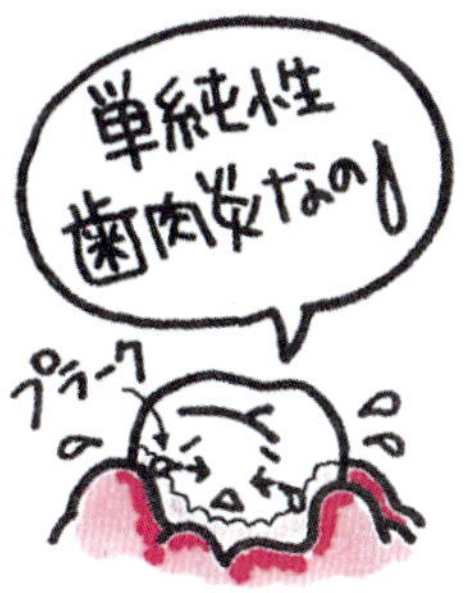
単純性歯肉炎なの!
プラーク

▼**思春期性歯肉炎《ししゅんきせいしにくえん》**

思春期の学童に見られる歯肉炎で、清潔な口腔にも見られることがあります。病変の多くは前歯部《ぜんしぶ》に限られ、片側のみに見られることが多いです。十分な刷掃《さっそう》をしないと歯周炎に進行する可能性があります。

▼**口呼吸《こうこきゅう》にともなう前歯部歯肉炎《ぜんしぶしにくえん》**

口唇《こうしん》の閉鎖がないために、前歯部の歯肉が常に外気にさらされているために生じる歯肉炎です。露出部歯肉のびまん性の肥厚《ひこう》をともなうことが多いです。

処置は口呼吸《こうこきゅう》をやめさせ、口唇《こうしん》の閉鎖ができるようにすることです。前歯部の突出を修正するために、矯正的《きょうせい》な処置を併用し、治療を行うこともあります。

▼**急性壊死性潰瘍性歯肉炎《きゅうせいえしせいかいようせいしにくえん》**

歯肉の壊死《えし》や潰瘍《かいよう》をともなう急性の歯肉炎です。患部は灰白色のはがれやすい偽膜《ぎまく》でおおわれ、嫌《けん》気性口腔細菌《きせいこうくうさいきん》の増加に特徴があります。少しの刺激でも激しい痛みをともないます。

病状が口腔《こうくう》全体に広がると、急《きゅう》性壊死性潰瘍性歯肉口内炎《せいえしせいかいようせいしにくこうないえん》となり、著しい口臭を放ちます。全身の発熱と倦怠感《けんたいかん》、口腔《こうくう》の痛みなどから食欲不振、脱水症状を起こします。治療は、口内炎《こうないえん》の処置、広範囲スペクトル抗生剤の投与、および全身体力の回復につとめます。処置が遅れると致命的となることもあります。

▼**侵襲性歯周炎《しんしゅうせいししゅうえん》**

早期に発症する歯周炎で、歯垢《しこう》(プラーク)は少なく歯石沈着も見られないのに、急激な歯槽骨《しそうこつ》(歯を支えている顎の骨)破壊をともない、深い歯周ポケットが生じ、垂直的な歯槽骨吸収が起こり、歯が突然動揺する(緩む)疾患です。症状が切歯《せっし》や大臼歯《だいきゅうし》に限局することが多いと言われています。宿主《しゅくしゅ》側《がわ》の因子として好中球走化能《こうちゅうきゅうそうかのう》の低下が認められ、歯垢《しこう》、歯周病原因菌、咬合性外傷《こうごうせいがいしょう》などが関与しているとされます。

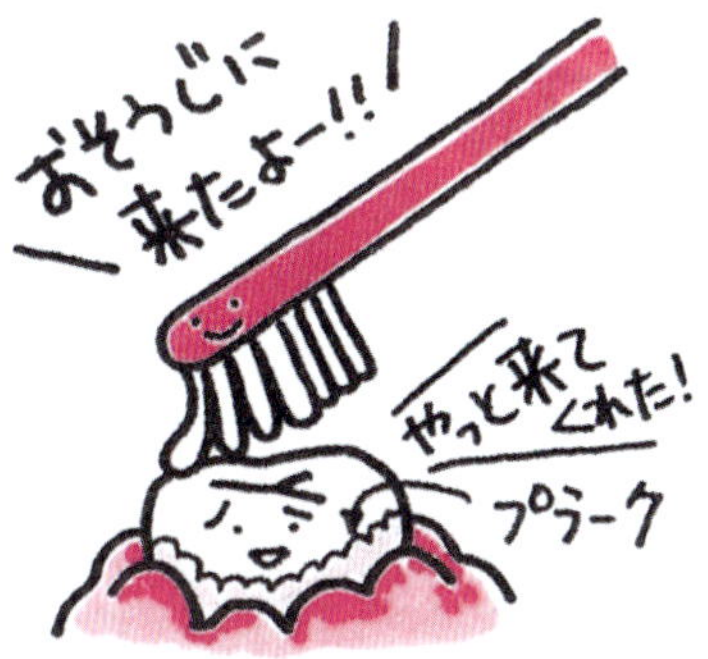
おそうじに来たよー!!
やっと来てくれた!
プラーク

◆メラニン色素沈着《しきそちんちゃく》

歯肉《しにく》のメラニン色素沈着は、その大部分が生理的な色素沈着と思われます。非常にまれにポイツ－イエーガース症候群、悪性黒色腫《あくせいこくしょくしゅ》や若年性黒色腫《じゃくねんせいこくしょくしゅ》に見られるものです。

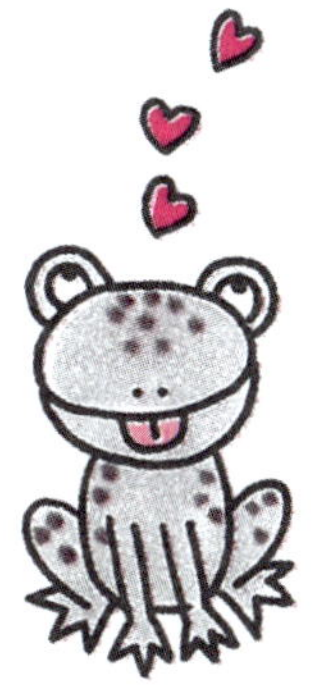

◆口内炎《こうないえん》はどんな病気ですか

口の粘膜の比較的広範な炎症を指します。症状として、口腔粘膜《こうくうねんまく》が発赤・肥厚《ひこう》します。多くは口を動かしたときに痛みをともないます。

口内炎には、その経過にしたがって種々のタイプがあります。カタル性口内炎、紅斑性《こうはんせい》口内炎、水疱性《すいほうせい》口内炎、潰瘍性《かいようせい》口内炎、アフタ性潰瘍《かいよう》、偽膜性《ぎまくせい》口内炎、壊死《えし》性潰瘍性歯肉《せいかいようせいしにく》口内炎などです。

(465ページ参照)

(小野　芳明)

口臭《こうしゅう》が気になる

小学校高学年や中学生以降においては、すでに口臭《こうしゅう》を気にする生徒が現れてきます。口臭は、ニンニク、ニラ、生ネギなど強い臭いを持った食品を食べたり飲んだりした後に発生するようなまったく病気と関係しないものから、全身的な疾患（糖尿病《とうにょうびょう》など）、呼吸器の病気、鼻咽頭疾患《びいんとうしっかん》（蓄膿症《ちくのうしょう》など）や消化管の病気（胃炎など）でも発生することがあります。

しかし、子どもにおいてもっとも口臭の発生と関係が深いのは、口の中の状況であると思われます。病気以外の原因で起こる口臭には、生理的口臭《せいりてきこうしゅう》と呼ばれるものがあります。たとえば、早朝時口臭と呼ばれる口臭は、多くの方が経験されていると思いますが、起床直後に感じる口臭です。学齢期の子どもでも多く発生します。これは、主として睡眠時には唾液の分泌が減少するために、口の中にいる細菌が活動しやすくなり、細菌の働きによって分解された物質により臭いが生じるものです。

一般に、酸素のない場所で活動する細菌は、タンパク質を分解して揮発性《きはっせい》の硫化物《りゅうかぶつ》を作り出します。硫化物というのはイオウの入った物質ですから、臭うのも当然でしょう。夜、眠る前のしっかりとした歯みがきが大切になります。

また、病的口臭《びょうてきこうしゅう》では、先に述べたいろいろな病気がありますが、実際には口の中に原因のあることがもっとも多いと言われています。重症のむし歯で大きな穴の開いたような歯が放置されていたり、すぐに出血するような歯肉炎《しにくえん》があったりすると、かなりの口臭の原因になります。

学齢期の子どもで口臭がある場合には、最初に、重症のむし歯はないか、歯肉《しにく》は腫《は》れて出血していないかをチェックするくらいなのです。子どもが口臭を気にするようであれば、最初に口の中を見て、歯肉、歯、そして汚れをチェックしてみてください。

また、舌の表面には、味覚にかかわっている乳頭《にゅうとう》が多数あるために、舌の表面はザラザラしたように見えます。この舌の表面に臭い物質が付着することでも口臭の原因になりますので、もし、舌の表面が白く汚れていたり、外部から付いたような色がある場合には、舌の表面を軽く歯ブラシでこすってきれいにすることも口臭を抑制する方法になります。

（安井　利一）

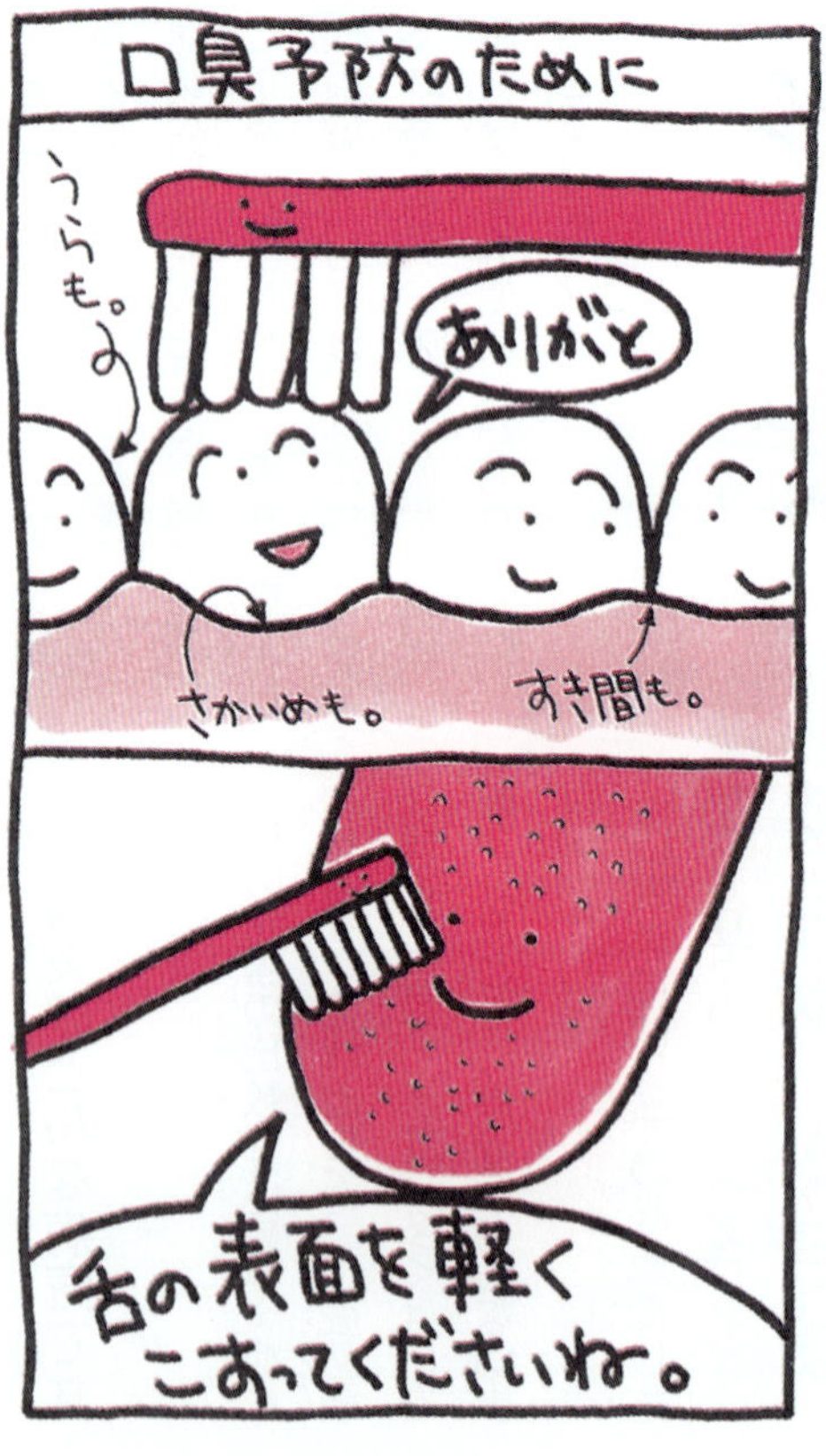
口臭予防のために
うらも。
ありがと
さかいめも。
すき間も。
舌の表面を軽くこすってくださいね。

コラム：思春期と口臭

思春期の子どもたちの口臭の原因として考えられることは、主として清掃状態が悪いことによるものです。清掃状態が悪いと、細菌によって分解された硫化物が発生しますし、また、歯肉炎《しにくえん》も悪化して出血するようになり、一段と口臭が強くなります。また、女性においては月経性口臭と呼ばれるものもあります。

ある調査によれば、排卵時期や月経周辺時期では通常の2倍から4倍の揮発性硫化物《きはっせいりゅうかぶつ》が測定されたという報告があります。

（安井　利一）

舌《した》

舌は、からだの健康状態を知る窓にもたとえられます。したがって医師はからだの診察にあたり、必ず舌の観察を行います。

病変《びょうへん》としても、色調の変化、形の変化、腫《は》れ、痛み、水泡形成《すいほうけいせい》、潰瘍《かいよう》、アフタなど、多彩に見られます。これら病変が見られる部位は舌の全体、中央、側縁《そくえん》（わきの縁《ふち》）、先端などです。

◆舌の色が変化している

舌の病変として、もっとも一般的に見られるのは色の変化です。舌の表面がテカテカに光輝を帯びて暗赤色を示すのは、悪性貧血、ペラグラ、鉄欠乏性貧血、ビタミンB欠乏症、慢性放射線障害に見られます。

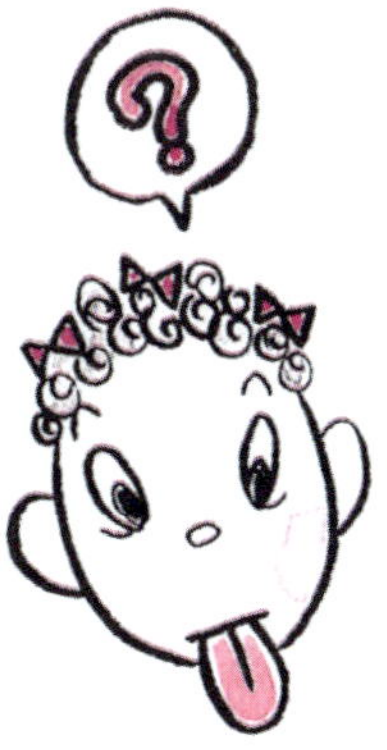

舌背《ぜっぱい》（舌の表面）の部分に、数個の地図状の赤色の斑状のまだら模様が見られるのは「地図状舌《ちずじょうぜつ》」です。日によって、赤いまだら模様の位置と形が変化します。小児や若い女性によく見られます。原因はよくわかっていませんが、過敏体質、ビタミンB_2欠乏症、ストレスと関係があると言われています。痛みなど自覚症状はあまり見られず、舌の機能としてもなんら問題になりません。ただし、症状のあるときは、診察を受けてください。

舌背の中央部が黒色、褐色に変化しているのは「黒毛舌《こくもうぜつ》」と呼ばれているもので、なんらかの病気の治療のため広域性の副腎皮質《ふくじんひしつ》ホルモン抗生剤《こうせいざい》を長期間服用、投与すると抗生剤感受性微生物が抑えられ、抵抗性のある微生物が増生《ぞうせい》したために起こるものです。痛みなど自覚症状は見られず、薬の投与を中止すると自然に消退します。

そのほか、舌の病変による色変化としては、「カタル性舌炎《ぜつえん》」の白濁、真菌の感染による「カンジダ症」による乳白色、「正中菱形舌《せいちゅうひしがたぜつ》炎《えん》」の灰紅色などがあります。

◆舌に溝《みぞ》がある

舌全体に多数の溝が見られ、溝の状態は一般に真中が太く、舌の側縁部は細くなっている状態の舌を「溝状舌《こうじょうぜつ》」とも呼ばれています。

原因は不明ですが、家族性に見られることがあります。痛みなどの自覚症状は見られなければ、そのままでなんら問題がありませんが、時に深い溝が不潔となって炎症を起こしたり、口臭《こうしゅう》の原因となりますので、舌の清掃に努めることが必要です。

◆痛みや腫《は》れがある

口腔内《こうくうない》にはさまざまな微生物が生息しており、また、食物を摂取することで物理化学的な刺激を受けやすいために、二次的な病変《びょうへん》を起こしやすい状態にあります。舌にはアフタ、水泡《すいほう》ができやすく、これらが潰瘍《かいよう》となって痛みや出血を起こすことがあります。

アフタができる口内炎《こうないえん》には、ヘルペス性口内炎、ヘルプアンギナ、手足口病《てあしくちびょう》など、ウイルスの感染によります。また、原因不明ですが繰り返し発病する再発性《さいはっせい》アフタが見られます。

口内炎には齲蝕《うしょく》（むし歯）などにより歯が欠けていたり、あるいは歯科治療による不良な修復物があると舌の側縁部に褥瘡性《じょくそうせい》の潰瘍《かいよう》が見られることがあります。原因を除去し、二次的な感染を予防することが必要です。

◆舌が引っ張られる

舌を最大に突出させると舌の先端中央部がくさび状にくびれ、ハート状を示すことがあります。この状態は舌の下部に付着している小帯《しょうたい》（ヒダ）が舌の先端部まで位置しているため、舌を十分突出させたり動かすことができない状態にあります。この小帯の付着位置の程度によっては、ラ行音などの発音障害を招くことにもなります。また、時に歯列《しれつ》・咬合異常《こうごういじょう》の原因にもなります。このような機能異常が見られるときは、小帯《しょうたい》の切除手術の適応となります。

◆味がしない

味覚障害《みかくしょうがい》の原因は多彩です。味覚障害の訴えに「特発性低亜鉛血症《とっぱつせいていあえんけっしょう》」があります。血液検査を行い、血中の銅、亜鉛濃度を調べます。

このほか、全身性疾患と関連する味覚障害は、感冒《かんぼう》、放射線照射療法によって舌炎《ぜつえん》を起こし、味覚障害を訴えます。また、薬物の投与中にも見られることがあります。欲求不満や心理的葛藤《かっとう》があると、心理的逃避《とうひ》現象として味覚が変化したり、低下することもあります。

唇《くちびる》

唇（口唇《こうしん》）は、口腔《こうくう》の周囲にある筋肉に富む皮膚弁《ひふべん》です。内側は口腔粘膜《こうくうねんまく》からなり、正常では鮮紅色で湿潤しています。貧血のときは蒼白《そうはく》となり、鬱血《うっけつ》のときは紫藍《しらん》色《しょく》となります。粘膜の性状も発熱の際は乾燥し、*痂皮状《かひじょう》となります。

病変として、奇形、外傷、炎症、嚢胞《のうほう》および腫瘍《しゅよう》などがあります。

用語解説

*痂皮状《かひじょう》
血液、膿《うみ》などの凝固した状態。つまり、かさぶた。

◆唇が痛い・腫《は》れている

口唇部《こうしんぶ》では外傷や口腔粘膜部《こうくうねんまくぶ》の炎症も見られます。外傷は、煙草《たばこ》の火による火傷、転倒による打撲、乳歯残根《にゅうしざんこん》および太陽光線などが原因となります。損傷部には、消毒や軟膏塗布《とふ》を行います。

一方、炎症では、単純ヘルペス、帯状ヘルペス、口蹄病《こうていびょう》、先天性《せんてんせい》表皮水泡症《ひょうひすいほうしょう》および天疱瘡《てんぽうそう》などがあります。症状としては、組織の破壊のないカタル性の発赤から、紅《こう》斑《はん》（血管の充血による赤い斑）、水《すい》泡《ほう》さらに潰瘍《かいよう》を形成し、治癒《ちゆ》するものが多いです。

原因には、ヘルペスウイルスなどの微生物感染や、薬剤などによるアレルギー性口唇炎《こうしんえん》が考えられます。前者は、口内炎《こうないえん》に継発するものの、処置は口内炎と同じです。後者は、禁忌《きんき》でないなら抗ヒスタミン剤や副腎皮質ホルモン軟膏の塗布を行います。

◆唇が割れる・出血する

口角部《こうかくぶ》（唇の両側の角の部分）では、口唇《こうしん》が乾燥し、亀裂、出血する口角糜爛《こうかくびらん》が見られます。病変は開口時に疼痛《とうつう》をともない、口角部に限局して周囲に拡大しません。

原因は、口腔乾燥症《こうくうかんそうしょう》、細菌、ビタミンB_2の欠乏、薬剤または菌交代現象によるカンジダ症と言われています。

ビタミン剤の服用やグリセリン軟膏の局所塗布《とふ》を行います。

◆水疱《すいほう》（嚢胞《のうほう》）ができた

口唇《こうしん》粘膜部に、半球状の透明感のある嚢胞《のうほう》が見られることがあります。波動性《はどうせい》があり、柔らかいふくらみとして認められます。好発部位は、下口唇です。これは、粘《ねん》液嚢胞《えきのうほう》と言われ、唾液腺の排泄管の排泄障害や外傷などが原因です。内容物として、無色透明な粘液が貯留《ちょりゅう》しています。大きさは、膜が破れないかぎり、長期間（数カ月）保たれます。

治療方法として、膜が破れる前に、手術による嚢胞全体の摘出が行われます。

◆着色・斑がある

水泡《すいほう》を生じる暗赤色の斑や結節を特徴とする多形性浸出性紅斑《たけいせいしんしゅつせいこうはん》が見られます。

症状として急性の頭痛、関節痛や高熱をともなうなどの全身症状を呈します。

原因として、多病因性であり、薬剤、細菌、リケッチアおよびマイコプラズマなどによるアレルギーが考えられています。

治療方法としては、薬剤が原因

と考えられるので、慎重に抗生物質や鎮痛解熱剤《ちんつうげねつざい》の投与を行います。

あご（顎《がく》）・顎関《がくかん》節《せつ》

顎《がく》・顎関節《がくかんせつ》では、おもに炎症や外傷性の病変《びょうへん》が起こります。炎症病変は、おもにむし歯（齲蝕《うしょく》）や歯周病《ししゅうびょう》による歯の根（歯根《しこん》）にまで細菌感染（歯性感染《しせいかんせん》）が進むことが原因となります。顎骨《がくこつ》の骨膜《こつまく》や骨髄《こつずい》に炎症が波及すると、それぞれ顎骨骨膜炎《がくこつこつまくえん》、顎骨骨髄炎《がくこつこつずいえん》と呼ばれます。

また、外傷は、転倒などの際、外力が過度に上あご（上顎《じょうがく》）や下あご（下顎《かがく》）に伝達され、引き起こされる顎骨骨折《がくこつこっせつ》、顎関節炎《がくかんせつえん》の原因となります。

また、顎関節部では、嚙《か》み合わせが安定しないこと（咬合異常《こうごういじょう》）や、歯ぎしりを頻繁に行うことにより、顎関節に炎症・外傷が起こることがあり、「顎関節症《がくかんせつしょう》」（432～434ページ参照）と診断されます。

◆口が開きにくい

歯性《しせい》感染が顎骨の周囲（顎骨周《がくこつしゅう》囲炎《いえん》）にまで進展し、炎症が引き起こされると、疼痛《とうつう》のために開口運動が障害（開口障害《かいこうしょうがい》）されます。急性期では、顔面や顎下リンパ節が腫《は》れたり、発熱が見られたりします。

治療としては、解熱剤《げねつざい》、抗生物質の投与や全身の安静・栄養摂取が行われます。

一方、顎骨の骨折によっても開口障害は起きます。治療方法として、歯科医師や口腔《こうくう》外科医などの専門医が至急に骨の固定を行う必要があります。

また開口障害は、顎関節症《がくかんせつしょう》でも見られます。治療方法として、症状に応じて鎮痛解熱剤、筋弛緩《きんしかん》作用のある薬剤の投与や、歯の削合による嚙《か》み合わせの調節、および歯科用装置を装着して嚙み合わせの挙上《きょじょう》などが行われます。また、心理的カウンセリングも行われます。

◆音がする

顎関節部の外傷による顎関節脱《がくかんせつだっ》臼《きゅう》、下顎骨骨折などの際、関節円《かんせつえん》板《ばん》の損傷が起こると、下顎を動かしたときに雑音がすることがあります。

一方、顎関節症の症状の一つに開口時クリック音があります。これは、顎関節に形態的異常・損傷があるためと考えられていますが、健康な人でも起こるので、必ずしも患者特有の症状ではありません。しかし、顎関節症患者のクリック音の消失を、治療の評価の一指標とする考えもあります。

◆痛い

歯性感染《しせいかんせん》によるあご（顎）の炎症、外傷による顎骨骨折および顎関節症のいずれも疼痛《とうつう》を症状とします。したがって3つの疾患を鑑《かん》別《べつ》するには、他の症状の相違を見なければなりません。顎の炎症ならば、口の中にむし歯（齲蝕《うしょく》）や歯周病が見られます。また、顎骨骨折であるならば、歯および歯の周囲骨（歯槽骨《しそうこつ》）の動揺や皮膚・粘膜の出血・損傷があるはずです。顎関節症であるならば、不正《ふせい》咬合《こうごう》や歯ぎしりなどの習癖《しゅうへき》が見られるはずです。

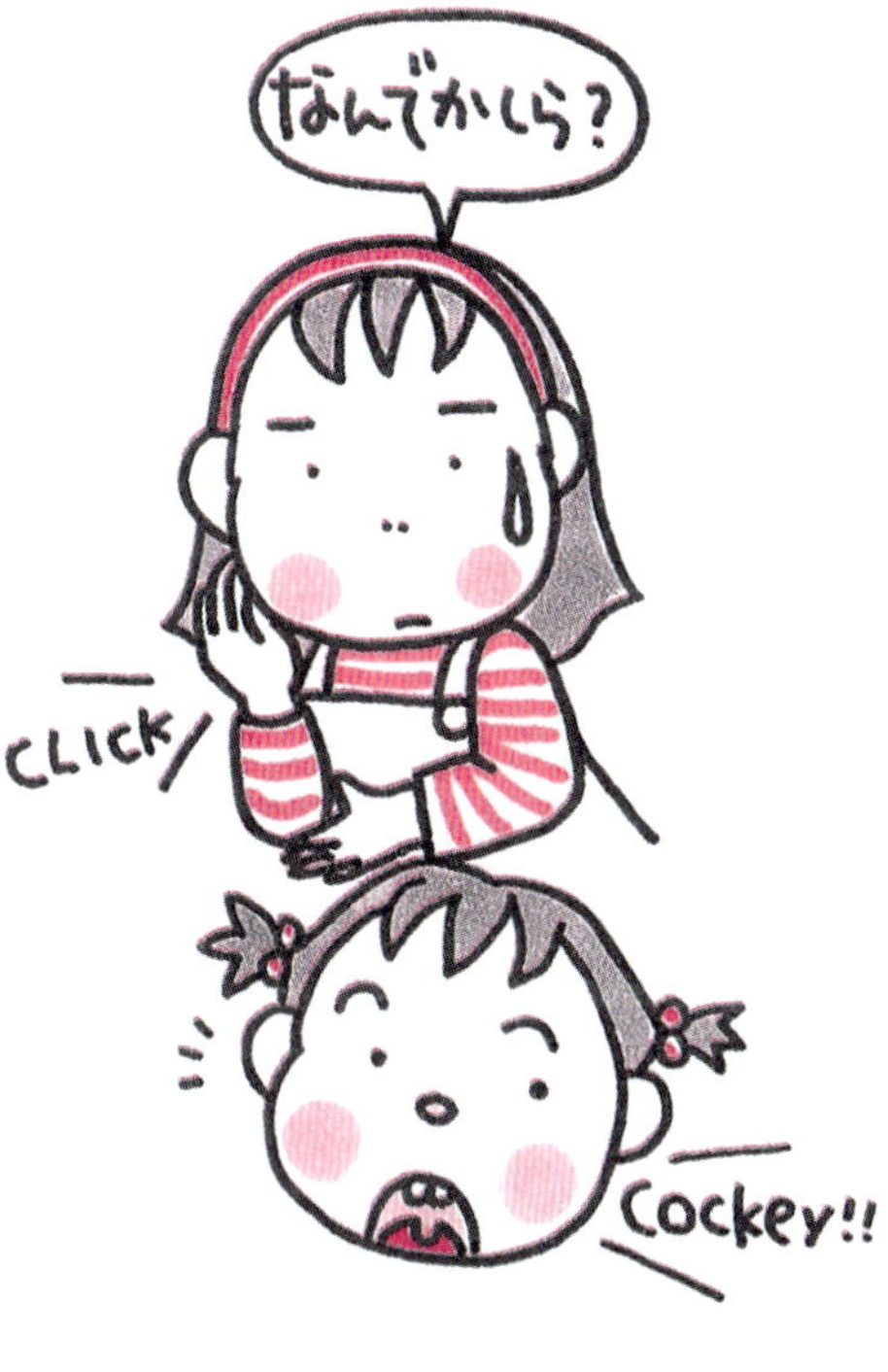

◆腫《は》れる

歯性感染《しせいかんせん》による炎症が、歯の神経（歯髄《しずい》）から歯根周囲の歯槽骨《しそうこつ》（歯を支えている顎の骨）にまで波及すると口腔《こうくう》粘膜は発赤し、腫《は》れます。この頃に、粘膜から排膿《はいのう》や発熱も見られます。

さらに顎の炎症が進行すると顔面や顎下リンパ節が腫脹《しゅちょう》します。膿は、骨の周囲の軟組織に及ぶと顔面の運動麻痺《まひ》、栄養障害、意識障害など重篤《じゅうとく》な症状を示します。

（中島　一郎）

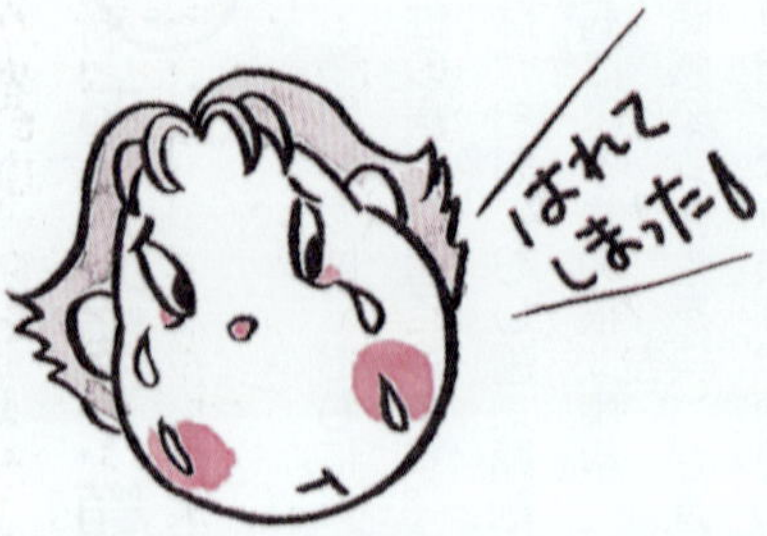

頬粘膜《きょうねんまく》・口蓋《こうがい》・口腔底部《こうくうていぶ》

◆頬粘膜《きょうねんまく》に噛《か》み傷がある

頬《ほほ》の内側の頬粘膜に傷ができることがあります。これはその部分に接触する歯に不良な充填物《じゅうてんぶつ》や補《ほ》綴物《てつぶつ》があって、これが頬粘膜に擦《す》れたり、または頬粘膜を上下の歯で噛《か》んだりして生じます。一過性の場合は、1週間から10日で自然に治癒《ちゆ》しますが、繰り返し擦れたり噛んだりしている場合は、粘膜に肉芽《にくげ》組織の増殖が起こり粘膜表面の角化《かくか》が生じ治りにくくなってきます。

歯の不良な充填物《じゅうてんぶつ》や補綴物《ほてつぶつ》が原因の場合には、歯科医院で再治療をしてもらったり擦れる原因となる部分を滑らかにしてもらいましょう。

また、歯の交換期では、第一大《だい》臼歯《きゅうし》が生《は》えてくる途中や、永久犬《えいきゅうけん》歯《し》や小臼歯《しょうきゅうし》が萌出《ほうしゅつ》してくるときには、上下の歯の間に隙間ができて頬粘膜《きょうねんまく》を噛《か》みやすいものです。この場合も、噛んだ粘膜部を消毒するなどして患部を清潔に保ち、傷の治りを促しましょう。噛み傷が続く場合には、噛み癖があったり、新たに生えてきた永久歯の尖った咬頭《こうとう》に擦れて起こっていることも考えられます。いずれの場合にも歯科医師に相談すると良いでしょう。

このほかに頬粘膜《きょうねんまく》に横線状に白く盛り上がった、粘膜の波型肥厚部が見られることがあります。このような場合は噛《か》み癖によって繰り返される咬傷《こうしょう》によるものか、または上下の歯のくいしばりによるものか、または「歯の接触癖（TCH）」があるためなのかを歯科医師に診てもらい適切に対応する必要があります。

◆口蓋《こうがい》に腫瘤《しゅりゅう》がある

口を大きく開けて覗いたとき、口蓋《こうがい》（上顎《じょうがく》の裏側部分）を見ることができます。自分で見る場合には2枚の鏡を使い、「合わせ鏡」で見てください。普通の口蓋は歯の生えている歯列《しれつ》から上側に、へこんだトンネルの天井のような形をしています。その口蓋の真ん中から左右に並行して走る皺《しわ》（口蓋ひだ）が何本も見られます。

口蓋に腫瘤がある場合は、多くの場合ポリープと呼ばれる良性の腫瘤で繊維性の増殖物ですので、食事や発音の際に気になる場合は歯科医師に摘出切除してもらいましょう。

◆口腔底《こうくうてい》の一部が膨《ふく》らんでいる

口を開けて舌を上に挙げたとき、舌の下側に口腔底《こうくうてい》を見ることができます。口腔底が腫脹《しゅちょう》（はれあがること）している場合は、「ガマ腫《しゅ》」または「唾石症《だせきしょう》」の疑いがあります。

ガマ腫は、なんらかの原因で舌《ぜっ》下腺《かせん》や小唾液腺《しょうだえきせん》からの唾液が組織に溢れ、舌下部《ぜっかぶ》や口腔底が腫《は》れるものです。通常は片側に大きく腫《は》れますが、痛みや摂食障害《せっしょくしょうがい》は見られません。基本的には唾液腺の摘出を行います。

唾石症は、唾液腺あるいは導管内に1個から数個の結石《けっせき》（唾石《だせき》）が生じ、このため唾液の停滞・貯《ちょ》留《りゅう》が起こり、口腔底部の腫脹《しゅちょう》とともに食事時に痛みを感じる疾患です。貯留した唾液や唾石《だせき》が感染源となることもありますので、唾石の摘出手術が行われます。

咀《そ》嚼《しゃく》

◆食べる習慣の習熟

食べ物をよく咀嚼《そしゃく》するなど食べ方の習慣形成は、離乳期から幼児期にかけてその基本ができると言われています。それに続く学童期では、幼児期に学んだ食べ方を基盤にして、歯の交換や咬合力《こうごうりょく》（噛《か》む力）の発達に応じて食べ方をより発展させることで、より良く、より上手に咀嚼できるようにする期間と考えられます。またこの期間は、味、硬さなど性状や種類の異なるいろいろな食品を食べる（咀嚼する）経験を積んでゆく期間と言っても良いでしょう。

食べる習慣の習熟

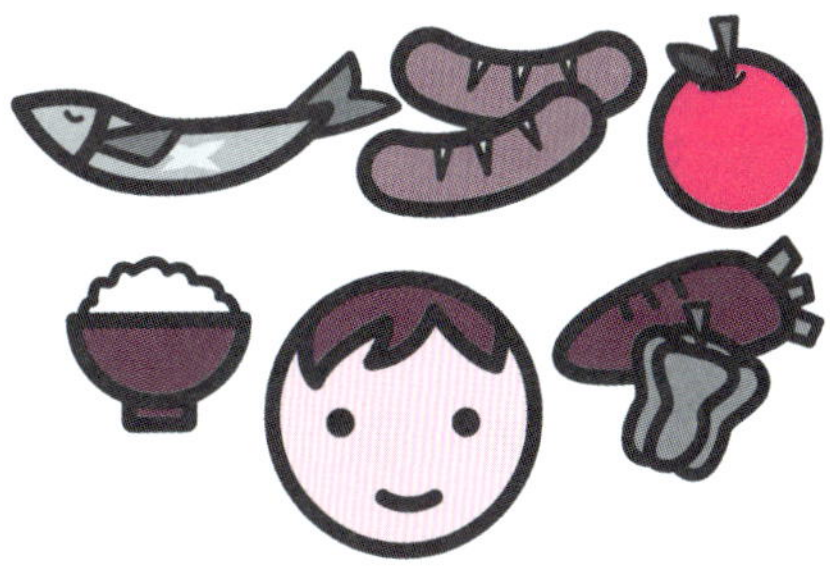

◆歯の生《は》え方・歯の状態

学齢期は、歯の生《は》え方によって、食べ物を噛《か》む力（咬合力《こうごうりょく》）や噛む能率が違う時期でもあります。

第一大臼歯（6歳臼歯《きゅうし》）が生えてくる時期は、あご（顎）の大きさも成長し、全身の筋力は増大し、咬合力も大きく増加します。この時期には、やや硬めの食品もメニューに加え、よく噛むことを練習すると良いでしょう。

前歯《ぜんし》や臼歯《きゅうし》が交換する時期には、乳歯が抜けて永久歯が生えるまでの間に歯のない時期があり、このような時期には咀嚼《そしゃく》する能力が一時的に低下します。この間はやや軟らかめの食べ物に変えたり、調理で軟らかくしたりする工夫が大切です。また、食事に際しては急がせず、十分な咀嚼時間をとるようにしましょう。また、むし歯（齲蝕《うしょく》）や歯列不正《しれつふせい》があると咀嚼能率が低下するので、これにも配慮してください。

◆空腹感をもって食事をとる、「家族と楽しく食べる」のが大切

子どもは、塾や稽古事などで忙しく多忙な毎日を送っている場合があります。このようなときには、急ぐあまりゆっくりとした食事時間がとれないので、よく噛《か》まず流し込む食べ方になっています。学校給食においても家庭でもゆっくりと食事時間をとって、「独《ひと》り食べ」をさせないで「家族と楽しく食べる」ことが大切です。

また、屋外での適度な運動をさせることで、空腹感をもって食事をすることができるようになります。食事と食事の間には、甘い飲み物を飲んだり甘味の多い（砂糖が含まれている）おやつなどは控えるほうが、むし歯予防や肥満予防に効果があります。

空腹感をもって食事をとる、…

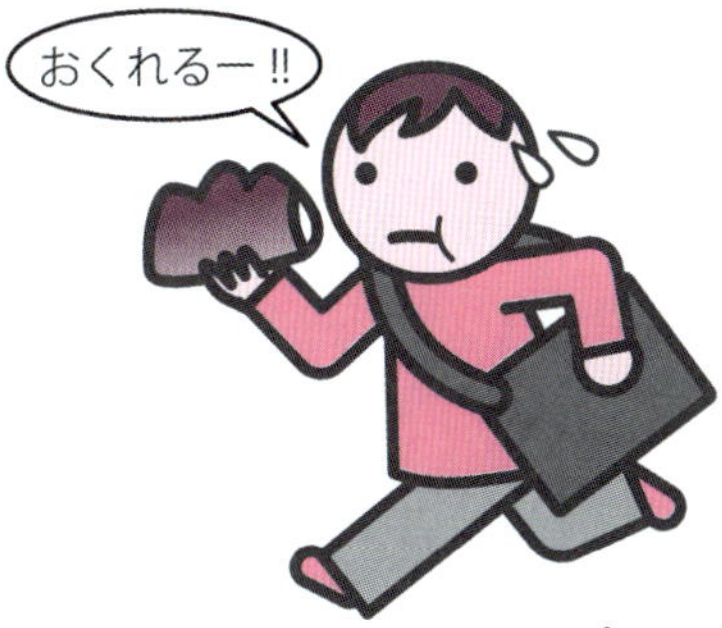

◆食べ物の硬さ、大きさなどに注意する

調理に時間や簡便性から、加工

食品やレトルト食品を使うことが多くなっています。このような食品は概して軟らかく、調理しすぎてあることが多く、大きさが小さいことが多いようです。このような食品に慣《な》れてしまうと、ますます噛《か》むことの必要性を感じる機会が失われてしまいます。食品の選択や調理の工夫を通して、あご（顎）を「たくさん・大きく」使う機会を与えたほうが良いと思います。

食べ物の硬さ、大きさなどに…

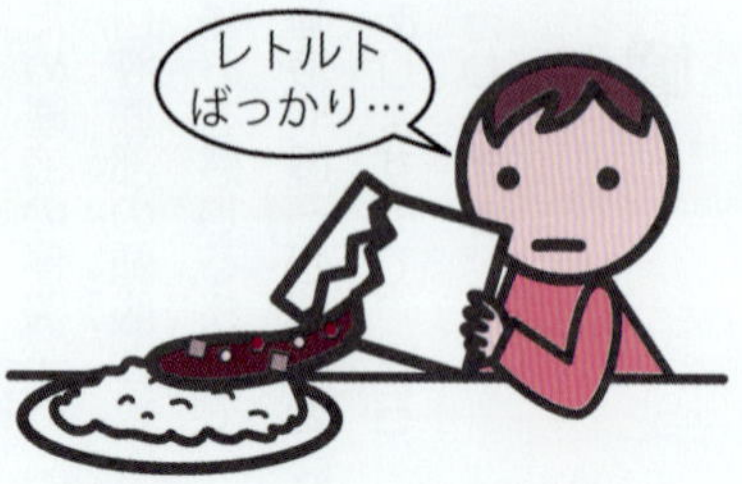

◆食べる姿勢《しせい》、食器類に配慮する

かつて、世界の国々でそれぞれの伝統的な食事があり、それらの食事の際には、特有な食べる姿勢、食器類、食べ方などが見られてきました。ところが今では、食事内容が多様多域にわたってきた結果、このような伝統的な様式が崩れてきているようです。

これからの時代では、このような背景変化を意識したうえで、あらためて、正しい食事姿勢、それぞれの食事内容に適した食器類の選択、はし、フォークなどの正しい使い方、食べ方の順序などを子どもたちに教えていくことが大切になっています。

唾《だ》液《えき》

◆唾液《だえき》の量が多い

正常なヒトの1日の唾液分泌《だえきぶんぴ》量《りょう》は、1～1.5リットルと言われていますが、個人差が大きいので、分泌が多いか少ないかを判断することはむずかしいと言われています。また、唾液の分泌量は、気温、湿度などの環境条件や、精神的ストレス、疲労などの身体的条件に影響を受けるとされています。

唾液は分泌されると、食物と混ぜ合わされたり、あるいはそのまま嚥下《えんげ》（飲み込み）されるのが通常です。赤ちゃんの場合、唾液が口から溢れ出るのが多く見られますが、これは神経・筋の未発達により口腔周囲筋《こうくうしゅういきん》の活動が未熟で、唇の閉鎖ができないために生じることですので、成長とともに口唇《こうしん》閉鎖《へいさ》ができるようになり、唾液は飲み込まれます。

唾液の分泌量が多く、口腔内《こうくうない》に溜った唾液が溢れ出る場合には「流涎症《りゅうぜんしょう》」と呼ばれます。脳性麻痺《のうせいまひ》などの疾患に見られる口唇閉鎖不全《こうしんへいさふぜん》によるものなどもあります。唾液の分泌は、口内炎《こうないえん》や舌炎《ぜつえん》など口腔内に炎症が見られるときに増加することがあります。

一方、薬物の副作用、精神的ストレス、唾液腺導管閉鎖《だえきせんどうかんへいさ》などにより、唾液の分泌が低下すると、口腔内の粘膜が乾燥し、口内炎《こうないえん》、口臭、むし歯などが起こりやすくなりますので注意が必要です。

（小野芳明）

遊び・スポーツ時の歯と口のけが

からだの動きにともなって歯と口のけがも大きく迅速な対応が必要です

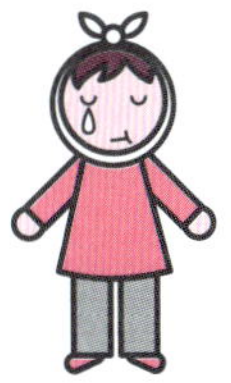

◆歯の脱臼《だっきゅう》

歯は、歯肉《しにく》（歯ぐき）の下に入っている歯根《しこん》と呼ばれる部分が、歯槽骨《しそうこつ》という骨の中に収まって植《しょく》立《りつ》しています。歯根は、歯槽骨と直接くっついているわけではありません。歯根と歯槽骨の間には、歯根膜《しこんまく》と呼ばれている薄い組織があって、ちょうど吊《つ》り橋のように歯根と歯槽骨を結んでいます。激しい外力が瞬時に働くと、この歯根膜が断裂したような状態になって、重症の場合には歯がスッポリと抜け出てしまいます。この状態を完全脱臼《かんぜんだっきゅう》と呼びます。

途中まで抜けかかっている状態なら不完全脱臼と呼びます。スポーツ外傷で多く見ることができます。完全脱臼で抜け出てしまった歯については、できるかぎり早く元の場所に戻してあげることが歯の再植《さいしょく》に重要なポイントとなります。

歯科医療機関が近くにあれば、とにかく乾燥しないようにして、とにかく早く30分以内を目途に受診してください。また、近くに歯科医療機関がない場合には、「歯の保存液」や「牛乳」に入れて可能な限り早めに受診してください。

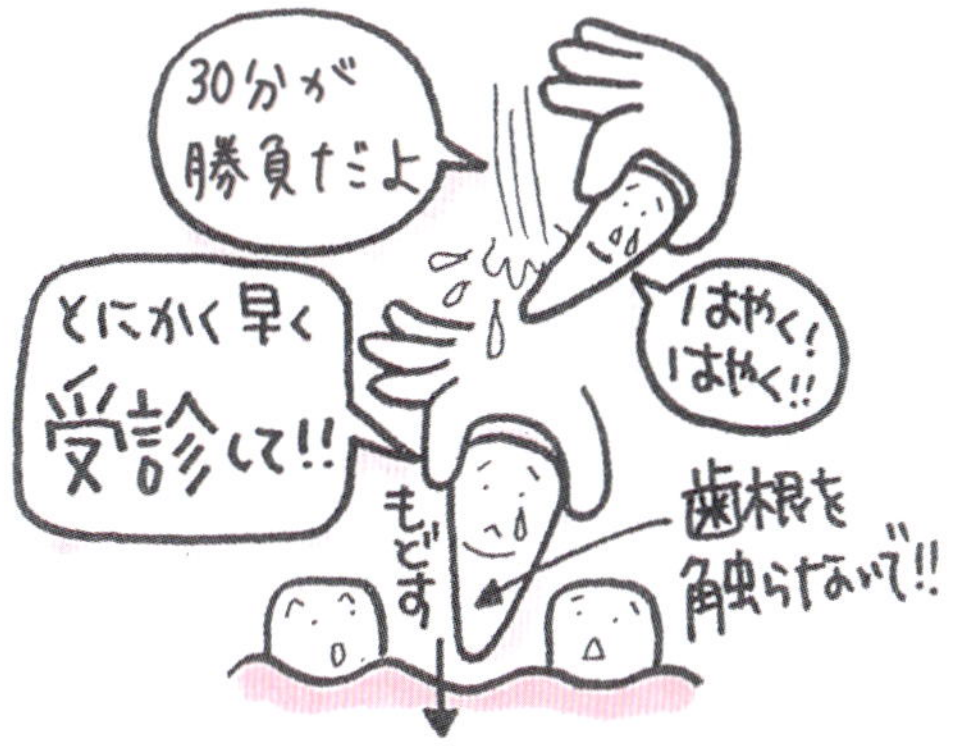
30分が勝負だよ
はやく!はやく!!
とにかく早く受診して!!
もどす
歯根を触らないで!!

◆あご（顎）の骨折《こっせつ》

あご（顎）の骨折は、交通事故、転倒、転落、作業事故、そしてスポーツに原因するものが多く見られます。スポーツでは、ラグビー、スキー、野球、サッカーなどが原因の多くを占めています。顎の骨は、上顎骨《じょうがくこつ》、下顎骨《かがくこつ》、および歯の歯根《しこん》を取り巻いている歯槽骨《しそうこつ》に分類することができます。

上顎骨骨折《じょうがくこつこっせつ》では、頭部外傷とも関連して意識障害など重篤《じゅうとく》な症状になることが多く見られます。

下顎骨骨折《かがくこつこっせつ》では、物を食べるための筋肉が付着して口の開閉をつかさどっているために、骨折すると筋肉の力で骨の位置が偏位《へんい》します。もちろん、痛みはひどく、開口・閉口障害が認められます。

（安井　利一）

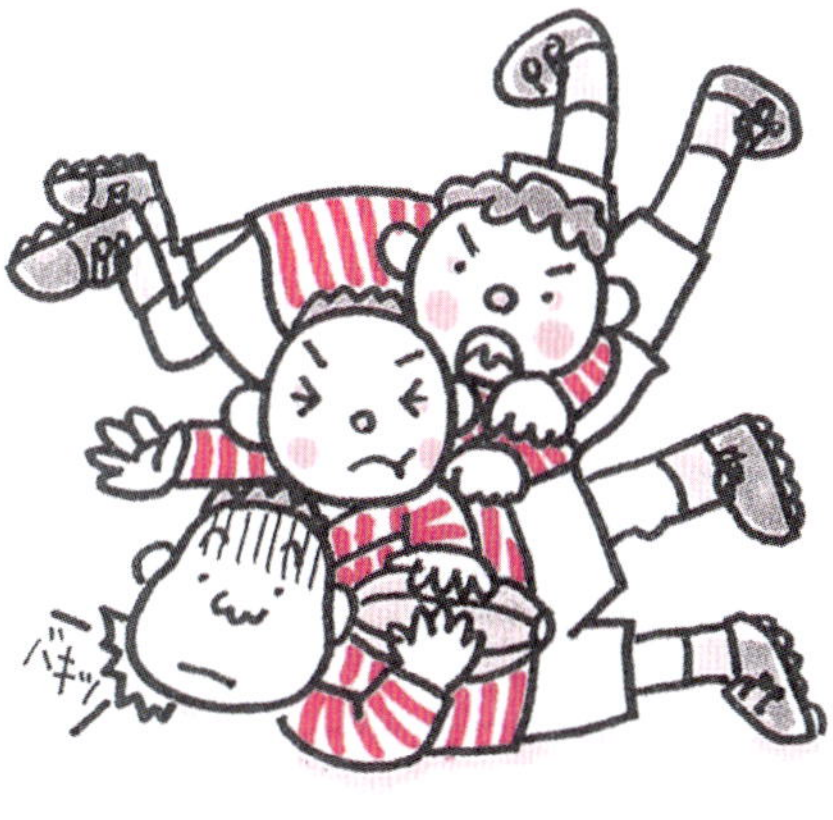

コラム：スポーツと歯

スポーツ選手にとって、歯はきわめて大切です。

第一に、スポーツをするためには強靱《きょうじん》な身体が必要ですが、そのためには好き嫌いなく、なんでも十分に噛《か》んで食べることが必要だからです。

第二に、一生懸命に日頃から練習していても、試合の当日に歯が痛み出したら集中力を欠いてしまいます。

第三に、ある種のスポーツでは歯をくいしばることがありますが、歯が悪ければくいしばることもできません。

第四に、噛《か》み合わせは頭を固定するためにも必要です。顎《あご》が動いてしまうことは、頭も動いてしまうことになり、スポーツ選手にとってはマイナス要因になります。

一流選手は、日頃から、コンディショニングの一つとして歯の管理を行っています。

スポーツとマウスガード

マウスガードといっても知らない方も多いと思いますが、ボクシング選手が歯に装着しているマウスピースと言えばわかるでしょう。マウスピース、マウスプロテクター、そしてマウスガードというように呼び方は違いますが、同じくスポーツ外傷から歯や顎《あご》の骨、さらには首の骨や脳を守るとさえ言われている装置です。

通常は、上の歯全体をおおうような形をしています。歯を失うのは、むし歯や歯周炎だけではないのです。スポーツ外傷であっという間に歯を失ってしまうこともあります。日本では、まだ十分に普及しておりませんが、特にアメリカンフットボールやバスケットボールの盛んな米国などでは、幼児期のリトルリーグのときからマウスガードを装着しないとグランドにも入れてくれないほど大切な防具なのです。スポーツ店で買うことのできる種類もありますが、歯科医療機関で型をとり、自分だけのマウスガードを作製することができます。「かかりつけ歯科医」に相談してみてください。

（安井　利一）

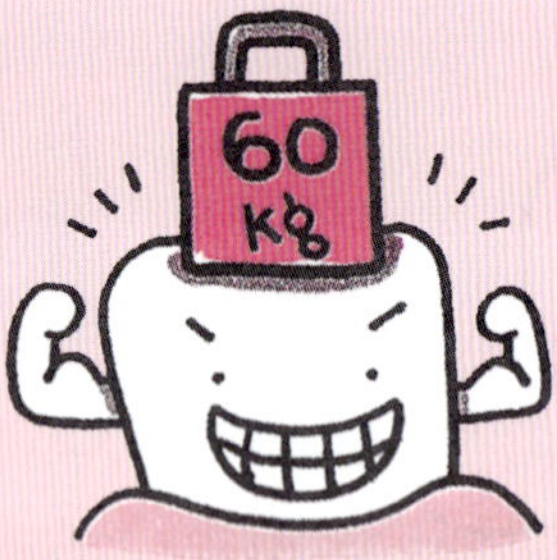

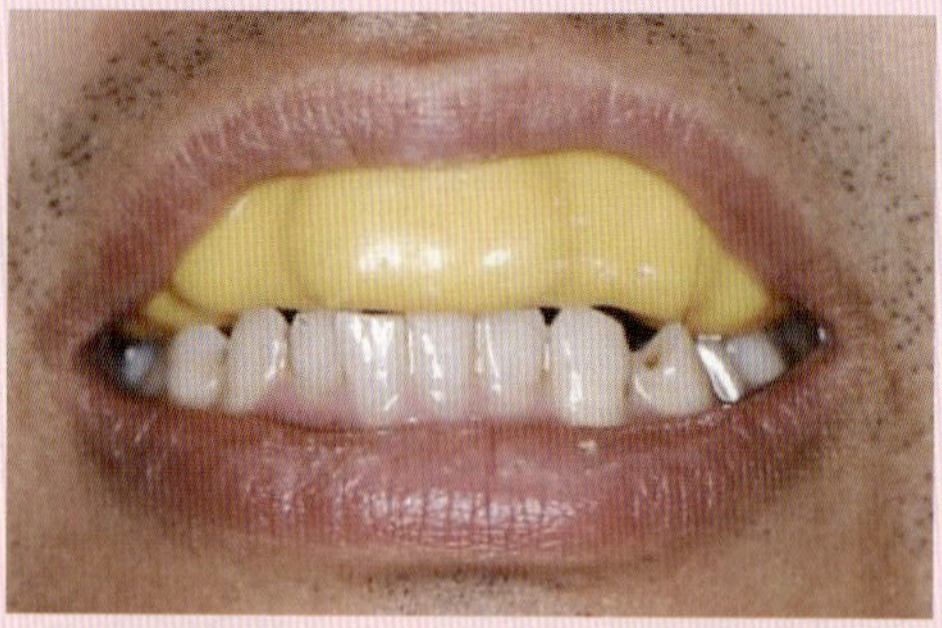

マウスガード。スポーツ時のガード

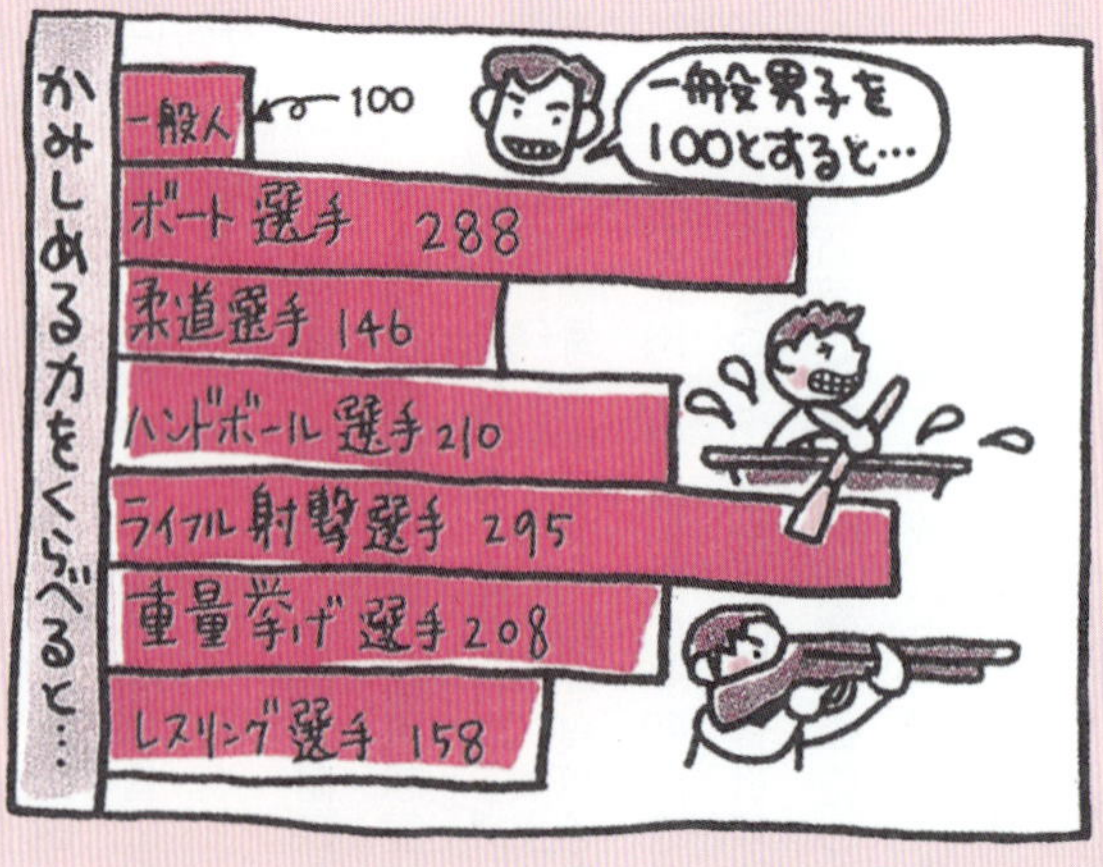
かみしめる力をくらべると…
一般男子を100とすると…
一般人 100
ボート選手 288
柔道選手 146
ハンドボール選手 210
ライフル射撃選手 295
重量挙げ選手 208
レスリング選手 158

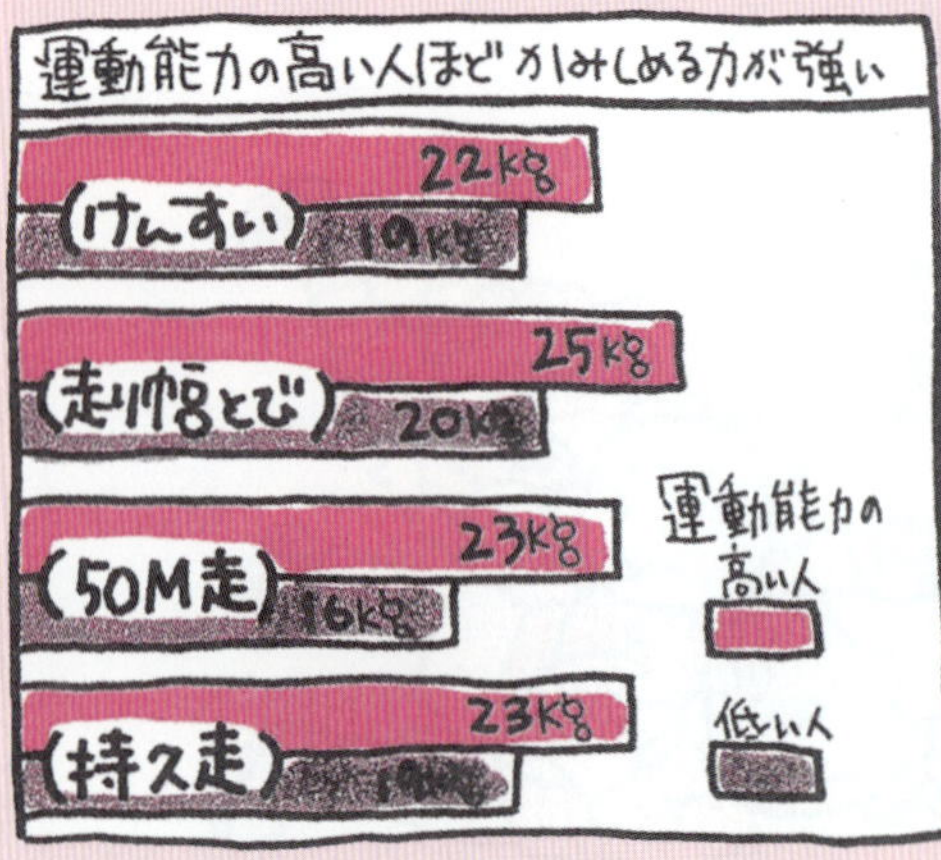

審美的《しんびてき》な悩み・要求

きれいな歯でありたい
歯をきれいにしたい
誰もが願うことでしょう

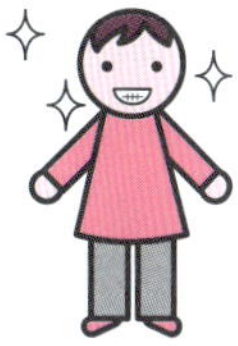

◆歯が汚《よご》れていて、きれいにしたい

あんなにツルツルに見える歯のエナメル質の表面にも微細な凹凸《おうとつ》構造があり、表面には種々な要因で汚れが付着します。日常的にコーヒーやお茶を頻繁に飲む人や、たばこを吸う人、色素を多く含む食物を嗜好《しこう》する人などは、どうしても着色が多く見られます。着色の程度には個人差がありますが、歯みがきがうまくできない人や歯列《しれつ》が密に重なり合っている人によく見られます。また、エナメル質に比べ歯肉《しにく》(歯ぐき)が下がって露出《ろしゅつ》した歯根《しこん》の部分のセメント質や象牙質《ぞうげしつ》部分は着色しやすく、とれにくいものです。

軽度の着色はほとんどの場合、歯磨剤《しまざい》(歯みがき剤)をつけた適正なブラッシングによりかなり解決できます。しかし、歯と歯の間のように歯ブラシの毛先が届かない部分には着色が残り、自分で清掃するのには限界があります。ここで気をつけなければいけないのは、歯間部《しかんぶ》(歯と歯の間)や根面《こんめん》部《ぶ》の汚れを無理やり落とそうとして、極端に硬い歯ブラシや針などの金属を使うと歯を摩耗《まもう》させたり、かえって表面に傷をつけてしまい、トラブルの発生をまねきます。

現在では、歯の表面(エナメル質)を傷つけることなく、着色を除去できる歯面清掃器《しめんせいそうき》がかなりの歯科医院に普及しています(**図1〜3**)。これは塩化カルシウムと重炭酸水素ナトリウムの粉末を水と一緒に歯面《しめん》に噴射《ふんしゃ》して、汚れをうまく落とす機械で、歯ブラシの届かない溝《みぞ》や、歯間部のすきま

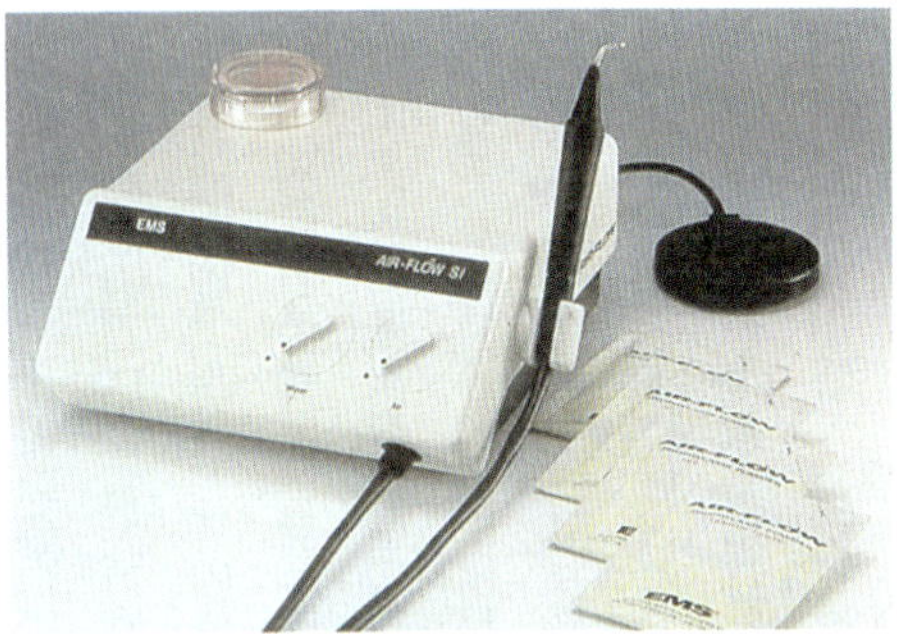

図1　歯面清掃器

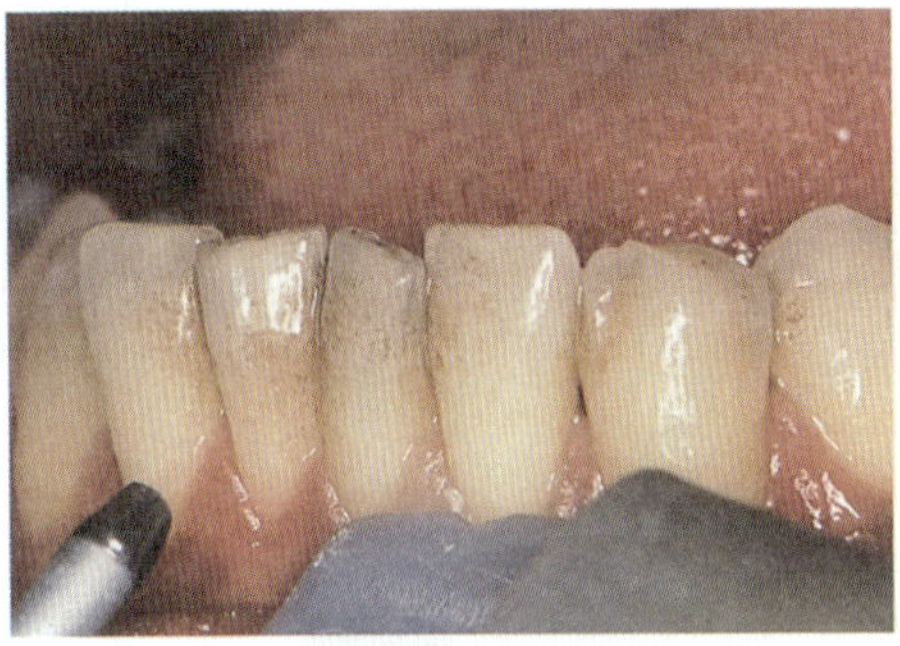

図2　歯間部や歯ブラシの届かない溝なども処置できます

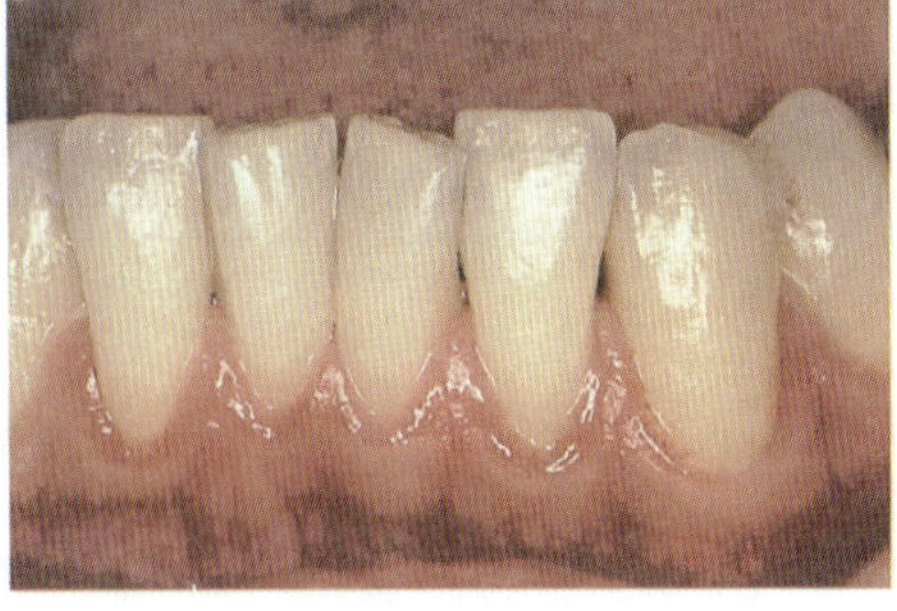

図3　きれいになった歯の表面

にも細かいパウダーが入り込んできれいにしてくれます。また、汚れを落とす歯科医院専用の歯磨材《しまざい》も発売されており、それらを使って機械的に除去することも可能です。

歯の清掃のプロである歯科衛生士さんに相談してみると良いでしょう。

◆変色歯《へんしょくし》を治す

歯の変色には、歯の表面的な汚れが原因の変色と、神経（歯髄《しずい》）を取ってしまった歯が暗紫色に変色したり、薬物や生体の代謝異常《たいしゃいじょう》が原因となる歯そのものの変色、また、エナメル質のでき方が不十分なことによる変色、そして加齢《かれい》にともなう黄ばみが強くなる変色などがあります。

歯の変色を主訴に来院する患者さんの多くは、汚れの付着が原因で、変色歯の治療に際してはまず前述したような歯面清掃《しめんせいそう》を行うことが必要です。特に、歯間部《しかんぶ》の汚れを除去することでかなりの改善が見られます。

歯そのものではなく、歯に施された合成樹脂《ごうせいじゅし》（レジン）の詰め物（充填物《じゅうてんぶつ》）に着色や変色が起きている場合には、それを研磨《けんま》したり、詰め替えたりすることにより審美《しんび》的《てき》になる場合もあります。

ホワイトニングと呼ばれる歯の漂白《ひょうはく》は、かなり一般的になってきました。ホワイトニングには、歯科医院で専用の器具を用いて行われるオフィスホワイトニングと、ご家庭にてマウスピースを用いて行われるホームホワイトニングがあります。これらは、どちらか一方を行う場合と、両者を併用する場合があります。また、ホワイトニングにより白くなった歯は後戻りすることがありますので、定期的な維持管理が必要です。

ホワイトニングには、非常に効果的なケースと、あまり効果が期待できないケースがあります。たとえば、ある種の金属の詰め物による黒色の着色や、重度の変色歯などには効果がいまひとつです。それらの場合には、表面を人工物でおおうという方法を選択することがあります。

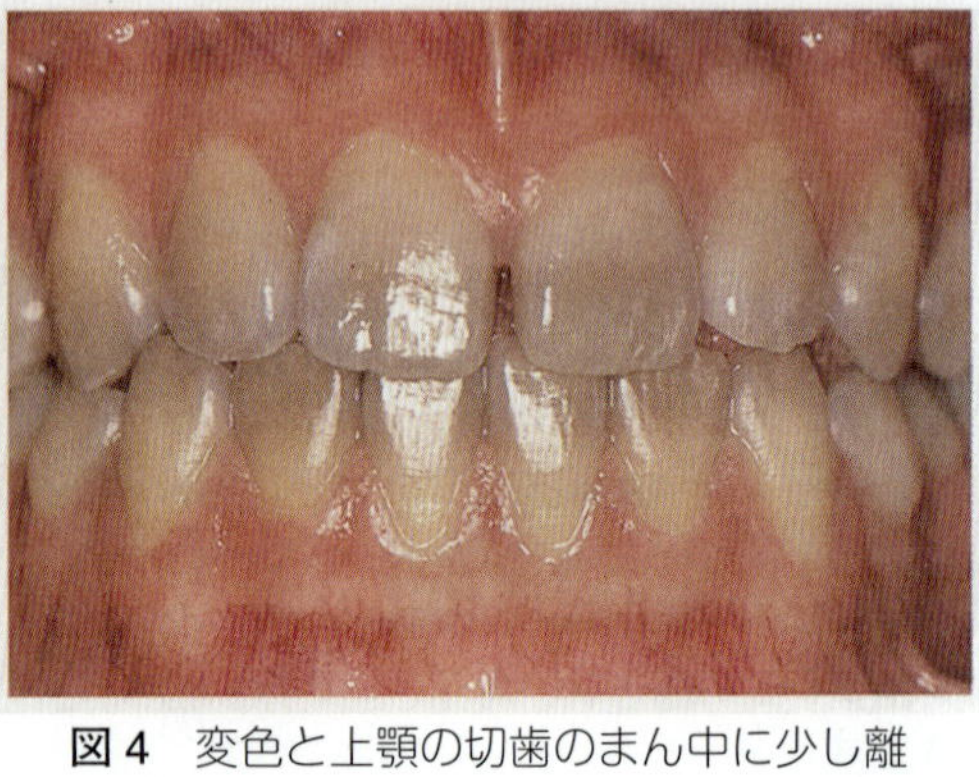

図4　変色と上顎の切歯のまん中に少し離開があります

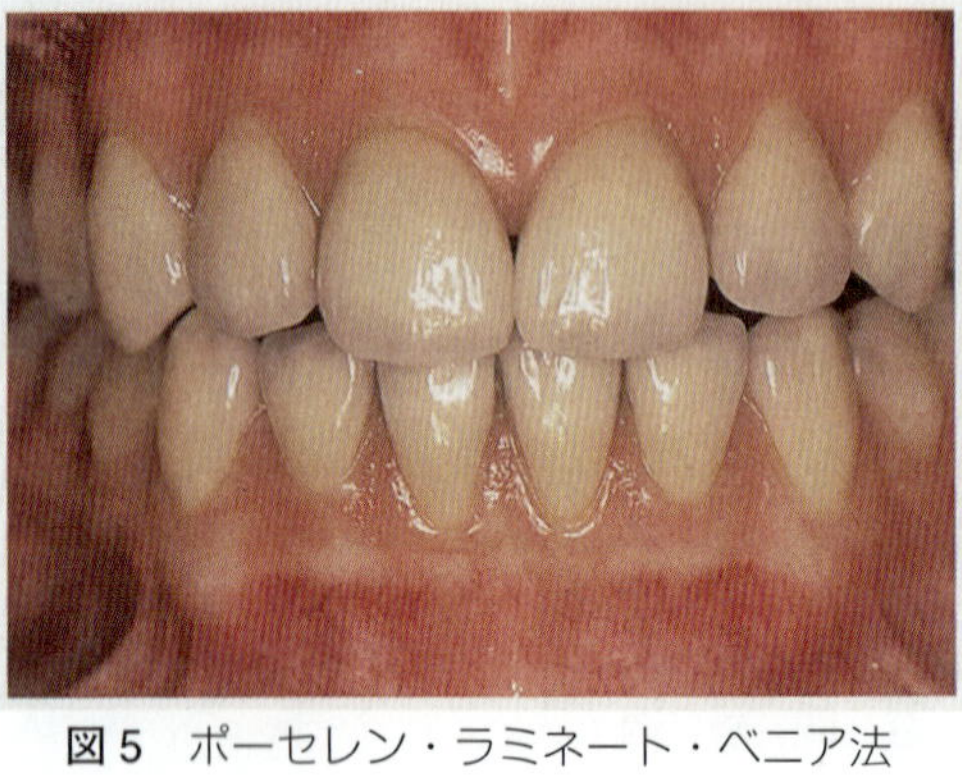

図5　ポーセレン・ラミネート・ベニア法による修復

生活歯《せいかつし》（神経の生きている歯）の重度の変色に対しては、歯を削る範囲を歯の表側のエナメル質の範囲にとどめ、ポーセレン（セラミック）の薄い（0.3〜0.7㎜程度）シェルを接着材で貼りつけるポーセレン・ラミネート・ベニア法（**図4、5**）と言われる方法が、また失活歯《しっかつし》の変色歯に対しては、歯の表面を薄く削り、天然の歯の色に近い修復材《しゅうふくざい》でつくったキャップのようなものでかぶせるジャケット冠などが選択されます。

専門の先生に相談され、納得のいく説明を受けてから、治療に入るようにこころがけてください。

◆歯がちょっと欠けているのを、きれいにしたい

事故や極端に硬い食物の摂取《せっしゅ》（氷によるものが多い）にともなう歯の一部破折《はせつ》は、かなりの頻度で発生する症例です。このようなほんのわずか歯の一部が欠けただけでも、昔は歯の大部分を削り、全体をかぶせる方法が一般的でし

た。これは昔の治療法に強力な「接着」という方法があまりなく、合着材《ごうちゃくざい》(歯とかぶせる冠との間のすきまをうめて引っ掛かってとまるだけ）という従来型の歯科用セメントしか使われていなかったことに起因します。

現在では、歯科における接着材の研究が大きく進歩し、エナメル質や象牙質《ぞうげしつ》にかなり強く付き、しかも耐久性の優れた製品が登場してきました。したがって、健全な歯をあまり削ることなく修復《しゅうふく》が可能となってきたわけです。合成樹《ごうせいじゅ》脂《し》の一種であるコンポジットレジンという修復材を応用することで、歯の部分的な欠損がそれほど大きくないケースには、審美的《しんびてき》にも十分満足のいく治療ができるようになりました。

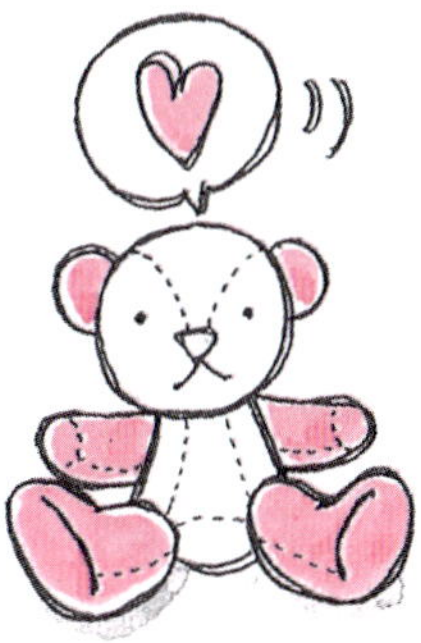

◆歯ならびを矯正治療《きょうせいちりょう》以外の方法できれいにしたい

歯列不正《しれつふせい》をなおすには、矯正《きょうせい》による治療法が一般的です。しかし、矯正治療には、長期間かかり、また経済的そして心理的な制約が多く、どうしても治療に踏み切れない人も少なくありません。そこで、歯の歯冠《しかん》部分（歯肉《しにく》から上に出た歯の部分）を人工的に修復《しゅうふく》して、歯ならびの見た目の改善を試みる補綴《ほてつ》学的な方法もあります。これは、すべてのケースに適応できる方法ではありませんが、ある程度の改善は可能です。

図6、7は、上顎《じょうがく》の右の中切歯《ちゅうせっし》の位置異常をポーセレン・ラミネート・ベニア修復法を用いて修復した例です。

歯質《ししつ》の削除量は多くなり、象牙《ぞうげ》質《しつ》部分をかなり削ることとなりますが、現在では神経にダメージを与えない象牙質接着材がありますので術後の冷水痛などの不快事項の発現もなく、良好な経過をたどります。しかし、歯列不正《しれつふせい》を改善するために該当する歯を抜歯《ばっし》したり、多数にわたり抜髄《ばつずい》（神経をとること）するなどの医療行為は、予後を考えると決してすすめられるものではありません。

（高橋　英登）

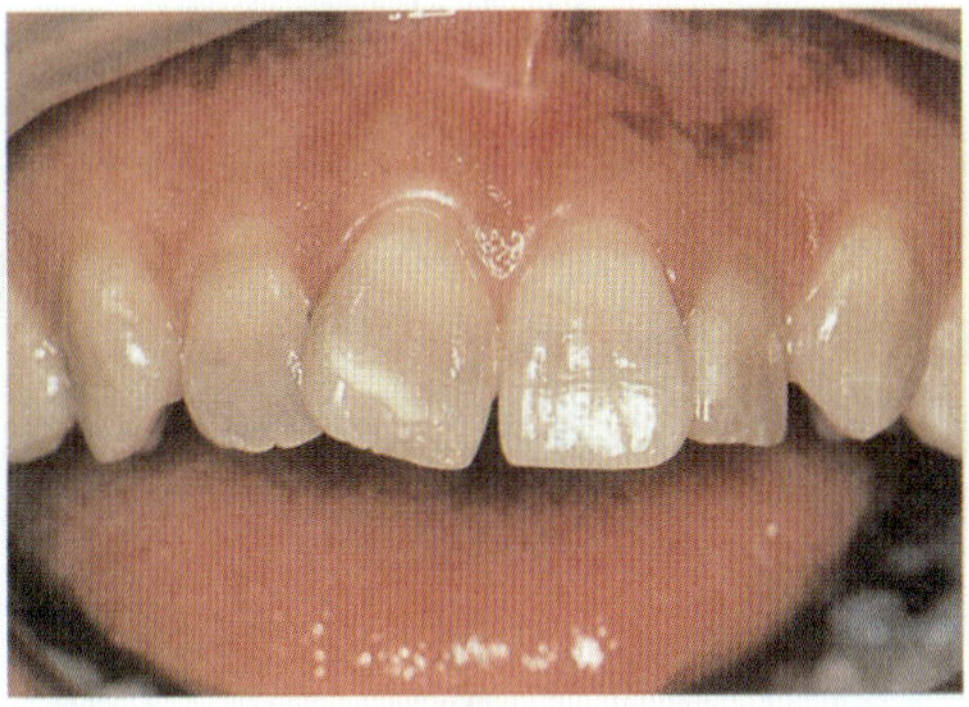

図6　上の右の歯に軽度の歯列不正があります

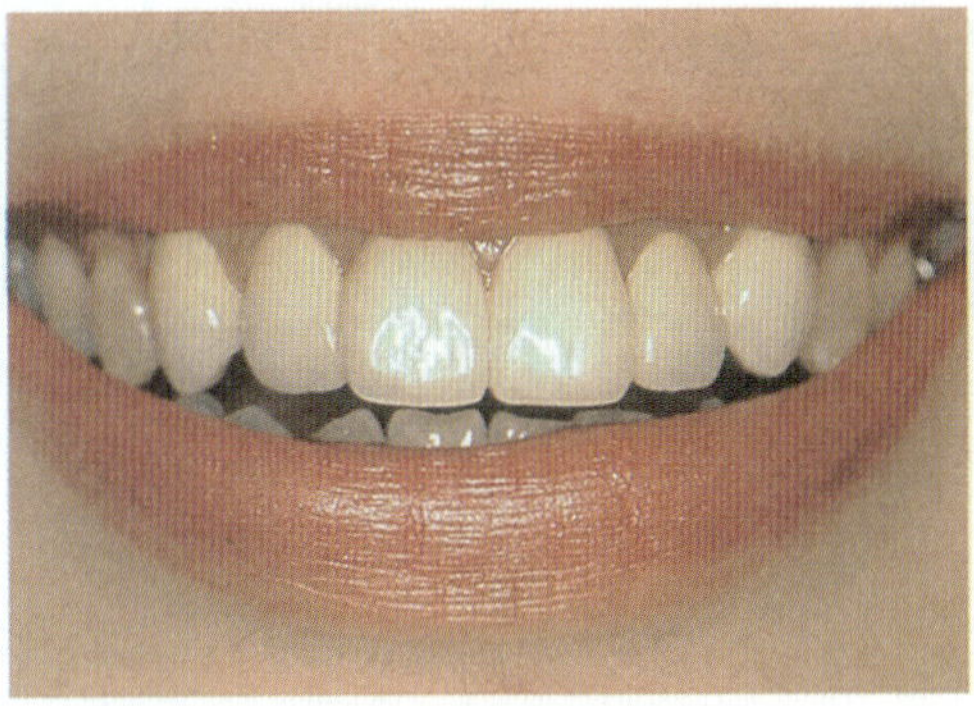

図7　矯正治療を行わず，ポーセレン・ラミネート・ベニア法で修復した状態

成人期

（青年期・壮年期）

成人期の口の中の状態

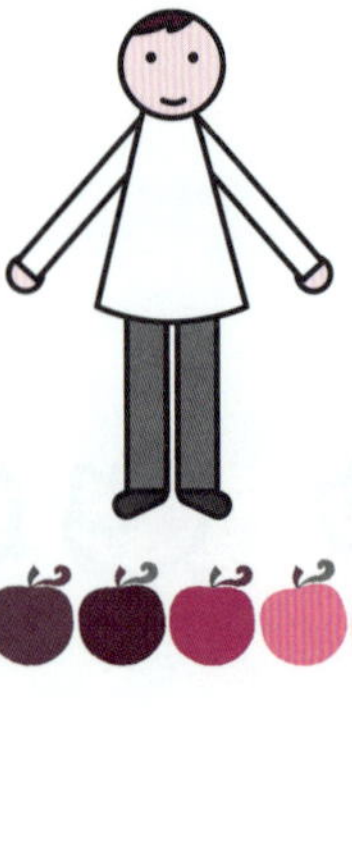
完成した永久歯列は
日常の清掃を怠ると
歯周組織を含めて
少しずつ崩壊が始まります

ひとくちに成人期と言っても20代から60代と幅広い年代層にわたりますので、20代、40代、60代の代表例に加えて、高齢期である80代についても解説します。

成人期の健常な歯と歯肉《しにく》

20代でも正常でむし歯（齲蝕《うしょく》）治療の経験も歯肉《しにく》（歯ぐき）の炎症もない人はそう多くないのが現状ですが、ここで成人期の健康な歯と口についての理解を深めてみましょう（図1、2）。

鏡の前で口を開けて、口の中を見てみましょう。歯、歯肉《しにく》、粘膜《ねんまく》と舌が見えます。下の歯が見やすいので、右から左へと歯が何本あるか数えてみましょう。歯を抜いたことのない人は14本あるはずです。智歯《ちし》（親知《おやし》らず＝第三大臼歯《だいきゅうし》）の生《は》えてる人は16本になります。

上の歯は見にくいのですが、同じように数えて合計すると全部で成人では28本（親知らずの生えている人では32本）の歯があるのが正常です。

それでは、歯を見てみましょう。いろいろな形をしています

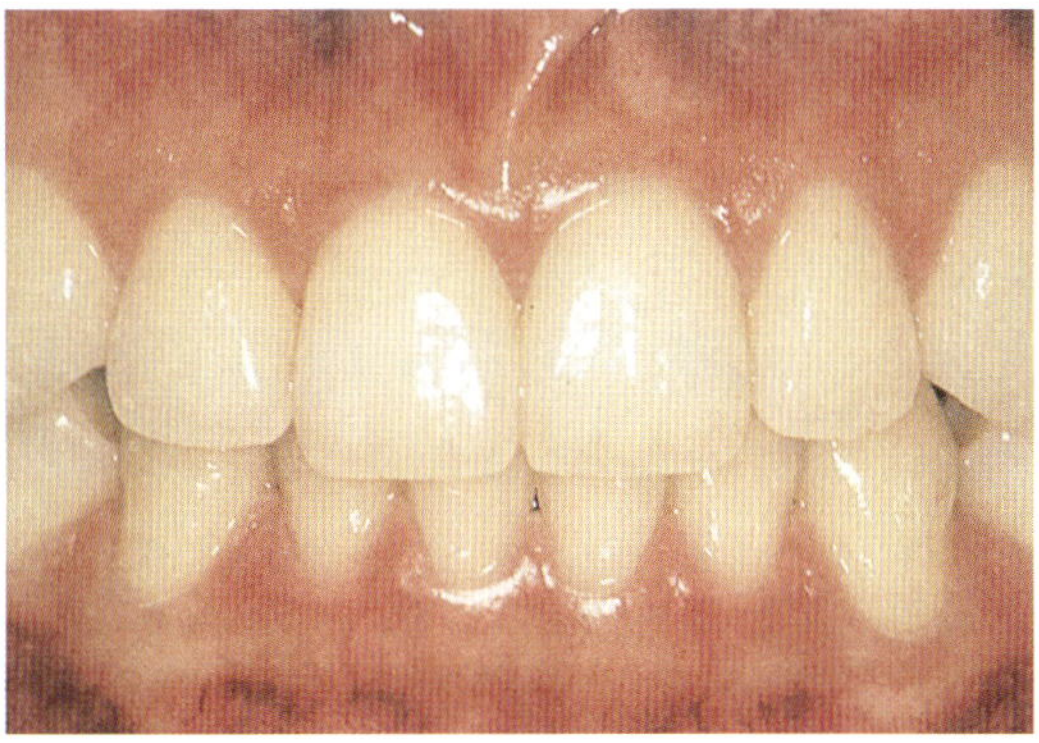

図1　20代女性の正常な歯肉

が、大きく分けると前歯はシャベル状で、奥歯（臼歯《きゅうし》）は山と谷があり、石臼状《いしうすじょう》をしています。歯肉《しにく》の上に出ている部分を「歯冠《しかん》」と呼び、エナメル質でおおわれています。この部分はからだの中で一番硬い組織です。奥歯の嚙《か》み合わせの面には溝《みぞ》があり、むし歯のない人でもこの部分が茶褐色になっていることがあります。

唇を指で押し下げてみると、歯《し》肉《にく》と粘膜《ねんまく》が見えます。正常な歯肉の色はピンクに、粘膜はやや赤く見えます。指を動かし、下唇を左右に引っ張ってみると粘膜の部分は動きますが、歯肉の部分は動かないのがわかるでしょう。

歯肉を指で触ってみると硬く弾力があり、引き締まった感じがします。一方、粘膜は軟らかく、また薄いので、その下にある骨の形や歯の根の形に触れることができます。

上下の前歯の真ん中や小臼歯《しょうきゅうし》のあたりに帯状の組織が付いているのがわかります。これを「小帯《しょうたい》」と言います。この組織の付いている位置が歯のすぐそばであり、唇を引っ張ると痛みを感じる場合は、本書の小帯の項目（454ページなど）を参照してください。

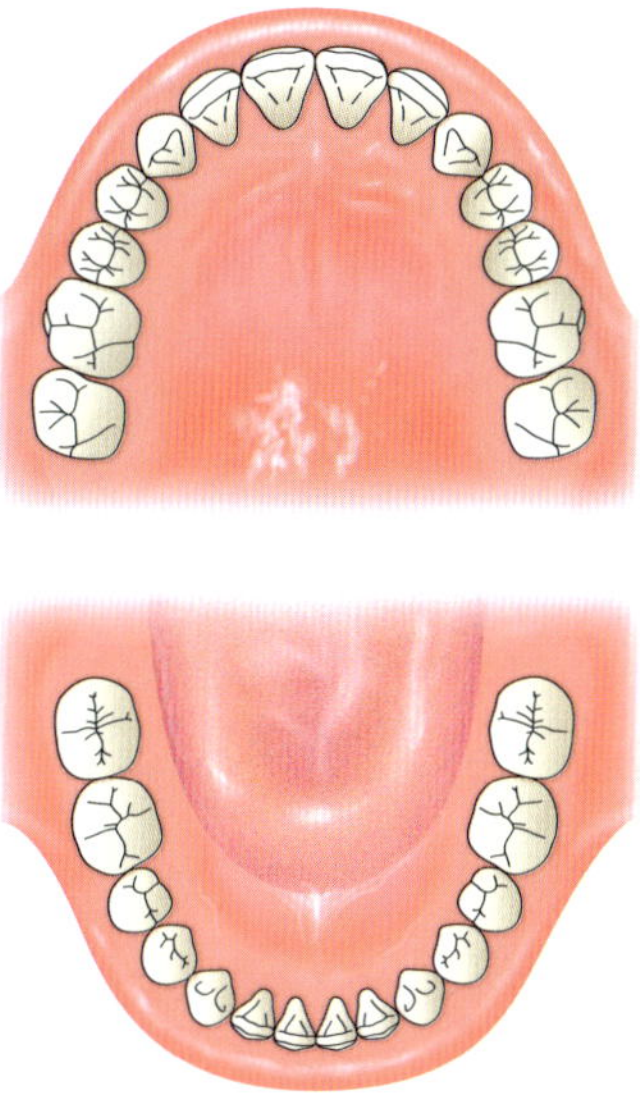

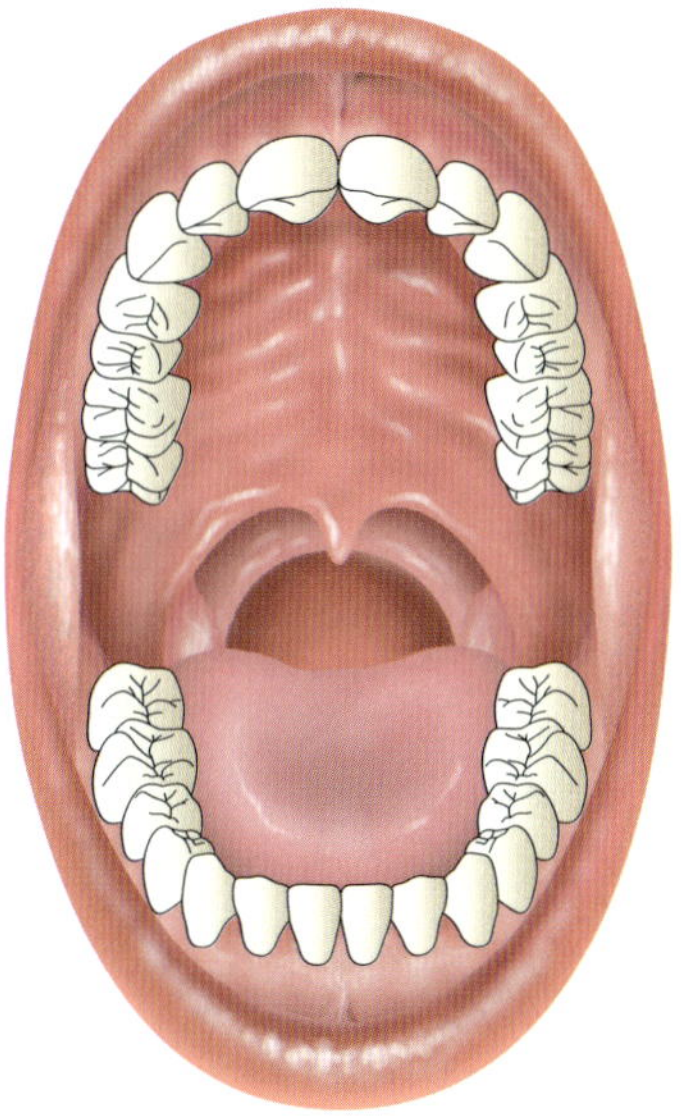

図2　20代．歯肉が正常でむし歯（齲蝕）治療経験なしの状態

20代の口の中

▼むし歯の治療経験があって歯肉炎《しにくえん》が見られる（図3）

20代の人の歯の数は一人平均29本で、20代が人生の中でもっとも歯の数が多い年代と言って良いでしょう。しかし、生《は》えている歯すべてが正常であると言うわけではなく、歯に金属や歯科用レジンの詰め物（充塡物《じゅうてんぶつ》）がしてあったり、金属冠《きんぞくかん》などのむし歯を治療した歯が平均7本、むし歯の治療をしていない歯が1本くらいあります。また、20代の人の3／4が歯周病《ししゅうびょう》（歯周疾患《ししゅうしっかん》）に罹《かか》っていますが、その約80％は歯肉炎《しにくえん》であるのが特徴です。

奥歯の溝が深くなったり、その範囲が大きくなってきたり、歯の色が黒ずんだり、水にしみるようになった場合は要注意ですので、かかりつけの歯科医院で診てもらいましょう。

歯肉が病気になると諸症状が出

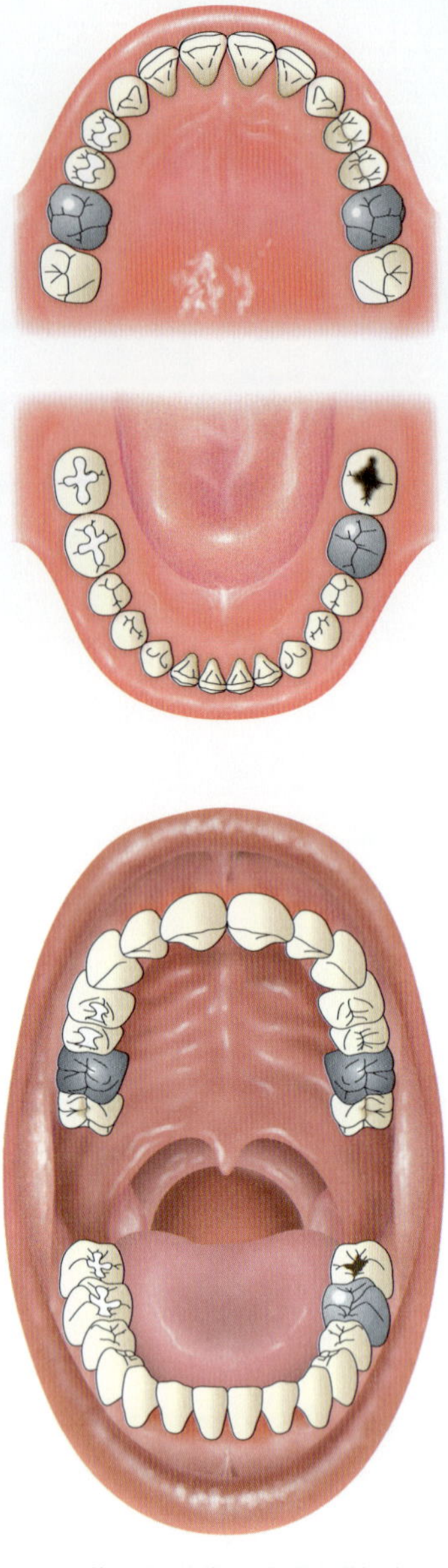

図3　20代．むし歯の治療経験があって歯肉炎がある状態

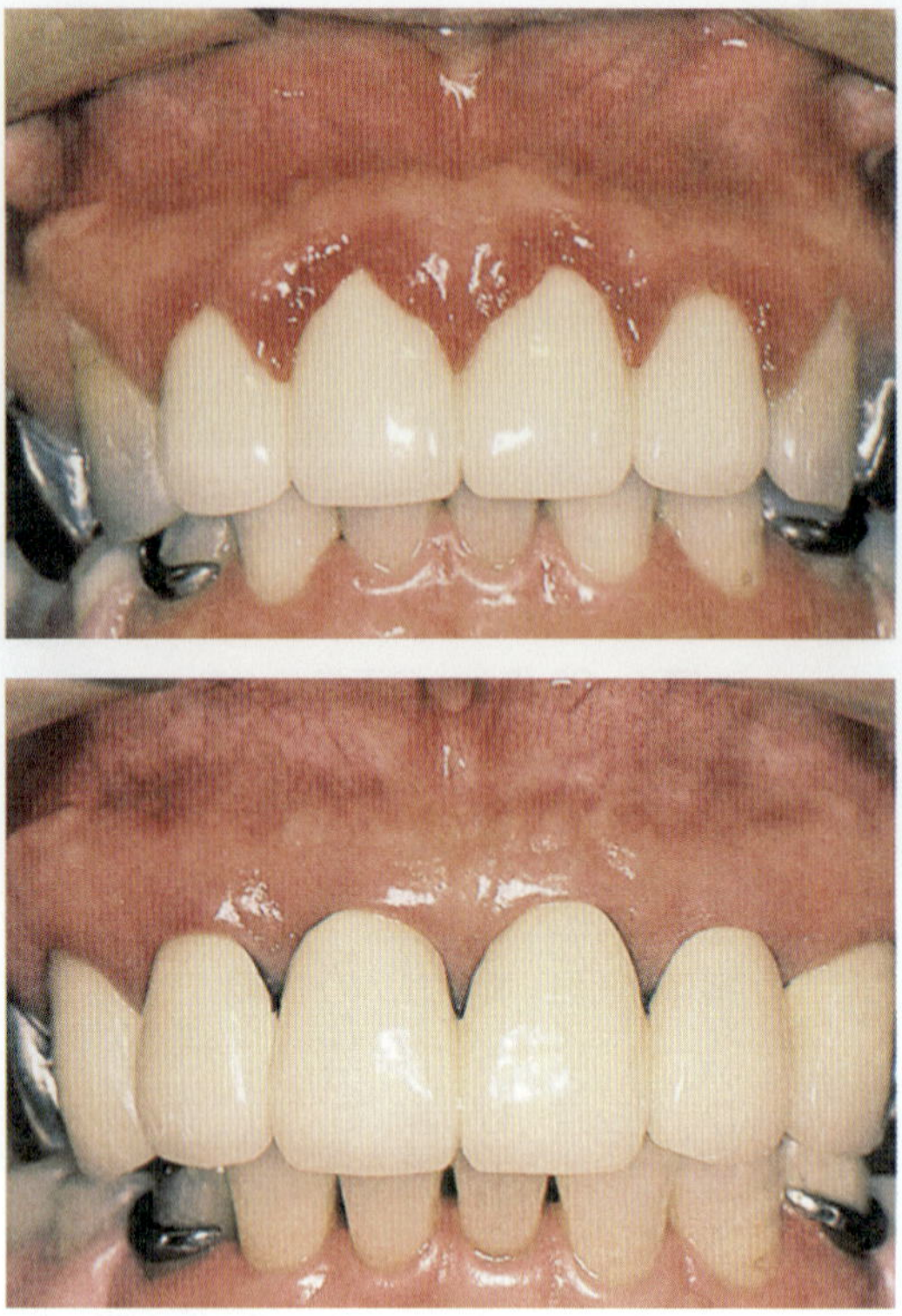

図4　歯肉炎の治療前（上），治療後（下）

てきます。最近、口の中がネバネバする、リンゴを噛《か》んだり、歯をみがくと血が出る、口臭《こうしゅう》がするようになった人は、鏡の前で自分の口の中を見てみましょう。正常な歯肉《しにく》の色はピンクですが、赤くなったりしている場合は歯周病の現れです。

歯肉の色が変わっている場合は、歯肉の形も変わっていることが多いのです。

歯と歯の間や歯の縁《ふち》の歯肉は、丸みを帯びて膨らんできますので、歯の長さが短くなったように見えます。指で歯肉を押してみましょう。硬く張りのあった歯肉が軟らかくなったり、血が出たり痛みを感じる場合は要注意です。

この段階では、歯の周りの組織、特に歯肉に限った病気（歯肉《しにく》炎《えん》）ですので、適切な治療をすれば完全に治ります（図4）。

40代の口の中

▼歯周病《ししゅうびょう》が増え、歯肉炎《しにくえん》から歯《し》周炎《しゅうえん》へと進行する（図5）

社会の中堅である40代の人の歯の数は、一人平均27本です。歯がなくなるのは、この年代から急激に増加します。むし歯を治療した歯が平均13本で、20代の約2倍となります。20代と同じように、むし歯の治療をしていない歯が1本くらいあります。また、8割以上の人が歯周病に罹《かか》っており増加の一途をたどり、歯肉炎から歯周炎へと進行するのがこの年代の特徴です。歯周炎は、20代では約20%であったのが40代になると約40%、2倍になります。

歯周炎になると、歯肉炎の諸症状が悪化します。歯肉が腫《は》れて赤黒くなり、歯をみがくと血がよく出るようになります。また、歯肉がひどく腫《は》れることもあり、膿《うみ》も出るようになります。歯を支えている歯槽骨《しそうこつ》が減るので歯も揺れ始

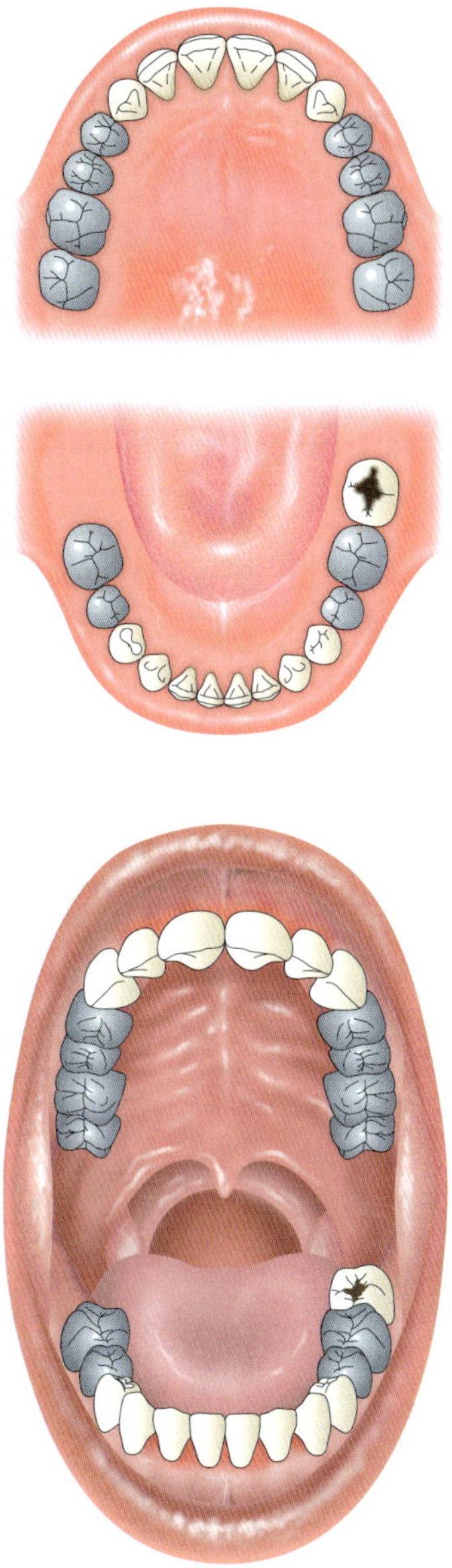

図5　40代

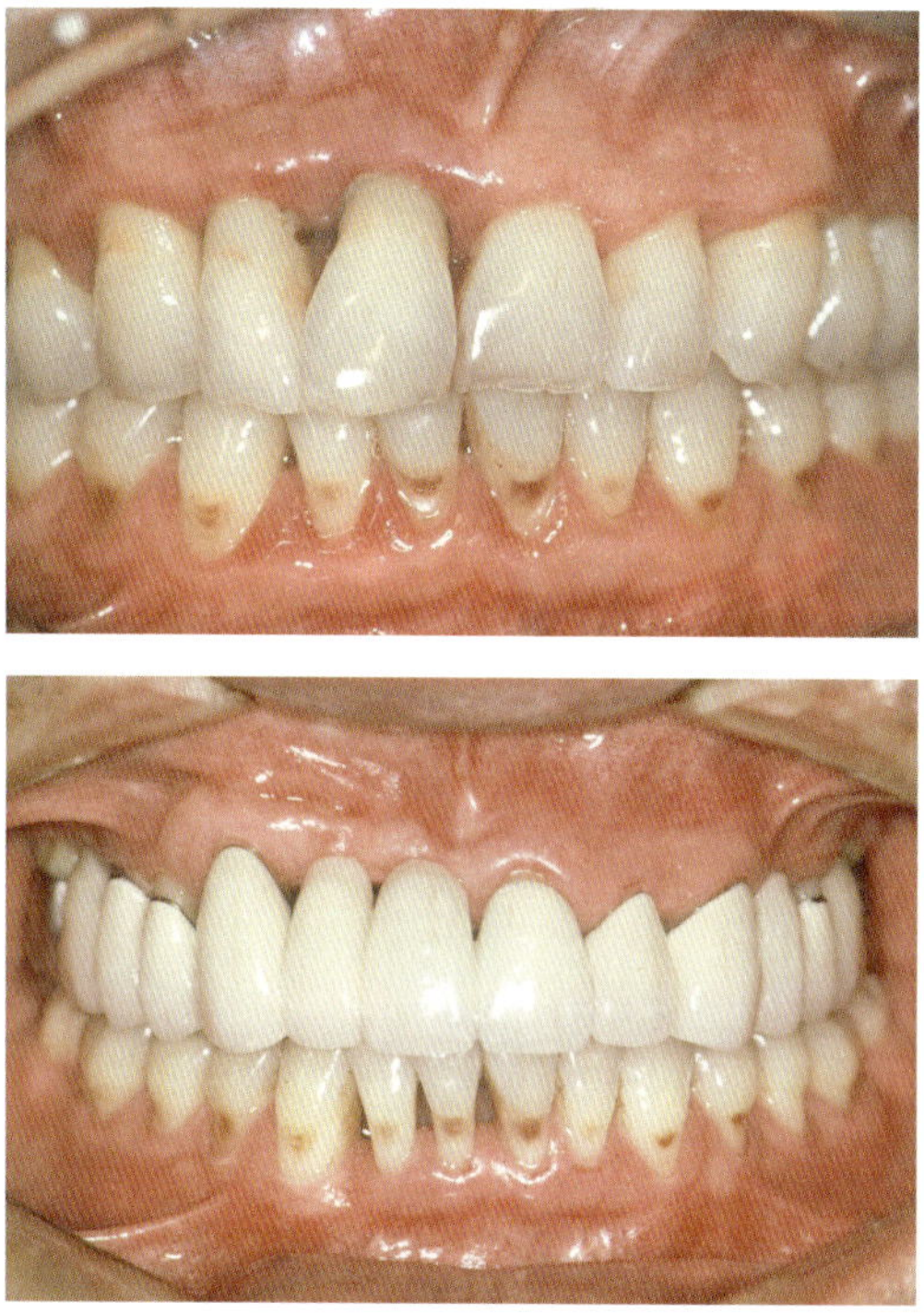

図6　歯周炎の治療前（上），治療後（下）

めたり、歯ならびが悪くなることも多いのです。歯の揺れが大きい場合は、残すことがむずかしくなりますので、抜いてブリッジを入れる必要があります。中等度以上に進行した歯周炎には、外科手術をすることがあります。歯周炎を治療すると、歯肉が下がって歯が長くなり、歯と歯の間の隙間が開いてきます。歯の根（歯根《しこん》）が出始めてくると、水やお湯にしみたり、歯みがきをすると痛むこともありますのでプラーク（歯垢《しこう》＝細菌の塊《かたまり》）を取り除くのがむずかしくなります。

この歯周炎の段階では、歯の周りの組織、歯肉《しにく》、セメント質、歯《し》根膜《こんまく》と歯槽骨《しそうこつ》（歯を支えている顎の骨）が多かれ少なかれ破壊され、重症化します。しかし、適切な治療をすれば歯周炎の進行をくい止めることができます（図6）。

60代の口の中

▼半数以上が歯周炎《ししゅうえん》に罹《かか》り、歯のない人も増えてくる（図7）

定年前後の60代の人の歯の数は、一人平均21本です。歯がまったくない人も5％います。

むし歯を治療した歯が平均10本、むし歯の治療をしていない歯が1本くらいあり、40代と同様、80％以上の人が歯周病《ししゅうびょう》に罹《かか》っています。歯周炎《ししゅうえん》に罹っている割合は約60％で、40代の約1．5倍となります。この年代の人の現在ある歯の半数以上がむし歯の治療をした歯で、年齢が高くなるにつれて金属冠をかぶせている人が多くなります。

適切な歯周治療を受けなかった人は、40代の歯周炎の諸症状がさらに悪化します。歯肉《しにく》は赤黒く腫《は》れて、なかなか治らないばかりか、血や膿《うみ》が頻繁に出るようになり、口臭もさらに強く出るように

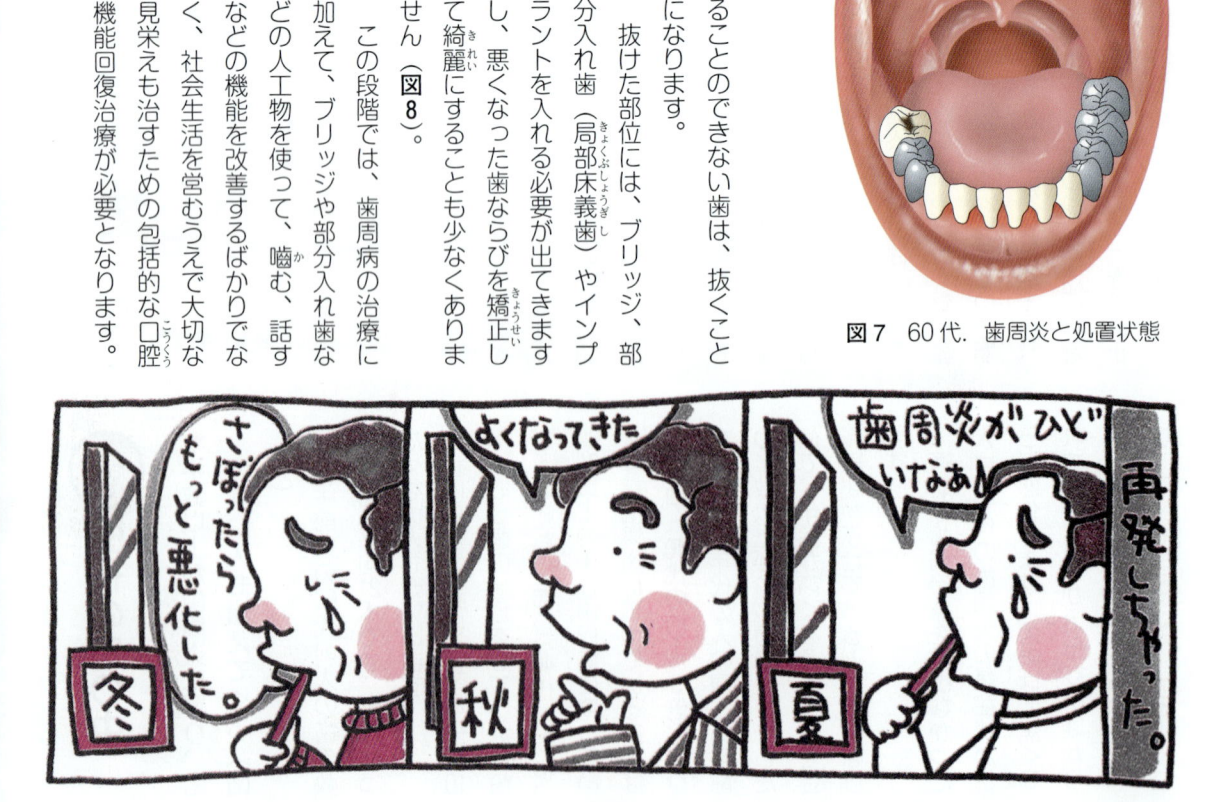

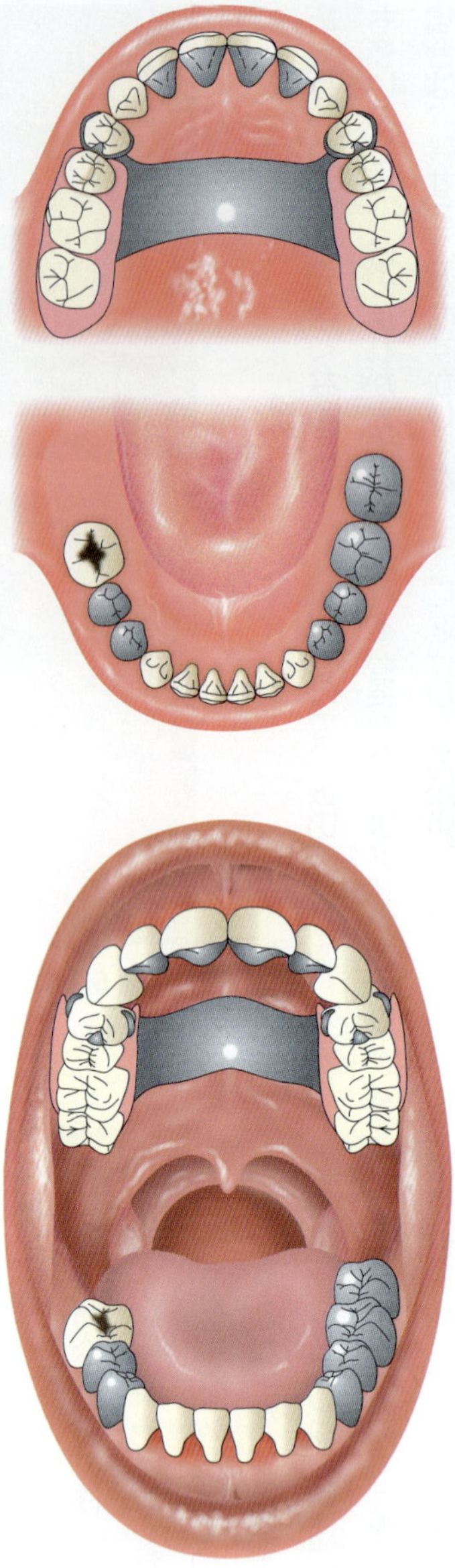

図7　60代．歯周炎と処置状態

なります。歯の揺れもさらに大きくなりますので、よく噛《か》めないばかりか、痛みが出ることもあります。

歯が長くなったり歯ならびも悪くなりますので、治療しても助けることのできない歯は、抜くことになります。

抜けた部位には、ブリッジ、部分入れ歯（局部床義歯《きょくぶしょうぎし》）やインプラントを入れる必要が出てきますし、悪くなった歯ならびを矯正《きょうせい》して綺麗《きれい》にすることも少なくありません（**図8**）。

この段階では、歯周病の治療に加えて、ブリッジや部分入れ歯などの人工物を使って、噛《か》む、話すなどの機能を改善するばかりでなく、社会生活を営むうえで大切な見栄えも治すための包括的な口腔《こうくう》機能回復治療が必要となります。

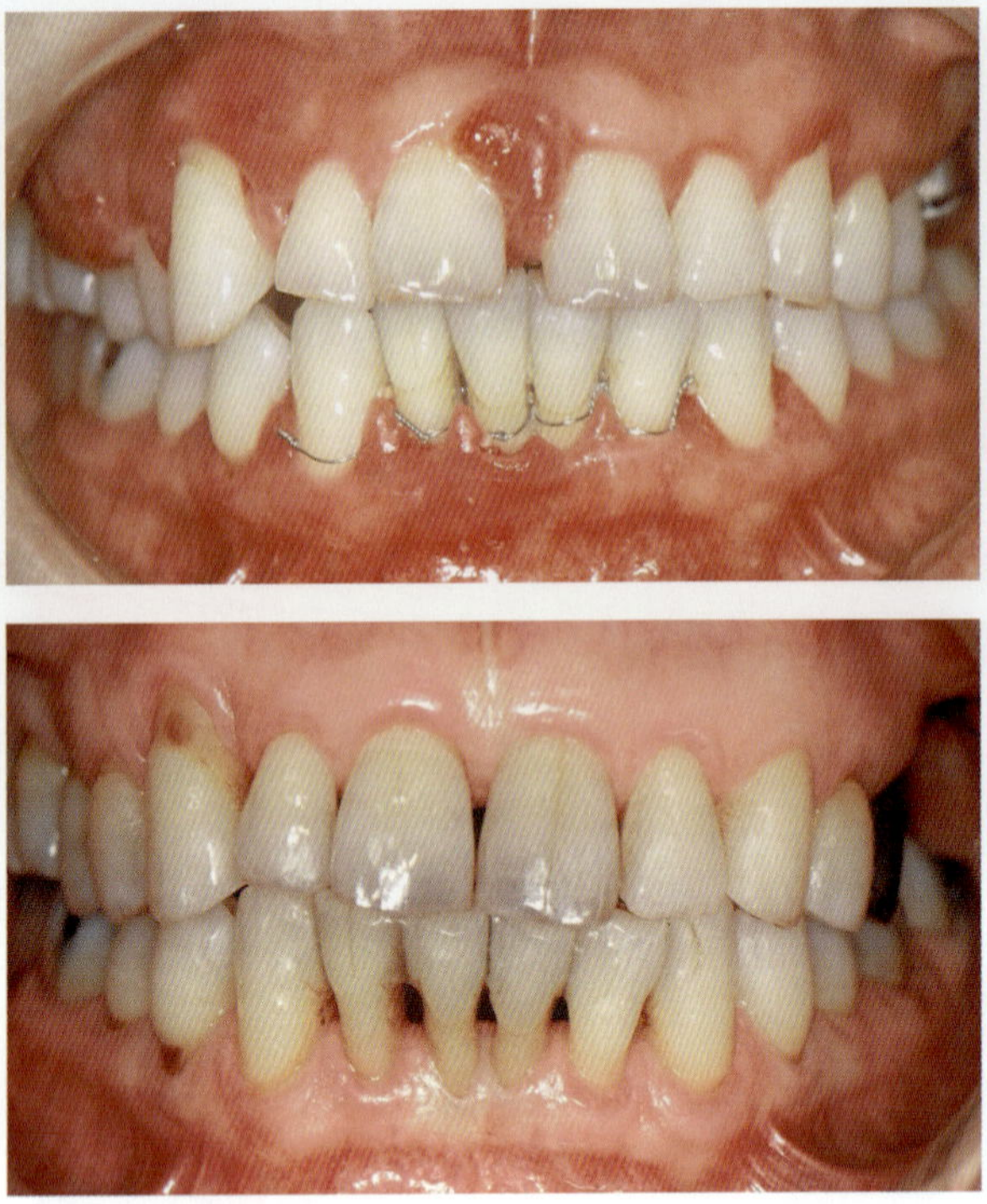

図8　歯周炎の治療前（上），治療後（下）

80代の口の中

▼8020《はちまるにいまる》達成者は80代前半で21%、まったく歯のない人も増えてくる（図9）

80代の人の歯の数は一人平均12本（まったく歯のない人を除く）です。むし歯を治療した歯が平均5本、むし歯の治療をしていない歯が1本くらいあります。20本以上歯のある人、すなわち8020運動達成者は、80代前半で21%です。

80代では、歯周病《ししゅうびょう》に罹《かか》っている人の割合は40%と低くなりますが、これは60代で進行した歯周炎《ししゅうえん》に罹《かか》った歯を抜いたことによると考えられます。その結果、まったく歯のない人も38%と増えてきます。60代と比べるとなんと7倍近くになります。むし歯を治療した歯が平均5本、これまでの年代と同様に、むし歯の治療をしていない歯が1本くらいあるのがこの年代の特徴です。

高齢者では、歯がなくなる人が多く、ブリッジ、部分入れ歯や総入れ歯を入れている人の割合が高いのですが、完全に治療していない人もかなり多いのが特徴です（図10）。

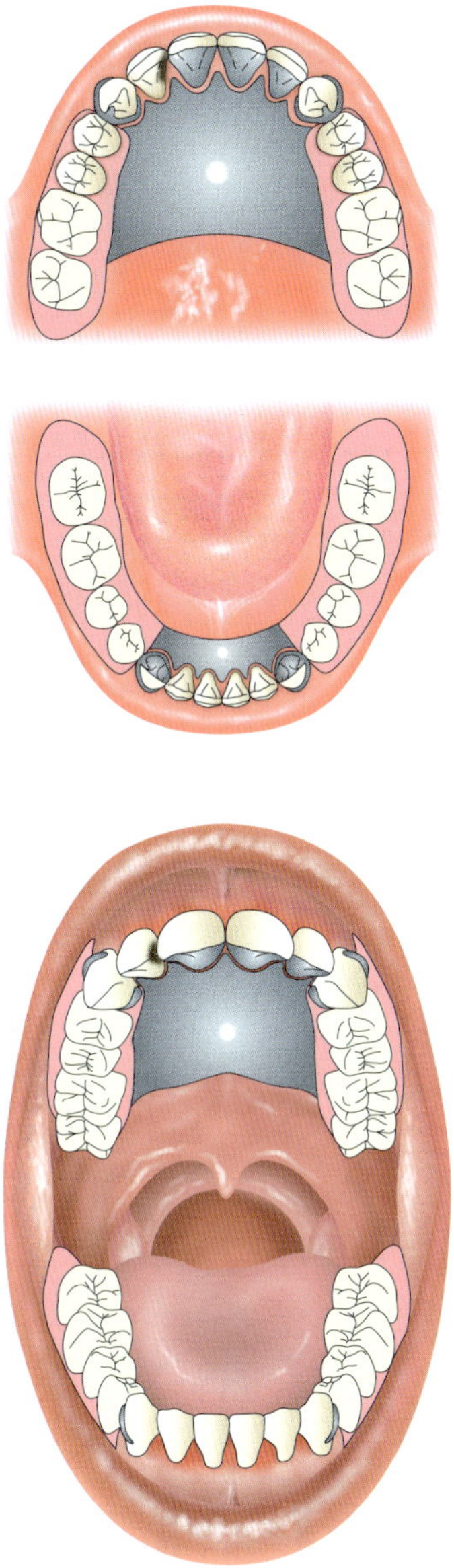

図9　80代。歯周炎と処理状態

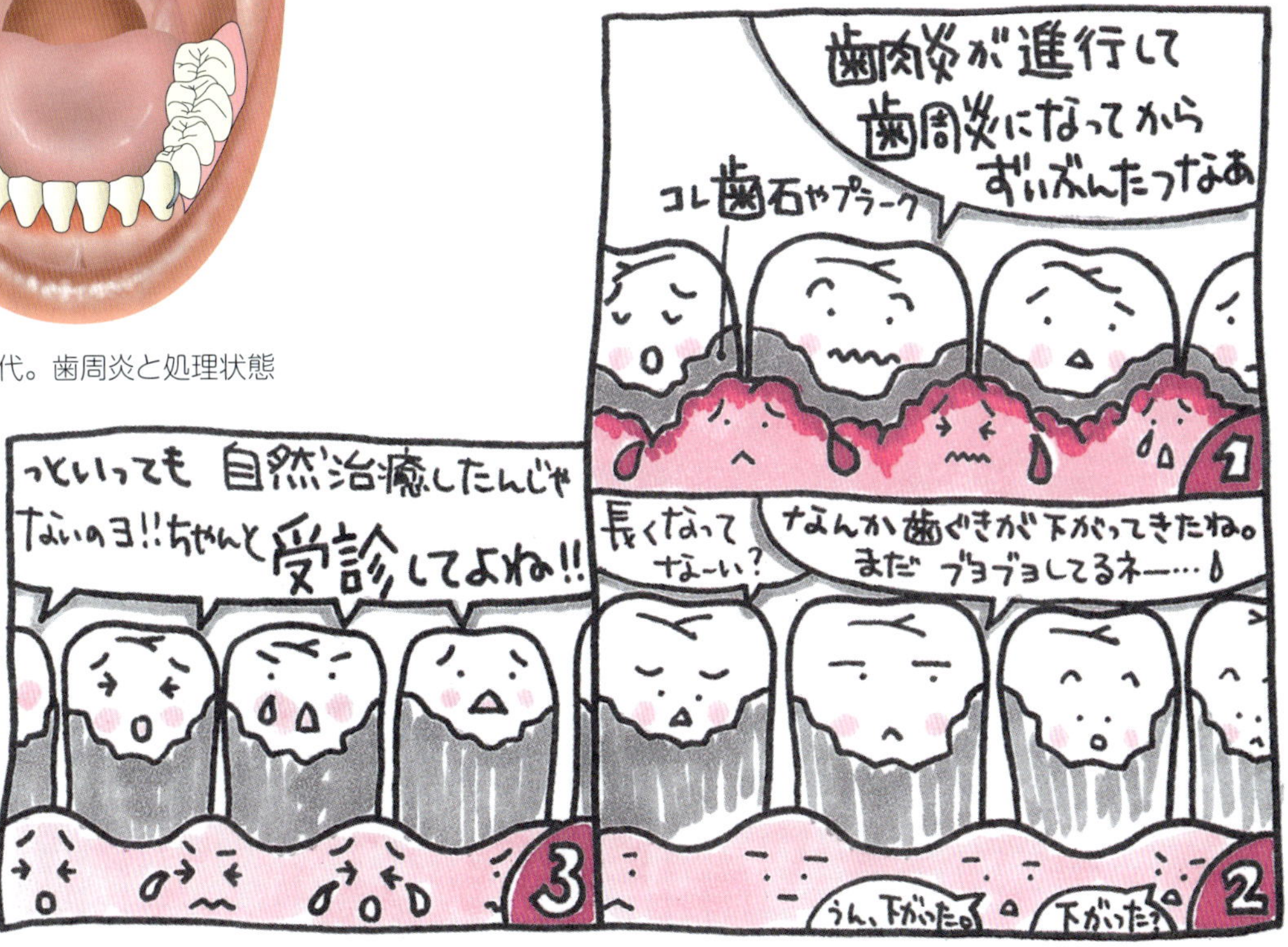

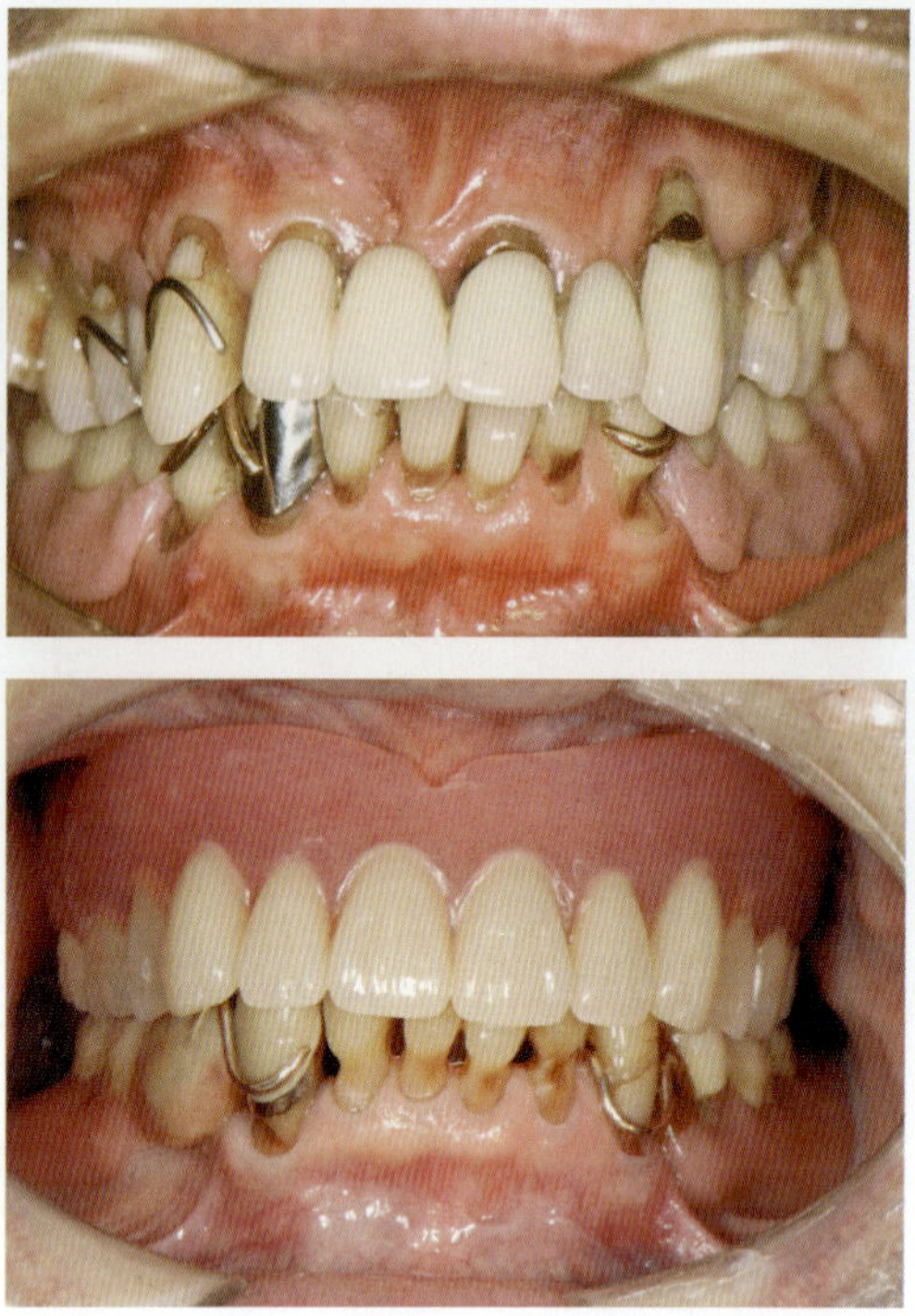

図 10　歯周炎の治療前（上），治療後（下）

　これまで解説してきましたように、各年代でも歯周病《ししゅうびょう》（歯周疾患《ししゅうしっかん》）に罹《かか》っていない健康な人がおりますので、国民すべての人に同じように歯周病が進行しているわけではありません。

　自分の歯を健康で、できるだけ長く使うためには、自己診断や素《しろう》人療法《とりょうほう》は避けたほうが良いでしょう。

　歯周病もむし歯も他の病気と同じように、早期発見・早期治療を行うことによって治療の効果が上がります。さらに歯周病やむし歯の主原因であるプラークを効果的に取り除く方法を教えてもらったり、自分で管理できない部位や箇所からプラークを取り除いてもらうために、かかりつけ歯科医や歯《し》科《か》衛生士《えいせいし》に手伝ってもらいましょう。

　歯周病やむし歯の予防および治療を継続して行う小さな地味な努力が、歯や口のみならず全身の健康を生涯にわたって良好に維持するうえで極めて大切となります。

（伊藤　公一）

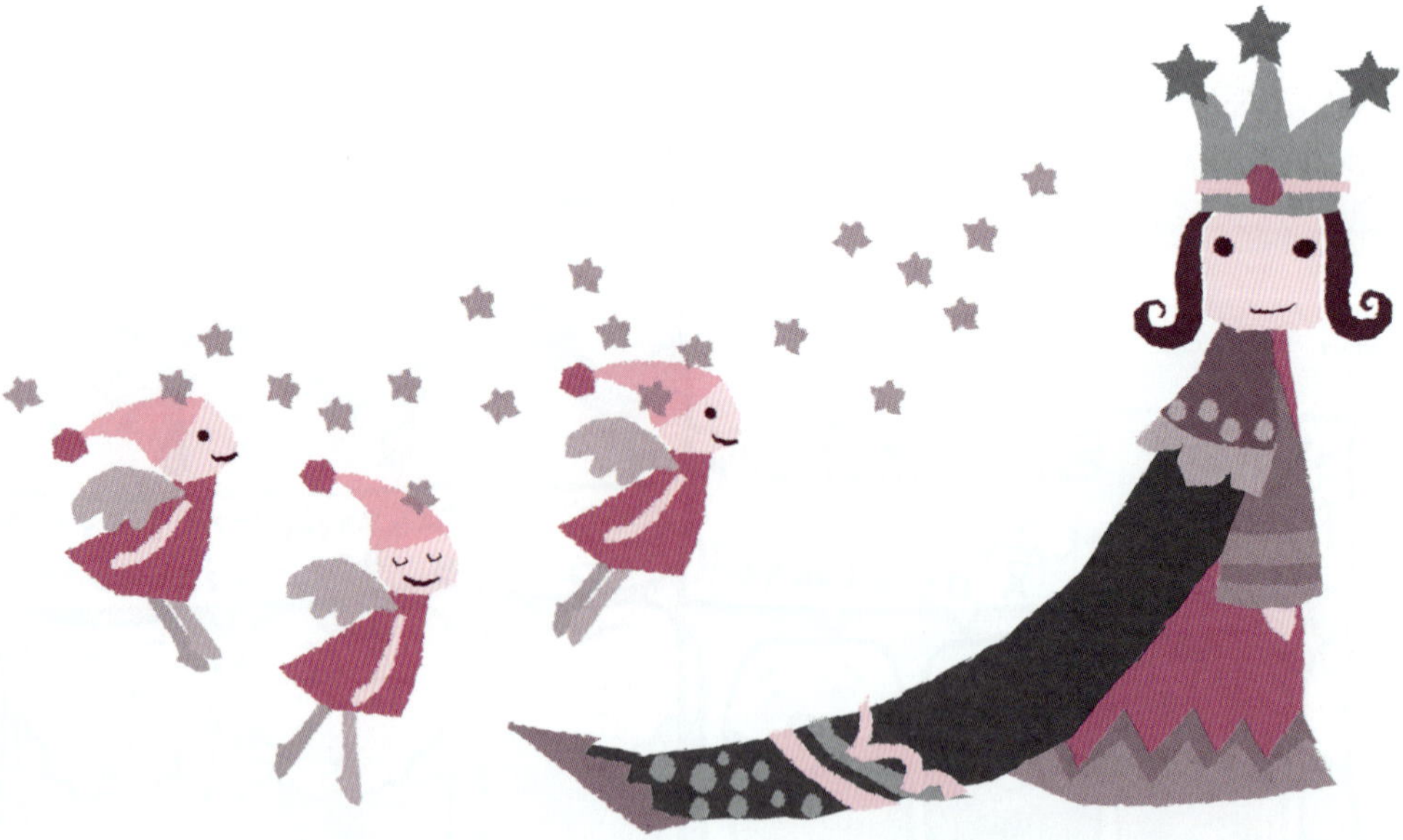

成人期の歯と口の健康づくり

歯周病は生活習慣病です
生活習慣の見直しとプラークコントロールが重要です

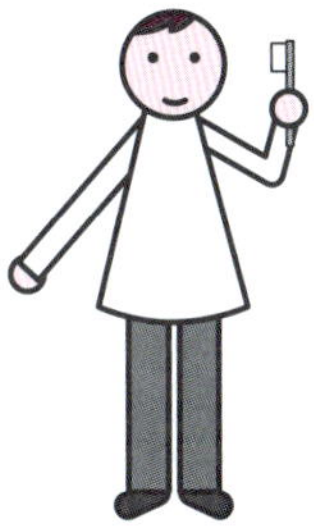

歯周病《ししゅうびょう》に罹《かか》っている割合

一般的に、歯が生《は》えた直後にむし歯（齲蝕《うしょく》）の増加が見られます（幼児期・学齢期の項参照）が、成人期では、前からあった軽度のむし歯が重症になることはあっても、新しくむし歯が増えることは比較的少ないのです。親知《おやし》らず（智歯《ちし》）が生えるので、20代では一人平均29本の歯があります。すなわち、人生の中で歯の数がもっとも多いのがこの時期ということになります（191ページの図1、2）。

青年期を過ぎると歯の数は、30代で28本、40代で27本、50代で24本、60代で21本、70代で16本、80代で12本となり、徐々に減ってきます。50代以降から急激に歯の数は減ります。この年代で急にむし歯や歯周病《ししゅうびょう》（歯周疾患《ししゅうしっかん》）が発症するのではなく、この年代まで、徐々に病変《びょうへん》が進行してきた結果として、歯がなくなるのです（現在歯数の平均値は有歯顎者《ゆうしがくしゃ》〈歯のある人〉のみを分母に算出）。40代以上では、一人平均の歯の数は女性より男性のほうが多く、歯を20本以上持つ人の割合も男性のほうが多い傾向があります。

歯周病は、歯肉《しにく》（歯ぐき）の出血、腫《は》れなどの炎症を特徴とする歯肉炎《しにくえん》と、歯と歯肉の付着が壊《こわ》れ、歯を支えている骨がなくなる歯周炎《ししゅうえん》に分けられます。

20代では、歯肉炎は約62％の人に見られるものの、歯周炎は約14％と少ないのが特徴です。しかし、30代になると歯周炎の割合が増え始め、40代では約42％の人が歯周炎に罹《かか》っており、80代では約61％となります。一方、歯肉炎の割合は減り始めます。これは歯肉炎から歯周炎へと進行した結果と見てよいでしょう（**図1**）。

歯肉炎は、歯周炎に比べると軽症であることから、完治可能であることを再認識することが大切です。

いずれにせよ、この時期に最高であった歯の数を生涯にわたって保っていくためには、歯を失うもっとも大きな原因であるむし歯と歯周病を長期にわたって予防し、むし歯や歯周病を起こさない

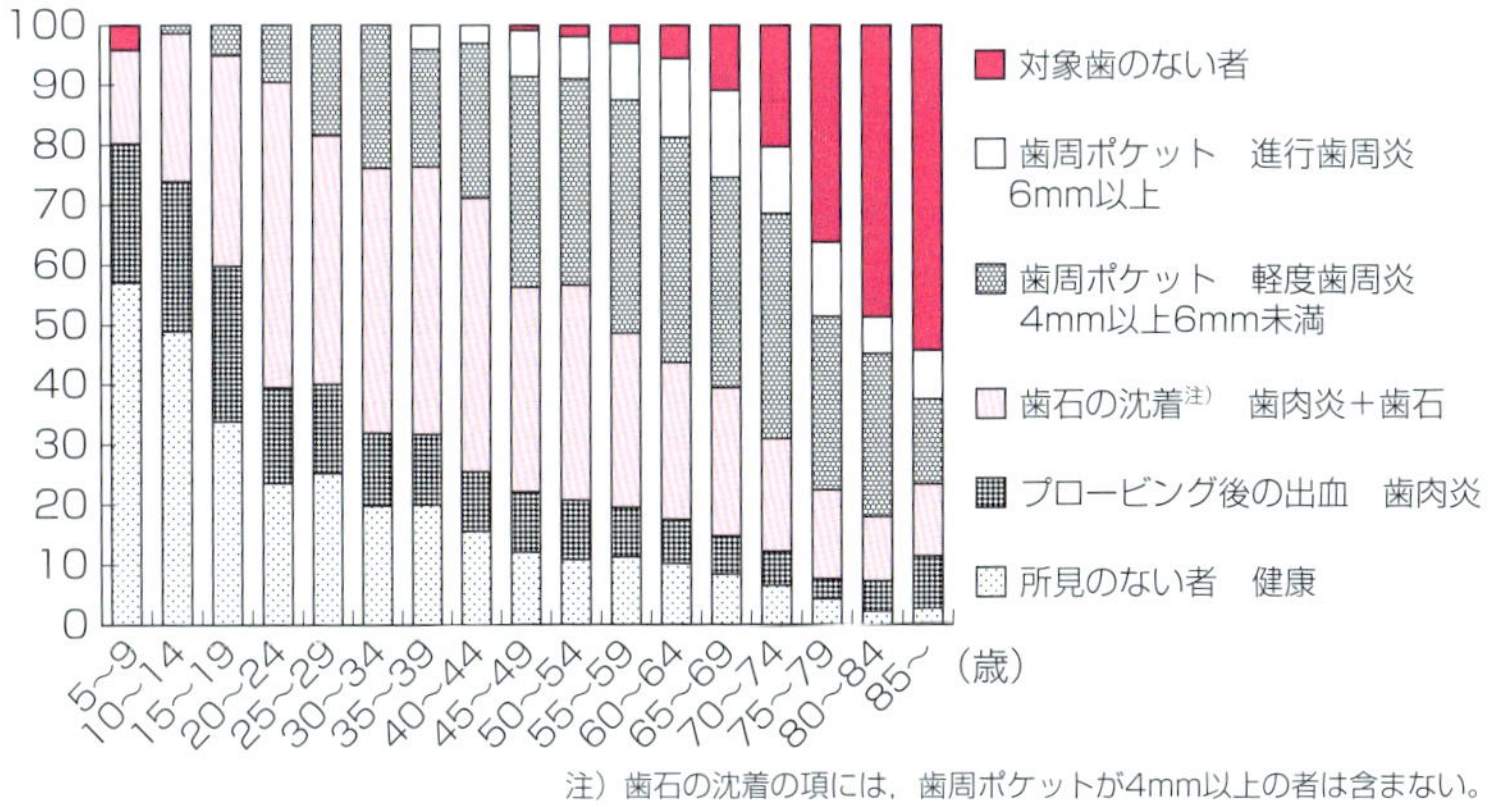

注）歯石の沈着の項には，歯周ポケットが4mm以上の者は含まない。

図1 歯肉の所見の有無，年齢階級別

ような歯と口の健康づくりを始めなければなりません。

生涯《しょうがい》を通じた歯と口の健康づくり

超高齢化社会を迎えるにあたり、80歳になっても自分の歯が20本以上あれば、普通の食事をよく噛《か》め、おいしく食べることができるという研究結果から、生涯を通じて自分の歯を20本以上保ち、質の高い、あるいは良質な生活（QOL：quality of life）を営もうというねらいで、8020《ハチマルニイマル》運動が提唱され、今日に至っています。

歯がなくなるのを防ぎ、8020運動を成功させるためには、むし歯と歯周病《ししゅうびょう》を積極的に予防し、生涯を通じて歯と口の健康づくりを推進することが重要です。特に、青年期・壮年期においては、歯周病の予防に重点をおいた健康づくりを日常から心がける必要があります。しかし、青年期前半の人では、歯や口の健康づくりに対する自意識の欠如がみられることから、ここで認識を新たにしないと、8020は達成することはむずかしくなりそうです。

それでは、歯や口の役目や歯周病についての知識をまとめてみましょう。

◆歯や口の役目

歯や口は、食物を噛《か》んでこなして、体内に取り入れ、消化の第一関門としての役目をします。また、食物の感触を味わったり、中に入りこんだ異物を取り除くことができます。

次に、話をしたり音を出すうえで大切な役目をします。

さらに、見た目の美しさ、表情をつくる役目もします。

なかでも、物を「噛《か》む」ことが歯や口だけでなく、からだの健康をつくるうえでの基礎になります。また、物をよく噛んで食べることで食欲を満たし、精神的な健康を維持するうえでも大切です。すなわち、歯やそのまわりの組織は、これらの機能を営むうえでの機能単位としてとらえることができます（**図2**）。

健康かむ噛むの教え

一、食物の歯ざわりや歯ごたえを楽しむ
一、食物の風味や深い味を楽しむ
一、食物の消化を助け唾液の分泌を促す
一、消化液の分泌を促し食物を完全消化に導く
一、胃腸の働きをよくし栄養の吸収を促進する
一、口腔の浄化に役立ち肥満や便秘を予防する
一、顔面や顎の発育に役立ち口もとの若さを保つ
一、気持が落着き精神の安定に役立つ
一、常に食事に満足し歯や顎の有難さ知る
一、医食同源を体得し一生の健康をつかむ
食物一口三十回箸を置いてよく噛もう

図2

◆歯周組織《ししゅうそしき》

歯周組織とは、歯肉《しにく》（歯ぐき）、歯槽骨《しそうこつ》（骨）、セメント質（歯の根）と歯根膜《しこんまく》（歯槽骨《しそうこつ》とセメント質を結ぶ薄くて強い膜）からなりたっています（**図3**）。

鏡の前で口を開けると正常な場合は歯周組織のうち歯肉しか見えません。歯の根が見える場合は、歯周病に罹《かか》っているとみてよいでしょう。そのため、歯周病を発見するには、常日頃から自分の歯肉の状態をよくチェックする習慣をつけることです。歯肉の病気を発見するには、正常な歯肉の状態を知っておくことが大切です。鏡の前で、肌の艶や張りを見るだけでなく、歯肉の状態も見てください。

それでは、正常な歯肉とはどんな特徴があるのか**図4**を見て理解を深めましょう。

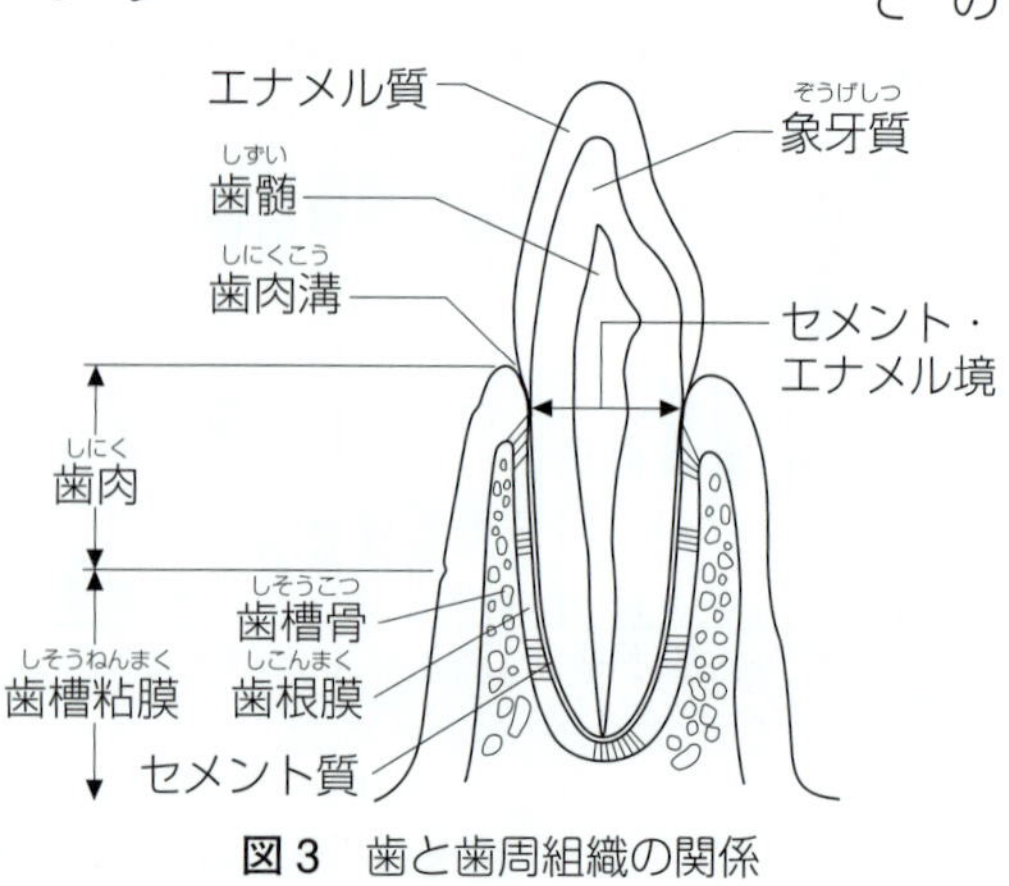

図3　歯と歯周組織の関係

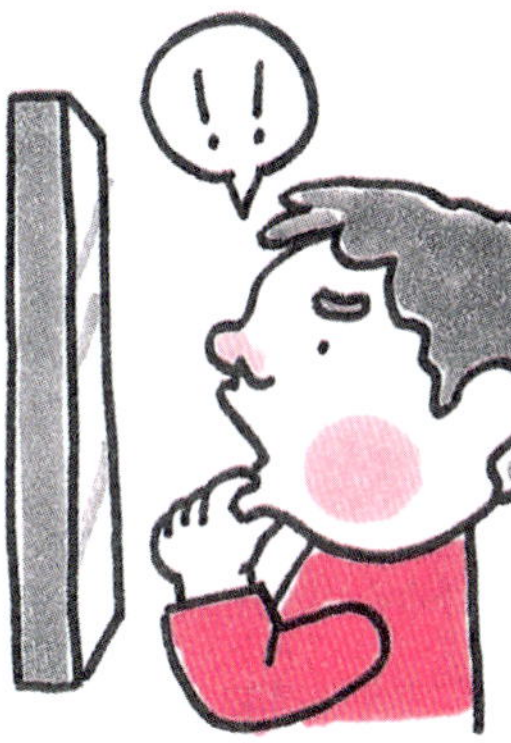

口を開けると、歯(エナメル質、歯冠部《しかんぶ》)、歯肉《しにく》および歯槽粘膜《しそうねんまく》が見えます。歯肉は正常な場合、明るいピンク色をしています。歯槽粘膜は歯肉よりやや赤い色をしています。歯肉は、歯を支えている歯槽骨《しそうこつ》をおおい、歯のまわりをしっかりと取り囲んでいます。

歯肉から歯槽粘膜へと移行し、やがて口唇《こうしん》や頬《ほほ》へとつながります。上の唇や下の唇の中央には、小帯《しょうたい》と呼ばれる紐状《ひもじょう》の軟組織がついています。歯と歯の間の歯肉は歯間乳頭《しかんにゅうとう》と呼ばれ、ピラミッド状をしています。

歯と歯肉の縁《ふち》は、薄く、スムースに密着しています。歯肉を指で押すと硬く、弾力があり、ほとんど動きません。指で歯槽粘膜を触れると、歯肉より薄いので歯根《しこん》(歯の根)の形を触れることができます。また、指を上下すると歯槽粘膜が動くのがわかると思います。

歯肉の表面には、ミカンの皮に見られるような小さな凹みがあり、これを「スティップリング」と言い、歯肉が正常な場合に見られることが多いのです。

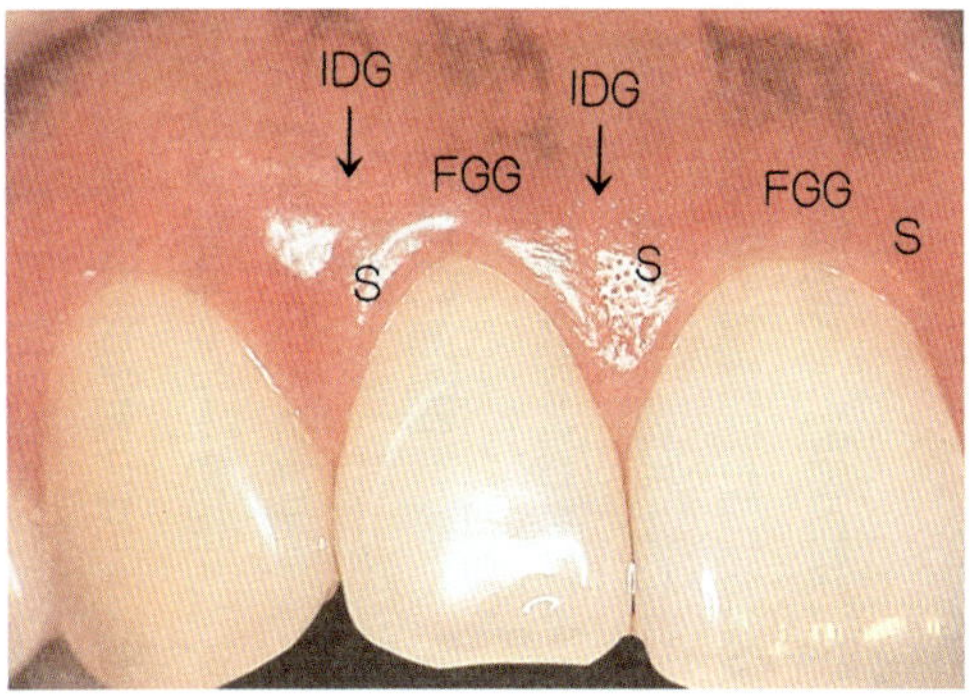

図 4　歯肉表面のクローズアップ

FGG：辺縁歯肉溝は辺縁歯肉と付着歯肉の間にある浅い溝で，成人の約 30～40%に見られます

IDG：歯肉溝は各歯間の付着歯肉上に見られる浅い溝を言います

S：スティップリングは付着歯肉や歯間歯肉の一部の表面にあるミカンの皮様の小窩で成人の約 40%に見られます

◆健康と生活習慣病《せいかつしゅうかんびょう》

むし歯や歯周病も生活習慣病と言われています。

日常生活で、過労、睡眠不足、運動不足、暴飲暴食などが長期にわたって習慣化すると健康を害する危険因子《きけんいんし》(リスクファクター)となります。悪い生活習慣を改善することで、生活習慣病を改善することができます。

むし歯や歯周病の最も大きな原因は、プラーク(歯垢《しこう》)であることがわかっています。私たちが生きていくためには、物を食べなければなりません。物を食べたらプラークがたまります。食事の後、汚れた食器を洗ってきれいにするように、汚れた歯も歯ブラシできれいにしましょう。

汚れがたまればたまるほど時間もかかるし、手入れがたいへんになります。間食をし、のべつ幕なしに歯の汚れが付くような食習慣や、朝みがいたきり歯の手入れを

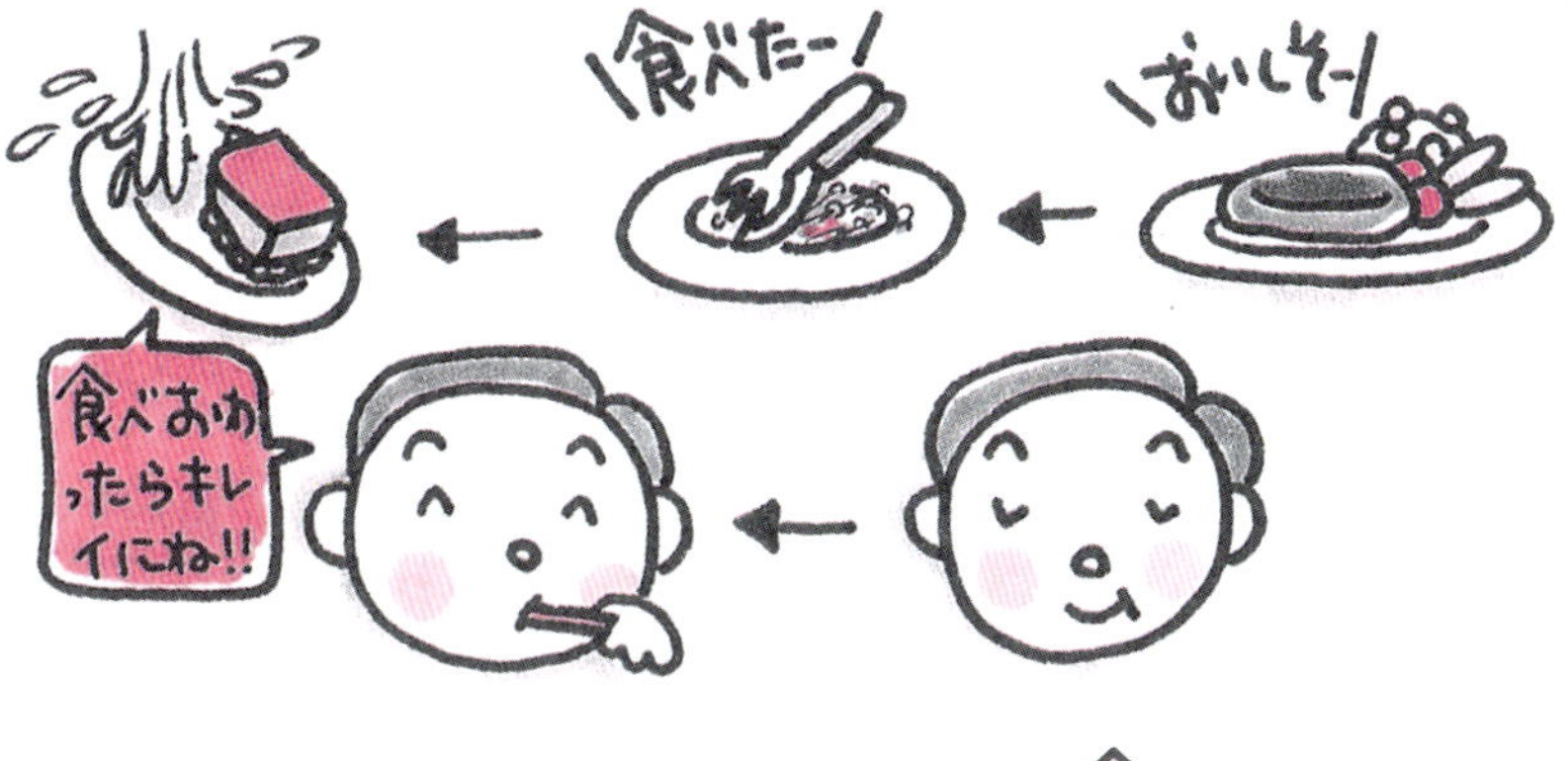

＼おいしそー／
＼食べたー／
食べおわったらキレイにね!!

しないような生活習慣では、歯や歯肉を長持ちさせることはできません。食習慣や生活習慣の改善を心がけることが大切です。

◆歯周病《ししゅうびょう》の原因

歯周病（歯周疾患）とは、歯肉《しにく》、歯根膜《しこんまく》、セメント質および歯槽骨《しそうこつ》よりなる歯周組織に起こる疾患の総称を言います。歯周病は、歯肉《しにく》炎《えん》で始まり、一度発症すると徐々に進行し、歯周炎《ししゅうえん》に移行する慢性疾患です。治療をしないでほおっておくと歯の支えがなくなり、歯を抜く羽目になることが多いのです。

歯周病の原因は、口の中にあるものと、病気や全身状態が関連しているものに分けられます。口の中にある原因は、さらに炎症を起こすものと、噛《か》み合わせに影響するものに分けられます（**図5**）。

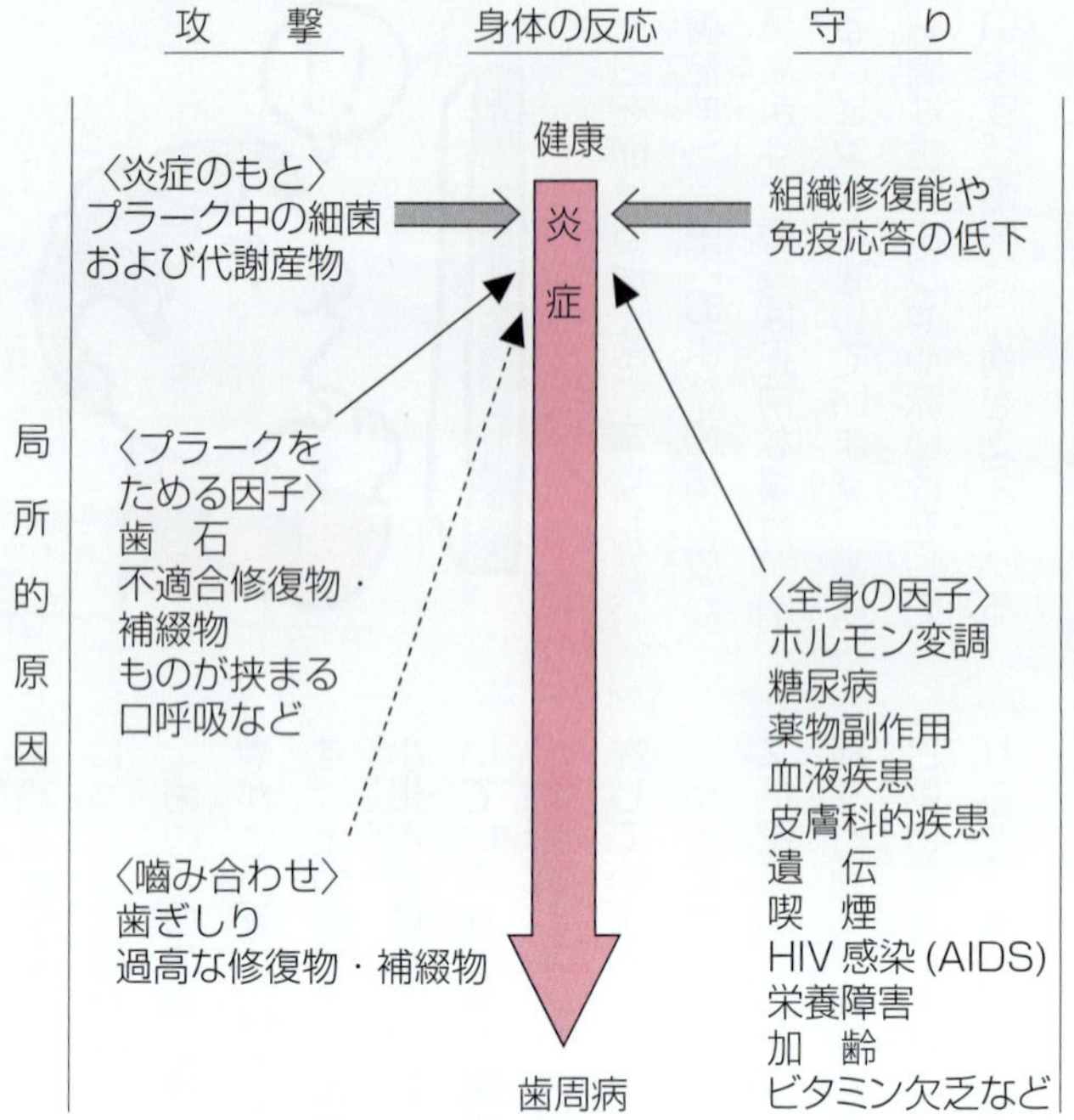

図 5　歯周病の原因（Carranza：Glickman's Clinical Periodontology. P.342 より改変して引用）

いろいろ原因があるなかで、歯肉に炎症を引き起こす原因は、プラークであることがはっきりしています。炎症型歯周病《えんしょうがたししゅうびょう》である歯肉炎や歯周炎は、プラークの量的あるいは質的変化による感染症と言っていいでしょう。

▼プラーク

プラークは、口腔常在菌《こうくうじょうざいきん》とその産生物からなる柔らかい歯面沈《しめんちん》着物《ちゃくぶつ》です。プラーク1mg中一千万個以上の細菌が含まれ、そのうち約25％が生きている細菌です。

歯石《しせき》は、プラークの石灰化《せっかいか》したもので、歯面に強く付着しています。歯石中の細菌は、ほとんど死んでいますので、病原性が強いのはプラークということになります。

歯肉炎や歯周炎にもいろいろな病型があり、それに関連のあるプラーク中の細菌もわかってきました（**表1**）。

▼全身的原因

歯周病の全身的原因は、おもに歯周組織の組織代謝を傷害したり、組織修復能や免疫応答《めんえきおうとう》を低下させる因子として重要です。全身疾患の一部として歯周組織に病変《びょうへん》が出るというより、局所的原因で起こった病変を、より悪化させる修飾因子《しゅうしょくいんし》としての役割をすることが多いのです。全身的原因が関与している歯周病でも、常にプラークの関与があることを考慮したほうがよいでしょう（**図6**）。

歯周病のない人のプラークを染め出してみると歯周病のない人の口の中はきれいで、ほとんどプラークは見られません。しかし、よく見ると歯と歯の間や歯肉の縁《ふち》に赤く染まった部分があるのに気づくでしょう。このように、プラークを完全に「0《ゼロ》」にすることはむずかしいのですが、口腔常《こうくうじょう》在菌《ざいきん》の役割を考えれば完全に「0」にすることは意味がありません。

それでは、どの程度プラークが付いていても歯周病は起きないのでしょうか。この答えを出すのはきわめてむずかしいのです。なぜならば、プラークを構成している細菌の量、質、それとからだの抵抗力が個人個人によってみな違うからです。

　家庭でプラークの質（どのような口腔細菌《こうくうさいきん》が棲《す》んでいるか）を簡単に調べることはできませんが、プラークを染め出せば、その量は（汚れ具合）ある程度セルフチェックできます。これまでの疫学的な調査から、プラークや歯石の量が多い（口腔《こうくう》が不潔である）と歯周病になる確率は高くなるという結果から、できるだけプラークの量は少ないほうが歯周病になる危険は少ないということができます。

◆歯周病の発症と危険因子《きけんいんし》

　病気が起こるには、その原因となる因子とその病気が起こることを予測できる因子が必要です。この両者をまとめて危険因子（リスクファクター）と言います。歯肉炎は、プラーク量が増えることによって起こります。同じ量のプラークが付いていても歯肉炎が起きない人と起きる人がいます。

　一般的に、歯肉の炎症はプラークの直接的な作用によって起きますが、個人個人の歯周組織の環境

表 1　歯周病分類システム（病態による分類）と歯周病菌の特徴
日本歯周病学会の分類システム（2006）を一部改変

Ⅰ　歯肉の病気
　1．プラーク性歯肉炎
　2．非プラーク性歯肉炎
　3．歯肉増殖
Ⅱ　歯周炎
　1．慢性歯周炎
　2．侵襲性歯周炎
　3．遺伝疾患にともなう歯周炎
Ⅲ　壊死性歯周疾患
　1．壊死性潰瘍性歯肉炎
　2．壊死性潰瘍性歯周炎
Ⅳ　歯周組織の膿瘍
　1．歯肉膿瘍
　2．歯周膿瘍
Ⅴ　歯周一歯内病変
Ⅵ　歯肉退縮
Ⅶ　咬合性外傷
　1．一次性咬合性外傷
　2．二次性咬合性外傷

主な歯周病菌
1．*Porphyromonas gingivalis*＊：酸素が行き届かない深い歯周ポケット内に生息し，慢性歯周炎と深いかかわりのある菌です．ひどい悪臭を発し，毒素を放出し，歯肉に炎症を起こし，歯槽骨を溶かします．
2．*Treponema denticola*＊：ラセン状で運動性のある菌で，歯肉の中に入って炎症を増悪させます．免疫抑制成分をもっているため，からだを守る抗体の産生が妨げられます．
3．*Tannerella forsythensis*＊：紡錘状の菌で，Pg や Td と共にみられる部位では歯周病のリスクが高いのです．
4．*Aggregatibacter actinomycetemcomitans*：侵襲性歯周炎（急激に進行する歯周炎の一種）にかかわりのある菌です．Pg と同様に，毒素を放出し，歯肉に炎症を起こし，歯槽骨を溶かします．体を守る白血球に対する毒素を作ります．
5．*Prevotella intermedia*：女性ホルモンにより発育が促進される菌です．思春期や妊娠時に歯肉の炎症を悪化させます．
6．*Fusobacterium nucleatum*
7．*Campylobacter rectus*
＊Pg，Td と Tf の 3 種の菌は，重度歯周炎のポケットにみられ，歯周炎の重症化と強く関連する菌としてレッドコンプレックス（red complex）と呼ばれています．

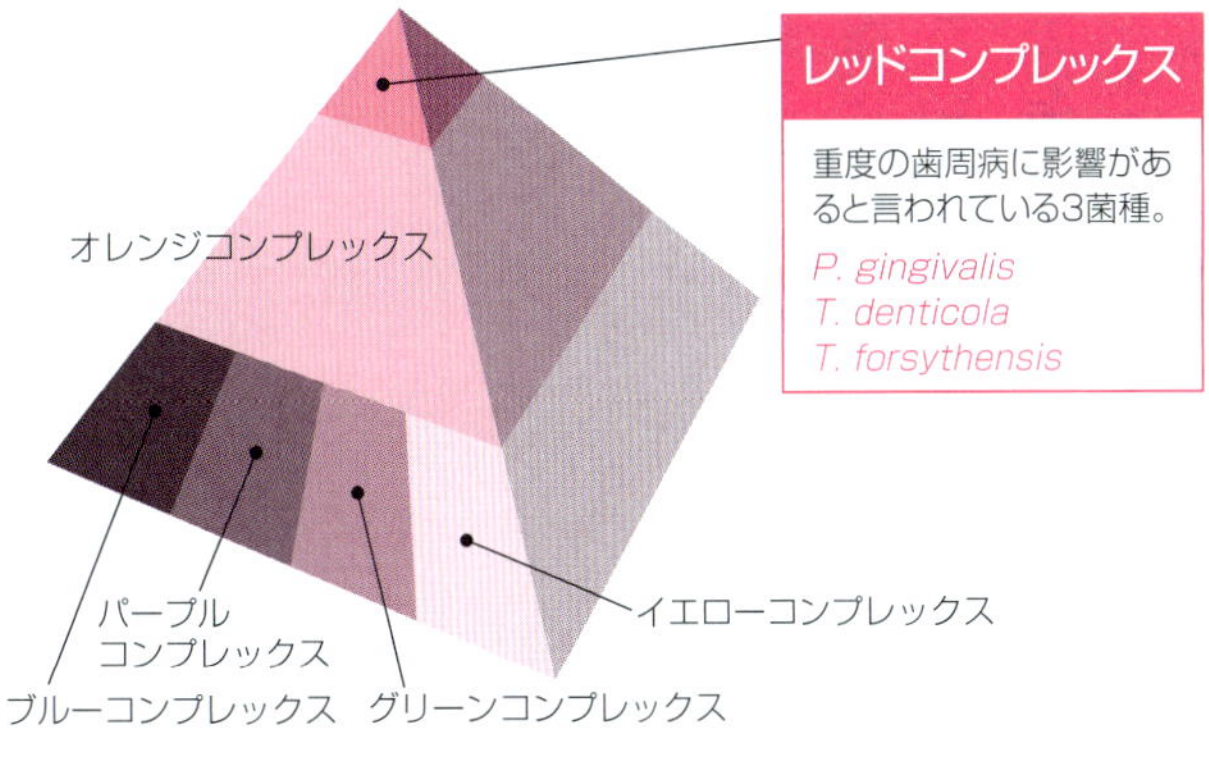

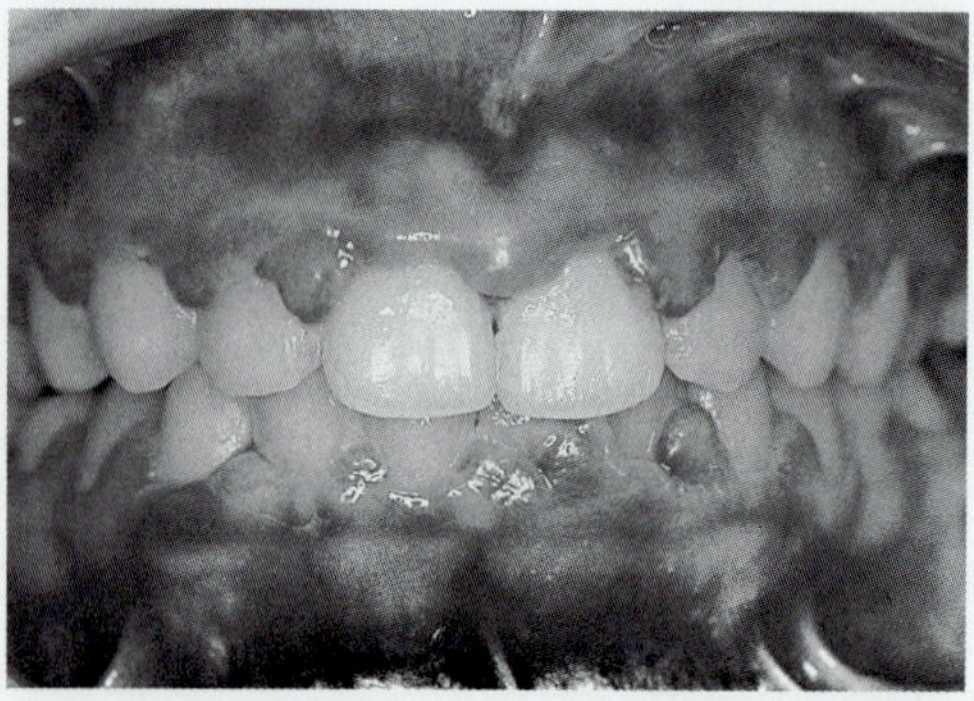

図6　妊婦性歯肉炎の一例です。強い炎症が見られますが、必ずといってよいほどプラークや歯石が付いています

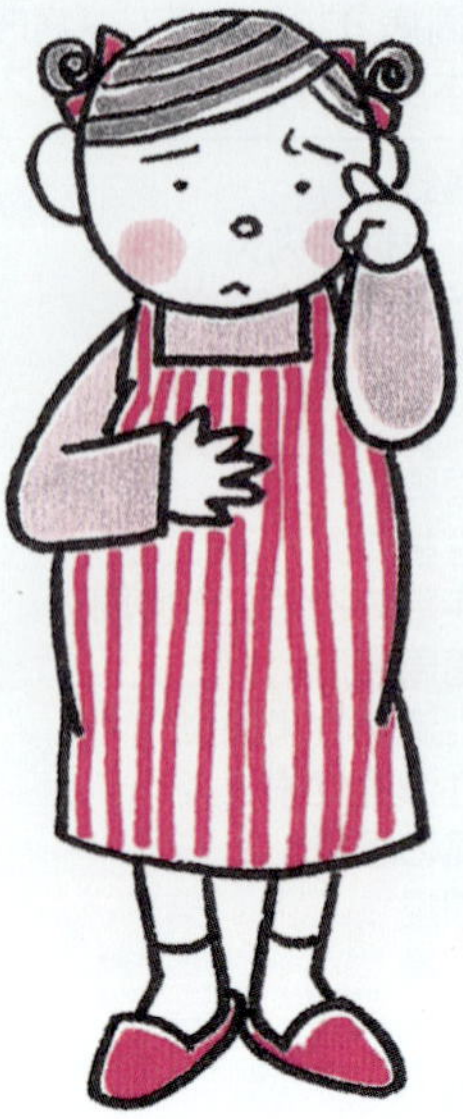

や抵抗力が違いますので、病気の起こり方や進行には個人差が出てきます。まれに年長の方で、口の中が不潔であっても歯肉炎《しにくえん》程度で、歯周炎《ししゅうえん》になっていない人がいますが、歯周組織の抵抗力が強いのでしょう。

歯周病が起こるのに、絶対必要な危険因子はプラークです。これに他の危険因子がリンクすると歯周病が起こります。危険因子が多くなればなるほど歯周病になる確立も高くなります（**図7**）。

歯周炎になる危険率は、ある種のプラーク中細菌（*Porphyromonas gingivalis, Tannerella forsythensis*）、年齢、糖尿病そして喫煙が合併するとアップすることがわかってきています。

しかし、必要以上に歯周病をおそれることはありません。だれでも、いますぐにでも歯周病になる危険因子を取り除くことができます。ブラッシングすることでプラークを除去すればよいのです。その効果は数日で出てくるはずです。

効果が出ない場合は、歯科医院で歯みがき指導や歯周病の治療を受けましょう。

◆食習慣《しょくしゅうかん》と歯周病

むし歯や歯周病は、文明病と言われています。人が火を使い、食物を調理し、軟らかい食物を食べるようになり、砂糖を使うことによってプラークが付きやすい口腔《こうくう》環境を作ったのです。

しかし、猿人《えんじん》や古代人の歯槽骨《しそうこつ》に歯周病が見られたことから、人と歯周病とのかかわりはたいへん古くからあったことがわかっています。古代人の歯周病の状態を比較すると身分の高い人ほど症状が悪化していることから、美食をしていた人ほど歯周病に罹患《りかん》していたと考えられます。

木の芽や皮、葉っぱなどの自然食を食べている野生のサルの口の中を見ると、歯はかなりすり減っ

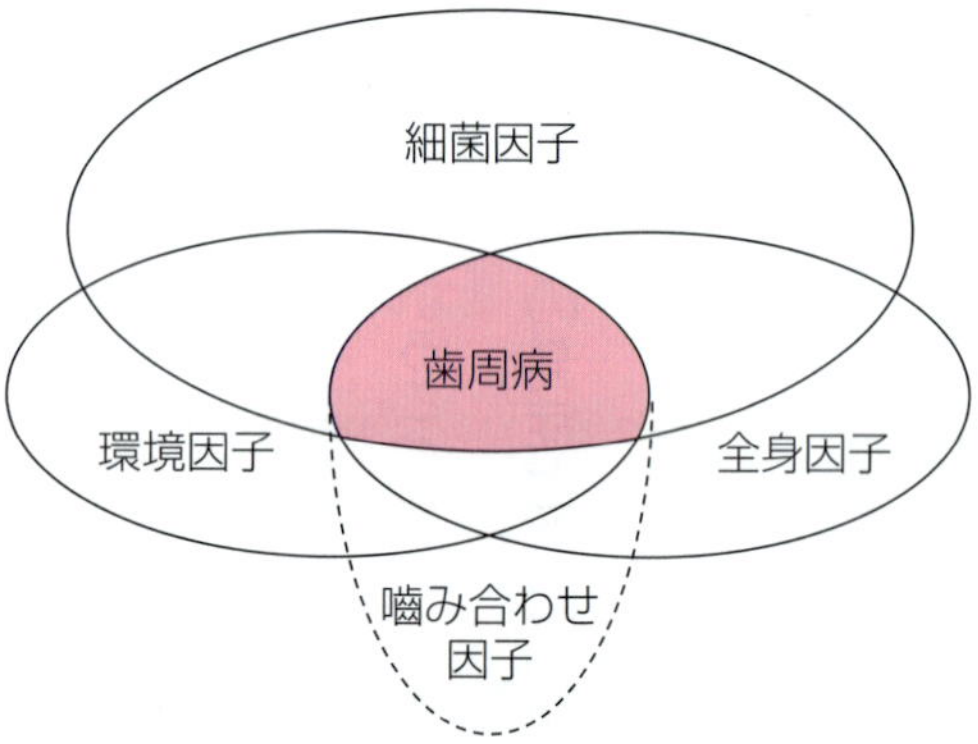

図7　歯周病の発症と進行に関与するリスクファクター

細菌因子：**表1**にあげた細菌がそれぞれ細菌因子になります.

環境因子：喫煙，口腔清掃不良，教育程度，定期検診の回数などのほか，歯肉周囲の状態・条件があげられます.

全身因子：年齢，人種，歯数，糖尿病，骨粗鬆症，薬物の副作用などです.

噛み合わせ因子：歯ぎしり，早期接触，咬頭干渉，不正咬合

(Wolff, L. et. al.: J. Periodontol, 1994, 65 : 508より改変引用)

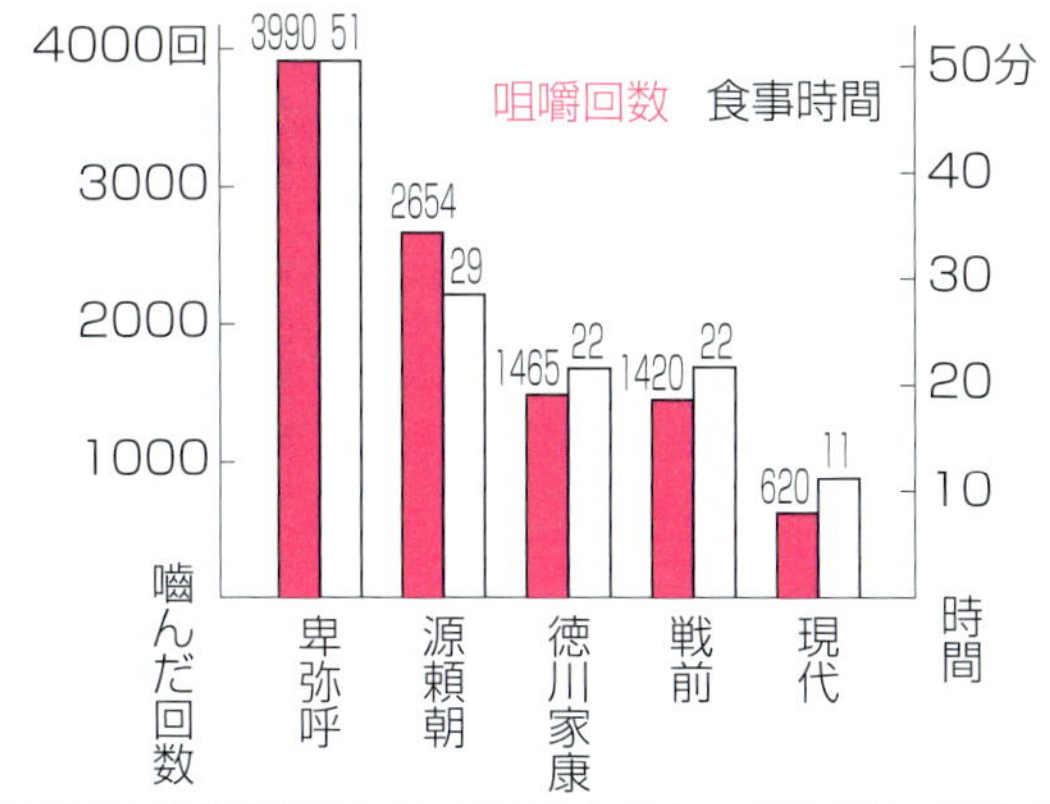

卑弥呼の弥生時代
　ハマグリの潮汁　アユの塩焼き　長芋の煮物　カワハギの干物　のびる　クルミ　栗　もち玄米のおこわ
源頼朝の鎌倉時代
　イワシの丸干し　梅干し　里芋とワカメノ味噌汁　玄米のおこわ
徳川家康の江戸時代初期
　ハマグリの塩蒸し　里芋とゴボウ等の煮物　鯛の焼き物かぶの味噌汁　納豆　麦飯
戦前（昭和１０年頃）の庶民
　大豆の味噌炒め　たくあん　野菜の味噌汁　人参と大根等の煮物　麦飯
現代
　コーンスープ　ハンバーグ　スパゲッティポテトサラダ　プリン　パン

図 8　復元食の咀嚼回数と食事時間とメニュー
（斎藤　滋，永山久夫：ひみこのはがいーぜ．同人社，東京，1995 より引用）

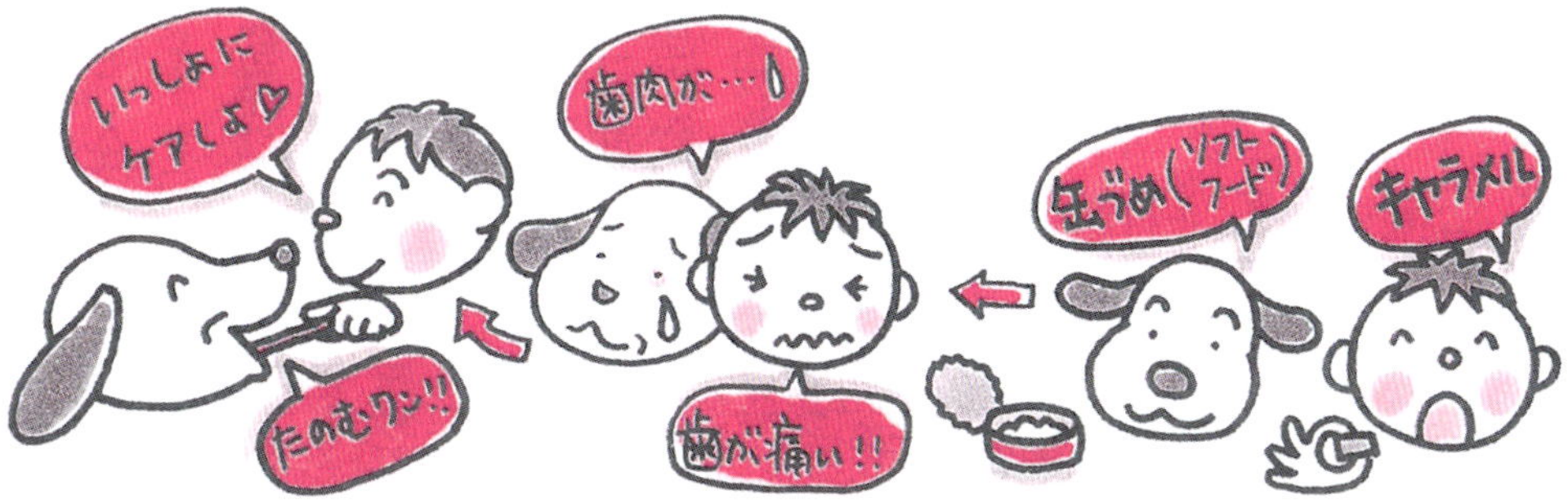

いっしょにケアしよ♡
歯肉が…
たのむワン!!
歯が痛い!!
缶づめ(ソフトフード)
キャラメル

ていますが、歯周病はほとんど見られません。しかし、ペットとして飼われ、ソフトフードを食べているサルの歯にはプラークや歯石《しせき》がたくさん付いており、歯肉《しにく》には炎症が見られ、口臭《こうしゅう》もあります。

家庭でイヌやネコを飼っている方は、ペットの口の中を見てください。歯にプラークや歯石が見られ、歯肉に炎症があったり、歯がグラグラしていることもあると思います。

古代人が食べていたと同じ内容の食事を作り、現代人が食べると、硬くてたくさん噛《か》まなくては飲み込めませんので、時間がかかったり、顎《あご》が痛くなったというデータがあります(**図8**)。反面、現代食は、あまり噛まなくても簡単に飲み込めますので、食事の時間は短くてすむのが特徴です。

しかし、物を噛《か》むという機能面からみると歯や歯周組織に加わる力が少なくなって、抵抗力が落ちたり、顎の発育が悪くなることにつながります。また、唾液の分泌も減り、口の自浄作用《じじょうさよう》も減るので、むし歯や歯周病が増える原因にもなるのです。間食にキャラメルなどの砂糖の入ったお菓子を食べると、プラーク量が増えると言われています。

このように、歯周病は食事の内容（質）や食習慣の影響を強く受けるものと言っていいでしょう。

◆早期発見・早期治療

成人期の人が歯科検診を受ける機会はきわめて少ないので、毎年検診を受けている人は別として、高等学校時代に歯科検診を受けたきりになっている人は、歯や歯肉に痛みがないからといって正常とはかぎらないので安心していてはいけません。むし歯や歯周病は、はじめのうちは痛みなどの自覚症状が出ないのが特徴で、無症候性《むしょうこうせい》疾患《しっかん》（silent disease）と言われています。また、自然治癒《しぜんちゆ》もありません。歯の裏側や奥歯、さらに歯肉の下の状態は目で見ただけではわかりません（257ページ、歯周病の検査の項参照）。素人《しろうと》判断は危険です。早めにむし歯や歯周病の検査を歯科医院で受けましょう。病気治療の原則は、早期発見・早期治療です。

◆歯周病の予防

それでは、右を向いても左を見ても砂糖をふんだんに使ったソフトフードや、硬さはあっても簡単に噛《か》めて飲み込める食品が氾濫《はんらん》する現代社会において、歯周病を予防することはできるのでしょうか。

▼一次予防

本来予防とは、病気が起こる前にその発病を防ぐことをさします。したがって、むし歯や歯周病のない人が口腔《こうくう》清掃に注意し、食習慣を含む生活習慣に気をつければ、むし歯や歯周病に罹《かか》ることはないのです。191ページ図1、2の例にこの予防の定義が当てはまります。これを「一次予防」あるいは「初発予防」と言います。

▼二次予防

歯や口の機能を遺憾《いかん》なく発揮するため、それぞれが正常であることが望ましいのですが、正常な状態を生涯にわたって維持するのはきわめてむずかしいのです。しかし、病気があっても（これは正常でなくてもと言い換えることができます）健康であれば、歯や口が機能するのに支障が出ないのです。また、病気が初期のうちであればあるほど、病気であることに気づかないことが多いのです。

最近、「歯ブラシをかけると血が出る」とか「歯ぐきがしょっちゅう腫《は》れる」などの症状があって、歯科医院に行く人もかなりいます。この場合、歯周病治療を行って歯周病の進行を止めるので、本当の意味での予防にはなりません。しかし、現在では、病気が重度に進行することを防ぐという意味でも予防という用語を使います。すなわち、治療イコール予防となります。これを一般的に「二次予防」と言い、192ページ図3、4の例がこれに当てはまります。

▼三次予防（再発予防）

病気になっても適切な処置をすれば、正常に戻ります。歯周病の場合は軽症（歯肉炎《しにくえん》）であれば、ほぼ完璧に正常に戻るといってよいでしょう。しかし、歯周炎の場合は、重症になればなるほど、健康になっても、正常には戻らなくなります。

194ページ図7のように、より重症になると歯を何本か抜いたり、削られたり、固定されたり、取り外しの入れ歯（義歯）を入れなければなりません。歯は削られたり、なくなったので、正常ではなくなりました。また、歯肉の位置が下がって歯の根（歯根《しこん》）が出ています。目では見えませんが、歯を支えている骨も下がっていることになりますので、正常ではなくなったのです。

それでも、歯周病の治療後、歯肉の炎症はなくなり、むし歯は修復され、健康になり、歯や口の機能を回復することができました（194ページ図8下）。

病変《びょうへん》の理想的な治療法は、病気の原因除去療法です。しかし歯周病にはこの概念を当てはめるのはむずかしいのです。なぜならば、歯周病の原因はプラークであり、噛《か》み合わせであり、年をとるにつれて全身状態が少なからず関与してきますので、これらの原因因子を完全に「0《ゼロ》」にすることはできないのです。したがって、歯周病治療後も患者さんの家庭でのセルフ・ケアと、定期的に歯科医院に行って歯周病が管理されているかどうかチェックを受ける必要があります。このことを「三次予防」あるいは「再発予防」といいます。

▼歯周病は予防・コントロール可能な病気

このようにみてくると、再発の危険性は歯周病に罹《かか》った経験のある人、すべてが持っていることになります。また、歯周病に罹《かか》ったことのない人でも、年をとるにつ

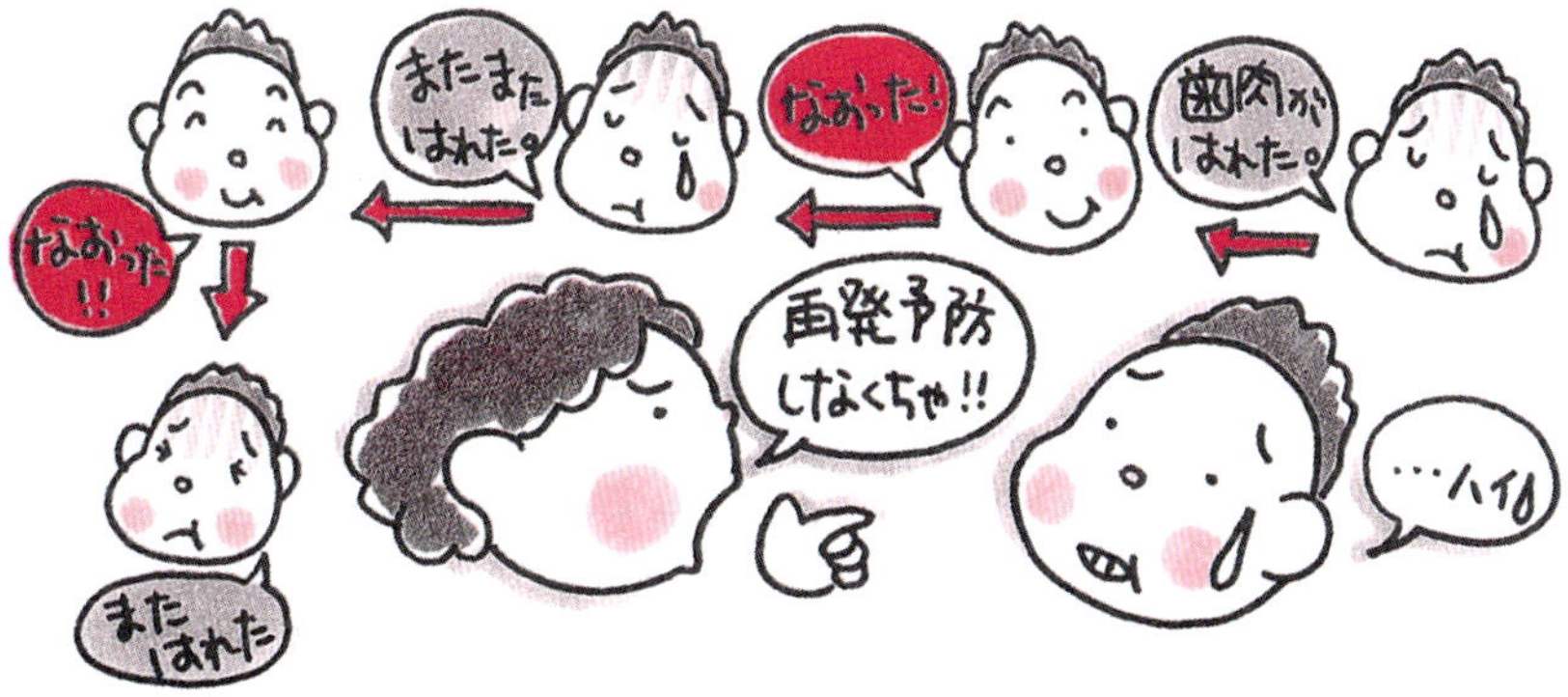
歯肉が
はれた。
なおった!
またまた
はれた。
なおった
!!
また
はれた
再発予防
しなくちゃ!!
…ハイ

れて歯周病になる危険率はアップします。さらに、糖尿病《とうにょうびょう》や高血圧《こうけつあつ》になったり、全身状態も変化しますので、他の危険因子《きけんいんし》も増える可能性があります。

歯肉の炎症の最大の原因であるプラークは、完全には除去できなくても、患者さんが食習慣や生活習慣を改善し、自己管理することによってその量を減らし、歯周病に関連する細菌が増えないようにコントロールできますので、歯周病も予防できる、あるいは、コントロールできる病気と言ってよいでしょう。

歯周病治療の原則

◆歯周病も感染症の一種

病気治療の原則は、その病気の原因を取りさることです。病気の原因を特定できるときは、これを取り除くことで病気は治ります。これを「原因除去療法《げんいんじょきょりょうほう》」と言います。

肺炎に罹《かか》ったら、肺炎の原因菌である肺炎菌《はいえんきん》に効《き》く抗生剤《こうせいざい》を飲ませます。感染症である肺炎の原因菌は、元来私たちのからだの中にはいない細菌です。ですから、抗生剤を飲んで細菌を殺せば体内からいなくなって肺炎は治ることになります。

歯周病も感染症の一種なのですが、原因菌を特定するのがむずかしく、数種類いることがわかっています（**表1**参照）。もともと口の中に棲《す》んでいる細菌が量的あるいは質的に変化したり、からだの抵抗力が低下したときに発病するのが一般の感染症と違うところです。

抗生剤を飲むと下痢《げり》をしたり、便秘になる人がいますが、いつも腸の中に棲《す》んでいて、消化を助けたり、外来細菌の侵入を防止する役目をする細菌が死んでしまい、腸内を構成する細菌バランスが変化するからと考えられています。

同じことが口腔常在菌《こうくうじょうざいきん》についても言え、抗生剤や殺菌剤で歯周病の原因菌である口腔常在菌を殺すには限度があり、また外来菌の侵《しん》襲《しゅう》やカビに対する抵抗力が減少するので、からだを防御《ぼうぎょ》するうえでも、口腔常在菌を全部殺してしまうと危険をともなうことになります。

◆プラーク・コントロール、歯石《しせき》の除去

歯周病の大きな原因であるプラークをできるだけ少量にしておく、あるいは歯周病が起きない程度におさえておくことを「プラーク・コントロール」と言います。プラーク・コントロールの方法を**表2**に示します。

一般的には、私たちが家庭で、歯ブラシ、歯間《しかん》ブラシ、あるいは、糸ヨウジなどを使って、歯肉《しにく》の上のプラークを取り除きます。歯肉が正常で、歯周病でない人がていねいにプラーク・コントロールを行えば、理論的には歯周病は生涯を通して予防できることになります。しかし、成人期の約80％の人が歯周病に罹《かか》っており、正常歯肉を持っている人は少ないのです。

歯周病の特徴の一つにポケットができることがあります。このポケットの中（歯肉の下）にもプラークは増えていきますが、ポケットの中のプラークを歯ブラシなどの

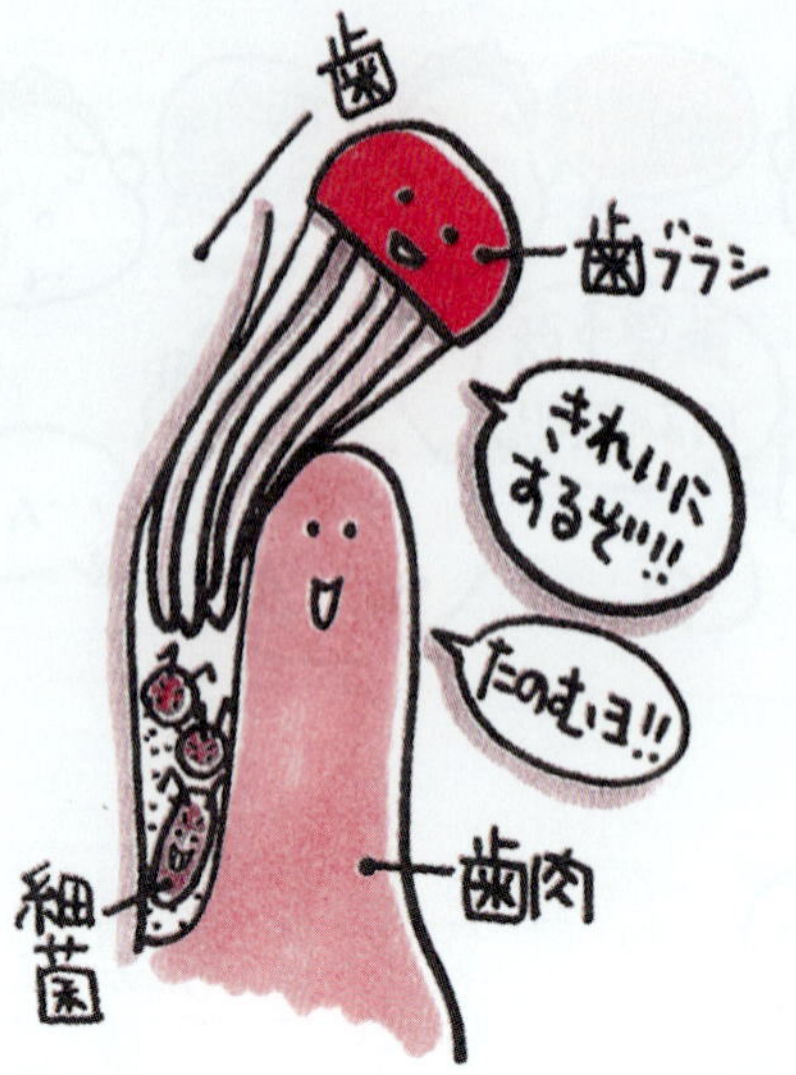

図9

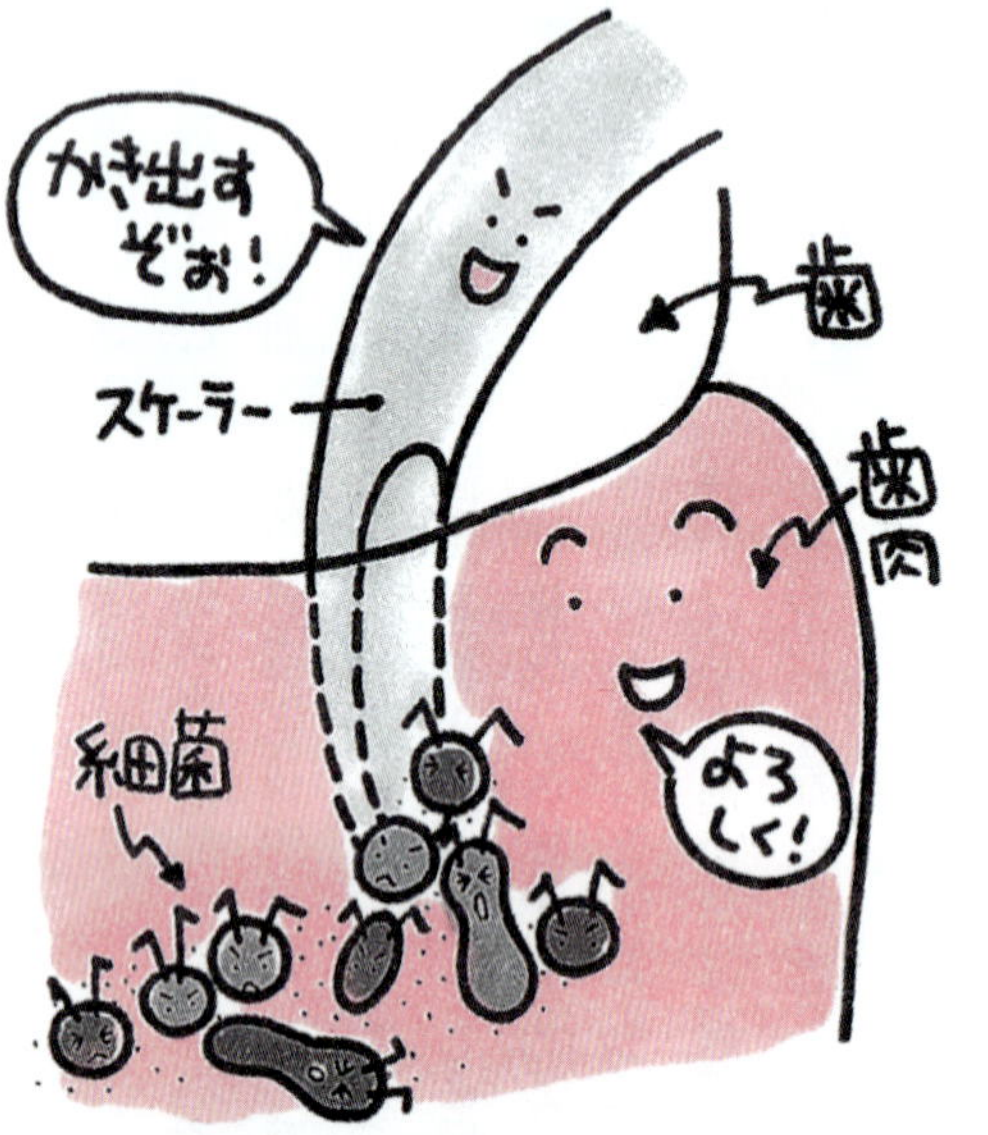

図10

表2　プラーク・コントロールの分類

実施者	専　門　家	患　　者
	（歯科医師 歯科衛生士）	
実施場所	歯科医院	家　庭
対　　象	歯肉縁下プラーク	歯肉縁上プラーク
手　　段		
物 理 的	スケーリング ルート・プレーニング 歯周外科治療	歯ブラシ デンタル・フロス 歯間ブラシ トゥースピック
化 学 的	殺菌剤 抗生剤	歯みがき剤 洗口剤
生物学的	プロバイオティックス*含有錠菓	

＊プロバイオティックス：腸内や口腔内の細菌叢のバランスを改善することによって生体に有益な作用をする乳酸菌などの生きた細菌のこと．この細菌の働きで生体の健康を維持するという考え方が広まってきている．

清掃用具で取り除くことは困難なのです。正常な歯と歯肉の間の隙間は、約1.5㎜ですので、歯ブラシの毛先をこの中に入れ、プラークを取ることは可能です。しかし、ポケットがある場合は、日常家庭で使っている清掃用具でポケット内のプラークを完全に取ることはできないのです（**図9**）。

　これを知らずに、歯ブラシだけで歯をみがいていても、プラークはますますたまるだけで、さらにポケットも深くなります。ポケットの底にたまったプラークが量的に増えたり質的に変化し、膿《うみ》の袋を作って腫《は》れます。こうなると痛みが出ますので、歯科医院に行くしかありません。我慢して歯ブラシをゴシゴシかけたり、家にあった抗生剤や鎮痛剤を飲んでいると、膿の袋が破けたりして症状が治まることがあります。これで治ったと勘違いしてはいけません。このような経験のある方は早めに歯科医院へ行くことをすすめます。

　複雑で深いポケットが原因で歯肉がよく腫《は》れる人は、相当重症になっていることが多いのです。

　歯周病に罹《かか》って深いポケットができると、歯ブラシや歯間《しかん》ブラシで歯肉の下のプラークを取ることができなくなります。また、みがき残したプラークは次第に硬くなり、歯石《しせき》になります。これも歯ブラシでは取れませんので、専門家である歯科医師や歯科衛生士さんの手助けが必要になります。

　深いポケットの中のプラークや

歯石《しせき》は、スケーラーという器具で取り除きます。目で見えないところからプラークや歯石を取りますので、専門家の腕が物を言います（図10）。

◆歯周外科手術《ししゅうげかしゅじゅつ》

重症のケースでは歯周外科手術が必要なこともあります。歯周外科手術をすれば、歯周病が完全に治ってしまうと良いのですが、そうはいきません。

この手術は、目で見てプラーク、歯石《しせき》や病気の部分を取り除いて治すわけですが、歯周病の大きな原因であるプラークは一時的になくなるだけで、永久的になくなるわけではないのです。肺がんの手術を受けた患者さんが、手術後煙草《たばこ》をスパスパ吸っていたら、手術は成功しても再発のリスクは大ですが、禁煙したら、再発のリスクはかなり減るでしょう。

手術後、物を食べればプラークはまた付き始めます。歯周病の大きな原因であるプラークを完全に除去することはできないので、手術後のプラーク・コントロールの良否が歯周外科手術の結果を左右すると言ってもよいでしょう。ここでも食習慣や生活習慣の改善の大切なことがおわかりかと思います。

◆入れ歯、ブリッジ、インプラントの装着《そうちゃく》とプラーク・コントロール

歯を固定したり、長持ちしない歯を抜いて入れ歯（義歯《ぎし》）を入れたり、ブリッジやインプラントにすれば歯周炎の進行は食い止めることができるのかというと、これもそう簡単にはいきません。

歯周病の原因であるプラークは、歯のみならず金属、歯科用レジンなどにも付きます。簡単に言うとプラークは口の中にあるものすべてに付くので、固定した歯や部分入れ歯、とりわけインプラントのまわりは天然の歯以上に手入れを十分にすることが大切です。歯ブラシのみならず、他の補助的清掃用具の使用法の指導も受け、装置のまわりのプラーク・コントロールをしっかり行うことが、装置を長持ちさせ、歯周炎やインプラント周囲の炎症の再発予防に役立ちます。

◆噛《か》み合わせのチェック

また、噛み合わせも歯周病のリスク・ファクターとなるので、微妙な変化を長期にわたってチェックしてもらう必要があります。そのために、気軽にいつでも歯や口の検診や治療を受けることのできるかかりつけ歯科医（ホーム・デンティスト）を持つことをおすすめします。

超高齢化社会を迎えるにあたり、生涯丈夫で美しい歯や口の健康を保ち、快適で豊かなQOLを送るためには、生活習慣病であるむし歯や歯周病を予防しなければなりません。そのためには、食習慣や生活習慣を改める必要がありそうです。

また、むし歯や歯周病の特徴を知り、コントロールの方法を家庭で実行し、定期的にかかりつけ歯科医のところで歯や口の健康状態をチェックしてもらい、病気の早期発見、早期治療を行うことで、目的は達成できると思われます。

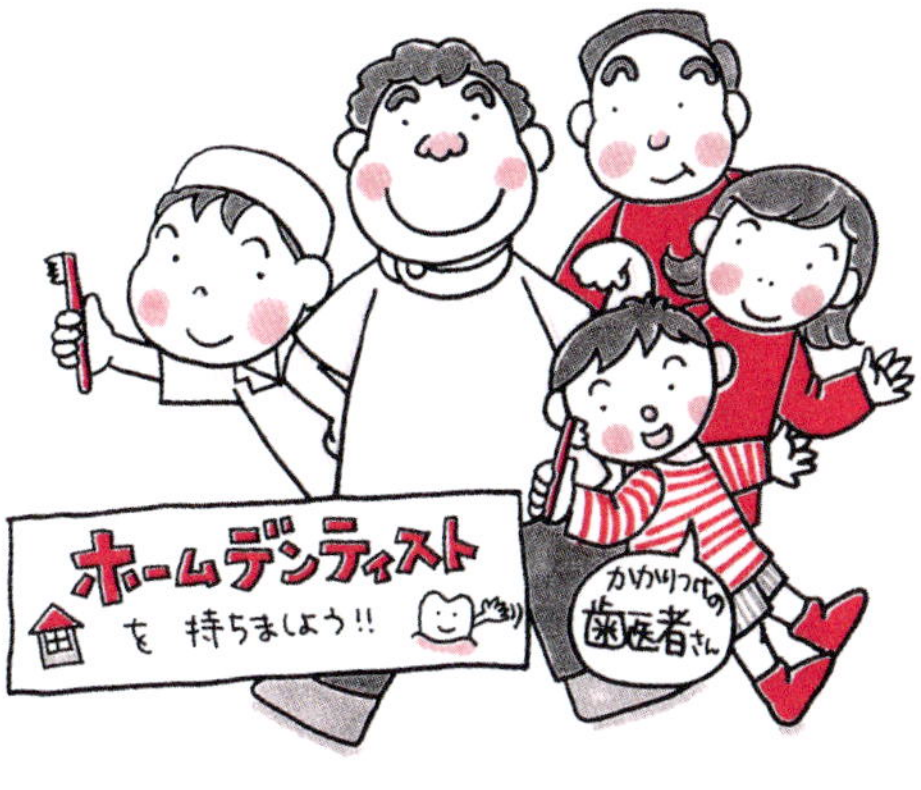
ホームデンティストを持ちましょう!!
かかりつけの歯医者さん

噛《か》む力と歯周病との関係

一般的に、歯周病《ししゅうびょう》（歯周疾患《ししゅうしっかん》）が進行すると歯を支える組織が破壊されるので、歯の揺れが大きくなり、噛《か》む力が低下し食べ物が噛みにくくなります。歯周病の進行

によって歯周病に罹《かか》った歯の噛《か》む力がどのように変化するのかを調べた研究があります。30歳代の156名の患者さんの歯周病に罹っている歯を支えている歯槽骨《しそうこつ》（歯を支えている顎の骨）の吸収の程度によって、4つのグループに分けました。歯槽骨の吸収が歯根《しこん》（歯の根の部分）の長さの1／4以内（歯周病軽症群）、1／4以上1／2以内（中等症群）、1／2以上3／4以内（重症群）および3／4以上（極悪群）に分けて、それぞれの歯の噛む力を調べ、歯周病に罹っていない正常な歯（正常群）と比べてみました。各歯別の噛む力は、いずれの歯についても正常群＞軽症群＞中等症群＞重症群＞極悪群の順に低下しました。歯周病に罹った群間でも、各歯別にみた噛む力に差が見られました。

顎や歯別によって多少の違いがありますが、正常群の噛《か》む力と比べると軽症群では約5～20%、中等症群では約25～50%、重症群では約50～70%、極悪群になると約80～90%の低下が見られました。

このことから、歯周病が進行して歯を支える歯槽骨《しそうこつ》が吸収されると、どの歯についても噛《か》む力が低下すると言ってよいでしょう。別の研究では、正常な歯別にみた噛む力は、第二大臼歯で22・25kg、第一大臼歯で14・43kg、第二小臼歯で4・72kg、第一小臼歯で3・44kgでした。歯周病に罹っている歯の噛む力の順序は正常な場合と変わらなかったのですが、歯周病が進行すると噛む力は低下すると報告されています。

それでは、歯周治療を行うと食べ物を噛《か》む能率（咀嚼能率《そしゃくのうりつ》）はどのように変わるのでしょうか？ 生米を使って咀嚼能率を調べた研究でも、歯周病が進むと低下することが示されました。プラークコントロール、スケーリング、ルートプレーニング、噛み合せの調整、歯周外科手術などの歯周治療を行うと、咀嚼能率は歯周治療後、平均で34%増加し、重症例では治療前の平均が48%であったのが、平均81%へと増加しました。

ブラッシング指導、スケーリング、ルートプレーニングによってプラークを取り除き、揺れている歯同士を連結して補強するなどの歯周病の基本治療のみでも、歯肉の炎症が改善されると、噛む力や咀嚼能率が改善され、調和のとれた噛み合せになることが示されています。

メインテナンス

歯周治療の特徴は、歯周基本治療、歯周外科治療や口腔《こうくう》機能回復治療などの積極（動）的歯周治療（active periodontal therapy）が終了した後にメインテナンスやサポーティブペリオドンタルセラピー（supportive periodontal therapy：SPT）などの支援（持続）的歯周治療が治療を成功させるために不可欠となることです（**図11**）。

メインテナンスとは、歯周基本治療、歯周外科治療、修復《しゅうふく》・補綴《ほてつ》治療などの口腔機能回復治療により治癒《ちゆ》した歯周組織を長期間維持するための健康管理になります。歯周病（歯周疾患）は、プラークコントロールが不十分だと容易に再発することから、定期的なメインテナンスが必須となります。メインテナンスは、患者さんが行うセルフケア（ホームケア）と歯科医師、歯科衛生士によるプロフェッショナルケア（専門的ケア）からなりたちます。一方、SPTとは、一連の積極（動）的歯周治療により病状が安定となった歯周組織を維持するための治療、プラークコントロール、スケーリング、ルートプレーニング、咬合《こうごう》調整などの治療が主体となります。

歯周治療後に起こる治癒《ちゆ》とは、歯周組織が臨床的に健康を回復した状態を言います。歯肉《しにく》（歯ぐき）の炎症がなく、歯周ポケットは3mm以下、プロービング時の出血がない、歯の動揺《どうよう》は生理的範囲を基準とします。しかし、この臨床的治癒が起こるのは、ごく限られた症例(歯肉炎および軽度歯周炎)、あるいは、全顎《ぜんがく》の中のある一部分(唇《しん》・頬側《きょうそく》あるいは舌《ぜつ》・口蓋側《こうがいそく》、1〜2歯、あるいは1/3顎《がく》単位など)で起こるのが一般です。

中等度以上の歯周炎に対して適切な歯周治療を行うと、治癒ではなく病状安定になることが多いのです。病状安定とは、歯周組織のほとんどの部分は健康を回復したが、一部分に病変《びょうへん》の進行が休止しているとみなされる4㎜以上の歯周ポケット、根分岐部《こんぶんきぶ》(根と根の間)病変、歯の動揺《どうよう》などが認められる状態を言います。

病状安定は、医学的には寛解《かんかい》という用語に相当し、永久的あるいは一時的を問わず病気による症状が良くなる、または消失することをさします。すなわち、一般的な意味で完治せずとも、臨床的に「問題ない程度」にまで状態が良くなる、あるいはその状態が続けば寛解したとみなします。このことは歯周病、とりわけ歯周炎治療後の状態によくあてはまるのです。

SPTは、学問的にはメインテナンスと類義語として使われることが多いのですが、日常の臨床現場では「メインテナンスは治癒した歯周組織の健康管理」を意味し、「SPTは病状安定した歯周組織を維持するための治療」と分けて使われています。

(伊藤　公一)

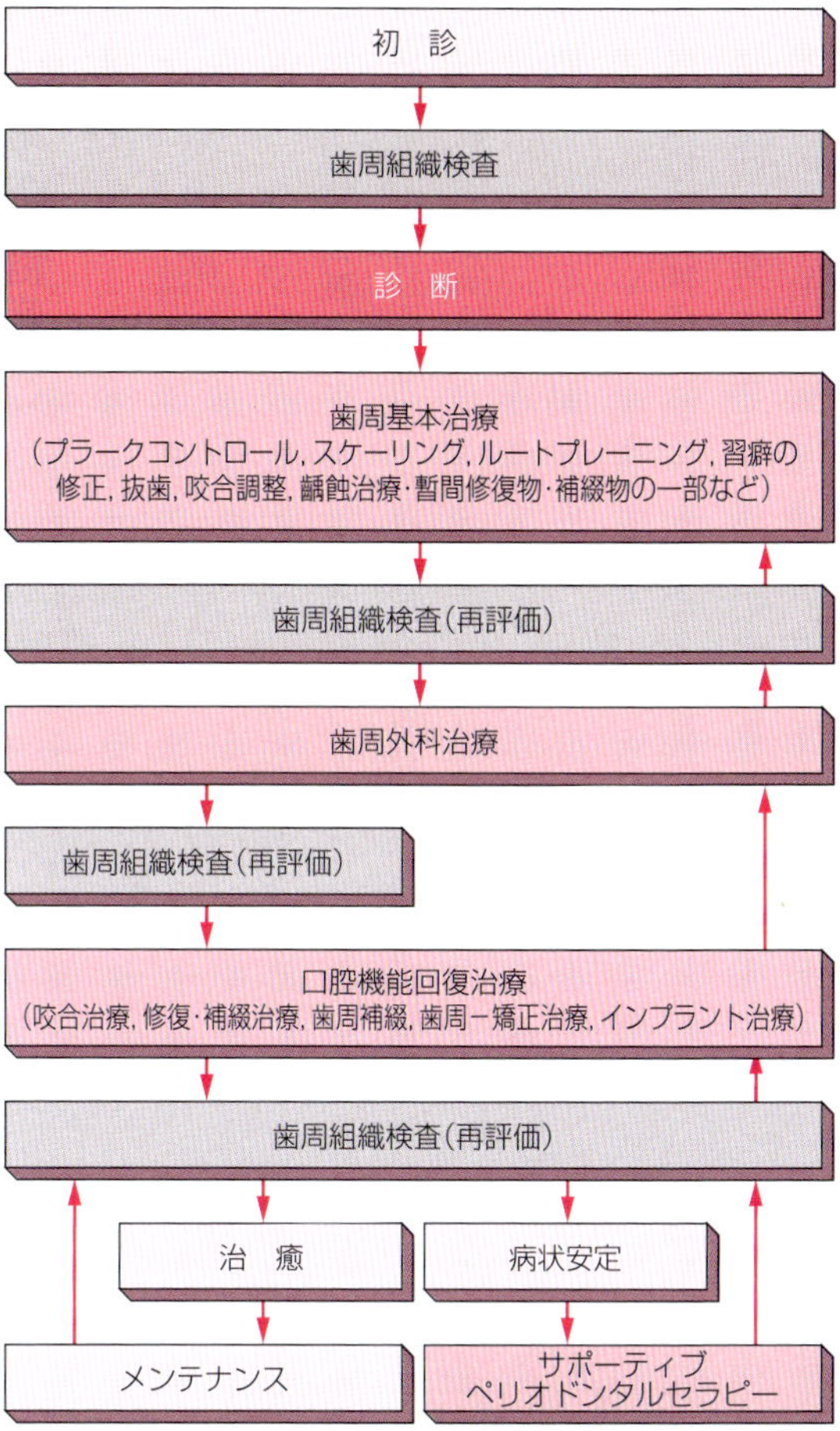

図11　歯周治療の標準的な進め方(特定非営利活動法人日本歯周病学会編：歯周病の診断と治療の指針 2007. 10ページから引用)

成人期の栄養と食事

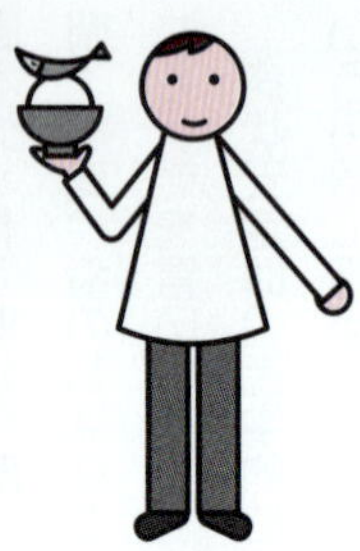

生活習慣病に対して
注意する食事が
やはり基本です

成人期の健康と食生活

生活習慣と健康の関係について、米国の医学者・ブレスロー先生は「7つの健康習慣」(表1)を選び、それを数多く実行している人ほど病気に罹《かか》ることが少なく、寿命も長かったことを明らかにしました。

このことは、特に成人期の病気の予防には、食生活、休養、運動、喫煙、飲酒などの生活習慣の改善が有効であることを示しています。そのため、厚生労働省では、「栄養・食生活」、「運動」、「休養」を健康づくりの中心にすえて、偏《かたよ》りのない食生活、適度な運動、十分な休養とストレスのない生活を柱とする健康的な生活習慣の確立を提唱しています。

また、成人期の食生活のあり方については、「生活習慣病予防のための食生活指針」さらに、1日の野菜の摂取量を350グラム以上、食塩を8グラム以下にするなど、栄養・食生活における新たな目標が示されました。

食生活のあり方を要約すれば、エネルギーの過不足につながる「食事の量」、栄養素の過不足につながる「食事の質」、そして、これらの生体への取り込み方につながる「食べ方」、の3点になりますが、毎日の食生活においては、自分の適性体重を知り、日々の活動に見合った食事量をバランスよく食べることが大切です。

そして、より良い食生活を営むために重要な役割を担っているのが「歯と口の健康」です。各種の調査研究から、自分の歯が20本以上保たれていれば、ほとんどの食べ物が支障なく食べられることが明らかになり、8020《ハチマルニイマル》運動（80歳になっても自分の歯を20本以上保とう）が国民運動として全国各地で展開されています。食べ物をよく噛《か》んで食べることが健康によいことは古くから知られていますが、そのためには、健康な歯や歯《し》肉《にく》（歯ぐき）を維持し、口腔《こうくう》機能《きのう》の向上をはかることが重要となります。

表1　ブレスローの7つの健康習慣

①適正な睡眠時間
②喫煙をしない
③適正体重を維持する
④過度の飲酒をしない
⑤定期的にかなり激しい運動をする
⑥朝食を毎日食べる
⑦間食をしない

(Bolloc Ⅳ. and Breslow J., 1972)

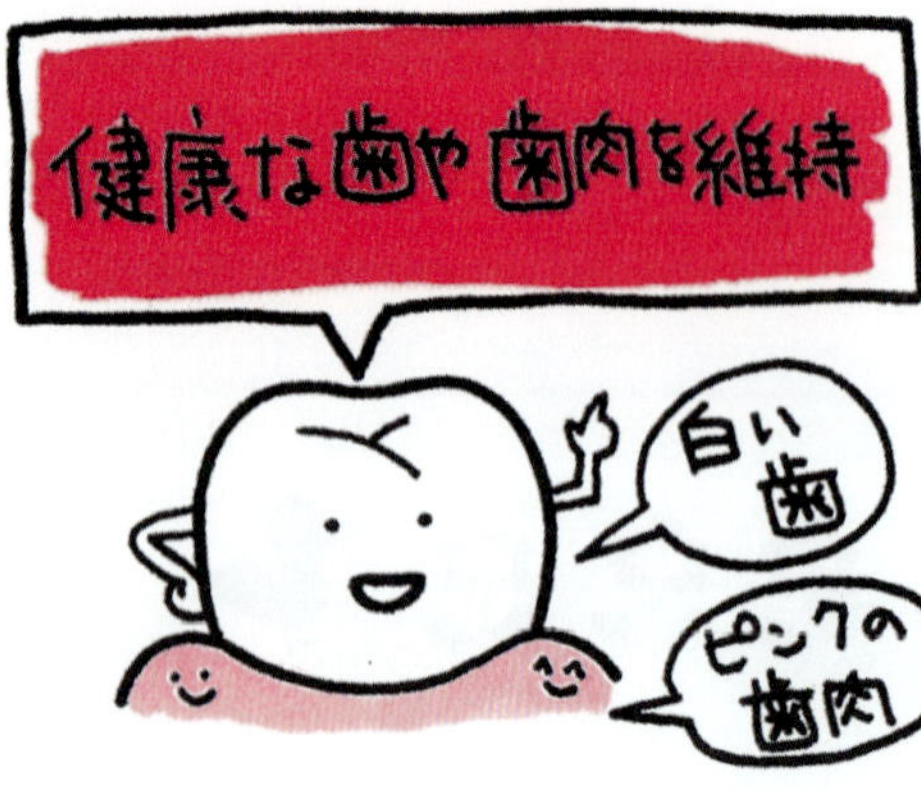

表 2　生活習慣病予防のための食生活指針

食生活指針	実践のために
1. 食事を楽しみましょう.	・心とからだにおいしい食事を味わって食べましょう. ・毎日の食事で健康寿命をのばしましょう. ・家族の団らんや人との交流を大切に，また，食事づくりに参加しましょう.
2. 一日の食事のリズムから，健やかな生活のリズムを.	・朝食で，いきいきした一日を始めましょう. ・夜食や間食は摂りすぎないようにしましょう. ・飲酒はほどほどにしましょう.
3. 主食，主菜，副菜を基本に，食事のバランスを.	・多様な食品を組み合わせましょう. ・調理方法が偏らないようにしましょう. ・手作りと外食や加工食品・調理食品を上手に組み合わせましょう.
4. ごはんなどの穀類をしっかりと.	・穀類を毎日摂って，糖質からのエネルギー摂取を適正に保ちましょう. ・日本の気候・風土に適している米などの穀類を利用しましょう.
5. 野菜・果物，牛乳・乳製品，豆類，魚なども組み合わせて.	・たっぷり野菜と毎日の果物で，ビタミン，ミネラル，食物繊維を摂りましょう. ・牛乳・乳製品，緑黄色野菜，豆類，小魚などで，カルシウムを十分に摂りましょう.
6. 食塩や脂肪は控えめに.	・塩辛い食品を控えめに，食塩は 1 日 8 g 以下にしましょう. ・脂肪の摂りすぎをやめ，動物，植物，魚由来の脂肪をバランスよく摂りましょう. ・栄養成分表示を見て，食品や外食を選ぶ習慣を身につけましょう.
7. 適正体重を知り，日々の活動に見合った食事量を.	・太ってきたかなと感じたら，体重をはかりましょう. ・普段から意識してからだを動かすようにしましょう. ・美しさは健康から．無理な減量はやめましょう. ・しっかり嚙んで，ゆっくり食べましょう.
8. 食文化や地域の産物を活かし，ときには新しい料理を.	・地域の産物や旬の素材を使うとともに，行事食を取り入れながら，自然の恵みや四季の変化を楽しみましょう. ・食文化を大切にして，日々の食生活に活かしましょう. ・食材に関する知識や料理技術を身につけましょう. ・ときには新しい料理を作ってみましょう.
9. 調理や保存を上手にして無駄や廃棄物を少なく.	・買いすぎ，作りすぎに注意して，食べ残しのない適量を心がけましょう. ・賞味期限や消費期限を考えて利用しましょう. ・定期的に冷蔵庫の中身や家庭内の食材を点検し，献立を工夫して食べましょう.
10. 自分の食生活を見直してみましょう.	・自分の健康目標を作り，食生活を点検する習慣を持ちましょう. ・家族や仲間と，食生活を考えたり，話し合ったりしてみましょう. ・学校や家庭で食生活の正しい理解や望ましい習慣を身につけましょう. ・子どもの頃から，食生活を大切にしましょう.

（資料：厚生労働省 生活習慣病対策室）

自分の標準体重（BMI）を知ろう！

BMI＝体重（kg）÷［身長（m）×身長（m）］

BMI（Body Mass Index）は，肥満の判定に用いられるものです.
BMI 値 18.5 未満（やせ），18.5 以上 25 未満（標準），25 以上（肥満）
※ BMI 値が 22 前後の人がもっとも病気に罹りにくく，長生きであることがわかってきています.

しっかり噛《か》んでおいしく食べる

よく噛《か》むこと（咀嚼《そしゃく》）は、唾液の分泌を促し、食べ物の消化吸収をよくするだけでなく、顔面を構成する骨や筋肉の発育成長を促し、皮膚や血管の細胞を活性化する唾液腺《だえきせん》ホルモンの分泌を促進するなど、全身の健康や脳の働きに密接な関係があると言われています。

特に咀嚼は脳のヒスタミン神経系を賦活化《ふかつか》し、食欲をおさえる働きがあり、内臓脂肪を減らすので〝肥満予防〟に効果的です。

つまり、食事は、栄養素やカロリーだけの問題ではなく、その「組み合わせ」や「食べ方」はもとより、「よく噛《か》んで食べる」ことが大変重要なのです。食育《しょくいく》と歯科の関係では、一口30回、「噛《カ》ミング30《サンマル》」が提唱されています。

（金澤　紀子）

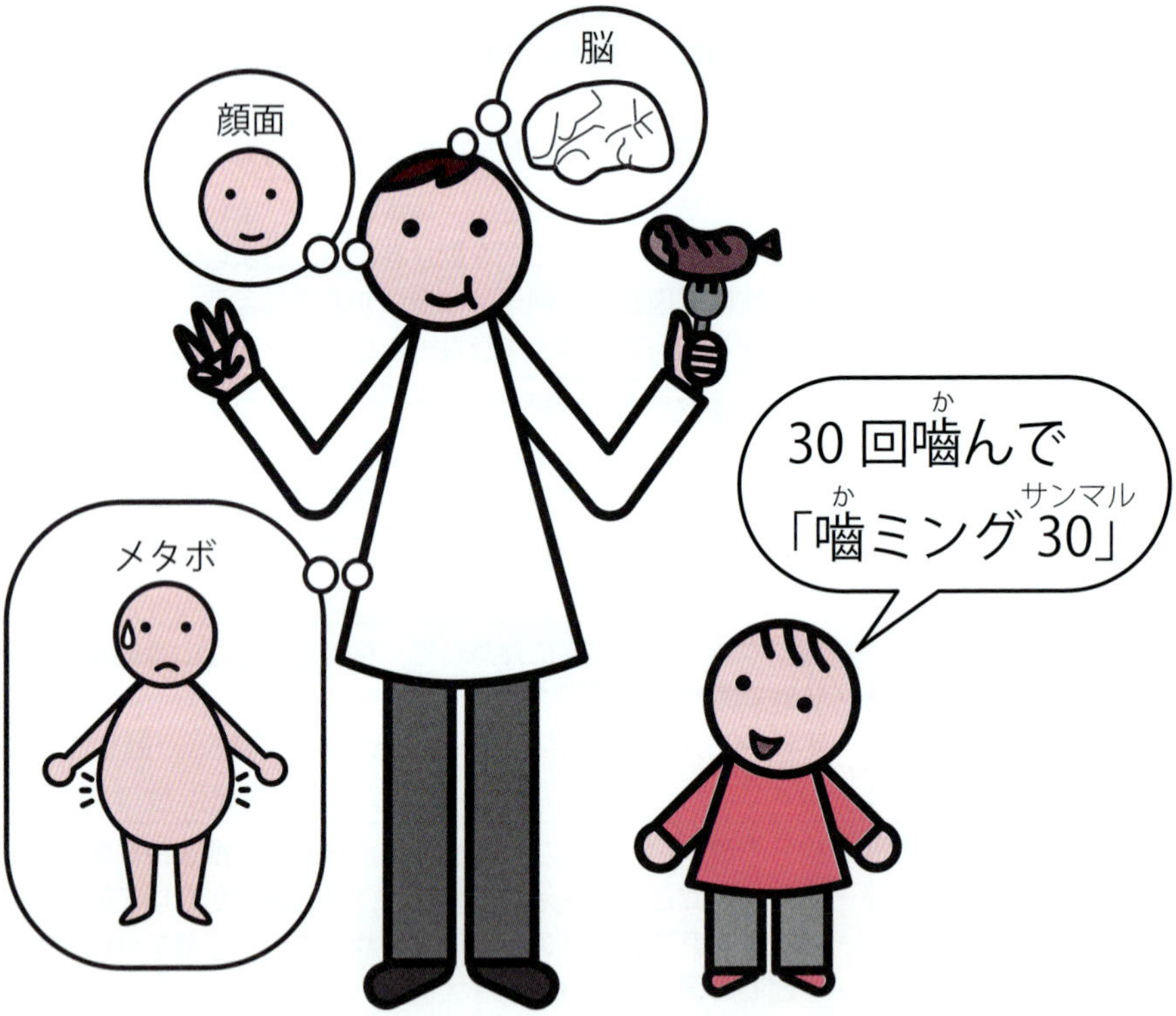

成人期に起こりやすい歯と口の病気①

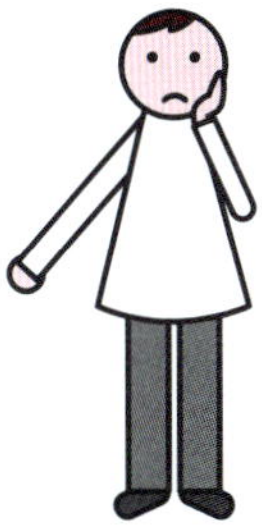

歯がしみる、痛い、色がおかしい、欠けた折れたなど歯は口の病気の入り口です

歯

◆歯がしみる

正常な歯は、口の中に露出《ろしゅつ》している部分の外層を硬くて刺激を遮《しゃ》断《だん》できるエナメル質でおおわれています。その層がなくなり、中にある象牙質《ぞうげしつ》が露出すると、刺激は象牙細管《ぞうげさいかん》（象牙質の中を放射状に走る管）を通じて歯髄《しずい》（歯の神経組織）に伝わります。このとき、歯の神経は刺激を痛みとして脳に伝えるため、しみるという症状が起こります。

この歯髄が生きていて（死んでいる場合は刺激を感じない）象牙質が露出する原因の代表は、口の中に多数存在する細菌が酸を産生し歯を溶かす『むし歯（齲蝕《うしょく》）』です。また、歯肉《しにく》に近い部分のエナメル質は薄く、歯ブラシを強く当てると削れたり、強い噛《か》み合わせの力ではがれるなど、象牙質が容易に露出する場所で（**図1**）、そこから刺激が歯髄に伝わり、普通ではしみない刺激に対してもしみるような過敏な状態となる『知覚過《ちかくか》敏《びん》』も多くあります。それ以外の原因として、噛《か》む力や食物によりエナメル質に破折や亀裂が起こる場合や、酸性食品の摂取により歯が溶ける酸蝕《さんしょく》もあります。

◆歯が痛い

むし歯は、細菌の作る酸によって歯が溶ける病気ですが、細菌は酸ばかりでなく毒素も作ります。その有害物質が象牙細管《ぞうげさいかん》を通して歯髄に影響を及ぼし、炎症が起こります。初期の段階では知覚過敏《ちかくかびん》と同様に、以前はしみなかった刺激に対してしみるようになり、さらに歯髄が破壊され始めると何もしなくても痛みを生じ、歯髄の中で腫《は》れが起こりますが、歯が膨《ふく》れることはないため中の圧力が上昇し、鼓動《こどう》のような激しい痛みとなります。この状態では温度が上がる（熱い物が口に入る）と圧力は増加するため痛みは激しくなり、

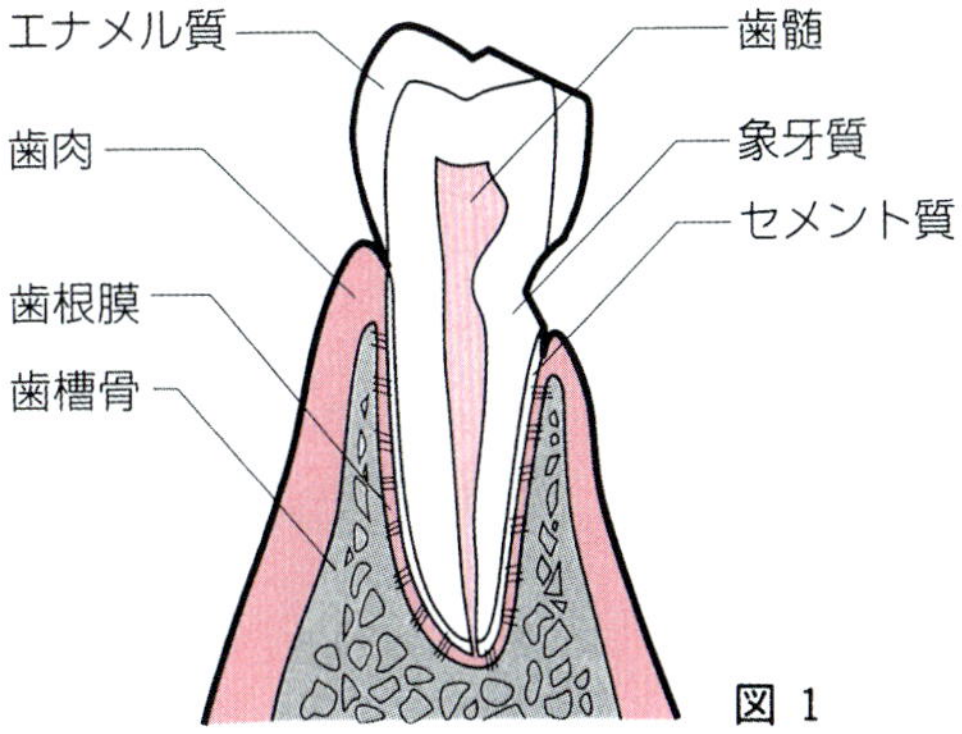

図 1

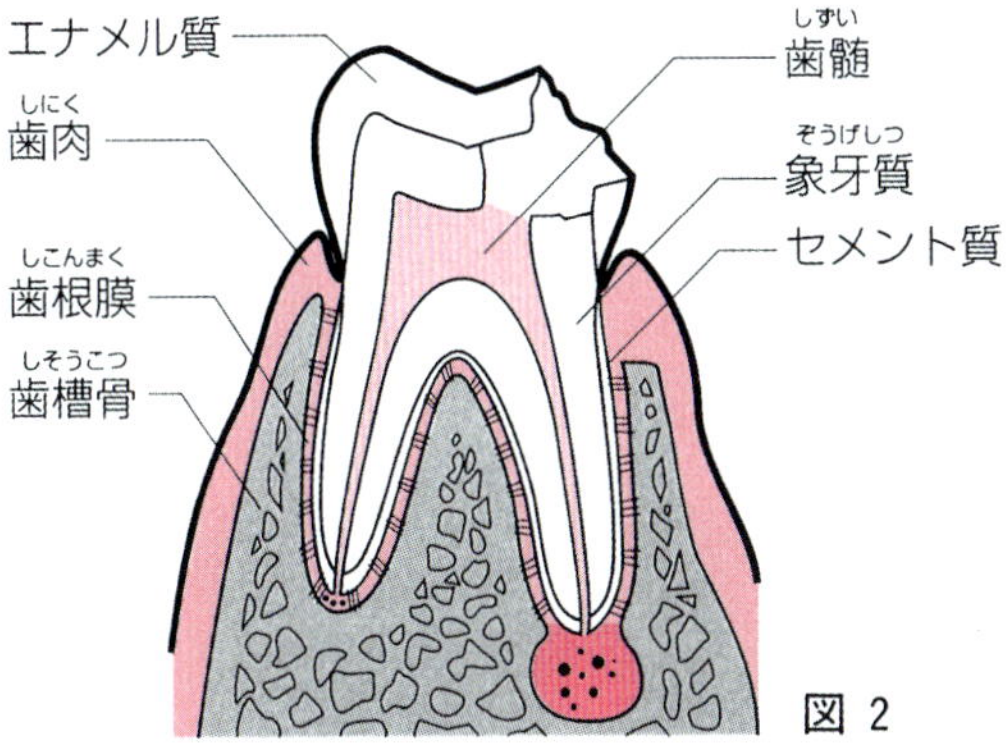

図 2

逆に冷える（冷たい物が口に入る）と圧が下がるため痛みは減少します。

歯髄《しずい》が破壊されると、次に根の先に血管や神経の出入りしている孔があり、そこを通して破壊が根の先端の骨に及ぶと、歯を噛《か》み合わせたり、おさえたりするだけで、その部分が圧迫され痛みを生じます。さらにそこに膿《うみ》がたまると根の先端部分に相当する歯肉が腫《は》れたり、そこから膿が出てきます（図2）。

Q　歯の痛むときはむし歯ですか？

A　歯の痛みにも、
①冷たい物や温かい物の刺激で痛む
②何もしなくて痛む
③噛《か》むと痛む
など、痛みを感ずる状態によって原因も異なります（図3）。

①の症状は、歯髄《しずい》が生きていて象牙質《ぞうげしつ》が露出《ろしゅつ》している状態で起こるため、むし歯以外でも歯ブラシや噛《か》み合わせが強くエナメル質が削れたり、亀裂《きれつ》や破折《はせつ》、詰め物が欠けた場合にも認められます。

②の症状は、歯髄が死にかけている場合に起こることが多く、むし歯以外の原因として、知覚過敏《ちかくかびん》のダメージが大きい、亀裂が歯髄にまで達している、歯周病《ししゅうびょう》（歯周疾患）が進行し細菌が根の先の穴から歯髄に感染することもあります。歯以外では歯肉の炎症や傷の痛みが強い場合は歯が痛いように感じることもあります。また、関《かん》連痛《れんつう》と言って、痛みの原因となっている場所とは違う部位に痛みを感じる現象が起こる場合もあります。

③の症状は、歯を支える骨や歯肉に問題がある場合で、むし歯のほかに歯周疾患《ししゅうしっかん》で歯の周囲に炎症が存在したり歯を支える骨が減少し噛《か》む力に耐えられない場合、歯が破折しているなどがあります。また、歯を支える歯周組織が健康でも、過度にその歯に強い力が加わると（その場所だけで噛む、歯ぎしり、くいしばり）などもその負担に耐えられなくなり、打ち身のように痛みを感ずる場合もあります。

（森本　達也）

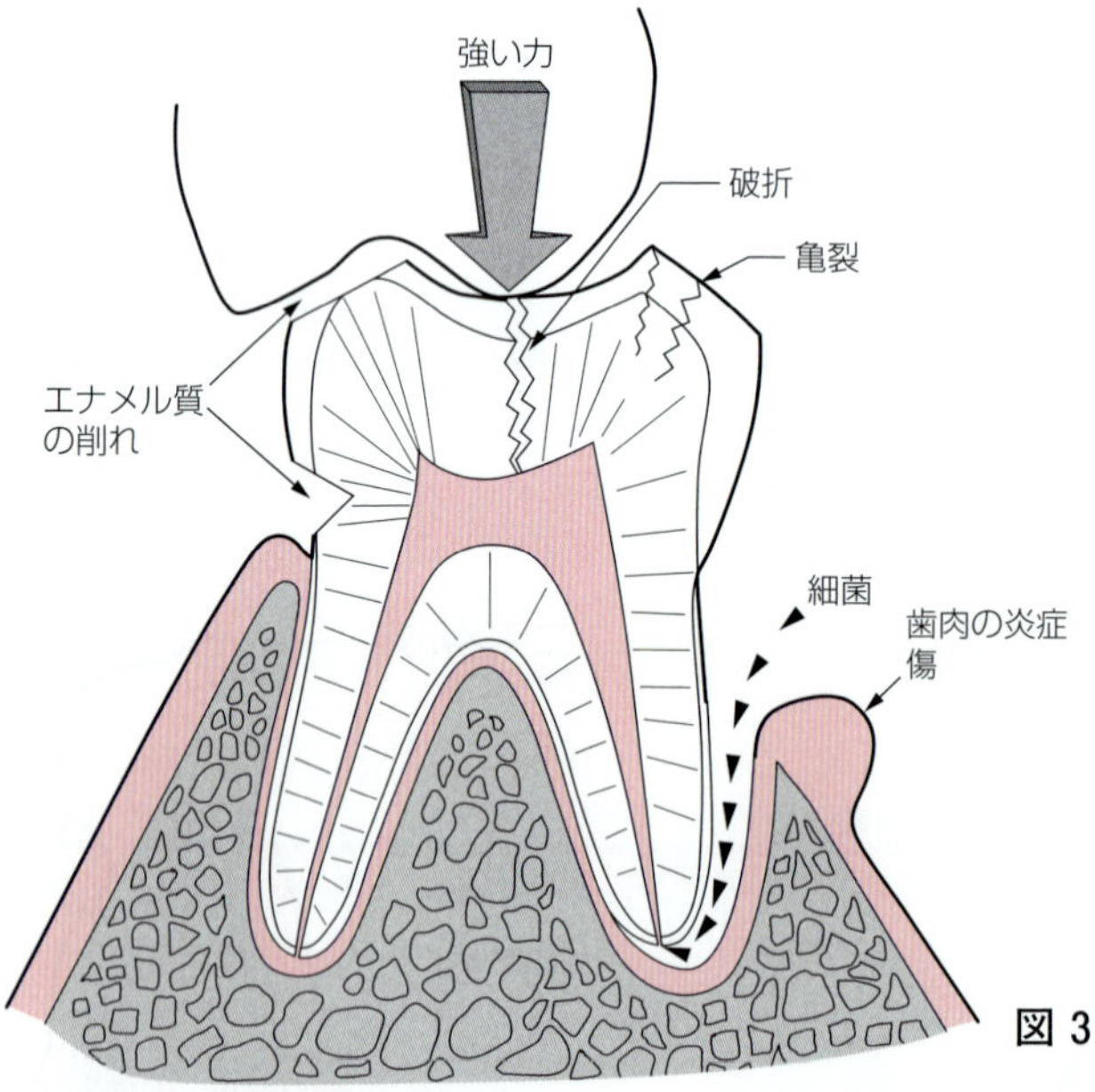

図3

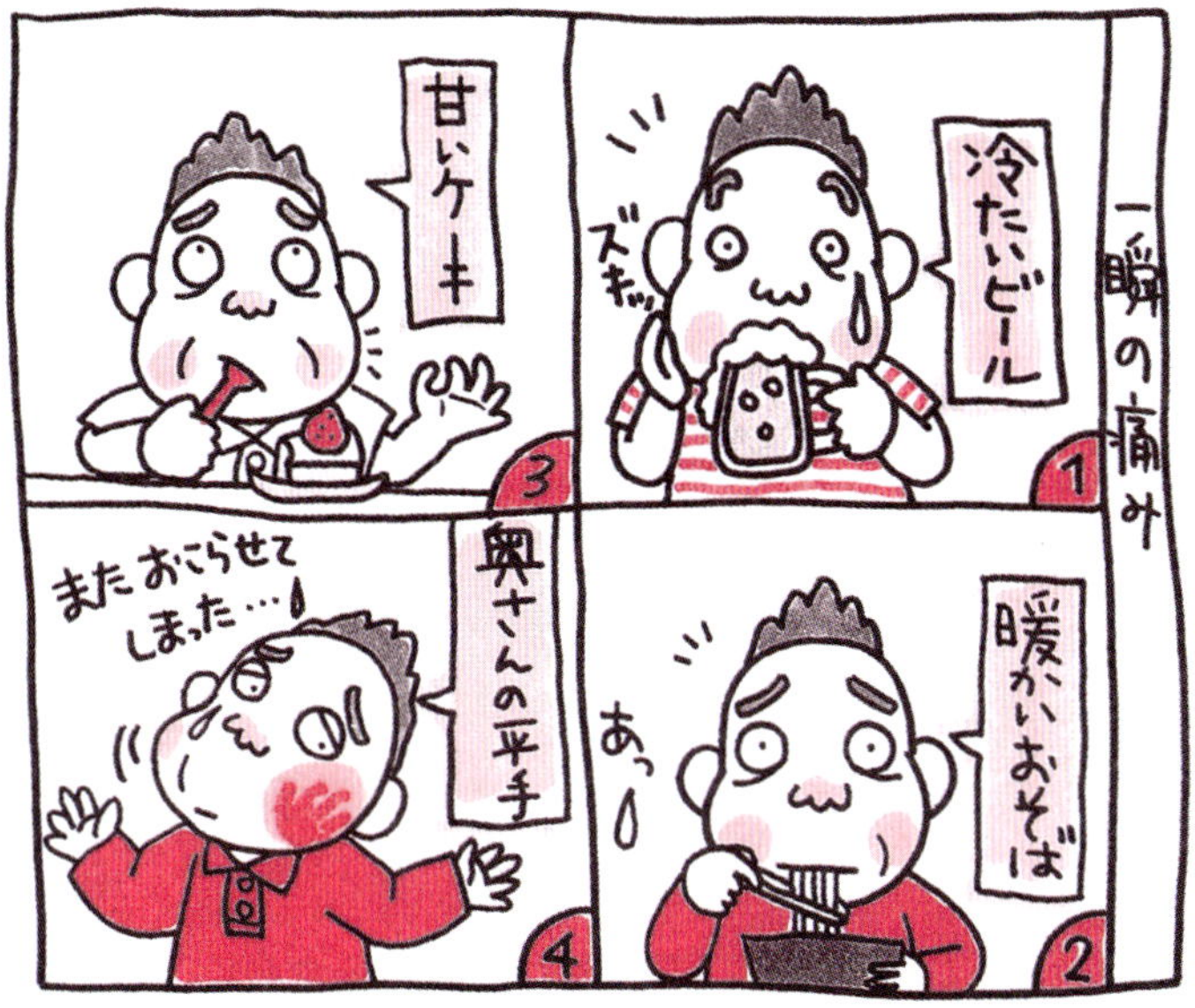

◆歯に穴《あな》が開いている

歯に穴の開く原因のなかで、もっとも多いものはむし歯（齲蝕《うしょく》）です。特に成人期のむし歯は、甘い物を食べたり飲んだりしながら仕事をしている、たばこをやめて飴《あめ》などをいつも口にしてしまう、といった嗜好品《しこうひん》のとり方に問題が多いようです。

また、治療によって詰めた充填《じゅうてん》物《ぶつ》（詰め物）と歯の境目は、汚れ（細菌）がたまりやすいため、むし歯になりやすくなります。

むし歯になると充填物のまわりに小さな穴が開いたり、充填物が取れて大きな穴になることもあります。

そのほかにも、強い噛《か》み合わせや歯ぎしり、くいしばりにより歯がすり減ると、エナメル質より軟らかい象牙質《ぞうげしつ》がえぐれて、すり鉢《ばち》状の穴が開きます。

また強い力で歯みがきを続けていると、歯と歯肉《しにく》の境目がすり減り、くさび状に歯が削れてくることもあります。

◆歯の色が変わってきた

▼歯の汚れ

不完全なブラッシングを続けていると、歯の表面に少しずつ汚れが付着します。人によって付き方に差はありますが、特にたばこを吸う人、コーヒーや紅茶などをよく飲む人は汚れが付着しやすいので、注意しましょう。

▼むし歯（齲蝕《うしょく》）

初期のむし歯は、エナメル質を部分的に白く変色させます。さらにむし歯が進行すると、歯は茶褐色や黒褐色に変色します。また、治療によって詰めた白い充填物もだんだん変色してくることがあります。

むし歯とは異なりますが、神経（歯髄《しずい》）が、打撲や急激な温度変化により、死んでしまうことがあります。このような場合、死んだ歯《し》髄《ずい》が変質し、徐々に黒っぽく変色します。

同様に、過去に歯髄を取ってしまった歯も、黒っぽく変色することがあります。

▼多量のフッ化物摂取《せっしゅ》

エナメル質が作られる時期にフッ化物が多く摂取されると、エナメル質の形成がうまく行われないために、歯の一部に白や薄茶の斑点ができたり、縞状の模様が現れます。このような歯を「斑状歯《はんじょうし》」と言います。着色は取り除けませんが、健康に影響を与えることはありません。

歯が形成されてしまえば斑状歯になることはなく、適量のフッ素であれば、むし歯に対する抵抗力を高めますので、むし歯の予防対策としてさまざまな形で用いられています。

▼薬物の服用

幼児期の間に、テトラサイクリン系の抗生物質を比較的多量に取ると、永久歯に褐色や黒ずんだ歯が現れることがあります。この着色は、歯の基質に沈着するため取り除けませんが、斑状歯《はんじょうし》と同様に健康への影響はありません。

代謝《たいしゃ》異常、著しいビタミン欠乏などにより、歯の形成がうまくいかなかった場合も、黄色や褐色の着色が現れることがあります。

▼加齢《かれい》変化

加齢により、歯の色は徐々に黄色、あるいは茶色に変化していきます。同時に、歯の表面に茶褐色の細かいひび割れが現れることもあります。

◆歯が欠けた、折れた

大きな充塡物《じゅうてんぶつ》が入っている歯は、硬いものを噛《か》んだりしたときに歯が欠けることがあります。特に歯髄《しずい》（神経）をとった歯は、残りの歯の量が少なくなっており、さらに歯の中からの栄養補給がなくなるため、だんだん脆弱化《きじゃくか》して弾力性を失い、根元から折れたり、根が割れることがあります。

また歯ぎしりをする人は、歯がすり減って角が欠けたり、歯が折れたりしやすくなります。

（熊谷　真一）

◆歯がグラグラ（動揺《どうよう》）する

成人の歯がグラグラするのは歯を支えている部分（歯周組織《ししゅうそしき》）が問題を起こしている場合と、歯自身が壊《こわ》れて動いている場合とが考えられます。

歯周組織の破壊《はかい》をもたらすものとしては炎症性《えんしょうせい》のものと力（外傷《がいしょう》性《せい》）によるものがあります。

炎症性のものには「辺縁性歯周炎《へんえんせいししゅうえん》」と呼ばれる歯と歯肉の境目から起こるものと、齲蝕《うしょく》（むし歯）から始まって徐々に進行し、根の先に病変を作ってしまう「根尖性《こんせんせい》歯周炎《ししゅうえん》」があります。

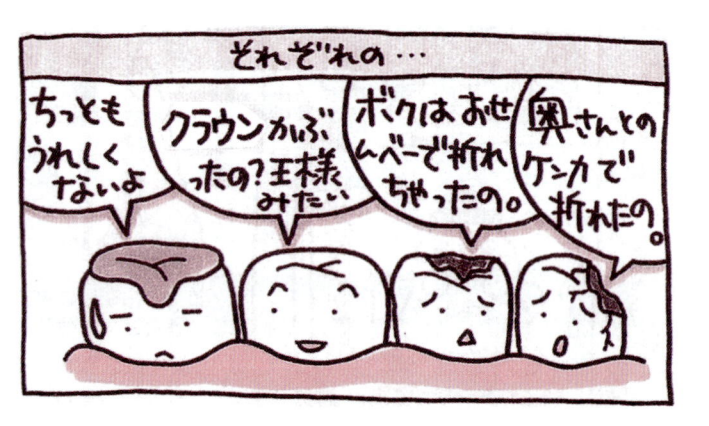

外傷性の破壊とは歯や顎を強打した場合や、強い咬合力《こうごうりょく》（嚙《か》み合わせる力）が働いたときに起こります。

また、歯自体がなんらかの原因で割れたり折れたりして、歯の一部がグラグラと動いてしまうこともあります。

歯周組織が悪性腫瘍《あくせいしゅよう》に破壊されて歯が動揺することもありますが、きわめてまれなことです。

◆歯が浮《う》いている

歯が浮いていると感じるのは、多くは歯を支えている組織（歯周組織、特に歯根膜《しこんまく》と呼ばれる部分）に変化が起こっているからです。

変化を起こす因子としては、力によるものと炎症性のものが考えられます。歯ぎしりや嚙《か》みしめなどにより力が加わったときや、辺縁性歯周炎、根尖性歯周炎で歯周組織に炎症がある場合、歯が浮いていると感じます。疲れていたり風邪を引いたりして、全身の抵抗力や免疫力が落ちているときに感じやすくなります。

（小西　昭彦）

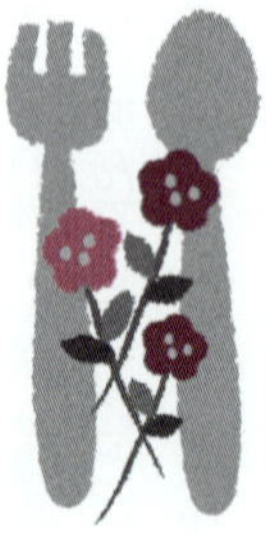

成人期に起こりやすい歯と口の病気②

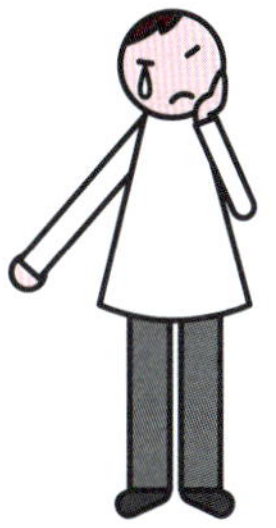

歯が動く、歯がすく、歯ぐきから血が出る、口臭がある、口内炎ができるなどは、歯周病の症状のメルクマークです

歯肉《しにく》・舌《ぜつ》・口腔《こうくう》粘膜《ねんまく》

◆歯肉《しにく》から出血する

歯肉（歯ぐき）から出血する疾患には、白血病《はっけつびょう》、血友病《けつゆうびょう》、特発性《とくはっせい》血小板減少性紫斑病《けっしょうばんげんしょうせいしはんびょう》、再生不良《さいせいふりょう》性貧血《せいひんけつ》などいろいろあげられますが、出現頻度として圧倒的に多いのは歯周病《ししゅうびょう》（歯周疾患《ししゅうしっかん》）による出血です。

これは歯肉に炎症があるために起きる出血で、歯ブラシがうっすらと赤くなる程度から、何もしなくても口の中に出血してくる重度のものまであります。

◆膿《うみ》が出る

歯肉から膿が出る場合、大きな原因としては2つ考えられます。辺縁性《へんえんせい》歯周炎と根尖性《こんせんせい》歯周炎です。

前者の場合、膿《うみ》は歯と歯肉の境目のポケットと言われる部分から出てくる場合が多いようです。後者の場合は、歯の根の先端に相当する部分にできた瘻孔《ろうこう》と呼ばれる排出口から膿が出てきます。

◆歯肉《しにく》が痛む

歯肉に痛みを感じる因子としては種々のことが考えられます。ざっとあげても、アフタ性口内炎、疱疹性歯肉口内炎《ほうしんせいしにくこうないえん》、急性壊死《きゅうせいえし》性歯肉炎《せいしにくえん》、褥瘡性潰瘍《じょくそうせいかいよう》、義歯性口《ぎしせいこう》内炎《ないえん》、アレルギー性（薬剤や金属など）口内炎などがあげられます。

アフタ性口内炎は円形の浅い潰《かい》瘍《よう》が歯肉にできて、接触などの刺激で痛みます。疱疹性歯肉口内炎、急性壊死性歯肉炎は歯肉に潰瘍を起こし、熱感などの全身症状をともないます。褥蒼性潰瘍は、歯や義歯の鋭縁の刺激によって潰瘍ができます。

◆噛《か》むと痛い

噛《か》んだとき歯肉に痛みを感じるのは「歯が浮いている感じ」と同様、歯の支持組織になんらかの問題が起こっているからだと考えられます。

具体的には、辺縁性《へんえんせい》歯周炎や根《こん》尖性《せんせい》歯周炎に罹《かか》っている可能性が高いと言えましょう。

◆口臭《こうしゅう》がある

口臭は、その原因が口にある場合、耳鼻科《じびか》領域にある場合、気管

コラム：口臭を測定するには

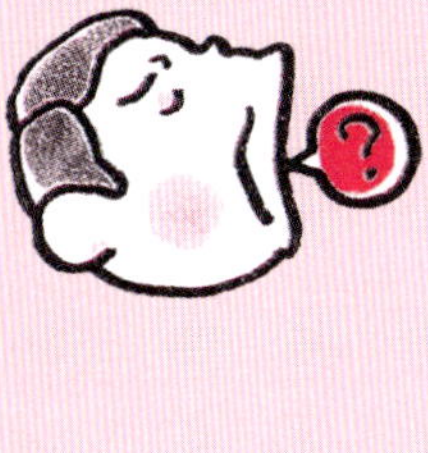

口臭《こうしゅう》を測定するには、ガスクロマトグラフが応用されます。しかしこれには大がかりな設備が必要なので、最近では揮発性《きはっせい》硫化化合物《りゅうかかごうぶつ》（VSC）などを測定する口臭検知器が開発されています。

術者や身内の人などにチェックしてもらう官能試験《かんのうしけん》も簡便で良い方法です。

（小西　昭彦）

食道領域にある場合、全身的な疾患にある場合などが考えられます。

また、実際には口臭《こうしゅう》がないのに口臭があると思いこんでしまう、「自臭症《じしゅうしょう》」と呼ばれるような疾患もあります。

歯科領域に成因のある口臭は、歯についたプラーク（歯垢《しこう》）や舌の表面に沈着した舌苔《ぜったい》を除去して、むし歯（齲蝕《うしょく》）や歯周病を治療すれば、改善できるでしょう。

◆歯肉《しにく》が下がってしまった

歯肉が下がってしまった理由の一番として考えられるのは、辺縁《へんえん》性《せい》歯周炎です。辺縁性歯周炎に罹《かか》ると歯を支えている骨が溶け、それにともなって歯肉も下がってしまいます。

そのほか、不適切なブラッシングや食物の圧入によって歯肉が下がってしまうこともあります。また、歯ぎしりや噛《か》みしめなどの強い力が働くことによって歯肉が下がることもあります。

◆前歯《ぜんし》が前に出てしまった

奥歯の噛《か》み合わせの状態が悪くなったり、歯周病がひどくなってくると、前歯が前のほうへ出てきます。

上の前歯では歯と歯の間に隙間ができてくることもあります。また舌癖《ぜつへき》によって、前歯が出てくることもあります。

◆歯肉の色が黒ずんでいる

歯肉の色が黒ずんで見える原因としては、内因性のものと外因性のものがあります。

内因性のものとしては、メラニン色素の沈着や血液ヘモグロビン由来の色素沈着があります。外因性のものは、歯科用金属粒子の偶発的な埋入により起こるメタルタトゥーなどがあります。

またアジソン病や悪性黒色腫《あくせいこくしょくしゅ》などでも歯肉は黒ずんできます。

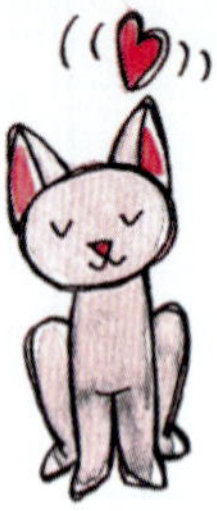

Q 歯肉《しにく》の色素沈着に対してはどのような薬、治療がありますか？

A メラニン沈着の治療法としては外科的剝離法《げかてきはくりほう》、化学的剝離法などがありましたが、現在ではレーザーを用いての治療法が主流です。レーザー治療は保険でできるとは限りません。治療にあたっては主治医にご確認ください。

（小西　昭彦）

口内炎《こうないえん》がよくできる

口の中は、口腔粘膜《こうくうねんまく》という粘膜によってその表面が覆《おお》われています。口内炎《こうないえん》とは、この口腔粘膜に見られるさまざまな炎症による病《びょう》変《へん》のことです。症状の特徴によって数種類に分類されていますが、アフタ性口内炎と呼ばれているものが一般的です。

アフタ性口内炎では、口腔粘膜《こうくうねんまく》に小さな潰瘍《かいよう》が見られます。これは、アフタと言い、表面が白っぽくまわりを赤く囲まれたクレーターのような円《まる》い形をしていて、痛みをともない、一度に1個〜数個できます。アフタが同じ場所あるいは場所をかえて、再発を繰り返す場合には、再発性《さいはっせい》アフタと呼びます。通常は、1〜2週間ほどで自然治癒《ちゆ》します。治癒が見られないときには、他の病変《びょうへん》である可能性を考慮して、歯科あるいは歯科口腔外科《こうくうげか》などの専門医療機関を受診すべきです。

症状は、発熱、熱感、接触痛、嚥下痛《えんげつう》（ゴクンと物を飲み込んだときの痛み）や下あごの下のリンパ腺の腫《は》れと痛みなどです。痛みのため、口の中の清掃状態は不良となり、口臭《こうしゅう》の原因にもなります。

原因は、ウイルスあるいは細菌感染、自己免疫反応《じこめんえきはんのう》、内分泌異常、栄養障害（鉄、ビタミン、葉酸《ようさん》などの欠乏）、消化器疾患などがあげられますが、明らかではありません。

誘因《ゆういん》として疲労、ストレス、女性の性周期などが考えられています。

その他、アフタが見られるだけではなく、歯肉《しにく》などが赤く腫《は》れたり、口腔粘膜《こうくうねんまく》に水泡《すいほう》（水ぶくれ）や爛《ただ》れなどが発生するものも口内炎と言います。

治療法としては、局所に副腎皮《ふくじんひ》質《しつ》ステロイド軟膏（ケナログ®軟膏、アフタゾロン®軟膏）、貼付《ちょうふ》錠（アフタッチ®貼付錠）あるいは貼付膜（アフタシール®貼付膜）などで対応することが多く、症状によっては内服薬も用いられます。うがい薬の使用は、炎症を抑えるためと局所の清掃の面からもおすすめできます。また、痛みに対しては非ステロイド性の消炎鎮痛薬《しょうえんちんつうやく》を服用してもよく、ビタミン剤の内服も可です。最近では、レーザー照射が応用されることもありますが、あまり一般的ではありません。

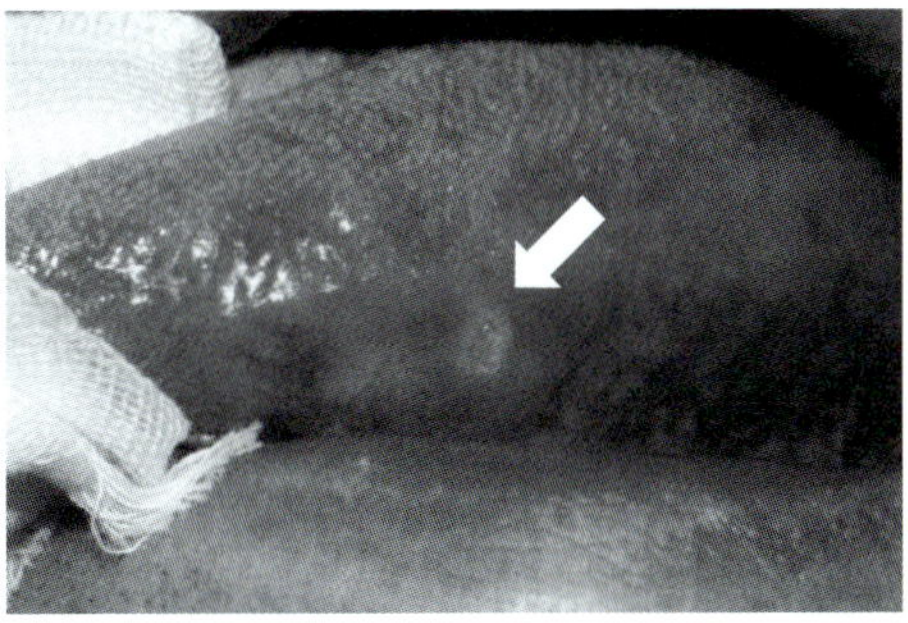

口内炎：舌の横側に小さなクレーター状の潰瘍が認められます。その周囲には特別な異常所見はありません。

Q 口内炎《こうないえん》は予防できますか？

A 確実な予防法はありません。しかし、考えられている原因と誘因を振り返ると、日頃から適切なブラッシング（歯みがき）を励行《れいこう》して口の中を清潔に保つとともにむし歯（齲蝕《うしょく》）や歯が欠損しているところは放置せず、歯科で治療を受けておくことが肝要となります。

併せて、過労、便秘、胃炎などの消化器疾患あるいは精神的ストレスなどに注意し、栄養バランスのとれた食習慣に基づいた規則正しい生活態度の維持をこころがけることが、予防に繋《つな》がると言えます。

◆親知《おやし》らずがよく腫《は》れる

現生人類では、親知らずのサイズと数は、小さく、少なくというように、退化しつつある傾向があるようですが、詳しくはわかっていません。同時に、歯が生《は》える場所である顎《あご》のサイズは小さくなってきていると言われています。

この原因については、初期の人類が、木の実や生の肉、魚など粗雑な硬い食物を摂っていたので、

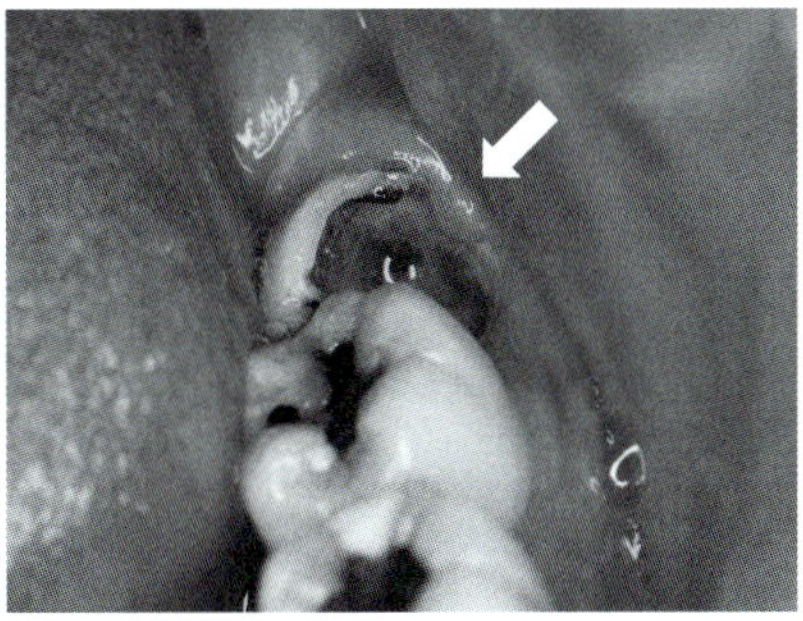

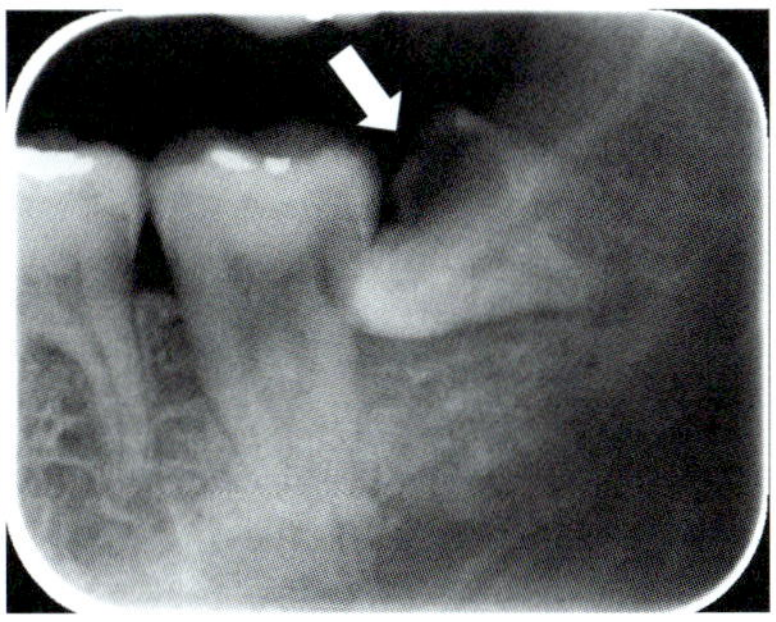

親知らずがよく腫れる：口腔の奥は狭いため効果的なブラッシングは困難で、むし歯になりやすくなりなります。むし歯でできた穴があるので、より食物残渣がたまりやすく歯肉にも炎症が起こりやすくなっています。右のエックッス線写真では、傾いた親知らずと、むし歯に相当する黒い影が見られます。

頑強な顎が必要であったことに対して、人類の進化にともない、火を用いた調理法で柔らかくした食物を摂取するようになったために顎が縮小してきたと考えられています。

顎の縮小に見合って、歯のサイズや数も縮小してくれれば良いのですが、そうは都合良くいかず、生《は》える順番が最後である親知らずのための十分なスペースは、小さくなった顎には確保できないことが多くなっています。

その結果、口腔《こうくう》の一番奥の狭いところで不規則な位置に生えてきたり、すでに生えている歯を押しながら傾いて生えてこようとします。

したがって、歯肉と歯の形のバランスは崩れてしまい、ブラッシングをしても十分な効果は得られず、食物残渣《しょくもつざんさ》が溜まったままとなり、むし歯あるいは歯肉《しにく》の炎症を引き起こしやすいのです。

痛みや頬《ほほ》の腫《は》れの多くは、これらのうちの一方あるいは双方が原因となります。

（大木　秀郎）

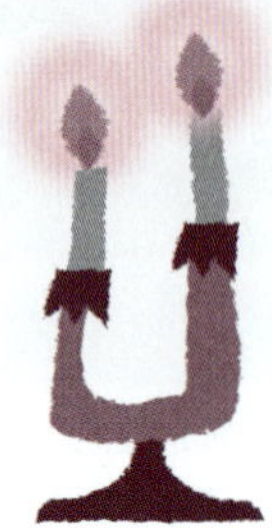

Q　口が渇《かわ》くのですが、むし歯や歯周病になりやすいですか？

A　唾液《だえき》の役割のひとつに洗浄作用《せんじょうさよう》があります。つまり、口の中は唾液によっていつも洗われています。唾液が減って口の中が乾いてくると洗浄作用が弱くなり、その結果汚れがたまりやすくなり、むし歯（齲蝕《うしょく》）や歯周病に罹《かか》りやすくなると言えます。また、歯肉が乾燥すると抵抗性が低下し、歯肉炎や歯周病に罹りやすくなります。

年齢とともに唾液の量は減ってくることがありますが、その程度では急にむし歯や歯周病になることはありませんが、気になるようでしたら、まずていねいな歯みがきを心がけましょう。

（松本　勝）

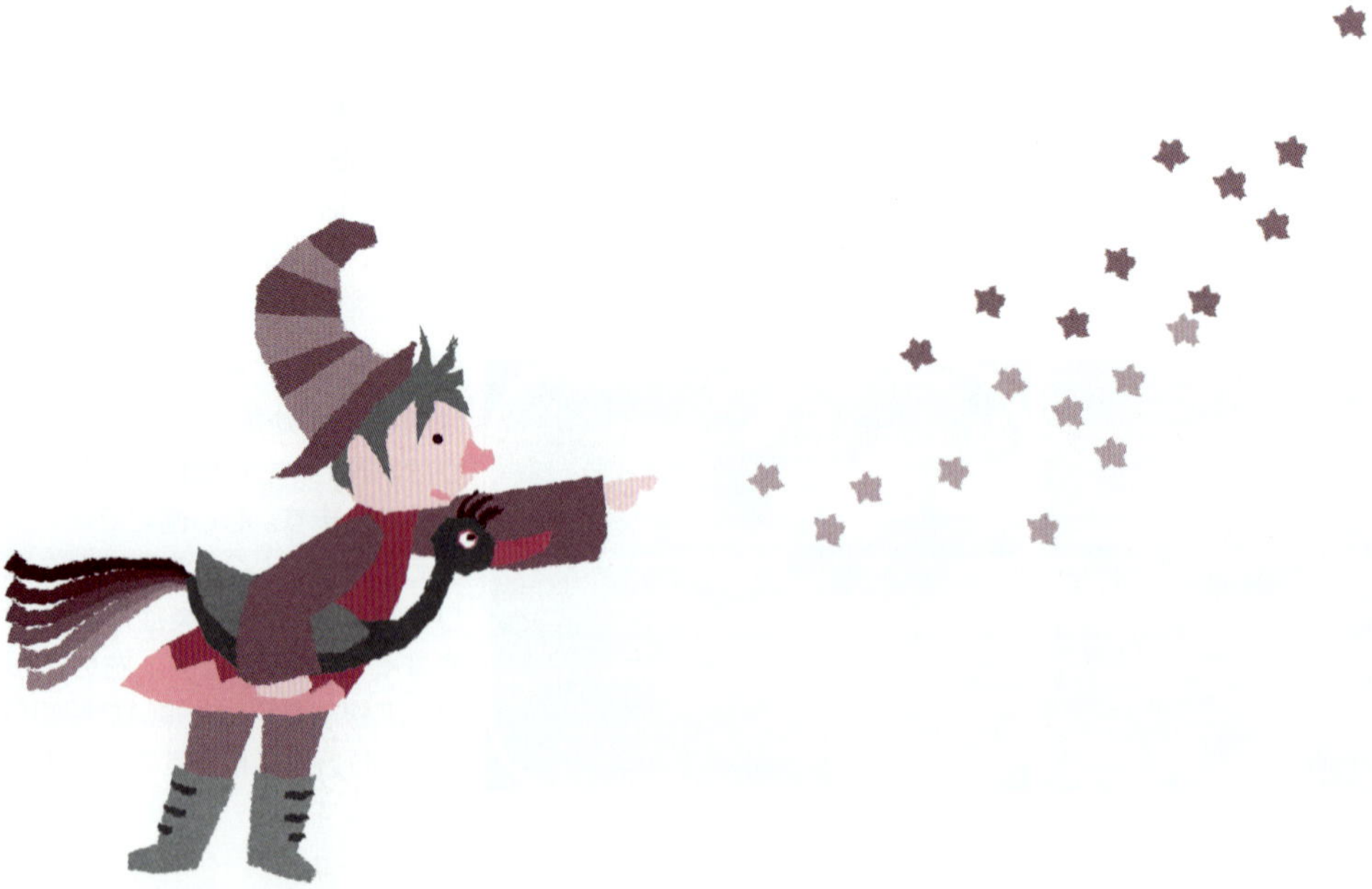

成人期のむし歯（齲蝕）

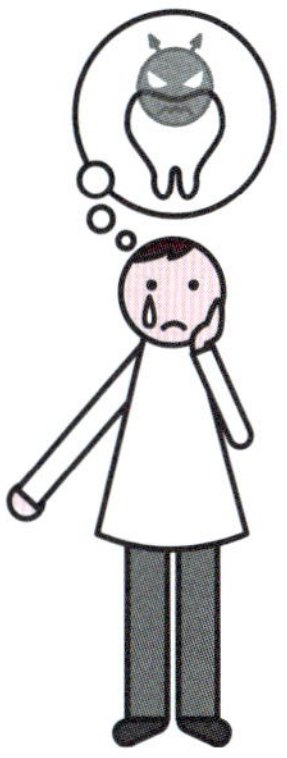

成人期のむし歯は乳歯に比べると進行は遅いですが、早めの処置がやはり必要です

成人期《せいじんき》のむし歯の特徴

一般に永久歯《えいきゅうし》は乳歯《にゅうし》に比べて丈夫で、特に歯の表面の硬いエナメル質は乳歯の倍ほどの厚さで石灰《せっかい》化《か》が強く、さまざまな外界の刺激に抵抗できるようになっています。むし歯（齲蝕《うしょく》）の進行も乳歯ほど早くはありません。しかし個人差もあり、また食生活の変化などの影響もあって一概には言えません。

むし歯は、物を食べてからむし歯のバイ菌が3分くらいしてから食べかすを腐らせ、すっぱい酸にして30分くらいの間にこの酸が歯を溶かして作られると考えられています。むし歯の進行も乳歯に比べおおむね遅く、重篤《じゅうとく》な状態になりやすいのです。

成人期では、どちらかというと歯の表面よりは歯と歯の間で歯肉《しにく》（歯ぐき）に近いところ（隣接面歯《りんせつめんし》頸部《けいぶ》）など見つけにくい場所に多く見られ、しかも進行した状態で発見されることが多く、自己チェックが不十分になるようです。

さらに、一度詰《つ》めたりかぶせたりした歯は、二度とむし歯にならないという誤まった安心感などから、手入れを怠り、再びむし歯（二《に》次《じ》齲蝕《うしょく》と呼ばれます）になってしまうこともあります。また、神経が死んでしまった歯（無髄歯《むずいし》と呼ばれます）は、痛みの症状が現れにくいので疾患の進行に気づかず、一般に多忙で無症状であれば放置する傾向があるため、かなり進行した状態で発見されることも少なくありません。

あまりひどい場合には、歯を抜かなければならなくなってしまうこともあります。また歯周病《ししゅうびょう》などによって歯肉《しにく》が下がって、歯の根のセメント質という部分が露出《ろしゅつ》してしまうことなどにより、そこにむし歯をつくり始めてしまう時期でもあります。

今後二度と生えかわることがなく、また自然治癒力《しぜんちゆりょく》のない永久歯のむし歯の進行を少しでも遅ら

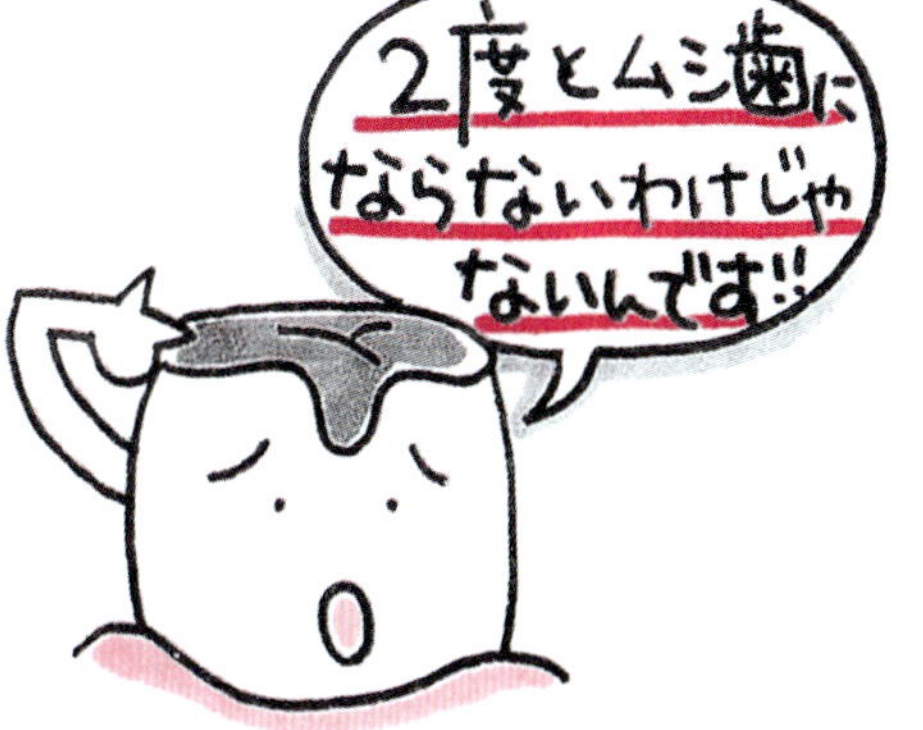
2度とムシ歯にならないわけじゃないんです!!

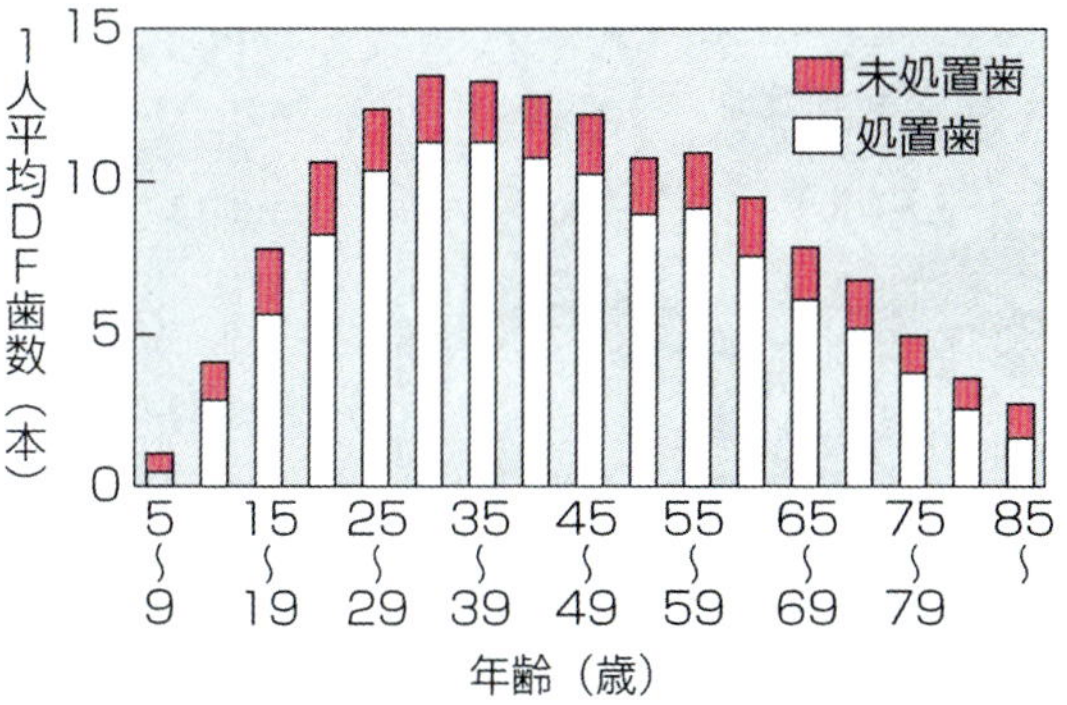

せ、人間の寿命の延長にともなって歯も長生きしてもらう必要性があります。

むし歯の進行度合いに応じた治療

▼C_1カリエス1度（エナメル質あるいはセメント質までのむし歯）

むし歯の初期で、歯の表面のみ（エナメル質の白濁《はくだく》など）の段階のむし歯では処置をせず経過を見ることもあります。口腔《こうくう》清掃を十分行い、再石灰化《さいせっかいか》と言って自然の修復を期待する考えです。

歯の噛《か》み合わせ部にある溝が黒くなっている場合の基本的な処置としては、むし歯になった部分を削り、そこに人工的な材料を詰めます。材料は金属や歯科用レジン（コンポジットレジン、硬質レジン）などがありますが、最近では前歯だけでなく奥歯でも見た目の問題と材料の進歩から、歯科用レジンが多く使われているようです。

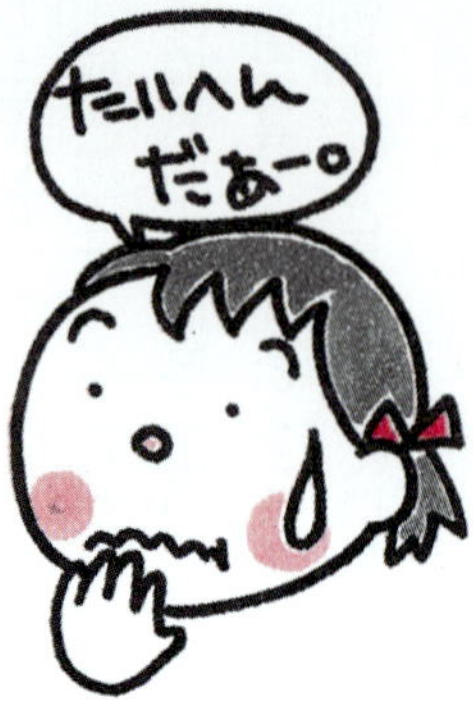
たいへん
だぁー。

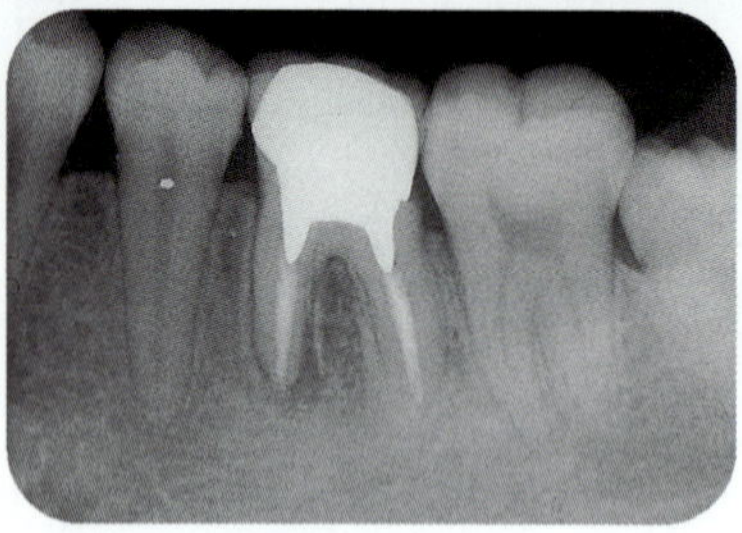

エックス線をとるとエナメル質の一部のみで経過観察による処置が良いでしょう

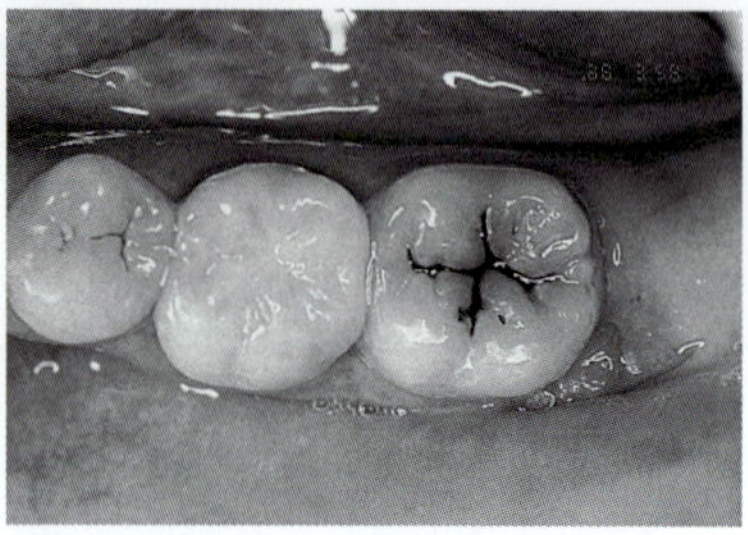

歯の噛みあわされる部分の溝が黒くなっています
（ほぼこの状態で 10 年経過）

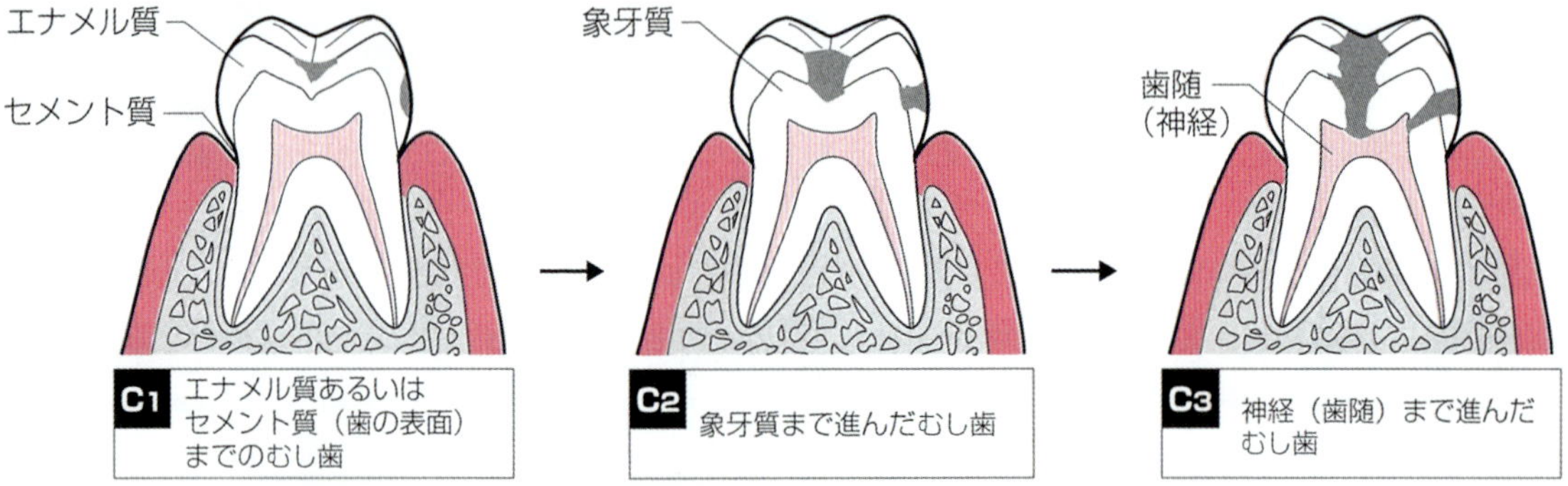
エナメル質
セメント質
象牙質
歯随
（神経）
C1 エナメル質あるいはセメント質（歯の表面）までのむし歯
C2 象牙質まで進んだむし歯
C3 神経（歯随）まで進んだむし歯

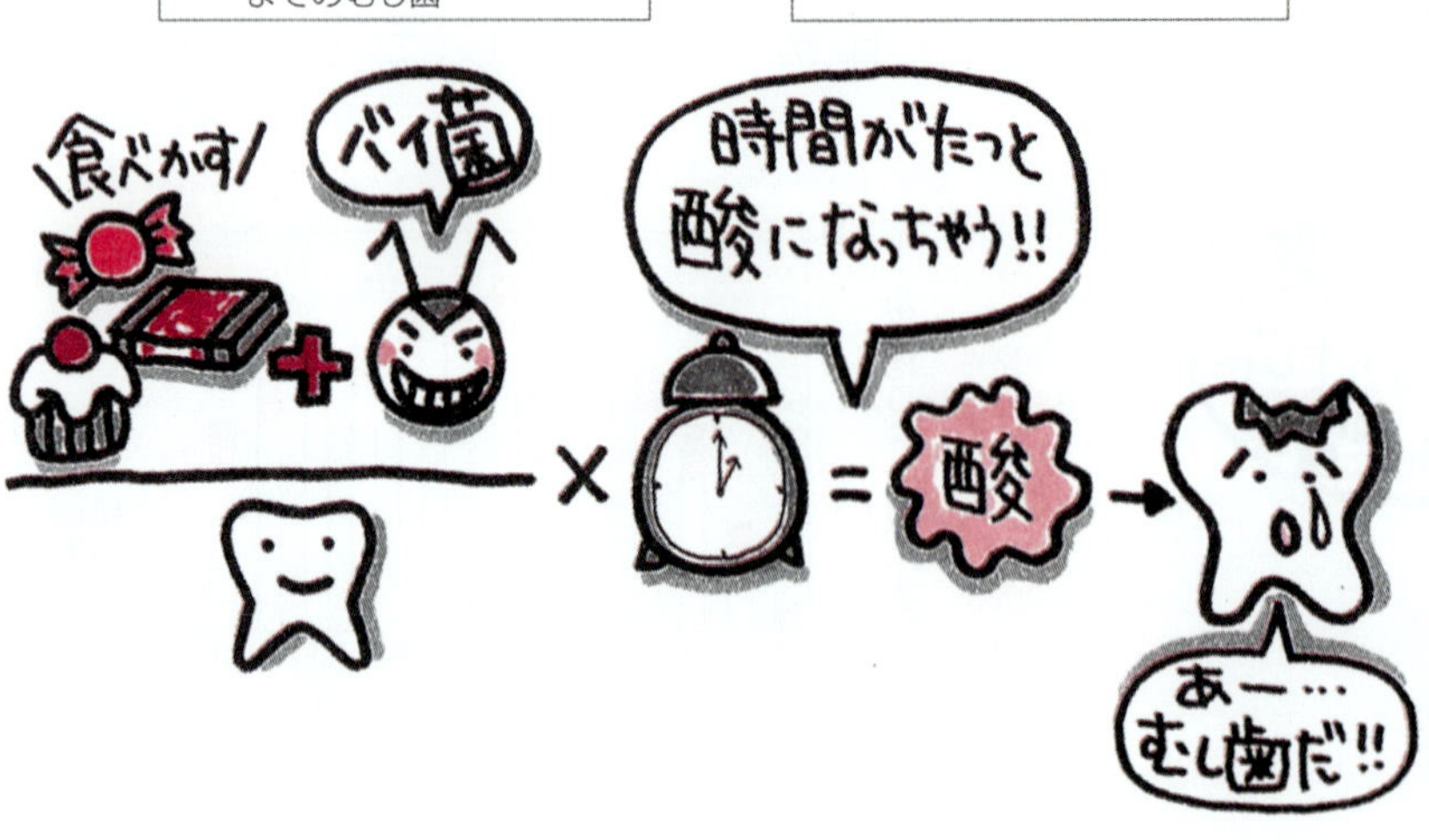
食べかす
バイ菌
時間がたつと
酸になっちゃう!!
酸
あー…
むし歯だ!!

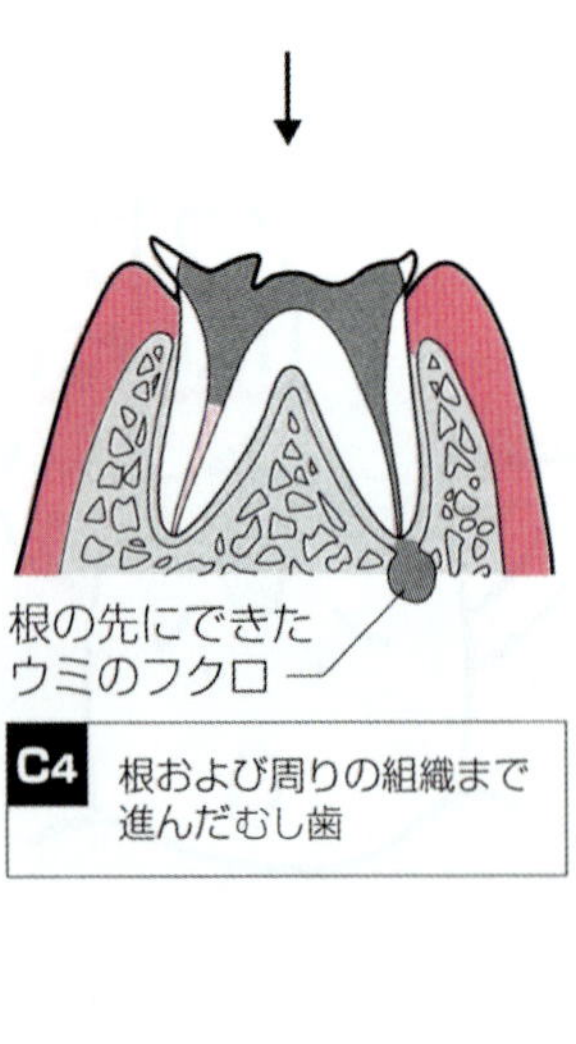
根の先にできた
ウミのフクロ
C4 根および周りの組織まで進んだむし歯

程度によっては経過観察による処置という考えもあります。

▼C_2カリエス2度（象牙質《ぞうげしつ》まで進んだむし歯）

ここまで進んだ場合でも自覚症状はほとんどない場合が多く、せいぜい水など冷たい物にしみる程度です。それゆえエックス線写真による診断などで、歯科医院でたまたま発見されることが多いようです。

歯の間にむし歯が作られていることが多く、基本的な処置では前歯では歯の色に似た歯科用レジンを詰めます。奥歯では噛《か》む力が多くかかるため、削り取った部分の型（印象《いんしょう》と言います）をとり、その型をもとに作った金属鋳造物《ちゅうぞうぶつ》（インレー）をセメント（接着材）でつける方法がもっとも一般的です。

最近では、見た目の問題と材料の進歩で、先のコンポジットレジンやセラミック、その中間的材料が使われるようにもなってきています。

なお、これらはあくまで人工物に置き換えた治療ですので、手入れをしないと詰めたものの縁と歯の間から、再びむし歯が進行することもあります。

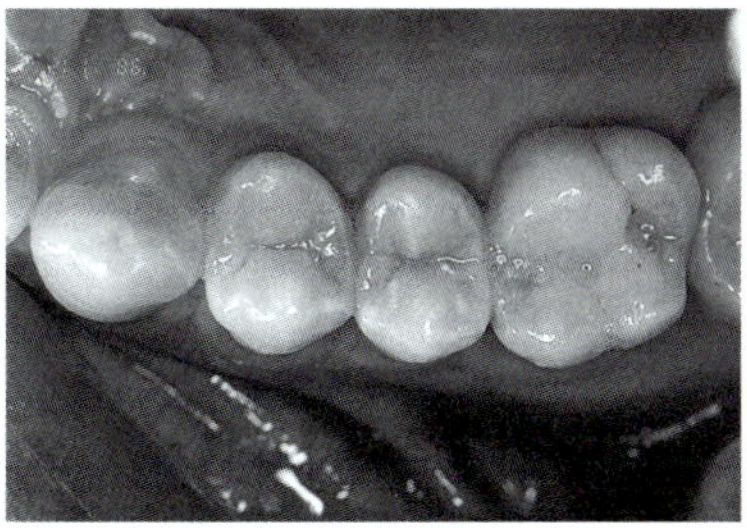
一見してわかりにくい歯と歯の間のむし歯

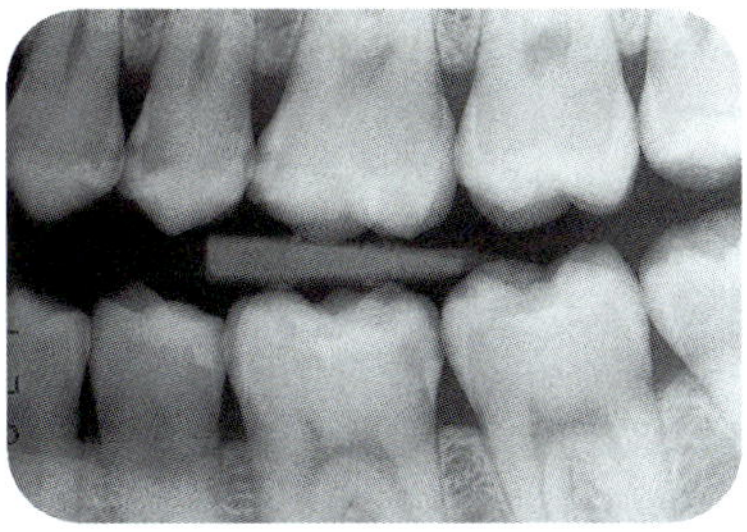
エックス線写真をとると，むし歯になっているのがわかります

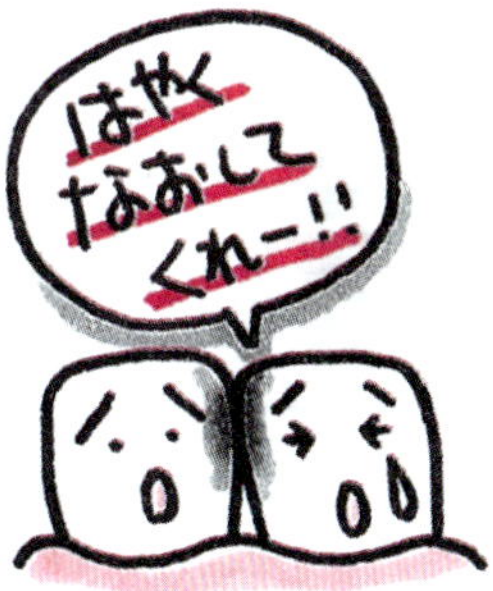

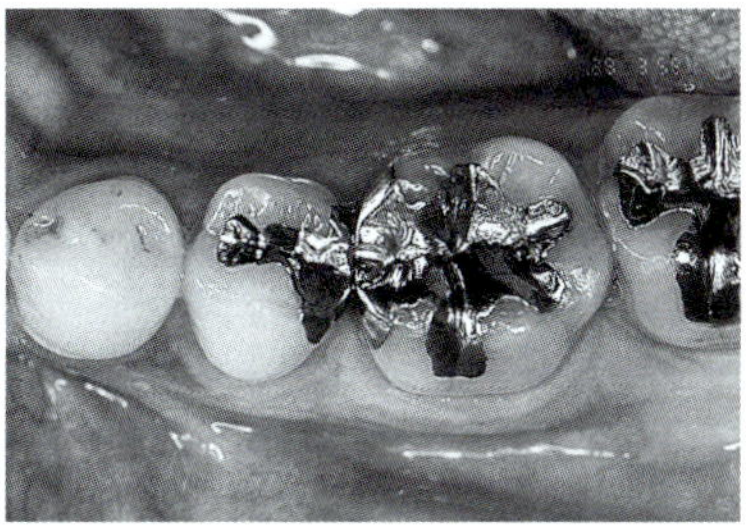
金属による処置

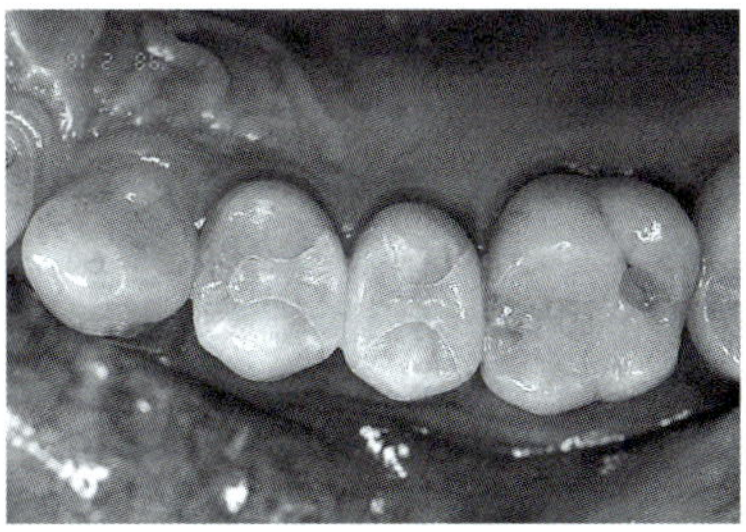
セラミックによる処置

処置をしたからといって安心せずに、少しでも黒いところを見つけたら早めに処置を受けましょう。

▼C_3カリエス3度（神経＝歯髄《しずい》まで進んだむし歯）

この段階は、見た目にもはっきり大きな穴が開いて、神経（歯髄《しずい》）まで侵されていることが多いのです。そのため温かい物にしみたり、噛《か》み合わせると痛かったり、さらに何もしなくても痛みがあるといった自覚症状が現れてきます。

治療は、歯の崩壊《ほうかい》が大きいため歯髄《しずい》をとって、後述する修復処置《しゅうふくしょち》を行うことが多く、また歯髄が腐ったりしていることもあり、いずれにしても歯の根（歯根《しこん》）の治療をしなければなりません。そのため治療も複雑になり、薬の交換など治療回数、期間も長くなる反面、歯が生きた状態にある（生《せい》活歯《かつし》と呼びます）のを保っている歯髄を抜くため、将来的には歯の寿命は短かくなります。

歯の根の治療はたいへん大事な

処置で、歯の歯髄がなくなって空洞となった部分を清掃して消毒し、防腐剤や殺菌剤を詰めて密封することによって、歯根の先が悪くなるのを防ぎます。

歯根《しこん》の治療が終わってからは空洞の部分の型をとり、金属を鋳造《ちゅうぞう》して作った土台を入れ、その後、一般的には崩壊《ほうかい》した歯の形を再現するかぶせものを、やはり金属を鋳造して作り（クラウンと言います）、セメントでつける処置を行います。

最近はクラウンはセラミックや、それに準じた天然の歯に近い色のものが使われるようになってきています。

あまり歯髄《しずい》の炎症がひどいと麻酔も効きにくいこともあり、この段階になる前に適切な治療を受けることが歯を長持ちさせることにつながると言えます。

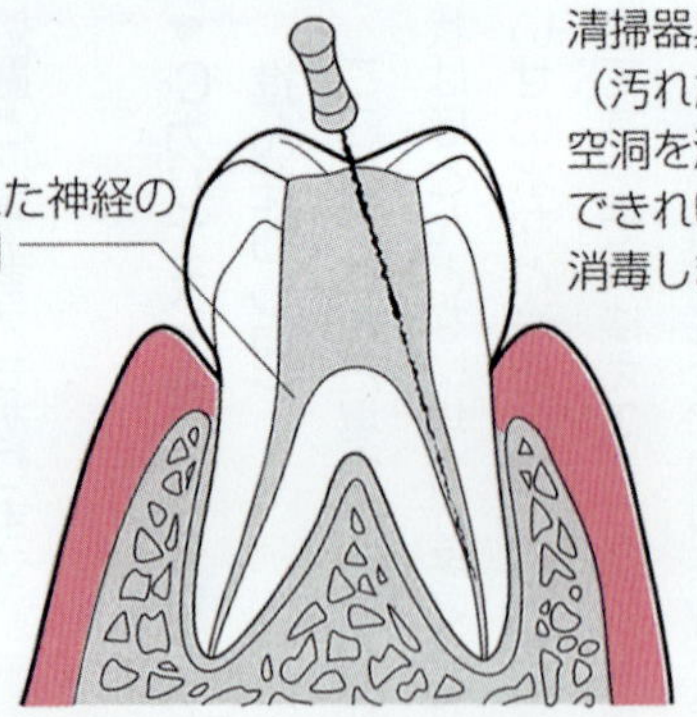

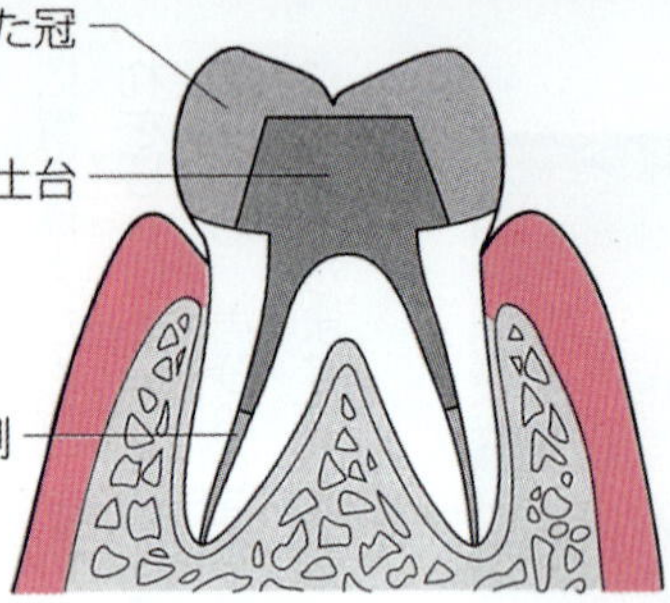

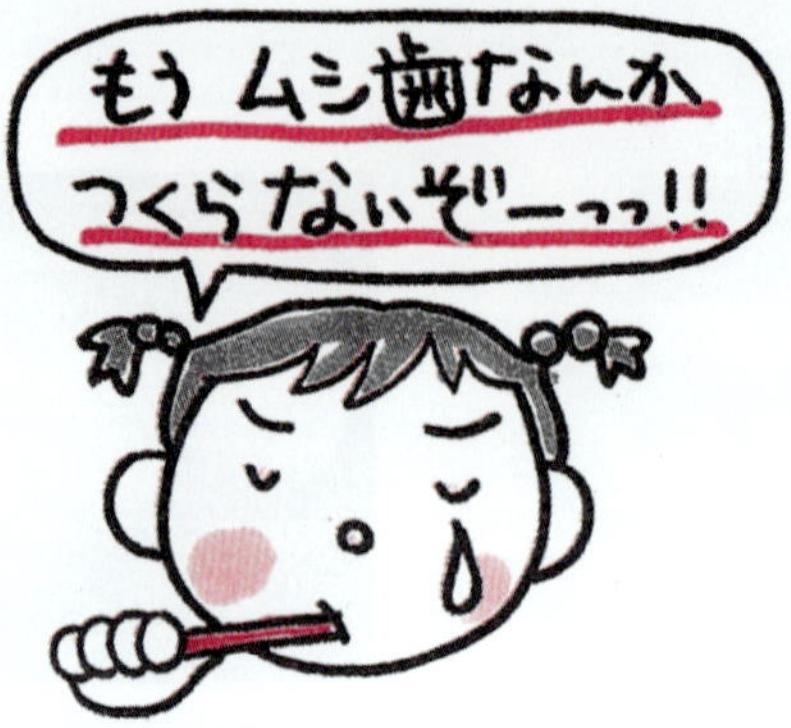

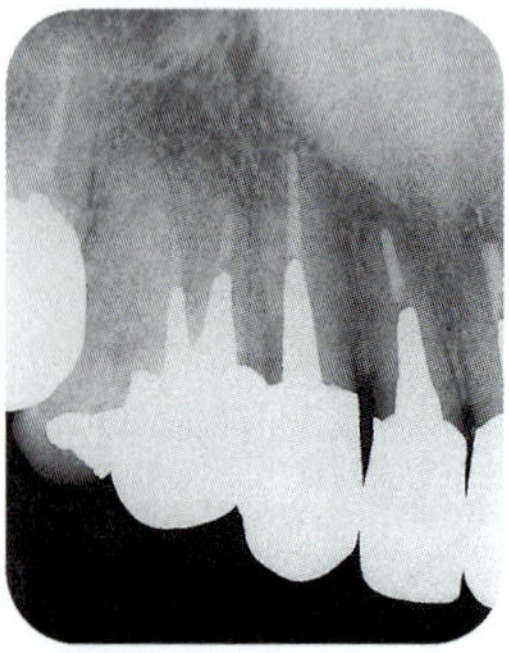

根の治療を終えて防腐剤をつめてウミのフクロが消え，治った状態です（約１年経過後）

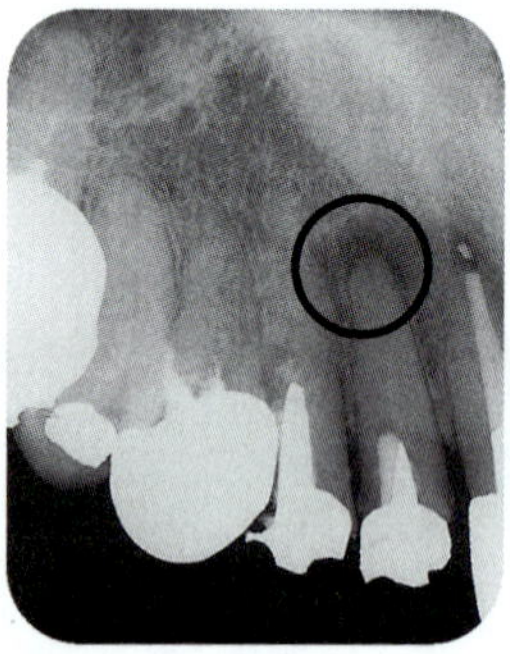

治療前は根の先にウミのフクロ（根の病気）が見られます

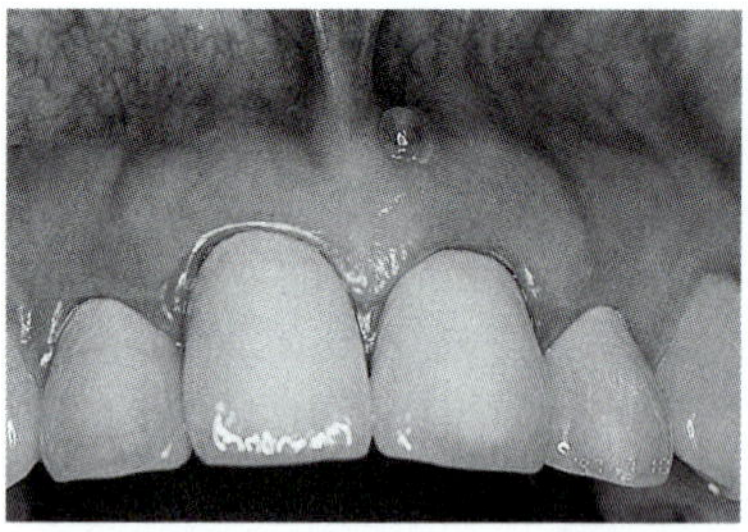

歯の根の先付近の歯ぐきが，ニキビのように突出していることがあります（一般的に痛みはありません）

▼C_4カリエス4度（根およびまわりの組織まで進んだむし歯）

歯の根を通りすぎて細菌が顎《あご》の骨の中まで侵入し、骨を溶かした状態の段階です。

急性症状のときは痛みも激しく、高い熱が出たり、顔まで腫《は》れあがることもあります。慢性経過の場合は骨の中に膿《うみ》のフクロができて、それが大きいと、歯肉《しにく》にニキビのようなものが現れます。慢性のものではむし歯が大きくなりすぎて、歯を抜かなくてはならないことも少なくありません。また、歯を残せる場合でも、外科《げか》処置や矯正《きょうせい》治療が必要となることもあります。

歯を残せる場合の基本的な治療は、ほとんどC_3の場合と同じような処置になりますが、より条件が悪くなることは言うまでもありません。

Q むし歯の経過観察とはどのようなことですか?

A 小さく、エナメル質の表面にのみあり（一般的にC_1と言われるもの）、進行性のものでなければ早く削らないほうが歯の寿命を長くすると思われます。なお、食生活についての注意やプラークコントロールがきちんとされていなければなりません。

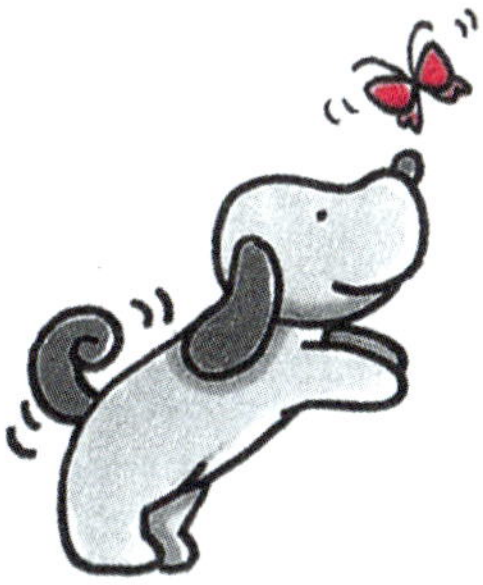

Q 歯が根っこだけ残っていて痛まないのですが、このままでは具合悪いですか?

A 根っこだけ残った歯の状態を「残根《ざんこん》」と言いますが、残根には食べかすが付きやすく、放置していると歯ぐきに炎症を起こして、お口の中にばい菌がたまってしまいます。炎症はさらに進行すると、歯周病《ししゅうびょう》へと悪化します。また、ばい菌が喉《のど》のほうに行ってしまうと病気を引き起こす原因になります。このような不衛生な状態を放っておくと、寝たきりになったり大きな病気をすると免疫力が低下し、感染してしまう危険度が高くなります。残根《ざんこん》はお手入れがむずかしくなりますが、お口の中を清潔にする習慣をつけて、しっか

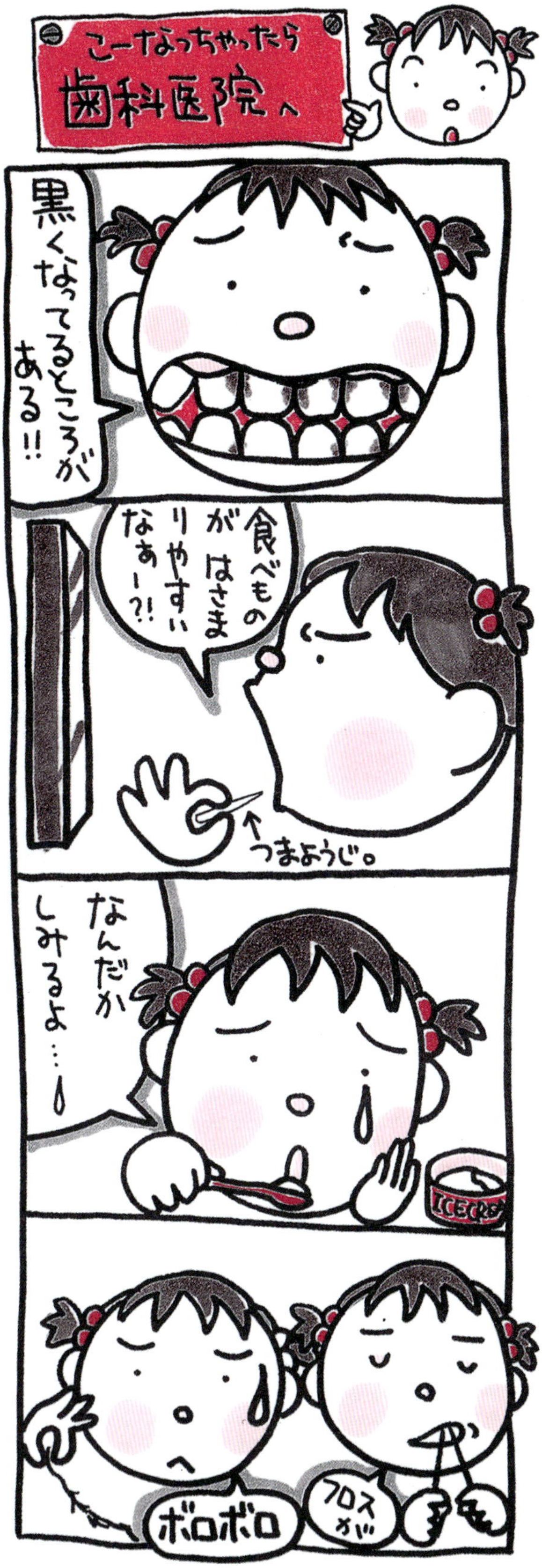
こーなっちゃったら
歯科医院へ
黒くなってるところがある!!
食べものがはさまりやすいなぁー?!
つまようじ。
なんだかしみるよ…
ボロボロ
フロス

りとみがくことが大切です。

処置については、歯周病の進行や残根歯が揺《ゆ》れてむし歯（齲蝕《うしょく》）が進行している場合は、抜歯《ばっし》を行うことが多いです。比較的根がしっかりしている場合には、むし歯の進行をおさえるためにも根の治療を行ったうえで、さし歯（継《けい》続歯《ぞくし》）にしたり、キャップをする治療があります。特に痛みもなく、からだへの治療による負担が大きい場合には、抜歯や治療はせずに定期的な歯石《しせき》の除去や口腔《こうくう》ケアを行うことで、現状維持に取り組んでいくこともあります。

Q　神経を取ると歯に良くないと聞きますが本当ですか？

A　一般に歯の神経と言っている歯《し》髄《ずい》は、歯の根の先から中心にある管の中に入っている血管や神経、その他の組織のことを言っています。これらの組織は歯に栄養を送る働きがありますが、それを取ってしまうということは、歯に栄養を送ることができなくなり、歯が死んでしまうことを意味します。死んでしまった歯（失活歯《しっかつし》と言います）は神経のある歯に比較して、植物にたとえるなら枯れ葉のようにもろくなってしまいます。そのような意味で歯に良くないと言えます。

Q　おとなのむし歯は進みにくいのですか？

A　永久歯《えいきゅうし》は生《は》え始めてまもない時期においては乳歯《にゅうし》と同様に、むし歯（齲蝕《うしょく》）になりやすいのです。しかし、その後、唾液などの影響に直接さらされることによって、徐々に抵抗力が増していきます。

すなわち、年齢とともに無機質の結晶が大きくなり、また歯の表面のフッ素の増加も認められます。

一方、噛《か》み合わされる歯の表面の形態も繰り返し接触していくことにより、すり減って単純化されていきます。このような過程で成熟し、むし歯になりにくくなります。むし歯への抵抗力が増していきます。

なお、歯の質や食生活およびプラークコントロールの状態によっても異なりますが、一度象牙質《ぞうげしつ》まで達してしまったむし歯は、進みにくいとは言えません。

Q　歯はなぜ割れるのですか？

A　正常な歯でも、構造上の欠陥《けっかん》として小さなヒビをたくさんもっています。しかし、これは歯の健康にとっては障害とはならず、やはり原因の大部分は外から加わる力ということになります。当たったり、ぶつかったりという大きな衝撃力は、それだけで歯が割れる原因となります。これと同時に注意が必要なのは、氷やアメなどを噛《か》

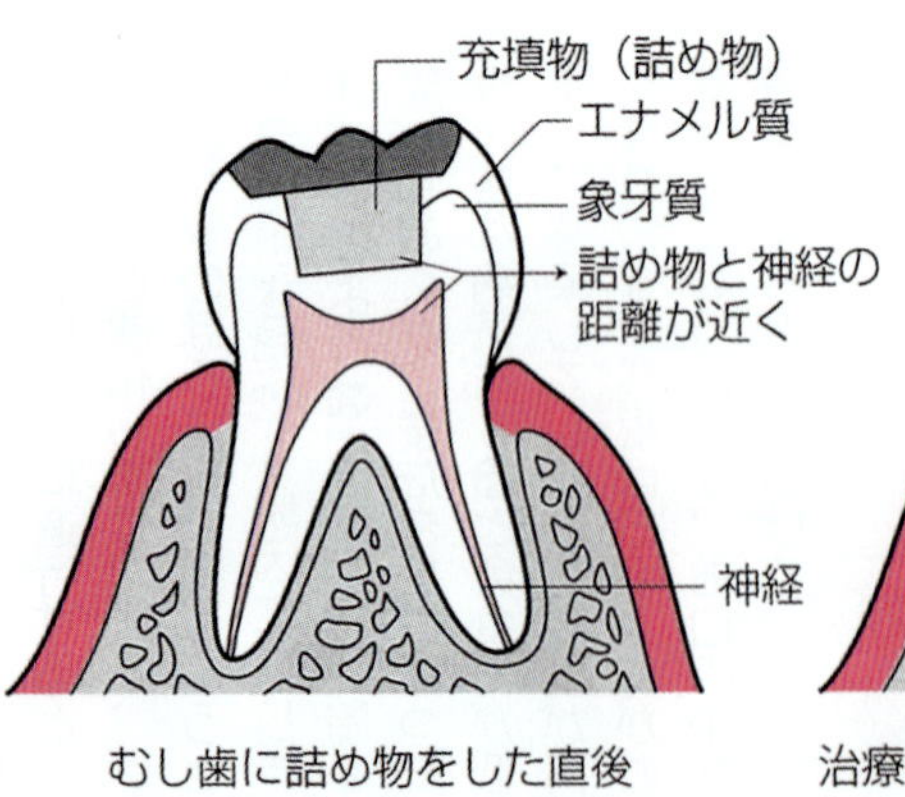

むし歯に詰め物をした直後

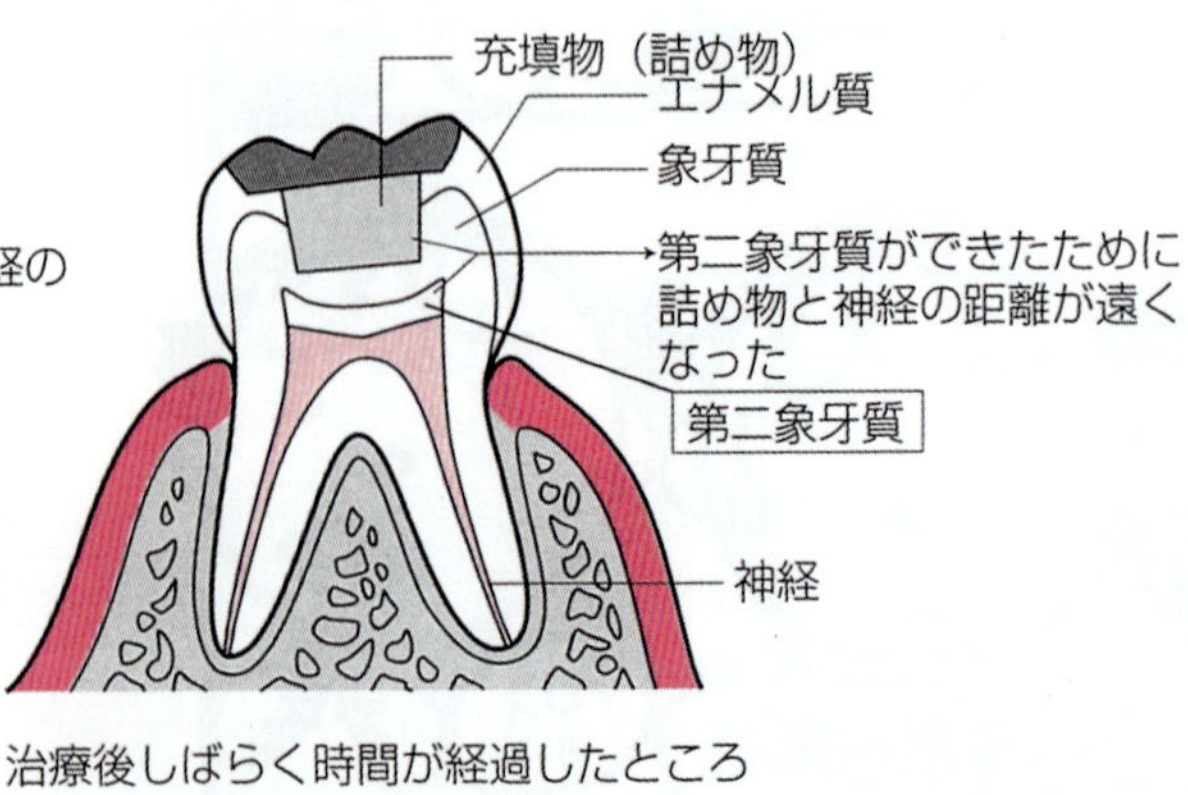

治療後しばらく時間が経過したところ

みつぶすときの「ガリッ」という力です。不用意に梅干しの種子などを嚙みつぶすのもやめましょう。

　食事や歯ぎしりなど、普通の日常で歯を嚙《か》み合わせるような小さな力でも、繰り返しかかる力はヒビや亀裂《きれつ》の原因となります。人工的に作る冠や詰め物も、相手の歯との当たり方を適正に考慮したものでないと割れる危険度が高まります。

　ここで注目したいのは、神経の生きている歯のほうがヒビや亀裂《きれつ》は入りにくく、それに比較して神経を取ってしまった歯は、その後の経過時間が長くなるにしたがって割れる危険度がより高くなります。

　神経を取ってから長く経過した歯は、根自体が脆弱《きじゃく》になってしまいますし、むし歯を放置しておいたり、根の治療を放置して健全な歯の部分が少なくなった歯に耐えられない過度な力が加われば、どうしても歯は割れてしまいます。ブリッジや場合によっては部分入れ歯を入れている状態では、さらに大きな力がかかりやすく、割れる危険度が高くなることもあります。

　また、もともと嚙《か》む力が強い人や歯ぎしりなどをする人は、想像できないほどの大きな力がかかり、特に奥歯では割れる危険度はかなり高くなります。歯が割れる原因は、歯にかかる過大な力およびその繰り返しと歯、特に根の強度の低下が限界に達したことによると考えられます。


（甲田　和行）

コラム：キシリトール

キシリトールはむし歯の原因となる菌を含め、口の中にある細菌によって利用されない単糖アルコールです。さらに①代替甘味料、②プラーク抑制作用、すなわちむし歯の原因となる菌に対して活動をおさえる作用を示します。他の糖のアルコールと同様、エナメル質の初期脱灰《だっかい》部分に再び石灰化をもたらします。甘味料はショ糖と同程度で味覚もよく、口の中に入れたときの清涼感は強いと言えます。

　以上のような点を考えると、キシリトールは優れた代替甘味料ですが、摂りすぎると腹部不快症状をもたらすという糖アルコール共通の性状に配慮する必要があります。


（甲田　和行）

成人期

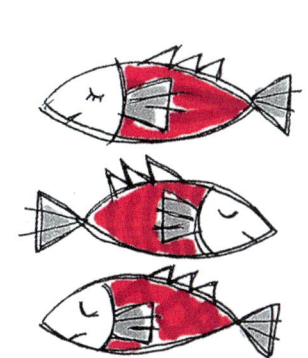

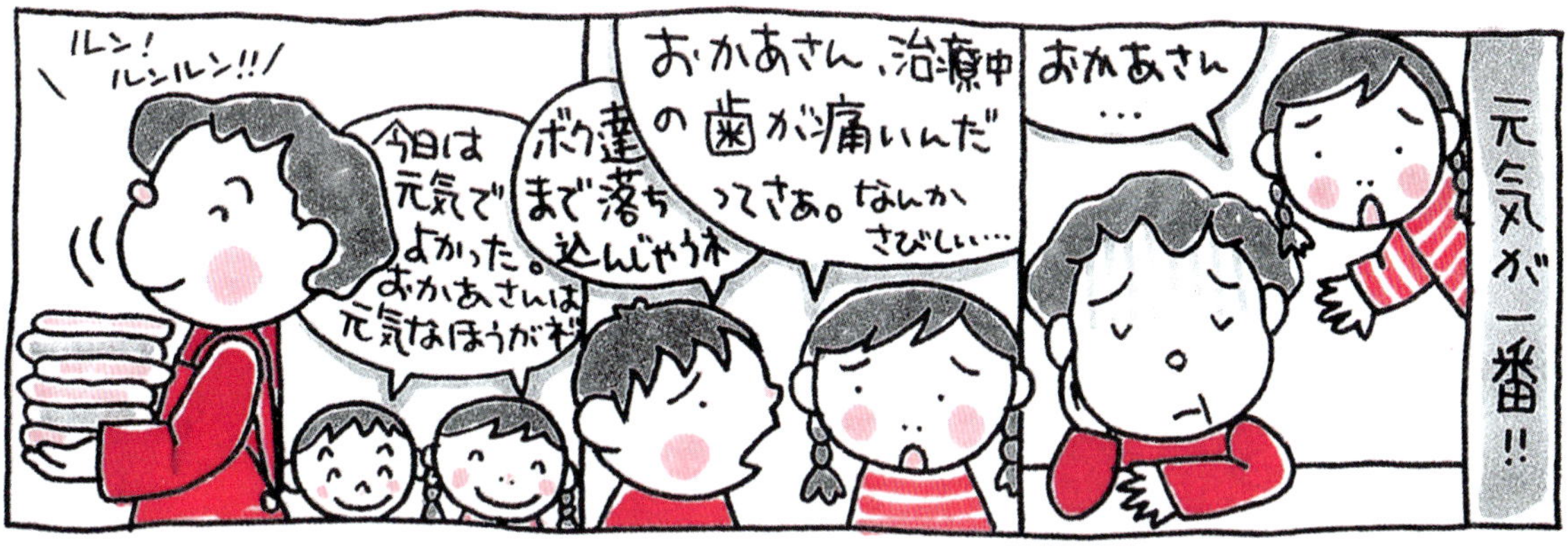

抜歯《ばっし》、麻酔《ますい》

抜歯は歯科における外科処置の一つで必要な注意事項があります

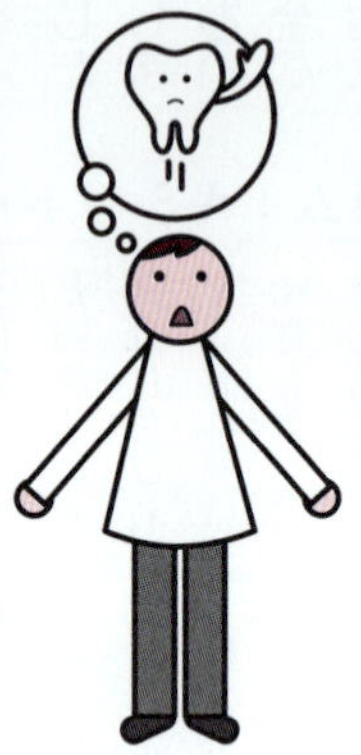

成人期

抜歯《ばっし》する必要のある歯

抜歯は歯にとっては最後の手段となりますので、歯科医師が「抜歯の適応」との判定をくだすのは非常に慎重になります。

近年、むし歯（齲蝕《うしょく》）の治療法および歯周病治療法の進歩により、歯を残して咬合《こうごう》（噛《か》み合わせ）に役立てることができる可能性は増してきましたが、それでも保存することが不可能な歯や、本来、萌出《ほうしゅつ》すべき（生《は》えるべき）場所に萌出しなかった歯など、歯の存在が障害の原因となる場合は、抜歯が必要となります。

抜歯する必要のある歯は

①重度のむし歯（齲蝕《うしょく》）で、どのような処置を行っても保存することが不可能な歯

②歯根《しこん》の吸収（歯の根の部分がなくなっていく生理的現象）が著しく、動揺《どうよう》の著しい歯

③根尖《こんせん》（歯の根の尖端《せんたん》の部分）に病巣《びょうそう》があり、治療を行っても保存することが不可能と思われる歯

④重度の歯周炎《ししゅうえん》による歯槽骨《しそうこつ》（歯を支えている骨）の吸収で動揺の著しい歯

⑤歯冠《しかん》（歯の歯肉《しにく》から上に出ている部分）および歯根《しこん》が破折《はせつ》していて修復が困難な歯

⑥隣りの健康な歯や歯周組織に障害を及ぼしたり、感染症の原因となる歯

⑦義歯《ぎし》（入れ歯やブリッジ）製作のため抜去《ばっきょ》を必要とする歯

⑧矯正《きょうせい》歯科治療のため抜去を必要とする歯

⑨永久歯の萌出《ほうしゅつ》の妨げとなっている乳歯

⑩炎症の原因となった歯で、再発の恐れのあるもの

などです。

ヘミセクション

大臼歯《だいきゅうし》の歯根《しこん》（歯の根の部分）の破折やむし歯、歯根の病気によって抜歯が適応と判断された場合でも、一方の歯根は残すことができそうなときに、歯を縦に半分に切断して2本ある歯根のうちの1本を切断して抜く治療法です。

ただし、ヘミセクションを行った歯は、それほど長持ちしないこともあるので、抜歯時期を先延ばしにするための処置と思っておいたほうが良いでしょう（**図1**）。

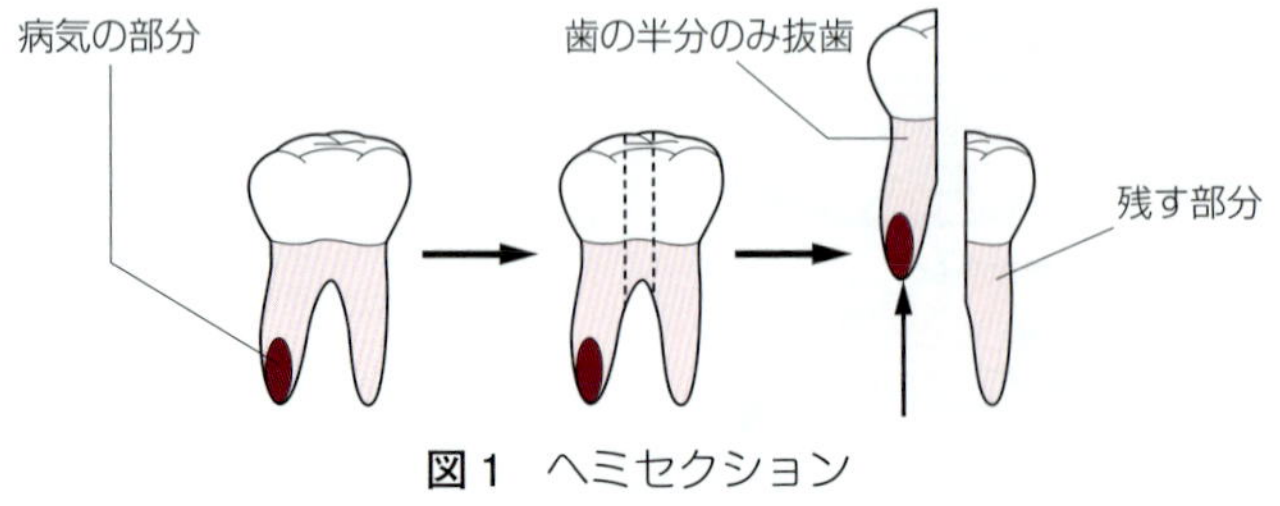

図1　ヘミセクション

ルートセパレーション(歯根分割《しこんぶんかつ》術《じゅつ》、歯根分離法《しこんぶんりほう》)

大臼歯《だいきゅうし》の歯根《しこん》の分かれる部位に病気があり、歯根には問題がない場合に行われる治療法で、歯の真ん中を縦に分割することによって、病気の部分もまとめて取り除き、大臼歯1本を小臼歯《しょうきゅうし》2本の形に変えます。分割《ぶんかつ》した歯にはそれぞれ単独、もしくは連結したクラウンをかぶせますが、メンテナンスを行えば、歯を長持ちさせることができます（図2）。

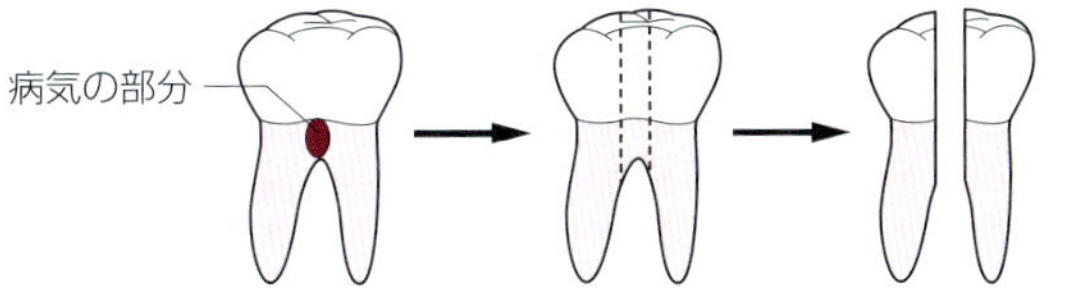

図2　ルートセパレーション

抜歯《ばっし》と抗菌剤《こうきんざい》(抗《こう》生物質《せいぶっしつ》)の服用

抜歯を行うと、細菌が傷口から血液中に侵入して、一過性に体内を回ります。これを菌血症《きんけっしょう》と言います。通常はその人のもつ免疫力《めんえきりょく》によって、この細菌は数分から数十分で死滅します。しかし免疫力の低下、すなわち生体の感染防御機能が弱い状態では細菌が死滅せずに重篤《じゅうとく》な感染症である敗血症《はいけつしょう》や感染性心内膜炎《かんせんせいしんないまくえん》などを引き起こすことがあります。

また、抜歯をきっかけに顎骨骨《がくこつこつ》炎《えん》、口底蜂巣炎《こうていほうそうえん》、上顎洞炎《じょうがくどうえん》などの炎症を引き起こすこともあります。したがって、これらを予防するために抜歯後に抗菌剤（抗生物質）を投与することがあります。

これらの病気については第3編の「歯と口の病気・異常・障害」のそれぞれの項目を参照してください。

生体の感染防御機能が弱っている状態とは、高齢、過労、血液疾患、糖尿病《とうにょうびょう》、膠原病《こうげんびょう》、抗がん剤投与中、免疫抑制剤《めんえきよくせいざい》や副腎皮質《ふくじんひしつ》ステロイドホルモン剤投与中、放射線治療中、および人工透析中《じんこうとうせきちゅう》などの状態を言います。したがって風邪気味、睡眠不足気味、過労気味、発熱時、糖尿病、膠原病《こうげんびょう》や血液疾患がコントロールされていないときは、抜歯を避けます。

抜歯後には通常、軽度の発熱、全身倦怠感《けんたいかん》、腫脹《しゅちょう》（抜歯部位の腫《は》れ）、および疼痛《とうつう》などが見られますが、ほとんどが1～2日で軽減します。しかし、抜歯後3～4日経過してさらに強い腫脹（異常な腫れ）、強度の開口障害（口が開かない）、嚥下痛《えんげつう》（飲み込み時の喉《のど》の痛み）、異常な疼痛《とうつう》（激しい痛み）などが現れた場合には、抜歯後の細菌感染症が疑われます。この場合には、抗菌剤（抗生物質）の継続服用が必要になり、重篤《じゅうとく》な場合には抗菌剤の静脈内点滴《じょうみゃくないてんてき》投与や、排膿《はいのう》のための手術が行われます。

抜歯《ばっし》と鎮痛剤《ちんつうざい》の服用

抜歯後にはほとんどの場合、痛みが出ます。この抜歯後の痛みは、歯の周囲の粘膜や骨に加わった創《そう》（キズ）にともなって生じた反応性炎症による痛みですので、多くは一時的なものであり、鎮痛《ちんつう》剤《ざい》を服用（頓服《とんぷく》）することで収まります。

しかし、抜歯後に細菌感染したときの痛み、内出血による腫脹《しゅちょう》（腫《は》れ）のための痛みや、精神的な原因で痛みが強調される場合など、単に抜歯後の痛みであってもすべて鎮痛剤の服用のみでは治まらない場合もあります。

また、普通の抜歯であっても異常な痛みが続く原因として、歯の周囲の骨（歯槽骨《しそうこつ》）や粘膜の損傷《そんしょう》、抜歯した隣の歯の損傷、抜歯後の創に骨片や異物が残っている場合などがあります。このような場合は、他の薬物療法を併用します。たとえば、細菌に感染している場合には抗菌剤《こうきんざい》（抗生物質）を服用します。

抜歯後に開口《かいこう》障害（口が開きにくい）や、嚥下《えんげ》障害（飲み込みにくい）などの症状がある場合には、内服よりも坐剤《ざざい》（坐薬《ざやく》）のほうが適しています。坐剤は吸収も早く、鎮痛効果も優れています。坐剤にはインドメタシン（商品名：インダシン坐剤など）、ジクロフェナク（商品名：ボルタレンサポ）、ケトプロフェン、ピロキシカムなどがあります。

なお、鎮痛剤の種類によっては、抗菌剤との併用により重篤《じゅうとく》な副作用が現れるものがありますので、鎮痛剤を自分の判断で服用せずに、歯科医師または薬剤師と相談することが必要です。

抜歯《ばっし》のための麻《ま》酔法《すいほう》

抜歯のための麻酔法には、浸潤《しんじゅん》麻酔法、伝達《でんたつ》麻酔法、表面《ひょうめん》麻酔法があります。歯の周囲の粘膜に麻酔薬を注射する方法を浸潤麻酔法と言います。また広い範囲に麻酔を行う場合や、浸潤麻酔では十分な効果が期待できない部位の抜歯では伝達麻酔法が行われます。伝達麻酔は、下顎智歯《かがくちし》（下あごの親《おや》知《し》らず）の抜歯では下顎孔《かがくこう》（下あごの骨の内側にある孔）に、上顎前歯部の抜歯には眼窩下孔《がんかかこう》（眼窩の下5～10㎜にある孔）に行われます。

抜歯に用いる歯科用局所麻酔薬は、麻酔剤と血管収縮剤を混合した液体で、血管収縮剤が入っていることにより麻酔部の周囲の血管を収縮させ、少量の麻酔剤で持続的な効果を得られるようにできています。歯科用麻酔薬には、塩酸リドカイン麻酔薬（商品名：キシロカイン）や塩酸プロピトカイン麻酔薬（商品名：シタネスト）がよく用いられます。また、麻酔注射時の痛みを緩和するため、あらかじめアミノ安息香酸エチル（商品名：ハリケイン・ゲル）などの表面麻酔薬を粘膜に塗布《とふ》しておくことがあります。しかし、痛みを完全に取り除くことは困難です。

歯科治療での麻酔に対して、強い恐怖を覚える人も多いものです。また、歯科治療そのものに対して恐怖を感じる人も少なくありません。

麻酔注射の痛み、抜歯の恐怖や不安による精神的緊張を緩和させる方法には、吸入鎮静法《きゅうにゅうちんせいほう》と静脈《じょうみゃく》内鎮静法《ないちんせいほう》があります。吸入鎮静法は、笑気《しょうき》（亜酸化窒素《あさんかちっそ》）と酸素の混合ガスを鼻マスクから吸入することにより、精神の安定が得られます。また、静脈内鎮静法は、静脈内に鎮痛薬や向精神薬《こうせいしんやく》であるジアゼパム、フルニトラゼパムやミタゾラムなどを注射するもので、静脈内鎮静法には精神の緊張状態を緩和《かんわ》させる効果があるため、不安を解消することもできます。

リラックス効果とともに大きいのが健忘効果《けんぼうこうか》で、抜歯終了後には局所麻酔注射を受けたことも記憶していないことが大半です。これらの方法は歯科恐怖症の人だけでなく、嘔吐反射《おうとはんしゃ》が強い人にも適しています。また心電図や血圧計などの生体モニターを使用しますので、治療中の健康状態をチェックでき、術中のからだの変化にもすぐ対応できます。

抜歯《ばっし》しないほうが良い全身の疾患・状態

全身の疾患や状態によっては抜歯時の麻酔、抜歯中、抜歯後の止血などに影響を及ぼすことがあります。

このようなことは、呼吸器疾患、循環器疾患、アレルギー疾患、消化器疾患、血液疾患、内分泌・代謝性疾患（糖尿病）、腎・泌尿器疾患、精神疾患などに見られ、また抜歯を避けたほうが良い状態として、妊娠や月経などの生理的身体状態があります。

しかし、これらの場合でも絶対に抜歯ができないということではなく、主治医と打ち合わせして、対策を立てておけば可能となることがあります。

◆呼吸器疾患《こきゅうきしっかん》（肺炎《はいえん》、喘息《ぜんそく》、慢性閉塞性肺疾患《まんせいへいそくせいはいしっかん》）

▼肺《はい》炎《えん》

肺炎があるときの抜歯や歯科治療は極力避けたほうが良く、特に高齢者は致命率が高くなるので、注意が必要です。

▼喘《ぜん》息《そく》

発作性の呼吸困難、喘鳴《ぜいめい》、咳《せき》の反復状態、アトピーがある場合は治療の時期を選びますが、喘息治療薬と歯科治療で使う局所麻酔薬、鎮痛薬や抗菌薬との相性に注意する必要があります。また歯科で使う鎮痛薬によっては喘息発作を誘発するものもあるので、喘息を持っている場合は必ず担当歯科医師に話しておくことが重要です。

▼慢性閉塞性肺疾患《まんせいへいそくせいはいしっかん》（COPD）

歯科治療が慢性閉塞性肺疾患を悪化させることは少ないものの、中等度以上の歯科治療や抜歯の場合は、パルスオキシメータによる呼吸状態の管理や気道の管理のできる施設で行ったほうが良いでしょう。

◆循環器疾患《じゅんかんきしっかん》（不整脈《ふせいみゃく》、虚《きょ》血性心疾患《けつせいしんしっかん》、高血圧症《こうけつあつしょう》、心不全《しんふぜん》）

▼不整脈《ふせいみゃく》

不整脈は突然死を引き起こすこともあるので、歯科治療を受ける前に歯科医師に話しておく必要があります。歯科治療は、心電図モニターがあり、循環器科の主治医との連携がとれる施設で受けるほうが安全です。しかし、不整脈があっても、その治療が適切に行われている場合は特に支障はありません。

ジギタリスを服用している場合は、鎮痛薬、解熱薬《げねつやく》、抗菌剤《こうきんざい》（抗生物質）によってはジギタリスの作用を強めてしまうものや逆に弱めてしまうものもありますので、歯科医師にジギタリスを服用している旨を必ず伝えましょう。

▼虚血性心疾患《きょけつせいしんしっかん》（心筋梗塞症《しんきんこうそくしょう》、狭心症《きょうしんしょう》など）

心筋梗塞の発作後6カ月以内のとき、また6カ月以上経過していても不整脈や狭心症の発作の残っている場合は、抜歯しないほうが安全です。また狭心症発作《ほっさ》が起きた場合に10分間以上持続し、ニトログリセリンを服用しても効果があがらない場合は、抜歯は避けたほうが良いでしょう。どうしても抜歯する必要がある場合には、精《せい》神鎮静法《しんちんせいほう》（前ページ「抜歯のための麻酔法」の項参照）を併用し、狭心症発作の誘因となる頻脈《ひんみゃく》と血圧の上昇を抑制します。

▼高血圧症《こうけつあつしょう》

抜歯で問題となるのは、動脈硬化が進行して脳、心臓、腎臓などに合併症がある場合です。抜歯中の血圧の著しい変動によって、脳や冠動脈《かんどうみゃく》に障害が起こる可能性があるからです。十分に血圧のコントロールがされていれば、通常の抜歯では問題が生じることはほとんどありませんが、精神鎮静法（前ページ「抜歯のための麻酔法」の項を参照）を併用して、できるだけ血圧の変動をおさえます。しかし、血圧がコントロールされていない場合は、内科でコントロールしてもらってから抜歯や小手術を受けたほうが安全です。

▼心不全《しんふぜん》

心不全は、心臓の機能障害によって息切れ、浮腫《ふしゅ》、倦怠感《けんたいかん》などの症状を呈するもので、心不全を引き起こす疾患には高血圧、心筋症、不整脈、弁疾患、先天性心疾患などがありますが、歯科治療のなかで、これを悪化させるものに、痛み、ストレス、局所麻酔薬に添加されている血管収縮薬《けっかんしゅうしゅくやく》などがありますので、痛くなく、ストレスのかからない血管収縮薬の含まれない局所麻酔薬の使用が悪化を予防することになります。

また、弁疾患で血栓《けっせん》予防のためにワルファリンなどの抗凝固薬《こうぎょうこやく》を使用している場合は、止血《しけつ》しにくいことがありますので、抜歯などの処置は設備の整った施設で行ったほうが安全です。

▼感染性心内膜炎《かんせんせいしんないまくえん》

心臓弁およびその周囲組織に感染巣を作る病気で、血液中に細菌などが混入し（「菌血症《きんけつしょう》」の項を参照）、心臓内部に感染することにより起こります。多くは心臓弁膜症《しんぞうべんまくしょう》や心室中隔欠損症《しんしつちゅうかくけっそんしょう》などの心臓疾患を持っている方が罹《かか》ります。また、人工弁、糖尿病、放射線療法、抗がん剤、免疫抑制薬による感染防御能の低下も誘因となります。

病原菌としては細菌によるものが多く、真菌《しんきん》によるものも増加しています。菌血症《きんけつしょう》の誘因としては、抜歯、歯科治療がもっとも多く、そのほか、呼吸器、泌尿器科、産婦人科の疾患や、外科処置によっても起こりますが、誘因がはっきりしないものが半数以上です。抜歯後に細菌感染が起きると、症状を悪化させることがあります。しかし、逆に歯の周囲の慢性炎症が心内膜炎《しんないまくえん》の誘因となることもありますので、むしろ抜歯が必要となる場合もあります。

▼心臓弁膜症《しんぞうべんまくしょう》

心臓には僧帽弁《そうぼうべん》、三尖弁《さんせんべん》、大動脈弁、肺動脈弁の4つの弁があります。各弁は血液を循環させるために非常に大切な働きがあります。この弁の働きが損なわれる病気が心臓弁膜症です。心臓弁膜症には、狭窄症《きょうさくしょう》と閉鎖不全症《へいさふぜんしょう》がありますが、頻度が多いのは僧帽弁と大動脈弁です。原因には、先天性と後天性があります。後天性のものにはリウマチ熱が原因になるリウマチ性心臓弁膜症が代表的ですが、ほかにも細菌性心内膜炎（「心内膜炎」の項を参照）があります。

人工弁置換術《ちかんじゅつ》後にはワルファリン療法により、血液が正常人の固まる時間の2～3倍の時間をかけないと固まらないようにします。したがって、抜歯をすると止血しにくくなるため、対策を立ててから抜歯をすることになります。

▼先天性心疾患《せんてんせいしんしっかん》（心房中隔欠損症《しんぼうちゅうかくけっそんしょう》（ASP）、心室中隔欠損症《しんしつちゅうかくけっそんしょう》（VSD）、肺動脈狭窄症《はいどうみゃくきょうさくしょう》（PS）、動脈管開存症《どうみゃくかんかいぞんしょう》（PDA）、ファロウFallow四徴症（T／F）など）

生まれつきの心臓の構造異常を先天性心疾患と呼びますが、生まれつきの心臓病でも、生まれてすぐに症状が現れるわけではなく、その症状は病気の重さによって異なり、同じ診断名でも必ずしも同じ症状を示すわけでもありません。治療後は、いずれも心不全《しんふぜん》の状態でなければ抜歯は可能です。

抜歯に際しては、菌血症《きんけつしょう》（「抜歯と抗菌剤の服用」の項参照）に対応するために、抜歯前後に抗菌剤（抗生物質）の内服が必要です。しかし、抜歯前後の抗菌剤服用は意味がないという考えもあります。

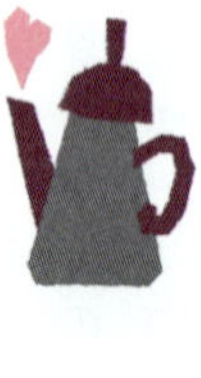

◆血液疾患《けつえきしっかん》（再生不良性貧血《さいせいふりょうせいひんけつ》、白血病《はっけつびょう》、血小板減少症《けっしょうばんげんしょうしょう》、血小板無力症《けっしょうばんむりょくしょう》、血友病《けつゆうびょう》など）

いずれも抜歯後に止血しにくいため、以前は抜歯を控えていましたが、現在では条件により抜歯が行われています。すなわち、白血病では、長期緩解《かんかい》状態にあれば抜歯は可能です。また血小板減少症では、その治療を行って血小板の回復を待って抜歯を行います。血小板無力症では、あらかじめ血小板輸血を行うことにより可能となります。血友病では、欠乏している凝固因子の補充を行ってから抜歯します。

いずれも抜歯は内科主治医との協力のもとに行い、さらに抜歯部位の出血に対する対策を立ててから行われます。

◆糖尿病《とうにょうびょう》

高血糖《こうけっとう》状態が続くと、血管障害や神経障害が起こり、からだの防

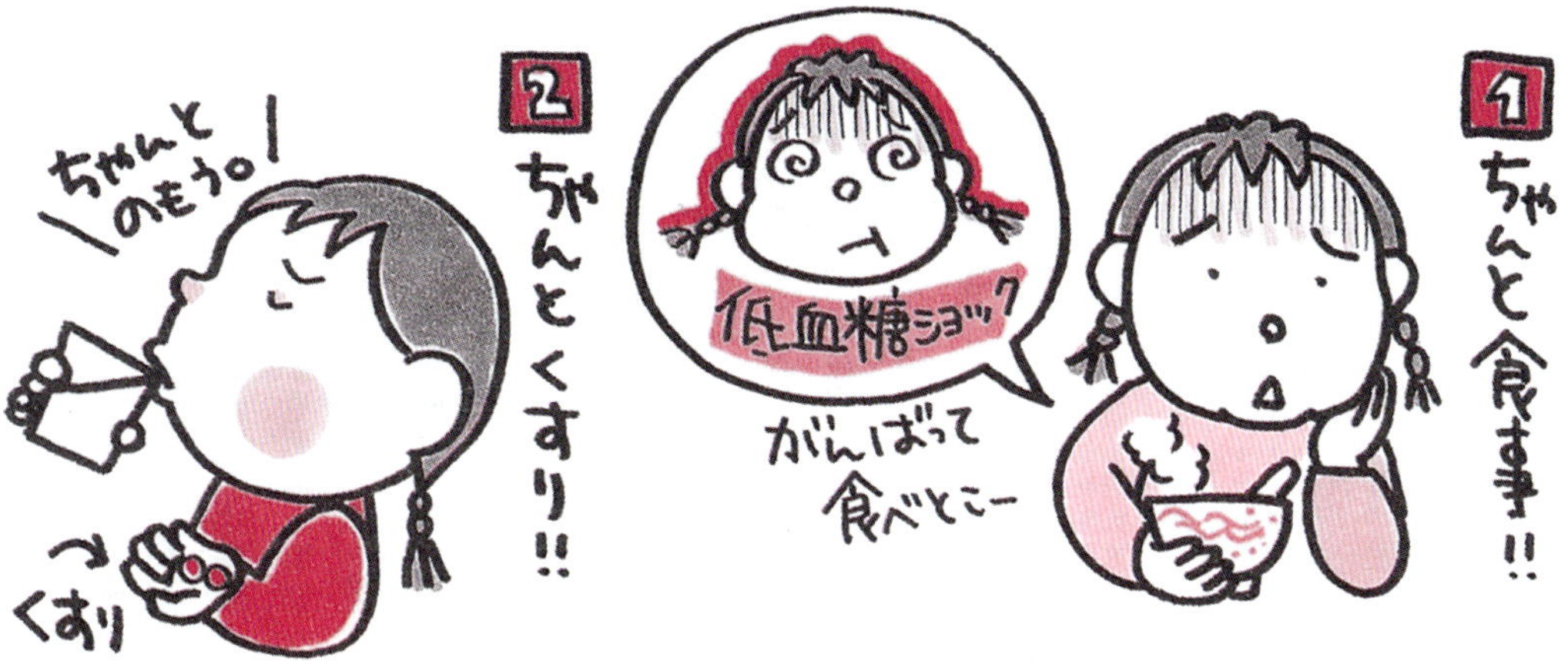
1
ちゃんと食事!!
低血糖ショック
がんばって食べとこー
2
ちゃんとくすり!!
ちゃんとのもうっ。
くすり

衛機能が低下し感染や出血しやすくなり、同時に炎症や創《そう》も治りにくくなります。そのため、まず抜歯の前に内科で十分な血糖コントロールしたうえで口の中の清掃と、必要によりあらかじめ抗菌剤(抗生物質)を服用しておきます。

また、炎症やストレスに対する抵抗力の低下や、抜歯による不安や痛みにより血圧変動が起こりやすくなるため、血圧の管理も必要です。抜歯後には十分な止血が必要で、感染を起こさないように口の中の清掃と抗菌剤(抗生物質)が必要です。内科でコントロールされ、ヘモグロビンA1cが7%未満ならば抜歯は可能です。しかし、インスリン注射や血糖降下薬を使用しているような重度の糖尿病では、抜歯などの歯科治療が食事時間に食い込んだり、疼痛《とうつう》のため朝食や昼食を食べず空腹状態が続くと、かえって低血糖《ていけっとう》になる可能性があります。

また低血糖のときには、手の震え、冷や汗、場合によっては意識消失の恐れもあるため、抜歯などは避けます。さらに抜歯後に低血糖になる場合もありますので、そのときは飴玉やジュースなどを用意しておき、糖分補給を行います。このようなことから糖尿病があるときは、担当歯科医師に糖尿病であることを告げ、内科主治医と連絡を取り合ってもらうことが大切です。

◆肝臓《かんぞう》および腎臓疾患《じんぞうしっかん》

肝臓は、基礎代謝の約25%を担い、糖質、脂質、たんぱく質、ビタミン代謝の中心であるとともに、アルコールの約90%を処理し、毒物の解毒《げどく》なども行っています。肝臓病の原因としては、ウイルス、薬物、アルコール、免疫、代謝異常などがあります。

症状は、食欲不振、全身倦怠感《けんたいかん》があり、肝肥大《かんひだい》、黄疸《おうだん》、腹水《ふくすい》、浮《ふ》腫《しゅ》などが見られます。肝臓病の代表は肝硬変《かんこうへん》で、肝臓癌への移行も少なくありません。ほとんどの血液凝固因子は肝臓で作られるので、重症の肝障害があると抜歯後の止血が困難となります。

また、慢性腎不全《まんせいじんふぜん》は腎の構成成分であるネフロン数の減少によって腎機能の低下を示すもので、時間経過とともに進行します。腎機能低下の進行を最小限にとどめるためには、原因疾患の治療が重要で、腎機能を悪化させることを避けることが大切です。原因疾患には、慢性糸球体腎炎《まんせいしきゅうたいじんえん》、膠原病《こうげんびょう》、糖尿病、痛風《つうふう》、アミロイドーシスなどの代謝性疾患、高血圧症などがあります。

腎不全患者では、一般に血小板機能異常などによる出血傾向があります。特に人工透析《じんこうとうせき》治療は、抗《こう》凝固剤《ぎょうこざい》(ヘパリンなど)を投与されているので、さらに強い出血傾向があります。抜歯は透析《とうせき》翌日が推奨されます。

また、腎不全患者では、創傷治《そうしょうち》癒《ゆ》能力と感染抵抗力が低下しているので、抜歯前後には毒性の低いタイプの抗菌剤(抗生物質)の服用が必要となります。

◆副腎皮質《ふくじんひしつ》ステロイドホルモン療法中の患者

副腎皮質ステロイドホルモン剤は、気管支喘息《ぜんそく》、アトピー性皮膚炎などのアレルギー疾患、膠原《こうげん》病《びょう》、多発性硬化症などの自己免疫疾患に治療薬として用いられます。現在、副腎皮質ステロイドホルモン療法を受けている場合や、最近まで投与されていた場合は、副腎の萎縮や予備力の低下があるので、抜歯などの外科的手術により副腎クリーゼと呼ばれるショックを起こす恐れがあります。したがって抜歯に際しては、術前に副腎皮質ステロイドホルモンを増量するか、再度投与が行われます。

◆妊《にん》娠《しん》

妊娠2~3カ月では流産、8カ月以後は早産《そうざん》の危険があり、また抜歯に際して抗菌剤（抗生物質）や鎮痛剤を服用する必要がありますので、胎児への影響も考慮してこの間の抜歯は避けます。消炎鎮痛剤は臍帯《さいたい》動脈を収縮させる作用があり、妊婦あるいは妊娠している可能性のある人は服用しないほうが良いでしょう。どうしても抜歯を行う必要がある場合は、妊娠5~7カ月の間に行うのが比較的安全とされています。

◆月《げっ》経《けい》

月経中は血液が凝固する能力が低下することや毛細血管が弱くなるので、止血しにくくなりますが、大きな影響を及ぼすものではありません。むしろ、月経期には神経質、感情の不安定、不安、および不機嫌などの症状が出るため、抜歯中の不快症状や抜歯後の痛みを長引かせることになることがあるので、抜歯は避けたほうが良いと言われています。

（齊藤　力）

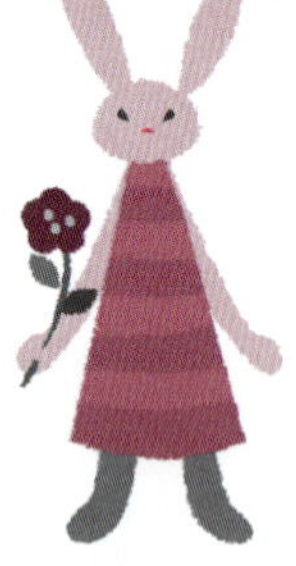

Q

智《ち》歯《し》は抜歯《ばっし》したほうが良いのですか?

A

智歯《ちし》（親知らず）だから抜歯したほうが良いということはありません。きちんと上下で嚙《か》み合っていて、食事をするときに役に立っているのであれば、むやみに抜歯する必要はありません。

ただ、現代の日本人のなかで智歯がきちんと歯列《しれつ》に並ぶ人は少なく、多くの場合、特に下顎《かがく》の智歯は横に傾いたり、中途半端に生《は》えたりしています。この場合、下顎の智歯の周囲の歯肉《しにく》が炎症を起こしやすく、いわゆる智歯周囲炎《ちししゅういえん》という状態になります。そうすると、智歯の周囲の骨（歯槽骨《しそうこつ》）も炎症のために溶けてきて（吸収されて）しまいます。同時に、嚙《か》み合っていない上顎《じょうがく》の智歯は飛び出してきて、下顎の第二大臼歯《だいきゅうし》や歯肉と当たってしまうことがあります。そうすると、顎関節《がくかんせつ》にも負担がかかります。したがって、このような場合には、智歯を抜歯することもやむを得ないと思います。

下顎の智歯を抜歯するに当たっては、智歯の歯根《しこん》の先端と下顎骨の中を走る神経（下歯槽神経《かしそうしんけい》）とが近接している場合があり、抜歯の際に神経を損傷することもあります。このようなことを起こさないために、専門的な診察や検査を受けたうえで抜歯を行うことをおすすめします。

Q

抜歯が恐ろしいのですが、なにか良い方法はないでしょうか?

A

多くの患者さんにとって、抜歯は歯を削ることや歯を削るためのタービンエンジンの音、麻酔の注射などと並んで歯科治療のなかの恐ろしい行為の代表だと思います。

まず大前提となるのは、信頼してご自身の抜歯を任せることができる歯科医師に診てもらうことだと思います。

まったく不安なく歯科医院を受診するというのは、なかなかむずかしいことだとは思いますが、不安は痛みを強くし、痛みは不安を更に増して悪循環になります。お友達やご近所の評判から、信頼できそうな歯科医師を探してみてください。

そのうえで、更に積極的に抜歯など歯科治療中の恐怖や不安を軽減する方法として精神鎮静法《せいしんちんせいほう》があります。低濃度の亜酸化窒素《あさんかちっそ》（笑《しょう》気《き》ガス）を吸う吸入鎮静法《きゅうにゅうちんせいほう》と鎮静薬などを静注する静脈内鎮静法《じょうみゃくないちんせいほう》とがあり、いずれも意識を失うことなく歯科治療中の恐怖や不安が軽減します。

吸入鎮静法は一般の歯科医院でも普及しており、簡便で安全性の高い方法です。静脈内鎮静法はより強い効果が得られますが、専門的なトレーニングを積んだ歯科医師が行うのが安全であり、大学病院や総合病院などで、おもに行われています。歯学部附属病院には、静脈内鎮静法など専門的な診療を行う歯科麻酔科が設置されていますのでご相談ください。

Q

抜歯《ばっし》の前・後に注意することはどんなことですか？

A

抜歯は、小さいとはいえ手術です。手術である以上、身体にかなりの負担がかかります。まずは抜歯の前には疲れをためないようにし、抜歯の後には安静を保ちましょう。身体が疲れていると身体の免疫《めんえき》（抵抗力）が低下し、抜歯後の炎症の程度が悪化して感染が起こりやすくなります。また、抜歯後に安静を保たないと、やはり同様に炎症が強くなります。体調が万全の状態で抜歯の前後を過ごすようにしてください。

抜歯後には、風呂や飲酒など、身体を温め血行を良くすることは避けたほうが安全です。炎症を強くし、腫《は》れが長時間持続することになります。また、過度なうがいを避けてください。抜歯後には、歯の抜けた穴（抜歯窩《ばっしか》）に血餅《けっぺい》が溜まって治っていきます。うがいをし過ぎるとこの血餅が取れてしまい、骨が露出した状態（ドライソケット）になってしまいます。こうなると長時間痛みが持続することになります。

抜歯後には、主治医から抗菌薬や鎮痛薬などが処方されることがあると思います。主治医の指示にしたがって、適切な量を適切な間隔で服用してください。服用量や服用間隔を自分勝手に変えてしまうと副作用のもとになります。また、薬を処方してもらう際には、ご自身が普段常用している薬物の名称を主治医に知らせてください。場合によっては、併用すると副作用が現れやすいものがあるので、注意が必要です。

（一戸　達也）

Q

麻酔《ますい》の注射で身体に異常は起きませんか？

A

麻酔の注射によって起こる身体の異常に、①現在かかっている内科的病気の病状悪化、②過度の緊張や体調不良の際に起こりやすい不安症状、③局所麻酔薬によるアレルギー反応と中毒症状、があります。

たとえば、高血圧症や狭心症《きょうしんしょう》・心筋梗塞《しんきんこうそく》のある方は、注射という行為に対する緊張で血圧や脈拍が大きく変動したり、狭心症や心筋梗塞の急性発作を起こすことがあります。いつも飲んでいるお薬と局所麻酔薬の相互作用で、血圧が異常に上がったり、逆に下がったりすることもあります。

健康な方でも過度の緊張や体調不良時に行うことで、血圧が下がり吐き気やめまいが生じたり過《か》換《かん》気《き》症《しょう》（息が荒くなり口や手足がしびれてきます）が起こりやすくなります。

局所麻酔薬にアレルギー反応を示す方もいます。局所麻酔薬を大量に注射したり、誤って血管内へ注射すると中毒が起きて全身に異常が見られます。

いづれも頻度としては少ないですが、場合によっては生命を脅かすこともありますので、麻酔の注射で身体に異常が見られた経験のある方、内科的な病気のある方は歯科医師へ事前にお話ください。飲んでいるお薬の内容が、いつでもわかるようにしていることも大切です。

全身《ぜんしん》麻酔《ますい》で歯の治療を受けることはできますか?

全身麻酔で歯の治療を受けることはできます。ただし、全身麻酔を行うには特別な設備と全身麻酔を行える歯科医師か医師が必要ですから、その診療所は限られてきます。その意味では、必ずしも一般的なものとは言えません。

歯科恐怖症《しかきょうふしょう》（歯科治療に強い恐怖心のある方）、歯科治療に非協力な方、障害児（者）で身体の動きが自身で調節できない方など、全身麻酔で意識のない間に歯の治療を行います。条件がそろえば日帰りでの治療が行えます。

適応は一概に言えないので、情報を知りたい方は歯科大学や歯学部附属病院の歯科麻酔科、総合病院の歯科・口腔外科《こうくうげか》、あるいはかかりつけの歯科医師にご相談ください。

（杉山　あや子）

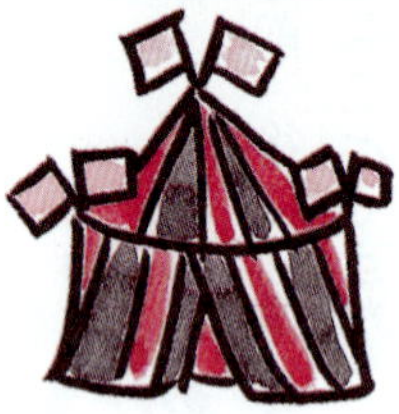

知らないあいだに歯を抜いて貰ったと聞いたことがありますが……

「恐ろしい歯科治療が、まったくわからない間に終わってしまう……」

何と素晴らしいことでしょう。そんな夢物語のような方法が、実はあるのです。

ひとつは皆さんご存知の全身《ぜんしん》麻《ま》酔《すい》です。「全身麻酔なんて恐ろしい」と言われる方もいらっしゃるかもしれませんが、現在では、歯科口《こう》腔《くう》外《げ》科《か》の手術ばかりでなく、治療椅子に座っただけで意識が遠のくような歯科恐怖症《しかきょうふしょう》の方や、治療器具を口の中に入れただけで吐き気をもよおすような方、そのほか、さまざまな障害のある方に対する歯科治療でも広く全身麻酔が行われています。歯科治療のための全身麻酔は、治療時間にもよりますが、日帰りで行うことが可能であり、翌日から普段どおりに仕事ができます。

前述しましたが、もうひとつは精神鎮静法《せいしんちんせいほう》という方法です。低濃度の亜酸化窒素《あさんかちっそ》（笑気《しょうき》ガス）を吸う吸入鎮静法《きゅうにゅうちんせいほう》と、鎮静薬などを静注する静脈内鎮静法《じょうみゃくないちんせいほう》とがあり、いずれも意識を失うことなく歯科治療中の恐怖や不安が軽減します。後者は前者に比べて治療中のことを忘れる健忘《けんぼう》効果が強力です。

全身麻酔や静脈内鎮静法は、専門的なトレーニングを積んだ歯科医師が行うのが安全です。歯学部附属病院にはこのような診療を行う歯科麻酔専門医や歯科麻酔認定医が勤務する歯科麻酔科が設置されていますのでご相談ください。

（一戸　達也）

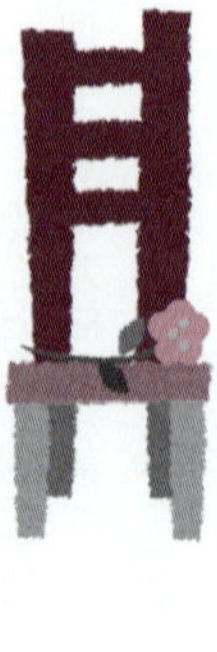

笑気吸入鎮静法《しょうききゅうにゅうちんせいほう》とはどんな方法ですか?

低濃度の笑気《しょうき》を吸入することにより、患者さんは意識を消失することなく高揚感《こうようかん》、多幸感を感じることができます。笑気吸入鎮静法は、この効果を利用します。

笑気吸入鎮静法の対象となる人は、歯科治療に対して緊張感や局所麻酔注射に恐怖心を持つ人などです。30％程度の濃度の笑気を酸素とともに鼻マスクから吸入します。手足はわずかに暖かく、力の抜けた感じとなり、緊張や恐怖心がとれ、楽に歯科治療を受けることができるようになります。痛みは取れませんので、痛みをともなう処置では局所麻酔の注射が必要となります。

笑気吸入鎮静法には専用の機器が必要となりますので、受診の際に歯科医院でお尋ねください。

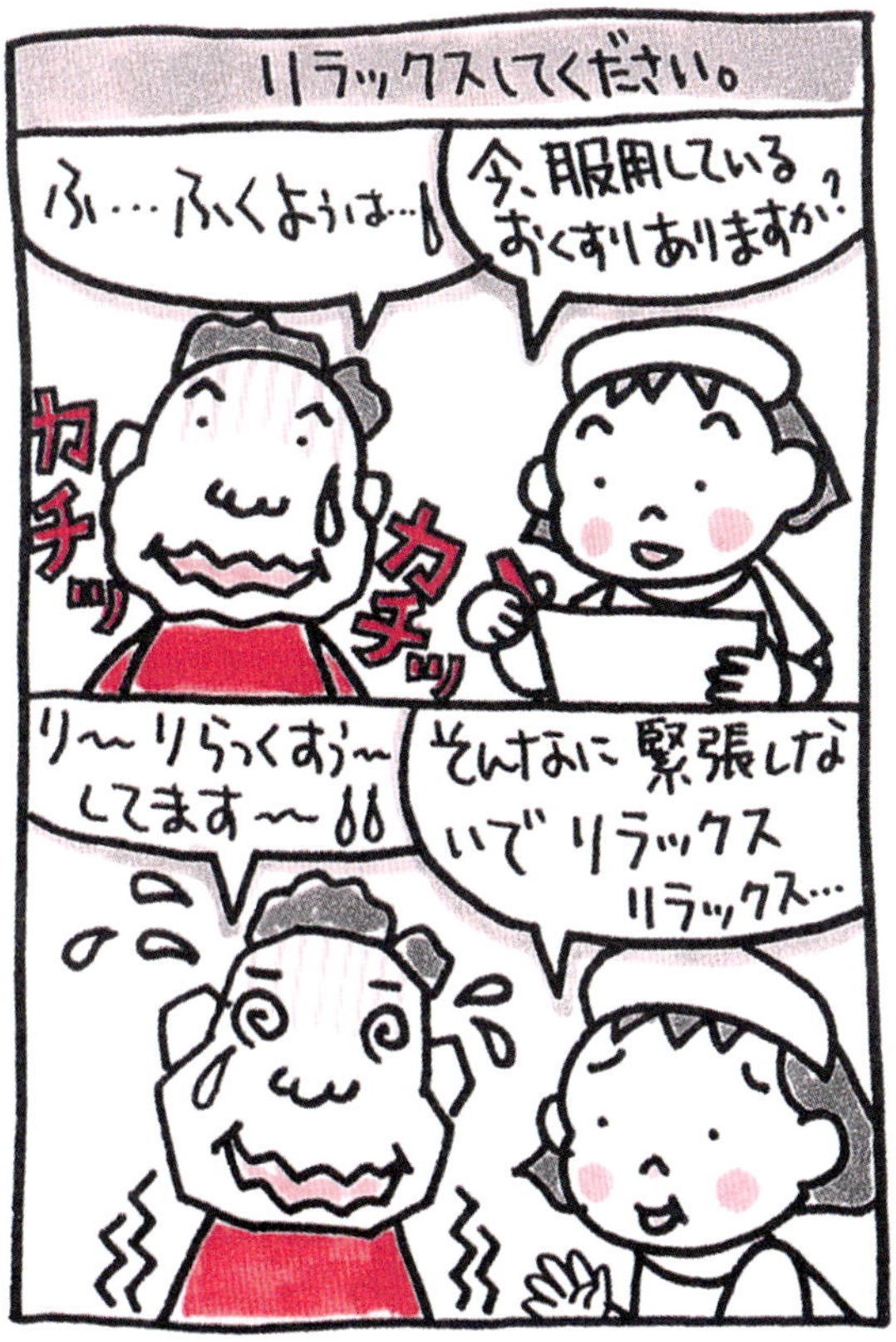
リラックスしてください。
今、服用しているおくすりありますか？
ふ…ふくようは…
カチッ
カチッ
そんなに緊張しないでリラックスリラックス…
り～りらっくすう～してます～

Q 静脈内鎮静法《じょうみゃくないちんせいほう》とはどんな方法ですか？

A

歯科治療の音や痛みは不快に感じることも多く、一度経験するともう歯科治療をすすんで受けたいと思う人は少ないでしょう。このため歯科治療時の緊張により、脳貧血《のうひんけつ》や過呼吸《かこきゅう》発作を起こすことがあります。また、高齢の方や全身的な病気を持った方では身体に負担がかかり、急激な血圧の変化や狭心症《きょうしんしょう》など重篤《じゅうとく》な状態となることもあります。

静脈内鎮静法は意識を無くすことなく、歯科治療への不安や恐怖心を軽減し、精神的に落ち着いた状態で歯科治療を受けることができるようにする方法です。比較的大きな処置となる親知《おやし》らず（智歯《ちし》）の抜歯や口腔《こうくう》インプラント治療など、対象となる患者さんは増えています。

なお、一般に意識下鎮静法《いしきかちんせいほう》と呼ばれ、意識のない状態となる深鎮静法《しんちんせいほう》とは分けて考えます。

患者さんは血圧、脈拍や呼吸のモニターが行われ、点滴《てんてき》から投与された精神安定剤（ジアゼパム、ミダゾラム、フルニトラゼパム）や静脈麻酔薬（プロポフォール）により、気分が楽になり、歯科治療への恐怖心が取れ、意識のあるリラックスした状態で治療を受けられます。また、薬の効果で治療中の記憶が残らないこともあります。痛みを取ることはできませんので、歯の神経を取ったり、歯を抜いたりするときには局所麻酔の注射が必要です。

効果は30～40分間持続します。終了後、ふらつきや眠気を感じる場合がありますので、30～60分程度安静をとり帰宅します。静脈内鎮静法を受けた当日は車の運転はできません。妊婦、使用薬剤にアレルギーのある方や全身状態によっては受けることができません。

静脈内鎮静法による歯科治療は歯科大学病院や病院歯科のほか、リラックス歯科治療を行っている歯科医院でも受けることができます。

深鎮静法は治療内容や患者さんの状態によって薬の種類や量、速度を調節しながら投与して意識の無い状態とする方法で、より全身麻酔に近い状態となりますので、歯科大学病院や日本歯科麻酔学会認定歯科麻酔専門医のいる施設でご相談ください。

（阿部　耕一郎）

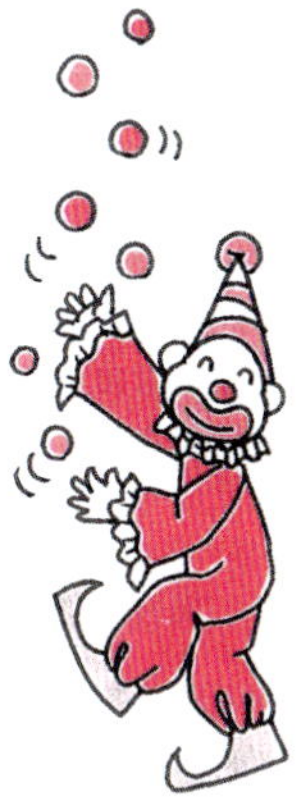

歯周病

歯周病の予防と進行を防止することが成人期の歯と口の健康のかなめです

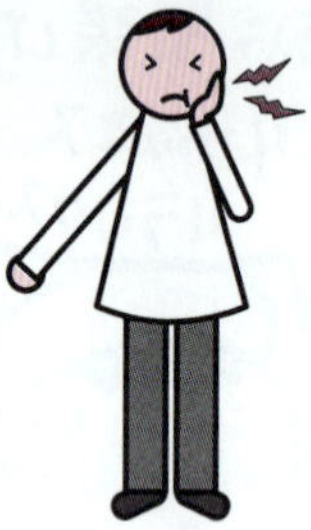

歯周病《ししゅうびょう》になってしまったのかな？

◆歯周病《ししゅうびょう》はどんな病気

歯周病《ししゅうびょう》（歯周疾患《ししゅうしっかん》）は、字のごとく歯の周《まわ》りの病気です。歯の病気とは違います。以前は、歯槽《しそう》膿漏《のうろう》と言われていましたが、現在では、使われなくなりました。

歯の周りの組織は、歯肉《しにく》（歯ぐき）、歯根《しこん》（歯の根）をおおっているセメント質、歯槽骨《しそうこつ》（歯を支えている顎《あご》の骨）とセメント質と歯槽骨を結ぶ歯根膜《しこんまく》から成り立っています。

歯周病は、歯の表面につくプラーク中の細菌による感染症の一種で、炎症を主徴候とします。炎症を主徴候とする歯周病は、歯肉《しにく》炎《えん》と歯周炎《ししゅうえん》に大別されます（図1 A～E）。また、歯周組織に歯ぎしりなどの強い力が加わって起こる咬合性外傷《こうごうせいがいしょう》もあります（図2）。

一般的には、歯肉《しにく》の炎症から初

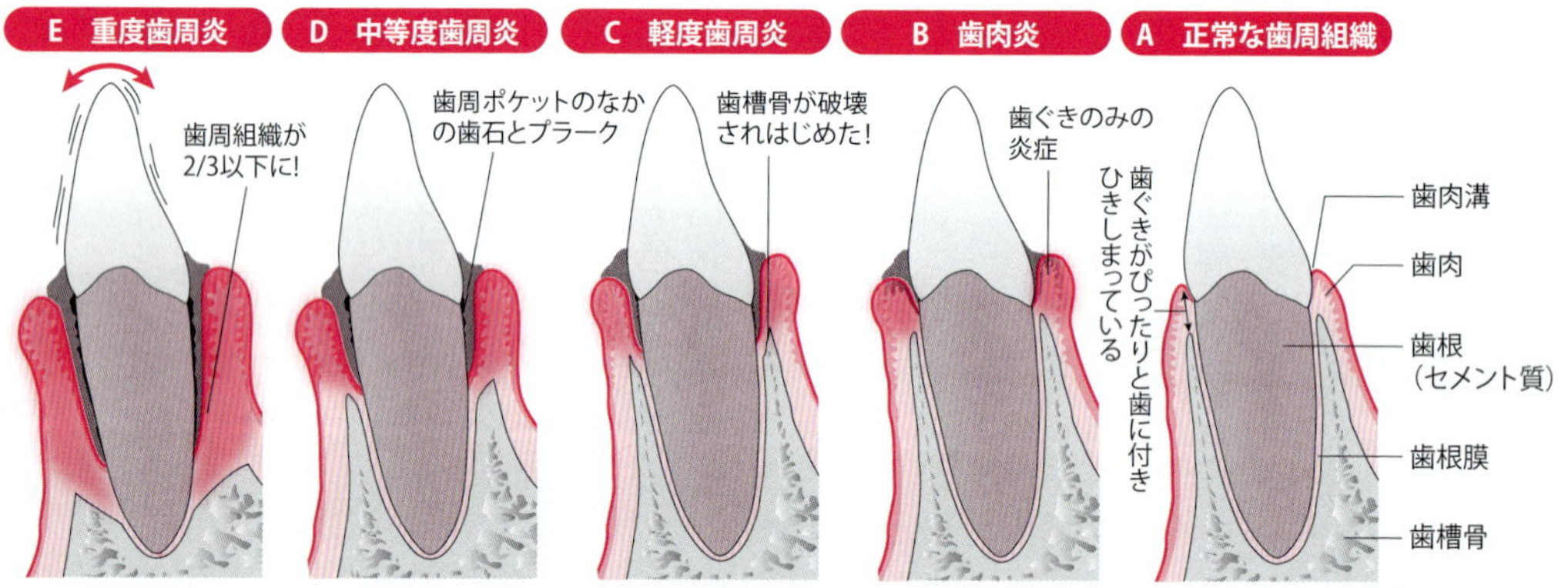

E：歯槽骨が大きく失われ，すでに歯はグラグラ．食べるときにも支障が出る．歯ぐきが腫れて痛んだり，ポロリと歯がとれてしまうことがあり，治療をしても歯を救えない場合もある．

D：歯根の 3 分の2程度の深さまで歯周組織が破壊されている状態．歯槽骨が失われているために，歯のグラつきがはじまる．歯が長くなり歯間部の隙間が広がって見える．放っておくと歯を失うことに！

C：歯根の 3 分の1程度の深さまで破壊されてポケットが深くなった状態．軽度とはいえ歯周炎になっているので，すでに歯槽骨が失われはじめている．ブラッシング時の出血などで気づくことが多い．早期の受診を！

B：歯肉溝にプラークが溜まり，歯ぐきだけに炎症が起きてポケットができた状態．まだ歯根膜，セメント質，歯槽骨の破壊ははじまっていない．歯ぐきの炎症を抑えれば回復可能．今のうちに治してしまおう．

A：歯肉溝に留まるプラークを，ブラッシングと歯科医院でのメインテナンスで日頃からコントロールすれば，正常な歯周組織をずっと維持することができる．歯が痛くなくても定期的に歯科医院へ！

図1 歯周病の進行

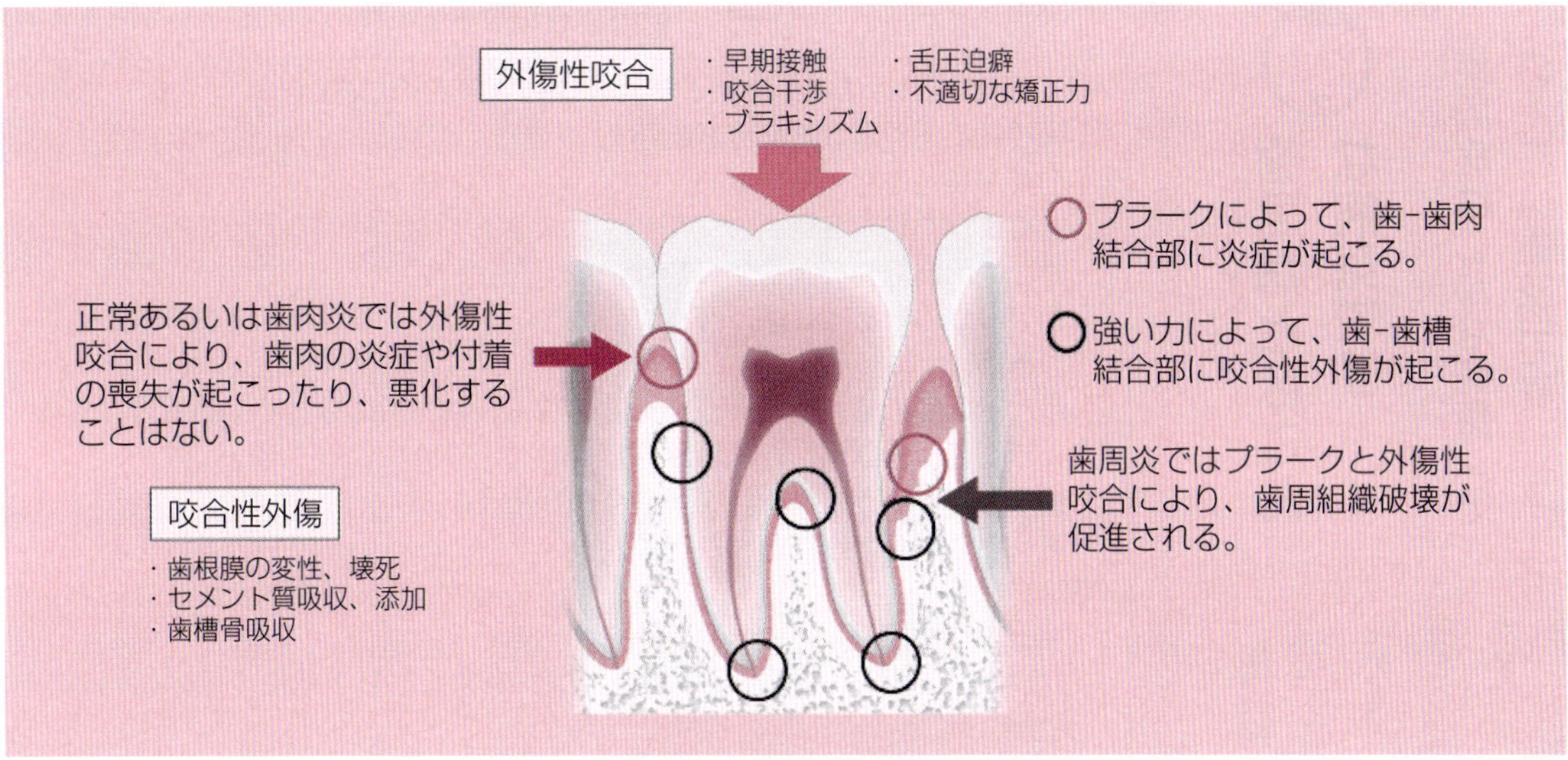
外傷性咬合
・早期接触
・咬合干渉
・ブラキシズム
・舌圧迫癖
・不適切な矯正力
プラークによって、歯-歯肉結合部に炎症が起こる。
強い力によって、歯-歯槽結合部に咬合性外傷が起こる。
正常あるいは歯肉炎では外傷性咬合により、歯肉の炎症や付着の喪失が起こったり、悪化することはない。
歯周炎ではプラークと外傷性咬合により、歯周組織破壊が促進される。
咬合性外傷
・歯根膜の変性、壊死
・セメント質吸収、添加
・歯槽骨吸収

図2　咬合性外傷

発し、進行すると、やがてセメント質、歯根膜《しこんまく》および歯槽骨《しそうこつ》までもが破壊されます。さらに、破壊が進むと歯を支えることができなくなり、最後には歯が抜けてしまう病気です。成人の抜歯原因の42%が、歯周病によります。

　多くの人が、歯肉炎《しにくえん》から重度の歯周炎《ししゅうえん》に罹《かか》って、やがて歯が抜けてしまうのは、つぎのような理由からです。

1　歯肉炎では痛みが出ないことが多い

　歯肉炎の場合は、ほとんど痛みが出ないのが特徴です。したがって、歯周病に罹《かか》っていることに気がつかないことが多いことから、歯周病は無症《むしょう》候性疾患《こうせいしっかん》（silent diseases）の一種であると言われています。歯肉《しにく》の痛み、腫《は》れや出血が出る場合は、病気が進行した歯周炎になってからが多いのです。

　しかし、からだには自分を守る防衛機能がありますので、初期の歯周炎では、軽度の痛みや出血はしばらくすると治《おさ》まってしまうことがあります。そこで歯周炎が治《なお》ったと勘違いしてしまう人が多いのですが、歯周炎は治るどころか、さらに悪化するための準備をしているといっても良いでしょう。炎症の最大の原因であるプラークを除去しないで歯周治療は終わりません。安易な自己診断は危険です。

2　歯が丈夫な人は要注意

　むし歯（齲蝕《うしょく》）で歯が痛いときは、我慢できずに歯科医院を受診する人が大多数です。しかし、前述のように歯肉炎《しにくえん》では痛みがほとんど出ないので、また出ても我慢できるので放置しておく人が多いのです。歯肉炎は、加齢《かれい》とともに徐々に進行し、歯周炎となり、歯肉の痛み、腫《は》れ、出血が治まらなくなるほど進行すると我慢できずに歯科医院を訪れます。そのときには、すでに手遅れで抜歯となってしまうことが少なくないのです。

　したがって、歯に痛みがなく自信のある人でも、定期的に歯科医院を訪れ、歯周病の診察を受けることを推奨します。歯周病の治療も、早期発見・早期治療の原則が当てはまります。

◆こんな症状は赤信号です（歯周病《ししゅうびょう》のチェックポイント）

　次の歯周病セルフチェック表（**表1**）を使って、自分が歯周病に罹《かか》っているか、どうか調べてみましょう。

　歯周病も早期発見・早期治療が重要です。

歯周病《ししゅうびょう》とはこんな病気です

◆歯周病《ししゅうびょう》はこんな病気（その1） 国民病です

国民病とは、国民の多数に蔓延《まんえん》して体位・体力を低下させ、生産性を減退させるなど、社会に悪影響を及ぼすような病気と定義されます。平均寿命のみならず健康寿命の延伸が求められている人生80年の超高齢社会を迎え、自分の歯が20本あれば、美味《おい》しくものを食べることができ、素敵《すてき》な笑顔で、健康で長寿をまっとうできると言われています。

しかし、これまでの歯科疾患実態調査によると、歯肉《しにく》に何らかの異常がある人は約70％に達し、特に働き盛りの中高年者の約80％が歯周病に罹《かか》っていると報告されています（**表2**）。

すなわち、単純計算すると歯肉になんらかの症状が見られる患者数は約８，９００万人と推定されます。しかし、実際歯科診療所で治療を受けている患者さんは、約130万人です。

一方、80歳で20本以上自分の歯を持っている人の割合は約20％で、一人平均現在歯数は約10本です。永久歯の抜歯の主原因別内訳は、歯周病42％、むし歯32％、破折11％および矯正《きょうせい》1％であり、抜歯本数を年齢階級別に見ると、歯を最もたくさん失うのは60～64歳でした（**図3**）。

表1　歯周病セルフチェック

次の項目の当てはまるものに、チェックしてみてください。

□ 歯ぐきに赤く腫れた部分がある。
□ 口臭がなんとなく気になる。
□ 歯ぐきがやせてきた。
□ 歯と歯の間にものがつまりやすい。
□ 歯をみがいたあと、歯ブラシに血がついたり、すすいだ水に血が混じることがある。
□ 歯と歯の間の歯ぐきが、三角形ではなく、丸い形になっている部分がある。
□ ときどき、歯が浮いたような感じがする。
□ 指でさわってみて、少しグラつく歯がある。
□ 歯ぐきから膿が出たことがある。

〈判定〉

チェックがない場合
これからもきちんと歯みがきを心がけ、少なくとも1年に1回は歯科健診を受けましょう。

チェックが1～2個の場合
歯周病の可能性があります。まず、歯みがきのしかたを見直しましょう。念のため、かかりつけの歯科医院で、歯周病でないかどうか、歯みがきがきちんとできているか、確認してもらうと良いでしょう。

チェックが3～5個以上の場合
初期あるいは中等度歯周炎以上に歯周病が進行しているおそれがあります。早めにかかりつけ歯科医院に相談しましょう。

（8020財団資料から引用改変）

◆加齢《かれい》と歯周病《ししゅうびょう》

前述のように、加齢にともなう歯の喪失数《そうしつすう》の増加が高齢社会の大きな問題の一つとなっています。人の歯や口は、ものを食べるだけの器官のみならず、言葉を話すための器官としても重要な役割があり、また審美的《しんびてき》な要素も兼ね備えているので、人が社会生活や文化的活動を営むうえで不可欠の器官です。したがって、種々の原因で歯や口の機能が失われると日常生活を困難にし、生活の質（QOL*：quality of life）や日常生活活動（ADL*：activity of daily living）の低下や社会的ならびに全身的な障害の一因となります。

歯や口の機能を長期間にわたって営むうえで、歯の喪失《そうしつ》の原因であるむし歯や歯周病を予防することは重要で、とりわけ歯周病予防や治療は、歯・口の健康づくりのみならず、全身の健康づくりとも関連のあることからも生涯を通じた健康づくりに不可欠の課題です。

表 2　歯肉に歯周病の所見があるかどうかの年齢別の表
（平成 23 年　厚生労働省歯科疾患実態調査を一部改変）　（%）

年齢	歯周病の所見のない者	歯周病の所見のある者							対象歯のない者
		総数	プロービング後の出血	歯石の沈着注)	歯周ポケット 4 mm以上 6 mm未満		歯周ポケット 6 mm以上		
					総数	歯石（+）	総数	歯石（+）	
5～ 9	64.5	35.5	25.0	10.5	—	—	—	—	—
10～14	54.7	45.3	26.7	18.6	—	—	—	—	—
15～19	30.9	69.1	23.6	40.9	4.5	—	—	—	—
20～24	25.8	74.2	13.5	47.2	12.4	4.5	1.1	1.1	—
25～29	31.1	68.9	9.8	45.1	11.5	4.1	2.5	—	—
30～34	25.5	74.5	14.1	40.1	18.2	7.8	2.1	0.5	—
35～39	20.4	79.6	14.1	42.2	21.1	7.0	2.2	0.7	—
40～44	20.7	79.3	11.9	41.9	22.0	8.8	3.5	1.8	—
45～49	12.9	86.7	11.9	44.3	24.8	11.4	5.7	1.9	0.5
50～54	18.5	81.1	8.3	37.4	28.0	8.3	7.5	3.1	0.4
55～59	15.0	83.2	8.0	29.0	36.4	11.5	9.8	3.1	1.7
60～64	10.7	85.2	9.1	28.5	33.6	11.4	13.9	6.4	4.1
65～69	10.7	83.2	6.9	25.6	35.5	12.7	15.2	5.8	6.1
70～74	9.7	73.8	10.6	20.6	29.0	10.6	13.8	6.3	16.3
75～79	8.0	72.0	5.9	17.1	32.4	9.7	16.5	5.3	20.1
80～84	6.7	63.7	6.3	14.8	26.0	8.5	16.6	5.8	29.6
85～	5.7	48.1	3.8	7.5	25.5	7.5	11.3	4.7	46.2

注）歯石の沈着の項には，歯周ポケットが 4 mm以上の者は含まない.

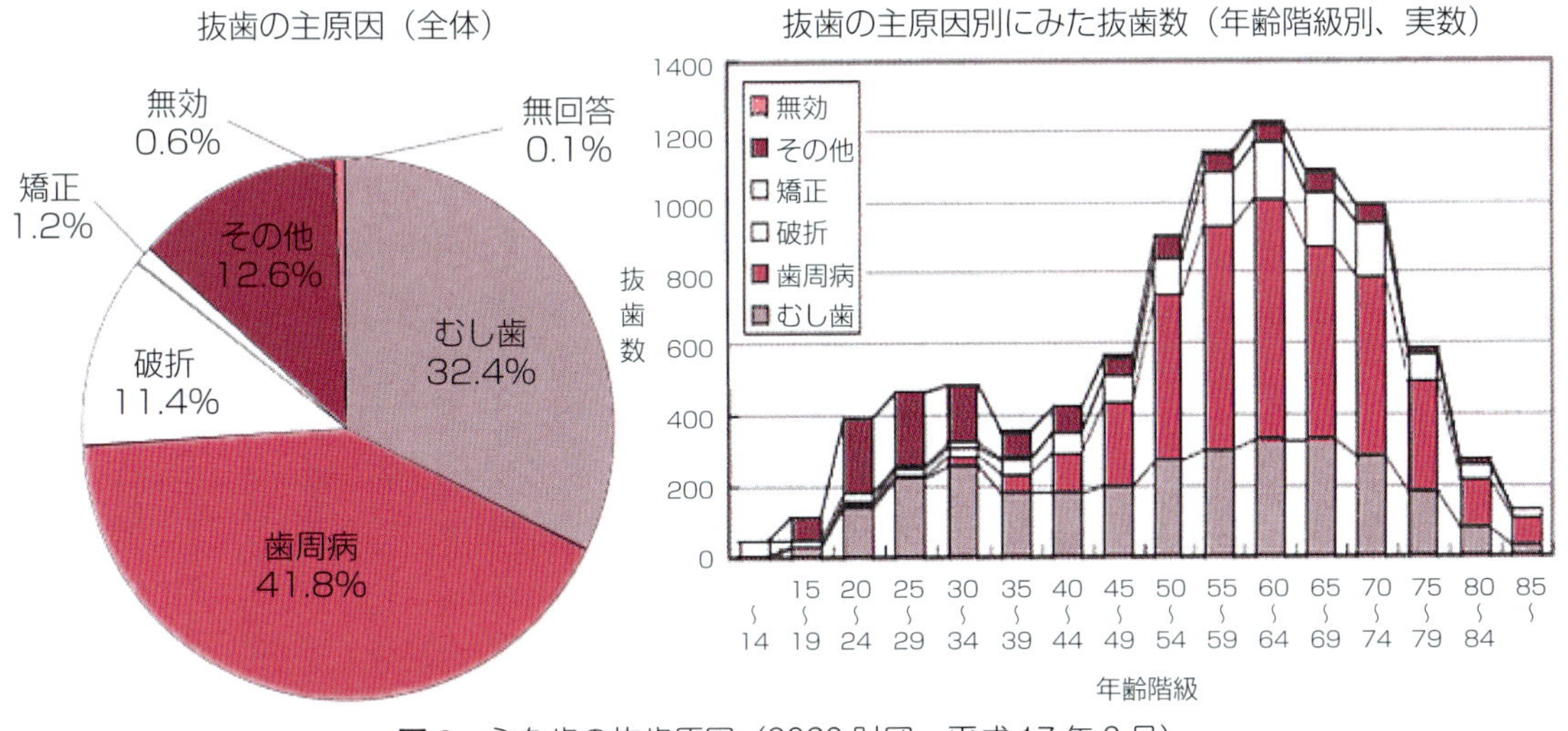

図 3　永久歯の抜歯原因（8020 財団、平成 17 年 3 月）

◆歯周病《ししゅうびょう》はこんな病気（その2）生活習慣病《せいかつしゅうかんびょう》です

生活習慣病《せいかつしゅうかんびょう》（life style related disease）は、食習慣、運動習慣、休養、喫煙、飲酒などの生活習慣が、その発症・進行に関与する疾患群と定義されます。歯周病は、プラーク中の細菌によるある種の感染症であることは先にも述べましたが、食習慣や喫煙などの生活習慣とも関連があることがわかってきました（**表3**）。

国民の健康に対する興味や認識は高くなってきていますが、一般的に、病気の実体を目でとらえるのは困難です。しかし、歯肉《しにく》の炎症は目で見ることができます。その原因であるプラークは肉眼では確認しにくいのですが、プラークを染色《せんしょく》すれば容易に目で確認できることから、患者さん

表3　生活習慣病

●食 習 慣：	糖尿病（2型）、肥満、高脂血症、高尿酸血症、循環器病、大腸癌、歯周病など
●運動習慣：	糖尿病（2型）、肥満、高脂血症、高血圧症など
●喫　　煙：	肺扁平上皮癌、循環器病、慢性気管支炎、脳血管障害、肺気腫、歯周病など
●飲　　酒：	アルコール性肝障害、歯周病？

（公衆衛生審議会の意見具申）

に歯肉《しにく》の炎症とプラーク付着との間に関連のあることに気づかせ、プラークをブラッシングで除去することで、歯肉の炎症が改善することを実体験させることはきわめて重要となります（**図4**）。さらに、患者さんにプラークの形成が食生活やブラッシングなどの生活習慣とも密接に関与していることに気づかせ、人の食習慣や生活習慣を改善することによって歯肉の

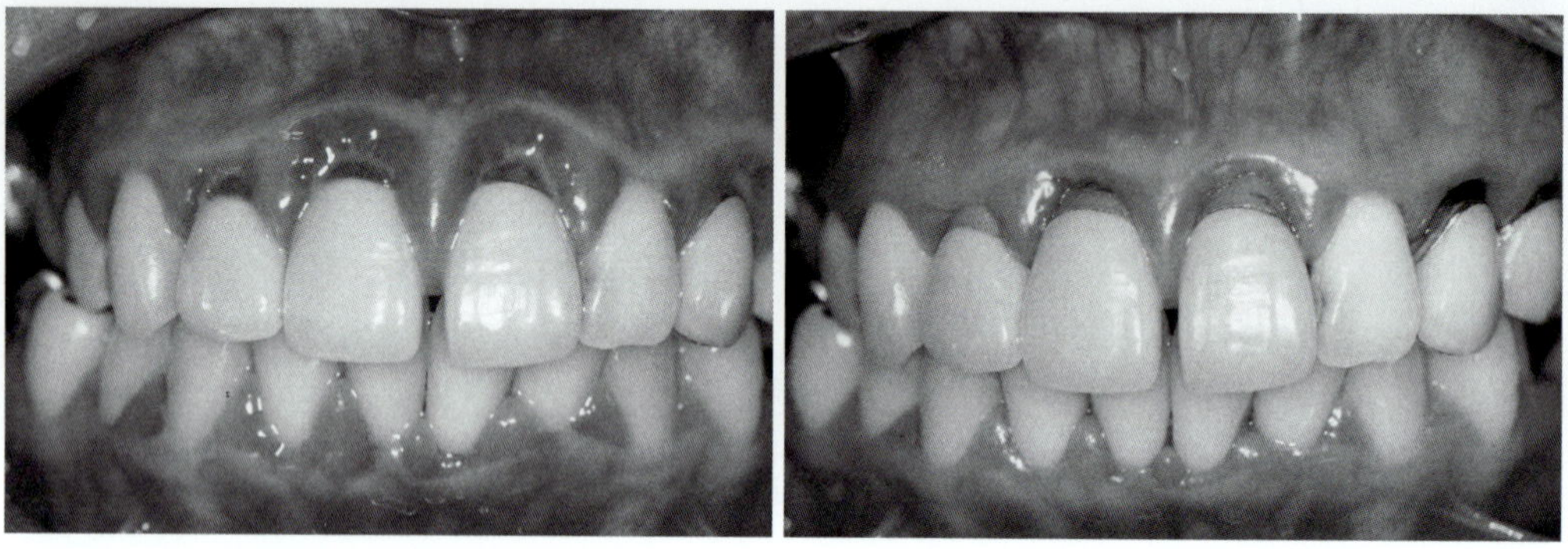

ブラッシング励行前　　ブラッシング励行後

図4　生活習慣の改善で歯肉の炎症も改善

炎症が改善することを自己学習させ、問題解決能力を育《はぐく》むことは、人生80年の超高齢社会における生涯にわたる健やかなQOLおよびADLを営むことができる基盤形成に役立つと思われます。

　すなわち、患者さんは歯周病を題材にして「病気には原因があり、原因を除去することで良くなる」という疾病《しっぺい》治療の原則を学ぶことができます。また、「病気にならないようにするには原因を作らないこと」を理解し、自分自身の食習慣や生活習慣を見直し、改め、努力することで予防できることに気づくこともできるようになります。

（伊藤　公一）

用語解説

＊QOL（Quality of Life）
「生活の質」と訳され、物理的な豊かさやサービスの量、個々の身辺自立だけでなく、精神面を含めた生活全体の豊かさと自己実現を含めた概念。

＊ADL（Activities of Daily Living）
「日常生活動作能力」と訳され、歩行、摂食、衣服の着脱、洗面、入浴、排泄、移動など、人間の基本的な日常生活動作。

コラム：むし歯や歯周病はうつるのでしょうか

　むし歯（齲蝕《うしょく》）や歯周病はプラーク中の細菌による感染症ですので、人から人に感染する可能性があります。したがって、むし歯や歯周病（歯周疾患）に罹《かか》っている人とキスすれば感染する可能性は否定できません。むし歯菌や歯周病原菌の感染力は、それほど強くなく、また、うつされる側の抵抗力があれば、むし歯や歯周病の人とキスしても歯周病原菌に簡単に感染することはないといってもよいでしょう。

　しかし、病気やストレスなどの原因で抵抗力が低下している場合や原因菌に対する抵抗力がなかったり、原因菌が定着、増殖しやすい環境にあるときは、発症するでしょう。おとなが子どもに同じ箸《はし》やスプーンを使って食物を与えると、おとなの口腔内の細菌が子どもにうつるという結果が出ています。

（伊藤　公一）

成人期の歯周病《ししゅうびょう》

◆成人期の歯周病《ししゅうびょう》の実際

成人期を迎えると、生《は》え揃った永久歯《えいきゅうし》がさまざまな生活習慣や環境の影響を受け、歯のまわりの組織を破壊する歯周病にも罹《かか》りやすくなります。そして残念なことに写真（**図5**）のようにきれいな歯や歯ならび、歯ぐき（歯肉《しにく》）の状態で一生を過ごせるわけではないようです。成人期以降、私たちの歯や歯ぐきは、どのように変化してきているのでしょうか。

平成23年歯科疾患実態調査によると、80歳で20本以上の歯を有している（8020《ハチマルニイマル》達成）方の比率は年々増加しており（**図6**）、80歳人口の38*・3％の方々がこれを達成していることになります。

そして80歳で残っている歯は13・9本で、前回の平成17年の調査よりも3本程度増えています（**図7**）。しかし、永久歯の数は親知らずの4本を除くと28本ですので、それでもここまでの年齢で14本程度の歯を失っており、その最大の原因は歯周病であることがわかっています。

同じ調査で、口の中に歯周病の所見があるかどうかの調査もあり、20～44歳までは、歯周病の症状が何も認められない方が20～30％程度なのですが、45～59歳になると10％台へと、急に下がってしまいます（**表2**、241ページ参照）。また別の結果で、進行した歯周病がある人たちの割合が45～49歳で30％以上となることから考えると

*この値は75歳以上80歳未満、80歳以上85歳未満の数値から推計

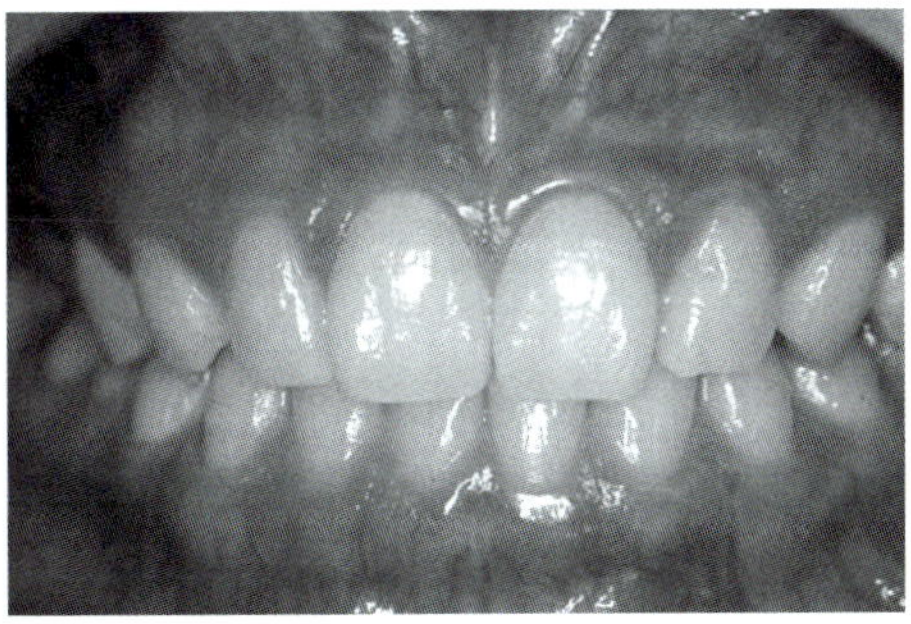

図5　健康な歯肉

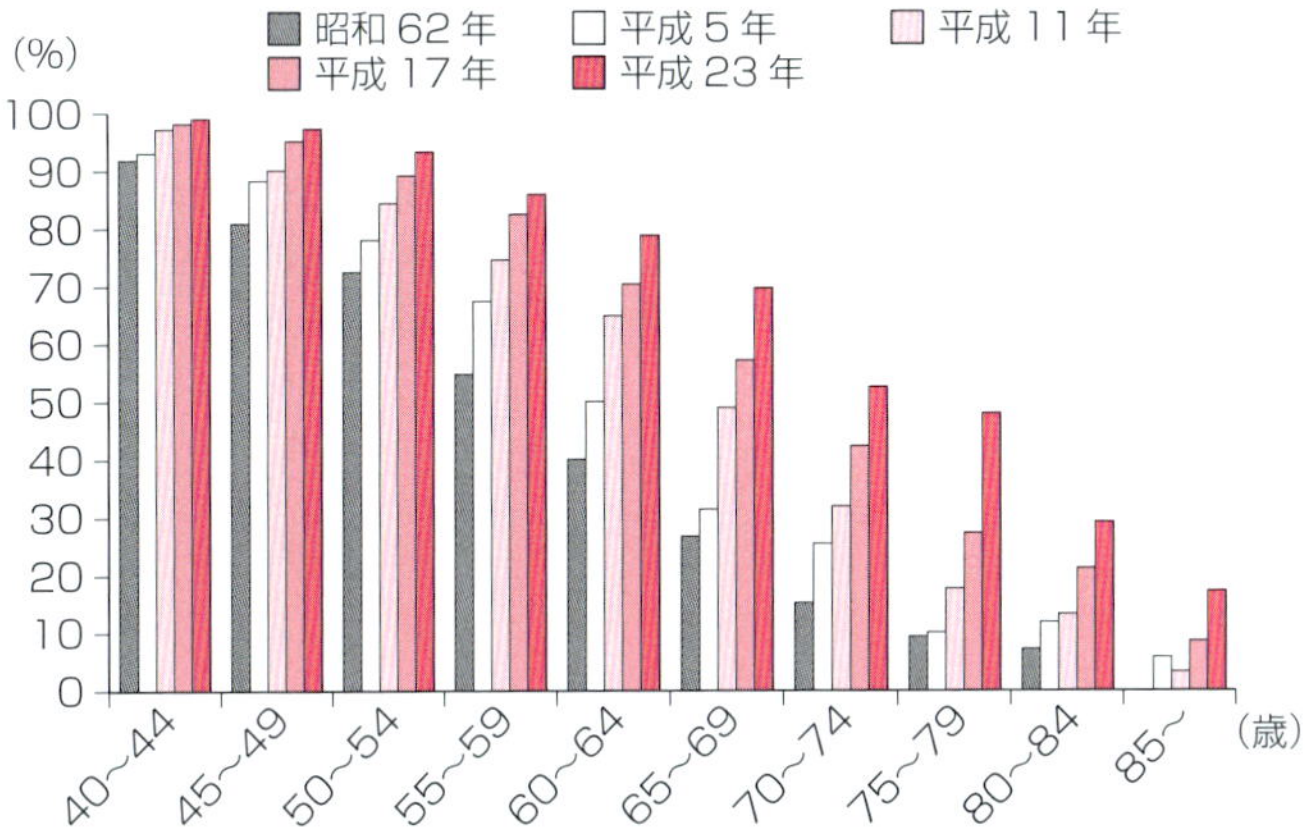

図6　20本以上の歯を有するものの年次推移
（平成23年　厚生労働省歯科疾患実態調査）

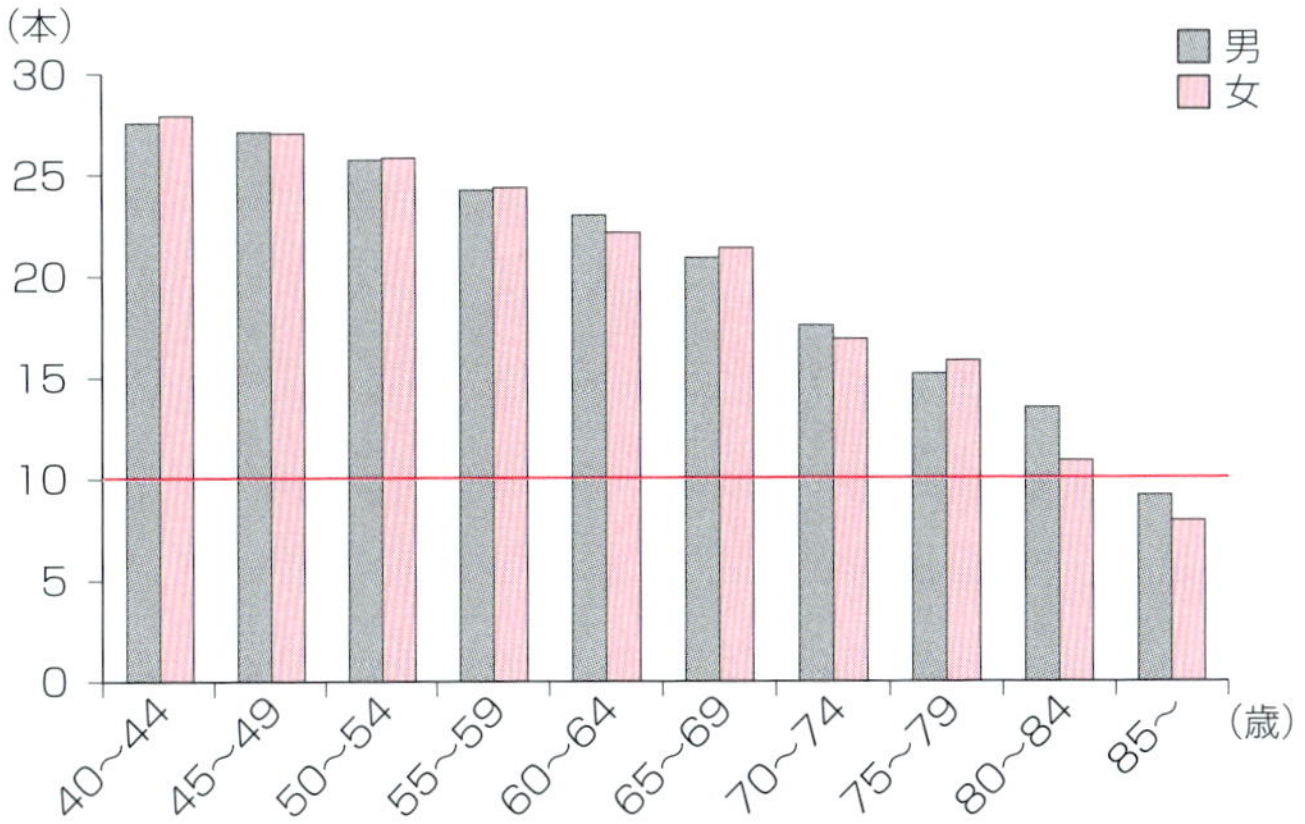

図7　1人平均現在歯数
（平成23年　厚生労働省歯科疾患実態調査）

（**図8**）、若い時期に罹《かか》ってしまった歯周病をきちんと治療せず、または予防せずに経過してしまったことがうかがえます。つまり、成人期までに歯周病対策をいかにしっかり行っておくかが、その後の口の中の健康に大きな影響を与えることが考えられます。

ただし、過去の調査と比較すると、成人期の年齢層別の歯周病罹《り》患《かん》率はこれでも低下してきているのですが、高齢者ではかえって増える傾向にあります。この原因は、先ほどの高齢者で残っている歯の本数が増加していることと関係あるようです。高齢者になっても健康な歯を使ってきちんと噛《か》んで、食べるためにも、若いうちからの歯周病予防と早期発見、早期治療が必要です。

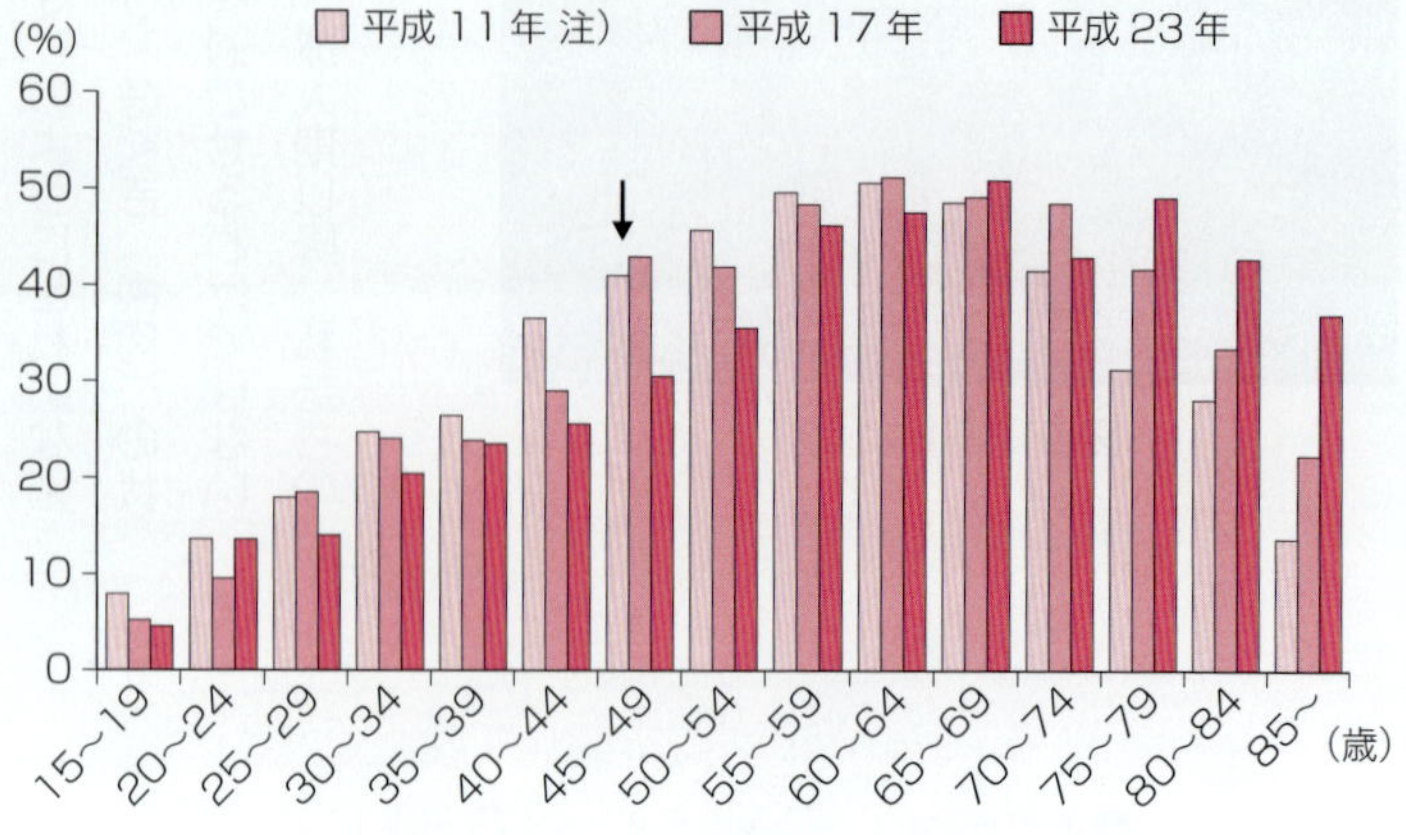

図 8　進行した歯周病の罹患率

4 ㎜以上の歯周ポケットを有するものの割合

注 1）平成 11 年と平成 17 年以降では，1 歯あたりの診査部位が異なる．

注 2）被調査者のうち対象歯を持たない者も含めた割合を算出．

（平成 23 年　厚生労働省歯科疾患実態調査）

◆歯周病《ししゅうびょう》とはどのような病気か

では歯周病とはどのような病気なのか、セルフチェック表を見てみましょう。これらの中で思い当たる項目があったら、歯周病に罹《かか》っている可能性があります（**図9**）。このような症状が起こるのは、歯ぐきに炎症が生じ、歯のまわりの歯を支える土台である歯槽《しそう》骨《こつ》、歯肉《しにく》（歯ぐき）、歯根膜《しこんまく》などの構造が破壊されるからです（**図10**）。土台が破壊されれば、やがて歯のぐらつきが大きくなっていき、自然に抜けてしまうことになります。

図11は、重度の歯周炎の患者さんの口の中です。歯ぐきは下がり、歯は長くなったように見え、歯と歯の間には隙間が大きくなっています。エックス線写真で見ると、歯のまわりの骨がほとんどなくなっていることがわかります。これでは多くの歯が抜けてしまうのも時間の問題です。

◆歯周病《ししゅうびょう》の原因と進行

原因は、いったい何なのでしょうか？

まず、主な原因はむし歯（齲蝕《うしょく》）の原因と同じプラークです。最近ではバイオフィルムと呼ばれるようになったこの物質は、歯みがきをさぼると歯の表面にミュータンス菌によって作られるネバネバした細菌の住み家です（**図12**、**13**）。最初は、むし歯の原因菌のミュータンス菌がほとんどであった所に、やがてプラークが厚くなり成熟すると、空気の少ないところが好きな、歯周病を引き起こす細菌達の数が増大してきます(**図12**)。

このプラークが歯と歯ぐきの境目に溜まると、数日から1週間程度で歯ぐきに炎症が起こってきます（**図13**）。この炎症が、歯のまわりの構造を破壊するのです。この

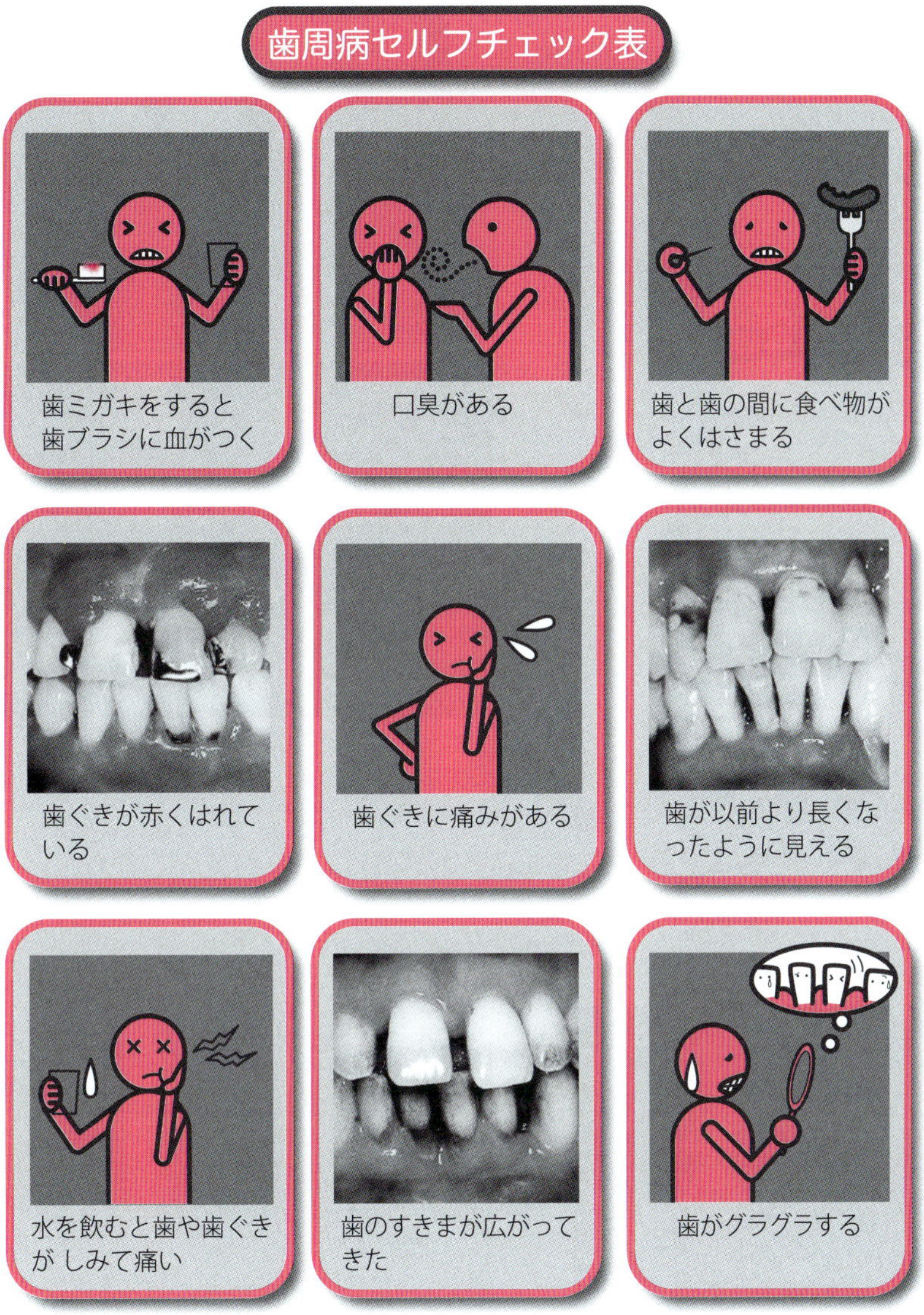
歯周病セルフチェック表
歯ミガキをすると
歯ブラシに血がつく
口臭がある
歯と歯の間に食べ物が
よくはさまる
歯ぐきが赤くはれて
いる
歯ぐきに痛みがある
歯が以前より長くな
ったように見える
水を飲むと歯や歯ぐき
が しみて痛い
歯のすきまが広がって
きた
歯がグラグラする

図 9　歯周病セルフチェック

プラークを取らないでさらに放置すると、唾液や血液の中の無機質成分を吸ってプラークが石のように固まり歯石《しせき》になり、より強固に歯にこびりつくようになります(**図14**)。

この歯石の表面はざらざらしていて、さらにプラークがその上に付着しやすい環境となる悪循環に陥《おちい》ります。こうして歯のまわりの炎症が拡大され、歯のまわりの組織を根の先の方向に向かって破壊しながら、この病気は進行してゆくのです(図10参照)。

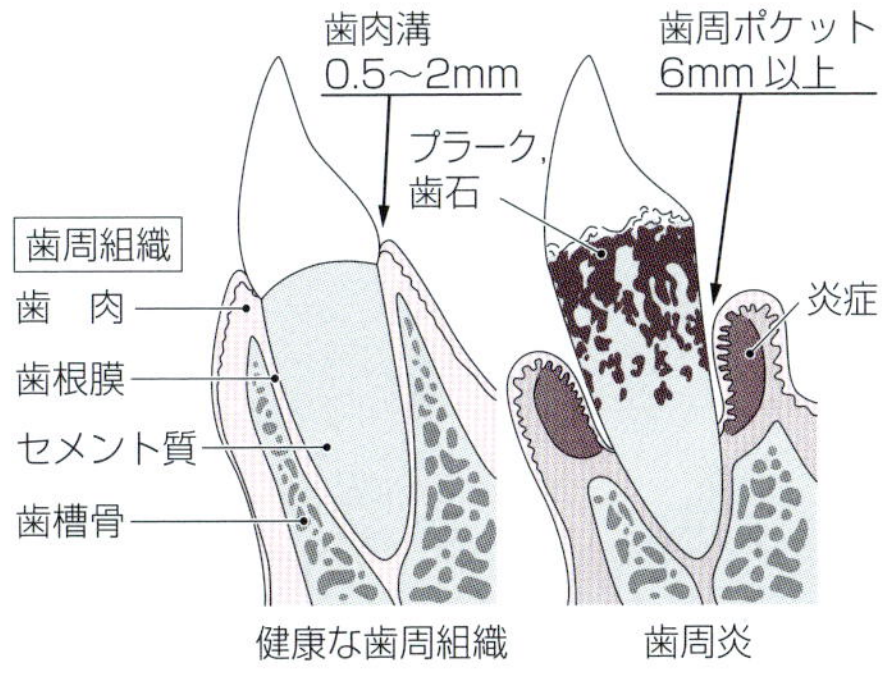
歯肉溝
0.5～2mm
歯周ポケット
6mm 以上
プラーク,
歯石
歯周組織
歯　肉
炎症
歯根膜
セメント質
歯槽骨
健康な歯周組織
歯周炎

図 10　歯周病の進行

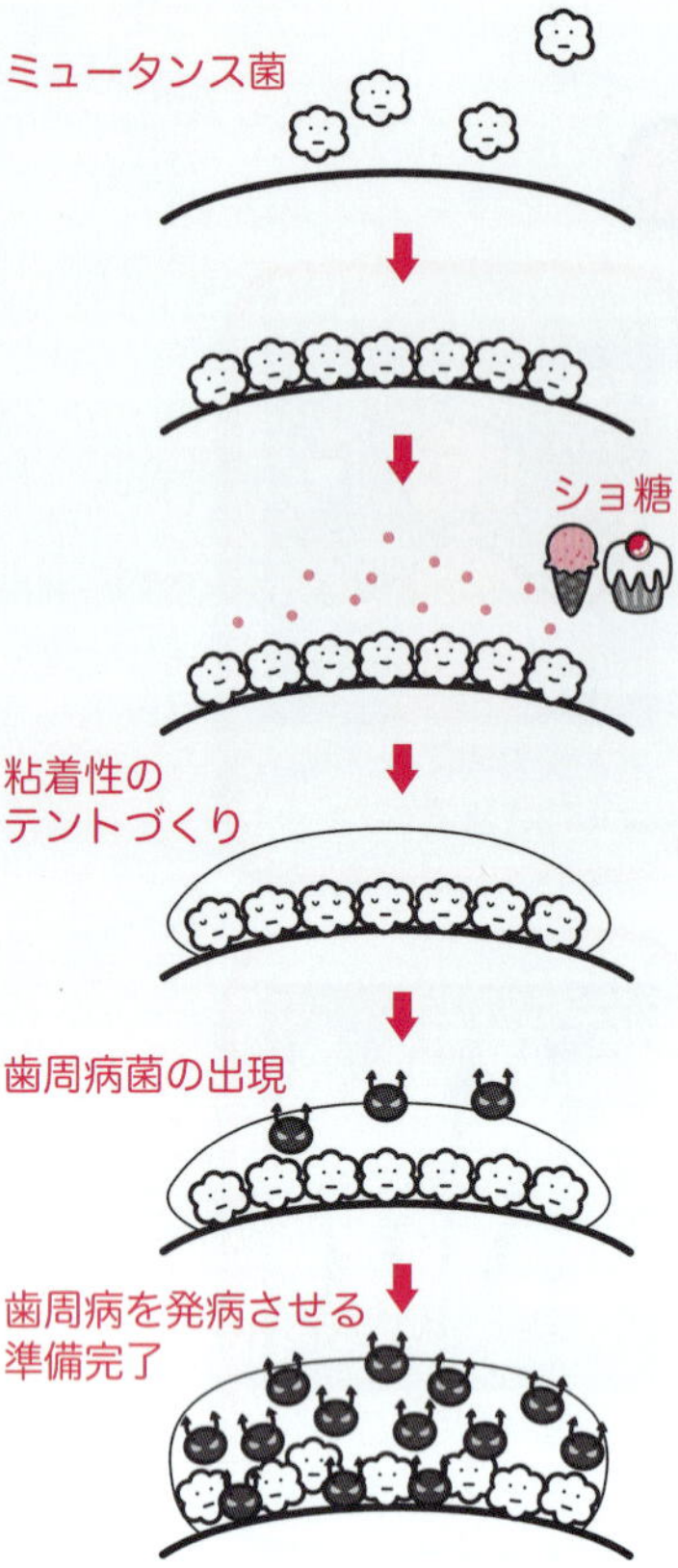

図 12　プラークのできかた

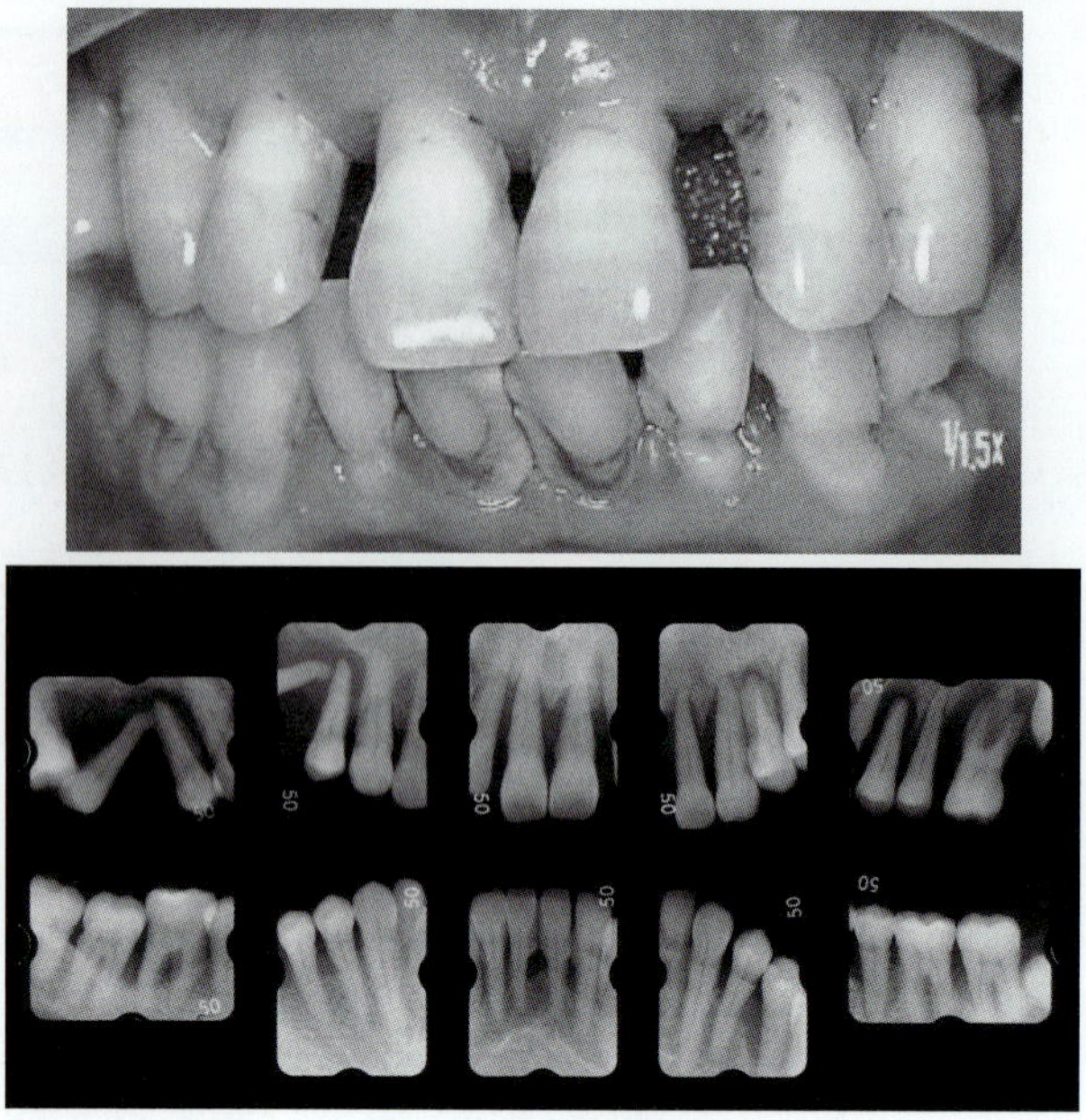

図 11　重度歯周炎

歯周病の進行には個人差がありますが、一般的にはゆっくりと慢性的に進んでゆきます。よって、プラークをブラッシングなどで除去しないで放置していると、病気はそれだけ進むことになります。すなわち先程の統計のように若い頃から歯周病に罹《かか》っていると、中高年になると歯周病はそれだけ進行してしまうことになります。

◆歯周病は生活習慣病《せいかつしゅうかんびょう》としての側面を持っています

歯周病は、歯科疾患の中で生活習慣病としての側面も持っており、食習慣によるものと、喫煙によるものとに分類されています（**図15**）。

食習慣の面については、軟らかく蔗糖《しょとう》（砂糖）が含まれる食生活が続くと、歯の表面にプラーク形成が起こりやすくなります。また肥満や運動不足が原因で糖尿病に罹《かか》ってしまうと、免疫抵抗力《めんえきていこうりょく》が低下して歯周病菌の侵入を許しやすくなり、歯周病が増悪します。糖尿病の方の歯周病は、より重度になりやすいことが知られています（**図16**）。

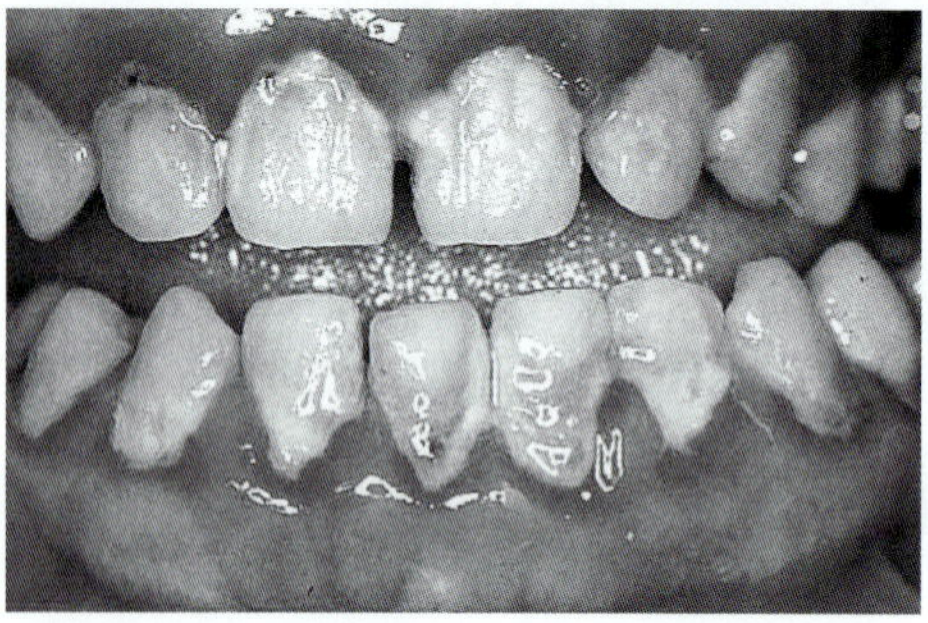

図 13　プラークが付着すると歯ぐきに炎症が生じる

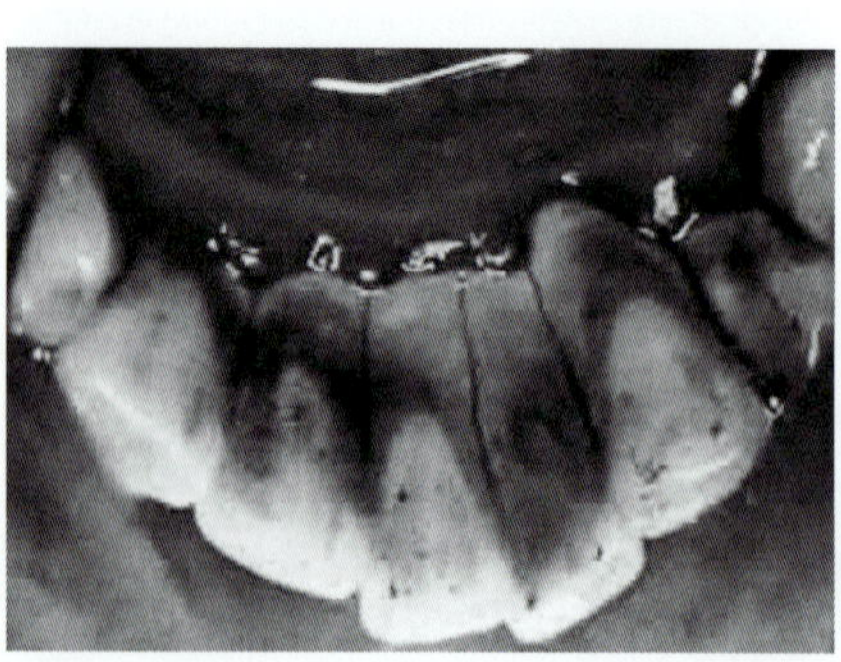

図 14　歯石とはプラークが固まったもの（下の前歯の裏側）

また喫煙は、歯周病最大の危険因子と位置づけられています。タバコの煙の中の有害成分であるニコチンや一酸化炭素などが、歯肉の免疫抵抗力を低下させ、歯周病の原因菌の攻撃に対して備えることが十分できなくなるとともに、治療の後、傷口を修復する細胞達の働きを妨げ、傷口の治りを悪くするのです。喫煙していると、歯周病になりやすく、治療の効果が得られにくいということは、患者さんにとっては大問題です（**図17**）。これは1日の喫煙本数と、これまでの喫煙歴（何年間喫煙していたか）と関連があります。

よって、歯科医院では、歯周病の治療に入る前に、食事指導や禁煙指導などの生活習慣の改善指導を行います。

先に述べたように、年齢とともに歯周病に罹《かか》る方の数が増えてきますが、一般的な歯周病だけでなく、人生のステージごとに罹りやすい歯周病もあります。

◆成人期の特殊な歯周病のタイプ

成人期前後では、18歳頃までの思春期である第2次性徴期に現れやすい歯肉炎《しにくえん》（思春期性歯肉炎）（**図18**）、妊娠期の歯肉炎（妊娠性歯肉炎）（**図19**）、更年期に多い慢性剥離性《はくりせい》歯肉炎（**図20**）などがあります。

思春期や妊娠期には、女性ホルモンのプロゲステロンやエストロゲンの分泌が多くなり、そのホルモンを栄養源として歯周病の原因菌のひとつである *Prevotella intermedia* が、歯ぐきの周囲で増えやすくなります。この菌は、歯肉の炎症を増悪させ、歯ぐきを多く腫《は》らします。また更年期は反対に女性ホルモンが減少するために、歯ぐき表面の角化に異常が出て、歯ぐきの外側の面が一皮むけやすくなり、むけると歯ぐきの表

●生活習慣病の種類

食習慣によるもの
①インスリン非依存性糖尿病（成人性糖尿病） ②肥満症　③高脂血症（家族性を除く）　④高尿酸血症 ⑤循環器疾患（先天性を除く）　⑥高血圧症 ⑦大腸ガン（家族性を除く）　⑧歯周病
運動習慣によるもの
①インスリン非依存性糖尿病（成人性糖尿病） ②肥満症　③高脂血症（家族性を除く）　④高血圧症
喫煙によるもの
①肺扁平上皮ガン　②循環器疾患（先天性を除く） ③慢性気管支炎　④肺気腫　⑤歯周病
飲酒によるもの
①アルコール性肝障害

図15　歯周病は生活習慣病

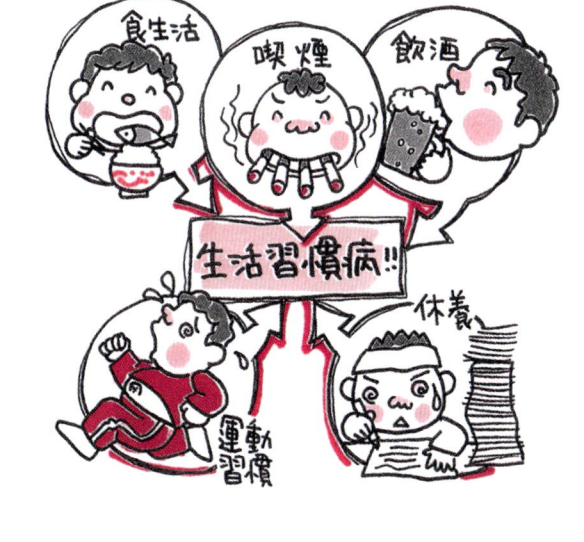

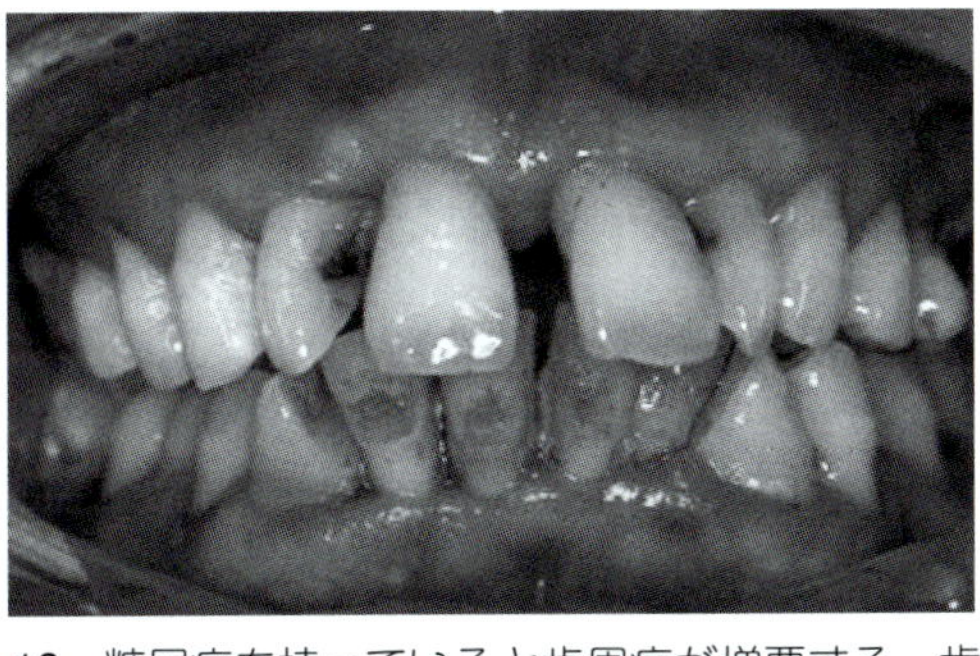

図16　糖尿病を持っていると歯周病が増悪する．歯周病が増悪すると血糖値のコントロールに影響する

成人期

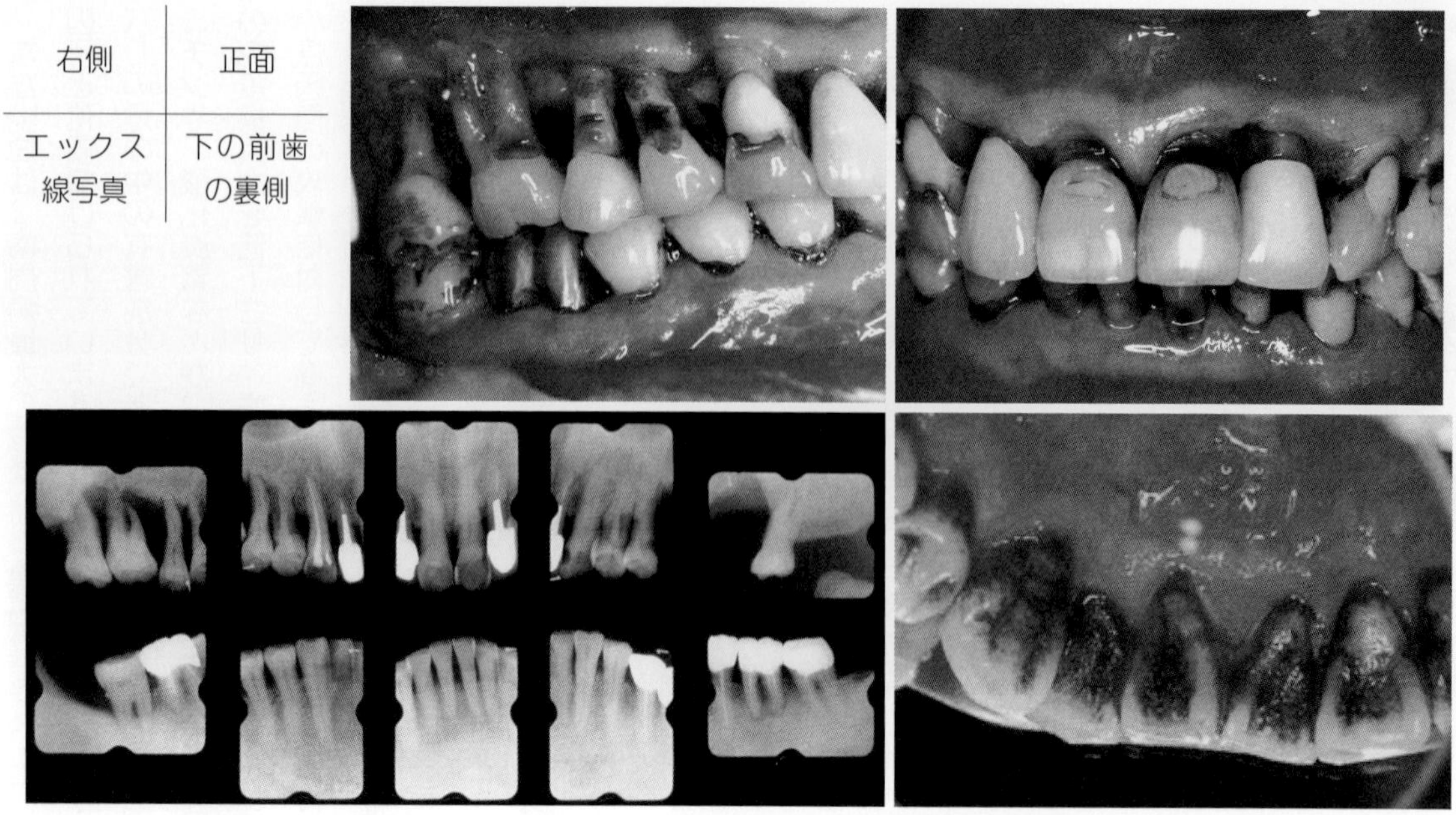

図 17　喫煙者の歯周炎（1 日 40 本 40 年間喫煙。重度の歯周病をともなっている）

面に強い痛みの出る慢性剝離性歯《まんせいはくりせいし》肉炎《にくえん》に罹《かか》ることもあります。

さらに年齢が比較的若いのに、10歳代から30歳くらいまでの間に急速に歯周病の症状が進行する侵《しん》襲性歯周炎《しゅうせいししゅうえん》というタイプもあり（**図21**）、こちらは遺伝と、より凶悪な歯周病の原因菌の関与が知られ、一般的な歯周病より重篤《じゅうとく》な症状があらわれます。

このように、歯周病はプラーク中の歯周病の原因菌と、それが固まった歯石が口の中の部分的原因ですが、生活習慣などの後天的な環境、年齢、さらに先天的な原因である遺伝なども関与します。

その他にも、嚙《か》み合わせや歯の他の症状と関連した歯周病など、一口に歯周病といってもさまざま

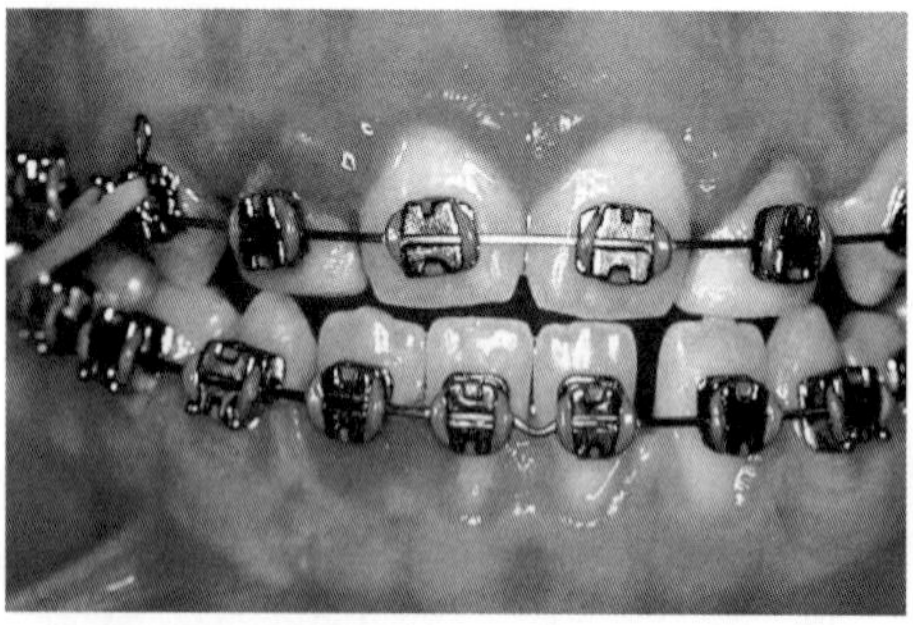

図 18　思春期性歯肉炎（思春期に発症しやすい）

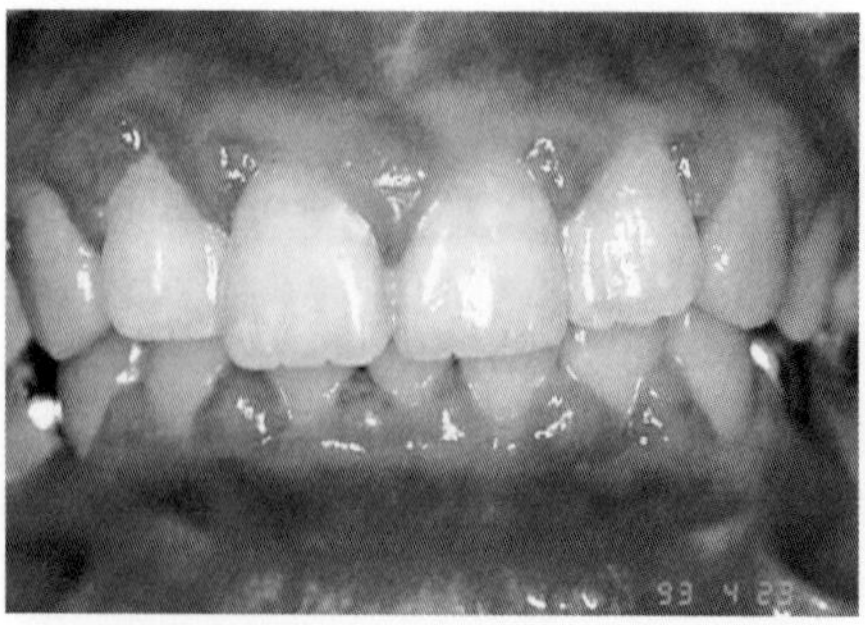

図 19　妊娠性歯肉炎（妊娠 2 カ月から 8 カ月に発症しやすい）

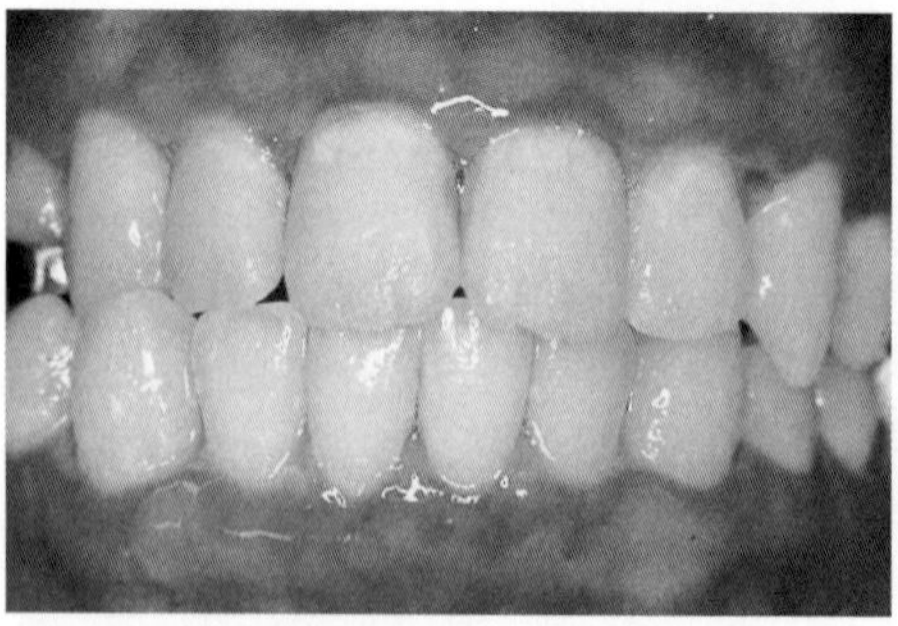

図 20　慢性剝離性歯肉炎（更年期に発症しやすい。特に女性に多い）

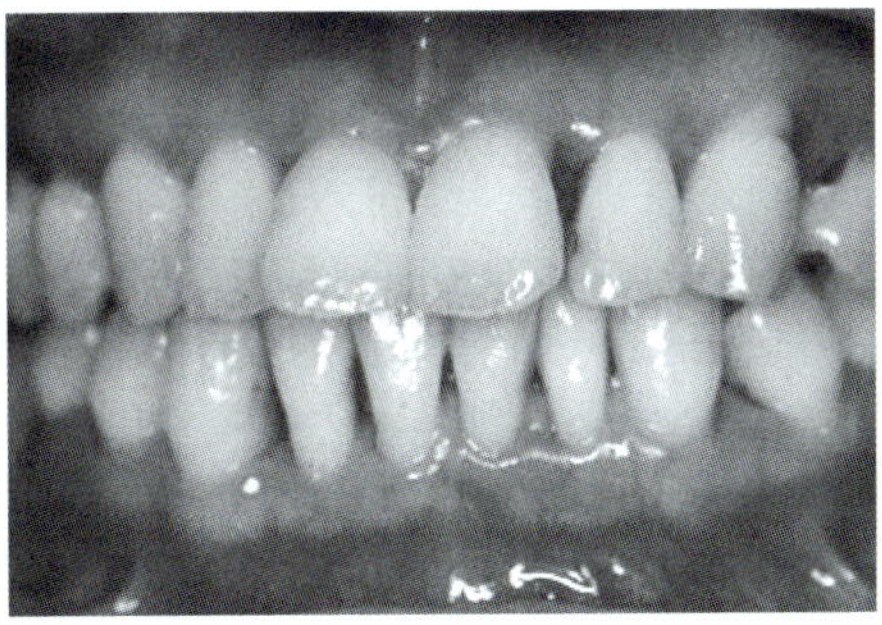

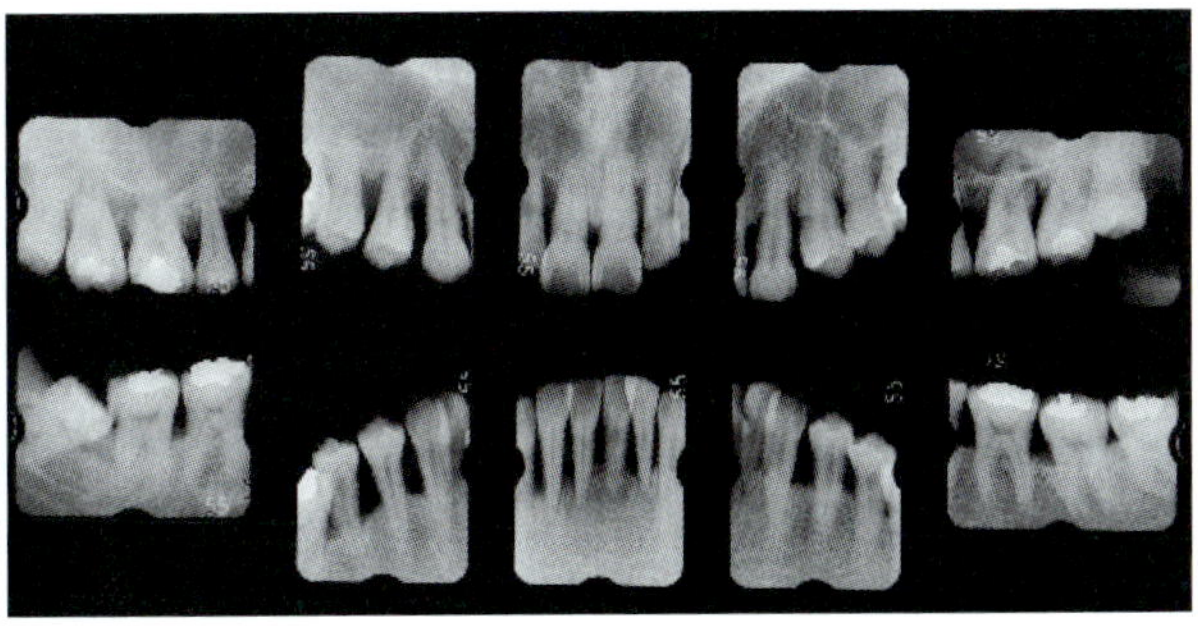

図 21　侵襲性歯周炎（広汎型）（旧名：若年性歯周炎）29 歳女性（年齢に比較して歯周病が重度に進行している）

成人期

なタイプがあります（図22）。

◆予防、早期発見・早期治療が自分の歯を守る

これらの歯周病のさまざまなタイプを歯科医師は検査結果を踏まえて診断し、それに合わせた治療計画を立てて、治療に取り組むことになります。

どんな病気でも同じですが、歯周病も予防、早期発見と早期治療がとても大切です。自分自身での予防管理、そして歯科医院での定期的な検診を受けることで、生涯、自分の歯を、歯周病からしっかりと守ることができます。

1．歯肉病変	3．壊死性歯周疾患
①プラーク性歯肉炎[1]	①壊死性潰瘍性歯肉炎
②非プラーク性歯肉病変[2]	②壊死性潰瘍性歯周炎
③歯肉増殖	4．歯周組織の膿瘍
2．歯周炎	①歯肉膿瘍
①慢性歯周炎	②歯周膿瘍
②侵襲性歯周炎	5．歯周—歯内病変
③遺伝疾患に伴う歯周炎	6．歯肉退縮
	7．咬合性外傷
	①一次性咬合性外傷
	②二次性咬合性外傷

図 22　歯周病の分類（さまざまなタイプである）

1) 思春期性歯肉炎，妊娠性歯肉炎など

2) 慢性剥離性歯肉炎など　　　（2006 年　日本歯周病学会）

歯周病《ししゅうびょう》の予防と治療

◆予防にはこんなことを心がけてください

【歯周病の原因】

むし歯（齲蝕《うしょく》）と歯周病の原因は、両方ともプラーク（歯垢《しこう》）です。歯周病は、このプラークが歯と歯ぐき（歯肉《しにく》）の境目に付着することから始まります。

したがって歯周病の予防に大切なことは、①原因となるプラークを付着させないこと、②付着しても速やかに取り除く方法を習慣づけること、③そしてからだにプラークに負けない抵抗力をつけることです。

【ブラッシング】

まず、プラークを取り除く方法としてもっとも効果的なのは、歯ブラシや補助清掃用具を上手に使用することです。毎日の確実で規則正しいブラッシング（歯みがき）が歯周病を予防します。しっかり歯みがきした後のうがい薬の併用も、補助的な効果があります。

【健康な食生活】

また、プラーク形成とかかわりの強い、軟らかく糖分やでんぷんの多い食べ物は避け、繊維質の野菜や果物などを多く食べることも予防効果があります。

さらに、プラークに負けない歯《し》肉《にく》を作るために、全身の健康にも心がけなければなりません。

栄養が不足したり、極度に疲れたり、ストレスがたまったりすると、歯肉の抵抗力が低下することが知られています。抵抗力を高めるためには栄養のバランスのとれた食生活を送ること、特に不足しがちなビタミンの摂取、そのなかでも歯ぐきを強くするビタミンCの多い食物を食べることも必要です。

もし口の中に違和感を感じたならば、からだの疲労度や健康度もチェックしてみてください。

【禁煙・節煙】

喫煙が歯のまわりの歯周組織の抵抗力を低下させ、歯周病の進行を促すこともわかっています。よって、喫煙者の方は禁煙が必要になります（コラム参照）。

【定期検診】

最後に、歯科医院で定期検診を受けるのも歯周病の予防、早期発見、早期治療への近道であることを付け加えたいと思います。

コラム：歯周病と喫煙

喫煙は、歯に、煙の中の成分である黒褐色のタールなどの汚れを付着させます。同じく煙の中に入っているニコチンや一酸化炭素などは、歯肉の血液の循環や免疫機能などを障害することで歯周病の原因菌に対する抵抗力を低下させ、歯周病を進行させやすくします。さらに歯肉の傷や、治療を受けた場所の治り具合が悪くなることも知られています。

歯周病の予防や治療を円滑に進めるためにも、喫煙者の方には禁煙をおすすめします。

（沼部　幸博）

◆一般的な治療はこんなふうになされます（図23）

歯周病の原因はプラークですが、プラークに、唾液や血液の中の無機質成分が吸着し、歯に硬く付着する歯石《しせき》も表面がざらついていてさらにプラークを付着させる要因となります。これらのものが、歯肉に炎症を引き起こし、歯肉の腫《は》れ、出血、排膿《はいのう》、歯のまわりの骨を溶かす原因となります。

したがって治療にまず必要なことは、それらの炎症の原因となるプラークと歯石を、口の中から取り除くことです。

また、歯周病によって失われた、噛《か》んで食べる能力を回復させることも治療の大きな目的です。

【プラークの除去】

具体的には、患者さん自身によるブラッシング（歯みがき）の励《れい》行《こう》が、プラークを取り除くのに一番の方法です。これは患者さんご自身が、家庭でできる治療でもあります。そのためには歯ブラシを生活の一部として習慣づけること、常に正確な歯みがきを心がけることが大切です。

コラム：歯周病とストレスとの関係

ストレスは、私達のからだにさまざまな変調をきたすことが知られています。たとえば、歯のまわりに貯まるプラーク中の細菌などの微生物の感染で発症する歯周病も、このストレスの影響を受けます。

ストレスがかかると、内分泌系に影響し、ステロイドホルモン分泌が増加する影響で私たちのからだを守る免疫力が低下します。また口の中の唾液(つば)の量が減少し、これも感染に対する抵抗力を弱めることにつながり、歯周病の原因となる微生物の数を増加させ、炎症を増強させることになります。

このように、ストレスは、歯周病の発症、増悪の方向に働くのです。よって、ストレスがかかる環境にあるときは、よりお口の中の清掃に気を配る必要がありますし、ストレスを貯めない日常生活での工夫も必要です。

(沼部　幸博)

ること、さらに歯科医師や歯科衛生士にみがき方のチェックを定期的に受けることが必要となります。

【歯石の除去】

歯肉《しにく》の上や、その下にもぐり込んで歯に付着している歯石《しせき》は、歯科医師や歯科衛生士が専用の器具(スケーラー)を使って取り除き、清潔にします。この処置のことを、「スケーリング」および「ルートプレーニング」と呼びます。この治療法は、歯周病が進行してしまった人に対しては不可欠なものとなります。

さらに歯肉の下深くや、歯の根と根の間に入り込んでしまっている歯石に対しては、歯周外科手術《ししゅうげかしゅじゅつ》によって取り除くこともあります。これにはいくつかの方法がありますが、最近、より理想的な形で歯周組織を治すための、歯周組《ししゅうそ》織再生療法《しきさいせいりょうほう》(GTR法、エムドゲイン法)(256ページ参照)も開発されていますが、この手術ができる状態、すなわち適応症は限られています。

【ぐらぐらする歯の治療】

歯周病でまわりの組織が失われ、ぐらぐらするようになった歯に対しては、いくつかの歯をいっしょにつないで揺れなくしたり(固定)、噛《か》み合わせを調整して揺れる歯を安静に保ったり(咬合《こうごう》調整《ちょうせい》)します。また手遅れで揺れすぎる歯に対しては抜くこともあります。

【定期検診】

歯周病の治療は一度治ってからも続きます。つまり、歯科医師や歯科衛生士による定期的な検診が必要になるのです。これを行うことで、歯周病の再発を防止できます。その定期検診の間隔は、患者さんの状態により異なりますが、3カ月か半年ごとに行われる場合が多いようです。

【歯周病治療の流れ】

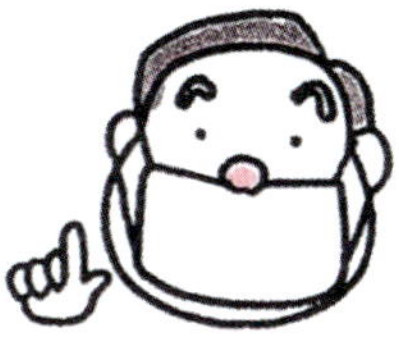

歯科医師の説明により自分の病態を理解する
歯周病の原因および治療法を理解する
歯科医師の治療を受けることを承諾する
↓
自分自身での口腔清掃の徹底および習慣づけ

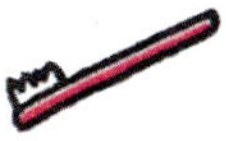

↓
歯科医師，歯科衛生士によるプラーク，歯石の除去　噛《か》み合わせの治療，歯の揺れの防止（暫間固定），保存不可能の歯の抜歯　合っていない冠（かぶせもの）や充填物（詰め物）の改善　仮の入れ歯などの作製，悪習癖の改善
↓
歯周外科手術による残った原因の除去や，口の中の環境の改善

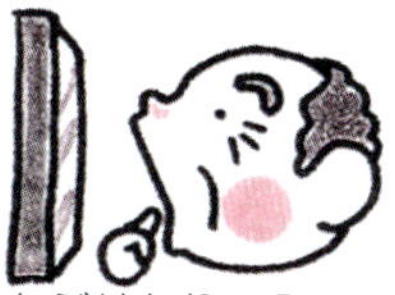

↓
失われた歯に対する最終的な補綴《ほてつ》（冠をかぶせたり，入れ歯を入れる）
最終固定による歯の揺れの防止
↓
メインテナンス（定期検診）

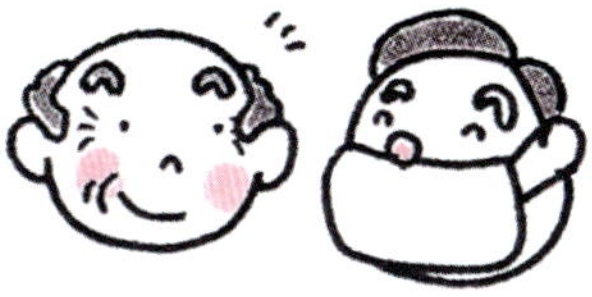

図 23

Q 歯周病部《ししゅうびょうぶ》の歯みがきはどのようにすれば効果的ですか?

A

ブラッシング法（歯みがき法）

歯周病予防や治療のためには、歯と歯肉《しにく》との境目（歯肉溝《しにくこう》）付近にプラークが付着しないためのブラッシング法を覚える必要があります。この部分は、歯周病の初発部位だからです。

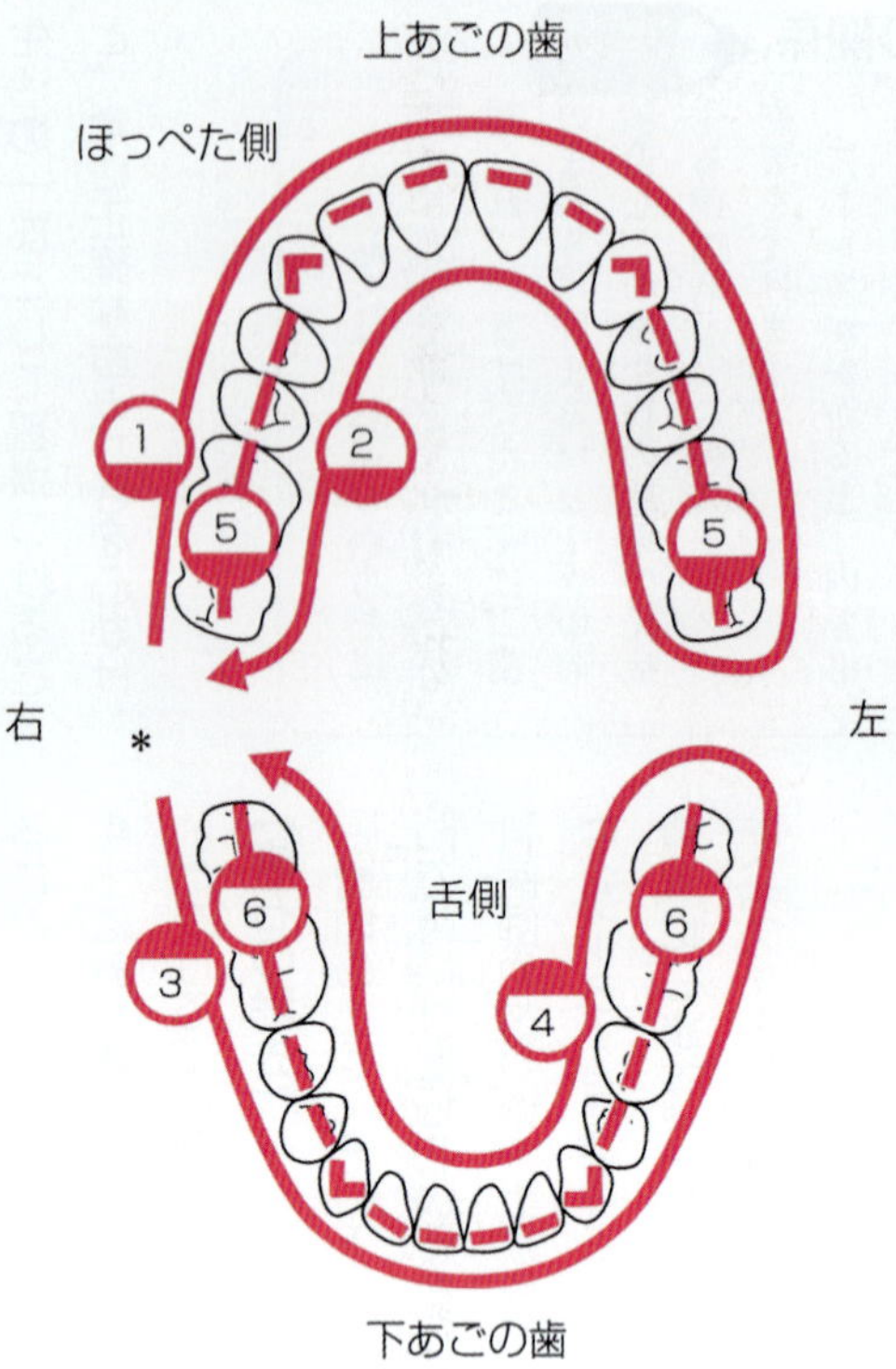

図 24　歯みがきの順番の例

歯みがきの代表的な方法には、スクラッビング法やバス法があります。この方法は歯ブラシの毛の先を使い、歯肉溝《しにくこう》や歯の側面からプラークを取り去る方法です（253ページ「歯周病治療や予防のための正しいブラッシング法とはどんなものですか?」参照）。

歯ブラシの選択

効果的な歯みがきを行うためには、自分の口に合った、大きすぎない歯ブラシを選択し、1日に最低1回は丁寧《ていねい》に完全に汚れを取り除く時間を設ける必要があります。1日何回みがいてもよいのですが、いいかげんな方法では意味がありません。〝歯をみがく〟ことと〝歯がみがけている〟ことが違うことに注意しなければなりません。

「歯を毎日みがいているのに歯周病やむし歯になってしまった」という方は、歯科医院でみがき方のチェックを受けてみてください。

歯ブラシの動かし方

歯の1本1本をみがく気持ちで、まずどの歯からみがくかを決めます。一つの例として右上の奥歯のほっぺた側から始めたら、歯ブラシを左側へ歯を1本ずつ丁寧にみがきながら移動していきます。次に、歯の裏側を逆に右へ戻っていきます。さらに右下に移って、奥歯のほっぺた側から同じように左へ向かって動かしていきます。そして、裏側も同じようにみがいて戻って行きます。最後に噛《か》む側の面をしっかりみがいたら終了です（**図24**）。

つまり、自分で、みがき初めの歯と、みがき終わりの歯を決めて、道草をしないようにゆっくりと丁寧に歯ブラシを動かしていくのです。洗面所などで鏡を見ながら練習してみてください。

補助清掃用具の併用

歯ブラシだけでみがけない場所があれば、デンタルフロスや歯間《しかん》ブラシなどの補助清掃用具を併用して、その部分をみがくようにします。

何を使うべきか、また使い方がよくわからない場合や、痛みがあってうまくできないような場合は、歯科医師や歯科衛生士の指導を受けるようにしてください。

Q 歯ブラシはどんなものが良いのですか?

A

自分に合った歯ブラシを選ぶことは、むずかしいものです。ここでは、一般的に良い条件を兼ね備えた歯ブラシの基準について説明します。

まず横から見て、歯ブラシの毛のはえている部分（植毛部《しょくもうぶ》）の幅は、指2本分程度（25～30㎜ぐらい）が適切です。そして上から見て、毛束は3列ないし、4列植えてあり、毛の材質はナイロン製のものが良いでしょう。

硬さは、歯肉《しにく》（歯ぐき）が健康

な人なら普通か、硬めのものが良いのですが、歯ブラシの歯に当てる力が強すぎる人は、歯をすり減らしたり、歯肉《しにく》を傷つける原因となってしまいます。

　そのような経験のある方は硬い毛の使用は避け、歯科医師の指導を受けましょう。また、歯周病に罹《かか》っている方なら、最初は軟らかめのものを使って、出血や痛みがなくなってきたら、普通のものに変えていくと良いでしょう。

　歯ブラシは毛先が開いたり、丸まったら交換の時期です。わかりにくい場合は、歯ブラシを裏返してみて、毛先が横にはみ出して見えたら取り替えてください。個人差はありますが目安として、1カ月に1本程度を基準と考えてもけっこうです。

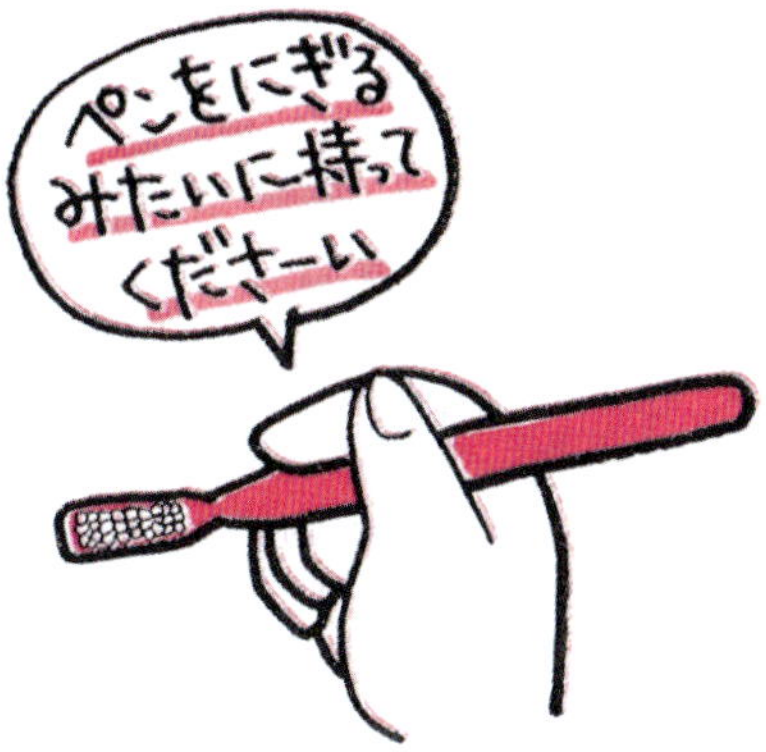

　柄《え》の形は握りやすく、適度な長さのものが良いのですが、毛先を使うみがき方のときは、ペングリップ（鉛筆の持ち方）で行いますので、それがやりやすいものを選びます。

　現在、多種類の電動歯ブラシ（ヘッドが電動で動くもの）などが市販されていますが、まずは普通の歯ブラシでみがき方の基本をしっかり覚えてから、使うようにしましょう。どれを選んだら良いのかがわからないようでしたら、歯科医師や歯科衛生士に相談してみてください。電動歯ブラシは短い時間で効率的にみがけるのが利点ですが、誤った使い方をすると反対に歯や歯肉《しにく》（歯ぐき）を痛めますので、注意が必要です。

Q 歯周病《ししゅうびょう》治療や予防のための正しいブラッシング法とはどんなものですか？

A 歯周病の治療や予防のために

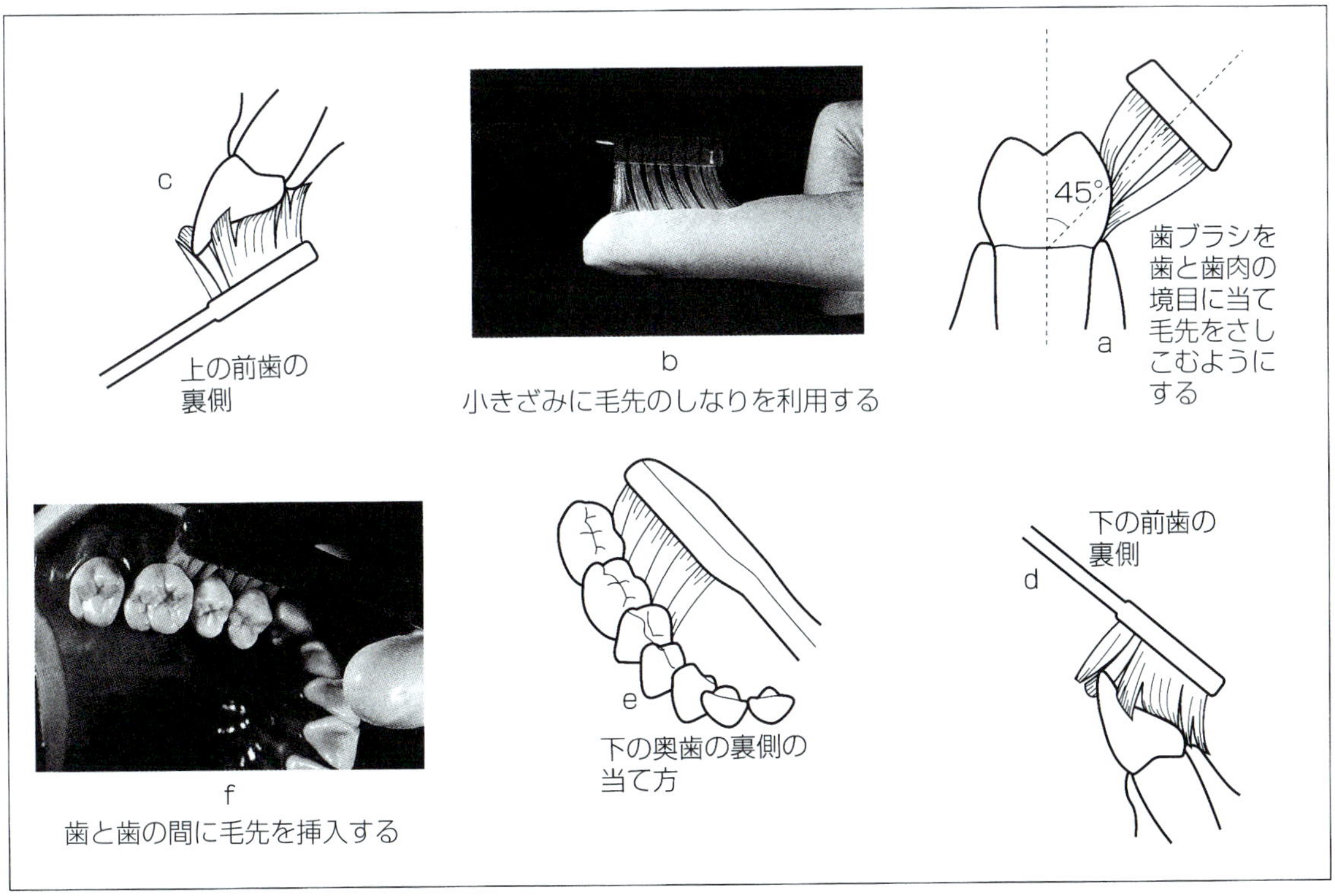

上の前歯の
裏側

小きざみに毛先のしなりを利用する

歯ブラシを
歯と歯肉の
境目に当て
毛先をさし
こむように
する

歯と歯の間に毛先を挿入する

下の奥歯の裏側の
当て方

下の前歯の
裏側

図 25　バス法の実際（歯周病に罹っている方に向いています）

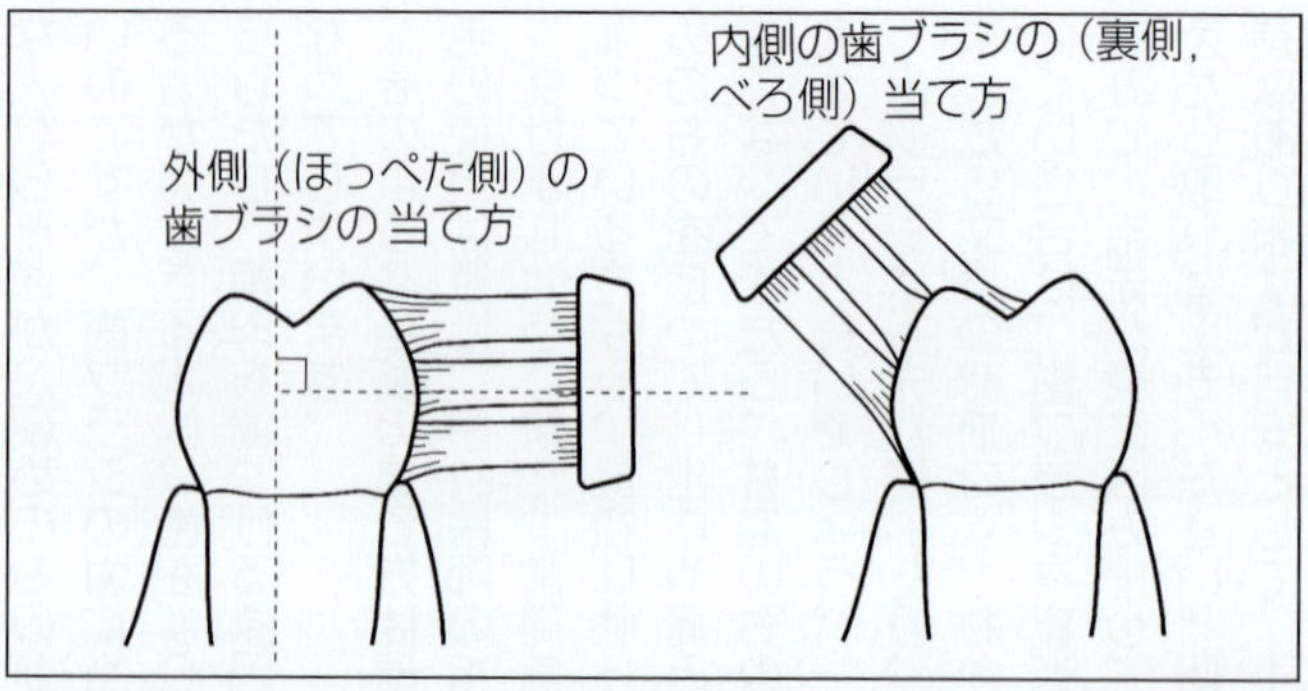
外側（ほっぺた側）の
歯ブラシの当て方
内側の歯ブラシの（裏側，
べろ側）当て方

図 26　スクラッビング法のときの歯ブラシの当て方（動し方はこきざみに）

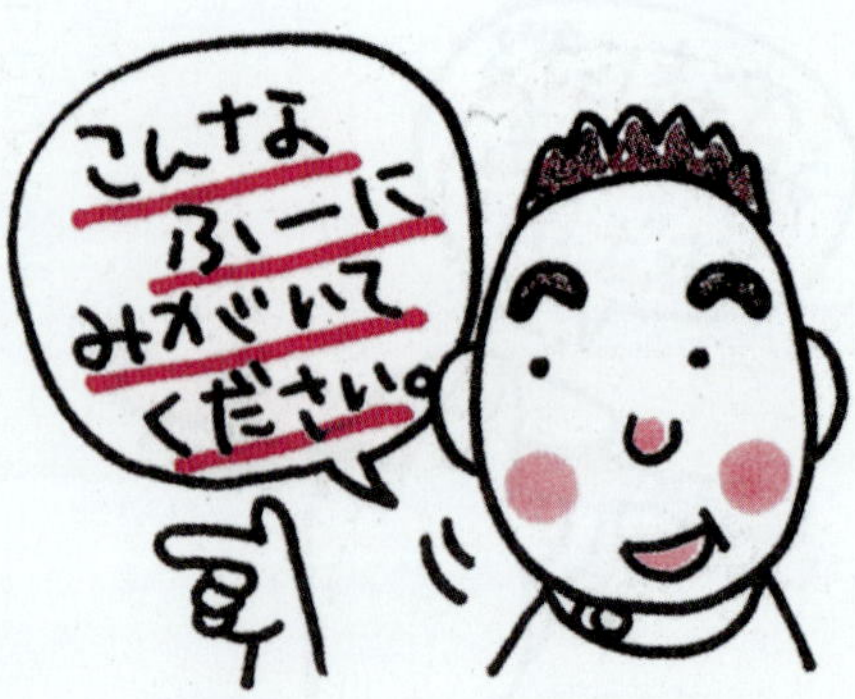
こんなふーにみがいてください。

は、歯の側面や、歯と歯肉《しにく》の境目、歯と歯の間をきれいにすることが必要です。ここでは、歯ブラシの毛先《けさき》を利用する2つの方法を、紹介します。

一つはバス法です。この方法は主に歯周病に罹《かか》っていて歯肉に炎症がある場合などに用いられます。歯ブラシをペングリップで持ち、毛先を、歯と歯肉の境目に約45度の角度で意識して当てるようにします。このとき、1本から2本分程度の歯を対象に、毛先がその境目の溝に入るようにします（**図25 a**）。

そして、歯ブラシの毛先を、その弾力性を利用し、1㎜から3㎜程度のストロークで、歯の面に沿わせるように小きざみに10回から20回程度動かします（**図25 b**）。前歯や奥歯など、歯の種類や、歯ならびに応じて歯ブラシを縦に使ったり、横に使ったりします。253ページで示したように、すべての歯の面を順番にみがいていくことがコツです（**図25 c、d、e**）。このとき、歯と歯の間にも毛先ができるだけ入るように工夫します（**図25 f**）。

もう一つの方法がスクラッビング法です。この方法は歯周病予防に有効です。歯の外側なら毛先を歯の面に対して垂直に、歯の内側ならば毛先をバス法と同じように約45度の角度で当てるようにします（**図26**）。このときにも当てた毛先は前後に小きざみに揺らす感じにとどめ、大きく動かさないようにしてみがくことがコツになります。

これらの方法は、いずれもプラークの除去効果が高いことで知られている方法で、最初はたいへんですが、慣れてくるとスムーズにできるようになります。

歯みがきで歯肉《しにく》が下がってしまうことを心配されている方がいます。当てる力が強過ぎたり、乱暴な方法で歯肉に毛先を当てると歯肉が傷つき、歯肉が下がる原因になりますので、不安な方は歯科医院で指導を受けましょう。

Q 洗口剤《せんこうざい》は必要ですか？

A 洗口剤《せんこうざい》は、歯ブラシによる歯みがきを助ける役割を持ちます。しかし、その効果を過剰に期待するのも危険です。

洗口剤の中には、香味剤（爽快感を与える）や薬効剤（薬用成分によりむし歯予防効果や、歯周病の予防効果を高める）などが含まれています。したがって、歯みがきの後に使用すると効果的です。

洗口剤は、歯みがきいらずの魔法の洗剤ではなく、歯ブラシで歯の汚れを落とした後をサポートする、良きパートナーであることを忘れないようにしましょう。

Q 補助清掃用具《ほじょせいそうようぐ》にはどんなものがありますか？

A 歯ブラシの毛先が届かないようなところをみがくのが、補助清掃用具の役割です。特に歯と歯の間（歯間部《しかんぶ》）は汚れが落ちにくい部分ですが、そこの汚れをとりやすいように工夫をした道具があります。歯間部が狭い人向きにはデン

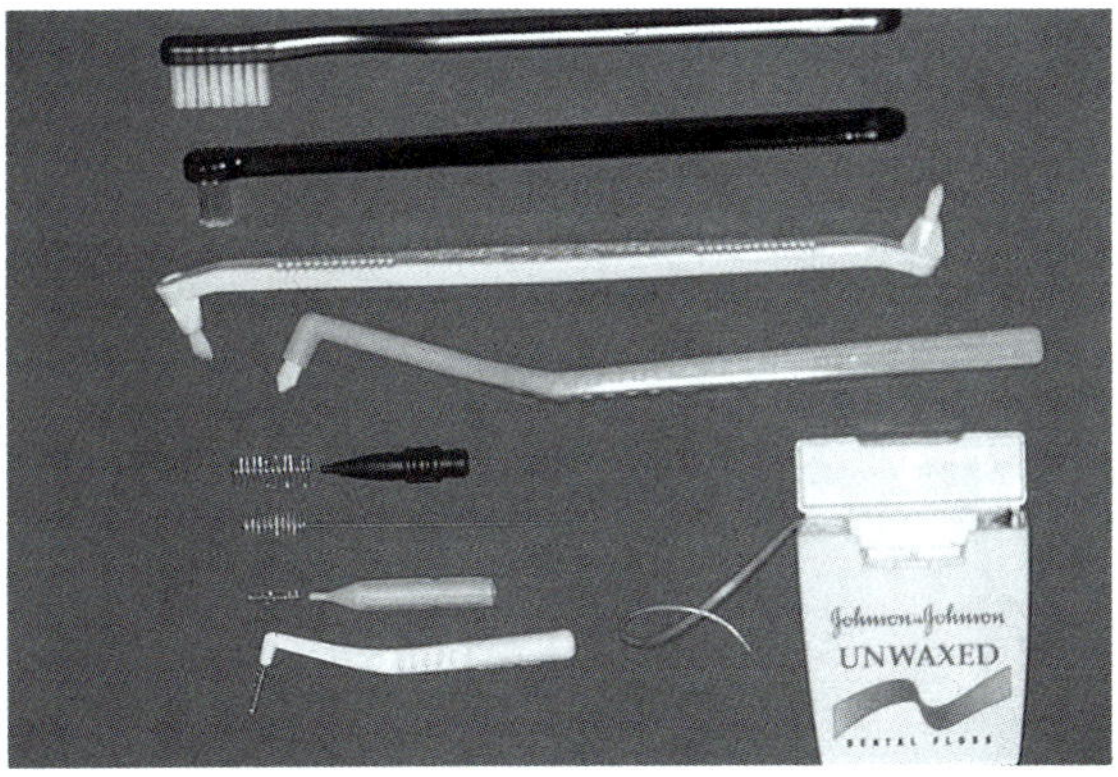

図27　歯ブラシと，いろいろな補助清掃器具
・写真上から歯ブラシ，エンドタフト，インタースペースブラシ，タンデックスソロ
・歯間ブラシ（左側）太さや持つ所の形はいろいろある．
・デンタルフロス（右側）

タルフロス、広い人向きには歯間《しかん》ブラシ（インターデンタルブラシ）があります（**図27**）。歯間ブラシは、歯間部の広さによって太さを5～6種類程度使い分けることができます。

その他、歯の凹凸《おうとつ》が大きい部分、歯がない部分を補うブリッジを被せてあるところなどにはインタースペースブラシやタンデックスソロ（**図27**）、シングルタフトブラシ、スーパーフロスなどを使う場合もあります。また一番奥の歯や親知《おやし》らず（智歯《ちし》）の側面をみがくのにはそれらに加えてエンドタ

コラム：歯周病と歯根膜の働き

歯のまわりにあって、歯を支えている組織に、歯肉《しにく》、セメント質、歯根膜《しこんまく》、そして歯槽骨《しそうこつ》があり、これらは歯周組織《ししゅうそしき》と呼ばれます。特に歯根膜は、歯の根（歯根）と歯槽骨の間にある線維性の組織、血管、神経などから構成され、歯を、骨の凹部にしっかりとつなげています（図）。

さらに歯根膜は、歯に加わった噛《か》む力（咬合力《こうごうりょく》）をハンモックのように受け止め、力をやわらげ、そのときの感覚を脳に知らせる働きをします。たとえば、硬い物や軟らかい物を食べるときに噛《か》む力を使い分けることができるのは、歯根膜のおかげです。

歯周病では、歯周組織が炎症により破壊されるため、歯槽骨やこの歯根膜が失われ、量が少なくなります。こうなると、歯は支えを失い、揺れたり動いたりしてきちんと噛《か》むことができなくなり、以前は噛《か》めていた食事でも、痛みや違和感を覚えたりして、食べにくくなります。このような自覚症状があるようでしたら、進行した歯周病に罹《かか》っている可能性が高いので、すぐに歯科医師にご相談してください。

（沼部　幸博）

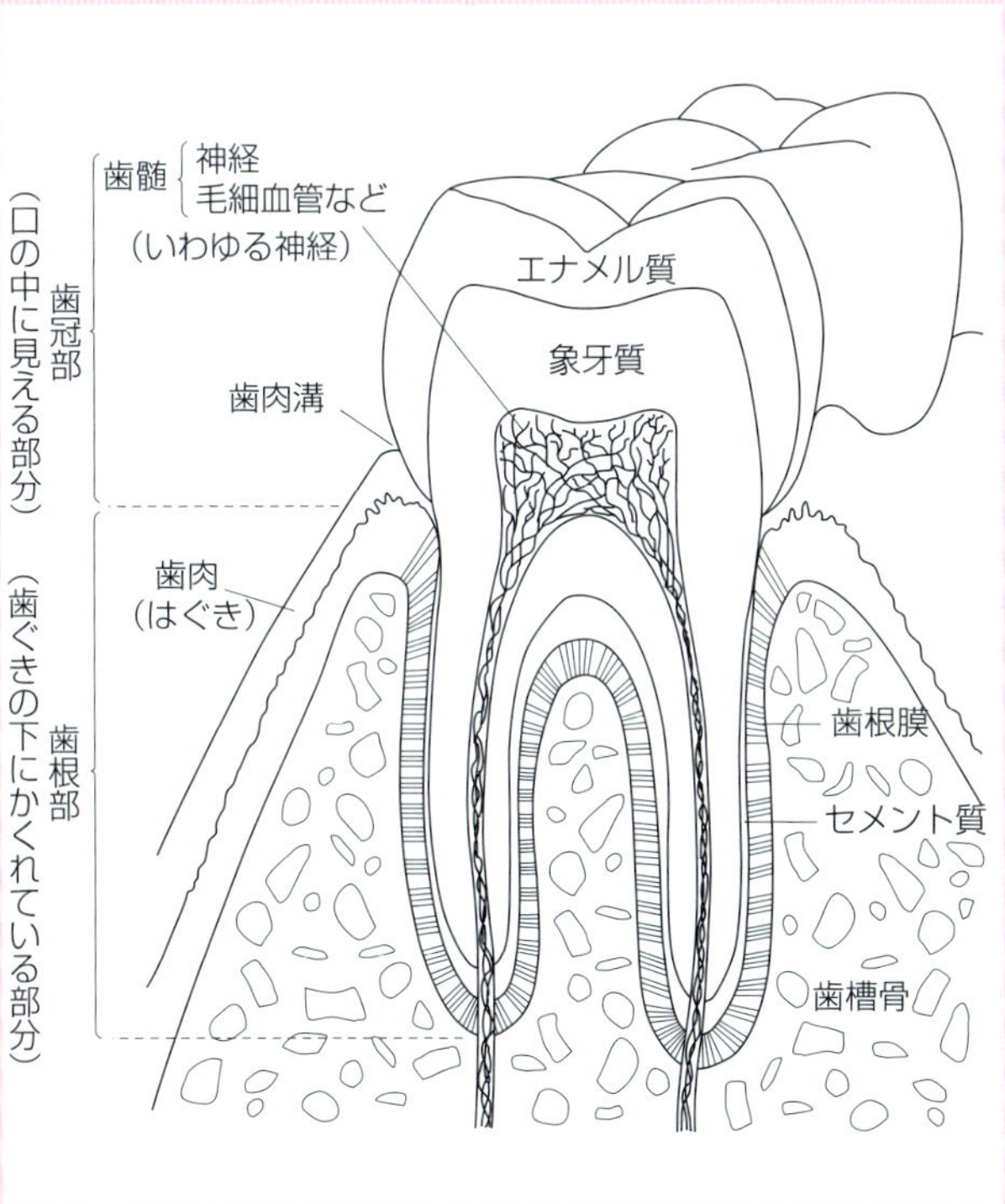

図　歯をささえる組織

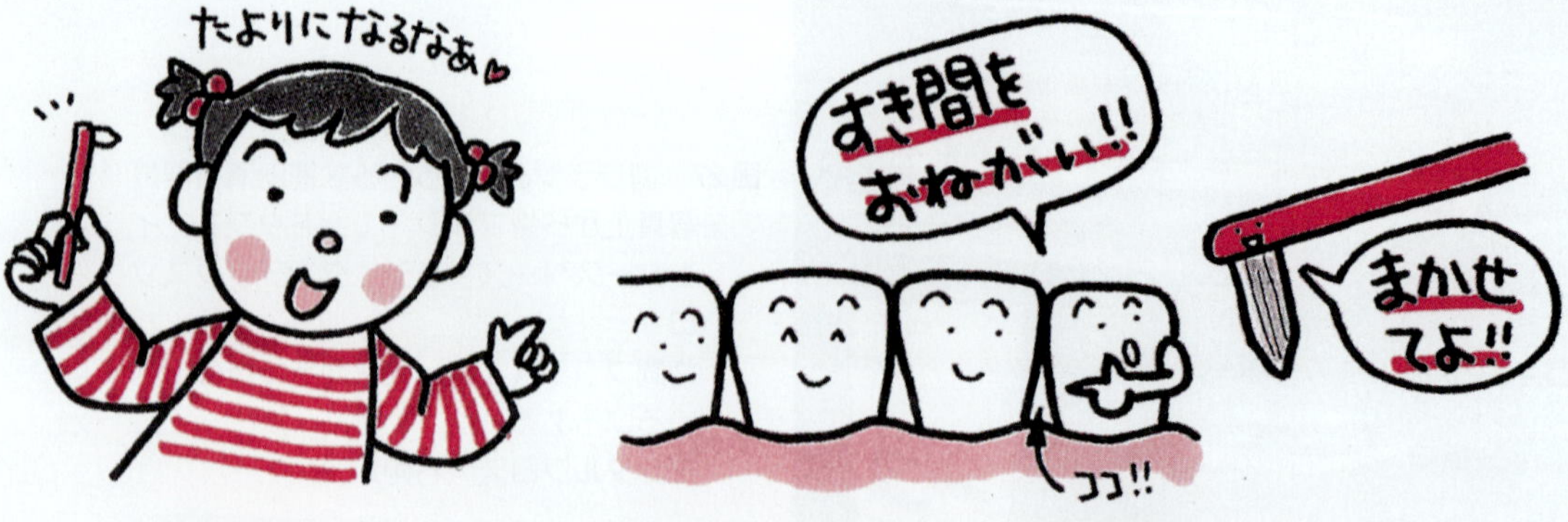
たよりになるなあ♥
すき間をおねがい!!
まかせてよ!!
ココ!!

フト（図27）などが便利です。

歯ブラシだけでは、汚れが取りきれない場合がほとんどですので、どんなものを選んだら良いか、歯科医師や歯科衛生士に相談し、自分に合った補助清掃用具を

コラム：歯周組織再生療法について

歯周病によって破壊されてしまった歯周組織を、もとのような形に再建（再生）させようとする試みとしてGTR（Guided Tissue Regeneration）法、別名歯周組織再生誘導法《ししゅうそしきさいせいゆうどうほう》およびバイオリジェネレーション法とも呼ばれるエムドゲイン（EMDOGAIN™）法があります。

歯周炎の進行した部位に対する一般的治療法に、歯周外科手術の一つであるフラップ手術（歯肉剥離掻爬手術《しにくはくりそうはしゅじゅつ》）という方法がありますが、GTR法やエムドゲイン法はその術式を一歩進めて、手術の際《さい》に開いた歯肉（歯肉弁《しにくべん》）と歯との間の、歯周組織のなくなってしまったところに、GTR膜やエムドゲインの材料を入れて失われてしまった歯根膜や歯槽骨、セメント質などの組織を作りあげる方法です（図）。

これらの方法には限界があり、歯のまわりに残されている組織をうまく利用する必要があるので、抜歯《ばっし》をしなければならないような重度の症状の場合には行えません。したがってこの方法を応用することのできるケース（適応症《てきおうしょう》）は限られます。

これらは、歯周病をより理想的な形で治そうとする方法ですが、いずれも、どんな場合にでも受けられる治療法ではないことを理解しておく必要があります。

（沼部　幸博）

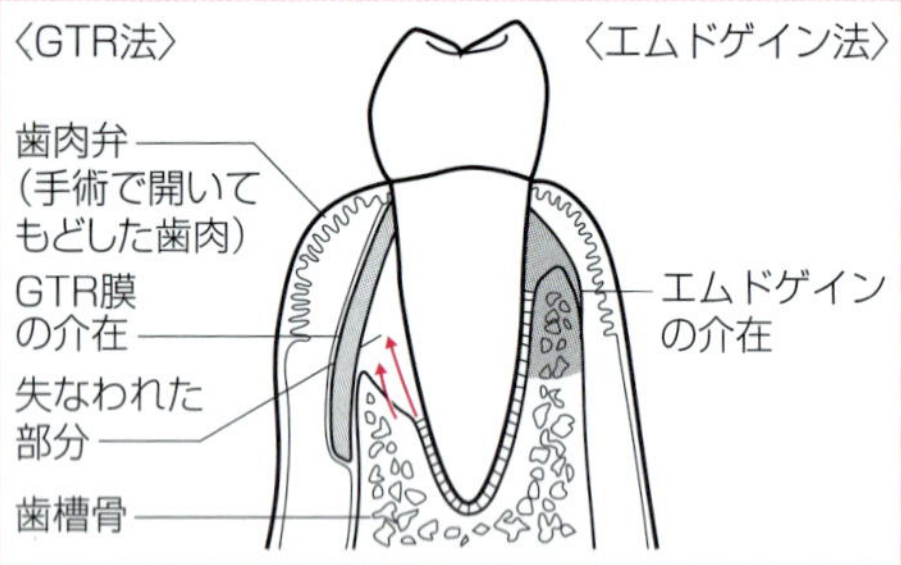

図　GTR法とエムドゲイン法の原理
矢印のところに細胞を引き入れて組織の再建を試みます

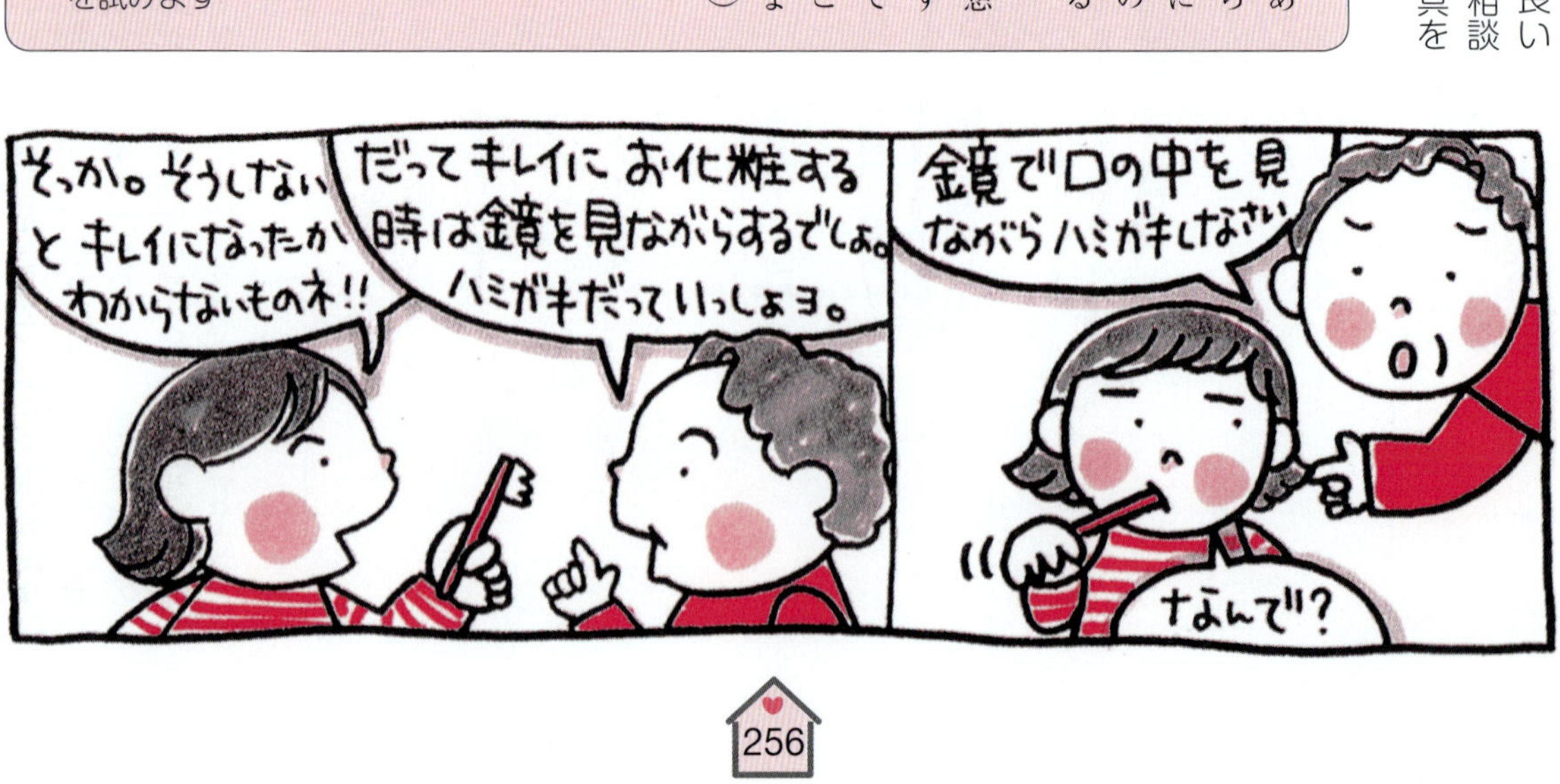
鏡で口の中を見ながらハミガキしなさい
なんで？
だってキレイにお化粧する時は鏡を見ながらするでしょ。ハミガキだっていっしょヨ。
そっか。そうしないとキレイになったかわからないものネ!!

見つけましょう。そして正しい指導を受け、歯ブラシのサポーターとして上手に使いこなすことがポイントです。

（沼部　幸博）

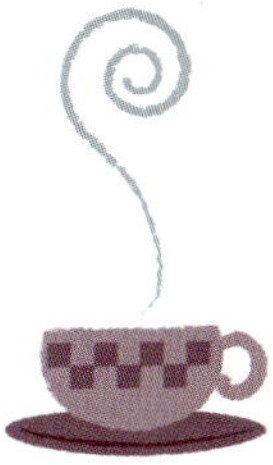

Q　歯周病《ししゅうびょう》の検査はどんなものがあるのでしょう?

A

プラーク、歯石《しせき》の状態

歯周病は特殊な細菌による感染症ですから、感染の状態がどうなっているのかを調べることが検査の中心になります。この歯周病を引き起こす細菌を媒介《ばいかい》するのがプラーク（歯垢《しこう》）です。ですから、なにより最初に歯のまわりにこのプラークがついていないか、あるいはプラークがつきやすい環境を作っている歯石がないかを詳しく調べます。

歯周ポケットの検査

歯周組織《ししゅうそしき》に初期の感染が生じると歯肉の縁《ふち》（辺縁部《へんえんぶ》）に炎症が起こります。歯肉が赤くなったり、少し腫《は》れたりします。そして、徐々に感染が進行するにしたがって歯肉の内側にまで炎症が波及し、歯と歯肉の間にポケット状の裂け目ができます。これを「歯周ポケット」と呼びますが、それが深いほど歯周病は進行しているということができます。

そこで、歯周病の検査ではまず、この歯周ポケットの深さを特殊な器具（プローブ、**図28**）で計ります。健康な人でも歯と歯肉の間にはわずかな隙間《すきま》があります。これを「歯肉溝《しにくこう》」と呼びますが、これはせいぜい2㎜程度までで病的な歯周ポケットとはまったく違うものです。それ以上深くなりますと、歯周ポケットである可能性が強く、歯周病に罹患《りかん》している危険性が高くなります。

この歯周ポケットを検査するときに（専門的にはプロービングと言います）、同時に歯周ポケットの底の部分の炎症状態も知ることができます（**図29**）。プロービングによってポケットから簡単に出血するようでしたら、ポケットの内部は強い炎症状態にある、と判断できるわけです。

エックス線（レントゲン）による検査

エックス線による検査も歯周病の診断には重要です。エックス線写真から、歯を支えている骨（歯《し》槽骨《そうこつ》と呼びます）がどのくらい破壊されているか、どこの部位に歯槽骨の破壊が存在するのか、などいろいろな情報をこの検査で知ることができます。

エックス線の検査は上下の歯と歯槽骨の状態を総覧的に見ることのできる「パノラマエックス線撮影」と、数歯の歯を詳しく観察できる「デンタルエックス線撮影」の両方を併用して診査するのが一般的です。

噛《か》み合わせの検査

歯周病のもう一つの問題として噛《か》み合わせがあります。噛み合わせの不調が直接的に歯周病を引き起こすこともまれにはありますし、歯周病に罹患《りかん》した状態で噛み合わせが悪いと歯周病は通常よりはるかに早く、重篤《じゅうとく》に進行してしまいます。

ですから、噛《か》み合わせの検査も大切になります。

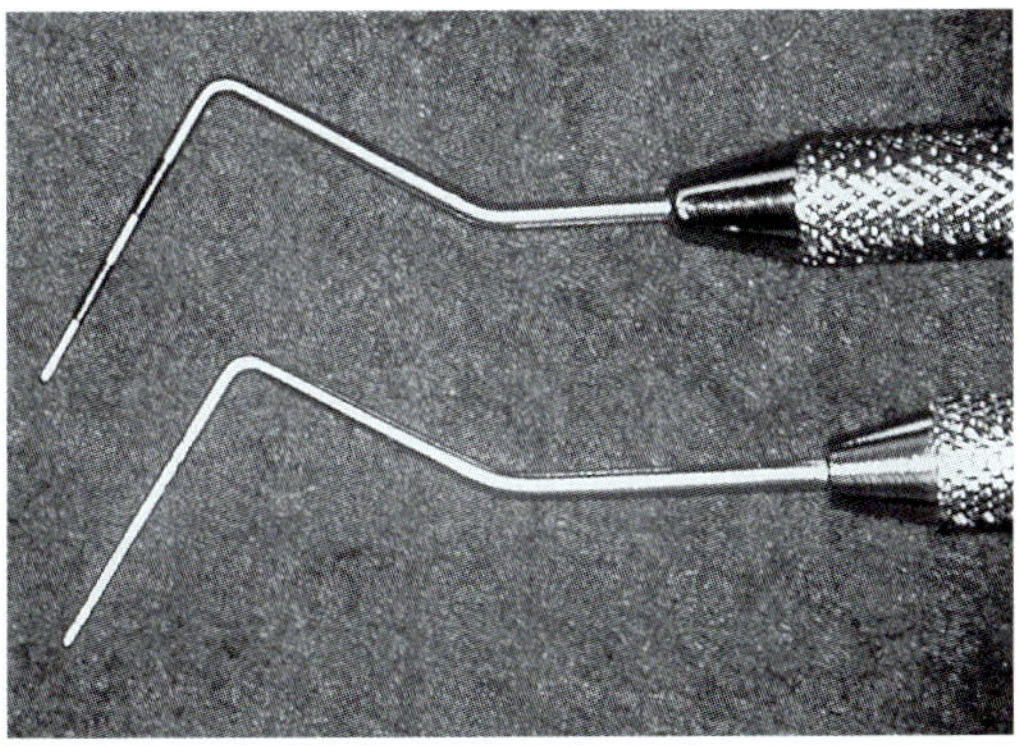

図28　歯周ポケットの深さを計るプローブ

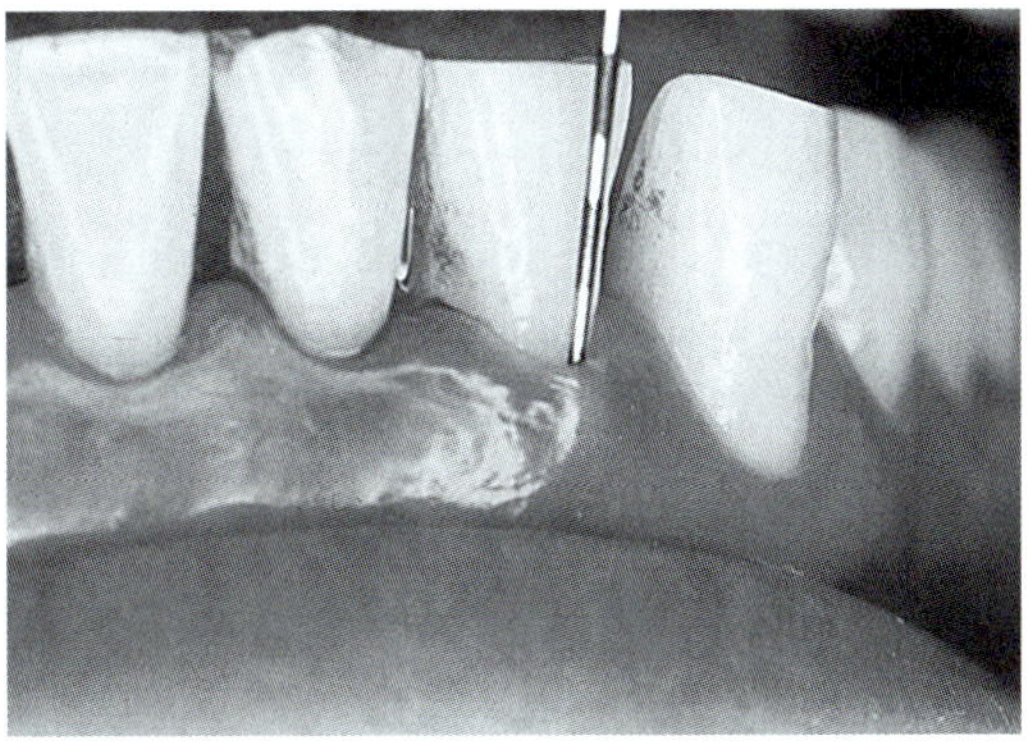

図29　歯周ポケットの検査

コラム：プラーク、バイオフィルム、歯石

プラークとは？

歯周病《ししゅうびょう》（歯周疾患《ししゅうしっかん》）が病気を引き起こす病原性細菌《びょうげんせいさいきん》による感染症でありますが、それらの細菌はどこででも生きてゆくことができるわけではありません。ある特殊な環境が必要となります。プラークは、まさにその環境を提供する細菌たちにとってはもっとも適した場所と言えます。

プラークは、食べ物の残りカスが歯の表面に付着し、そこにいろいろな細菌が繁殖し、細菌たちの産生した汚物や死骸などが集まってできた塊（集塊《しゅうかい》）だと考えられています。

プラークは、一度歯の表面に付着すると、数時間（2～3時間）で厚いネバネバした状態でどんどん積み重なっていく（堆積）という大きな特徴があります。ですから、食後なるべく早く歯をみがかなくてはいけない、という理由はこのプラークの堆積を未然に防ぐ必要があるからなのです。

また、プラークは時間の経過とともに石灰化《せっかいか》して「歯石《しせき》」になっていきます。

プラークのもう一つの特徴は、歯肉の縁《へり》（辺縁部《へんえんぶ》）から上の部分と下の内側の部分とは性格が異なる、ということです。上の部分のプラークに比べて内側についたプラークは毒性が強く、歯周組織の破壊に強く影響します。

結果として歯周ポケットを形成し、深く進行したポケット内部にまたプラークが進入し、歯周組織を破壊してゆく、という悪循環に陥ってしまうことになります。

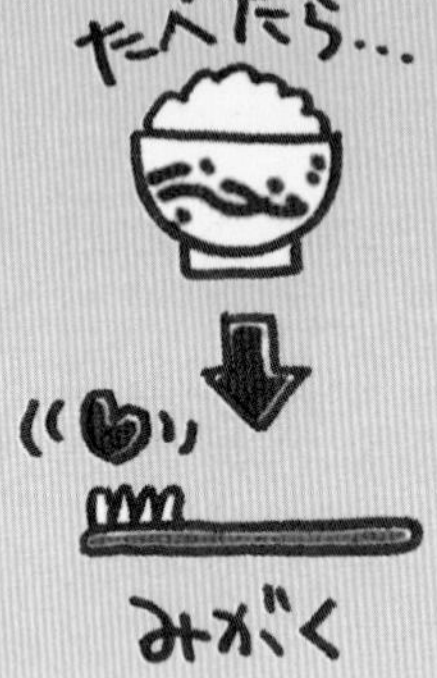

バイオフィルムとは？

バイオフィルムは、台所やお風呂のヌルヌルしたヌメリを想像していただければわかりやすいと思います。これらは微生物の塊《かたまり》で、実に見事な仕掛けで出来あがっています。まず、細菌が付着するとそこから細菌外多唐《さいきんがいたとう》（EPS）と言う物質を出してバリヤーを作ります。そこには一種類の細菌ではなく、性格や形の違うさまざまな細菌が集まってきて、共同住宅のような棲《す》みやすい環境を作ってゆきます。

バイオフィルムの中には上下水道が整い、十分な栄養も補給できる仕掛けになっています。さらに細菌の塊（コロニー）をおおう膜には、抗生剤をはねのけてしまう強い防御力もあります。もっとすごいのは、この細菌の塊に棲む細菌たちは、生活密度を超えないようにお互いに信号を出し合って数を調整していることです。この点が、細菌が集まっただけのプラークと若干異なる点です。ですから、バイオフィルムの中の細菌の数は常に安定していて、地球上の人類の数が無制限に増加してゆくのとは大きな違いです。そして、栄養や水分などが増えれば、細菌の数も増やしてゆきます。そういう意味では歯周ポケットの中は、まさにバイオフィルムにとって理想の環境です。そして、宿主《しゅくしゅ》である人間が風邪をひくなど免疫力が低下すると、バイオフィルムは一気に毒性を発揮し、歯周病が悪化します。

ただ、バイオフィルムにも弱点があります。それは超音波で膜が破壊されやすい、と言うことです。歯科医院でよく使う超音波スケーラーは、正にバイオフィルムを破壊するにはもってこいの道具なのです。家庭で使う超音波（音波）歯ブラシなども効果があります。

プラークと歯石の関係

プラークと歯石《しせき》の関係は子どもと親、あるいは孫とおじいちゃん、といった関係だと思ってください。プラークは毒性の強い歯周病《ししゅうびょう》の発症に直接関係する細菌を大量に含んだ粘着性の強い集塊《しゅうかい》で、子どもや孫のように若く活発に活動しています。

しかし、時間が経過するにしたがって、プラーク内の細菌や内容物がカルシウムやリンなどを沈着させるようになり、徐々にプラーク自身が石灰化《せっかいか》して硬くなってゆきます。それを「歯石《しせき》」と呼びます。

歯石は一般に歯周病の直接的な原因であると考えられてきましたが、最近の研究では歯石そのものが歯周組織の炎症の原因にはなりにくいことがわかってきました。むしろ、歯石の表面が粗造なため、プラークの沈着を容易にしていることのほうが問題である、という見解のようです。歯石であるおじいさんの背中に孫のプラークがおんぶされていて、周囲に悪さをしている、といった風景でしょうか。

ちなみに、歯石は歯面に強くくっついていてブラッシングのみでは取り除くことができません。歯石を取り除くには歯科医師や歯科衛生士などによるプロフェッショナル・ケアが必要です。

（宮田　隆）

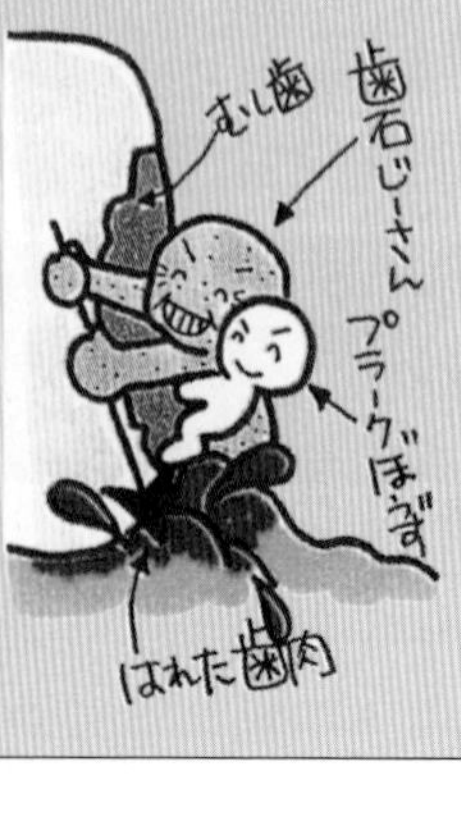

たとえば、噛《か》み合わせようとするときや、左右あるいは前のほうに下顎《かがく》（下あご）を動かそうとすると一カ所だけ強く、早く歯同士が接触してしまう、などの症状は噛み合わせによる暴力的な力が歯に加わっていて、歯周組織を破壊する原因になります。そのような状態を「咬合性外傷《こうごうせいがいしょう》」と呼びますが、上下の歯列模型《しれつもけい》を使ったり、実際に患者さんの噛み合わせを検査したり、異常な歯の動揺がないか、など、詳しく咬合性外傷に関する検査を行います。

　歯周病の検査で得られた歯周病の原因因子、進行状態、歯周組織の破壊の程度などを総合的に判断して、治療方針を決める手だてにします。

Q　早めの治療というのは、どのような症状のときに、どのように行うのですか?

A　歯周病《ししゅうびょう》は何度か言いましたように、たいへん毒性の強い特殊な細菌による感染症です。そして、歯や歯周組織は常にその感染の危険にさらされています。さらにやっかいなことに、歯周病の感染の初期にはほとんど自覚症状がないか、あってもごく軽微で長くは続きません。ですから多くの患者さんは歯周病の感染に気付かずに、病態は進行してしまうのが常のようです。

　しかし、歯周病の初期にもいろいろなサインが現れます。まず、歯肉《しにく》の縁《ふち》（辺縁部《へんえんぶ》）や歯と歯の間に注目してください。その部分が赤くなっていたり、わずかに腫《は》れているようでしたら、歯周病の始まりの歯肉炎《しにくえん》の状態です。

　歯肉炎のすべてが歯周病が進行した状態の歯周炎《ししゅうえん》になるわけではありませんが、その危険性が高いのです。なぜなら、このような症状のほとんどがプラークが原因しているからです。もし、プラーク中の細菌が悪さをして、歯周ポケットを形成してしまったら、もっと質の悪いプラークが歯肉の奥深く進入を始めます。ですから、最初の症状として歯肉の発赤や腫脹《しゅちょう》に注意してください。

　次に、ブラッシングをすると出血する、あるいは、歯がしみる、重痒《おもがゆ》い、違和感《いわかん》がある、などいつもと違う「嫌な」症状がでてきたら、これも要注意です。歯周病は進行すると歯を支えている歯槽骨《しそうこつ》（歯を支えているあごの骨）が破壊されていく病気ですから、その進行段階で必ずいつもと違う不快な症状が出てくるはずです。

　この症状も初期の段階では長く続きませんから見逃しやすいのですが、この段階で正しいブラッシングによるプラークコントロールを行い、歯科医師や歯科衛生士による簡単な処置で歯周病の進行は抑えることができます。

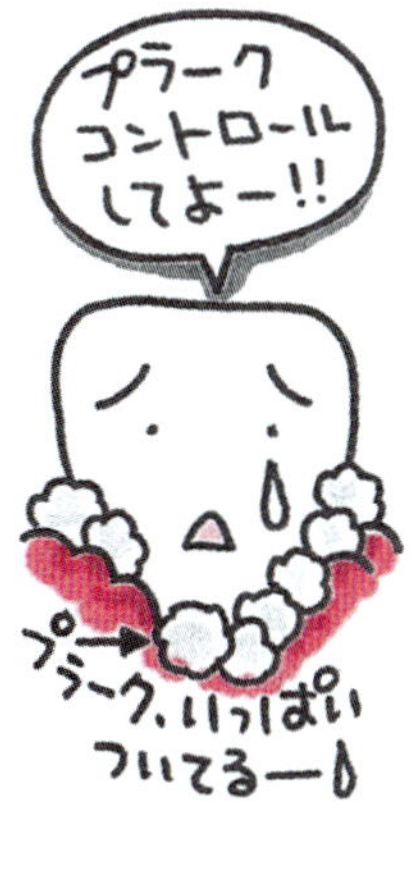
プラークコントロールしてよー!!
プラーク、いっぱいついてるー

Q　歯周病《ししゅうびょう》の自覚症状とはどんなものですか?

A　歯周病の初期である歯肉炎には自覚症状がほとんどないか、あってもごく軽微であることは前に述べましたが、歯周病が進行してゆきますと、実にさまざまな症状が出てきます。

　その具体的な例を次ページの表にしてみましたが、この中でも、おそらく患者さんにとってもっとも困った症状は、歯がぐらぐらしてきて物が食べられなくなることでしょう。歯周病は歯を支えている歯槽骨《しそうこつ》が破壊されてゆく病気ですから、病状が進行すると支えている骨がすっかり溶けてしまい、歯を支えることができなくなってしまいます。

　破壊された骨やそのまわりの組織は膿《のう》（うみ）となって、口の中に漏れ出してゆきます。ですから歯周病のことを歯槽《しそう》（歯ぐき）から膿が漏れる状態、すなわち「歯《し》

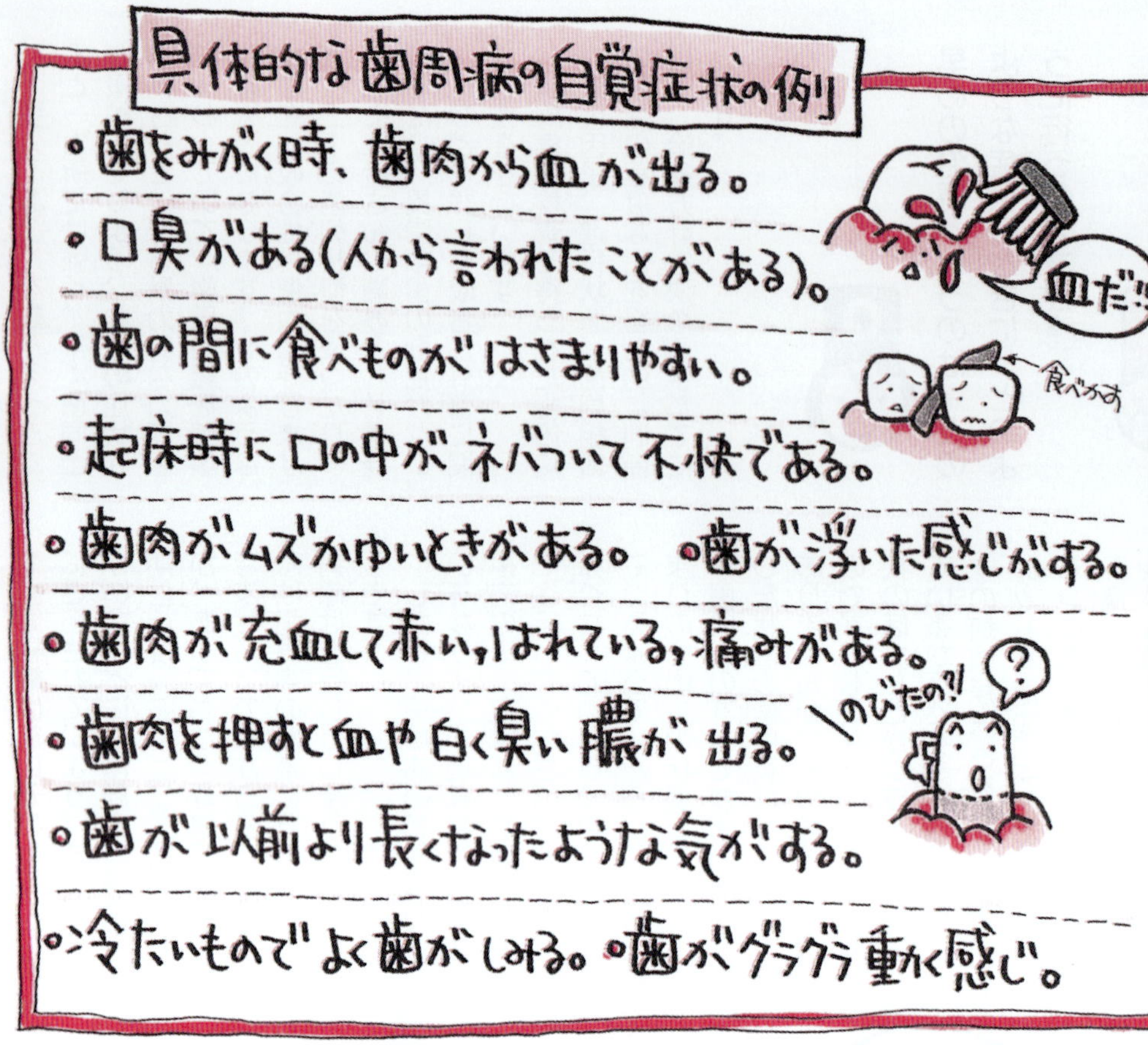
具体的な歯周病の自覚症状の例
・歯をみがく時、歯肉から血が出る。
・口臭がある(人から言われたことがある)。
・歯の間に食べものがはさまりやすい。
・起床時に口の中がネバついて不快である。
・歯肉がムズがゆいときがある。・歯が浮いた感じがする。
・歯肉が充血して赤い、はれている、痛みがある。
・歯肉を押すと血や白く臭い膿が出る。
・歯が以前より長くなったような気がする。
・冷たいものでよく歯がしみる。・歯がグラグラ動く感じ。
血だ!!
食べかす
のびたの?!
?

槽膿漏《そうのうろう》」と呼んだのです。

そのときに出る独特の悪臭を「膿漏臭《のうろうしゅう》」と呼び、人が嫌悪《けんお》する最悪の臭気の一つとされています。そうなりますと、どんな歯周病の名医でも、歯を救うことはできません。

結局は自然に脱落《だつらく》するか、抜歯することになりますが、たくさんの歯が歯周病に罹患《りかん》しているとなるとその後がたいへんです。

歯がなくては物が食べられませんから、入れ歯やブリッジを入れることになります。

しかし、それらを支える歯も歯周病で十分な歯槽骨《しそうこつ》の支えがないと、またぐらぐらになって抜けてしまいます。まるで足を踏みはずして階段から転げ落ちるような止めることのできない悪循環に陥《おちい》ります。

歯を抜いては入れ歯を入れ、また抜いて入れ歯、そんな状況が十年あるいはそれ以上続くことを想像してください。そして、最後は総入れ歯(総義歯《そうぎし》)になりますが、そのときは歯槽骨《しそうこつ》もすっかり痩《や》せてしまっていますから、具合の良い入れ歯も無理です。もう一度、歯周病の症状を列記した表を見て、心当たりがありましたら、歯周病専門医を訪ねてください。

（宮田　隆）

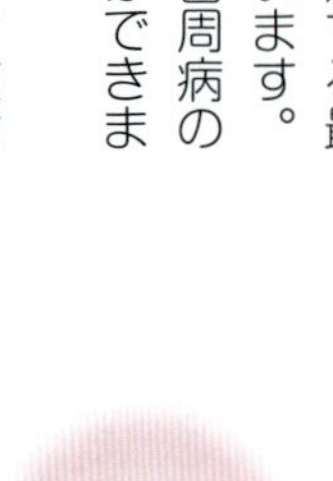

Q　歯周病《ししゅうびょう》の治療でも歯を削《けず》ることがありますか?

A　中等度から重度の歯周病（歯周《ししゅう》疾患《しっかん》）を、歯周炎《ししゅうえん》と呼びますが、歯周炎の治療においては、歯を削ることがあります。

歯周炎《ししゅうえん》になって、歯を支える骨（歯槽骨《しそうこつ》）が溶けて、歯がぐらぐらするようになると、その後の治療で以前のように骨を元に戻すことができないことがあります。そのときには、歯のまわり全体を削り、隣の歯とつなげて金属をかぶせたり、歯の一部を削って針金や樹脂《じゅし》(歯科用レジン)で連結して、歯のゆらぎ（動揺《どうよう》）を防ぎます。ちょうど、柱を多くして家を安定させることと同じです。

この治療を「固定《こてい》」といい、重度の歯周炎になった方では、固定を行うことが多くあります。歯のゆらぎの程度により、歯を削って固定する数は異なり、2歯を連結するものから、上の歯あるいは下の歯すべてを固定する場合もあります（**図30**）。しかし、理想的には、歯は1歯ずつ独立していたほうがよく、歯を固定する範囲は、必要最小限となっています。

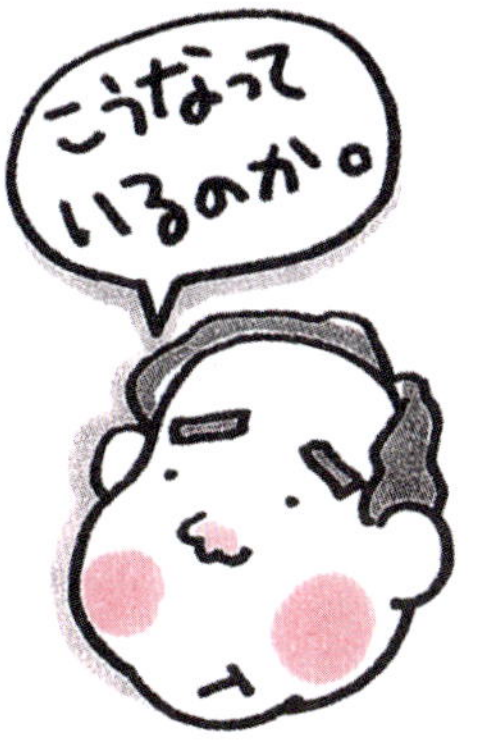

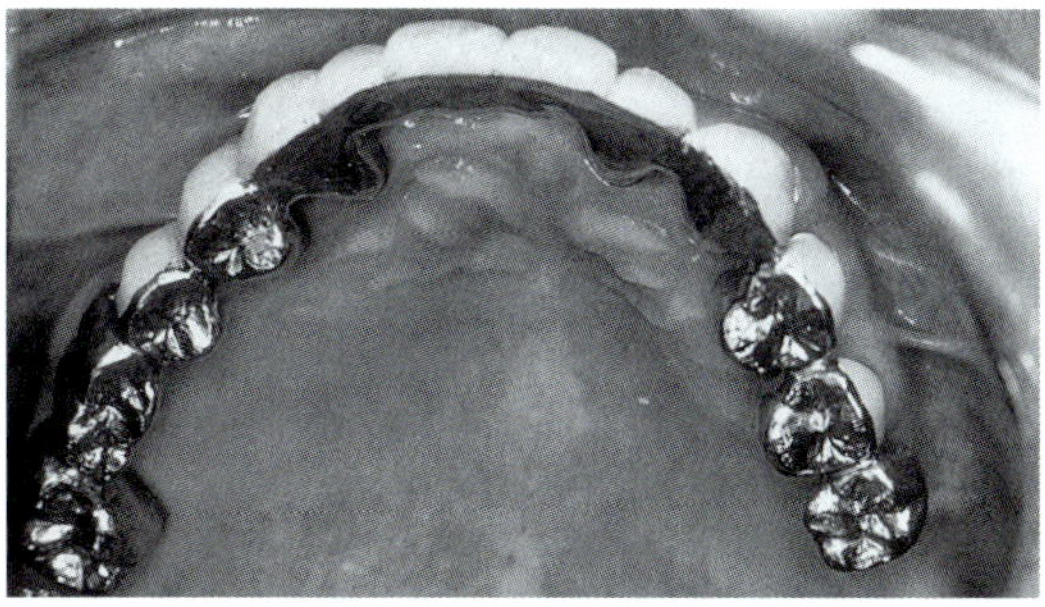

図30　一連の金属をかぶせ，上の歯すべてを固定

Q　歯周病《ししゅうびょう》の治療には期間が長くかかると聞きましたが？

A　歯周病（歯周疾患《ししゅうしっかん》）の程度により異なりますが、1週間に一度あるいは2週間に一度の間隔で通院して、3カ月から1年、重症の歯周病の場合は、1年以上かかることもあります。歯周病は、慢性の病気であり治療後に再発することも多いため、積極的な治療後に、定期的に通院することも必要です。歯周病の種類や程度により定期的な通院期間は異なりますが、年1回から4回程度です。

重症な歯周病の場合の診療内容を述べますと、はじめに歯肉《しにく》の検査（歯周病検査）やエックス線検査後に診断をして、治療方針を立て患者さんに説明します。積極的治療は、3段階に分けられます。

第一段階は「歯周基本治療」と言って、歯みがき、歯石の除去と噛《か》み合わせの調整をします。

第二段階は「歯周手術」と言って、歯肉を開いて悪い部分を除去します。

第三段階は、噛《か》み合わせをよくするための治療で、「機能回復治療」と言います。

患者さんの治療に対する治り具合を見ながら治療するため、治療期間がかかるのです。

Q　歯周病《ししゅうびょう》の治療で歯の根が出てしまったように思うのですが？

A　中等度から重度に進行した状態の歯周炎《ししゅうえん》の治療により、歯の根が出てしまうことは多くあります。

一見悪くなったように思いがちですが、これは歯肉《しにく》（歯ぐき）が治《なお》っていく過程です。歯周炎に罹《かか》ると歯のまわりの組織が炎症を起こし、特に歯肉は、赤く腫《は》れ、ぶよぶよした状態になり、歯の根の一部をおおってしまいます。歯周炎の治療を行うことにより、腫れがなくなり、引き締まった歯肉になると、今まで歯肉でおおわれていた歯の根が見えるようになります。

また、歯周炎になると歯と歯肉《しにく》との裂け目が深くなります。これを歯周ポケットと言いますが、この歯周ポケットは原則的には治療により除去しなければならず、治療により歯肉を下げる必要が生じる場合もあります。そのため、治療により歯の根が出てしまったように、あるいは歯が延び出したように感じます。

歯周炎の程度が重いほど、歯の根が出る程度も大きくなります。一見悪くなったように見えますが、けっして悪くなったわけでなく、治療の効果があった証拠です。

Q　歯周病《ししゅうびょう》の治療の後で歯がしみるようになって心配です

A

多くの場合、手術後に歯がしみることはありますが心配いりません。むしろ、多少歯がしみたほうが良いこともあります。

中等度から重度の歯周病（歯周《ししゅう》炎《えん》）の治療においては、歯肉《しにく》（歯ぐき）をわずかに切り、少し歯肉を歯から開いて手術をします。その手術の結果、歯肉が少し縮《ちぢ》むため、歯の根が出てきます。歯の根の表面には歯の神経（歯髄《しずい》）からの枝が延びだしており、冷たいものや水を口に含むとしみるようになります。

しみる歯の周囲を、歯みがきをして清潔にして2～3カ月すると、通常しみることはなくなります。しみるからといって、歯みがきをしませんと細菌がたまり、その細菌が酸を出し、神経を刺激して、かえってしみが強くなりますので注意が必要です。

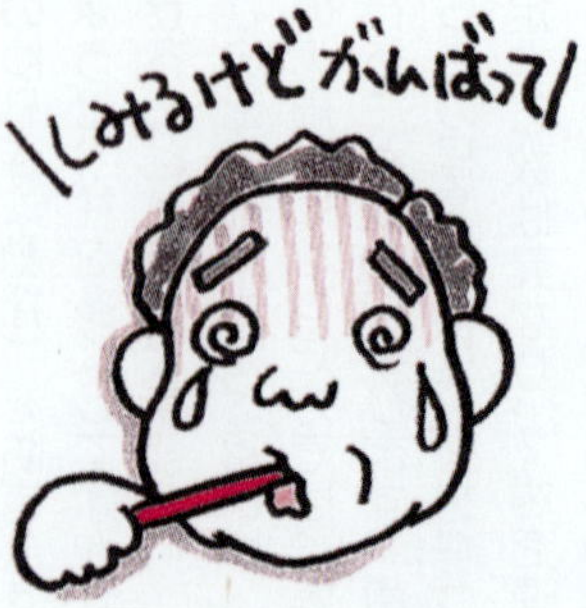

また、あまりにしみが強い場合には、根の表面に軟膏《なんこう》の薬をぬったり、レジンという透明の塗料のようなもので根の表面をおおったり、レーザーを当てたり、あるいは歯の神経を取ってしまったりする、さまざまな方法があります。

Q 歯周病《ししゅうびょう》で失われた骨は、もうできないのでしょうか?

A

現在の治療法で、かなりの割合で失われた骨（歯槽骨《しそうこつ》）を取り戻すことが可能となってきました。軽度から中等度の歯周病においてはかなり期待できます。失われた骨を取り戻すことを「再生《さいせい》」と言い、一定の条件が必要です。

まず、歯周病になった原因をつきとめ、それを取り除くことから始まります。通常、原因である細菌のかたまり（プラーク、歯垢《しこう》）を十分な歯みがきを行うことで除去し、プラークが石灰化《せっかいか》して硬くなった歯石《しせき》を除去し、さらに歯肉《しにく》（歯ぐき）の手術を行います。

手術後も、長期間にわたって歯ブラシなどで清潔に保つことが大切です。数カ月から一年程度で骨が再生《さいせい》してきます（**図31**）。特に、失われた骨の量が少ない場合、年齢が比較的若い方、たばこを吸わない方などは、再生しやすいと言われています。

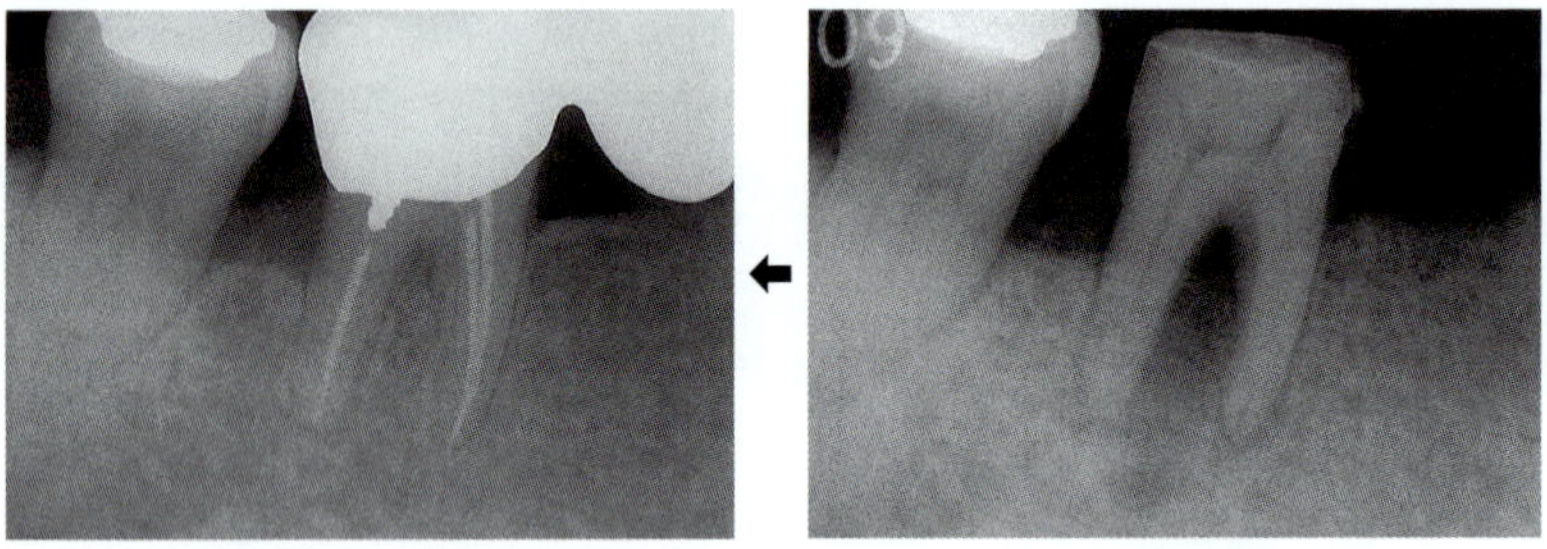

図31 歯周病により下の奥歯を支える骨が失われていた（右）が，歯周治療により骨ができてきた（左）

また、特殊な手術ですが、骨が溶《と》けてしまった場所に、そのヒトのほかの場所から取った骨を入れたり（自家骨移植《じかこついしょく》）、骨とよく似た人工の材料（リン酸カルシウム材）を入れたり、特殊な膜《まく》を入れたりする（歯周組織再生誘導法《ししゅうそしきさいせいゆうどうほう》、256ページ参照）方法もあります。

Q 重度の歯周病《ししゅうびょう》を放置したらどうなりますか?

A

歯周病になった歯を治療せずにそのままにしておくと、からだに悪いさまざまなことが生じます。

第一に、歯周病を引き起こす細菌の毒素がからだに入り、刺激し続けます。最近の多くの報告により、糖尿病《とうにょうびょう》、心臓血管疾患《しんぞうけっかんしっかん》や低体重児出産との関係も指摘されています。

第二に、体調が悪いときなどに歯周病が急速に悪化して、ひどい腫《は》れや痛み（急性膿瘍《きゅうせいのうよう》）が生じます。

第三に、歯周病の歯それ自体は歯周病が確実に進行し、ぐらぐらになり、最終的には自然に抜けてしまいます。

第四に、歯周病になった歯のまわりにある健康な歯にも病気が広がり、同じ経過をたどります。

これらの理由から、歯周病の歯を残したままにすることは良いことではなく、歯科医院や大学病院へ行って、歯周病の治療を受けることが必要です。

Q 歯周病《ししゅうびょう》に歯の矯正《きょうせい》や移動が有効だと言われましたが？

A 中等度から重度の歯周炎《ししゅうえん》の治療には、「歯周《ししゅう》―矯正《きょうせい》治療」と言って、歯を移動させて治療をすることが理想で、近年、頻繁に行われるようになってきました。歯周病に罹《かか》ると、歯を支える骨（歯槽骨《しそうこつ》）が溶けるため歯が移動してしまいます。特に前歯が前のほうへ傾いてしまい、歯と歯の間がすくことがあります。また奥歯ですと前のほうあるいは後ろのほうへ傾いてしまいます。

このときには、移動してしまった、あるいは傾いたりした歯を、元の位置に戻すことが必要となります。なぜならば、傾いた柱で建てた家は不安定になることと同じ原理です。

通常、歯みがき指導を行い、プラークが石灰化《せっかいか》して硬くなった歯石《しせき》を除去し、歯肉《しにく》（歯ぐき）の手術のあとに歯の矯正治療を行います。矯正《きょうせい》期間は、移動してしまった程度によりさまざまですが、3カ月から2年程度で、その後、金属をかぶせたり、入れ歯（義歯《ぎし》）を入れたりするのにきわめて有利になります（**図32**）。

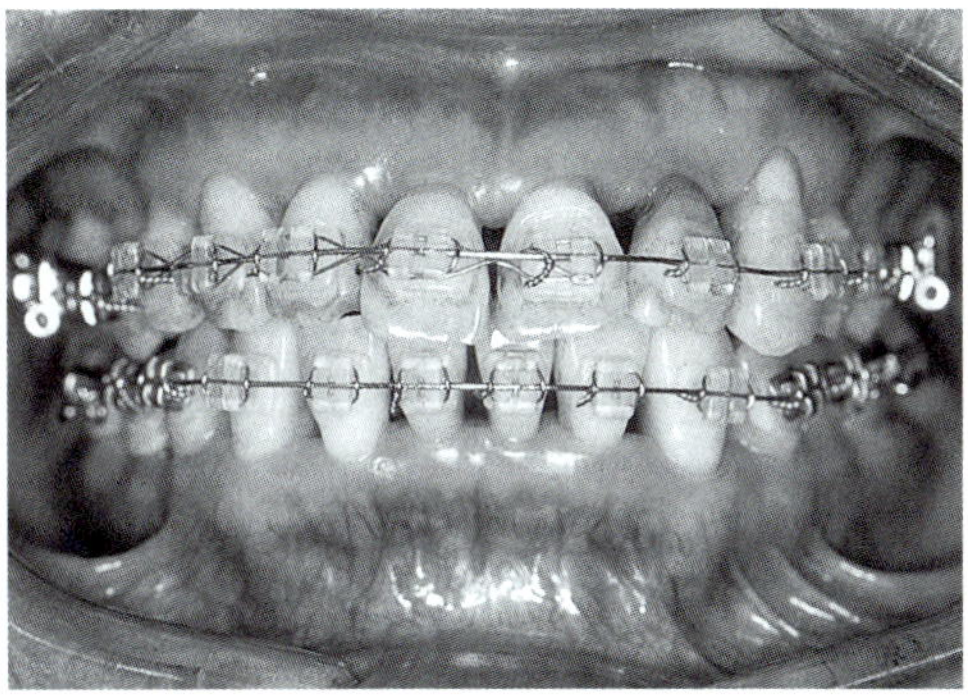

図32　歯周病により歯ならびが悪くなった30歳女性の矯正治療

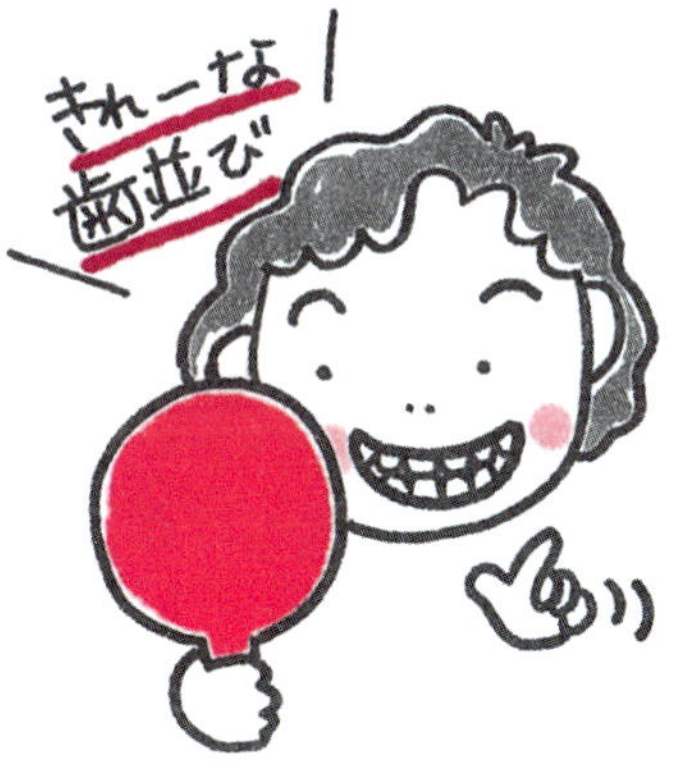

Q 歯周病《ししゅうびょう》を薬で治《なお》すのは本当ですか？

A 歯周病を薬のみで治すことはできません。通常の治療法、すなわち歯みがきと歯石《しせき》の除去や歯肉《しにく》の手術を行うときに、歯周病の薬を使用するとより効果が上がる場合があります。歯周病は、歯と歯肉の境目《さかいめ》（歯周ポケット）にいる細菌（歯周病原菌《ししゅうびょうげんきん》）によって引き起こされる感染症ですので、細菌や炎症を抑える薬剤を使用します。歯肉に局所投与するものと、経口《けいこう》投与《とうよ》するものがあります。

歯肉に投与する方法としては、歯みがき指導や歯石を除去したのちに、抗菌薬や抗炎症薬が含まれた軟膏《なんこう》を歯周ポケットに注入します。1週間に一回の投与で、1カ月間使用することが保険で認められています。

経口投与《けいこうとうよ》するものとしては、抗生物質（マクロライド系、ミノサイクリン系）があり、歯石の除去と同時か直後に、3〜7日間を目安に投与します。通常の治療では改善しない歯周病患者さんや、「侵襲性歯周炎《しんしゅうせいししゅうえん》」と言って進行の早い病型の方、感染しやすい体質やほかの病気がある患者さんに使用する場合があります。また、プロバイオティクスと言って、他の細菌を利用して、歯周病原菌を抑える臨床研究も試みられています。

（吉江　弘正）

歯ならび・噛み合わせ

成人になってからの歯ならび・噛み合わせの問題にもちゃんと対応が必要です

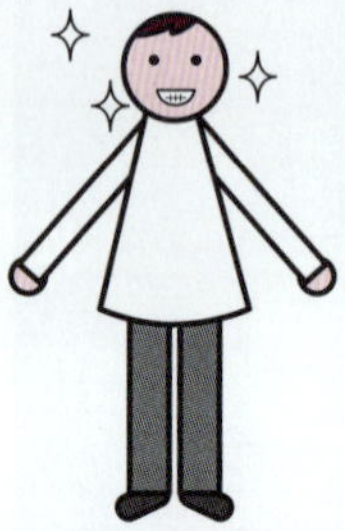

成人期

◆歯ならびが気になる

成人期は、社会に出て活動する時期で、多くの人とのコミュニケーションが必要となります。そのため、この時期になると歯ならびが、たいへん気になります。この時期は、からだの成長と同様に顎《あご》の成長も止まり、歯ならび・噛《か》み合わせもしっかり完成している時期です。

この年代における歯ならびの不正は、子どものときの不正がそのまま引き継がれて、八重歯《やえば》や乱ぐい歯、受け口などになる場合、歯周病《ししゅうびょう》（歯周疾患）やむし歯（齲《う》蝕歯《しょくし》）の喪失《そうしつ》によって歯が移動して前歯が少し開いたり、奥歯が外側に移動したりなど、歯科疾患による病的変化の場合、歯のすり減り（咬耗《こうもう》）や年齢的な生理的変化による場合、といろいろあります（図1）。

高齢になっても快適な生活を営むために、正常な口腔機能《こうくうきのう》を保つことはたいへん重要です。したがって歯ならびが気になれば、よく歯科医師と相談して早い時期に解決しましょう。

最近は「審美歯科《しんびしか》」という分野もあり、歯を削《けず》ってかぶせたり貼《は》り付けたりして歯の形を整えて、矯正《きょうせい》ではなく歯ならびをきれいにすることもできるようになりました。また、「ホワイトニング」と言って、薬を使って歯を白くする方法もあります。

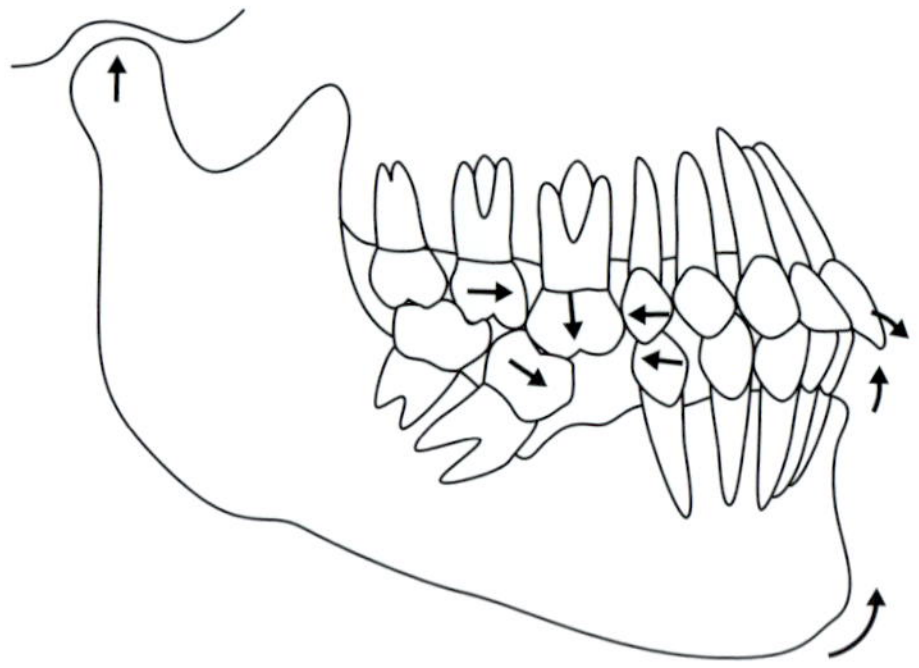

図1　歯の病的変化

◆噛《か》み合わせがおかしい

成人期の噛《か》み合わせは、歯ならびと同様すでに完成していますが、正常な噛《か》み合わせでも生理的、病的に歯は移動します。その結果、噛み合わせが、おかしくなったと感じることがあります。

具体的には、歯周病によって歯を支える組織（骨や歯肉《しにく》など）が弱まり、噛《か》む力（咬合力《こうごうりょく》）や舌圧《ぜつあつ》、歯周ポケット内の病的組織によって歯が移動して、1本の歯が強く当たるようになったり、頬《ほほ》を噛むようになったりします。

また、大臼歯《だいきゅうし》の喪失《そうしつ》部分を放置したことにより、歯が移動して前歯が前に出てきたり、噛《か》み合わせのバランスが崩《くず》れて顎《あご》が疲れやすくなることもあります（図1）。

◆頬《ほほ》の内側をよく噛《か》む

頬の内側をときどき噛《か》むことはありますが、頻度が多くなるのは異常です。原因としては、歯周病により歯が外側（頬側《きょうそく》）に移動したこと、上下の歯の噛み合う面（咬合面《こうごうめん》）のすり減り（咬耗《こうもう》）により噛み合わせての深さ（被蓋関係《ひがいかんけい》）

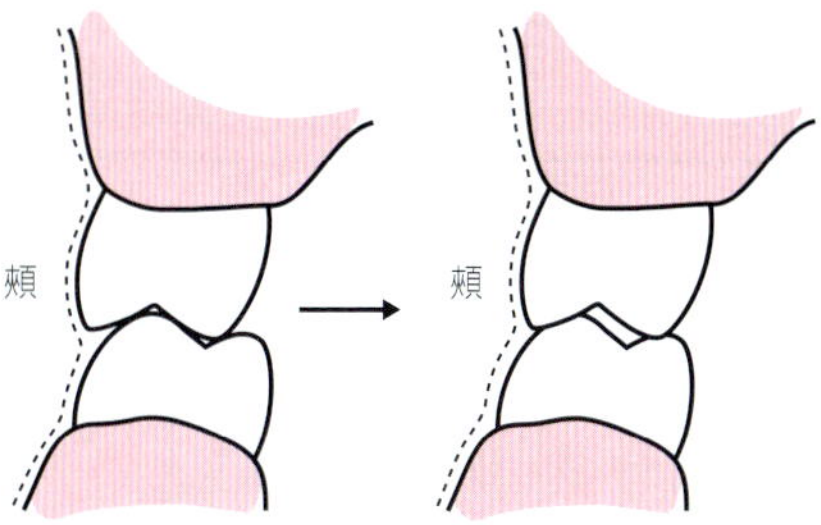

図2　被蓋の変化

に変化が起こり、頬を排除できなくなることなどが考えられます。また、親知《おやし》らず（智歯《ちし》）が生えてきたことが原因となることがあります（図2）。

◆親知《おやし》らず（智歯《ちし》）がちゃんと生《は》えない

親知らずは、永久歯《えいきゅうし》の中でもっとも遅く生《は》える歯で、傾《かたむ》いて生えたり、生えないで顎《あご》の骨の中に埋まっていたりすることが多く、正常に機能しているのは20％以下だと言われています。

原因は、現代の軟らかい食べ物中心の食生活の影響で顎が小さくなり、親知らずの生えるスペースが不足しているからです。

◆前歯《ぜんし》が重なってきたように思う

「歯列《しれつ》は一生の間にほぼ大臼歯《だいきゅうし》1歯分だけ前方に移動する」と言われるほど、歯列というものは生理的にも病的にも変化します。特に、大臼歯の前方への傾斜力による力や、親知らずの萌出力《ほうしゅつりょく》による前方への力は強く、その影響により、特に下の前歯が重なってくることがあります。

◆成人になってからの歯ならび、噛《か》み合わせの矯正《きょうせい》治療《ちりょう》

歯ならび、噛《か》み合わせの不正は、齲蝕《うしょく》（むし歯）や歯周病《ししゅうびょう》（歯周疾患）の原因になったり、顎関《がくかん》節《せつ》や咀嚼筋《そしゃくきん》に障害を引き起こすことがあります。成人は、子どものときと違って対社会性ということが強く意識されます。ただ見た目の「美しさ」のみで矯正《きょうせい》治療を希望するのではなく、その歯ならび、噛《か》み合わせの不正が、これからの長い人生で、口腔《こうくう》の機能の維持や保全にどれほどの不都合となるのか、をよく歯科医師と相談したうえで、矯正治療の必要性を考えてください。

治療法は歯に直接器具を取り付ける方法（図3）が一般的です。年齢的には30歳でも40歳でも可能ですが、矯正治療は歯を骨の中で移動するので、閉経期を迎えた女性の場合は骨粗鬆症《こつそしょうしょう》の問題もあり、よく歯科医師と相談してからのほうが良いでしょう。

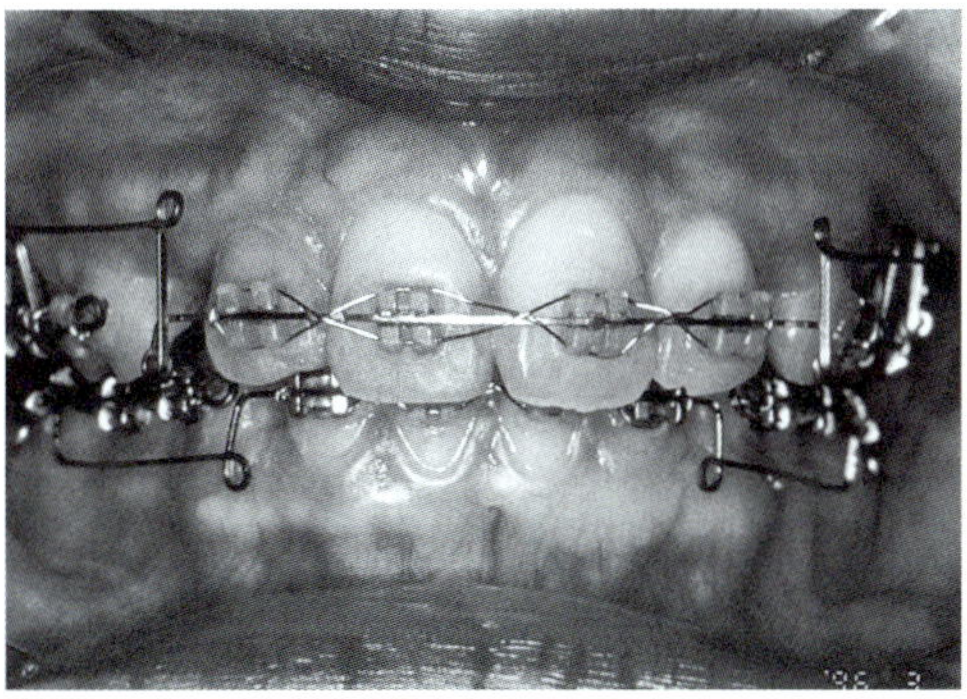
図3　成人になってからの矯正治療

治療期間は、歯ならびの状態にもよりますが、通常2〜3年はかかります。近年はミニインプラントを利用する矯正治療もあります。症例によっては今までの方法より短期間で治療できるようになりました。また、歯に今までのように器具を取りつけない、マウスピースを利用する矯正治療も広まってきました。費用は、すべて自由診療（ただし、顎変形症《がくへんけいしょう》、唇《しん》顎口蓋列《がくこうがいれつ》の歯ならびの治療は健康保険が可）なので、かなり高額の治療費がかかります。各治療法には、利点欠点がありますのでよく相談して、納得して行うことをおすすめします。

（山本　英之）

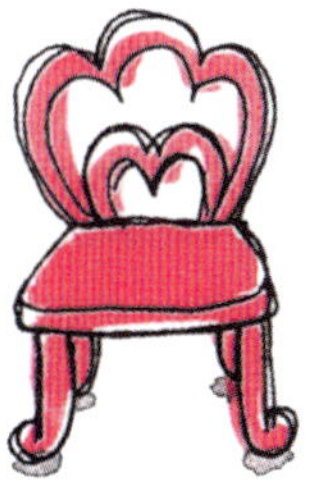

Q 歯ならび・噛《か》み合わせがおかしいと頭痛や肩こりがするというのはほんとうですか?

A 私たちは食事をしたり、嚥下《えんげ》（飲み込む）したりするとき、上顎《じょうがく》の歯列《しれつ》に下顎《かがく》の歯列を接触させる動作を行います。このようなとき、歯ならびや噛《か》み合わせが悪いと、歯の接触面積の多いところをさがして噛んだり、じゃまになる歯を避《さ》けたりして、下顎の位置をたえず調節しています。

下顎を動かしているのは顎《あご》の左右についている筋肉で、一部は上顎骨の側面にも付着しています（側頭筋《そくとうきん》）（「Access forum 歯と口の仕組みと働き」参照）。

偏頭痛《へんとうつう》の症状が現れたりするのは、主にこの筋肉が過度に伸展、収縮を強制されることによっても起こります。

さらにこれらの咀嚼筋《そしゃくきん》は首や肩の筋肉群とも共同で働きますから、肩こりの症状が出ることもあるでしょう。同じように、噛《か》みしめや歯ぎしりなども、これら咀嚼筋を過度に緊張させる原因になるものです。

（鈴木　尚）

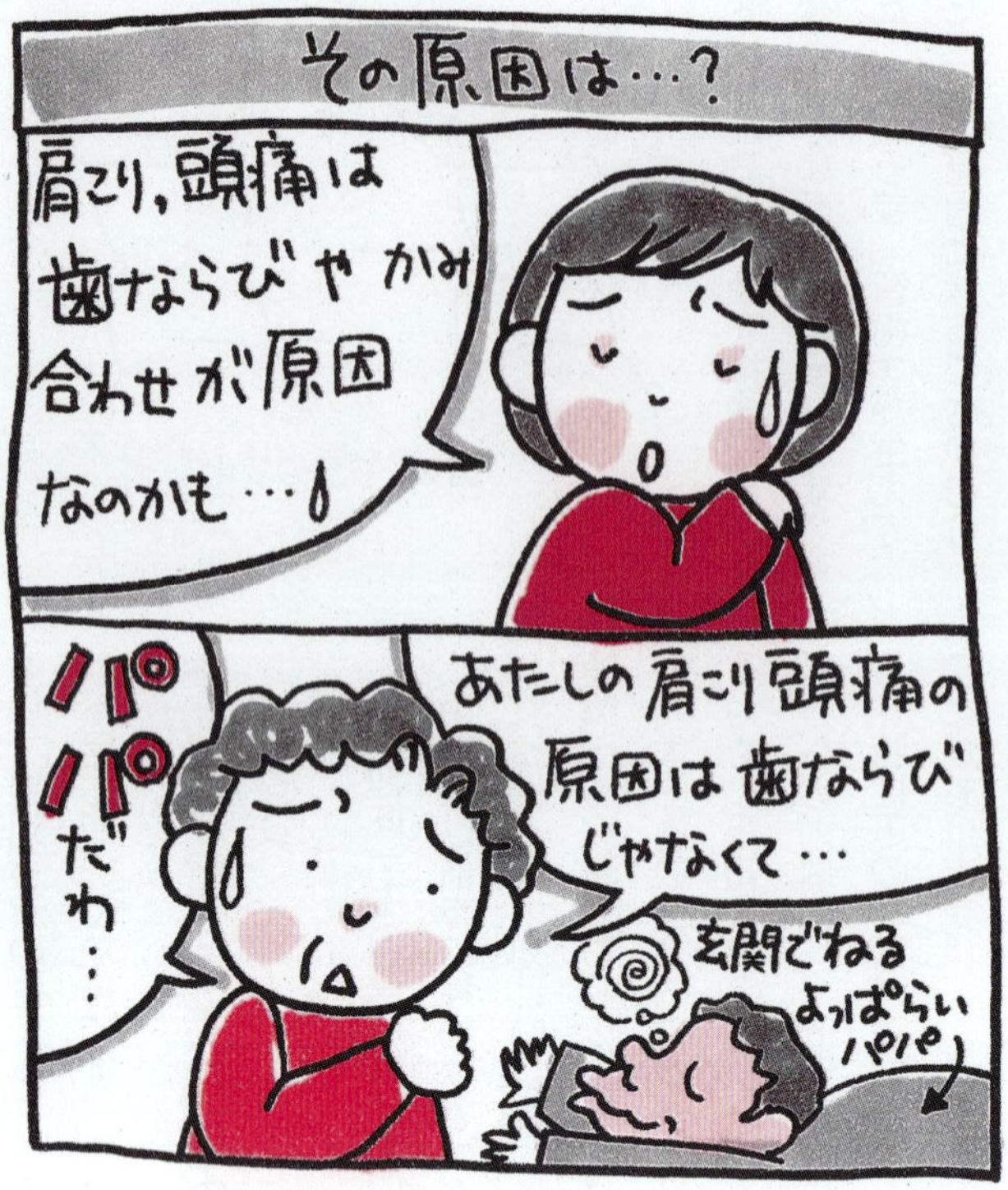
その原因は…？
肩こり、頭痛は歯ならびやかみ合わせが原因なのかも…
あたしの肩こり頭痛の原因は歯ならびじゃなくて…
パパだわ…
玄関でねるよっぱらいパパ

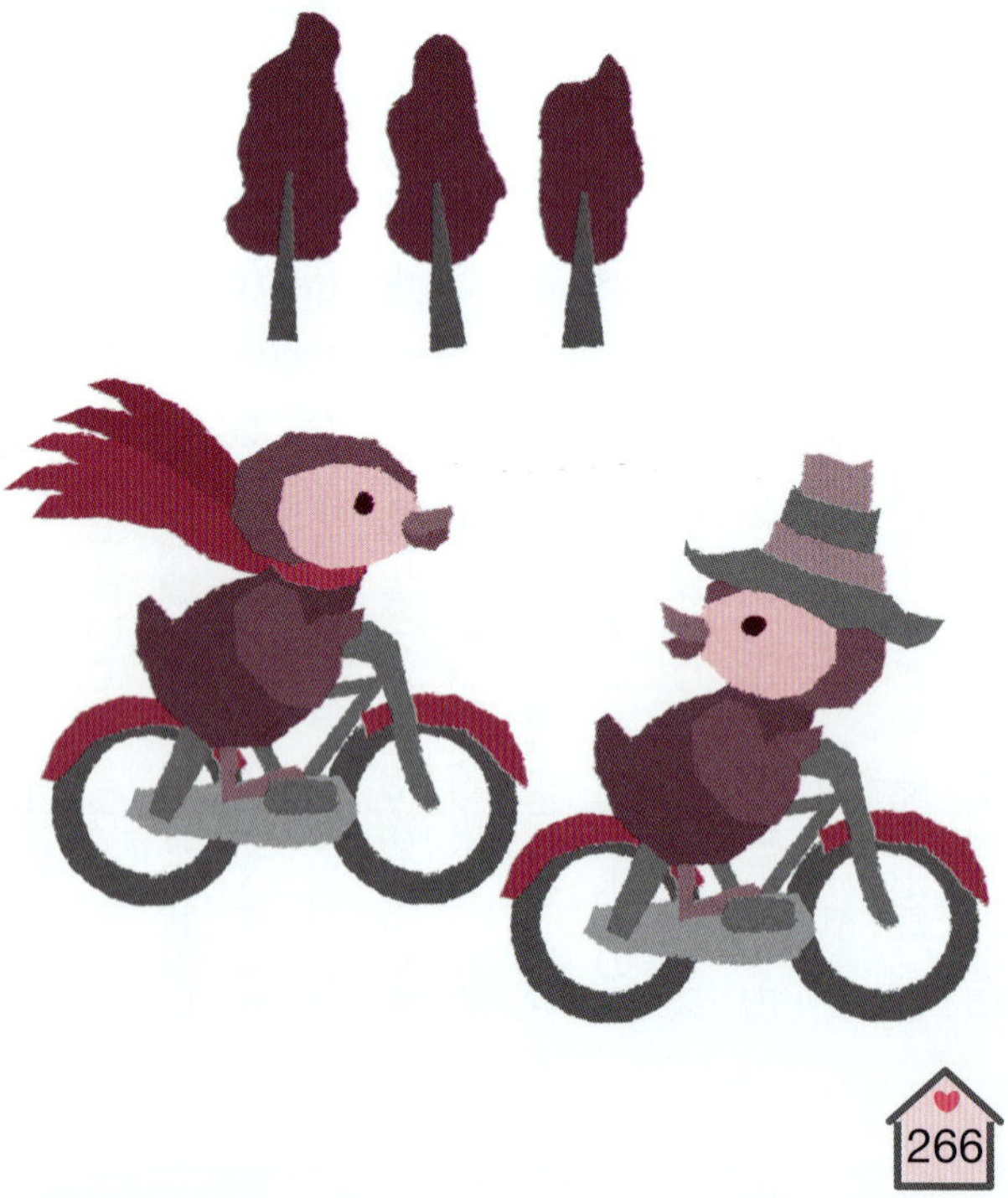

歯冠の崩壊と修復

あらためて
むし歯を問題にし
その修復法について
解説します

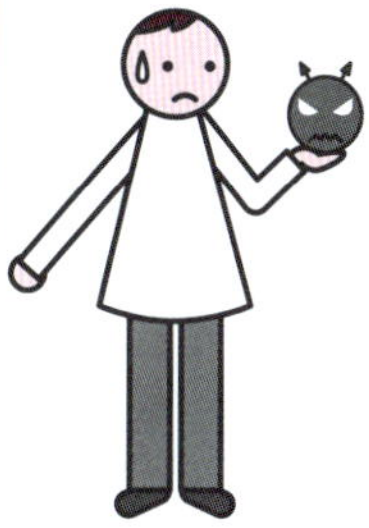

歯冠《しかん》の崩壊《ほうかい》

◆歯の表面が汚れている

人間のからだの中で、もっとも硬い物は歯です。けれども意外と簡単に壊《こわ》れてしまう経験をお持ちの方も多いと思います。歯が壊れていく過程での、最初の出来事はエナメル質の脱灰《だっかい》という現象なのです。

食事をして、歯をみがかないでいると、またたくまに歯の表面が汚れてきます。これは「食べかす」ではありません。歯垢《しこう》（プラーク）というバイ菌の塊《かたまり》です。お馴染《なじ》みのミュータンス菌など、大量の生きたバイ菌なのです。このバイ菌が酸を作って、歯の表面を溶《と》かし始めます。

あまりひどく溶かされないうちにブラッシングをしてプラークを除去してしまえば、唾液《だえき》の力で溶け出したカルシウムを取り戻すことができますので、歯の崩壊《ほうかい》は始まりません。しかしブラッシングが不十分で、プラークが残ったままで成熟してくると不可逆的な脱《だっ》灰《かい》を起こし、歯の崩壊が始まります。これがカリエス（齲蝕《うしょく》）、いわゆるむし歯です。

齲蝕《うしょく》がエナメル質の範囲に留まっているものをカリエス1度・C_1と称します。自覚症状はありませんのでほとんどの場合気がつきません。

この時点で発見できれば、徹底的なブラッシングやフッ素を用いて、齲蝕の進行を遅らせる努力をしていただきます。

◆歯に穴があいて食べ物がつまる

齲蝕《うしょく》がエナメル質の範囲を越えて、象牙質《ぞうげしつ》にまで到達したものをカリエス2度・C_2と称します。象牙質には象牙細管《ぞうげさいかん》の中に象牙芽細《ぞうげがさい》胞《ぼう》の突起が入っていますので、C_2になると冷たい物、熱い物、甘い物、などにしみることがあります。

歯の穴（齲窩《うか》）に食べ物がつまると痛みを感じます。歯と歯の間にできたC_2では、繊維《せんい》性の食べ物（肉、スルメ、野沢菜《のざわな》など）が挟《はさ》まって取れにくく、痛がゆくなったりします。歯肉《しにく》を押し込んで、痛がゆくなったりします。

ですから、逆に考えれば、しみたり挟まったりしたら、もうC_2レベルに進行していると判断することができます。

このようなときには、気がついたらすぐに歯科医院のアポイントを確保することです。まだ自覚症状がたいしたことはないからといって放置しておくと、事態は悪化の一途をたどることになります。

◆むし歯（齲蝕《うしょく》）を放置して歯の形が失われた

さらに歯冠《しかん》の崩壊《ほうかい》が進行して、歯髄炎《しずいえん》の症状が出てきたものをカリエス3度・C_3と称します。

冷たい物にしみていたのが、冷たい物ではしみなくなり、熱い物でしみるようになると事態はいっそう深刻になります。そのうちなにもしなくても、しくしく痛むようになり、さらにズキンズキンという拍動性《はくどうせい》の痛みになります。しだいに鎮痛薬も効かなくなり、居ても立ってもいられない激痛になります。化膿性の歯髄炎《しずいえん》の症状です。

歯科医院に駆け込んで歯髄腔《しずいくう》を開放してもらうと劇的に痛みが止まります。この体験をすると「もっと早期に歯科医院に行くべきだったなあ」と反省させられることになります。

こうして歯髄が除去されて、根管治療《こんかんちりょう》・根管充塡《こんかんじゅうてん》という処置を受け、歯冠修復《しかんしゅうふく》という、かなり大がかりな治療が必要になってきます。したがって何回も歯科医院に通院しなければなりません。それでもまだこの段階ならば、なんとか歯冠の修復が可能です。

◆歯肉《しにく》の下までむし歯になりました

C_3の段階で、歯髄《しずい》を除去して歯冠の修復をしてあった歯が、キャラメルなどを食べていて修復物が取れてしまったことがありませんか。痛みもないし、忙しかったりでそのままにしていると、どんどん齲蝕《うしょく》（むし歯）が進行してしまい、いざ治療をしようというときには、歯肉《しにく》（歯ぐき）の下のほうまで腐ってしまっていることになります。

通常、歯肉の下まで齲蝕《うしょく》が進行した歯は抜歯の適応症になります。歯冠の修復をあきらめなければなりません。むりやりに修復したとしても予後《よご》不良で、すぐに壊れてしまいます。

歯肉《しにく》の下まで齲蝕になっていてもエックス線写真による診断で、長い歯根《しこん》が残っている場合にはまわりの歯肉や歯槽骨《しそうこつ》を切除して歯《し》根《こん》を露出させたり、矯正力《きょうせいりょく》を使って引っぱり出したり、外科的に引っぱり出したりという特殊な技術を用いて、歯根《しこん》を歯肉の上まで出してから修復することもあります。

歯冠《しかん》の修復

◆歯冠《しかん》の部分的な修復《しゅうふく》

齲蝕《うしょく》に罹《かか》るとエナメル質は崩《くず》れ、象牙質《ぞうげしつ》は感染して軟化してしまいます。齲蝕の治療というのは、この軟化した感染象牙質《かんせんぞうげしつ》を削り取ってしまうことです。取り残しをすれば齲蝕は引き続き進行してしまいます。

からだにできるできものならば切り取ったあとは時間がたてばひとりでに埋まってきますが、歯は放っておいても自然治癒《ちゆ》しませんので、何か人工的な物で塞《ふさ》いでやらなければなりません。セメント状の材料で穴を埋めて、穴の中で固まらせる方法と、穴の型をとって模型にして、金属を鋳造《ちゅうぞう》して製作したものを、セメントでくっつける方法とがあります。

前者の方法に多く用いられるのは「コンポジット・レジン」です。歯の色をしたプラスチックのようなものです。近年、改良が進んで安定感のある材料になりつつありますが、それでもレジンの熱膨《ねつぼう》張《ちょう》が大きいことや、吸水性のあることが原因で、歯科医師の万全の信頼を得ているとは言いにくい状況です。

同じような使われかたをする材料に「アマルガム」があります。水銀を使って練《ね》ることや黒い色が嫌われて、最近はあまり使われなくなってしまいましたが、初期齲蝕の充塡材《じゅうてんざい》としては捨てがたいものがあります。「アイオノマー・セメント」も*歯質接着性《ししつせっちゃくせい》とか*フッ素徐放性《じょほうせい》とか独特の特徴があり、*根《こん》面齲蝕《めんうしょく》の充塡《じゅうてん》には欠かせないものです。

後者の方法には「インレー」という詰め物があります（図1）。穴の型をとって、模型を作り、ワックスで作ったパターンを*埋没《まいぼつ》して鋳造《ちゅうぞう》するといった技工操作《ぎこうそうさ》が必要になり、2回以上の通院が必要になります。

歯冠の崩壊《ほうかい》がもっと大きくなる

と、「部分被覆冠《ぶぶんひふくかん》」（図２）を製作します。この方法は後述する「全《ぜん》部被覆冠《ぶひふくかん》（フル・クラウン）」に比べれば歯肉にさかい目が接していないので、歯肉にやさしいクラウンと言えそうです。

前歯《ぜんし》がむし歯になったり、着色しているときに表面を一層削り取って、薄く焼き上げた陶材《とうざい》のシェルを貼り付ける「ラミネート・ベニア」（図３）という方法や、「コンポジット・レジン・インレー」など、外観にも考慮したさまざまな工夫がされています。

しかし、まだまだ天然のエナメル質に取って替わるような材料はありませんので、なるべくエナメル質を全部削り取ってしまうのは避けようという努力がなされています。

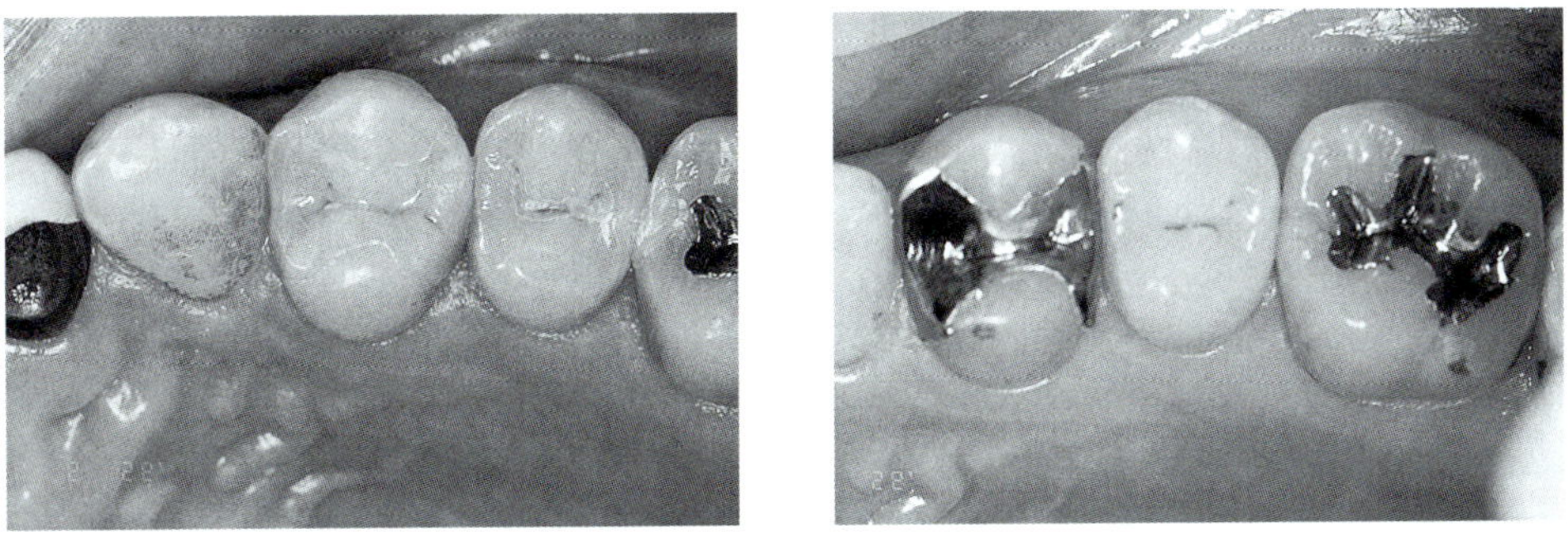

図１ 右図は左上第一小臼歯に金属製のインレーが装着されています．左図は自然観を希望して陶材製のインレーが装着されています．しかし強度は弱いです

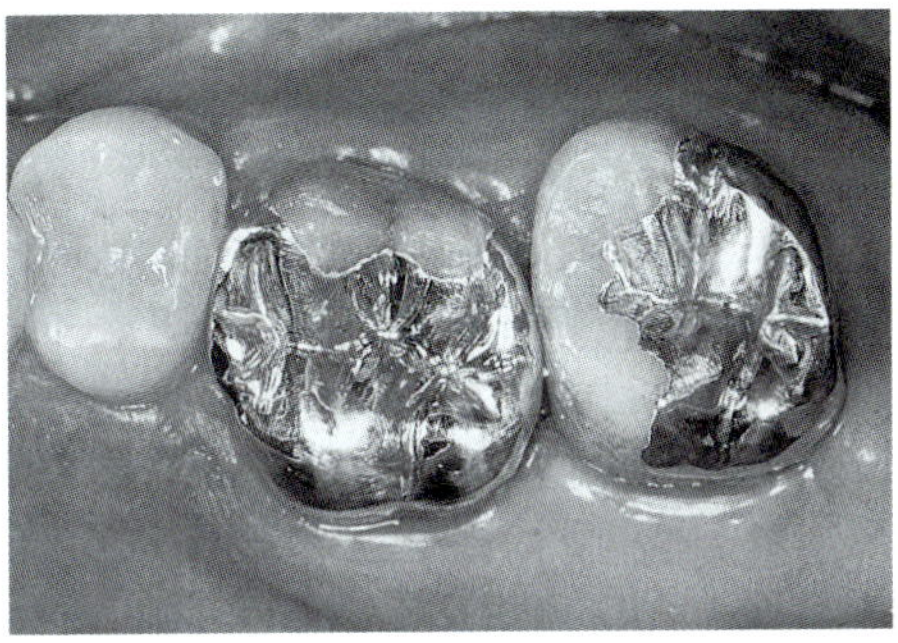

図２ 左上第一大臼歯，第二大臼歯に歯の一部分をおおう部分被覆冠が装着されています

◆歯冠《しかん》全体の修復《しゅうふく》

歯冠《しかん》の崩壊《ほうかい》が著しいときには、まず「支台築造《しだいちくぞう》」という前準備を行います。支台築造には、歯根《しこん》（歯の根）にポストという穴を掘り、型をとり金属を鋳造《ちゅうぞう》（金属を溶《と》かし、鋳型《いがた》に流し込んで物をつくること）して製作するメタルコアや、グラスファイバーの棒にコンポジットレジンをからめて製作するファイバーコアなどがあります。メタルコアよりもファイバーコアのほうが歯根破折《しこんはせつ》を起こしにくいと言われています。支台築造《しだいちくぞう》を歯根に接着させてから、支台築造ご

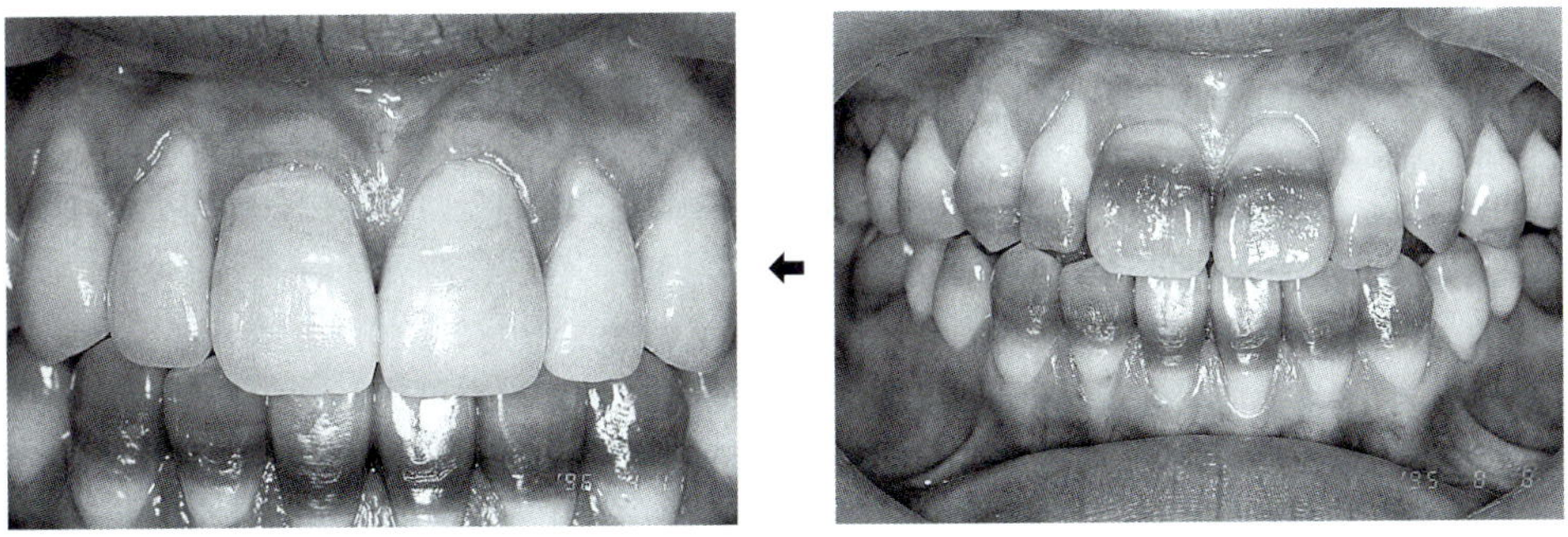

図３ 右図はテトラサイクリンによる変色歯です．左図はその治療のため陶材製のシェルを貼り付けたものです．ラミネート・ベニヤ法と呼ばれています

用語解説

＊歯質接着性《ししつせっちゃくせい》
歯に詰めたものが脱落しないように、歯の表面に接着するような性質。

＊フッ素徐法性《じょきょせい》
歯に詰めたものから徐々にフッ素が溶け出して、むし歯予防効果を発揮させようとする性質。

＊埋没《まいぼつ》
金属を鋳造《ちゅうぞう》して歯に詰めたり、かぶせたりするための鋳型《いがた》を作るための方法。

と削って、かぶせるための型をとります。歯冠全体をかぶせると、かぶせ目のわずかな段差に歯垢《しこう》（プラーク）が残りやすく、歯肉の炎症の原因になるため、歯肉にとっては少々迷惑なしろものなのです。しかし前歯《ぜんし》のように、継《つ》ぎ目が見えては具合が悪いものは、やむをえず継ぎ目を歯肉の中に隠すことになります。

全体をかぶせるものには、「白《はっ》金加金《きんかきん》」や「金パラジウム合金」や「銀合金《ぎんごうきん》」などの金属だけでかぶせる「鋳造冠《ちゅうぞうかん》」が一般的です。前歯のように外観に触れるところには、一度金属のシェルでおおってから歯冠色の陶材《とうざい》を焼き付けた「金属焼付陶材冠《きんぞくやきつけとうざいかん》（メタルボンド・クラウン）」や、金属のシェルに硬質のプラスチックを貼り付けた「前装鋳造冠《ぜんそうちゅうぞうかん》」、硬質のプラスチックだけで製作する「硬質レジン・ジャケット冠」、金属を使わずにジルコニアのシェルと陶材で製作する方法（オールセラミックス修復）などがあります。

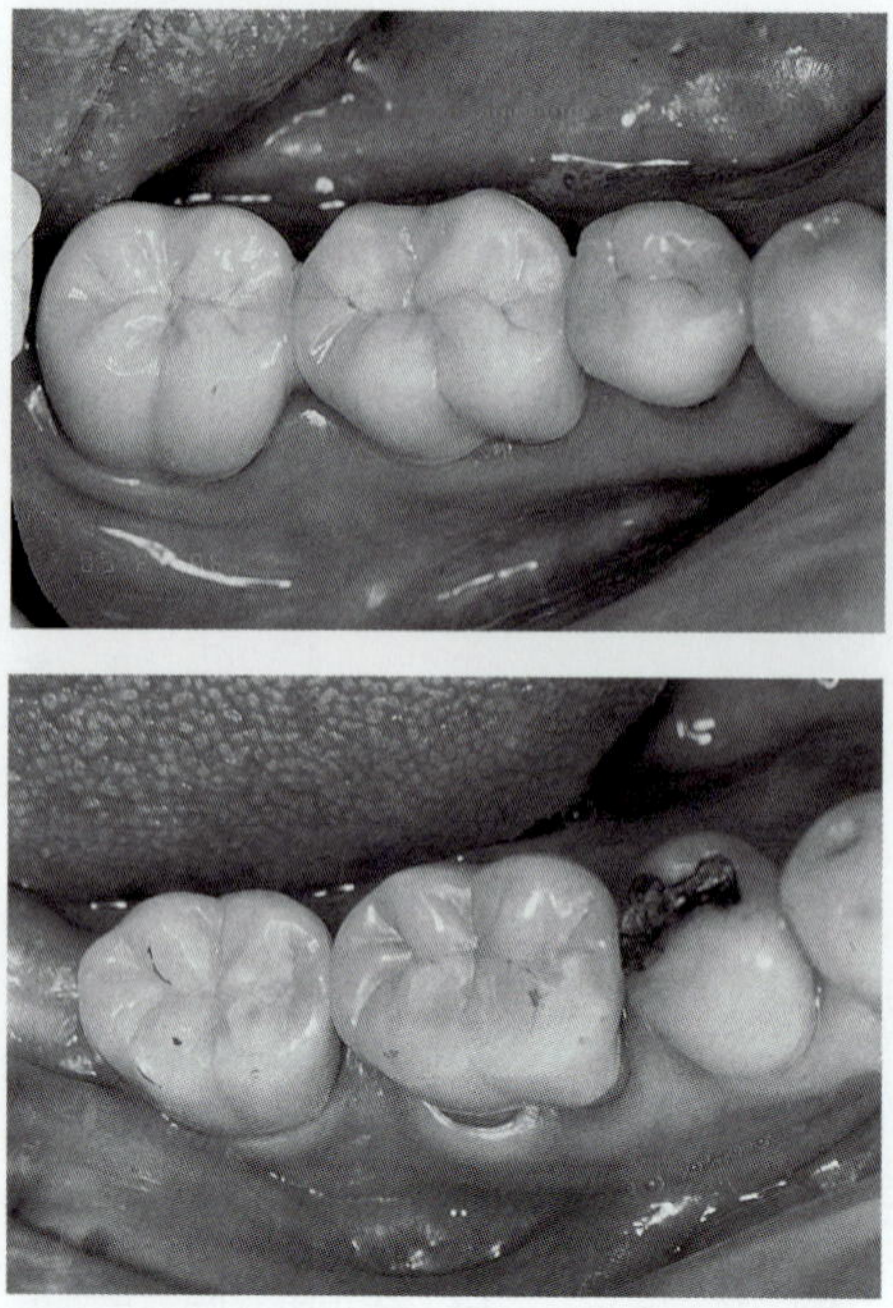

図 4　上図はメタルボンド・クラウンで表面は陶材で加工され，下図は硬質レジンと呼ばれる硬質のプラスチックで加工されています．見た目は同じく見えますが，経年的に摩耗が大きくなります

（図 1～4 の写真提供は鈴木　尚氏）

◆オールセラミックス修復

なるべく歯と同じ色のもので治したいという審美的《しんびてき》要求と、金属アレルギーを回避したい希望とで、金属を使わない、オールセラミックス修復が推奨《すいしょう》されるようになってきています。貴金属やレアメタルの価格が高騰《こうとう》している現在、ますますメタルフリーの修復が求められるようになることでしょう。

陶材《とうざい》で製作したシェルを接着するラミネート・ベニア修復をはじめとして、窩洞《かどう》形成したり支台歯《しだいし》形成した歯や模型をカメラでスキャンしてコンピューターで情報処理し、CAD《カド》／CAM《カム》システムで陶材のブロックを削りだしたり、CAD／CAMを使用してジルコニアのシェルを作り陶材を盛り付け歯冠修復物を製作したり、キャスタブル・セラミックや加圧成型や噴射積層《ふんしゃせきそう》など、さまざまな技法を用いて、セラミックだけの修復物を製作しようと試みられております。

さらにジルコニア単体のクラウンにグレーズやステインを行う手法も考案されています。

Q さし歯《ば》と冠《かん》の違いを知りたいのですが？

A さし歯というのは「歯冠継続歯《しかんけいぞくし》」のことで、歯冠がほとんど残っていようと、半分残っていようとおかまいなしに、歯を水平切断して切り株状態にして、残った歯根《しこん》にポストという穴を掘り、一本足のついた「継続歯」をさしこんで修復する方法です。

しかし、継ぎ目から二次齲蝕《うしょく》が起きやすかったり、歯根破折《しこんはせつ》を起こしやすかったりするため、現在ではほとんど使われない手法です。

残っている歯質を有効に使って、支台築造《しだいちくぞう》という補強策をしてから、その上にかぶせる形の冠のほうが二次齲蝕や歯根破折《しこんはせつ》も起こしにくく、歯質が残っている分だけ丈夫なので、現在はこの形の治し方が主流になっています。

Q 奥歯に金属はかぶせたくないのですか?

A 奥歯とはいえ、金属の修復物がギラギラ見えるのは、確かにあまり好ましくありません。しかし、奥歯を噛《か》みしめるときにかかる力は1平方センチメートルあたり60kgと言われ、ハイヒールのかかとで踏んだくらいの力がかかる厳しい条件下にあります。それを考えると金属でかぶせるのが無難なのかもしれません。わが国の健康保険制度でも大臼歯《だいきゅうし》には金パラジウム合金または銀合金の全部鋳造冠《ぜんぶちゅうぞうかん》しか認められておりません。健康保険制度では、小臼歯《しょうきゅうし》には硬質レジン・ジャケット冠という強化プラスチックの冠が認められておりますが、材質がやや稀弱な欠点があります。

どうしてもというご希望のときには、金属焼付陶材冠《きんぞくやきつけとうざいかん》（メタルボンド・クラウン）や前述のオールセラミック修復を行います。外観も天然歯と変わらず、強度もあるのですが、まれに陶材が一部欠けることもあり、保険がきかないため費用がかかるという短所もあります。

Q 治療に使う金属でアレルギーを起こしますか?

A 近年、私たちの体質が変わってきたためか、環境汚染のせいなのか、身のまわりのさまざまな物質が原因で、アレルギーを起こすことが多くなってきました。歯科治療に使われる金属が、アレルギーの原因になることもあるという報告があります。なかなか治らない皮膚炎や掌蹠膿疱症《しょうせきのうほうしょう》が、歯にかぶせてあった金属をすべて取り外したら治ったという報告もあります。

疑わしい場合にパッチテスト*を受けてみることも必要かもしれません。ただ、それほど頻度の高いことではありませんので、必要以上に神経質にならなくても良いのではないでしょうか。

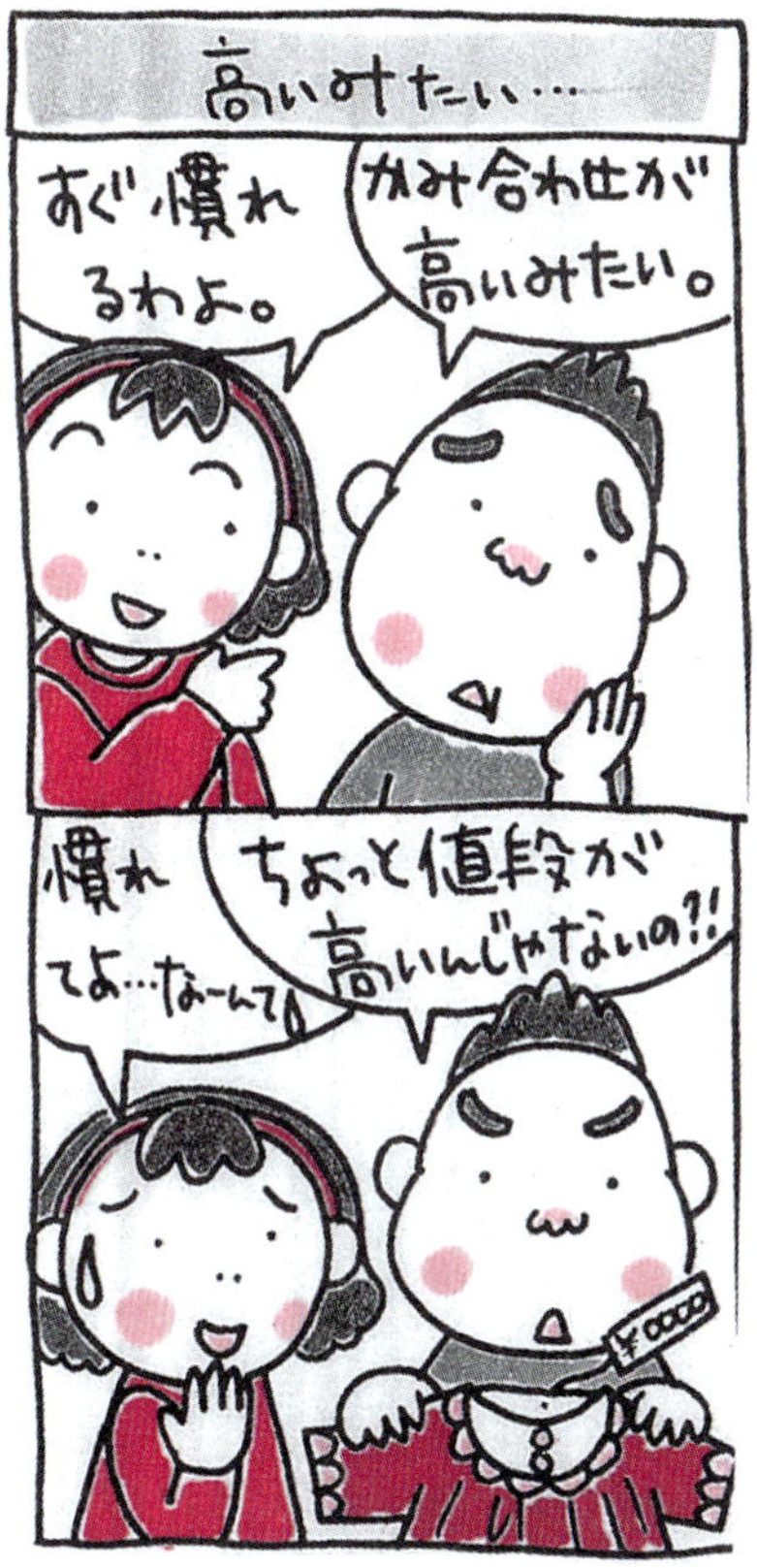
高いみたい…
かみ合わせが高いみたい。
すぐ慣れるわよ。
ちょっと値段が高いんじゃないの?!
慣れてよ…なーんて
¥0000

用語解説

＊パッチテスト
アレルギーを起こす原因物質を特定するために、皮膚表面に試験片を貼りつけて反応をみる検査

Q 白い詰《つ》め物にはどんなものがありますか?

A コンポジット・レジンという高分子化合物の充塡材料《じゅうてんざいりょう》を充塡する方法と、セラミック・インレーを製作して接着させる方法とがあります。前歯の齲蝕《うしょく》（むし歯）にはほとんどの場合コンポジット・レジン充塡が実施されます。光重合《ひかりじゅうごう》コンポジット・レジンは近年その物性が飛躍的に改良され、プライマーを使った歯質《ししつ》との接着強度や耐摩耗性《たいまもうせい》も向上しました。ただ、大臼歯部《だいきゅうし》などの充塡《じゅうてん》では強度にやや不安もあります。

強度もあり色調もすぐれたセラミック・インレーは、コンピューターを使ってCAD《カド》／CAM《カム》により以前より手軽に製作できるようになりました。接着材料も日に日に進歩していますので、今後はもっと一般的に使用されるようになるものと思われます。

（松岡　晃）

何本か歯がなくなった

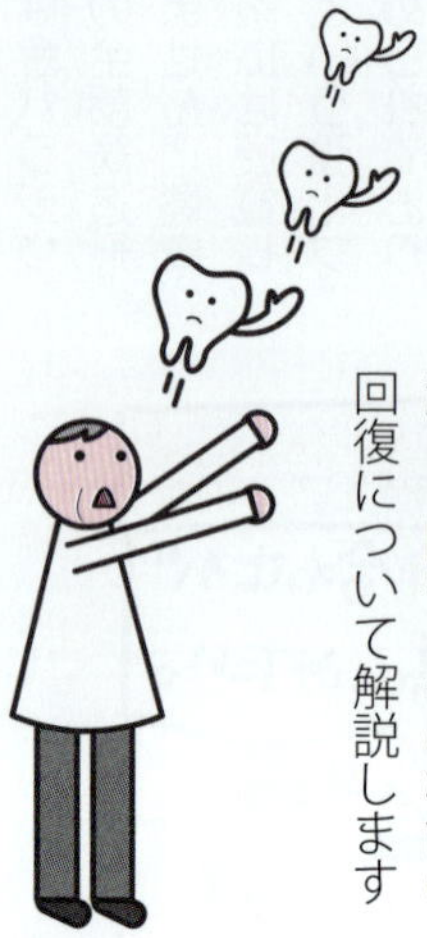

歯が何本かなくなることで起こる障害とその機能の回復について解説します

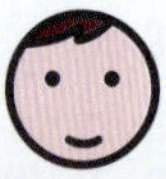

何本か歯がなくなった場合の機《き》能回復《のうかいふく》

◆歯がないことで起こる機能の障害

歯は一本一本が単独で存在しているものではありません。成人の口腔《こうくう》には、通常28本の永久歯《えいきゅうし》が存在します。それらは上顎《じょうがく》と下顎《かがく》がそれぞれ、14本ずつで歯ならび（歯《し》列《れつ》）を形成しています。そしてそれらの歯列は上下で「咬合《こうごう》」（噛《か》み合わせ）という状態を作り、いろいろな口腔機能を営むもとになっています。

このような歯が営む機能には、大きく分けて、次の4つがあると言われています。

それは①咀嚼《そしゃく》（噛《か》む）機能、②発音機能、③嚥下《えんげ》（飲み込む）機能、そして④審美《しんび》機能です。

専門的に「障害《しょうがい》」という表現は、「疾病《しっぺい》」という表現とは意味合いが違います。疾病は、治療によって元の状態へ戻る「治癒《ちゆ》」という状態が可能です。しかし、障害は治療法としての「切除《せつじょ》」や「摘出《てきしゅつ》」の結果として「臓器の一部あるいは全部を失う」状態を意味しますから、人工物による形態・機能の原状回復を必要とすることもあります。

一般論として、臓器を失うことは、いくつもの不便をもたらします。しかしその不便の程度は、人により異なるものでしょう。そこで、障害の程度を次のように3段階に分けて考えると理解しやすくなるでしょう。

それは、①機能と形態の障害→②能力障害→③社会的不利というものです。もちろん①から③へと進むものも考えられます。

さて、歯の喪失《そうしつ》は冒頭の4つの機能のどれかに障害をもたらしますが、その程度は、やはりまちまちでしょう。その理由は、失う歯の数や場所によることも影響しています。少数の歯の喪失であっても、前歯《ぜんし》がなければ顔の形や発音などに影響があるだけでなく、人によっては社会生活に不便をきた

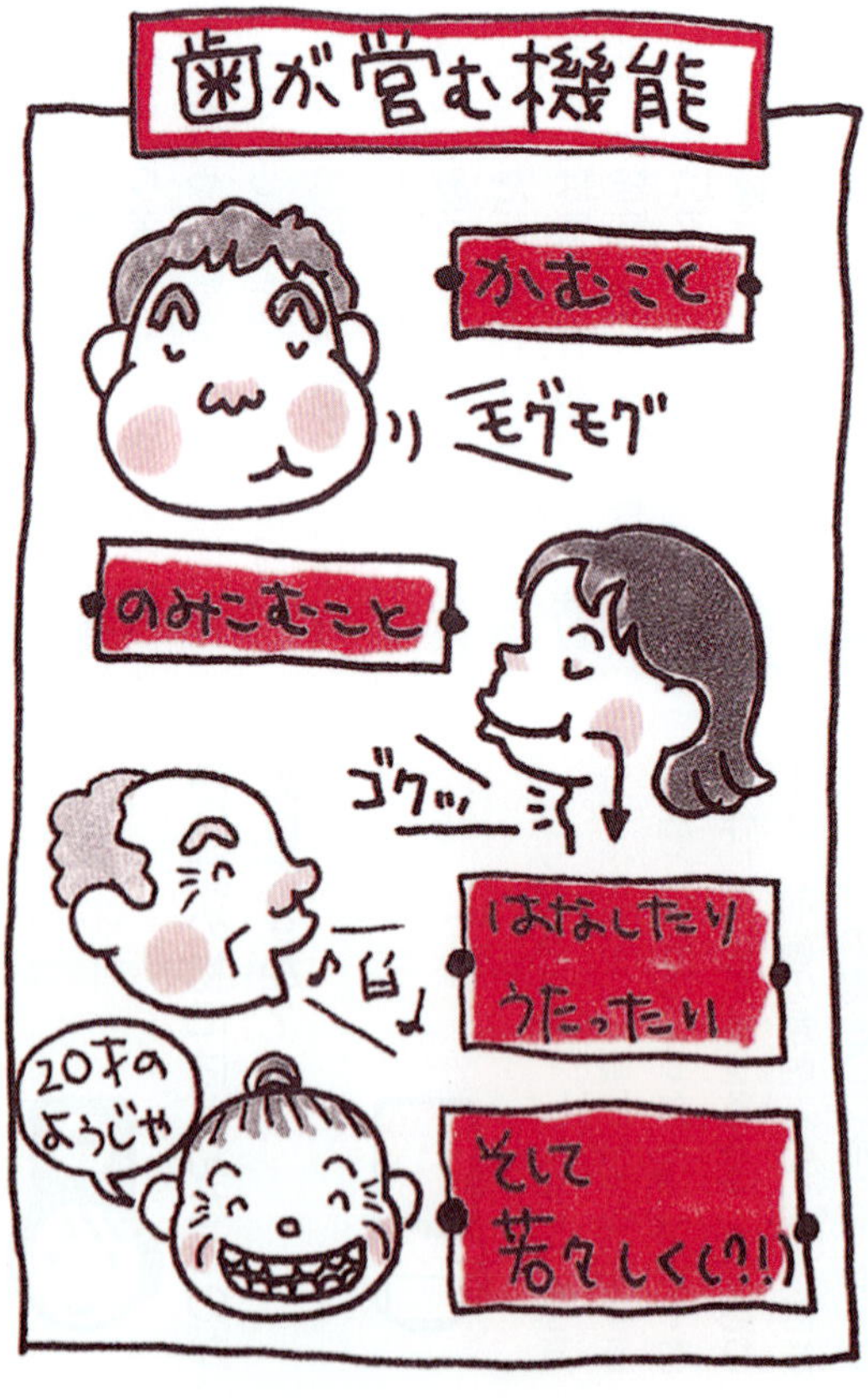
歯が営む機能
かむこと
モグモグ
のみこむこと
ゴクッ
はなしたり
うたったり
20本のようじゃ
そして
若々しく(?!)

すかもしれません。

奥歯が数本連続してなくなれば、噛《か》むことの不自由に加えて、食べ物がこぼれ落ちたり、上手《じょうず》に飲み込めないと感じる人もいるでしょう。あるいは食べる機能は満足であっても、今までのように意識することなく、なんでも食べられる咀嚼《そしゃく》能力は低下するかもしれません。

このように、歯がないことで起きる機能の障害は確実にあるのですが、その程度はまちまちであることを理解しておきたいものです。

◆ブリッジにするか入れ歯《ば》(義歯《ぎし》)にするか

初めて数本の歯を失ったとき、なんらかの不便を感じることは当然起こりうることです。そのようなときに、その不便をいくぶんかでも和らげたり、解消できればと願うことは、誰もが考えることでしょう。その解決法として、歯のなくなった部分を、人工の歯で補《おぎな》うという方法がもっとも一般的です。歯科では、このように人工物で置き換えることを総称して「補《ほ》綴《てつ》」と呼んでいます。

補綴方法には、患者さんが自分で取りはずすことのできないものと、自分で取りはずしできるものの2種類があります。前者をブリッジ、後者を入れ歯(義歯《ぎし》)と呼んで区別しています。

ブリッジは橋を架《か》けるという意味ですから、歯の失われた前後に残っている歯に冠《かん》をかぶせて橋桁《はしげた》(歯科では「支台《しだい》」と呼びます)として利用し、接着剤で土台の歯に固定します(**図2**)。一方、入れ歯は両隣の歯に「クラスプ」と呼ばれるバネをかけ、弾力を利用して着脱できるようにします(**図3**)。

これら2方法の理論的な違いは、噛《か》む力の負担方法です。ブリッジはその力を土台の歯だけで受け止めますが、入れ歯は歯のない部分の歯槽堤《しそうてい》(いわゆる「土手《どて》」と呼ばれる部分)の部分も利用するというものです。実際の臨床例でも基本は、この力の負担をどのように考えるかで判断されます。その判断基準として、失った歯の数や位置、あるいは歯の種類などがあげられますが、むしろ残っている歯の条件や歯列《しれつ》の形が大きな問題になることのほうが多いようです。

一般的な判断として、どのように歯を失ったとしても、入れ歯にする方法は簡単で可能です。歯を削らずにすむという利点もあります。しかし、この方法にもいくつかの欠点があり、その欠点はほぼブリッジの持つ利点と裏表です。少数歯の喪失《そうしつ》には、条件が合えばブリッジを選択する患者さんが多いのもこの欠点を嫌ってのことで

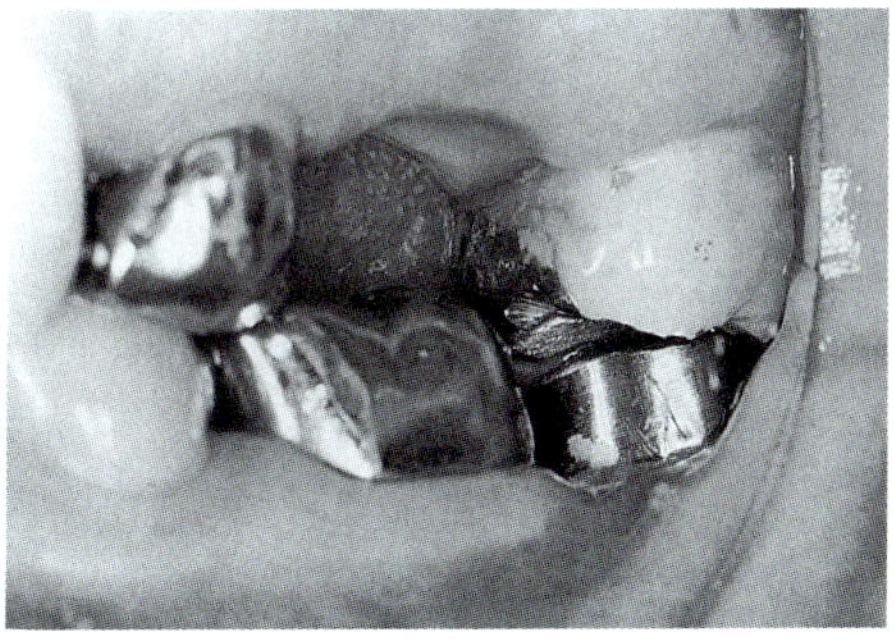

図1　左上の第一大臼歯が欠損しています

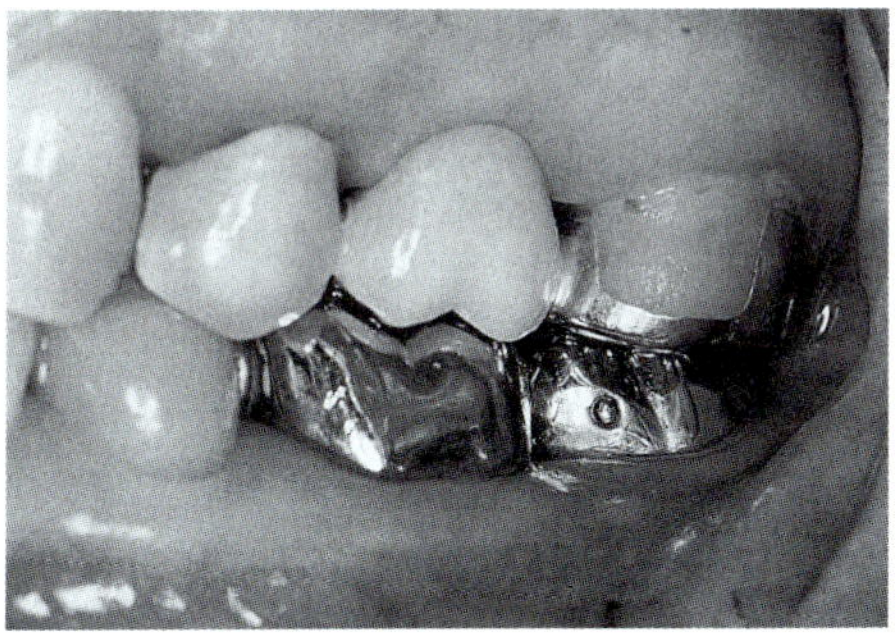

図2　前後の歯を土台にして装着されたブリッジ

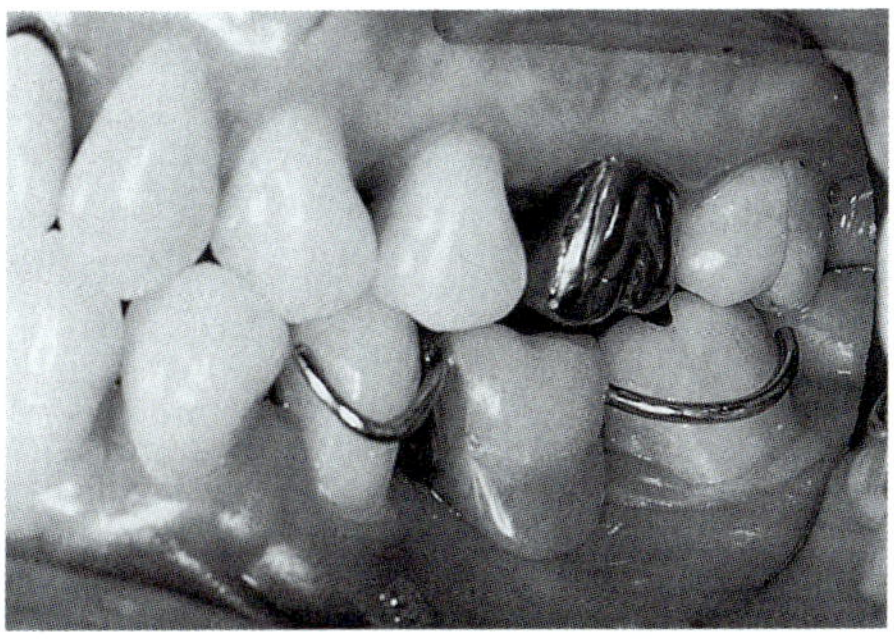

図3　欠損している左下の第一大臼歯に，取りはずしの義歯を入れています

す。その理由は、固定性のブリッジは動きにくく、咀嚼《そしゃく》感、装着《そうちゃく》感、審美性《しんびせい》もすぐれており、総合的にみて回復力があると判断されるからからでしょう。

どのような補綴《ほてつ》方法にも必ず利点と欠点があります。ブリッジの最大の欠点は、歯を削るということです。この点からも最近は人工《じんこう》歯根《しこん》（インプラント）も注目されています。ブリッジにするか入れ歯にするかの専門的な判断は、患者さん自身の意志を基本に、これらの複雑な問題を総合して決められるものなのです。

Q　クラウンやブリッジはどのくらいもつのですか?

A　クラウンやブリッジは、歯に装《そう》着《ちゃく》される人工物です。これら人工物が使用できなくなるのは、その歯が歯周病《ししゅうびょう》やむし歯（齲蝕《うしょく》）によって抜歯《ばっし》に至るか、その治療のために撤去《てっきょ》するかという理由が多く、人工物自体の問題は少ないはずです。それとは別に、装着してからの追跡調査の困難さや、医療制度上のさまざまな問題もあって、クラウンやブリッジがどのくらいもつのかを調べるような研究はほとんど手がついていないのが現状です。

したがって、個人的な経験からの実感ですが、実際にはばらつきが大きく、その耐用《たいよう》年数も人によりまちまちに思えます。しかし、なかには20年以上経過しているものもありますから、経験のある歯科医師は、感覚的に6～7年から15年くらいと考えているのではないでしょうか。

Q　入れ歯とブリッジの違いはなんですか?

A　患者さんの使い勝手を考えると、義歯《ぎし》は「はずせる」と考えるより「はずさなくてはならない」という義務感が先に立つことでしょう。それに比べて、歯科医師側から見た二方法の違いは、①力学的な部分への対処、②メインテナンスの難易度、③各残存《ざんぞん》歯の予《よ》後《ご》（処置の後の経過の予測）への対応です。

少数歯の喪失《そうしつ》でも、後方に歯がなかったり、残った歯の条件が不良で、噛《か》む力を負担するには不十分と思われるときなどは義歯など他の方法を選択します。

また、一般的に残存歯の清掃は、義歯のほうが容易ですし、その残存歯の予後が不安な場合には、対処法が比較的楽な義歯を選択することになります。

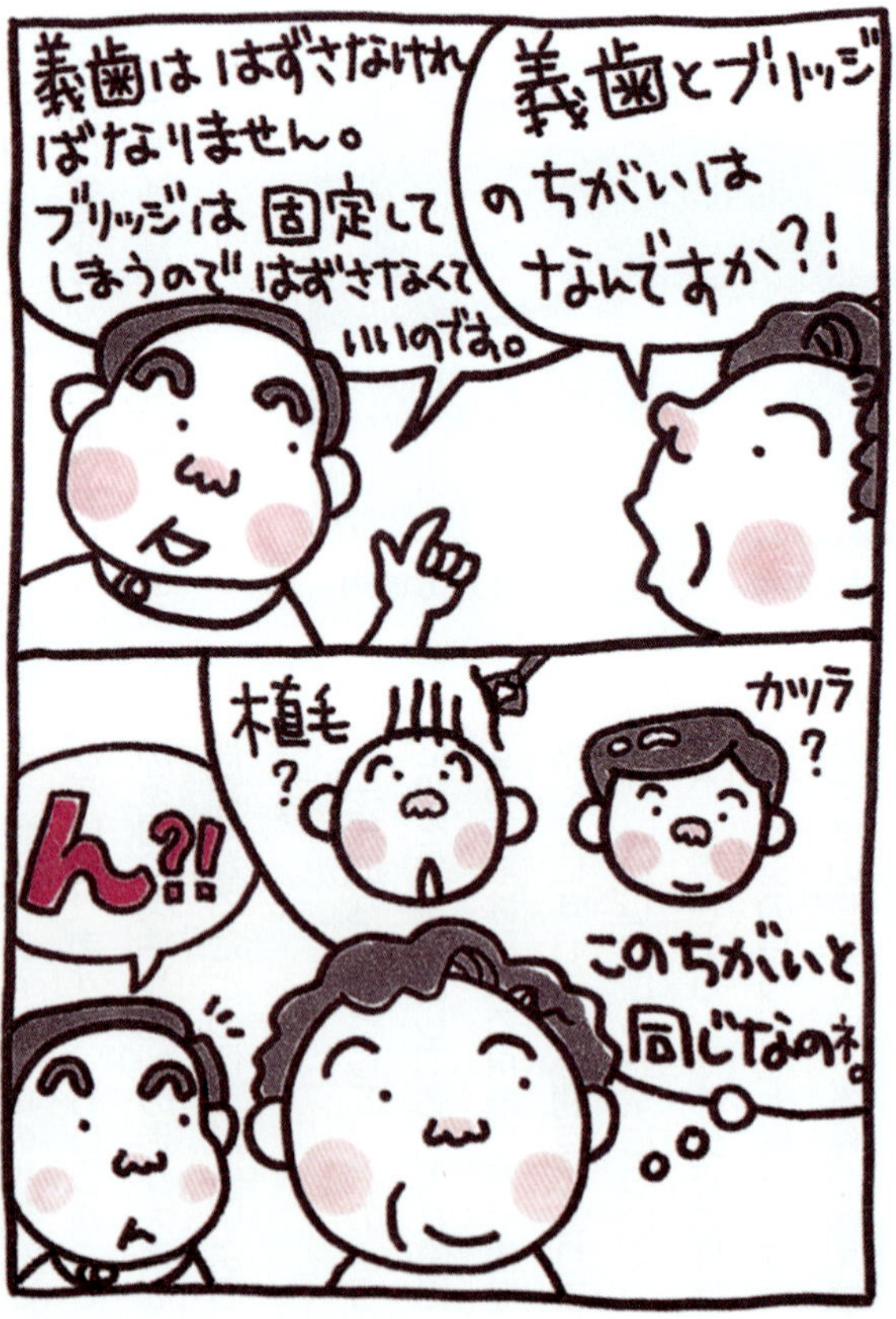
義歯とブリッジのちがいはなんですか?!

義歯ははずさなければなりません。ブリッジは固定してしまうのではずさなくていいのです。

ん?!!

植毛?

カツラ?

このちがいと同じなのね。

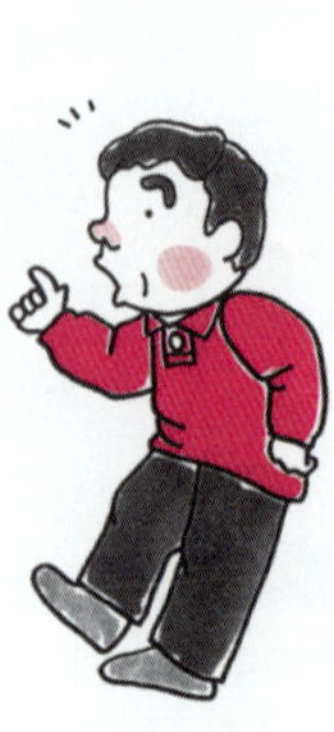

Q ブリッジの長所・限界は何ですか？

A 固定性の長所は、取りはずし義《ぎ》歯《し》の短所と考えられますが、そのうち最大のものは自然感でしょう。外見上も、人工物とはわからないほど、自然の歯とそっくりに見せることができます。義歯を人前ではずすことに抵抗のある人も多いはずです。

固定性のものは形状や大きさもシンプルで、異物感も少ないと言えます。常時装着する必要のある人工臓器にとって、使用感の良さは本来、必須の条件のはずです。

また、義歯と違って、一般的に固定性のものは動きにくいので、噛《か》む力を大きく出すことができ、よく咀嚼《そしゃく》することができます。

一方で歯を失った場合に、固定性のもので回復できない、あるいはしにくい、いくつかの理由があります。

その第一は、歯のない部分の形状が不利なときや（**図4**）、歯列《しれつ》の一番端の何本かがなくなる（遊離《ゆうり》端欠損《たんけっそん》と呼びます）、第二に、土台《どだい》に使いたい歯の状態が歯周病などで十分に力を受け止められないとき、第三として、大きな力のかかる歯が数本連続して失われたときなどです。

いずれも力学的な要素が不利な場合などです（**図5**）。

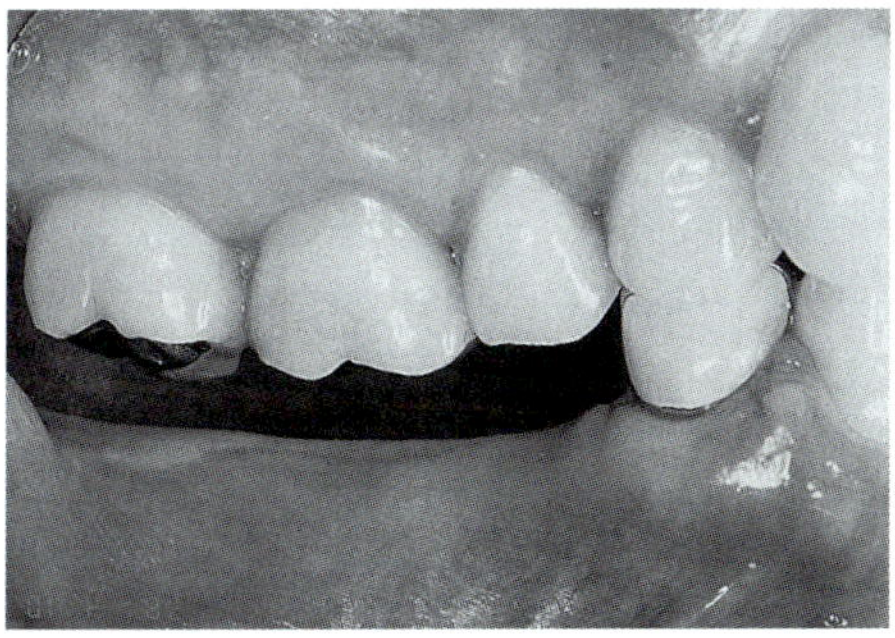

図4 「遊離端欠損」の状態は補綴の条件がむずかしいです

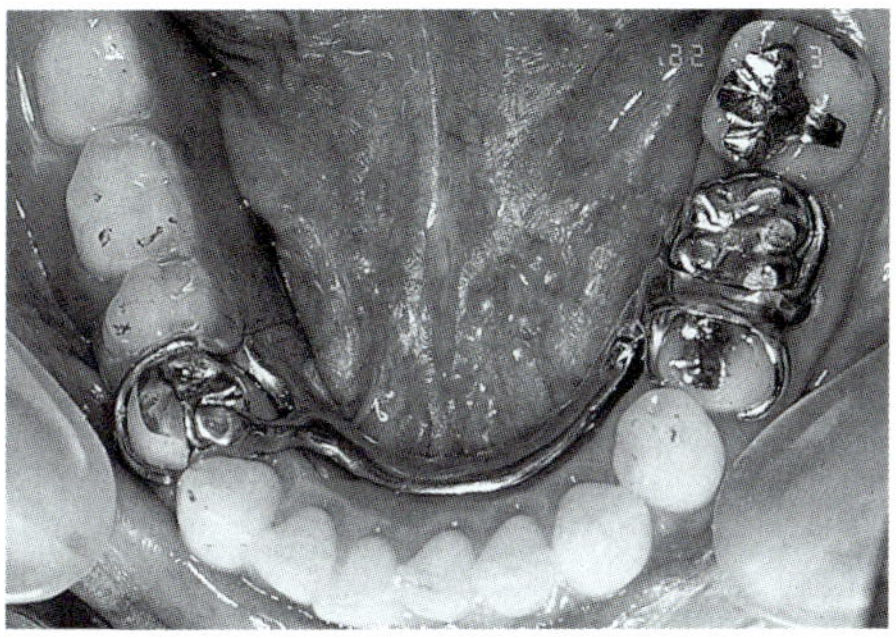

図5 取りはずしの義歯で回復された遊離端欠損

Q 歯の移植《いしょく》・再植《さいしょく》という方法はなんですか？

A なんらかの原因で歯を失ったとき、残った歯槽骨《しそうこつ》にソケット（歯を移植《いしょく》するための穴）を掘り、別な歯をここに移し替えて使う方法を「移植《いしょく》」と呼んでいます。

現時点ではおもに自家歯牙《じかしが》移植《いしょく》が実用的に用いられています。もともとは、おもに歯根《しこん》が未完成な智歯《ちし》を移植歯に使いましたが（**図6**）、今では機能上不用と思われる自分の歯を、より有利と思われる他の場所に移植して使うこともあります。

また「再植《さいしょく》」は、いったん歯を抜いてからより有利な状態で、もう一度同じソケットに戻す方法です。いずれの方法も、適応症をしっかり診断することが必要です。

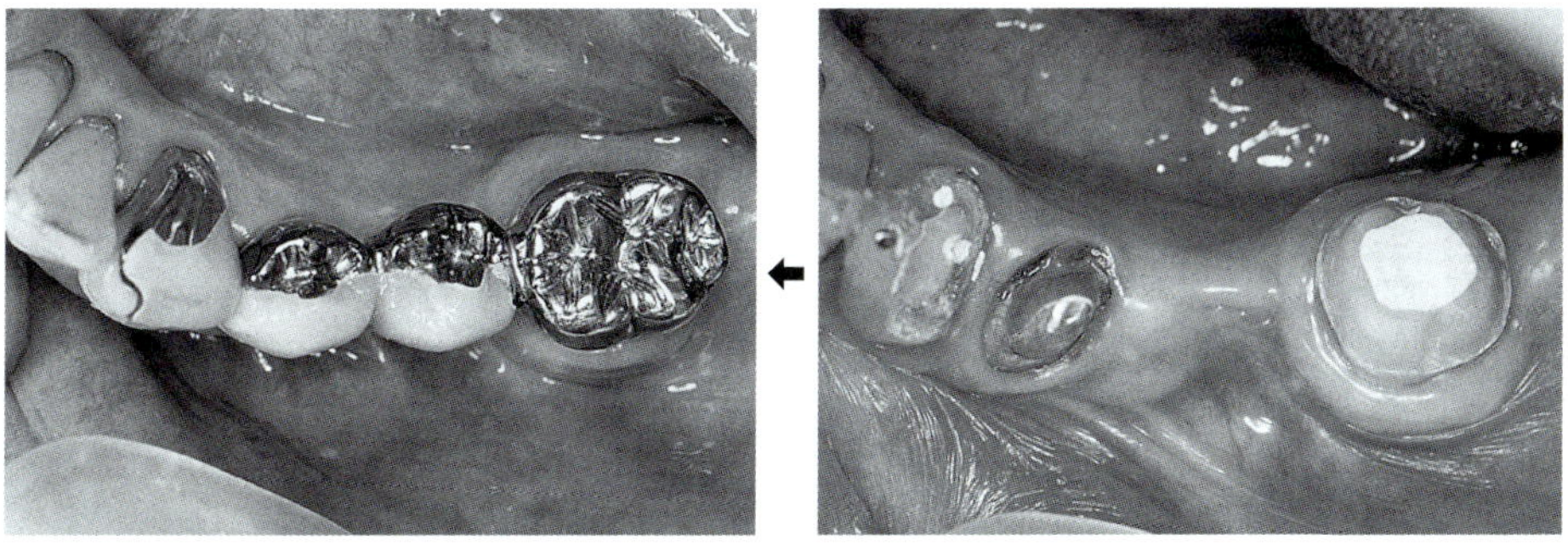

図6 左下の遊離端欠損に右下の智歯を移植して，移植された歯を土台に装着されたブリッジ

Q 人工歯根《じんこうしこん》の長所と短所はなんですか？　インプラントはどんな場合に適応《てきおう》になりますか？　どういうときインプラントはできないのですか？

A

テレビや新聞の報道でご存じのように、現在は日本でもインプラント治療が盛んに行われています。その理由は、自分の歯と同じように噛《か》めることや入れ歯(義歯《ぎし》)のように取りはずす必要がなく、装着しても違和感がないなどです。しかし、顎《あご》の骨を削ってソケットを作り、そこへ人工歯根《じんこうしこん》を埋めますから外科手術が必要です。手術が嫌いな人はもちろんですが、高血圧症や心臓病など循環器障害の病気や傷が治りにくい病気に罹《かか》っている人などは、その治療のための服薬を含めて十分に注意が必要です。また最近は骨粗鬆《こつそしょう》症《しょう》でビスフォスフォネート製剤を服用している場合は手術はできないと考えたほうが安全です。

一般にインプラント手術には、しっかりとした顎骨《がくこつ》が必要です。つまり、十分な量の骨組織が必要です。不足した骨組織を造成《ぞうせい》する手術法もありますが余分な期間と費用がかかりますし、症例によっては入院しなければなりません。

インプラントを成功させるためではなくて、可能かどうかの診断に顎骨のCT撮影は必須です。上顎には上顎洞《じょうがくどう》という骨のない部分があって、その場所は人によってまちまちですし、下顎には下顎管《かがくかん》という管があり、その中には神経組織や血管があって傷がつくと知《ち》覚麻痺《かくまひ》や大出血などを起こします。つまり、全身疾患のある人や顎の骨が少ない人には向かない治療法なのです。

まったく歯のない口腔《こうくう》内に、多くのインプラントを使用して自分の歯のように使用できる治療法は魅力的ですが、本数が多ければ多いほど清掃も時間がかかります。通常は歯肉《しにく》（歯ぐき）で密封されている顎骨がインプラントの部分で口腔内に露出していますから、そのぶん感染が起きやすいと考えられるのです。清掃には十二分に注意しなければならない理由です。取りはずしの入れ歯（義歯）には長い歴史があり、臨床的《りんしょうてき》な欠点が何であるかもよくわかっています。できるだけその欠点を補うようにインプラントを使う方法で満足できるなら、安心でより安全な使い方に近づけると思われます。

現在のインプラントは、スウェーデンで開発されたものです。欧米での臨床応用はほぼ40年間に及びますが、日本での臨床応用が盛んになったのはまだ20年ほどでしょう。新しい技術はその良い面だけが強調されて紹介される傾向にありますが、3・11の原発事故のように実際に起きてみなければわからないトラブルも覚悟しなければならないものです。多くのデータは5年後や10年後の生存率《せいぞんりつ》を報告していますが、そのほとんどは92%以上です。しかし、一生保障というわけでもありません。また高齢化社会を迎えて、事後処置への対応もよく考慮しておく必要がありそうです。

◆抜いた歯を放置してあるのですが（1本～数本ない）

歯を抜くことは、治療法としては最後の手段です。現在の歯科医学では、よほどの歯でも治療で救うことができるようになりましたが、むし歯（齲蝕《うしょく》）でボロボロになるまで我慢したり、歯周病《ししゅうびょう》（歯《し》周疾患《しゅうしっかん》）を放置したりすると、回復が困難になり、抜歯が最良の治療法になることもまれではありません。不幸にして歯を失ったとき、その数が1～2本であれば、しばらくはそれほど不便を感じなくなるかもしれません。これは残った歯が代償性《だいしょうせい》に働くからです。

しかし、人によってはさまざまな不都合を感じることもあります。たとえば、前歯《ぜんし》が抜けたために発音障害や食べ物が飛び散るなどの機能障害を訴える人もいます。また、見た目が悪いなどと訴える人は、対社会的に不都合を生じているのでしょう。

このように歯が抜けることで、どのような不都合があるのかは人によりまちまちです。抜けた歯をそのままに放置している人は、そのことによる特別の痛痒《つうよう》を感じないのでしょう。
しかし、問題は放置することで、次の悪い変化が起きる可能性があるのか？　と言うことです。従来から多くの学者が、抜いた歯を放置することで起きるさまざまな変化を指摘しています(**図7**)。

その代表的なものは、
①隣の歯が抜歯《ばっし》したほうへ向かって傾斜《けいしゃ》する。傾斜した歯は、隣の歯との接触関係がゆるくなって、食べかすがはさまりやすくなる。そのためにむし歯ができやすくなる。

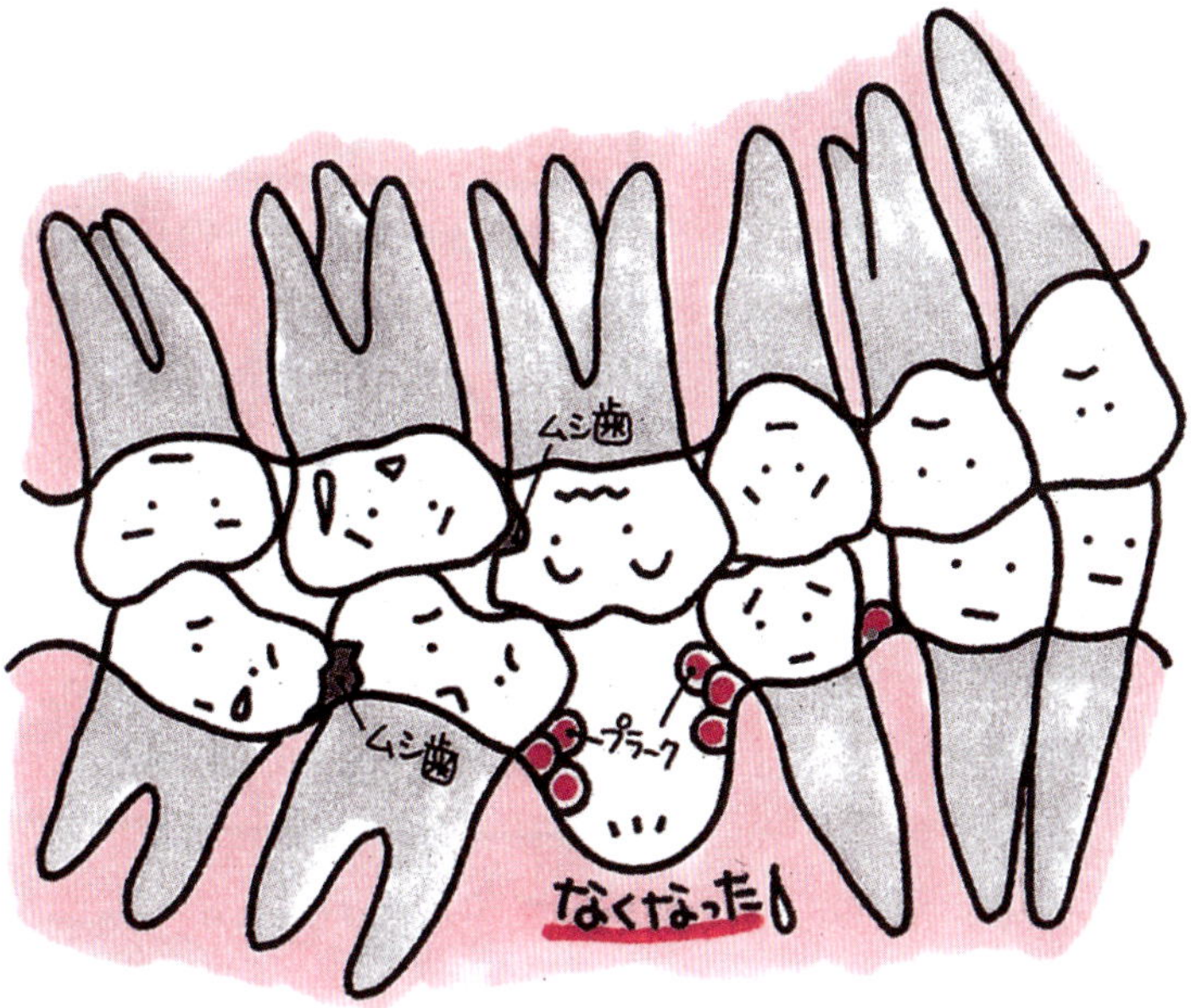

図7　歯が抜けたところをほおっておくと，上の歯がおりてきたり，隣の歯が傾いたり，みがきにくいところができてむし歯になったりなど，さまざまな悪い変化を引き起こします

②噛《か》み合う相手の歯が、歯のないところに向かって延《の》びてくる。歯は一番幅の大きいところで隣の歯と接触しているので、延びることで①と同様に接触がゆるくなる。以下、同じ影響が考えられます。

③歯は垂直にかかる力に対して有利な構造にできていますが、歯の傾斜が大きくなると、噛《か》む力が垂直に伝わらなくなる。これは歯にとって不利なことです。また抜けた側では咀嚼《そしゃく》せず反対側ばかりを使う（代償性機能《だいしょうせいきのう》）ことも良いことではありません。

④傾斜したほうの側面のブラッシングができにくくなる。歯周病やむし歯にかかりやすくなります。

⑤相互に歯の移動が起こるため、噛《か》み合わせが変化する、などです。

もちろんすべての人の口の中にこのようなことが起きるわけではありませんから、変化の程度と、そうなってからの期間などから、どのような処置をするのが妥当か専門家の判断を仰ぐべきでしょう。

◆歯がなくてよく噛《か》めない（全体で1～3本の歯がない場合）

でも、連続してなくなっていなければ、まったく噛《か》めないということはまれです。今まで能率よく（実際にはそのように意識しているわけではない）噛めていたのが、多少の不便とともに食事の時間が長くかかるようになったなど、噛む能力が低下していると感じることが「よく噛《か》めない」という表現になると考えられます。このように感じる理由は、歯ならびの連続性がなくなるためです。

私たちは食事のとき、ある一定のリズムで咀嚼《そしゃく》をしています。これを「咀嚼運動《そしゃくうんどう》」と呼びますが、リズミカルに反復する周期性の下《か》顎《がく》（下あご）の運動です。

咀嚼運動は、噛《か》み始めた初期はその範囲が大きく不規則ですが、やがて平均0・6～0・7秒程

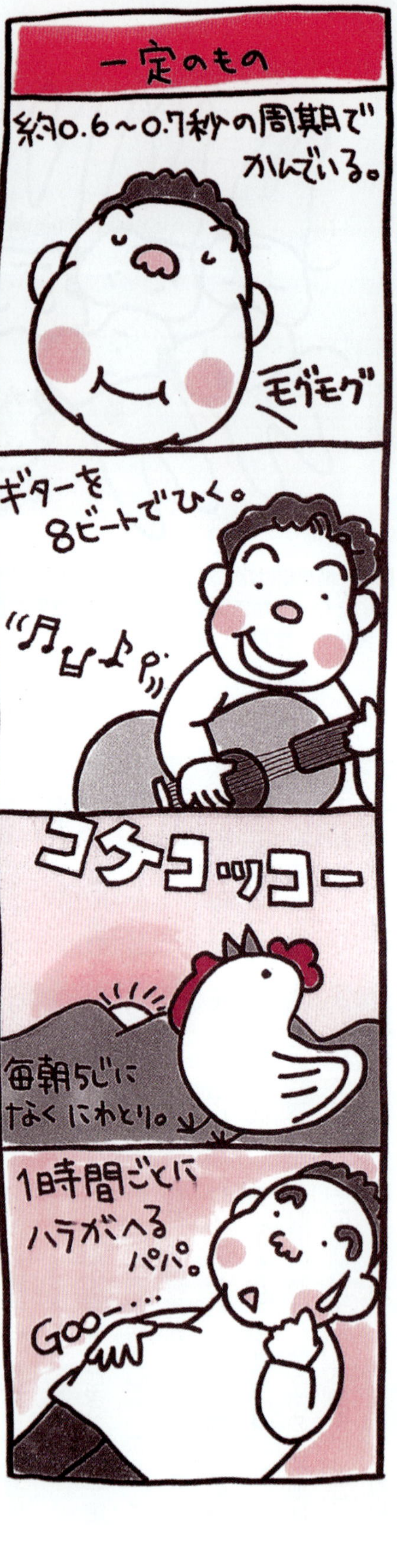
一定のもの
約0.6〜0.7秒の周期でかんでいる。
モグモグ
ギターを8ビートでひく。
コケコッコー
毎朝5じになくにわとり。
1時間ごとにハラがへるパパ。
GOO—…

の周期を持った規則正しい運動となります。

この運動パターンは、そう容易に微調整できるものではありませんから、今までと同じように噛《か》もうとするのですが、歯の抜けた部分では噛めずに能率が悪くなるのです。

どのくらい噛《か》むことができるか？ という目安は、「咀嚼能力《そしゃくのうりょく》」として表すことができます。咀嚼能力は、もろい食品の粉砕《ふんさい》と繊維性食品の切断に分けて考えられていますが、もろい食品の粉砕能力は「咀嚼効率《そしゃくこうりつ》」と呼ばれています。

第一大臼歯《だいきゅうし》が1本抜けると、咀嚼効率が64・4％に落ちるという研究結果がありますから、数本なければ、確かによく噛《か》めなくなるのでしょう。それが前後に数本連続して抜けてしまうと、咀嚼効率がさらに落ちることは容易に想像できます。よく噛めないと感じる原因は、まだほかにも考えられます。

通常、人の咀嚼《そしゃく》は主に片側で行われます。これを「咀嚼側《そしゃくそく》」と呼んでいます。多くは右側が左側の3倍ほど多いという統計結果もあります。したがって、通常の咀嚼側となっている側の歯を失うことは、より噛めないという印象を強くすることになるでしょう。

ところで、食物は咀嚼《そしゃく》に先立って舌や頬で、下顎《かがく》の歯の上に運ばれて噛み砕かれます。もしもこの下顎の歯を失うと、食物の載せるテーブルがないのですから、上顎《じょうがく》の歯を失うよりも食べずらいと感じるかもしれません。

◆歯のないすき間から発音が漏《も》れる

知人からの久しぶりの電話の声に、別人ではないかと思うことがあります。よく聞いてみると、前歯《ぜんし》を抜いていたり、義歯《ぎし》を入れ替えたりしたばかりだという経験はありませんか？ 同じようなことが、歯がまばらにしか残っていない、お年寄りにも見られます。「言葉《ことば》」はヒトが人間として社会生活を営むうえで、とても大切なものでしょう。

私たちは、常時呼吸を続けていますが、平時の呼吸機能は「呼気《こき》」を気管支、気管、鼻腔《びくう》を通じて体外に排出しています。私たちの日常会話での発音のメカニズムは、この呼気流を利用して喉頭部《こうとうぶ》の声《せい》帯《たい》を振動させ、「音」を発声し、これを咽頭《いんとう》、口腔《こうくう》、鼻腔《びくう》で調音し、「言葉《ことば》」として使っているのです。

たとえば母音《ぼいん》は、声帯《せいたい》の振動そのものが「声」として発音されているのではなく、顎《あご》の位置や舌の位置によって、口腔《こうくう》を一種の共鳴《きょうめい》器《き》としてさまざまに形を変え、いろいろな母音として聞こえるようにしているのです。

これに対して、子音《しいん》は上下の口《こう》唇《しん》、口唇と歯、歯と舌、硬口蓋《こうこうがい》や軟口蓋《なんこうがい》などと舌によって呼気流《こきりゅう》を操作することで調音されます。

したがって、これらの器官になんらかの障害が生じると、発音障害の原因になることがあるのです。歯のないすき間から「発音が漏れる」という訴えは、この調音過程に必要な呼気流が「歯の喪失《そうしつ》」によって、乱されるものと考えられます。

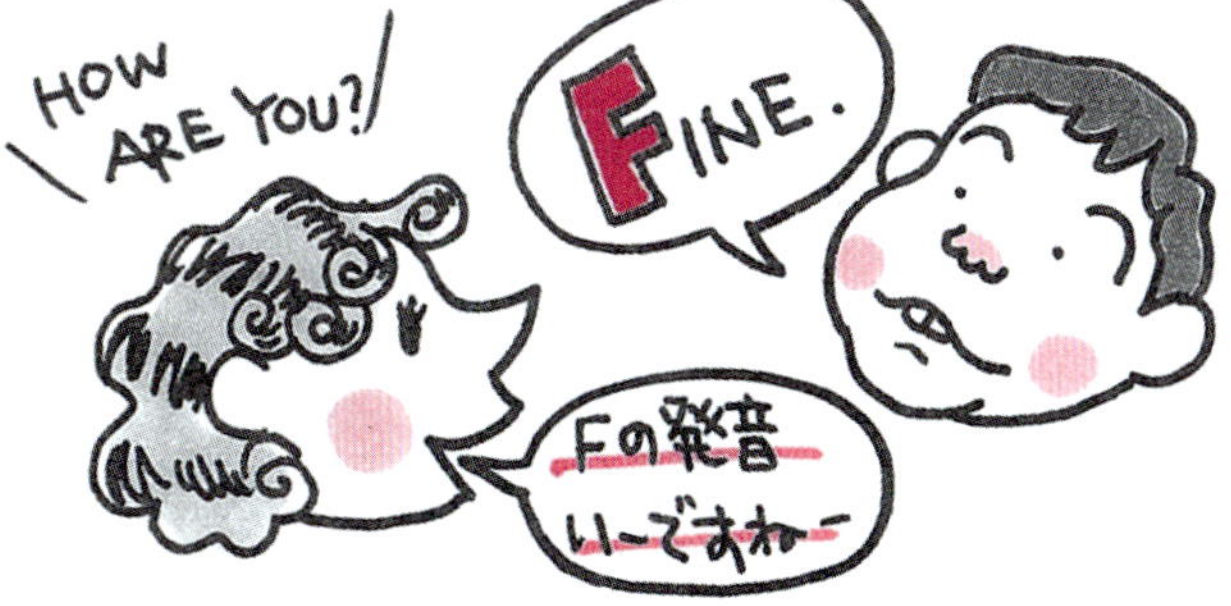

図8　しっかりした発音には，歯がきちんとしていることが重要な条件です

一般的に、f、vまたphのような唇歯音《しんしおん》の発音には下唇と上顎前《じょうがくぜん》歯《し》の切縁間の接触が必要で、これらの歯がなくなると発音は不完全になります（**図8**）。同じく、th、ch、j、sやzのような歯音には、上下前歯が完全にそろっていることが必要です。

しかし、このような発音の変化は、「歯の位置が正しくない」ことでも起こりますし、個人差も大きいと思われます。

（鈴木　尚）

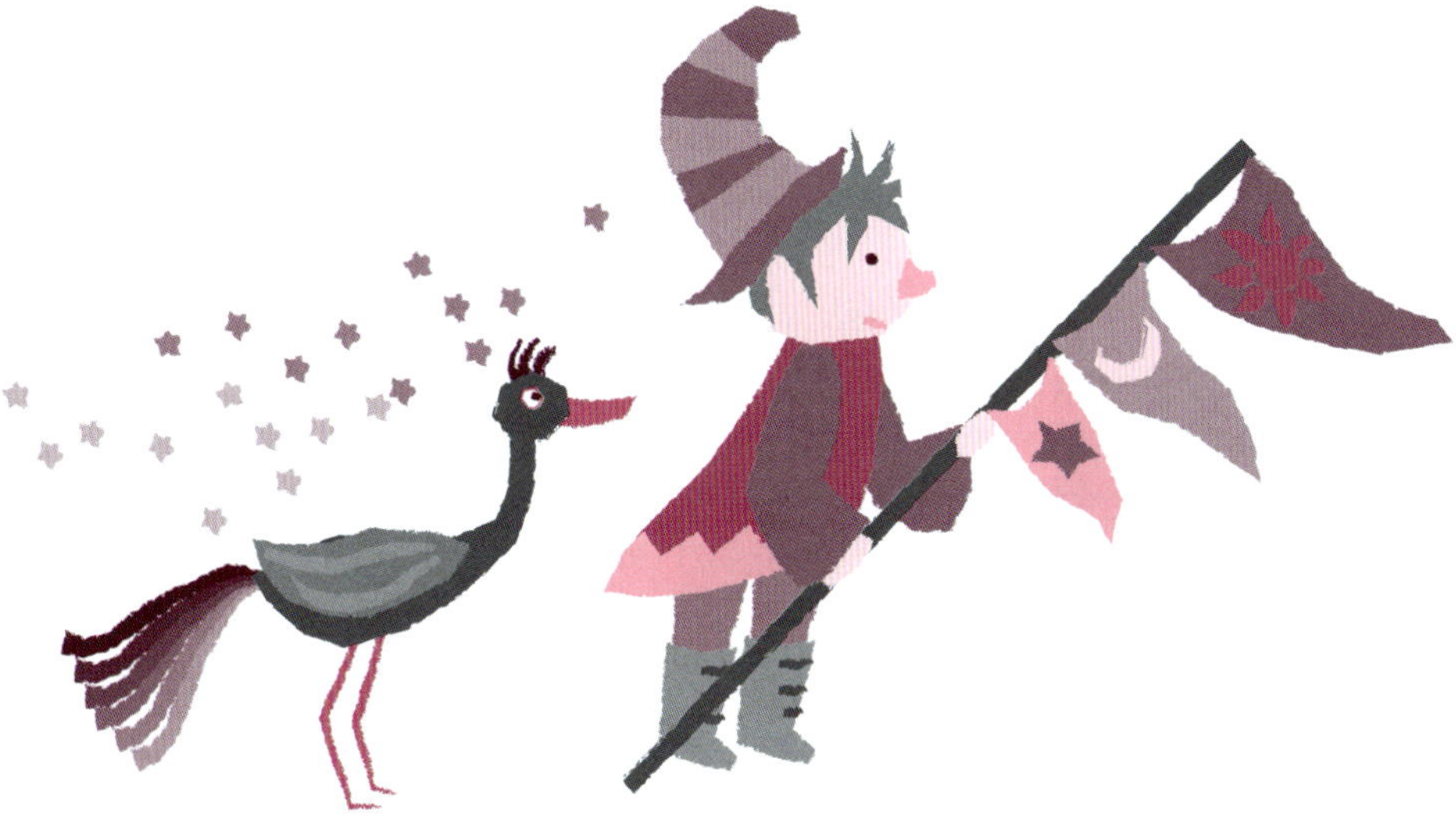

部分入れ歯（部分床義歯、局部床義歯）

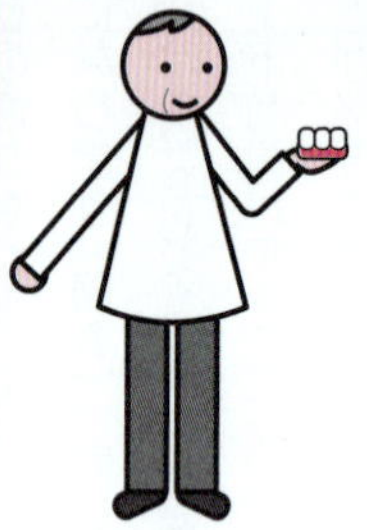
もう少し多くの歯がなくなってくると部分入れ歯が必要になります

◆どんな部分の歯が失われているか

失った歯の数が多くなって、ブリッジなどの固定式の補綴《ほてつ》装置《そうち》では歯と口の持つ機能回復がむずかしい場合は、取りはずしする可撤《かてつ》式《しき》の部分入れ歯が必要になります。天然歯《てんねんし》28本のうち、何本、どこが失われたか、によって入れ歯が違ってきますので、きわめて多様性にとんでいるのが部分入れ歯です。そのために、失われた歯の部位と数、残っている歯の状態に応じていくつかの種類があります。

▼上顎《じょうがく》だけ一部の歯が失われている場合

上顎《じょうがく》（上あご）だけ一部の歯が失われている方は、下顎《かがく》だけの方より状態が恵まれています。上顎は広い面積で入れ歯を受け止められますから、安定した入れ歯ができやすいのです。それでも上顎に入れ歯が入れば、発音障害や異物感は避けられません。人によっては、嘔吐《おうと》することもあります。練習と慣れが必要です。

▼下顎《かがく》だけ一部の歯が失われている場合

下顎《かがく》（下あご）の入れ歯は外側に頬《ほほ》があり、内側に舌があり、それらの動く組織の間で窮屈《きゅうくつ》な形になりますので、上顎よりも義歯《ぎし》が安定しにくいのです。入れ歯の受ける面積（顎堤《がくてい》）が狭いこともあって、痛くて噛《か》めないということが多いのも下顎の入れ歯です。

▼上下顎ともに一部の歯が失われている場合

上と下に2つの義歯を入れることになりますので、慣れるのにたいへんですし、上下を間違えないように注意も必要です。残っている歯が、互いに噛《か》み合っている部位が数多くあれば容易なケースとなります。逆に、噛み合っている部位がまったくない場合は、きわめてむずかしいケースとなります。歯科医師にかかってもむずかしいことを覚悟しましょう。

◆部分入れ歯の種類

▼バネ（鉤《こう》、クラスプ）式入れ歯

残っている自分の歯にバネ（鉤《こう》）をかけることによって、入れ歯が安定するようにします。バネにはワイヤーと鋳造《ちゅうぞう》して作った物とがあります。ワイヤーは細くて弾力があるのですが、力に十分耐えられません。鋳造して作った物はぴったり適合して義歯が安定しますが、太いのと融通がきかない問題があります。

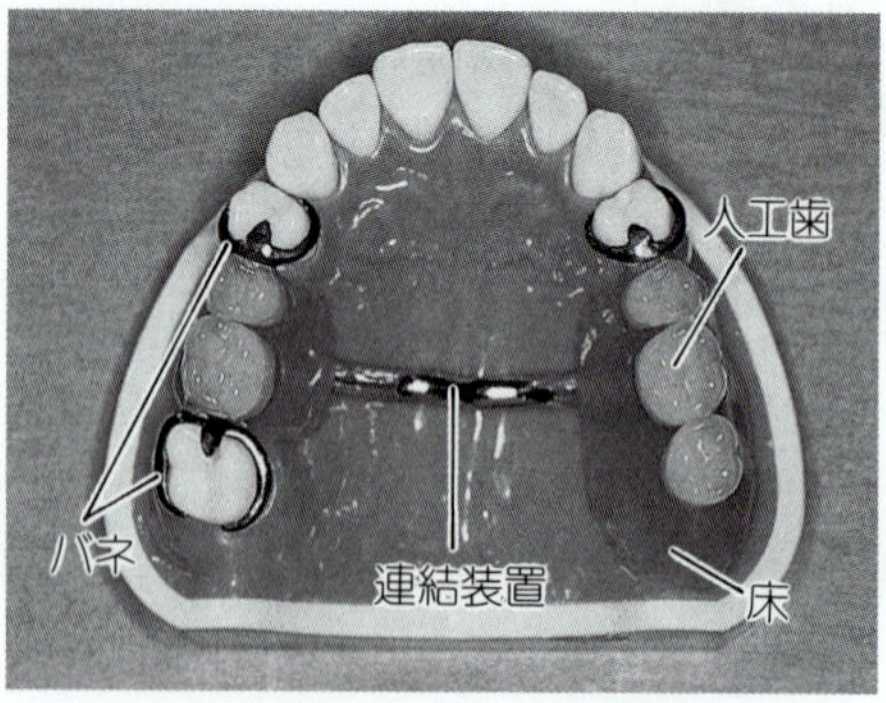

図1　入れ歯は，バネ（鉤），連結装置（バー），人工歯，床（歯の失われた部分を補って人工歯を支える）で構成されます

▼レジン床義歯《しょうぎし》

部分入れ歯は、バネ(鉤《こう》)、連結装置《れんけつそうち》(バー)、人工歯《じんこうし》、人工歯を支える床《しょう》で構成されます(**図1**)。顎堤《がくてい》に接触する部分が歯科用レジン(合成樹脂《ごうせいじゅし》)のものがレジン床義歯《しょうぎし》で、もっとも一般的です(**図2**)。

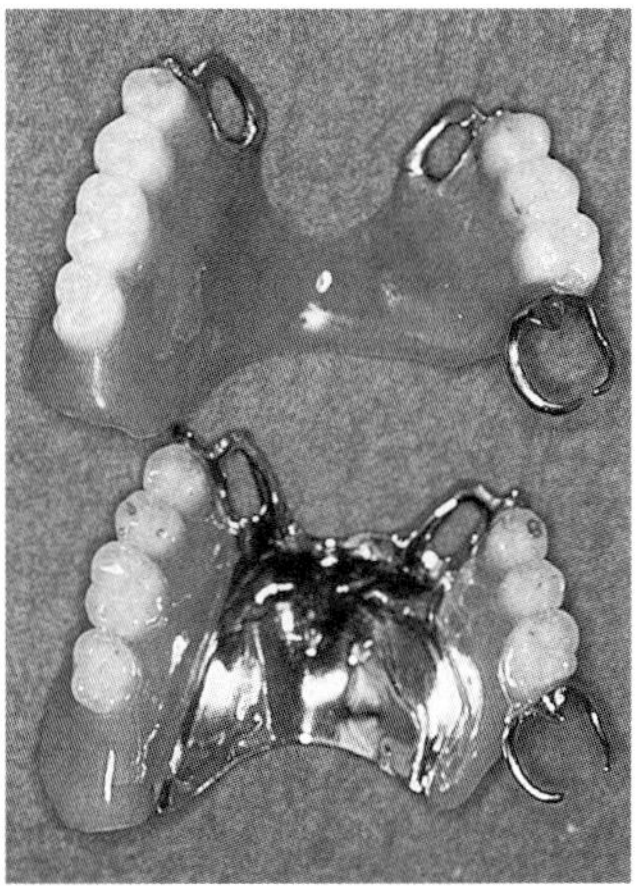

図2　床の部分が歯科用レジンのものがレジン床義歯(上)で，バネや連結装置などを一体として鋳造物で作ったものを金属床(下)と言います

▼金属床《きんぞくしょう》

バネ(鉤《こう》)や連結装置《れんけつそうち》や顎《がく》堤《てい》に接触する部分を骨格として一体化して、鋳造物《ちゅうぞうぶつ》で作ったものが金属床《きんぞくしょう》(**図3**)です。人工歯《じんこうし》は歯と同じ色のものにしますし、人工歯を支える部分は歯肉《しにく》(歯ぐき)と同じ色の歯科用レジンを用います。骨格部分が一体化されていますので丈夫で適合がよいことが特徴です。

▼アタッチメント義歯《ぎし》

バネ(鉤《こう》)が目立って困る

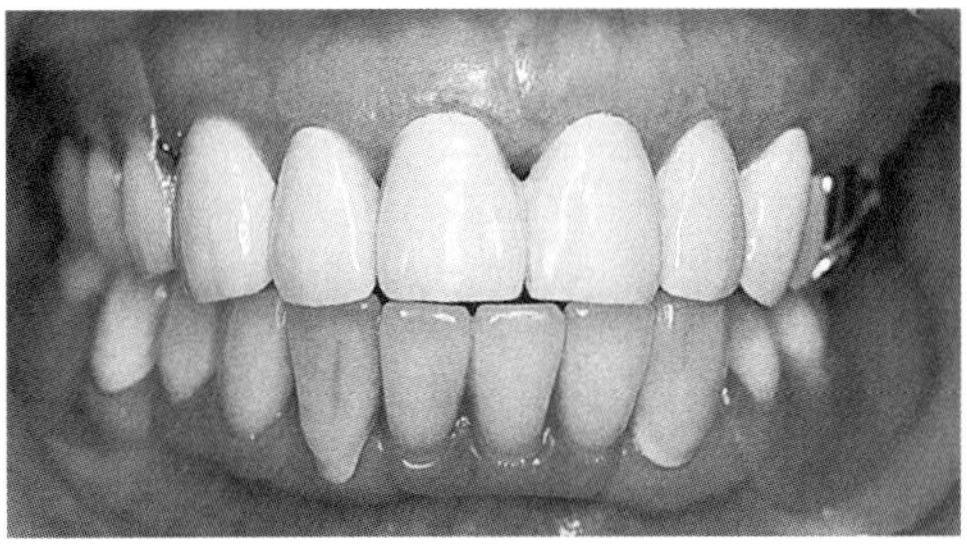

図5　バネを見せないようにするには，土台の歯をかぶせてアタッチメントという小型のバネを使います．見かけは良いのですが，壊れやすいという問題があります

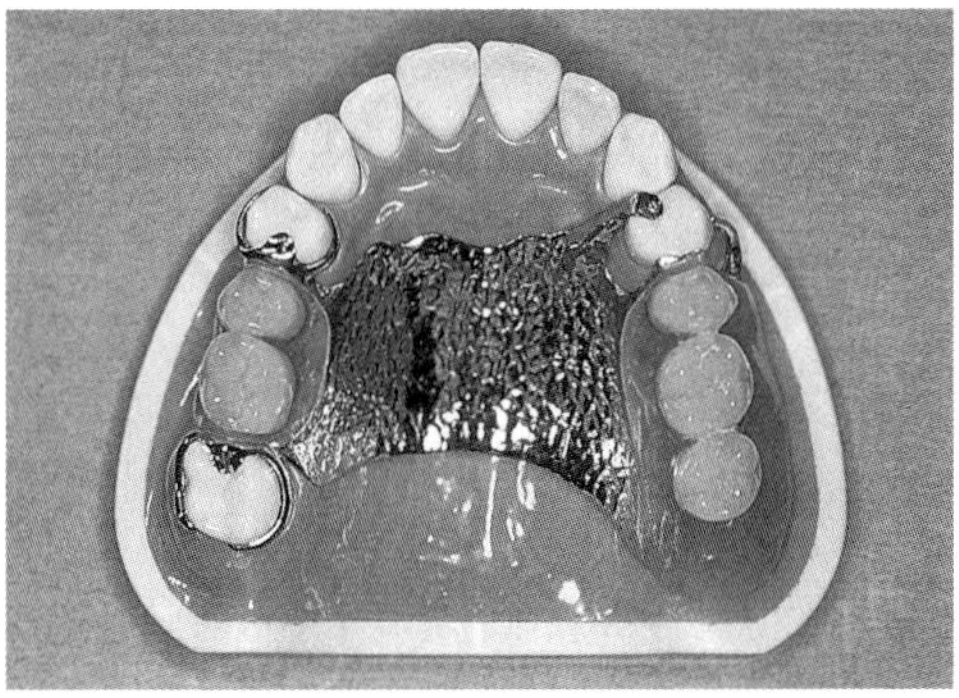

図3　金属床は鋳物で製作しますから，適合がよくピッタリしていて丈夫です．薄いので異物感が少なく，温度感覚もあるので快適です

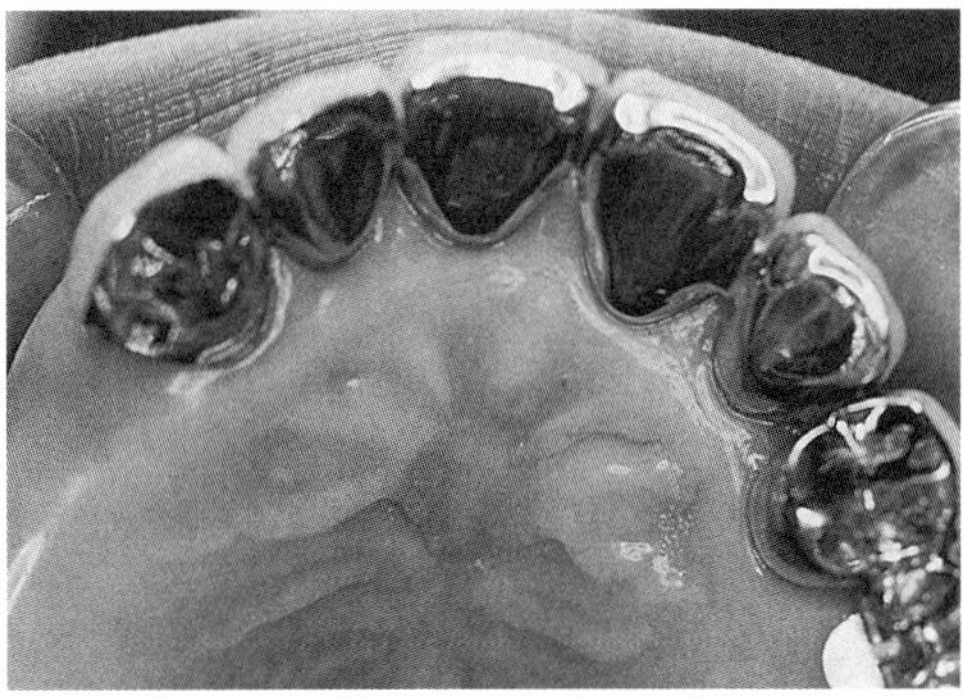

図6　土台の歯にアタッチメントを使った例です．内側から見たところです

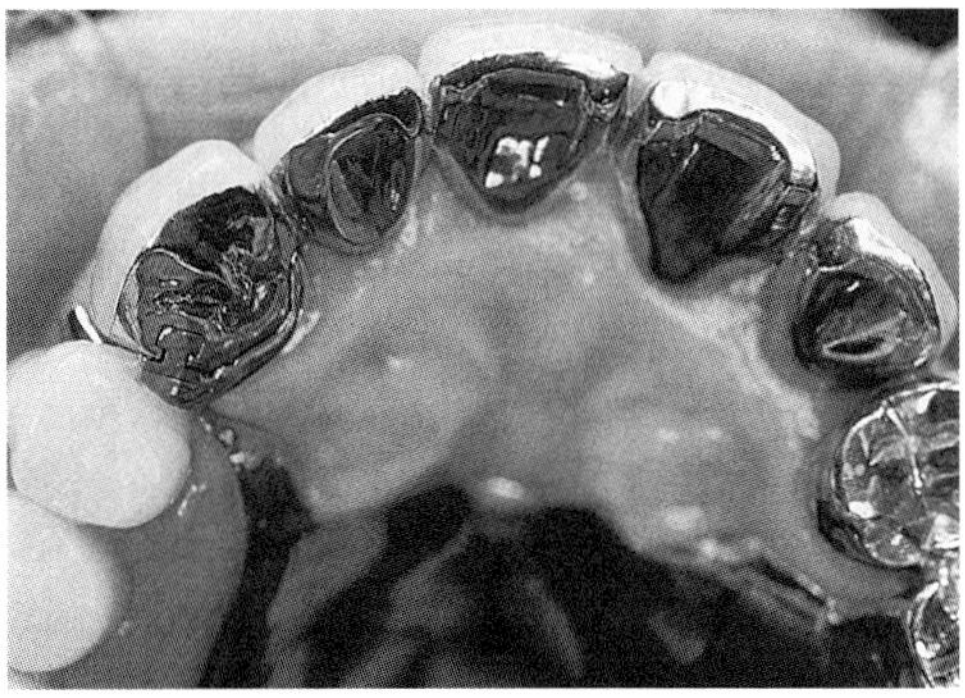

図7　アタッチメントを使った義歯を入れたところです．小型なので外からは見えないようになっています

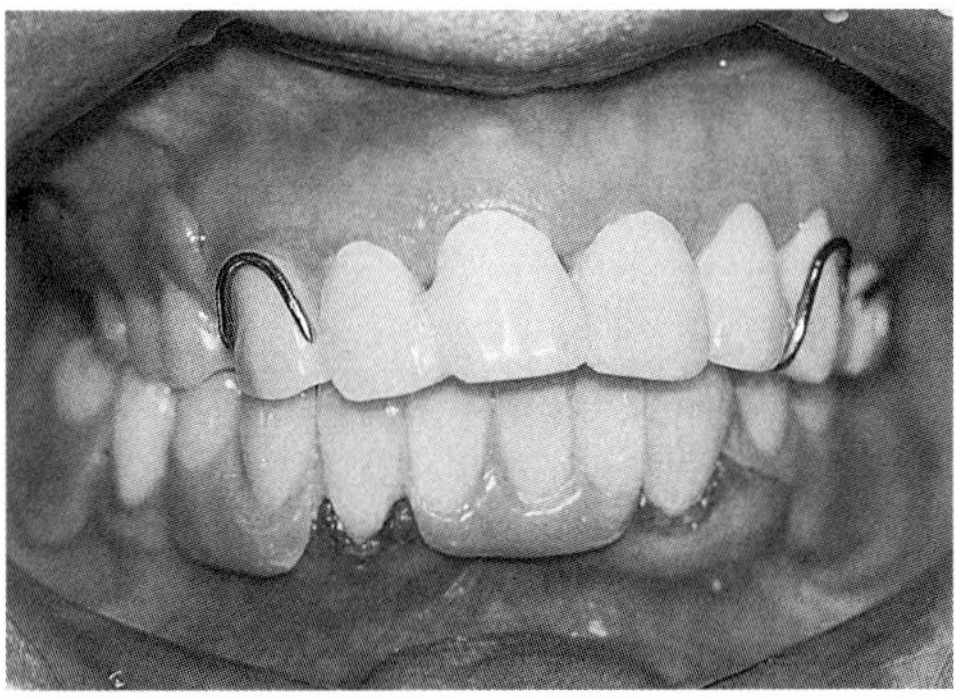

図4　バネが前歯にかかると目立って気になることがあります

場合（図4）には、見えないように精巧《せいこう》で小型のものを用いますが、それがアタッチメントです。小型なので壊れやすいという欠点があります（図5～7）。

▼二重冠型義歯《にじゅうかんがたぎし》

土台になる歯（支台歯《しだいし》）に金属《きんぞく》冠《かん》を二重にかぶせる（テレスコープ）方式の入れ歯のことです。バネが見えませんし、鋳造物《ちゅうぞうぶつ》のバネよりさらにピッタリして動きのない義歯となります（図8、9）。精密さを要求されますので、製作方法が複雑で費用もかかります。入れ歯で苦労した方には入れ歯であることを忘れると言うほどなんでも良く噛《か》めて、ブリッジに近づいた部分入れ歯と言えます。

▼支台歯被覆型義歯《しだいしひふくがたぎし》

残っている歯の数が少なくなったり、あまり持ちそうもない（歯《し》根《こん》だけになった）歯を土台にする場合は、それらの歯を上からカバーする形式の義歯を支台歯被覆型義歯（オーバーデンチャー）と言います（図10、11）。バネが見えない利点がありますが、よく清掃しないと、かぶせた歯の周りが歯《し》周炎《しゅうえん》になりやすくなります。

▼入れ歯は粘膜《ねんまく》や残っている歯で負担する

入れ歯にかかる力は主には「顎《がく》堤《てい》」と言って、歯が失われた部分の粘膜で負担することになります。この粘膜は本来入れ歯を支える機能を持っていませんので、入れ歯に大きな力がかかれば痛いのです。そのために、バネ（鉤《こう》）を通して残っている歯に力を負担させようとします。それでも、粘膜の負担がゼロというわけにはいきません。

▼入れ歯は動く

入れ歯は残っている歯に接着しているわけではありませんから、どうしても動きます。粘膜を支えにしている義歯なら、なおさら動きが大きくなります。動けば粘膜に当たりができて痛くなります。

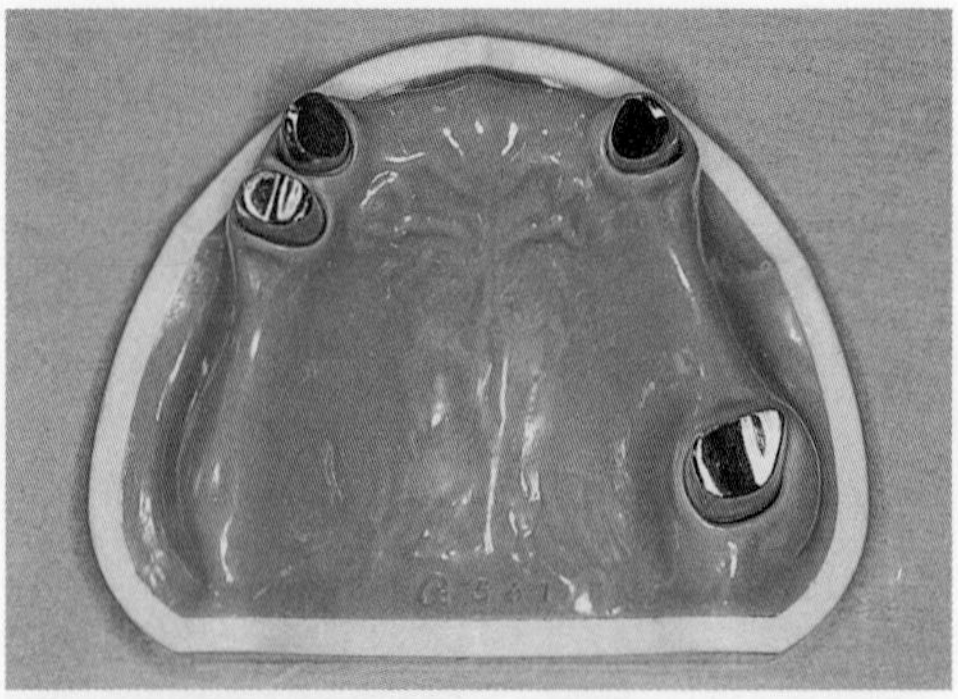
図8　二重冠型義歯は，土台の歯の上から入れ歯がかぶさります

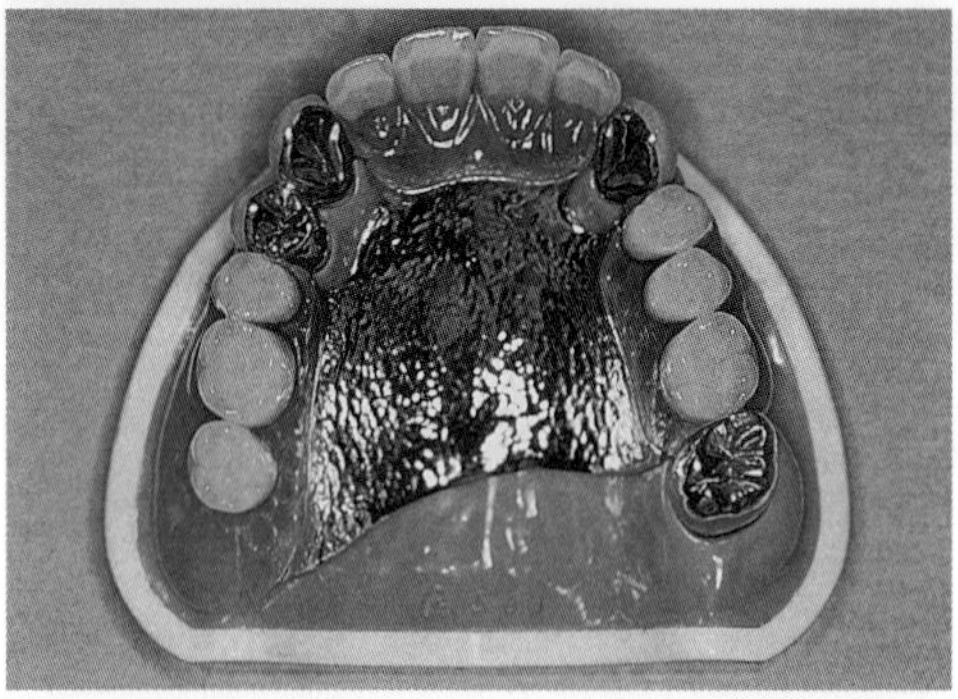
図9　入れ歯が入ったところで，バネも見えません

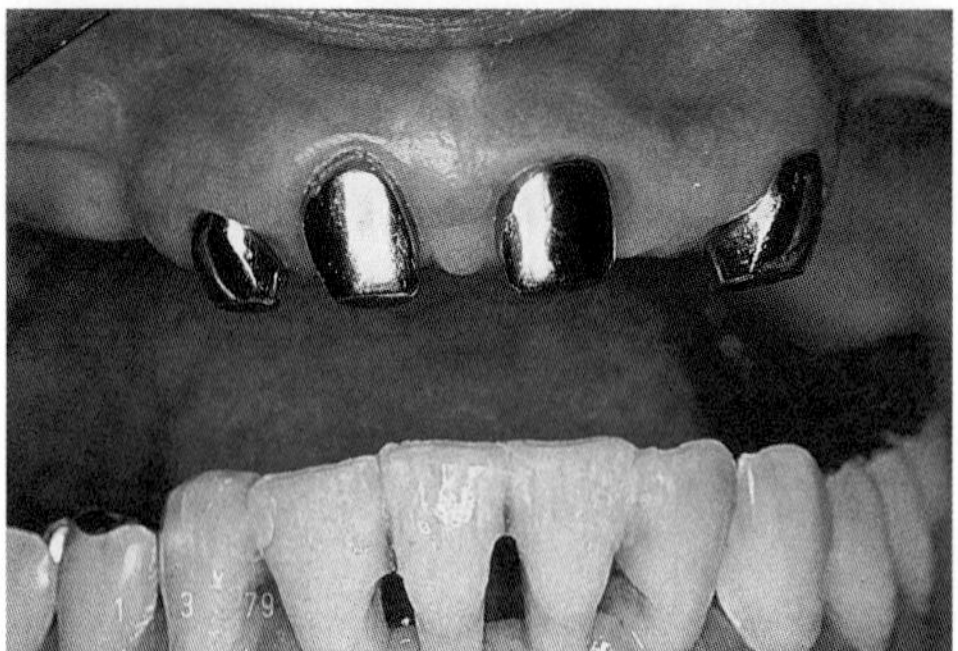
図10　支台歯被覆型義歯は，歯にキャップ型のものをかぶせます

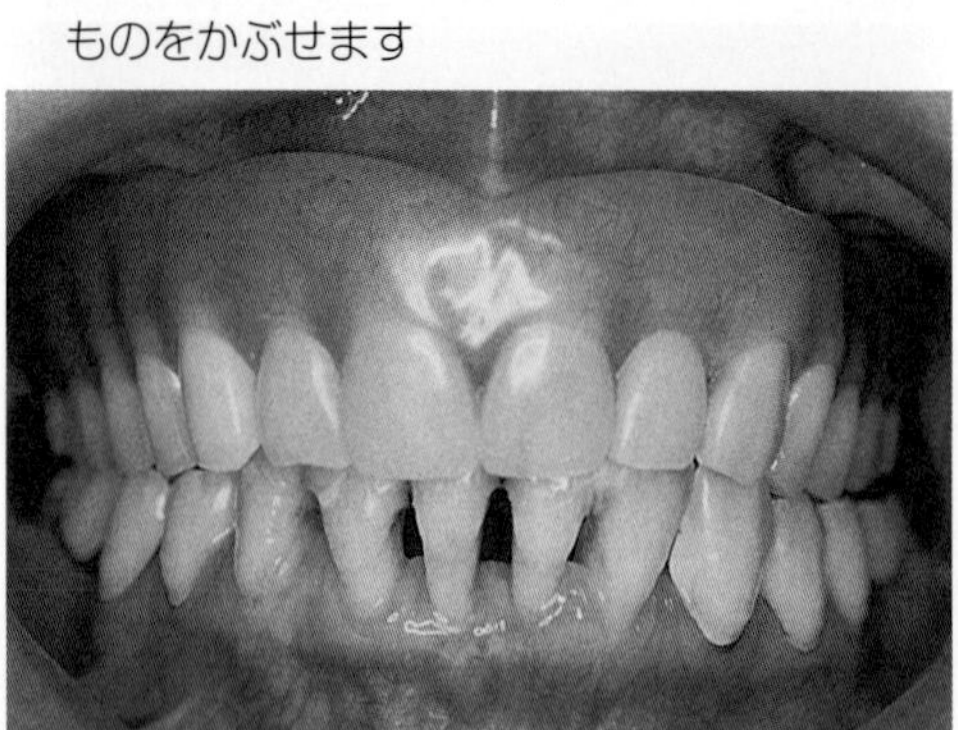
図11　支台歯被復型義歯は，残った歯がむし歯と歯周炎になりやすい欠点もあります

◆「ブリッジ」と「部分入れ歯」の違い

ブリッジは、失われた歯を人工《じんこう》歯《し》で作り、残っている歯と橋《はし》（ブリッジ）のように結びつけて残った歯にセメントで固定する固定式の入れ歯です。部分入れ歯のように、取りはずしたり装着したりする必要はありません。ブリッジは、失われた歯の形や大きさや、噛《か》む機能がほぼ回復されます。ただし、支えになる歯を削らなければできません（**図12、13**）。支えになる歯が、失った歯の分まで噛《か》む力を負担することになりますので、丈夫で十分な負担能力がなければできません。歯を削られるのがどうしても嫌いな場合は、部分入れ歯になります。

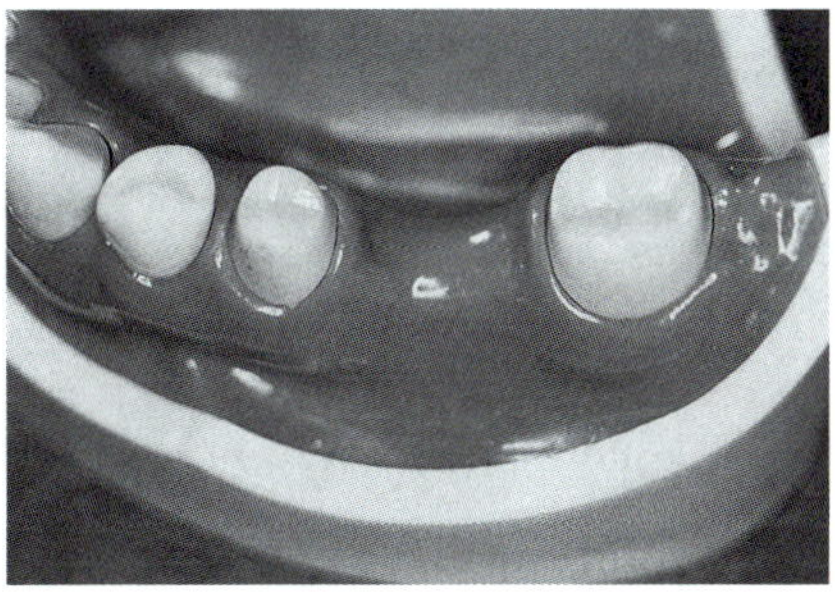

図12　ブリッジは両側に歯が残っているときに，残っている歯を削って作ります

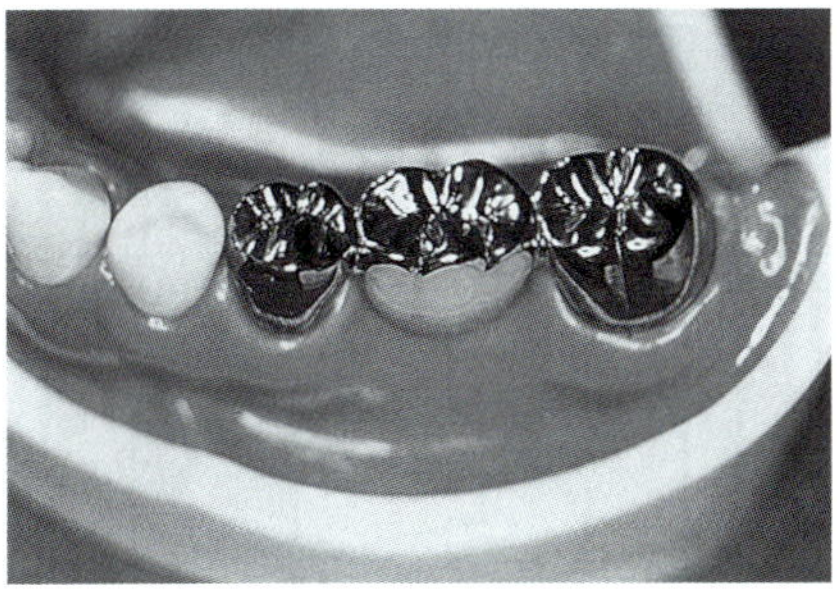

図13　歯にセメントで着けるのではずさなくてもいいし，ピッタリして違和感なく噛めます

部分入れ歯は、ブリッジができない場合、すなわち、失われた歯が多くなったときや、奥の歯が失われて手前側にしか歯が残っていない場合に適応となります。バネ（鉤《こう》）や連結《れんけつ》するバーなどの余分なものが加わりますので発音の防げとなったり異物感があります。また、毎食後に、はずして清掃することを要求されます。

奥の歯が失われ、手前側にしか歯が残っていない場合は、きわめてむずかしい部分入れ歯になります。噛《か》むと動き、痛くなったり、不愉快な義歯がどうしても多くなります。奥の歯が残っているかどうかが分岐点《ぶんきてん》となります。

奥の歯はブラッシングがむずかしいし、噛《か》む力も多くかかりますので傷《いた》みやすいのですが、大切な歯ですから大事にしましょう。

▼義歯《ぎし》が合わないときには

義歯が合わないときの状態として、がたつく、よく噛《か》めない、噛むと痛い、傷ができて腫《は》れる、口を開くとはずれる、バネが折れたなど、いくつかの場合があります。

〈がたつく、口を開くとはずれる、バネが折れた〉

噛《か》み合わせのバランスが悪い、入れ歯がよく合っていない、バネが緩《ゆる》い、バネが変形あるいは破折、などが考えられますので、早めに歯科医院を訪れることです。

〈よく噛《か》めない、噛むと痛い、傷ができて腫《は》れる〉

残っている歯が互いに噛《か》み合っていない場合や、奥の歯が失われて手前側にしか歯が残っていない状態はきわめて難症例《なんしょうれい》なので、いろいろな不快症状が出ます。傷があるとか腫《は》れているときは、早めに歯科医院を訪ねてください。

Q　義歯《ぎし》は噛《か》めないと聞きますが、どんなことが影響するのですか?

A　余分なものが入るため

入れ歯によって歯列《しれつ》の形態を回復するため、歯を失う前とまったく同じというわけにはいかないのです。入れ歯の安定のためにバネ（鉤《こう》）や連結装置《れんけつそうち》（バー）などが付《ふ》加《か》されるために、どうしても余分なものが入ったという感じになります。そのために噛《か》みにくさとし

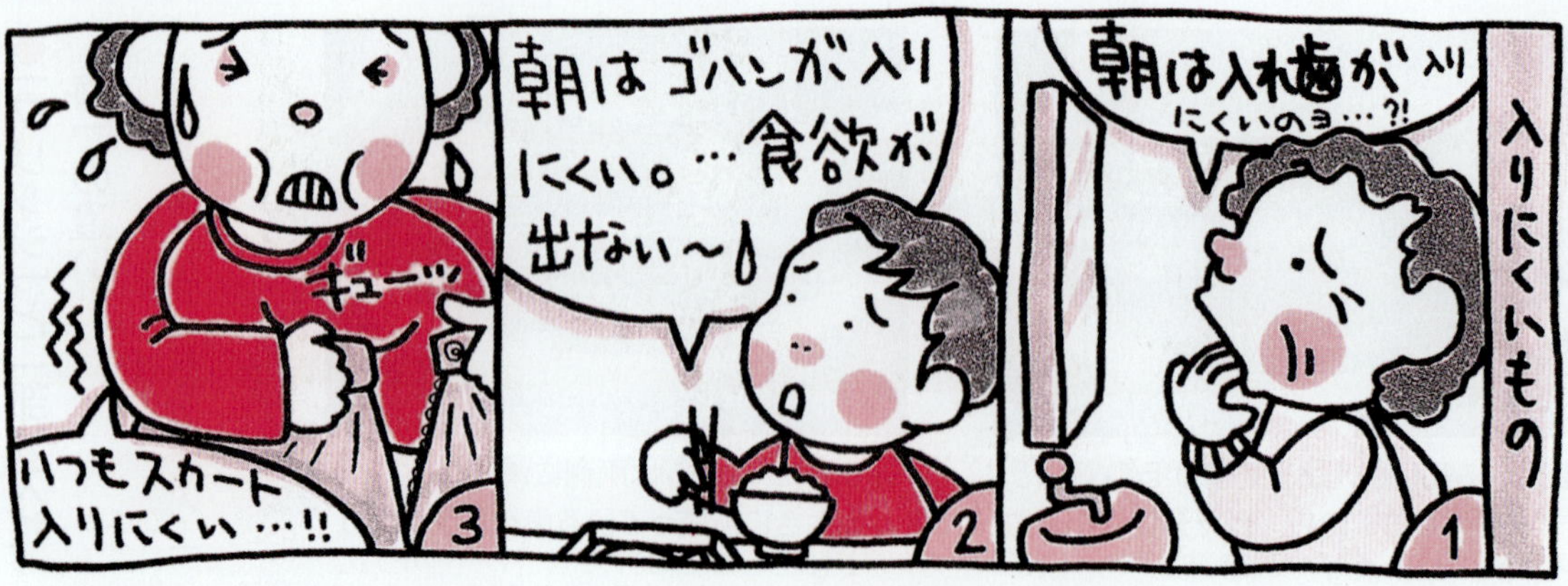
入りにくいもの
朝は入れ歯が入りにくいのヨ…?!
朝はゴハンが入りにくい。…食欲が出ない～
ギューッ
いつもスカート入りにくい…!!

て感じるのでしょう。

Q 朝、部分入れ歯が入りにくいのですが?

A 夜間、義歯をはずして粘膜や歯を休ませてあげることは良いことです。その間、入れ歯は義歯清掃《ぎしせいそう》液《えき》に浸しておくと良いでしょう。入れ歯をはずしている間に、残っている歯が少し動いてしまうことはよくあることです。そのために朝、入りにくいことがあっても、注意深く入れておいて、30分も経てば元通りに戻ります。

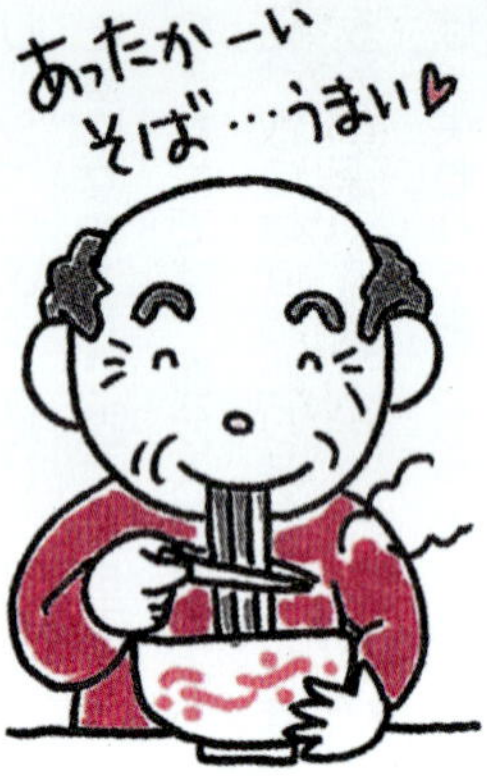
あったかーい
そば…うまい♥

Q 金属床《きんぞくしょう》はどのようなメリットがあるのでしょうか?

A 鋳物《いもの》で作るのでピッタリと適合していて、動きにくく、壊れにくいという特徴があります。薄いので異物感や発音障害も少ないのです。金属は熱をよく伝えるので、熱い、冷たいもよくわかり、味覚《みかく》の障害も少なくなります。

Q 部分入れ歯のバネが目立つのですが?

A 前歯にバネがかかると、どうしても目立ってしまいます(**図14**)。特に、鋳造物《ちゅうぞうぶつ》のバネ（鉤《こう》、クラスプ）だと、よけいに目立ちます。ワイヤーのバネのほうが目立ちません。

アタッチメントと言って、外から見えにくく小型で精巧なものがありますが、かぶせるものと一緒に製作する必要がありますので、土台になる歯を削ります。小さいので強度に不安が残りますし、壊れると修理しにくい欠点があります。

二重にかぶせる方式（テレスコープ）もバネを使いませんが、歯を多く削ることになります。製作法が複雑で、精度を要求されますので、専門的な技術が必要となります。

（黒田　昌彦）

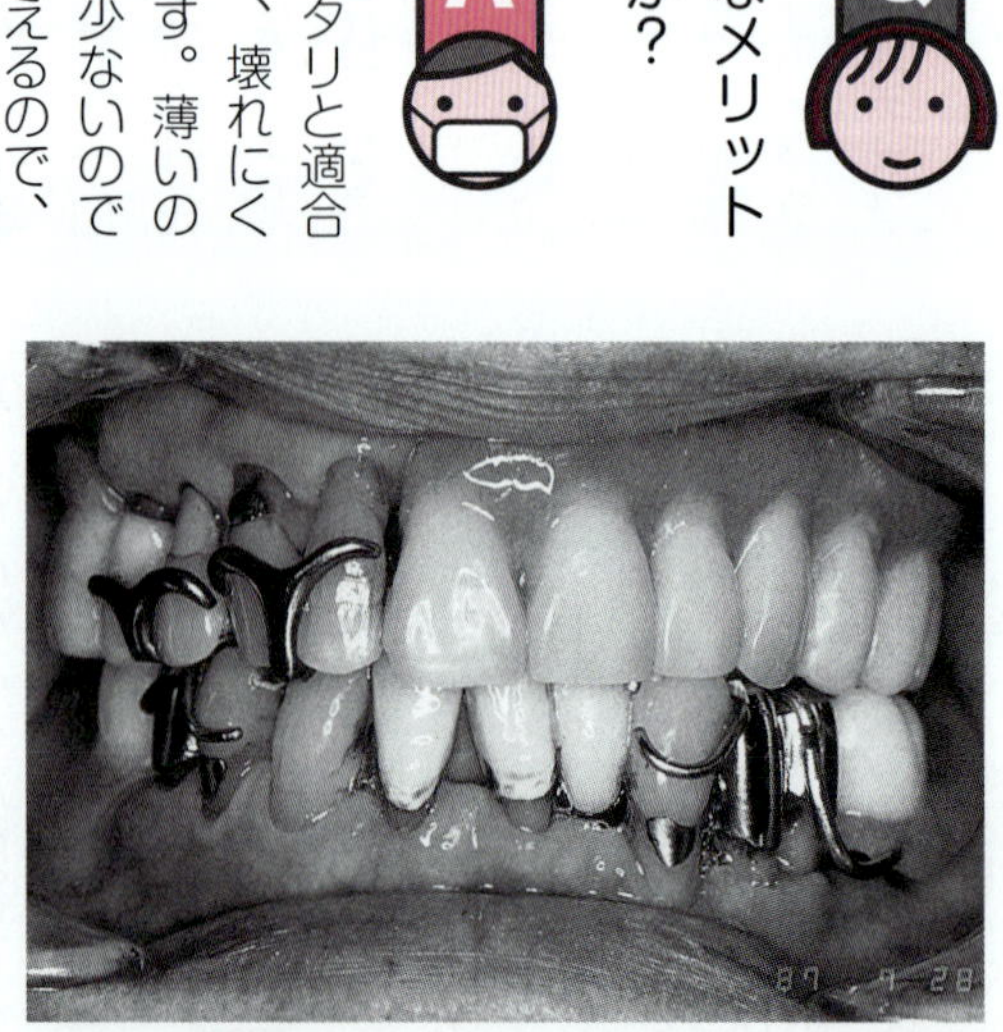

図14　前歯に鋳造物のバネを使うと，目立って困ります

あご(顎《がく》)・顎関節《がくかんせつ》

あご(顎《がく》)、顎関節《がくかんせつ》には症状が多様に現れることが多く歯科でも治療がむずかしい領域のひとつです

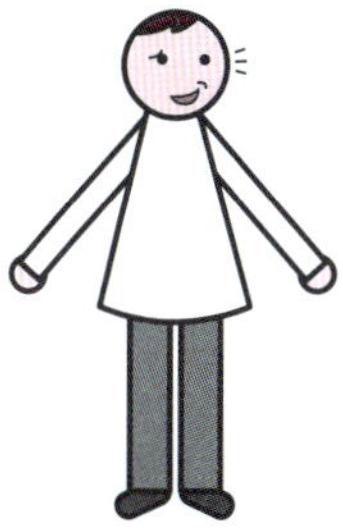

下あご（下顎《かがく》）は独立した骨ですが、頭蓋骨《とうがいこつ》から上のあご・上の歯まではずっとつながっています。左右の耳の前方にあごの関節があり、上下をつないでいます。

上あごの骨（側頭骨の下顎窩《かがくか》）と下あごの骨（下顎骨の下顎頭《かがくとう》）のあいだに関節円板《かんせつえんばん》という組織があり、あごが滑《なめ》らかに動けるようになっています。また上下の骨にそれぞれ筋肉や靱帯《じんたい》が配置されていて、下あごの動きをコントロールしています。あごの関節は開け閉めするときの一定範囲の回転だけでなく、下あごを前に突き出すように軸《じく》自体が動くこともでき、これを滑走《かっそう》と言います。開く距離は、上下前歯のあいだが4㎝、滑走は前方に2㎝程度がふつうですが、人によって差があります。（**図1、2**、次ページ）

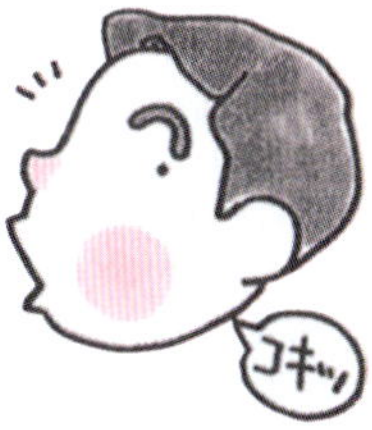

成人期

あご（顎）に気になる症状がありますか

◆あごが動くとき音がする

外からはわかりにくいのですが、あごの動きによっては音がすることがあります。これを関節雑音《かんせつざつおん》または関節音《かんせつおん》と言います。

関節雑音がある場合は、関節円《かんせつえん》板《ばん》の転位《てんい》と言って関節円板の位置がずれてしまったり、円板自体が変形（**図5、6**、次ページ）を起こしていたりすることが多いのですが、関節内に異常がなくても音がする方もおられますので、音がするだけであご（顎）に問題があると確定することはできません。

音がするのは開くとき、ものを噛《か》んでいるとき、閉じるときなどさまざまです。音質もいろいろで、カックン、ポキとか表現されるクリック音、ジャリジャリと表現されるようなクレピタス音の場合などがあります。痛みがなく生活上問題がなければ、ふつうは治療の対象になりません。

◆あごが開きにくい

ものを食べるのに不都合を感じるほど開きにくい場合、開閉の途中でいったん動作が停滞する場合など程度に差がありますが、生活の質が保てませんので改善が必要です。開く度合いを指の太さで一《いち》横指《おうし》、二《に》横指《おうし》などと表現することもあります。

原因としては全身疾患や口腔《こうくう》内の炎症の場合もありますが、あごについて言えば、あごを動かす筋肉の強い緊張の存在や、関節内部が悪い場合が考えられます。関節《かんせつ》円板前方転位《えんばんぜんぽうてんい》の状態であると、クリック音がするときに関節内部で段差を乗り越えるような動きになります。

またクリック音がしていた後で、さらに関節円板の位置のずれがひどくなるとクローズドロックと呼ばれる状態になり、口が開きにくくなります。

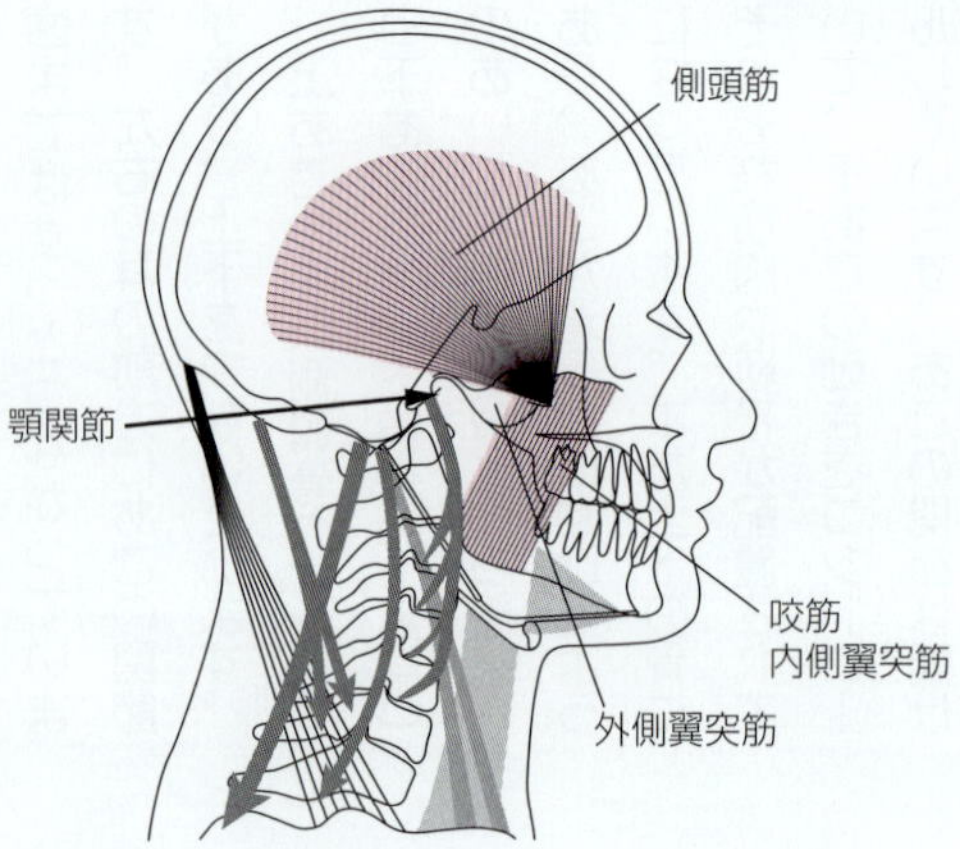

図 1　あごの関節と，とりまく筋肉の配置（Ulf Posselt 咬合の生理とリハビリテーション原図改変）

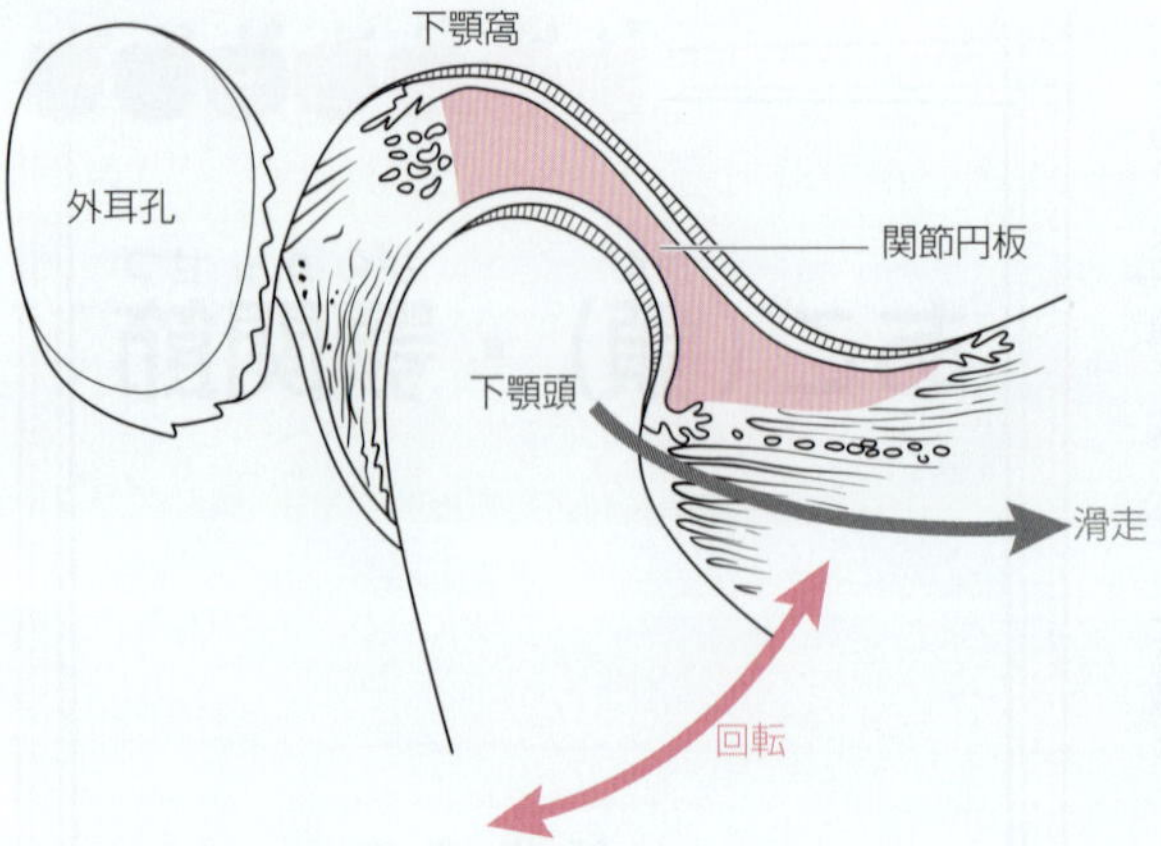

図 2　あごの関節内部の構造と動き（Richard Pertes TMD と口腔顔面痛の臨床管理原図改変）

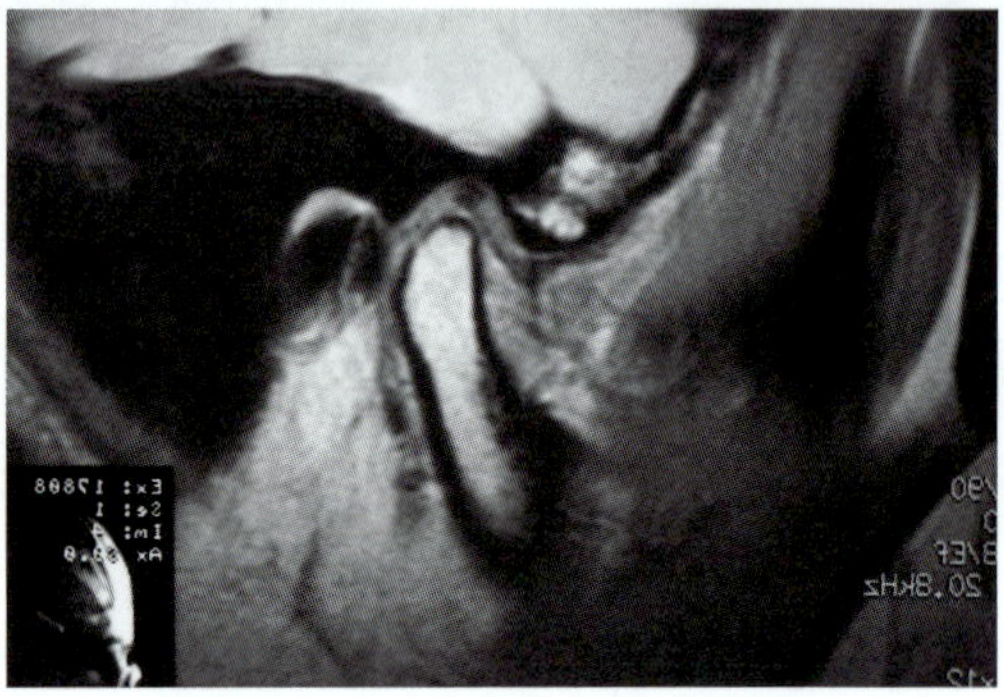

図 3　正常な顎関節で閉口状態

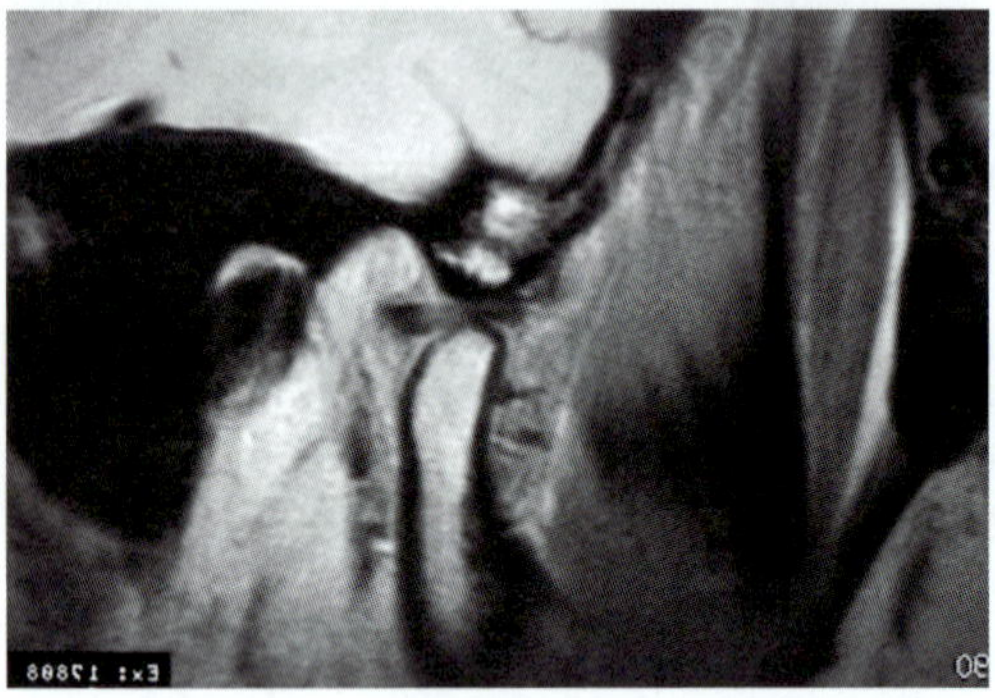

図 4　正常な顎関節で開口状態
下顎頭が関節円板にのった状態で位置の移動が見られます

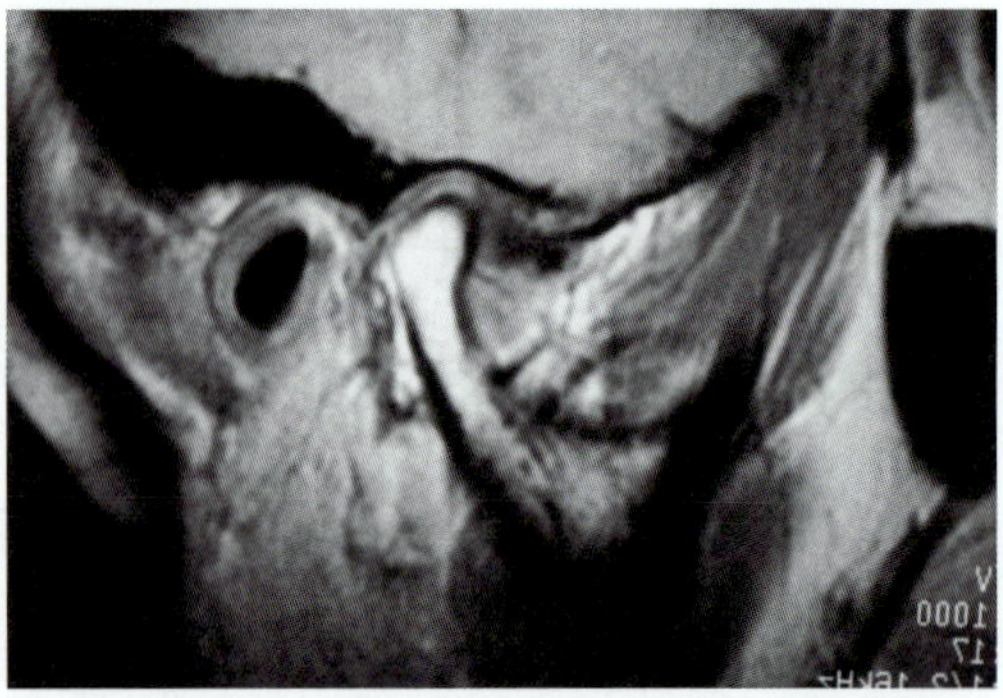

図 5　円板の転位と変形のある顎関節の閉口状態
関節円板は下顎頭の前方にあります

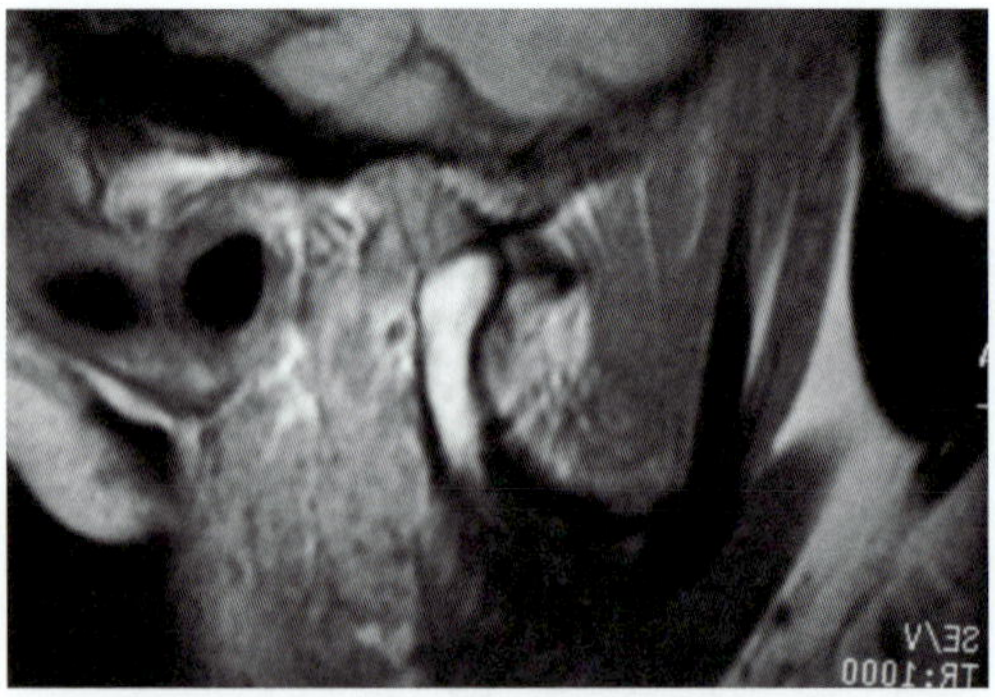

図 6　円板の転位と変形のある顎関節の閉口状態
下顎頭が変形した円板を前方に押しています

◆あごに痛みがある

あご（顎）を動かしたときにあごの関節や、あごを動かす筋肉が痛い場合は顎関節症《がくかんせつしょう》の疑いがあります。もしあごを動かさなくても痛みがあるのであれば、原因は顎関節症ではありません。

歯科の病気ではむし歯（齲蝕《うしょく》）、歯周病《ししゅうびょう》（歯周疾患）、親知《おやし》らず（智《ち》歯《し》）の炎症、あごの骨や神経の病気などでもあごに痛みが出ることがありますし、歯科以外の病気としては頭痛や耳鼻科、全身的な病気との区別も考慮しなくてはならない場合があります。また、ときには関連痛《かんれんつう》と言って神経の伝わり方の問題で、異常の生じている場所以外の部分に痛みを感じてしまう現象もあり、これらについて注意深い診査が望まれます。

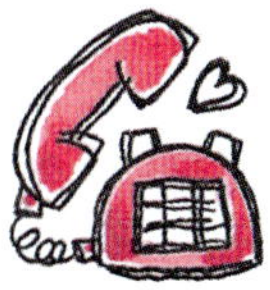

Q あごがはずれた、どうしたら良いですか?

A あごがはずれたというのは、大きく口を開けた際に下顎頭《かがくとう》が前方に移動した位置で筋肉や靭帯《じんたい》の影響で戻れなくなってしまった状態です。

関節円板《かんせつえんばん》の位置の異常によることもあります。

軽度のひっかかり感だけの方は自分でやりくりして戻せることもありますが、最大開口《さいだいかいこう》で戻らない場合はできるだけ急いで歯科を受診してください。

術者の手でひっかかりをはずす誘導《ゆうどう》をし、本人が閉じるようにすると戻せます。

Q よく肩がこるのですが、どうしてでしょうか?

A 全身的な病気の一症状の場合もありますので、医師の診察が望ましいと思われます。

日常生活での姿勢のチェックも重要です。特にオフィスワークの方では、一定の姿勢でおられる時間が長いため、かなり影響があるように思われます。

歯やあごとの関連もないわけではありません。噛《か》み方や動作に偏りがあったり、ブラキシズムをしていたりすれば、首の周り・肩につながる筋肉の使われ方のバランスが変わり、首の後ろ側の筋肉の疲労やこりが出てくることがあります。（前ページの図1参照）

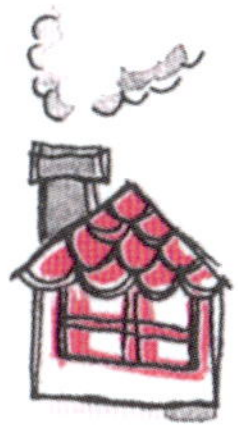

Q 歯ぎしりをすると言われるのですが?

A 歯ぎしりは、英語ではブラキシズムと言い、強い力で長期間行っていた場合にはあごの関節や筋肉・歯や歯周組織《ししゅうそしき》にダメージが残る場合がありますので、歯科では悪習癖《あくしゅうへき》とされています。また夜間のブラキシズムは、睡眠の質と関連があると言われています。

力のかかりかたで、グラインディング（歯をすり合わせる動作）、クレンチング（位置の移動はなく強く噛《か》み合わせる動作）、タッピング（開閉口を反復する）があります。もし歯ぎしりの音を指摘される場合は、グラインディングをしているのでしょう。クレンチングは音はしませんので、なにかに集中しているときに無意識に行っていても気付かないことが多いようです。

対応ですが、自己暗示《じこあんじ》や、ストレス解除のためのリラクセーションも有効かもしれません。必要であれば、樹脂《じゅし》製のナイトガードを寝るときに装着することで、歯《は》同士が直接さわらなくなりますので音は低減できます。

Q 歯がすりへってきたみたいですが?

A 生《は》えてきたときには、歯の先は鋭くとがっています。それがだんだんすり減ってくることを咬耗《こうもう》と言います。咬耗は普通の生活でも起こりますが、ブラキシズムがあるときに著しく進行します。

また固い物嗜《し》好《こう》の食生活や、いつも片側だけで噛《か》んでいるなどの状態では、よく使う歯だけがすり減ってしまう場合もあります。支える組織が重い負担に耐えきれなくなったり、歯の上面が過度にうすくなったために歯がしみることもあります。歯が減ったことだけでなくお口全体の問題があるかもしれませんので、歯科の受診をご検討ください。

顎関節症《がくかんせつしょう》とはどういう病気?

正式には、①あごが開きにくい、②あごを動かすときに音がする、③あごの関節や周囲の筋肉に痛みがある、のどれか一つ以上の症状があると、顎関節症《がくかんせつしょう》と診断されます。これを顎関節症の3大症状と呼んでいます。顎関節症を疑う場合、まぎらわしい症状を示す病気が数多くありますので、他の病気ではないかよく調べる必要があります。

症状別には、顎関節の中がおかしい場合と、あごを動かす筋肉の状態が悪い場合、とがあります。またこの両方を示す患者さんもおられます。

顎関節症は、あごの酷使《こくし》・社会生活上のストレス・ブラキシズムなど、いくつかの要素が加算されて、あごや筋肉の耐久性の許容限界を超えると発症すると考えられており、原因のかなりの部分が生活の習慣にかかわっていることが指摘されています。以前、深い関係があると思われていた歯の噛《か》み合わせは主な原因ではなく、症状を悪化させやすい要素として取り扱われるようになってきています。

顎関節症は、放置したとしても時間が経つとともにだんだん症状が軽くなってゆく病気であることがわかっています。まれに耳鼻《じび》科《か》、整形外科《せいけいげか》を受診される方もおられるようですが、もっとも理解の深い歯科医師から症状にみあった指導と治療を受けてください。

顎関節症《がくかんせつしょう》の診断

身体的には関節と筋肉の問題があり、精神心理学的な問題も関係することがわかっています。

1 関節の問題

まず、強い力があごの関節にかかって、あごの関節の外側を包んでいる組織が一時的に損傷《そんしょう》を受けた結果、痛みが出ることがあります。これを関節包《かんせつほう》・靭帯障害《じんたいしょうがい》と呼びます。この場合は、関節の構造はこわれてはいませんがダメージを受けたというケースなどです。

また、関節の構造に障害が出ていることもあります。円板転位《えんばんてんい》、顎関節内障《がくかんせつないしょう》などと呼ばれますが、関節円板が適正な位置からずれたり戻ったりする状態（復位性円板《ふくいせいえんばん》転位《てんい》）では動きが制限されたり痛みが出たりします。開閉動作につれて関節雑音《かんせつざつおん》が認められることがこの状態の特徴の一つで、さらに関節円板の位置のずれが著しくなって元に戻らなくなってしまうと、クローズドロックを起こして強い開口制限が起こることがあります。（非復位性円板転位）（286ページ、**図6**参照）

また、関節の骨そのものに異常が生じていることもあります。外からはわかりませんが、エックス線検査で骨が変形していたり、骨の性質がおかしくなっていることもあります。そのような状態を示すときは、変形性関節症《へんけいせいかんせつしょう》と呼ばれます。

このような問題はエックス線検査だけでなく、病院でMRI《エムアールアイ》などの画像検査を受けることでより正確な診断ができます。

2　筋肉の問題

あごの関節とは別に、筋肉に異常が起きることがあります。噛《か》み合わせのために働く咀嚼筋《そしゃくきん》が主なので咀嚼筋障害と呼ばれますが、そのほか引っ張り合う関係にある首まわりの筋肉にも症状がでることがあります。

原因は筋肉の緊張で、力がかかっている状態が長時間続くことが最大の原因と思われます。力と言いましても毎日食事も会話もするわけですが、ここでは硬い食べ物などに対する普通よりも強い力、ブラキシズム、持続する緊張などとお考えください。

3　精神・心理学的な問題

顎関節《がくかんせつ》の痛みに加えて悪化に対する不安、改善しないことへのいら立ちなどが病状に反映されて悪循環に陥《おちい》り、いっそう治りにくく精神的にも影響がでるケースも見られます。そういう場合は歯科医師だけで治療するのではなく、医師の診察もお願いして並行して治療を行うほうが良い結果が得られることがあります（リエゾン診療）。

実際の治療

治療の組み合わせは、診断内容や治療に対する反応により多少変わります。原則的には、手術や歯を削ることなどの処置をさける傾向にあります。

どの治療法にも更なるエビデンスの確立が期待され、研究が進められています。

1　生活指導

最近は歯牙接触癖《しがせっしょくへき》という言葉もできてきましたが、診察で、ご本人の生活の中でそのようなあごに悪い習癖《しゅうへき》があることが疑われる場合は、まずご自分で十分注意するというのが改善の第一歩です。

“気付き”がないと改善の行動が期待できませんので、噛《か》みしめやくいしばりの影響を理解し自覚できるか、自覚できたらその癖《くせ》をしないように「唇は閉じて、歯は離して」暮らせるかどうか、食物の嗜《し》好《こう》、姿勢の改善などが重要です。

2　薬物療法

痛みがあって生活に支障がある場合は、早期に痛みをなくして生活の質を平常に戻す目的でお薬を出すことがあります。

すでに他科から投薬を受けているかどうかや、アレルギーの有無などをチェックのうえ、消炎鎮痛《しょうえんちんつう》剤《ざい》などを内服していただきます。

3　理学療法

（物理療法）

筋肉の痛みに対する治療です。温罨法《おんあんぽう》、冷罨法《れいあんぽう》やマッサージを組

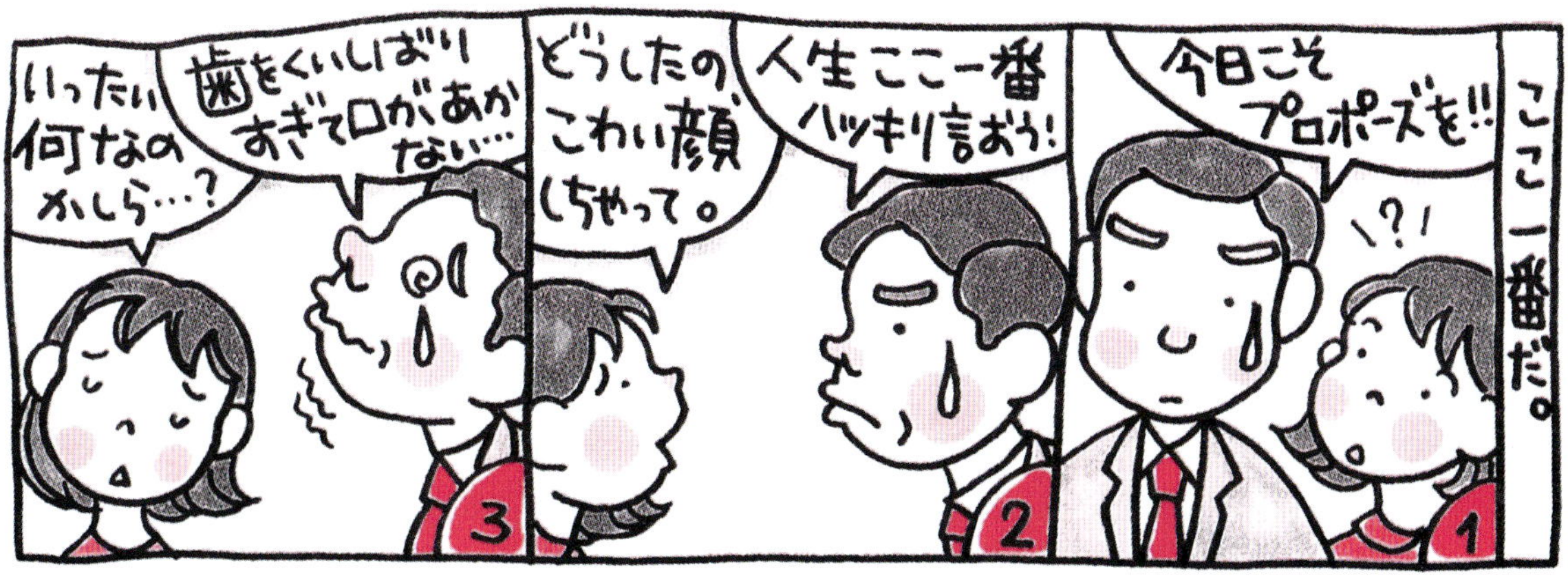
ここ一番だ。
今日こそプロポーズを!!
!?!
人生ここ一番ハッキリ言おう!
どうしたのこわい顔しちゃって。
歯をくいしばりすぎて口があかない…
いったい何なのかしら…?

み合わせて行います。それぞれ電子レンジや冷凍庫を用いての方法もありますので、手軽に行えるようになってきました。

（運動療法）

筋肉のストレッチ、また症状がひいた後や処置の後にリハビリ的な扱いで、あごの体操をしていただくことがあります。ただし、あごや痛みの状態によって行う方法は異なりますので、指導に従ってください。

4　スプリント療法

プラスチックでできた装置（スプリント）を用いて、あごの位置を安定させ、筋肉をリラックスさせる目的で使います。

すべての歯をおおって、それらが均等に接触するように作られた装置がいちばん安全と言われており、夜間就寝時に装着していただくのが普通です。自己判断で装着を中断したり、点検のない長期の装着は悪影響の発生が懸念されますので、指示通りに通院してください。

5　関節腔内穿刺法《かんせつくうないせんしほう》（パンピングマニュピレーション、顎関節腔洗浄療法《がくかんせつくうせんじょうりょうほう》）

局所麻酔を行った後、耳の前の皮膚から顎関節の中に細い注射針を挿入し、滑《すべ》りを良くして動きを改善します。

6　外科《げか》手術（顎関節鏡視下《がくかんせつきょうしか》手術、解放手術）

頻度は低いのですが、前記の方法で痛みがとれない場合に検討します。ファイバースコープを併用して、関節が動きやすくするように処置を行う方法は日本で特に発展した手技で、処置が小範囲で済むのが利点です。前項も含めて、通常は歯科大学の付属病院や総合病院の口腔外科《こうくうげか》などの専門性の高い施設で行われています。

7　咬合《こうごう》治療

あごの位置を支える安定性を得るために、必要性があれば選択肢に入ってきます。ただし削った歯は元に戻せませんので、けっして安易に処置すべきでなく、歯を削らずに済む他の方法を優先すべきであると言われています。もし歯ならびがよくないように見えても、そのために顎関節が必ず悪くなると考える必要はありません。

顎関節症《がくかんせつしょう》の治療後は

痛みがおさまり、ある程度の機能が回復できれば治療自体は終了し、必要に応じて経過観察をします。顎関節内部の障害は完治《かんち》することはむずかしく、筋肉についても生活のスタイルが変わらなければまた悪化しますので、症状を起こしにくい生活の仕方をご自分で注意していただき、安全運転を心がけてゆく（自己管理）ということが目標になります。

顎関節症状がおさまっていたら、歯周病やむし歯・歯の欠損《けっそん》の処置や義歯《ぎし》などの普通の歯科治療は必要に応じて受けておきましょう。

歯の状態の維持安定は全身の健康、中枢神経《ちゅうすうしんけい》や内分泌、平衡機能《へいこうきのう》にも影響する大事なことです。

（大石　充）

コラム：頭痛があるとき

最近は頭痛、また口やあご、副鼻腔《ふくびくう》、歯や歯ぐきの痛みも含まれる痛みの総称として口腔顔《こうくうがん》面痛《めんつう》と呼ばれる一分野が提唱され、医科と歯科双方共通の認識下で取り扱われるようになってきました。一次性頭痛（片頭痛、緊張型頭痛、群発頭痛など）か、二次性頭痛と言って別な病気からくる痛みなのかを、痛みの頻度、強さや再現性、持続時間などの特徴を把握して調べる必要があります。歯科ではきちんと診断できないことがありますので、医師の診察が必要です。

（大石　充）

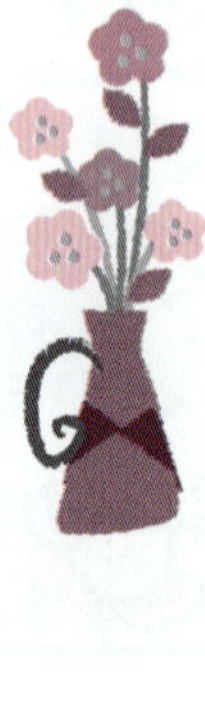

更《こう》年《ねん》期《き》に口の中に現れる症状

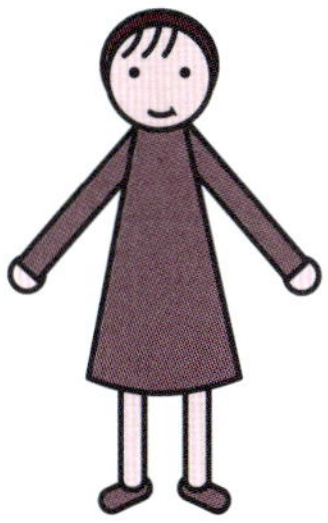

ホルモンバランスが崩れることで、口の中にも影響が現れることがあります

歯肉《しにく》が赤くなりヒリヒリ痛みますが…

◆慢性剥離性歯肉炎《まんせいはくりせいしにくえん》

更年期《こうねんき》の女性において、歯肉《しにく》（歯ぐき）が赤くなり、ヒリヒリ痛むような症状が出たときに疑われるのは、慢性剥離性歯肉炎です。この歯肉炎《しにくえん》は、一般的な歯肉炎《しにくえん》や歯周炎《ししゅうえん》とはまったく病態が異なります。

一般的な歯肉炎や歯周炎では、歯肉は赤く腫《は》れあがり自然に出血や膿《うみ》が出ますが、急激に腫《は》れあがったり歯がぐらぐらしたりしてこなければ、痛みを生じることはまれです。

一方、慢性剥離性歯肉炎では、歯肉は赤くなり、光沢《こうたく》があり、刺激物によって痛みが増してくる症状がでます。痛みをともなわない場合もありますが、軽い灼熱感《しゃくねつかん》から激痛まで幅広い痛みを生じることがあります。慢性剥離性歯肉炎は、歯肉の薄皮が剥《は》がれ落ち、なかの結合組織が露出してしまう状態を指します。そのため、歯肉は赤く光沢《こうたく》があるように見え、ヒリヒリとした激痛が強くなります。

▼症状の現れ方

慢性剥離性歯肉炎《まんせいはくりせいしにくえん》では、歯肉や口の中のむずがゆい感じ（掻痒感《そうようかん》）やヒリヒリと焼けるような痛み（灼熱感《しゃくねつかん》）があり、赤く滑沢《かったく》な歯肉が見られます。歯肉の表面をこすったりすると、歯肉の表面の皮（上皮《じょうひ》）が膜上に剥《は》がれ落ち、痛みのある出血性の結合組織が露出します。

軽度のものは歯肉が赤くなる程度ですが、30～40代から見られる中等度のものは歯肉に紅斑《こうはん》や灰白色が見られるようになり、灼熱感《しゃくねつかん》や水泡《すいほう》が見られるようになります。重度のものは、更年期や閉経後の女性に見られます。重度では、歯ブラシや刺激の強い食べ物によって、痛みや出血が頻繁に起こるようになり、食事等が困難となってきます。

発現部位は、歯肉の外側（唇側《しんそく》や頬側《きょうそく》）に多く見られます。経過はきわめて緩慢《かんまん》であり、長期にわたって再発を繰り返すため、難治《なんち》性《せい》であると言われています。

▼原　因

慢性剥離性歯肉炎《まんせいはくりせいしにくえん》は、ほとんどの症例が40～50代の女性で診断されたため、ホルモンの変調が原因であると考えられてきました。

しかし、近年になり、独立した疾患ではなくさまざまな状態に関連した歯肉の症状であると考えられるようになってきました。実際、剥離性歯肉炎のおよそ75％の症例は、皮膚疾患由来であることが明らかとなりました。そのなかで95％以上を水泡性類天疱瘡《すいほうせいるいてんぽうそう》と扁《へん》平苔癬《ぺいたいせん》が占めていると言われています。

金属アレルギーや細菌・ウィルス性の感染でも、似たような症状がでることがあります。しかし一方で、原因が解明できない場合もあります。

　いずれにせよ、内科受診により臨床検査と徹底的な病歴の調査、さらに通常の組織検査と免疫蛍光《めんえきけいこう》検査などを行うことにより、原因を絞り込んでから適切な治療を受けなければなりません。

▼治　療

　まずは、口腔内《こうくうない》を清潔に保つことが重要となります。具体的には、歯肉の接触痛があるので、やわらかめの歯ブラシやデンタルフロスなどを用いて丁寧《ていねい》にブラッシングすると良いでしょう。

　早めに歯科医を受診して、副腎《ふくじん》皮質《ひしつ》ホルモン薬や抗生剤の軟膏を処方してもらうと良いでしょう。また、症状を和らげるために抗炎症作用や上皮形成促進作用のある含嗽剤《がんそうざい》（うがい薬）の併用も有効です。

　重症の場合には、内科主治医と相談のうえ、副腎皮質ホルモン薬の全身投与が行われることもあります。

更年期《こうねんき》や閉経後《へいけいご》の健康づくり

　更年期は、女性の生殖期から生殖不能期への移行期間を言います。つまり、卵巣《らんそう》機能が低下しはじめてから閉経（最終月経）期までを指し、一般的に40歳代から50歳代後半くらいまでとされています。

　更年期を迎える時期になると、卵巣の機能が衰えるため、卵巣から分泌されている女性ホルモン（エストロゲン）の量が減少していきます。エストロゲンの分泌量が減っていくと、体は卵胞刺激ホルモンを分泌し、卵巣からエストロゲンを分泌するように促します。しかし、更年期を迎えた卵巣は、必要な量のエストロゲンを分泌できないため、「ホルモンバランスの乱れ」た状態になります。こうしたホルモンバランスの変化に加え、社会的・心理的ストレスが加わり、身体的・精神的障害が引き起こされることを更年期障害《こうねんきしょうがい》と言います。

　更年期障害《こうねんきしょうがい》の特徴的な症状には、のぼせ、冷や汗、冷え性、心《しん》悸亢進《きこうしん》などの血管運動障害、精神神経障害などがあります。またエストロゲンが減少すると、骨密度《こつみつど》が減少して骨粗鬆症《こつそしょうしょう》になることがあります。骨密度が低下することで弱くなり、骨折を引き起こしやすくなります。

　更年期障害の症状を自覚した場合には、まず病院での受診が重要となります。医師とともに治療方針についてよく相談したうえ、必要に応じて治療を行います。

　更年期障害の治療法としては、原因である女性ホルモン減少を補うために、エストロゲンを補うことが一般的です。これにより、ホルモンバランスが整えれば、更年期障害の不快な症状も解消されていきます。しかし、薬を飲んでいるだけでは症状が一時的に消えるだけであり、根本的な解決にはなっていません。そこでお酒やタバコを控えたり、運動をしたりするなど、生活習慣を見直すことで症状が改善します。

　食生活も見直すべきでしょう。大豆《だいず》製品に含まれているイソフラボンが有効なのは有名になってきましたが、年齢とともに免疫力《めんえきりょく》や抵抗力が落ちやすくなることを考えれば、抗酸化《こうさんか》ビタミン（緑黄色《りょくおうしょく》野菜）やカルシウムの摂取も重要となります。

　さらには、心のケアがもっとも重要です。更年期の時期には、子どもの独立や夫の定年、親の介護《かいご》など、急激に生活のリズムが変わる時期でもあります。生活のリズムの変化による精神的ストレスや、家庭や職場でのストレスなどが加わり、症状の引き金となる場合があります。そのため、更年期障害を乗り越えるためには、周りの理解と協力も重要となってきます。ストレスの少ない日常生活を送っていくうえでも、まずは何か打ち込めること（運動や趣味）を持ったほうがいいでしょう。

　更年期をうまく乗り越えること

によって、これから迎える高齢期は有意義なものとなるでしょう。

Q 更年期《こうねんき》の歯周病《ししゅうびょう》と骨粗鬆症《こつそしょうしょう》は関係があるのでしょうか?

A

骨粗鬆症《こつそしょうしょう》や骨減少症《こつげんしょうしょう》といった病気は、骨密度《こつみつど》の減少を特徴とする全身疾患で、骨格系のぜい弱化や骨折しやすい状態となります。

骨粗鬆症は圧倒的に女性に多く、男女比は1：3にもなります。理由として、もともとの最大骨密度が女性のほうが低いこと、閉経後に急速な骨密度の低下が生じることがあげられます。

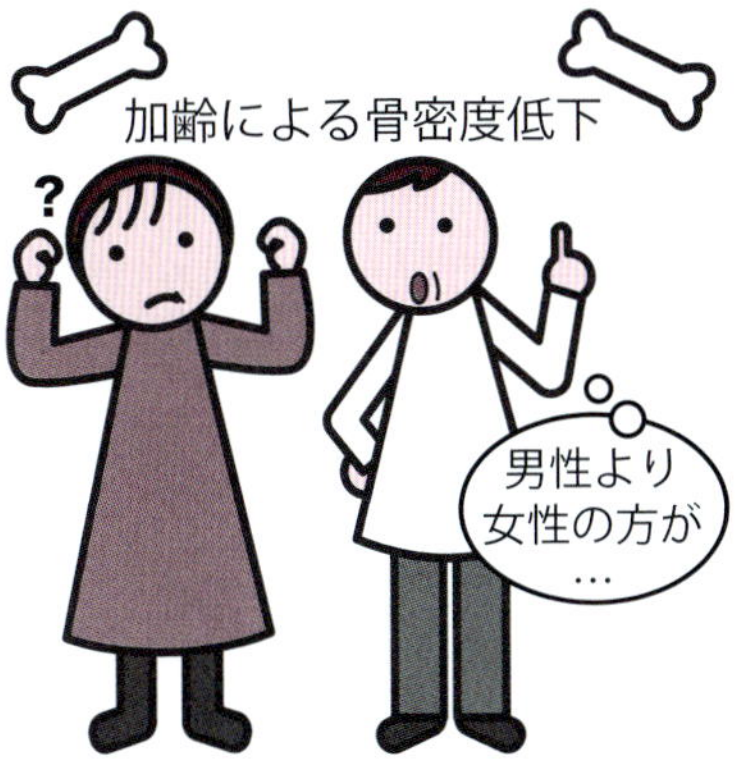

通常、骨量《こつりょう》は20～40歳ごろをピークとして、加齢《かれい》とともに主に骨の中のカルシウムの減少にともなって生理的に減少していきます。特に女性では、閉経後の10年間の平均骨梁《こつりょう》減少率は20％を超えることも報告されています。閉経後は骨を強くする女性ホルモン(エストロゲン)の分泌が減っていくことにより、骨のカルシウム量が減り、密度が薄くなることで極端に骨が弱くなります。

エストロゲンが欠乏すると、全身の骨密度の低下にともない顎骨《がくこつ》の骨密度も減少していきます。さらに、歯と歯ぐき（歯肉《しにく》）の境目である歯周《ししゅう》ポケット内では、免疫《めんえき》にかかわるT細胞やB細胞、骨吸収にかかわるインターロイキン-1(IL-1)やIL-6、TNF-α、さらに炎症性メディエーターであるプロスタグランジンE_2などの産生が亢進されます。

閉経後の女性は、たとえ歯周炎がなくてもエストロゲンの減少によって炎症性サイトカインの分泌が亢進されやすい状態にあり、歯周炎も進行しやすいと言えます。

歯周炎の予防には、口腔内《こうくうない》の状態を清潔に保つことが必須事項であることは言うまでもありません。さらに、骨粗鬆症を予防するためには、必要な栄養素を摂《と》る健康な食事や、骨に適度な負荷《ふか》、つまり適度な運動を心がける必要があるでしょう。カルシウムは骨の健康に重要であることはよく知られていますが、不足することが歯周炎にも影響を与えていきます。

カルシウムの摂取、閉経後に減少するエストロゲンと同じような働きをする大豆イソフラボンの摂取などが、更年期を迎える女性にとっては重要であり、積極的に摂取すべき栄養素であると言えます。

（松村　智美）

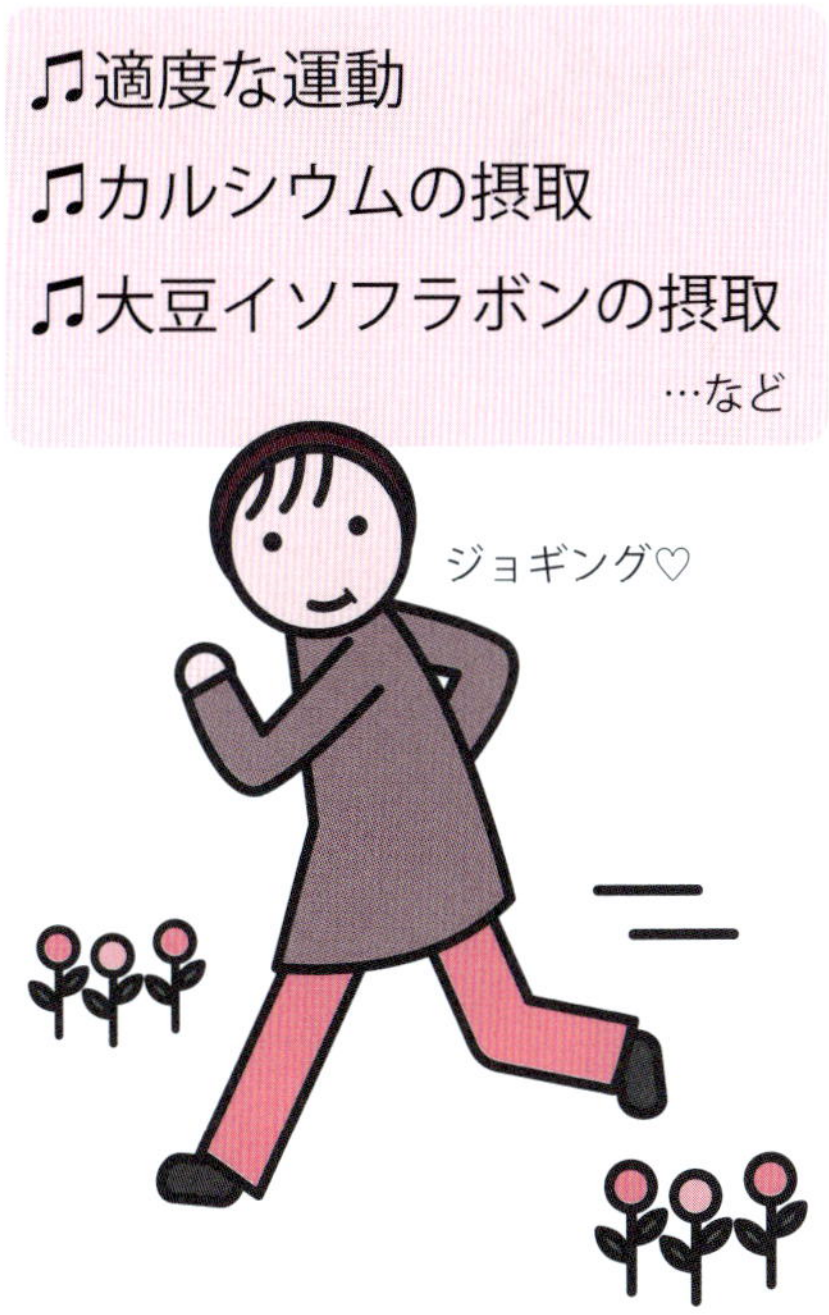
♫適度な運動
♫カルシウムの摂取
♫大豆イソフラボンの摂取
…など
ジョギング♡

コラム：ビスフォスフォネートについて

ビスフォスフォネートという骨の吸収を防ぐ薬剤が骨粗鬆《こつそしょう》症《しょう》、腫瘍骨転移《しゅようこってんい》などに広く使われています。薬剤には、内服剤（ボナロン、フォサマック、アクトネル、ベネットなど）と注射剤（ゾメタなど）があります。

内服剤は、過去には毎日、最近は週1回服用するものが処方されています。水（約180mL）とともに服用します。口の中に残ると強い口内炎《こうないえん》を起こします。飲み込み機能の低下がある場合、看護や介護をされる方は、口の中に薬剤が残っていないか、を確認する必要があります。この薬剤に関連して、顎骨《がくこつ》壊《え》死《し》や顎骨骨髄炎《がくこつこつずいえん》という症状が起きることがあります。

症状には本来、粘膜におおわれているあご（顎）の骨が露出し、感染し、周囲の歯肉《しにく》などが腫《は》れる、膿《うみ》が溜まるなどがあり、いったん発症すると症状は長期化します。顎の疼痛は、存在する場合と存在しない場合があります。

症状が起きる確率は、内服剤で数%であり、注射剤はこれを上回ります。

リスク因子には、悪性腫瘍《あくせいしゅよう》、化学療法、コルチコステロイド治療、放射線療法、口腔《こうくう》の不衛生、抜歯《ばっし》などの歯科処置や局所感染などがあります。

対策として、まず、ビスフォスフォネートの処方医、あるいは歯科医師からあらかじめ医療に関する説明を受け、同剤の特徴を理解することが大切です。同剤処方前に、抜歯などの顎骨に対する侵襲的《しんしゅうてき》な歯科治療を完了すること、そして処方開始後は口腔《こうくう》の清潔を保ち、歯科においてお口《くち》の管理を定期的に受けるとともに、抜歯などの歯科処置をできる限り避けることがすすめられています。

異常が認められた場合、処方医に伝えるとともに歯科口腔外《しかこうくうげ》科《か》を受診することが必要です。顎骨壊死《がくこつえし》が発症した場合、抗菌剤でお口をすすいだり、鎮痛剤、抗生剤の処方が行われますが、重症の場合、手術することもあります。

同剤処方歴が記録されたお薬手帳を、古いものを含めてすべて保存しておくと、処方量と処方期間が明らかになり、顎骨壊死のリスク判定に有効となります。処方している科以外の医療施設を受診する際には、同剤処方があることを医療者へ提示しましょう。

（山口　雅庸）

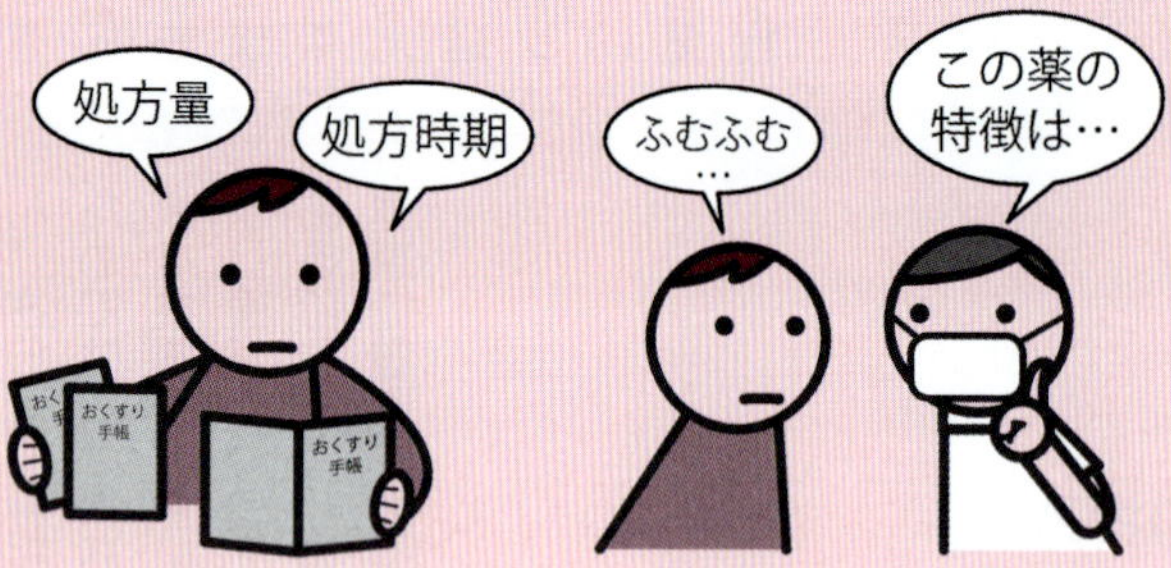

高齢期

高齢期の歯と口の中の状態

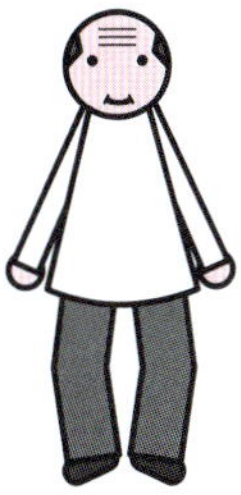

加齢とともに歯と口にもいろいろな変化が生じてくるのが一般的です

◆高齢者《こうれいしゃ》とは

「高齢者《こうれいしゃ》」とは何歳ぐらいからそう呼ぶのでしょうか。一般に65歳以上を高齢者として線引きをする傾向があります。しかし今日、「人生80年時代」にそぐわないという意見も強く、国民の意識調査を見ても「老人とは65歳以上」と答えたのはたった3割以下でした。身体・精神・情緒の面において老化の状態は個人差が非常に大きく、暦年齢《れきねんれい》（満何歳か）によって一律に扱うことは適切ではないようです。

口腔《こうくう》（口の中）や歯も歳をとると必ず悪くなるものと考えがちですが、高齢者といっても歯や歯ぐき（歯肉《しにく》）の状態には非常に幅があり、歳のせいとあきらめないことが大切です。

◆年齢と歯の数

厚生労働省が行った平成23年度の調査では、50歳で平均25・9歯を保有していました。60歳で22・

5歯、70歳で17・3歯です。80歳以上で20歯を保有している割合は28%を超えていると言われています。80歳になるとその6割は総入れ歯の使用者でした（**表1**）。

入れ歯（義歯《ぎし》）についてはたとえ小さくても9割の人は不満や不安を感じているのが現状です。毎日、歯ブラシで清掃し、清潔にすること、むし歯（齲蝕《うしょく》）をそのまま放置せずに適切な治療に努めることが大切です。

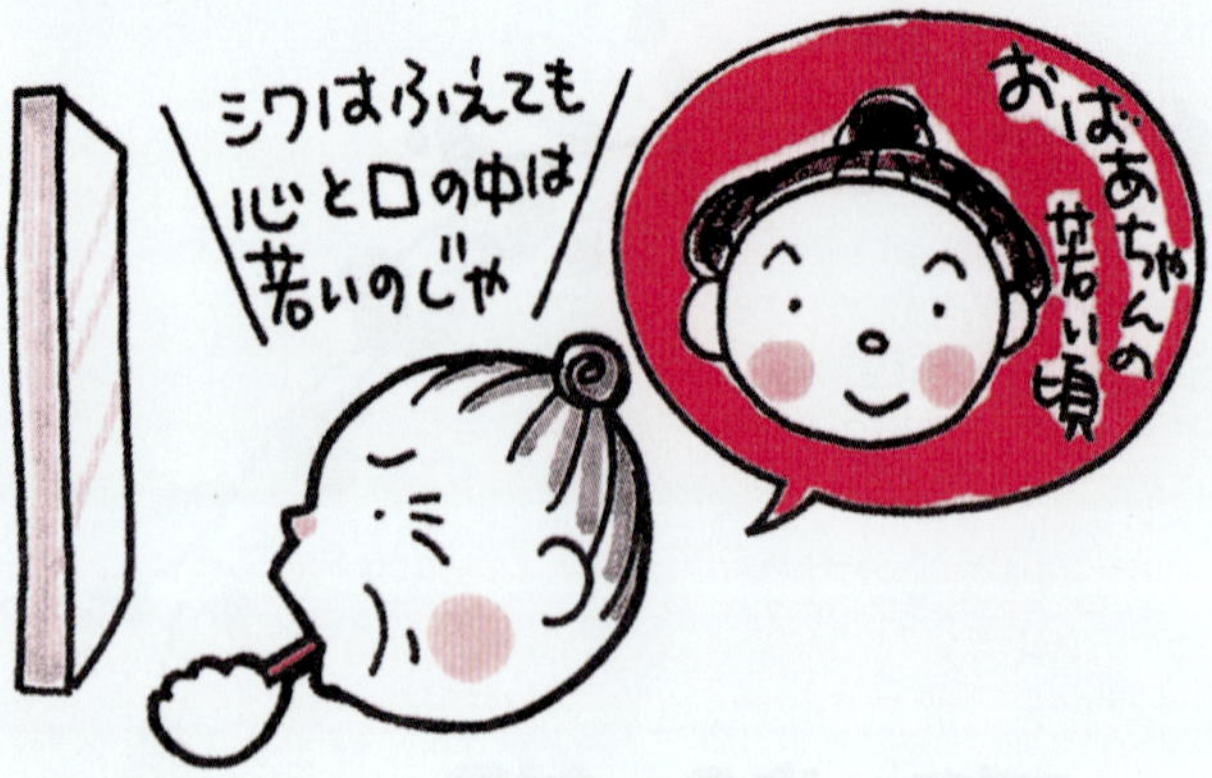
シワはふえても
心と口の中は
若いのじゃ
おばあちゃんの若い頃

表1　１人平均現在歯数　（本）

年齢階級(歳)	総数	男	女
40〜44	27.8	27.6	27.9
45〜49	27.1	27.1	27.1
50〜54	25.9	25.8	25.9
55〜59	24.4	24.3	24.4
60〜64	22.5	23.0	22.2
65〜69	21.2	21.0	21.4
70〜74	17.3	17.7	17.0
75〜79	15.6	15.3	15.9
80〜84	12.2	13.6	11.0
85〜	8.4	9.2	8.0

◆噛《か》むことの意味

豊かな食生活は「質の高い生活」の基本である、と高齢者は異口同音《いくどうおん》に言っています。逆に食べたい物も歯が悪いために食べられない不自由さは、高齢者にとっては毎日の苦痛であるばかりか、食事がかたより、栄養学的にも望ましいことではありません。噛《か》み合わせが悪い状態が長く続くと、健康そのものにも影響してきます。がん予防の12箇条を見ても、その半分は食事に関係したものです（次のページ参照）。

よく噛《か》むことはがん予防にも大切です。口の中に入った発《はつ》がん性《せい》物質《ぶっしつ》を噛むことによって、唾液の働きで毒性を消す働きがあるという研究発表もありますし、最近噛《か》むことが痴呆《ちほ》の防止に役立つことが注目されてきました。

◆高齢期の歯

高齢になると歯やその周囲の歯肉《しにく》・骨も加齢《かれい》による変化が見られます。歯の表面の変化としては、噛《か》む面や隣の歯と接触する面が徐々にすり減ってきます。そのため歯は凹凸《おうとつ》のない、ややのっぺりとした形態に変化していきます。

歯科の処置などで急激に削られるとむし歯のようにしみることがありますが、通常はすり減る速度は遅く、歯の神経がある中心部も生理的に萎縮《いしゅく》していくので自覚症状が出ないことが多いようです。

歯の根は、加齢によって太くなる傾向にあります。これは歯の根の周囲にあるセメント質が増生《ぞうせい》することによります。

歯質《ししつ》は加齢によりいくぶん硬さを増しますが、特に露出《ろしゅつ》した部分の象牙質《ぞうげしつ》は硬くなります。これはフッ素などを歯質が取り込むことにより、歯質が強化されるからです。

一般に神経と言われている歯の中心部にある歯髄組織《しずいそしき》は、年齢の増加とともに細胞成分が減って繊維化・脂肪化します。歯髄組織が入る場所を歯髄腔《しずいくう》と言い、年齢とともに狭く、小さくなります。

これらの加齢変化《かれいへんか》のため、歯髄の疾病《しっぺい》に対する防御《ぼうぎょ》機能、回復力は低下し、歯髄腔が狭くなるため、歯の治療に困難をきたす場合が少なくありません。

◆高齢期に問題になる歯の状態

歯が痛むのは、次の5つの場合が多いので、どんな原因で痛いかをまず確かめる必要があります。

5つとは、

①むし歯（齲蝕《うしょく》）、②歯周病《ししゅうびょう》

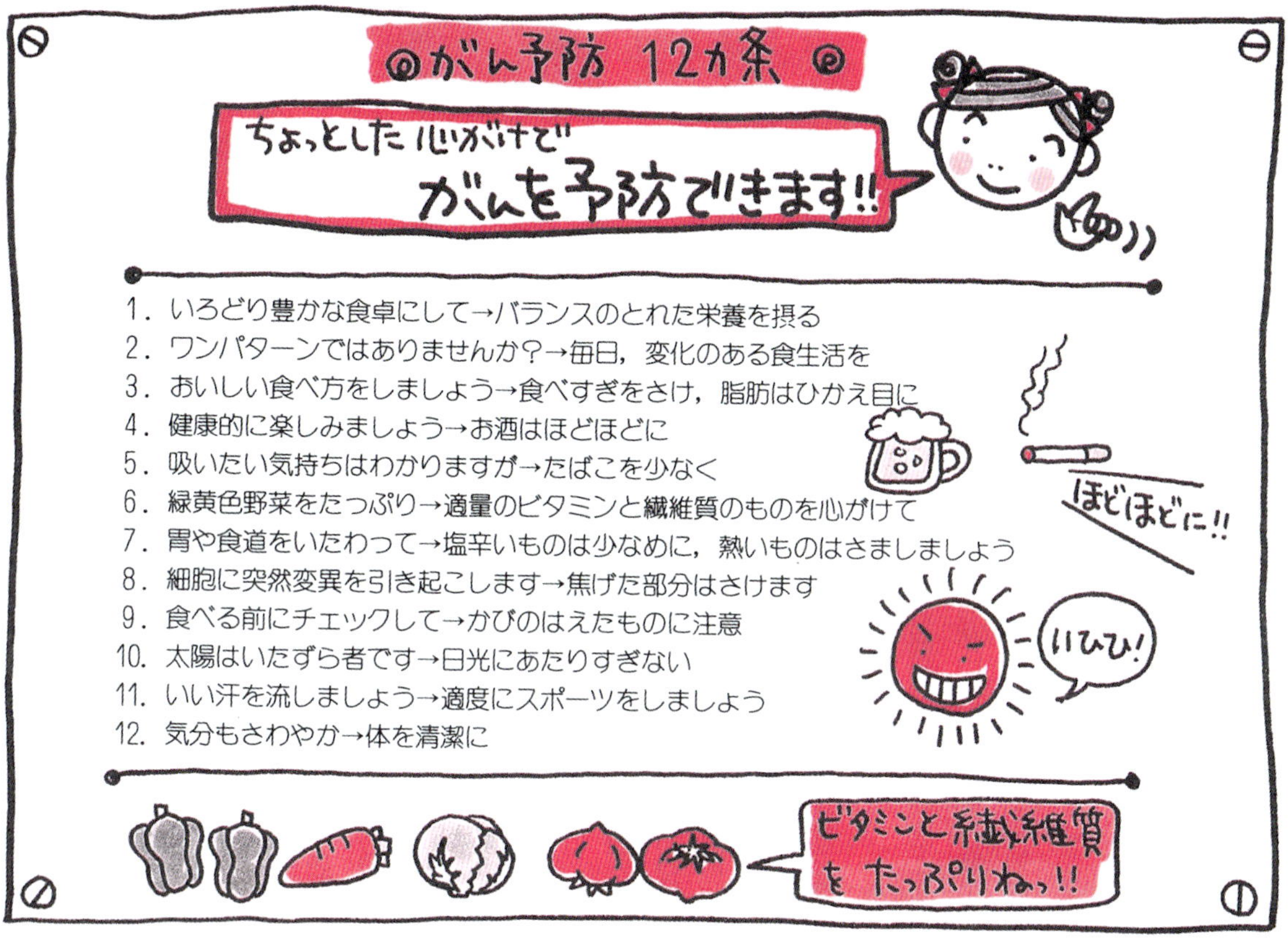
◎がん予防 12カ条◎
ちょっとした心がけで
がんを予防できます!!
1. いろどり豊かな食卓にして→バランスのとれた栄養を摂る
2. ワンパターンではありませんか?→毎日，変化のある食生活を
3. おいしい食べ方をしましょう→食べすぎをさけ，脂肪はひかえ目に
4. 健康的に楽しみましょう→お酒はほどほどに
5. 吸いたい気持ちはわかりますが→たばこを少なく
6. 緑黄色野菜をたっぷり→適量のビタミンと繊維質のものを心がけて
7. 胃や食道をいたわって→塩辛いものは少なめに，熱いものはさましましょう
8. 細胞に突然変異を引き起こします→焦げた部分はさけます
9. 食べる前にチェックして→かびのはえたものに注意
10. 太陽はいたずら者です→日光にあたりすぎない
11. いい汗を流しましょう→適度にスポーツをしましょう
12. 気分もさわやか→体を清潔に
ほどほどに!!
いひひ!
ビタミンと繊維質をたっぷりねっ!!

（歯周疾患《ししゅうしっかん》。昔は歯槽膿漏《しそうのうろう》と言っていました）、③歯根《しこん》（歯の根の部分）の化膿《かのう》、④歯の破折《はせつ》、⑤歯のつけ根がしみる（歯頸部《しけいぶ》の楔状欠《けつじょうけつ》損《そん》）などです。

具体的には第1編「よくある心配と対応」、第3編「歯と口の病気・異常・障害」を参照してください。

◆高齢期の歯周組織《ししゅうそしき》

歯の周囲の組織も加齢変化《かれいへんか》を起こします。

歯肉《しにく》は弾性《だんせい》が低下し、張りがなくなります。歯肉退縮《しにくたいしゅく》（歯肉が下がったような状態）が見られ、その結果、歯根《しこん》が露出《ろしゅつ》します。歯槽《しそう》骨《こつ》（歯を支えている顎《あご》の骨）は水平的ならびに垂直的に吸収しますが、20歳代前半を過ぎる頃から毎年0・06㎜の割合で水平的な吸収が継続するという研究があります。

このような歯周組織の変化とともに、加齢にともなって歯周病《ししゅうびょう》の発症頻度は高まり、歯の喪失率《そうしつりつ》も高まる傾向にあります。

一般に高齢者のからだの骨は体積も質量も減少し、脆《もろ》くなります。顎骨《がくこつ》も同じ変化を受けますが、からだの他の骨に比べるとその変化は少なく、あご（顎）の運動や機能が急速に阻害《そがい》されることは、あまりありません。顎《あご》の骨は年齢による変化よりも、歯の喪失《そうしつ》によって起こる一種の廃用性変化《はいようせいへんか》のほうが大きいのです。

◆高齢者と唾液《だえき》

口の中の温度や湿度は、細菌の増殖《ぞうしょく》にとっては最適な環境にあります。健康な場合は、唾液や粘膜からの分泌液によって細菌の過度な増殖を抑えています。つまり、唾液や粘膜からの分泌液には免疫《めんえき》物質や抗菌《こうきん》物質が含まれていますし、がんの発生物質に対して働き、毒性を中和すると言われています。

高齢にともなう唾液分泌量の減少は、味覚異常《みかくいじょう》や感染防御機能《かんせんぼうぎょきのう》の低下を意味し、感染症に罹《かか》りやすい状況になっていることになります。極度に唾液分泌量が少ない場合は、感染症の予防や義歯の安定、粘膜の保護の目的で「抗菌性《こうきんせい》*洗口剤《せんこうざい》」の使用が必要になります。唾液の減少は血圧・糖尿病などで使う薬の副作用によることもありますので、内科・歯科の先生に相談してください。

用語解説

＊抗菌性洗口剤《こうきんせいせんこうざい》

歯周病《ししゅうびょう》や口臭《こうしゅう》を絶つには、歯垢《しこう》の除去が一番ですが、口中清涼剤《こうちゅうせいりょうざい》が補助的に使用されています。そのなかでペパーミントなどの香料のほかに抗菌作用があるものを抗菌性洗口剤と言います。強い抗生物質を服用すると、口の中や腸の中の菌のバランスが乱れ、腸の働きが弱くなったり下痢《げり》になることもあります。そのため抗菌性洗口剤といっても殺菌作用は低く、効果も一時的であくまで補助的に使うものです。

唾液の分泌量が少ない場合は粘膜の保護、義歯の安定の目的で使用することがあります。かかりつけの歯科医師に相談してください。

◆老人性肺炎《ろうじんせいはいえん》と口腔細菌《こうくうさいきん》

口の中には300種類を越す細菌が棲《す》みついています。これらの細菌は、口の中で重大な歯科疾患を起こすような乱暴な細菌ではありませんが、口腔《こうくう》以外の臓器に行くと暴れ出すことが報告されています。

たとえば、口腔内の細菌が肺炎（特に老人性肺炎）、心臓の内膜《ないまく》炎《えん》、敗血症《はいけつしょう》、血栓症《けっせんしょう》、上顎洞炎《じょうがくどうえん》、骨髄炎《こつずいえん》、眼窩蜂巣炎《がんかほうそうえん》などを引き起こします。特に免疫能力の低下した老人や糖尿病患者では、致命的になることがあるので注意が必要です。

高齢者の直接的な死亡原因としてもっとも多い疾患は老人性肺炎で、ほとんどが「誤嚥《ごえん》」（食物が誤って気管に入ること）によって発症してしまいます。老人になると、睡眠時に気がつかないうちに口腔細菌《こうくうさいきん》が肺や気管支に入ってしまうことがあります。特に寝たきり老人などではこの誤嚥を防ぐため、上体を起こして、嚥下《えんげ》しやすい食べ物を工夫する必要があります（373、374ページ参照）。

◆顎堤吸収《がくていきゅうしゅう》

歯のないところは一般に「土手《どて》」などと表現することもあります。歯科では「顎堤《がくてい》」と呼んでいます。歯がなくなったあとは肉が土手状に盛り上がっていますが、年々その盛り上がりは痩《や》せて低くなります。その痩せていくことを顎堤《がくてい》吸収《きゅうしゅう》と言います。歯がなくなったとき、この顎堤の上に義歯《ぎし》（入れ歯）が乗ります。高い土手のほうが義歯の吸い付きや、噛《か》んだときの義歯の安定には有利です。低く平らな顎堤の人は義歯が落ち着きにくく、義歯の製作に時間がかかったり、入れた後も何回かの調整が必要になります。

骨粗鬆症《こつそしょうしょう》と高齢者の顎堤吸収の速さの関係についてはまだはっきりしませんが、骨量《こつりょう》が減少したり骨緻密質《こっちみつしつ》（骨の表面の固い部分）が薄くなるのは、年齢よりも歯を喪失《そうしつ》した時期や調子の悪い義歯が影響すると言われています。

◆味覚異常《みかくいじょう》・障害《しょうがい》

味覚異常《みかくいじょう》は中高年に多く、男女とも50～70歳代に増加するようですし、男性より女性の発症がやや多いという報告があります。全身的な要因として唾液の分泌障害、貧血、金属イオン欠乏、心因性《しんいんせい》、その他のビタミン不足などですが、歯への被《かぶ》せ物が合っていなかったり、金属アレルギーなども味覚障害の原因になるようです（図1）。

加齢《かれい》によって腸管吸収能《ちょうかんきゅうしゅうのう》が落ち、体の中の亜鉛が欠乏すると味覚障害になりますし、唾液分泌能の低下や、歯の喪失《そうしつ》による咀嚼能《そしゃくのう》力《りょく》の低下も味覚障害の原因になっています。

まず偏食《へんしょく》を直し、微量な元素類（亜鉛、銅、セレン、マンガン、コバルト、クロム、モリブデン、ヨウ素）などの欠乏が起こらないように注意することが肝心です。

◆咀嚼《そしゃく》障害《しょうがい》と機能《きのう》回復《かいふく》

現状では、高齢者の多くが歯がまったくない状態なので、ややもすると「高齢者には歯は無用のもの」、「歯と長寿は無関係」などという声も聞かれるのは残念なことです。

人間の場合は、高齢者が歯がなくなり、食事が不便になったからといって、野性動物のようにただちに栄養障害を起こしたり餓死《がし》することはありません。歯が悪くなると噛《か》めなくなる、噛みづらくなるだけだと思いがちですが、歯の機能は咀嚼機能《そしゃくきのう》だけではなく、発音機能・審美《しんび》機能も大切な機能です。歯がなくなると会話や笑顔など日常生活、社会活動、家族関係に思わぬ制限が加わわることを意味しています。

残念ながら歯が少なくなったり、無歯顎《むしがく》（歯がまったくなくなった状態）になっても、あきらめることはありません。どんな高齢者でも歯の治療や義歯による機能回復に積極的に取り組むべきでしょう。それが快適な生活の第一歩になることは間違いありません。さらに「寝《ね》たきり老人」が入れ歯を作り、噛《か》めるようになったら起きられるようになったという実例もあります。

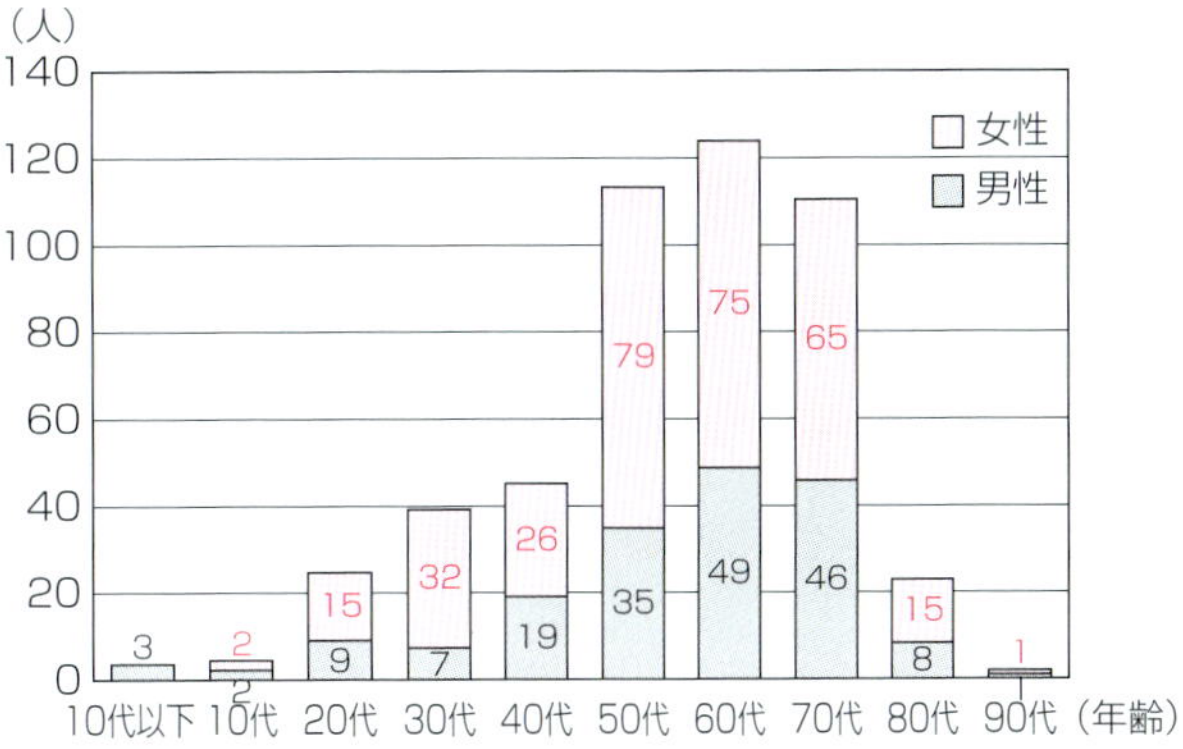

図1 受診患者の年齢層（田崎雅和：日本歯科医師会雑誌 Vol 63, No. 4 2010年）

◆高齢者の歯科治療

高血圧症《こうけつあつしょう》や狭心症《きょうしんしょう》、心筋梗塞《しんきんこうそく》など、心疾患《しんしっかん》、血管疾患、あるいは喘息《ぜんそく》、慢性肺気腫《まんせいはいきしゅ》などの呼吸器疾患、腎疾患、脳神経疾患など、高齢者になると程度の差はあるものの内科的疾患を複数抱えている場合も少なくありません。

そのようなとき、歯の治療のために麻酔注射をしたり、痛み止めや化膿《かのう》止めの薬を飲むことへの不安があるはずです。歯の治療をしなければならない場合には、まずその治療によってどの程度のストレスが加わるかを、歯科の先生に診断してもらうことが第一です。

そしてそのことを内科の主治医の先生に報告してよく相談し、歯の治療を進めるべきか応急処置で止めるべきかを判断するというのが基本です。

治療の危険性ばかりが頭にあって、歯の痛みを我慢していると、そのことがストレスになってしまうことも考えておくべきです。

最近は「**かかりつけ歯科医**」を決めておくように日本歯科医師会も提案しています。普段から口腔《こうくう》状態の定期的チェックばかりでなく全身的問題も含めて相談しておくと、いざというとき適切なアドバイスが受けられるはずです。

◆8020《ハチマルニイマル》高齢者の歯と日常生活の関係

今まさに人生80年時代になりま

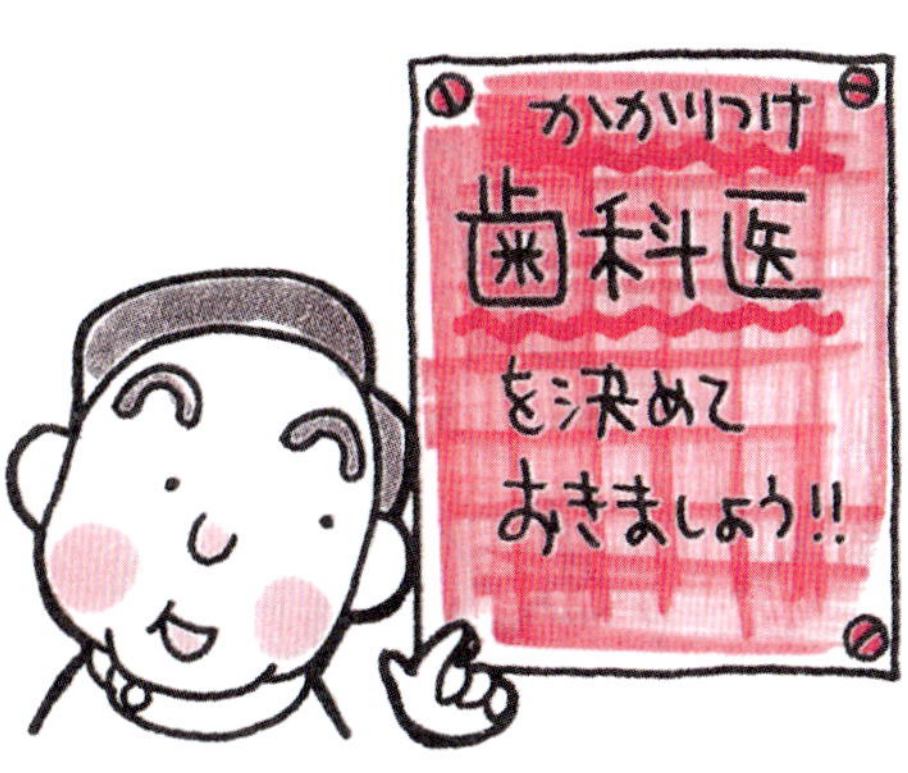

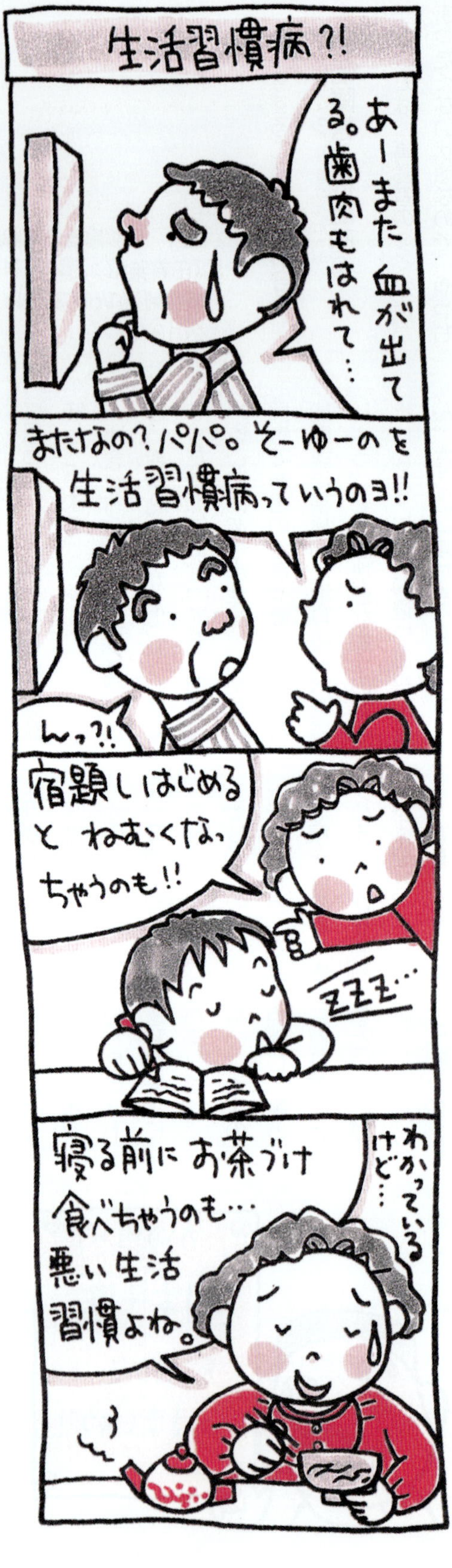
生活習慣病?!
あーまた血が出てる。歯肉もはれて…
またなの?パパ。そーゆーのを生活習慣病っていうのヨ!!
んっ?!
宿題しはじめるとねむくなっちゃうのも!!
zzz…
寝る前にお茶づけ食べちゃうのも…悪い生活習慣よね。
わかっているけど…

した。平均寿命が急速に伸びましたが、子育て後の期間、退職後というようないわゆる「老後」の期間が延長されました。そこで、一人ひとりが健康に気をつけ、生きがいのある充実した高齢期を過ごすことが求められるようになってきました。

脳血管疾患、がん、心疾患、高血圧、糖尿病などの成人病になっては、生きがいのある高齢期は望めません。一般に成人病は日ごろの生活習慣などが要因となって、40歳代以降から老年期に問題になる病気です。最近は成人病というよりも「生活習慣病《せいかつしゅうかんびょう》」と言う表現が使われています。

歯周病も喫煙《きつえん》習慣による影響など、まさに「生活習慣病」の一つです。若いときからの正しい生活習慣が、80歳になっても20歯以上が機能する基になりますし、不自由のない食生活が送れることになります(**図2**)。高齢者にとって楽しい食生活はそのものが大きな生きがいの一つですし、さらに健全な食生活は健康維持からがん予防まで、高齢者の質の高い生活を支えてくれる資源でもあります。

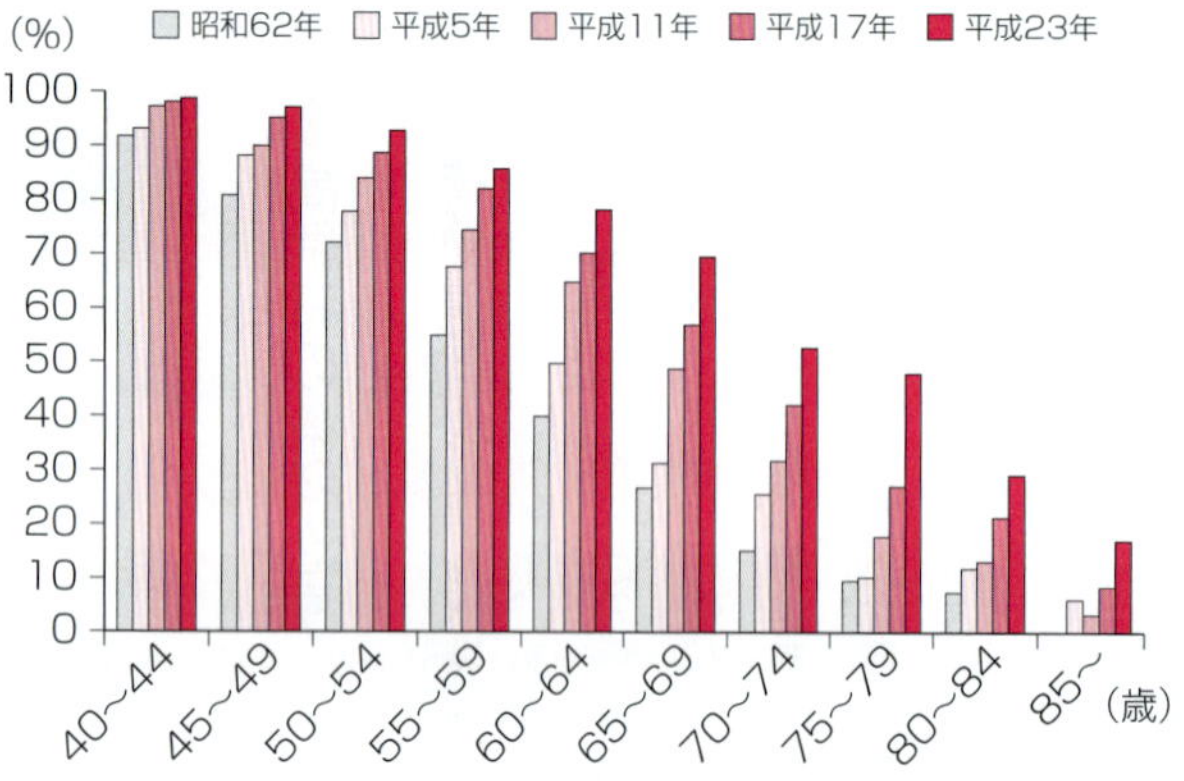

注）昭和 62 年は，80 歳以上でひとつの年齢階級としている．

図 2　20 本以上の歯を有する者の割合の年次推移

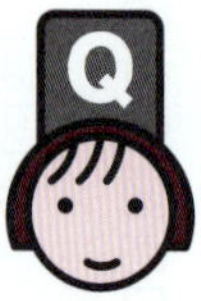

高齢者になると自然に歯が悪くなるのですか?

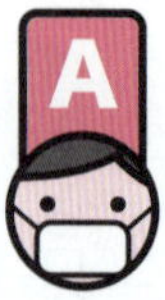

確かに高齢者になると歯の数は少なくなり、残っている歯の条件も悪くなる傾向はあります。しかし、高齢者でも若者でもむし歯や歯周病は基本的には感染症ですか

ら、自然に歯が悪くなるわけではなく、口腔内《こうくうない》を歯ブラシで常に清潔にし、正しい噛《か》み合わせが維持できれば、歯の喪失《そうしつ》の大半は防止できるはずです。むし歯や歯周病の研究が進み、歯を悪くする原因の細菌がはっきりしてきています。事実、80歳以上で20本歯のある人は年々増加しています。

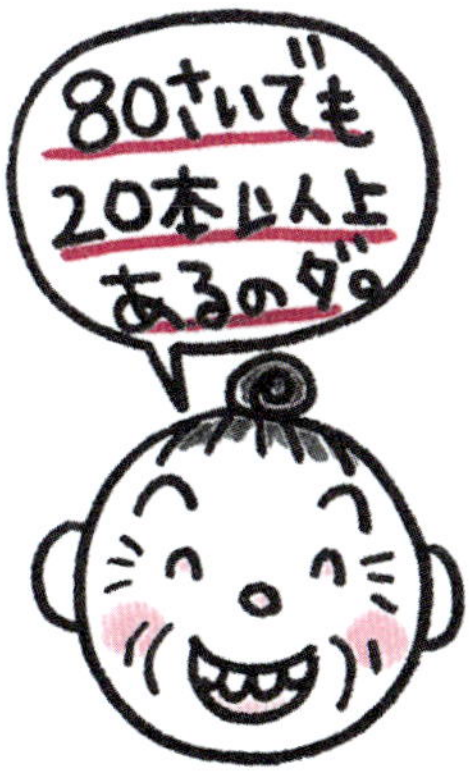

Q

歳《とし》とともに下の前歯《ぜんし》が不揃《ふぞろ》いになってきましたが、なぜですか?

A

一番奥にある智歯《ちし》（親知《おやし》らず）が前方向に出たがっているため、その圧力で前歯にしわ寄せができると言われています。硬い物をよく噛《か》んでいた昔の奥歯は歳とともにすり減って、いくぶんスリムになるので前歯に影響が出なかったのですが、最近は軟食になり、下の前歯にしわ寄せが出やすくなったと考えられています。さらに専門家は、下のあごの骨が「晩期成長《ばんきせいちょう》」するのが不揃《ふぞろ》いになる一因だと指摘しています。いろいろな説がありますが、まだはっきりと原因がつかめているわけではありません。

歯ならびの不揃いは特に病気ではないので、気にならなければそのままでいいのですが、むし歯（齲蝕《うしょく》）や歯周病になりやすいので注意が必要です。直すときは、前歯を害にならない範囲でスリムに削って（それをディスキングと言います）、歯を矯正《きょうせい》していくと元のきれいな歯ならびに戻すことができます。

（宮地　建夫）

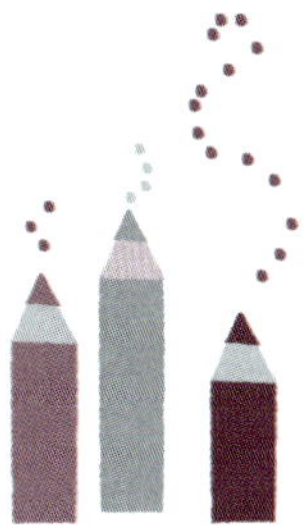

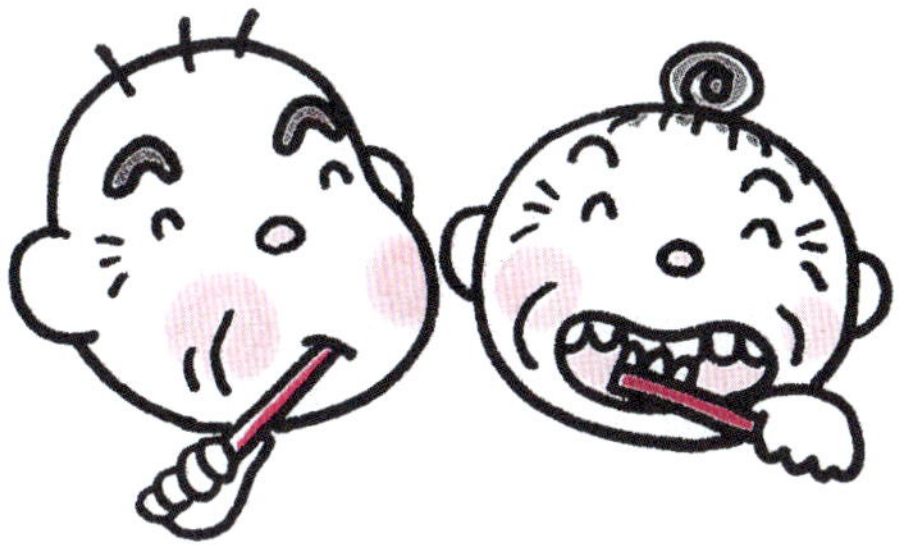

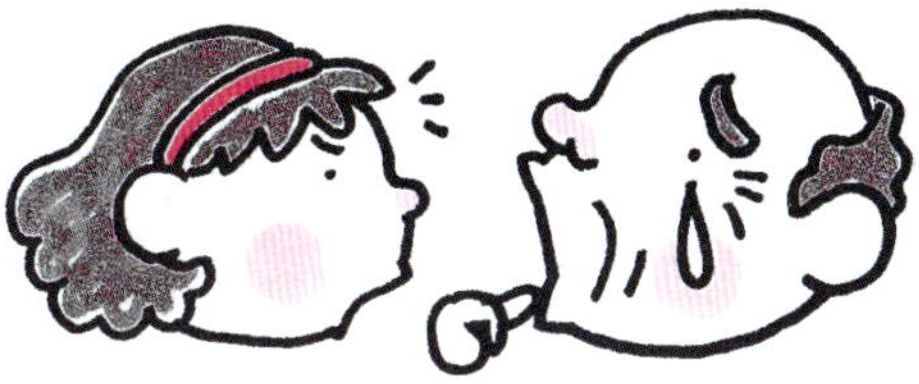

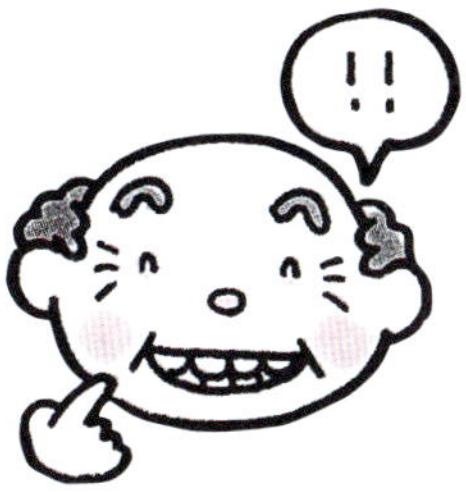

高齢期の歯と口の健康づくり

おいしく食べる
歯と口の機能を上手に
維持することが
健康づくりの基本です

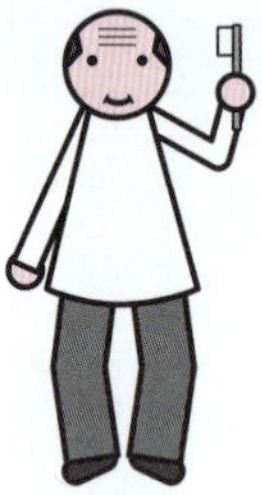

健康と食事

高齢になれば、「病気とともに生きる」ということで、なにかしらの疾病《しっぺい》を持っている人がほとんどでしょう。高齢者にとっては、生命維持のために食事を考えるだけでなく、楽しみとしての食事ということを考えることも大切だと思います。

栄養学的には多少問題があったとしても、自分の好物を食べることが、生活にうるおいをもたらすというのは事実と言えます。また、高齢者の食事は、その人の口《こう》腔《くう》の機能に合わせた内容から自《みず》からがメニューを決定しているとも言えます。そして、その人が生きてきた、環境と文化に「食《しょく》」は影響を受けていることを意識して対処することが大切です。

食べられなくなってきた人でも、好物を出すと、思いのほか食べられたなどということは、めずらしくありません。健康を維持す

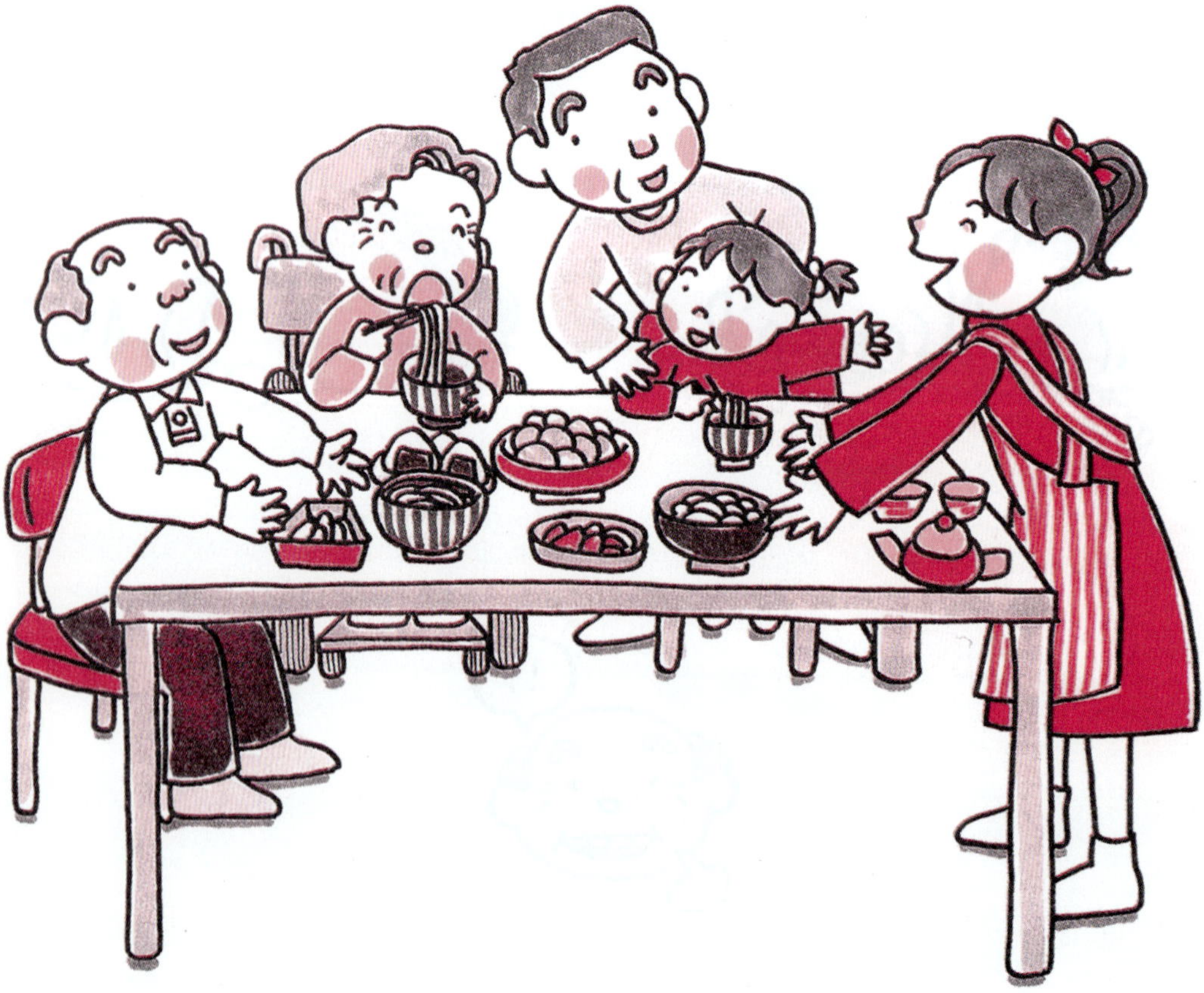

るためには、「口から食べる」ということが何より大切です。

食べる機能の減《げん》退《たい》とその予防

高齢者の歯を見ていただくと、その人の生きてきた歴史を見ることができます。

非常に咬耗《こうもう》（長い間噛《か》んできたことによって歯がすり減る状態）している歯もめずらしくありませんし、萌出《ほうしゅつ》（歯が生《は》える）したときとはずいぶん違うこともあります。

手足の筋力が落ちるのと同様、食べるときに働く筋力も徐々に落ちていくのも当然です。

口腔《こうくう》の機能が急激に落ちないよう、機能を保つためにも、うがいを励行《れいこう》したり、歯をみがくときに、口腔《こうくう》周囲の筋肉（咀嚼筋《そしゃくきん》）のストレッチをかかさずすることが大切です。

楽しく人と話し合うチャンスを毎月つくることも、食べる機能を保つことに役立ちます。

残念ながら、自分の歯をすべて失って総入れ歯（総義歯《そうぎし》）を入れている人は、それを使いこなせる能力をもち合わせていないと、入れ歯を口腔内《こうくうない》に保持することはできません。

入れ歯は、メガネとか義手、義足と同様な働きをもつものですが、コンタクトレンズと同様、軟らかい組織の中に入れ込んで、しかもそれを使いこなし、食べ物を咀嚼《そしゃく》しなければならない、というあやつる技術が必要なのです。

口腔《こうくう》ケアの重要性

健康であれば、口腔《こうくう》はかなり自然に清潔になります（自浄作用《じじょうさよう》）。

口腔の機能を維持、増進させるための手段や方法を若いうちから知っていることは、重要なことです。現在では、口は、使った後は歯ブラシや洗口液《せんこうえき》で清掃することの重要性を、ほとんどの日本人は知っています。そしてこれらのことは高齢になると、より重要になってくることがわかってきています。

口の中には、からだに棲《す》んでいる細菌の3／5種類のものがいます。人のからだの抵抗力が落ちたときに、その細菌は増殖しやすく、口腔内に悪影響を及ぼすだけではなく、唾液《だえき》といっしょに知らないうちに飲み込み、間違えて肺に入りますと肺炎（誤嚥性肺炎《ごえんせいはいえん》）を起こし、最悪の場合は、死に至ることもあるのです。

ブリッジなどの補綴物《ほてつぶつ》が多くあ

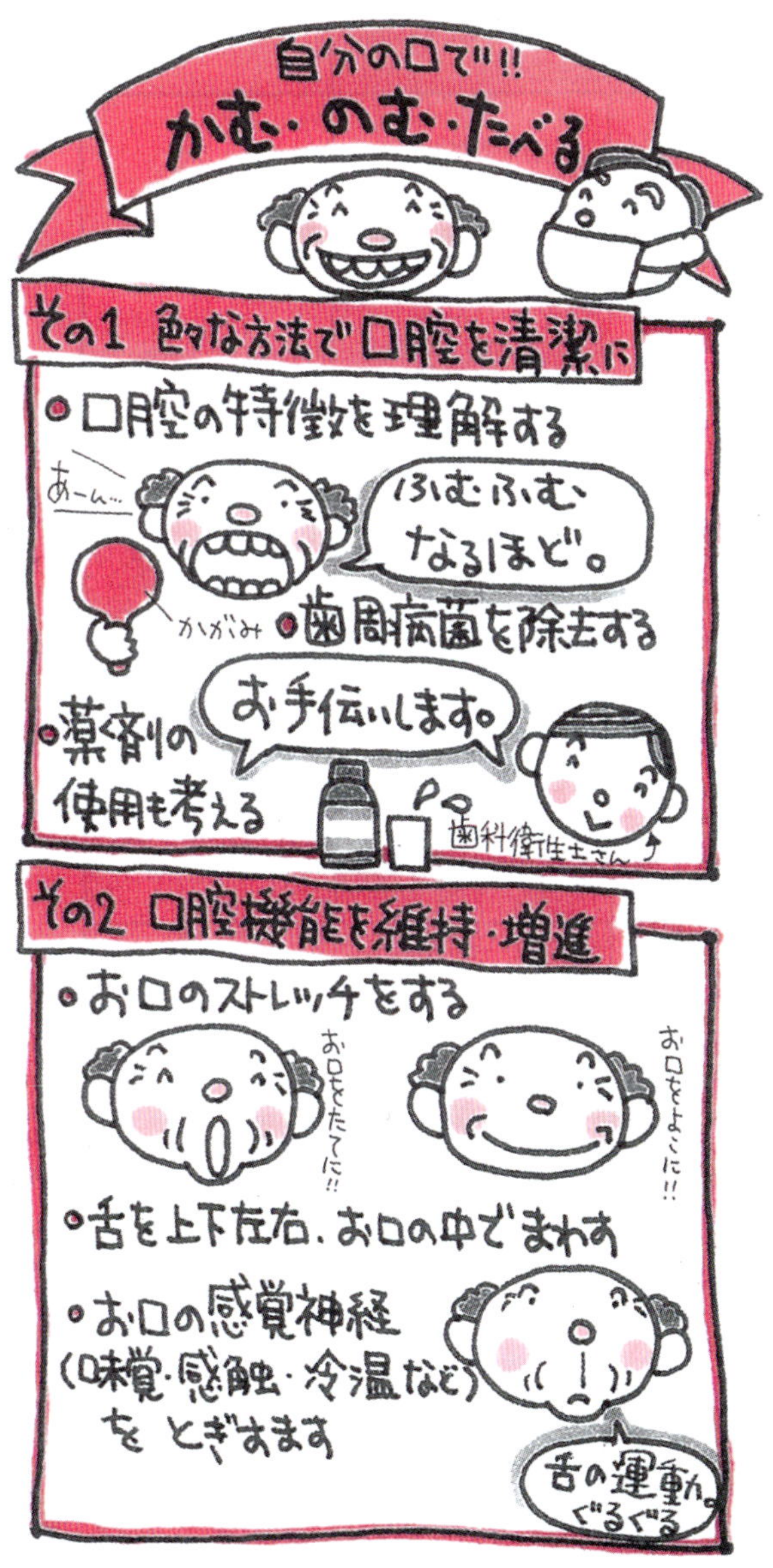

自分の口で!!
かむ・のむ・たべる
その1 色々な方法で口腔を清潔に
・口腔の特徴を理解する
あーん…
ふむふむ なるほど。
かがみ
・歯周病菌を除去する
・薬剤の使用も考える
お手伝いします。
歯科衛生士さん
その2 口腔機能を維持・増進
・お口のストレッチをする
お口をたてに!!
お口をよこに!!
・舌を上下左右、お口の中でまわす
・お口の感覚神経（味覚・感触・冷温など）をとぎすます
舌の運動。ぐるぐる

表1　食形態別市販品食材

	ごはん	食形態 おかず			摂食・嚥下機能 噛む力	摂食・嚥下機能 飲み込む力
1	常食 水1.2倍炊き	一般食	普通菜	①普通菜	容易に嚙める	普通に飲み込める
2	やわらか常食 水1.7倍炊き			②形のまま熟煮 ③一口大	硬いものや大きいものは食べずらい	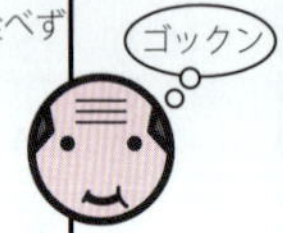
		嚥下調整食	介護食	①ソフト食	○歯ぐきでつぶせる ○舌と上顎でつぶせる ○硬いものや大きいものは食べずらい	物によっては飲み込みづらいときがある
3	全粥 水5倍炊き			②キザミ食		
				③とろみ食		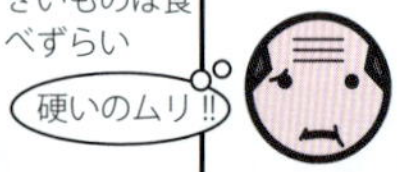
4	7分粥 水7倍炊き		嚥下食	①ペースト食	○舌でつぶせる ○細かくて軟らかければ食べられる	水やお茶が飲み込みづらいことがある
				②ムース食		
5	7分粥のミキサー			③ゼリー食		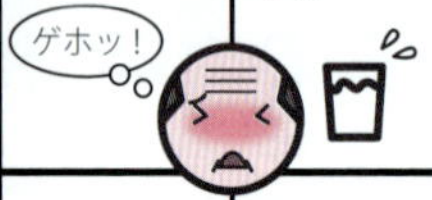
			特殊嚥下食	①特殊ペースト食（プレ鼻腔食）	○嚙まなくて良い ○固形物は小さくても食べづらい	水やお茶も飲み込みづらい
6	少量 高栄養 ミキサー			②流動食		
				③濃厚流動食		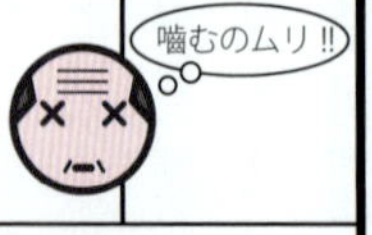

◆資料：ユニバーサルデザインフードの区分と物性規格（医歯薬出版）

利用されている市販品（半分しか食べない方への栄養付加食品各種） カタログ販売で手に入る		スーパーで手に入る
レトルト食品スープ	カレー，筑前煮，肉じゃが，マーボー豆腐	各種レトルト食品（卵サンド・あんかけうどん・フルーツヨーグルトなど） ポテトサラダ，南瓜の煮付け，煮魚などの各種惣菜
美味元気	ビーフカレー，煮込ハンバーグ，八宝菜	
レトルトご飯デザート	果物ドリンク，ハイカロゼリー・クッキー	
栄養調整食	のり，味噌，カルシュームボーロー，元気な骨	
レトルト食品やさしい献立	とり団子野菜煮込み，海老団子のかき玉	レトルト全粥，えびムース 挽き割り納豆，白和え
	親子丼風おじや，海老と貝柱のクリーム煮	
栄養補給食品	ファインケア，テルミールアルファー，ムース	パン粥，うなぎのせいろ蒸し マグロのたたき酢味噌和え
やわらかごはん	やわらかご飯，やわらか赤飯風	
やわらかおかず	南瓜の含め煮，うなぎの卵とじ，快食ムース	きぬ豆腐，プッチンプリン，ヨーグルト，肉・魚ゼリー
栄養補給食品	ファインケアバナナ味，テルミールゼライス	
栄養補給食品	嚥下食野菜，トウフール	果汁ゼリー，カロリーメイトゼリー，スポーツ飲料ゼリー
流動栄養補給食品	ビイクレスゼリー，ほうれん草ゼリー	熟煮した物をミキサーにかけ鍋に取り練り上げて粉の栄養補給食品を加えて仕上げたもの（手作り）
高エネルギー流動食	とろみつきテルミール，とろみつきラコール，OS1	

◆キューピー，クリニコ，大塚製薬，ヘルシーフーズカタログから

る人、自分で口腔《こうくう》を清掃する能力のない人は、専門家に定期的に「口腔機能を高め、口腔を清潔にするための口腔ケア」をしてもらうことがきわめて重要であると言えます。

健康と咀嚼《そしゃく》の関係

健康を維持、増進するためにも、咀嚼機能《そしゃくきのう》の確保が大切です。しっかりした咀嚼機能を発揮するには、覚醒《かくせい》していなければはじまりません。健康なときは咀嚼機能もよく働きます。体調が悪いと唾液が出すぎたり、出なかったり、口唇《こうしん》、舌、頬《ほほ》を噛《か》み込んでしまうこともあります。また、水分の少ないものや、繊維《せんい》のあるものを避けたくなることも事実です。

高齢になると、すぐ「軟食、流動食、キザミ」というメニューでは、喜ぶ人はいないでしょう。胃腸が弱っても口腔機能《こうくうきのう》が低下していなければ、咀嚼《そしゃく》を減退させるような食事メニューは極力避けるべきだと考えます。胃腸の手術で入院したときも、骨折で入院したときも、メニューは最初流動食、これではおかしな話でしょう。

歯がなくても咀嚼機能《そしゃくきのう》があれば、家族や友人と同じメニューが食べられて会食を楽しめるのです。

人間は、歯を失っても咀嚼機能が落ちても、ミキサーなどの道具を使うことにより、失った機能を補うことができます。しかし、食べる人の口腔機能を理解しないまま、ただ単に「流動食にキザミをまぜて」食べさせたりすることは、口唇、舌、頬の筋力の機能の落ちた人には、たいへん苦しいものになります。食の見た目、形、味などを考えたうえで、増粘剤《ぞうねんざい》、ゲル化剤、栄養補助食品などを上手《じょうず》に利用し、高齢者の咀嚼機能を維持、増進することも必要なことなのです。

食べ物のもつ特性を、人の口腔《こうくう》の機能と照らし合わせて考えることは、高齢者にとってよりよい咀嚼を確保するために大切なポイントです（前頁の表1参照）。

8020《ハチマルニイマル》運動の実現を目指して

若い頃から歯を大切にし、軽い歯周病《ししゅうびょう》に罹《かか》っても「80歳でも20歯の歯を持とう!」と努力している方が増えています。「歯を失わずに20歯以上あるが、歯の根（歯根《しこん》）が見えて形態が変わったと思ったら、そこにむし歯ができている（根面齲蝕《こんめんうしょく》）」という人が、特に高齢者の中に目立ってきています。歯の根は細く、軟らかい組織でできていますので、食渣《しょくさ》（食べかす）や細菌が棲《す》みやすく、清掃もしにくいところです。口腔機能が弱り、唾液が出なくなり、口臭や食渣があるのも気づかず、痛みもないうちに歯が折れて、はじめて根《こん》面齲蝕《めんうしょく》に気づくようです。

治療の経験（補綴物《ほてつぶつ》やインプラントを入れている）があるならば、定期的に歯科医師の診査を受けることが大切です。特に高齢者は、口の変化や治療の経過がわかるかかりつけの歯科医院を持つことが必要と思います。通えなくなったら訪問してくださるシステムを持った歯科医院をおすすめします。

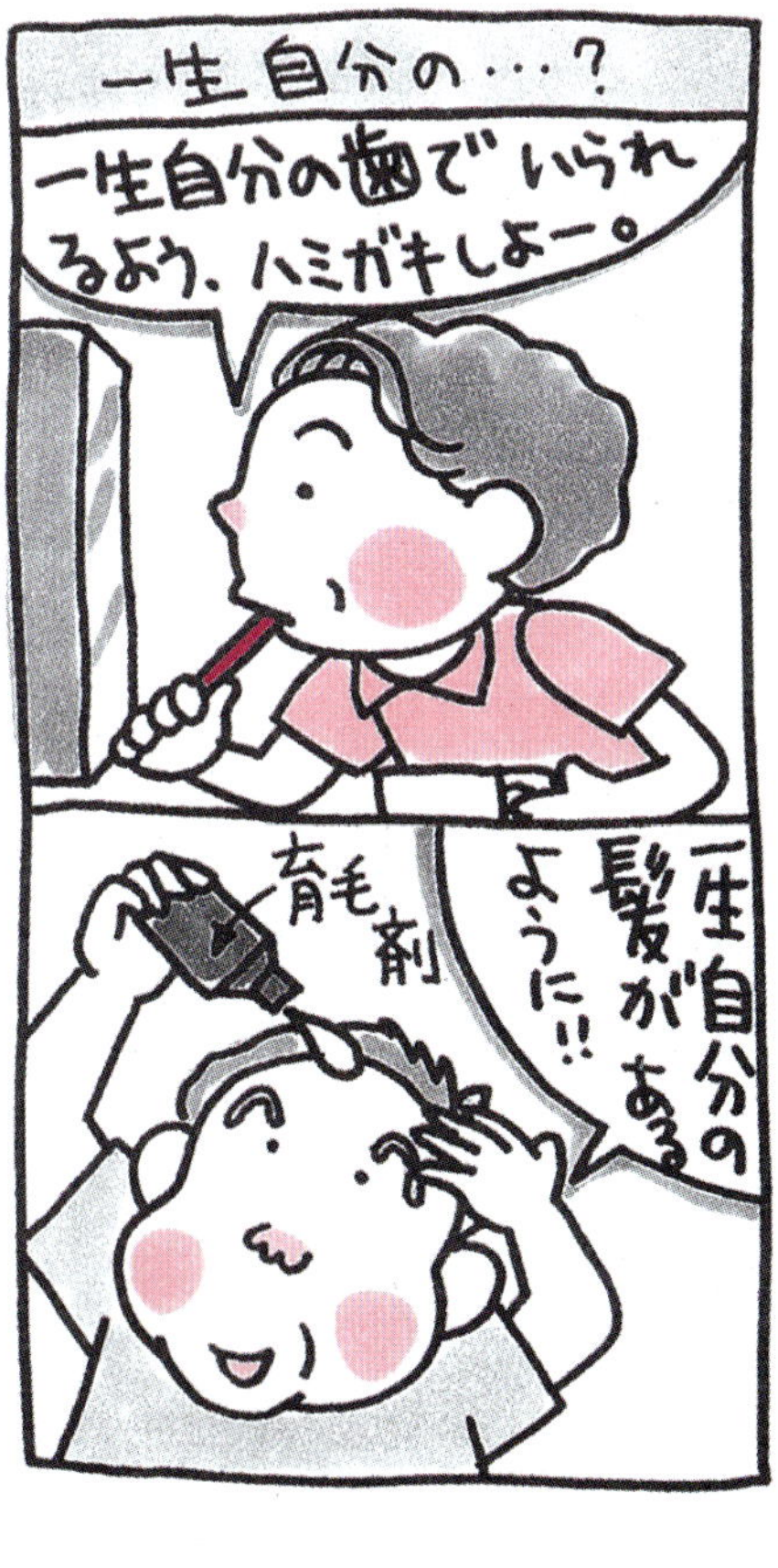
一生自分の…？
一生自分の歯でいられるよう、ハミガキしよー。
一生自分の髪があるように!!
育毛剤

コラム：歯と口のストレッチ・リハビリテーション

「口のストレッチ・リハビリテーション」の話題を耳にしたことはありますか？　口の機能（働き）は、複雑です。口腔《こうくう》を閉じ、上下の歯をしっかり噛《か》んで、口の中に空気を入れてみてください。この状態で、口の中の空気を左右に移動できますか？　何回できるでしょうか？　左右合わせて30回できたら、口腔閉鎖や頬《ほほ》の筋力は良く働いています。

　口の働きには、12ある脳神経が5つも関与しています。また、人と集い会話したり、歌ったり食事をしたりするには、ほとんどの脳神経を使うことになります。つまり、呼吸を整え、口を動かすことは、脳に刺激をたくさん与え、脳神経を刺激することで、口腔の機能（働き）はより高まるのです。

　発音が悪くなったり、食べ物を口からポロポロ落としたり、飲み込みが悪い、唾を飲んでむせる、などを起こさないため、そのようなことが起きてきたらリハビリをするための講習会「口腔機能の向上プログラム」が、各地方自治体で行われています。食べたり、飲み込んだりすることに、問題を起こさないための訓練です。

　興味のある人には、参加することをおすすめします。家庭で、3カ月も訓練を継続すると、口腔機能のある人はより健康に、低下がある人は改善します。

（白田　チヨ）

参考：「口腔機能の向上プログラム」の内容

健口体操（顔面体操・舌体操・唾液腺マッサージ）
あいうえお体操　ぐーちょきぱー体操
言葉あそび　歌う
口腔機能向上ゲーム
筋力の総合アップにつながる「吸う」訓練（ストローを使って）
筋力のアップと深呼吸「吹く」訓練
口唇・頬：楽器を使ってストレッチ（ハーモニカ・ラッパ・尺八・笛）
おもちゃを使って（風船・紙風船・まき笛・ローソク・シャボン玉）

おもなリハビリテーション

しっかり目を覚ます：座らせる　顔面体操　起こす
アイスマッサージ
呼吸が浅く、乱れる：呼吸筋を刺激する　腹式呼吸
口腔機能ゲームをする（笛・ハーモニカ・風船など）
首が曲がっている：頭をあげる　姿勢を正し真っ直ぐ前を見る
首が硬く動きが悪い：頸《くび》の体操
声門閉鎖不全：息を強くこらえる　声門が内転する力を強くする
発音がおかしい：舌・口唇・頬を動かす訓練

根面齲蝕《こんめんうしょく》予防にフッ化物を使用するなど、自分でできる口腔《こうくう》ケアを心掛け、上手にできているか専門家の検査を受けることも必要でしょう。「80歳になっても、自分の歯で、なんでも食べることができてはじめて、その目的を達成している」と言えるでしょう。

Q　高齢者でも歯の予防は大切ですか？

A　高齢者だからこそ、若いとき以上に予防は大切です。若いときは、口腔《こうくう》の変化にすぐ対応できるでしょうが、高齢になると、歯を失い、義歯を使いこなせなかったり、治療に対応する体力を失ったり、処置ができないこともあります。

　さらに、在宅で要介護高齢者になり、通院不可能になったときなどは、十分な治療はできません。

歯や歯肉《しにく》はもちろん、いつも清潔な口腔状態を保つことはたいへん重要です。

自分で口腔《こうくう》を清潔にできない人は、電動歯ブラシや、使いやすい口腔清掃用具を使用するものはもちろん、専門家の力を貸りて常に口腔を清潔に保つ努力をしておくことが必要です。

若いとき、口腔清掃が十分であった人でも、高齢になると、自分で口腔を清潔にすることに時間とエネルギーが必要となります。若いときから口腔にトラブルを持っていた人にとっては、より努力が必要となります。

Q 歯を失う原因はなんですか？

A 口腔《こうくう》ケアの不足が一番の原因になるでしょう。セルフ・ケアを十分している人でも、最低年に1回は専門家のチェックとケアが必要です。

ましてや、口腔内に多くの補綴《ほてつ》物《ぶつ》のある人、義歯の入っている人は、歯肉《しにく》の状態や粘膜の状態、また噛《か》み合わせの具合など、かかりつけ歯科医を決めて、継続的に年に数回はチェックしてもらうことが必要でしょう。

できるだけ自分の持っている機能を有効に活用し、予防に心がけることが大切です。高齢になると、口腔内の小さな変化にも気づかないことが多く、一方、新しい補綴物《ほてつぶつ》には違和感を感じて、そのためになされる処置を受け入れようとしない人が多いのです。

高齢になってから大きな補綴物を入れるとなると、その補綴物の清掃なども含めて、ケアに時間もかかります。口腔ケアに時間をかけない人は、ますます自分の歯を失うことになるのです。

機能が落ちた人が、口腔内に残りやすい食物を摂取することになり、それが原因で、歯を失うという悪循環になります。

若い頃から口腔ケアをしなかった人が、高齢になってから口腔ケアを熱心に始めるというケースはまれでしょう。若い頃からの口腔ケアの習慣が大切であるゆえんです。

Q 肺炎予防《はいえんよぼう》には、歯みがきが大切って本当ですか？

A 健康な人でも、熟睡《じゅくすい》しているとき、誤まって唾液《だえき》を誤嚥《ごえん》することがあります。そのとき、健康な人はたいていむせて、肺に唾液が入らずにすみますが、機能の減退している高齢者は、誤嚥したままになってしまいます。

口腔《こうくう》の中には、300～500種類以上もの細菌が常在しています。口腔機能が低下した人が、食物残渣《しょくもつざんさ》のある状態で睡眠をとりますと、むし歯や歯周病を発症する酸素をきらう菌（嫌気性菌《けんきせいきん》）は急増殖し、その菌を多く含んだ唾液を誤嚥して、肺に入った菌が肺炎を引き起こすということが明らかになっています。特に、歯周病《ししゅうびょう》を併発する細菌が、動脈硬化を起こした血管の中からも発見されています。

健康な人はもちろんですが、体力の低下した人や、高齢になって口腔機能の落ちた人は、口腔を清潔にするために歯をみがくことは、肺炎を予防するためにも一役かっていることになるのです。

（白田　チヨ）

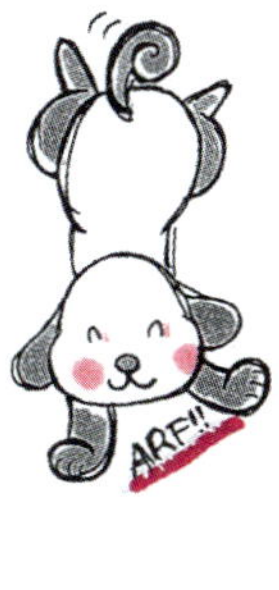

咀嚼《そしゃく》と脳機能《のうきのう》

◆咀嚼《そしゃく》が及ぼす影響

咀嚼《そしゃく》とは、口の中に入れた食物を上下の歯で噛《か》むことを言います。食物を細かく粉砕《ふんさい》し、よく噛んで唾液と混ぜ合わせることにより、飲み込める状態にします。このときには口唇、頬、舌などの筋肉、下顎《かがく》を開閉口するための筋肉、唾液腺などが働きます。咀嚼中の口唇、頬、舌、下顎の基本的な運動パターンは、生命維持に重要な中枢である脳幹《のうかん》で形成されます。脳幹よりも上位にある大脳なども咀嚼《そしゃく》運動の制御にかかわっています。脳幹では顎《がく》・口腔《こうくう》からの感覚入力や大脳皮質などの中枢性の入力によって咀嚼運動のパターンを作ると考えられています。

大脳の前部にある前頭前野《ぜんとうぜんや》は記憶や感情の制御など、さまざまな高度な精神活動をつかさどっています。前頭前野を常に刺激し、活性化させることが脳の健康の保持に役立ちます。咀嚼《そしゃく》によってこの前頭前野が賦活《ふかつ》されることが知られています。咀嚼を行うと、脳血流量や学習能力にかかわるアセチルコリンという脳内の神経伝達物質が増加します。咀嚼が脳を活性化させていることを示しています。脳内に放出される線維芽細胞《せんいがさいぼう》成長因子《せいちょういんし》は損傷脳細胞の修復、特に学習記憶形成を促進します。

線維芽細胞成長因子は食物をおいしく咀嚼することにより分泌が促進されます。正常な咀嚼機能は食欲を増進させ、ストレスの緩和《かんわ》にもつながります。したがって、良好な咀嚼機能を保持し、おいしく食べることが脳機能の維持にとって重要なことなのです。

◆歯の喪失《そうしつ》の影響

高齢になると、むし歯（齲蝕《うしょく》）や歯周病《ししゅうびょう》（歯周疾患）のために歯を失う可能性が高くなります。歯の喪失は、咀嚼機能《そしゃくきのう》を低下させるおもな原因です。また加齢にともない、口腔周囲の筋肉などは筋量が減少し運動機能が低下し、咀嚼機能の低下を招きます。

歯の喪失《そうしつ》、咀嚼機能の低下は脳機能に大きな影響を与えることが報告され、たとえば、咀嚼機能の低下は海馬萎縮《かいばいしゅく》の原因の一つと考えられています。海馬は記憶や空間学習能力に関係する大脳の一部で、アルツハイマー病の最初の病変部位として知られています。

三叉神経《さんさしんけい》は、12対ある脳神経の中で最大の神経であり、咀嚼に関係する筋肉（咀嚼筋）からの感覚情報を受け取る、また咀嚼筋などの運動を支配する神経です。多数の歯の喪失により三叉神経《さんさしんけい》系の感覚情報が減弱すると、学習や記憶などの高次脳機能が阻害されます。

認知症《にんちしょう》と歯の喪失の関係についてはよく知られていますが、歯の喪失はアルツハイマー病の危険因子とされています。

たとえ歯の喪失がなくとも、多数の歯のむし歯（齲蝕《うしょく》）を放置した場合などのように咀嚼機能の低下が生じると、脳機能に対して歯の喪失と同様の影響を及ぼすと思われます。齲蝕《うしょく》、歯周病、歯の喪失などを放置すると、しっかりと咀嚼ができなくなり、軟らかいものを食べるようになります。

動物実験では、軟らかい食物を食べていると海馬《かいば》内でのドパミン遊離が低下するなど、ドパミン作動性神経系に障害がもたらされることが報告されています。ドパミンの減少は好ましいことではありません。ドパミンは神経伝達物質と言われ、高齢者に多いパーキンソン病ではドパミンが減少します。

◆歯科治療の効果

義歯装着《ぎしそうちゃく》などの歯科治療を受け咀嚼機能《そしゃくきのう》を回復することによって、脳機能が活性化されます。義歯装着により、前頭前野《ぜんとうぜんや》などが賦《ふ》活《かつ》されることが報告されています。義歯を装着してガム咀嚼《そしゃく》を行った場合は、義歯を装着せずに行った場合よりも脳機能が活性化されます。ガム咀嚼は手指運動よりも脳に対する高い活性化効果があり、脳血管障害のリハビリテーションに有用な療法になる可能性を示している研究があります。

硬い食品が噛《か》める高齢者は、噛めない高齢者よりも健康余命が長いと報告されています。健《すこ》やかな高齢期を過すために、自らの口腔《こうくう》のケアにより、また歯科医師・歯科衛生士による専門的なケアにより、口腔の健康（咀嚼機能《そしゃくきのう》）を維持・増進することが必要です。歯の喪失や齲蝕《うしょく》・歯周病などを放置せず、歯科治療を受けて口腔の健康（咀嚼機能）を回復することが健康につながります。

（下山　和弘）

高齢期の口の機能を守る

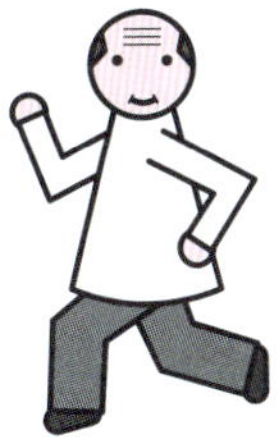

口腔の機能を守るには高齢者自らの健康を守る努力が大切です

口腔《こうくう》の機能

　家族や友人との会話を楽しみながら、おいしい食事をすることは誰にとっても大きな喜びです。食べ物を口の中に運び、歯でよく噛《か》み、唾液《だえき》と混ぜ合わせて飲み込むという食べる機能を摂食《せっしょく》・嚥下《えんげ》機《き》能《のう》と呼びます。摂食・嚥下機能がうまく働かないと、おいしく食べて元気に暮らすことができなくなります。また、言葉を話すというコミュニケーションのために大切な機能は構音機能《こうおんきのう》と言います。良好な摂食・嚥下機能と構音機能の維持は、生活を楽しむために欠かせないものです。

　しかし、高齢期になると加齢《かれい》のために摂食・嚥下機能は徐々に低下する傾向があります。障害の自覚がない高齢者でも、摂食・嚥下機能が低下していると言われています。また、脳血管障害《のうけっかんしょうがい》やパーキンソン病などの疾患は、摂食・嚥下機能の低下（摂食《せっしょく》・嚥下障害《えんげしょうがい》）をもたらします。摂食・嚥下機能が低下すると誤嚥《ごえん》を起こしやすくなります。誤嚥とは、本来気管《きかん》に入ってはいけない食物などが気管に入ってしまうことを言います。誤嚥により肺炎（誤嚥性肺炎《ごえんせいはいえん》）を起こすことがあります。餅《もち》を喉《のど》に詰まらせて、高齢者が救急車で病院に運ばれることがありますが、摂食・嚥下機能の低下が背景にあると言われています。

　口腔《こうくう》の機能を守るためには、歯科治療だけではなく、高齢者自らの健康を守るという努力が大切です。

摂食《せっしょく》・嚥下《えんげ》機能《きのう》の加齢変化《かれいへんか》

　加齢《かれい》により、摂食・嚥下機能は低下すると言われています。ここでは口腔《こうくう》に関連した項目を紹介します

◆唾液《だえき》分泌量の減少

　食物を味わうためにも、食物を飲み込めるようにドロドロの状態にするためにも、唾液は大切です。加齢による唾液分泌量の変化にはさまざまな報告がありますが、安静時の唾液分泌量は減少傾向にあり、刺激時の唾液分泌量は減少しないようです。安静時の唾液分泌量が減少すると、口腔乾燥《こうくうかんそう》を感じることがあります。刺激時の唾液分泌量が減少しないということは、食事のときには唾液分泌量は減少しないということであり、摂食・嚥下にとっては好ましいことです。しかし、病気そのものや病気治療ために服用する薬の副作用で、唾液分泌量が減少することがあります。

◆味覚《みかく》、嗅覚《きゅうかく》の機能低下

　食事を味わうためには味覚や嗅覚は大切です。味覚の加齢変化については諸説がありますが、塩味が感じにくくなると言われています。味覚障害の原因としては、亜鉛の不足や薬剤の影響などが指摘されています。

　嗅覚は加齢により低下し、匂い

が感じにくくなります。

◆運動機能の低下、筋力の低下

口唇《こうしん》には食物の取り込みや、咀《そ》嚼中《しゃくちゅう》に食物が口からこぼれないようにするなどの役割があります。舌には食物を歯の上にのせて保持する、嚥下《えんげ》のために食物を咽頭《いんとう》に向かって移動させるなどの働きがあります。また咀嚼筋《そしゃくきん》という筋群は、下顎《かがく》（下あご）を閉じる働きがあります。摂食《せっしょく》・嚥下《えんげ》には多くの筋肉が働きますが、加齢変化として口腔顔面筋群《こうくうがんめんきんぐん》の筋力低下、舌運動の低下、口唇閉鎖《こうしんへいさ》機能の低下などが報告されています。

加齢による筋の機能低下を、他の筋の機能が代償《だいしょう》することがあります。たとえば、加齢による咽頭《いんとう》の機能低下は、舌や口腔《こうくう》の機能により代償されていると言われています。咀嚼・嚥下機能に障害を起こさないために、口腔などの機能が不足した機能を補っていると言えます。低下を補えなくなったときに、機能低下が明らかになってきます。

◆喉頭《こうとう》の下降《かこう》

喉頭《こうとう》は、大雑把にいえば喉仏《のどほとけ》の位置は下降します。加齢にともない喉頭の位置が前上方に移動します。嚥下《えんげ》時には喉頭が前上方に移動します。喉頭の位置が低下すると、嚥下の際に喉頭が移動する距離が長くなり、嚥下時に障害が生じやすくなります。

歯の喪失《そうしつ》と義歯《ぎし》装着《そうちゃく》

高齢期には、歯がなくなるのは当たり前だと思っている高齢者がいます。しかし、歯の喪失は歯周疾患（歯周病）や齲蝕《うしょく》（むし歯）が主な原因であり、加齢のためとは言えません。歯は食物を噛《か》み砕《くだ》くためのみならず、食物を咽頭《いんとう》へと送り込む際に下顎《かがく》の位置を安定させるためにも大切です。嚥下《えんげ》するときには上下顎の歯が接触し、下顎の位置を安定させます。下顎の位置の安定により、咽頭への食物の送り込みが円滑に行われます。歯を失った場合には歯科治療を受け、義歯などで上下顎の噛《か》み合わせを回復させる必要があります。

口腔《こうくう》機能《きのう》の向上

介護保険制度《かいごほけんせいど》では、要介護《ようかいご》状態や要支援《ようしえん》状態となることを予防する介護予防が重視されています。口腔機能《こうくうきのう》の向上は、運動器の機能向上、栄養改善とともに介護予防の中心となっています。口腔機能の低下は栄養状態の悪化、運動機能の低下につながり、高齢者の社会参加、快適な社会生活を阻害することになります。

地域支援事業における介護予防事業の二次予防事業では、主として要介護状態となるおそれの高い状態にあると認められる65歳以上の者を対象とし、口腔機能向上教室や介護予防教室などの名前で、口腔清掃の自立支援、摂食《せっしょく》・嚥下《えんげ》機能の訓練などが実施されています。歯科治療で行われる口腔清掃指導のおもな目的は齲蝕《うしょく》や歯周病の予防ですが、介護予防における口腔清掃指導は、口腔清掃の自立を促し気道感染予防（誤嚥性肺炎《ごえんせいはいえん》の予防）などを目的としています。

また、要介護認定において要支援1及び要支援2と認定された人を対象に、要介護状態への悪化防止や要支援状態からの改善を目指したサービスが行われています。選択的なサービスの一つとして、口腔機能が低下している者または低下しているおそれがある者を対象とした口腔機能向上サービスがあります。

口腔清掃《こうくうせいそう》の自立

口腔《こうくう》清掃は、口腔の健康を守る基本となっています。わが国では、歯をみがかない人は皆無《かいむ》と言ってよいでしょう。歯ブラシでの歯みがきは口の中の汚れ、おもに歯垢《しこう》を除去し、齲蝕《うしょく》や歯周病を予防するために行うと考えている人が多いと思います。もちろん高齢者にとっても歯科疾患の予防は大切なことです。

肺炎は、高齢者の命を脅かす疾患です。誤嚥《ごえん》による肺炎（誤嚥性《ごえんせい》肺炎《はいえん》）の予防のためには、口腔清掃により口腔内の汚れを減らし、誤嚥したときに肺炎が起こる可能性を減少させることが重要と言われています。歯をみがくという機械的な刺激が嚥下反射《えんげはんしゃ》、咳反射《せきはんしゃ》を向上させるという報告がありま す。口腔清掃には、歯科疾患の予防による口腔機能の低下を予防するだけではなく、全身状態の改善、口腔機能向上の効果があることを認識する必要があります。

口腔機能向上《こうくうきのう》のための体操《たいそう》

口腔《こうくう》機能向上を目的とした口腔機能向上教室などでは、摂食《せっしょく》・嚥《えん》下《げ》機能をはじめとする口腔機能の向上を目的に、口腔や顔面部を中心とした運動の指導が行われています。この運動はお口《くち》の体操、嚥《えん》下体操《げたいそう》、口腔体操《こうくうたいそう》などと呼ばれています。

口腔機能向上のための体操は、口唇《こうしん》を前方に突き出す運動、頬を膨らませたりすぼめたりする運動、舌尖《ぜっせん》を前方に突き出したり舌尖で口角《こうかく》（口の端）に触るなどの運動、パ・タ・カなどを発音する構音《こうおん》訓練、唾液腺マッサージ、深呼吸、首・肩・上肢の運動などを適宜組み合わせて行われています。

口腔機能向上のための体操は、口腔の健康が保たれていることが基本となっています。齲蝕《うしょく》や歯周病、歯の喪失《そうしつ》などを放置せず、歯科治療により口腔の健康を維持・増進することが大切です。

また効果的な運動を行うために教室に参加して指導を受けると良いでしょう。

唾液腺《だえきせん》マッサージ

唾液の分泌を促進するために、唾液腺を指などで押してマッサージすることを唾液腺マッサージと言います。器質的な問題がなければ、唾液腺マッサージによって唾液分泌量が増加します。マッサージ方法としては、自分でマッサージを行う場合と自分で行えないときに家族や介護者が行う場合があります。

大きな唾液腺（耳下腺《じかせん》、顎下腺《がくかせん》、舌下腺《ぜっかせん》）を皮膚の上から指でマッサージする方法が一般的です。

耳下腺のマッサージのためには、耳たぶの前から前方に向かって、指を移動させながら押していきます。

顎下腺と舌下腺のマッサージのためには、下顎骨《かがくこつ》の内側を後方から前方に向かって指を移動させながら上に向かって押すことでマッサージを行います。

また、舌の運動を行うこと（舌の体操）やよく嚙《か》むこと（咀嚼《そしゃく》）によって唾液分泌が促進されます。唾液分泌量を増加させるためには、口腔《こうくう》の機能を使うことが大切です。

（下山　和弘）

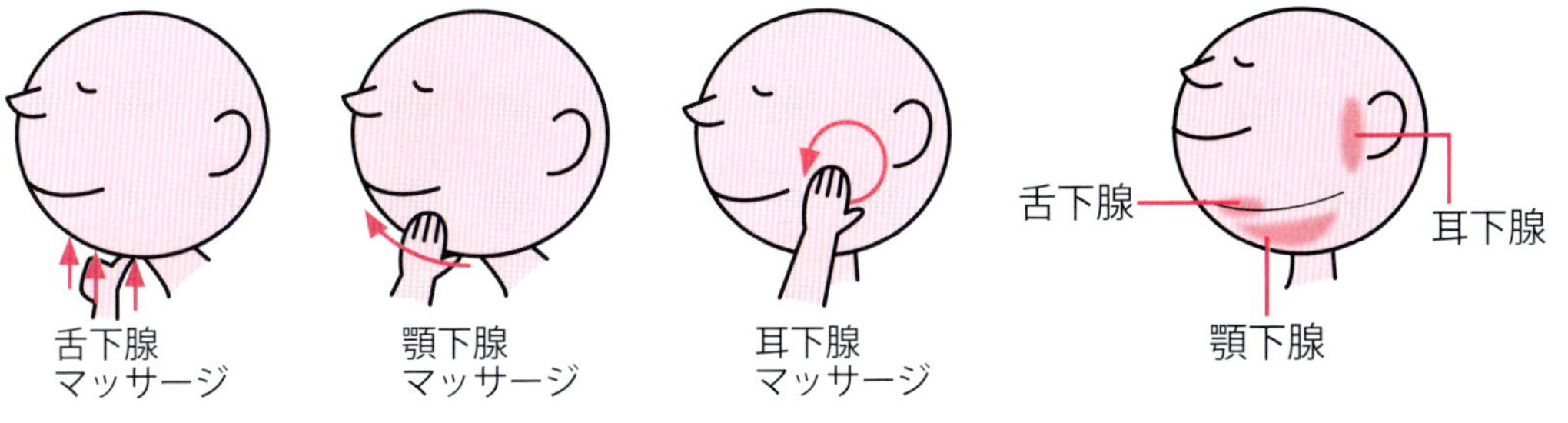

高齢《こうれい》期《き》の歯と口の機能

歯と口の機能には噛《か》む、飲み込む、ことばを作る、口もとの顔貌《がんぼう》を整えることなどがあり、ひいては適正な栄養摂取、コミュニケーションの形成や楽しく食事を味わうことなどが続きます。

◆高齢期の歯と口の特徴

高齢期の歯と口の特徴として、唾液分泌の減少、歯数の減少、義歯使用などがあり、日常生活動作の低下があれば、お口の汚れの清掃不十分も加わります。義歯を支える顎骨は萎縮し、下顎骨《かがくこつ》が成人の小指大になる方もいます。このような場合、義歯を装着してもはずれやすく、十分に噛《か》むことができにくくなります。

齲蝕《うしょく》（むし歯）と歯周炎《ししゅうえん》の並存があると、骨から露出した歯の根（歯根《しこん》）、歯と歯の間、歯と歯肉《しにく》（歯ぐき）の間、治療した冠の中、などに齲蝕ができます。歯の喪失《そうしつ》は、奥歯に多く、義歯を使用しても食物をすりつぶす機能が低下します。

高齢者の特徴のひとつに、個人差が大きいことがあります。歯の数も同様で、少数ですが、若いときと同様に歯が多く残っている方がいる一方で、歯をすべて失っている方もいます。

加齢《かれい》や薬剤に由来する口腔乾燥《こうくうかんそう》や高血圧治療薬剤にともなう歯肉《しにく》増殖《ぞうしょく》が起きることがあります。

脳神経系疾病に由来するモグモグ運動があると、義歯を新たに作製する際の噛《か》み合わせの位置を定めることが困難になります。さらに脳血管障害後遺症《のうけっかんしょうがいこういしょう》の悪化などによる筋の過緊張にともない、あご（顎）がはずれ、元に戻しても容易に再発する習慣性顎関節脱臼《しゅうかんせいがくかんせつだっきゅう》を起こすこともあります。

消耗、廃用《はいよう》症候群の方では嚥下《えんげ》機能の低下から、お口の汚れや飲食物が肺に達し、誤嚥性肺炎《ごえんせいはいえん》を起こすことがあります。

◆歯と口の健康づくりに大切なこと

日常的に口腔《こうくう》を清潔に保ち、必要に応じて適切な歯科診療（定期的な診査、予防、治療）を受けることです。このことは歯の喪失《そうしつ》を防ぐだけでなく、口臭《こうしゅう》や誤嚥性肺炎の予防に有効です。これらの努力の結果、歯の寿命は調査のたびごとに延長しています。

お口《くち》の清掃を自立できなければ看護、介護の介入、薬剤による口《こう》腔《くう》症状があれば、主に内科医、モグモグ運動や過緊張にともなう顎《がく》関節脱臼《かんせつだっきゅう》があれば、神経内科や脱臼を整復固定《せいふくこてい》する口腔外科《こうくうげか》との相談が必要です。

（山口　雅庸）

高齢期の口の機能の維持・向上

全身の機能と口の機能は密接に関連しています

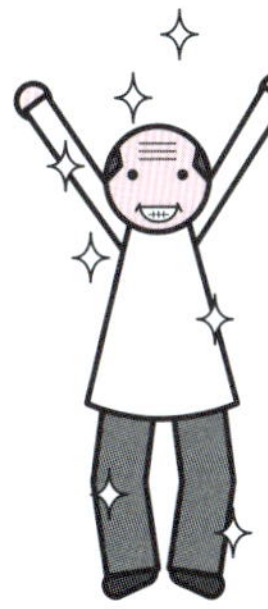

高齢期になると、年齢とともに身体機能に老化が生じ、口の機能も低下しやすくなります。歯の喪《そう》失《しつ》によって噛《か》む力や咀嚼《そしゃく》能率が低下したり、また全身の筋力の低下にともなって口腔《こうくう》周囲筋の機能も低下して、「食べ方」にも変化が起こりやすくなります。

反射による飲み込み(嚥下反射《えんげはんしゃ》)が起こるタイミングが、実際の食べ物の流れと合致しないと、「むせ」や「誤嚥《ごえん》」が生じやすくなり、また唾液の減少やうまく咀嚼できないことで食塊《しょっかい》形成（食べ物を軟らかい飲み込みやすい形にすること）が十分でないと喉《のど》に詰まりやすくなります。そこで、以前は普通に食べられていた物でも、誤嚥や窒息《ちっそく》を招くことになりかねません。

厚生労働省の「歯科保健と食育の在り方に関する検討会」では、平成21年に出した報告書の中で、高齢期を「食べ方で活力を維持するステージ」と位置づけ、口腔機《こうくうき》能《のう》の維持・向上を目指した食べ方支援が必要であると述べています。そして、加齢による機能減退が原因となる誤嚥《ごえん》・窒息《ちっそく》の防止を考慮した食べ方を推進し、食にかかわる事故を防いで、安全で活力を維持する食育《しょくいく》を推進するよう提言しています。このためには、歯の喪失《そうしつ》を防止したり口腔《こうくう》周囲筋の機能を維持して「食べる力」を保持することや、食環境を整えて「食べる意欲」を保つことが重要となります。

さらには、「食」ばかりでなく、口の重要な機能である言語機能についても、口の形態や機能を維持することで不自由なく話ができることや、家族や仲間と楽しくおしゃべりできる場を設定して、機能が十分発揮できるようにすることが大切です。

口の機能を十分使って、おいしく食べて、楽しく話をして、泣いたり笑ったりと感情を表すことで、精神的な満足や寛《くつろ》ぎが得られれば、高齢期の生活も豊かになるものと思われます。

8020《ハチマルニイマル》運動と高齢者のQOL《キューオーエル》

歯科では20年以上前から「8020運動」を展開しています。8020運動は、80歳まで自分の歯を20本以上残そうという運動ですが、これは単に歯の数を残そうというものではなく、噛《か》める歯を残して何でも食べられる状況を維持して、全身の健康や心豊かな生活につなげようというものです。自分の歯が20本以上残っている人は、年代を問わず「何でも噛《か》んで食べることができる」人の割合が高くなっています。歯がなく、硬い食べ物が食べられないと、同じ食卓に着いていても家族と同じ食事が摂《と》れません。また、自分が食べたいと思ったものを食べようとしても、うまく噛めないとあきらめなければなりません。

20本の噛《か》める歯を残して、周囲の人達と同じものが食べられ、自分の食べたいもの（好きなもの）を食べることができることは、食の満足ばかりでなく精神的な満足をも生み、高齢者のQOLの向上に貢献します。

しかし、親知《おやし》らず（智歯《ちし》）を除く永久歯は中学生頃には生《は》え揃うため、8020を達成するためには子どもの頃からの歯と口の健康づくり（健康管理）が必要です。

近年、歯科保健に関する知識の普及などにより、小児期のむし歯（齲蝕《うしょく》）は激減しています。同時に、成人期以降も歯の保存がはかられるようになってきたため、8020達成者は増加しています。1993年には11.7%だった80歳で20本以上歯のある人の割合は、2005年には21.1%と倍増し、2012年には3人に1人となっています。高齢期の活力維持のためにも、適切な口腔《こうくう》ケアでむし歯や歯周病を予防して、8020を目指すことが望まれます。

また、何らかの原因で自分の歯を失ってしまった場合でも、義歯（入れ歯）などを装着することで噛《か》めるようにすることが大切です。咀嚼《そしゃく》機能《きのう》を回復することで、食べられる食材の幅を広げることができれば、栄養の摂取と食の満足の両面でメリットがあります。義歯を使用することで発音機能を回復したり、しっかり噛《か》むことで身体のバランスを保つことができれば、運動機能の回復にもつながります。噛む機能の維持は、口の健康ばかりでなく全身の健康を支えます。

誤嚥《ごえん》・窒息《ちっそく》の防止

誤嚥や窒息の原因はさまざまですが、これらは摂食機能《せっしょくきのう》が未発達な乳幼児期と、摂食機能に低下が見られやすい高齢期に生じやすいものです。窒息事故の原因となった食品を見ても、もち、米飯、パンなど、私たちが日常食べている食品がほとんどです（図）。もちや団子は要注意な食品ですが、米飯やパンは主食としてもっとも多く食べられている食品なため、頻度が高くなるのでしょう。

窒息の起こる原因としても、食べ物の認知や食べ方の問題（取り込み、咀嚼《そしゃく》、飲み込み、食事中の行動）など、いろいろ考えられます。自分の現在の口の機能で食べられる食品かどうかを判断することは、むずかしい面があります（特に認知能力《にんちのうりょく》の低下した高齢者では）。通常は、うまく噛《か》めなければ飲み込みにくいため口から出してしまいますが、認知能力が低下して食欲が勝《まさ》った人では、無理に飲み込もうとして（丸飲みして）窒息を引き起こす恐れがあります。

周囲の人達の見守りや支援が必要です。食べ方にしても、通常は口の前方部（舌の先と口《こう》蓋《がい》）で食べ物の大きさや硬さなどを確認して咀嚼《そしゃく》の必要性などを判断していますが、口を大きく開けて喉《のど》の奥の方に入れ込む食べ方だと、そのまま嚥下《えんげ》の反射が起こるため、窒息につながることがあります。また、咀嚼能力の低下でうまく噛《か》めずに食べ物が粗刻みの状態で口の中に拡がってしまうと、飲み込むときに気道に入りやすくなり、むせや誤嚥《ごえん》が起こりがちです。

これらの事故を防ぐためには、噛《か》める歯を残すことや、口腔周囲の筋力低下を防ぐことと同時に、高齢者本人や周囲の人達が、食の安全を考えた食材の選択や調理

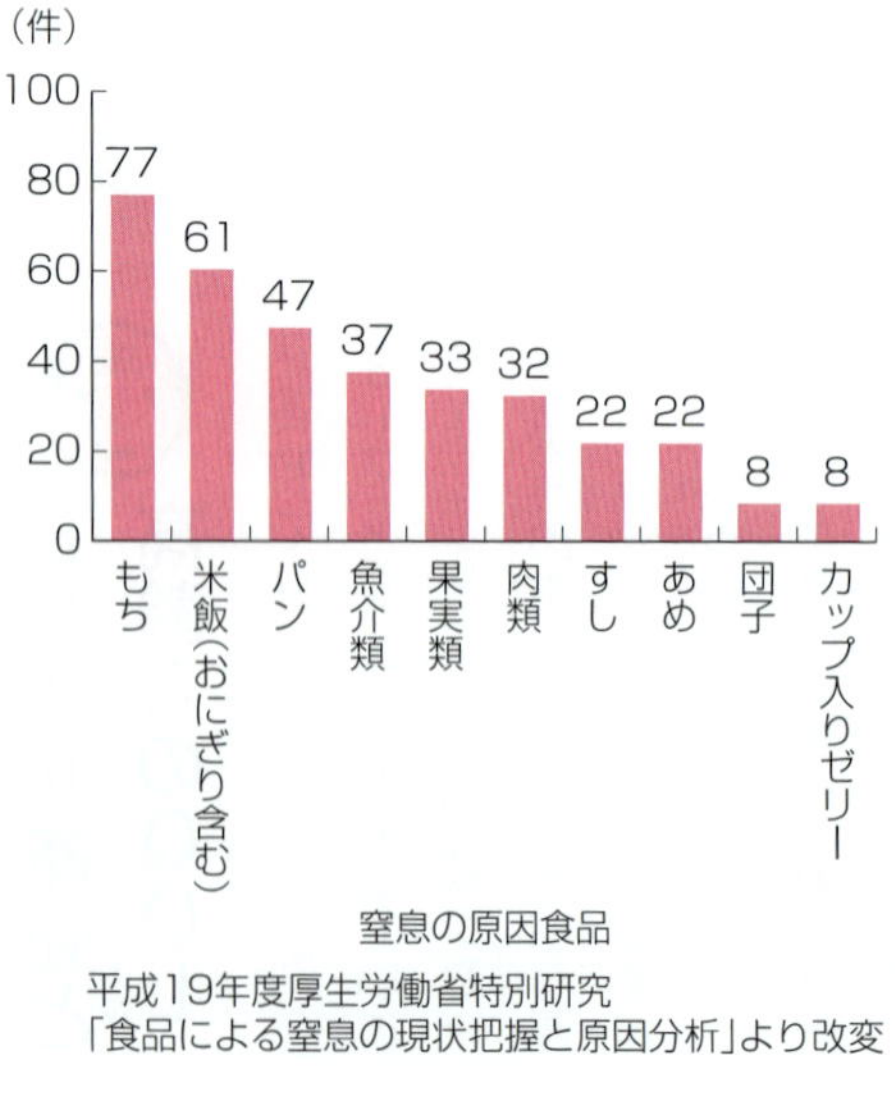

窒息の原因食品

平成19年度厚生労働省特別研究
「食品による窒息の現状把握と原因分析」より改変

法、そして食べ方に関する認識を高めることが重要です。同じ食材でも加熱時間を調節することで軟らかくしたり、とろみを加えて飲み込みやすい形にすれば、機能が低下していても食べやすくなります。口の機能の維持・向上をはかりながらも、その人の機能に応じた食形態を工夫することで、安全な食を目指すことが望まれます。

口《くち》の機能《きのう》向上《こうじょう》のために

全身の機能と口の機能は、密接に関連しています。全身の筋力が低下すると、咀嚼《そしゃく》や嚥下《えんげ》など、食べるときに働く筋肉の力も徐々に低下してきます。

口の機能の維持・向上をはかるためには、口唇《こうしん》や舌《ぜつ》、頬部《きょうぶ》の筋肉など口腔周囲の筋肉のトレーニングばかりでなく、まずは全身の運動能力を保つことや噛《か》み合わせのバランスを保って、口の周囲の筋肉が働きやすい状態を維持することが重要です。足底をしっかり地面に着けて、背筋を伸ばし、腕を振って歩くなどという運動も、頸《けい》部《ぶ》の筋力を維持することにつながります。

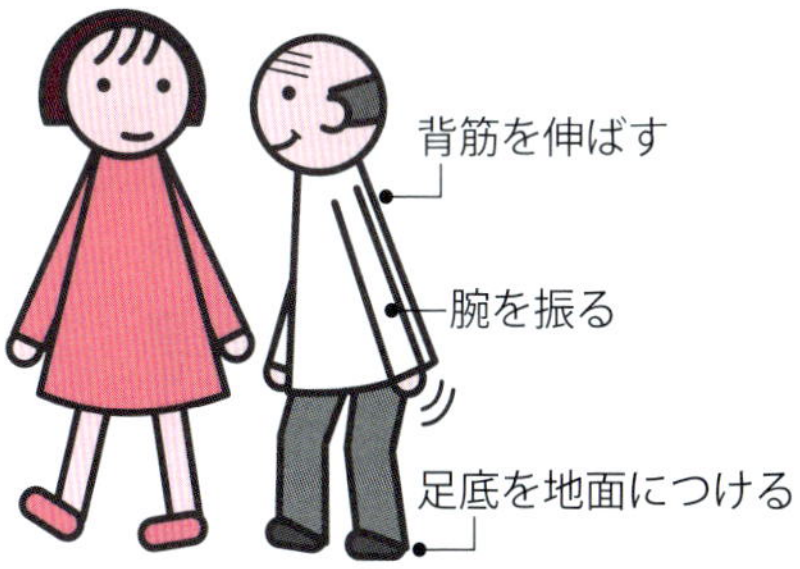

また、食事時の姿勢も大切です。足底を床に着け、上体を伸ばして座位《ざい》のバランスをとることなどにより、口の機能がよりよく発揮されます。このような全身的なアプローチをしたうえで、口の清潔維持や筋力アップをはかるなどの対応が望まれます。

口の清潔は、口の感覚を保つためにも重要です。歯垢《しこう》（プラーク）や歯石《しせき》が多量についた口の中では、食べ物の触感も味も温度感覚も十分感じ取ることができません。適切な口腔《こうくう》ケアで口の清潔を保つことは、むし歯や歯周病の予防ばかりでなく、口への刺激を正しく受け止めて、それに応じた動きを引き出すためにも大切なのです。また、口唇や舌、頬部の筋肉のストレッチ（健口《けんこう》体操とも呼ばれます）など、口の機能向上のためのトレーニング法もいろいろ開発されています。特に、食事の前に健口体操をしたり、唾液腺《だえきせん》のマッサージなどで唾液の分泌を高めておくことは、誤嚥・窒息の防止とおいしく食べるための両方の効果が期待できます。市町村が開いている口の機能向上のための教室などに、積極的に参加してみることもおすすめです。

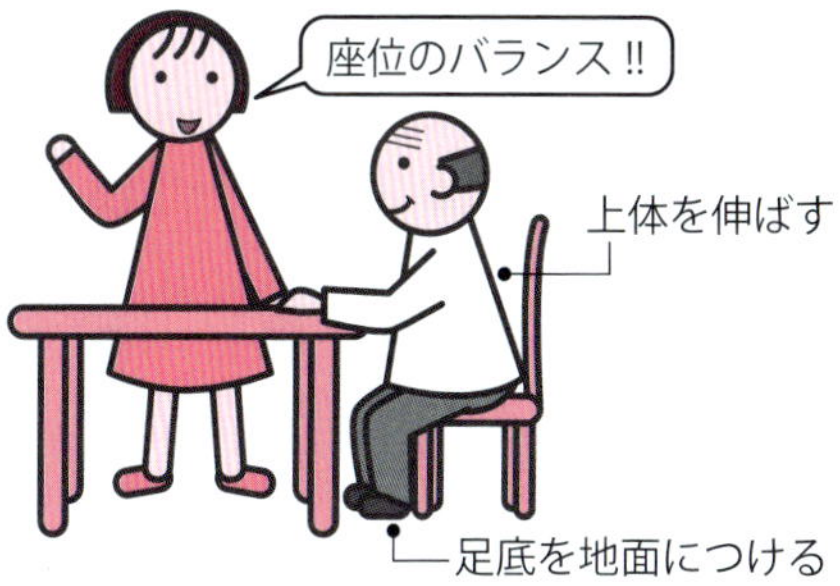

このように、口の機能を維持して、少しでもよく噛《か》んで食べることを意識するためには、食環境も重要です。一人だけで食べていると、食欲も湧きにくく、また一人分の食事作りも、つい面倒になって食材なども限られてくると、栄養が偏ったり不足して体重減少を招くことにもなりかねません。「食」への意欲や興味が失われると、機能向上への意欲も出てきません。家族や地域の人達との交流の中で、できるだけみんなで食べる機会を増やしたいものです。

（井上　美津子）

高齢期になって現れやすい歯と口の病気

加齢による変化に伴って歯と口に高齢期特有の病気も起こります

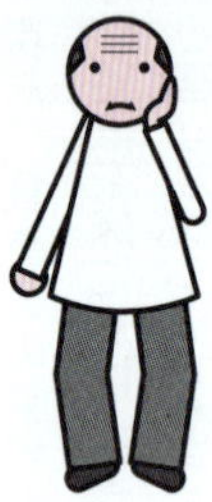

歯《は》・歯肉《しにく》(歯ぐき)

◆高齢期《こうれいき》のカリエス「根面《こんめん》齲蝕《うしょく》」

▼根面齲蝕《こんめんうしょく》の特徴

加齢《かれい》とともに歯肉《しにく》(歯ぐき)が下がり、若いころには見えなかった歯根《しこん》(歯の根の部分)が見えるようになります。歯冠部《しかんぶ》(歯ぐきから出ている部分)はエナメル質でおおわれており、歯根部《しこんぶ》では薄いセメント質が象牙質《ぞうげしつ》をおおっています。エナメル質と異なり、セメント質や象牙質はむし歯(齲蝕《うしょく》)になりやすいことが特徴となっています。

根面齲蝕《こんめんうしょく》とは、露出《ろしゅつ》した歯根《しこん》が齲蝕になった状態を言います。根面齲蝕は男性では30歳代から、女性では40歳代から増加し、歯がある高齢者の2割に根面齲蝕が認められるという報告があります。歯《し》肉《にく》が下がった歯に対する調査では、上顎《じょうがく》(上あご)では前歯《ぜんし》、下《か》顎《がく》(下あご)では臼歯《きゅうし》に根面齲蝕ができやすいという報告があります。

根面齲蝕《こんめんうしょく》には、齲蝕が進行していく進行性齲蝕(活動性齲蝕)と進行が停止している停止性齲蝕(非活動性齲蝕)があります。進行性齲蝕は黄色あるいは明るい褐色で、歯垢《しこう》におおわれ歯質が軟らかくなっています。停止性齲蝕は黒褐色などで表面は滑らかで歯質は硬い状態です。

▼根面齲蝕《こんめんうしょく》のリスクファクター

根面齲蝕《こんめんうしょく》のリスクファクターには、歯肉《しにく》の退縮《たいしゅく》(歯根面の露出《ろしゅつ》)、根面齲蝕の既往、歯冠部《しかんぶ》齲蝕の既往、歯周疾患《ししゅうしっかん》(歯周病)、口腔《こうくう》乾燥(唾液分泌量の減少)、口腔清掃状態、義歯の装着、砂糖の摂取などがあげられています。

歯肉《しにく》が下がること(歯肉退縮《しにくたいしゅく》)により歯根《しこん》が露出《ろしゅつ》しますが、歯肉退縮が起こる最大の要因は歯周疾患です。歯周疾患が重度であるほど治療後の歯根露出《しこんろしゅつ》が多くなり、根面齲蝕のリスクが高くなります。

高齢者では加齢《かれい》や常用薬の副作用により唾液分泌量が減少する傾向があります。唾液が減少すると齲蝕のリスクが高くなります。高齢者では義歯を装着している人が多くなります。義歯装着により口《こう》腔内《くうない》が汚れやすくなり、齲蝕のリスクが高くなります。

▼根面齲蝕《こんめんうしょく》の予防

齲蝕予防《うしょくよぼう》の基本は、歯みがきによる歯垢《しこう》除去、フッ化物の応用、甘い菓子や飲料の摂取回数の減少や栄養バランスのとれた規則正しい食生活、定期的な歯科健診です。定期的に歯科を受診することが、口腔《こうくう》の健康維持に欠かせません。歯科医師・歯科衛生士により口腔内の状況や生活習慣などの評価を受け、適切な予防方法を選択することが大切です。基本的には根面の露出を起こす歯肉退縮《しにくたいしゅく》を予防することと、露出した根面の齲蝕を予防することが大切です。

歯肉退縮《しにくたいしゅく》の原因は、加齢による

歯肉退縮《しにくたいしゅく》、歯周疾患、不適切なブラッシング、咬合異常《こうごういじょう》（噛《か》み合わせの異常）などです。歯肉退縮を起こす最大の要因である歯周疾患の予防が、もっとも重要です。歯肉退縮や歯周疾患の予防のためにも、適切なブラッシング方法を身につける必要があります。

露出《ろしゅつ》した歯根《しこん》の齲蝕《うしょく》予防には、歯根面の強化、口腔《こうくう》清掃（歯垢《しこう》除去）、唾液分泌の改善、正しい食生活、定期的な歯科受診などが大切です。フッ化物には歯質強化、再《さい》石灰化促進《せっかいかそくしん》、菌の酸産生抑制《さんさんせいよくせい》という働きがあり、歯と齲蝕原因菌の両方に働きかけ齲蝕を予防してくれます。フッ化物配合歯磨剤《しまざい》の使用とフッ化物による洗口《せんこう》が自宅で行えます。フッ化物配合歯磨剤の使用は多くの人に受け入れられやすい方法ですが、フッ化物の効果的な使用方法について歯科医師・歯科衛生士から指導を受けることが必要です。齲蝕のリスクが高い人には、歯科医師・歯科衛生士によるフッ化物の歯面塗布《しめんとふ》が推奨されています。

頻繁に甘味《かんみ》食品を口にしている人や口腔《こうくう》乾燥を気にして飴をなめている人に、根面齲蝕《こんめんうしょく》が多発することがあります。砂糖を含む食品を頻繁に摂取すると、また口の中に長時間含むと齲蝕になりやすくなります。菓子などの間食回数が多い人に齲蝕が多いと報告されています。齲蝕の原因にならないキシリトールなどの甘味料を使用した食品が推奨されています。

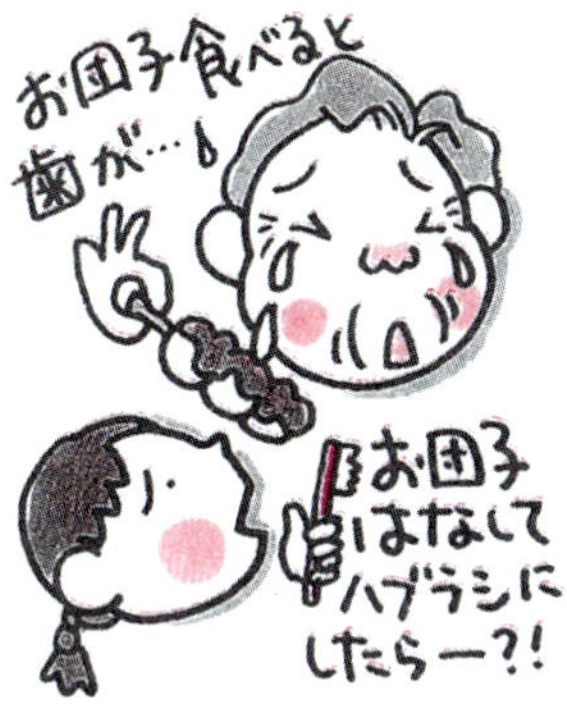

お団子食べると歯が…！
お団子はなしてハブラシにしたら一？！

▼根面齲蝕《こんめんうしょく》の治療

齲蝕《うしょく》で失った歯質《ししつ》が浅い場合（0.5㎜未満）には、フッ化物を用いて再石灰化《さいせっかいか》を試みることが推奨《すいしょう》されています。歯質の失われた部分が大きい場合には、齲蝕を除去してコンポジットレジンやグラスアイオノマーセメントを用いて修復処置が行われます。根面は酸に対する抵抗性が低く、部位的に修復処置が容易でないことが多いので、治療後にも定期的な受診や適切なブラッシングが大切です。

（下山　和弘）

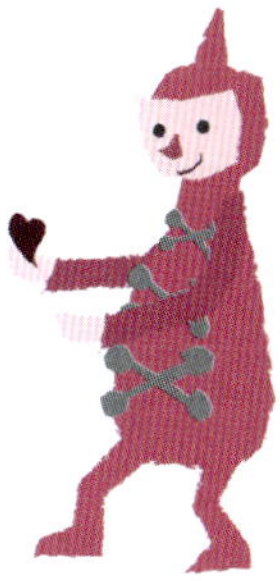

◆歯肉《しにく》が腫《は》れた

高齢期になってくると、成人期から始まった歯周病《ししゅうびょう》（歯肉《しにく》の病気）がますます、顕在化してきます。徹夜や働きすぎでからだが疲れたり、風邪《かぜ》をひいたりして体力が落ちたとき、ときどき歯肉が腫《は》れたりしませんか。それも同じ所が決まって腫れたりします。腫れ始めるときは痛みもともなったりすることもあります（**図1**）。

一般的には、腫《は》れ始めて3日ぐらいで、以後、腫れはだんだんおさまってきますが、ほおっておくと腫れを何度も繰り返し、歯周病（歯周疾患）は徐々に進行して重症になっていきます。腫れ始めたら早めに歯科で診査してもらったほうが良いでしょう。

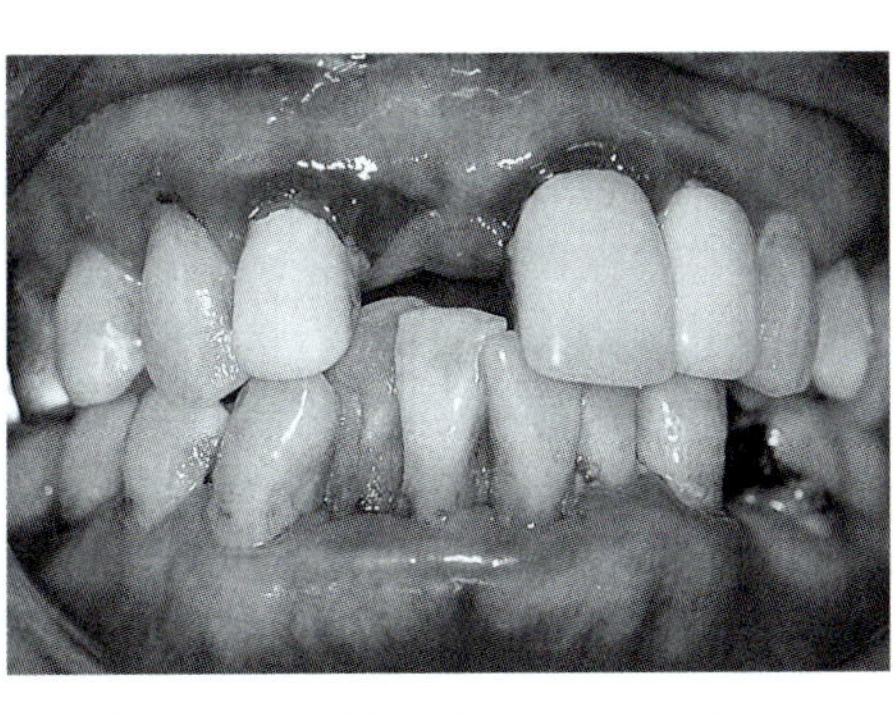

図1　上の前歯の歯肉が腫れている

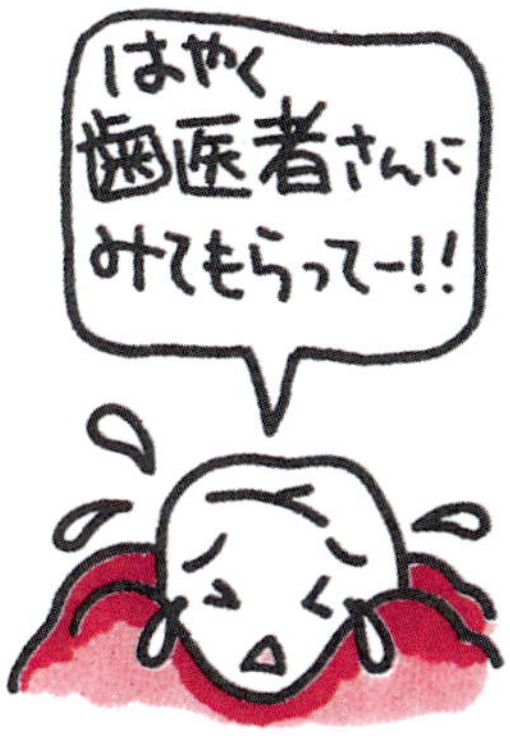

はやく歯医者さんにみてもらってー！！

◆歯がときどき浮いた感じがする、噛《か》むと強く当たる

歯周病《ししゅうびょう》で歯肉《しにく》が腫《は》れる前兆《ぜんちょう》に、よく歯が浮いたり、噛《か》むとある歯1本だけ強く当たったりすることがあります。これも、歯周病の症状の一つです。

このような症状が出たとき、休養をとり、ていねいに歯みがきをしていれば、ほとんどの場合、症状は消退してしまいます。

この症状は歯周病以外でも硬い物を食べたり、間違って小石などを噛《か》んでしまった後にも現れます。この場合は一時的なもので、ほおっておけばだんだんおさまります。

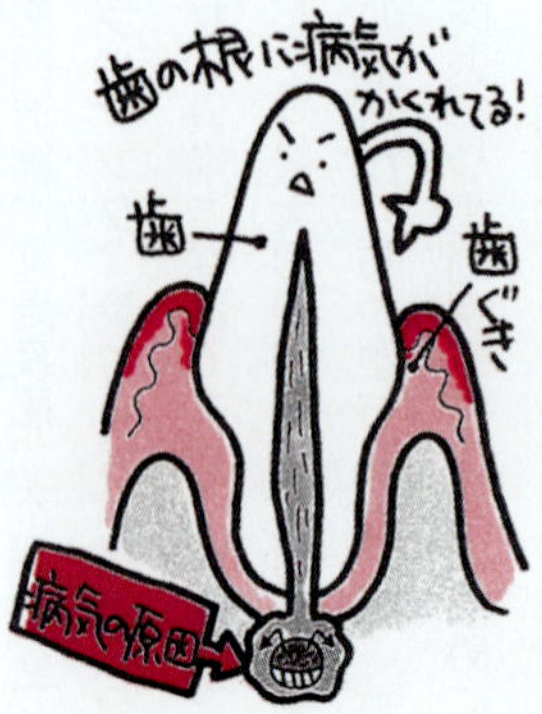

またほかに、歯の根の先に病気があるなど、歯肉の中でなんらかの異常があるときにも現れる症状です。

何度もこのような症状を自覚するようでしたら、おさまったからといって安心せず、歯科で受診してください。

◆歯がぐらつく

歯を強く打ったりして、歯が抜けかけたり折れたりしてぐらつく場合もありますが、高齢者では、やはり歯周病で歯を支えている歯肉《しにく》が悪くなってグラグラしてくる場合が多いようです。

歯肉の外見はあまり変わっていなくても、中の歯を支えている骨が悪くなっている場合もあります。

歯肉が腫《は》れているときなどは、よけいぐらつきます。噛《か》んで痛いときもあります。腫れがおさまると、ぐらつきも軽減したりしますが、ほおっておかず、歯科で診《み》てもらってください。

◆歯と歯の間がすいてきた、歯がのびてきて歯の根が出てきた、歯肉《しにく》が下がった

年齢とともに、歯肉《しにく》はだんだん下がり、歯と歯の間もすいてくると言われていますが、健康な状態で、歯も全部そろっている人では、この状態は80歳になってもあまり見られません（**図2**）。

「近頃、歯と歯の間に物がつまりやすくなった」とか、「歯がすいて、息がもれる。しゃべりにくい」とか、「歯と歯の間から、つばが飛んでしかたがない」、などと感じられる方はご自分の歯肉を鏡でよく見てください。歯の根がだいぶ出てきていませんか。歯と歯の間にあった歯肉がなくなり、すきまが開いてきていませんか（**図3**）。

少々のものでしたら、歯みがきの仕方で治せる場合もかなりあります。一度、歯科で歯みがきの仕方も含めて診《み》てもらってください。もちろん、この症状の場合、歯周病になっている場合もあります。今までと同じようにほおっておくと、歯肉はより以上に悪くなっていくかもしれません。

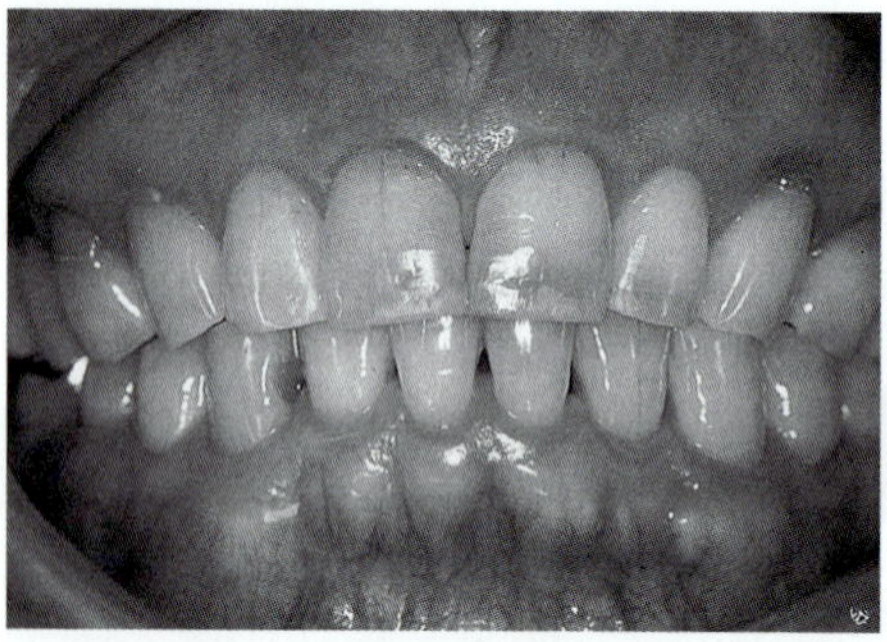
図2　80歳の健康な歯肉

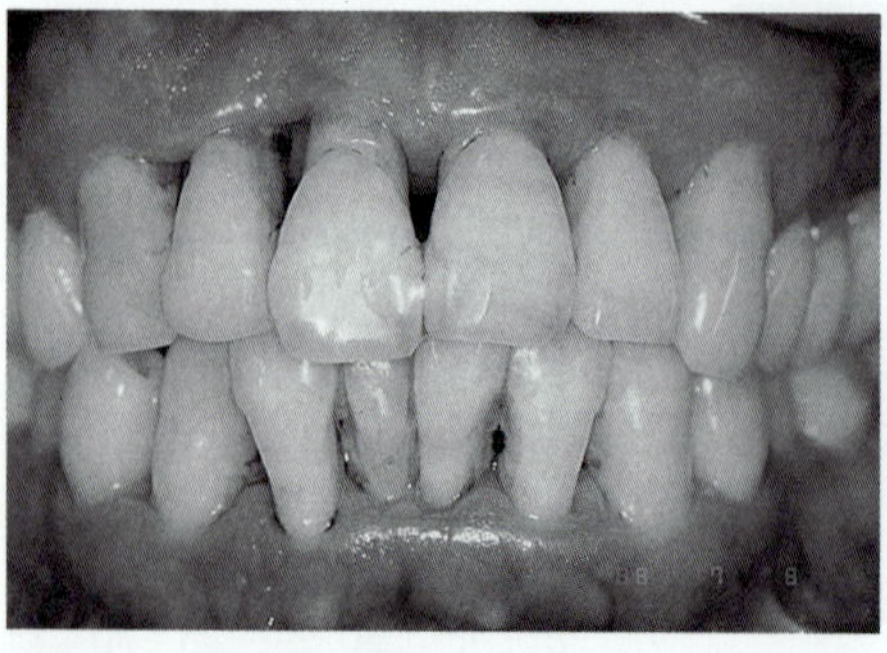
図3　上の前歯の間にすきまができている

◆歯《は》ならびがデコボコしてきた、出っ歯になってきた

歯は日々少しずつ動いています。年齢とともに隣りとの歯の間がすり減って、奥歯のほうから前のほうにだんだん傾いてきます。歯肉《しにく》が健康で、歯ならびもきれいに整っている場合は、歯がすり減る量だけの動きですので、たいした量ではありませんが、歯を支えている歯肉が歯周病《ししゅうびょう》などにかかってくると、それ以上に歯は動きます。歯肉の腫《は》れなどによっても影響を受け、前のほうに傾く動きだけでなく、とんでもない方向に傾いて動いてしまいます。

また、歯ならびが悪い場合も、その悪い歯がよけい目立った動きなどをしてしまいます。お年寄りのイメージとして歯が前に出た感じの方が多いのは、歯周病で歯が動いてしまっている場合が多いようです。

対応として、どうしようもない場合もありますが、歯周病を治したうえ、矯正《きょうせい》などでより良い経過を保つこともあります。ぜひ歯科で相談してみてください。

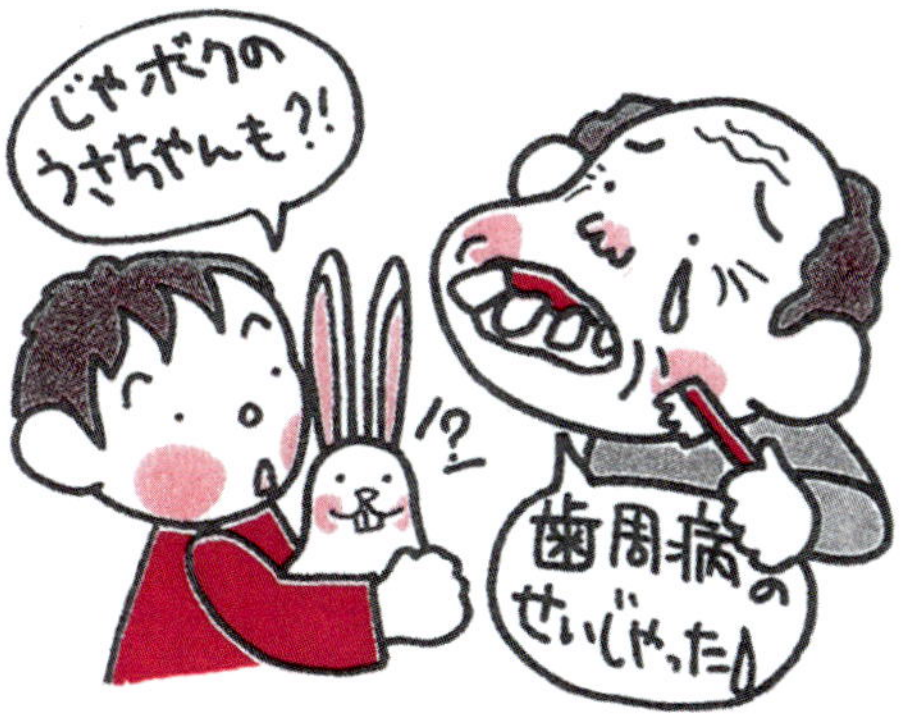
じゃボクのうさちゃんも?!
!?
歯周病のせいじゃった

◆歯《は》がしみる

歯をみがくとき、冷たい物を飲んだとき、熱い物を含んだとき、甘い物を食べたときなど、歯がしみたりすることがありませんか。それぞれ、原因と対応が違いますので、順に説明していきます。

▼歯をみがくとしみる

歯と歯肉《しにく》との境目あたりがピリッとする場合があります。「歯《し》頸部知覚過敏《けいぶちかくかびん》」と言っていますが、歯肉が少し下がって歯の頭の部分と根の部分の境目が見えてきた頃、よく症状として現れます。

この場合、歯磨剤《しまざい》の多用も一つの原因になっていることが多いようですので、まずは、1週間から1カ月間ぐらい、歯磨剤を使わないで歯ブラシだけで歯みがきをしてみてください。ほとんどの場合、これで症状はおさまってしまいます。歯磨剤を再び使い出しますと、またしみるということになるかもしれません。そんなときは歯磨剤を使うのをやめてしまうか、使う量を1回にごく少量にするか、研磨材《けんまざい》の入っていないものにしてください。原則的に、歯磨剤は使うならごく少量にしたほうがよいようです。

▼冷たい物がしみる

この症状も多くは前述の歯みがきのときしみるのと合わせて起こり、場所も歯と歯肉《しにく》の境目が多いようです。歯周病で歯肉が下がり、根の部分がかなり露出《ろしゅつ》している場合なども起こりやすいのです。

それ以外には、治療直後の歯、むし歯（齲蝕《うしょく》）になっている歯、歯にひびが入ったり割れたりしている歯などでも起こります（図4）。ていねいに歯磨剤《けんまざい》なしでみがいて、1カ月ほどたっても改善しないようなら、歯科に受診してください。

▼熱い物でしみる

この場合は、重度のむし歯があるか、歯の神経（歯髄《しずい》）がかなりダメージを受けている場合です。早めに歯科へ行ってください。噛《か》む力が強い高齢者では、むし歯は

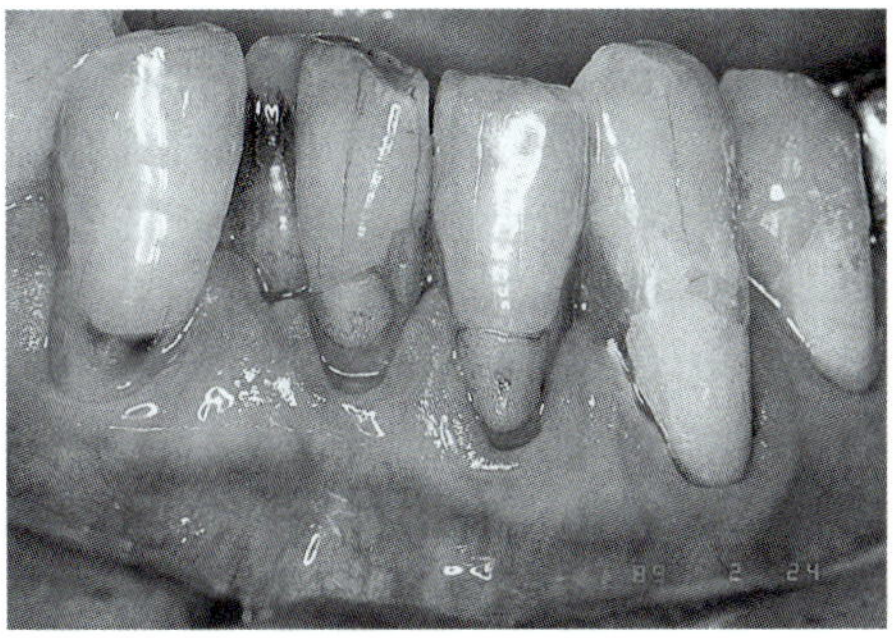

図4　歯にところどころひびが入っている

なくても歯にひびが入って割れて、この症状を起こしている場合もあります。

▼甘い物でしみる

これは、ほとんどむし歯が原因になっています。それもかなり重症のときが多いようですので、おさまったからといって安心せず、歯科に受診してください。

◆噛《か》むと痛い、噛むとへんな感じ

これらの症状はだいたい決まった歯に現れていると思います。その歯を鏡などでよく見てみてください、むし歯などで穴が開いていませんか。むし歯の穴に食べ物がつまっていると噛《か》むと痛みますし、水やお湯でしみたりする症状も合わせて現れます。

むし歯の穴がない場合、歯と歯の間に物がつまっていませんか。こんなときも噛むと異和感や痛みがあります。

それ以外にも歯にひびが入っている場合、歯ぐきが歯周病になっている場合、歯の根の先に病気がある場合などがあります。自分一人ではなんとも対応できない場合が多いようです。とりあえず歯科の受診をおすすめします。

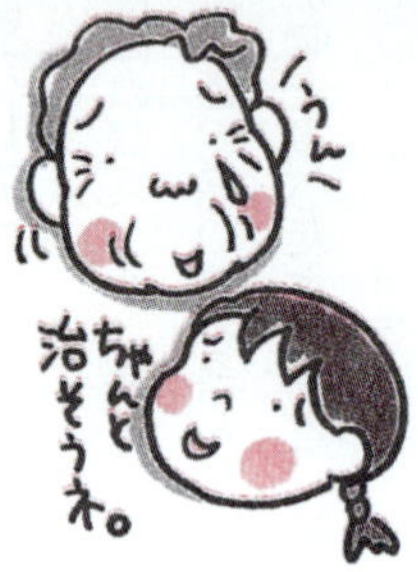
うーん
ちゃんと治そうネ。

◆歯のつけ根が黒くなった

タバコを吸っている方や、お茶を多く飲む方は、ヤニやあくがよく付着すると思います。歯周病などで歯の根が歯ぐきから出ていると、よけい付着しやすいのです。ヤニやあくは薄く、層状に付着し、それ自体は歯や歯肉《しにく》にあまり害はありません。

付着物が凸凹《でこぼこ》しているようならそれは歯石《しせき》です（**図5**）。これは歯周病の原因にもなりますし、不潔なものですので、歯科で除去してもらってください。

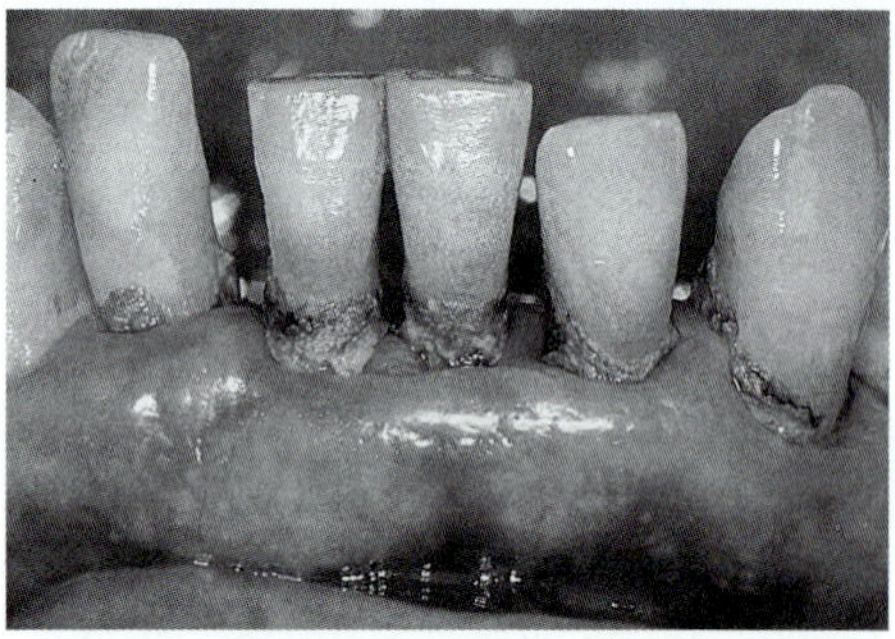

図5　歯の付け根に歯石が付いている

付着物以外、歯自体が黒ずんでいる場合はむし歯だと思います。根は、歯の頭の部分より弱く、むし歯になりやすく、おまけに歯と歯の間がすいたりしてくると、歯みがきもむずかしくなって、汚れがなかなか取れず、むし歯になってしまいます。注意してください。

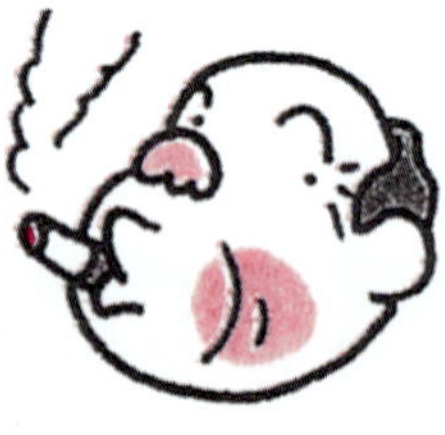

◆歯が黄ばんできた

年齢とともに歯は徐々に黄ばんできます。べっ甲色のようになる方もいます。これはいくら歯磨剤《しまざい》を多量に使っても白くはなりません。程度は人によってさまざまです。歯の神経の治療をした歯などではまわりの歯より、よけい黄ばんだり黒ずんだりする場合もあります。多少なら治せる場合もあります。歯科で相談してみてください。

あまり黄ばんでいるからといって、健康な自分の歯を削ったり白いクラウンなどをかぶせたりするのは、もったいない話です。自分

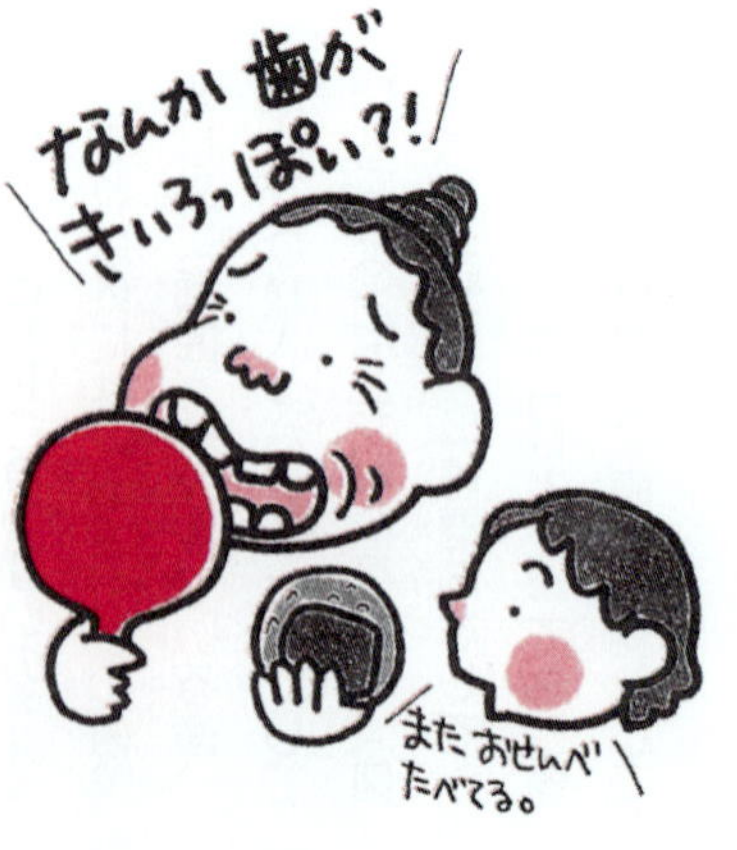
なんか歯がきいろっぽい?!
またおせんべたべてる。

の歯がやはり一番じょうぶですし、きれいなはずです。

◆一度治療した歯が痛む

むし歯で充填物《じゅうてんぶつ》（詰《つ》め物）を詰めたり、クラウンなどをかぶせた歯でも、ときとして、むし歯がまた進行したり、歯の神経（歯髄《しずい》）がまいって炎症を起こし、痛んだりすることがあります。治療したからといって、歯の手入れを怠らないでください。詰めたり、かぶせたりしたところは自分の歯よりも弱いものなのです。よけい気をつけてあげてください。

歯の神経を取って治療した歯も、ときとして痛んだりすることがあります。「神経がないはずなのに」と思われるかもしれませんが、歯を支えている歯ぐきなどが腫《は》れて歯周病《ししゅうびょう》になると、歯に神経がなくても痛みます。そのほか一度神経（歯髄《しずい》）を治療した歯が再び悪化することもあります。

いずれにしてもとりあえず、歯科に受診して調べてもらってください。

◆入れ歯のバネをかけた歯がむし歯（図6）

入れ歯（義歯《ぎし》）のバネ（クラスプと呼びます）をかけた歯は汚れやすい歯ですし、負担がかかっている歯です。ていねいに歯の周囲、横の面はとくにていねいに歯みがきをしてください。

忘れてならないことは、入れ歯もきれいに洗ってあげることです。バネの部分など洗いにくいと思いますが、歯ブラシでこすってあげてください。ときに入れ歯用の洗浄剤《せんじょうざい》も使われると良いでしょう。

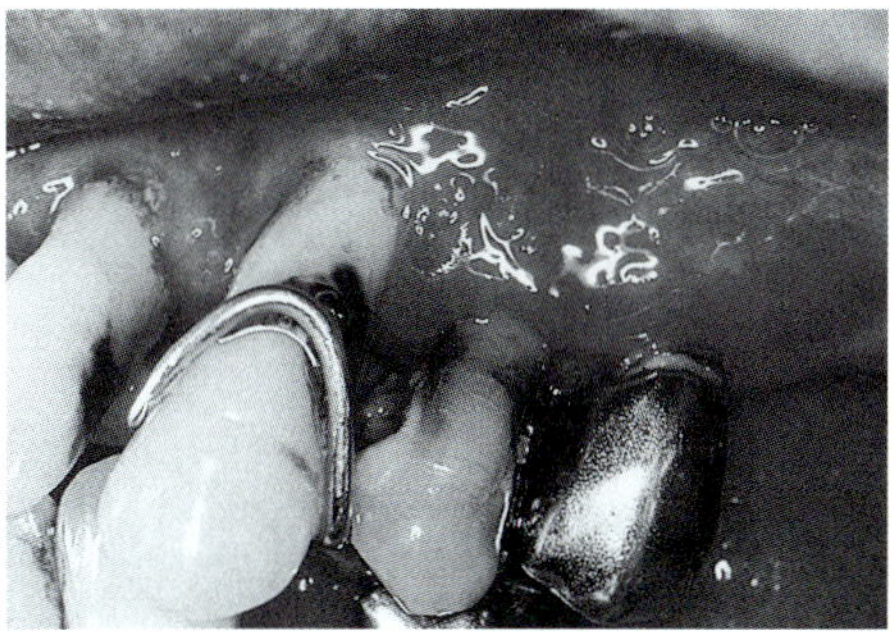
図6　入れ歯のバネをかけた歯がむし歯

むし歯を見つけたら早めに治療を受けてください。早いうちですと、あまり大がかりに入れ歯を作り変えたりしないでも、修理だけですむ場合が多いようです。

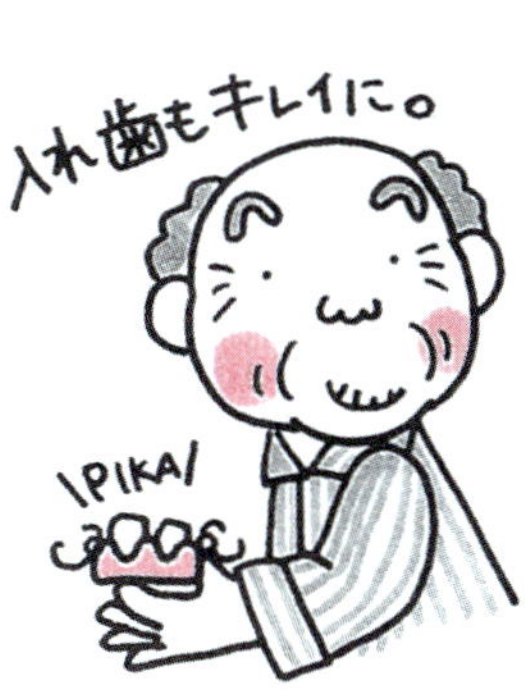
入れ歯もキレイに。
PIKA!

◆前の歯を早く治したい

前の歯が一本なくても、それが欠けただけでも、目立つものです。気になるお気持はよくわかります。たぶんすぐ歯科医院に行かれる方が多いと思います。

そんなとき、ときとして、「奥歯を治してから前歯を治しましょうか」と言われ、不満に思われる方も多いはずです。奥歯の支えがあって前歯は保護されているところがあります。そのため、奥歯をしっかり治してから前歯を治したほうがトラブルは少ないのです。

こうした理由で、歯科医師は前歯の治療の前に奥歯ということになるわけです。とはいえ、前歯は目立つところです。仮の治し方もいろいろありますから、先生に自分の希望を十分話し、相談してください。

◆歯が1本だけ残っている

入れ歯の部分が段々大きくなり、犬歯《けんし》1本とか、親知《おやし》らず（智《ち》歯《し》）、下の前歯とかが残ってしまう場合がときとしてあります。最

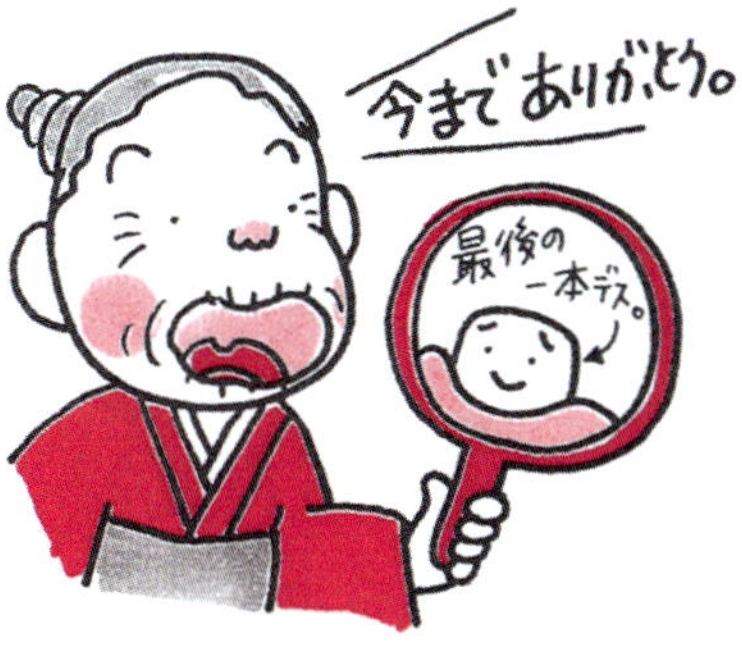
今までありがとう。
最後の一本デス。

後の1本ともなると、なんとしてでも残しておきたいというお気持は十分わかります。しかし抜いてしまったほうが入れ歯が安定する場合もあります。いろいろありますので、自分一人で悩まずに、自分のお気持もしっかり伝えたうえで、歯科医師と十分相談して、どうするか決めてください。

◆歯がとがって、舌や頬《ほほ》に当たる

歯をくいしばったり、歯ぎしりをする人、あるいは硬い物を好んで食べる人がときとして、奥歯がすり減ったり、欠けたりして歯がとがってくることがあります（**図7**）。また、そこと接している舌や頬《ほほ》が傷つけられ、痛くなったり腫《は》れたりすることがあります。

歯科でとがった角を丸めてもらうなり、診《み》てもらってください。歯がすり減ってしまう原因も相談してみてはどうでしょうか。

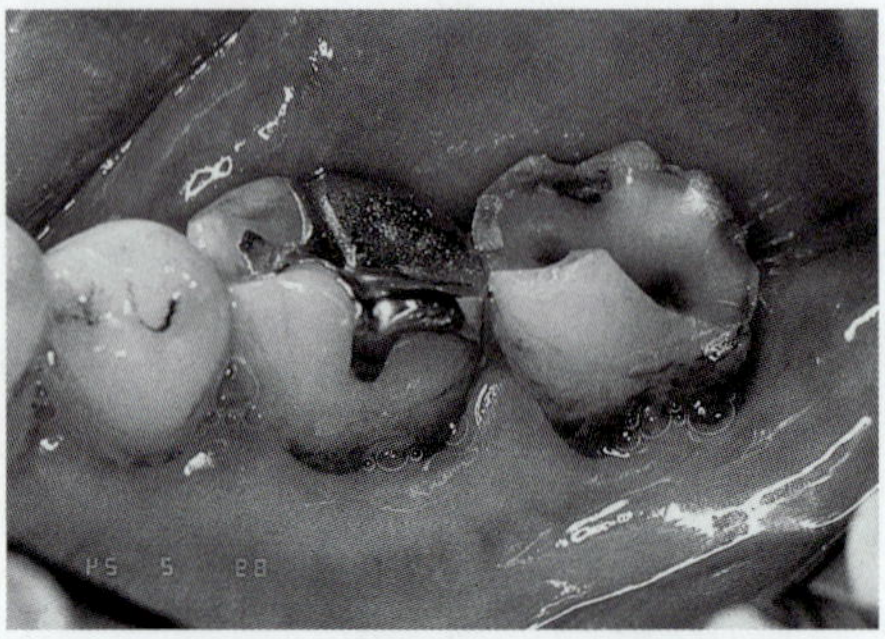

図7　一番奥の歯が割れて，先がとがっている

Q 歯を抜きたくないのですが？

A 歯科医師が抜くことをすすめる場合、それなりの理由があります。ぜひその理由をよく聞いてみてください。それでも抜きたくない場合はその旨、歯科医師と相談してみてください。

めんどうな場合もありますが、ほとんどの場合抜かないでも、なんとかできることが多いと思います。

◆高齢期《こうれいき》のむし歯の特徴とその治療

むし歯は元来乳幼児期《にゅうようじき》に多発する病気ですが、高齢期にも再び多発期があります。ただこの時期のものは、歯の根の部分に多く発現してくるのが特徴です。乳幼児期のむし歯は歯の頭の部分など、特に溝《みぞ》の部分や歯と歯の間などを原発としていますが、高齢期のものは加齢《かれい》や歯周病《ししゅうびょう》などによって歯ぐき（歯肉《しにく》）が下がり、歯の根の部分が露出《ろしゅつ》してきた部分に多く原発します（**図8**）。根の部分は頭の部分に比べて、むし歯に対する抵抗力は著しく劣《おと》ります。おまけに歯と歯の間がすいてきたりして、汚れやすく、みがきにくい環境になっています。

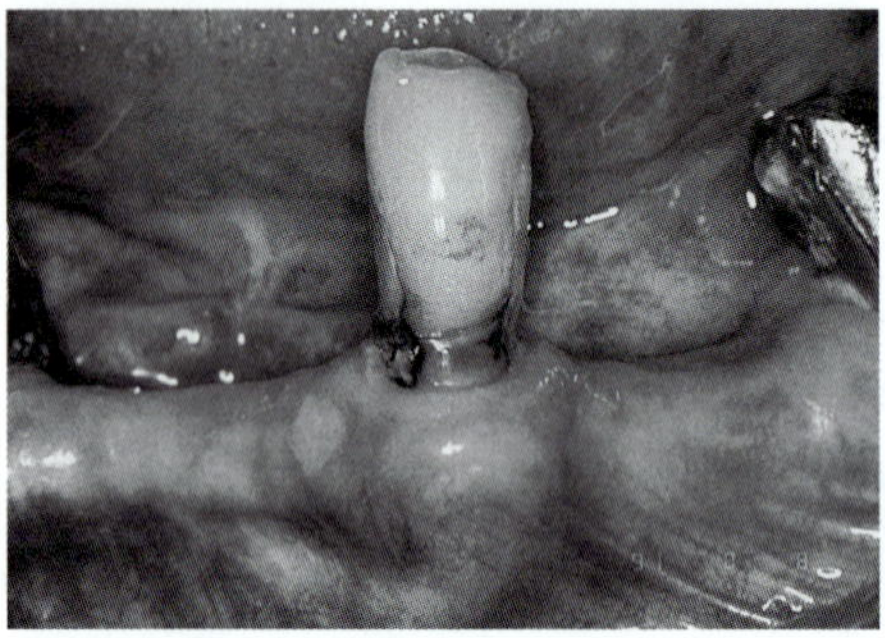

図8　歯の根が露出した部分はむし歯になりやすい

プラーク（細菌の塊《かたまり》：むし歯の原因）が付着すると、歯ブラシだけでみがくにはかなり技術を要します。そんなとき、加齢《かれい》とともに甘い食物に対する味覚が鈍感《どんかん》になったりして甘い物が増えたりすると、たちまちむし歯になってしまいます。注意してください。

おまけに、高血圧などで薬などを服用していますと、唾液の量が減らされてしまいます。そのためますます歯は汚れやすくなります（**図9**）。

薬を飲んでいる方は、特に念入りに歯みがきを心がけてください。甘い物もなるべく少なくしたほうが安全でしょう。

歯みがきには、歯ブラシだけでなく、歯間《しかん》ブラシという道具も有効です。歯科で相談のうえ、使ってみてください（**図10**）。

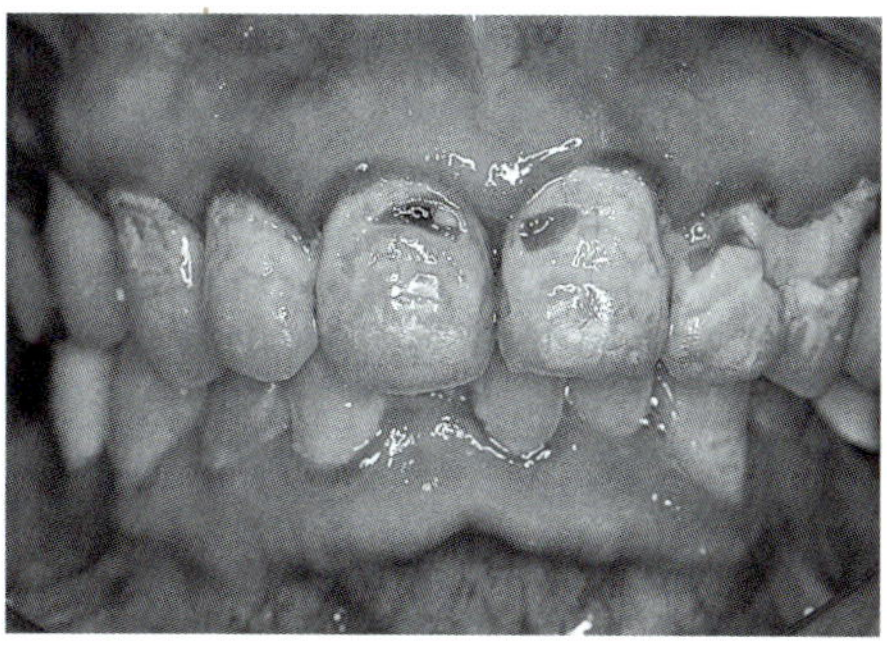

図 9　薬の服用で汚れた歯

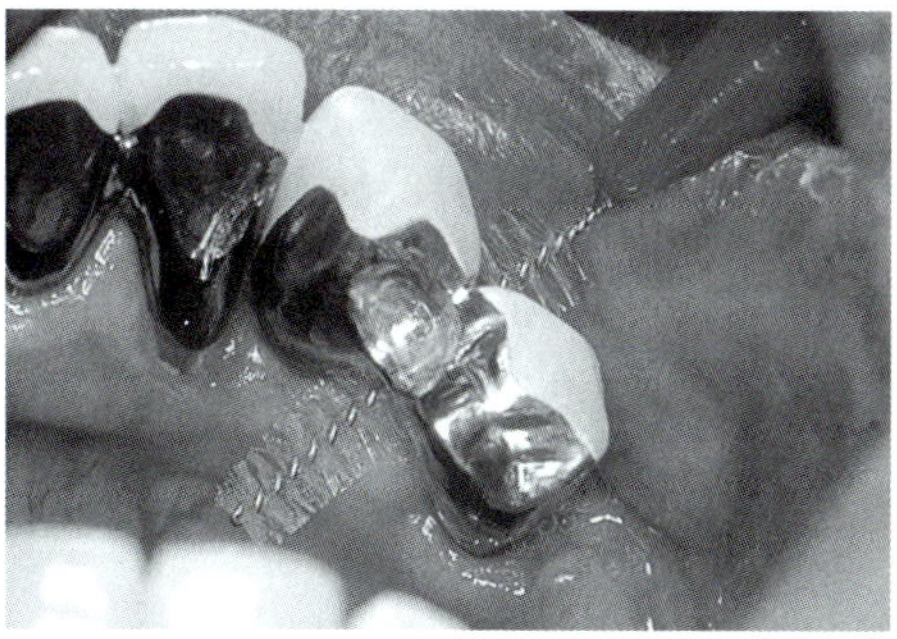

図 10　歯と歯の間の清掃には歯間ブラシが効果的

むし歯の治療に関しては早期発見・早期治療が原則です。しみるなどちょっとした症状でもまずは受診してみてください。ちょっと遅れると、たちまち歯の神経（歯《し》髄《ずい》）の治療が必要になってしまう場合が多いのも、この時期のむし歯の特徴かもしれません。

　また、特に症状がなくても、定期的に歯科でチェックしてもらうことは、歯やお口の健康を守るうえでとてもたいせつなことです。

（三上　直一郎）

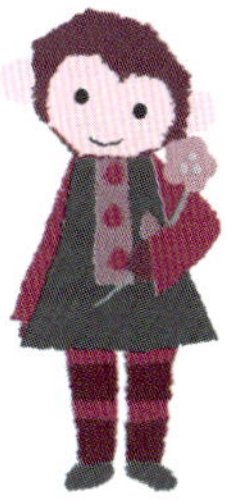

あご（顎《がく》）・顔面《がんめん》

◆顔面《がんめん》がひきつる

　顔面皮膚《がんめんひふ》のひきつりは、顔面神経または三叉神経《さんさしんけい》の痙攣《けいれん》で起こります。いずれも顔面筋の異常緊張などが原因で、中年以降の高齢期によく見られます。顔面神経の痙攣には「顔面《がんめん》チック」と呼ばれている独特な症状があります。左右どちらかの顔面の表情筋の一部、特に眼瞼部《がんけんぶ》（まぶた）によく見られ、瞬間的な痙攣が繰り返し起こります。疲労などの精神的なストレスや血管傷害性などが原因と考えられています。

　多くの場合は自然に治癒《ちゆ》します。三叉神経の痙攣には繰り返し起こる間代性痙攣《かんだいせいけいれん》と、しばらく続く硬直性痙攣《こうちょくせいけいれん》があります。

　前者では咀嚼筋《そしゃくきん》が痙攣し、下顎《かがく》が異常に動き、嚙《か》みしめや歯ぎしりが起こります。これも疲労などの精神的ストレスや寒冷刺激《かんれいしげき》が原因と考えられています。

　後者では咬筋《こうきん》や側頭筋《そくとうきん》などが収縮したままになり、引きつったまま口が開かなくなります。これはてんかん発作、ヒステリー、破傷《はしょう》風《ふう》などで起こる全身的痙攣の部分症状のことが多いようです。

　治療は、原疾患の治療と精神安定薬投与などの対症療法です。

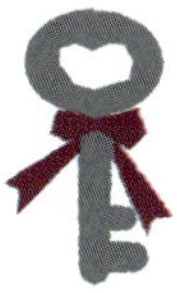

◆顔面《がんめん》がゆるみ、口が動かない

　脳出血《のうしゅっけつ》や脳梗塞《のうこうそく》による片麻痺の部分症状として、麻痺側の表情筋《ひょうじょうきん》が弛緩《しかん》したり動かなくなります。また寝たきり老人に多く見られるように、長期間顔面の筋肉を使用しないと筋肉が緩《ゆる》み、口が十分動かなくなります。

　歯がないまま義歯も使用せず、食事は流動食に近いものばかり取りますと、咀嚼機能《そしゃくきのう》が低下し、顔面の皮膚には緊張がなくなり、口の動きが鈍《にぶ》くなります。当然のことながら口を十分に動かさないため、発音も不明瞭となります。

　この状態を放置すればするほど回復は困難です。この状態で義歯を入れても口の周囲の筋肉と皮膚の緊張を保てないため、安定して使用することができません。

　治療法は口の内外を刺激し、咀《そ》嚼《しゃく》や会話を積極的に行わせることです。毎日3回は歯ブラシを使うことで、口腔《こうくう》のケアだけでなく口《くち》の運動機能回復もはかれます。電動歯ブラシでの機械的刺激や、開閉口を繰り返し行い、口唇《こうしん》、頬部《きょうぶ》など口腔《こうくう》周囲の運動（お口《くち》の体操）を続けることです。

◆あご（顎）が開かない

顎関節《がくかんせつ》も四肢《しし》の関節と同様に、日常の運動量が低下すると次第に動きが悪くなります。食事と会話が顎運動《がくうんどう》の基本です。経管《けいかん》栄養や中心静脈栄養《ちゅうしんじょうみゃくえいよう》（IVH）、胃瘻《いろう》などで口からの摂食《せっしょく》が

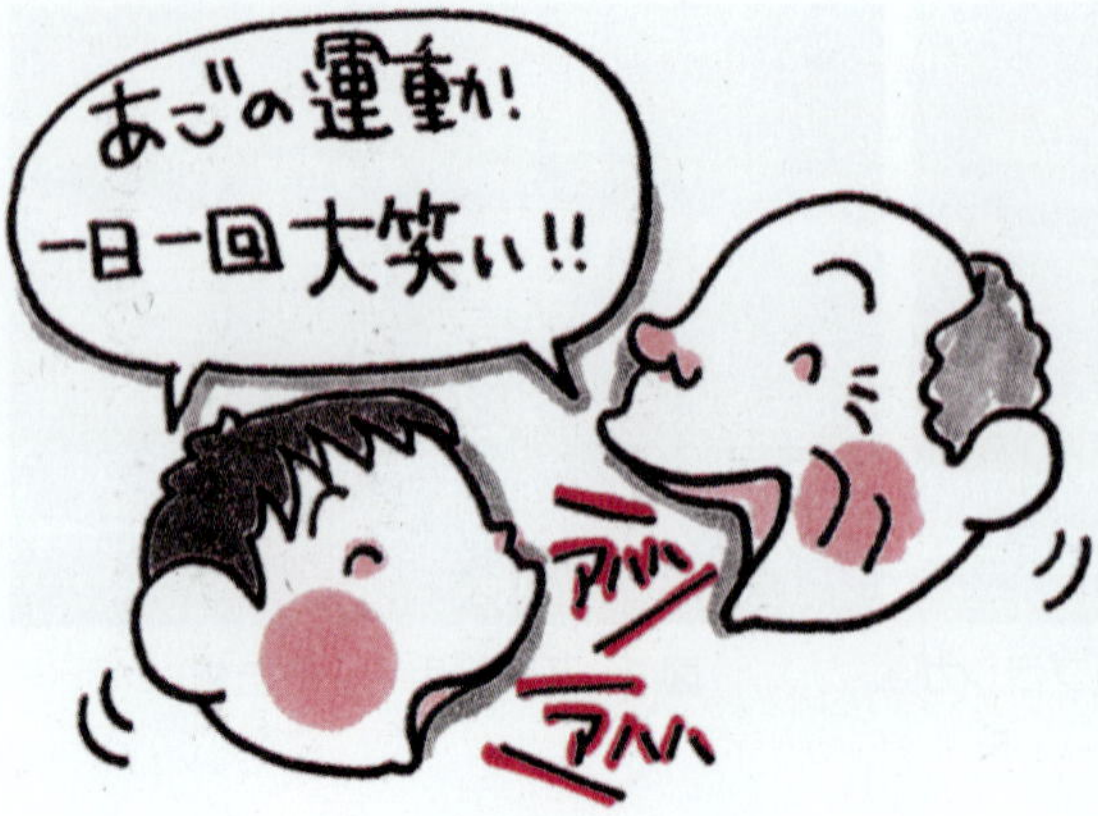

ない状態が長く続いたり、意識の低下が長期になると会話も少なくなり、顎運動は低下します。高齢者で義歯使用者の中には食品を小さくしてから口に入れ、大きく口を開けず、あご（顎）を小さく動かして噛《か》む人がいます。そうすれば何とか噛むことはできても、決して正しい顎の動きではありません。

自分の歯で噛《か》むことがもっとも良いことなので、むし歯（齲蝕《うしょく》）や歯周病および口腔《こうくう》粘膜の状態をチェックしながら生活してください。日頃からあご（顎）を十分に動かしていないと、あごが開きにくくなってきます。義歯の方も口《こう》唇《しん》や頬部《きょうぶ》を緊張させたり、弛緩《しかん》させながら義歯を安定させ、食品を咀嚼《そしゃく》したり明瞭な会話を続けると、あごは動くようになります。

（山根　源之）

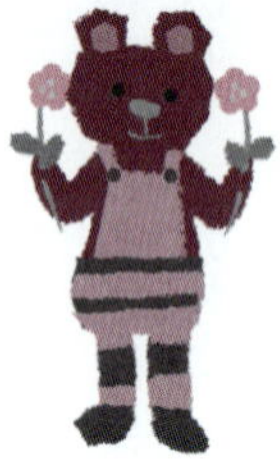

歯のないところがあるので不便

歯がなくなり、日常の食事や会話が不便になった場合は、早めに歯科医院で治療することをおすすめします。

歯を人工的に補うには3つぐらいの方法があります。第一の方法は、なくなった歯の両隣りの歯を加工して人工的な歯を固定する方法です。固定してしまうので、自分の歯と同じような感覚で食事や会話が可能です。この補綴物《ほてつぶつ》をブリッジと言います（273ページ参照）。この方法は両隣りの自分の歯が健康でなければできないことや、1～2本と少数の歯がなくなった場合に限られます。

もう一つの方法は、取りはずしのできる義歯《ぎし》（入れ歯）です。自分の歯が少なくなっても可能です。ただ金属のバネなどがあり、固定式に比べて異物感は強く、見た目も目立つのが欠点です。

第三の方法は、歯がなくなった場所の骨に「インプラント」という人工の歯根《しこん》を植《う》え込む方法です。噛《か》み合わせの条件や骨の条件などでこの方法が使えない場合もあります。

とにかくいろいろな方法がありますので、不便のまま我慢《がまん》しないで、歯科医院でご自分の希望を説明し、よく相談してください。

Q　歯のないところがあっても不便はないのですがこのままでは問題があるのでしょうか?

A　歯がなくなっても数本であれば、日常の食事で不便にならないという人も珍しくありません。しかし、いくつかの理由で不便でなくても、人工的に歯を補っておくべきです。歯がない状態を放置すると、その両隣りの歯が傾き、噛《か》み合わせを失った相手の歯も延びて、全体のバランスが崩れてきま

す。歯のあるほうの側だけで長い間食事をしていると、左右の筋肉も不調和になり、あご（顎）の骨の変形や顎の関節の負担も片寄るという報告があります。

不便はなくても、全体の調和のとれた機能を維持するために、歯のないところは早めに治療しておくべきでしょう。

口や歯がいつもモグモグ動いている

◆オーラル・ジィスキネジア（OD）

「キネジア」は運動という意味で、「ジィス」は不・非・無といった不調を表しますので、「ジィスキネジア」は筋肉の動きが異常になる病気です。特に唇・舌・顎《あご》などの口腔領域《こうくうりょういき》に現れる不随意運《ふずいいうん》動《どう》を「オーラル（口の）・ジィスキネジア」と呼んでいます。口や歯がいつもモグモグ動いている症状なので、外から見てもすぐ異常に気がつきます。

本来ならば自分の意志（随意《ずいい》）でのみ動かすことができるからだの部分に現れる症状なので、運動を制御している脳に関係した疾患だと考えられています。また症状の発現の大部分は、薬剤投与が大きな因子になっていることがわかっています。そう多くはありませんが、特定の基礎疾患や薬物服用の既往《きおう》がない老人性のオーラル・ジィスキネジアが見られ、「老人性OD」と呼ばれています。60歳以上の高齢者の4～7％に現れ、女性に多く、加齢とともに頻度は増加します。

◆ジィスキネジア

抗精神病薬《こうせいしんびょうやく》やL-ドーパというパーキンソン病のための薬を長期間服用することで、ジィスキネジアが発症する場合が多いようです。薬を減らせばジィスキネジアは納まってきますが、パーキンソン病の症状が現れてくるため、ジィスキネジアのコントロールはなかなかむずかしいと言われています。

まず主治医に相談してください。手の震《ふる》えが激しく、歩行も一段と困難になっている場合は、それを改善する薬物療法や外科《げか》療法があります。口の付近だけに現れる場合は、歯科的な問題を抱えている場合も多いので、歯科医師に口《こう》腔《くう》内の状態をチェックしてもらってください。

歯科治療も困難をともなうことが多いのですが、不調な義歯を直したことでモグモグ運動がかなり改善され、それにともなって手足の震えも軽減したという報告もあります。咀嚼《そしゃく》や発音を改善することは、本人がいつもかかえている精神的な劣等感からも解放されるという効果も、意外に大きなもののようです。

Q チェックしたことはありますか？

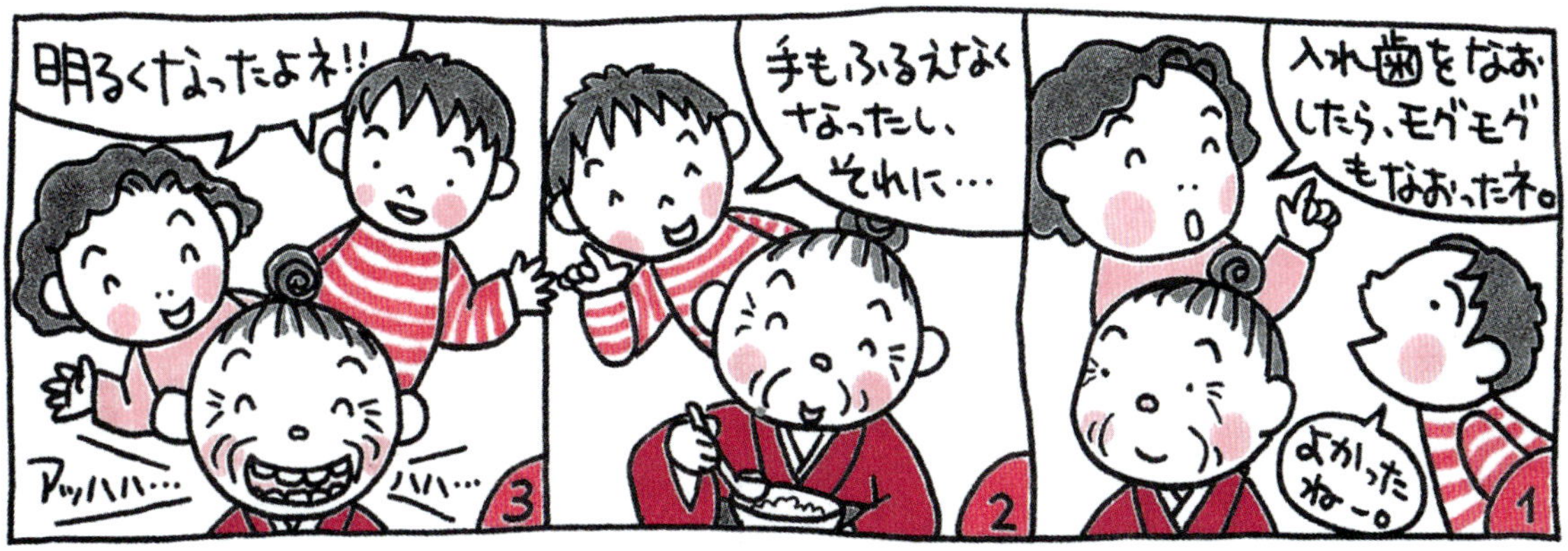
入れ歯をなおしたら、モグモグもなおったネ。
よかったねー。
1
手もふるえなくなったし、それに…
2
明るくなったよネ!!
アッハハ…
ハハ…
3

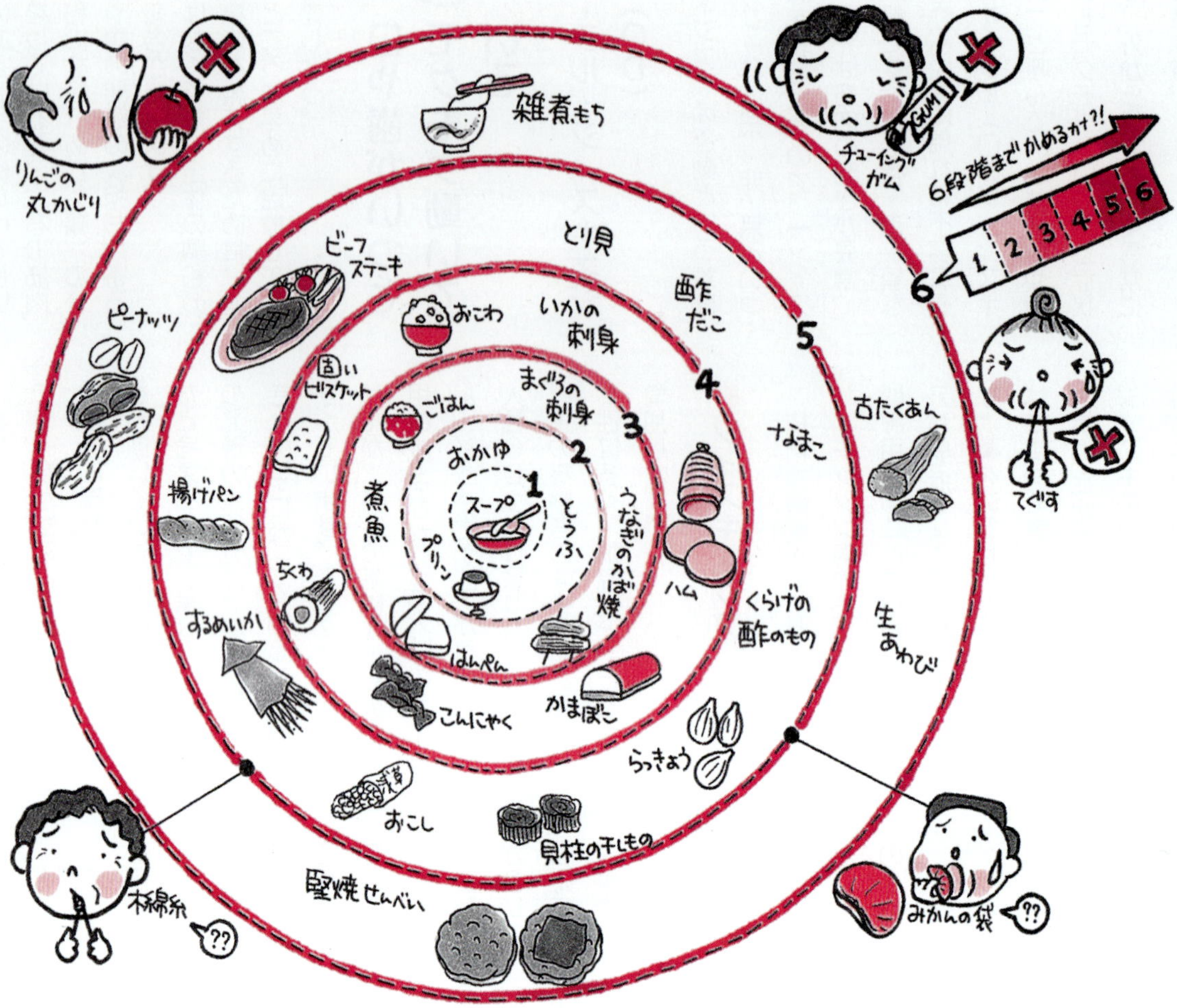

山本式咬度表

本来は，作られた総入れ歯でどんな物が食べられるのかをチェックするための表で，×印は食べたり，やらないほうがいいもので，？？印は「入れ歯の作り方次第では，できないことではない」と，この表の考案者山本為之先生の言.

A

ご自分の食事で、噛《か》めているかどうかは主観的にはおおよそわかると思いますが、歯が悪くなると無意識に噛めそうな物にしか箸《はし》をつけないという傾向があります。そうした場合には、自分では噛《か》めていると思っていても、バランスの良い栄養をとるための食事がきちんとできているかは疑問になります。やはりチェックする必要があります。

歯が少し悪くなってご自分で心配な人は、家族のなかで自分の噛めるものが片寄っていないかをチェックしてもらってください。

歯科では「山本式咬度表《やまもとしきこうどひょう》」というチェック表が有名です。ためしてみてください。これは義歯を入れる前と義歯を入れた後で、「噛《か》め方」の比較をするにも有効です。

（宮地　建夫）

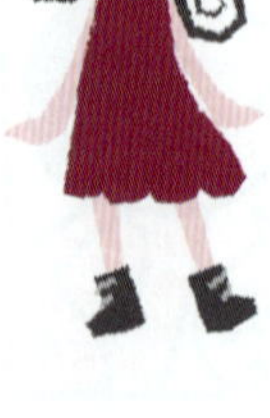

コラム：歯槽骨の役割と変化

歯が失われ、傷が治ったあとの場所は少し盛り上がった土手状になっています。それを歯科では「歯槽堤《しそうてい》」とか「顎堤《がくてい》」と呼んでいます。この土手の形や固さが、その上に乗る義歯の安定や義歯の噛《か》み具合に影響してきます。高く、幅のある立派な歯槽堤の場合はよく吸いつき、噛んだ時にも安定し、よく噛める義歯ができます。しかし、人によっては平らな歯槽堤になってしまう場合もあります。そのような歯槽堤では安定した義歯を作るのが困難になります。

歯槽堤《しそうてい》の大小（高い・低い）は一つは歯がなくなってからの時間に関係します。歯がなくなると徐々に歯槽堤の内部にある歯を支えていた骨が自然にやせてくるからです。義歯を入れず適度な力が加わらないと、骨のやせ方が速くなると言われています（廃用性萎縮《はいようせいいしゅく》）。逆に義歯を入れていても、合っていない義歯で部分的に強すぎる力が加わると骨のやせ方が速くなります。食いしばりの強い人も骨のやせ方が速くなるようです。

歯が抜ける前にその歯が重度な歯周病《ししゅうびょう》（歯周疾患《ししゅうしっかん》）に罹《かか》っていた場合、歯の周囲の骨は歯周病のために吸収し、歯がなくなったとき、貧弱な歯槽堤しか残らないという結果になります。

歯を不用意に抜歯するのは避けたいものですが、保存できる可能性のなくなった歯は、抜歯《ばっし》することにより健全な歯槽堤を確保するという選択も必要になります。歯周病でない歯は、歯の根だけでも残っていると、歯槽堤の高さや幅がやせずにすみますから、可能性のある歯は極力残す努力が必要です。

（宮地　建夫）

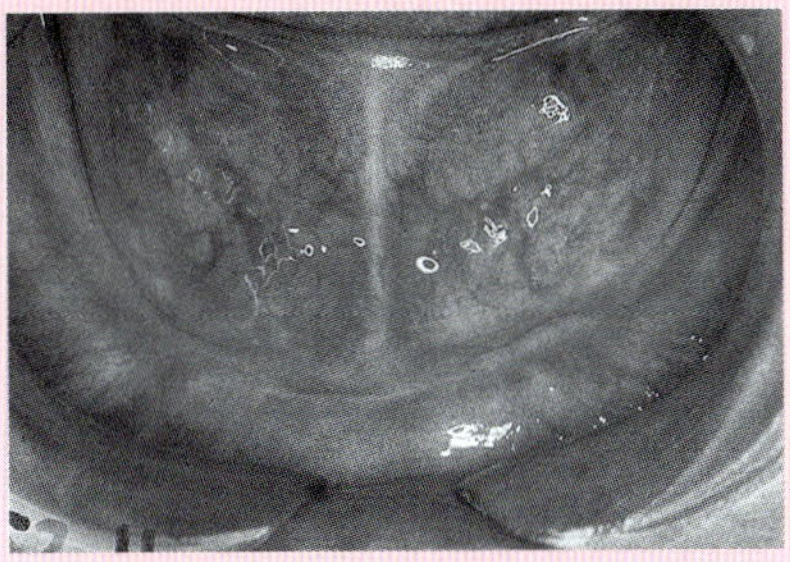

やせ細った顎堤

舌・その他

◆舌の表面が黒い

口をあけると見える舌の表面を舌背《ぜっぱい》と呼び、乳頭《にゅうとう》と呼ばれる密集した特殊な粘膜でおおわれており、健康な舌背の粘膜は淡紅色です。

舌乳頭《ぜつにゅうとう》が伸びて、舌の表面に毛が生えたように見えるものを毛舌《もうぜつ》と言い、さまざまな原因で白色から茶褐色や黒色になり、菌交代現象《きんこうたい》による口腔内細菌叢《こうくうないさいきんそう》の変化がおもな原因と考えられます。なかでも、黒色に見えるものを黒毛舌《こくもうぜつ》と言います。

特にカンジダ菌が異常に増殖《ぞうしょく》して、黒色の色素を産生すると考えられます。抗菌薬やステロイド剤が誘因《ゆういん》になることが多いようです。ほかには、タバコ、飲食物、有色の薬剤で舌に種々の着色を見ますが、胃腸障害、糖尿病なども背景にあるようです。原因が明らかでないこともあります。

症状はほとんどなく、鏡で見て気付くことが多く、口臭《こうしゅう》の原因になります。いずれも原因となりうるものをやめながら経過をみて、口腔内《こうくうない》の清掃に努めることが肝心です。1～2週間様子をみても変わらないときは、医療機関を受診しましょう。

◆舌の表面が白い

舌《ぜっ》カンジダ症と舌白板症《ぜつはくばんしょう》が心配ですね。

真菌感染《しんきんかんせん》により口腔《こうくう》粘膜に点状、斑状《はんじょう》の偽膜様白苔《ぎまくようはくたい》が生じているものを口腔《こうくう》カンジダ症と言いますが、義歯《ぎし》（入れ歯）の接触する粘膜などでは赤くただれたような状態で見られることもあります。白色の偽膜の場合は容易に剥離《はくり》され、露出した粘膜には発赤《ほっせき》やビランが見られますが、慢性化すると偽膜は厚くなり、白板症《はくばんしょう》と見分けがつきません。

抗菌薬《こうきんやく》やステロイド剤の長期内服や、免疫不全《めんえきふぜん》などで身体の抵抗力が減弱している場合に発症しやすくなります。誘因《ゆういん》を排除し、ヨード剤や抗真菌剤《こうしんきんざい》で十分にうがいすることが必要となります。医療機関を受診しましょう。

舌の粘膜に周囲よりやや隆起して不定形の白斑《はくはん》が生じ、摩擦しても除去できないものを舌白板症《ぜつはくばんしょう》と言います。前《ぜん》がん病変《びょうへん》（がんが生じる可能性の高い病変）の代表で高齢者に多く、放置すれば数%ががん化すると言われています。組織検査によってがん化の有無を検索する必要があり、時に外科的切除《げかてきせつじょ》が必要となりますので、医療機関を受診しましょう。

◆舌の表面がつるつる

舌の表面が赤く平らでつるつるした状態を、赤色平滑舌《せきしょくへいかつぜつ》と言います。

舌全体がひりひりしたり、食べ物がしみたりして、味覚《みかく》の異常や飲み込みにくさなどの症状をともなうこともありますが、舌乳頭《ぜつにゅうとう》の萎縮《いしゅく》や消失のためです。

これは、鉄欠乏性貧血、ビタミンB_{12}の欠乏によって起こる貧血（悪性貧血）、ビタミンB複合体欠乏症、シェーグレン症候群（口の渇き、眼の乾燥などの症状が現れる自己免疫疾患《じこめんえきしっかん》）などの全身疾患の口腔《こうくう》症状として現れます。

舌の炎症にはうがい薬や保湿剤などで対応し、同時にむし歯（齲蝕《うしょく》）や歯周病（歯周疾患）が悪化しないように、ブラッシングなどケアが必要です。

原因に合わせて、鉄剤の投与やビタミンB複合体など、欠乏している栄養素の補給で症状は改善します。

ビタミンB_{12}欠乏症は、消化管からの吸収に不可欠な内因子が欠乏している悪性貧血や胃全摘術後《いぜんてきじゅつご》に現われ、ビタミンB_{12}は経口《けいこう》では吸収されにくいので注射での補給が必要です。

つるつる舌を見つけたときは、口腔《こうくう》ケアのために歯科、そして全身疾患の診断と治療のために内科の受診とが必要です。

◆喉《のど》に魚の骨が刺さった

喉《のど》に刺さった魚の骨を取るには、その場で咳《せき》をして刺さった骨を出してみることも良いでしょう。呼吸ができるようなら、危急な生命への危険はないと思われます。

骨が刺さった場合、固形物といっしょに飲み込ませるとさらに深く粘膜を傷つけるおそれがあり、すすめられません。刺さっている箇所が化膿《かのう》する場合もあります。痰《たん》などに血液が混じるようであれば、深く刺さったことが考えられますので、医療機関への受診を急ぎましょう。

通常は自然に取れることもあるので、様子をみることもあります。何らかの方法で除去しようとすると、口腔《こうくう》や咽頭《いんとう》を傷つけるので、無理をしないことです。しかし様子をみすぎると、刺さったところが腫《は》れてきて取りにくくなることがあります。

異常を感じて治《なお》りにくいと思われるときは、医療機関で内視鏡《ないしきょう》などで除去することが必要となることもあります。口腔外科《こうくうげか》や耳鼻咽《じびいん》喉科《こうか》などの医療機関を受診しましょう。受診時には、刺さったと思われる大きさの骨があると除去時の参考となりますので、持参してみることも良いでしょう。

◆歯肉《しにく》（歯《は》ぐき）からときどき出血がある

歯《は》ぐきからの出血の原因には、局所的なものと全身的なものとがあります。

歯肉出血の原因のなかでもっとも多いのは、局所の問題である歯肉の炎症です。歯石《しせき》や歯垢《しこう》（プラーク）の沈着から、歯肉に慢性炎症が生じて出血する歯周炎《ししゅうえん》や、細菌やウイルス感染による歯肉炎《しにくえん》が原因です。歯科医療機関を受診しましょう。

また、止血機構や血管壁《けっかんへき》などの全身的な原因によって歯肉出血が生じることもあります。血小板《けっしょうばん》の破壊（特発性《とくはつせい》血小板減少性《けっしょうばんげんしょうせい》紫斑《しはん》病《びょう》）、生産低下（再生不良性貧血、

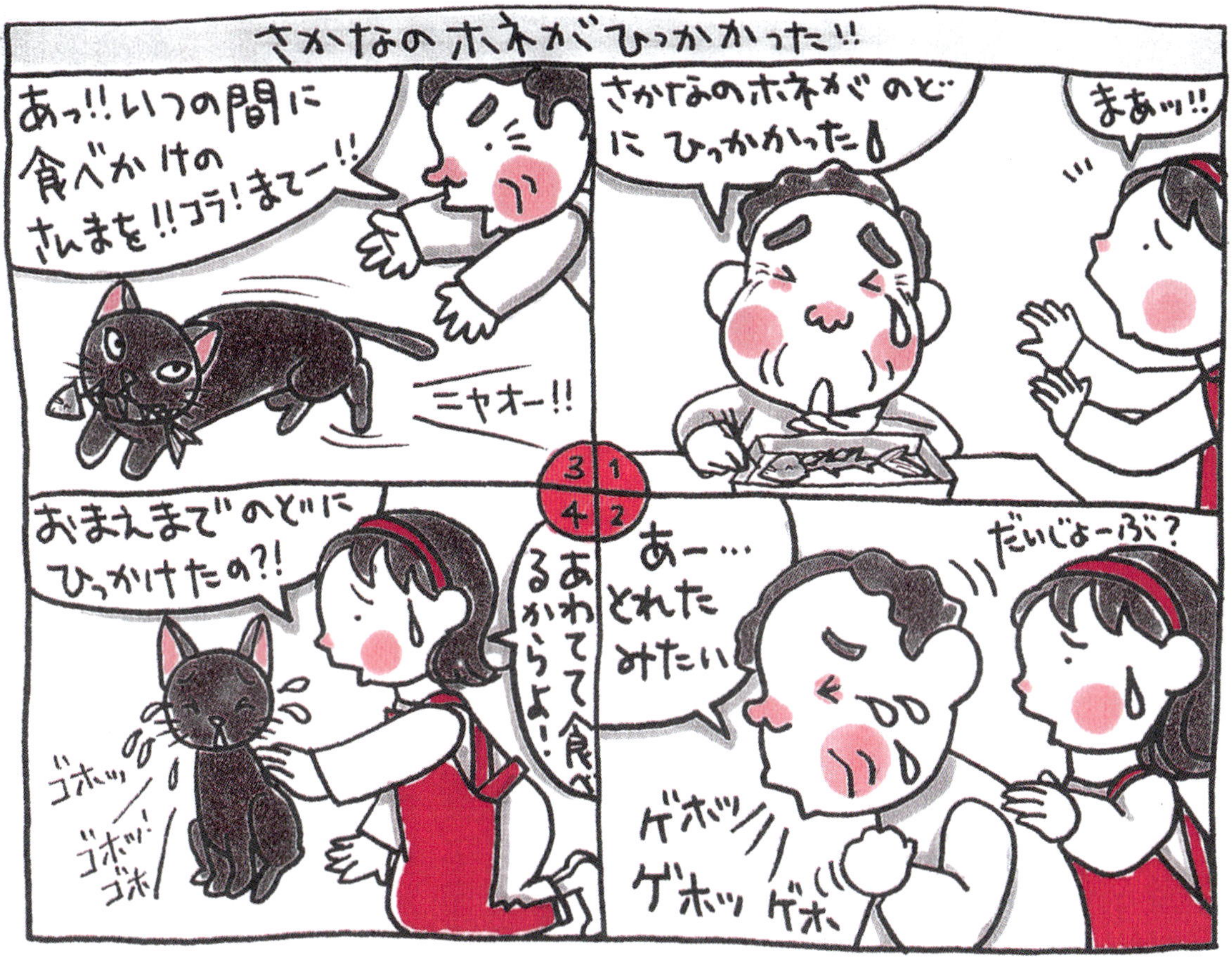
さかなのホネがひっかかった!!
さかなのホネが のどにひっかかった
まあっ!!
だいじょーぶ?
あー…とれたみたい
ゲホッ
ゲホッ ゲホ
あっ!!いつの間に食べかけのさんまを!!コラ!まてー!!
ニャオー!!
おまえまでのどにひっかけたの?!
あわてて食べるからよ!
ゴホッ
ゴホッ!ゴホ

急性白血病《はっけつびょう》)、機能異常(慢性骨髄《こつずい》性白血病、解熱鎮痛剤《げねつちんつうざい》の長期服用)、ビタミンKの欠乏による血《けつ》液凝固因子《えきぎょうこいんし》の減少(肝機能障害)、先天的欠乏(血友病《けつゆうびょう》)あるいは抗血栓薬《こうけっせんやく》などで起こることもあります。特に白血病は、比較的早期に歯肉出血が出現することがあります。他部位の出血もともなうことがありますので、打ち身の覚えのないところ、たとえば上腕《じょうわん》の内側の皮下出血《ひかしゅっけつ》はないでしょうか。あるときは早めに医療機関に行きましょう。このように歯科疾患が原因とは思われない歯肉出血は、医療機関で血液検査(末梢血《まっしょうけつ》、出血・凝固《ぎょうこ》検査)を受けることが大切です。

◆口の中・唇が乾く

高齢になるに従い、唾液分泌は減少し、口腔《こうくう》が乾燥するようになりますが、これ以外にも口呼吸、唾液腺疾患、口腔への放射線照射、あるいは薬物(抗ヒスタミン剤、抗うつ剤など)の副作用、内分泌や代謝《たいしゃ》異常、日常的な不安緊張や怒りなどで口腔乾燥《こうくうかんそう》が生じることがあります。特に、糖尿病患者の口渇《こうかつ》はよく知られています。

口の中を見て、下あご(下顎《かがく》)の前歯《ぜんし》の内側(舌側《ぜっそく》)に唾液の泡があるようであれば唾液の分泌は大丈夫でしょう。

乾燥が持続したり、進行すると、粘膜が荒れて出血しやすくなります。さらに、咀嚼《そしゃく》や嚥下《えんげ》(飲み込み)だけでなく、味覚も障害され、会話も円滑にできず、義歯(入れ歯)の保持もむずかしくなります。口腔乾燥すると、むし歯(齲《う》蝕《しょく》)もできやすくなります。

歯科、口腔外科《こうくうげか》などの医療機関を受診して、唾液の量を測定してもらい、口腔乾燥《こうくうかんそう》の原因をつきとめ、除去することが肝心です。

原因がわからないときなど、対《たい》症療法《しょうりょうほう》として、食事をよく噛《か》むこと、人工唾液《じんこうだえき》の使用、唾液腺ホルモン製剤や漢方薬の内服も効果があります。

(式守　道夫)

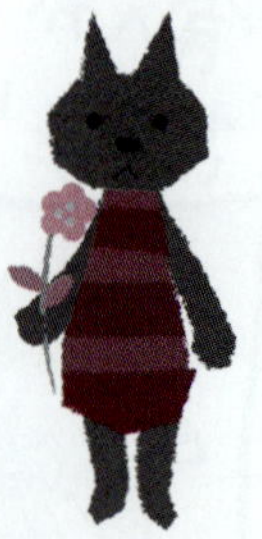

◆唾《つば》を飲むと痛い

この症状は、嚥下痛《えんげつう》と呼ばれるもので、唾《つば》に限らず物を飲み込むときに生じる痛みです。多くは下《か》顎大臼歯部《がくだいきゅうしぶ》、扁桃部《へんとうぶ》、舌の後方部あるいは軟口蓋部《なんこうがいぶ》（上あごの奥の柔らかい部分）に炎症がある場合に見られるものです。たとえば、親知《おやし》らず（智歯《ちし》）周囲の歯肉《しにく》に炎症が起こる下顎智歯周囲炎《かがくちししゅういえん》や、扁《へん》桃腺炎《とうせんえん》、扁桃周囲膿瘍《へんとうしゅういのうよう》、ウイルス性口内炎《こうないえん》（ヘルペスウイルスやコクサッキーウイルス）などに見られる症状です。

これらは細菌やウイルス感染による炎症ですが、治療目的で下顎《かがく》の親知らずや大臼歯《だいきゅうし》を抜歯することによる機械的な刺激で起こる炎症でも見られます。

抗菌薬や消炎剤を服用したり、イソジンなどのうがい薬を用いることにより症状が改善するのが普通です。

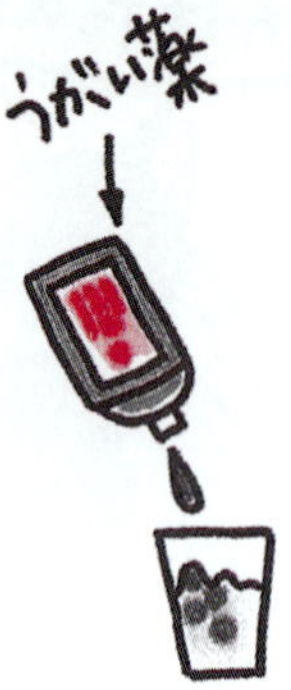

◆口の中に潰瘍《かいよう》がある

潰瘍《かいよう》とは、口腔粘膜上皮《こうくうねんまくじょうひ》が欠損し、粘膜下組織が露出した状態を言います。

多くは炎症や外傷により生じますが、ときに悪性腫瘍《あくせいしゅよう》（がん）の症状として現れる場合もあります。炎症性のものには、孤立性《こりつせい》アフタ、再発性《さいはっせい》アフタ、アフタ性口《こう》内炎《ないえん》、梅毒《ばいどく》や結核《けっかく》などがあり、外傷性のものには、鋭利なむし歯（齲蝕《うしょく》）や義歯などが原因で起こる褥瘡性潰瘍《じょくそうせいかいよう》があります。

アフタは、発赤《ほっせき》と痛みをともなう米粒大の潰瘍で、普通1～2週間で自然に治りますが、ベーチェット病の部分症状として現れる再発性アフタやウイルス感染によるアフタ性口内炎がありますので、専門医による診断と治療が必要です。

褥瘡性潰瘍《じょくそうせいかいよう》は、原因を取り除くことにより治りますが、なかなか治らない潰瘍ができたときには、がん、結核、梅毒の鑑別が必要ですので、できるだけ早く口腔外科《こうくうげか》のある病院を受診することをおすすめします。

◆食事のとき頬《ほほ》が痛む

食事は味覚《みかく》による唾液《だえき》の分泌が消化を助け、種々の筋肉と歯が食物を噛《か》み砕き、飲み込むという一連の動作です。高齢者では唾液の分泌が低下するとともに、自分の歯も失われ、歯がないままか、あるいは義歯を入れて食事をすることになります。したがって、義歯の不調により頬粘膜《きょうねんまく》を誤って噛んだり、咀嚼筋《そしゃくきん》のアンバランスにより、顎関節《がくかんせつ》や咬筋《こうきん》に変調をきたしたりするために痛みを生ずることがあります。

また、頻度は低いのですが、耳《じ》下腺炎《かせんえん》や耳下腺唾石《じかせんだせき》があるために痛むことも考えられます。

◆口内炎《こうないえん》ができやすい

口内炎《こうないえん》とは、一般に口腔粘膜《こうくうねんまく》全体に起こる炎症であり、歯肉だけのときは歯肉炎《しにくえん》、舌だけのときは舌炎《ぜつえん》と呼びます。

口内炎の原因は、局所的なもの、全身的なもの、原因不明なものなどさまざまです。口内炎ができやすい場合とは、その多くが全身的な抵抗力の低下あるいは免疫《めんえき》反応《はんのう》が関係して起こるもので、再発性アフタは代表的なものと言えます。

そのほか、原因の比較的明らかなものにはウイルス性口内炎、薬物アレルギーによる多形滲出性紅《たけいしんしゅつせいこう》斑《はん》、自己免疫疾患《じこめんえきしっかん》による天疱瘡《てんぽうそう》や類天疱瘡《るいてんぽうそう》、紡錘菌《ぼうすいきん》やスピロヘータの感染による壊死性潰瘍性口内炎《えしせいかいようせいこうないえん》や壊疽性口内炎《えそせいこうないえん》、急性偽膜性《きゅうせいぎまくせい》カンジダ症などがあり、原因不明なものには扁平苔癬《へんぺいたいせん》があります。

局所的には、むし歯や不良義歯、金属アレルギーが症状を悪くする場合があります。

（浦出　雅裕）

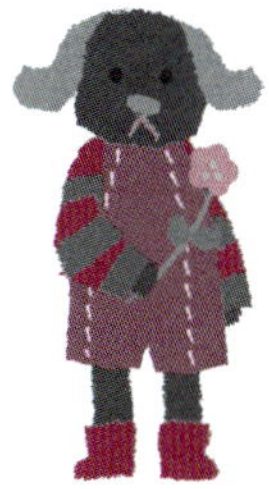

口の中のがん

◆前《ぜん》がん病変《びょうへん》とは

「前《ぜん》がん病変《びょうへん》」という名称そのものを見ますと、たしかに「がん」という文字が入っています。そのために、これをそのままイコール「がん」なのではないかと考える方も多いかもしれません。しかし、この「前がん病変」の定義を学術的に調べてみますと、その時点では「がん」ではないが、「がん」に移行する可能性のある病変とされています。要するに、「前がん病変」と呼ばれる病変は「がん」ではないのですが、放置するとある一定の割合で「がん」に変わっていく可能性がある病変ということになります。

口腔内《こうくうない》の前がん病変の代表には、「白板症《はくばんしょう》」があります（**図11**）。通常、口腔内の粘膜は皮膚のように角質層《かくしつそう》を作ることはないのですが、白板症では粘膜の一部に異常が生じて角質層を作るために白い病変として観察されます。

原因としては、加齢《かれい》にともなう唾液の分泌低下から粘膜が委縮《いしゅく》することや、長年の喫煙にともなう刺激で角質層の形成が異常に亢進することなどが考えられています。

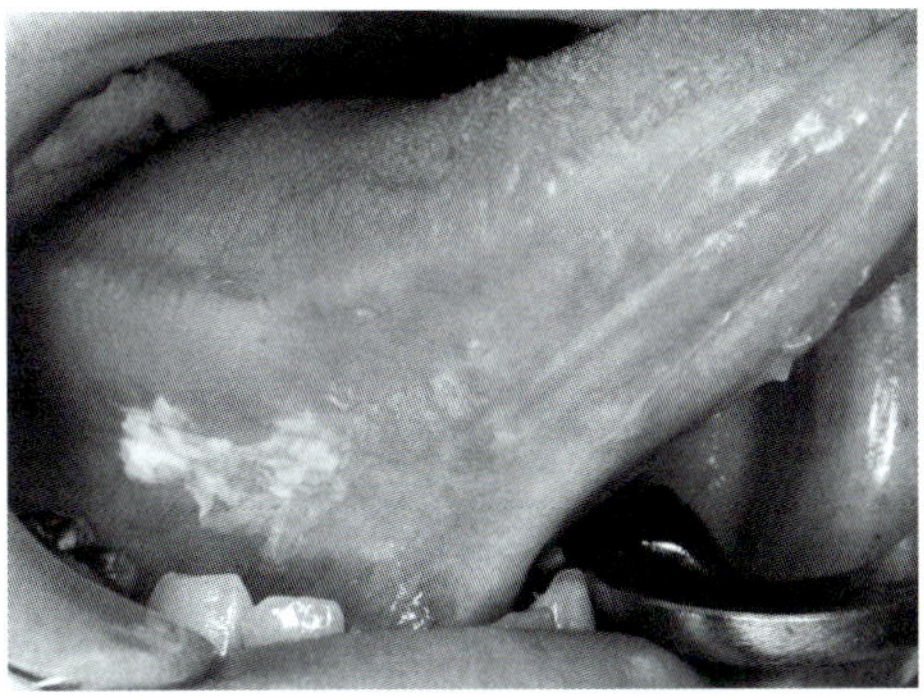

図11　舌の白板症

白板症と一口に言ってもその種類はさまざまですので、一概にすべてがん化するとは言えません。がん化をしやすい白板症か、そうでないかは、組織を一部切り取って顕微鏡で細胞の形態を観察する「生検《せいけん》」と呼ばれる検査が必要になります。

白板症は白い前《ぜん》がん病変《びょうへん》ですが、赤い前がん病変もあって、そちらは「紅板症《こうばんしょう》」と呼びます。紅板症は白板症よりもずっと頻度は低いですが、がん化の比率は非常に高く、紅板症そのものをすでにがんと呼ぶべきであるとする学者もいます。

◆口腔《こうくう》がん

「がん」と言いますと、胃がんや肺がんをイメージしますが、口腔内にもがんは発生します。前項で述べたような前《ぜん》がん病変《びょうへん》を経て口腔がんが発生する可能性があることはもちろんですが、いきなりがんとして発生する場合もあります。もっとも発生頻度の高い部位は舌（**図12**）ですが、頬《ほほ》の粘膜や歯ぐき（歯肉《しにく》）、上あご（上顎《じょうがく》）など、どの部位にもがんは発生します。

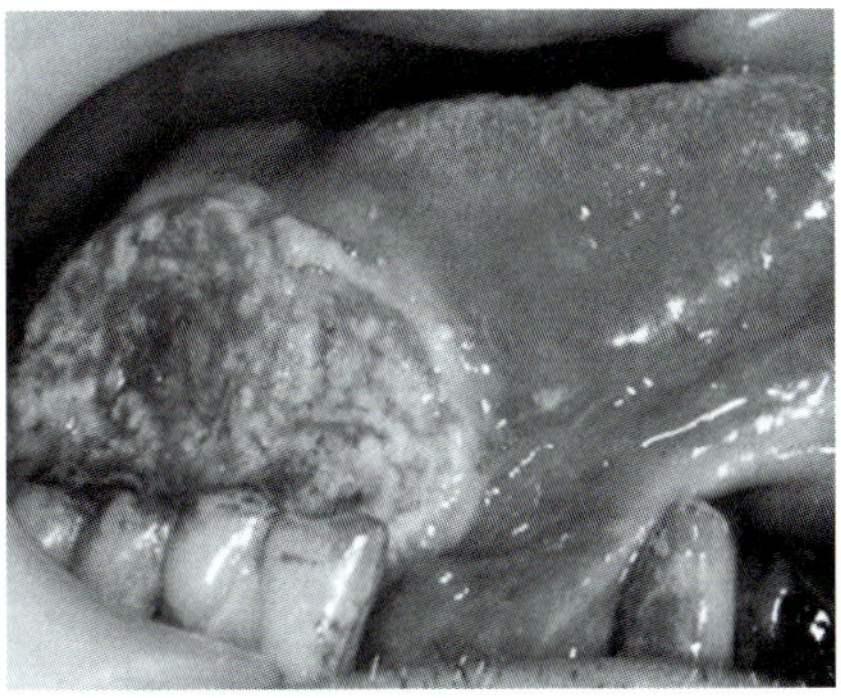

図12　舌がん

いわゆる中高年と呼ばれる40歳代から60歳代にかけてが口腔《こうくう》がんの好発年齢とされてきましたが、最近では平均寿命の延長にともない、高齢期での発症も増加傾向にあります。口腔がんと言ってもその種類はさまざまですが、もっとも多いのは「扁平上皮《へんぺいじょうひ》がん」と呼ばれるもので、これが口腔がんの約9割を占めます。

◆口腔《こうくう》がんの治療

口腔《こうくう》がんの治療に特殊なものはなく、多くの施設で以下の3つの治療法が行われています。その3つとは、1．手術療法《しゅじゅつりょうほう》、2．放射線《ほうしゃせん》治療《ちりょう》、3．化学療法《かがくりょうほう》、です。

現在もっとも根治性《こんじせい》の高い治療法は、1．の手術で切除する方法とされています。

手術療法は文字通り病変を切除する治療法ですが、がんの部分を切除しただけでは十分とは言えない場合もあり、特に頸《くび》のリンパ腺《せん》にがんが転移《てんい》している可能性がある場合には、頸《くび》のリンパ腺を取り除く手術（頸部郭清術《けいぶかくせいじゅつ》）も同時に行わなければならないことがあります。

また、切除しなければならない臓器組織の量が多い場合には、切除後の傷の閉鎖や顔の変形の防止、のみ込みや発音への影響をできるだけ軽減する目的で、腕の皮膚や腹部の筋肉、皮膚、足の骨や肩甲骨《けんこうこつ》などを、それらを栄養する血管とともに血液の供給を維持した臓器として移植《いしょく》する手術が同時に行われる場合もあります。

2．の放射線治療はがんの病巣《びょうそう》部に放射線を照射《しょうしゃ》し、がんを段階的に壊死《えし》させ、正常組織に置き換わらせていく治療法です。がんがまだあまり大きくなく、首のリンパ腺への転移もない場合には、手術で切除してしまうよりも臓器への影響が少ないため、この放射線治療が選択される場合が多いようです。

放射線治療には、放射性物質を含有する針や金属の粒をがんの組織内に埋め込んで照射する組織内照射という方法と、レントゲン撮影のように体の外から放射線を当てる外部照射という方法の2つがあります。

3．の化学療法というのはいわゆる抗《こう》がん剤《ざい》と呼ばれる薬剤による治療法のことで、内服薬や注射などによって投与されます。手術や放射線と違って全身に投与されるので、副作用が問題になることがあります。

これら3つの治療法は、がんの進行の程度に応じて組み合わせて行われたりします。

◆口腔《こうくう》がんの早期発見法

前項でも口腔《こうくう》がんの治療でもっとも根治性の高いのは手術療法であることを述べましたが、がんの進行が進めば進むほど切除しなければならない臓器組織の量は当然多くなるため、その範囲が重要臓器に及ぶ場合には手術はできないという可能性もあります。そうならないようにするため、また手術になったとしても、切除で喪失《そうしつ》する組織量をできるだけ少なくして術後の生活の質を下げないためにも、早期発見は非常に重要です。

最近では、近隣の歯科医院などで口腔《こうくう》がん検診を定期的に行っている地域も増えてきています。自分の口の中というのは鏡などを使ってもなかなかよくは見えないことが多いので、歯科医院へ定期的に受診して検診をしてもらうのが賢明でしょう。しかし、近隣の歯科医院で必ずしも口腔がん検診を実施しているとは限りません。なんといってもご自身の体ですから、ご自身でチェックすることが原則です。

一般的にがんは、病変《びょうへん》はあるのに、しみる、痛いなどの症状に乏しいことが多いので、まず口の中をよく観察することが重要です。たとえば、口内炎《こうないえん》があるのに痛くない、しみないなどは注意が必要です。先に述べた白板症《はくばんしょう》のような前がん病変《ぜんがんびょうへん》を見つけた場合には、それをいくら眺《なが》めていてもがんに移行しやすい白板症なのかどうかはわかりませんから、迷わず口腔《こうくう》外科《げか》のある医療機関を受診し、生検《せいけん》という検査を受けてください。また、赤い病変の場合には紅板症《こうばんしょう》の可能性がありますから、早期に口腔外科を受診するようにしましょう。さらに、がんは病変の周囲にしこりをともなうことが多いので、口内炎《こうないえん》を見つけてその周囲にしこりを触れる場合には、かなり要注意です。

◆口内炎《こうないえん》との違い

口内炎《こうないえん》には、適合の悪い入れ歯

（義歯《ぎし》）や歯の詰め物（充填物《じゅうてんぶつ》）、あるいはとがった歯の先端や入れ歯の針金などがこすれてできる褥瘡《じょくそう》によるもの（図13）と、原因が判然としていないアフタによるものがその代表としてあります。いずれも接触や刺激によって痛みをともなうことが多く、がんによる口内炎よりも見た目には表面やへりの部分がきれいであることが多いです。褥瘡《じょくそう》による口内炎は、褥瘡の原因になっているものを取り除けば速やかに治癒《ちゆ》に向かいます。また原因がよくわかっていないアフタでも通常は1週間程度で治癒していきます。

がんによる口内炎《こうないえん》は拡大や進行こそしますが、治ること、あるいは治る方向に変化することはまずありません。また、病変の状態が明らかに日によって違う、あるいは変化するものも多くの場合はがんではありません。さらに、前項でも述べましたが、がんによる口内炎であれば、その周囲にしこりをともなうことが多いので、その点を注意して観察すれば、がんによる口内炎を見落とすことは少ないでしょう。

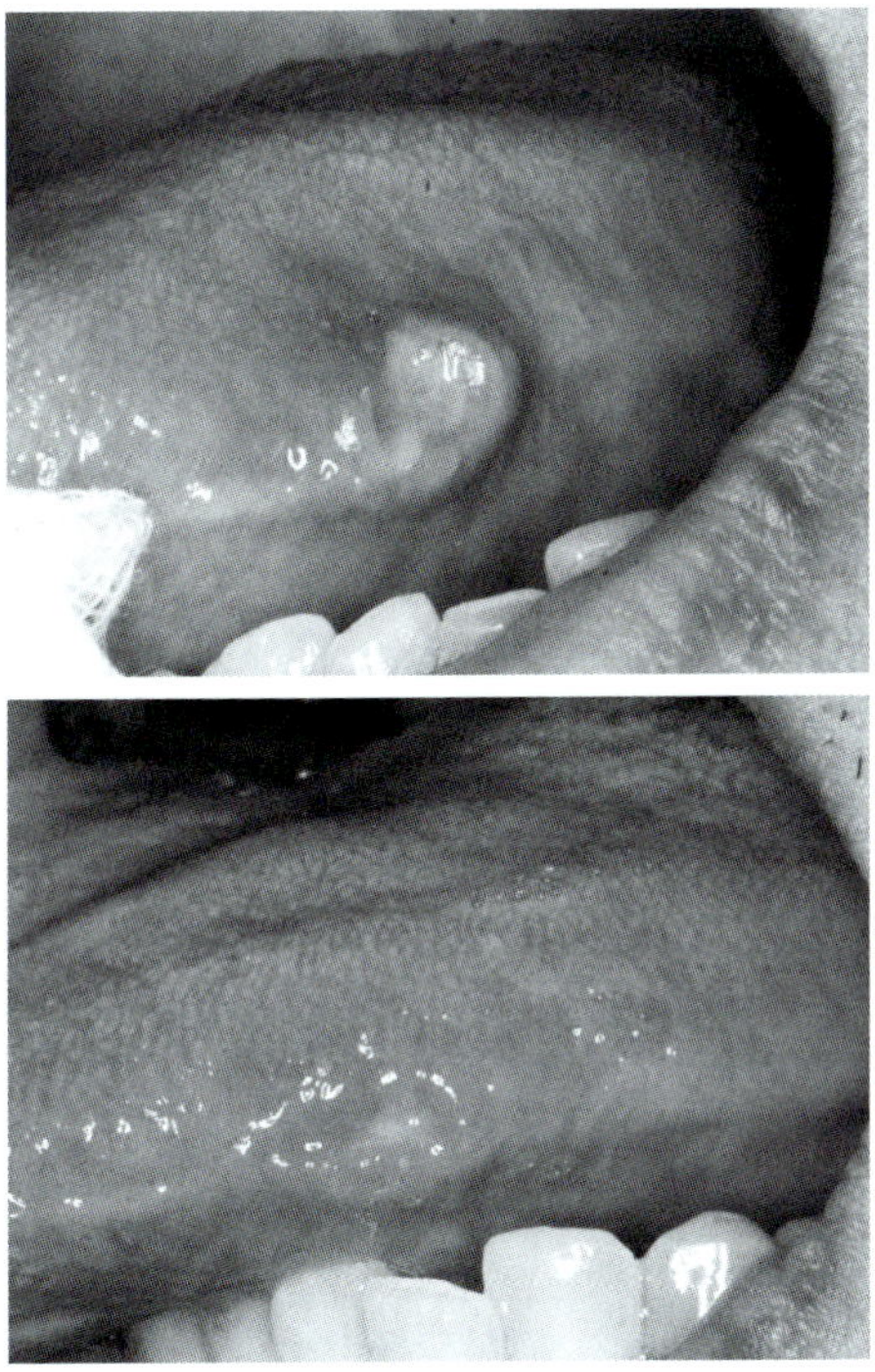

図13　褥瘡による口内炎。下は経過観察1週間後

◆口腔《こうくう》がん治療後（中）に歯科治療を受けるときの注意

特に注意を要するのは、放射線治療を受けている場合です。放射線はがんを壊死《えし》させるために照射《しょうしゃ》しますが、がんの周囲にある正常な組織にもダメージを与え、その治癒力《ちゆりょく》を低下させてしまう作用があります。放射線治療を受けた後に、どれくらい期間を経ていれば放射線の影響がなくなるかという問題に対して、今のところ明確な見解は出されていません。したがって、放射線治療を受けていることを申告せずに、安易に歯科医院で抜歯処置などを受けてしまうと、抜歯した創部《そうぶ》が治らず、そのまま難治性《なんちせい》のあごの骨の炎症（骨《こつ》髄炎《ずいえん》）に移行する可能性が高くなります。このような事態にならないためにも、自身による口腔《こうくう》ケアと抜歯にまで至らない早期歯科治療を受けることが重要になります。

次に、化学療法を受けている場合には、全身状態にダメージが及んで抵抗力が低下しています。歯科治療を受けるには、一度ダメージを受けた全身状態が、どの程度回復しているかを評価する必要があります。感染性疾患のほとんどは歯に原因があると言われており、化学療法で全身の抵抗力が低下した状態で安易に抜歯や歯石除《しせきじょ》去《きょ》、歯の根の治療などを受けると、それが原因で全身の感染症を引き起こす可能性があります。

最後に、手術で舌やあごの骨を大きく切除されている場合には、飲み込みの反射や機能が通常よりも低下しているので、歯の詰め物やかぶせものを装着《そうちゃく》する際に、それらを誤って飲み込んでしまったり、気管の中に吸い込んでしまったりしないように注意をする必要があります。

（原田　清）

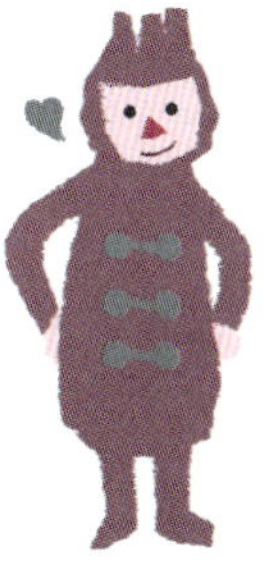

味覚異常《みかくいじょう》

Q 味覚異常《みかくいじょう》の原因と治療法について教えてください

A

味覚異常《みかくいじょう》とは

食べ物や飲み物の味覚《みかく》を起こす物質が舌《ぜつ》表面にある味蕾《みらい》で感じ、脳の舌の体性感覚領《たいせいかんかくりょう》にその刺激が到達し、甘い、苦い、辛い、酸っぱい、旨味《うまみ》などの味として認識します。つまり、味覚異常は、唾液の性質や分泌低下や味覚の伝達路の異常などと関連して起こります。

高齢者の約37％が味覚検査で味覚異常を認め、味覚異常者は非異常者に比べて総唾液分泌量も低下しているようです。味覚異常は高齢者にとって重要な問題です。

加齢によって腸管吸収能《ちょうかんきゅうしゅうのう》の低下が指摘されていて、60歳以上の男性高齢者では31・1～50・15％が、女性では12・2～25・6％で血《けつ》色素《しきそ》量低下が指摘されており、貧血が高齢者では問題となっていますが、高齢者だけが鉄、亜鉛、銅の摂取量が特に低下しているわけではないようです。ただし、亜鉛欠乏は味覚障害になりますし、唾液分泌能の低下や、歯の喪失《そうしつ》による咀嚼《そしゃく》能力の低下も味覚障害の原因になります。

いずれにしろ偏食《へんしょく》を直し、亜鉛などの微量な元素類の欠乏が起こらないように、高齢者も注意することが肝心のようです。

味覚障害の原因と対策

①全身疾患による味覚障害

糖尿病・胃切除・肝疾患・腎疾患などの全身疾患で、味覚障害が起こることがあります。味覚障害だけにとらわれないで、診断治療することが大切です。

②薬剤による味覚障害

薬による味覚障害があります。降圧《こうあつ》利尿剤《りにょうざい》・抗ヒスタミン剤・抗菌薬・制がん剤・副腎皮質《ふくじんひしつ》ホルモン剤などの長期連用・併用での味覚障害があります。病院でいただく薬を替えたら味覚障害が起こったなどの例もありますので、服用しているお薬にも注意しましょう。

③食事の内容による味覚障害

亜鉛などの微量元素が、味覚には重要な役割を果たします。偏食、朝食抜き、手軽なファストフードやコンビニの弁当で食事を済ますという食生活を続けたり、生活習慣病を改善しようと無理なダイエットしたりすると亜鉛欠乏症になりやすくなるでしょう。日本では亜鉛欠乏の治療薬はありませんので、亜鉛を含む食品(カキ、魚卵、緑茶、卵黄、海草、玄米、ゴマ、小魚など）を摂《と》るか、サプリメントの活用があります。

④口腔《こうくう》や唾液腺《だえきせん》の病気による味覚障害

舌炎《ぜつえん》や舌苔《ぜったい》（舌をおおう苔《こけ》)・口内乾燥症・かぜなどや、病気やがんの放射線治療でも味覚障害が起こります。一度、歯科・口腔外科《こうくうげか》などで確認しましょう。

⑤原因がわからない味覚障害

うつ病や精神的ストレスなども、心因性味覚障害《しんいんせいみかくしょうがい》を生じます。②にもあります薬剤性味覚障害も考えられます。

Q 舌の痛みの原因と治療法について教えてください

A

①アフタ性口内炎《こうないえん》

粘膜に、淡黄色の口内炎で、周囲に赤い縁《ふち》取りのある場合の多くはアフタ性口内炎です。ピリピリと刺すような痛みがあり、舌尖《ぜっせん》部《ぶ》、舌の裏にできやすいです。

1週間程度で改善しますが、食事にも支障がでるようなときには軟膏や口腔用貼付剤《こうくうようちょうふざい》を局所に貼り付けて、口内炎をカバーして刺激痛を改善して治癒《ちゆ》を待ちます。再発するようでしたら、口腔外科《こうくうげか》などの医療機関を受診しましょう。

②炎症性疾患

舌でも発赤《ほっせき》をみるカタル性炎や、表面が壊死《えし》して灰白色を呈する壊《え》死性舌炎《しせいぜつえん》などがあります。多くは全身疾患をともなっていることが多いので、よく調べながら痛みを取り除く対症療法を行います。

③水疱性《すいほうせい》疾患

舌にも水ぶくれが生じたり、それらが破けて赤くただれて舌炎《ぜつえん》として見えたりすることがあります。皮膚にも生じていませんか。この場合も全身疾患に関連することがあり、種々の病気ではないかと考えられますので、口腔外科《こうくうげか》を受診してください。

④真菌《しんきん》感染

白苔《はくたい》が特徴の病気で、白いできもののようなものが舌の縁《ふち》にできたりする口腔《こうくう》カンジダ症が舌に発生します。不衛生や免疫力の低下、栄養不足などで起こりますので、口腔清掃に努め、うがいや抗真菌薬の含嗽《がんそう》や服用で治療します。

⑤ウイルス感染

最も多いのがヘルペス感染症でしょう。一旦水疱《すいほう》が生じますが、すぐに破れて赤くただれます。痛みが強いので、食事にも影響します。血液検査を行いながら、抗《こう》ウイルス薬を塗布《とふ》したり内服《ないふく》したりします。高齢者では、帯状疱疹《たいじょうほうしん》の粘膜症状が改善しても三叉神経痛《さんさしんけいつう》が続くことがありますので、早めに口腔外科《こうくうげか》などの医療機関を受診しましょう。

喉《のど》にできるヘルパンギーナは別のウイルス感染症で、赤ちゃんから幼小児の子どもに多くみられ、喉の奥に小水泡ができ潰《つぶ》れるととても痛いです。

⑥栄養素の欠乏症

鉄欠乏症貧血は、女性に多くみられ、表面は赤く艶《つや》があるのが特徴です。亜鉛欠乏症は、味覚異常がある場合もあり、舌が赤くなり乾燥しています。ビタミンB_{12}欠乏症は、痛みの程度は低いですが、舌がしみたり、ほかに貧血などの症状が現れたりします。

⑦神経性

三叉神経痛《さんさしんけいつう》に関連して、舌痛《ぜっつう》を生じることがあります。原因不明でバチッと痛む真性三叉神経痛《しんせいさんさしんけいつう》と、舌がじわじわ痛む症候性三叉《しょうこうせいさんさ》神経痛《しんけいつう》があります。痛みの原因を調べながら、痛みがないときも鎮痛薬を定期的に服用したりする方法や、関連神経をブロック注射したりする方法で治療します。

⑧外傷《がいしょう》ややけど

咬傷《こうしょう》や高温の食べ物などで舌粘膜の損傷があると、直後から痛みを生じます。刺激物を摂取しないなどして粘膜の自然修復を待ったり、対症療法で治癒《ちゆ》を図ったりします。

⑨腫瘍性《しゅようせい》

舌の腫瘍《しゅよう》で痛みが生じることがあります。がんでは必ずしも疼痛《とうつう》をともなうわけではありませんが、1週間以上続く痛みや口内炎《こうないえん》のような症状のときは舌《ぜつ》がんが疑われるので医療機関を受診しましょう。

⑩原因不明（1）地図状舌《ちずじょうぜつ》など

舌の痛みが現れるものは、舌表面にまだらの赤い部分と白い部分がまじりあう地図状舌《ちずじょうぜつ》、舌に縦に数本の溝《みぞ》として現れる溝状舌《こうじょうぜつ》、赤く粘膜がつるつるした平滑舌《へいかつぜつ》などがあります。治療の必要がないことが多いので、数日続くようであれば、歯科あるいは口腔外科《こうくうげか》を受診しましょう。

⑪原因不明（2）舌痛症《ぜっつうしょう》

原因不明の舌の痛みに、舌痛《ぜっつう》症《しょう》があげられます。症状では、舌には見たり、触ったりしても何の異常もないにもかかわらず、舌のへりや先端部《せんたんぶ》にヒリヒリ、ピリピリとした持続する痛みややけどのあとの焼けつくような慢性的痛みを訴える状態です。

本症は高齢者の女性にも見られますが、40～60歳くらいの女性が多いようです。痛みの範囲は表面的で舌に限られ、比較的長期の場合もあります。口の中の他部位の違和感《いわかん》や乾燥感、味覚異常などを感じていることもあります。痛みは、食事や談話中には感じず、味覚障害もないようです。

何らかの歯科治療後に感じるようになったとのことがたまにありますが、歯科治療との関係を推察できる点がないことがあります。

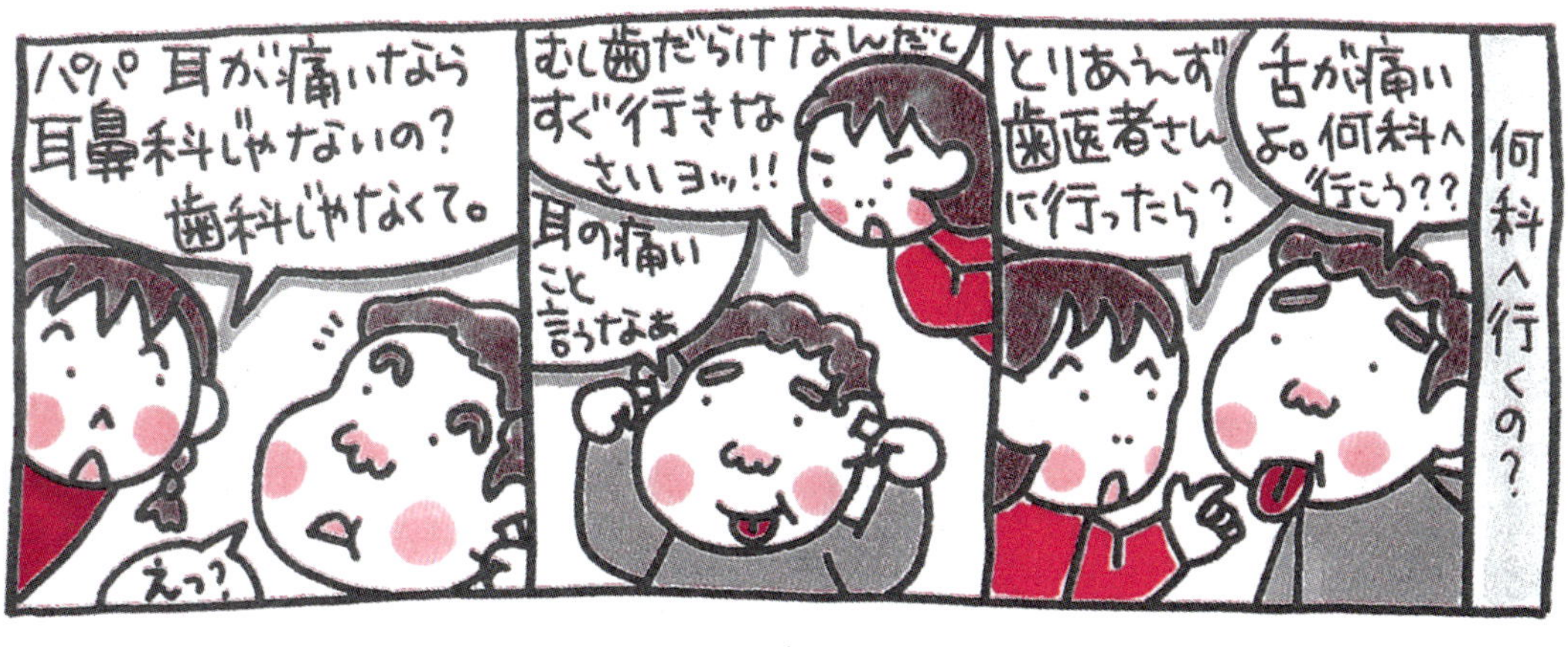

何科へ行くの？？
舌が痛いよ。何科へ行こう？？
とりあえず歯医者さんに行ったら？
むし歯だらけなんだし すぐ行きなさいヨッ!!
耳の痛いこと言うなぁ
パパ 耳が痛いなら耳鼻科じゃないの？ 歯科じゃなくて。
えっ？

しかし、口の中が変とのことで、歯科治療に原因を求めがちになります。

歯の鋭縁《えいえん》による刺激痛や各種舌《ぜつ》炎《えん》、歯にかぶせたりあるいは詰《つ》めたりされている異種《いしゅ》金属間の電流刺激、扁平苔癬《へんぺいたいせん》あるいは貧血による乳頭萎縮《にゅうとういしゅく》などがあれば、診断を兼ねて、まずそれらの治療を行います。

舌《ぜつ》がんに対する恐怖心をもつ場合も少なくありません。心理面では情緒不安定傾向、神経症的傾向、うつ的傾向が認められる場合もありますので、その点からの治療も行うことがあります。そしてその性格特性のため、痛みへの逃《とう》避《ひ》が生じて、ますます治療が困難な慢性疼痛《まんせいとうつう》になることがあります。

薬に関しては、以前よりも選択肢が増えています。たとえば末《まっ》梢性神経障害性疼痛《しょうせいしんけいしょうがいせいとうつう》に対する薬が有効なこともあります。

（式守　道夫）

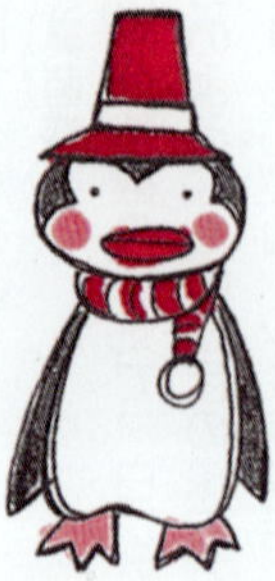

コラム：ドライマウス

会話や美味《おい》しい食事、口腔内《こうくうない》を清潔に保つには十分な量の唾《だ》液《えき》が欠かせません。

唾液腺機能低下《だえきせんきのうていか》で唾液分泌量が減少したり、発熱や運動で脱水状態になるとドライマウス（口腔乾燥《こうくうかんそう》状態）になります。脱水の場合は、水分補給で改善されます。しかし、唾液分泌量が減少している場合は、分泌を促進する方法をとります。

唾液分泌量の低下をきたすものは、有名なシェーグレン症候群があります。唾液腺や涙腺《るいせん》などの外分泌腺が、特異的に障害される自己免疫疾患《じこめんえきしっかん》です。ドライマウス、ドライアイ（眼の乾燥）を主症状とし、関節リウマチ、全身性エリテマトーデス（SLE）などの全身性病変を発症します。50歳以降の女性に多く、まれな疾患ではないのでドライマウスがある場合は疑います。

根治的治療法はなく、ドライマウスに対して塩酸セビメリン（サリグレン®、エボザック®）およびピロカルピン塩酸塩（サラジェン錠®）が保険適応となっています。

次に頭頸部《とうけいぶ》領域のがんに対して放射線治療が行われた場合、照射野《しょうしゃや》にある小唾液腺、大唾液腺は障害を受け、唾液分泌量が低下し重度のドライマウスになります。また口腔粘膜《こうくうねんまく》に照射の影響がおよぶとドライマウスだけでなく、放射線性粘膜炎を発症し、疼痛《とうつう》が著明になります。これらの症状は、照射終了後もしばらく続きます。治療には、ピロカルピン塩酸塩（サラジェン®）が保険適応となっています。

また、がん化学療法のほか、臨床で頻用される降圧利尿薬《こうあつりにょうやく》、抗《こう》ヒスタミン薬、向《こう》精神薬（抗うつ薬、精神安定薬）などもドライマウスを起こすものが多くあります。可能なら他の薬剤への変更で解決します。

以上のようなドライマウスの対症療法として、リンスタイプやゼリータイプなど各種粘膜保《ねんまくほ》湿剤《しつざい》が使用されています。また、耳下腺《じかせん》、顎下腺《がくかせん》、舌下腺《ぜつかせん》のマッサージも効果があります。

心因性《しんいんせい》の場合は、唾液が減少していないのにドライマウスを訴えることが多く、粘膜保湿剤《ねんまくほしつざい》を使用しながら口腔心身症《こうくうしんしんしょう》としての治療を進めます。

また、糖尿病になると多尿とともにドライマウスになり、頻繁に飲水をするようになります。

（山根　源之）

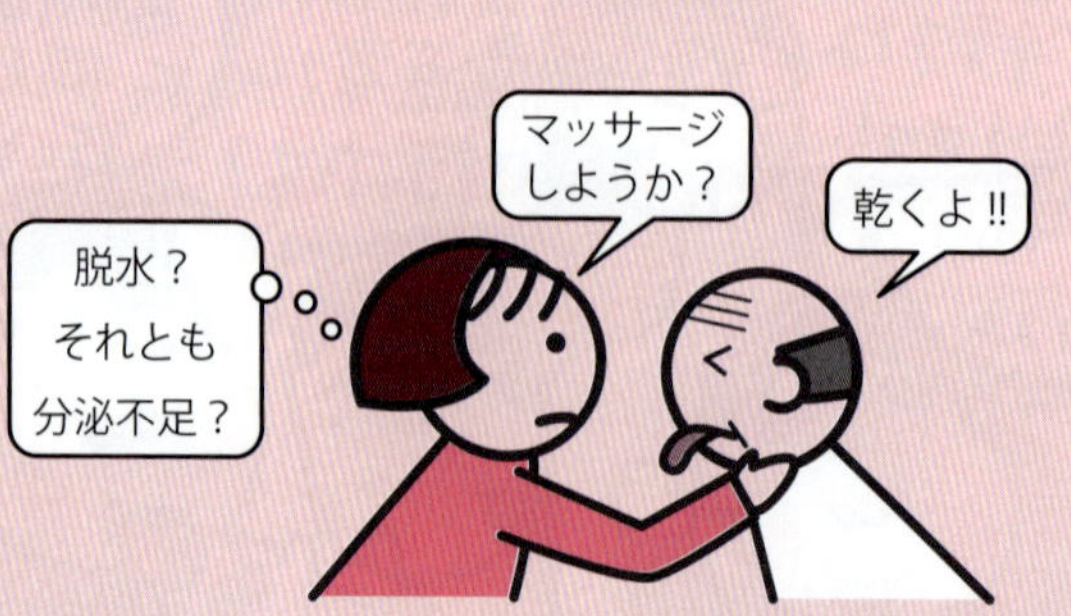
マッサージしようか？
乾くよ!!
脱水？
それとも
分泌不足？

総入れ歯(総義歯)

歯がすべてなくなった場合の機能回復

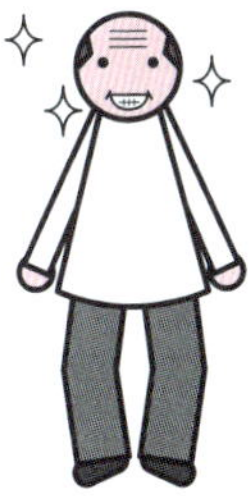

総入れ歯については
トラブルも含めて
多くの項目を解説しました

義歯《ぎし》(入れ歯)の種類と材料

いわゆる義歯には、一部は自分の歯が残っていて、失った歯の部分に入れる義歯を「部分床義歯《ぶぶんしょうぎし》(部分入れ歯)」、一方、すべて自分の歯を失ってしまった場合に入れる義歯を全部床義歯《ぜんぶしょうぎし》あるいは総義《そうぎ》歯《し》(総入れ歯)と言います。

部分床義歯(部分入れ歯)の場合は、なくなった歯の本数により入れ歯の形はさまざまになりますが(280ページの「部分入れ場(部分床義歯、局部床義歯)」の項を参照)、総義歯の場合には、義歯床《ぎししょう》と言われる部分に使用される材料に金属と歯科用レジン(アクリルレジン)があり、それぞれ「金属床《きんぞくしょう》義歯《ぎし》」、「レジン床義歯《しょうぎし》」と言います。

一般的には、審美《しんび》性と加工性が良いレジン床義歯が広く使われていますが、強度が劣るという欠点もあると言われています。実際のところは、たいして問題はないと考えて良いように思います。

金属床義歯の特徴としては、レジン床義歯と比べて、強度があり破折《はせつ》、変形、たわみなどのおそれが少ないので薄く仕上げることができ、違和感を少なくすることができます。また熱の伝導性が良いので、あご(顎)の粘膜の感覚や味覚を感じやすいなど、良い影響も期待できます。しかし、製作コストの面からみると高価になってしまうという欠点もあります。

鋳造床用《ちゅうぞうしょうよう》に使われる金属も何種類かあって、コバルトクロム合金、金合金、チタンなどがあります。

現在は、器材の目覚ましい発達によって精度も向上していますので、金属床義歯の良い点を生かした義歯が作られています。(図1~4)

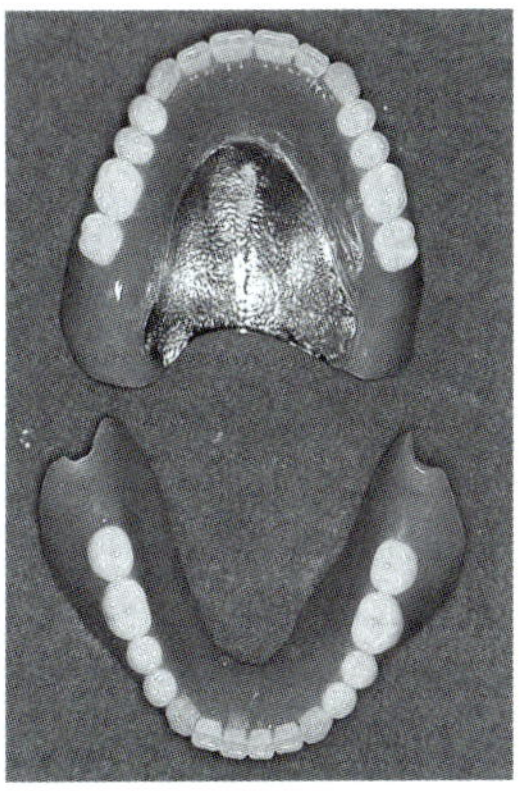

図1　上顎金属床義歯の表側

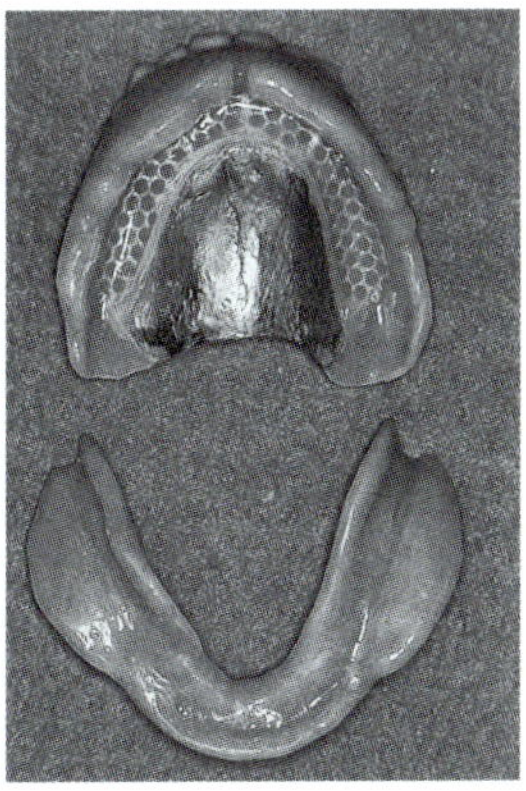

図2　同じ義歯の裏側

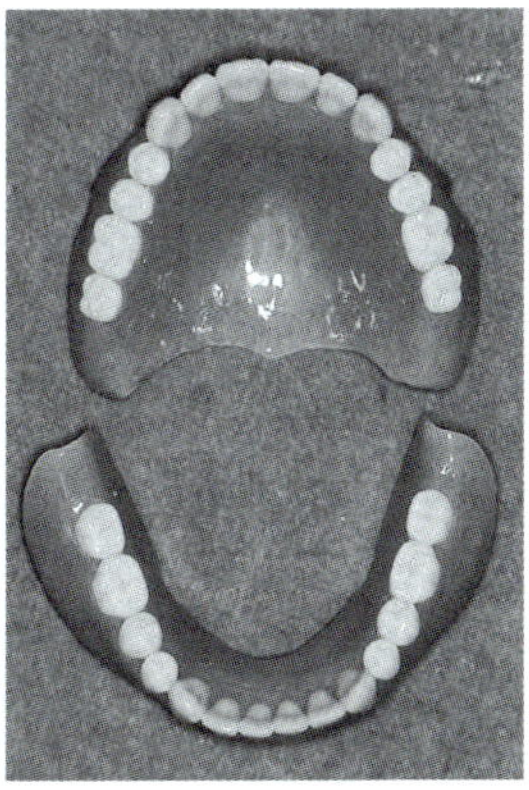

図3　レジン床義歯の表側

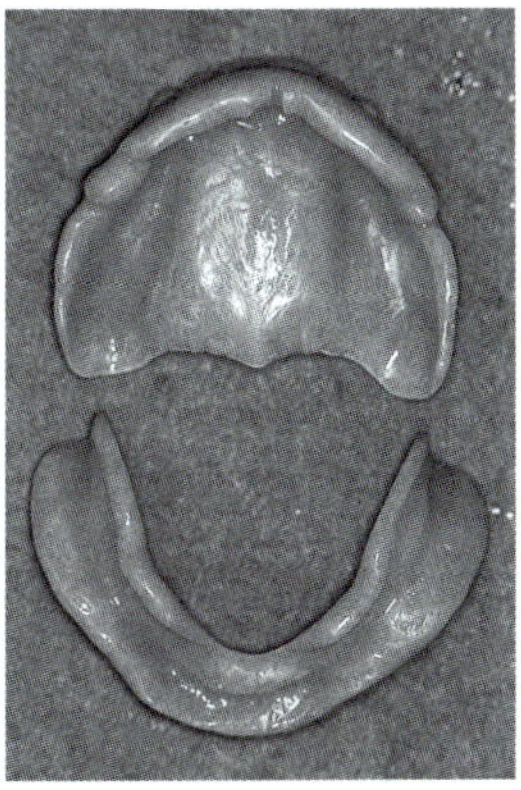

図4　同じ義歯の裏側

歯の根はすべて抜くのですか?

残っている歯の根（歯根《しこん》）の状態（ぐらぐらしているか、周囲の歯肉《しにく》は腫《は》れていないか）、残っている歯の場所、数、あるいは患者さんの全身的健康状態（糖尿病、心臓疾患、高血圧症、など）はどうかなどにより、抜くか、残すかを診断する場合もあります。また、噛《か》み合わせのバランスを考慮した場合、すべて抜いたほうが良いこともありますので、一概には言えません。

現在は、もししっかりした歯根《しこん》がある場合、磁石を使って義歯をしっかりと安定させる方法もあります（磁性《じせい》アタッチメント、と言います）。また、歯根を残し、その上を義歯でおおう方法もあります。

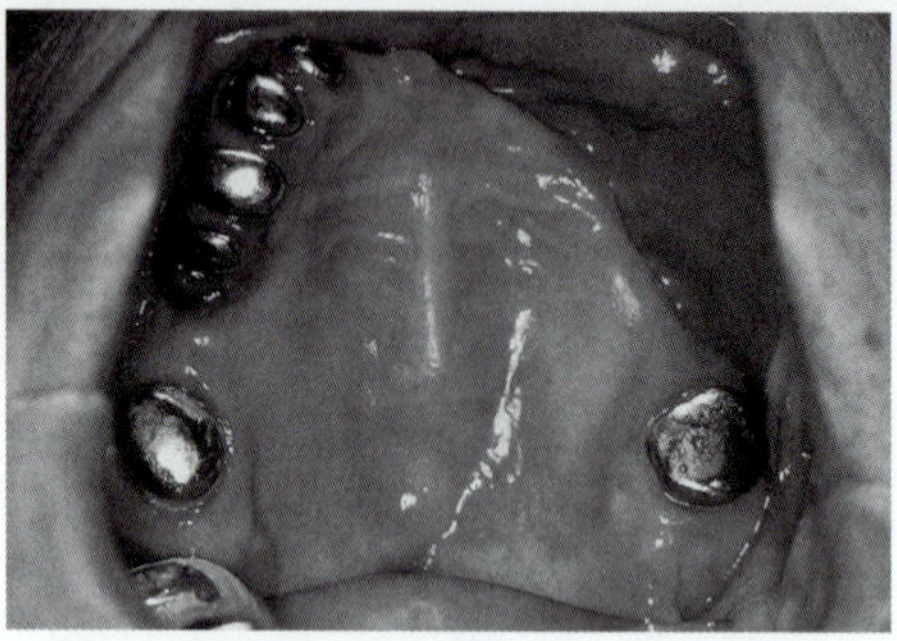

図5　一部根っこを残して金属でおおった上顎の顎堤《がくてい》．この上に義歯が入る

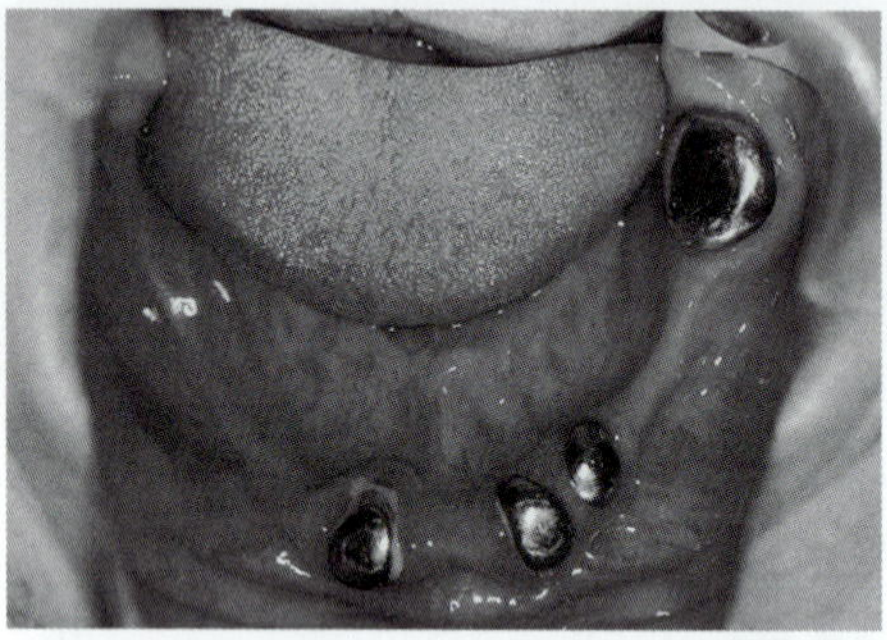

図6　同様にして一部の根っこを残した下顎の顎堤．この顎の上に義歯が入る

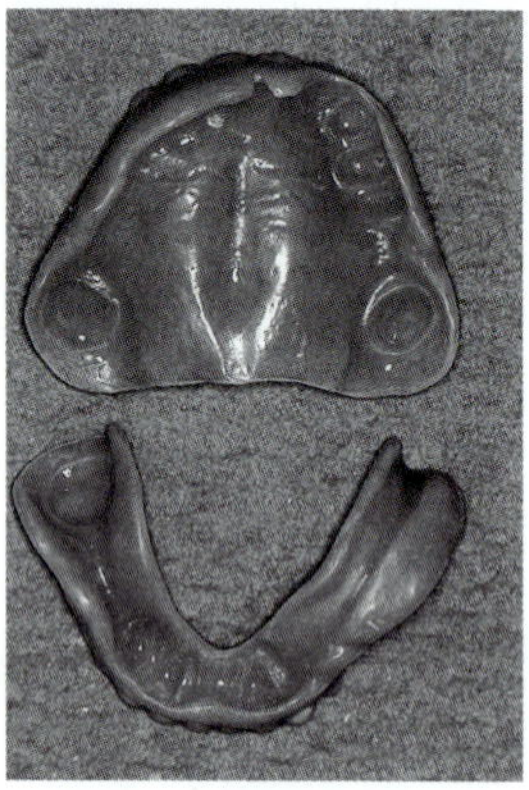

図7　一部根っこを残した上に入るレジン床義歯の内面

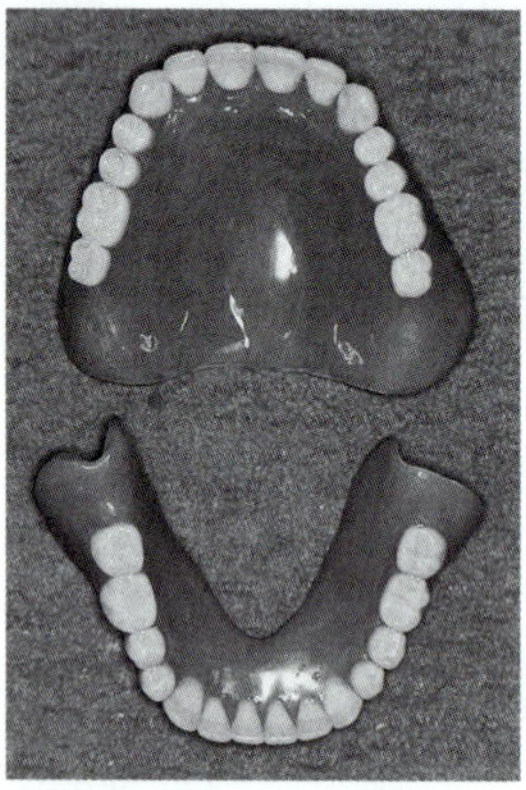

図8　同様の義歯の嚙み合う面

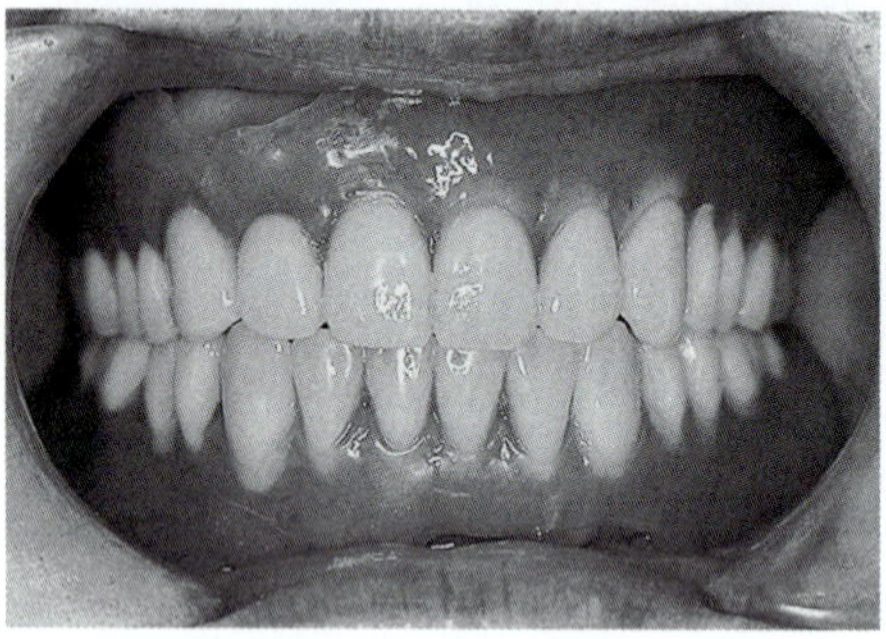

図9　口腔内に入れ、嚙んだ状態

具体的にどうするかは、主治医の先生とよく話し合うと良いでしょう。（図5～9）

義歯《ぎし》の寿命はどれくらいですか?

一般的に義歯《ぎし》（入れ歯）は時間の経過と共に人工歯《じんこうし》がすり減ったり（図10）、顎堤《がくてい》（あごの骨）も吸収（減る）していきます。この現象は止めることができません。減り具合には個人差がありますが、平均的には4～5年経過すると緩《ゆる》く感じるようです。このときに、人工歯の減り具合、顎堤との適合具合を検査して、義歯を再適合《さいてきごう》させます。また人工歯の減り具合によりますが、噛《か》み合わせの調整ですむ場合や人工歯をすべて入れ替える場合もあります。

入れ歯も歯周病《ししゅうびょう》と同様に、定期検診（6カ月あるいは1年に一度）を受けることにより大きな狂いを

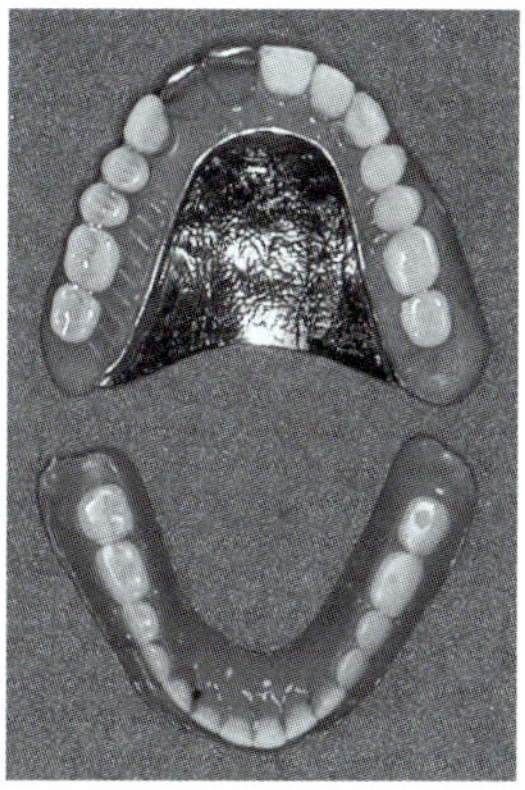

図 10　かなり人工歯がすり減った上下の総義歯

生じることなく使うことにより、結果として義歯の寿命が長くなると思います。

個人差があってむずかしい問題ですが、8～10年ぐらいで新しく作り替えたほうが良いのではないでしょうか。

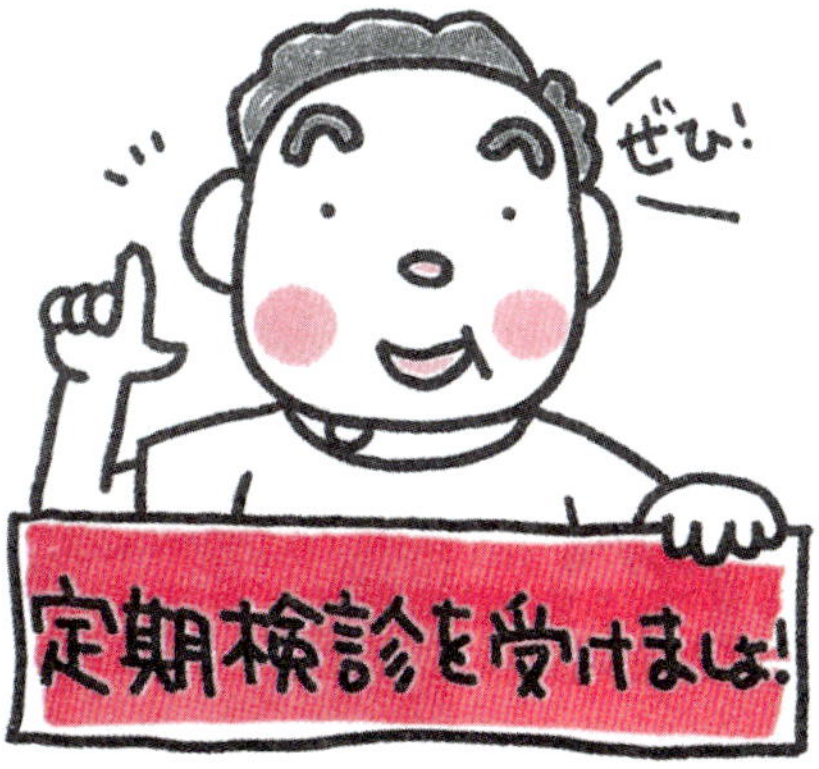
ぜひ!
定期検診を受けましょ!

Q 話しやすい義歯はできないのですか?

A

総義歯《そうぎし》を入れる目的は、失った組織の回復にありますが、具体的には痛くなく噛《か》めるようになること、もう一つはしゃべりやすいことにあると思います。

そのために、しゃべるときに落ちないことが必須条件になり、歯科医院では義歯を作るとき、噛《か》み合わせの高さ、歯の位置、下顎《かがく》（下あご）の位置などを、歯の有った当時（正常な天然歯の歯ならび）に近くなるように作っていきます。

最近は、いきなり本義歯《ほんぎし》を作るのではなく、治療用《ちりょうよう》義歯《ぎし》を作り、あるいは古い義歯を改善して、発音（たとえば、〈さしすせそ〉の発音は前歯を接近させて発音する）の具合をみていき、新しい義歯の作製の参考にする作製方法も多く行われています。そうすることにより、スムーズによくしゃべれるようになります。

使用された人工歯が、見た目にもその人の個性に合っているかなど、あらゆる面で患者さんに満足していただけるように努力されています。ですが、患者さんも、歯科医師に任せっきりではなく、要望を遠慮なく言われると良いのではないかと思います（図11～13）。

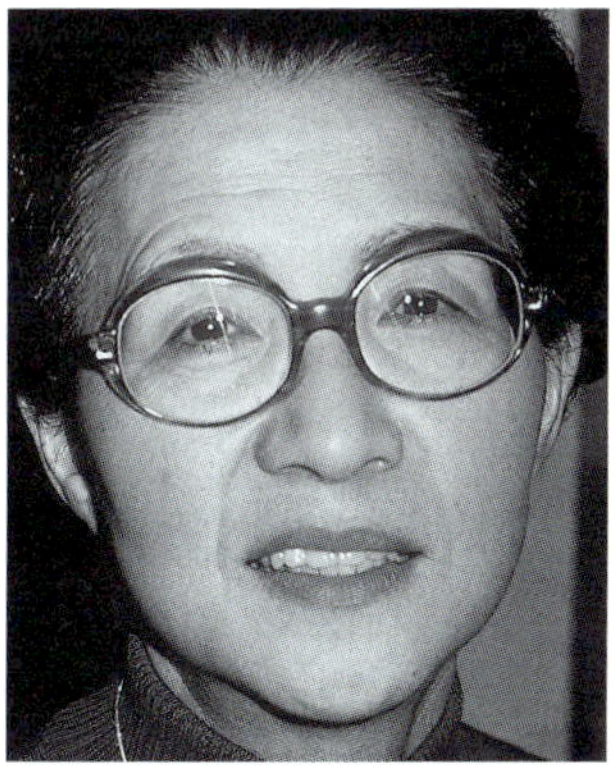

図 11　古い義歯が入っているときの顔貌

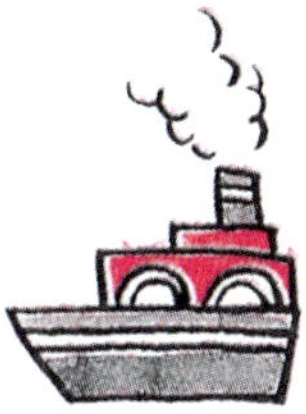

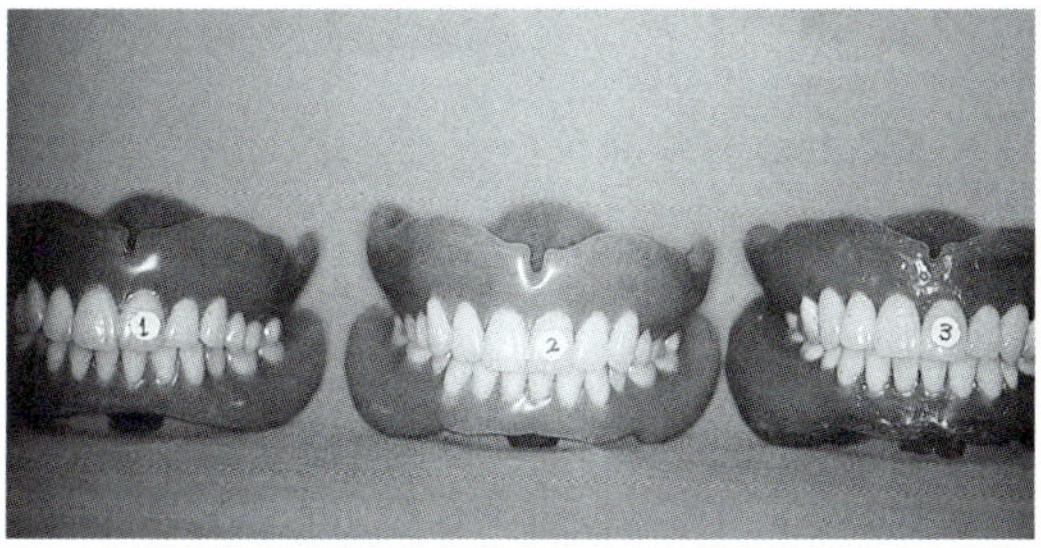

図 12　患者さんと二人三脚で，前歯の位置，発音，奥歯の噛み合わせ，見た目などが良いかどうか決めて作製した義歯．左から 1 回目，2 回目，3 回目と作製した

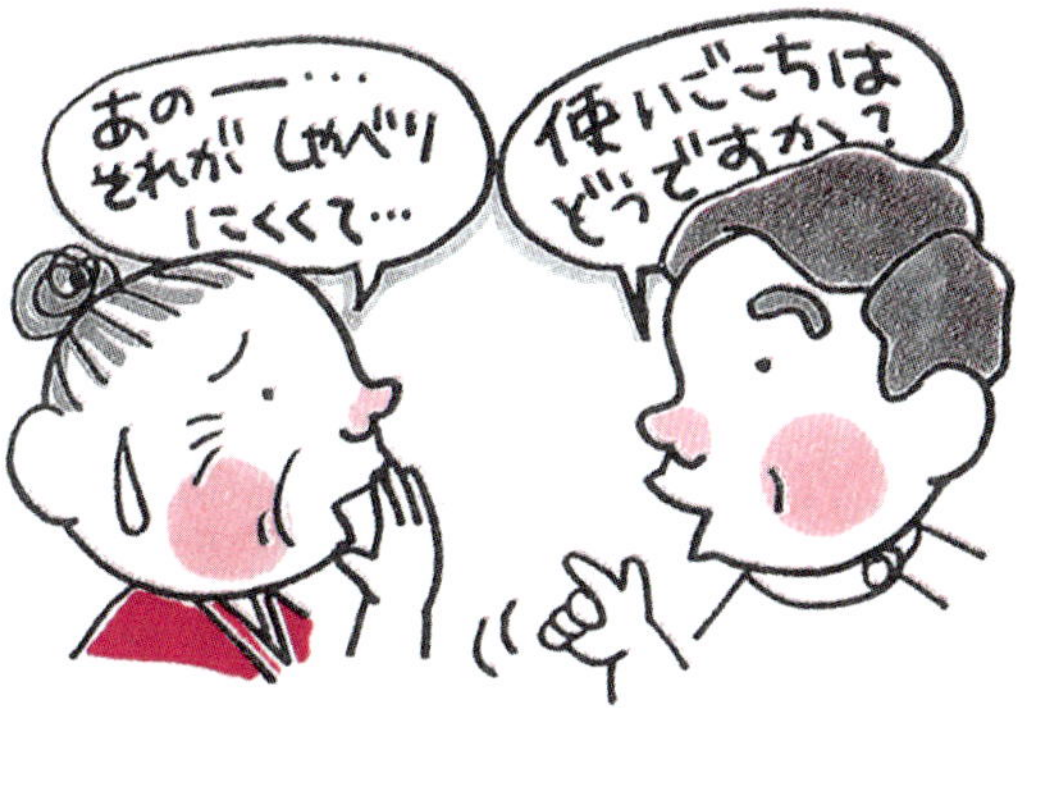
使いごこちはどうですか?
あの―…それが しゃべりにくくて…

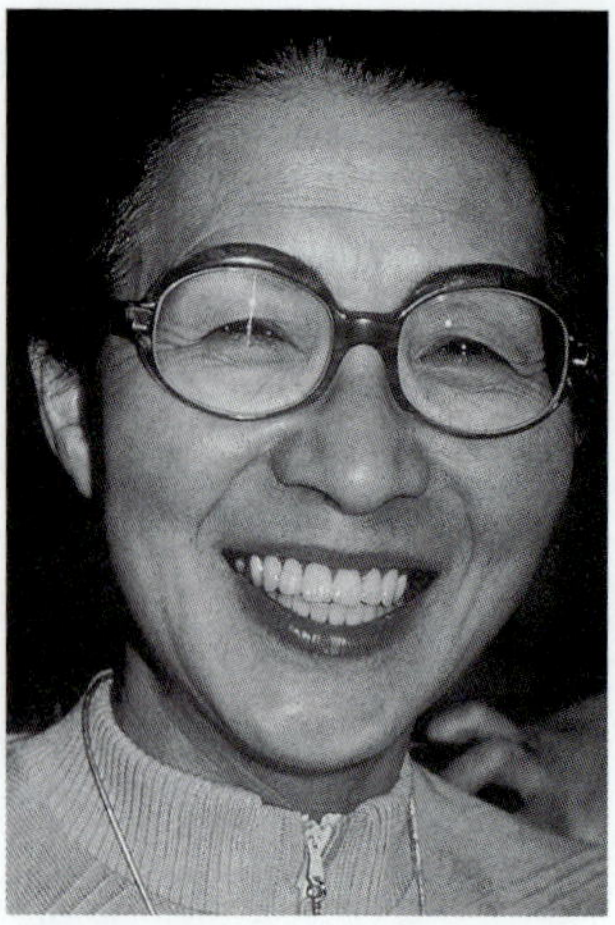

図13　3回目に作製した義歯を入れているときの顔貌．よく噛めて，発音も良くなり，満足されたときの顔は自然で美しい

Q　義歯《ぎし》を入れると、どうして味が変わるのでしょうか?

A　口の中で味（味覚《みかく》）を感じるのは、舌と上顎《じょうがく》（上あご）粘膜《ねんまく》部分にあると言われています。総義歯《そうぎし》（総入れ歯）を入れるということは、上あごの粘膜をおおうように義歯が入ることになり、味を感じる部分を塞《ふさ》いでしまいます。このような理由から、味覚に変化を生じるようです。

また、義歯というものは本来異物ですので、この異物感がなかなかなくならず、食感が悪く、味を感じないこともあるようです。

しかし、顎の骨（いわゆる土手の部分）がしっかり残っている場合には、口蓋《こうがい》部分（上顎《じょうがく》の粘膜部分）をおおわない無口蓋《むこうがい》義歯《ぎし》と言う方法で作ることもできます。（図14）

この方法ですと、義歯床《ぎししょう》でおおわれる部分を少なくすることができますから、味を感じるところが多くなりますので、かなり味覚に対する効果は期待できると思います。

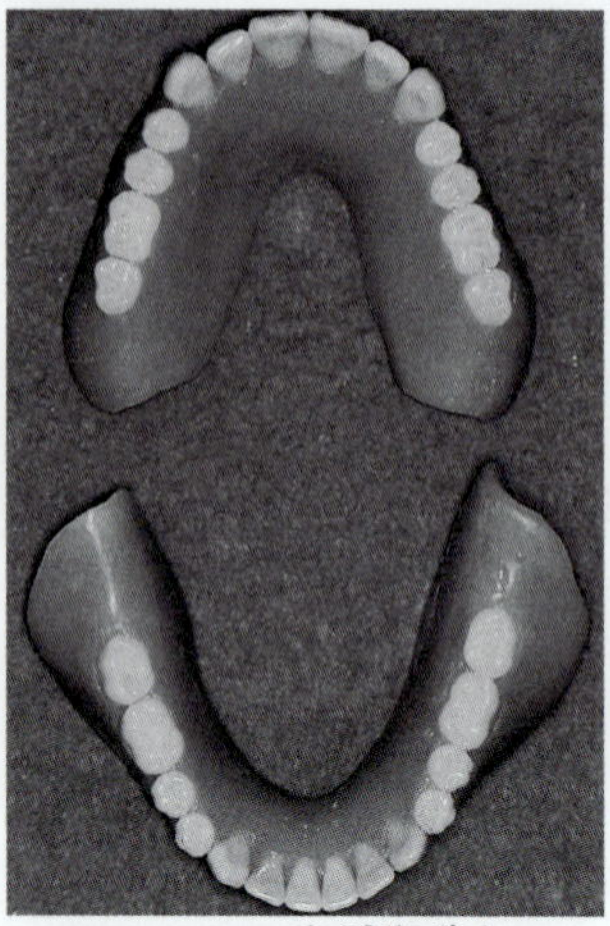

図14　上顎を無口蓋義歯《むこうがいぎし》にしたレジン床の総義歯の噛み合う面．顎堤が良い場合にはこうすると味覚その他にも良い義歯になります

Q　歯の色や形を自分の好みで注文できるのですか?

A　人の歯の形はいろいろありますが、特に前歯部《ぜんしぶ》（前の歯）の形はその人の顔の輪郭《りんかく》を倒立させたものに似た形態をしていると言われ、おおよそ方型、尖型、卵円型の3種類に分けられると言われています。

実際には、それほど明確に分けられるものではありませんが、確かに面長《おもなが》の顔をした人に短い歯は合いませんし、丸顔の人に長い歯も合いません。前歯の場合、顔の輪郭《りんかく》にほぼ合わせた形の歯を選択したほうがバランスもとれて見た目にも自然に近くなるようです。

また、からだつきからみて、男性はシャープな形の歯が、女性は丸みのある歯が合うようです。

もし自分の歯が有ったときの写真があれば参考になりますので、主治医の先生に見せるとよいと思います。歯の大きさに関しては、専用のスケールで計測し、一番適した人工歯《じんこうし》を選択する方法もあります。

歯の色に関しても顔の皮膚の色や、年齢、職業などを参考に決めていきます。たとえば、皮膚の色が黒っぽい方の場合に白っぽい歯を使うと、歯だけが浮いて目立ちすぎることになりますので、やや黄色みのある歯のほうが合いますし、逆に色白の方には黄色みのある歯は合いませんので比較的白い歯を使用します。

以上のようなことを加味しながら人工歯《じんこうし》を選んでいきますので、よく先生と話し合って決めていくのが良いのではないでしょうか。（図15）

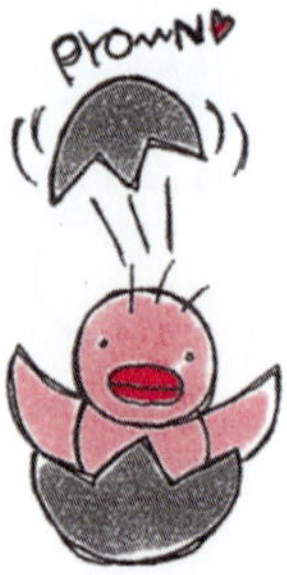

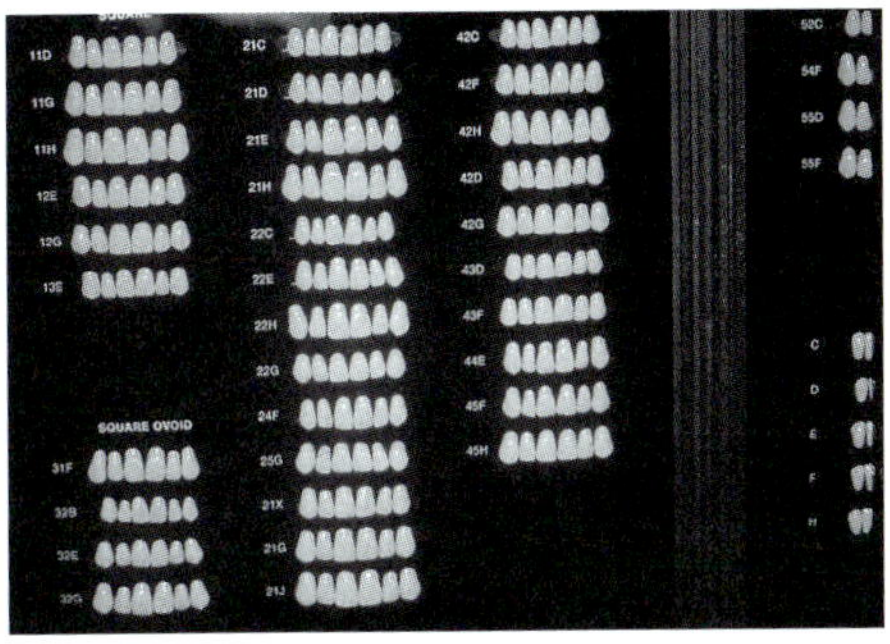

図15　さまざまな形態をした人工歯のガイド．この中から，患者さんの顔の形，大きさなどを見て良い歯を選択していきます

Q 義歯《ぎし》がなくても噛《か》めるのに、義歯を作ることを進められましたが？（まだ食事をするのに不便がないのになぜですか？）

A

義歯（入れ歯）を入れる目的は、ただ噛《か》める義歯を作るだけではなく（もちろん噛めることは大事なことですが）、失った組織の回復にあります。

元来、良い歯の噛《か》み合わせには、咀嚼《そしゃく》はもちろん、良い発音、良い嚥下《えんげ》（飲み込み）、良い呼吸、良い顔貌《がんぼう》、二本足で立っているときの良い姿勢の保持、唾液の分泌、など全身の健康に関係しています。

したがって、総義歯を入れていることで、歯が有ったときと同じような口の中の環境で過ごすことは、全身の健康につながりますし、若返ったような感じになります。

このような点からも、義歯を入れたほうが良いのではないかと思います。

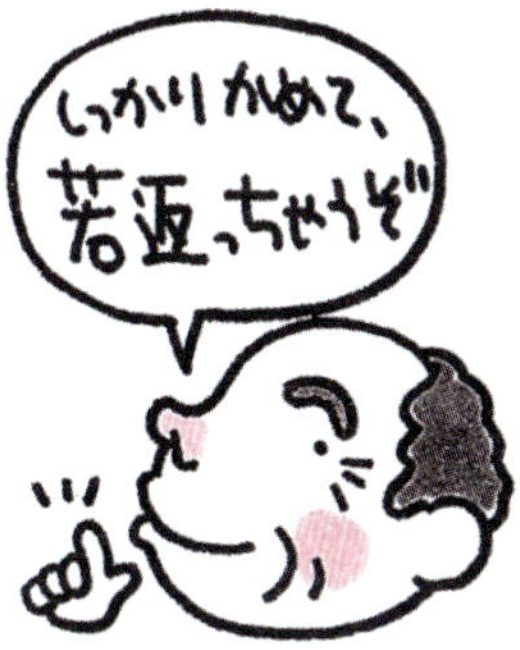

Q 義歯《ぎし》でも定期検査は必要ですか？

A

一般的に定期検査と言うと、いわゆるむし歯（齲蝕《うしょく》）の検査や、歯周病《ししゅうびょう》（歯周疾患《ししゅうしっかん》）の検査を思い出されると思いますが、義歯《ぎし》（入れ歯）においても定期検査は必要です。

あご（顎）の骨も、微量ではありますが年単位で少しずつ骨吸《こつきゅう》収《しゅう》（骨がなくなっていく状態）を起こします。これは生理的現象ですので、止めることはできません。そうすると、義歯を新しく作ったとき、正しい噛《か》み合わせの位置で人工歯同士が噛み合ってくれません。そのために、義歯の吸い付き（吸着《きゅうちゃく》）が悪くなったり、噛み合わせの違和感を感じることが出てくると思います。

そのような状態をチェック（検査）し、悪くならないうちに噛《か》み合わせの調整や、義歯の修理法として裏打《うらう》ち（適合法《てきごうほう》）などをすることによって、作った当時の良い状態に戻せます。したがって半年に一度、空けても年に一度の定期検査を受けることが良いと思います（**図16～19**）。

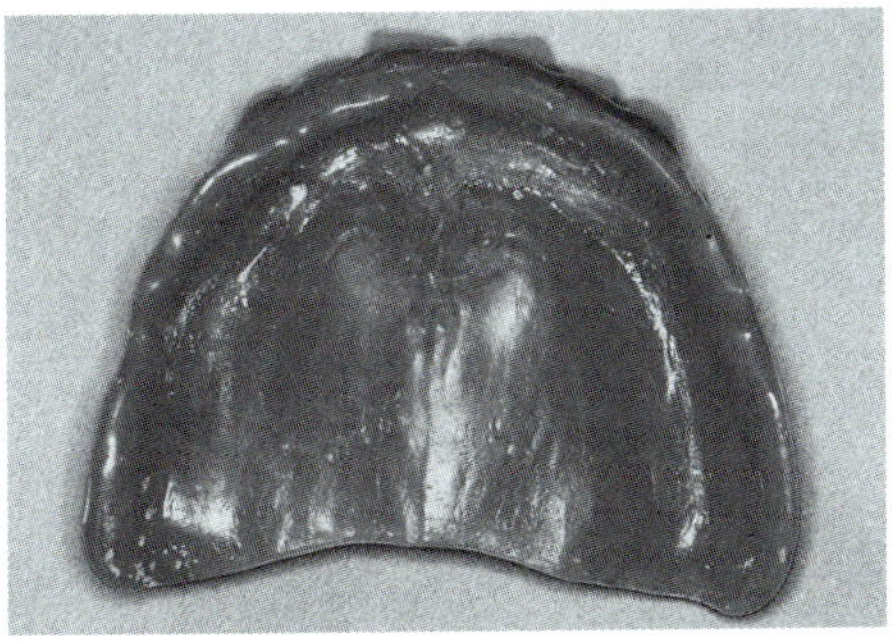

図16　緩くなったときの上顎の義歯の裏面

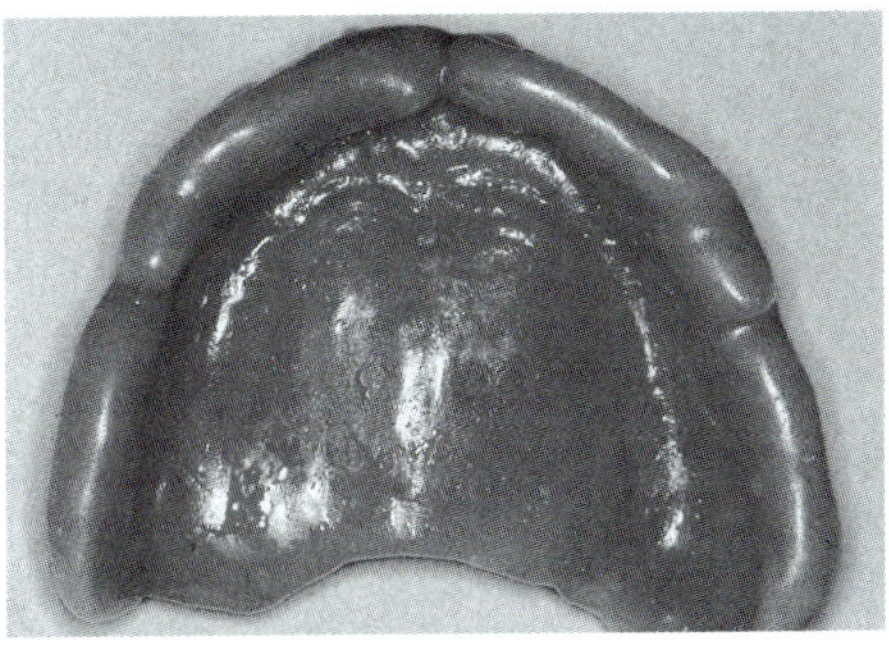

図17　裏打ちされ，適合も良くなった義歯の裏面

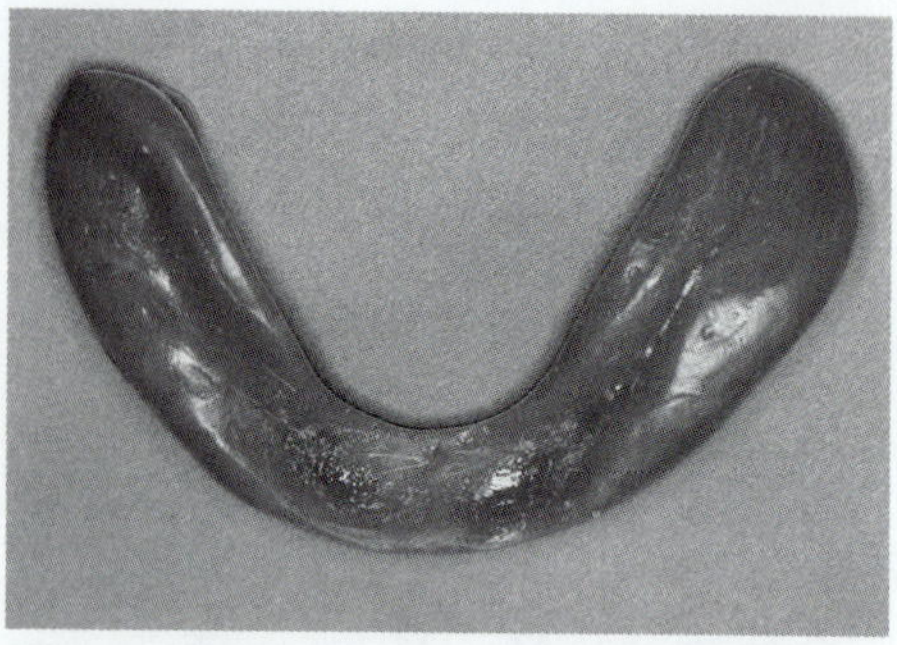

図 18　緩くなり，合わなくなった下顎義歯の裏面

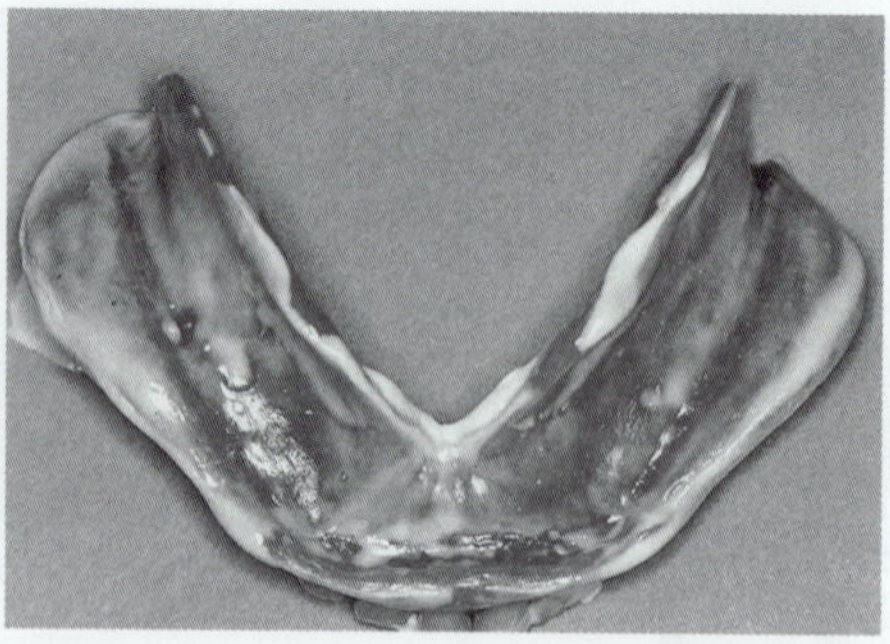

図 19　裏打ちされ，義歯の形も顎の形に良く合い適合も回復した裏面．白いのは適合試験材

Q　義歯《ぎし》は就寝時《しゅうしんじ》ははずすのですか?

A　基本的には夜間就寝時も義歯は入れていることをおすすめします。その理由は、生理的（天然歯と同じような）嚙《か》み合わせの確保であり、いわゆる老人性の顔貌《がんぼう》でない自然な顔貌の確保にあります。呼吸も楽になると思います。つまり、自分の歯が存在している口の中の状態を維持するためにあるわけです。

ですが、このことをするには条件があります。それは、義歯の粘膜面と顎堤粘膜《がくていねんまく》を食後しっかりみがくことです。そして、みがいている間、清掃剤に義歯を浸けて機械的・化学的清掃を行います。

このようにすれば、就寝時義歯を入れていることで、あごの粘膜に為害作用を及ぼすことはありません。しかし、就寝時に義歯を入れていることがかえって苦痛に感じ、熟睡できずに睡眠不足になり、ストレスとなるようであれば、むしろはずして寝られるほうが良いと思います。

ちなみに、専門学会でもはずすべきか、入れるべきか、意見が分かれているところです。

Q　はずした義歯《ぎし》はどうするのですか?

A　はずした義歯を入れる専用の容器がありますので、はずしたら必ずこの容器に入れて保管する習慣をつけると良いと思います。

よく、ティシュなどにくるんでそのへんに置かれてしまう方がいるようですが、家族の方が知らずに捨ててしまったり、本人でさえも捨ててしまうことがよくあるようですので、専用の容器を持たれることをおすすめします。

なお、容器に入れるときは必ず水を入れておき、その中に義歯を入れてください。義歯は乾燥すると変形するおそれがありますので、注意してください。（図20）

Q　義歯《ぎし》の清掃方法はどのようなものですか?

A　義歯の清掃方法には、専用のブラシを使って清掃する方法と、清

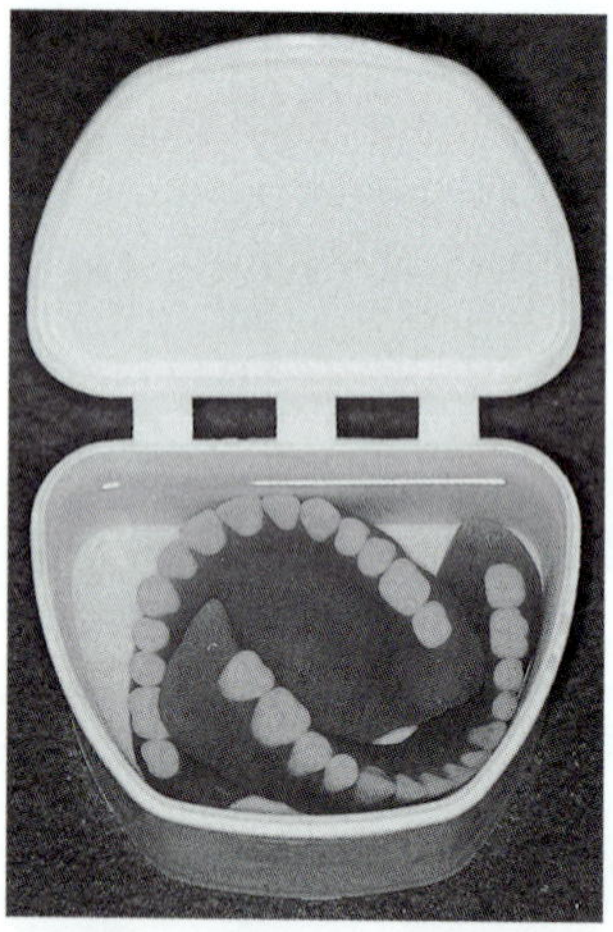

図 20　いわゆる入れ歯入れ
このような容器に入れておくことにより，義歯を紛失することが防げますし，洗浄するときの容器としても使えます

掃剤につけておく方法がありますが、要は毎食後、自分の歯をみがくことと同じような気持で手入れをすることではないでしょうか。

また、義歯だけではなくあごの粘膜も普通の歯ブラシでみがいてあげると粘膜が硬く強くなり、噛《か》む力に対して抵抗がついてきます。

また、義歯を不潔にすると、カンジダ菌によりあごの粘膜が赤くなるカンジダ菌症を起こしたり、肺炎の原因にもなりますので、義歯を清潔に、快適に使用できるよう毎日、毎食後、必ず清掃していただきたいと思います。

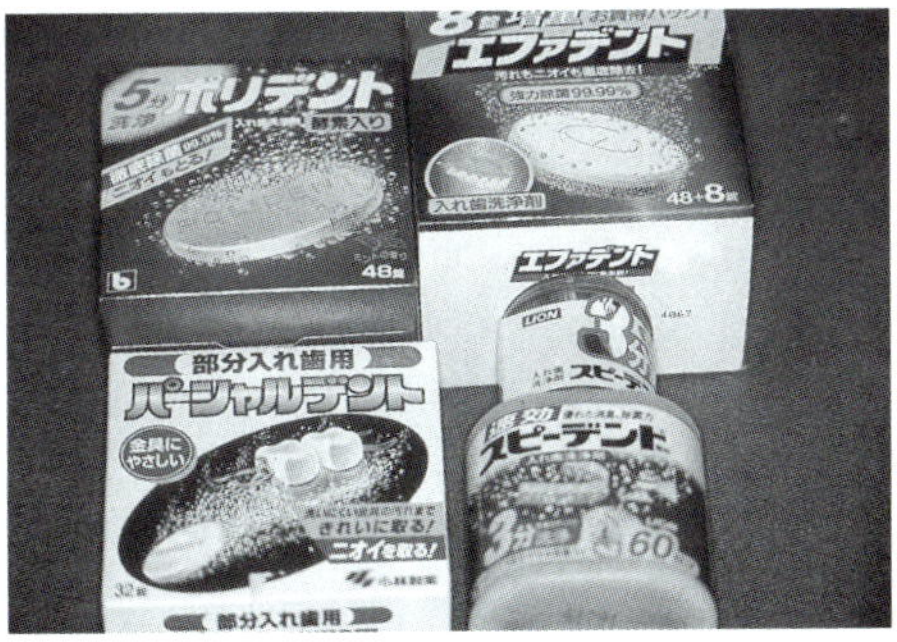

図 21　市販されている入れ歯洗浄剤

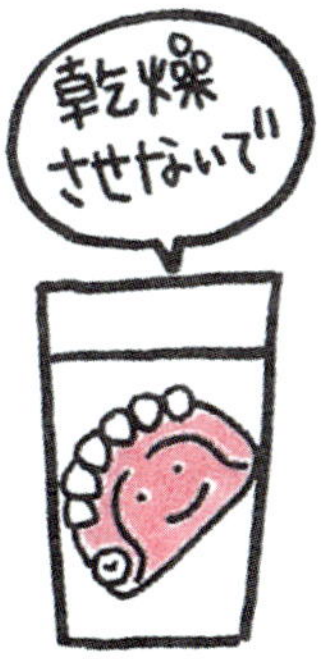

Q 清掃剤《せいそうざい》は有効ですか?

A 基本的にはブラシでみがく機械的清掃をメインに、清掃剤の化学的清掃を加えて、より清潔にするという考えで義歯のお手入れをしてください。
義歯に使われているレジンという材質は吸水性があるため、さまざまな成分を吸収して不快な匂いが付くことがありますが、このような場合、酵素の働きで汚れや匂いを分解してくれるので、清掃剤は有効だと思います。清掃剤に浸けるのは義歯用ブラシでみがいた後、約5～6分（メーカーにより異なりますが）清掃剤を入れた義歯用ケースに浸けてください。この間、顎の粘膜もみがいてあげると良いと思います（図21）。

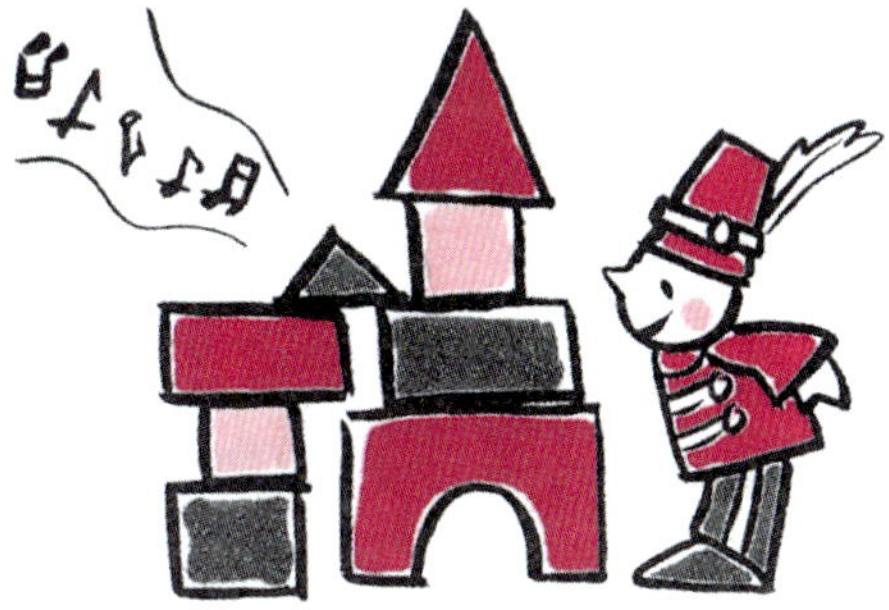

Q 義歯《ぎし》での食事の注意点はなんですか?

A 一般的には特別注意することはないと思いますが、一回に入れる食物の大きさは少し小さめにし、量も少なめにして噛《か》むほうが安定して噛めると思います。また、顎《がく》堤《てい》（あごの骨）の良くない方の場合にも、一口の量は少ないほうが良いと思います。
一方、噛《か》む場所ですが、いわゆる横の部分（臼歯部《きゅうしぶ》）で噛むと安定して噛めると思います。義歯の場合でも、一口約30回ぐらい噛むと食物が細かくなり、消化されやすくなると思います。

（渡辺　宣孝）

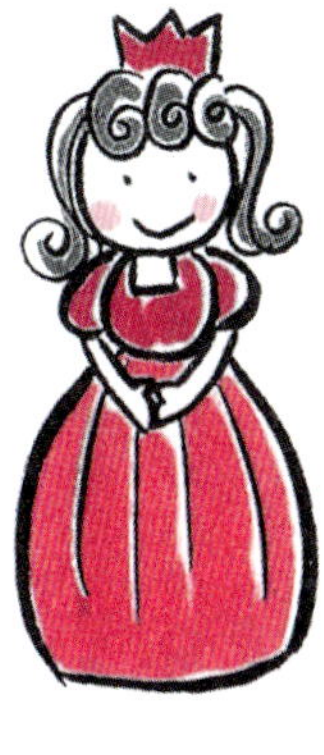

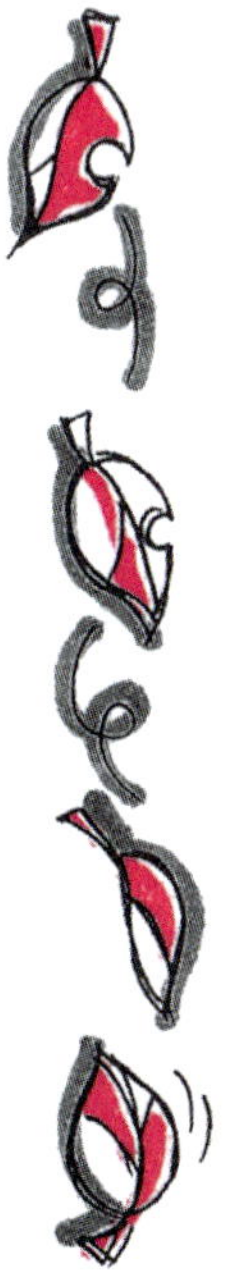

義歯《ぎし》のトラブル

◆義歯《ぎし》（入れ歯）を装着したり取りはずすとき痛む

義歯の床《しょう》（義歯の粘膜をおおう部分）は大きいほど安定しますが、床縁《しょうえん》（床の縁《ふち》の部分）が長すぎたり厚すぎたりすると痛みが発現します。また、薄すぎても良くありません。床縁が、鋭くなっているときにも痛みます。鋭い部分を削ってもらうか、薄くなっている辺縁部《へんえんぶ》に床材料の常温重合《じょうおんじゅうごう》レジン（合成樹脂）を付け足してもらって、丸みをもたせると良いでしょう。義歯を手指で固定して、口を動かしてみると痛む部分がわかります。

今までずっと小さな義歯を入れていた方や、人工歯《じんこうし》もかなり減ったまま使っていた方、また、ご高齢の方や上下がズレて噛《か》んでいるような方が、急に型を採《と》って新義歯を作り装着した場合に、口唇《こうしん》の張りや、まわりの筋肉がついていけずに、なかなかなじめません。このような方には、次のような義歯の作り方を行います。

通常は、今まで使用してきた義歯を使って、徐々に口のまわりの筋肉を伸ばしながら形態を変えていきます。または、今まで使用してきた義歯をコピーして「複製義歯《ふくせいぎし》」を作ってそれを使用するか、義歯の無い方には新たに新義歯を作って、それを使用して行う場合もあります。こうしてトレーニングしながら少しずつ環境を改善していき、見た目も機能も快適な状態に仕上げていく義歯を「治療義歯《ちりょうぎし》」と言います。人によって違いますが、通常2～4週間、長くて2～3カ月トレーニングをして、なじんだときに新しい義歯を作ります。そうすると、装着したり取りはずすときに痛むことはありません。

ちょうど良い大きさの義歯とは、口の中の咀嚼筋《そしゃくきん》や、舌や口腔《こうくう》周囲組織を阻害しないような義歯で、どちらかというと、皆さんが考えている義歯よりは少し大きめです。ですから、義歯を装着したり取りはずすときには、義歯を少し横向きにして左右一方の側から出し入れするようにします。

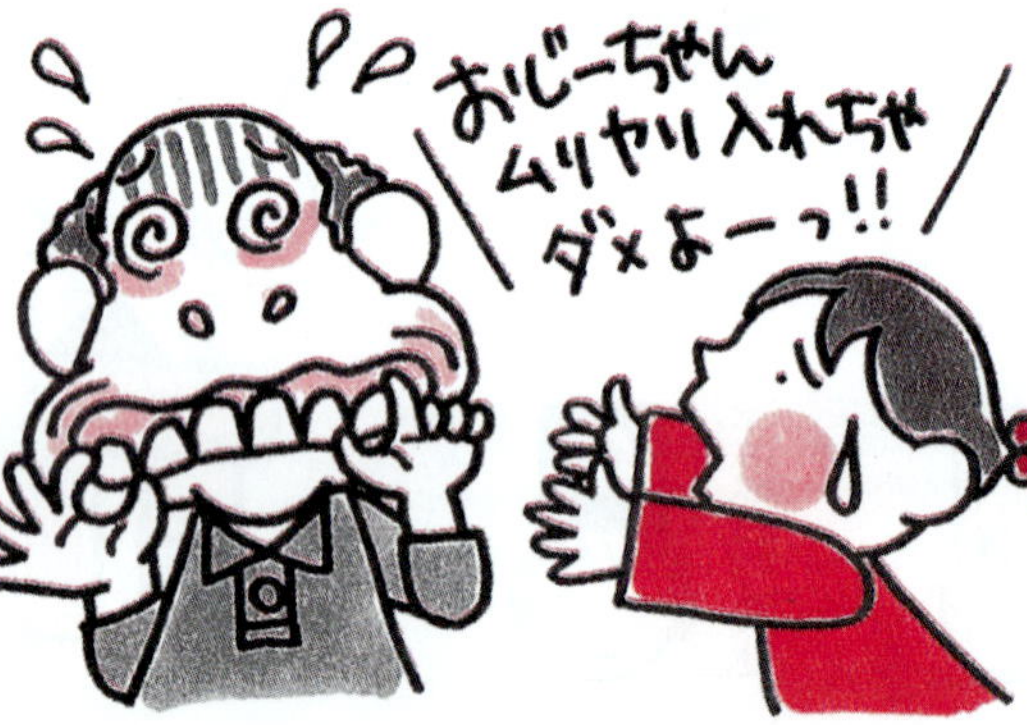

◆義歯《ぎし》で噛《か》むと痛む

床下粘膜《しょうかねんまく》（義歯がのっかる歯ぐき）の痛みは、粘膜に傷が発現するため、痛みの原因が粘膜と接触している義歯床《ぎししょう》にあると想定されて、そこの部分を削合《さくごう》することが多いものです。これによって、一時的に痛みが消えてもまた痛みが発現することが結構多くあります。しかし、粘膜と接触して痛みの直接的な原因となるのは、咬合《こうごう》による義歯の移動によって、あるいは義歯床が長すぎて床周囲軟組織の運動を妨げるため、加圧による過重負担などが考えられます。ですから、義歯床の形や咬合《こうごう》状態、咬合高径《こうごうこうけい》、人工歯の配列《はいれつ》位置が適正かどうかを調べてもらいましょう。

義歯の調整を何回繰り返しても、床下粘膜《しょうかねんまく》の痛みが改善されないこともあります。その原因が義歯ではなくて、患者さん側に問題がある場合もあります。たとえば、顎堤《がくてい》（口の中で隆起《りゅうき》した土手《どて》の部分）の形態がフラットあるいは凹型などのような劣形であったり、粘膜が脆弱《ぜいじゃく》で咬合圧《こうごうあつ》に対応できなかったり、また義歯の使用方法が誤っていたりする場合です。顎堤の形態が劣形である場合、食

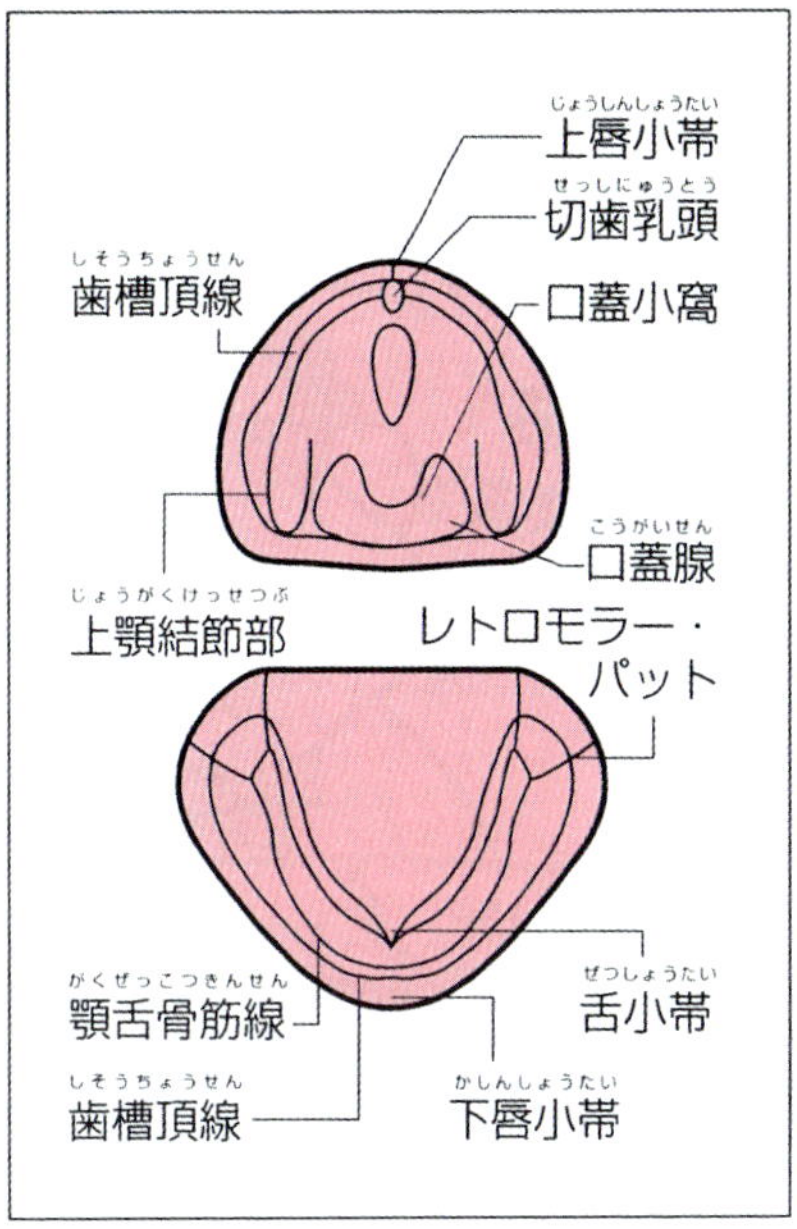

図22　義歯の床でおおう口の中の解剖学的なめやす

事中に義歯が動いて痛みが出ることがあります。義歯の移動が少なくなるように、咬合面《こうごうめん》の位置、咬合平面の傾斜（奥から前方へ向かって少し傾斜するくらい）、人工歯の位置（舌が楽に収まる位置）などを調整してもらいましょう。また、噛《か》み方の練習も大切です。前歯《ぜんし》で噛み切らないで、犬歯《けんし》より後方の歯（小臼歯《しょうきゅうし》と第一大臼歯《だいきゅうし》）を使い、第二大臼歯は使用しないようにしましょう。

義歯を長期間使用していると、咬合面《こうごうめん》（噛《か》み合わせの面）は咬耗《こうもう》（長い間の噛み合わせにより、すり減る現象）や摩耗《まもう》によりすり減ってきます。

今まで噛《か》んでいた場所も低くなって、下の顎を前方へ押し出して、上の歯に当たる噛みやすい場所を探して噛もうとします。その結果、前後左右に動いて横揺れしやすくなり、あちこちに当たりが出るようになります。当たりが出るたびに、そこをかばって、痛くない他の所を探して噛むために、悪循環を繰り返すようになり、どこで噛んでも痛むようになり、最終的には義歯を入れておけなくなります。

偏った噛《か》み方をしていると、咀嚼側《そしゃくそく》の咬耗《こうもう》が進んで咬合面も左右アンバランスになります。顎関《がくかん》節《せつ》部はもちろんのこと、顔や姿勢のバランスが崩れ、肩こりや頭痛などいろいろな症状を引き起こします。

義歯は解剖・生理学的見地から言っても、**図22**に示すように必要最小限の部分をおおわなければいけません。特に下顎《かがく》のレトロモラーパッド（臼後隆起部《きゅうごりゅうきぶ》）は大切な場所で、この部分をおおっていないと、噛《か》むたびに顎堤粘膜《がくていねんまく》（隆起した土手の部分の粘膜）を圧迫して、痛みが起こり、傷が付いて褥瘡《じょくそう》が頻発します。後部床面を延長してもらうと、維持・安定が良くなって、噛んでも沈まないため痛まなくなります。

◆義歯に舌がすれて痛む

歯が抜けて無歯顎《むしがく》になると、上《じょう》顎《がく》と下顎《かがく》では骨の吸収（骨がなくなってくる現象）が違います。上顎は内側の方へ、下顎は外側の方へ拡がっていきます。人工歯は、物理学的には顎堤《がくてい》の歯槽頂部《しそうちょうぶ》（土手の高い部分）に置くのが一番安定します。しかし、骨が吸収すればするほど、人工歯を元あった位置へ置こうとすれば、舌房《ぜつぼう》（舌が口の中におさまる空間）が侵害されて狭くなり、舌がすれて痛むようになります。

上下義歯の高さ（咬合高径《こうごうこうけい》）が低くなり、舌房が極端に狭くなる

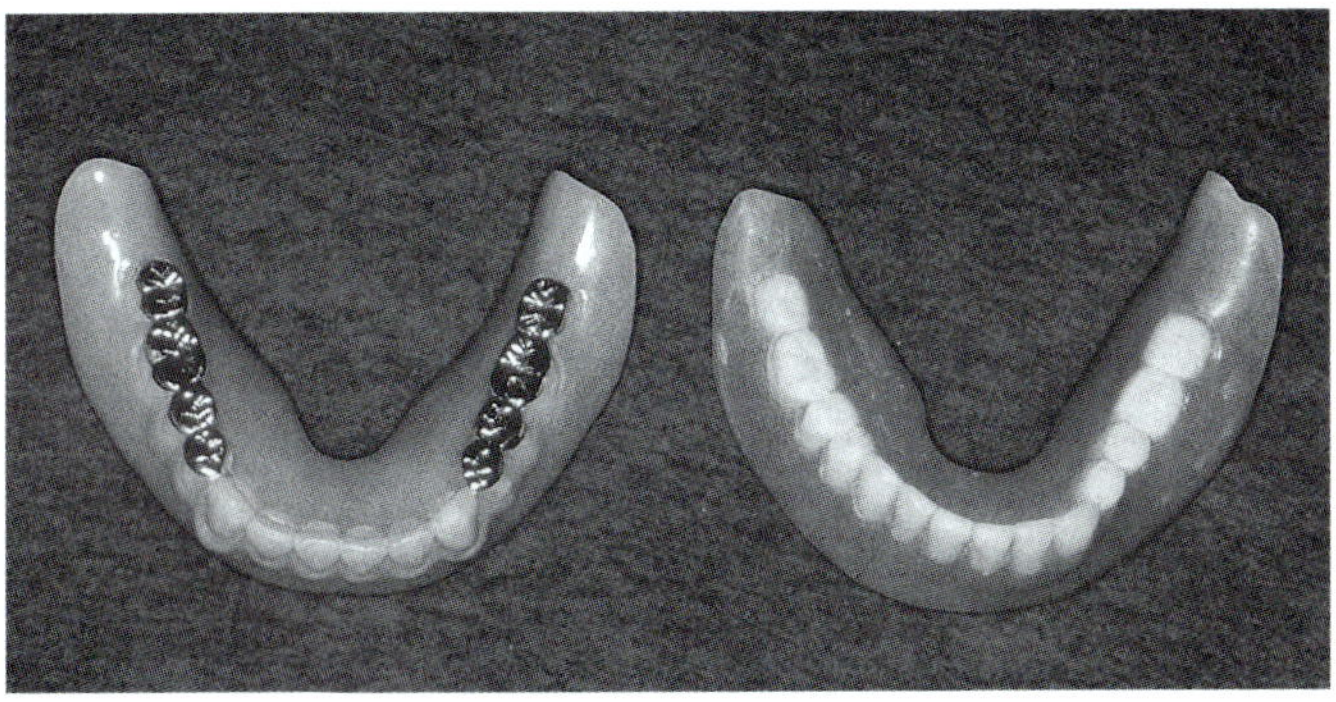

図23　右の義歯では人工歯が内側に並べられて舌が不自由です

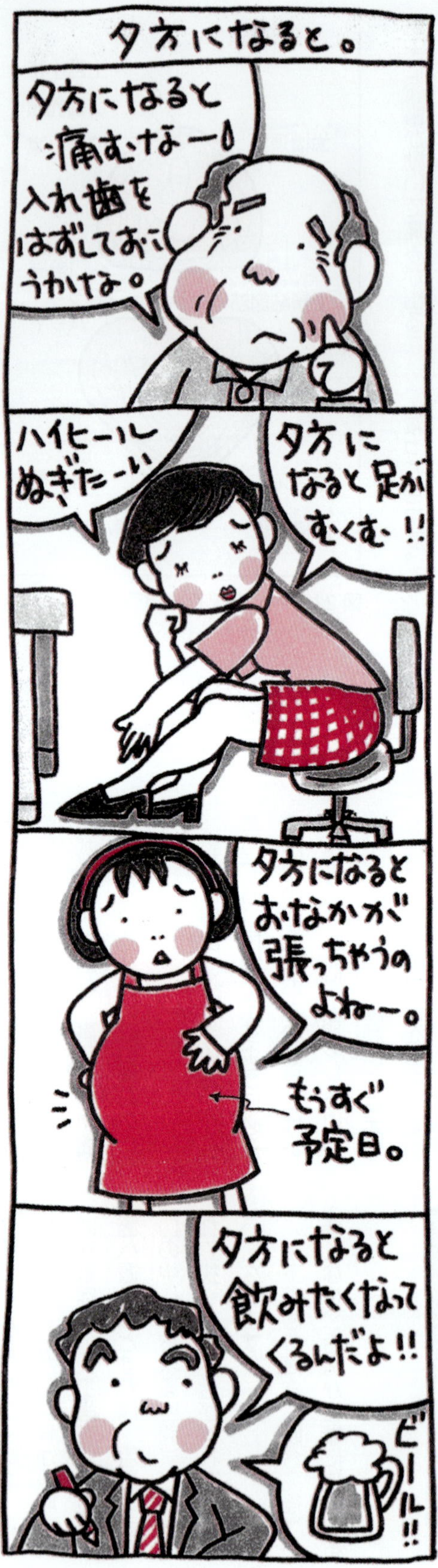
夕方になると。
夕方になると痛むなー！入れ歯をはずしておこうかな。
夕方になると足がむくむ!!
ハイヒールぬぎたーい
夕方になるとおなかが張っちゃうのよねー。
もうすぐ予定日。
夕方になると飲みたくなってくるんだよ!!
ビール!!

と、人工歯部鋭縁に舌が当たりすれて痛みます。また舌を噛《か》みやすくなります。

上顎前歯《じょうがくぜんし》が舌側《ぜっそく》寄りに配列《はいれつ》されると、舌尖《ぜっせん》に痛みが起こります。人工歯より舌側に配列されていると、舌の側縁に痛みが起こります。

対応としては、人工歯を外側に出したり、人工歯の頬舌側《きょうぜっそく》の幅を削除して小さくして、できるだけ舌房《ぜつぼう》を広くするようにします。

上顎前突《じょうがくぜんとつ》（上の歯列《しれつ》が前に出た状態）の方では、口元を引っ込ませて見せようとして、上顎前歯部を元々天然歯のあった外側（唇側《しんそく》）の位置に配列《はいれつ》しないで、内側の舌側に配列することが多いものです。こういう場合は舌房《ぜつぼう》が狭くなり会話時に舌が人工歯に接触して、痛くなることもあります。咬《こう》合高径《ごうこうけい》を少し上げてもらうか、人工歯部を少し外側（唇頬側《しんきょうそく》）へ移動してもらうと良いでしょう。

また、長期間義歯を入れないではずしておいた場合は、舌がふやけて大きくなります。これは舌が咀嚼《そしゃく》機能を代行して筋組織が肥大するからです。舌房を確保した義歯を入れることによって、徐々に回復してきます。

◆義歯《ぎし》（入れ歯）を入れると唾液が出る、頬《ほほ》を噛《か》む

義歯は天然歯がなくなって引っ込んだ口唇《こうしん》や頬《ほほ》を張り、できる限り自然な顔貌《がんぼう》になるように、天然歯が元あった位置に近づけて人工歯を並べ、周り（床辺縁《しょうへんえん》）の肉付けを行います。初めて義歯を使用する方は、ある期間（通常2～3週間）は使いにくいことがあると思われます。初めのうちは、唾液がたくさん出てきたり、吐き気を感じたりすることもあり、しゃべりにくいし、噛《か》みにくいものです。

唾液は、通常1～2時間もするともとに戻ります。また、頬《ほほ》を噛《か》むことがあります。これは長い間、義歯を入れていなかった場合や、義歯を作り変えたとき、あるいは噛み合わせが低くなったまま使用していた場合、舌や頬が膨《ふく》らんで顎の動きによって、どちらか一方の頬を噛んでしまうことがあります。こういう場合は、少し口を膨《ふく》らませたり、食事のときに噛《か》

む側の頬を指で外側につまむように練習すると、噛まなくなります。

話し方も、最初は変な感じがするかもしれません。最初は一語一語ゆっくり声を出して新聞や本を読んでください。口が渇《かわ》く場合は、コップの水をときどき含みながらやってください。

◆夕方になると痛くなってくる

用語解説に示しましたように、義歯はたくさんの精密かつ複雑な作業工程を経てできあがります。一つひとつが、まさに手作りの究極のオーダーメイドと言えましょう。完成した義歯は、それぞれの方々に細かいところまで適合するように、口腔内《こうくうない》装着後も微細な調整がなされ、口の中で機能することによって、人工臓器へと変化していきます。

朝から夕方まで義歯を長時間入れっぱなしにしておいたり、緊張し続けたり、高齢者によく見られる長時間のくいしばりなどでは、歯《は》ぐき（粘膜部《ねんまくぶ》）が圧迫されて充血を起こして痛くなってきます。

頑張るとき以外は、なるべく安《あん》静位《せいい》（口唇《こうしん》は閉じているが、口の中では上下の歯がくいしばらずに楽にしている状態）の状態で生活をします。また、義歯は基本的には食後ははずして水洗いをします。就寝時に装着して床（とこ）につく方は、お風呂に入るときはしばらくはずして歯ぐきを休め、血液の循環を良くしましょう。

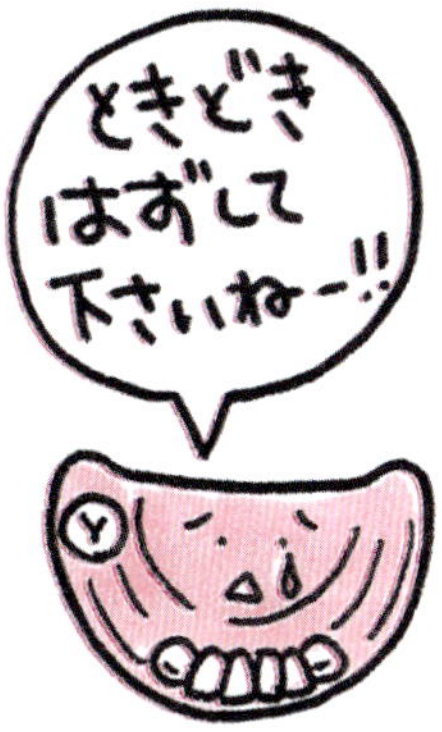
ときどき
はずして
下さいねー!!

◆噛《か》み合わせがおかしい

新しい義歯《ぎし》を装着した場合、すぐに何でも噛《か》めるというわけにはいきません。義歯を使いこなしていくためには、実地練習を重ねなければなりませんし、歯ぐきも咬《こう》合圧《ごうあつ》に耐えられるように訓練をしていかないといけません。硬いおせんべいやステーキ、たくわんなどの漬物、ピーナッツなどの豆類は少しずつ時間と日数をかけて練習をしていきます。噛《か》めるからといって急に過重負担をかけ過ぎると、歯ぐきも咬合圧《こうごうあつ》に耐えかねて傷がつきます。

長い間、硬い食品を食べられなかった方は、自分は食べられないものと思って諦《あきら》めていたために、唾液の出る量も低下しています。

また、物を噛《か》むときの舌、唇、咀嚼筋《そしゃくきん》、顎などの口全体の動かし方も、それぞれ個々人の癖が身についていますので、すぐには修正がききません。

総義歯《そうぎし》を装着している方は、歯のある方と違って咀嚼《そしゃく》する力に対してクッションの役目をしている歯根膜《しこんまく》という天然歯を支える組織がないために、口の中の粘膜や顎の骨がその機能を代償《だいしょう》しています。つまり、噛《か》み合わせたり、咀嚼したりする際の条件が違います

用語解説

＊義歯《ぎし》の製作ステップ

義歯の製作にあたっては、通常は次のようなステップを経ます。

まず、口の中のいろいろな条件や身体的な条件を診査、診断して、印象《いんしょう》といって口の型を採ります。次に続くいろいろな作業を口の外で行えるよう、石膏《せっこう》で模型を作ります。

その模型をもとに、義歯の床の大きさを決め、噛《か》み合わせの上下的な高さや左右的な関係を決めます。また、口の動きを近似的に再現する咬合器《こうごうき》をはじめ種々の器械も用いて、義歯を装着していろいろな口の動きが可能なようにさまざまな検討がなされます。

そして、蠟《ろう》で作った義歯の外形に人工歯を配列《はいれつ》して口に試適してみて、最後に重合《じゅうごう》といって、実際の義歯の材料に置き換えていきます（Access forum参照）。

ので、入れ歯特有のルールを覚えなければなりません。

長期間義歯を使用していますと、人工歯の咬耗《こうもう》が強くなり、咬《こう》合高径《ごうこうけい》が低くなって、下顎《かがく》が前方に出てきます。つまり、臼歯部《きゅうしぶ》が嚙《か》みあう前に前歯部《ぜんしぶ》が先に接触して、上顎《じょうがく》義歯の前歯部が下顎《かがく》で突き上げられるようになります。このような状態が長く続きますと、上顎前歯部の粘膜に慢性炎症が起こり、歯槽骨《しそうこつ》は吸収して溶けていき、粘膜下組織は増殖《ぞうしょく》して、こんにゃく状の歯ぐき(フラビーガム)になります。フラビーガムの上に義歯がのると、義歯の維持・安定は得られにくく、義歯床《ぎししょう》は浮上し、前歯《ぜんし》が当たってから臼歯《きゅうし》が当たるようになります。また、口蓋《こうがい》隆起《りゅうき》（上顎の中央部にできる山状になった骨の高まり）があると、上顎義歯は前後左右にシーソー運動をして、嚙《か》み合わせがおかしくなります。

どちらも、臼歯部《きゅうしぶ》の咬合《こうごう》を改善して前歯部の当たりを取り除きます。また、辺縁部《へんえんぶ》の封鎖をしっかり行って、粘膜部の適合も密にします。口蓋隆起《こうがいりゅうき》が大きい場合は、その部を避けると良いでしょう。

新しく義歯を作るか、または臼歯部の改善をしていただいたら、家で大きく口を開ける運動をしたり、上下の歯を嚙《か》み合わせた状態で口を左右に大きく引いて、口角《こうかく》を両方の人差し指で上に引き上げながら「イー」と発声したり、唇をつぼめて「ウー」と発声して口《こう》輪筋《りんきん》の運動をすると有効です。顎が左右どちらか一方に変位する方は、拳《こぶし》をオトガイ（あご先）にのせて、後方へ少し力を加えて固定した状態で、口をリラックスした状態で開閉する訓練をしたり、顎《がく》関節《かんせつ》周辺のマッサージを毎日行うと血液の循環が良くなって大変効果的です(**図24**)。また下顎の前方移動の防止にも役立ちます。

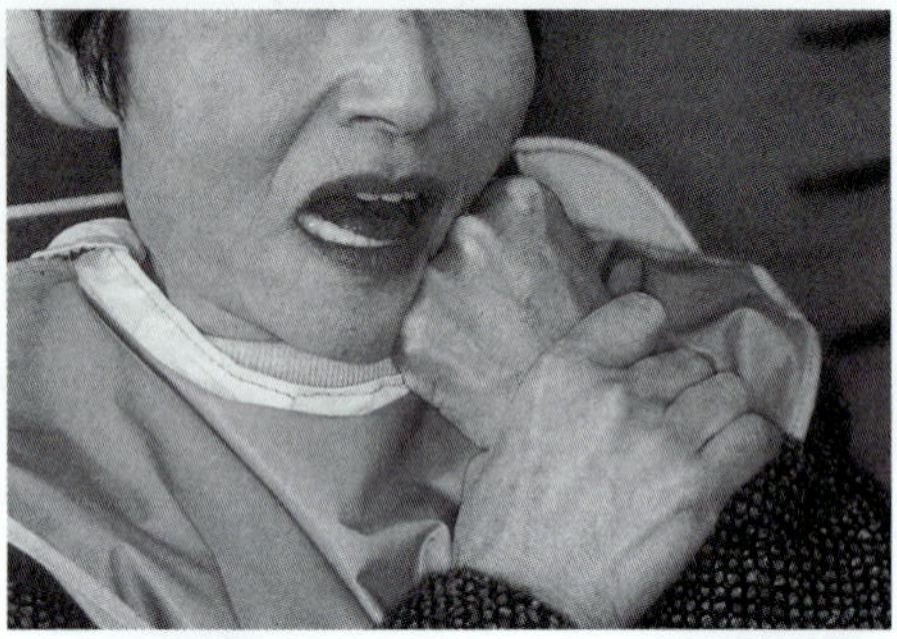

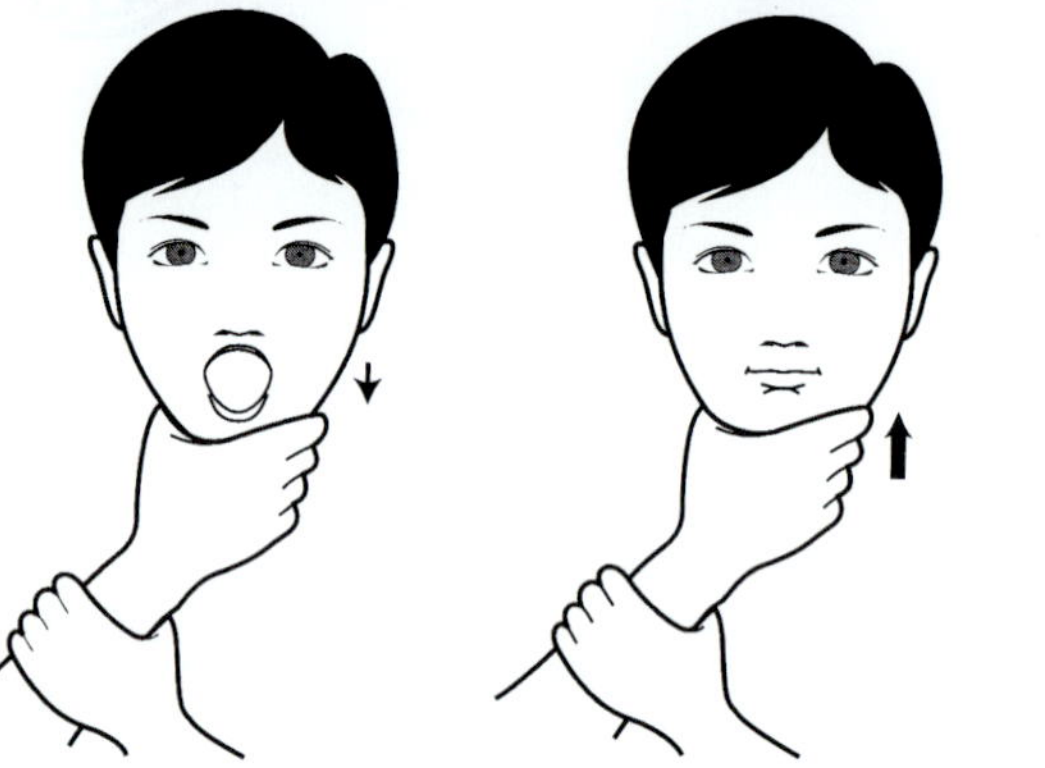

図24　患者さんが自分で行う口の開口訓練

◆義歯《ぎし》を入れていると臭《にお》いが気になる

総義歯《そうぎし》は、義歯床《ぎししょう》が粘膜に唾液を介してピッタリと毛細血管現象で密着することによって支えられています。ちょうど、2枚のガラス板の間に水を一滴のせて張り合わせたときに、くっついて離れなくなるのと同じ原理です。

しかし、義歯を長時間使用していると、材質疲労が起こって表面が劣化して、食片が介入したり、食物残渣《しょくもつざんさ》がたまったりします。

義歯床には、加熱重合《かねつじゅうごう》レジンという合成樹皮の材料を使います。この材料には、精度の高いものからそうでないものまでたくさん種類がありますが、精度の低いものほどやわらかくて減りやすく、吸水性があって唾液や細菌もしみ込みやすくなると考えられます。こういう義歯を入れていると、臭い

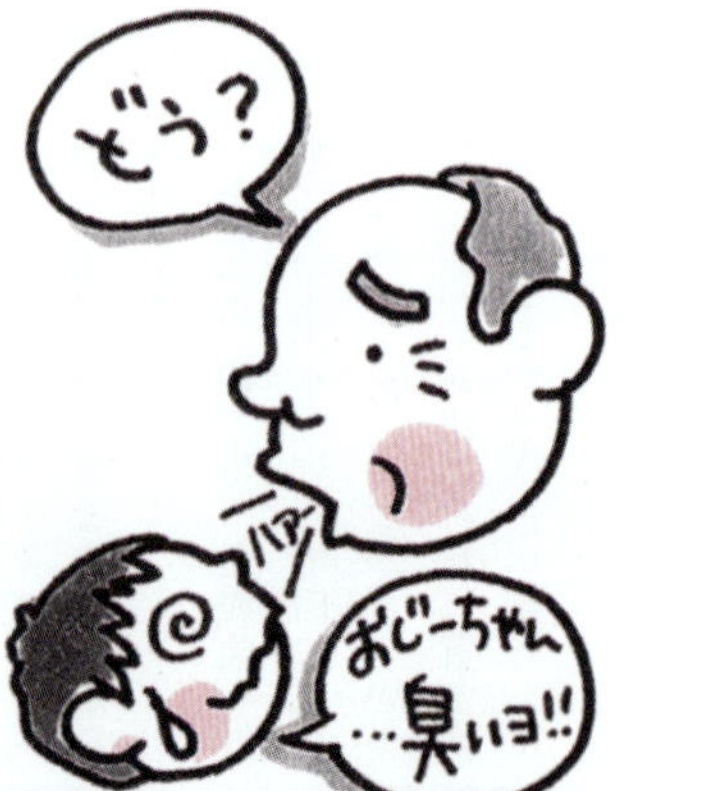

がしてきます。

特に、上顎義歯の唇側《しんそく》・頬側《きょうそく》のフレンジ部（土手の頂上から外側の辺縁にかかる部位）や、下顎義歯の舌小帯部《ぜつしょうたいぶ》（前歯部の舌側寄り辺縁部《へんえんぶ》）に汚れがつきやすいために、粘膜に炎症を起こして義歯の安定を妨げる原因にもなります。これがさらに進みますと、粘膜下では骨の吸収が起こって土手が痩《や》せてなくなっていきます。

ですからブラシで毎食後、丁寧《ていねい》に清掃してください。義歯の清掃には専用のブラシがあります。両方に毛がついており、毛先の長いほうで義歯全体を清掃し、短いほうで、内面の細かい部分の清掃を行います（**図25**）。

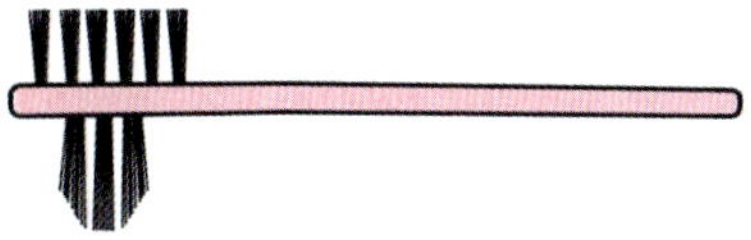

図25　義歯清掃用ブラシ．普通の歯ブラシの形をしたほうで義歯全体を，特殊な形のほうで細かい部分の清掃を行います

口の中の粘膜部も毛先のやわらかい歯ブラシでマッサージを行い、血液の循環を良くして丈夫な歯ぐきを作ります。歯がなくてもブラシマッサージを励行《れいこう》しましょう。

タバコのヤニは取れにくく、臭いもしみついています。歯磨剤《しまざい》で落ちないときは、さまざまな洗浄剤がたくさん市販されていますし、超音波で洗浄するのも良いでしょう。また最近ワンプッシュして簡単洗浄の、泡タイプでブラッシングする新感覚の義歯洗浄剤《せんじょうざい》が出ました。除菌効果を維持し、研《けん》磨剤《まざい》ゼロで、義歯を傷めないので安心して洗浄できるうえ、装着時にミントの香りによる爽快感もあり、当院では大人気です。

◆義歯《ぎし》を入れているが、しゃべりづらい

義歯は、完成して装着したばかりの慣れていないうちは、いわゆる補綴物《ほてつぶつ》で「異物《いぶつ》」ですから、噛《か》めるようになって初めて「人工臓器」の役目をするようになります。

義歯の作り方が適切でない場合、たとえば、上顎義歯の口蓋《こうがい》部分が長すぎる場合、前歯部の床が厚すぎる場合、噛《か》み合わせの高さの不足、前歯部の歯と歯の重なり方が不適当、人工歯の並べ方による舌《ぜつ》房《ぼう》（舌が口の中におさまる空間）の不足、などがあると、しゃべりづらくなります。

しゃべるためには、口のなか全体の形態や、舌《ぜつ》、口唇《こうしん》、頬《ほほ》、口蓋《こうがい》（上顎の土手の内側の部分）の形態が調和しなければなりません。異物としての義歯が口に入ると、動かし方がわからないために、舌や口唇は動かなくなり、口の中の空気の容積も違ってくるので、思うようにしゃべれません。しかし、練習を重ねると、舌や口唇の動かし方もわかってきます。「しゃべる」ことも、噛《か》むことと同じように練習が必要なのです。

今は故人になりましたが、ある有名な上下総義歯の女性歌手は、舞台公演の2カ月前に作ってもらって発音発声練習をするというお話を、義歯を作った高名な先生からお聴きしました。とにかく、実地練習が大切です。

一般的に「サ行」や「タ行」の破裂音《はれつおん》は、歯と歯の間から空気を押し出さないと発音されないために、発音しにくくなります。「ミシシッピー」、「咲いた咲いた桜が咲いた」、「信州信濃」、「高崎の先の北高崎」、などの発音しにくい言葉を練習したり、声を出して新聞や本をゆっくり読む練習をすると、早く慣れるでしょう。

◆義歯《ぎし》を入れているが、味がおかしい

義歯を装着して慣れるまでは、人工物に対する口腔《こうくう》の各機能（口腔の感覚、咀嚼《そしゃく》運動、唾液分泌、発音など）の順応作用が現れるまでは、一時的に機能が障害されると考えられます。味覚障害もこの

ような例としてあげられます。どの機能の一つでも異常になると、他の機能も二次的に障害されるので、味覚異常となります。

通常、歯を有する人は、舌の味《み》蕾《らい》と口蓋《こうがい》（上あごの歯列《しれつ》の内側）の味蕾とに、食物を圧して味を味わいます。しかし、上顎総義歯は口蓋をおおっているために、口蓋の味覚や皮膚感覚の機能を低下させ、味覚障害が起こります。

また、義歯の形態や人工歯の位置などにより、舌の運動が妨げられると、舌の味覚も障害されます。義歯装着による味覚障害は、ただ単に義歯の装着によるだけではなくて、加齢変化《かれいへんか》に起因する生理的な現象であると言えます。一般に義歯を装着している人は高齢者が多いので、味覚機能が生理的に低下しているのを気づかずに、味覚減退《みかくげんたい》の原因を義歯のせいにしていることが、案外多いと思われます。

いずれにせよ、義歯の使い方に慣れてくると、味覚も元通りに戻りますので、心配しなくて良いでしょう。

用語解説

＊加齢《かれい》による味覚《みかく》の生理的変化《せいりてきへんか》

味覚が加齢的に減退する原因としては、①舌乳頭《ぜつにゅうとう》には、退行性変化が起こる、②味蕾《みらい》の数が減少し、2／3は萎縮する、③口唇や口腔《こうくう》粘膜も萎縮して、その表面の滑性はなくなり、固有層も減少する、④増齢に伴って、唾液腺に生理的萎縮が認められる、⑤唾液の性状も増齢的に変化する、などが考えられます。

◆義歯《ぎし》を入れたときの見てくれが気に入らない

総義歯《そうぎし》を作製するときは、できる限り歯があったときのような顔《がん》貌《ぼう》を想定して人工歯を配列《はいれつ》します。義歯の目的は、咀嚼《そしゃく》機能を回復して噛《か》めるようにすること、歯の喪失《そうしつ》によって張りがなくなりしわくちゃになった口元をした顔貌を審美的《しんびてき》に回復すること、そして社会生活が営めるように発音を回復すること、の3つが大きな目的です。

新しい義歯を入れたときは、突然口の中がいっぱいになってしまい、口唇《こうしん》が前方へ押し出されるように感じます。見た目の良い義歯は、特にそう感じるものです。義歯になじんだときにその感覚はなくなるので、心配いりません。

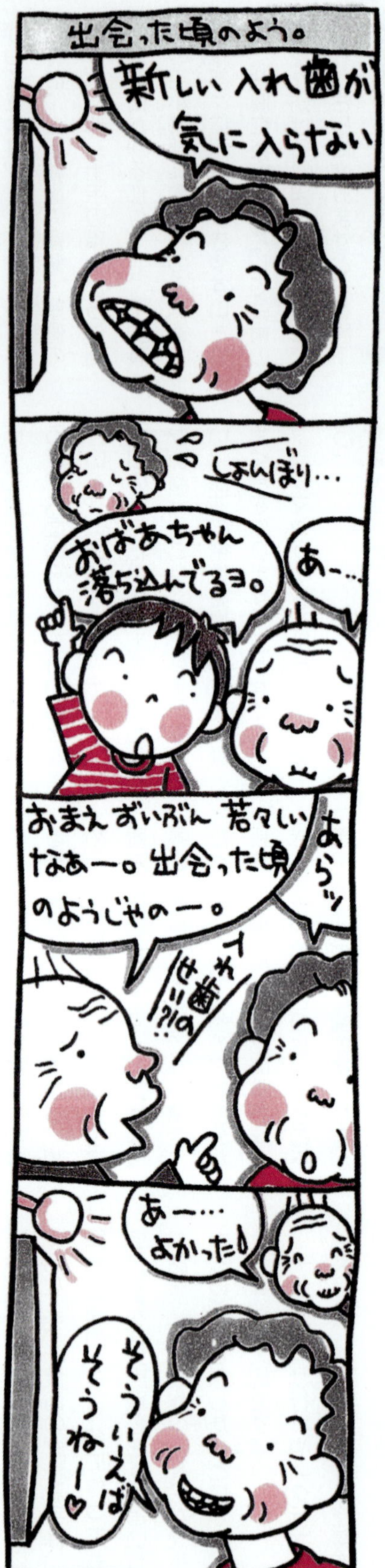
出会った頃のよう。
新しい入れ歯が気に入らない
しょんぼり…
おばあちゃん落ち込んでるヨ。
あー…
おまえずいぶん若々しいなあー。出会った頃のようじゃのー。
あらッ
あー…よかった♪
そういえばそうねー♡

新しい義歯に慣れるのに要する時間は、年齢、経験、環境、健康度などによって個人差があります。1〜2時間で慣れる方もいれば、2〜3週間、あるいはそれ以上かかる方もいます。

正常な嚙《か》み合わせをしている人はあまり問題はないのですが、上顎が前突《ぜんとつ》している人や逆に下顎が前突している人の場合は、人工歯《じんこうし》の配列《はいれつ》がむずかしくなります（図26）。見た目に一番影響するのは、上顎前歯部《じょうがくぜんしぶ》です。この前歯部の配列が、その人のイメージを決定します。私たち歯科医師は、人工歯の大きさ、色、形、配列位置、捻《ねん》転《てん》の度合いで、個性や男女差を引き出すようにします。また、切端《せったん》の長さで年齢を表現しますし、「スマイル・ライン」といって、微笑《ほほえ》んだときの下唇《かしん》の線に合わせて自然な歯並びとなるように、工夫をこらして配列します（図27）。

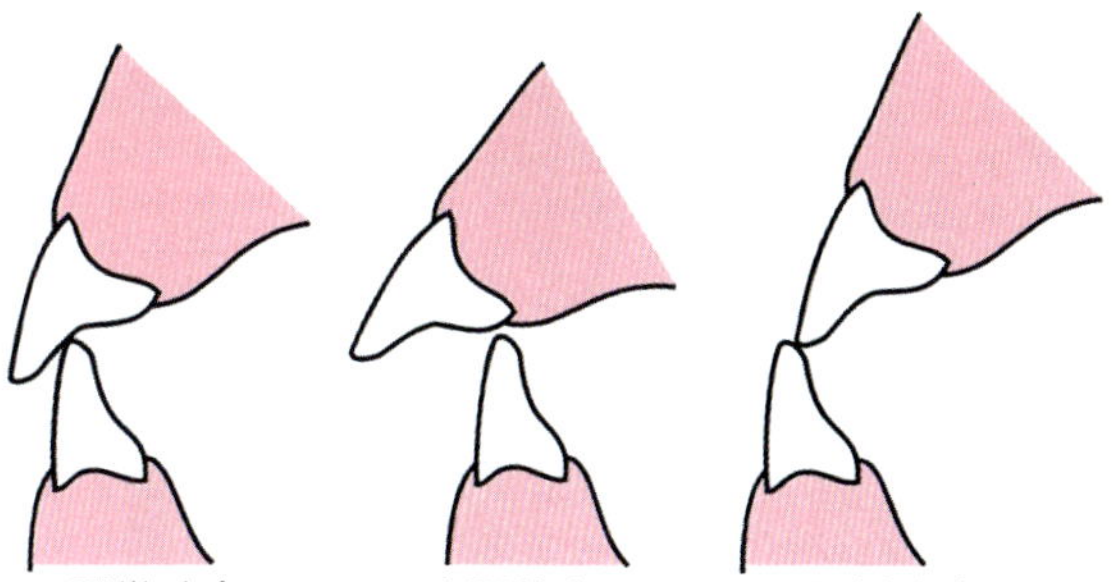

図26　嚙み合わせが少し異なる人の人工歯配列は苦労します

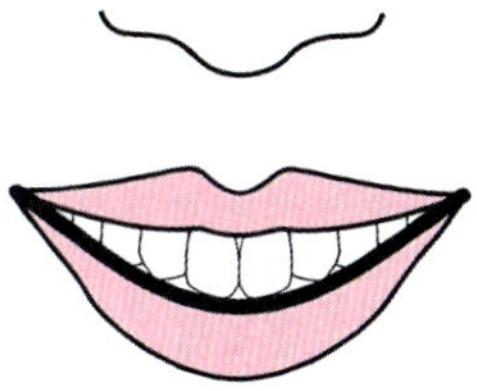
図27　スマイル・ラインも人工歯配列の一つの参考にします

◆義歯《ぎし》が大きすぎる

口元がプアーに感じる小さな義歯を入れていた人が、口元のしわを伸ばすために入れた義歯の場合には大きすぎるように感じます。これは、しぼんでいた筋肉を伸ばしたときに出っ歯になったように感じますし、義歯の咬合高径《こうごうこうけい》（嚙《か》み合わせの上下的な高さ）が前の義歯よりも高くなったとき、また、咬合高径が低くても人工歯の配列位置が外側へ寄りすぎていて、辺縁《へんえん》が厚すぎる場合に大き過ぎる感じがします。

しかし、見た目が良くなり鼻唇《びしん》溝《こう》（小鼻から口角にかけて走る溝《みぞ》）のしわの深みも回復されて、若々しく健康そうに見えてきます。何度も述べたように、異物に対する拒否反応がありますので、最初はなじめませんが、時間の経過とともに適応していきますので練習をしてください。

ここで大切なことは、義歯に対する「こころ」の持ち方です。義歯を何のために入れるのか、明確にすることによって慣れる時間に差がでてきます。

▼義歯に慣れるコツ①

一番早く義歯に慣れるようになるコツは、常に、「なぜ義歯を入れないと元気で長生きできないか」、と言うことや「義歯による咀嚼《そしゃく》は生命の維持に極めて重要な意義を持つ」と言う“義歯の効用”を念頭に置くことです。

義歯を入れるだけで、握力《あくりょく》が強くなります。くいしばれるから頑張りが効《き》くようになり、身体がフラフラしなくなります。嚙《か》めるようになると脳が刺激され、脳血流量が増加します。脳血流量が増すと、人が活《い》き返るというデータがありますので、ご紹介します。

脳血管障害《のうけっかんしょうがい》により植物化した重度意識障害患者31名に対し、直立姿勢訓練、経管栄養《けいかんえいよう》補給から徐々に姿勢を正しながら家庭食咀嚼《そしゃく》に移行させたところ、5名ですべての生活行動が確立され、残りの6名で排泄《はいせつ》行動、6名で会話行動、5名で食事行動がそれぞれ確立され、さらに約70余％で各行動が介助で可能になっている、という驚異的とも言える臨床所見が発表されております。これは、末梢性《まっしょうせい》の中でもっとも強い覚醒《かくせい》作用《さよう》を持つ三叉神経《さんさしんけい》を介して脳へ伝達される

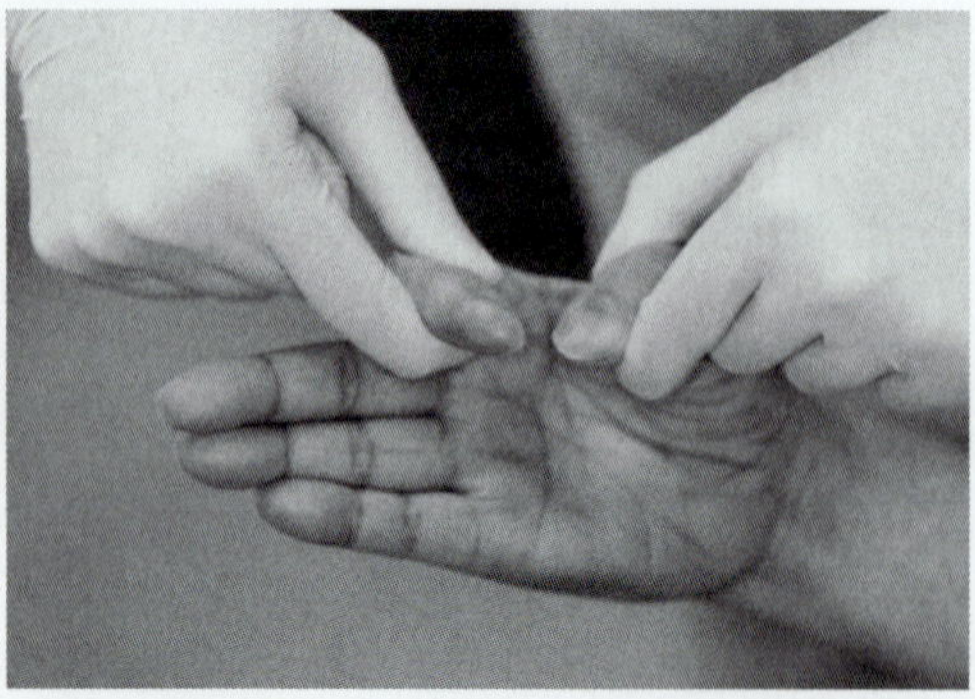

上下義歯をはずして親指と人差し指で丸く輪（O-ring）を作り，残りの３本の指を曲げないように力を入れてもらい，左右方向へはずしにかかると，輪はすぐはずれる．

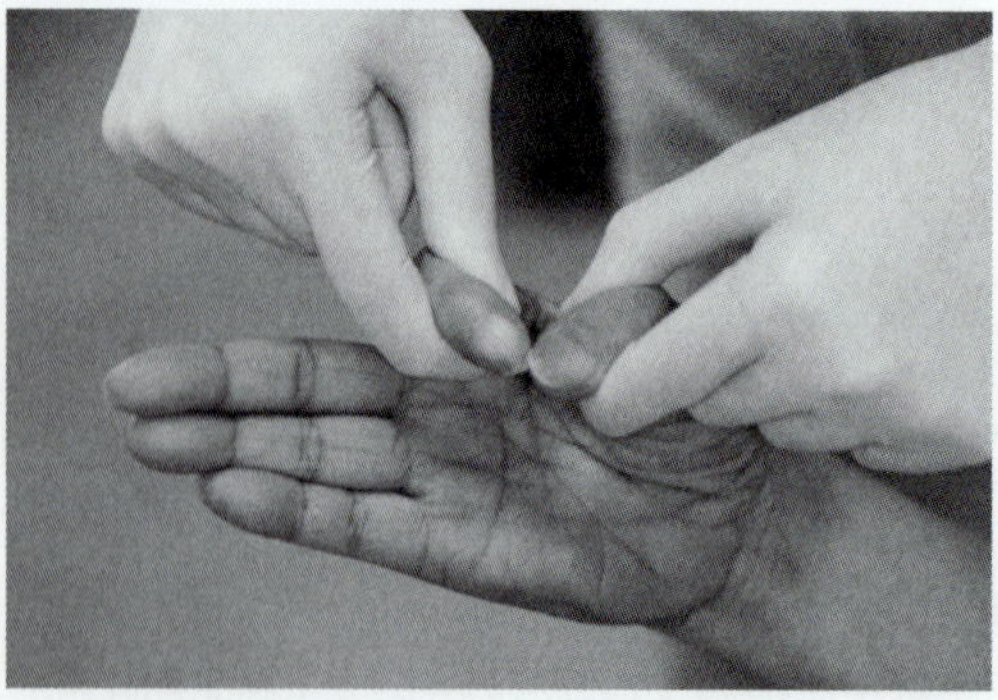

上下義歯を装着した場合は，左右に引いても，O-ringははずれにくい．

図28　O-ringテスト

口腔《こうくう》・顎《がく》・顔面《がんめん》領域からの感覚性入力によるものと考えられる、とのことです。このように、咀嚼《そしゃく》は行動的な覚醒《かくせい》作用をもたらすことが立証されています。まさに、「生きるということは嚙《か》むことであり、嚙むことは元気で長生きの源泉」と言えます。

義歯で嚙むことによって、ボケを防ぎ、がんや糖尿病などの病気を防ぎ、元気になります。目もパッチリして勢いが出てきます。骨粗鬆《こつそしょう》症《しょう》を予防し、姿勢がよくなり、内臓が若返るなど、あげるときりがないくらいです。

そのために、筆者は必ずO-ring《オーリング》テスト（**図28**）を行って、患者さんにその違いを示すと、皆さん目を丸くしてびっくりします。上下の義歯をはずして、利《き》き腕でない方の親指と人差し指で丸くO-ringを作ってもらい、開かれないように指に力を入れてもらいます。引っ張る人はその輪の中に両方の親指と人差し指の先を合わせて、左右へ引っ張りますと、すぐはずれます。次いで義歯を入れてから行いますと、なかなかはずれません。上下義歯を装着するだけで、力が出ることの証明です。

▼義歯に慣れるコツ②

新しい義歯で食事をする場合は、最初は強く嚙《か》まなくてもよいやわらかめの物を選び、少量を口に運び、ゆっくり嚙み始めてください。初めのうちは、口の筋肉も対応できないので、下の奥歯の頬《きょう》側《そく》に食べ物がたまりますが、直にたまりにくくなってきます。

義歯は原則として、食事の後ははずして軽く水洗いします。夕方、お風呂へ入るときは、はずして歯ぐきを休めましょう。義歯をはずしたときは必ず少し大きめの器に水を入れて、その中に入れましょう。義歯を装着しない場合は、必ず水の中に入れましょう。ときどき義歯洗浄剤《ぎしせんじょうざい》の中に入れると効果的ですが、入れる前に唾液や食物残渣《しょくもつざんさ》をブラシで取り除いておくようにしてください。

◆義歯《ぎし》が緩《ゆる》い

義歯が緩くてすぐはずれる、あくびをするとはずれてくる、会話中にはずれてくる、などの訴えが日常よく聞かれます。

義歯は長期間使用していると、歯槽骨《しそうこつ》（土手《どて》の粘膜の内側にある顎の骨）の吸収が起こり、土手が低くなってしまいます。義歯床《ぎししょう》自体も減ってきて、義歯床と粘膜との間にすきまができて、緩くなります。当然、食物残渣《しょくもつざんさ》（食べかす）が入り込んで不潔になりますし、細菌も繁殖して炎症を起こし、歯《し》槽骨《そうこつ》の吸収を促進するようになります。

また、どちらか一方の側でばかりで噛《か》むなどの習慣性咬合《しゅうかんせいこうごう》により、左右の高さが違ってきて、噛《か》み合わせも低くなり、顎関節《がくかんせつ》に影響が及んできます。

こういう場合には、床の裏側を粘膜調整剤《ねんまくちょうせいざい》で回復させてから、リライニング（義歯床《ぎししょう》の減った部分を修正する操作）を行いますと改善されます。

◆義歯安定剤《ぎしあんていざい》について

「義歯安定剤」は、新義歯装着直後のまだ慣れないうちに出張とか、旅行へ行く場合は使っても構《かま》いませんが、常時使用はおすすめできません。義歯安定剤は、水溶性の材料（粉末、クリーム、または液体）に限ります。非水溶性材料は使ってはいけません。たとえば、ホームリペアーキット、ホームリライナーキット、その他の患者自身で取り扱う〝クッション材料〟に関しては、咬合《こうごう》状態や咬《こう》合高径《ごうこうけい》が常に不安定になるため、深刻な骨破壊《こつはかい》をもたらすと臨床報告されております。

また、粘膜と義歯床《ぎししょう》の両方に粘着する水溶性の薄い板状製剤も、流動性がないために、粘膜に対して咬合圧《こうごうあつ》を分散する能力を持っていないので、使わないほうが良いでしょう。

（中村　順三）

〈より詳しく知りたいときの本・雑誌〉
1．小林義典、田中　武、鳥居健吾共訳：WATT & MACGREGOR コンプリートデンチャーの設計、第1版。医歯薬出版、東京、1979。
2．覚道幸男：床義歯の生理学。学建書院、東京、1979。
3．中村順三：無歯顎義歯から診査・診断を振り返る。補綴臨床、第23巻（4）：1990。
4．田中久敏、古谷野　潔、市川哲雄　監訳：バウチャー　無歯顎患者の補綴治療、原著第12版。医歯薬出版、東京、2008。
5．小林義典：咬合・咀嚼が創る健康長寿。日本補綴歯科学会誌、第3巻（3）別冊、2011。
6．村岡秀明、渡辺宣孝、榎本一彦編：総義歯という山の登り方　臨床のベスト・ルートを求めて。P45～46「私の総義歯臨床・15の質問に答えて」医歯薬出版、東京、2009。

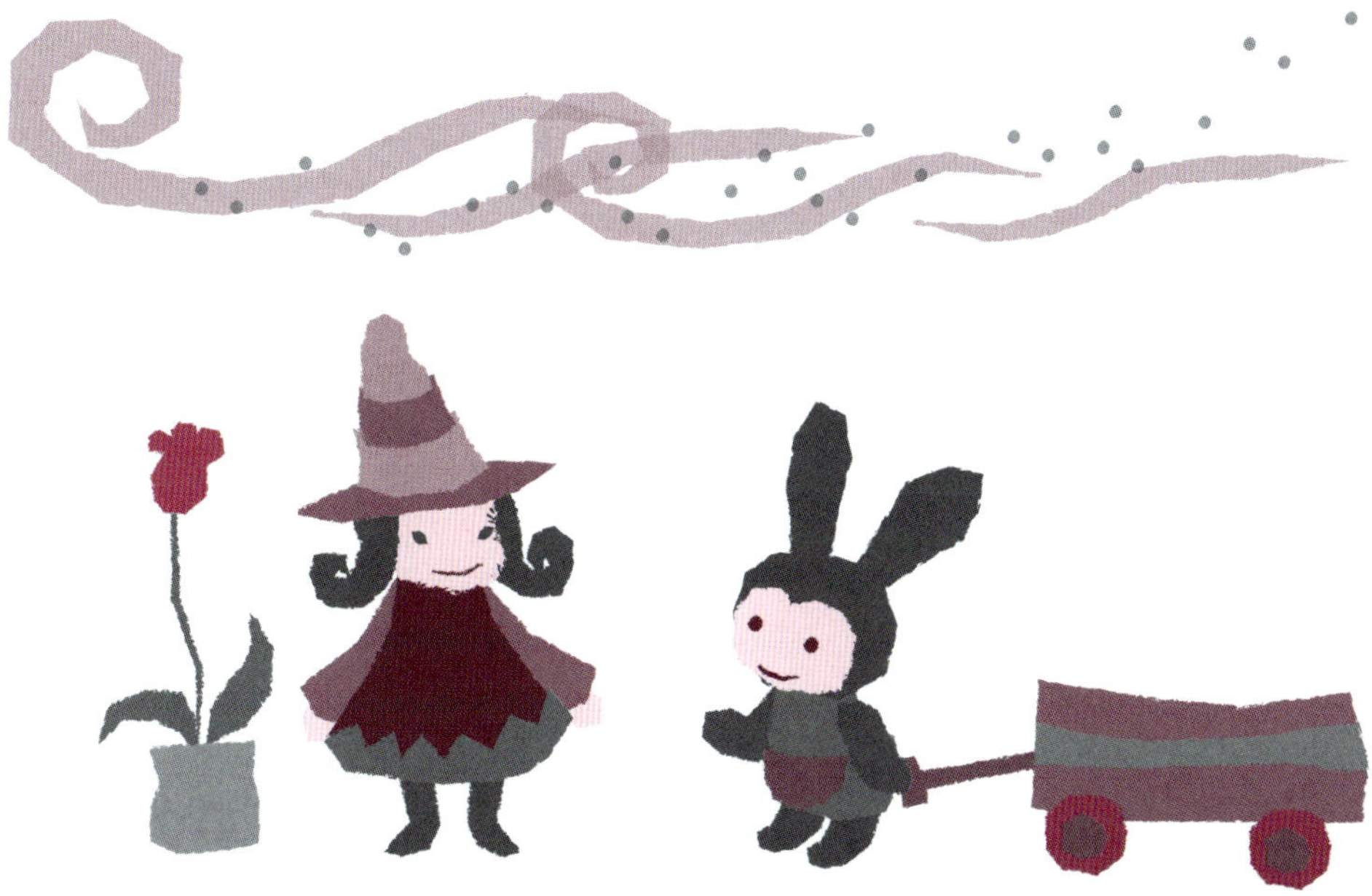

全身の疾患と歯科治療

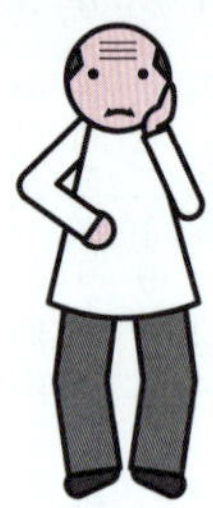

まずご自身の疾患の状態を歯科医師によく報告してください

全身疾患《ぜんしんしっかん》をお持ちの患者さんへ

◆歯科治療を受ける前に

歯科の治療においても一般医科の治療と同じように、出血をともなう手術や処置、また麻酔《ますい》を用いて行わなければならない治療が多くあります。その場合に、治療を行う側が疾患の内容を含めて、患者さんの全身状態を把握しておくことが非常に重要になります。

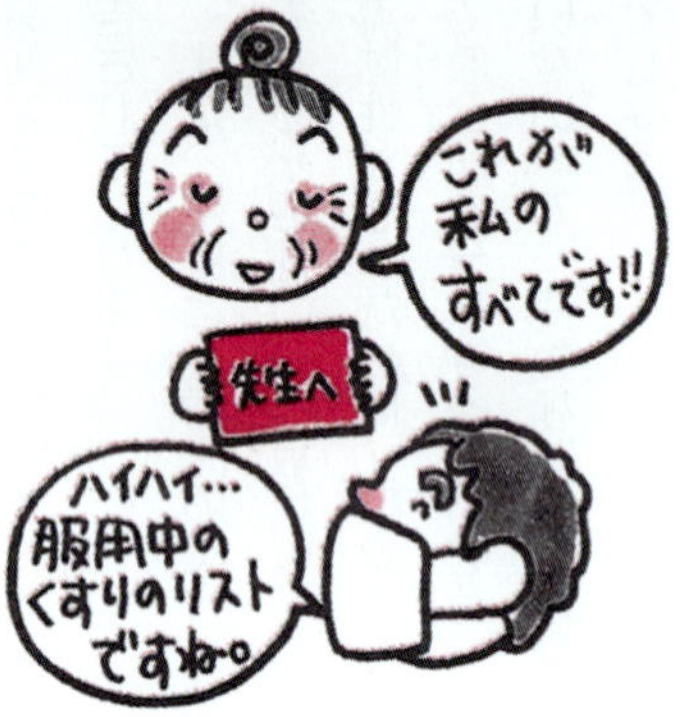
これが私のすべてです!!
先生へ
ハイハイ…服用中のくすりのリストですね。

治療内容によっては、主治医と連絡を取り合い、治療や処置の方法、麻酔薬や麻酔の仕方、処方する薬剤の種類などを検討する必要があります。歯科治療とは関係ないと勝手に判断して、歯科医師に全身疾患《ぜんしんしっかん》のことを話さないことは、思わぬ事態を招くことがあるため、積極的に歯科医師とコミュニケーションをはかる姿勢が大切です。

（齊藤　力）

LOVE LETTER

◆高血圧症《こうけつあつしょう》と歯科治療

高血圧症の人にとってもっとも注意しなければならないのは、痛みと緊張による血圧上昇あるいはその後の急激な血圧下降です。血圧上昇により脳血管障害《のうけっかんしょうがい》が引き起こされたり、血圧下降によりショックを起こしたりします。一般に、高血圧症の人は治療中の血圧変動が起こりやすいと言われています。

高血圧のコントロール（内服薬などで血圧を正常範囲に下げること）ができていない人では、歯科治療といえども危険な状態を招く危険性がありますので、歯科治療を延期し、高血圧のコントロールを優先させる場合があります。

血圧がコントロールされている人でも、歯科治療では精神的緊《きん》張《ちょう》に痛み、刺激が加わって、血圧の上昇が起こりやすく、さらに通常用いる局所麻酔薬《きょくしょますいやく》には血圧上昇を促す作用がある血管収縮剤《けっかんしゅうしゅくざい》が添加された場合が多く、著しい血圧の上昇を起こす危険性があります。しかしその反面、血管収縮剤を含まない局所麻酔薬では麻酔効果が弱く、効果が持続しないため、かえって痛み刺激による血圧の上昇がもたらされやすい面もあります。

治療中、息苦しくなったり、気分が悪くなったりしたときは早めに申し出て、状態が回復するまで治療を中断したり、治療の延期を考えたほうがよいでしょう。

当然のことながら、患者さん自

身が自分の持病《じびょう》と現在の病状を十分把握《はあく》しておき、治療前の問診《もんしん》で、現在の血圧や内服薬などを歯科医師に知らせておく必要があります。

◆心疾患《しんしっかん》と歯科治療

重篤《じゅうとく》な狭心症《きょうしんしょう》、すなわち発作《ほっさ》が頻発したり、安静時にも起こったりするのは危険で、心筋梗塞《しんきんこうそく》を起こすおそれがあると言われています。このような人は、通常の歯科治療は問題ないですが、局所麻酔薬を使って抜歯《ばっし》などの外科《げか》処置をすることは危険です。

また、心筋梗塞《しんきんこうそく》のある人では発症後6〜9カ月の期間を経過し、全身状態の完全回復を待って、外科処置をすることが可能と言われています。

したがって、歯科治療を積極的に行えない場合があります。このことは、たとえ抜歯《ばっし》を必要とする歯があっても疼痛《とうつう》などの症状だけを解消するような治療となることです。

歯科治療の際には、ニトログリセリンの舌下錠《ぜっかじょう》などの携帯薬を歯科医師に渡すか、すぐに取り出せるようにしておきましょう。

その他の心疾患として、弁置換《べんちかん》や人工血管置換術後の人では、抗《こう》凝固剤《ぎょうこざい》を内服している場合が多く、出血をともなう歯科処置を行うに先立って、抗凝固剤をいったん中止する場合もあります。かかりつけの内科医との連絡が必要になります。

ペースメーカーを装着している人に関して歯科医師の側が注意する点は、ペースメーカーに影響を及ぼさない器具の使用です。止血目的で利用する電気メス、あるいは歯の根の内側の長さを測定する根管長測定《こんかんちょうそくてい》などは体内に微量の電流が流れるからです。

以上のように、歯科治療において心疾患は考慮すべき問題が数多くあります。

患者さんが自分で判断しないで、自分の疾患について多くの情報を歯科医師に術前に伝達しておきましょう。

（後藤　昌昭・日野　直樹）

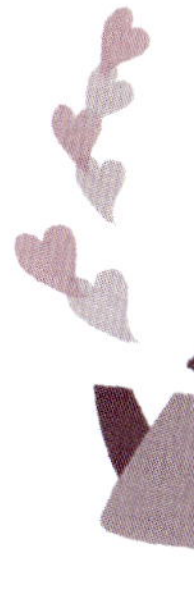

◆糖尿病《とうにょうびょう》と歯科治療

糖尿病は、1型糖尿病（インスリン依存型糖尿病、IDDM）と2型糖尿病（インスリン非依存型糖尿病、NIDDM）に分けられます。前者はインスリン投与が絶対的適応となるのに対して、後者はその程度によって運動療法、食事療法、経口血糖降下薬《けいこうけっとうこうかやく》、インスリンなどの治療が行われますが、後者が全糖尿病の90%を占めています。

糖尿病の罹患《りかん》が長期に及ぶと、網膜症《もうまくしょう》・腎症・神経障害などの細小血管症、脳血管障害・虚血性心疾患・閉塞性《へいそくせい》動脈硬化症などの大血管症、歯周病、糖尿病性足病変、皮膚病変などその他の合併症《がっぺいしょう》を起こすことが多くなります。したがって歯科治療の際には、糖尿病そのものばかりでなく、このような合併症にも注意が必要となります。

糖尿病患者は、感染に対する抵抗力が弱く、創傷治癒《そうしょうちゆ》が悪いことから、抜歯《ばっし》などの観血処置《かんけつしょち》では抗菌薬投与など感染予防が必要です。空腹時血糖値が150〜200mg／dℓ、HbA1cの国際標準値が7.4%を超える場合にはその危険性が特に高くなります。血糖のコントロールが不良の場合には、歯科治療時に糖尿病性昏睡《とうにょうびょうせいこんすい》を起こす危険性も高くなりますので、体調不良時に無理して歯科治療を行わないことが大切です。

また、歯科医院受診の前に食事を摂《と》らずに、あるいは歯科治療後に痛みで食事を摂らないのにインスリンを自己注射すると、低血糖《ていけっとう》の危険性もあります。

糖尿病ではさまざまの隠れた合併疾患が歯科治療上の問題となりえますので、大学病院などに相談されることをおすすめします。

◆呼吸器疾患《こきゅうきしっかん》と歯科治療

ひとくちに呼吸器疾患といっても、かぜ症候群や肺炎、結核《けっかく》などの肺感染症、気管支喘息《きかんしぜんそく》、慢性気《まんせいき》管支炎《かんしえん》、慢性肺気腫《まんせいはいきしゅ》などの慢性閉《まんせいへい》塞性肺疾患《そくせいはいしっかん》のほか、さまざまな疾患があります。このうち、かぜ症候群や肺炎などでは、当然のことながら歯科治療を延期し、体調の良いときに治療を行うべきです。

一方、結核の既往や慢性閉塞性肺疾患を有する場合には、疾患の診断名ではなく、重症度が歯科治療の適否、またどこまでできるかを決定する大きな因子となります。

気管支喘息の発作中の場合を除いて、一般的な体調が良好で、階段の昇りでは多少息切れを自覚するが、自分のペースでなら平地を15～30分以上散歩できるような状態であれば、通常の歯科治療はまず問題なく行えます。少し歩いても息切れするような場合には歯科治療の危険性も増加するので、大学病院などを受診することをおすすめします。

近年では、在宅酸素療法を行っている慢性呼吸不全《まんせいこきゅうふぜん》の患者さんが増えてきました。慢性呼吸不全とは結核、慢性気管支炎、慢性肺気《まんせいはいき》腫《しゅ》、間質性《かんしつせい》肺炎などのために長期間にわたって血液中の酸素が不足状態となっている状態を言います。たとえこのような患者さんでも、パルスオキシメータ（経皮的《けいひてき》動脈血酸素飽和度測定器《どうみゃくけつさんそほうわどそくていき》：指先にプローベを装着するだけで血液中の酸素の量を推測できる）とその他の生体《せいたい》モニタ機器の普及によって、より安全な歯科治療が行えるようになりました。歯科治療を希望される在宅酸素療法中の患者さんは、大学病院などに相談されることをおすすめします。

◆アレルギーと歯科治療

歯科治療に関連して発現するアレルギーには薬物や歯科材料があり、アレルギーの症状として気管支喘息《ぜんそく》、皮膚症状（蕁麻疹《じんましん》や皮膚の発赤、水疱《すいほう》、固定薬疹《こていやくしん》）などのほか、重症例では血圧低下を含むショック症状を呈することもあります。

薬物では抗菌薬《こうきんやく》や鎮痛薬《ちんつうやく》、局所《きょくしょ》麻酔薬《ますいやく》がその原因となります。抗菌薬ではペニシリン系やセフェム系のものが、局所麻酔薬ではその中に防腐薬として添加されているメチルパラベンがアレルギーを起こしやすいと言われています。メチルパラベンは化粧品の防腐薬としても使用されるので、化粧品かぶれを起こしやすい人は注意が必要でしょう。

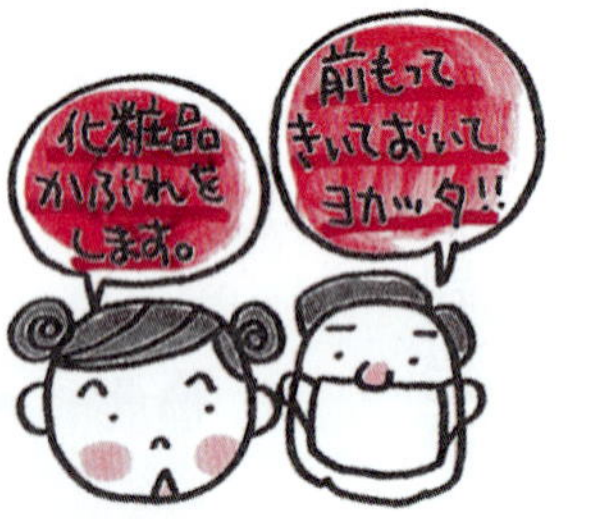
前もって
きいておいて
ヨカッタ!!
化粧品
かぶれを
します。

アレルギーの検査には、皮内反《ひないはん》応《のう》などの皮膚試験やリンパ球刺激試験などがありますが、どれも100％の信頼性はありません。過去に薬物アレルギーを起こした可能性がある場合には、その症状と経過、および処置が正確な診断の決め手となりますので、大学病院などにご相談ください。

なお、歯科で使用する金属でもかなりのアレルギーが報告されており、手のひらや足底に多数の小《しょう》膿疱《のうほう》を形成する掌蹠膿疱症《しょうせきのうほうしょう》などの症状を呈することがあります。

薬物アレルギーと似たものにアスピリン喘息《ぜんそく》があります。臨床的には激烈な気管支喘息の症状を呈します。臨床で使用されるほとんどの鎮痛薬で反応が生じてしまうので、過去に鎮痛薬で呼吸が苦しくなった経験のある患者さんは大学病院などにご相談ください。

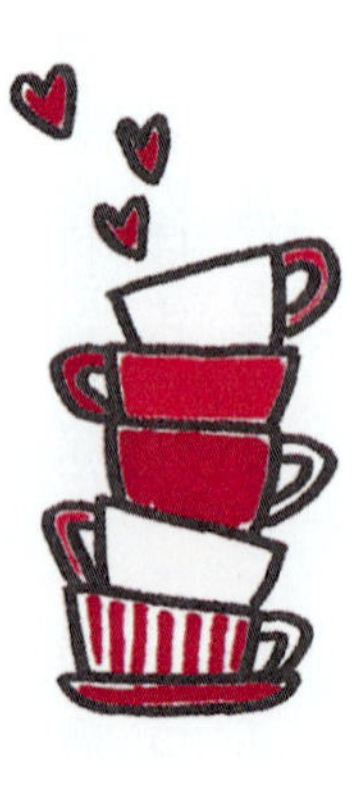

（一戸　達也）

◆肝臓疾患《かんぞうしっかん》と歯科治療

▼肝臓《かんぞう》の機能と病気

肝臓は全身のさまざまな代謝《たいしゃ》の中心的な役割を担う臓器で、おもに血液成分や栄養分の分解・合成・貯蔵・解毒《げどく》を行っています。

肝臓の病気には、ウイルス性の肝炎（A型、B型、C型）とウイルス感染以外を原因とする脂肪肝、アルコール性肝炎、薬剤性肝障害、自己免疫性《じこめんえきせい》肝炎、原発性胆《げんぱつせいたん》汁性肝硬変症《じゅうせいかんこうへんしょう》があります。いずれの病気も進行すると肝硬変《かんこうへん》、肝臓がんに移行することがあります。

また肝臓に流れ込む血液が停滞することにより、食道静脈瘤《しょくどうじょうみゃくりゅう》という血管のこぶができることがあり、大きい場合には破れてお腹の中で大出血を起こすことがあります。

▼歯科治療を受けるときの注意

肝臓の病気が重症であるほど肝臓の機能も悪くなって、栄養分の貯蔵、出血を止める成分を作る機能などが低下します。肝炎の活動期はウイルスの感染力も強くなっていますので、血液などを介した他者への感染にも留意する必要があります。したがって、まず患者さん自らが、肝臓の病状を正確に歯科医師に伝えることが大切です。急性あるいは慢性肝炎の活動期、進行した肝硬変《かんこうへん》や肝がん、黄《おう》疸《だん》が出ているときの歯科治療は避けるべきです。

止血のために必要な成分が不足していることが多いので、抜歯《ばっし》や歯周病の治療などの外科的な処置で血が止まらないことがあります。また、免疫力と栄養の低下で傷が治りにくく、感染も起こしやすい状態にあります。食道静脈《じょうみゃく》瘤《りゅう》がある場合は、血圧が急に上がると破裂する恐れがありますので、緊張や痛みなどで血圧が上がらないような配慮をしてもらうことが必要です。

薬の多くは肝臓で分解されるので、薬の副作用も健康な状態より出やすい状態です。肝臓病は、歯科治療にあってさまざまな注意が必要となるので、歯科を受診された場合には、肝臓の病気の状態をしっかりと担当する歯科医師に伝えることが大切です。

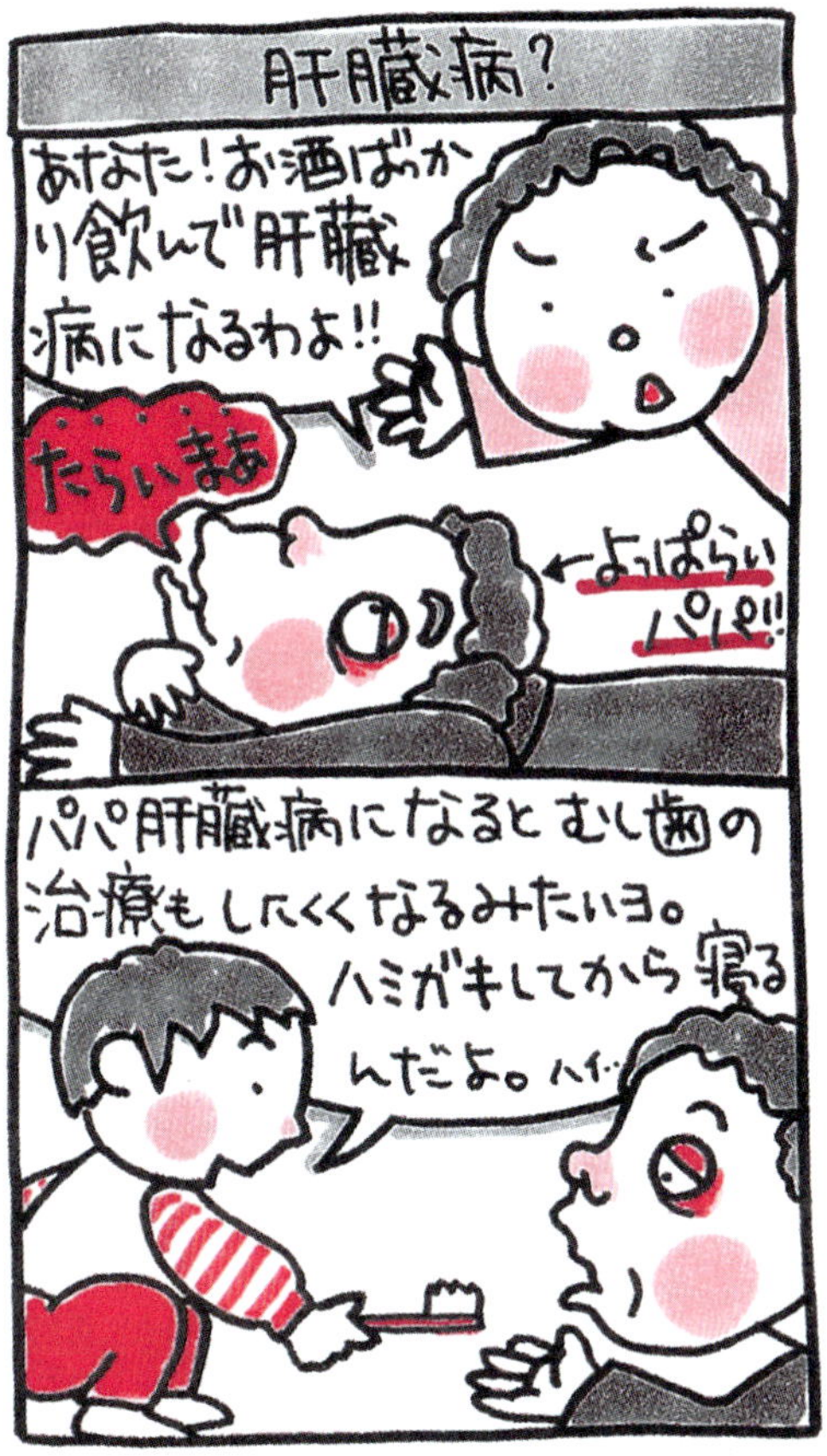
肝臓病？
あなた！お酒ばっかり飲んで肝臓病になるわよ!!
たらいまぁ
←よっぱらいパパ!!
パパ肝臓病になるとむし歯の治療もしにくくなるみたいヨ。ハミガキしてから寝るんだよ。
ハイ…

◆腎臓疾患《じんぞうしっかん》と歯科治療

▼腎臓《じんぞう》の機能と病気

腎臓は、血液を濾過《ろか》して尿を生《せい》成《せい》・排泄《はいせつ》し、体液の量や体を正常に機能させるナトリウム・カリウムなどを調節している臓器です。また、血圧の調節・血液の製造や血管の伸縮を調節するホルモンの分泌・骨の代謝《たいしゃ》に必要なビタミンDの活動性を高めるなど、多くの役割を担っています。

腎臓の病気には、腎不全《じんふぜん》、腎盂《じんう》腎炎《じんえん》、糸球体腎炎《しきゅうたいじんえん》、糖尿病性腎《とうにょうびょうせいじん》症《しょう》、ネフローゼ症候群などがあります。これらの病気は、腎臓の機能に障害をきたし二次的に高血圧症、心不全《しんふぜん》、免疫力《めんえきりょく》の低下、体液成分の異常などの症状を起こします。腎臓病が進行して血液の濾過《ろか》機能が低下し、自分で尿を生成できなくなった場合には人工透析《じんこうとうせき》を受けなくてはなりません。

▼歯科治療を受けるときの注意

腎臓の機能が低下している方は、唾液の分泌量が減り歯を支える骨も脆《もろ》くなるので、むし歯（齲《う》蝕《しょく》）や歯周病が進行しやすい状態になっています。したがって、日頃から歯科で口の中を清潔な環境に整えておくことが大切です。

腎炎《じんえん》やネフローゼ症候群では、その治療に免疫抑制剤《めんえきよくせいざい》や副腎皮質《ふくじんひしつ》ステロイド薬が使われることがあります。その場合は、感染を起こしやすく、またストレスに対する抵抗性が落ちているので、特に抜《ばっ》歯《し》や歯周病の処置などでは注意が必要となります。特に、薬については注意が必要です。

慢性腎不全《まんせいじんふぜん》や人工透析《じんこうとうせき》を受けている方は、投与された薬が濾過《ろか》されて体外に排出されにくい状態です。体外に排出されずに蓄積すると重篤《じゅうとく》な副作用が出ることがあります。

また、解熱鎮痛薬《げねつちんつうやく》（非ステロイド性抗炎症薬）が腎臓の中の血管に作用して、腎臓の病気を悪化させることがあります。薬を処方される場合には、あらかじめ病状から薬剤を選択してもらい、飲み方の指導を担当医と薬剤師から受けてください。

人工透析《じんこうとうせき》を受けている方は、透析に使用する薬の作用と骨髄機能が低下していることから、血が止まりにくい状態になっています。また、血圧が低くなっていることがあります。

あらかじめ歯科医師に透析の状況を伝えることで、歯科医師が主治医に連絡をとって血圧の管理・止血の準備、処置の日程、薬の処方などについて準備を整えて処置を行う必要があります。

腎臓に病気をお持ちの方は歯科疾患のリスクも高くなるので、腎臓病の治療とともに歯科で定期的に検診と清掃処置を受けて、日頃からむし歯（齲蝕《うしょく》）や歯周病の予防を行うことがとても大切です。

（片倉　朗）

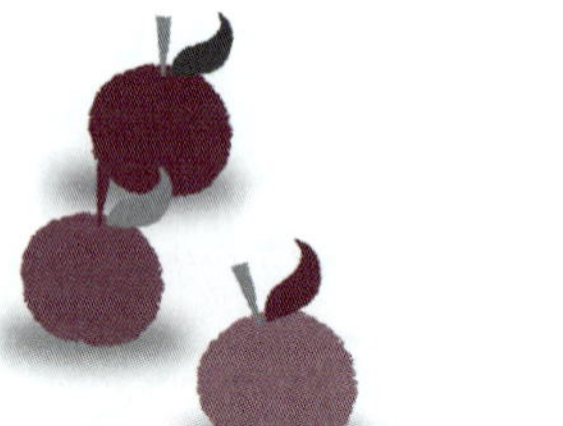

◆脳血管障害《のうけっかんしょうがい》と歯科治療

脳血管障害《のうけっかんしょうがい》には脳梗塞《のうこうそく》、高血圧《こうけつあつ》性脳出血《せいのうしゅっけつ》などがあります。

歯科治療においては、患者さんの脳血管障害後遺症《こういしょう》にともなう日常活動の低下と脳梗塞《のうこうそく》予防薬との関連が重要です。失語《しつご》、片麻痺《かたまひ》、理解力の低下などがある場合には、必要に応じて家族を含めた患者さん側の希望と治療負担を考慮した治療計画が必要です。事前によく歯科医師より説明を受け、相談することも含めて治療についての理解を得ることが大切です。

喉《のど》の動きに障害のある人では、治療に必要な洗浄水を喉《のど》に貯めておけず、むせて苦しい思いをします。仮性球麻痺《かせいきゅうまひ》があると嚥下《えんげ》（飲み込み）障害が起き、誤嚥性肺炎《ごえんせいはいえん》を起こすことがあります。

血管が詰まって、脳梗塞《のうこうそく》が起きないように予防薬が処方されている場合、手術や大きな傷による出血が止血しにくいことがあります。特にワーファリンという薬は血液を固まりにくくする作用のため、止血には留意が必要です。

歯科においては、なによりも歯みがきをして、むし歯（齲歯《うし》）や歯周疾患《ししゅうしっかん》を予防し、これらが悪化して膿瘍切開《のうようせっかい》などの段階に至らないようにすることが大切です。

脳血管障害後遺症のため、歯みがきを十分にできない方には介護者が代行する必要があります。むし歯などがあれば、早期に歯科治療を受けましょう。

ワーファリンが投与されている人で、抜歯《ばっし》や膿《うみ》が貯ったために切開手術を受けなければならない場合には、主治医と連絡をとるほか、止血管理に十分な経験をもち、血液検査が容易に行われ、止血困難なときには入院も可能な施設を受診することが望ましいと思います。

◆膠原病《こうげんびょう》と歯科治療

膠原病《こうげんびょう》は結合組織《けつごうそしき》（臓器と臓器の間の組織）に病変《びょうへん》を起こす疾患で、全身性エリテマトーデス（SLE）、強皮症《きょうひしょう》、多発筋炎《たはつきんえん》、慢性関節リウマチなどがあり、皮膚、関節、腎、肺および血管などで発症します。

SLEは、びらん性口内炎《こうないえん》を起こすことがあります。

強皮症《きょうひしょう》は皮膚の硬化が進行する病気で、口の周囲の皮膚の伸展がなくなります。口を開けることが障害され、奥歯の治療が困難となります。このほか、嚥下《えんげ》（飲み込み）障害、*歯根膜腔《しこんまくくう》の拡大、舌の突出困難も起きます。

多発筋炎《たはつきんえん》では、骨格筋の障害から四肢脱力や嚥下《えんげ》障害が起きます。

関節リウマチは手指に症状が出ることが多く、十分に歯みがきできないことから、むし歯などになりやすくなります。膝《ひざ》関節も好発部位で、歩行障害から歯科通院が困難となります。顎関節《がくかんせつ》に発症すると開口障害《かいこうしょうがい》や開咬《かいこう》（口を閉じても前歯が噛《か》み合わず開いた状態）が起きます。免疫抑制剤《めんえきよくせいざい》やステロイド剤により症状は緩和《かんわ》しますが、長期投与の場合、歯科治療にともなう感染に留意が必要です。さらにビスフォスフォネート製剤という骨粗鬆症《こつそしょうしょう》予防薬が併用されることがあり、顎骨壊死《がくこつえし》に留意する必要があります。

顎関節《がくかんせつ》が大きく破壊すると下顎《かがく》（下あご）が移動し、上下の歯の噛《か》み合わせが奥歯だけになり、前歯は接触しなくなります。顔貌《がんぼう》も下顎が後退した独特のものとなります。顎《あご》や頭に付いている筋肉の疼《とう》痛《つう》も起きやすくなります。頸《くび》の関節の症状が進んだ例では、その亜《あ》脱臼《だっきゅう》から突然死を起こすことがあります。

対策として、歯みがきによるむし歯予防、むし歯などの早期歯科治療、義歯の装着による適切な噛《か》み合わせの維持、筋肉痛への理学療法などを行います。

用語解説

＊歯根膜腔《しこんまくくう》
歯槽骨《しそうこつ》と歯根《しこん》の間にある線維性組織が存在する腔

◆血液疾患《けつえきしっかん》と歯科治療

血液疾患と歯科治療とのかかわりで重要なことは、血小板《けっしょうばん》などの血球と血漿《けっしょう》の異常にともなう問題です。血小板数が減少すると出血しやすく、止血しにくくなります。止血のために血小板輸血を繰り返すと抗体ができ、輸血をしても1日ほどで元の血小板数に減少してしまうので、抜歯《ばっし》などは計画的に行います。このような病気には再生不良性貧血《さいせいふりょうせいひんけつ》などがあります。

白血病《はっけつびょう》、骨髄腫《こつずいしゅ》、悪性リンパ腫《しゅ》は、化学療法を行われることが多い病気です。化学療法が行われると、骨髄の抑制が起き、正常な白血球や血小板の数は著しく減少し、感染が起きやすく、止血しにくい状態となります。口腔粘膜《こうくうねんまく》は傷つきやすくなり、赤血球の減少もあって治りにくくなります。このため、化学療法開始前に必要に応じて歯科治療が行われます。化学療法開始後は白血病などを治療している専門医と協議しつつ、血液検査値の回復を待って歯科治療を再開します。

骨髄異形成症候群《こつずいいけいせいしょうこうぐん》は血液を造るもととなる細胞の異常により、通常の貧血治療に反応しない貧血、血球の形成異常、血球の生成《せいせい》途上での崩壊《ほうかい》、前白血病状態などを特徴とする病気です。

血球の機能異常を起こすことがあり、正常に機能していれば止血には十分な血小板数があっても、血小板の止血機能の低下から、抜歯時などに止血困難が起きることがあります。

診断は、血液の専門医による骨《こつ》髄穿刺《ずいせんし》などにより行われます。

凝固因子《ぎょうこいんし》の異常から血液が固まりにくい血友病《けつゆうびょう》も止血が困難となり、留意が必要です。

（山口　雅庸）

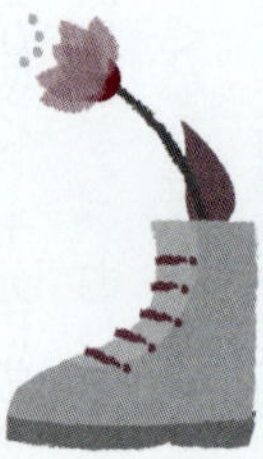

◆慢性《まんせい》関節《かんせつ》リウマチと歯科治療

全身の関節の炎症を主体とする病気ですが、関節のみならず、他の臓器障害もともなう全身性の病気です。関節の炎症は、一般に進行性と言われていますが、なかには機能障害を残さない軽症なものから、関節の破壊、変形をきたすものまであります。関節症状以外に、疲労感、全身倦怠感《けんたいかん》、食欲不振、体重減少、微熱、貧血が見られ、肺・心臓に変化をきたすこともあります。

慢性関節《まんせいかんせつ》リウマチには抗リウマチ薬、非ステロイド性鎮痛消炎《ちんつうしょうえん》剤《ざい》、副腎皮質《ふくじんひしつ》ステロイドホルモン製剤が用いられますが、胃腸障害が高頻度に認められますので、歯科治療時の重複服用は避けます。腎機能障害をともなう場合、アミノ酸配糖体系抗生剤の使用は避け、他の薬剤も腎排泄の薬剤は適宜減量します。

◆皮膚《ひふ》疾患《しっかん》と口腔粘膜《こうくうねんまく》の疾患

口腔粘膜《こうくうねんまく》は口の中を被覆《ひふく》しており、からだの表面の一部として生《せい》体《たい》の防衛機構の役割を果たしています。口腔粘膜の構造は皮膚に比べて単純なので、病気の形態も単調となるため、いろいろな粘膜疾患を鑑別《かんべつ》することは大変むずかしいと言えます。さらには病気の原因が明らかでないことが多く、根本的な治療ができないことが多いので、症状に合わせた治療を行わざるをえない場合が多いのが特徴です。このような場合には安静を保ち、十分な栄養を摂《と》ることにより、生体の免疫能をたかめるとともに、慎重な経過観察が大切です。

口腔粘膜疾患《こうくうねんまくしっかん》には、口腔のみに症状の見られる疾患、皮膚疾患と関連のある疾患、および全身性疾患の一つの症状として現れる疾患などがあります。

舌乳頭《ぜつにゅうとう》の萎縮《いしゅく》により、赤い平らな舌の症状を示すときは、鉄欠乏性貧血、慢性肝疾患、ビタミンB2欠乏症、シェーグレン症候群などが疑われます。

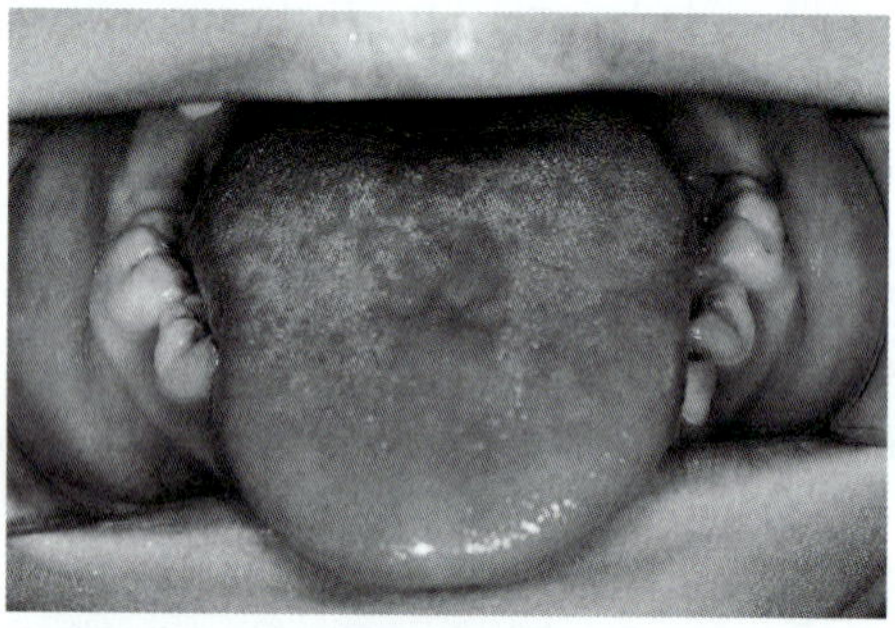

舌乳頭萎縮

◆薬物と歯肉増殖《しにくぞうしょく》

▼抗痙攣薬《こうけいれんやく》（フェニトイン）による歯肉増殖症《しにくぞうしょくしょう》

抗痙攣薬であるフェニトイン（商品名：アレビアチン、ヒダントールなど）の副作用として、歯《し》肉《にく》（歯《は》ぐき）が増殖する（硬く膨《ぼう》隆《りゅう》し、歯が隠れるほど腫《は》れる）ことがあります。服用者の約50％に発現しますが、比較的若い人に多く見られます。歯肉の膨隆程度は、口腔衛生状態と関連があると

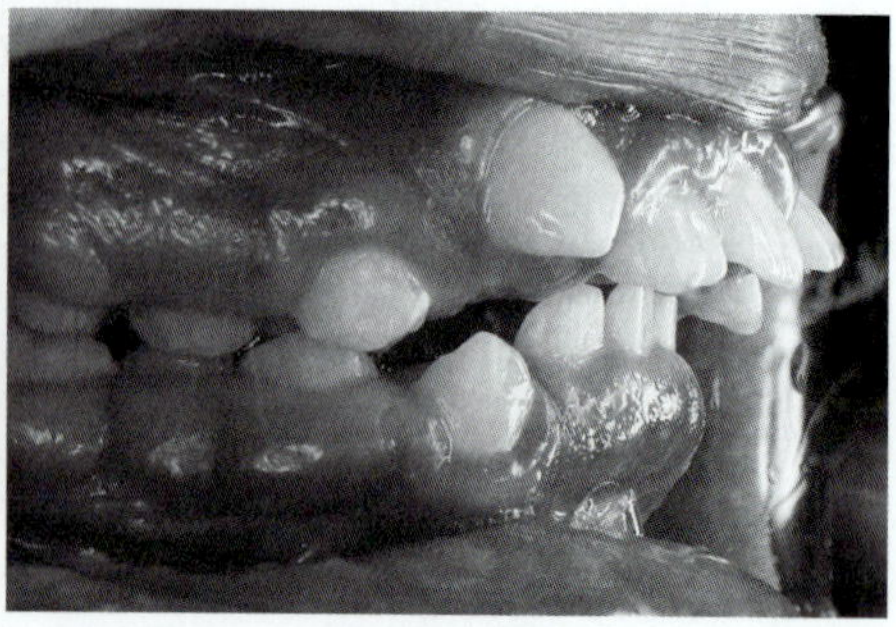

歯肉増殖症

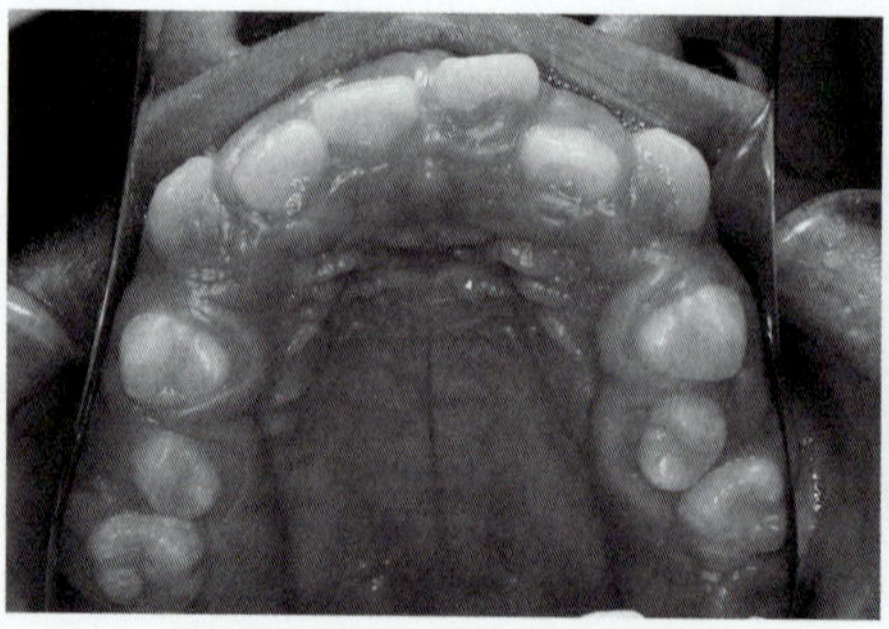

歯肉増殖症（ミラー使用）

言われています。前歯部《ぜんしぶ》に多く見られますが、歯肉全体が膨隆《ぼうりゅう》することもあります。

▼カルシウム拮抗薬《きっこうやく》（ニフェジピン、ベラパミル、ジルチアゼム、ニカルジピン）による歯肉増殖症《しにくぞうしょくしょう》

高血圧や狭心症《きょうしんしょう》などの治療薬であるカルシウム拮抗薬《きっこうやく》を服用している場合、その副作用として歯肉《しにく》が膨隆《ぼうりゅう》することがあります。カルシウム拮抗薬には、ニフェジピン（商品名：アダラート）、ベラパミル（商品名：ワソラン）、ジルチアゼム（商品名：ヘルベッサー）、ニカルジピン（商品名：ペルジピン）などがあります。これらの薬剤は血管収縮を抑え、血圧を下げ、血行を改善する働きがあります。ほとんどのカルシウム拮抗薬は、歯肉増殖を起こすと言われています。発現率は10～20％程度であり、増殖の程度はさまざまです。前歯《ぜんし》でもっとも頻繁に見られ、歯肉《しにく》全体に起こることもあり、フェニトイン歯肉増殖症と同じような所見を示します。

▼免疫抑制剤《めんえきよくせいざい》（シクロスポリンA）による歯肉増殖症

免疫抑制剤であるシクロスポリンAの内服患者の25％～30％に発生します。

▼薬物による歯肉増殖症の治療

服用を中止し、他の系列の薬に変更することも考えられますが、それができない場合もあります。歯肉の膨隆《ぼうりゅう》が口腔《こうくう》清掃状態と関係があることから、治療の基本は口腔清掃指導、スケーリングを行いますが、歯肉《しにく》が線維性に肥大している場合は膨隆はなかなか消退せず、ポケットも浅くなりません。そのような場合は、外科的《げかてき》に膨隆している歯肉を切除します。その後、適切な口腔清掃状態を維持することができれば、再発は起きにくいとされています。

（齊藤　力）

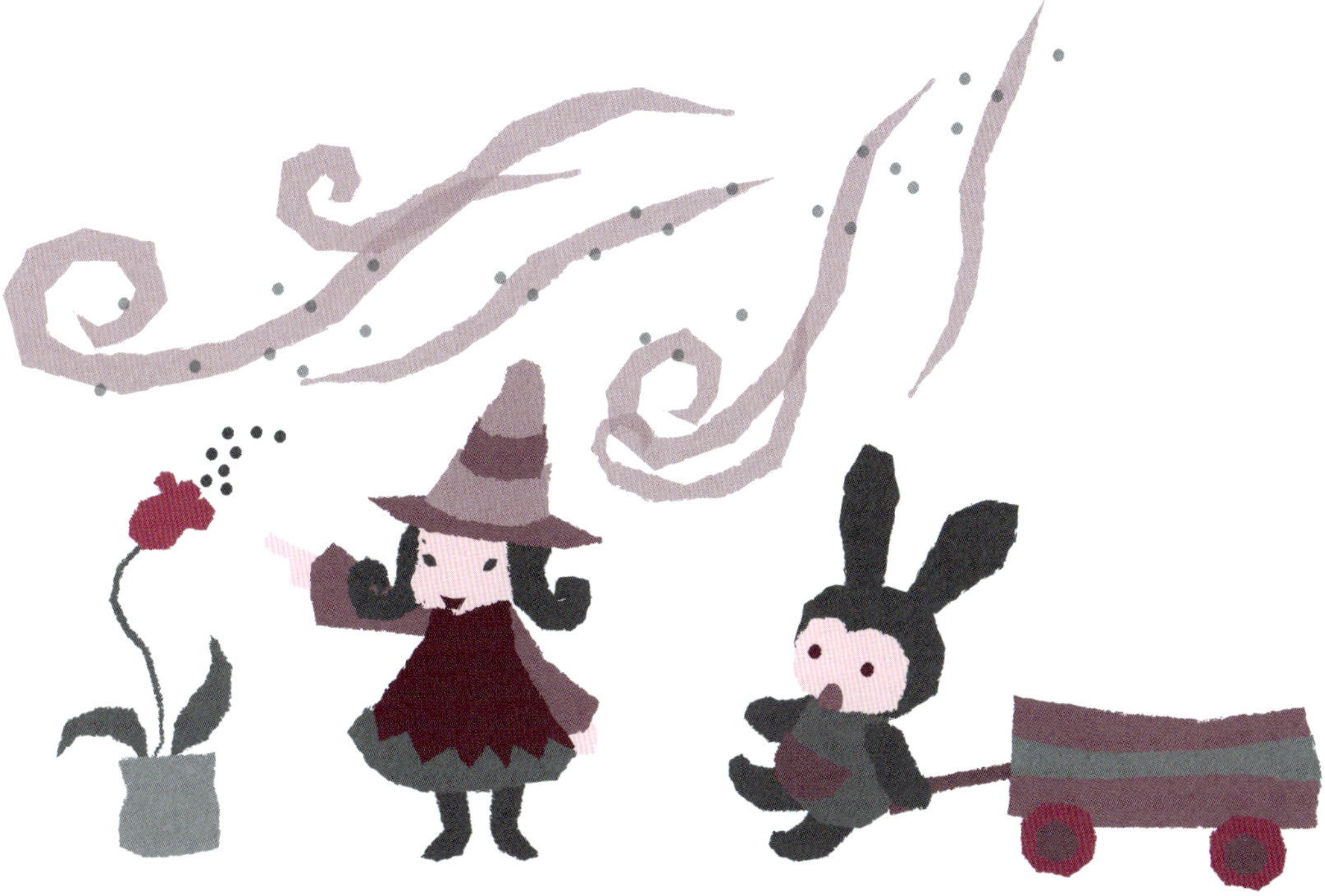

コラム：骨粗鬆症《こつそしょうしょう》とビスフォスフォネート

骨粗鬆症《こつそしょうしょう》とは

骨密度《こつみつど》は20歳前後でピークに達し、40歳代まではほぼ一定ですが、50歳頃から急激に低下しはじめます。

骨を作るのに必要なカルシウムは、腸から吸収されて骨に取り込まれますが、年齢とともにカルシウム吸収が悪くなるのも骨密度を低下させる原因の一つです。

骨粗鬆症《こつそしょうしょう》の治療には、カルシウムの吸収を促す薬や骨密度を増加させる薬などが用いられます。しかし、バランスのとれた食事や適度な運動は、骨密度の低下を防ぎ、低下速度を遅らせることができます。

骨粗鬆症の発病には、食事や運動の習慣なども深くかかわっています。

骨粗鬆症と診断された場合には、薬による治療が有効です。治療薬には、活性型ビタミンD3製剤、ビタミンK2製剤、女性ホルモン製剤（エストロゲン）、ビスフォスフォネート製剤、SERM（塩酸ラロキシフェン）、カルシトニン製剤などがあります。

ビスフォスフォネート製剤《せいざい》と顎骨壊死《がくこつえし》

ビスフォスフォネート製剤は、骨吸収を抑制して骨形成を促すことにより、骨密度を増やす作用があります。骨粗鬆症治療薬のなかでもっとも有効性が認められており、抗《こう》がん剤としても多く使用されています。

ビスフォスフォネートは腸で吸収されて骨に至り、破骨細胞《はこつさいぼう》に作用して過剰な骨吸収を抑えます。骨吸収が緩《ゆる》やかになると、骨形成《こつけいせい》が追いついて骨密度の高い骨になります。

しかし、ビスフォスフォネート製剤の副作用の一つに抜歯、歯科インプラントの埋入や、歯周外科処置後に顎骨《がくこつ》(あごの骨)の壊死《えし》が起こることがあります。これを予防するためには、投与を受ける前に歯科検診で十分な検査を行うこと、抜歯などの外科的な処置が必要と歯科医師が判断した場合は、可能な限り骨粗鬆症治療の開始前に完了し、歯周組織の状態を良好にしておくことが推奨されています。

また歯科を受診する場合に、この製剤を服用していることを歯科医師に伝えることが必要です。

ビスフォスフォネート製剤による顎骨壊死を防ぐ最善の方法は、口腔《こうくう》衛生をよく保つことと定期的な歯科検診などです。

（齊藤　力）

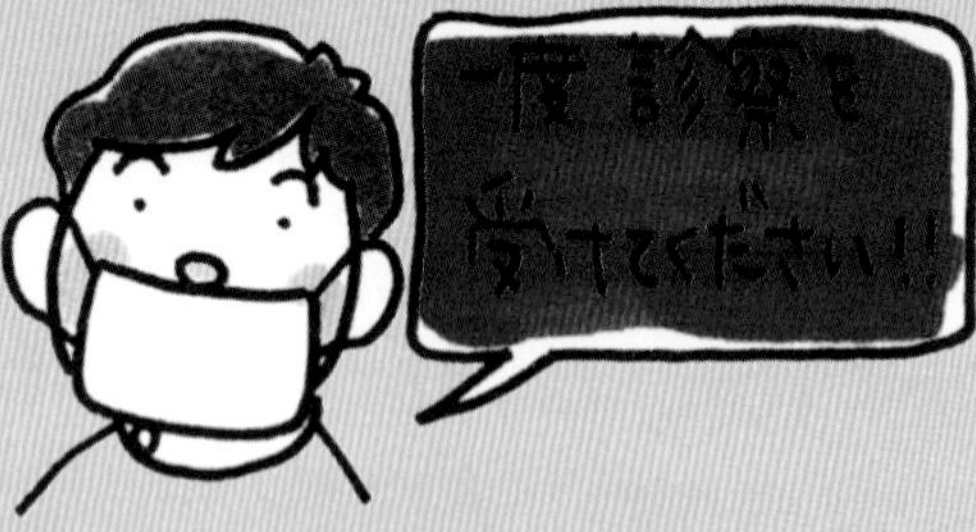

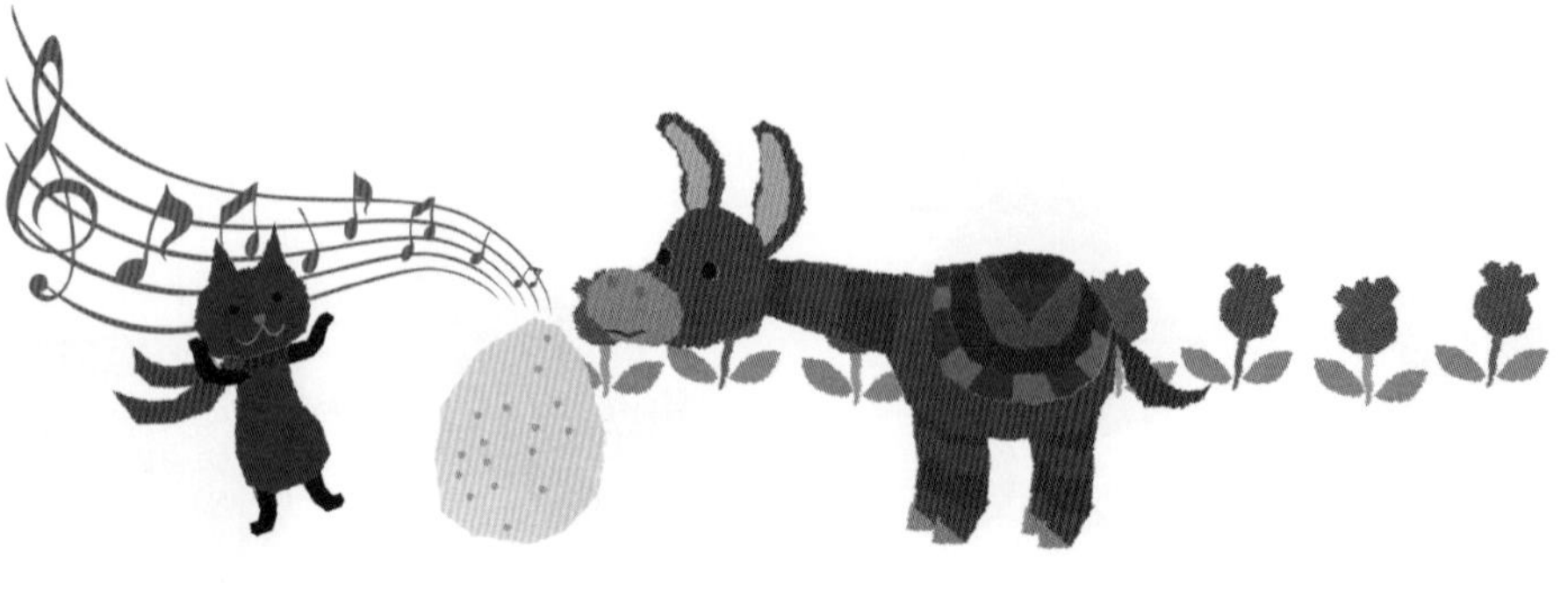

高齢者の心身の健康はまず口の健康から

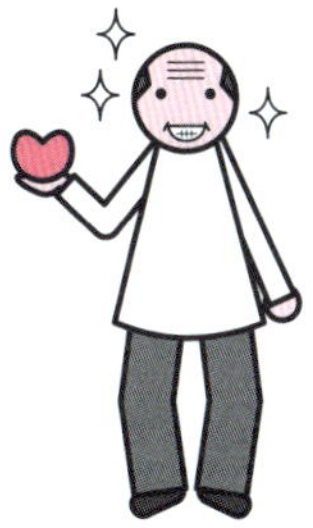

かかりつけ歯科医を見つけることは高齢期にかぎらず大切なことです

まず口《くち》の健康から

「食べる」「話す」「呼吸する」「表情を作る」は、口《くち》の機能です。生活全般にわたって不活発な状態が続くと、口の機能自体も衰えていきます。まして癌《がん》、脳卒中《のうそっちゅう》、パーキンソン病、認知症《にんちしょう》、神経―筋難病などになると、口や喉《のど》にも症状や後遺症《こういしょう》が残るために、口から満足に食べられない、食べた物が気管に入ってしまうといったことが生じます。

「口《くち》から食べる」は、普段当たり前なことなので、気にとめるようなことではありません。しかし、この当たり前な仕草が失われると〝人〟はどのような生活を強《し》いられることになるでしょうか。食事が思うように摂《と》れなければ、食欲低下というよりも生活意欲そのものが損なわれてしまうことでしょう。運動量は減り、外出や人と接する機会は知らず知らずの間になくなっていくと思います。

そこで、病気にならないように予防していくことが大事になりますが、予防法の一つに「口の健康法」があります。まずは歯ブラシや義歯《ぎし》（入れ歯）のお手入れなど口の衛生管理に努めることは言うまでもありません。全国的な統計をとると、むし歯（齲蝕《うしょく》）や歯周病《ししゅうびょう》（歯周疾患《ししゅうしっかん》）のない人は、事実、医者にかかる率が明らかに低いのです。

もう一つ、日頃から「お口《くち》の体操」を心がけてみます。それには、

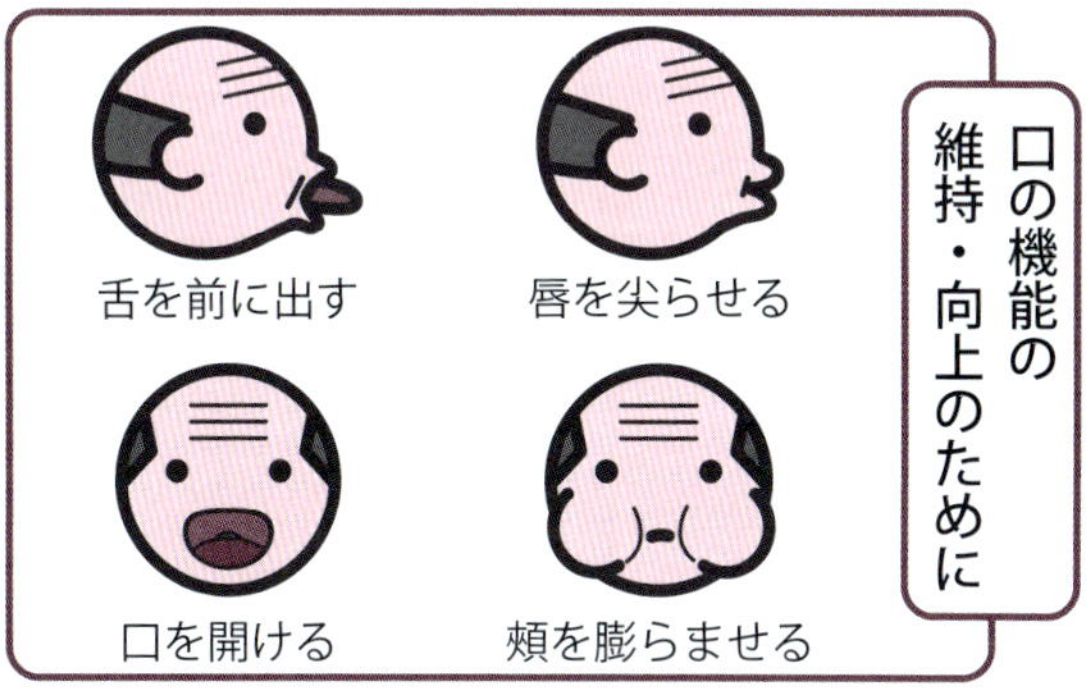

肩、首、唇、頬、舌、顎、喉にリラクゼーション、マッサージ、ストレッチ、筋力増強訓練があります。たとえば、「唇《くちびる》を尖《とが》らせる」「頬《ほほ》を膨《ふく》らませる」「舌《した》を思いっきり前に出す」「口《くち》を最大限に開ける」を1日数回繰り返すことで、口の機能の維持・向上をはかることができます。

また、期せずして病気になり、口や喉《のど》に後遺症《こういしょう》が残り、思うように食事ができなくなっても（摂食《せっしょく》・嚥下障害《えんげしょうがい》）、あきらめることはありません。

手や足にリハビリテーションがあるのと同様に、食べる機能にもリハビリテーションがあります（摂食《せっしょく》・嚥下《えんげ》リハビリテーション）（次ページの**表1**）。一度失われた口の機能を再獲得し、「おいしく、楽しく、安全な食生活の営み」を取り戻すのです。

115歳、国内最高齢（平成24年現在）の男性が、矍鑠《かくしゃく》とおっしゃっています。「健康長寿の秘訣は、1日3食、家族と同じ食事

表1　摂食障害《せっしょくしょうがい》に対する口腔ケアの基礎的訓練（機能面へのアプローチ）

リラクゼーション

摂食障害の人は，口腔《こうくう》以外に首，肩，背中，腰が硬くなっているために，まずリラックスをはかります。首，腰の横向き，前後屈，回旋。肩の上げ下げ，回旋《かいせん》。上肢の伸展，屈曲。首から肩，背中にかけてのマッサージなど（**図1**）。

異常感覚の除去

口腔内の感覚が過敏，消失，あるいは鈍麻になっていることがあります。過敏があるときは，いきなり歯ブラシではなく，最初は，指先で歯肉や頬内面に触れ，それが大丈夫であればスポンジブラシ，軟毛ブラシ，そしてナイロンブラシへと徐々に硬くして，感覚の異常をなくしていきます（**図2**）。

咳嗽訓練《がいそうくんれん》

摂食障害《せっしょくしょうがい》のある場合は，うまく飲み込むことよりも，まず上手に吐き出すことが大事になってきます。患者さんが息を吐くときのタイミングをはかって一気に咳をする訓練をします。

筋刺激訓練《きんしげきくんれん》

口腔《こうくう》に麻痺が残れば，食事や会話動作が極端に減ってしまいます。これをほおっておけばますます筋肉は硬くなってしまいます。そこで，電動歯ブラシの振動を唇や頬の内側，また歯肉や舌にあてて血流を盛んにし，筋肉の拘縮防止《こうしゅくぼうし》を試みます（**図3**）。

筋《きん》ストレッチ

上記と同様に，筋の拘縮を防止する目的で，唇や頬を人さし指と親指で伸ばしたり，縮めたりします。また，舌を前方後方，左右に突き出す動作をします。自分でできない場合は，人がガーゼで舌をつかみながら行います（**図4**）。

筋力増強訓練《きんりょくぞうきょうくんれん》

割り箸などを何度も噛《か》ませたり，木片のスプーンや舌圧子《ぜつあっし》で舌を抑え，本人にそれを押し返す動作をさせたりします（**図5**）。

ブラッシング（口腔清掃）

歯垢《しこう》，歯石《しせき》，食渣《しょくさ》（食べかす）が停滞しやすい部位は，①歯頸部《しけいぶ》（歯と歯肉の境目），②歯の裏側，③歯間部（歯と歯の間）です（**図6**）。歯ブラシの毛先を，いかにこの３つの部位にタッチさせるかがポイントです。ときには歯間《しかん》ブラシも有効です。摂食障害《せっしょくしょうがい》患者の場合は，毎食後行うのが理想です。毎食後できない場合は，少なくとも就寝前だけは必ず行うようにします。

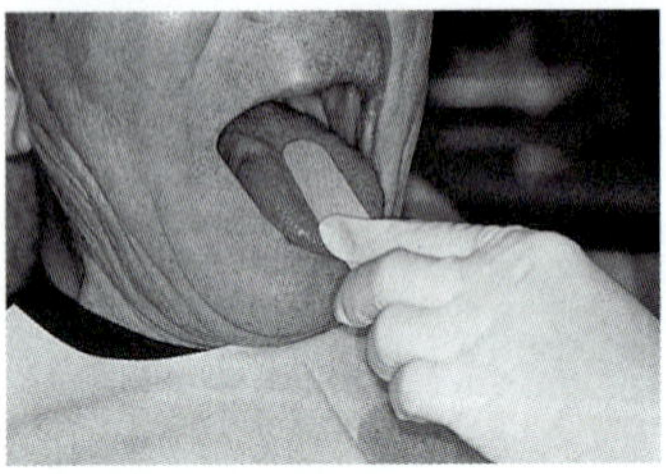
図５

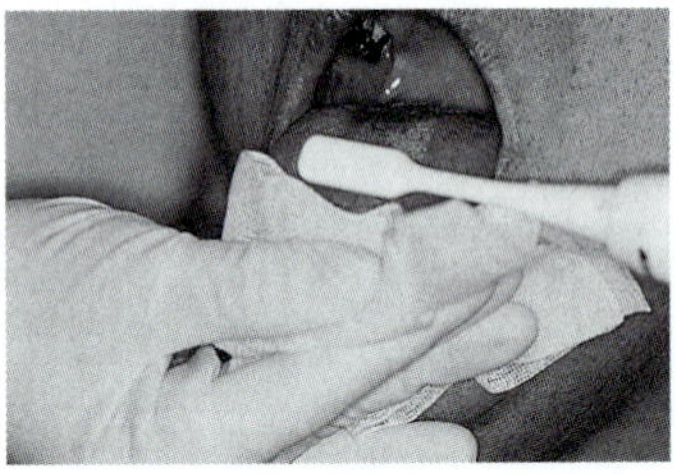
図３

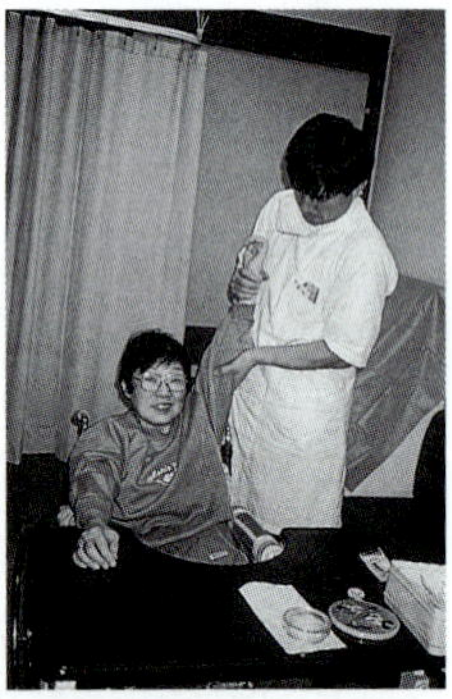
図１

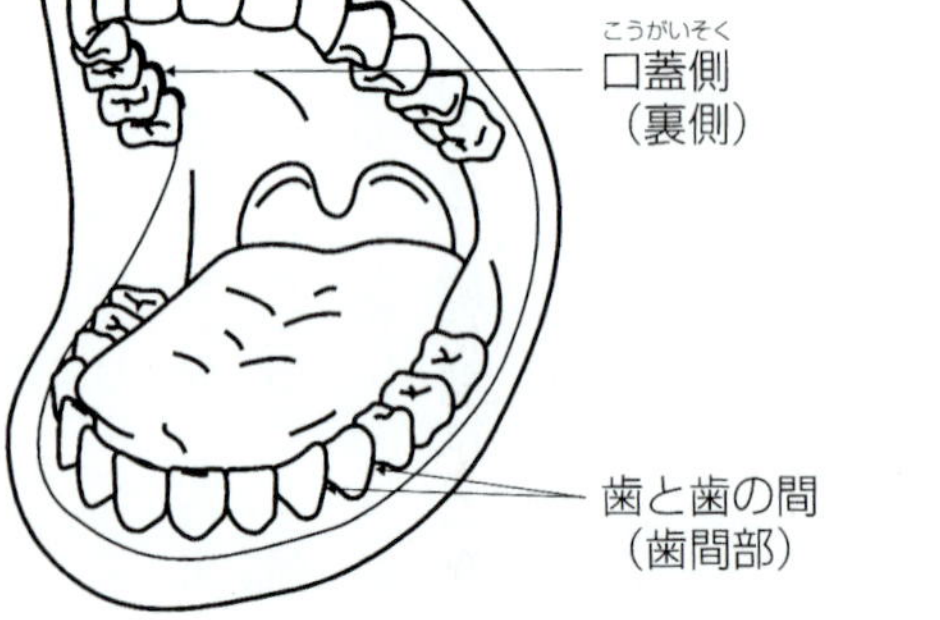

図６　不潔になりやすい部位

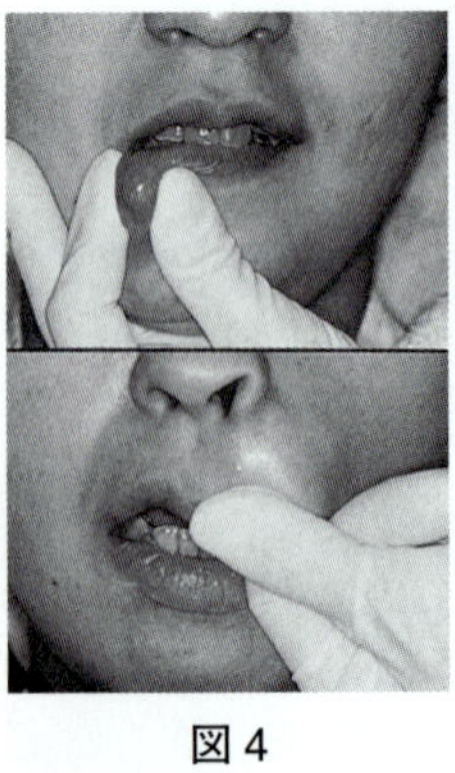
図４

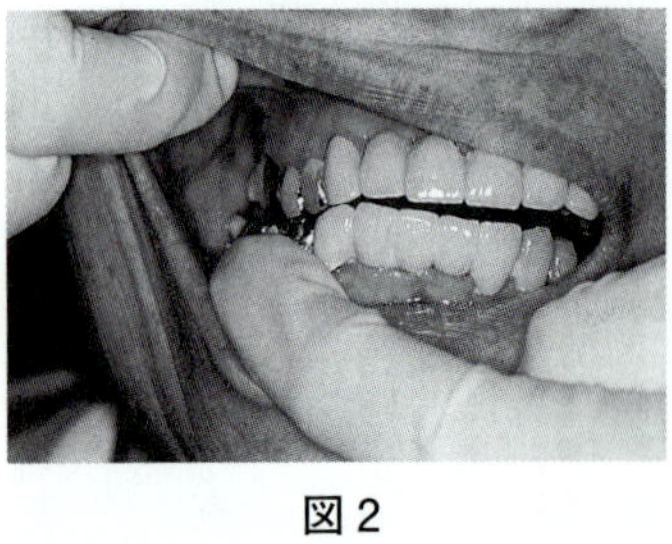
図２

高齢期

を損《と》ることです。」

（植田　耕一郎）

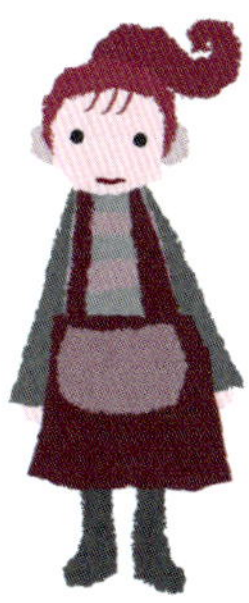

ご家族に気を配ってほしいこと

高齢者にとって、毎日の生活の中での大きな楽しみは、なんといっても食べることです。好物のお寿司や天ぷらを自由に食べられるのと、キザミ食やおかゆのような流動食だけで暮らすのでは、まったく生活の張りが違います。

また、ある調査によれば、歯を多く保っている人は健康度も高く、外にも活発に出かけていることがわかっています。[1] ですから、高齢者の心身の健康を確保するためには、歯や口の健康を保つことが大切なわけです。

それでは、自分の歯を多く保つには、どのようなことに気をつければ良いのでしょうか。

◆早めの受診を

第一には、歯が抜けた箇所やグラグラした歯を放置せずに、早め早めに歯科医院にかかることをすすめてください。前述の調査によれば、**図7**のように、早めに歯科医院を受診した人は、最終的に、歯を多く保つことができます。

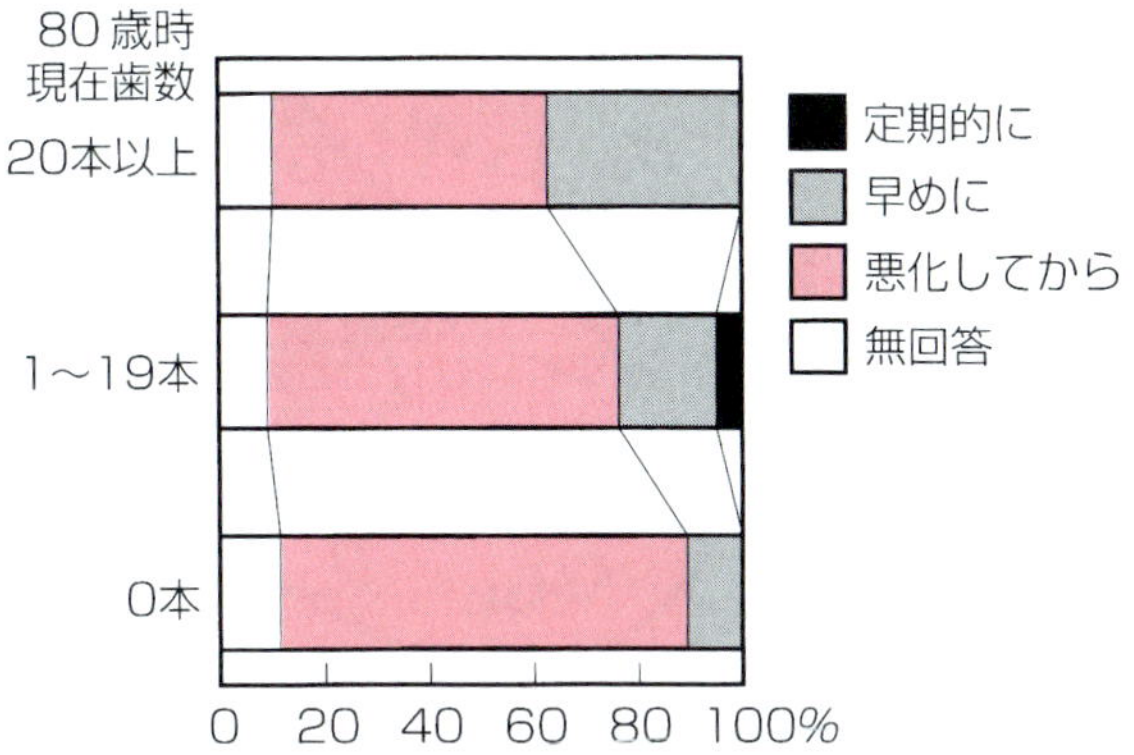

図7　歯科受診—早め早めの気持ちが歯を保つ
過去の歯科の受診状況と歯の本数を比較したところ，20本以上の自分の歯を保っている80歳については，早めに受診していると答えた人の比率が，歯の少ない人の群に比べて，高い比率を示しました．
つまり，「悪くなってから受診」の姿勢では自分の歯を保つのはむずかしいようです．
（平成8年度　杉並区8020歯つらつ度調査より）

◆歯周病《ししゅうびょう》・義歯《ぎし》への注意・口《くち》のケア

第二には、高齢になって歯が抜ける大きな原因となる歯周病をくい止めましょう。それには、なんといっても、ていねいな歯みがきを励行《れいこう》すること、定期的に、歯石《しせき》を取ってもらうことなど、基本的な対策が重要です。歯みがきについては、個人個人の歯や口の状態が異なりますから、歯科医院で指導を受けてください。

また、義歯についての注意も大事です。たとえば、大きな病気をして入院した後、「最近、入れ歯が合わないような気がする」などと言う方が多く見られます。これは、からだがやせて入れ歯が合わなくなってしまったからで、さっそく、歯科医院の受診をすすめましょう。入れ歯の裏打《うらう》ち（リライニングと言う）、修理によって、合わなくなった入れ歯でも、合うようにすることもできます。

また、気をつけなければならな

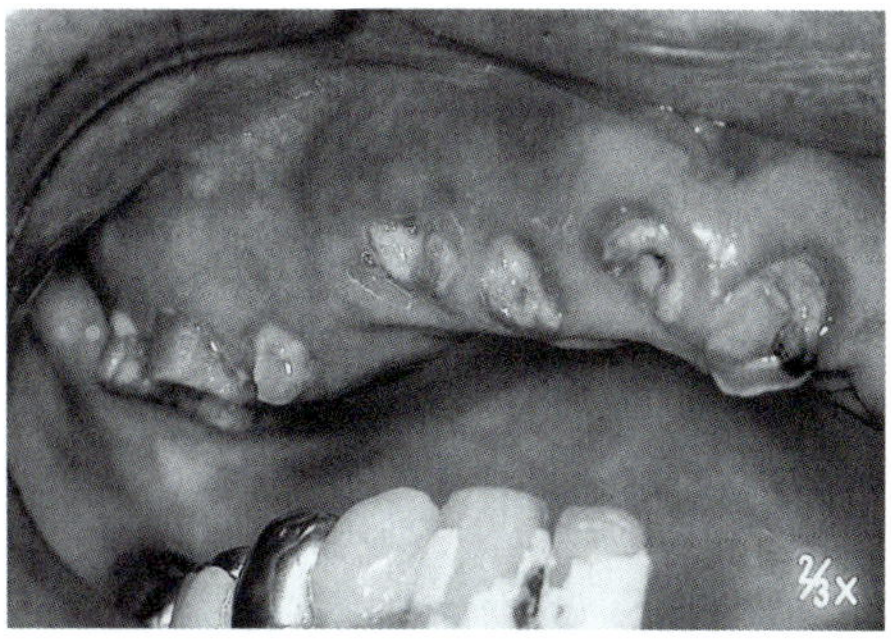

図8　脳卒中で倒れた高齢者の口の中
歯や口のケアを怠るとむし歯が進行し，重症のものになりやすいのです．

いのは、脳卒中で倒れた方などの、口の中の清掃の問題です。倒れた後の口のケアを怠っていると高齢者特有のむし歯が進んで、**図8**のようなひどい状態に陥《おちい》る場合があります。

◆かかりつけ歯科医がいる人は寿命が長い

以上、高齢者の歯や口の注意を述べましたが、特に、痛みなどがなくても、高齢者のために、今からかかりつけ歯科医を見つけて、口の中を定期的に診査してもらうことが大切です。

このように、歯や口の健康づくりのために、かかりつけ歯科医を持つことが重要なことは言うまでもありません。しかも、近年の画期的な研究成果では、「かかりつけ歯科医」を持つ人は、寿命が長いことが明らかになりました。その理由は、かかりつけ歯科医を持つ人が、自分はとても健康であると思っているなど、「主観的な健康意識」が高い、など、長寿にな

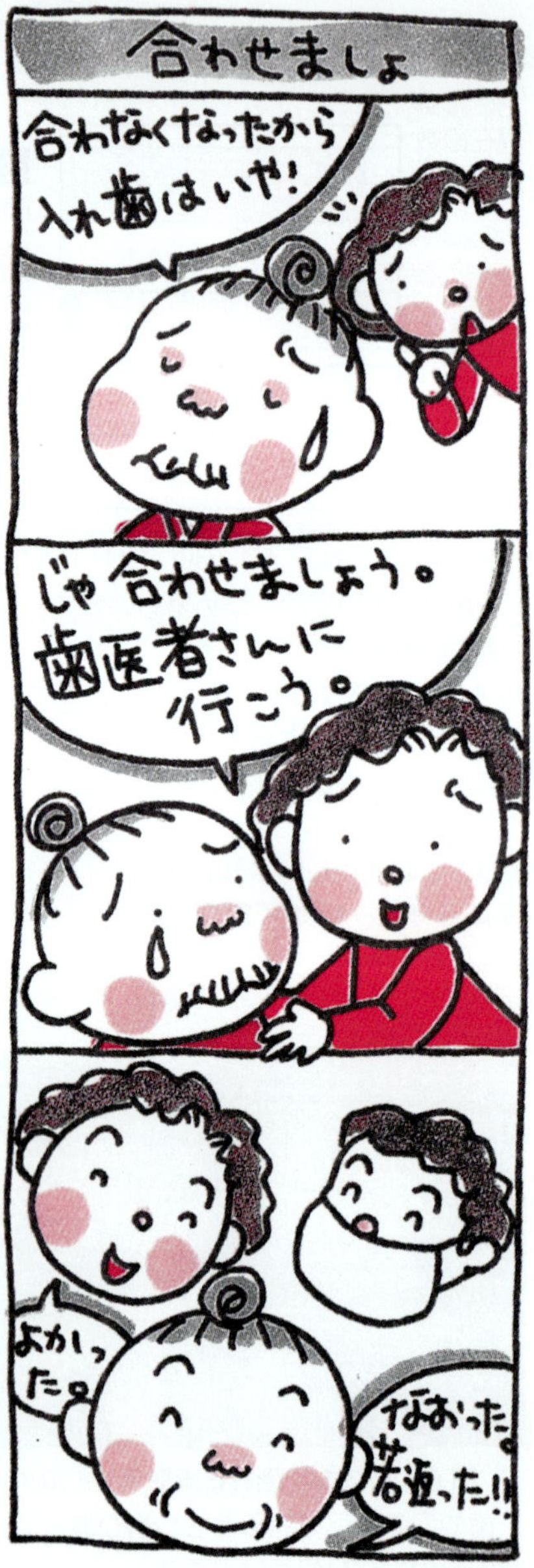

合わせましょ
合わなくなったから入れ歯はいや!
じゃ 合わせましょう。歯医者さんに行こう。
よかった。
なおった。若返った!!

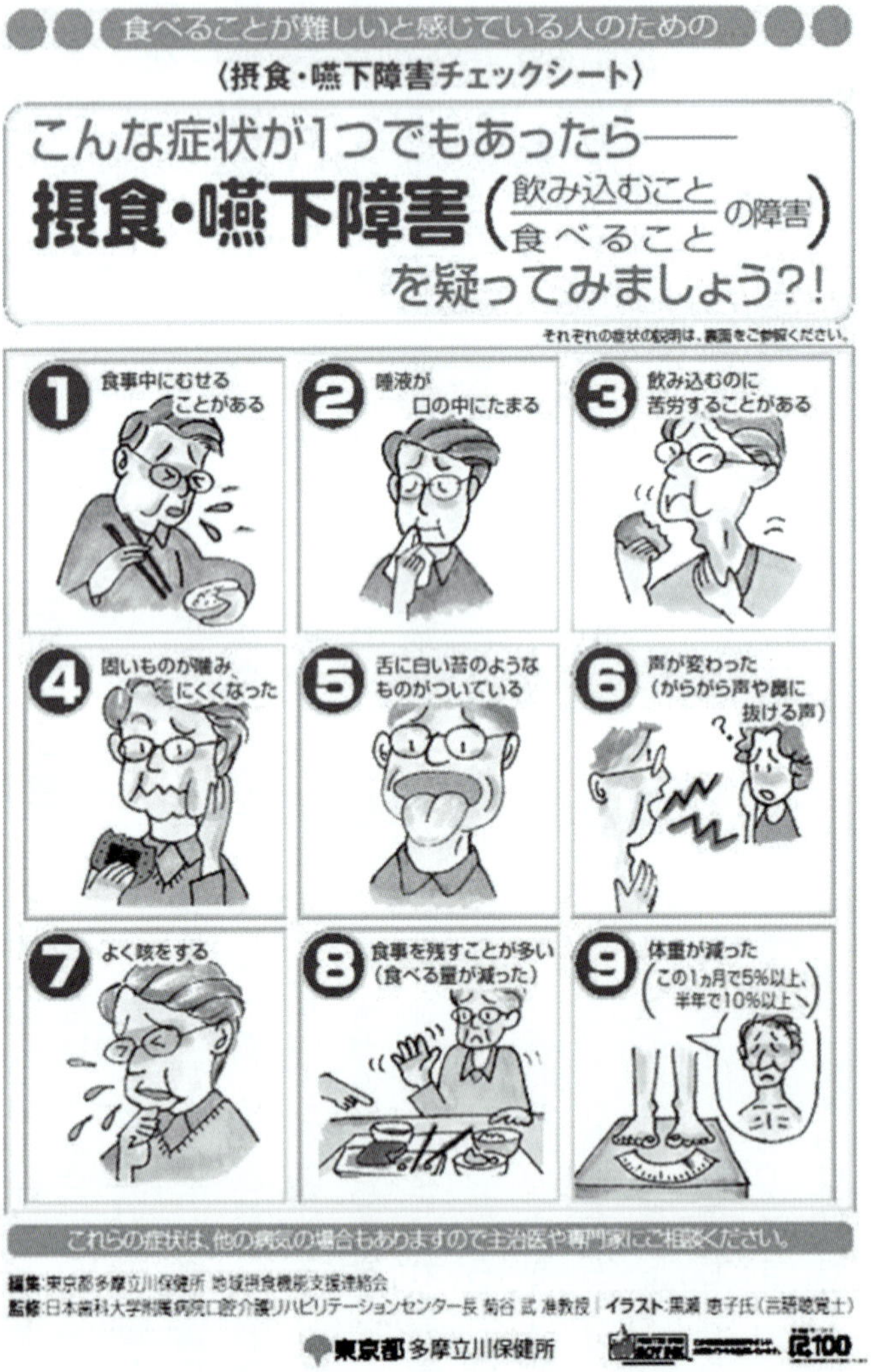

食べることが難しいと感じている人のための
〈摂食・嚥下障害チェックシート〉
こんな症状が1つでもあったら――
摂食・嚥下障害（飲み込むこと／食べること の障害）を疑ってみましょう?!
それぞれの症状の説明は、裏面をご参照ください。
1 食事中にむせることがある
2 唾液が口の中にたまる
3 飲み込むのに苦労することがある
4 固いものが噛み、にくくなった
5 舌に白い苔のようなものがついている
6 声が変わった（がらがら声や鼻に抜ける声）
7 よく咳をする
8 食事を残すことが多い（食べる量が減った）
9 体重が減った（この1ヵ月で5%以上、半年で10%以上）
これらの症状は、他の病気の場合もありますので主治医や専門家にご相談ください。
編集:東京都多摩立川保健所 地域摂食機能支援連絡会
監修:日本歯科大学附属病院口腔介護リハビリテーションセンター長 菊谷 武 准教授 | イラスト:黒瀬 恵子氏（言語聴覚士）
東京都多摩立川保健所

図9

るさまざまな特性を併せ持っているからなのです。

◆口《くち》から食べられることは、大切です

高齢になると、物を食べたり、飲み込んだりという能力が、だんだんと衰えてきます。あるいは、脳卒中のような病気は、物を食べて、飲み込む機能に障害をのこします。

図9（文献3）に示した9つの症状のうち、1つでも該当するものがあるときは、専門家に相談してみましょう。摂食《せっしょく》・嚥下障害《えんげしょうがい》の疑いがあります。

また、前述のような脳卒中のような病気になると、病院で胃瘻《いろう》を作ることをすすめられることがあります。

しかし、大切なことは、飲み込む能力は、必ずしもずっと一定ではないので、よく専門医に相談をし、なるべく口から食べる機能を保持できるようにしましょう。

Q 寝《ね》たきりの高齢者の口臭《こうしゅう》は？

A 寝たきり高齢者のいる部屋の悪臭の原因は、①おむつの悪臭と、②口臭、の2つです。できれば、寝たままではなく、起こしてあげ、本人もしくは介護者による歯みがきなどをされることが大切です。次章の「介護を要する方のために」を参照してください。

（矢澤　正人）

〈より詳しく知りたいときの本・雑誌〉

1．杉並区8020歯つらつ度調査レポート（平成8年度）。

2．星　旦二：なぜ、「かかりつけ歯科医」のいる人は長寿なのか？。ワニブックス〔プライス〕新書、2012。

3．東京都多摩立川保健所発行：北多摩西部保健医療圏摂食・嚥下機能支援事業ガイドライン。2010。

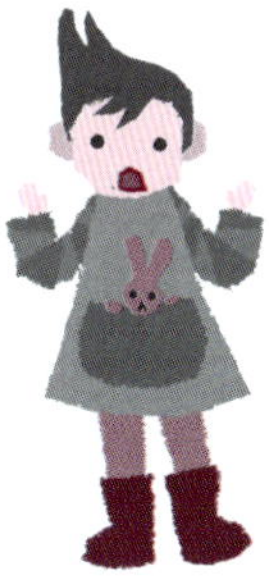

かかりつけ歯科医を持とう

◆かかりつけ歯科医を持つ意義

高齢者では、かかりつけ歯科医を持つ人ほど死亡率が低く、要介護状態になる割合も低いという調査結果があります。

その理由については、さまざまな角度から考える必要があります。一般に、かかりつけ歯科医を持つ人は「歯と口腔《こうくう》の健康への配慮を持った生活習慣」を身につけている人であると考えられます。そういった高い健康観や好ましいライフスタイルが、歯や口腔《こうくう》だけではなく、実際に個人の健康長寿にも寄与しているものと思われます。

また、かかりつけ歯科医を持って、歯と口腔の健康が保たれることにより、高齢になっても食事や会話、人との交流を積極的に楽しむことができます。そうした生活が高い健康感や満足感をもたらし、よりいっそうの健康長寿に貢献したと考えることができます。

すなわち、かかりつけ歯科医を持つことは、それ自体が健康長寿のための基本的な生活習慣の一つであり、同時に歯と口腔の健康をとおして、毎日の生活に高い健康感や満足感をもたらしてくれる意義があると言えるでしょう。

◆かかりつけ歯科医の機能

では、かかりつけ歯科医はどんな役割を持っているのでしょう。

一般的な歯科治療は、どんな歯科医師でも当然の業務ですから、ここではそれ以外の、かかりつけ歯科医に特徴的な機能を紹介します。

▼セルフケアの助言・指導

歯科治療を受け、歯や入れ歯（義歯《ぎし》）の状態を万全にするというだけでは、歯と口の健康を維持し続けることは困難です。良好な口《こう》腔内《くうない》状態を保つには、適切なセル

フケアが欠かせないからです。

歯ブラシやフロス・歯間《しかん》ブラシの使い方などを、口腔内の特徴や状態の変化に合わせて適切に助言指導し、患者さん自らの健康づくりを支援していくのは、かかりつけ歯科医のもっとも基本的な役割です。

▼継続的な管理

セルフケアをどんなに丁寧《ていねい》に行っても、口の中をすみずみまでみがくことはできません。また、歯石《しせき》が沈着してしまうのを完全に避けることはできません。

そこで、一定の間隔ごとに、専門家である歯科医師や歯科衛生士によるクリーニング（プロフェッショナルケア）が必要となってきます。

定期的にプロフェッショナルケアを行うとともに口腔内を診査し、継続的に口腔内のメインテナンスをはかっていくことは、かかりつけ歯科医の重要な役割です。

▼幅広い対応

かかりつけ歯科医自身が、歯周《ししゅう》病《びょう》や義歯の専門医である場合も少なくありませんが、専門的な医療が必要となった際には、責任を持って病院などを紹介します。

また、持病を持っている方に対して主治医と連携して診療したり、介護職や看護職などと情報交換しながら訪問診療《ほうもんしんりょう》を行うなど、他機関他職種との連携のもと、患者さんの身になって幅広い対応をとることも、かかりつけ歯科医の大切な役割です。

◆できれば自宅の近くに

すでに、かかりつけとして信頼できる歯科医師がいる方のなかには、自宅から1時間以上かけてでも、家族全員で通い続けている人は少なくありません。

しかし、これからかかりつけ歯科医を探そうとしている方は、できれば自宅の近くで見つけることをおすすめします。高齢になって、さまざまな病気に罹《かか》ったときに、身近な地域に、これまでの経過も含めて、自分の歯や口のことを熟知したうえで相談にのってくれる歯科医師がいることは心強いものです。

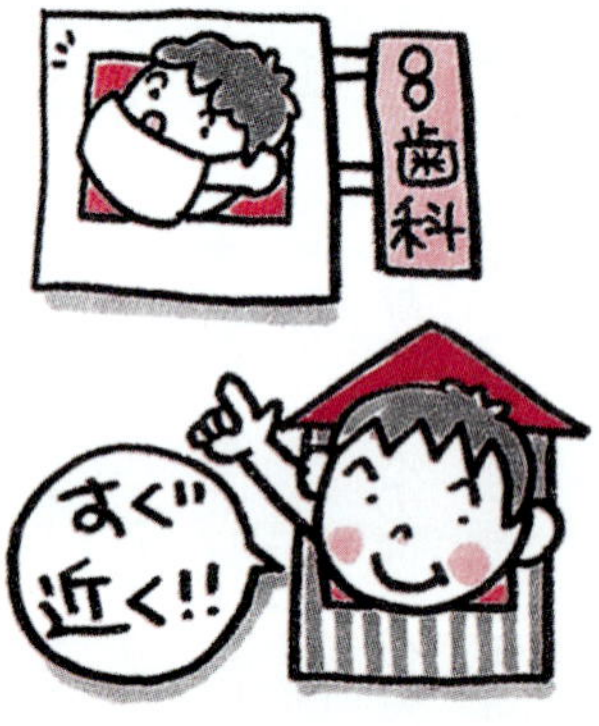

Q 良いかかりつけ歯科医は、どう探せばいいですか?

A かかりつけ歯科医に特別な資格はありません。したがって、どの歯科医師も、かかりつけ歯科医になり得るわけですが、残念ながら、すべての歯科医師が、かかりつけ歯科医としての機能を十分に発揮してくれると言うわけではありません。

ですから、良い歯科医師との出会いが非常に重要です。同時に患者さん自身も、痛いときに診《み》てもらえば良いと言うような、いわゆる「いきつけ」の歯科医院を求めるだけの姿勢では、せっかくの出会いもうまく活《い》かされない恐れがあります。

「良い」かかりつけ歯科医を探すには、まず患者さん自身が、自分の歯と口の健康のために、信頼できる歯科医師と長く付き合いたいという気持ちを持つことが大切です。

そのうえで、最初はやはり周囲の評判などを参考に探してみるのが、現実的な方法と言えるでしょう。特に定期健診は、かかりつけ歯科医としては必須の機能ですので、周囲で継続的に定期健診を受けている人を探し、その方から情報を集めてみてはいかがでしょう。

そして実際に予約を取って受診してみます。「良い」かかりつけ歯科医は、基本的には「聞き上手、話し上手」です。患者さんが何を悩み、どんな希望を持っているのかを丁寧《ていねい》に聞き出し、また症状や治療法をわかりやすく説明してくれます。

もちろん、無口で愛想があまり良くなくても、真剣に患者さんの健康のことを考えてくれる歯科医師も少なくありません。しかし、患者さん自身が、「話しやすい、説明がわかりやすい」と感じることができ、相性も良さそうだと感じられることが、自身にとって「良い」かかりつけ歯科医の、最も大切な要件です。

なお、地域によっては、障害があったり、要介護状態のため、かかりつけ歯科医を探しにくい方に対して、行政や歯科医師会が、かかりつけとなってくれる歯科医師を紹介するという取り組みをしています。

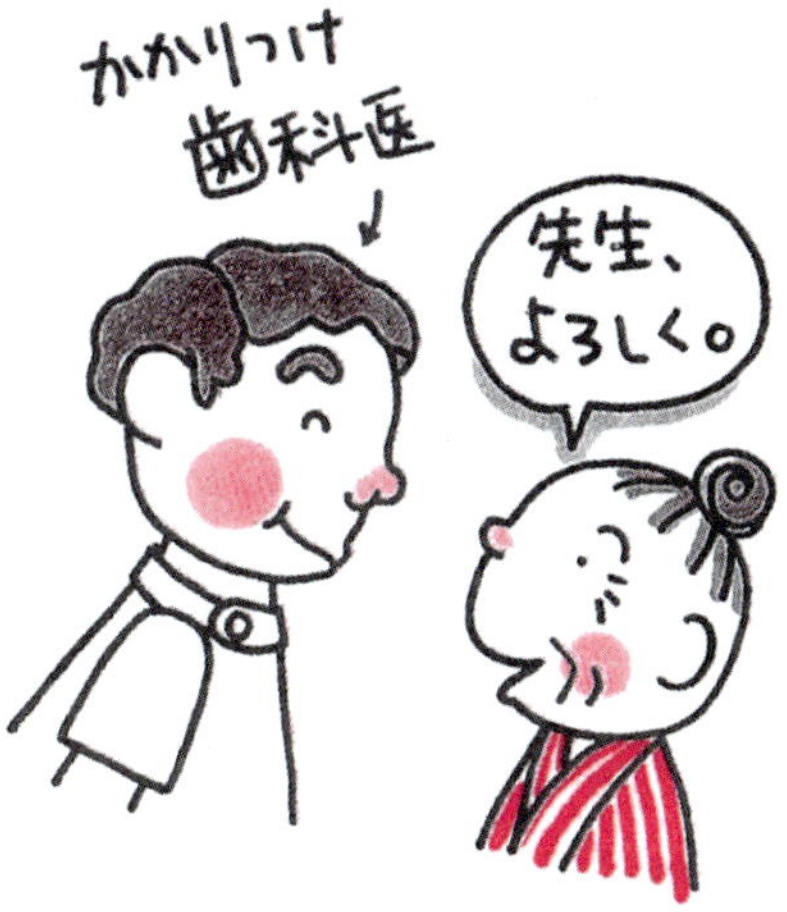
かかりつけ
歯科医
先生、よろしく。

Q　定期的チェックは受けられるのですか、その間隔はどのくらいが良いのですか？

A　定期健診を受け、継続的に受診していくことが基本ですから、もちろん定期的なチェックは受けられます。

その間隔は、個人個人の歯や口の状態によって異なります。治療直後で短期間でのチェックが必要な場合は2～3カ月程度、安定してくれば6カ月程度の間隔で受診するのが一般的なようです。

受診の通知を定期的に送ってくれるところもありますが、定期健診の申し込み方法や受診方法は、それぞれの歯科医院で異なりますので、あらかじめ、よく確かめておくことが大切です。

（長田　斎）

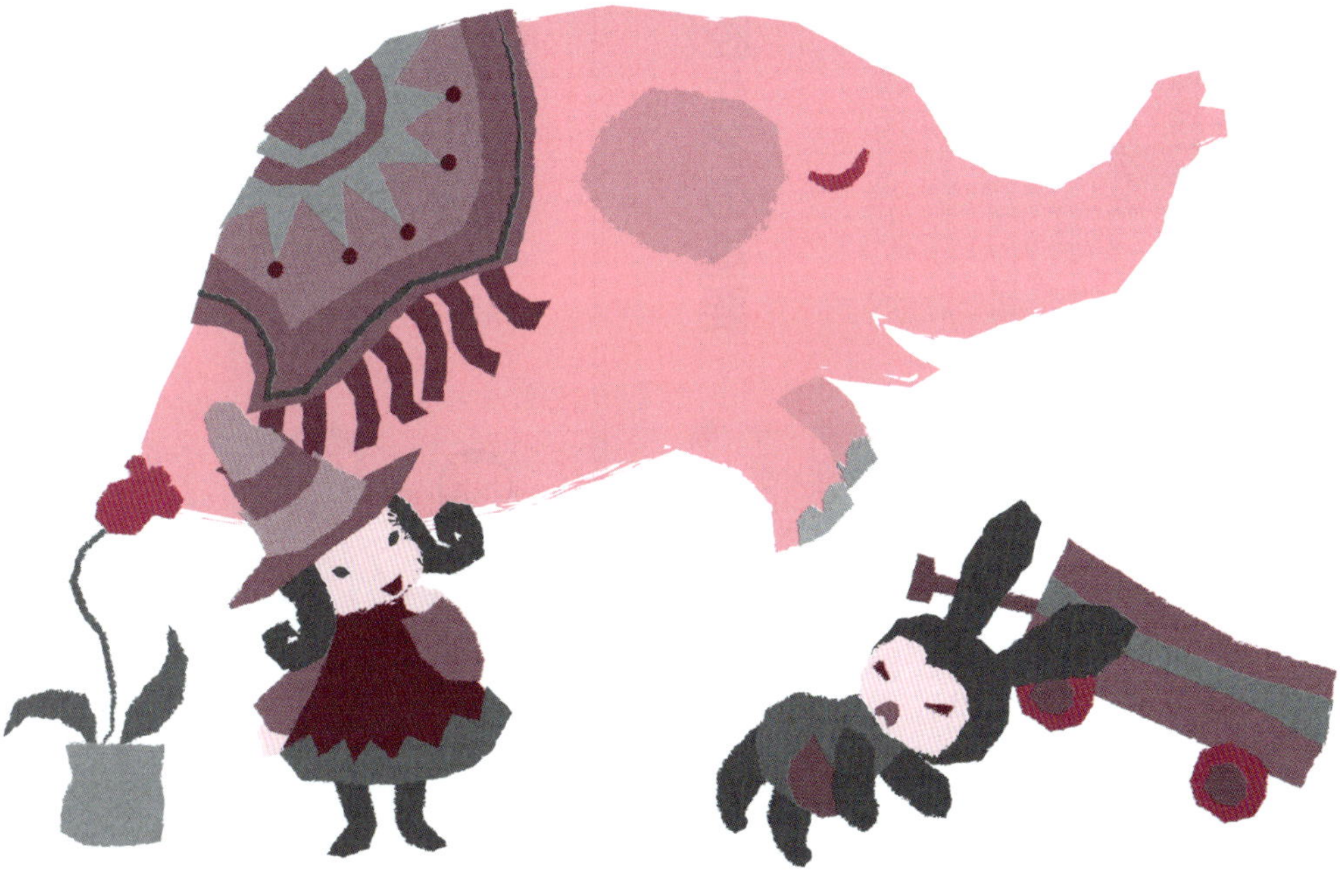

介護を要する方のために

介護を必要とする場合の口のケア

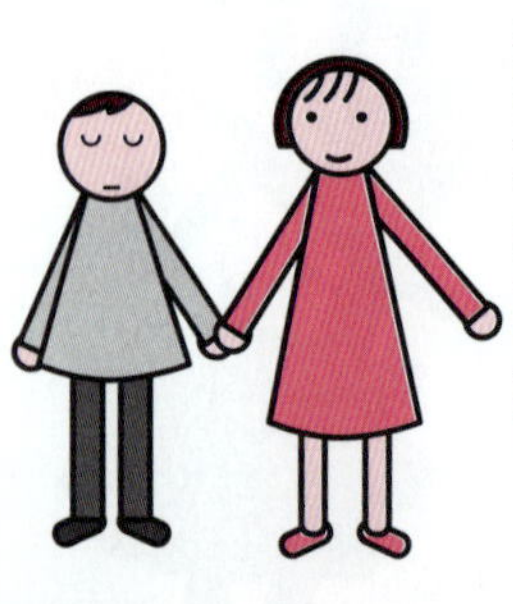

介護を要する方にとって歯と口のケアは大きな意味をもち、また大きな効果をもたらします

口腔《こうくう》ケアの重要性

「口腔《こうくう》ケア」で誰もが最初に思い浮かべるのは、「ブラッシング」だと思います。もちろんブラッシングは必要不可欠ですが、はたしてそれだけで良いでしょうか。

口の中は、唇が閉じていることにより、一定の環境が保たれています。唾液《だえき》は絶えず口腔《こうくう》内を潤《うるお》し、舌と頬《ほほ》は食事中、会話中、あるいはそれ以外のときも盛んに活動しています。こうしたことは、元来口腔という器官が備えている生理的な自浄作用《じじょうさよう》です。病気や外傷で口腔に麻痺《まひ》があると、この作用がうまく働かないために、生き生きとした口腔機能を維持することはむずかしくなります。

そこで、介護を必要とする人の場合、麻痺《まひ》した口腔器官に対して、少しでも運動や感覚が健康な状態に近づくような試みが必要になってきます。これが、「ブラッシング」ではなく「口腔《こうくう》ケア」と呼ばれるゆえんです。

口腔ケアの目的は、むし歯（齲蝕《うしょく》）や歯周疾患《ししゅうしっかん》（歯槽膿漏《しそうのうろう》）の予防だけではなく、

①正常な味覚を保ち、食欲増進を促す

②生活のリズムを整える

③自ら身体を治すという意欲の高揚を促す

また、摂食《せっしょく》・嚥下《えんげ》に問題のある人にとっては、

④麻痺《まひ》した口腔器官の機能回復を期待し、将来、口から食事をするための準備になる

⑤誤嚥性肺炎《ごえんせいはいえん》の予防

といったことが考えられます。

嚥下障害《えんげしょうがい》と口腔ケア

たとえば脳卒中《のうそっちゅう》の後遺症《こういしょう》で、手や足に麻痺《まひ》が残ることがあります。実は、後遺症は、そればかりでなく、口や喉《のど》にも残ります。すると、食事が思うように嚙《か》めない（咀嚼《そしゃく》不良）、あるいは飲み込むと食べ物が喉にたまったままになってしまう（咽頭部貯留《いんとうぶちょりゅう》）、気管へ食べ物が入ってしまう（誤嚥《ごえん》）といったことが起こります。これが嚥下《えんげ》障害《しょうがい》です。

嚥下障害があると、食事メニューに制限がでたり、なかには口から食べることが困難なので、チューブ（胃瘻《いろう》など）で直接、胃に栄養を送ったりといった手立てがなされます。食べたり、話したりといった機会が失われると口腔機能が不活発になり、自浄作用《じじょうさよう》が働かなくなるので、口腔《こうくう》内で細菌が繁殖するようになります。嚥下障害だからこそ、口腔ケアを徹底する必要があります。

口腔《こうくう》ケアは、①口腔衛生管理、②口腔機能の維持・向上の2つの柱から成り立っており、嚥下障害《えんげしょうがい》が原因となる肺炎を予防し、おいしく、楽しく、安全な食生活の営みを支援します。

誤嚥《ごえん》と窒息《ちっそく》

食物や水が誤って気管に入ってしまうことを「誤嚥《ごえん》」と言います。

一般的には少量でも食物が気管のほうへ入れば、むせ込んで気管から吐き出そうとします。しかし、喉《のど》の感覚が低下していて、気管に物が入り込んでも、むせない場合もあります（むせない誤嚥）。その場合は、喉《のど》に物がたまっているので、しゃがれ声（嗄声《させい》）になったり、痰《たん》が急に出るようになったりします。

むせは、異物を吐きだそうとする防御機転が働いている証拠ですので、悪いことではありません。むせたときはあわてないことです。介護者は手のひらをカップ状にして、首の付け根あたり（後頸《こうけい》部《ぶ》）や、背中を軽くリズミカルにポンポンと音がでるように叩いて、むせの介助をします。

気管に入った物が、気管を塞《ふさ》ぎ、呼吸ができなくなってしまうような場合が「窒息《ちっそく》」です。窒息を起こした場合は、最初は苦しそうな声とともに顔が真っ赤になった後、即座に唇が青くなり、動きが止まるような状況になります。

厚生労働省の人口動態統計によれば、窒息による死亡者数は2005年に9,319名と報告されており、交通事故死に匹敵する数になっています。

誤嚥《ごえん》と肺炎《はいえん》

誤嚥《ごえん》をしたら必ず肺炎になるともかぎりません。これは、誤嚥物と生体の抵抗力との力関係が問題で、同じ物を誤嚥したとしても肺炎になる人もいれば、なんともない人もいます。

実際には、誤嚥をすれば何%肺炎になるかとの立証は困難です。それは、同じ人であってもその日の体調などによって結果が異なること、肺炎になっても原因菌と考えられる菌が多数存在し、本当に誤嚥からきているのかどうかの鑑《かん》別《べつ》がしにくいこと、などによります。現在考えられている誤嚥性肺《ごえんせいはい》炎《えん》には、3つのタイプがあります。

①食事中の誤嚥物に細菌が同乗

し、そのまま肺炎となるもの。

②喉《のど》に宿っていたコロニー（細菌の巣）からの分泌物が、食事以外のとき、たとえば睡眠中に気管へ吸引され、肺炎となるもの。

③食後にすぐ臥床《がしょう》（とこについて寝ること）させたために、少量の胃内容物が逆流し、それを誤嚥したために肺炎となるもの。

健康な老人を調査すると、肺炎を起こす原因菌のコロニーが全体の8％に検出されたのに対し、長期間臥床《がしょう》しているような要介護老人では、38％に認められたとの報告があります。[1]

また、毎食後ブラッシングをして上体を2時間起こしたままにした患者群と、寝たきりのままで過ごした患者群とで、100日間の一人平均発熱日数が、前者のほうは2日減少し、後者は逆に6日増加したとの報告もあります。[2]

そこで、誤嚥性《ごえんせい》の肺炎《はいえん》を予防するためには、

①食後、あるいは就寝前の口腔《こうくう》清掃《せいそう》を徹底すること。

②食後すぐに臥床《がしょう》させず、食後2時間くらいは座位《ざい》かそれに近い状態でいること。

以上の2点が大事です。

誤嚥《ごえん》予防《よぼう》と食物《しょくもつ》形態《けいたい》

食物の形態を工夫することで、むせが減ったり、誤嚥が予防できたりすることがあります。

(1)もっとも嚥下《えんげ》しやすい性状は、噛《か》み砕《くだ》いたり舌で押し潰《つぶ》す必要がなく、姿勢の工夫だけで（後述の「姿勢・体位について」参照）咽頭《いんとう》方向に食物を送ることができるものです。

具体的には、ヨーグルトであるとか、裏ごしして粒《つぶ》が入らないようにした性状です。このとき注意したいのは、水分が多くなりがちなことです。水分が多いとサラサラしすぎて口腔内《こうくうない》にためておくことがむずかしく、咽頭《いんとう》へ流れ込んでしまい、誤嚥やむせを助長してしまうことになりかねません。

(2)次の段階の嚥下《えんげ》しやすい性状は、舌で押し潰すことができて、さらに舌でまとめやすい性状であることです。

たとえば、豆腐《とうふ》やプリンのようなものですが、肉や魚でもミキサーにかけて味付けをし、ゼラチンで固めれば、食感も良く飲み込みやすくなります。

寒天やこんにゃくのように表面が滑らかでも、しっかりと噛《か》んで舌でまとめなければならないものや、鳥のささみのようにパサパサとしていてまとめにくいものは、嚥下しにくい食品です。

その他の特記事項として、病気したことを境に嗜好《しこう》が変わることがあります。酒好きだった人が、酒の匂いすらかぐのも嫌だと言うようになったり、孫の食べていたグラタンやシチューを口に運んだら次々と飲み込み始めたということもあります。病気前の嗜好にこだわることなく、いろいろなメニューを試してみてください。

また、飲み込みの反射（嚥下反《えんげはん》射《しゃ》）が起きやすいのは、冷たい物です。体温ぐらいですと、刺激が乏しいためになかなか反射が起きません。熱い冷たいにかかわらず、溶かすだけでヨーグルト状のとろみがつけられる増粘剤《ぞうねんざい》も市販されています。

381ページの「食べやすい食事とその工夫」のところも参照してください。

摂食《せっしょく》・嚥下障害《えんげしょうがい》と食事介助

全身的な機能が低下した人にとっては、食事動作もかなりの運動です。そこで、考えられるのは、食事前の準備運動です。364ページ、**表1**の基礎的訓練を行ってみてください。食事への意識の覚醒《かくせい》や、食事がスムーズになることが期待できます。

食事中においては、口の中はきれいでも、まだ食物が喉《のど》に残っていることがあります。次々と食事を口に運んでしまうと、喉の奥が容量オーバーとなり、誤嚥《ごえん》をして

しまうことが考えられます。そこで、新たに食物を口に運ぶ前に、1、2回空嚥下《からえんげ》をさせます。こうして食物を喉から完全になくなるようにしてから、次の食物を運ぶようにします。

空嚥下はだんだんやりにくくなるので、ティースプーンに半分くらいの水を飲んでもらいます。これは、水で咽頭《いんとう》に溜《た》まった物を洗い流すつもりなのではなく、あくまでも空嚥下をしやすくするためのものです。

また、右下を向いて空嚥下をし、次に左下を向いて空嚥下をします。さらに首を後方へ伸展させ、それから前屈してうなずくようなかたちで空嚥下をします。こうすると、部分的に喉《のど》の食物通路が広がりますので、たまった食物をきれいに飲み込むことができます。

以上のことを毎回口に運ぶたびにしていたのでは、本人も介護者も疲れてしまうかもしれません。3回食物を口に運んだら1回の空《から》嚥下《えんげ》をしたり、声がガラガラ声になってきたときに、手を休めて空嚥下をさせるなど適宜行うのがよいと思います。

むせたときは、あわてないことです。介護者は手をカップ状にして、後頸部《こうけいぶ》の下あたりや胸を軽くリズミカルにポンポンポンと叩いてあげます。むせは、吐き出そうという防御機転《ぼうぎょきてん》が働いている証拠ですので、悪いことではありません。

そのほかにも、食物の性状（372ページ「誤嚥予防と食物形態」の項目を参照）や、食事姿勢（次の項「姿勢・体位について」を参照）を工夫しながら機能の減退を補います。

姿勢《しせい》・体位《たいい》について

食事の姿勢は、もちろん座位《ざい》が基本です。要介護者の生活のめりはりをつけるためにも、ベッド上ではなく食卓で食事をするよう努めたいものです。

座位での注意点は

(1)前かがみになりすぎないことです。前かがみになりすぎると、腹筋が使いにくく、呼吸がしにくくなります。すると、むせやすくなるので、背中と背もたれの間にマットをはさんで、背筋をある程度伸ばすよう心がけます。

(2)麻痺《まひ》のある場合は、麻痺側にからだが傾きがちなので、肘《ひじ》かけとからだの間にマットをあてて傾斜を防ぎます。麻痺した上肢も

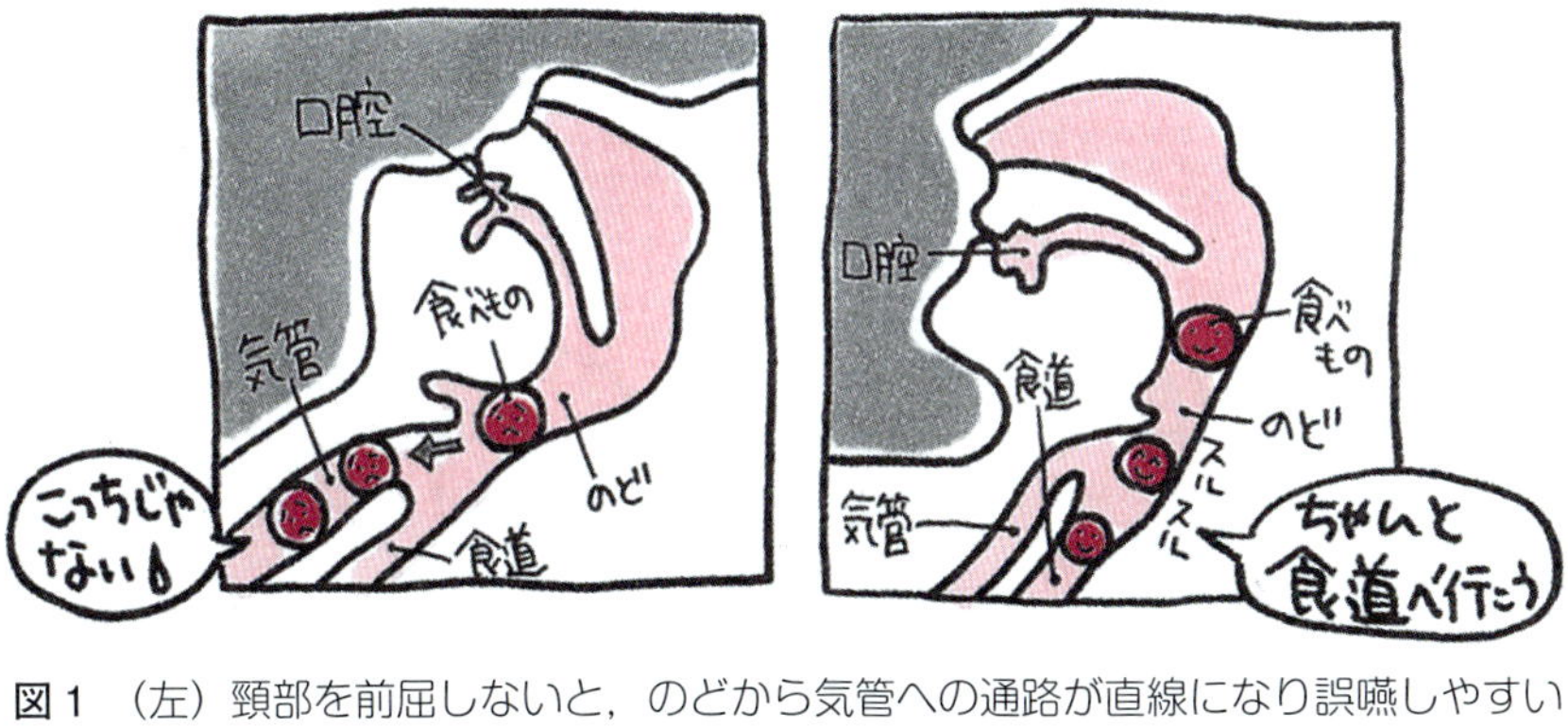

図1　(左) 頸部を前屈しないと，のどから気管への通路が直線になり誤嚥しやすい
(右) 頸部を前屈することにより気管へ行きにくくなる
(藤島一郎「口から食べる嚥下障害 Q & A」中央法規，83 ページより改変)

だらんと下げたままではなく、膝《ひざ》上やテーブル上におきます。

(3)背もたれに寄りかかるのは良いのですが、のけぞるようになって、首が後方に伸びてしまっていると、嚥下《えんげ》時の喉《のど》の上下運動がしづらいので、誤嚥《ごえん》や窒息《ちっそく》を引き起こしやすくなります。介助者は、本人と同じ高さの目線にして、首を後ろに反りかえらせることなく、介助してさしあげてください。

さらに、介護をしていると、坐《ざ》位《い》が保てなかったり、なかなか飲み込めなかったり、あるいは胃瘻《いろう》などの経管栄養であっても味を嗜《たしな》む程度に口から食事をしてみようといった場面に遭遇します。このようなときは、食事の体位を工夫してみます。

30度の仰向け（仰臥位《ぎょうがい》）をとれば、重力の関係で口から食事がこぼれ出ることはなくなり、喉の方向へ食物を送り込みやすくなります。解剖学的にも気道より食道が下になりますので、気道へ誤って食物が運ばれる確率も少なくなります。また、枕を使って頸部《けいぶ》を前屈させます。これは、喉から気管への通路が屈曲することにより誤嚥しにくくなるからです（図1）。

片麻痺《かたまひ》のある方で、どうしても寝たままでなければ無理な場合は、麻痺《まひ》していない側を下にした横向き（側臥位《そくがい》）の状態にします。重力の関係で麻痺していない側の口や喉《のど》に食事が向かいやすくなり、誤嚥しにくくなるからです。

そして、飲み込みやすくなるようなら、徐々に体を起こして座位《ざい》に近い状態にもっていきます。

（植田　耕一郎）

〈より詳しく知りたいときの本・雑誌〉
1．木田厚瑞：高齢者の肺炎。日内会誌、80：724〜729、1991。
2．佐々木英忠：寝たきり老人の肺炎予防。朝日新聞：18、12、10、1991。

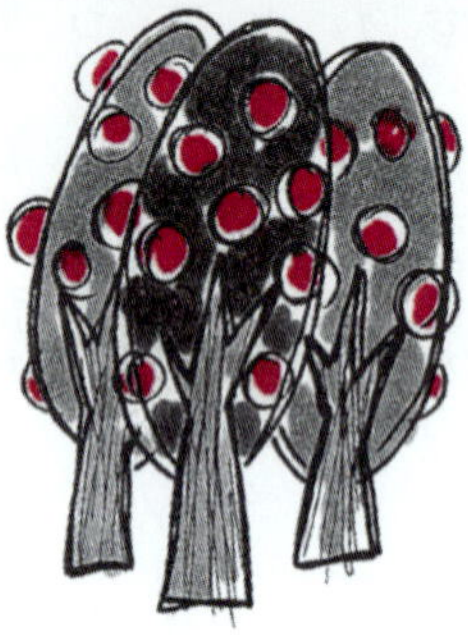

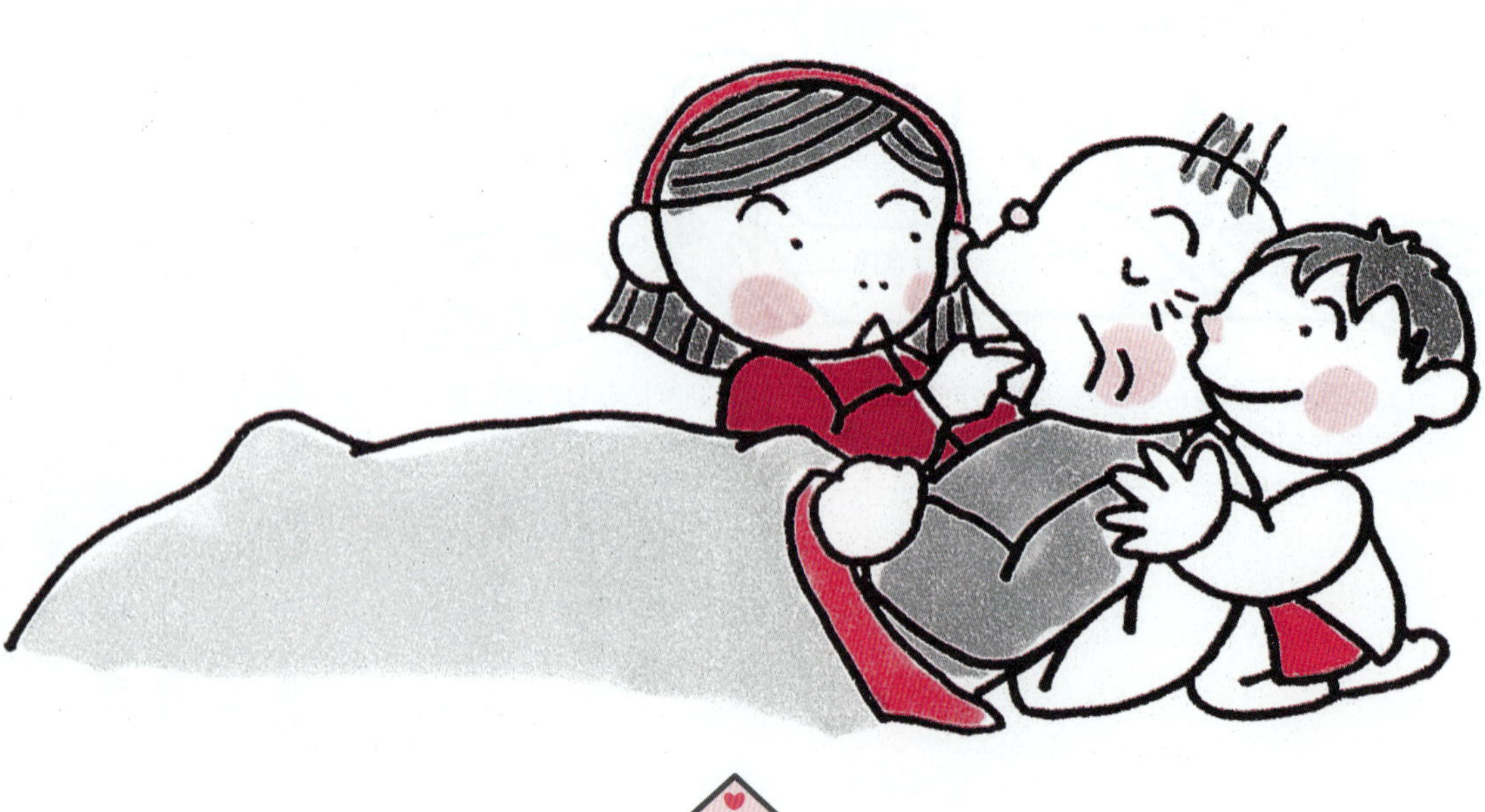

要介護者に起きやすい食べる機能の障害と食事の問題

歯と口のみならず喉や食道といった器官も含めて問題になってきます

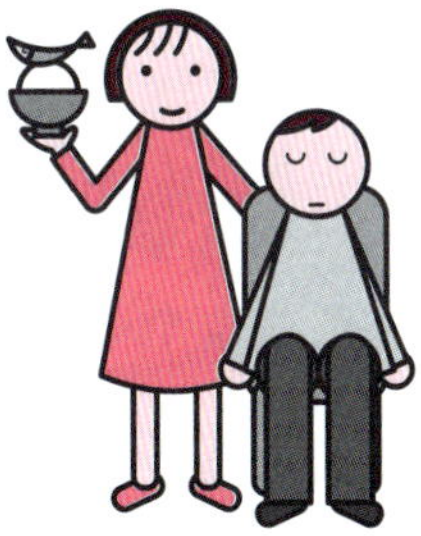

要介護者に起きやすい口の障害

◆食べる機能に関連した口《くち》、喉《のど》の動きと機能

食べる機能に関連した正常な口《くち》、喉《のど》の動きと機能を知らないと、障害されたときにどの動きが障害されているか判断できません。まず正常な動き、機能を理解しましょう。

食べるということは、食べ物が口に入ってもぐもぐと咀嚼《そしゃく》する、あるいはゴックンと嚥下《えんげ》することから始まる動きではなく、次のように、

①目の前におかれた食物を食物として認識することから始まり、

②口唇《こうしん》と歯で食物を口に取り込み（捕食《ほしょく》）、

③口の中で咀嚼《そしゃく》し、飲み込みやすいように一塊(食塊形成《しょっかいけいせい》)とし、

④食塊を口から喉《のど》（咽頭《いんとう》）へ送り（咽頭《いんとう》への移送）、

⑤食塊《しょっかい》が嚥下反射《えんげはんしゃ》の引き金を引く部位に達すると、反射として嚥《えん》下《げ》反射《はんしゃ》を生じ、喉《のど》のほうへ自動的に送られます（咽頭通過《いんとうつうか》）。

⑤からは、みなさんも経験していると思いますが、食べ物を口に戻そうとしても戻すことはできず、反射運動で喉《のど》（咽頭《いんとう》通過）、

⑥食道を通り（食道通過《しょくどうつうか》）、胃に送られます。

専門学的には、①の食べ物を認識することは認知期《にんちき》あるいは先行《せんこう》期《き》、②の捕食《ほしょく》と③の咀嚼《そしゃく》、食塊形《しょっかいけい》成《せい》は嚥下《えんげ》ができるように口の中で処理し、準備するということなので、ひとまとめにして準備期《じゅんびき》、④は口腔期《こうくうき》、⑤は咽頭期《いんとうき》、⑥は食道《しょくどう》期《き》と5つに分類することもよく行われています。

◆機能改善のための訓練

この中で、口の部分（口腔《こうくう》）の機能である捕食、食塊形成、咽頭《いんとう》への移送は随意運動《ずいいうんどう》といって意志によって調整可能な部分であり、障害されたとしても手足が不自由になったときの訓練と同じように、筋肉の再教育訓練、筋力強化訓練、運動パターンの反復学習などの運動療法により、機能が改善されます。

実際の訓練は、食べ物を用いない間接的（基本的）訓練と、食べ物を用いる直接的（摂食《せっしょく》）訓練があります。

間接的訓練は、捕食・食塊形成・咽頭への移送障害に対しては随意運動《ずいいうんどう》という特徴を踏まえ、食べる機能に関する筋肉の運動訓練を、咽頭通過障害に対しては嚥下反射誘発・強化のための訓練、呼吸訓練、気管に食物が入らないための訓練などが行われます。食べ物を用いないため安全性が高く、誤嚥《ごえん》（食物が誤って気管に入ってしまうこと）の状態（有無、程度）が確認できない場合、食べる機能の障害が重い場合にも行えるという利点があります。

直接的訓練は、実際に食べ物を用いての訓練なので効果的ですが、一方で誤嚥の危険をともないます。直接的訓練では、姿勢、食

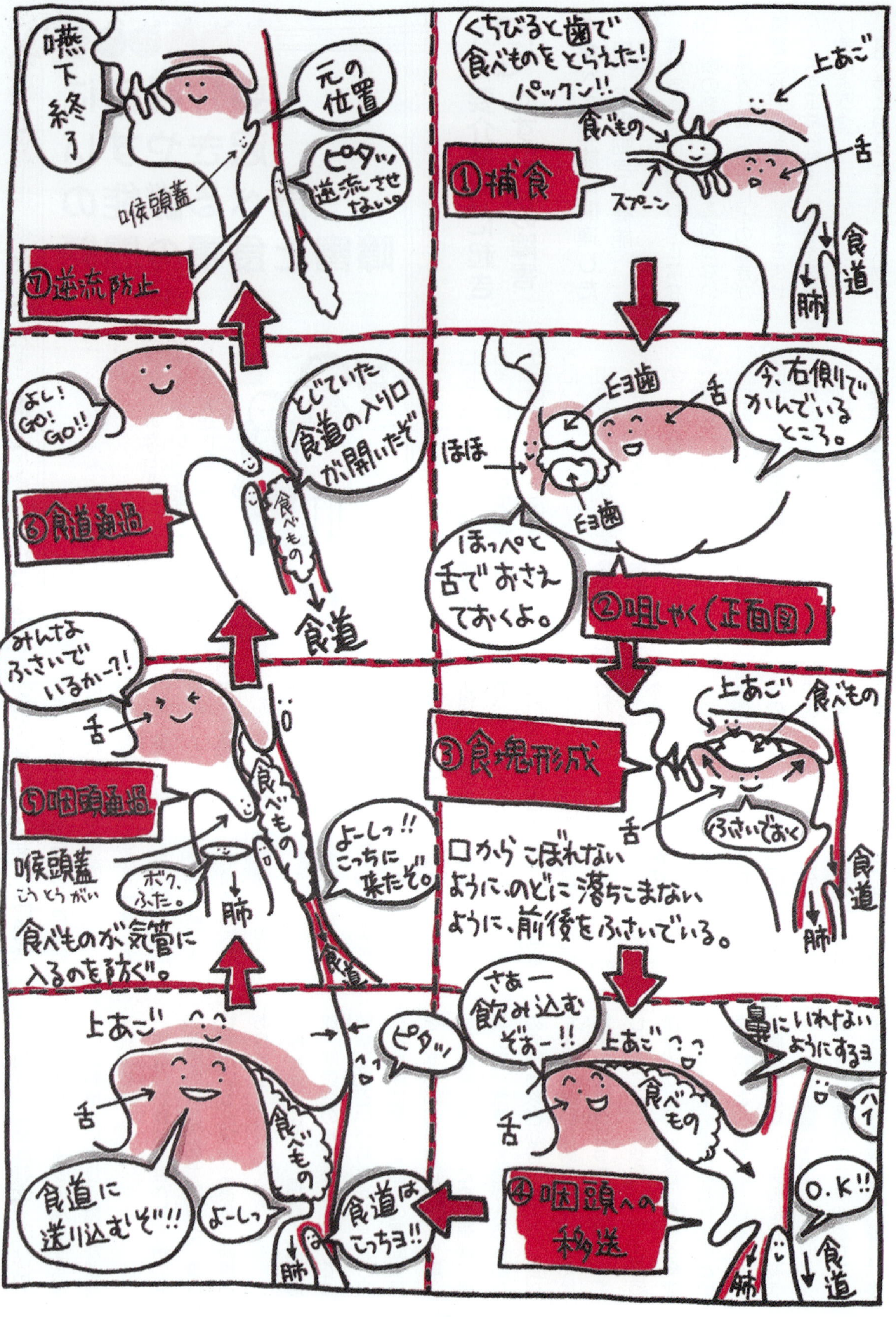
くちびると歯で食べものをとらえた! パックン!!
上あご
食べもの
舌
スプーン
①捕食
食道
肺
臼歯
舌
今、右側でかんでいるところ。
ほほ
臼歯
ほっぺと舌でおさえておくよ。
②咀しゃく(正面図)
上あご
食べもの
③食塊形成
舌
ふさいでおく
口からこぼれないように、のどに落ちこまないように、前後をふさいでいる。
食道
肺
さあー飲み込むぞおー!!
上あご
鼻にいれないようにするヨ
ハイ
舌
食べもの
O.K!!
④咽頭への移送
肺
食道
上あご
ピタッ
舌
食べもの
食道に送り込むぞ!!
よーしっ
食道はこっちヨ!!
肺
みんなふさいでいるかー?!
舌
食べもの
⑤咽頭通過
よーしっ!! こっちに来たぞ。
喉頭蓋《こうとうがい》
ボク、ふた。
肺
食べものが気管に入るのを防ぐ。
食道
よし! GO! GO!!
とじていた食道の入り口が開いたぞ
⑥食道通過
食べもの
食道
嚥下終了
元の位置
ピタッ 逆流させない。
喉頭蓋
⑦逆流防止

物の形態、一口に食べる量が危険のない安全な食べ方の重要な条件となります。

食べる障害の診断と訓練法の選択は、専門家の指示に従うべきです。以下に、観察のポイントと訓練法を述べます。

◆食物の認識障害《にんしきしょうがい》

専門用語では、摂食《せっしょく》の認知《にんち》期あるいは先行期障害《せんこうきしょうがい》とも言われています。「食べ物を見ても反応しない」、感情失禁《かんじょうしっきん》と言って「食べている最中に泣いたり笑ったりする」、「がつがつむさぼるように食べる」などが、典型的な例です。

意識障害のある場合は、意識の良い時間帯を選び、食事に集中できる環境（静かで落ちつく雰囲気）にする必要があります。上手に食べることができないからといって叱りつけたり、不用意に感情的表情を見せるなど、感情失禁《かんじょうしっきん》を誘発するような行動は慎むべきです。

たえまなく食事を口に運ぶ場合には、介助者は自分で食事を摂《と》るペースを想像し、それよりさらに遅く食事を介助し、スプーン一口につき数回嚥下《えんげ》させるなど、食事のペースをゆっくりさせ、リズムを作ってあげる必要があります。

◆捕食障害《ほしょくしょうがい》

▼観察のポイント

口唇《こうしん》が動かない。口唇を閉じることができない。右と左で閉じ方が異なる。よだれが目立つ。口から食物がこぼれる。（上を向かないと）口の中に食事を取り込めない。

▼間接的訓練

口唇《こうしん》や舌のマッサージ、皮膚のアイスマッサージ、唇の体操、発音訓練を行います。

▼直接的訓練

口から食物がこぼれるときは、食物がこぼれないように上体を倒した姿勢（倒す角度は個人によって異なります）で、捕食《ほしょく》のとき、捕食後も口唇閉鎖《こうしんへいさ》の介助が必要で

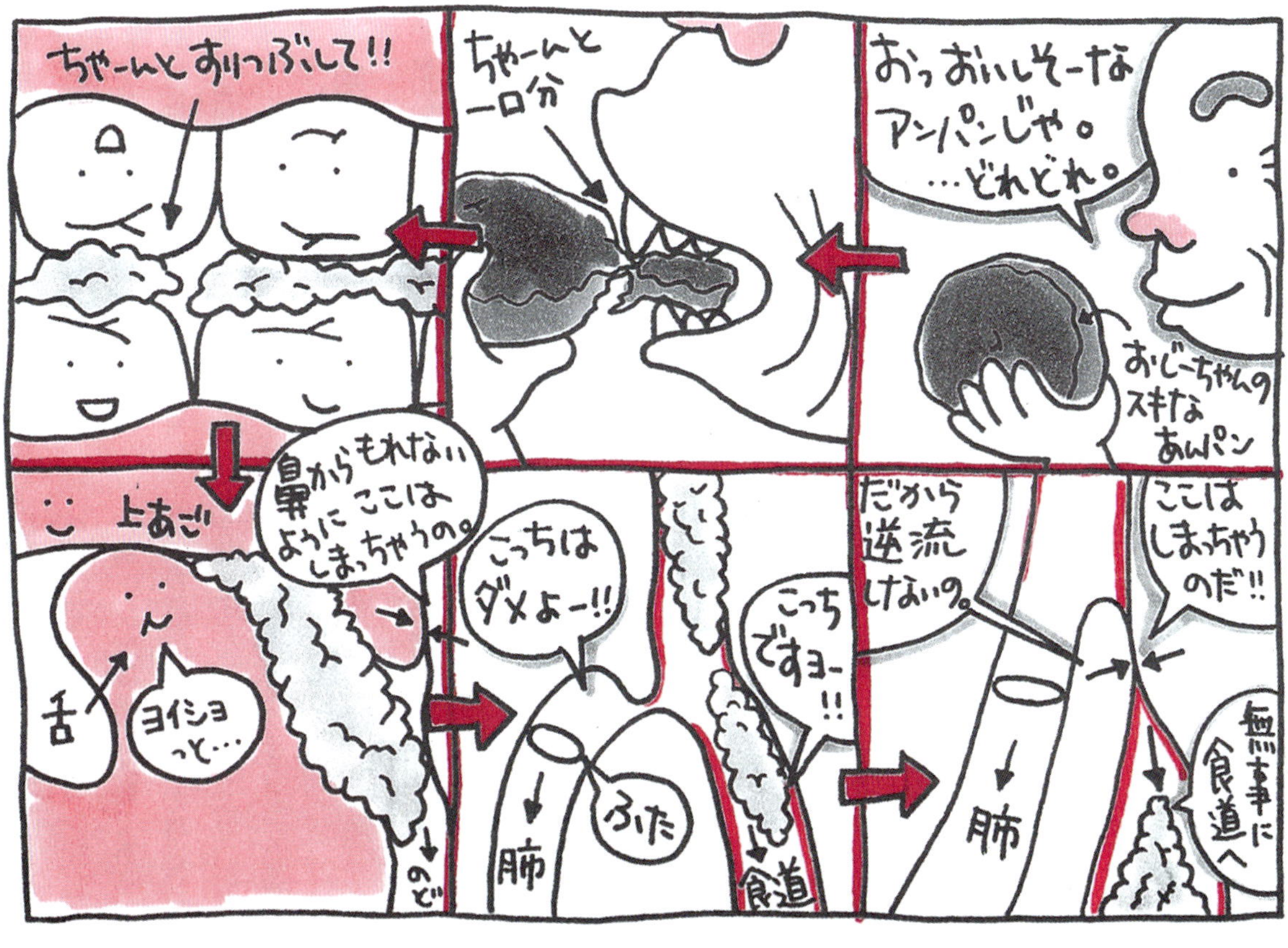

す。顔面神経麻痺《がんめんしんけいまひ》などで片側が麻痺しているときは、麻痺している側を上にする体位をとり、食物は健康な側に運びます。

◆食塊形成障害《しょっかいけいせいしょうがい》

▼観察のポイント

舌を前後・上下・左右に動かせるか。下顎《かがく》の上下運動、臼磨運動《きゅうまうんどう》（臼歯《きゅうし》で行われるすりつぶし運動）が可能か。

▼間接的訓練

顎《あご》・舌・頬《ほほ》のマッサージ・運動、筋肉への刺激訓練、発音練習などを行います。

▼直接的訓練

捕食障害《ほしょくしょうがい》と基本的には同じです。麻痺側の頬《ほほ》と歯肉《しにく》（歯ぐき）の間（口腔前庭《こうくうぜんてい》）に食物が残る場合は、頬を軽く押さえて食物を押し出します。

頬を噛《か》んでしまうときは、濡れても形が崩れない紙コップなどを口の大きさに合わせて切り抜いて、頬と歯ぐきの間に入れ、プロテクター代わりに使用すると良いでしょう。[1]

◆咽頭《いんとう》への移送障害《いそうしょうがい》

▼観察のポイント

舌がよく動かない。呂律《ろれつ》が回らない。口の中に食物が残ってしまう。飲み込むときに上を向かなければならない。盛んにもぐもぐするが、なかなか飲み込まない。

▼間接的訓練

舌運動訓練、発音練習が行われます。

▼直接的訓練

障害が軽度であれば、意識して飲み込むだけで改善する場合もあります。食物の送り込みが困難であれば上体を倒し、重力を利用して食物を喉《のど》のほうへ送り込みやすくします。次の段階の咽頭通過障害《いんとうつうかしょうがい》がなければ、流動食に近い食形態を使用する場合もあります。

うまくあごと口唇《こうしん》が動かず、嚥下《えんげ》するときに口を閉じることが困難な場合は、上顎《じょうがく》と下顎《かがく》の歯が嚙《か》むように下顎を介助して固定し、さらに口唇を閉じるように介助すると食物を送り込みやすくなります。

◆咽頭通過障害《いんとうつうかしょうがい》

最大の問題は誤嚥《ごえん》です。誤嚥してもむせない場合（**図2**）がありますので、むせないからといって安心はできません。

▼観察のポイント

食事中、食後にむせる。喉《のど》に食物が残った感じがする。食べると声が変化し、ガラガラ声になる。食後に喉がごろごろする。食べると疲れる。食事中あるいは食後に痰《たん》の量が増える。

嚥下造影《えんげぞうえい》（**図1〜3**）により食塊《しょっかい》が残りやすい部位（梨状陥凹《りじょうかんおう》、喉頭蓋谷《こうとうがいこく》）、誤嚥《ごえん》の状態などの評価を行い、訓練方法を決定するのが理想的でしょう。大学病院などに問い合わせて、こうした処置をしてもらえるかどうか聞いてみてください。

嚥下反射《えんげはんしゃ》は随意運動である捕食、食塊形成《しょかいけいせい》、咽頭《いんとう》への移送に引き続いて起こるので、まず口腔《こうくう》領域の運動を改善することが必要です。

▼間接的訓練

喉《のど》のアイスマッサージ、嚥下《えんげ》パターン訓練、喉頭挙上手技《こうとうきょじょうしゅぎ》、呼吸訓練、発音訓練、咳《せき》をする練習、などが行われます。

▼直接的訓練

嚥下《えんげ》の意識化：嚥下に意識を集中させます。嚥下以外に注意が向いていたり、なんとなく嚥下するのは誤嚥《ごえん》しやすくなります。

空嚥下《からえんげ》と交互嚥下《こうごえんげ》：一口食べたら、次々と口に運ばず唾液で嚥下するか（空嚥下）、汁物（水分）を嚥下し（交互嚥下）、喉（咽頭）に残留している食塊を食道に送り込みます。喉や食道に食べ物がつかえたときに、水を飲むと食べ物が

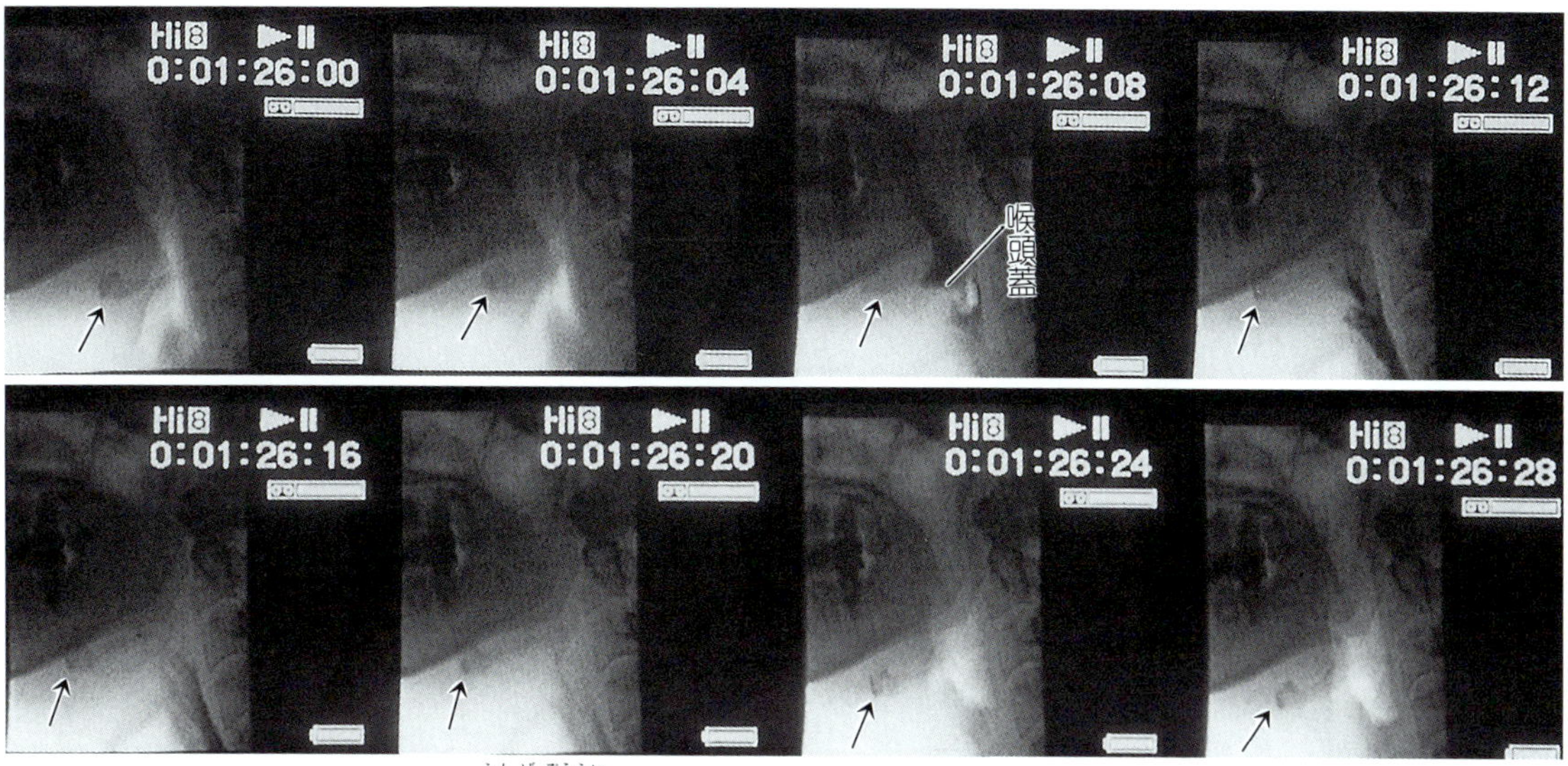

図1　嚥下造影《えんげぞうえい》による健康な成人の正常嚥下（咽頭通過）

咽頭通過は1秒以内に終了しています．表示している数字 0：01：26：00 は左から順に，時間：分：秒：コマ数を表します．30 コマ＝1 秒．矢印の舌骨の動きに注意．黒く写っているのが造影剤

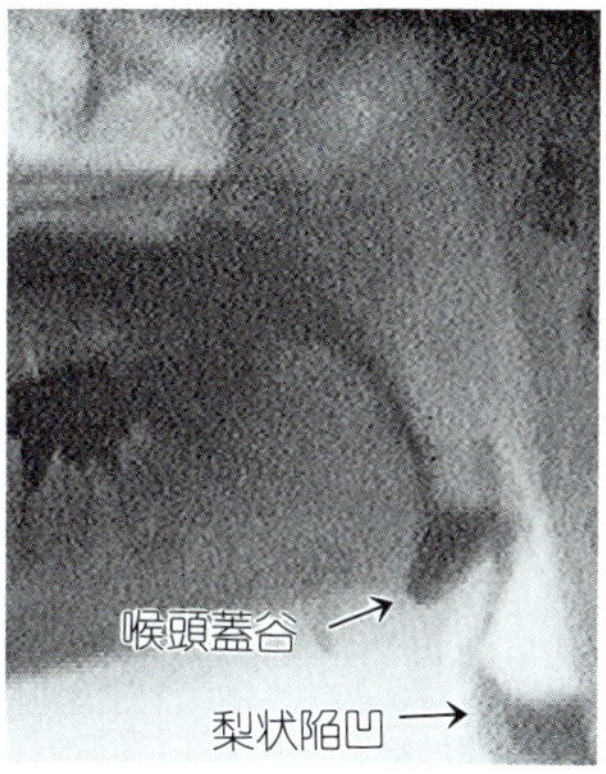

図3　嚥下造影

咽頭への移送に引き続いて起こる嚥下反射が遅れたため造影剤が咽頭部に流入しています

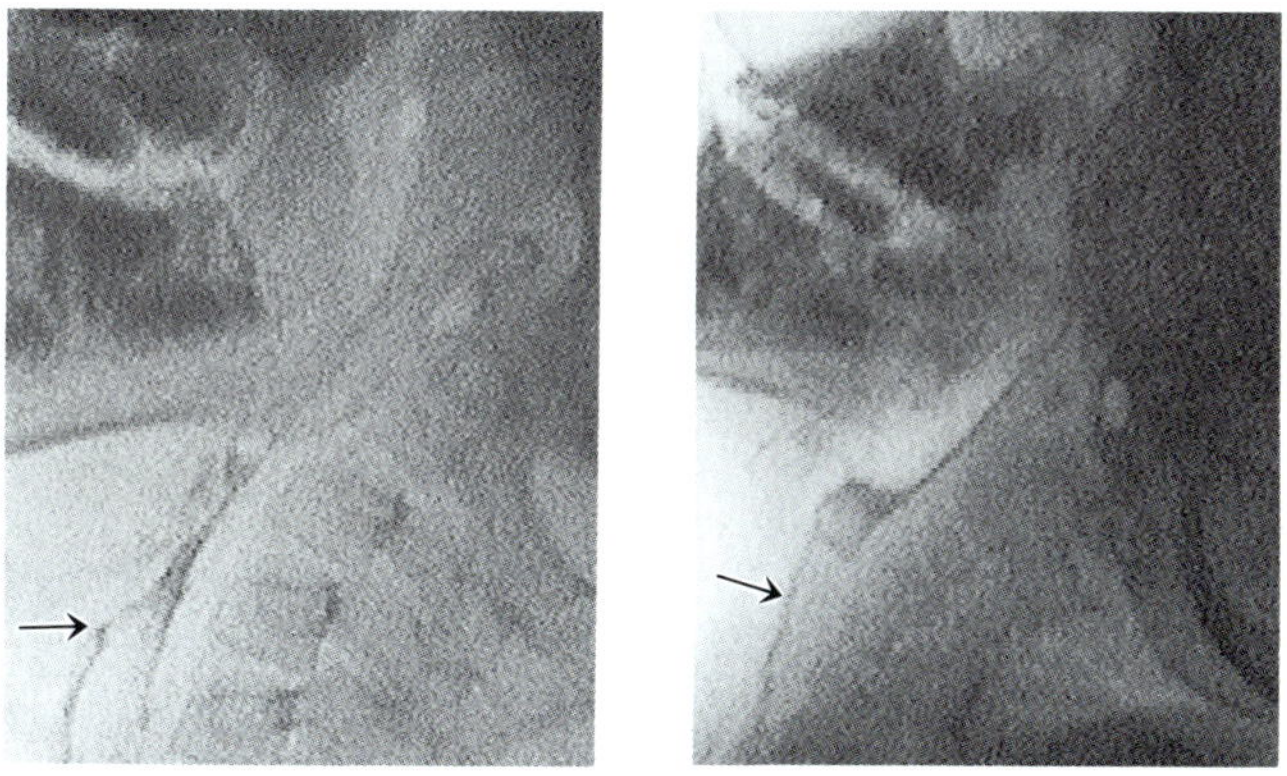

図2　嚥下造影

気管に造影剤が流入していますが，“むせ”は認められませんでした．いわゆる“むせのない誤嚥”です．矢印は気管に流れ込む造影剤です

流れやすくなり、胃に入っていく経験をしていると思いますが、同じことです。

うなずき嚥下と横向き嚥下：喉《のど》（咽頭《いんとう》）には食物が残留しやすい場所が2カ所あり、喉頭蓋谷《こうとうがいこく》と梨状《りじょう》陥凹《かんおう》と言われているところです。喉頭蓋谷にたまった食物の除去にうなずき嚥下、梨状陥凹にたまった食物の除去に横向き嚥下が行われます。

声門《せいもん》越《ご》え嚥下《えんげ》（supraglottic swallow）：間接的訓練としても用いられますが、正常嚥下での呼吸と嚥下の関係（嚥下のときには息を止め、嚥下後はく息（呼気）から呼吸が開始される）を強調した方法です。

◆食道通過障害《しょくどうつうかしょうがい》

▼観察のポイント

食物が胸につかえる。流動食でないと胃に入っていかない。飲み込んだ食物が逆流し、嘔吐《おうと》することがある。

▼間接的訓練および直接的訓練

食道の通過障害は食道の動き（蠕動運動《ぜんどううんどう》）が悪い場合と、食道の構造的な障害（狭窄《きょうさく》）による場合があります。前者の場合は訓練の効果がありますが、後者の場合は食道を広げる拡張術が選択されます。訓練は、嚥下造影《えんげぞうえい》で効果を確認しながら行うのが基本です。

粘度の少ない食品を用い、できるだけからだを起こすことによって重力を利用し、食塊《しょっかい》を胃に送りやすくします。空嚥下《からえんげ》や交互嚥下《こうごえんげ》をし、食道で停滞している食塊を胃に送り込みます。食道からの逆流に対しては、食後しばらく横にならないほうが良いでしょう。

◆障害の生じた時期による対応の違い

ここで注意することは、脳性マヒなどの発達期以前に障害が生じた場合と、交通事故や脳卒中などいわゆる中途障害の場合では、食べる機能の障害に対する対応の仕方、考え方に共通な部分と異なる点があることです。

食べる機能というのは、私たちが最初から上手《じょうず》に使えたわけではなく、離乳期を通して新たに機能を獲得しながら、発達してきた機能です。

口唇《こうしん》ではさみ捕る動き（捕食《ほしょく》）と、食物を舌の動きにより喉《のど》のほうに送り込む動き（咽頭《いんとう》への移送）は、離乳の初期に覚え、発達し、離乳の中期でしっかりしてくる動きです。食物を咀嚼《そしゃく》し、唾液と混ぜ合わせ、食塊とする動き（食塊《しょっかい》形成《けいせい》）は、離乳の後期に獲得される動きです。

脳性マヒなどの障害児は、この食べる機能の発達期以前に障害が生じたわけですから、障害児の機能訓練では、食べる機能の障害を食べる機能の発達の遅れ・停滞としてとらえ、健常児が食べる機能を獲得していく過程と同様な過程をたどらせる、発達療法《はったつりょうほう》的な対応が必要になります。

たとえば、口唇《こうしん》の動きが悪く、食べ物を口唇ではさみ捕ることができず、舌も左右に動かず前後にしか動かず、顎《あご》がただ単純に上下に動くだけで、咀嚼運動《そしゃくうんどう》が出ていない障害児の場合、まだ食べる機能は離乳の初期の段階にあると解釈し、口唇ではさみ捕ることを促す訓練、舌を上下左右に動かす訓練、咀嚼を促す訓練を同時にするのでなく、まず口唇ではさみ捕ることを促す訓練から開始します。

中途障害では、捕食障害と食塊形成障害が同時に認められたときは、準備期の障害として、傷害された機能に対してすべて同時にアプローチします。

◆障害の程度により異なるゴール

どちらの場合も、リハビリテーションのゴールはすべての人が同じゴールを目指すのではなく、個人個人の障害の程度により異なるもので、障害の重い人は重いなりに、軽い人は軽いなりに持っている能力を最大にする努力をします。食べる機能の障害が重度で、食べる機能のさまざまな検査・評価の結果、口から食べること自体が生命の危険をともなうと判断された場合には、チューブ栄養に頼らざるをえない場合もあります。

◆歯と口の健康が条件

食べるということは、ただ単に唇・舌・顎《あご》などが動くだけでうまくいくというものではなく、さらに口を形作る器官が適切な形態、健康な状態であることも必要です。きちんとした噛《か》み合わせになっているか、歯がなければ、歯のないところに入れ歯かブリッジが入っているか、入れ歯は合っているか、歯周疾患《ししゅうしっかん》やむし歯になっていないかなど、を事前に見ておく必要があります。

口から食べていなかったり、歯ブラシなどが行われていないと、口腔《こうくう》内に刺激がほとんどないため感覚が過敏状態になり、触れただけで嫌がったりすることがあります。そのときは、過敏をとることから開始しなければなりません。

◆食事は楽しく

食事は本来楽しいものでなくてはなりません。介助者の無理解、やる気が空回りして食べる意欲がないのを叱《しか》りつけたり、むりやり食物を口に押し込むことはすべきではありません。

（木下　憲治・弘中　祥司）

〈より詳しく知りたいときの本・雑誌〉
1．藤島一郎：口から食べる嚥下障害Q&A．中央法規，東京，1995，128～129．

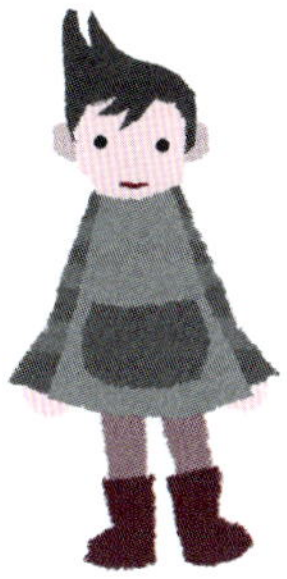

食べやすい食事とその工夫

介護を要する方にとっての食べやすい食事とは、どんなものでしょうか？　要介護といっても状態はさまざまで、「飲み込みが悪い、むせる」ことだけが食事の問題ではありません。

摂食《せっしょく》・嚥下機能障害《えんげきのうしょうがい》から起こる誤嚥性肺炎《ごえんせいはいえん》や窒息《ちっそく》などの重篤《じゅうとく》な状況に陥《おち》らせないためには、「飲み込みが悪い、むせる」を摂食・嚥下機能障害のサインのひとつと受け取って、日頃の食事をいろいろな観点から食べやすく整えておくことが大切です。

入れ歯（義歯《ぎし》）の有無を含めた口の健康状態、全身状態や姿勢を保つ力、手や指の自由度、認知面などを考えて、車椅子や食形態、食器を工夫しましょう。

また、食事はずっと続くものですから、介護者にとって準備しやすい、食べさせやすい食事のほうが介護の負担を軽減させます。このところの介護市場の発展はめざましく、さまざまなタイプの介護食、栄養補助食品、とろみ剤、使いやすい食器などが、薬局や通販で購入できるようになっています。

上手に利用したいものです。

要介護の方はどのタイプ？

要介護者の食事の問題で相談を受けるケースは多岐にわたっています。全身状態が低下して姿勢を保つのがやっとの方、椅子《いす》に座って食べられるけれど入れ歯があわなくて噛《か》めない方、みそ汁やお茶でむせる方、手が不自由で食器が持ちにくい方、など。飲み込みに時間がかかって、要介護者のみならずご家族まで疲労してしまうケース。また、「食べこぼしが多い」と一言で言っても、姿勢が悪く前のめりになって食べこぼすタイプ、口の閉じ方が弱く食べこぼすタイプ、認知面で問題があり食べこぼすタイプなど、さまざまです。

この項ではおもに食形態と食器について説明していますが、以下のような環境を整えてみると食事の問題が軽減すると言われます。また、多くの専門職種がかかわっていますので、それぞれの専門家に聞いてみると、食べやすい食事を提供できる思わぬヒントが見つかります。食事にまつわる困り事は、家庭の問題として介護者だけが抱え込むものではなく、専門家に相談すべき「疾患」と考えると良いのではないでしょうか（図4、5）。

食事の問題と対処のヒント

＊姿勢を整えましょう（373ページ参照）

＊口の中を点検しましょう（372～373ページ参照）

＊食形態を見直しましょう

摂食・嚥下機能障害の疑われる

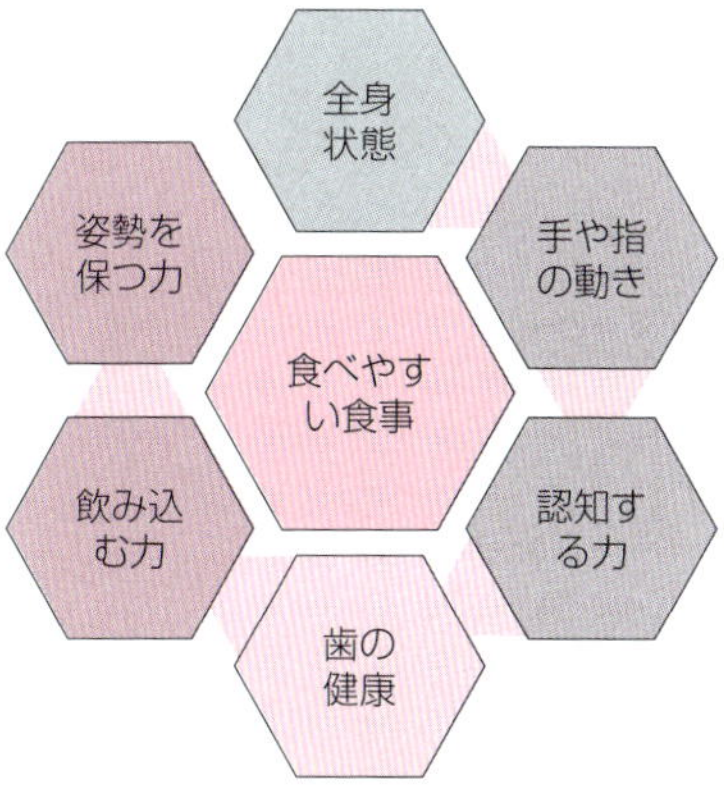

図4　要介護者の状態によって食べやすい食事は変わります

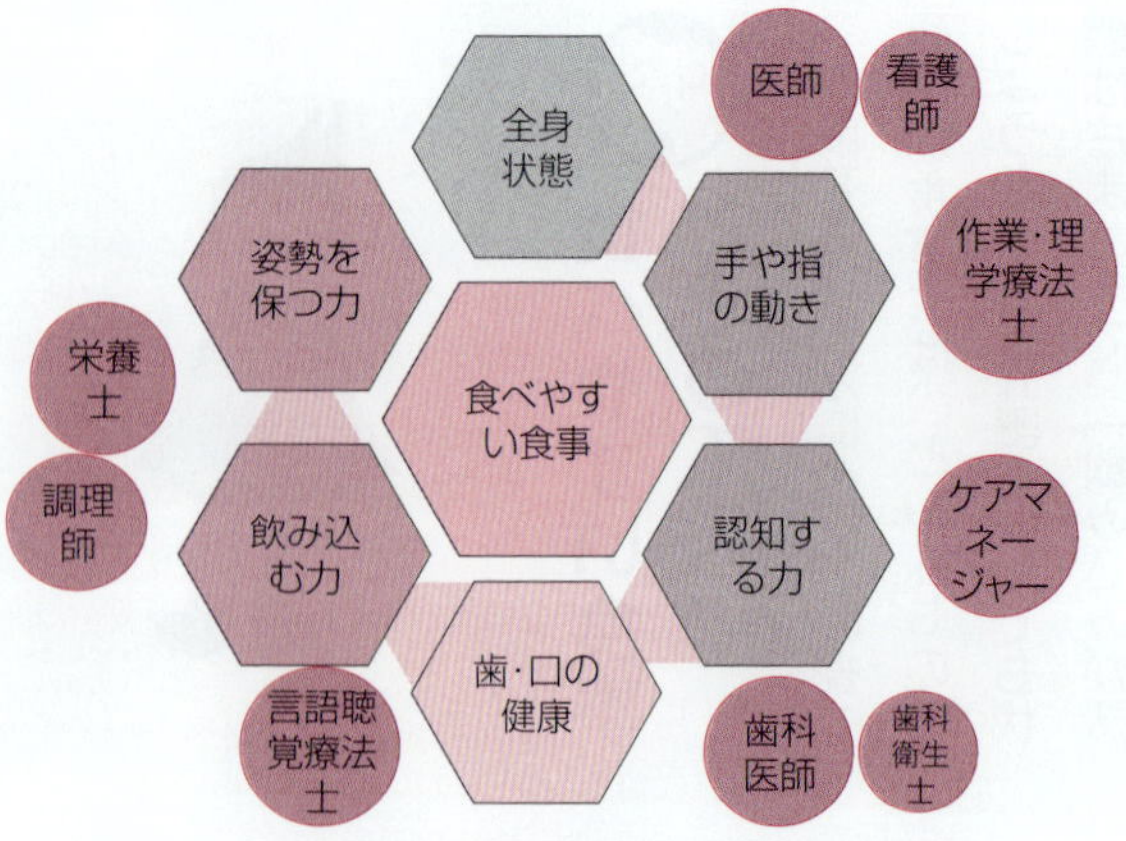

図5 それぞれの専門家が連携して対応しています

要介護者にとって、一般的に食べにくく危険とされているのは、硬い物（豆、肉など）、ぱさぱさする物（クッキー、きな粉など）、弾力が大きい物（かまぼこなど）、口の中で物性が変わる物（もちなど）、口の中でまとまりにくい物（硬い物の刻《きざ》み食など）、水分の中に粒が浮いているような物（三分粥《がゆ》、五分粥、硬い食材が入ったみそ汁やスープなど）、口の中での動きが速い物（水分）などです（図6）。

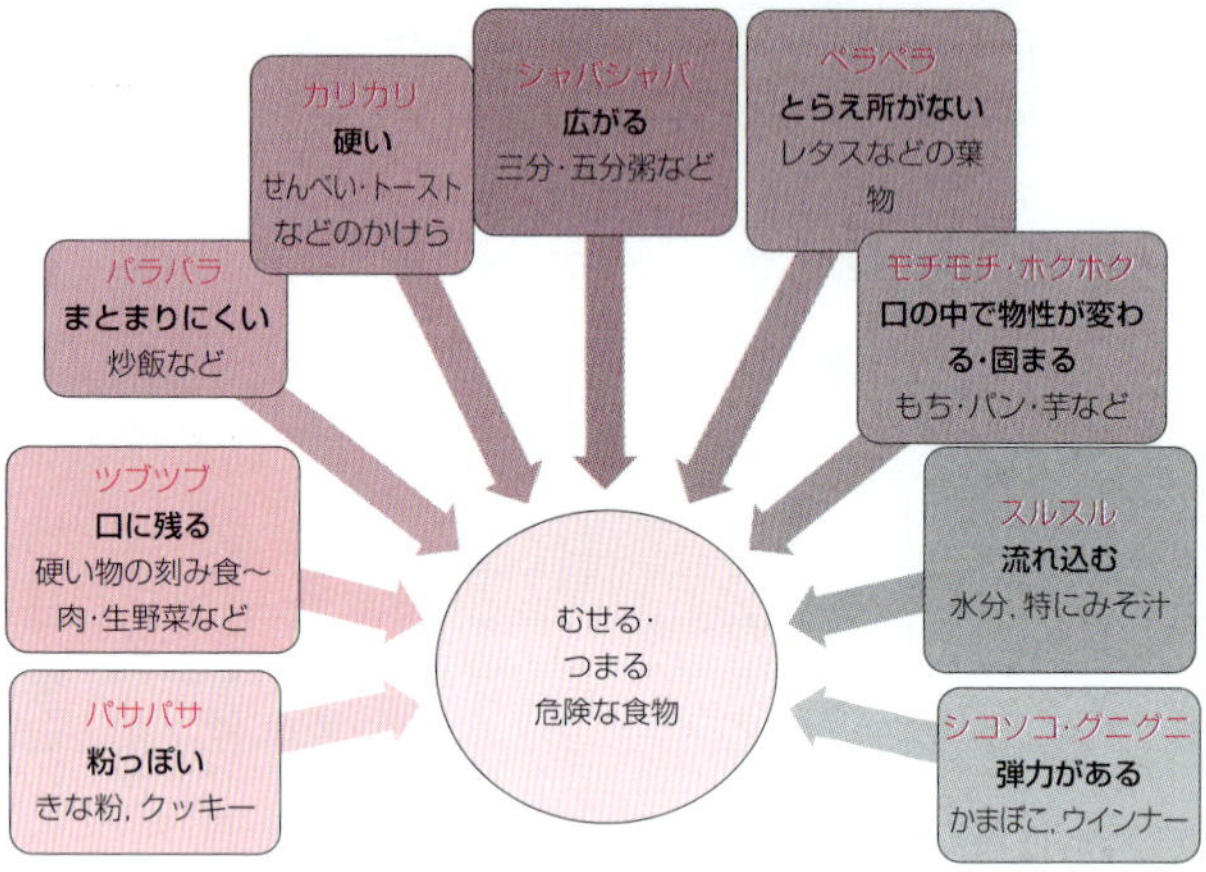

図6

1．飲み込みが悪い方に対しては

・素材・製品そのものが柔らかい食物を選ぶ（豆腐《とうふ》、ゼリーなど）。
・長時間煮込む。圧力鍋などを利用した調理法で柔らかくする。
・とろみをつける（あんかけ、ホワイトソース、など）。
・とろみ剤を使用する。
・ミキサーを使う、裏ごしをする。
・市販のソフト食等を利用する。

＊細かく刻む―一般的によく行われる方法ですが、硬い物の刻みや粒が残る状態は嚥下障害の方にはかえって危険ですので注意が必要です。

2．噛《か》む力が弱い方、入れ歯が無い方、入れ歯があわないため噛むことが困難な方に対する工夫

・素材そのものが柔らかい食材を選ぶ。
・薄い葉野菜（レタスなど）、硬いわかめなどは噛みにくいので避ける。
・ソフト食等の利用
・細かく刻む―嚥下に問題がなく、舌で食物をまとめる力のある方には応急処置としてやむを得ない場合に行います。

3．水分でむせる方には

・むせやすい汁物を特定し、とろみをつけるなどの工夫をする。牛乳はむせにくい反面、塩分の入ったみそ汁やスープなどでむせる方が多いようです。
・水分に形のある具材が入っているものは危険なので避ける（わかめ、ナメコ入りのみそ汁、粒の残るお粥《かゆ》など）。
・飲むペース調整（見守り）をする。

＊使いやすく危険の少ない食器に替えましょう

＊安全な介助、見守りをしましょう

自分で食器を持って食べている方でも、一口量や食べるペースの調整ができなくなっているケースがあります。そのような方が、カレー用スプーンなどの大きいスプーンで食事をすると、食器は凶器に変わってしまいます。また、大きいスプーンを使用して介護者中心のハイペースな介助をすると、誤嚥《ごえん》や窒息《ちっそく》を引き起こす危険性があるので注意が必要です。

（千木良　あき子）

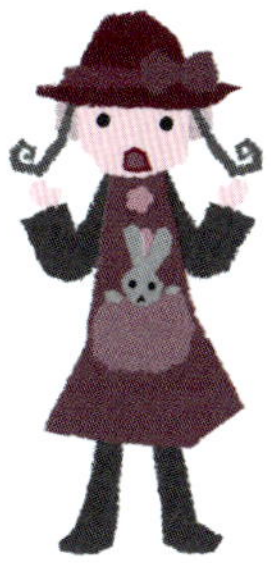

◆食事の途中で声が変わる

食事を摂《と》っている途中に、急に声が変わることがあります。私たちのからだは、食べ物の通路と呼吸の通路が途中まで一緒です。食べ物が間違って呼吸の通路へ入ってしまわないようなメカニズムを私たちは持っていますが、その通路の途中に食べ物がひっかかってしまうことがあります。

私たちの声は、声帯《せいたい》を振るわせて出すのですが、途中に食べ物がつかえてしまうと声がガラガラしたり、かすれるような声になることがあります。

食事中に声が変わってしまったときは、まず咳《せき》をして引っかかっている食べ物を取り除いてみます。それでもだめなら、うなずきながら飲み込んだり、横を向いて一口唾液を飲み込みます（うなずき嚥下《えんげ》、横向き嚥下）。このようにして飲み込むと、喉《のど》につかえている食物が押し出され、正しい食物の通路へ入っていきます。

食事中に頻繁に声が変わるようなら、誤嚥《ごえん》（誤まって食物が気管に入ること）を疑います。

◆食事中に痰《たん》の量が増える

誤嚥《ごえん》の兆候《ちょうこう》の一つとして痰《たん》の増加があげられます。痰の状態を良く見てください。食物が混ざっていたり、食事中、食後に痰が集中するときは誤嚥を疑う必要があります。

しかし痰の増加だけでは誤嚥を確定できるわけではありません。ほかに何か症状はありませんか？誤嚥を疑う他のサインとしては、むせるようになった、食事の内容や好みが変わった、食事時間が長くかかる、咳《せき》が出る、食欲がない、体重が減った、などの症状や兆候です。

食事をするときの姿勢、食物の形態が、その人の食べる機能に合っているか確認することがまず必要ですが、この点を見直しても改善されない場合は、専門家の精査、訓練が必要です。

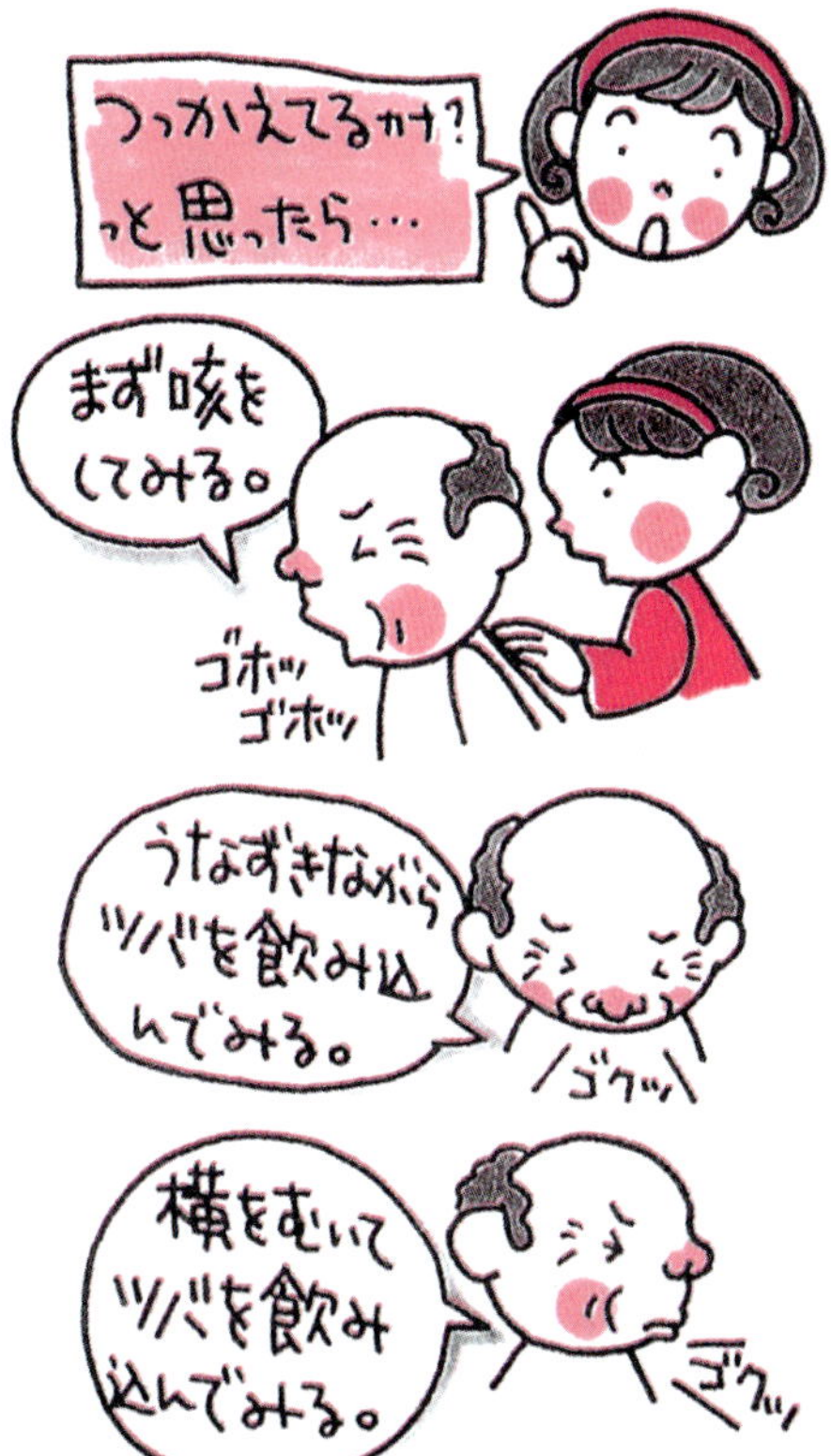

つっかえてるかナ？
っと思ったら…
まず咳をしてみる。
ゴホッゴホッ
うなずきながらツバを飲み込んでみる。
ゴクッ
横をむいてツバを飲み込んでみる。
ゴクッ

◆流動物しか喉《のど》を通らない

流動物しか喉《のど》を通らないときに考えられることは、まず喉《のど》（咽頭《いんとう》部《ぶ》）の炎症により痛みがひどくて、飲み込むことが困難な場合、食道に病気がある場合（通過障害《つうかしょうがい》、腫《しゅ》瘍《よう》）などです。また、多数の齲蝕《うしょく》（むし歯）のために固形食を噛《か》むことができない、口の中のがんの手術後に同じく固形食を上手に食べられないため、流動物しか喉を通らないということもあります。

対処法としては、炎症性の病気の場合は、消炎鎮痛薬、抗生剤の

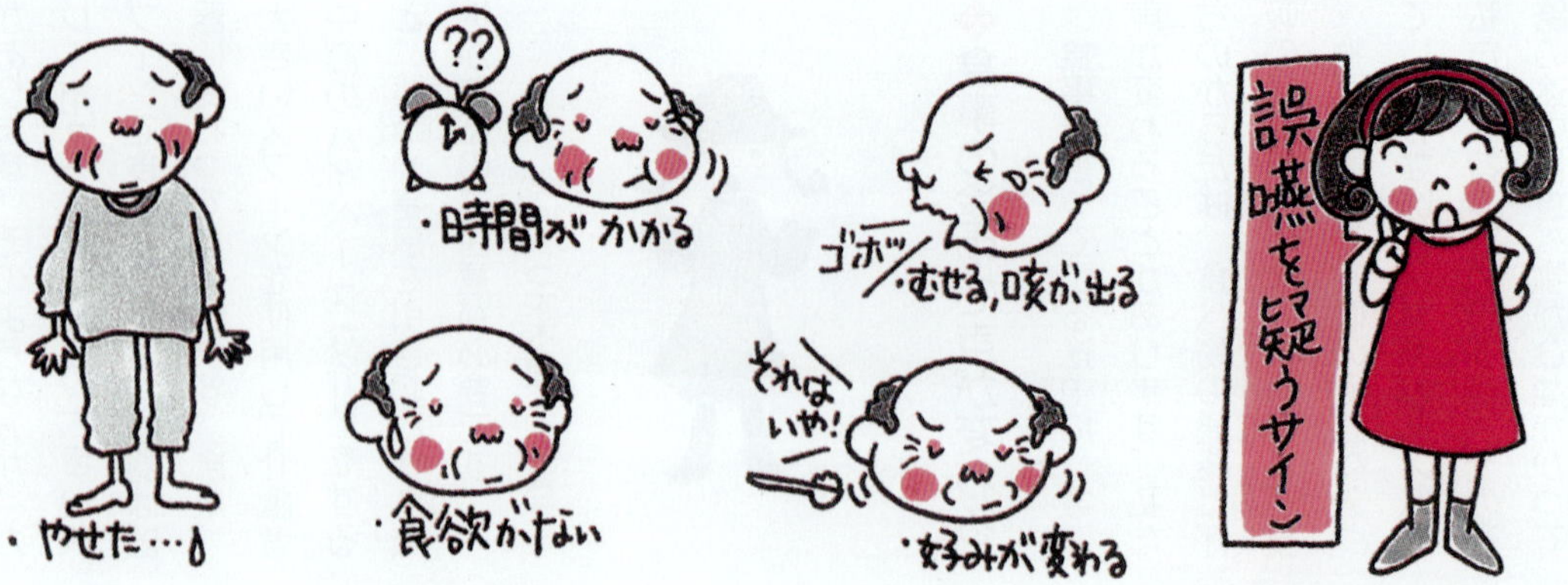

投与を受けます。その他の場合も専門家による精査、治療が必要です。また、高カロリーの経口《けいこう》流動食などを摂取するなどして低栄養、脱水にならないような対処が必要です。

◆食後に集中して咳《せき》が出る

誤嚥《ごえん》を疑います。食事中に咳《せき》込まないのに食後になぜと思うかもしれませんが、むせや咳をともなわない場合でも誤嚥を起こしていることがあります。また、誤嚥した食物が肺に到達するのには時間がかかるため、食後に咳が集中して出てくるのです。

食事の際の姿勢、食物の形態が食べる人の機能に合っているか確認し、「食事中に痰の量が増える」の項で述べた、誤嚥《ごえん》を疑うサインがあるか確認しましょう。そして、専門家の精査を受けます。

◆食事中・食後に疲労が見られる

食べ物を口の中ですり潰《つぶ》し、飲み込むという行為は、あたりまえで簡単そうなことですが、何種類もの筋肉や神経が協調して働く、実はとても複雑な動きなのです。

老化とともに人の運動機能の筋肉は衰えていくものですが、食べるための筋肉も同じです。疲れてしまう場合の食事の形態はどうでしょう。噛《か》む力が弱いのに固いものが多く、また、水分が少なく飲み込みにくくありませんか。

このような場合は、食物の形を軟らかくする、飲み込みやすく、まとまりやすいように、あんかけ、とろみをつけるなどの工夫をしてみます。

また、入れ歯をしている場合は、良く合っているか調べてみましょう。飲み込むときに、口がしっかり閉じられることも大切です。

食事のたびに疲労感があるようでしたら、誤嚥をしている可能性もあります。むせたり、咳込んだりすることなしに誤嚥をしている場合もあり、このときには非常に疲れが見られます。

◆飲み込んだ食べ物が逆流する

食べ物は口から喉《のど》、食道を通って胃に到達します。しかし、胃の入口と食道の入口は常に開いているわけではありません。食道の入口は上部食道括約筋《じょうぶしょくどうかつやくきん》という筋肉に、胃の入口は下部食道括約筋により、それぞれ普段はぴったりと閉鎖されています。飲み込む行為が始まることで上部食道括約筋が開き、筋肉が再び閉じることによって、胃の中に入っていた食物が戻るのを防ぐのです。

食道に病気があったり、前に記した2つの筋肉に障害があると、いったん胃に入った食物が逆流してくることがあります。これを胃《い》食道逆流症《しょくどうぎゃくりゅうしょう》と言います。食道は、蠕動運動《ぜんどううんどう》という波打つような動きで食物を移送しますが、この動きが悪い場合も逆流することがあります。

胃から逆流した食物を誤嚥《ごえん》する

コラム：食器についてのさまざまな工夫

食事に問題を抱えている方のために、さまざまな形態の食器、食具が開発されています。また、既存の食器を加工して使いやすくする工夫もあります。（図参照）

コップ

水分は、入っていくスピードが固形食より速いので、食事の中でもむずかしいと言えます。コップを使って飲むときにも固形食と同様、口唇《こうしん》を閉鎖して摂《と》り込むことが大切です。また、口を開いて上向きになって飲むことは、誤嚥《ごえん》につながり、非常に危険です。口唇の介助が必要な方には水分摂取の際に口唇を閉じる介助がしやすく、鼻が当たらず、上を向かないで飲めるようにコップをカットして使います。

スプーン

自分で食事をしている方のなかにも、スプーンの操作がうまくいかない方がいます。柄をお湯に入れると形を変えることができる樹脂製のスプーンを使うと、自分の手の機能に合う曲がりスプーンを作ることができます。口唇での摂り込み（捕食《ほしょく》）がしやすいよう、口唇正面からスプーンが入るような角度に調整します。

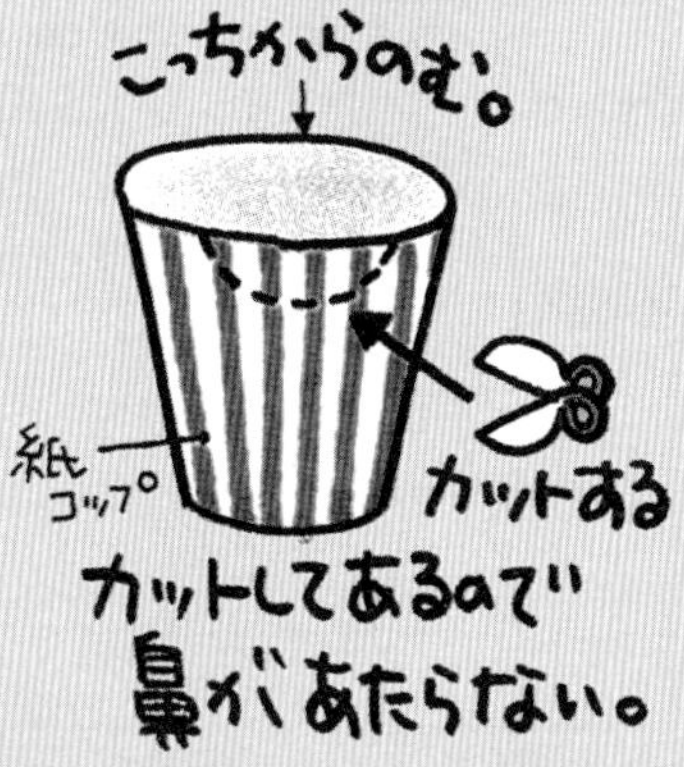
こっちからのむ。
紙コップ
カットする
カットしてあるので
鼻があたらない。

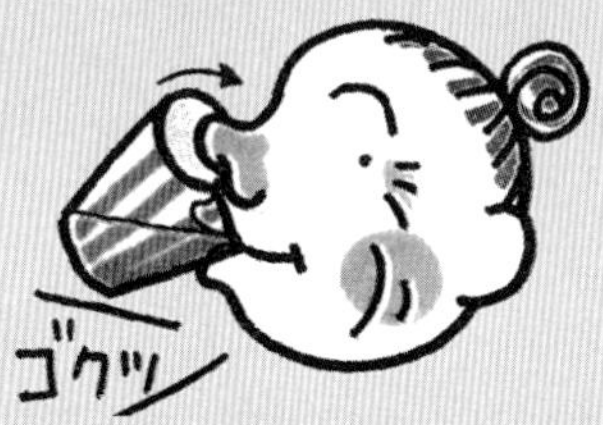
ゴクッ

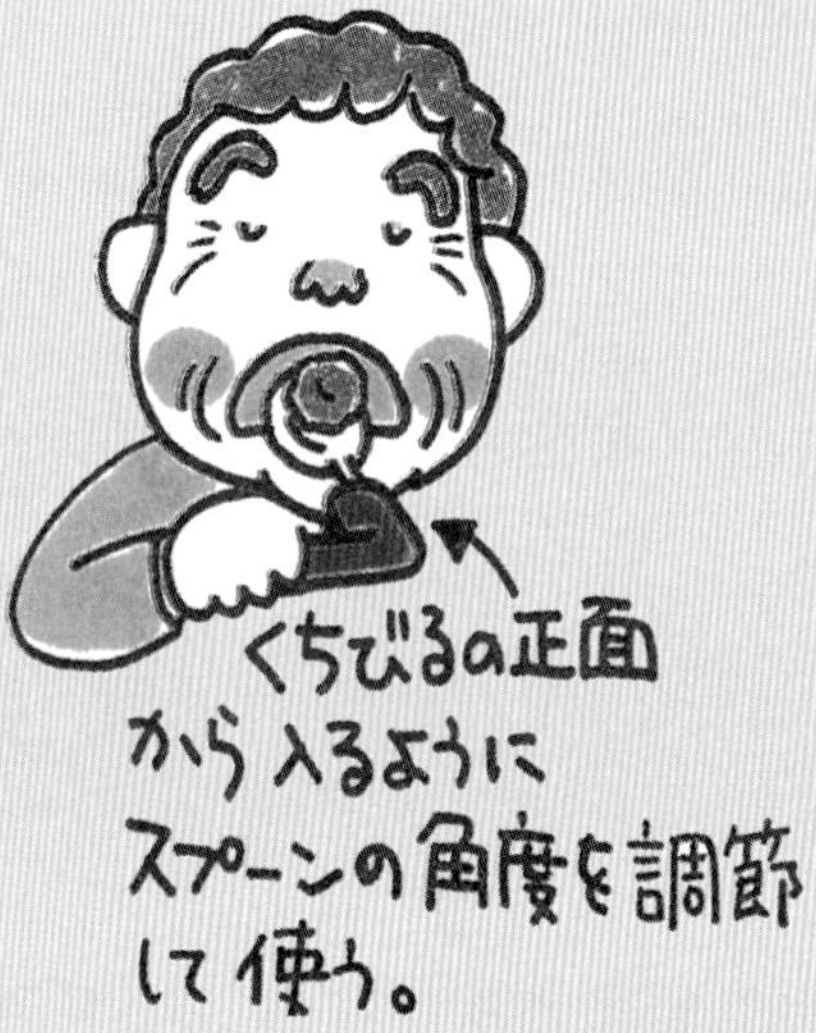
くちびるの正面
から入るように
スプーンの角度を調節
して使う。

その他の工夫

片麻痺《かたまひ》で食器を押さえながら食べるのが困難な方は、食器の下にゴム製のマットをひくと滑りにくくなります。また、お皿の縁が高くなっていてすくいやすい工夫がなされているものもあります。

（綾野　理加）

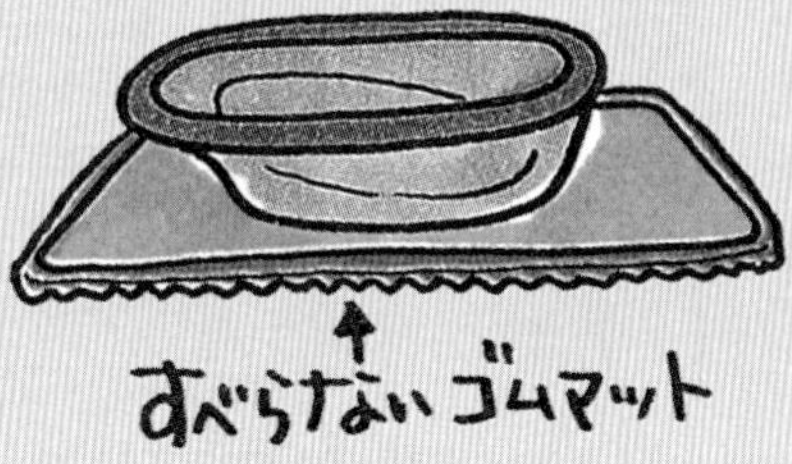
すべらないゴムマット

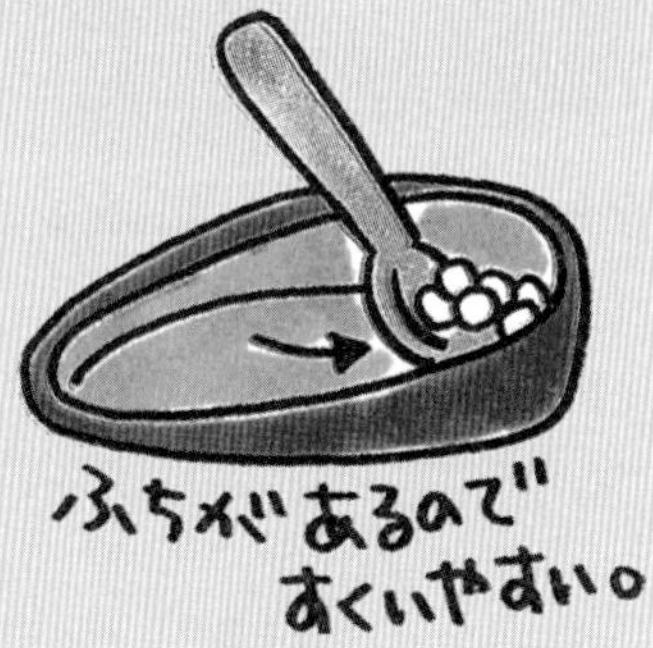
ふちがあるので
すくいやすい。

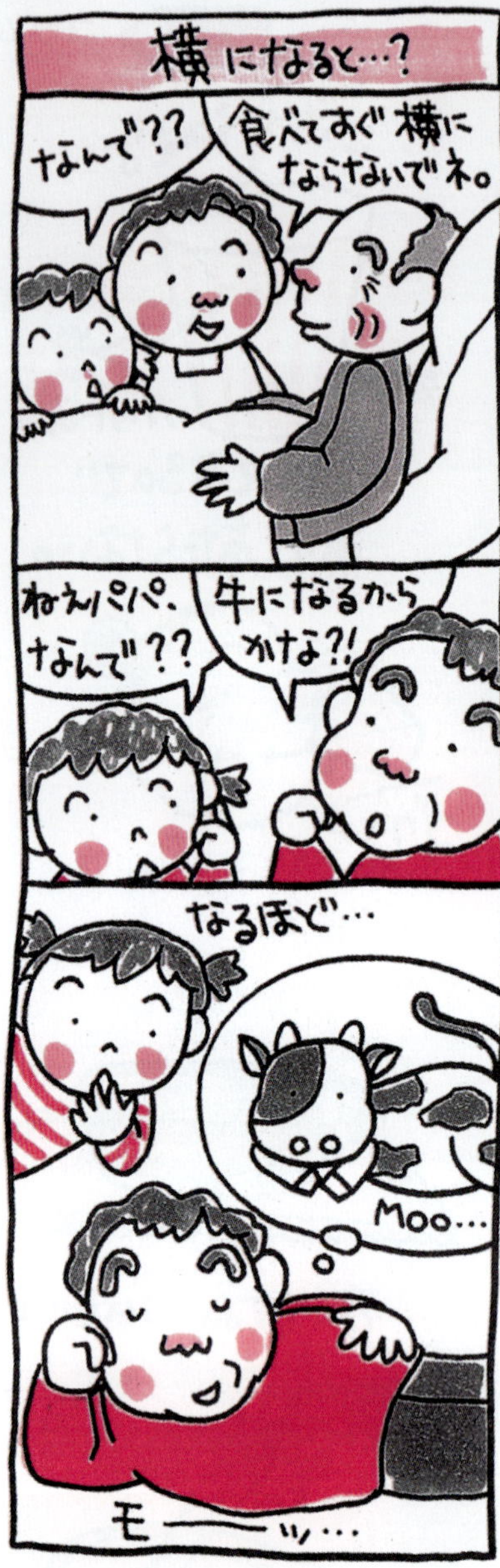
横になると…？
食べてすぐ横にならないでネ。
なんで？？
ねえパパ、なんで？？
牛になるからかな？！
なるほど…
Moo…
モーーッ…

ことは、口から入った食物を誤嚥するよりはるかに危険です。胃にいったん入った食物は、酸性になっているからです。

逆流を防ぐためには、食後すぐには横にならないことが重要です。

（綾野　理加）

〈より詳しく知りたいときの本・雑誌〉

1．藤島一郎：口から食べる　嚥下障害Q＆A。中央法規出版、1995。

2．藤島一郎：脳卒中の摂食・嚥下障害。医歯薬出版、東京、1993。

3．Groher ME（編）（藤島一郎監訳）嚥下障害　その病態とリハビリテーション第2版、医歯薬出版、1996。

4．金子芳洋（編）：食べる機能の障害─その考え方とリハビリテーション。医歯薬出版、東京、1997。

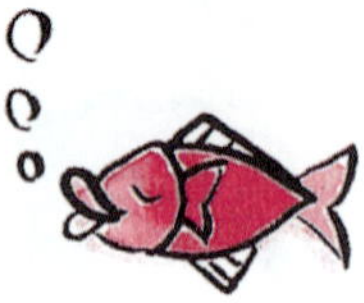

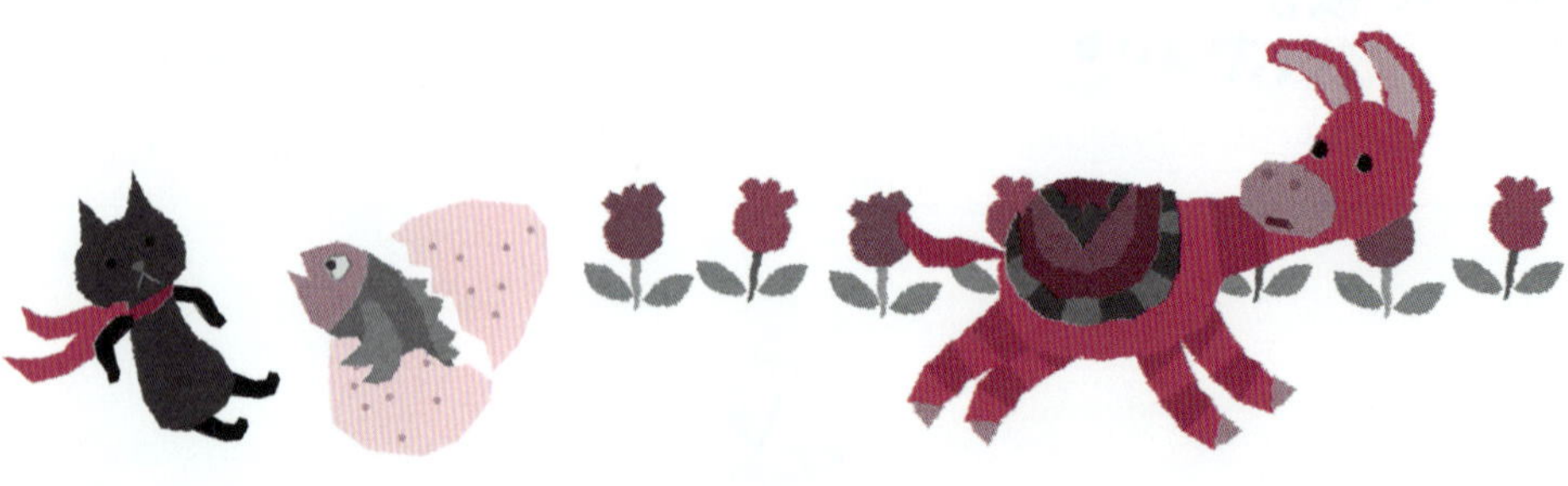

要介護者のさまざまな状態における口腔のケアの実際

要介護者の状態からみた口腔のケアの方法や注意点を解説します

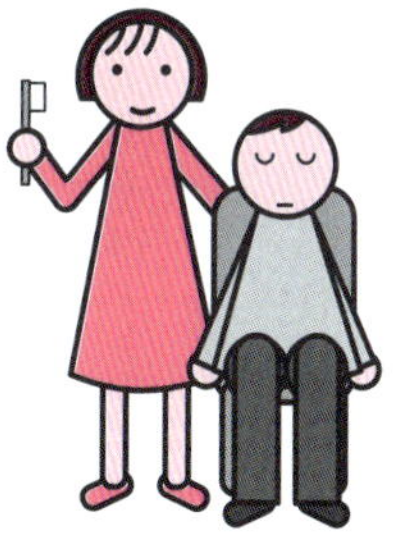

身体に障害のある人たちへの口《こう》腔《くう》のケア

身体障害の代表的なものとして脳性麻痺《のうせいまひ》があげられます。脳性麻痺の人には姿勢や運動機能、口腔《こうくう》領域などの問題に配慮して口腔のケアを行う必要があります。

◆姿勢《しせい》への配慮《はいりょ》

脳の障害により、運動機能の発達に遅れが生じて首が座《すわ》らない、お座りができないといった人たちが見られます。一般に低年齢児の場合は、寝かせたり、横抱きにしたり、あぐら座りで抱いたりして、姿勢の安定をはかりながら口《こう》腔《くう》のケアを行います。

また、年齢が高い場合にはクッション・チェアーや改良した椅子《いす》(座位保持椅子《ざいほじいす》など)を使用して行うこともあります。さらに、寝たきりでからだの変形や拘縮《こうしゅく》の強い場合には、三角マットやタオルケット、バスタオルなどをからだの隙間《すきま》に埋め、安定した姿勢を確保したうえで口腔のケアを行います。

このように、脳性麻痺《のうせいまひ》や身体障害の人たちにとって、姿勢を安定させることは、不安定な姿勢によって緊張が引き起こされ、それから生ずる不随意運動《ふずいいうんどう》や異常な姿《し》勢反射《せいはんしゃ》(緊張性頸反射《きんちょうせいけいはんしゃ》や緊張性迷《きんちょうせいめい》路反射《ろはんしゃ》など)を少なく抑えることができます。

◆心理的な面への配慮

特に脳性麻痺《のうせいまひ》の人たちに限ったことではありませんが、心理的な側面にも十分注意して口腔《こうくう》のケアをすることが大切です。つまり、口腔のケアを行う場合は、緊張を少なくするために、落ち着ける場所で、信頼できる人たちにより、習慣化されていることが重要です。また、かかわる際には、急激な姿勢変化や突然の刺激(物音、接触、冷温水、味、臭いなど)を避け、びっくりさせたり(驚愕反《きょうがくはん》射《しゃ》)、緊張させたり(緊張性の病的《びょうてき》姿勢反射《しせいはんしゃ》の出現)しないように注意することが大切です。

毎日行われる口腔のケアが不快感や苦痛の連続では、心理的拒否と言って、歯ブラシを見ただけで泣いたり、緊張したり、逃げたりするような拒否行動が現れます。そのため、口腔のケアを実施する際には、事前によく説明し、器具・器械などを見せ、やさしく言葉かけをしながらていねいにかかわり、呼吸や全身の状態を確認して進めることが大切です。

◆口腔領域《こうくうりょういき》の問題点と口腔《こうくう》のケア

脳性麻痺《のうせいまひ》の人たちによく見受けられる口腔領域《こうくうりょういき》での問題点としては、次のようなものがあります。口腔のケアの基本的な方法は次の「知的障害のある人たちへの口腔のケア」で解説しています。

▼過敏《かびん》への対応

「過敏」とは、顔や口腔周囲にタオルや手指、スプーンなどが触れただけで異常に強い拒否反応や緊張状態を現すことを言います。おもに脳性麻痺や精神《せいしん》遅滞《ちたい》の一部の人たちに見ることができ、食事や歯みがき、言葉の発達にも影響します。

過敏に対しては、手のひらや指をしっかり当てて除去する方法（脱感作《だつかんさ》）が一般的に行われています。しかし、過敏の状態によっては生活リズムや日常の生活習慣を見直し、脱感作の方法や口腔のケアの具体的な進め方を十分検討する必要があります。そのためには専門家へ相談することをおすすめします。

▼咬反射《こうはんしゃ》の対応

「咬反射《こうはんしゃ》」とは、口の中に歯ブラシやスプーンなどを入れた途端、反射的に噛《か》んでしまうことを言います。咬反射があると、口の中に入れた物が壊《こわ》れるだけでなく、壊れた破片を飲み込んだり、歯が割れたり、舌や頬《ほほ》の粘膜を傷つけたりする危険があります。また、噛《か》みしめてしまうため、歯の裏側（舌側面《ぜっそくめん》）を清掃することがむずかしくなります。

口腔《こうくう》のケアは、①慣れた場所、人、一定の手順で行い、②体調や機嫌、姿勢や緊張状態に配慮し、少しでも咬反射を抑えるようにします。しかし、咬反射が出て歯の溝《みぞ》や内側が清掃しにくい場合には、一時的にビニール・ブロックやガーゼ・ブロックを噛《か》ませ、口腔内の清拭《せいしき》や洗浄などを行います。

このときの注意点として、①ブロックで口唇《こうしん》を傷つけたり、歯の破折や交換間近な乳歯を脱落させて飲み込ませないように注意します。②汚水や洗浄液を誤嚥《ごえん》（誤って気管に入ること）させたり、気道を閉鎖させないようにバキュームやガーゼ、綿棒、巻綿子《けんめんし》などで排水します。

▼歯肉増殖《しにくぞうしょく》への対応

口腔内を不潔にしたまま、抗痙《こうけい》攣剤《れんざい》（フェニトイン系薬剤など）を長期に服用した場合に、歯肉《しにく》の増殖《ぞうしょく》が見られます。歯肉増殖は見ばえだけでなく、歯ならびや噛《か》み合わせの異常、口臭《こうしゅう》の原因になったり、食べ物の感覚刺激を正しく受け入れられなくなります。

歯肉増殖への口腔のケアは、歯の表面や歯と歯ぐきとの隙間《すきま》（歯肉ポケット）に付着した歯垢《しこう》（プラーク＝細菌の塊）を小さめの柔らかい歯ブラシや歯間ブラシ、フロスなどでていねいに取り除くことが基本となります。

うがいができる場合には、殺菌作用のある薬剤（ヨウ素製剤）や炎症を抑える薬剤(アズレン製剤)などを補助的に利用することも良い方法です。

▼うがいのできない場合

口が開けられない、うがいができないといった人たちには、歯みがきや含《がん》そう剤、洗浄剤を頻繁に使用することができません。そのため、温めの緑茶をコップに入れて歯ブラシをゆすぎながら歯みがきしたり、綿棒や巻綿子《けんめんし》にしみ込ませて清拭《せいしき》をします。

特に唾液《だえき》が少なく、口の中が乾燥しやすい場合にはレモン水（約10%―唾液の分泌を促進）やパイナップル水（生果汁―口の中や歯の表面のたんぱく質を分解）で洗浄（または清拭《せいしき》）し、最後に微温《びおん》水《すい》などで洗浄します。

◆口腔《こうくう》のケアの意義

脳性麻痺《のうせいまひ》の人たちにとっての口腔のケアは、食べることや話すことの発達に良い影響を与えるばかりでなく、ときにはむし歯（齲蝕《うしょく》）などの痛みによって引き起こされる筋肉の異常緊張や不随意運動《ふずいいうんどう》、病的な姿勢反射《しせいはんしゃ》の出現などを防ぐことにもつながります。

また、むし歯や歯肉の慢性的な病気（重度の歯周病《ししゅうびょう》など）によって全身的な病気を引き起こすことがあり、新たに合併症《がっぺいしょう》や二次的な障害をつくってしまうことがあります（これを歯性病巣感染《しせいびょうそうかんせん》と言います）。

口腔《こうくう》のケアは、口の健康を通じ

て全身の成長や発達、健康の保持にとって、とても大切な役割を果たしています。

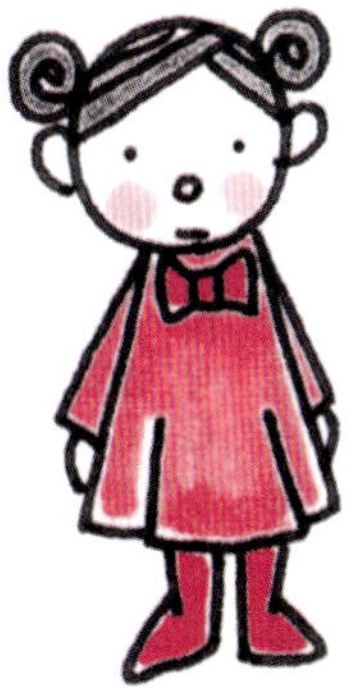

知的障害《ちてきしょうがい》のある人たちへの口腔《こうくう》のケア

一般的に、知的障害（精神発達《せいしんはったつ》遅滞《ちたい》、ダウン症候群《しょうこうぐん》、自閉症《じへいしょう》スペクトラム、てんかんなど）によって口腔内に特別な問題が存在するということはありません。

しかし、障害の程度や合併症によっては、口の働きが低下したり、食生活が乱れたり、生活リズムが不規則になったりします。また、家庭でのかかわりがむずかしくなって、歯みがきを上手にやらせなくなることがあります。その結果、口腔内は不潔になり、さまざまな症状が現れます。

◆口腔《こうくう》のケアをする際の注意点

知的障害《ちてきしょうがい》の人たちに口腔のケアを行う場合は、次のような点に注意する必要があります。

①多くの場合、指示理解の困難さ、運動機能の遅れ、新しい場面や急激な状況変化への不適応などにより、感情や気分を害して強く拒否することがあります。

②触覚《しょっかく》・味覚《みかく》・嗅覚《しゅうかく》などの感覚障害や各種情報の統合処理機能の障害などにより、物や人、場面や状況などを正しく認識できないために、パニックや常同行動《じょうどうこうどう》（手振り、ロッキングなど）、こだわり（道順、配置、日課など）などの行動が現れることもあります。

③身体障害と同様に抗痙攣剤《こうけいれんざい》を服用している人がいます。特にフェニトイン系薬剤の場合、副作用の一つとして歯肉増殖《しにくぞうしょく》に注意する必要があります。

④染色体異常《せんしょくたいいじょう》の人の場合は、感染に対する抵抗力が低下したり、心疾患《しんしっかん》や口蓋裂《こうがいれつ》など各種奇形を合《がっ》併《ぺい》することがあります。

このように知的障害のある人たちへの口腔のケアは、全身状態に配慮しながら、下のイラストに示されたような事項について、できるだけ同じパターンで変化を少なくし、繰り返し行うことにより獲《かく》得《とく》しやすくなります。

◆口腔領域《こうくうりょういき》の問題点と口腔《こうくう》のケア

ここでは、精神発達遅滞《せいしんはったつちたい》の人を中心に口腔《こうくう》のケアの具体的な方法を述べます。

▼口腔内《こうくうない》の清掃が不十分で、むし歯や歯周病《ししゅうびょう》、口内炎《こうないえん》、口臭《こうしゅう》などの原因になっている場合

一般に、精神発達遅滞《せいしんはったつちたい》の程度が重くなるほど、日常生活の中で介助の比率が増え、歯みがき一つをとっても口の中を清潔にすることがむずかしくなります。そのため、保護者や介助者による口腔の

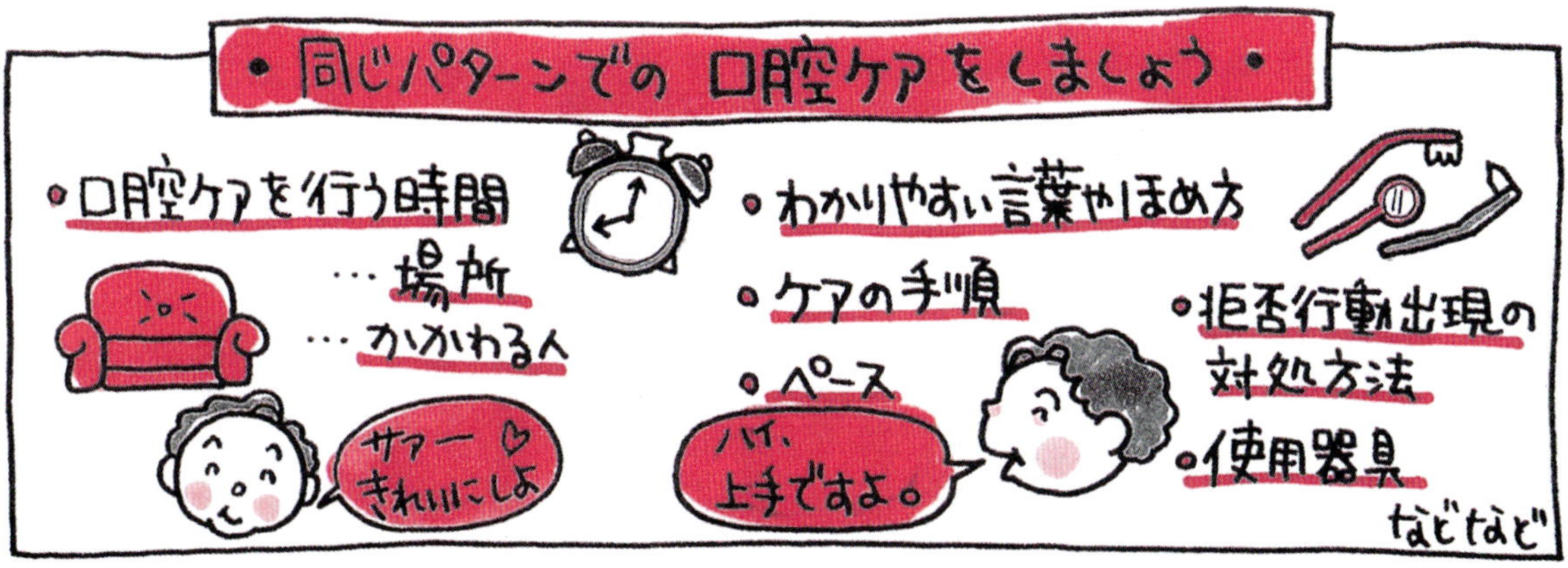
・同じパターンでの 口腔ケアをしましょう・
・口腔ケアを行う時間
…場所
…かかわる人
サァー きれいにしよ
・わかりやすい言葉やほめ方
・ケアの手順
・ペース
ハイ、上手ですよ。
・拒否行動出現の対処方法
・使用器具
などなど

ケアが重要な予防手段となります。

　具体的な口腔のケアの進め方として、

①歯みがき場所や方法の検討：できれば本人の歯みがき習慣が定着するように、場所や時間帯、方法(言葉かけや歯みがき開始部位、歯みがき順序など)をパターン化することが大切です。

②口腔内《こうくうない》観察：対象者の口腔内をよく観察し、口内炎《こうないえん》や歯・歯肉《しにく》などの異常を確認します。また、食べ物や歯垢《しこう》（プラーク＝細菌の塊）のたまりやすいところを日頃から確認しておきます。

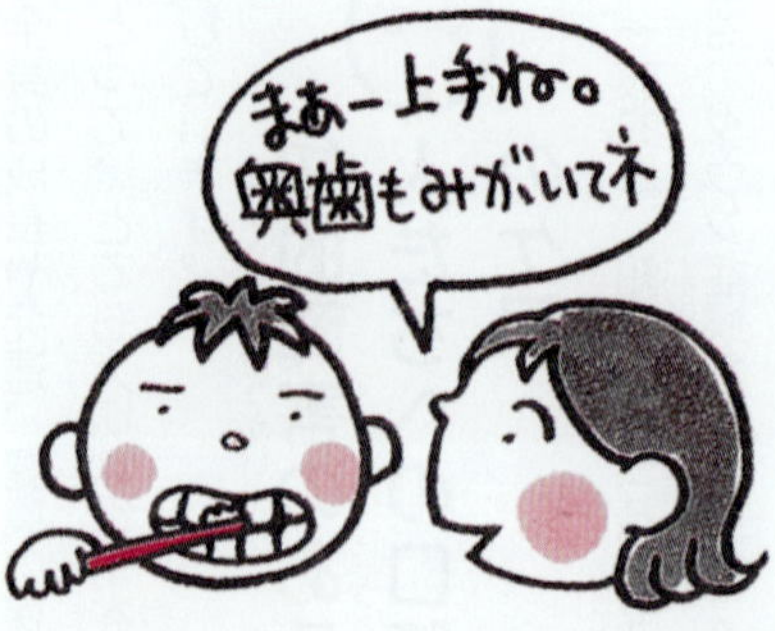

③口腔内《こうくうない》の湿潤：洗口《せんこう》が可能な場合は、微温水のほかに消毒・殺菌効果のあるポビドンヨード（イソジンガーグル）希釈液《きしゃくえき》や温めの緑茶(茶カテキン)を利用します。しかし、洗口が困難な場合には、右記の溶液を綿棒や巻綿子《けんめんし》、ガーゼにしみ込ませて清拭《せいしき》します。

④歯面《しめん》の清掃：介助者の指で対象者の口唇《こうしん》や頬《ほほ》を側・上方に引いて口の中を見やすくし、やや小さめの歯ブラシを用いて歯の表面を清掃します。歯みがきの順序や声かけ、ほめ言葉などにも注意します。

⑤歯間《しかん》の清掃：デンタルフロスや歯間ブラシなどで清掃します。

⑥舌の清掃：洗浄液をしみ込ませたガーゼや巻綿子《けんめんし》などで、舌や口腔粘膜の清掃をします。

⑦口腔内の洗浄：最後に微温水などで洗浄し、ガーゼや綿棒、巻綿子などで拭き取ります。

▼口呼吸《こうこきゅう》による口唇《こうしん》亀裂《きれつ》や前《ぜん》歯部《しぶ》の歯肉炎《しにくえん》への対応

鼻閉《びへい》（はなづまり、アレルギー性鼻炎など）や習癖《しゅうへき》によって口呼吸を行うようになると、口腔周囲《こうくうしゅうい》が乾燥し、口唇亀裂や歯肉炎が起こりやすくなります。

　根本的な治療法はありませんが、一般的な対処療法として、加湿器の使用、リップクリームやワセリンとマスクの併用、レモン水などでこまめに洗口、ビタミン剤の補給、などがあります。

▼摂食機能障害《せっしょくきのうしょうがい》による食べ物の停滞

　知的障害の人たちの一部には、食べる機能の障害によって食べ物が停滞したり、口腔内が不潔になったりします。

　この場合、食べ方の指導訓練を行うとともに、食べ物の停滞している場所や不潔になっている場所を確認し、清掃します。

　また、歯ブラシやコップ、ストロー、綿棒、巻綿子の使用はいろいろな感覚刺激の体験や口唇、舌の機能訓練の良い機会にもなります。

▼反復性嘔吐《はんぷくせいおうと》や反芻《はんすう》への対応

　他人に対する要求行動や逃避行動、拒否行動の一つとして、また摂食機能障害《せっしょくきのうしょうがい》や食行動の異常行動、からだの病的状態（消化器系の病気＝食道炎《しょくどうえん》や潰瘍《かいよう》、歯痛《しつう》など）の一症状として嘔吐《おうと》や反芻《はんすう》が見られることがあります。

　この場合、できるだけ原因を取り除きながら、口腔のケアを行うことが大切です。毎日の口腔のケアが負担となって症状を増悪させる場合もありますので、注意が必要です。

　対処療法として、信頼関係の確立、規則正しい生活リズム、安定した生活環境、適切な生活（作業）課題、達成感や充実感のある生活、不快や苦手な感覚刺激の制限、むし歯や歯周炎などの病的苦痛の除去などに配慮して、口腔のケアの環境を整備します。

　また、嘔吐《おうと》や反芻《はんすう》の直接的な影響として、食べ物の停滞や胃液の逆流によって、歯や口腔粘膜が損傷しますので、歯ブラシによる清掃や洗浄液によるうがい、清拭《せいしき》などが大切になります。

▼歯の位置異常や口蓋裂《こうがいれつ》などの合併症への対応

染色体異常《せんしょくたいいじょう》をもつ知的障害の人たちの中には、骨の発育異常や口《こう》蓋裂《がいれつ》などによって歯ならびや嚙《か》み合わせの不正が見られることがあります。

歯の位置や歯ならびの不正によって、食べ物や歯垢《しこう》（プラーク）がたまりやすくなり、歯みがきも困難になります。この場合、通常の歯ブラシのほかに狭い場所用に小さな歯ブラシや歯間清掃用にデンタル・フロス、歯間ブラシが必要となります。また、使用方法に注意して行えばウォーターピック（水流による口腔清浄器）も有効です。

特に口蓋裂《こうがいれつ》の場合、上顎《じょうがく》の割れ目（裂隙《れつげき》）を手術や特殊な補綴物《ほてつぶつ》（プレートなど）で閉鎖することも大切な処置となるので、専門医への相談をおすすめします。

◆知的障害《ちてきしょうがい》の人に対する口《こう》腔《くう》のケアの意義

知的障害《ちてきしょうがい》の人たちは、新しい課題や急激な変化には適応が困難ですが、繰り返し習慣化された行動や課題に対しては忠実に実行し続けるという傾向を持っています。

口腔《こうくう》のケアを習慣化し、口腔の健康を保持・増進することによって、口腔内の病気（むし歯、歯周病、不正咬合《ふせいこうごう》、機能障害など）による痛みや不快感を取り除くことができ、口腔内の爽快・清涼感が得られます。また、見ばえも良くなり、偏食《へんしょく》や口臭《こうしゅう》、問題行動の出現も少なくなります。

さらに、口腔のケアのかかわりを通じて、対人関係の育成や指示《しじ》従命《じゅうめい》の訓練（簡単な説明）機会、生活リズムの確立、歯みがきなどの生活動作の習得につながり、身辺処理の自立や社会生活への参加にとって大切な役目を果たしています。

（芳賀　定）

〈より詳しく知りたいときの本・雑誌〉
1．才藤栄一ほか：摂食・嚥下リハビリテーションマニュアル。JJNスペシャルNo.52，1996年。
2．鈴木俊夫：口腔ケア実践マニュアル。日総研出版，1996年。

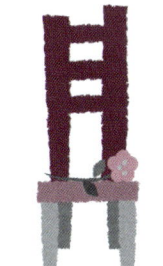

認知症《にんちしょう》の人への口腔《こうくう》ケア

認知症《にんちしょう》をきたす原因はさまざまであり、その症状の程度もさまざまです。認知症の方の口腔《こうくう》ケアを困難にする要因としては、歯みがきする時間や方法がわからない、他人に触れられることを極度に嫌がりみがかせてくれない、歯ブラシを嚙《か》んだり吸ったりする、じっとしていない、痛みなどの感覚をうまく他人に伝えることができない、などたくさんあげられます。

しかし、みがけないからと放置しているとむし歯（齲蝕《うしょく》）や歯周《ししゅう》病《びょう》（歯周疾患《ししゅうしっかん》）の痛みや不快感から食事を摂らなくなったり、お口が乾燥したりして、ますますお口を開けてくれなくなるかもしれません。

では、認知症の方への口腔《こうくう》ケアの方法ですが、できるだけ静かにケアに集中できる環境を整えてください。そして、実施する時間を一定にして毎日、同じペースで繰り返し行ってください。言葉や文字が理解しずらい場合には、身振りで動きを伝えたり、できない部分は介助《かいじょ》してあげましょう。

極度に歯みがきを嫌がる場合や歯ブラシを嚙《か》んでしまう場合は、歯みがきに対する恐怖心があるかもしれません。何度も繰り返し声かけをしながら、無理《むり》強いせず短時間でできるだけ実施回数を増やして慣らしてみてください。また、口を触られることに過敏になっている場合には、急に刺激の強い歯ブラシを使わず、軟毛でヘッドの大きな歯ブラシやスポンジブラシのようなソフトな刺激から慣れさせることから始めるのも良いでしょう。

　このほかにも、お口の中に口内《こうない》炎《えん》や入れ歯（義歯）が当たった傷の痛みによって拒否がある場合もありますので、必ず口腔ケアの前には、頬《ほほ》や歯ぐき（歯肉《しにく》）に異常がないか確認してあげてください。

　次に、うがいをした水をうまく吐き出せないで飲み込んでしまう場合には、洗口剤《せんこうざい》などの薬品は使用せず、吸いのみでうがいをしてもらいます。さらに、むせることがあるようならお水を口に含んだ後に上体を前傾させて、口の端《はし》のほうに割り箸や歯ブラシを噛《か》ませて流します（噛む力の強い方には不適）。何でも口に入れてしまうような方のまわりには、歯間ブラシのような小さな用具は誤って飲み込まないような場所に保管して、一人で使わせないようにしてください。

　それでも、口腔《こうくう》ケアが困難な場合には、かかりつけ歯科医や歯科衛生士に相談されることをおすすめします。お口の中を清潔に保つということは、全身の健康にもつながります。また、口の中が汚れているとおいしさが感じられなくなり、余計に精神的不安定に陥《おちい》ることにもなりかねません。適切な口腔ケアは、感覚の低下した機能に刺激を与え、食べる機能の良いリハビリにもなります。

　認知症《にんちしょう》の方へのケアは大変なことですが、自分でケアのできない認知症の方にこそ、その方にあった口腔ケアが必要なのです。

〈より詳しく知りたいときの本・雑誌〉

1．植松宏監修：これからはじまる認知症高齢者の口腔ケア。永末書店、東京、２００９。
2．平野浩彦：実践！認知症を支える口腔ケア。東京都高齢者研究福祉振興財団、東京、２００９。

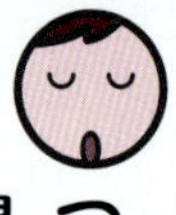

そのほかのいくつかのケースの場合の口腔《こうくう》ケア

◆経管栄養《けいかんえいよう》の人の口腔《こうくう》ケア

　経管栄養《けいかんえいよう》の方は、口から食べ物が入ってこないので口腔ケアの必要はないと思われていることがありますが、これは間違いです。経管栄養の方こそ唾液の分泌量は少なくなり、お口の乾燥や口臭《こうしゅう》が強くなりやすくなります。通常、唾液は歯みがきや会話をすることで量が増えます。

　経管栄養《けいかんえいよう》の方は、嚥下障害《えんげしょうがい》や意《い》識障害《しきしょうがい》をともなっていることが多く、口の中は痰《たん》や分泌物の塊《かたまり》におおわれてきます。このような方の口腔ケアは、まず痰《たん》などの塊を微《ぬる》温湯《まゆ》や含嗽剤《がんそうざい》で湿らせたガーゼやスポンジブラシで時間をかけて湿らせ軟化させます。弱った粘膜を傷つけないように、ゆっくり、力を入れずにぬぐい取ってから歯ブラシを使いましょう。

　口呼吸をしている方は、ケアを行っても数時間で乾燥してきますので、頻回の口腔ケアが必要です。乾燥が強い場合には、口腔内《こうくうない》を湿らせておく保湿剤も現在多数出ていますので、歯科医師や歯科衛生士に相談してみてください。

　うがいをする際には、水を誤嚥《ごえん》（誤って気管に入ること）させないようにできるだけ座位《ざい》が望ましいですが、無理な場合には、からだをできるだけ横向きにして首が反《そ》らない姿勢で流しましょう。むせやすい方は、吸引器を使いながら行うか、水を流さずに頻回にぬぐいながら汚れを除去しましょう。

　このほかに注意することは、注入後すぐに歯ブラシを入れると反射で注入物をもどしてしまうことがあります。嘔吐《おうと》しやすい方は、注入後少し時間をおいてから歯みがきを行ってください。また長期間、同じチューブを入れたままにしているとチューブのまわりに細菌が繁殖して不潔になります。定期的にチューブも交換してください。

◆痰《たん》の多い人の口腔《こうくう》ケア

　お口から食事を摂《と》らなくなったり、飲み込みが悪い方のなかには粘張性の強い痰《たん》が喉《のど》や肺のほうに溜まってゴロゴロ音がしたり、除去が困難となります。

コラム：口腔ケアのための用具と工夫

年齢が進むと、歯が抜けたり入れ歯（義歯《ぎし》）が入っていたり、複雑なお口の中をケアすることが多くなってきます。

歯ブラシ以外にも、用途に合わせてさまざまな口腔《こうくう》ケアのための用具がありますので、いくつかご紹介します。

〈歯間《しかん》ブラシ〉

歯と歯の間の清掃には、歯間ブラシが効果的です。隙間に合わせて毛の太さを選択してください。無理に太い毛先を使用すると空隙《くうげき》が広がり歯肉《しにく》を傷つけますので、適当な太さを選んで使用してください。

〈スポンジブラシ〉

歯のない方、舌、上顎《じょうがく》（上あご）、喉《のど》に溜まった痰《たん》などの汚れを除去します。歯ブラシほど清掃効果がありませんので、あくまでも補助用具として使用してください。

このほかにも、粘膜や舌などにウエットティッシュのようなもの（和光堂：口腔ケアウエッティー）も販売されています。保湿効果も含まれているので、乾燥気味の方に効果的です。

〈吸引《きゅういん》ブラシ〉（図1）

自分の唾液でムセたり洗口《せんこう》がむずかしい方には、歯ブラシに吸引チューブの装着されたものがあります。もし、ご家庭に吸引器があれば、日常お使いの歯ブラシのヘッドに輪ゴムでチューブを止めて使用することもできます。

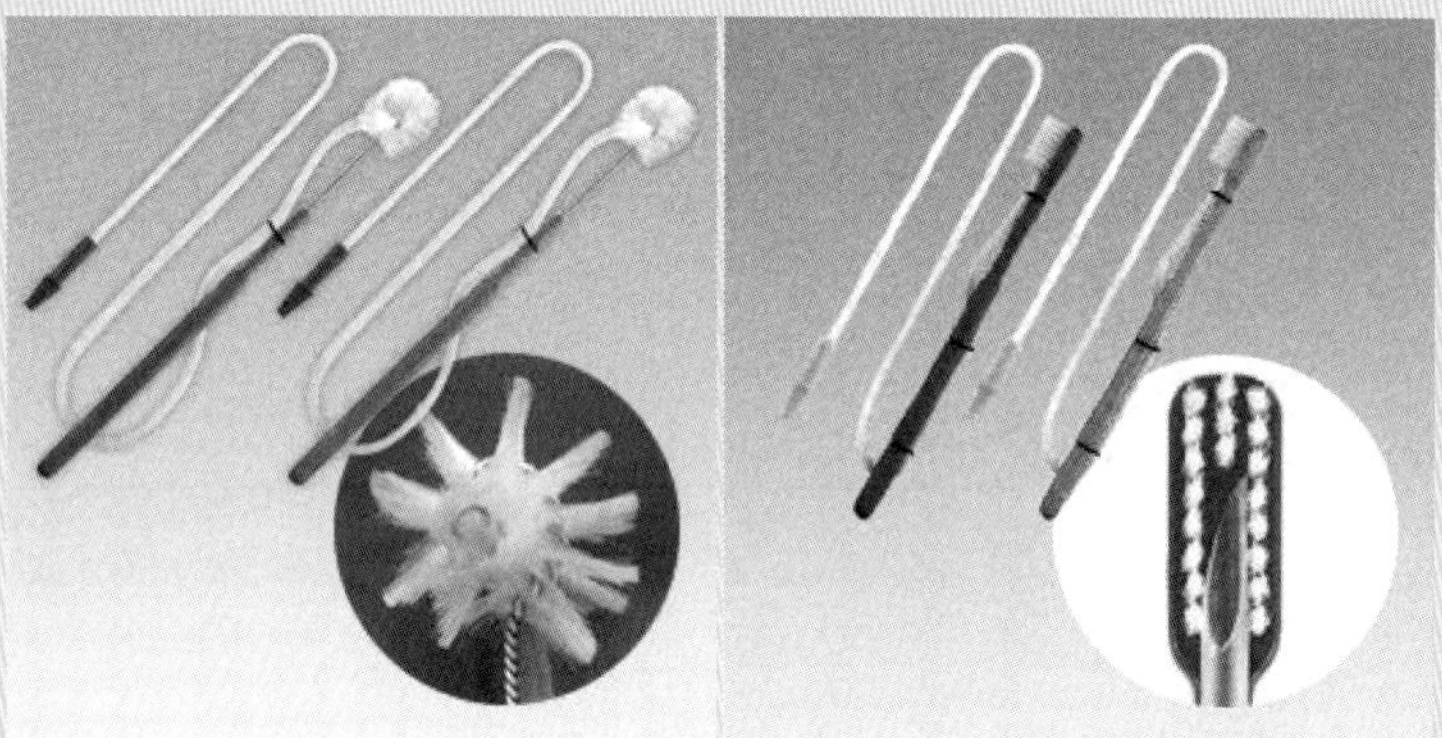
図1　吸引ブラシ

〈ガーグルンベース〉

ベッドサイドでの洗口の際、市販のガーグルンベースをカップラーメンの容器や牛乳のパックで代用することもできます。

〈その他〉

握力が弱い方には持ち手の部分を太くしたり、お口までブラシが届かない方には柄《え》を長くする工夫もあります。持ち手の太さや長さを変える道具として、市販のスポンジ（スポンジ握り易いオプション®、曲げて使えるユニバーサルスプーン用スポンジ® 図2）をスプーンに装着する物もあります。ほかに、「熱軟化性プラスティック自由樹脂」を使うと、お湯で材料が柔らかくなり、食具の柄に巻いて自由な形に作ることができる物もあります。

（水上　美樹）

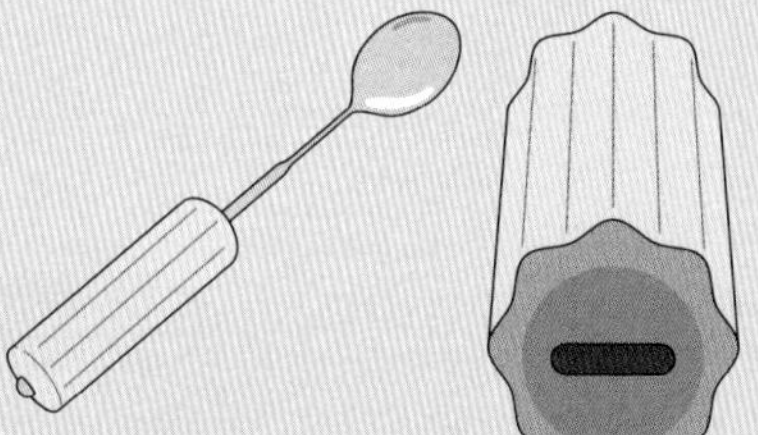
図2　スポンジ

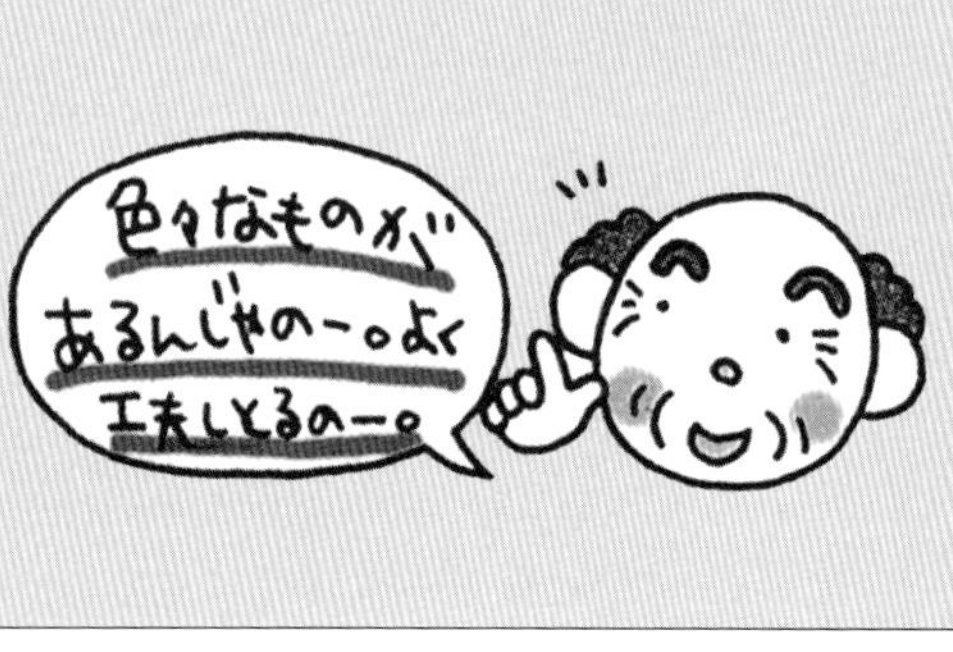
色々なものが
あるんじゃのー。よく
工夫しとるのー。

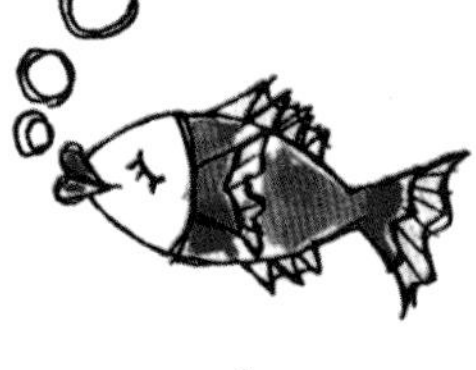

通常は、スポンジブラシなどに絡《から》めて除去しますが、痰《たん》が硬くなっている場合や気道内に貯留している場合は、ケアの前に痰を柔らかくして、出しやすくしておく方法がいくつかあります。

痰《たん》が硬い場合には、ネブライザー（吸入器）を使用したり、水分が飲める方であれば、こまめに水分補給をするように心がけましょう。特に痰の排出が多い方は、水分も排出されますので補給が大切です。水分が摂取できない方は、口を湿らせるだけでも効果があります。

肺に溜まった痰《たん》は、体位変換をして出しやすくする方法もあります。肺に溜まっている位置によって横向きやうつ伏せにしますが、基本は頭が肺より低くなるようにして痰を口のほうに誘導します。この姿勢の取り方は、個々によって異なりますので、主治医や訪問看護師などに指導を受けてから行ってください。

このほかにも、痰《たん》の絡《から》んでいる部位（胸や背中）を軽くタッピングする方法もあります。このときの手のひらは、水をすくうときのようにして、手のひら全体で叩《たた》かないようにしてください。

以上のことを行っても粘張度《ねんちょうど》が高く除去できない場合は、吸引器《きゅういんき》を使って痰を除去してください。

いずれの場合にも受ける人がリラックスして、危険のない体位を取ることが大切です。そして、通院が困難な介護を必要とする方こそ口腔《こうくう》ケアの必要性は高いので、訪問診療を受けることをおすすめします。

〈より詳しく知りたいときの本・雑誌〉

1．河合　幹ほか編：口腔ケアのＡＢＣ。医歯薬出版，1999。
2．金子芳洋監修：ＤＶＤ版動画でマスターリハビリテーション口腔ケア　摂食・嚥下障害，要介護者へのアプローチ。医歯薬出版，2006。

口臭《こうしゅう》がひどいのですがどうしたら良いですか？

コラム：歯科医、歯科衛生士など専門家の指導を受けるためには

歯科医院に通院することが望ましいのですが、何らかの要因で通院が困難な場合は、次の手段で指導を受けてください。

〈在宅で指導を受ける場合〉

まず、かかりつけの歯科医院が訪問を行っているかを確認してください。かかりつけ歯科医は、過去の経過を理解しているのでスムーズに指導を受けることができるでしょう。一方、かかりつけ歯科医が不在の場合には、地域の歯科医師会や口腔保健センターに問い合わせてみてください。

また、最近では病院歯科が訪問部門を持っていることが多くなっていますので、ここに問い合わせてみるのもいいでしょう。

〈施設で指導を受ける場合〉

近年、施設に歯科室を併設していたり、定期的に歯科医師や歯科衛生士が訪問しているケースが増えてきています。施設に入所されている場合には、施設職員に歯科の受診希望を相談してみてください。

〈その他〉

介護保険のなかで、口腔ケアのことや食べる機能の問題などについて、相談や指導を受けることができます。担当のケアマネジャーに相談をしてみてください。

このほか、シルバー110番といって、各都道府県ごとに1カ所「都道府県高齢者総合相談センター」が設置されています。プッシュホン回線電話で「#8080」（無料）に連絡すると、さまざまな相談に応じてくれるサービスもあります。

初めての歯科関係者に指導を受ける際には、病名、飲まれている薬、アレルギー、飲み込みの状態などの情報をお知らせいただけると、より適切なご指導ができます。

通院困難とあきらめずに何らかの方法で、相談してみてください。

（水上　美樹）

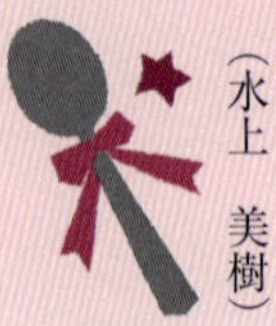

A

口臭《こうしゅう》は本人もさることながら介護者にとってもたいへん不快なものです。

まず、口臭の原因ですが、大きく分けて、①口の中に問題がある場合、②呼吸器疾患《こきゅうきしっかん》や消化器疾患《しょうかきしっかん》など全身疾患からくる場合、③喫煙《きつえん》やニンニクなど食べ物や嗜好物《しこうぶつ》などからくる場合、に分けられます。

③の場合は一時的に認められるだけなので心配はいりませんし、②も少数例です。多くは、①の口の中の問題であり、たいていは不潔にしていることが原因です。

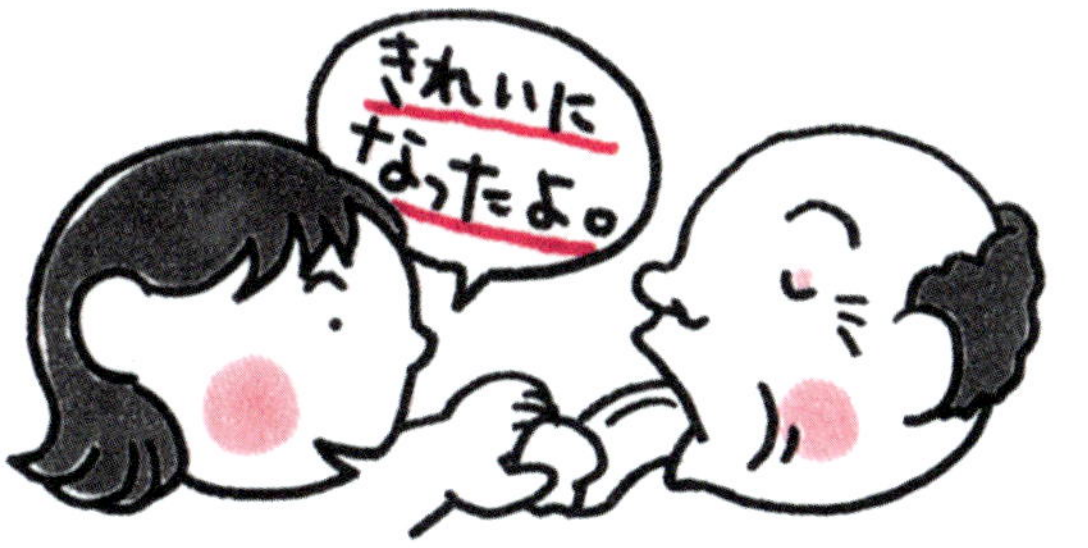

まず口の中を良く観察して、歯のまわりにネバネバした白いもの(プラーク)や食べ物のカスが残っていないかをチェックしてみてください。また、歯周病《ししゅうびょう》(歯周疾患《ししゅうしっかん》。以前は歯槽膿漏《しそうのうろう》とも言っていた)が進行しているときは、特に口臭が強くなります。このプラーク(歯垢《しこう》)は歯のまわりだけでなく義歯や粘膜などいたるところに存在します。ですから、総入れ歯だからとか、口から食べ物を摂《と》っていないからといって、清潔にしていないと口臭はひどくなります。

歯をみがくことも口臭除去《こうしゅうじょきょ》には重要ですが、高齢者になると特に舌をガーゼや専用ブラシでみがいてあげたり、義歯や粘膜の汚れをきれいにすることで、臭いが除去できる場合が多くあります。

これらの器具のほかに現在、多くの洗口剤《せんこうざい》が薬局などで売られているのを目にすることがあると思います。殺菌消毒作用のあるヨウ素剤（イソジンガーグルなど）やアズレン製剤(アズノール錠など)など、添付文書をよく読み、使用することも一つの方法でしょう。

ただ、嚥下障害《えんげしょうがい》のある場合は、洗《せん》口《こう》させず、ガーゼや綿などにしみ込ませて拭《ふ》くほうが安全です。

これらのケアを行っていても改善が見られない場合は、歯科を受診して専門的アドバイスを受けたほうが良いでしょう。

（水上　美樹）

〈より詳しく知りたいときの本・雑誌〉
1．高橋正雄ほか監修：安心介護。東京法規出版、東京、p．126。
2．施設口腔保健研究会、日本口腔疾患研究所監修：口腔ケアQ&A口から始まるクオリティ・オブ・ライフ。中央法規出版、東京、p．215、1996。

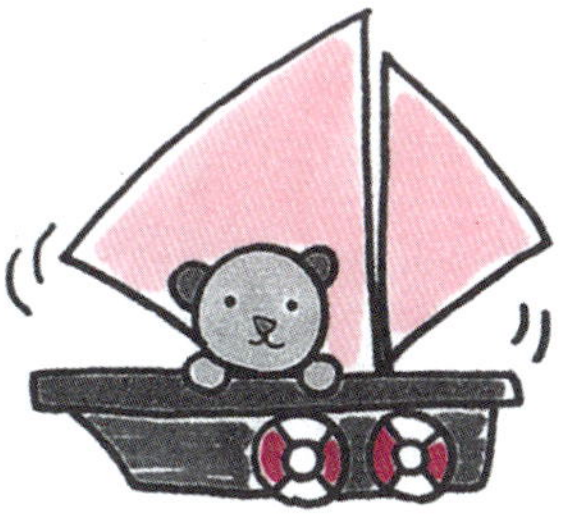

口《くち》が開かなくても口腔《こうくう》ケアはできる

「口が思うように開かない」「指示がとおらない」「すぐにむせる」といった場合には、介護者にとって口腔《こうくう》ケアはしづらいものです。その場合には、「口が開かなくても、口腔ケアはできる」ということを念頭においてください。

すなわち、口が閉じられたままでも、口角《こうかく》（唇を閉めた左右どちらかの脇）から滑りこませるようにして歯ブラシを口の中に挿入します。そして、歯の表面だけでけっこうですので、ゴシゴシと音がするようにブラッシングをします。右側を上下、前後に10回ずつ歯みがきをしたら、今度は左側を同様に行います。そのうち、反射的に口を開けることがあります。そのときは、舌と口蓋《こうがい》（上あごの歯列《しれつ》の内側の部分）だけでも、歯ブラシをあてます。

なぜなら、口腔機能《こうくうきのう》に障害のある人には、誤嚥性肺炎《ごえんせいはいえん》になる原因菌は、圧倒的に舌と口蓋《こうがい》の表面に付着しているからです。

歯科衛生士は、口腔《こうくう》ケアの専門家です。脳卒中《のうそっちゅう》、認知症《にんちしょう》、神経難病《しんけいなんびょう》であっても、ある程度、回数を重ねていくうちにご本人と信頼関係を構築し、口腔ケアに関する抵抗を無くしていきます。場合によっては、開口器、歯間《しかん》ブラシ、粘膜用ブラシといった特別な器具、またむし歯（齲蝕《うしょく》）、歯周病《ししゅうびょう》、粘膜炎症予防用の薬剤や口腔内保湿剤といった薬剤を使用し、口腔ケアを実施します。

要介護《ようかいご》高齢者に対しては、家庭での口腔《こうくう》ケアと、1～2週間に1度の歯科衛生士《しかえいせいし》による口腔ケアを組み合わせることで、口腔衛生と口腔機能の維持・向上を果たすことができます。

（植田　耕一郎）

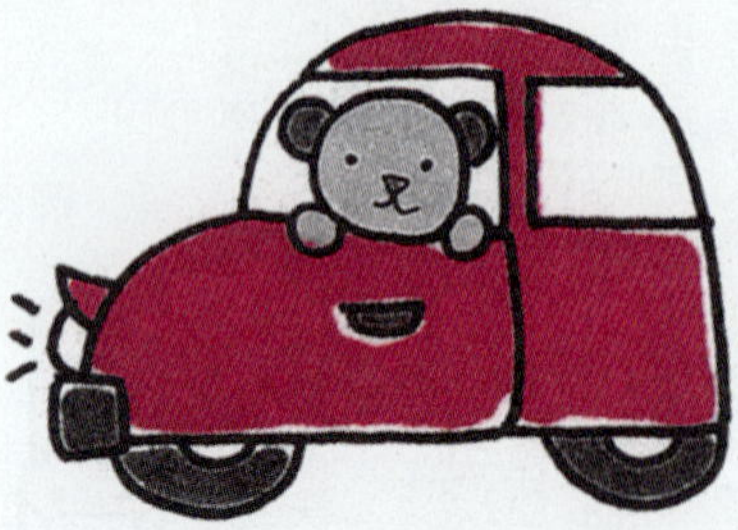

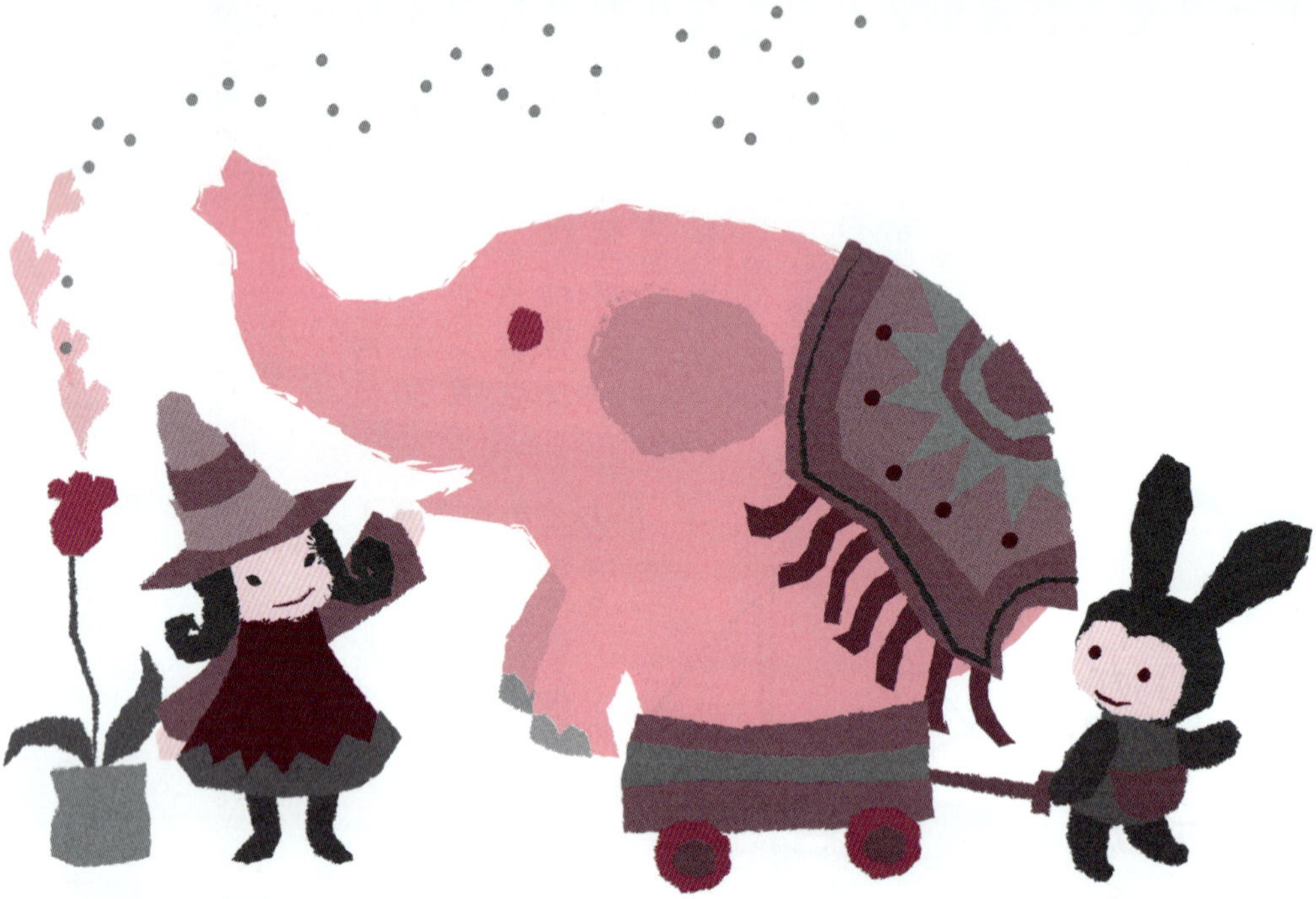

要介護者の歯と口の健康を守る

明るい表情になり
口から食べること
これが健康の条件です

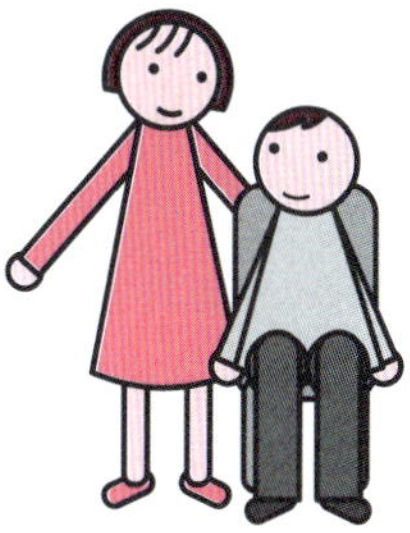

在宅をはじめ施設や病院に入所・入院している寝たきり老人など要介護者《ようかいごしゃ》は、口の中の状態は、とても良好とは言えません。

原因には、さまざまなことが考えられますが、在宅では介護《かいご》している家族が高齢化・核家族化し、「口腔《こうくう》ケア」まで手が回らないこと、施設では慢性的とも言える人手不足が大きく影を落としていることなどではないでしょうか。

ここでは要介護者のいくつかの口腔内《こうくうない》の状態を紹介し、むし歯（齲蝕《うしょく》）の予防をはじめ口腔全体をどのように守っていったら良いのか、ともに考えたいと思います。

口腔《こうくう》の状態が悪くなるのは

口腔《こうくう》の状態が悪くなる身体的な条件としては、口腔に対する関心度や生活習慣などに合わせて、加齢的な変化・罹患疾病《りかんしっぺい》（糖尿病・腎臓病・肝炎など）、服用薬剤などが複雑に絡《から》み合ってきます。

また、歯みがき・うがいなどが自分でできなくなるようなリウマチ、筋《きん》ジストロフィー、脳血管障《のうけっかんしょう》害《がい》などが進行したり、痴呆《ちほう》などのような精神障害があると口腔状態は悪くなります。さらに看護《かんご》や介《かい》護《ご》がゆきとどかないと、よりひどい状態になってしまいます。

口腔《こうくう》の中は

要介護《ようかいご》高齢者では、看護や介護がゆきとどかないことが以外に多く、また、〝している〟つもりでも〝できていない〟ことがよくあります。口腔ケアが十分できなくなると、口臭《こうしゅう》がひどくなり、むし歯や歯周病《ししゅうびょう》（歯槽膿漏《しそうのうろう》）の発生や進行が見られたり（**図1**）、歯が折れたり（**図2**）、抜けたり、義歯が破損したりします。不十分な口腔ケアによる誤嚥性肺炎《ごえんせいはいえん》などの感染症などが社会的に注目されています。

口腔《こうくう》ケアが不十分な場合、①口《こう》腔内《くうない》にはいつ食べたかわからないような食物残渣《しょくもつざんさ》が残り、②歯や歯《し》肉《にく》・舌は食物残渣やプラーク（歯《し》垢《こう》）でヌルヌルに汚れ、③むし歯や歯周病が進行し、④口腔粘膜や舌は、乾燥してパリパリ状（剥離《はくり》上皮《じょうひ》や分泌物）の物や、食物残渣《しょくもつざんさ》

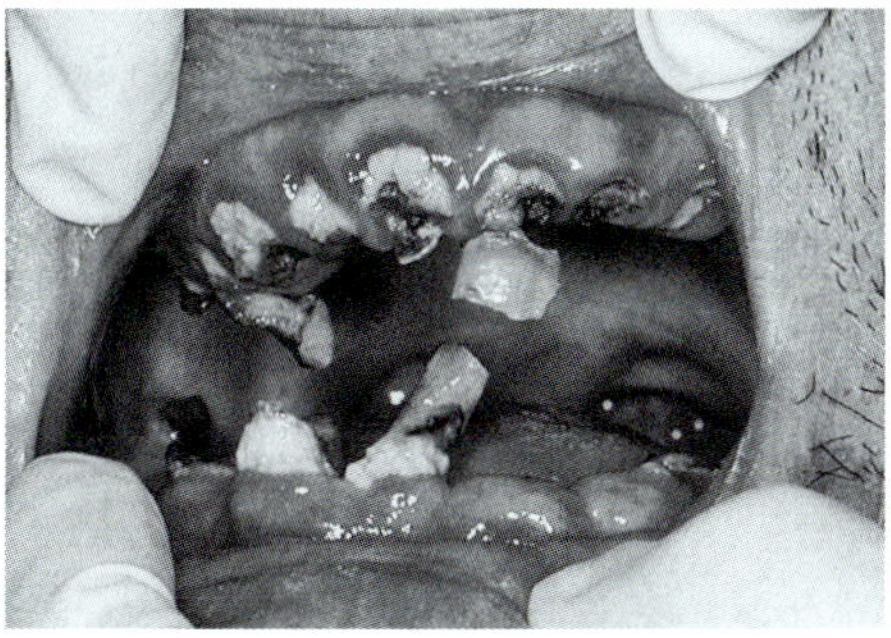

図1　重度なむし歯と歯周病

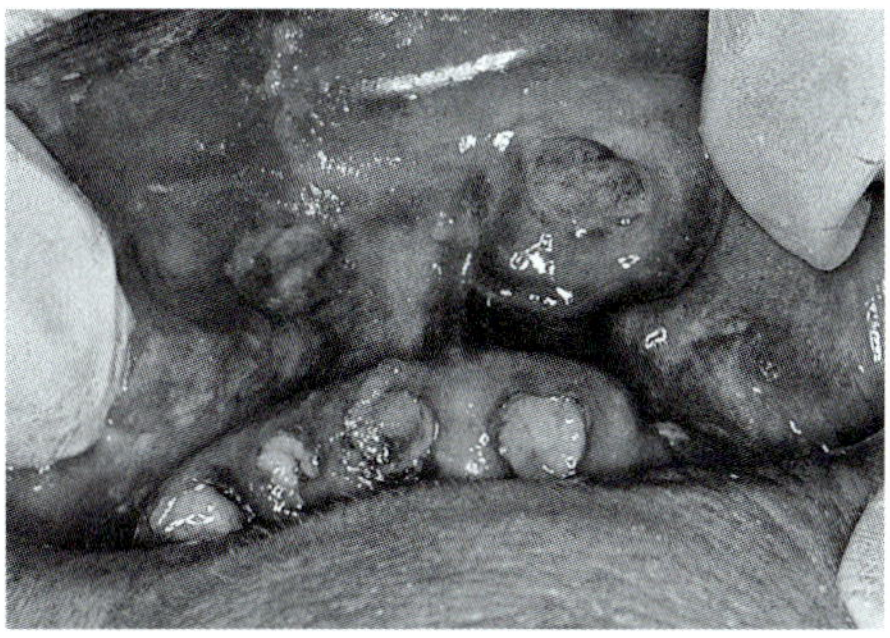

図2　折れた歯が原因で口唇に潰瘍ができている

が付着し、⑤舌には、舌苔《ぜったい》、粘膜にはカンジダが繁殖しているような状況です（**図3**）。

入れ歯（義歯《ぎし》）にいたっては、汚染してヌルヌルになり、食物残渣が付着していることがよく目につきます。なかには、義歯が破損していたり、不適合になっている場合もあり、ときには誤飲《ごいん》（誤って飲み込む）の危険さえあります。

ケアを行うときは心配《こころくば》りを

ケアを行うとき、食物残渣《しょくもつざんさ》を除去し、歯をみがくことになりますが、そのときのわずかな心配りが〝健康を守るコツ〟となります。

具体的には、①痛いところがあるか、②口臭《こうしゅう》があるか、③グラグラの歯があるか、④歯やかぶせ物や詰《つ》めた物（充塡物《じゅうてんぶつ》）にとがった部分があるか、⑤白くなっている部分があり、拭いてもとれないか、⑥義歯の状態はどうか、⑦唇、歯肉《しにく》、舌、頰《ほほ》の歯に接する部分、上あごに、傷や潰瘍《かいよう》があるか、⑧食べ物の飲み込みが悪いか、などを見ることです。〝口腔《こうくう》がん〟もできますので舌、歯肉《しにく》など注意して見てください（**図4**）。

もしこのようなことがあるようでしたら、早く歯科医師、口腔外科医に診てもらってください。

明るい表情をめざして

「口腔《こうくう》ケアを行っている」と言われますが、実際にはできていないことが多く見られます（**図5**）。ケアが十分にできていないと、口臭がひどくなり、食欲が減退し、なかには体力が低下し、褥創《じょくそう》が悪化するとも言われています。また、脳血管障害《のうけっかんしょうがい》の後遺症《こういしょう》などで飲み込みが悪くなると嚥下性肺炎《えんげせいはいえん》を起こし、発熱が続いたりします。

口腔ケアが適切に行われないと、齲蝕《うしょく》や歯周病が悪化するばかりでなく、全身にも影響が出ますので注意してください。

また、残された機能を活用し、自分自身でケアができるようにリ

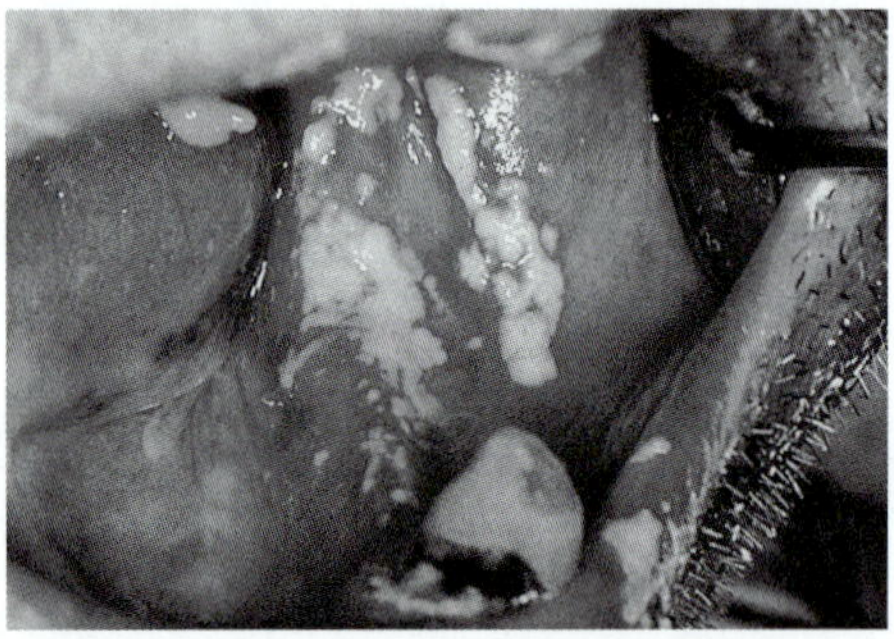

図3　カンジダ（かびの一種）が繁殖している

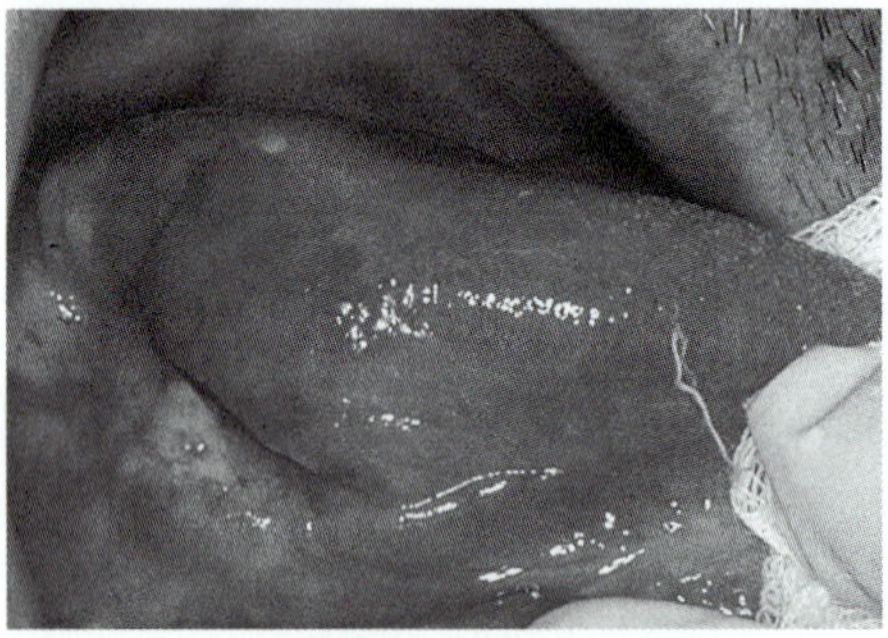

図4　舌がん

ハビリや自助具《じじょぐ》の工夫を行い、少しでも自立に向けて取り組んでいくようにしていきたいものです。

口腔ケアの評価は、「口臭の有無」、「表情」に端的に現れると思いますので、力を合わせて、ケアをこころがけていきましょう。

（鈴木　俊夫・夏目　長門）

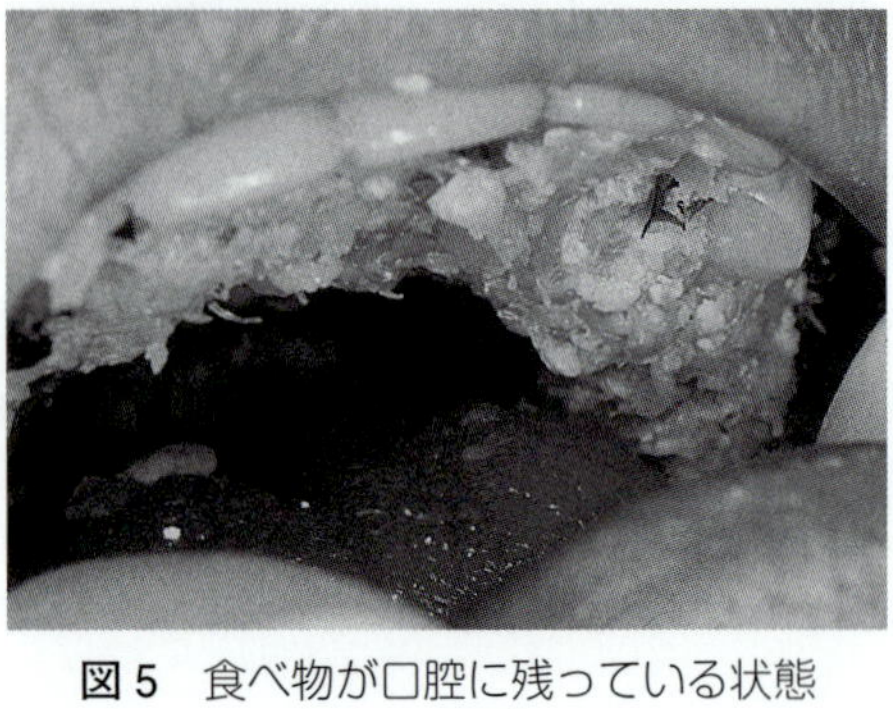

図5　食べ物が口腔に残っている状態

〈より詳しく知りたいときの本・雑誌〉
1．愛知県歯科医師会編：口腔ケア。朝日出版社、1991。
2．口腔ケアの基礎知識。永末書店。2008。
3．日本口腔ケア学会認定資格標準テキスト。医歯薬出版、2011。
4．口腔ケアガイド。文光堂。2012。

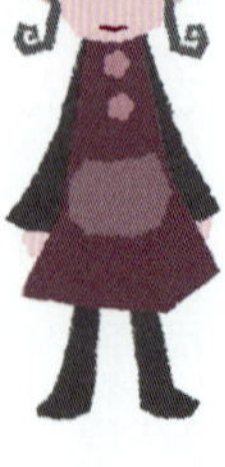

口《くち》から食べると元気になる

▼しっかり適合《てきごう》した義歯《ぎし》（入れ歯）がほしい

要介護者《ようかいごしゃ》にとって、口から食べられることが全身の回復に及ぼす効果には、目を見張るものがあります。

脳血管障害《のうけっかんしょうがい》の患者さんを例にとると、急性期には、救急救命が第一義ですので、もちろん義歯《ぎし》ははずされ、中心静脈栄養《ちゅうしんじょうみゃくえいよう》という点滴で生命維持がなされます。そして安定期に入り、経管栄養《けいかんえいよう》になってきますが、そのとき、はずされた義歯は、体重の減少にともなって合わなくなり、いわゆる吸い付きが出ないため、義歯の使用が不可能になります。

患者さんの＊摂食嚥下障害《せっしょくえんげしょうがい》もだんだんと快方に向かい、少しずつ嚥《えん》下食《げしょく》のテストが始まるとき、できることならば、しっかりと適合《てきごう》させた義歯《ぎし》で食べさせてあげたいわけです。

用語解説
＊摂食嚥下障害《せっしょくえんげしょうがい》
食べること、飲み込むことの機能障害を言います。たとえば、脳血管障害《のうけっかんしょうがい》の後遺症《こういしょう》で片麻痺《かたまひ》などがある場合、食べ物を口からこぼしたり、飲み込むときに、むせたりするような状態を言います。

▼義歯《ぎし》はリハビリテーションの道具

適合《てきごう》のよい義歯にするためには、今の義歯の裏打《うらう》ちをして、吸着をもたせ、上下の義歯で噛《か》めるようにするわけです。ただこの場合、義歯を裏打ちすれば、もうそれで噛めるというものではなく、何カ月の間、義歯を使っての食事をしておりませんでしたので、咀《そ》嚼《しゃく》ということに対してもリハビリテーションを行わなければなりません。

多くの場合、片麻痺《かたまひ》などが残っているので、健康なときに作った顎位《がくい》（上下の噛《か》み合わせの位置）では、噛んでもらえません。

ですから、裏打《うらう》ちして直した義歯をリハビリテーションの道具と考え、柔らかいものから徐々に噛んでいただき、歯科医師による噛み合わせの調整が必要になってきます。

そして徐々に噛《か》めるようになると、身体的回復はもちろんのこと、将来への望みに対して他のリハビリテーションを積極的に行う意欲、ひいては生きる意欲が起きるなど、精神的な回復にもいちじるしい向上が見られることをよく経験します。

▼脳《のう》への刺激が効果

口から食べると元気になる、この事実は、ただ栄養分が十分できるという意味だけではありません。大脳、頭頂葉《とうちょうよう》にある、感覚野《かんかくや》、運動野《うんどうや》ともにその支配領域は、食べるという機能に関するものが、7～8割を占めております（次ページイラスト参照）。このすべてに刺激がいくためと考えられるからです。

食事とは、目で見て、匂いを嗅《か》ぎ、手を使って持ち、唇で捕らえ、あご（顎）を動かし、歯や義歯で

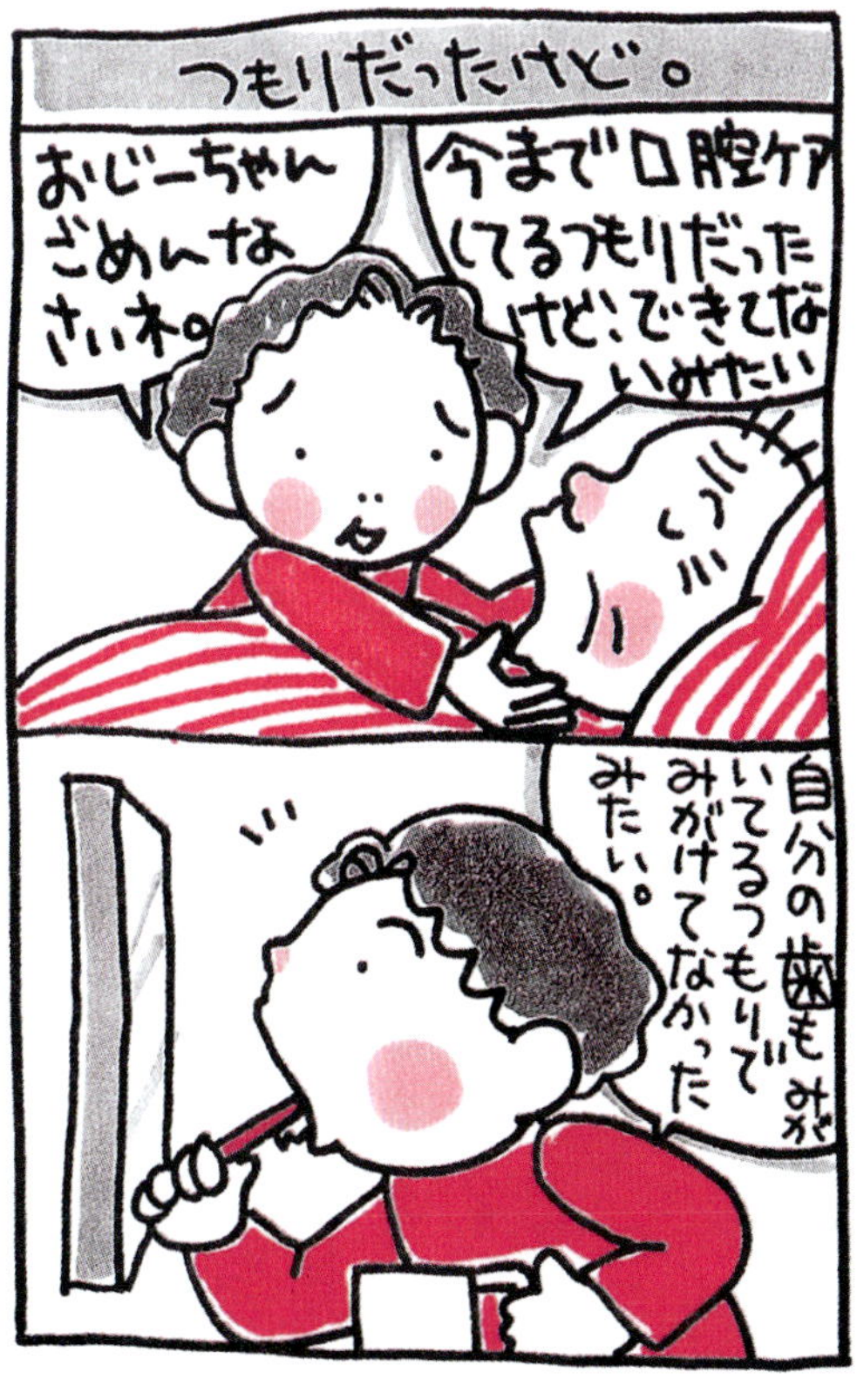

つもりだったけど。
今まで口腔ケアしてるつもりだったけど、できてないみたい
おじーちゃんごめんなさいネ。
自分の歯もみがいてるつもりでみがけてなかったみたい。

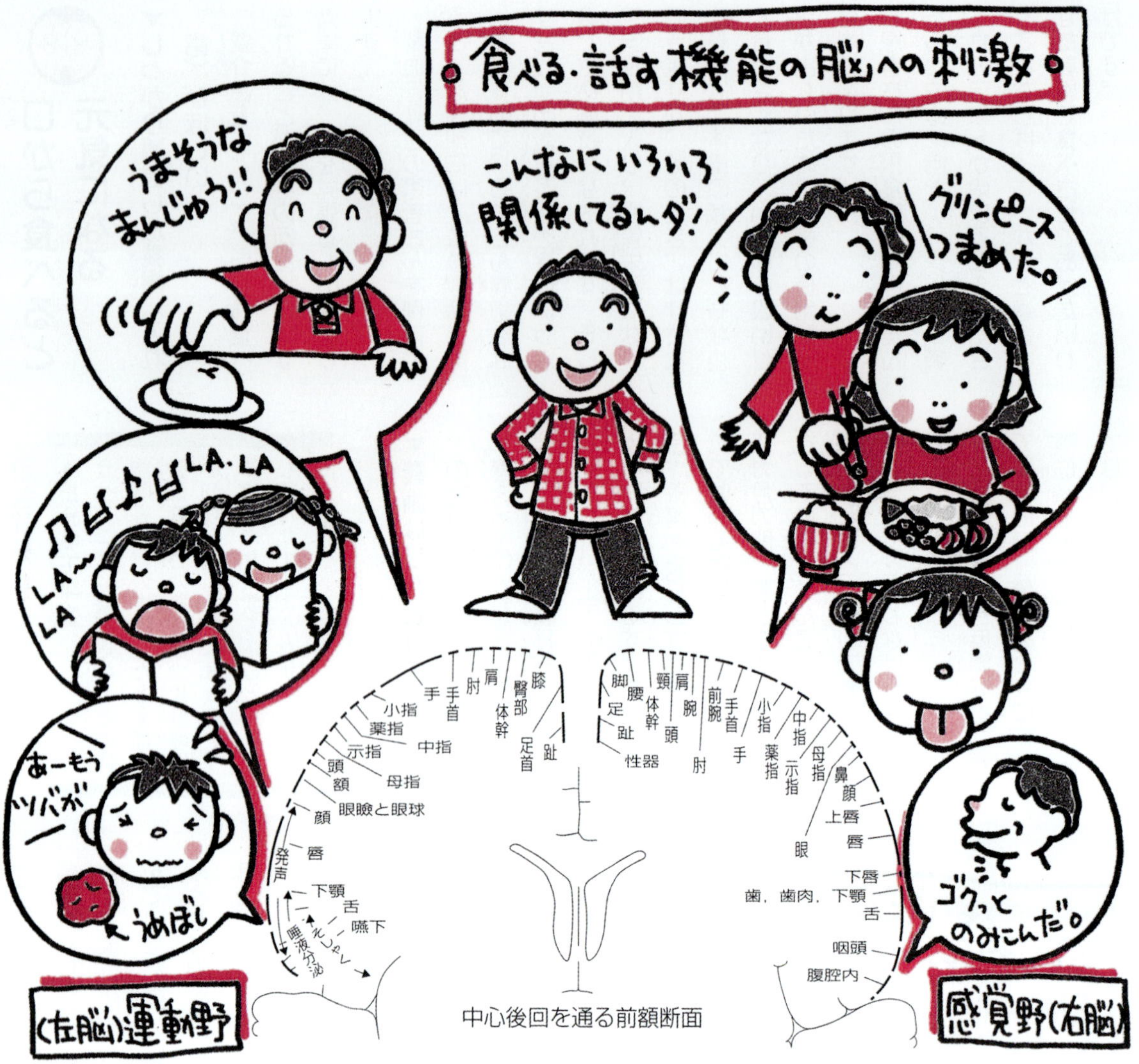

食べる・話す機能の脳への刺激
うまそうな まんじゅう!!
こんなにいろいろ関係してるんダ!
グリンピース つまめた。
LA・LA LA〜 LA
あーもう ツバが
うめぼし
ゴクっと のみこんだ。
膝
臀部
体幹
足首
趾
肩
肘
手首
手
小指
薬指
中指
示指
母指
頸
額
眼瞼と眼球
顔
唇
発声
下顎
舌
嚥下
唾液分泌
そしゃく
脚
腰
足
趾
性器
頸
体幹
肩
頭
腕
肘
前腕
手首
手
小指
薬指
示指
中指
母指
眼
鼻
顔
上唇
唇
下唇
歯，歯肉，下顎
舌
咽頭
腹腔内
中心後回を通る前額断面
(左脳)運動野
感覚野(右脳)

噛《か》み、そして、唾液《だえき》を混ぜて嚥下《えんげ》食《しょく》を作ります。そのとき、舌は口の中で手の働きをするわけです。そして、食物が喉《のど》のところまで行くと、嚥下反射《えんげはんしゃ》により喉頭蓋《いんとうがい》が気道を塞《ふさ》いで、食物を食道へと導くのです。これらすべてが脳への刺激となり、回復を早めるものと思われます。

口腔《こうくう》ケア

▼残留食物《ざんりゅうしょくもつ》の害など

片麻痺《かたまひ》の方は、食べた物が口腔《こうくう》内《ない》に残っていても感覚的にそれを認知できません。健常ならば、頬《ほほ》や舌で残留食物は、再度噛《か》んで、飲んでしまうわけですが、麻痺のある方は、残留食物はそのまま停滞し、そこに口腔内細菌《こうくうないさいきん》が繁殖して、それを、嚥下機能《えんげきのう》が低下した人は誤嚥《ごえん》（誤って食物が気管に入ること）してしまいます。

このことが、いわゆる高齢要介護者の発熱の原因であり、肺炎《はいえん》のもとになっているわけです。また、要介護者《ようかいごしゃ》は、無歯顎《むしがく》（歯がない）ばかりではありません。歯が何本か残っている場合、いろいろな薬の副作用として出る唾液《だえき》の減少も一つの原因となり、むし歯（齲蝕《うしょく》）や歯周病《ししゅうびょう》になってしまいますので、口腔《こうくう》ケアは非常に重要な意味を持ってきます。

　健常であれば、自分で歯をみがいていたものが、倒れたその日から口腔ケアがなされない場合が多く、在宅療養に入ったときには悲惨な状態を目にすることが多くあります。

▼口腔《こうくう》ケアの目的

　口腔《こうくう》ケアの目的は、第一に、残《ざん》留食物《りゅうしょくもつ》を取り除き、たえず口の中を清潔に保つことです。これからの看護《かんご》、介護《かいご》にとって、排泄《はいせつ》や入浴と同様、口腔ケアが一般的になされるように、われわれ歯科界も、真剣に取り組んでいかなければならないテーマです。

　口腔ケアのもう一つの目的は、歯ブラシを持って、口腔周囲を刺激することにより、脳への覚醒《かくせい》を起こし、食物を食べる準備をする役目もいたしますし、なによりも、汚れた口の中では、食べる意欲もわかないわけです。

口腔《こうくう》のリハビリテーション

　在宅往診《ざいたくおうしん》の患者さんに聞きますと、一度は、物を喉《のど》に詰まらせて苦しんだ体験を話される方が多くおられます。このことは摂食嚥下《せっしょくえんげ》機能の低下が、おもな原因になっていることが多いのです。

　摂食嚥下機能の低下を予防するためには、舌を思いっきり突き出して、喉頭部《いんとうぶ》を動かしたり、口に水を含んで、口の中で上下左右に水を移動させるうがいをしたりという運動を行って、口唇《こうしん》や頰《ほほ》のリハビリテーションを行います。また、「空嚥下《からえんげ》」と称して、喉頭蓋《いんとうがい》付近のリハビリテーションも行います。

　このようなリハビリテーションが自立的に行えない場合は、家族や介護する方による、マッサージによるリハビリテーションや、歯ブラシで舌を刺激するリハビリテーション・ブラッシングも一つの方法です。

　以上述べてきましたように、口から食べて、元気になるというためには、歯のない人には義歯治療を行い、口腔《こうくう》の汚れた人には、口腔ケアを行い、口腔機能の低下した人には、リハビリテーションを行う必要があります。

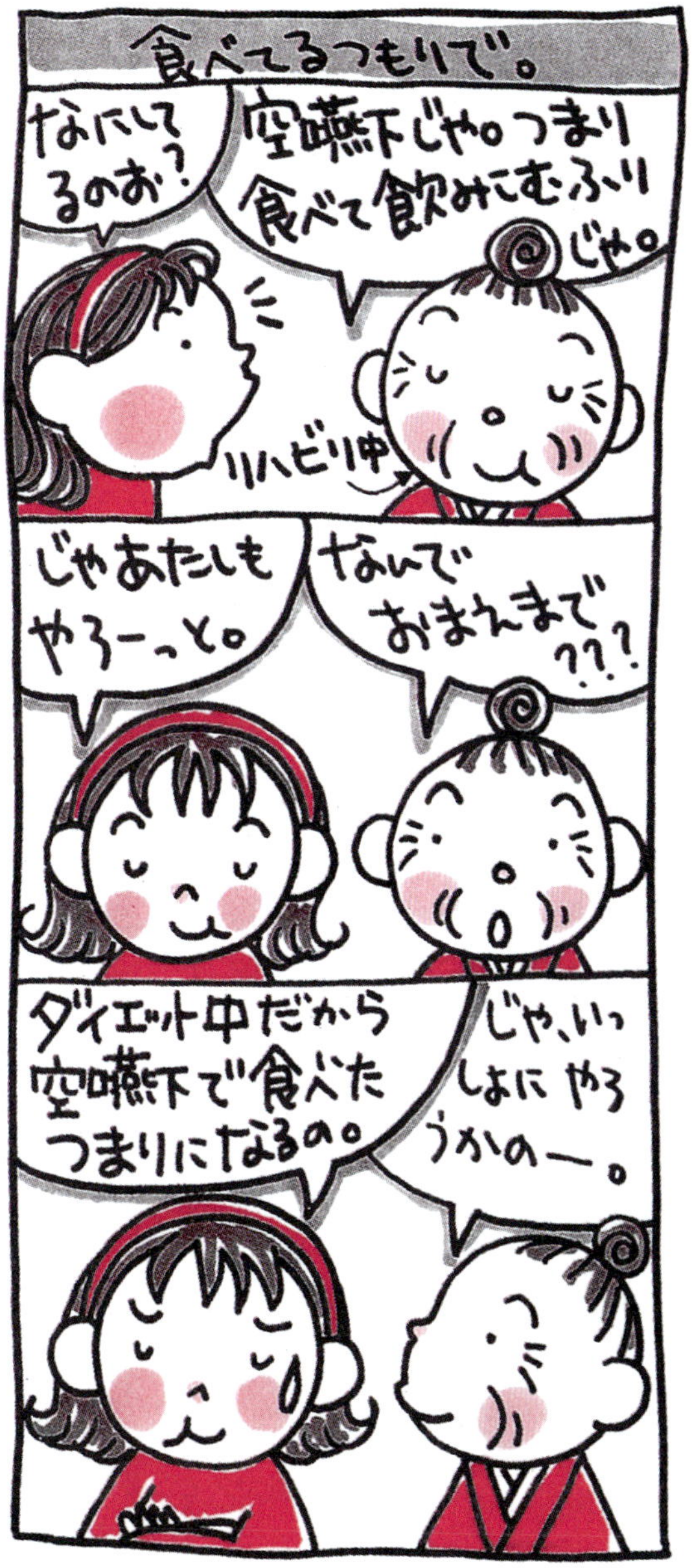
食べてるつもりで。
空嚥下じゃ。つまり食べて飲みこむふりじゃ。
なにしてるのお？
リハビリ中
なんでおまえまで？？？
じゃあたしもやろーっと。
じゃ、いっしょにやろうかのー。
ダイエット中だから空嚥下で食べたつもりになるの。

▼一つの例として

寝《ね》たきりの患者さんが口から食べられるようになって歩けるようになりました（図6～11）

この患者さんは、お風呂で転倒して骨折し、病院に入院しました。

以前から多少の認知症《にんちしょう》（旧痴呆《ちほう》症《しょう》）的な症状はありましたが、1カ月入院している間、夜間徘徊《やかんはいかい》などの異常行動があるということで、ベッドに拘束《こうそく》されました。

それを見た娘さんたちが、私のところに来て、「万難《ばんなん》を排しても自宅介護をしたいと思いますので、ついては、以前のように口から食べられるように義歯の治療をしてください」との依頼がありました。

バネのかかっていた歯がむし歯でだめになり、上の義歯の吸い付きが保たれません。そこで私は、2本の人工歯を足してリラインニングと言って義歯の床の裏に裏打《うらう》ちをする処置を行い、すばやく噛《か》めるような状態にいたしました。その後2、3回の調整をするために往診をしました。

その結果、痛くなく普通食が食べられるようになりました。この患者さんは左片麻痺があるので、食べた後に食物残渣《しょくもつざんさ》が残っているのが感覚的にわかりません。ですから、口腔《こうくう》ケアがぜひとも必要でした。そして、食べられるようになって4カ月後には、車椅子でなく歩けるようになりました。そのような状態になってから、はじめて新しい義歯に作りかえました。

以上のように、口から食べられるということは、ただ、栄養が十分にゆきとどくということだけでなく、痴呆《ちほう》症状の安定、生きる意欲の回復など、全身症状の改善および心身の回復におおいに役立つものと考えます。

（加藤　武彦）

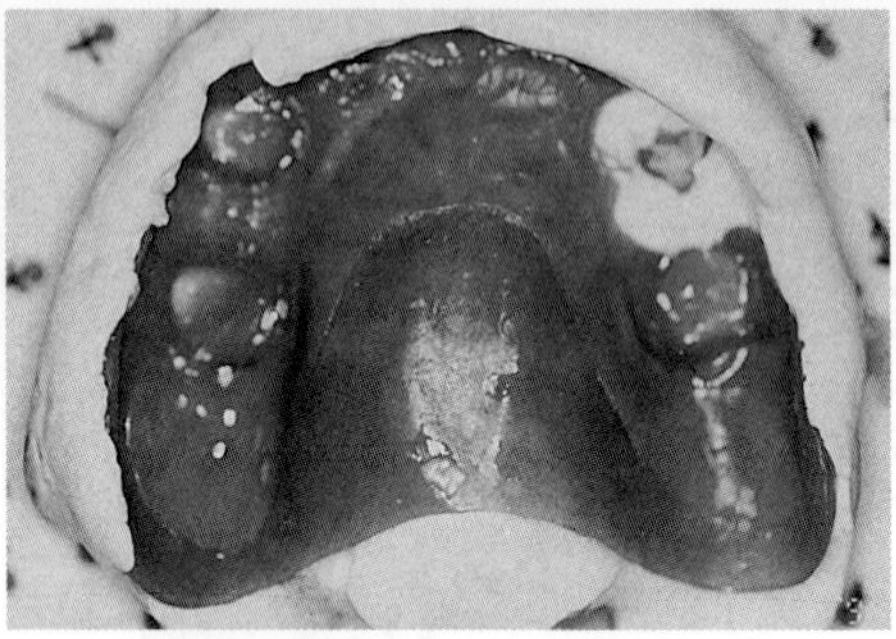

図6　歯の抜けた義歯内面

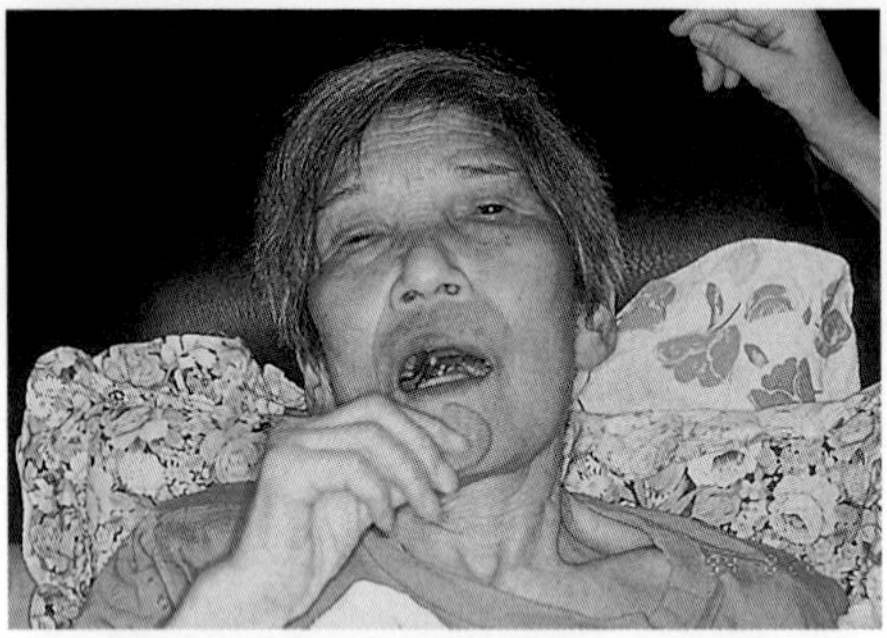

図7　往診で義歯改造後，試食中

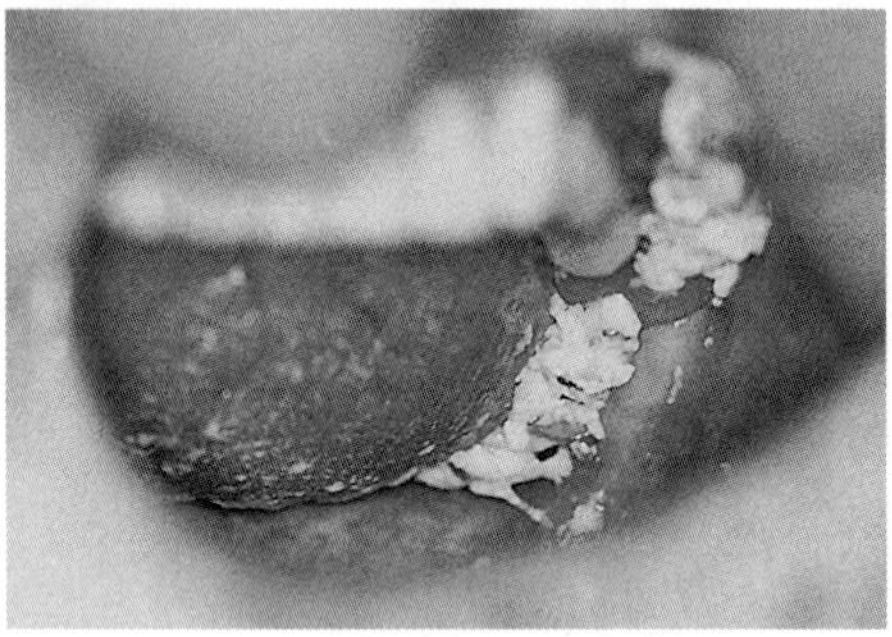

図8　左片麻痺のための食物残渣の停滞

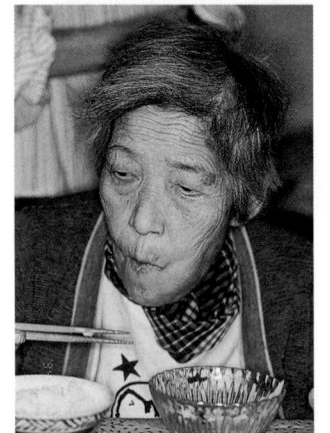

図9　普通食が食べられるようになる

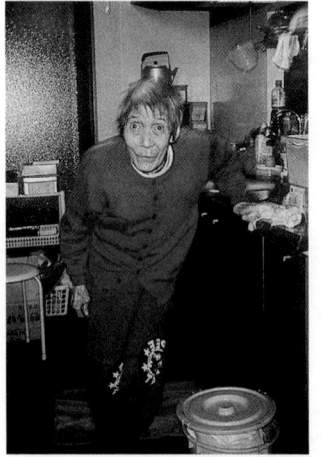

図10　4カ月後に車椅子を降り，歩けるようになった

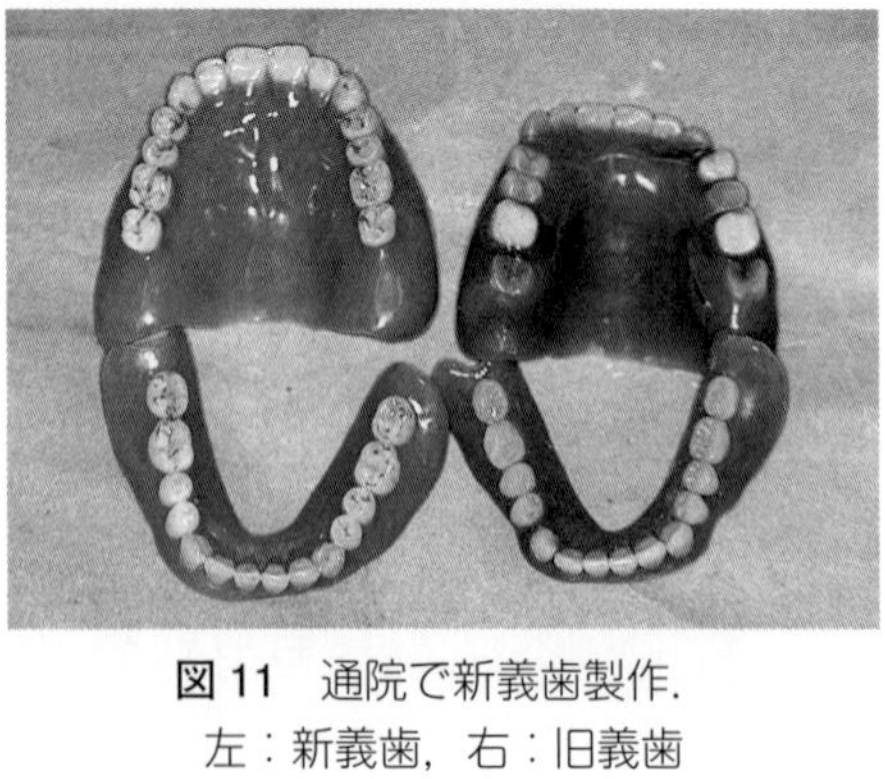

図11　通院で新義歯製作．
左：新義歯，右：旧義歯

第３編　歯と口の病気・異常・障害

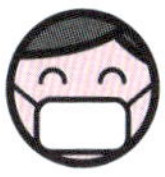

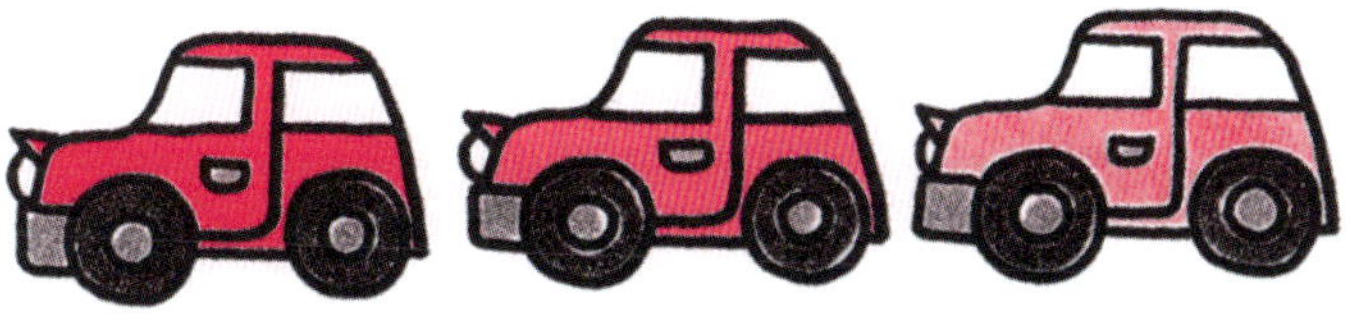

1章 歯は

齲《う》蝕《しょく》

原因

むし歯（齲《う》蝕《しょく》）は、齲蝕原性細《うしょくげんせいさい》菌《きん》が産生する酸による歯質崩壊《しっほうかい》の結果です。齲蝕の原因となる細菌にはいくつかの種類があることが知られていますが、そのなかでもミュータンス菌（*Streptococcus mutans*）がもっとも重要であるとされています。このミュータンス菌は砂糖をもとに酸を作り、人体でもっとも硬い組織である歯質《しつ》表面のエナメル質でさえも溶《と》かしてしまいます。

ミュータンス菌はおもに歯垢《しこう》（プラーク）の中に存在するので、齲《う》蝕《しょく》はおもに歯垢が付着しやすく、かつ除去されにくい部位（噛《か》み合わせの溝の部分、歯と歯ぐきの境目《さかいめ》、歯と歯が隣り合っている面）から起こります。

病気の進み方

齲《う》蝕《しょく》進行の程度は、カリエスⅠ度C_1～カリエスⅣ度C_4で表します。C_1はエナメル質のみが侵されたもの、C_2は象牙質《ぞうげしつ》まで進行したもの、C_3は歯髄《しずい》（歯の神経）まで進行したもの、C_4は歯質《しつ》が完全に崩壊《ほうかい》してしまったものです（下図参照）。

症状

齲《う》蝕《しょく》は、まず歯の色が変化することから始まります。色はおもにチョーク様（健全エナメル質の透明感がなくなったもの）あるいは褐色（茶褐色）を呈します。歯と歯が隣り合う面に発症したものでは食べ物が詰まりやすくなったり、デンタルフロス（糸ヨウジ）が引っ掛かる感じがみられることもあります。このとき、痛みはまだありません（C_1）。

しかし、齲《う》蝕《しょく》は歯の内部で広がるように進行し、やがて象牙質《ぞうげしつ》まで達します。このとき、冷たい水や熱いお茶を飲んだときに、しみるような痛みがみられます（C_2）。

さらに齲蝕が進行すると、やがて歯髄《しずい》にまで達します（C_3）。そして歯髄炎《しずいえん》を起こします。こうなると何もしなくとも強い痛みがみられますが、歯髄が死んでしまうと痛みはなくなります。

しかし、やがて歯は崩壊《ほうかい》してしまい、歯の根だけが残ってしまった状態となります（C_4）。

治療

C_1およびC_2の初期の齲《う》蝕《しょく》は、ミュータンス菌などにより侵《おか》され

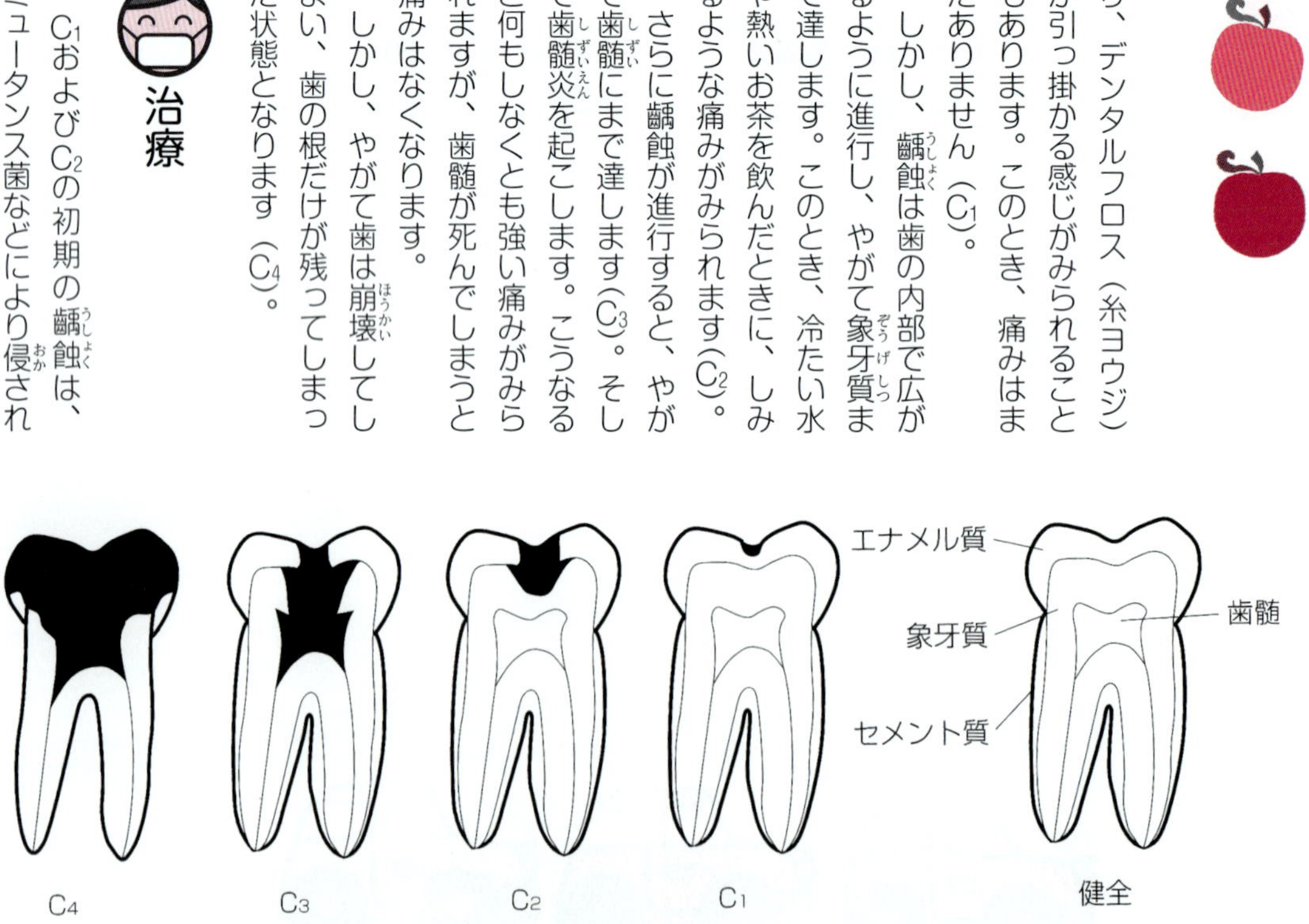

齲蝕進行の程度

た歯質《しつ》を取り除き、プラスチック（歯科用レジン）や金属でもとのように修復することで治療は終了しますが、歯髄《しずい》にまで齲蝕《うしょく》が進行したものでは、歯髄を取り除き、歯髄腔《しずいくう》（神経のあった空洞《くうどう》）を消毒し、ゴム状の材料で緊密に充塡《じゅうてん》（すき間を埋める）します。そして金属などで土台を作り、その上にクラウンをかぶせる治療を行わなければならなくなります。

このように齲蝕《うしょく》の治療はその進行とともに複雑になり、また通院必要回数も増えてきます。ですから齲蝕が認められたならば、早期に治療を受けることが大切です。特に小児では齲蝕の進行が成人に比べ、はるかに早いので注意が必要です。

また痛みがなくなったといって放置、あるいは治療を中断することはやめたいものです。なぜならば、痛みがなくなったのは歯髄が死んでしまった結果であって、齲蝕そのものが治癒《ちゆ》したことにはならず、さらには口の中の微生物が歯髄腔《しずいくう》を通じてあご（顎《がく》）の骨のなかに継続的に供給されることで思わぬ余病を併発することもあるからです。

さらに齲蝕は口臭《こうしゅう》の原因にもなったり、小児においては後から生《は》えてくる永久歯《えいきゅうし》に悪影響（歯の形成不全、歯列不正《しれつふせい》）があることは言うまでもありません。

エナメル質《しつ》形成《けいせい》不全症《ふぜんしょう》

原因

本症は、歯の表面をおおうエナメル質が遺伝的、全身的あるいは局所的要因により形成されなかったり、あるいは形成不十分であるものを言い、おもに永久歯《えいきゅうし》の前歯《ぜんし》に見られます。遺伝的に起こることはきわめてまれです。

全身的原因となりうるものは、永久歯のエナメル質形成期（出生後～7・8年）の間に重篤《じゅうとく》な疾患（特に発熱性疾患）に罹《かか》ったり、重傷を負って回復までに長期を要したような場合、あるいは幼児期に栄養不良の状態であった場合などに見られることがあります。

局所的原因となりうるものは、乳幼児期のあご（顎）の骨の骨折あるいは乳歯《にゅうし》の前歯をぶつけたことなどにより、後日見られることがあります。

症状・治療

エナメル質を顕微鏡で見ると、ちょうど木の年輪のようになっています。そして木の年輪が刻まれるのと同様、エナメル質も外界の影響によりその年輪の形成（石灰《せっかい》化《か》）が変化します。

すなわち、乳幼児期における異常な状態（重篤《じゅうとく》な疾患、乳歯《にゅうし》をぶつけたなど）は永久歯《えいきゅうし》のエナメル質の形成に悪影響を及ぼし、その時期のエナメル質は正常に形成されなくなります。その結果、エナメル質形成《けいせい》不全症《ふぜんしょう》が起こります（**写真**参照）。

エナメル質形成不全症の歯はむし歯（齲蝕《うしょく》）になりやすく、また見た目も悪いので適切な治療が必要となります。軽度のものであればプラスチック（歯科用レジン）で形成《けいせい》不全《ふぜん》部分を修復《しゅうふく》しますが、重症のものではクラウンによる処置が必要です。

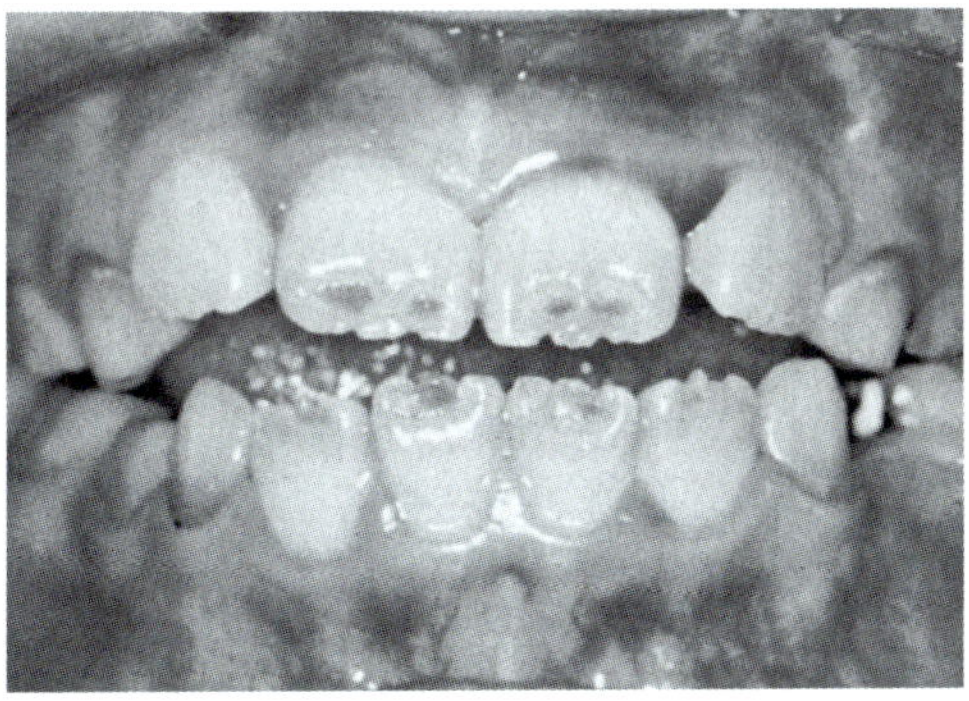

エナメル質形成不全症の一例
（北海道大学・予防歯科　提供）

歯《は》の酸蝕症《さんしょくしょう》

原因

歯の酸蝕症《さんしょくしょう》は、強い酸性物質のミスト（霧）や蒸気が多く発生する場所に長時間いることにより、歯が溶《と》けてしまう疾患です。通常の生活環境ではこのような状態はまずありえませんが、メッキ工場、蓄電池工場など塩酸、硫酸、フッ化水素酸などを取り扱う事業所に就業しているときは注意が必要です。

一方、酸性食品（レモン汁、酢など）を反復継続摂取したり、胃液が逆流するような習慣性嘔吐《しゅうかんせいおうと》によっても歯が溶《と》けてしまうことがあります。そこで、前者のように酸を取り扱う事業所で発生するものを「職業性歯の酸蝕症《はさんしょくしょう》」、後者を「酸蝕症」と呼ぶことがあります。

このように歯の酸蝕症は、むし歯（齲蝕《うしょく》）とは異なり細菌の関与がありません。

症状・治療

症状はむし歯に似ていますが、重症のものでは歯本来の形を失うほど進行することもあります。

職業性歯の酸蝕症は下の前歯《ぜんし》によく見られますが、その発症・進行には就業形態あるいは就業年数などに関係があると言われています。

本症を予防するためには、酸性物質の影響を排除すること（換気をよくする、マスクをする、うがいを頻繁に行うなど）です。

一方、酸蝕症では、酸性食品の摂取量や摂取回数を減らすこと、また習慣性嘔吐《おうと》などが原因となっている場合には、その治療が必要となります。

治療は齲蝕《うしょく》の場合とほぼ同様に行われます。

歯《は》のフッ素症《そしょう》

原因

歯のフッ素症は、斑状歯《はんじょうし》とも呼ばれ、歯の形成期間中に過剰量のフッ素を含む飲み水を長期間飲用することによって生ずる、歯の発育不全症です。これは、一種のフッ素による慢性中毒症状です。飲み水中のフッ素濃度が高い地域に、集団的に発生します。

症状

症状としては、エナメル質表面に不透明な縞《しま》状の白濁《はくだく》を見るものや、進行したものでは歯の表面が一様にチョーク様に白濁したり、さらに進行したものでは、歯の表面がデコボコになったりします。

そして食品由来の色素などにより、褐色の斑状のシミが認められることもあります（**写真**）。

わが国においては、以前見られる地域（おもに西日本）がありましたが、現在ではほとんど新しい患者の発生はありません。

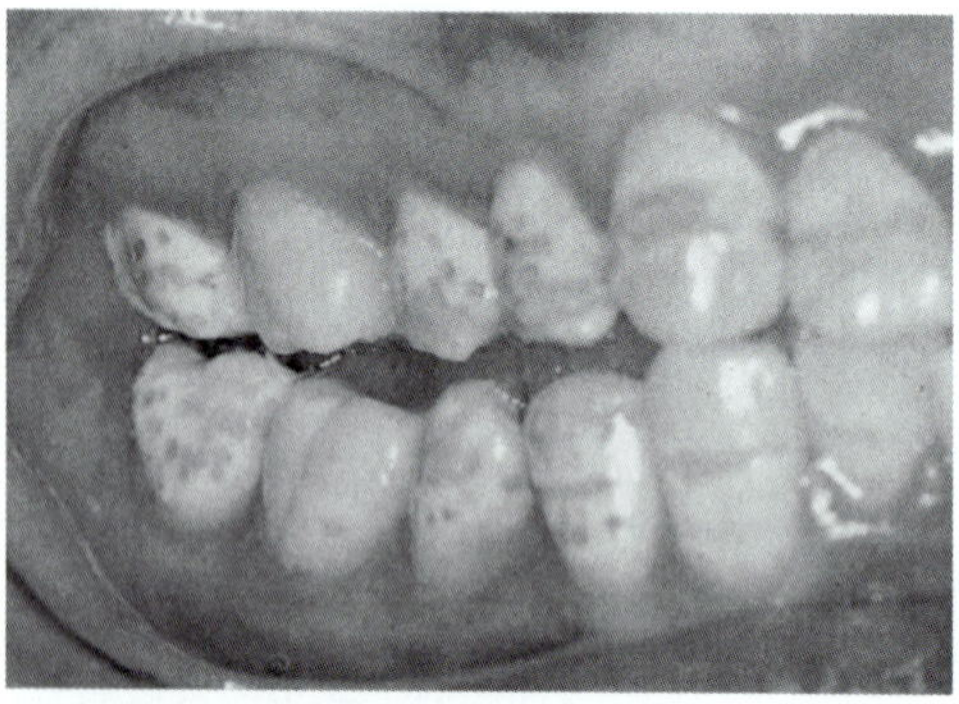

歯のフッ素症の一例

（第２版　新予防歯科学．医歯薬出版，p.4より）

歯《は》のフッ素症は、歯の形成期（出生から、おおむね8歳前後）に高い濃度のフッ素が含有された水を飲み続けると起こります。そのときのフッ素濃度は、おおむね1.2 mg／l（ppm）以上と言われています。また、本症は乳歯《にゅうし》にはほとんど見られず、おもに永久歯《えいきゅうし》に見られます。

そして、本症は歯の形成期（あごの骨の中で歯が形成されている時期）に成立するので、仮に歯《は》が生えた後で高濃度のフッ素が含有されている水を飲み続けたとしても、歯のフッ素症は起きません。ですから、齲蝕《うしょく》予防のためのフッ素洗口液《せんこうえき》でのブクブクうがいや、歯科診療所などで行われているフッ素歯面塗布《しめんとふ》で歯のフッ素症は起こりえません。

治療

歯のフッ素症の歯で、多少の白《はく》濁《だく》やシミが気にならなければあえて治療する必要はないと思いますが、歯の表面がデコボコしていたりあるいは強い色素沈着が認められる場合は、審美的《しんびてき》改善を目的に治療が行われます。

現在、日本においては、ほとんどの人が水道水を飲用しています。水道水は法律でフッ素濃度の上限が規定されています（0.8mg／l以下）。

ですから国内で水道水を使用しているかぎり、歯のフッ素症の心配は今のところないようですが、井戸水、とりわけ火山地帯を水源とするものを子どもに継続して飲用させる場合には、一度フッ素濃度を検査してもらってみてはいかがでしょうか。

また、小さな子どもと海外に長期滞在する場合には、滞在国（地区）の歯のフッ素症の発生状況および飲料水中のフッ素濃度などを調べてみることをおすすめします。

象牙質形成不全症《ぞうげしつけいせいふぜんしょう》

本症は、遺伝的要因によって象牙質《ぞうげしつ》の形成が障害され、歯がオパール様に光るきわめてまれな疾患です。乳歯《にゅうし》、永久歯《えいきゅうし》の両方に見られ、歯の色調は青味がかった透明なオパールに似た色を呈します。この歯のエナメル質は非常に脆《もろ》く、折れたり剝離《はくり》したりしやすく、また歯の根（歯根《しこん》）の長さも正常なものに比べ短いなどの異常も見られます。

本症は、全身の骨形成不全症《こつけいせいふぜんしょう》との関連もあることなどから、精密に検査を行ったうえで治療を行います。

象牙質知覚過敏症《ぞうげしつちかくかびんしょう》

むし歯（齲蝕《うしょく》）がないのに冷たい水や、冷たい空気を吸い込んだときにピリッとした電撃性《でんげきせい》の痛みを感じることがあります。このような場合、象牙質知覚過敏症《ぞうげしつちかくかびんしょう》になっていることがあります。

原因

象牙質には象牙細管《ぞうげさいかん》という細い管が無数にあり、これは歯髄《しずい》（歯の神経）とつながっています。象牙細管は通常エナメル質あるいは一部歯肉《しにく》におおわれていて表面に露出《ろしゅつ》していませんが（**図a**）、これが露出してくると、外からの刺激（冷水、冷風などの刺激）が象牙細管を通して歯髄にまで伝わり、痛みを感じます（**図b**）。

この細管が露出しやすい場所は、エナメル質の厚さが少ない部位、すなわち歯と歯ぐきの境目《さかいめ》周辺の歯面《しめん》です。

露出する原因としては、加齢《かれい》あるいは不適切なブラッシング法（特に横みがき）により歯肉《しにく》が下がること（歯肉退縮《しにくたいしゅく》、**図b**）によります。

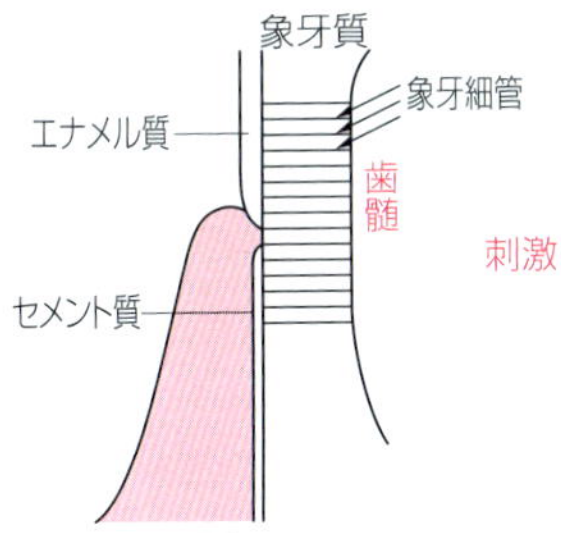

図a

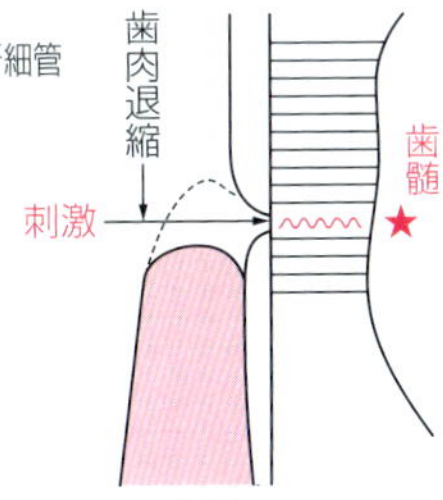

図b

治療

本症の治療は、象牙細管《ぞうげさいかん》を封鎖することを目的に、薬剤塗布《とふ》などを行いますが、楔状欠損《けつじょうけっそん》がある場合にはむし歯（齲蝕《うしょく》）と同じ処置が必要となります。またこれら治療が効を奏しない場合には、抜髄《ばつずい》処置が必要になることもあります。

歯《し》髄《ずい》炎《えん》

原因

さまざまな原因によって引き起こされる歯髄《しずい》（歯の神経）の炎症で、急性歯髄炎《きゅうせいしずいえん》、慢性歯髄炎《まんせいしずいえん》そして歯髄壊死《えし》・壊疽《えそ》に分類されます。

歯髄炎の原因としてはむし歯（齲蝕《うしょく》）、歯の破折、外力、温度刺激などがありますが、おもに歯髄が露出し、細菌感染を招く齲蝕によって起こるものが多く見られます。

症状

急性歯髄炎《きゅうせいしずいえん》は最初、冷水、甘いものなどで一過性の痛みを感じますが、やがてなにもせずとも持続的な痛みがあり、さらには心臓の動きと同調するような拍動性《はくどうせい》の強い痛みを感じることがあります。

急性歯髄炎の後期になると、細菌感染および炎症は歯髄全体に広がり、今度は熱いもので痛みを増す化膿性歯髄炎《かのうせいしずいえん》となります。このときは患部を冷やすことで一時的に痛みは和らぎますが、その痛みはキリで歯を突き刺すような、まさに夜、寝むれないほどの激しい痛みを感じます。

慢性歯髄炎《まんせいしずいえん》は急性歯髄炎に比べ細菌感染の程度が軽い場合、あるいは歯髄の抵抗力の強い場合（特に小児）に見られます。慢性歯髄炎では露出した歯髄表層に潰瘍《かいよう》をみたり、あるいは歯髄細胞が増殖してキノコ状のイボのようなものを作ったりします。

本症は痛みはあってもわずかなことが特徴です。しかし、食べ物のカスが詰まることにより歯髄腔《しずいくう》の内圧が上昇したり、あるいは硬い食べ物で刺激することなどで強い痛みを感じることもあります。

急性・慢性歯髄炎を放置すると痛みはなくなりますが、これは歯髄が全部死んでしまった結果です（歯髄壊疽《しずいえそ》）。また歯髄が死んでしまう原因には齲蝕《うしょく》によるものばかりでなく、齲蝕治療に用いられるレジンの化学的刺激あるいは外力による歯髄の血行障害によるものなどがあります（歯髄壊死《えし》）。このような場合でもやがて細菌感染が加わり、歯髄壊疽《えそ》となります。

壊疽を起こすと死んだ歯髄は細菌により腐り、ガスを発し、その結果、歯髄腔《しずいくう》の内圧上昇により痛みを感じることがあります。

治療

治療は抜髄《ばつずい》し、感染歯質を除去した後、消毒を行い、根管充塡《こんかんじゅうてん》を行いますが、小児の場合、急性歯髄炎の初期であれば、感染している歯髄だけを除去し、残りの歯髄は保存して、歯の根の成長に影響を与えないようにする治療も行われることがあります。

一時的に痛みを止める方法としては、鎮痛剤を服用する、歯に詰《つ》まっているカスを楊枝《ようじ》などで取り除き、歯髄腔《しずいくう》の内圧を開放するなどの方法がありますが、あくまでも応急処置ですので早く治療を受けることが肝要です。また、痛みがなくなったので放置する、あるいは治療を中断することはやめたいものです。

歯《は》の脱臼《だっきゅう》・破折《はせつ》

原因・症状

歯の脱臼《だっきゅう》・破折《はせつ》は、歯に強い外力が作用して歯と歯槽骨《しそうこつ》をつなぐ歯周靱帯《ししゅうじんたい》が切断されたり、歯冠《しかん》や歯根《しこん》が折れることを言います（次ページ図）。そしてこれらは外力が加わりやすい上顎《じょうがく》の前歯《ぜんし》に多く見られます。幼児では転倒によるものが多く、それより上の年齢では運動中や事故によるものが多く見られます。

歯の脱臼《だっきゅう》には、歯が完全に脱落《だつらく》してしまう「完全脱臼」と、歯をささえている支持組織の一部とつながっている「不完全脱臼」に分けられます。

歯の破折《はせつ》には、歯冠《しかん》破折と歯根《しこん》破折とがあります。歯が脱臼・破折したときの合併症《がっぺいしょう》として、顎骨《がくこつ》骨折、歯槽骨《しそうこつ》骨折、あるいは唇の損傷などがあります。また乳歯の場合、後続永久歯《こうぞくえいきゅうし》に影響を与え、エナメル質形成不全や歯の形の異常を見るなどの合併症《がっぺいしょう》があります。

まず脱臼《だっきゅう》の有無は、痛み、歯が抜けてしまう、歯の位置が異なる、あるいはグラグラするなどでわかります。また、痛みがそれほど強くなく、またその他の症状が認められなくとも脱臼していることもあります。この場合、後に歯の色が変化してきて、その異常に気づくこともあります。

治療

治療法としては脱臼《だっきゅう》の程度によ

り異なりますが、軽いものであれば歯の整復《せいふく》・固定をし、様子を見てから歯髄《しずい》（歯の神経）の治療を行います。しかし骨折がある場合には保存するのは困難なことがあります。

歯が完全に抜けたものの、歯の破折《はせつ》がなく、また歯槽骨《しそうこつ》の骨折もない場合、その歯を再植《さいしょく》（再び歯を骨のなかに植立《しょくりつ》する処置）することが可能なことがあります。この場合、抜けた歯を乾燥させないこと、処置までの時間が短いことが予後《よご》に大きな影響を与えます。

ですから、口の中にまだ歯が有る場合には、口の中から出さずに口に含ませたままにしておくこと、口の中から飛び出してしまったものは付着している汚れを流水でサッと洗い流し（決してゴシゴシしない）、口の中（舌下）に含むか、あるいは牛乳に浸した状態にしておき、至急、歯科あるいは歯《し》科口腔外科《かこうくうげか》を受診します。

一方、歯の破折《はせつ》の有無は、歯冠《しかん》破折であれば見ただけでもわかりますが、歯根《しこん》破折ではエックス線撮影をしなければ正しい判断はできません。

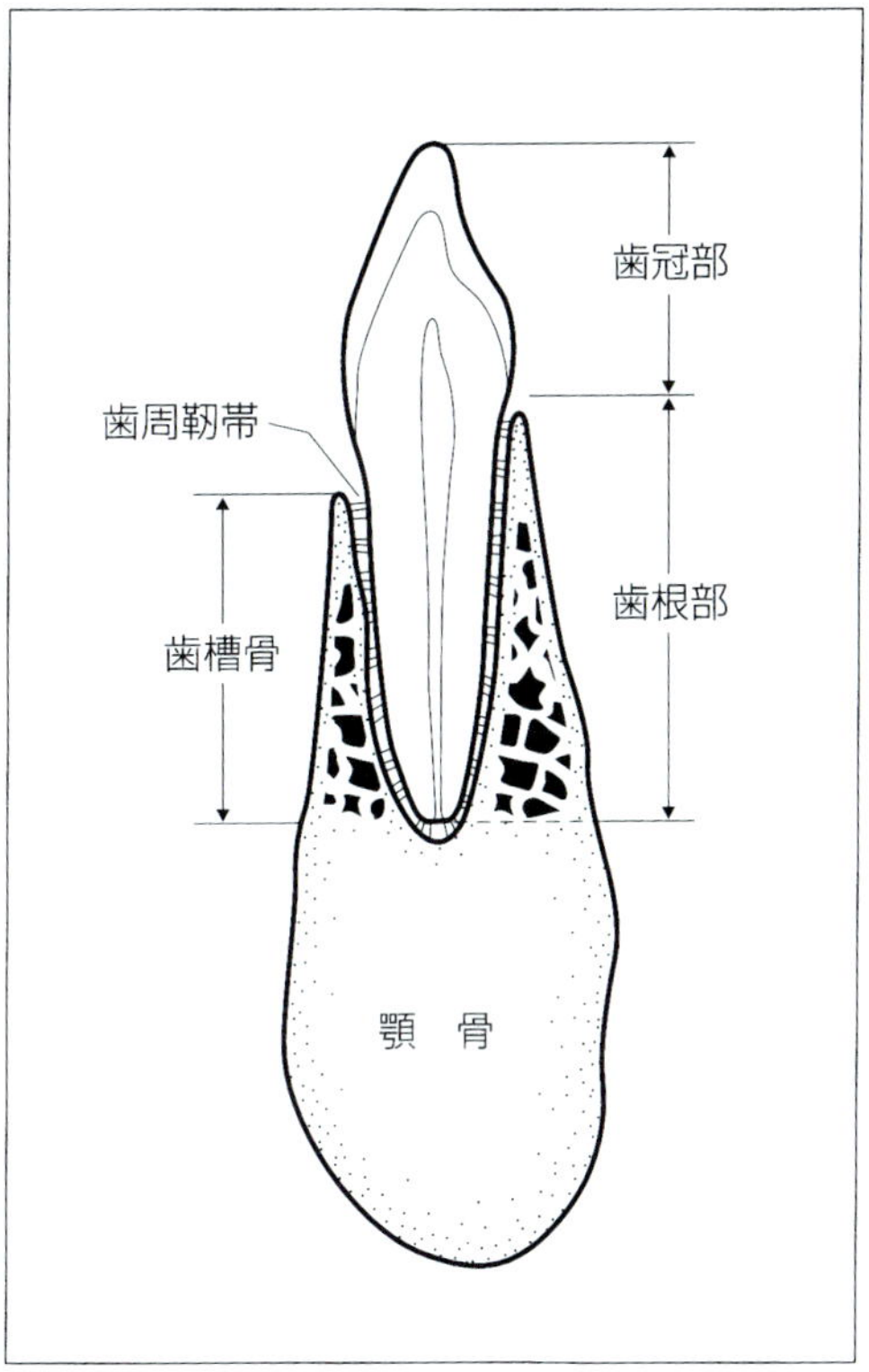

図

歯冠破折のみの場合で他の合併《がっぺい》症《しょう》が認められない場合の治療は、通常のむし歯（齲蝕《うしょく》）の治療と同じですが、歯根破折《しこんはせつ》があるものは抜歯しなければならないことがあります。そしてなによりも歯が破折した場合には、あわせて歯が脱《だっ》臼《きゅう》していないかを調べる必要がありますので、歯の脱臼と同様、至急、歯科あるいは歯科口腔外科《しかこうくうげか》を受診します。

歯の脱臼《だっきゅう》・破折《はせつ》が起きた場合には、唇をはじめとする口の内外の損傷、骨折などの合併症が認められることがあること、また完全に抜け落ちた歯であっても再植《さいしょく》が可能な場合があることなどから、放置せずに早期に受診することが大切です。

また、歯の脱臼・破折のみに気を取られずに、鼻・目・頭部にも異常がないかを確認すること、特に子どもの場合には、おとながじっくりと観察してあげることが大切です。そして異常がなくとも（子どもの場合、本人が異常を訴えなくとも）、少しでも心配な場合には専門医の診察を急ぎ受けることをおすすめします。

過剰歯《かじょうし》

症状・治療

正常の歯の本数（永久歯《えいきゅうし》では28～32本）より多い歯を過剰歯《かじょうし》と言い、その原因はいまだ不明な点が多いとされています。

過剰歯がよく見られる部位は上《じょう》顎《がく》の真ん中、小臼歯部《しょうきゅうしぶ》、智歯《ちし》（親《おや》知《し》らず）の後ろです。過剰歯の形は、正常歯に近いものから萎縮《いしゅく》してしまっているものなど、さまざまな形があります。過剰歯が生《は》えてくる場所には歯列《しれつ》上、歯列外（おもに内側）がありますが、なかには埋伏《まいふく》したままのものもあります。また過剰歯が生えてくる方向には正常方向・逆方向（根のほうから生えてくる）あるいは水平方向などがあります。

過剰歯《かじょうし》はその存在部位によりますが、おもに歯ならびに悪影響を与えます。特に上顎《じょうがく》の真ん中にあるものでは、上顎の正常前歯《ぜんし》が左右に開くように生えてくることがあります（写真参照）。また歯ならびに影響を与えないものでも、正常歯の根の吸収（歯の根が生理的になくなっていく現象）を起こさせたりするものもあります。

　このような場合、過剰歯を抜歯《ばっし》することが必要となりますが、この際、抜歯時の影響（特に外力と抜歯後炎症）が正常な歯根《しこん》の成長・発育に悪影響を与えることもあり、歯根《しこん》の形成が未熟な場合には抜歯をせずに様子を見ることがあります。

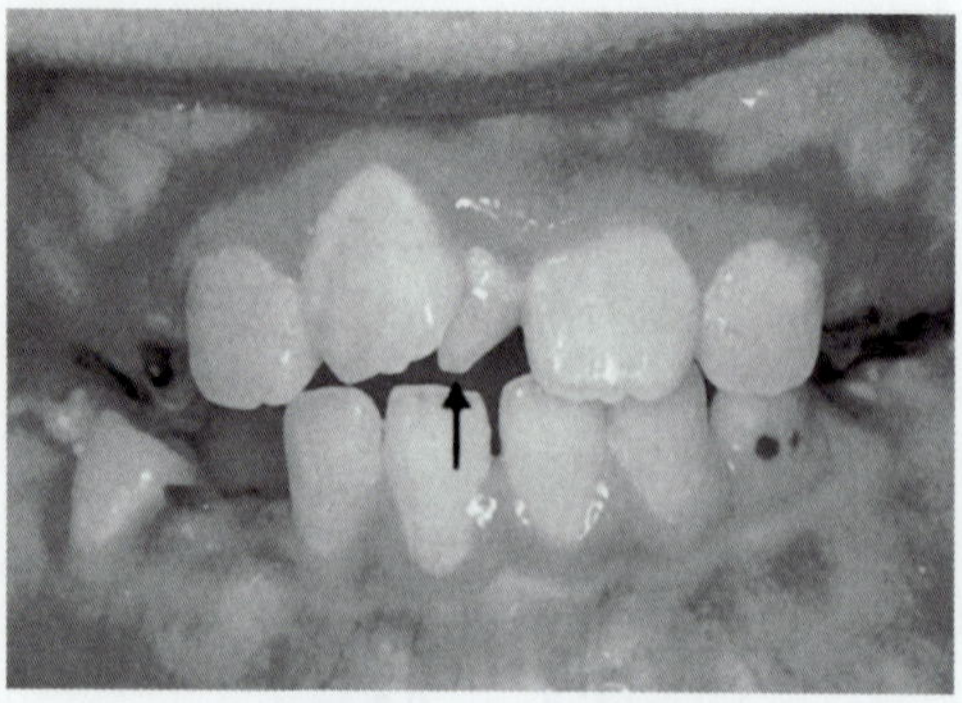

過剰歯の一例（矢印）
（北海道大学・予防歯科　提供）

　また埋伏《まいふく》している過剰歯を抜歯するときにはもちろんのこと、歯《し》根《こん》が湾曲《わんきょく》しているもの、あるいは正常歯の歯根にはまりこんでいる過剰歯の抜歯には、周囲の骨を削る必要がある場合もあります。さらには抜歯後、正しい歯ならびにするための矯正《きょうせい》治療が必要となることもあります。

　過剰歯は通常、痛みなどの自覚症状はありませんが、歯ならびはもちろんのこと正常歯の根の発育・形成に悪影響を与えることがありますので、継続して歯科医師の診察を受けることが大切です。

根面齲蝕《こんめんうしょく》

原因・症状

根面齲蝕《こんめんうしょく》とは、歯根《しこん》（歯の根）をおおう歯肉《しにく》（歯ぐき）が退縮《たいしゅく》することなどで歯根が露出《ろしゅつ》し、そこに齲蝕《うしょく》が発生したものを言います。

　歯根面は、歯冠部《しかんぶ》と異なり比較的柔らかいセメント質でおおわれており、齲蝕細菌の産生する酸に対する抵抗力は歯冠部をおおうエナメル質に比べ低く、ここにプラーク（歯垢《しこう》）の付着が持続すると齲蝕が容易に起こります。そして根面齲蝕《こんめんうしょく》はエナメル質方向には進行せず、セメント質の次にある象牙質《ぞうげしつ》へ向けて進行します。進行が続くと歯冠部を下から（歯の根の方向から）崩壊《ほうかい》させ、歯を失ってしまいます。

　歯肉《しにく》が退縮する原因にはいくつかがありますが、このうち歯周《ししゅう》病《びょう》によるもの、不適切なブラッシングによるもの、義歯のクラスプによるもの、不適合クラウンによるもの、そして加齢などがあります。ですから根面齲蝕は若年者には少なく、成人以降の年齢になると多く認められるようになります。

　通常の根面齲蝕の存在は肉眼でも見ることができ、おもに黒く変色しています。しかしながら齲蝕の存在部位にクラウンが装着されているものでは、よく注意して見なければその存在がわからないことがあります。そしてクラウンが装着されている歯の根面齲蝕は知らない間に深く進行していることがあり、硬いものを食べたときに歯が折れることさえありますので注意が必要です。

治療

　初期の根面齲蝕《こんめんうしょく》の治療は通常の齲蝕の治療とほぼ同じですが、進行したものでは根管《こんかん》の治療が必要であり、重症のものでは抜歯《ばっし》を行うこともあります。また重症の根《こん》面齲蝕歯《めんうしょくし》の抜歯は非常に困難であることがあり、場合によっては歯《し》根《こん》周囲の骨を削る必要もあります。ですから歯肉《しにく》が退縮してきたら、その部位のブラッシングを正しく行うことと、歯肉退縮《しにくたいしゅく》の原因（加齢以外）を取り除く処置が必要です。

　また、根面齲蝕が引き金となって象牙質知覚過敏症《ぞうげしつちかくかびんしょう》（407ページ参照）が見られることもあります。

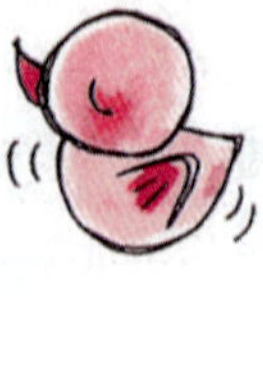

着色歯《ちゃくしくし》（変色歯《へんしょくし》）

原因・症状

歯が着色《ちゃくしょく》したり変色《へんしょく》したりする原因には、外因性《がいいんせい》のものと内因性《ないいんせい》のものがあります。

外因性のものは外来色素（たばこのヤニなど）が歯に沈着することで起こります。また内因性のものは薬物の影響により歯質《しつ》の色調に変化があらわれることで、また歯の脱臼《だっきゅう》が原因となる歯髄死《しずいし》などで起こります。

発生頻度は外因性によるものが圧倒的に高いとされています。外因性の歯の着色は、飲食物やたばこなどの嗜好品《しこうひん》あるいは色素産生細菌由来の色素が、エナメル質表面に沈着することで起こります。またプラークの存在は色素の沈着を促進することがあります。よく見られる部位は、上顎前歯《じょうがくぜんし》の唇側《しんそく》および下顎前歯《かがくぜんし》の舌側《ぜっそく》などです。

外因性の歯の着色は、緑・橙・黒・褐色など、さまざまな色調を呈します。黒や褐色のもので食品などに由来するものは、お茶のタンニン酸により鉄分が還元《かんげん》されて黒色を呈するもの、あるいはたばこのヤニが（タール成分）がへばりつくことによるものがあります。

沈着量は、必ずしもお茶の摂取量あるいは喫煙本数に比例しません。

一方、細菌由来色素によるもので緑色のものは、若年者で口腔《こうくう》清掃不良の人によく見られます。また、細菌色素由来のもので黒色のものは、歯肉《しにく》の上側の歯面《しめん》に線状あるいは斑点状《はんてんじょう》に見られ、きれいにしてもまた沈着します。

外因性の歯の着色は日常の歯ブラシでその付着を減弱することができますが、一度強固に沈着したものを完全に除去するには、歯科医師あるいは歯科衛生士による機械的清掃（スケーリングなど）が必要となります。

内因性の歯の着色は、歯質《しつ》自体が変色することで見られます。このうち薬物の服用によるものではテトラサイクリン系の薬剤、あるいは金属（鉄など）を含む薬剤を長期間連用することによって象牙《ぞうげ》質《しつ》の色調が変化し、その色がエナメル質を透過《とうか》して、歯が変色して見えます。

また、歯髄死《しずいし》によるものでは歯髄の血液の変性、歯髄組織の壊死《えし》によって生じたものが象牙質《ぞうげしつ》の色調に変化を与え、その色がエナメル質を透過《とうか》して歯が変色して見えます。このときの色は黄・茶・紫・黒色まで実にさまざまな色調を呈します。

治療

内因性の歯の着色に対する治療法としては、ジャケット・クラウンによるもの、あるいは外から見える部分の歯の表面だけを削り、そこに正常色をしたシェル（貝）状のポーセレンや歯科用レジンを貼る方法（ラミネート・ベニア・クラウン）があります。

また歯髄死によるものでは、漂白剤を歯のなかに貼付し、変色した歯質の色調を回復させる方法（ブリーチ法）などもあります。

（広瀬　公治）

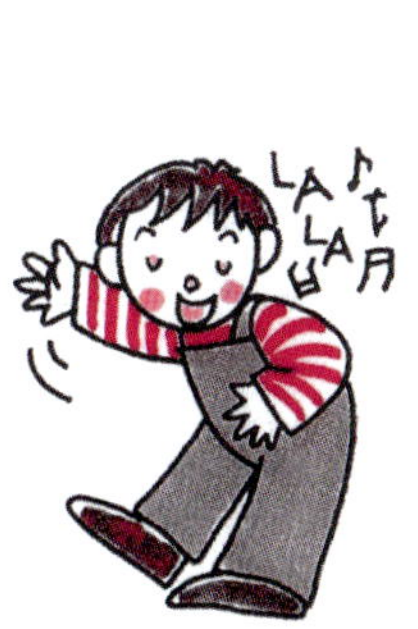

先天《せんてん》（性《せい》）歯《し》

出生時にすでに萌出《ほうしゅつ》している歯を指します。一般に下顎乳中切歯《かがくにゅうちゅうせっし》部《ぶ》に多く認められますが、先天（性）歯の出現頻度は、日本人では0.1％程度です。先天(性)歯には、乳歯《にゅうし》の早期萌出《そうきほうしゅつ》と乳歯形成前の過剰歯《かじょうし》の2種類があります。

乳歯の早期萌出の場合は、多くは歯根《しこん》（歯の根の部分）形成されて、比較的しっかりと生《は》えています。一方、過剰歯の場合は歯ぐきにくっついている程度で、歯槽骨《しそうこつ》（顎《あご》の骨）のなかには正常な乳歯が発育しているのが多く見られます。このような先天（性）歯があると、乳児の舌の尖端《せんたん》や舌下面《ぜっかめん》に褥瘡性潰瘍《じょくそうせいかいよう》（ただれ）を作ることがあります。

抜歯後感染《ばっしごかんせん》

原因・症状

抜歯《ばっし》(歯を抜く)することによって生じた傷を抜歯創《ばっしそう》と呼び、その抜歯創に生じた感染を抜歯後感染《ばっしごかんせん》と言います。

抜歯手術後、2〜4日以内に抜《ばっ》歯創《しそう》の局所に急性の炎症症状が現れ、抜歯創の治癒《ちゆ》不全《ふぜん》または治癒《ちゆ》阻害《そがい》を引き起こします。

いろいろな条件により抜歯創の治癒過程は異なりますが、通常、抜歯創はしだいに小さくなり、10日程度で閉鎖します。初めは抜歯創は固まった血で満たされますが、肉芽組織《にくがそしき》によりとってかわり、約半年後には完全に治癒《ちゆ》する経過をたどります。

しかし、抜歯後感染すると、抜歯創に異常な症状が現れます。すなわち、抜歯創からの出血、自発《じはつ》痛《つう》(何もしていなくても痛みがある)、接触痛《せっしょくつう》(患部に触ると痛い)などの急性の炎症症状が生じます。また、こういった異常経過が顎骨《がくこつ》(顎《あご》の骨)内や周囲の軟組織(歯ぐきや粘膜)へも及ぶと、重篤《じゅうとく》な症候を現わす場合があります。たとえば、患部から膿《うみ》がでてきたり、顎骨《がくこつ》(顎《あご》の骨)に持続性の痛みがあったり、周囲組織や領域リンパ節の腫脹《しゅちょう》(はれあがる)などひどい炎症が起こってきます。

歯《は》の喪失《そうしつ》(一部、全部)

原因

抜歯《ばっし》(歯を抜く)あるいは歯が脱落《だつらく》した場合を歯《は》の喪失《そうしつ》と言います。歯はむし歯(齲蝕《うしょく》)に罹《かか》ると自然には治らないため、病状は進行していきます。これを治療しないで放置すると、抜歯しなくてはなりません。

このように齲蝕が原因で歯を喪《そう》失《しつ》する割合は、約40%を占めています。年齢別には20代がもっとも多く、下顎第一大臼歯《かがくだいいちだいきゅうし》(下あごの六歳臼歯)に頻度が高いと言われています。

一方、歯周疾患《ししゅうしっかん》が高度に進行した歯の場合、自然に脱落してしまうか、歯を抜かなければならない場合もあります。この歯周疾患による歯の喪失割合もむし歯が原因の場合と同様に約40%であり、40歳代に急速にその喪失頻度を増し、前歯部《ぜんしぶ》にもっとも多く見られます。

また、外傷により歯を喪失する場合もあり、その頻度は前歯部《ぜんしぶ》で高くなっています。

咀嚼《そしゃく》能率についてみると、健全な状態を100%とした場合、1歯喪失した場合では約70%に低下し、全歯喪失した部分に総義歯《そうぎし》を入れた場合では25%にまで咀嚼《そしゃく》能率は低下すると言われています。

治療

歯の喪失《そうしつ》した部分には、喪失した歯の数と部位によって、その修復方法は異なりますが、少数歯ではブリッジ修復が行われ、多数歯喪失、あるいは、全歯喪失の場合は、部分入れ歯(部分床義歯《ぶぶんしょうぎし》)または、総入れ歯(全部床義歯《ぜんぶしょうぎし》)の修復となります。

歯《は》の先天欠如《せんてんけつじょ》

原因

歯が先天的に欠如《けつじょ》していることを言います。通常、乳歯《にゅうし》は20本、永久歯《えいきゅうし》は28本萌出《ほうしゅつ》します。多数歯の欠如《けつじょ》をきたした無歯症《むししょう》と言われるものと、欠如歯《けつじょし》が1歯あるいは2〜3歯程度の少数歯の場合とが見られます。

多数歯の先天欠如《せんてんけつじょ》の原因は、遺伝的素因あるいは乳幼児期の全身疾患によるとされています。一方、少数歯の先天欠如の原因は、発生学的退化現象として説明されていますが、この現象の発現も遺伝的傾向があると言われています。

発生頻度

乳歯《にゅうし》の先天欠如の発生頻度は、

日本人についての調査では、多くても1％程度にすぎません。一方、永久歯《えいきゅうし》の先天欠如は、乳歯よりも頻度が高くなっています。智《ち》歯《し》（親知《おやし》らず）を除いた先天欠如の出現頻度は、日本人の場合、2～3％見られ、多くても10％以下です。

もっとも先天欠如の頻度が高い歯は智歯であり、日本人では10～30％であると言われています。その他の歯種では、乳歯においては上顎乳側切歯《じょうがくにゅうそくせっし》に多く、また、永久歯では上顎の側切歯《そくせっし》がもっとも多く先天欠如が見られます。ついで、下顎第二小臼歯《かがくだいにしょうきゅうし》、上顎第二小臼歯および下顎第一小臼歯の順となっています。

（神原　正樹・上村　参生）

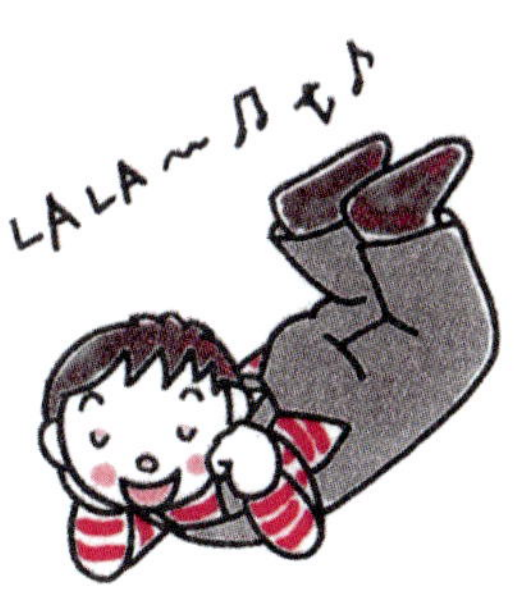

歯の沈着物《ちんちゃくぶつ》

歯の表面にはさまざまな物質が沈着します。

▼ペリクル（獲得被膜《かくとくひまく》）

歯の表面（エナメル質）に唾液《だえき》が接すると、ただちに形成される唾液由来の糖たんぱく質の被膜です。厚さ約1～数μmで微生物は含まず、吸着は頑固で、通常の歯みがきでは除去できません。

口腔内《こうくうない》細菌の歯面《しめん》への付着など歯垢《しこう》の形成にかかわりますが、再《さい》石灰《せっかい》化現象に重要な役割を果たすなど、歯に対する害はほとんどないと考えられます。

▼デンタルプラーク（歯垢《しこう》、歯《し》苔《たい》、バイオフィルム）

ペリクル上に形成された厚さ3～200μm程度の沈着物であり、細菌（約70％）と菌体間基質《きんたいかんきしつ》（約30％）からなっています。細菌は、デンタルプラークの湿重量1mg当たり約2～3億個存在し、菌体間基質は、細菌が産生する多糖や唾液由来の糖たんぱく質から構成されています。

デンタルプラークは、バイオフィルム（細菌とその細菌が産生する菌体外多糖《きんたいがいたとう》によって形成される膜状構造物であり、台所の流しの排水口周り、川底の石の表面などでも見られる細菌の塊《かたまり》）の一種であり、その中では、細菌同士がさまざまなコミュニケーションをとりながら、自分たちの生息《せいそく》と安定を確保するため、共同生活を営んでいます。

むし歯（齲蝕《うしょく》）や歯周病《ししゅうびょう》の主たる病原因子であるとともに、口《こう》臭《しゅう》や外観不良の原因にもなりますので、家庭で歯ブラシやデンタルフロスなどの清掃用具を用いて除去することを心がけることが大切です。また、定期的に歯科医院で専門的に除去してもらうことも重要です。

▼歯《し》石《せき》

デンタルプラークが石灰化《せっかいか》したもので、主成分はリン酸カルシウム（約75％）で、歯みがきでは除去できません。歯石は、主として歯冠部《しかんぶ》に沈着する（直接観察することができる）歯肉縁上《しにくえんじょう》歯石と歯《し》根部《こんぶ》に沈着する（直接観察することはできない）歯肉縁下《しにくえんか》歯石とに分かれます。歯肉縁上歯石は、唾液由来で黄白色、層状構造であり、唾液腺の開口部に好発し、歯面への固着力は弱いです。これに対して、歯肉縁下歯石は、歯肉溝《しにくこう》滲出液《しんしゅつえき》や血液由来で黒褐色、無構造であり、沈着部位は不特定で、歯面に強く沈着しています。歯石自体には病原性はないとされていますが、沈着すると、表面がざらざらするため、歯面や歯肉溝内にデンタルプラークが付着しやすくなり、歯周病《ししゅうびょう》を誘発します。一旦、沈着すると、歯ブラシでは除去できませんので、定期的に歯科医院で取ってもらうことが必要です。

▼マテリアアルバ（白質《はくしつ》）

歯垢《しこう》が大量に付着している場合、その外側をおおう柔らかい沈着物で歯口《しこう》清掃の悪い人によく見られます。食物残渣《ざんさ》（食べかす）、剥離上皮《はくりじょうひ》、白血球《はっけっきゅう》、細菌、唾液由来の糖たんぱく質などからなっています。吸着力は弱く、強いうがいによって容易に洗い流すことができます。害はあまり認められませんが、場合によっては歯肉《しにく》に炎症を誘発することがあります。

▼色素性沈着物《しきそせいちんちゃくぶつ》

歯の表面に色素が沈着するもので、飲食（コーヒーなど）や喫煙に由来するもの、色素を産出する細菌によるもの、化学物質や金属によるものなどがあります。

歯や歯肉に害はありませんが、外観上に問題が生じる場合があり、除去を希望される場合は、歯科医院で機械的に取ってもらう必要があります。

盲《もう》孔《こう》

盲孔《もうこう》は、上顎前歯《じょうがくぜんし》の舌側面《ぜっそくめん》歯頸《しけい》部《ぶ》（歯の裏側の歯肉《しにく》に近い部分）に見られる先天的に生じた小孔《しょうこう》です。エナメル質が根尖《こんせん》（歯の根の先端）に向かって深く陥没《かんぼつ》したもので、多くの場合、入り口は針なども入らないほど狭くなっています。一種の退化性の現れであるとされ、上顎側切歯《じょうがくそくせっし》にもっとも多く見られますが、まれに上顎中切歯《ちゅうせっし》にも出現します。

盲孔内《もうこうない》は、歯みがきなどによるプラークの除去がむずかしく、むし歯（齲蝕《うしょく》）の好発《こうはつ》部位です。盲孔が特に深いときには、歯科医院であらかじめ充塡《じゅうてん》（予防塡塞《てんそく》）をしておくこともあります。

咬《こう》耗《もう》症《しょう》

原因・症状

咬耗《こうもう》とは、上下の歯が噛《か》み合う物理的作用によって歯が削れることを言います。中高年期になると、生理的にも多少見られますが、硬い食物を摂《と》っている人、噛《か》む力が強すぎる人、噛みたばこ、歯ぎしり、歯の食いしばりなどの習慣がある人などには著明に現れます。

一般に咬耗面は平滑《へいかつ》で、みがいたようになっていますが、象牙質《ぞうげしつ》がしだいに露出《ろしゅつ》するようになると、象牙質の部分は凹《へこ》んできます。これらの症状は非常にゆっくりと進んでいくので、咬耗《こうもう》が起こっても、歯髄《しずい》（歯の神経）が十分機能している場合には、その部位に第二象牙質《だいにぞうげしつ》（新しい歯の構造物）が添加《てんか》されるため、温熱などの外部刺激が歯髄に伝わりにくくなり、多くの場合は、歯科的な処置を必要としません。

摩《ま》耗《もう》症《しょう》

原因・症状

摩耗《まもう》は咀嚼《そしゃく》以外の物理的作用によって歯の一部が擦《す》り減ることを言います。歯ブラシの誤用（硬い歯ブラシで水平方向に強くみがく）や不適合なクラスプ（部分入れ歯の維持のため歯にかけている金属）の摩擦《まさつ》がある場合、歯の歯《し》頸部《けいぶ》（歯肉《しにく》に近い部分）にくさび状の欠損が生じます。また、大工《だいく》（釘《くぎ》をくわえる）、裁縫師（針をくわえる）、吹奏楽器《すいそうがっき》演奏者およびパイプ愛好者では、それぞれのものをくわえる部位に摩耗《まもう》が生じることがあります。摩耗が生じると、象牙質《ぞうげしつ》やセメント質が露出《ろしゅつ》し、知覚過敏症《ちかくかびんしょう》を起こしやすくなります。知覚過敏症の症状が出ても、咬耗《こうもう》と同様に、第二象牙質が添加されれば、症状は消失しますので、原因の除去を行って、経過観察することが重要です。

治療

しかし、症状が継続する場合には、歯科医院において知覚過敏症《ちかくかびんしょう》の処置として、軽症の場合は薬物塗布《とふ》、重症の場合は充塡《じゅうてん》を行って、歯髄《しずい》（歯の神経）の鎮静化をはかります。さらに重症の場合には、歯髄を除去することもあります。

（三宅　達郎・神原　正樹）

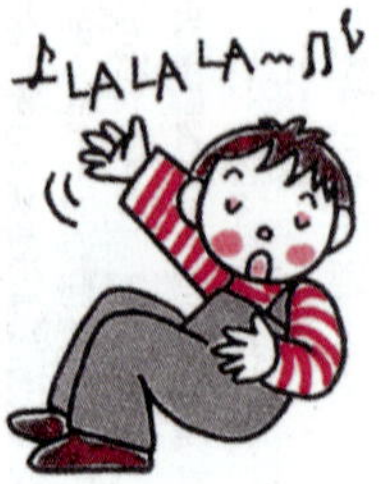

歯《は》の形態異常《けいたいいじょう》

▼歯内歯《しないし》

歯内歯は、内反歯《ないはんし》とも言われ、象牙質《ぞうげしつ》の一部がエナメル質とともに歯の中側に入り込んだもので、歯の中にもう1本の小さい歯が逆さまにあるように見えることからこのような名がついています。上顎《じょうがく》(上あご)の前歯《ぜんし》に多く見られ、下顎《かがく》(下あご)の歯や乳歯《にゅうし》にはあまり見られません。歯の外見は正常なものから、円錐形《えんすいけい》、小臼歯様《しょうきゅうしよう》形態などさまざまです。特に処置はいりませんが、歯の中心に深いくぼみがあることが多いので、そこからむし歯(齲蝕《うしょく》)になりやすいため、注意が必要です。

▼斑状歯《はんじょうし》

斑状歯とは、歯に白斑《はくはん》やエナメル質の形成不全《けいせいふぜん》が認められるものを言います。この白斑や形成不全の原因を見ると多くのものがあります。

フッ素は、むし歯の予防剤として有名ですが、一方で、歯のフッ素症の原因となります。歯のフッ素症は、歯の形成期にフッ素が多く含まれている飲料水などを飲んでいると発症します。左右対称の多数歯にわたって歯の表面に白濁《はくだく》が見られ、重度なものとなるとエナメル質表面が欠けたり、褐色や黒褐色の沈着が見られます。しかし、日本の上水道にはほとんどフッ素が含まれていませんので、国内で歯のフッ素症を見ることはあまりありません。

また、乳歯《にゅうし》は、母胎《ぼたい》内にいるときに歯の大部分は形成されていますが、フッ素は、子宮壁を通過するのはわずか、あるいは通過しないと言われています。したがって、乳歯に歯のフッ素症が現れることはまれであると言われています。いったん形成された歯は、高い濃度のフッ素溶液にさらされても斑状歯《はんじょうし》になることはありませんので、歯科医院で塗《ぬ》るフッ素や歯みがき剤に入っているフッ素で歯のフッ素症が起こることはありません。

エナメル質の形成不全や石灰化《せっかいか》不全《ふぜん》により斑状歯となることもあります。エナメル質の形成不全や石灰化不全《せっかいかふぜん》は、歯胚《しはい》の時期やエナメル質形成期に何らかの障害が生じたために発症します。おもな原因としては、局部的な外傷や炎症、全身的な栄養障害、内分泌障害、感染症、遺伝性疾患などがあります。

いずれの場合においても軽度の場合そのまま経過を見ることになります。歯が欠けていたり、色素沈着が著しい場合は、治療を行います。

▼矮小歯《わいしょうし》

通常の大きさに比べて異常に小さい歯を矮小歯《わいしょうし》と言います。口の中に1~2歯に見られる場合と全部の歯に見られる場合があります。1~2歯の場合がほとんどです。おもに上顎《じょうがく》の前歯《ぜんし》や親知《おやし》らず(智歯《ちし》)、過剰歯《かじょうし》などに多く見られ、形態は円錐状、栓状、蕾状《らいじょう》となります。原因は、外傷、放射線、炎症、栄養障害、内分泌機能低下、遺伝などがあげられています。

また、歯の大きさが正常であるが、あご(顎)が異常に大きい場合には、歯が小さく見えてしまい、これを相対性矮小歯《そうたいせいわいしょうし》と言います。

特に治療の必要はなく、審美的《しんびてき》に問題があるようでしたら冠をかぶせることもあります。

▼巨大歯《きょだいし》

巨大歯は矮小歯《わいしょうし》とは逆に、ほかの歯に比べて異常に大きいものを言います。上顎《じょうがく》の前歯《ぜんし》に多く見られ、男性に多いとされています。原因は、巨人症などの全身疾患によるもの以外ははっきりしておらず、遺伝や突然変異と考えられています。

また、歯の大きさが正常であるが、あご(顎)が異常に小さい場合には、歯が大きく見えてしまい、これを相対性巨大歯《そうたいせいきょだいし》と言います。

歯が大きいため、歯の位置の異常が生じたり歯ならびが悪くなったりしやすく、審美上《しんびじょう》の問題が出るようなら形態修正や矯正《きょうせい》治療を行います。

▼癒合歯《ゆごうし》

2つ以上の隣接する歯胚《しはい》が顎骨《がくこつ》

内で結合し成長し、1つの歯となったものを癒合歯《ゆごうし》と言います。永久歯に比べ乳歯で多く見られ、乳歯の前歯《ぜんし》、特に下顎《かがく》で多く見られます。乳歯に癒合歯がある場合はその部位の永久歯《えいきゅうし》が無い場合があります。

特に治療の必要性はありませんが、結合部分に深い溝があるものは、この部分がむし歯（齲蝕《うしょく》）になりやすいので注意が必要です。また、乳歯から永久歯への交換期には、癒合歯が抜け落ちにくく、永久歯の萌出《ほうしゅつ》を邪魔するようなら、抜歯する必要があります。

▼癒着歯《ゆちゃくし》

癒着歯は、通常の形に歯ができあがった後に、歯の根の部分で結合してしまった状態を言います。正常な歯と正常な歯、正常な歯と過剰歯《かじょうし》、過剰歯と過剰歯で癒着《ゆちゃく》することがありますが、まれに上顎《じょうがく》の第二大臼歯《だいきゅうし》と親知《おやし》らず（智歯《ちし》）で癒着が見られます。乳歯ではほとんど見られません。歯の根の先の炎症により、歯の根をおおうセメント質が肥大して癒着することが多いと言われています。

▼双生歯《そうせいし》

双生歯ができあがるのには2つのパターンがあります。1つは、もともと1つの歯になるべきであった歯胚《しはい》が、2つに分離し成長したもので、おもに永久歯で見られます。もう1つは、1つの正常な歯胚とその近くにできた過剰歯《かじょうし》胚《はい》が結合し成長したものがあり、乳歯の下顎《かがく》の前歯《ぜんし》と過剰歯《かじょうし》の場合がありますが、非常にまれです。

埋伏歯《まいふくし》

原因・症状

歯にはそれぞれ萌出《ほうしゅつ》する時期があります。その萌出時期が過ぎても歯が萌出しないで歯肉《しにく》（歯ぐき）の下や骨の中にある歯を埋伏歯《まいふくし》と言います。歯が完全にあご（顎）の骨の中にあるものを完全埋伏歯、歯の一部が歯肉から出ているものを半埋伏歯や不完全埋伏歯と言います。

乳歯より永久歯で多く見られ、親知《おやし》らず（智歯《ちし》）、犬歯《けんし》、第二小《しょう》臼歯《きゅうし》の順に多いとされています。また、過剰歯《かじょうし》にも多く、特に上顎《じょうがく》の前歯《ぜんし》部分での過剰歯は埋伏《まいふく》していることが多いです。

全身的な原因としては、くる病、ダウン症候群、外胚葉異形成《がいはいよういけいせい》症《しょう》、感染症、内分泌機能異常などがあり、口の中の原因では、乳歯の早期脱落《そうきだつらく》や晩期残存《ばんきざんぞん》、骨との癒《ゆ》着《ちゃく》、位置異常、形態異常、顎骨《がくこつ》の成長不良による萌出《ほうしゅつ》場所の不足、過剰歯《かじょうし》・嚢胞《のうほう》・腫瘍《しゅよう》などによる萌出の障害などがあります。

完全埋伏歯《かんぜんまいふくし》は、隣の歯の根を吸収して歯をぐらつかせ、抜ける原因になったりします。また、歯と歯の間に入り込んで隙間を作ったり、隣の歯の位置の異常を引き起こしたりします。半埋伏歯《はんまいふくし》は、周囲の歯周組織や顎骨《がくこつ》に炎症を引き起こしたり、隣の歯のむし歯（齲《う》蝕《しょく》）の原因にもなります。

治療

治療は、他の歯や歯周組織に影響を与えることがなければ放置しますが、影響を与えるようなら抜去します。審美的《しんびてき》に問題があるようでしたら、歯ならびに歯の萌出《ほうしゅつ》のスペースを作ってから、ゴムあるいはスプリングなどを用いて、徐々に引き出し並べることもあります。

歯周嚢胞《ししゅうのうほう》

原因・症状

歯周嚢胞《ししゅうのうほう》は、歯の根（歯根《しこん》）の側面にできた嚢胞の総称です。その原因はさまざまで、歯根膜の中に残った歯胚《しはい》の残骸《ざんがい》や、過剰歯《かじょうし》胚《はい》、慢性的な歯周炎による炎症性肉芽《にくげ》などに関連して生じたとされています。

治療

きわめてまれで、治療は嚢胞《のうほう》の摘出《てきしゅつ》と抜歯《ばっし》が原則となります。

歯周膿瘍《ししゅうのうよう》

原因・症状

歯周膿瘍《ししゅうのうよう》というのは、歯と歯肉《しにく》（歯ぐき）の境目《さかいめ》にある隙間《すきま》（歯周《ししゅう》ポケット）から感染を起こし、この部位に膿《うみ》が貯留《ちょりゅう》してしまったものを言います。歯周ポケットが膿《うみ》が出る（排膿《はいのう》）通路となっているとあまり症状はなく慢性歯周膿瘍となりますが、排膿の通路がふさがると膿が貯留し、歯肉《しにく》の腫《は》れ、痛みなどが生じ急性歯周膿瘍となります。

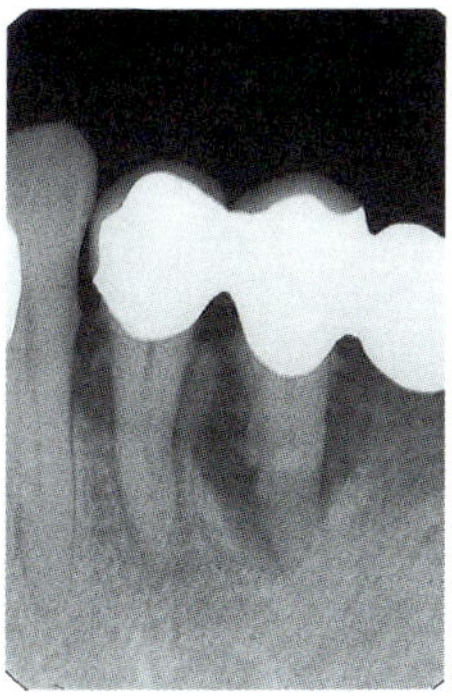

歯周膿瘍で来院された患者さんのエックス線（レントゲン）写真を示しました。周囲の歯を支えている骨が吸収されている状態を示しています。このように、歯を支える骨を吸収してしまうので、歯の抜け落ちる原因の1つと考えられます。

治療

通常、急性のときには排膿《はいのう》を促すために切開し、症状が落ち着いた後、このポケット内を十分に清掃し、骨の再生《さいせい》を促したり、歯周ポケットの除去を目的とする手術をしたりします。

歯根嚢胞《しこんのうほう》

原因・症状

むし歯（齲蝕《うしょく》）が進行し、歯の神経が死んでしまった場合に、歯の根（歯根《しこん》）の先にまで細菌が達しその周囲で炎症が起こり、それが嚢胞化《のうほうか》したものが歯根嚢胞《しこんのうほう》です。歯の根の治療の後や根が割れていたりするとできることもあります。あご（顎）の骨の中にできる嚢胞ではもっとも多く見られる嚢胞で上顎《じょうがく》の前歯《ぜんし》にできやすく、20～40歳代に多いと言われています。顎の骨を徐々に膨らませ、小指の頭程の大きさにまでなります。大半が無痛性であり、症状があっても、噛《か》むときの違和感や、歯を叩《たた》くと少し響く程度です。嚢胞に細菌が感染すると急性炎症を起こし、痛みや腫《は》れを生じますが、それ以外では著しい症状が見られないため発見が遅れることがあります。多くはエックス線（レントゲン）写真によって存在が確認されます。

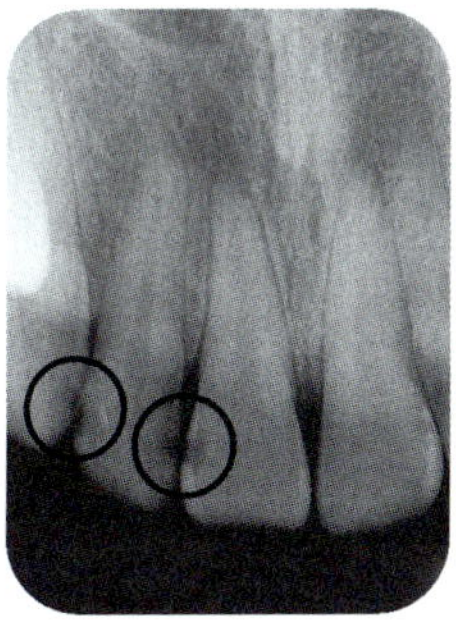

図1

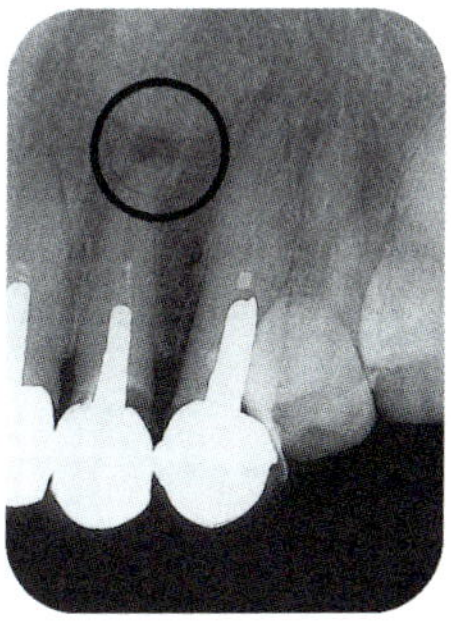

図2

2枚のエックス線写真を見てください。**図1**は、むし歯の進行と、歯根嚢胞《しこんのうほう》の形成過程を見たものです。象牙質《ぞうげしつ》に達するようなむし歯があり、歯の根の先に感染している状態が認められます。痛みを訴えて来院された患者さんですが、もし、放置したりすると、**図2**のように根の先に膿《うみ》の袋を作ってしまいます。これが歯根嚢胞です。

治療

治療は嚢胞《のうほう》を摘出《てきしゅつ》して、原因となっている歯が残せるようなら根の先端を切除します。根の周りの骨が少なく、歯が動揺《どうよう》しているような場合は抜歯《ばっし》することもあります。

智歯周囲炎《ちししゅういえん》

原因・症状

智歯《ちし》（親知《おやし》らず）は、20歳を過ぎてあご（顎）の骨の発育が終わった時期に萌出《ほうしゅつ》してきます。特に下《か》顎《がく》の智歯は萌出場所が狭く、この場所の骨や歯肉《しにく》（歯ぐき）も厚いので正常な萌出が妨げられ、手前に傾いたり、水平になったりすることがあります。その結果、半埋《はんまい》伏《ふく》や完全埋伏《かんぜんまいふく》の状態になります。すると手前の第二大臼歯《だいきゅうし》との間にすきまができ、食べかすなどがたまり不潔となり細菌感染を起こします。そして炎症を起こし、腫《は》れたり、痛みがでます。この状態を智歯周囲炎《ちししゅういえん》と言います。

症状が軽いうちは、腫れや痛み、口が開きにくくなるなどですが、悪化すると顎骨炎《がくこつえん》や扁桃周囲《へんとうしゅうい》炎《えん》を引き起こすこともあります。

治療

智歯周囲炎《ちししゅういえん》が起こってしまったら、智歯周囲の洗浄《せんじょう》消毒と抗生物質や鎮痛剤を投与します。その後、症状が落ち着いたら抜歯《ばっし》をするのが良いでしょう。予防としては、症状が出そうな智歯はあらかじめ抜いてしまうのがもっとも効果的ですが、抜くのが嫌なら日頃から口《こう》腔《くう》内を清潔に保つことが大切です。

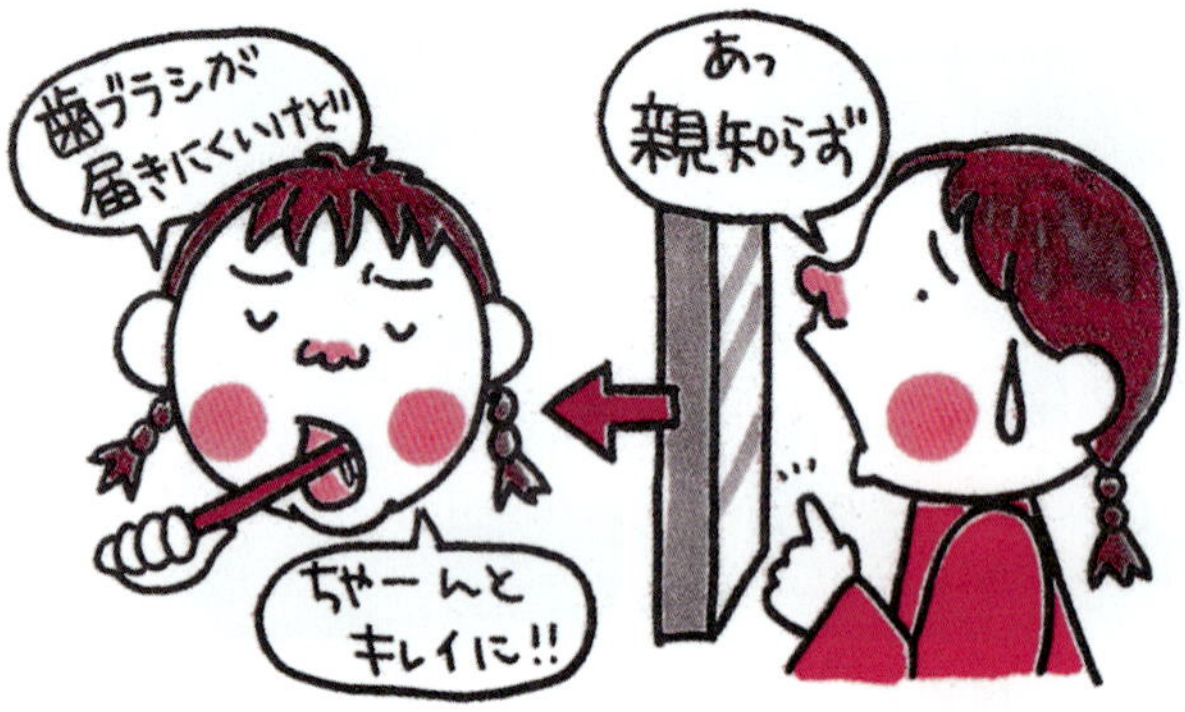

咬合性外傷《こうごうせいがいしょう》

原因・症状

咬合性外傷《こうごうせいがいしょう》は、歯の噛《か》み合わせ

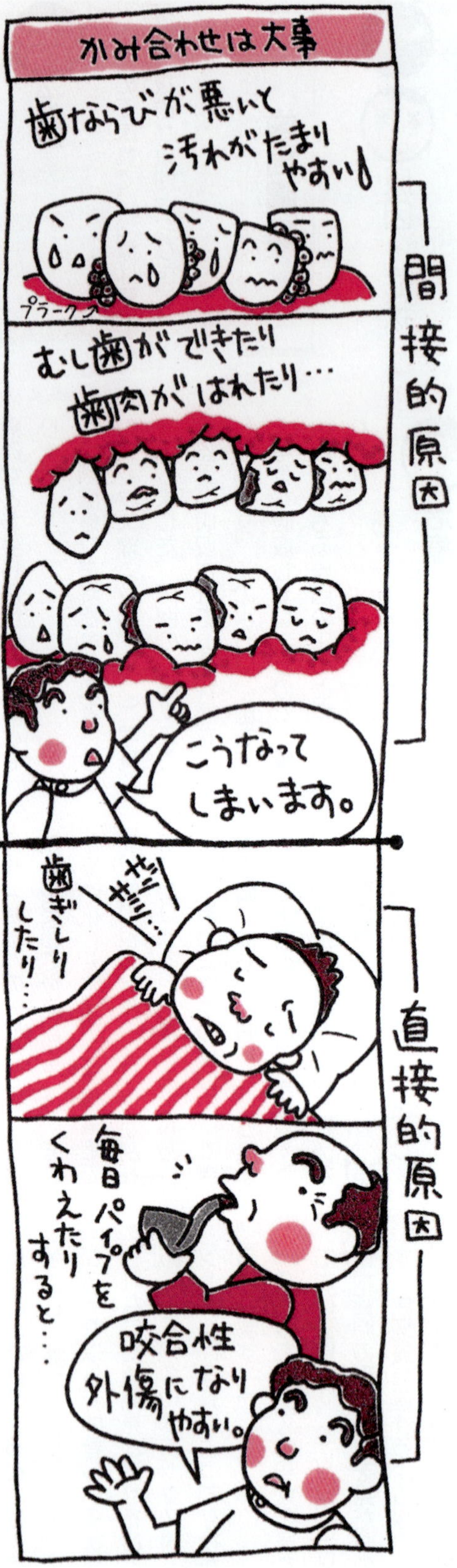
かみ合わせは大事
間接的原因
歯ならびが悪いと汚れがたまりやすい!
プラーク
むし歯ができたり歯肉がはれたり…
こうなってしまいます。
直接的原因
歯ぎしりしたり…
ギリギリ…
毎日パイプをくわえたりすると…
咬合性外傷になりやすい。

によりひき起こされる歯周組織の外傷と定義されています。

健全な歯周組織に歯ぎしりなどによる強い力が加わって起こる場合と、歯周病《ししゅうびょう》などに罹《かか》って歯の支えが弱くなった歯に正常な噛む力が加わって起こる場合とがあります。

おもな症状は、噛《か》んだときの痛み、歯の動揺《どうよう》、浮いた感じなどです。

歯周組織が健全な場合は、噛《か》み合わせをチェックしてもらい、一部の歯に負担がかからないように調整してもらうと治ることが多いです。

歯ならびが悪かったり、噛み合わせの異常が大きいときは、歯科《しか》矯正《きょうせい》治療が必要になることもあります。

歯周病などに罹《かか》っている歯にこのような症状が現れると、歯周病が急速に進むこともあります。歯の支えが弱くなっているので、噛《か》み合わせを調整しただけでは治ることは少なく、隣の歯とつないで補強する必要があることもあります。

治療

成人では、歯周病と咬合性外《こうごうせいがい》傷《しょう》が合併《がっぺい》していることが多く、歯《し》垢《こう》（プラーク）や歯石《しせき》を取り除いて歯周組織の炎症を改善して、噛《か》み合わせを調整して一部の歯に異常な力が加わらないようにすることが治療の基本になります。

また、歯ぎしりの癖《くせ》がある人は、寝るときに歯ぎしり防止用のプレートをして、咬合する力を分散させ、歯ぎしりから歯と歯周組織を守るのも効果的です。

（松本　勝）

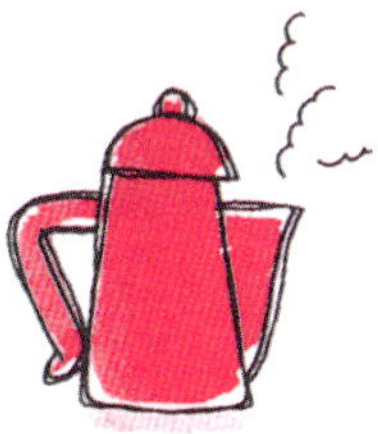

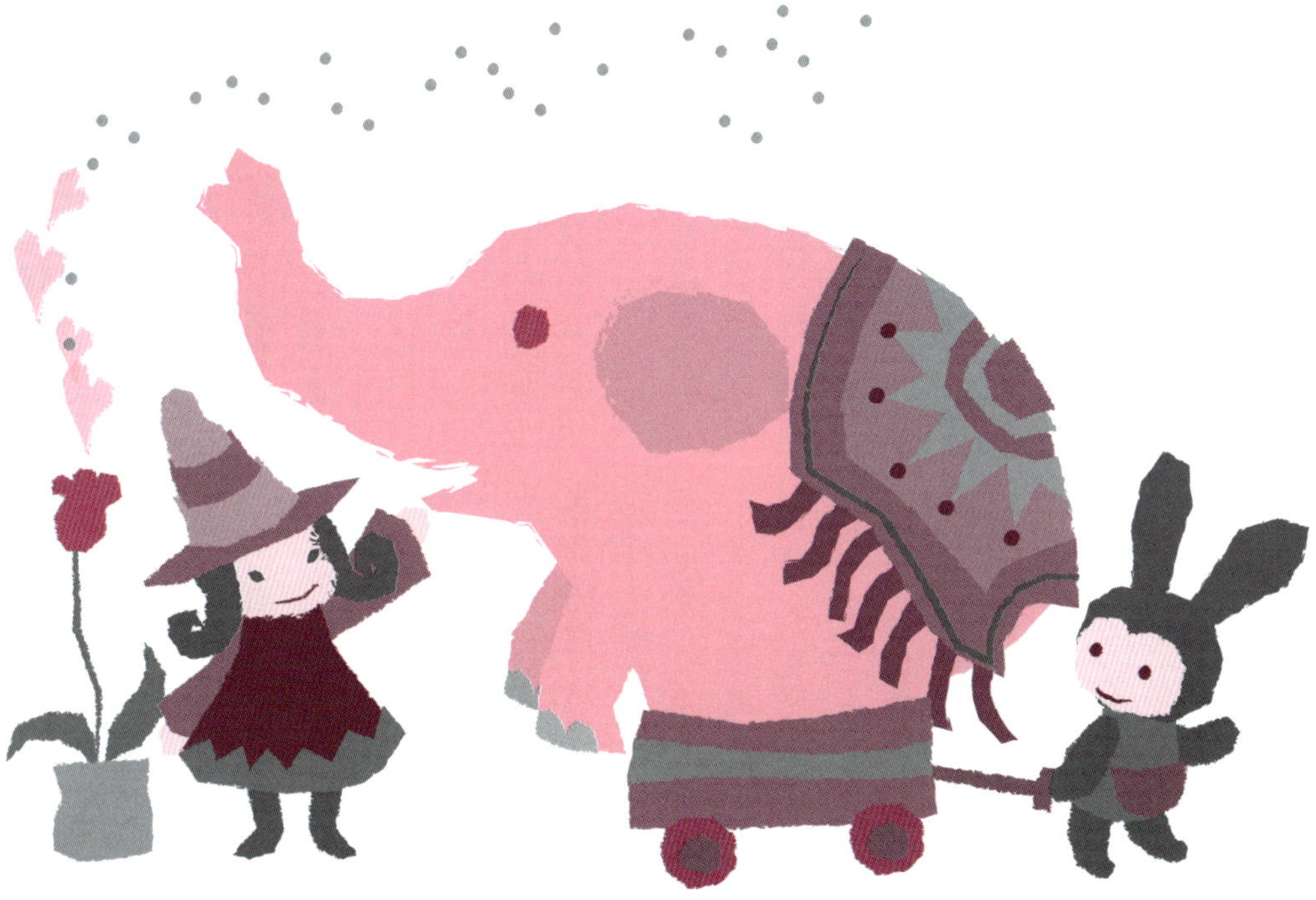

2章

歯肉《しにく》（歯《は》ぐき）

歯肉肥大症《しにくひだいしょう》

歯肉《しにく》（歯ぐき）の増大《ぞうだい》は、歯肉の病気の一般的な特徴です。肥大《ひだい》とは、器官を構成している細胞がその大きさを増し、その結果、器官が増大することを意味します。歯肉増大《しにくぞうだい》を分類してみましょう。

▼炎症性歯肉増殖《えんしょうせいしにくぞうしょく》（422ページ参照）

慢性の歯肉増殖

急性歯肉増殖（歯肉膿瘍《しにくのうよう》・歯周《ししゅう》膿瘍《のうよう》：426ページ参照）

▼非炎症性歯肉増殖《ひえんしょうせいしにくぞうしょく》

①薬剤によるものはフェニトインによる歯肉増殖（421ページ参照）のほかに抗腫瘍薬《こうしゅようやく》のシクロスポリン、カルシウム拮抗薬《きっこうやく》のニフェジピンによって、薬の投薬期間や投与量には関係なく症状が起こりますが、発症する確率は6.5～10数%となっています。

また、シクロスポリンやニフェジピン投与している患者さんのなかでも、糖尿病患者は歯肉《しにく》の増殖《ぞうしょく》が起きる頻度が高くなります。歯肉の炎症状態が進行していたり、抜歯適応になるような状態の歯があると増殖がさらに進行し、義歯の刺激が加わると義歯性歯肉肥大《ぎしせいしにくひだい》（429ページ）が起こりやすくなります。口内炎《こうないえん》を併発する例もあります。

治療法は投薬を中止するか、徹底したブラッシングと、スケーリング・ルートプレーニングを行う方法が有効です。

②突発性歯肉増殖《とっぱつせいしにくぞうしょく》（421ページ参照）

▼複合性増殖《ふくごうせいぞうしょく》

これは前記の非炎症性歯肉増殖《ひえんしょうせいしにくぞうしょく》が起こった後でプラークが蓄積して炎症性歯肉増殖《えんしょうせいしにくぞうしょく》が起こるもので、炎症性・非炎症性歯肉増殖の両者に対する治療をする必要があります。

▼症候性肥大《しょうこうせいひだい》

全身状態の変化によって歯肉《しにく》が増殖《ぞうしょく》するもので、以下の3つの原因が考えられます。

①**ホルモン性増大**（妊娠性、思春期性歯肉増殖）は、たとえば妊娠時や思春期などに歯肉全体に増殖が認められ、歯肉が赤くなるばかりか出血もしやすくなります。まれに局所にエプーリス（429ページ参照）を形成することもあります。しかしこの大部分は確実なブラッシングや歯科医院でのプラークコントロール指導やPMTCで防ぐことができます。

思春期性のものは男女を問わず起こりますが、唇側《しんそく》あるいは頬側《きょうそく》に多いようです。これも確実なブラッシングで防ぐことができます。

②**白血病性歯肉炎《はっけつびょうせいしにくえん》**は、急性あるいは亜急性白血病とともに起こり、歯肉すべてが増殖し、出血しやすくなります。歯ブラシをしなくても、食事中の刺激でも簡単に出血し、出血が止まりにくくなります。同時に壊死性潰瘍性歯肉炎《えしせいかいようせいしにくえん》（424ページ参照）も併発することがあります。

近年、化学療法によって白血病が治癒《ちゆ》した後は歯肉の増殖が起こりにくくなっています。

また、白血病に気づく第一段階として、食事やブラッシングなどの刺激によらない歯肉からの出血が知られています。

③**ビタミンC欠乏症**は、歯肉辺《しにくへん》縁《えん》に起こり、歯肉が柔らかく、赤く（蒼紅色）、脆《もろ》く、軽い刺激で出血します。まれに偽膜《ぎまく》（うすい膜）が歯肉を覆《おお》います。これに対しては、歯肉への刺激を少なくすると

ともに栄養バランスを保つことが必要となります。

▼**新生物性肥大**《しんせいぶつせいひだい》
良性腫瘍《りょうせいしゅよう》や悪性腫瘍《あくせいしゅよう》（428ページ参照）があります。これらを発見した場合は、速やかに病理学的診断が必要となります。

フェニトイン歯肉増殖症《しにくぞうしょくしょう》

原因

抗てんかん薬であるジフェニルヒダントイン／ダイランチン（フェニトイン）を飲んでいる人に歯肉《しにく》の増殖《ぞうしょく》が起こります。歯肉の増殖は歯のあるところだけに起こり、口腔粘膜《こうくうねんまく》には起こりません。10～19歳に発症するケースが多いです。

発症は薬を飲んでいる人の約50％で、投薬開始から10日から2週間ほどで症状が出てきます。増殖する場所は、前歯《ぜんし》のほうが多いです。薬を飲む量が多く、飲み続けている期間が長いほど起こりやすい症状です。

症状

薬を飲みだしたころは歯の周囲の歯肉《しにく》（歯ぐき）が赤く盛り上がり、炎症性歯肉増殖《えんしょうせいしにくぞうしょく》と区別がつきません。時間の経過とともに赤みが減り、健康歯肉と区別がつきにくくなります。薬を飲み始めてから2～3ヵ月で、歯肉が増えてくるのがはっきりしてきます。歯肉は硬く、弾力性がありますが、押しても痛みがありません。歯肉が増える場所は歯間乳頭《しかんにゅうとう》と辺縁歯肉《へんえんしにく》に限られます。

歯周病《ししゅうびょう》（歯周疾患）に罹《かか》っている人では、さらに歯肉の増殖が進みます。

また、この薬を長い間飲んでいる人には歯肉の増加だけでなく、くる病や骨軟化症《こつなんかしょう》やカルシウム代《たい》謝異常《しゃいじょう》などの別の副作用が起こります。このような骨の代謝の異常に対しては、ビタミンDなどの投与が有効です。

治療

薬を飲むことを止め、それでも歯肉の状態に変化がなければ、歯肉の増殖しているところを切除することが理想的な治療です。しかし、薬を止めにくいために、口の中の清掃を徹底することと、歯科医院でのブラッシング指導およびスケーリングとルート・プレーニングを定期的に受ける必要があるでしょう。それでも増殖が進行すると、麻酔して歯肉を切除することになります。

歯肉線維腫症《しにくせんいしゅしょう》

原因・症状

歯肉《しにく》の発育が異常になることによって起こる病気で、一種の発育の異常です。非常にまれな病気です。多毛症《たもうしょう》やてんかん、精神発育《せいしんはったつ》遅滞《ちたい》とともに起こる場合が多いと言われています。遺伝性、家族性には起こりません。

発病は永久歯《えいきゅうし》が生《は》えてから、つまり7～9歳ころから始まります。場合によっては乳歯《にゅうし》が生えるとともに、あるいは思春期に起こります。上下顎《じょうかがく》に同時に起こり、上顎では口蓋側《こうがいそく》、下顎では頬側《きょうそく》にはっきりした症状が現れます。

歯肉の表面は平らで、色も正常と同じピンク色か白色で、歯肉はやや固い程度に感じられます。そして、歯肉が増えてくるとだんだん歯肉が歯を覆《おお》い隠すようになり、このときはじめて異常に気がつくのです。

突発性歯肉増殖症《とっぱつせいしにくぞうしょくしょう》

原因・症状

突発性歯肉過形成症《とっぱつせいしにくかけいせいしょう》とも言われ、現在でも原因がよくわかっていない、不特定に起こるびまん性の歯肉《しにく》の線維性の増殖です。家族性（遺伝的）に発症することがあります。発病は乳幼児期で、乳歯が生《は》え始めるころから歯肉の肥大が始まり、7～8歳頃には歯を完全に覆《おお》い隠すようになってしまいます。しかしながら歯の発育や萌《ほう》出《しゅつ》にはほとんど影響がなく、乳歯の脱落と永久歯の萌出《ほうしゅつ》もすみやかに行われます。

変化は歯槽骨《しそうこつ》にもほとんど認められません。歯肉の増殖は上下顎とも、前歯の間にある乳頭歯肉《にゅうとうしにく》から始まり、辺縁歯肉《へんえんしにく》や付着歯肉《ふちゃくしにく》へも広がり、次第に小臼歯《しょうきゅうし》、大臼歯《だいきゅうし》へと広がっていきます。まれに上顎か下顎のほうに起こることがあります。

増殖の程度は前歯のほうが大きく、また右あるいは左だけ増殖することがあります。重症になると外から見てあご（顎）が変形しているように判断されます。肉眼では、増殖したときの歯肉の色はピンク色か、やや白みがかっていて、表面は硬く引き締まったように見えます。

この歯肉の状態は歯肉線維腫《しにくせんいしゅ》症《しょう》（421ページ参照）ほどは硬くなく、球状に膨《ふく》らんでいて、フェニトイン歯肉増殖症（421ページ参照）と違い、付着歯肉《ふちゃくしにく》まで増殖しています。

また以下に述べるパピヨン-ルフェーブル症候群とは歯槽骨《しそうこつ》の吸収がないこと、手足の角化症がないことによって区別できます。

治療

治療としては歯肉切除術《しにくせつじょじゅつ》を行いますが、抜歯《ばっし》を同時に行わないと再発する可能性があります。そこで、歯肉切除術を行うのは顎《がく》（あご）の成長を待ってから行うほうが良いでしょう。

炎症性歯肉増殖《えんしょうせいしにくぞうしょく》

原因・症状

炎症性歯肉増殖は急性の経過の場合（歯周膿瘍《ししゅうのうよう》・歯肉膿瘍《しにくのうよう》、426ページ参照）と慢性の経過をたどった場合に起こります。後者は、プラークが付着《ふちゃく》したまま経過すると、歯と歯の間の歯間乳頭《しかんにゅうとう》から症状が起こってきます。

まず歯肉《しにく》が赤くなり、腫《は》れるために仮性ポケットと呼ばれる溝ができ、これが徐々に深くなるために、食べ物やプラークや歯石《しせき》がたまりやすくなります（図）。さらに硬い食べ物や歯ブラシによる刺激が加わると、歯肉から出血します。この後、歯肉は次第に硬く、ピンク色に変化しながら、歯を少しずつ覆《おお》うようになってくるのです。

まれに歯周膿瘍《ししゅうのうよう》・歯肉膿瘍《しにくのうよう》の膿瘍のような急性症状を示したり、噛《か》む力が異常にかからなければ歯肉の変化は少なく、痛みはありません。

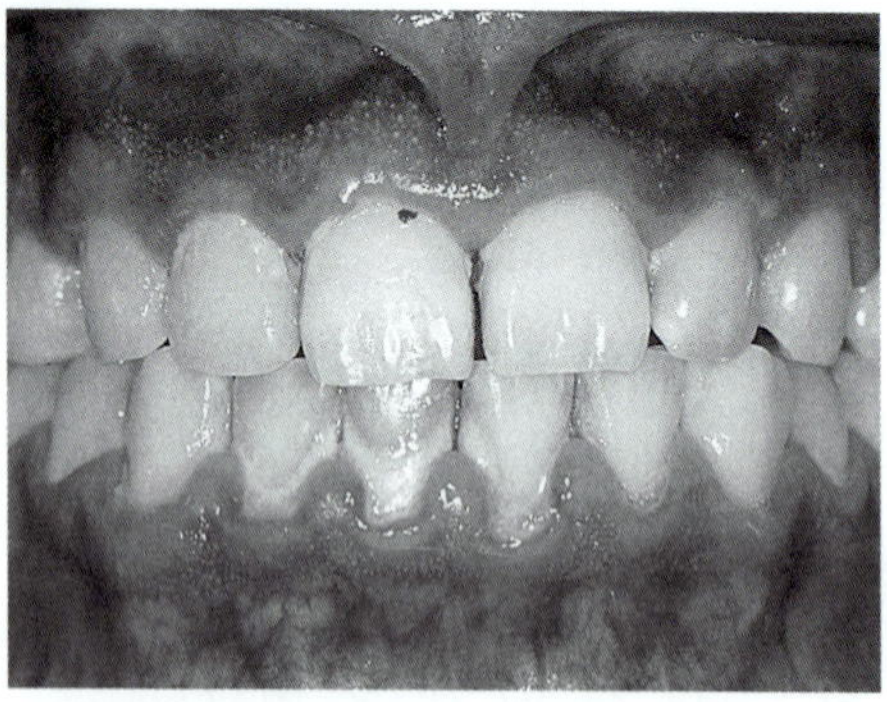

治療

この場合は、歯についたプラークや歯石《しせき》などの付着物《ふちゃくぶつ》は自分だけでは除去できなくなっているので、歯科医院でのブラッシング指導や歯石などの付着物の除去などの治療を受けると、症状が確実に改善するでしょう。

パピヨン-ルフェーブル（Papillon-Lefèvre）症候群《しょうこうぐん》

症状

1924年に初めて報告されたこの症候群（病気の経過にともなった症状が、いくつか重なって診断される病気をさします）の特徴は、家族性に現れた全身の手足の角化症《かくかしょう》と歯周組織の高度の病変、すなわち歯周病《ししゅうびょう》（歯周疾患）

による乳歯《にゅうし》の早期喪失《そうしつ》との合併《がっぺい》です。10万人に1～4人の頻度《ひんど》で発症するまれな症候群で、男女差はありません。家族性には起こりますが親子に起こることは少なく、従兄弟《いとこ》の子どもに遺伝することが多いようです。

手足の角化症という皮膚病変とは、出生時から生後4年にかけて手のひらや足の裏が赤くなったり（発赤）、皮が剥《は》げたり（落屑《らくせつ》）する症状を示します。また、手掌《しゅしょう》よりも足の裏のほうが重症で、夏より冬に進行します。

歯周組織の病変は、歯肉《しにく》と歯槽《しそう》骨《こつ》におもに変化が見られます。乳歯が萌出《ほうしゅつ》すると歯のならび方には異常は認められないものの、歯の周囲の歯肉が次第に赤く腫《は》れてきて、刺激によって歯肉からの出血や、排膿《はいのう》（黄色いうみ：（白い膿））が見られるようになり、さらに進行した状態では歯槽骨《しそうこつ》が吸収することによって歯は動くようになり、歯ならびまで悪くなります。

その頃になると、両親や家族からこの症状を指摘されますが、自覚症状はほとんどありません。そして通常6歳以降に生《は》えかわる乳歯は早々と（4～5歳までに）抜け落ちてしまいます。乳歯が抜け落ちると歯肉の異常はしばらくの間完全になくなりますが、永久歯が萌出《ほうしゅつ》すると乳歯が生《は》えてきたときと同じような歯肉と歯槽骨《しそうこつ》の異常が起こり、12歳から16歳までの間に智歯《ちし》（親知らず）以外の永久歯は自然に抜け落ちてしまうのです。このとき歯肉膿瘍《しにくのうよう》（426ページ参照）の形成も認められます。若《じゃく》年性歯周炎《ねんせいししゅうえん》との鑑別《かんべつ》は、乳歯から異常が現れるのは本症候群であり、永久歯から異常が現れるのは若年性歯周炎《じゃくねんせいししゅうえん》です。

治療

現在までこの病気と症状に対する解決策はなく、プラークを除去するだけでは歯肉の病変を軽減する程度しか効果がないようです。若年者の心理面と顎骨発育《がくこつはついく》の見地から、すぐに歯を抜かないで歯周治療を継続する治療方法と、すぐに歯を抜くことにより炎症を消退させてから噛《か》めるように総義歯《そうぎし》（総入れ歯）を装着《そうちゃく》する治療方法があります。

症状が出た皮膚に対しては抗菌剤入りの軟膏塗布《なんこうとふ》を行いますが、完全に治癒《ちゆ》するわけではありません。

（音琴　淳一）

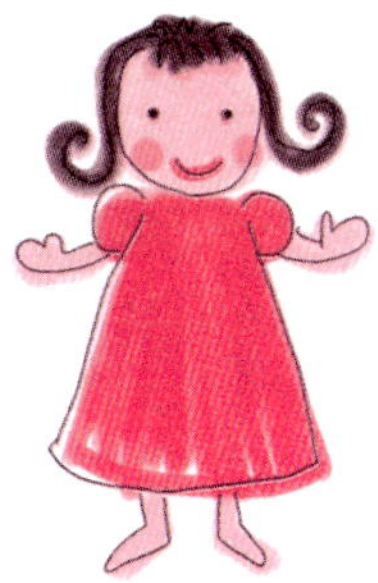

歯肉炎《しにくえん》

いろいろな原因によって歯肉《しにく》に炎症が起こっている状態で、歯肉は腫《は》れて赤みを帯び、少しの刺激でも痛み、出血します。放っておくと、しばしば歯周炎《ししゅうえん》（後述）になります。また、歯周炎の症状の一つでもあります。多くの場合、プラーク（歯垢《しこう》）の中の細菌によって起こるため、歯ブラシによる口の中の清掃（ブラッシング）が予防、治療の決め手となり、歯《し》石《せき》があれば除去する必要があります。

▼プラーク性歯肉炎《せいしにくえん》（図）

もっとも多い歯肉炎です。プラーク（歯垢《しこう》）がたまることによって起こるため、ブラッシングと、歯石《しせき》を取ることによって治ります。

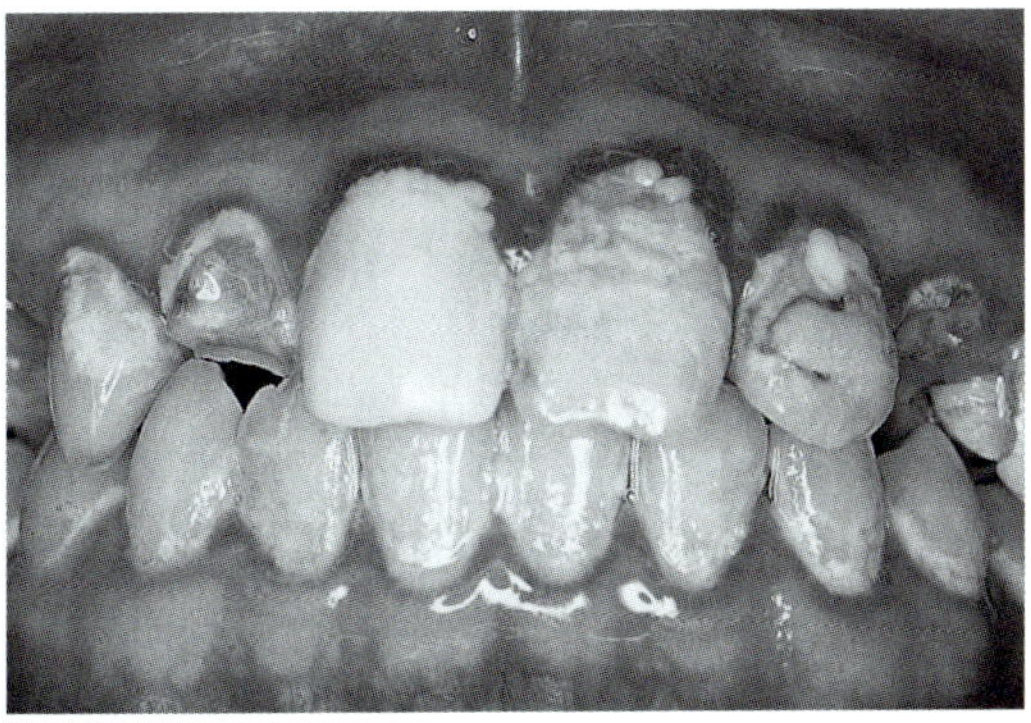

プラーク性歯肉炎

▼性《せい》ホルモン関連歯肉炎《かんれんしにくえん》

性ホルモンのバランスが崩れて起こる歯肉炎で、歯肉の腫《は》れ（浮《ふ》腫《しゅ》）を特徴としています。

思春期性歯肉炎《ししゅんきせいしにくえん》は思春期（11～

14歳）の子どもに多く、思春期を過ぎれば自然に治癒《ちゆ》しますが、放置すると歯周炎に移行することもあります。

妊娠性歯肉炎《にんしんせいしにくえん》はもともとあった歯肉炎が、妊娠による女性ホルモンの増加によって悪くなったもので、妊娠8ヵ月にかけてもっともひどくなり、その後は徐々に回復します。

▼薬剤関連歯肉炎《やくざいかんれんしにくえん》

高血圧治療薬（ニフェジピンなどのカルシウム拮抗剤《きっこうざい》）、抗てんかん薬（フェニトイン）、臓器移植患者の服用する免疫抑制剤《めんえきよくせいざい》（シクロスポリン）などの薬を長期に飲むことによって起こる歯肉炎で、歯肉の腫《は》れ（肥大《ひだい》）を特徴としています。腫れた歯肉は白みがかったピンクで、固く弾力があります。炎症は、歯と歯の間の歯肉に始まり、しばしば歯肉全体に広がります。歯肉の肥大がひどい場合には、歯肉切除術《しにくせつじょじゅつ》などの外科処置を施したり、原因となっている薬を変えることもあります。

▼剥離性歯肉炎《はくりせいしにくえん》

口の中に水疱《すいほう》を作る疾患（偏平《へんぺい》苔癬《たいせん》、類天疱瘡《るいてんぽうそう》、天疱瘡《てんぽうそう》など）にともなう歯肉炎です。歯肉表面の粘膜がはがれて赤く腫《は》れ、さわるとひどく痛みます。原因となる疾患に対する治療が必要です。

▼壊死性潰瘍性歯肉炎《えしせいかいようせいしにくえん》

口の中の不潔、栄養不良、疲労などの原因によって歯肉が壊死《えし》し、潰瘍《かいよう》を作るまれな歯肉炎です。最近では、ヒト免疫不全《めんえきふぜん》ウイルス（HIV）感染にともなう免疫力の低下によって同じ歯肉炎を起こすことが知られています。ほかにも白血病のときに壊死をともなった歯肉炎になることがあります（**白血病性歯肉炎《はっけつびょうせいしにくえん》**）。

▼萌出性歯肉炎《ほうしゅつせいしにくえん》

歯《は》の生え始めの歯肉には細菌や食物が溜まりやすく、炎症を起こす原因となります。治療としては炎症部分を十分に洗浄《せんじょう》します。

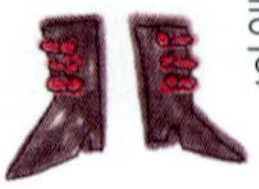

歯《し》周《しゅう》炎《えん》

原因

歯のまわりの組織には、歯肉《しにく》（歯ぐき）、歯を支えている骨（歯槽骨《しそうこつ》）、歯と骨をつないでいるとても薄い靱帯《じんたい》などがあります。

歯周炎は、これらの歯のまわりの組織が細菌感染（歯周病原細菌《ししゅうびょうげんさいきん》の感染）を受け、その細菌感染に対してからだが防御反応（免疫反応）を起こすことによって組織が破壊された状態です。歯周炎では、炎症で歯肉が腫《は》れ、組織破壊は広範囲および歯槽骨《しそうこつ》や靱帯《じんたい》にまで達するため、歯と歯肉の間に深い溝（歯周ポケット）ができます。歯周ポケットには、たくさんの歯周病原細菌が住み着いています。歯周病原細菌は酸素が嫌いなため、歯周ポケットの深いところに住み着き、生きるために血液が必要で、強力な毒素を持っています。歯肉から血が出ている場合は要注意です。

症状

歯周炎の症状は、初期には無症状または歯肉からの出血がある程度ですが、進行するに従って、歯肉が腫《は》れ、膿《うみ》が出たり、歯がぐらついてきたり、噛《か》んだときの痛みといった症状が出ます。このような症状が出てくると、細菌の感染が奥まで進み、歯を支えている骨が吸収されてしまっています。さらに、放置すると、歯肉がやせ、歯が自然に抜けてしまうこともあります。

治療

歯周炎《ししゅうえん》の初期なら、歯ブラシを用いたブラッシングによって歯に付いたプラーク（生きた細菌のかたまり）の除去と、細菌が固まってできた歯石《しせき》を鎌《かま》のような器具によって取り除くと治ります。特に、患者さん自身が行う毎日のブラッシング（セルフケア）は、治療を成功させるためには欠かせません。

歯周炎が深くまで進行した場合は、歯肉剥離掻爬術《しにくはくりそうはじゅつ》などの手術が必要になってきます。手術では歯肉を骨から剥《は》がして、奥まで感染した細菌や歯石《しせき》、そして感染によって破壊された組織を取り除きます。最近では、レーザーを用いて、歯石や感染のある組織を取り除く治療法も行われています。

感染によって破壊された歯周組織が狭い範囲であれば、破壊された組織を再生することができる場合があります。

再生治療《さいせいちりょう》には、保険導入されている組織再生誘導法《そしきさいせいゆうどうほう》（GTR法）と自費治療のバイオリジェネレーション法（外国製のエムドゲインと言うブタ由来のタンパク質を塗《と》布《ふ》する方法）があります。これらの治療法は、積極的に歯を支える組織をもとに戻すために行われる手術で、歯周組織再生療法《ししゅうそしきさいせいりょうほう》と呼ばれています。

年齢が若いのに歯周組織の破壊が急速に進んだり、広範囲に及んだりした場合は、抗生物質による治療（抗生物質の経口《けいこう》投与や歯周ポケットの中への投与）を行うことも必要です。また、噛《か》み合わせや歯ならびが悪かったり、歯ぎしりがあったりすると、歯周炎を悪化させる原因になる場合があるので、専門的な診断と治療が必要になります。歯周炎の状態や治療方針については、歯科医師とよく相談することをすすめます。

歯周炎は再発しやすいので、治療終了後もメインテナンスが必須です。メインテナンスは、歯科医師と歯科衛生士による定期的なお口の管理（プロフェッショナルケア）です。同時に、患者さんが毎日行うお口の衛生管理（セルフケア）の状態もチェックします。

近年、歯周炎が糖尿病《とうにょうびょう》や動脈硬《どうみゃくこう》化《か》、心臓血管疾患《しんぞうけっかんしっかん》などの全身の病気と関係したり、悪化させたりすることが明らかになっています。また、歯周炎が誤嚥性肺炎《ごえんせいはいえん》や早産・低体重児出産との関係もわかってきました。

このように、歯周炎の予防や治療をすることは、全身的な病気の発症や悪化を防ぎ、健康の維持・増進に大切です。

歯周炎は感染した細菌や感染に対するからだの防御反応、および歯周炎の進行速度などによっていろいろなタイプに分類されますが、以下に代表的な3つの歯周炎を説明します。

▼慢性歯周炎《まんせいししゅうえん》

もっとも多いタイプの歯周炎で、発症時期は35歳以降が多く、歯周炎は比較的ゆっくり進行します。糖尿病《とうにょうびょう》やＨＩＶ感染や白血《はっけつ》病《びょう》などの全身の病気、また、煙草や精神的なストレスも歯周炎を悪化させます。

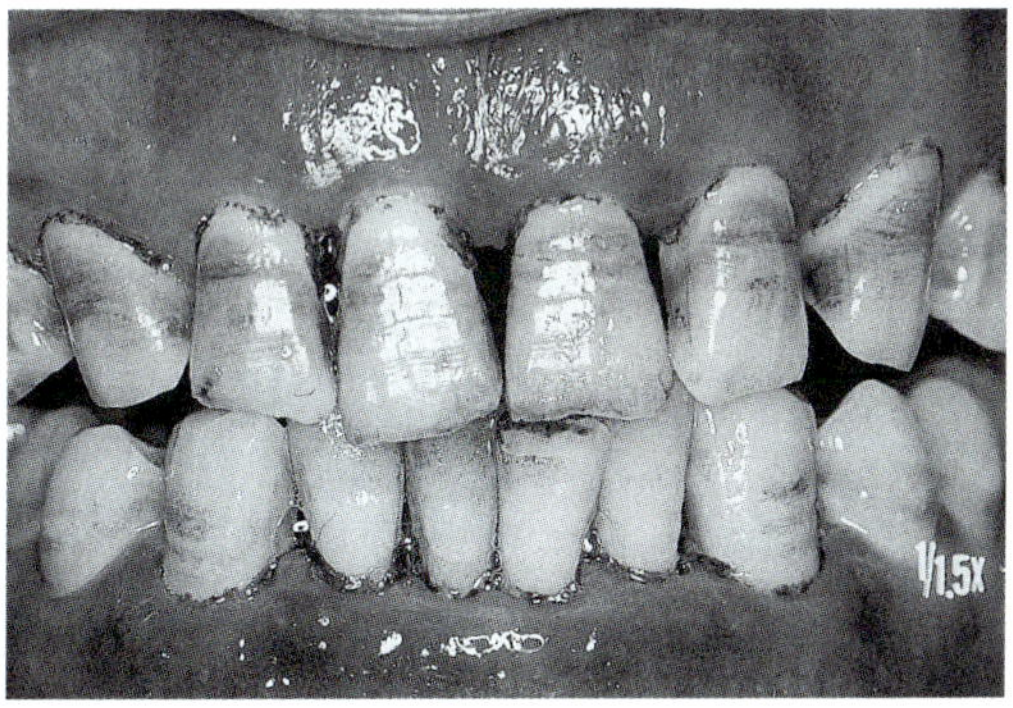
慢性歯周炎

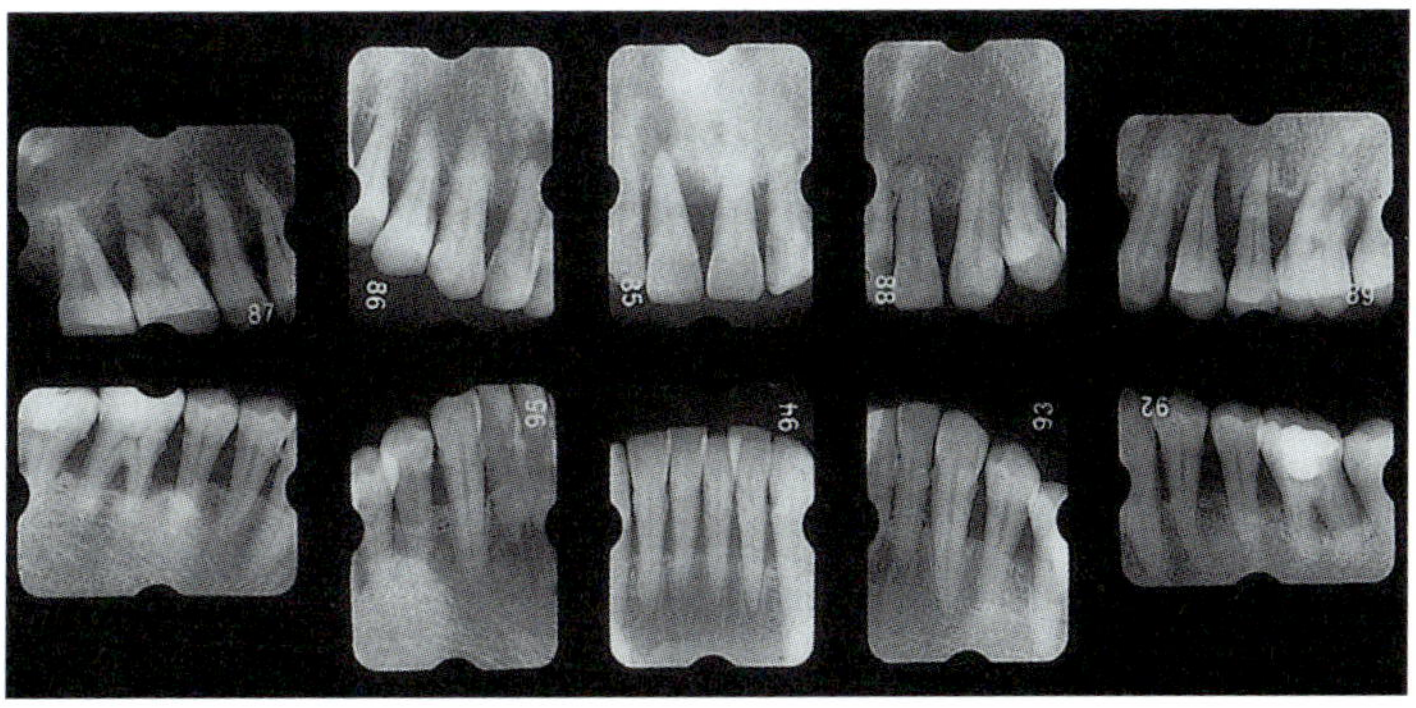
慢性歯周炎のレントゲン写真

▼侵襲性歯周炎《しんしゅうせいししゅうえん》

歯周炎を除き全身的には健康ですが、歯周組織の破壊が急速に起こります。10歳から30歳代で発症する歯周炎です。一般的には、歯に付いているプラークの量は少ないですが、プラークの中の特殊な歯周病原細菌《ししゅうびょうげんさいきん》がこの歯周炎の発症にかかわっていると言われています。家族や親戚の中で、複数の人が罹《かか》ることがあり、遺伝による体質も病気の発症の背景にあると考えられています。細菌を食べることのできる白血球《はっけっきゅう》の働きの低下が影響しているという可能性が指摘されています。

▼遺伝疾患《いでんしっかん》にともなう歯周炎《ししゅうえん》

全身的な異常を認める遺伝の病気のお口の症状として現れる歯周炎です。言いかえれば、歯周炎をともなう遺伝性の病気です。家族《かぞく》性周期性好虫球減少症《せいしゅうきせいこうちゅうきゅうげんしょうしょう》、ダウン症候群、パピヨン・ルフェーブル症候群、チェディアック・ヒガシ症候群、低アルカリホスファターゼ血症《けっしょう》などで歯周炎が併発します。

歯周膿瘍《ししゅうのうよう》・歯肉膿瘍《しにくのうよう》

歯のまわりの組織に膿《うみ》がたまって腫《は》れた状態（膿瘍《のうよう》）は、できる部位および原因によって、歯周《ししゅう》膿瘍《のうよう》と歯肉膿瘍《しにくのうよう》に分けられています。

いずれも歯肉は赤く腫《は》れますが、ときに表面が白く見えたり、自然につぶれて膿《うみ》が出ることもあります。同じような症状のものとして歯槽膿瘍《しそうのうよう》がありますが、この膿瘍は、歯の根の先の炎症が原因となって起こる別の病気です。

▼歯周膿瘍《ししゅうのうよう》

歯周炎の歯周ポケット内の炎症が原因となり、膿《うみ》が歯肉《しにく》だけでなく、他の歯のまわりの組織にたまった状態を言います。**急性歯周《きゅうせいししゅう》膿瘍《のうよう》**は、急激に起こり、腫《は》れ、痛みがともに強く、**慢性歯周膿瘍《まんせいししゅうのうよう》**は、腫れはあるものの、痛みなどの症状はあまりありません。

いずれの場合も、麻酔をして膿《うみ》を出し、抗生物質を飲むかあるいは膿瘍《のうよう》のなかに直接塗ります。その後、原因となっている歯周炎の治療によって再発を防ぎます。

▼歯肉膿瘍《しにくのうよう》

歯肉《しにく》に魚の小骨などが刺さる、といった外からの刺激が加わって炎症を起こし、歯肉に限って膿《うみ》がたまった状態を言います。一般に、歯周炎など他の病気はありません。治療は、原因となるものを取り除き、膿を出し、症状がひどい場合は、抗生物質による治療をします。

（柴　秀樹・栗原　英見）

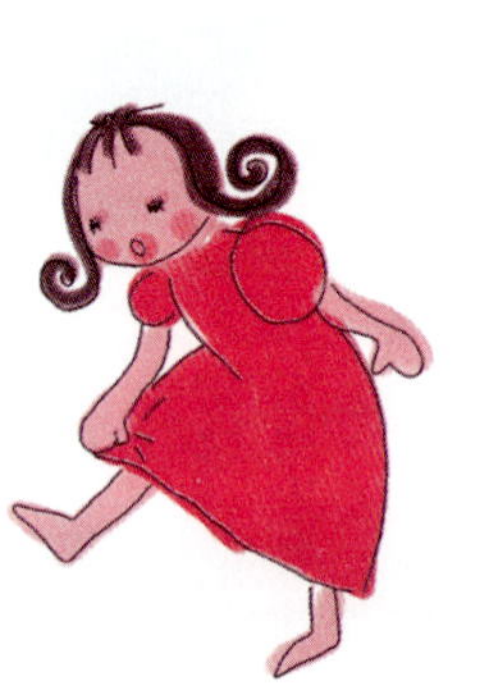

色素沈着症《しきそちんちゃくしょう》

原因・症状

色素沈着症《しきそちんちゃくしょう》は、美容の面からシミ、肝斑《かんぱん》あるいは老人性色素斑《しきそはん》などがしばしば話題となり身近と思いますが、同じように「歯肉《しにく》が黒い」など口腔粘膜《こうくうねんまく》に現れることもあります。

口腔粘膜の色素沈着症は、その原因から、生理的あるいは全身疾患の部分症状として現れる内因性《ないいんせい》色素沈着と、そのほとんどが水銀、ビスマス、鉛《なまり》などの重金属類が体内に吸収、摂取されたことによる外因性《がいいんせい》色素沈着に大別できます。また、歯科治療時に歯科用金属粉などが口腔粘膜《こうくうねんまく》に取り込まれた場合にも、外因性色素沈着を起こすことがあります。

皮膚《ひふ》、毛髪《もうはつ》、粘膜《ねんまく》などにはメラノサイトという色素を生成する細胞が存在し、この色素のことをメラニン色素と呼んでいます。生理的な色素沈着はメラニン色素沈着のことで、病的な意義はありません。有色人種や喫煙者に多く見られ、口腔《こうくう》では歯肉《しにく》、特に前歯《ぜんし》の歯肉に多いと言われています。全身疾患にかかわって見られることもあり、その場合には注意が必要で、全身症状の有無が鑑別《かんべつ》のポイントとなります。また、病変部《びょうへんぶ》が盛り上がっていたりすると、皮膚の「ほくろ」に相当する色素性母斑《しきそせいぼはん》の可能性があります。同じように、日本人には少ないですが、悪《あく》性黒色腫《せいこくしょくしゅ》というメラノサイトにかかわる悪性腫瘍《あくせいしゅよう》の可能性も否定できません。

治療

メラニン色素沈着《しきそちんちゃく》や重金属類による色素沈着では、特に治療の必要はありません。見栄《みば》えが気になるときの対処法としては、着色している口腔粘膜《こうくうねんまく》の切除あるいはレーザー照射などが選択され、両者ともに口腔外科《こうくうげか》、皮膚科などの専門医療機関への受診が必要です。特に悪性黒色腫《あくせいこくしょくしゅ》が疑われる場合には、厳重な検査に基づく迅速《じんそく》な対応をしなければいけません。

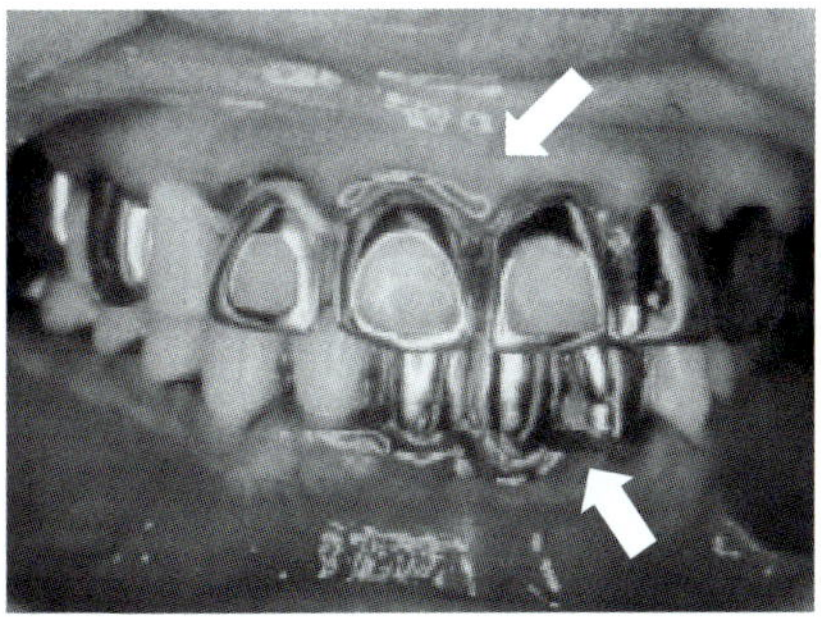

色素沈着症：上下顎の前歯部に適合不良の銀歯が装着されています．その銀歯に接する歯肉が黒く着色し，外因性の色素沈着症が強く疑われます．

上皮真珠《じょうひしんじゅ》

原因・症状

新生児《しんせいじ》または生後3カ月程度までの乳児で、乳歯萌出《にゅうしほうしゅつ》前の歯肉《しにく》に見られる大小さまざまな硬い白色の球状物で、乳児の成長にともなって自然に消失します。

歯の発生は、胎生《たいせい》の5～6週頃に歯が萌出《ほうしゅつ》するところに歯堤《してい》と呼ばれる口腔上皮《こうくうじょうひ》の帯がつくられ、引き続き歯胚《しはい》と呼ばれる細胞の集合体の発生によって始まります。歯堤は歯胚の発生の後に退化しますが、その一部が上皮細胞《じょうひさいぼう》として残存することがあり、真珠のような球状物を形成することがあります。この球状物が上皮真珠《じょうひしんじゅ》で、顕微鏡でみると、小さな嚢胞《のうほう》と呼ばれている袋状の構造をしていて、中に角質《かくしつ》を満たしています。

単に嚢胞を形成している場合には歯肉嚢胞《しにくのうほう》または歯堤嚢胞《していのうほう》、硬口蓋《こうこうがい》という上顎《じょうがく》の硬い天井部分の正中《せいちゅう》に発生している場合にはエプスタイン真珠《しんじゅ》とそれぞれ呼ばれています。

治療

歯の発育時期が進行するとともに、ほとんどが吸収、消失しますので、治療の必要はなく、放置しておいても問題はありません。

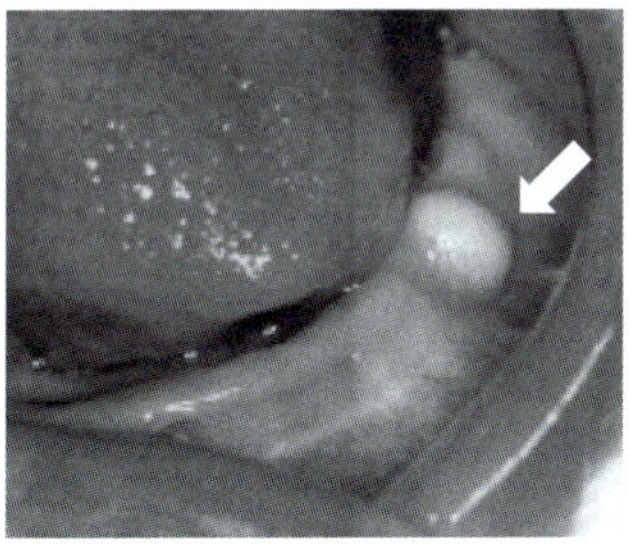

上皮真珠：新生児の下顎前歯の歯肉部に白い半球状の隆起が見られます．

歯肉癌《しにくがん》

歯肉癌《しにくがん》は、歯肉に発生する口腔《こうくう》癌《がん》のことで、舌癌《ぜつがん》に次いで多く見られます。下顎《かがく》歯肉癌のほうが上顎《がく》歯肉癌よりも多く、いずれも臼《きゅう》歯部《しぶ》歯肉に多く発生します。

癌年齢は50～60歳で、男性に多く、大部分は口腔粘膜《こうくうねんまく》や皮膚の表面を覆《おお》っている重層扁平上皮《じゅうそうへんぺいじょうひ》という上皮が基《もと》となって発生します。誘因としては、不適合な義歯による持続的な刺激、喫煙、飲酒などがあげられます。

症状・進行の様相

初期の自覚症状は、腫《は》れ、ただれ、潰瘍《かいよう》、疼痛《とうつう》、歯の動揺《どうよう》、義歯が合わなくなったなどですが、口腔粘膜《こうくうねんまく》に見られる他の病変《びょうへん》との区別が困難なことが多く、抜歯後の治癒《ちゆ》の不良や歯周病《ししゅうびょう》と同じような症状を示し、判断に迷う場合もあります。

腫瘍《しゅよう》の見た目は、単に半球状に隆起《りゅうき》し、表面がほぼ正常になっているものから、暗赤色で潰瘍《かいよう》をつくり出血しやすい状態や粘膜面にぶつぶつした肉芽様《にくげよう》の小さな顆粒《かりゅう》が密集し、周囲が隆起しているものなど多彩です。

しばしば顎骨《がっこつ》にまで進行し、エックス線写真で骨の圧迫や虫食い状の骨の吸収が見られることがあります。さらに進行することによって、下顎歯肉癌《かがくしにくがん》では、強い痛みや下唇《かしん》の知覚異常を生じ、口が開きにくくなります。このような状態では、癌はかなり進行し、広範囲に及んでいると判断すべきで、頸部《けいぶ》リンパ節《せつ》や他の臓器への転移を考慮した迅速な精査が必要となります。

治療

治療は、他の癌とほぼ同様で、外科的療法、放射線療法、化学療法の単独あるいは併用が行われ、免疫療法が追加されることもあります。しかし、放射線療法では治療後に放射線による下顎骨《かがくこつ》の壊死《えし》を引き起こす可能性が高いので、多くの場合では外科的療法が主体となります。

癌《がん》が頸部《けいぶ》リンパ節に転移している場合には、治療と拡大の防止のために、転移リンパ節とその領域のリンパ節を含んだ周囲組織を外科的に根こそぎ取り除くことを目的とした頸部廓清術《けいぶかくせいじゅつ》の併用が必要となりますが、転移を予防する目的で行われることもあります。

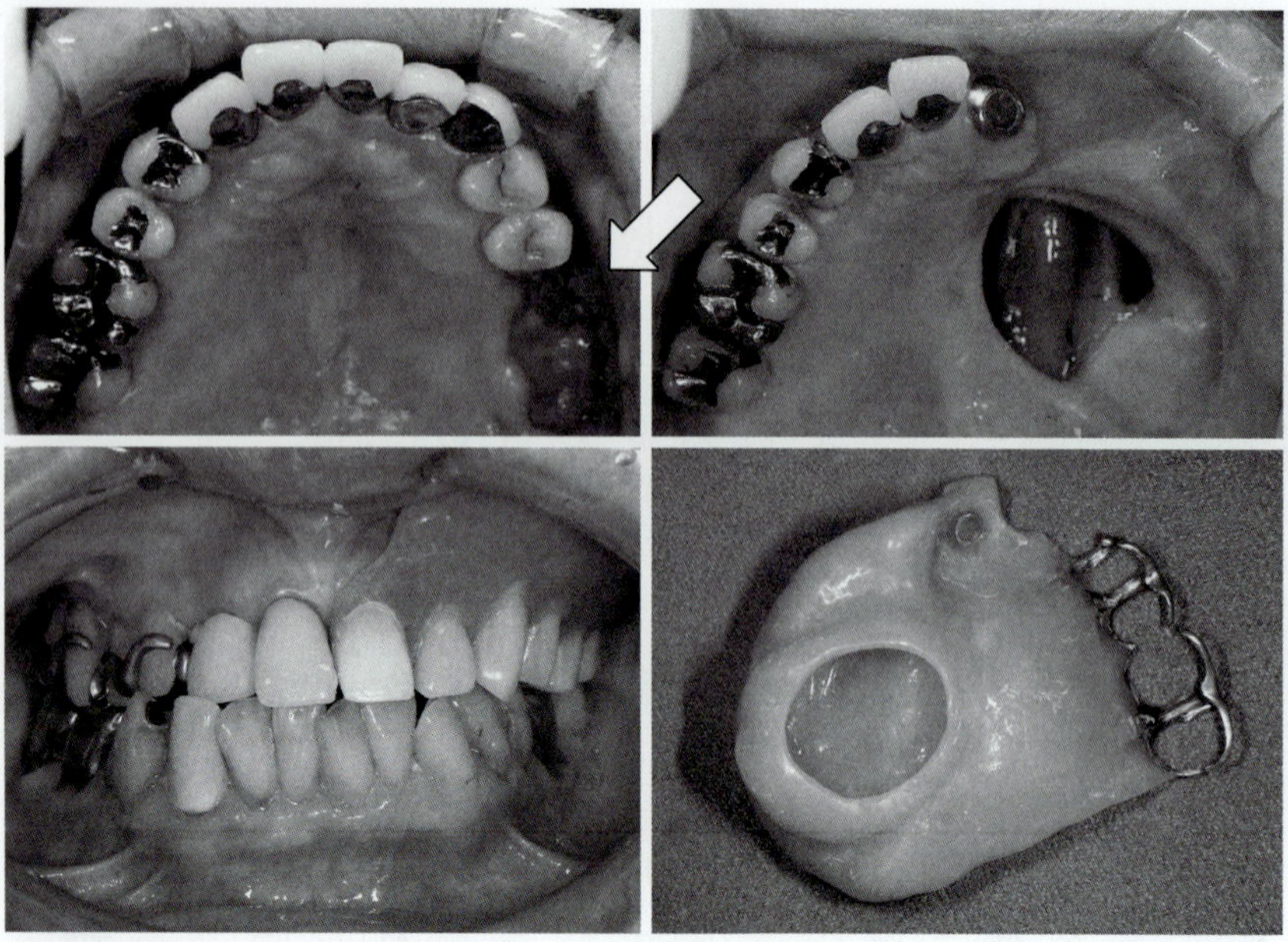

歯肉癌：写真は上顎歯肉癌です．
治療は外科的切除が主体となりますが，上顎の場合は，口腔とその上にある鼻や副鼻腔とのつながりを特別な義歯で遮断する必要があります．そのことにより，摂食や発音等にたいする後遺障害を極力少なくすることができます．

悪性黒色腫《あくせいこくしょくしゅ》

原因・症状

メラノサイトという色素《しきそ》を産生する細胞からなる悪性腫瘍《あくせいしゅよう》で、皮膚、粘膜、脳、脊髄、眼、消化器などに発生します。全悪性黒色腫《あくせいこくしょくしゅ》の約10％が頭頸部《とうけいぶ》領域に発生すると言われています。40～50歳代に多く、男女差はありません。肉眼的には黒褐色や黒青色の膨隆《ぼうりゅう》ですが、表面が凹凸《おうとつ》不整のものも見られるなどさまざまです。また、黒色の色素が乏しいため黒色を示さない無色素性悪性《むしきそせいあくせい》黒色腫《こくしょくしゅ》と呼ばれているものもあります。腫瘍《しゅよう》周囲では、腫瘍との連続性はありませんが、少し離れたところに色素沈着性の病変をともなうことが多く、衛星病変《えいせいびょうへん》と呼ばれています。

口腔《こうくう》では、上顎歯肉《じょうがくしにく》と硬口蓋《こうこうがい》に多く発生し、初期には痛みなどの自覚症状はありませんが、黒色の病変部は急速に拡大し、骨組織の破壊がすすみ、他臓器への転移も速く、経過はきわめて不良となります。病変部に、潰瘍《かいよう》の形成を見ることもあります。

治療

診断の確定にあたっては、組織の一部を切り取り顕微鏡でしらべる生検《せいけん》という検査が必須となりますが、腫瘍《しゅよう》の進行が速いため、検査での侵襲《しんしゅう》を少なくすることに努め、診断確定後早期の治療を考慮した準備が、予め必要となります。

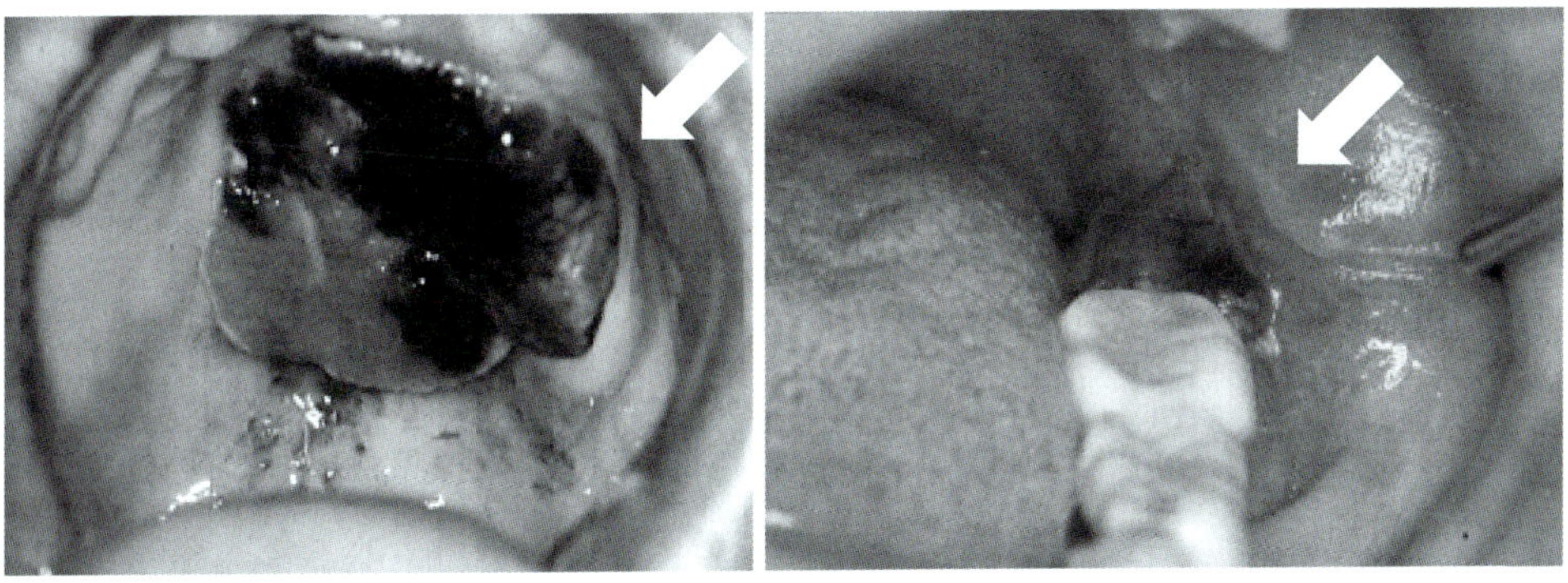

悪性黒色腫：左は上顎，右は下顎にそれぞれ黒く着色したくっきりとした膨隆が見られ，その周囲にも薄い黒色の着色部が認められます．

治療自体は、他の悪性腫瘍とほぼ同様ですが、生検と治療開始までの期間を極力短縮したうえでの広範囲な外科的療法が主体となります。最近では、重粒子線《じゅうりゅうしせん》（炭素イオン線）療法の局所制御性が有効であると言われています。

義歯性線維腫《ぎしせいせんいしゅ》

原因・症状

義歯が口腔粘膜《こうくうねんまく》に接するピンク色のプラスチック部分あるいは金属部分を義歯床《ぎししょう》と呼んでいます。この義歯床の辺縁《へんえん》あるいは直下の粘膜部分に生じた歯肉組織の増殖《ぞうしょく》のことを言います。上顎《じょうがく》の前歯《ぜんし》部《ぶ》によく見られ、病名に腫瘍《しゅよう》の腫の字が含まれていますが、腫瘍ではありません。

不適合な義歯、特に義歯床《ぎししょう》の辺《へん》縁《えん》の慢性刺激により歯肉《しにく》が肥大します。このことによって、歯肉は可動性、浮動性を示して、義歯の安定を妨げます。肥大《ひだい》した歯肉の色はほぼ正常ですが、形は弁状、分葉状や帯状などで、硬さはブヨブヨと柔らかいものからゴムのように硬いものまで形、硬さともにさまざまです。自覚症状はほとんどありません。

治療

比較的小さくて柔らかい場合には、義歯の辺縁《へんえん》や嚙《か》み合わせの調整などで対処できます。

広範囲に及ぶ大きな場合では、外科的な切除が必要となります。切除後のあご（顎）は、歯肉が以前に歯のあったところからすぐ頬《ほほ》の粘膜に移行して、見た目は平坦となり、義歯の辺縁の長さを十分得られなくなり、義歯の維持、安定に大変な不利となってしまうことがあります。その場合には、顎《あご》の歯肉部と頬《ほほ》の境目の口腔前庭《こうくうぜんてい》と呼ばれている部位の深さや形を整えることを目的とした手術を同時に行うこともあります。

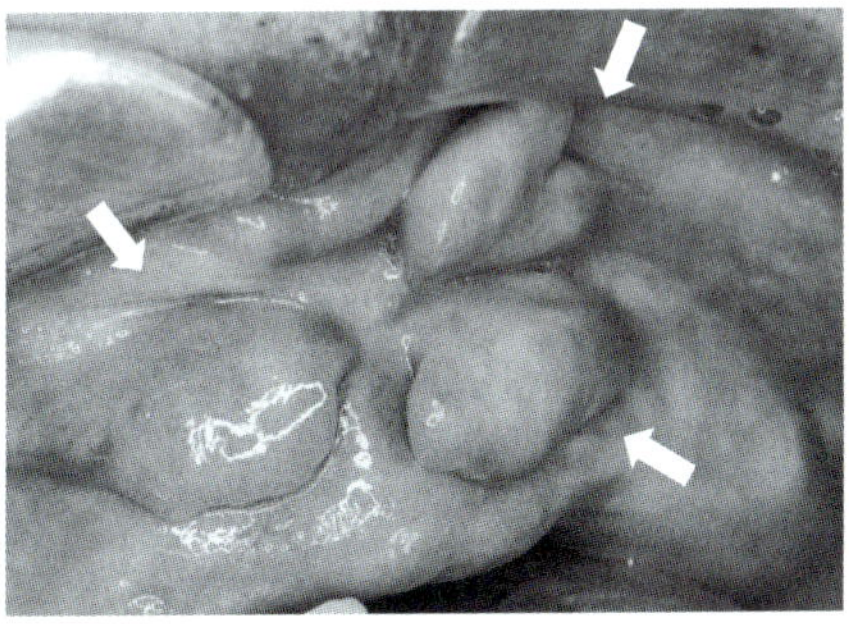

義歯性線維腫：上顎前歯に相当する歯肉と唇の裏側の粘膜部に結節状の組織増殖が見られます．

エプーリス

原因・症状

慢性の刺激や炎症に対する組織反応の結果、歯肉《しにく》に発生した組織の増殖物《ぞうしょくぶつ》です。

歯肉、歯と骨を結合している線維組織である歯根膜《しこんまく》、骨のまわりを包む被膜《ひまく》である骨膜《こつまく》あるいは歯を支えている骨である歯槽骨《しそうこつ》などから発生します。真の腫瘍《しゅよう》ではありませんが、腫瘍と類似しているところがあるので、腫瘍類似疾患《しゅようるいじしっかん》という分類の一つに位置付けられています。

年齢的には20～50歳代の成人に多く、まれに新生児に見られることもあり、その場合には将来的に歯が萌出《ほうしゅつ》する部位に発生します。性別では女性が男性の約2倍多く見られます。女性が多いということから、誘因として内分泌に関係すると考えられ、妊娠期に見られ、出産後には消失または縮小する妊娠性エプーリス（妊娠腫《にんしんしゅ》）として分類されているものもあります。多く発生するところは、上顎《じょうがく》前歯部《ぜんしぶ》で、歯と歯のあいだである歯間乳頭部《しかんにゅうとうぶ》という部位の特に表側です。基本的に、キノコのような茎をもった表面が凹凸《おうとつ》不整の腫《は》れ物ですが、色や硬さは、エプーリスの構成成分である毛細血管や膠《こう》原繊維《げんせんい》というコラーゲンの量によって左右され、一様ではありません。また、悪性腫瘍《あくせいしゅよう》の歯肉への転移がエプーリスのように見えることがあるので、注意が必要です。

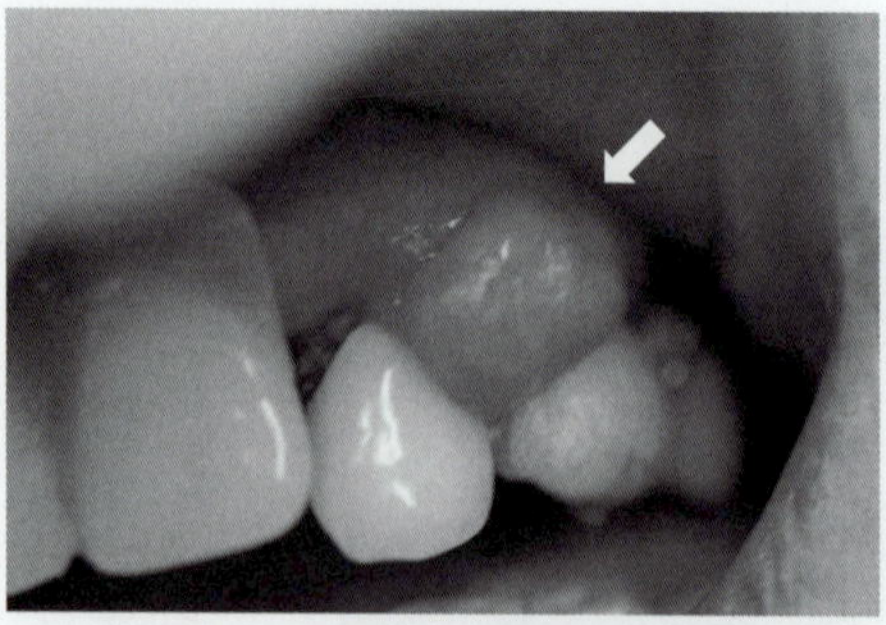
エプーリス：上顎前歯部の歯間乳頭部の表側に，キノコのような歯肉の増殖を認めます．

治療

骨膜《こつまく》を含んだ切除術が原則となります。再発することが少なくない疾患であるため、歯根膜《しこんまく》から発生したと考えられる例や再発した例では、関連している歯および歯《し》槽骨《そうこつ》も併せて切除することが必要となります。

（大木　秀郎）

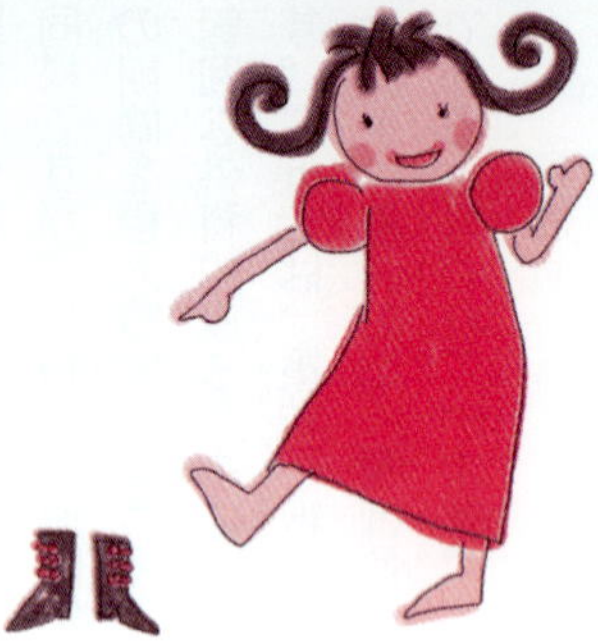

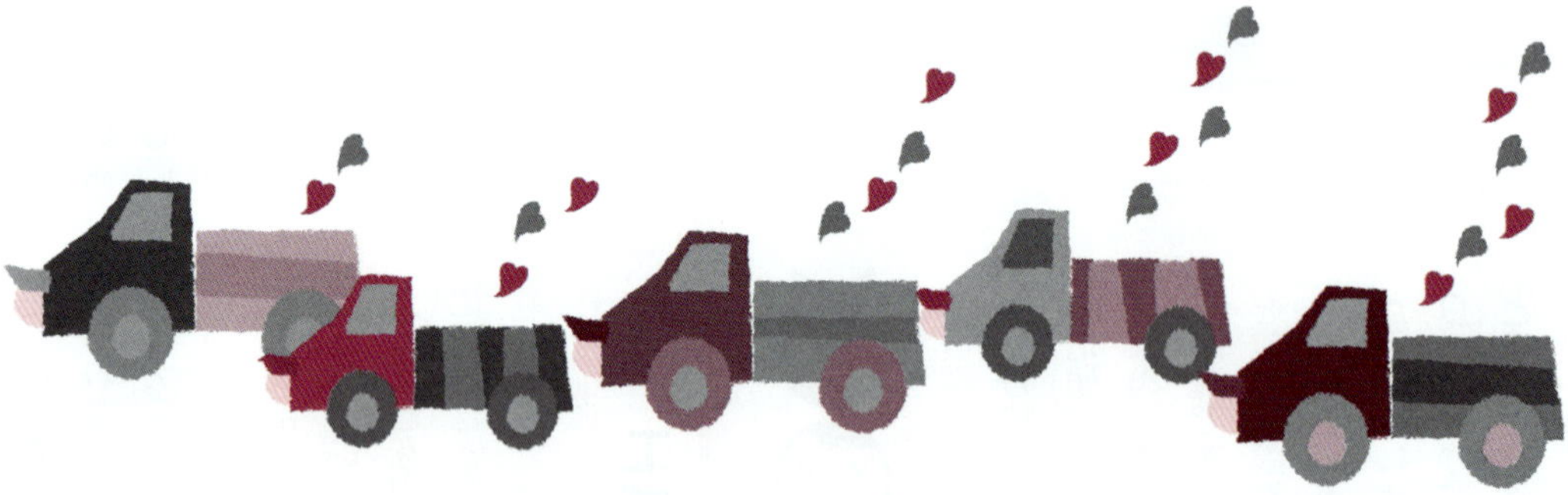

3章 顎《あご》・歯《は》ならび・嚙《か》み合わせ

外《がい》骨《こつ》症《しょう》

症状

骨隆起《こつりゅうき》とも言われる、骨の腫瘤《しゅりゅう》状《じょう》の隆起です。下顎骨《かがっこつ》の前歯《ぜんし》から小臼歯《しょうきゅうし》にかけての内側（下顎《かがく》骨舌側《こつぜつそく》）と上顎《じょうがく》（上あご）のアーチ形をなす所の前方の真ん中（口《こう》蓋正中部《がいせいちゅうぶ》）に多く見られます。前者を下顎隆起《かがくりゅうき》、後者を口蓋隆起《こうがいりゅうき》と呼びます。入れ歯（床義歯《しょうぎし》）を装着する場合に、床義歯の縁が隆起とあたり、床義歯の安定性が悪くなったり、あたる部位の口腔《こうくう》粘膜が損傷して潰瘍《かいよう》を作ったりします。また、発音障害が生じる場合もあります。

遺伝的な要素が強く、親子、兄弟に見られ、特に日本人の中年以後の者に多く発生します。

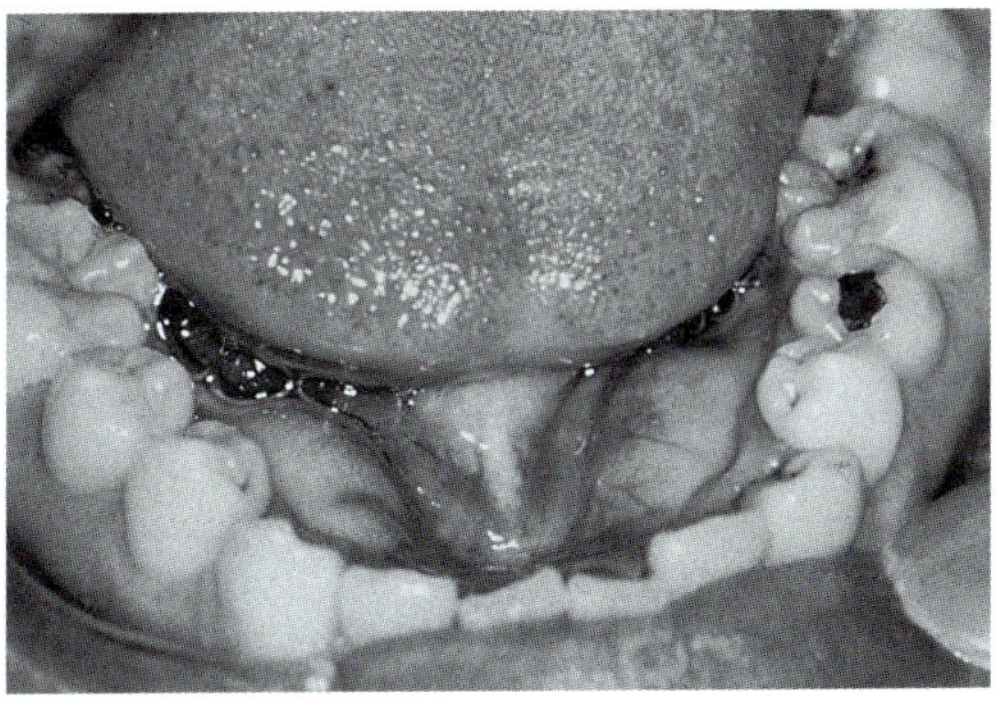
外骨症

診断

境界明瞭な骨様の腫瘤《しゅりゅう》で、触診《しょくしん》や視診《ししん》で診断は容易ですが、エックス線写真にて確認します。

治療

小さければ経過を見ますが、大きな隆起があり症状があれば骨の隆起している部分を削ります。手術はよほど大きいものでなければ、局所麻酔で行うことができます。

予後

腫瘍性《しゅようせい》の疾患ではありませんので、削除した部分がふたたび腫《は》れあがる（腫脹《しゅちょう》する）ことはありません。

歯ぎしり（ブラキシズム）

症状

歯を持続的にくいしばったり、すり合わせたり、間欠的《かんけってき》に嚙《か》み合わせたりする習癖《しゅうへき》をまとめて歯ぎしり（ブラキシズム）と呼びますが、咬合神経症《こうごうしんけいしょう》と呼ばれることもあります。

これらは各々をクレンチング、グラインディングおよびタッピングと呼びます。睡眠中に生じるために、本人は無自覚です。グラインディングでは咬合面《こうごうめん》（歯の咬む面）の凹凸がなくなり（咬耗《こうもう》）、象《ぞう》牙質《げしつ》が露出し冷たいものがしみる状態（知覚過敏《ちかくかびん》）が生じることもあります。さらに、自分自身の歯やセラミックなどで修理した歯に亀裂《きれつ》が入ったり、割れたりすることがあります。

また、肩こり、偏頭痛《へんとうつう》、目の奥の痛みなどの原因となることもあるとされます。

原因

不正咬合《ふせいこうごう》（歯ならびが悪い状態）や早期接触（咬合時《こうごうじ》に特定の歯が

強く接触すること）がある場合、または精神的なストレスを抱えており、睡眠が浅い場合があげられます。

治療

対症療法《たいしょうりょうほう》、咬合《こうごう》調整（噛《か》み合わせの調節）、矯正《きょうせい》治療、薬物療法などがあります。一般的にはマウスピースやプレートなどを使用した対症療法が行われます。咬合調整は早期接触がある場合に行われますが、矯正治療は自費診療となります。

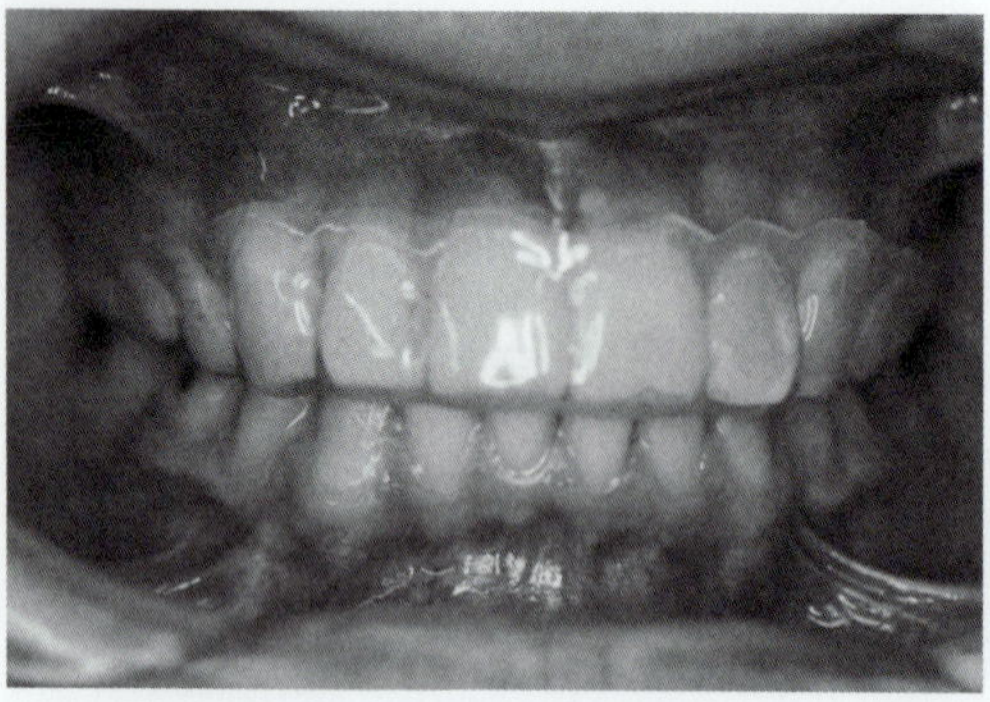
マウスピースを装着したところ

予後

放置すると他人に迷惑をかけるのみではなく、顎関節症《がくかんせつしょう》になる可能性や歯周病が進行しやすくなる可能性があります。さらには睡眠《すいみん》時無呼吸症候群《じむこきゅうしょうこうぐん》との関連性が指摘されています。

顎関節強直症《がくかんせつきょうちょくしょう》

症状

慢性で無痛性の顎運動制限が生じるもので、片側性と両側性、骨性と線維性のものがあります。骨性は線維性と比較して症状が強く、ほとんど開口することができません。

幼・小児期に両側性に発症した場合は、下あごの発育が悪くなり（小下顎症《しょうかがくしょう》）、鳥貌《ちょうぼう》（横から見ると、鳥のような顔に見える）となり、片側性に発症した場合は顔面が非対称となります。

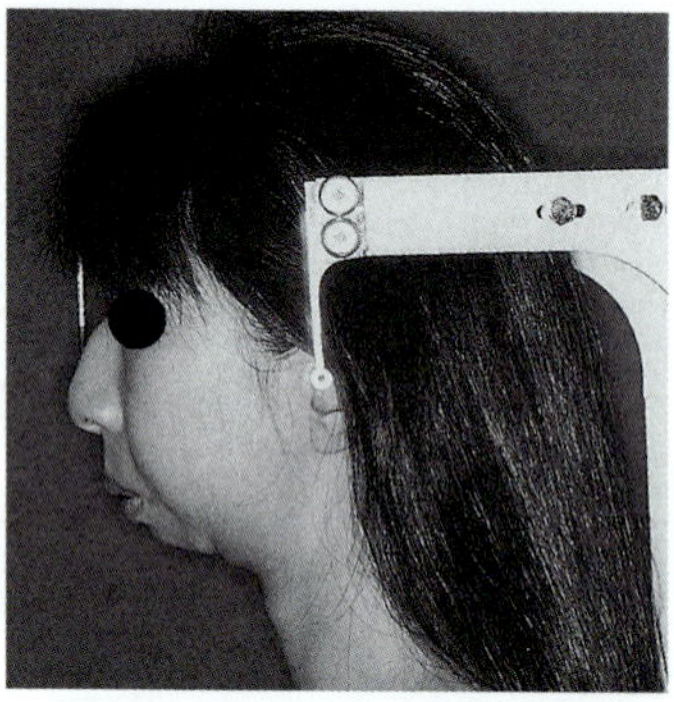
鳥貌の一例

原因

顎関節《がくかんせつ》内部の骨の癒着《ゆちゃく》や関節周囲の靱帯《じんたい》の石灰化《せっかいか》によって生じます。関節リウマチに併発することや、先天性の場合もありますが、外傷や感染の結果として関節円板《かんせつえんばん》が変性・消失して生じることが多いとされます。

診断

下顎骨《かがくこつ》の筋突起肥大《きんとっきひだい》、頬骨弓《きょうこつきゅう》の陥没《かんぼつ》骨折や手術、放射線照射または感染による瘢痕《はんこん》などによって生じる開口障害と鑑別する必要があります。エックス線写真にて正常な顎関節構造は認められません。

治療

顎関節授動術《がくかんせつじゅどうじゅつ》が行われますが、手術の部位により、下顎骨《かがくこつ》の関節突起を切除する高位授動術または下顎枝の部分的切除を行う低位授動術に分けられます。

予後

開口訓練は長期間（数カ月間から数年間）にわたり行います。

（坂下　英明）

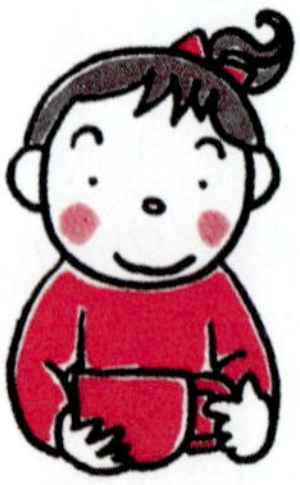

顎関節症《がくかんせつしょう》①

原因・症状

顎関節症は、顎関節部や咀嚼筋《そしゃくきん》

などの疼痛《とうつう》、関節音、開口障害ないし顎運動異常を主要症候とする診断名です。

一般に、顎運動障害、顎関節痛や関節雑音が単独もしくは複数合併して発現します（主要3症状）。疼痛《とうつう》は、おもに顎運動時（あごを動かしたとき）に生じます。雑音には、ゴリゴリという音のクレピタスと、カクンという音のクリッキングとがあります。そのほか、耳の痛み、耳閉感、難聴《なんちょう》、めまい、眼精疲労《がんせいひろう》などの耳や眼の症状、頭痛や首、肩のこりなどの症状を呈する場合もあります。

複合的な原因によって発症することが多いとされています。異常な開閉口《かいへいこう》運動や、ブラキシズムなどの顎に加わる異常な力、不適合な義歯やクラウン装着など、多様な原因による咬合《こうごう》（噛《か》み合わせ）異常や筋緊張によると言われています。

大開口、笑い、歌唱、寝違え、頬杖《ほおづえ》など生活習慣や、仕事の変化と肉体的心理的ストレスの相乗作用によって起こるとされています。

治療

顎関節症《がくかんせつしょう》の治療は、原因の除去をする治療法が主となり、顎の安静や咬合《こうごう》異常の整復を目的としたスプリント療法、薬物療法、理学療法、鍼治療《はりちりょう》などさまざまな治療法が存在します。

薬物療法や、原因となる噛《か》み合わせの調整のためスプリント療法や矯正《きょうせい》歯科治療が行われますが、関《かん》節腔内《せつくうない》を洗浄《せんじょう》することや、内視鏡下での外科的手術を行うこともあります。

スプリント療法は、いわゆるマウスピースを利用することで噛《か》み合わせを調整します。「前噛み」「奥噛み」などによる顎への負担を減らす効果があるため、治療法として一般的です。

（齊藤　力）

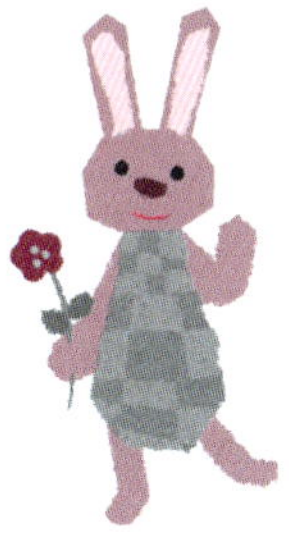

顎関節症《がくかんせつしょう》②

顎関節症とは顎関節や咀嚼筋《そしゃくきん》の疼痛《とうつう》、関節雑音、開口障害、または顎運動異常を主要症候とする慢性疾患の総括的診断名であり、その病態には咀嚼筋《そしゃくきん》障害、関節包《かんせつほう》・靭帯障害《じんたいしょうがい》、関節円板障害、変形性関節症などが含まれます。なかでも交通外傷などにより、顎関節部の疼痛や開口障害をきたしている場合の多くは、関節円板の位置の異常で起こる関節円板の障害（顎《がく》関節内障《かんせつないしょう》）とは異なり、関節包《かんせつほう》・靭帯障害《じんたいしょうがい》に分類します。

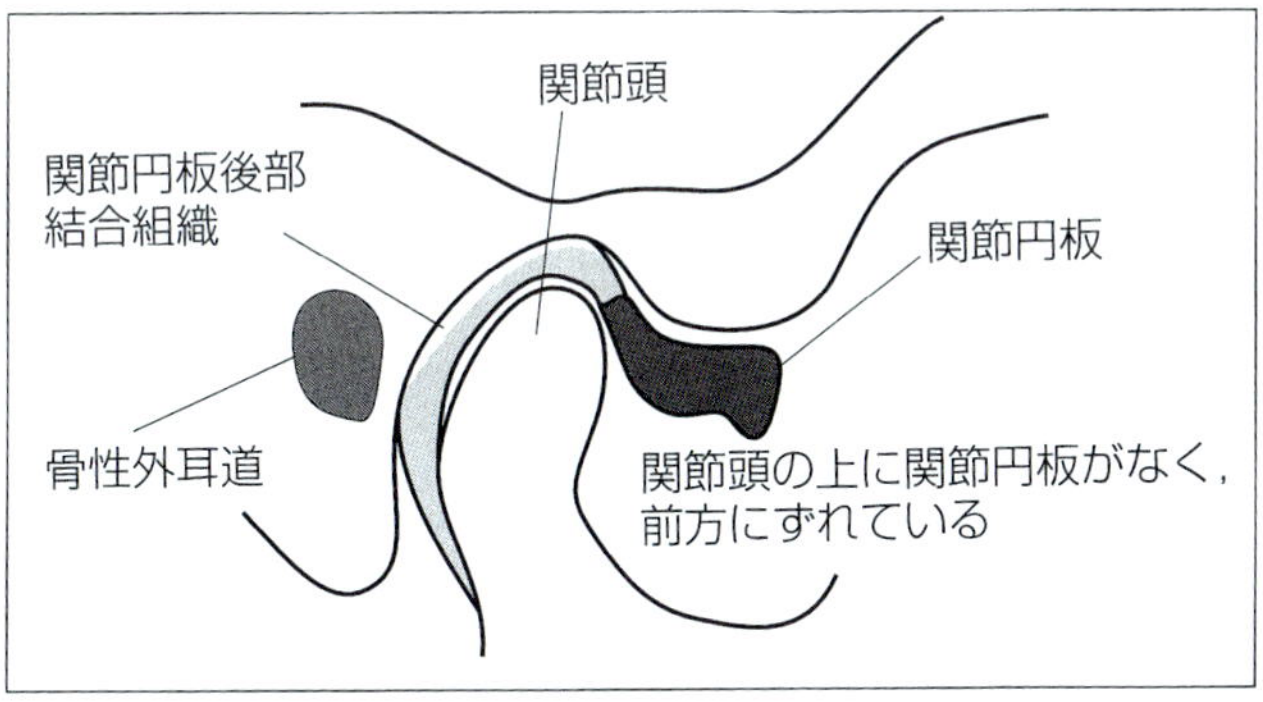

関節円板の前方転位

▼顎関節円板損傷《がくかんせつえんばんそんしょう》・顎関節《がっかんせつ》挫傷《ざしょう》

症状

急性期では顎運動《がくうんどう》時の関節痛、患側頭部、耳部への放散痛《ほうさんつう》を認め運動障害が生じます。重症例では関節内出血によって腫脹《しゅちょう》をきたし、歯が噛《か》み合わなくなります。慢性化すると関節内の線維性癒着《ゆちゃく》や瘢痕拘縮《はんこんこうしゅく》をきたし、顎運動障害や咬合《こうごう》障害が後遺します。

原因

あくび、過度の開口、下顎骨《かがくこつ》骨折および顎関節脱臼《がくかんせつだっきゅう》などに合併して生じる急性外傷と、不正咬合《ふせいこうごう》、片方のみでの食事時の咀嚼《そしゃく》（片咀嚼）、クレンチング、ブラキシズムなどの習慣性による慢性外傷とがあります。

診断

エックス線写真では、急性期に関節腔《かんせつくう》の拡大が見られます。関節造影とMRI像では円板の穿孔《せんこう》、位置異常、癒着《ゆちゃく》および瘢痕《はんこん》などの所見が認められる場合があります。

治療

急性期には、顎運動制限、スプリントなどにより関節部の安静を保ち、消炎鎮痛剤《しょうえんちんつうざい》の投薬にて消炎をはかります。消炎後は比較的早期に開口練習を開始し、顎関節の線維性癒着《ゆちゃく》や瘢痕拘縮《はんこんこうしゅく》を予防します。

円板の転位をともなっている場合には、保存的に円板整位《えんばんせいい》運動を行います。

予後

適切な治療が行われないと、線《せん》維性顎関節強直症《いせいがくかんせつきょうちょくしょう》に移行する可能性があります。

顎変形症《がくへんけいしょう》

症状

上顎骨《じょうがくこつ》あるいは下顎骨《かがくこつ》の大きさや形または位置などの異常によって、顔面の変形と咬合《こうごう》異常を起こしている状態です。変形が著しい場合には、咀嚼《そしゃく》障害や言語障害などの機能障害を起こします。

▼上顎発育不全症《じょうがくはついくふぜんしょう》（小上顎症《しょうじょうがくしょう》）

ダウン症候群《しょうこうぐん》などで、先天的に生じます。また、口唇裂《こうしんれつ》・口蓋裂《こうがいれつ》では先天的にも後天的にも上顎劣《じょうがくれつ》成長《せいちょう》が生じ、下顎が正常に発育した場合でも、相対的に下顎前突《かがくぜんとつ》症《しょう》のような顔貌《がんぼう》になります。

▼下顎発育不全症《かがくはついくふぜんしょう》（小下顎《しょうかがく》症《しょう》）

下顎が小さく鳥貌《ちょうぼう》を呈します。

先天性と後天性の二者があり、前者にはピエール・ロバン症候群のように鰓弓症候群に相当するものと、下顎骨のみに限定して劣成長が生じているものとがあります。

診断

頭部エックス線規格写真、パノラマエックス線写真、口腔内《こうくうない》写真、顔面規格写真および歯列《しれつ》模型などの資料をもとに診断します。

原因

不明な点が多く、先天的あるいは後天的なさまざまな要因によって引き起こされます。先天性のものでは、口唇《こうしん》・口蓋裂《こうがいれつ》、第一第二鰓弓《さいきゅう》症候群、トリーチャー・コリンズ症候群、鎖骨頭蓋異骨症《さこつとうがいいこつしょう》などがあげられます。後天性のものでは単なる発育異常のほか、全身の骨疾患、脳下垂体《のうかすいたい》ホルモンの異常あるいは顎関節《がくかんせつ》や顎骨の外傷、炎症、腫瘍《しゅよう》などの後遺症として現れます。

治療

手術を前提とした歯科矯正《きょうせい》治療の後に上下顎骨単独または両者に骨切り術を、顎骨の成長が終了する16～18歳以降に行います。時には骨移植《こついしょく》なども行い、咬合《こうごう》と顔貌《がんぼう》を修正します。

下顎骨切り術には、下顎枝矢状《かがくししじょう》分割術、下顎枝垂直骨切り術および下顎前方歯槽骨骨切り術が、上顎骨切り術にはルフォーI型骨切り術と上顎前方歯槽骨骨切り術があります。また、一期的な骨移動が困難な症例では、仮骨延長法《かこつえんちょうほう》が行われます。

顎放線菌症《がくほうせんきんしょう》

症状

開口障害、下顎智歯《かがくちし》部を中心とした板状硬結《ばんじょうこうけつ》および多発性膿瘍《たはつせいのうよう》とそれにともなう瘻孔《ろうこう》（顎骨などの深部にある病巣《びょうそう》の膿汁が皮膚や粘膜上に排出してくる孔のこと）などが見られます。〝イオウ〟顆粒（円形または球形で、通常は黄色、直径1㎜以下）を含む化膿性分泌物が排出されます。感染は隣接する組織へと広がります。

原因

通性嫌気性《けんきせい》グラム陽性桿菌《かんきん》である放線菌を原因菌とする感染症です。もっとも一般的な菌の生体内への侵入口は齲歯《うし》（むし歯）からの侵入です。

診断

臨床症状、膿汁からの菌塊《きんかい》の証明および病理組織学的検査などで診断します。

治療

原因歯の抜去をしますが、強力なペニシリンまたはセフェム系の抗菌薬の投与を行う必要があります。

徴候および症状が消失するまで少なくとも8週間、時にそれ以上継続しなければなりません。難治《なんち》性《せい》の場合には高圧酸素療法が有効な場合もあります。

予後

緩徐《かんじょ》に進行する疾患で、早期診断が重要です。予後《よご》は良好ですが、難治性であることが多く、再発には注意が必要です。

術後性上顎嚢胞《じゅつごせいじょうがくのうほう》

症状

蓄膿症《ちくのうしょう》（副鼻腔炎《ふくびくうえん》）の手術（口《こう》腔内《くうない》を切開し、上顎洞《じょうがくどう》粘膜をすべて除去する手術：上顎洞根治《こんち》手術）後、数年から10年以上経過した後に上顎洞内に袋状の病変（嚢《のう》胞《ほう》）が生じる病気です。

手術の傷（瘢痕《はんこん》）の下方に生じることも多く、『瘢痕下《はんこんか》の腫脹《しゅちょう》』が特徴的です。

患側の頬部の不快感、疼痛、歯痛が持続し、頬部腫脹《きょうぶしゅちょう》を生じるようになり、再発を繰り返すたびに症状が増します。

眼窩《がんか》下方（眼窩下神経領域）の知覚異常や麻痺を生じることもあります。嚢胞《のうほう》が大きくなると、眼《がん》窩底《かてい》を破壊し眼球を圧迫するため眼球突出や物が二重に見えるよう（複視）になる場合や口蓋《こうがい》の腫脹《しゅちょう》が起こります。

両側に生じることや、極端な症例では40年以上後に生じる場合もあります。

原因

上顎洞根治《じょうがくどうこんち》手術の手術後に肉芽《にくげ》組織が不規則に増殖し、部分的に遺残した上顎洞粘膜が肉芽の中に取り込まれ、閉鎖腔《へいさくう》を形成するか、または手術後の治癒《ちゆ》過程で鼻腔との交通が遮断され、上顎洞内に閉鎖腔が形成され、その内部に分泌物が貯留してできるとされています。

診断

上顎洞手術の既往のあることや症状などから診断は容易です。CTやMRIなどの画像検査にて診断します。

治療

再度、上顎洞根治術《じょうがくどうこんちじゅつ》を行いますが、近年では内視鏡下で嚢胞開窓《のうほうかいそう》術《じゅつ》を行う場合も増えてきました。

予後

再発することもあります。

咬合病《こうごうびょう》

症状

咬合《こうごう》の不調和により生じると考えられる、顎口腔《がくこうくう》領域の機能異常がもたらす病態の総称です。定義が明確ではありませんが、歯科治療後に原因不明の症状や不定愁訴《ふていしゅうそ》が改善された症例が存在することも事実です。あげられる症状としては、咀嚼筋《そしゃくきん》の疼痛《とうつう》や疲労感、ブラキシズム、過度の咬耗《こうもう》、顎関節雑音や疼痛、下顎運動障害、肩こりや頭痛、情緒不安定などがあります。さらに原因不明の不定愁訴《ふていしゅうそ》（頭痛、首・肩・腕の凝《こ》りと疼痛、腰痛、手や指先の痺《しび》れ、生理不順、不眠など）をあげる場合もあります。

原因

咬合《こうごう》の不調和により生じるものですが、精神的ストレスも関与していると考えられています。

診断・治療

現在では、まだ確立した方法はありませんが、さまざまな方法論が試みられています。

治療を受ける場合には十分な説明を受ける必要があります。また、歯科的な側面のみならず、十分な医科との連携も必要となります。

顎《がく》炎《えん》

歯に起因する炎症が、顎骨《がくこつ》に波及したものです。炎症の波及した部位により、症状も異なり、細分化されますが、明確に区別できることもあります。

原因

炎症が顎骨に波及する経路としては、歯の神経の通る管を伝わる場合（経根管性）と歯周病のように歯の周囲の軟組織を伝わる場合（経歯周性）とがあります。

症状・治療

▼歯槽骨炎《しそうこつえん》

根尖《こんせん》周囲の歯槽骨に限局した炎症で、原因菌の周囲歯肉《しにく》に発赤《ほっせき》・腫脹《しゅちょう》があり、咬合痛《こうごうつう》もみられます。病巣《びょうそう》が小さければ根管治療《こんかんちりょう》により軽快しますが、大きい場合は抜歯《ばっし》を必要とします。

▼顎骨骨髄炎《がくこつこつずいえん》

顎骨の骨髄内の炎症で、同時に骨質および骨膜も侵され、難治性《なんちせい》となります。上顎骨《じょうがくこつ》より下顎骨《かがくこつ》に多く見られます。急性の場合には、原因歯の周囲歯肉は広範囲に発赤《ほっせき》・腫脹《しゅちょう》し、歯は動揺します。また、深部に激痛が生じます。特に下顎骨の場合には、原因歯から唇の方向への数歯にわたって打診痛が生じます（弓倉氏症状）。また、患側の下口唇に知覚異常が現れます（ワンサン症状）。

全身的な症状として、初期には悪寒《おかん》をともなう発熱、食欲不振、全身倦怠感《けんたいかん》などが見られます。糖尿病などの全身疾患、栄養障害、免疫力低下や代謝障害《たいしゃしょうがい》が影響することもあります。安静にし、対症療法と強力な抗菌療法を行います。急性期が過ぎたら原因歯を抜歯し、腐骨《ふこつ》が分離している場合にはこれを除去します。下顎骨で慢性化していると骨の表層を削る手術（皮質骨除去術）や顎骨切除術も行います。高圧酸素療法を併せて行う場合もあります。

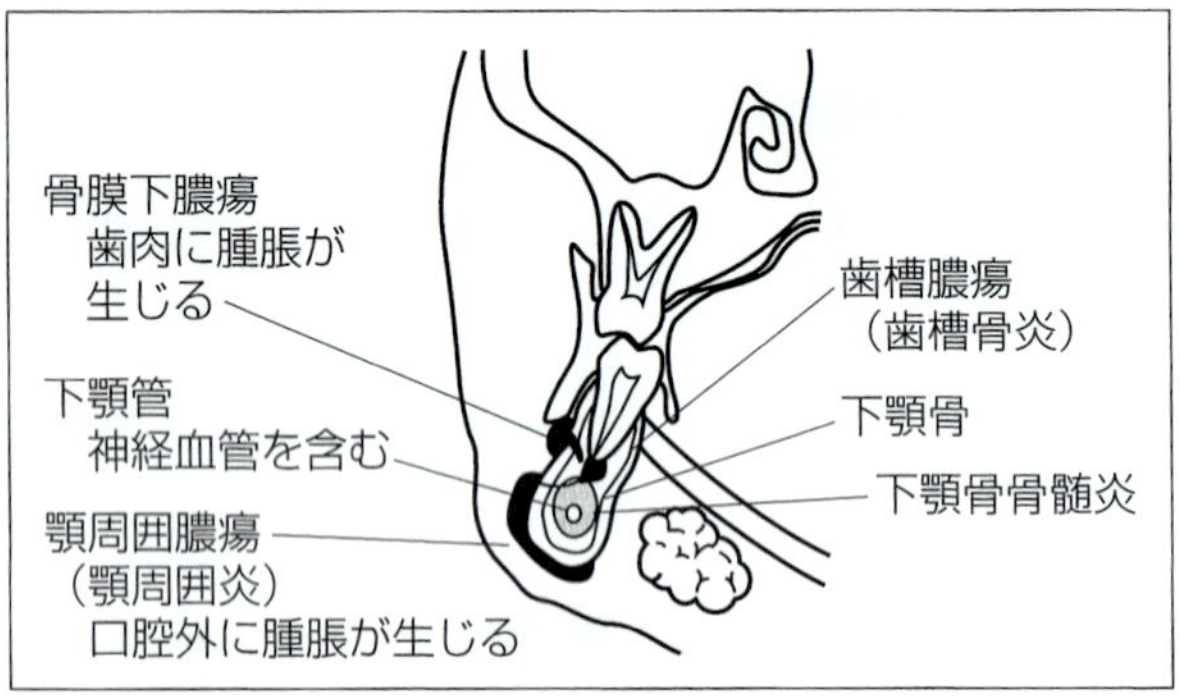

炎症の拡大

▼顎骨周囲炎《がくこつしゅういえん》

炎症が根尖部《こんせんぶ》の歯槽骨《しそうこつ》から表在性に波及したもので、原因歯の周囲歯肉から顎骨周囲に発赤・腫脹《しゅちょう》が生じてきます。進展すると、強い自発痛、開口障害、発熱、悪寒《おかん》・戦慄《せんりつ》および食欲不振などが生じてきます。

緊急時の対応

著しい全身症状をともなうか、慢性経過をたどる場合には、早めに口腔外科《こうくうげか》を受診しましょう。

顎骨骨折《がくこっこっせつ》

症状

特徴は、咬合異常《こうごういじょう》が出現することです。

▼上顎骨骨折《じょうがくこっこっせつ》

上顎骨は前頭骨《ぜんとうこつ》、鼻骨《びこつ》、頬骨《きょうこつ》など縫合《ほうごう》しているために、複雑な骨折形状と周囲組織の損傷《そんしょう》を示すことが多いのが特徴です。顔面皮膚などの軟組織損傷、頬骨《きょうこつ》骨折、眼窩《がんか》内の損傷および頭蓋底《とうがいてい》骨折、頭蓋内の損傷の合併頻度が高くなります。咬合不全《こうごうふぜん》や顔面の変形すなわち、中顔面が後上方に位置することが多く、顔貌《がんぼう》が平坦になります。ときには顔面の対称性が失われることがあります。ルフォーの骨折型（**図**）がよく知られていますが、あてはまらない症例もあります。

▼下顎骨骨折《かがくこっこっせつ》

顔面骨骨折としては、頻度が高いものです。診断については好発部位が参考となり、前歯部《ぜんしぶ》、犬歯《けんし》部《ぶ》、下顎角部《かがくかくぶ》、関節突起部《かんせつとっきぶ》などに好発します。口腔内《こうくうない》出血や咬合不全《こうごうふぜん》は比較的多くの症例に見られますが、関節突起骨折の場合は開口障害の頻度も高くなります。

また、前歯部に粉砕《ふんさい》骨折が生じた場合には、舌根沈下《ぜっこんちんか》により気道閉塞《へいそく》が発生し、気道確保が必要なこともあります。

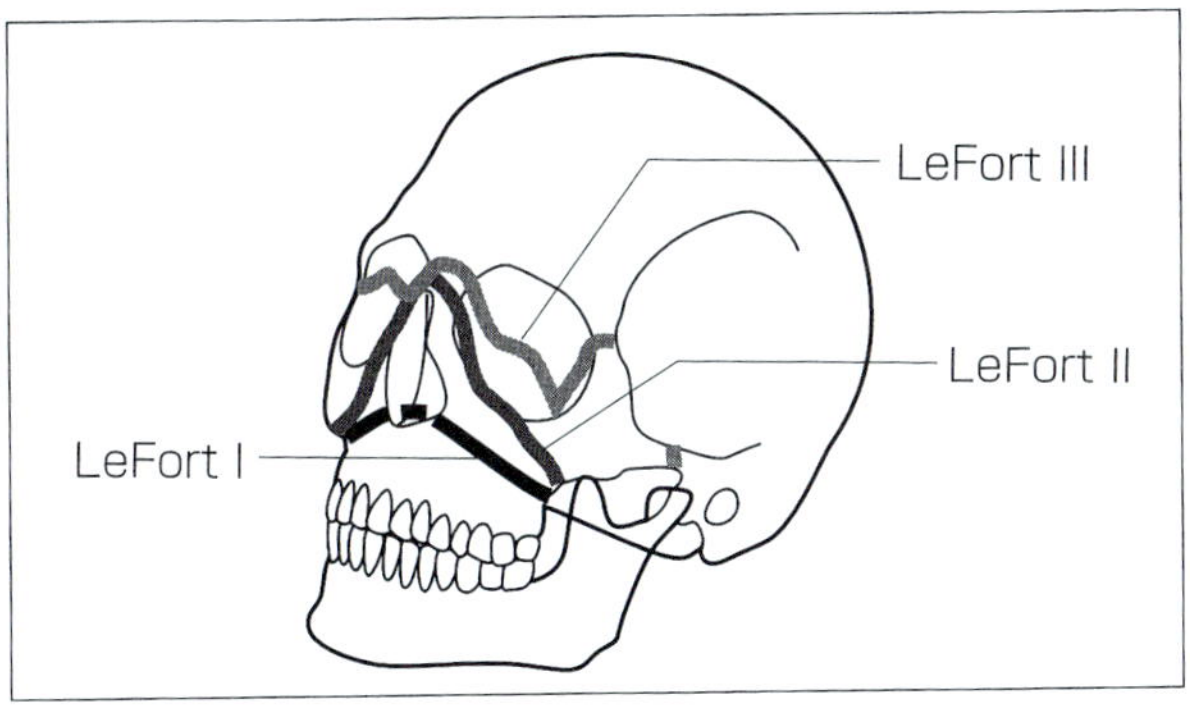

ルフォー（LeFort）型骨折線

▼歯槽骨骨折《しそうこっこっせつ》

上下顎の歯槽《しそう》部に限局した骨折で、比較的高頻度に生じます。歯冠《しかん》の破折、歯の脱臼《だっきゅう》など、歯の損傷を合併しやすいのが特徴です。

診断

臨床症状とエックス線的に診断しますが、顎骨《がくこつ》を中心とする顔面はその解剖が複雑なため、決してエックス線的診断のみに固執《こしつ》しないことが重要です。

治療

顎内《がくない》固定と顎間《がくかん》固定を適用して、咬合《こうごう》を再建することが原則です。

解剖学的な形態の再建のみでは、咬合の再建が困難な場合もあります。しかし、解剖学的な形態の再建が不十分な場合には顔面変形が後遺する場合もあります。手術を選択する場合には、可能な限り口内法《こうないほう》を選択するか顔面の瘢痕《はんこん》を最小限にするような切開線を工夫する必要があります。

緊急時の対応

外傷《がいしょう》による外力は複雑であり、想定することすら困難な場合もあります。舌根沈下《ぜっこんちんか》や腫脹《しゅちょう》による気《き》道閉塞《どうへいそく》が発生することを常に想定している必要があります。

顎関節炎《がくかんせつえん》

▼感染性関節炎《かんせんせいかんせつえん》

近接の感染部の直接拡大、または微生物の血行性感染により生じます。

症状

炎症にて顎運動が制限されます。

診断

エックス線検査では早期には所見がありませんが、後に骨破壊《こつはかい》を示すことがあります。化膿性関節炎が疑われる場合には、診断の確認と原因細菌の同定のために顎関節を穿刺《せんし》します。診断は後遺障害を防ぐために、可及的早期になされなければなりません。

治療

抗菌薬と消炎鎮痛剤の投与、水分補給および顎運動の制限です。化膿性の場合には顎関節穿刺《せんし》が必要で、膿瘍《のうよう》形成があれば切開します。感染が制御されれば、瘢痕《はんこん》形成や運動制限の防止のために、開口訓練を行います。

▼外傷性関節炎《がいしょうせいかんせつえん》

困難な抜歯などで顎関節《がくかんせつ》に急性損傷が起こり、関節炎が生じることがあります。

症状

顎関節の疼痛《とうつう》と圧痛《あっつう》および顎運動の制限が生じます。

診断

病歴に基づいて診断します。

治療

エックス線所見としては、関節内の浮腫《ふしゅ》や出血によって関節腔《かんせつくう》が拡大します。

予後

消炎鎮痛剤の投与、温罨法《おんあんぽう》、軟食摂取、顎運動の制限が行われます。

▼変形性関節症《へんけいせいかんせつしょう》

通常、50歳を超える患者において顎関節が影響を受けます。

症状

顎関節の硬直または『きしみ』(捻髪音《ねんぱつおん》)や軽度の疼痛《とうつう》を訴えます。一般に両側性です。

診断

エックス線写真にて関節頭の平担化を示すことがあります。

治療

対症療法を行います。

▼関節《かんせつ》リウマチ

成人と小児の関節リウマチ患者の50％以上において、顎関節は影響を受けるが、通常それは最後に影響を受ける関節群に含まれます。

症状

疼痛《とうつう》、腫脹《しゅちょう》、顎運動制限がもっとも一般的な所見です。小児では、関節突起の破壊の結果、下顎《かがく》の発育障害と顔面の変形をきたします。強直症が継発することがあります。

診断

エックス線所見は、通常早期は陰性ですが、後期になると、前歯《ぜんし》開咬《かいこう》の原因ともなる骨破壊が認められます。診断は、多発性関節炎をともなう顎関節の炎症により行われ、典型的な他の所見により確定されます。

治療

他関節の関節リウマチに対する治療と同様です。急性期には消炎鎮痛剤が投与されることがあり、顎運動は制限します。ナイトガードまたは副子《ふくし》が有効です。症状が軽減すれば、軽度の開口訓練を行います。

▼二次変形性関節症《にじへんけいせいかんせつしょう》

通常20～40歳の人において外傷後、または持続的な筋筋膜痛症候群患者において発症します。

症状

開口制限、顎運動中の片側痛、関節の圧痛、関節捻髪音《ねんぱつおん》を特徴とします。

診断

エックス線所見では、関節突起の平担化、骨棘《こつきょく》の形成または骨表面のびらん形成を示します。

治療

咬合用副子《こうごうようふくし》（マウスガード）を用います。副腎皮質《ふくじんひしつ》ステロイド薬の関節内注射は症状を軽減しますが、頻用すると関節を傷害します。関節形成術や高位関節突起切除を必要とする場合もあります。

歯性上顎洞炎《しせいじょうがくどうえん》

症状

上顎《じょうがく》の小臼歯《しょうきゅうし》や第一大臼歯《だいきゅうし》の根の先端と上顎洞《じょうがくどう》（上顎のなかにある空洞）は近接していますが、そのために根尖《こんせん》に生じた化膿性病変は容易に上顎洞に達し、上顎洞の粘膜も化膿してしまい、膿《うみ》が貯留《ちょりゅう》します（蓄膿症《ちくのうしょう》）。

上顎洞は副鼻腔《ふくびくう》のひとつであり（上顎洞以外に篩骨洞《しこつどう》、蝶形骨洞《ちょうけいこつどう》、前頭洞《ぜんとうどう》）、それぞれは上顎洞を中心として、鼻腔を介して連絡しています。そのために当初は上顎洞単独の炎症であっても、長期経過のうちに多洞的な病変に進展することがあります。急性期では顔面、特に眼の下の部分（眼窩《がんか》下部）に発赤《ほっせき》・腫脹《しゅちょう》や発熱があり、口腔《こうくう》内《ない》所見では、原因歯《げんいんし》周囲または犬《けん》歯窩《しか》部《ぶ》の腫脹や疼痛があります。慢性化した場合には、膿性鼻汁や頭重感などが生じます。

診断

エックス線やCT所見では、患側上顎洞は膿の貯留のために混濁像や上顎洞粘膜のむくみ（浮腫《ふしゅ》）や肥厚《ひこう》を示します。

治療

急性期では、抗菌薬や消炎鎮痛剤が投与されます。急性期の後に炎症が限局しているか経過が短い場合には、原因歯の抜歯と抜歯窩《ばっしか》からの洗浄を行い、症状が消失すれば抜歯窩を閉鎖する手術（口腔《こうくう》上顎洞瘻閉鎖術《じょうがくどうろうへいさじゅつ》）を行います。保存療法の効果がない場合には上顎洞根治《こんち》手術を行いますが、必要に応じて口腔上顎洞瘻閉鎖術を併用します。

歯性扁桃周囲炎《しせいへんとうしゅういえん》

症状

歯が原因の炎症（歯性炎症）が、口蓋扁桃《こうがいへんとう》の周囲に波及した場合に起こります。

扁桃腺《へんとうせん》（口蓋扁桃《こうがいへんとう》）周囲の赤み（発赤）と腫れ《は》（腫脹《しゅちょう》）、口の天井の柔らかい部分（軟口蓋《なんこうがい》）の腫脹《しゅちょう》、特に軟口蓋の中央部にある突起（口蓋垂《こうがいすい》）の健康な側への偏位《へんい》が起こります。発熱、飲み込むときの痛み（嚥下痛《えんげつう》）やのどの痛み（咽《いん》頭痛《とうつう》）があり、食事摂取も困難となります。唾液がたれ（流涎《りゅうえん》）、口ガ開けにくく（開口障害）、しゃべりにくく（発音障害）もなり、頸《けい》部《ぶ》のリンパ節が腫脹《しゅちょう》し、全身倦怠《けんたい》感《かん》などが起きます。症状が進行すれば、敗血症《はいけつしょう》を合併したり、頸部に炎症が波及し、生命にもかかわる場合があります。

原因

大部分が下顎《かがく》の智歯《ちし》周囲炎です。

治療

抗菌薬の投与および局所洗浄に炎症を抑えて（消炎）、原因となる歯を抜歯します。また、膿汁が貯った場合（歯性扁桃周囲膿瘍《しせいへんとうしゅういのうよう》）には、切開と排膿《はいのう》を行います。

歯原性腫瘍《しげんせいしゅよう》・嚢胞《のうほう》

顎骨《がくこつ》の特徴は、骨に歯が植わっている（植立《しょくりつ》）ことです。顎骨の中で歯を作る組織（歯原性《しげんせい》組織）は、通常その役割を終えると消えてなくなるか、または小さくなり静かに骨の中で過ごします。しかし、この組織から腫瘍《しゅよう》や液体をためた袋状の構造物（嚢胞《のうほう》）ができることがあります。各々を歯原性《しげんせい》腫瘍《しゅよう》と歯原性嚢胞《のうほう》と呼びます。

歯原性腫瘍には良性と悪性があり、歯原性嚢胞は良性疾患です。

幸いなことに歯原性悪性腫瘍はきわめてまれです。

▼エナメル上皮腫《じょうひしゅ》

症状

歯原性良性腫瘍《しげんせいりょうせいしゅよう》のなかで比較的多い腫瘍《しゅよう》です。大部分が無痛性で、歯肉《しにく》や顎骨《がくこつ》が腫脹《しゅちょう》し、その部分の歯《は》が生えてこないこと（萌出《ほうしゅつ》障害）もあります。

大きくなると歯ならびが乱れたり（歯列不正《しれつふせい》）、歯が動いたり（動揺）します。また、下顎に発生した場合にはオトガイ部の知覚が低下したり、麻痺したりします。

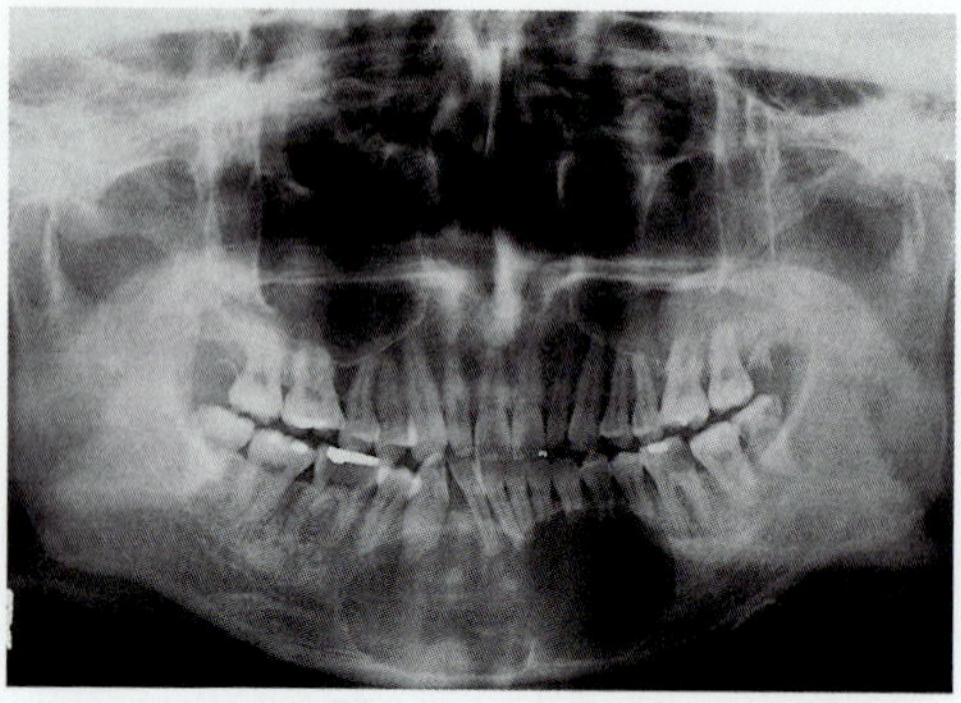

下顎骨の前歯を中心として多胞性の腫瘍が認められます．歯の根も一部で吸収されています．

診断

エックス線写真では、一つの房《ふさ》状の場合（単房性《たんぼうせい》）またはいくつもの房のある場合（多房性《たぼうせい》）のエックス線透過像を呈し、しばしば顎骨に埋まった歯（埋伏歯《まいふくし》）を認めます。

治療

単純摘出《てきしゅつ》で再発しやすいとされます。

若年者で囊胞性《のうほうせい》の場合には、袋の部分（囊胞部）に穴を開けて腫《しゅ》瘍《よう》を縮小する方法（開窓術《かいそうじゅつ》）を行う場合もあります。また、摘出と周囲の骨削除を繰り返し、顎骨を保存する方法（反復処置）や顎骨の輪郭《りんかく》を残す方法（辺縁切除術《へんえんせつじょじゅつ》）などで顎骨の機能保存をはかります。しかし、顎骨切除術を行わなければならない場合もあります。

▼角化囊胞性歯原性腫瘍《かくかのうほうせいしげんせいしゅよう》

以前は歯原性角化囊胞《しげんせいかくかのうほう》の名称で囊胞《のうほう》に類されていましたが、最近腫瘍《しゅよう》に分類されました。

症状

好発年齢は20から30歳代で、下顎の大臼歯部《だいきゅうしぶ》に好発し、顎骨を侵襲性に破壊し増大します。

診断

エックス線的に、単房性あるいは多房性の透過像《とうかぞう》を示します。ときには、エックス線的に埋伏歯《まいふくし》の歯冠《しかん》を含む像を示すため、含歯性《がんしせい》囊胞《のうほう》との鑑別が重要となります。

治療

単純な摘出では再発しやすいため、摘出後に周囲の骨を削除します。

予後

再発しやすい腫瘍《しゅよう》です。注意深い経過観察が必要です。基底細胞《きていさいぼう》母斑《ぼはん》症候群では、皮膚の基底細胞癌を合併し、本腫瘍《しゅよう》が顎骨内に多発します。

▼歯《し》牙《が》腫《しゅ》

症状

歯原性腫瘍《しげんせいしゅよう》のなかで、もっとも多い腫瘍です。永久歯の萌出《ほうしゅつ》障害のため、エックス線写真で調べて発見されることが大部分です。

大きくなると歯列不正《しれつふせい》（歯ならびの乱れ）が生じ、歯肉《しにく》や顎骨《がくこつ》が痛みのない状態（無痛性）で腫脹《しゅちょう》します。

増殖の仕方には、正常な歯によく似た小さな歯のような石灰化物が多数集まったもの（集合性歯牙《が》腫《しゅ》）と歯の組織が不規則に配列して一塊になったもの（複雑性歯牙《が》腫《しゅ》）があります。

原因

不明ですが、歯を構成する組織が異常に増殖する腫瘍で、奇形に近い病気です。

診断

エックス線写真でも、この2つの形がエックス線不透過像《ふとうかぞう》（白く写ります）で示されます。

治療

単純な摘出術で十分です。永久歯の萌出を障害している場合には、矯正《きょうせい》歯科治療が必要となります。

▼含歯性嚢胞《がんしせいのうほう》（濾胞性歯嚢胞《ろほうせいしのうほう》）

症状

早期には無自覚無症状ですが、大きくなると歯肉《しにく》や顎骨《がくこつ》が腫脹《しゅちょう》します。

ついで、押すとペコペコした音(羊皮紙音）がするようになり、ついには中に水が貯った感じ(波動《はどう》)になります。歯が動揺し、歯列不正《しれつふせい》を生じます。

原因

不明ですが、顎骨の中で歯が発育する過程で、歯の基となる組織(歯胚《しはい》)に異常を生じます。埋伏歯《まいふくし》(おもに親《おや》知《し》らずが多い)を中心に発生します。

診断

エックス線写真でも、埋伏歯《まいふくし》を中心とした境界明瞭な透過像（黒い影）を示します。

治療

以前は病変を摘出し、埋伏歯は抜去していました。しかし、最近では親知らず（智歯《ちし》）以外で歯が利用できる場合には歯を保存して、開窓術《かいそうじゅつ》を行うことが多くなり、矯正《きょうせい》歯科と連携して治療します。

蜂窩織炎《ほうかしきえん》

蜂窩織炎《ほうかしきえん》とは、びまん性（境界がはっきりしない）に広く進展した化膿性炎症のことで、皮下組織などの疎性結合組織《そせいけつごうそしき》に好発します。

▼頬部蜂窩織炎《きょうぶほうかしきえん》

症状

歯性《しせい》炎症（上顎臼歯歯周炎《じょうがくきゅうしししゅうえん》、顎骨炎、智《ち》歯周囲炎など）に続発して、頬部《きょうぶ》疎性《そせい》結合組織に生じたものです。

頬部全体がびまん性に腫脹《しゅちょう》し、発熱と強い自発痛があります。皮膚は発赤して緊張し熱感を生じ、押すと痛み（圧痛）があります。上唇や眼瞼《がんけん》まで腫《は》れ、目が開きにくくなります。

耳下腺・咬筋部に波及すると開口障害が生じます。これらの症状は急速に拡大します。ときには、さらに上方にまで拡大することがあります。やがて腫脹は限局して、膿瘍《のうよう》（頬部《きょうぶ》膿瘍）を作る場合があります。また発熱、頭痛、悪寒《おかん》、関節痛をともなうこともあります。

診断

CTやMRI所見にて、炎症の拡大範囲を診断します。血液検査でも炎症所見が認められます。

治療

安静、抗菌薬の投与および局所洗浄にて消炎します。頬部膿瘍《きょうぶのうよう》を形成した際には、切開と排膿《はいのう》を行います。

炎症が眼窩部《がんかぶ》、側頭部または頸部《けいぶ》に波及する場合には膿瘍形成がなくとも、口腔外《こうくうがい》から切開を加えます。消炎後には、原因歯を抜去します。

▼口底部蜂窩織炎《こうていぶほうかしきえん》

舌と下顎骨《かがくこつ》の間にある軟らかい組織でできている部位を口底《こうてい》（口腔底《こうくうてい》）と呼びます。この部位の炎症は周囲の組織に広範囲に広がりやすい性質があります。

症状

口底《こうてい》からあごの下にかけての部位（顎下部《がくかぶ》）が全体的に腫《は》れ、激痛をともないます。舌が上に持ち上げられ、舌が2枚あるように見える場合（二重舌《にじゅうぜつ》）もあります。声を出すことが困難になり、嚥下《えんげ》にも障害が起こります。全身的には発熱が見られます。

進行すれば気道《きどう》（空気の通り道）がつまり（閉塞《へいそく》して）、窒息《ちっそく》する可能性もあります。

診断

画像診断（CTや超音波など）が有用です。また、ファイバースコープで気道の狭窄《きょうさく》の有無を確認します。

治療

強力な抗菌薬の点滴を行います。腫《は》れを減じるため頸部《けいぶ》を切開します。窒息《ちっそく》の危険のある場合には、気管を切開して穴を開けます（気管切開）。また気管に管を口か鼻から挿入して（気管内挿管《きかんないそうかん》）、呼吸の管理をすることもあります。

予後

数%ではありますが、死に至る場合があります。

緊急時の対応

病状が急変することも少なくないため、緊急入院や緊急手術のできる設備の整った口腔外科《こうくうげか》を、すぐに受診してください。びまん性で急速に腫脹《しゅちょう》が生じる場合には、早めに口腔外科を受診してください。

顎関節脱臼《がくかんせつだっきゅう》

症状

一般に「顎《あご》がはずれた」と言われる状態です。脱臼《だっきゅう》はその程度によって、顎関節がまったく機能しない脱出《だっしゅつ》、顎関節がはずれた状態（転位《てんい》）にある脱臼《だっきゅう》、一部でも機能を営める不完全脱臼に分けられます。一般に外傷性脱臼《がいしょうせいだっきゅう》（外力を受けて脱臼すること）では、骨の一方が関節包《かんせつほう》を破って外へ出ますが、顎関節脱臼では関節包を破らないことが特徴です。女性は男性に比べ下顎窩《かがくか》が浅いため、男性よりも脱臼しやすい傾向にあります。時間的経過では、新鮮脱臼と陳旧性《ちんきゅうせい》脱臼とに分けられます。

特に、顎関節脱臼を反復する場合を習慣性顎関節脱臼と呼びます。さらに、片側性と両側性があり、脱臼の方向によって前方、後方、側方に分けられますが、大部分は片側性の前方脱臼《ぜんぽうだっきゅう》です。

▼前方脱臼《ぜんぽうだっきゅう》

口が閉じられない、唾液がうまく飲み込めずこぼれ出てくる、また頬骨《きょうこつ》の下に下顎頭《かがくとう》が突出するため人相が変化します。

治療

新鮮例に対しては徒手整復《としゅせいふく》（ヒポクラテス法またはボルカース法）が行われます。陳旧性《ちんきゅうせい》や習慣性脱臼の場合は手術を考慮します。

予後

脱臼後には関節包などの軟部組織が損傷しているため、治癒《ちゆ》を促すために関節を固定します。しかし、顎関節は固定すると食事ができないため、長期間の固定はむずかしく、このため軟部組織が十分に治癒せず、脱臼が再発しやすくなります。整復《せいふく》後は患部を安静にし、2週間ほどは硬い食べ物を避けるようにします。

骨芽細胞腫《こつがさいぼうしゅ》

すべての骨腫瘍《こつしゅよう》の1%以下のまれな腫瘍で、脊椎骨《せきついこつ》や大腿骨《だいたいこつ》や脛《けい》骨《こつ》や腕の骨に生じます。まれに顎《がく》骨《こつ》にも生じます。

症状

30歳以下の若年者で小児に好発

します。

診断

骨膨隆《こつぼうりゅう》を示すことが多く、エックス線写真では病巣《びょうそう》部で骨が膨らみ、通常1㎝以上の黒い影（透過像）を示し、内部は骨が吸収されて斑状の白い陰（斑紋状の不透過像）が見えます。

治療

病巣部《びょうそうぶ》の十分な掻爬《そうは》か切除を行います。骨欠損が生じれば、自家骨や人工骨移植を行います。

骨膜下膿瘍《こつまくかのうよう》

歯に由来する炎症は、初期には歯の神経の通り道（歯髄腔《しずいくう》）に限局（歯髄炎《しずいえん》）しますが、進行すると歯根《しこん》の尖端《せんたん》に向かって炎症が拡大します。すなわち、歯を支持している歯根膜《しこんまく》や歯槽骨《しそうこつ》に炎症が達し、歯根膜炎《しこんまくえん》となります。歯根膜炎は進行し根尖部《こんせつぶ》の歯槽骨に炎症を生じると、歯槽骨炎《しそうこつえん》と呼ばれるようになります。歯槽骨炎から炎症が周辺の骨皮質に向かい、骨皮質を突破すると、炎症は骨膜に達し、顎骨骨膜炎《がくこつこつまくえん》を発生させます。

顎骨骨膜炎は比較的限局した部位の骨膜下に膿瘍《のうよう》（膿《うみ》が限局して停留した状態を示します）を作ることが多く、このような状態を骨《こつ》膜下膿瘍《まくかのうよう》と呼びます。

症状

当初は強い自発痛が生じ、特に脈打つような痛み（拍動痛《はくどうつう》）があります。びまん性の腫脹《しゅちょう》、熱感および圧痛などの局所症状と発熱、開口障害や所属リンパ節の腫大と圧痛を認める急性《きゅうせい》化膿性《かのうせい》顎骨骨膜《がくこつこつまく》炎《えん》の症状を呈します。

その後、根尖部からその上方のやや深い位置に波動を触れ、骨膜下膿瘍を形成します。症状は改善傾向を示すようになります。

診断

局所の波動《はどう》とCTなどの画像診断で膿瘍腔の形成を確認します。

治療

急性期では抗菌薬を投与することが重要です。

膿瘍形成が確認されれば切開を行います。原因歯の保存に努力しますが、抜歯を必要とすることがあります。

骨《こつ》　腫《しゅ》

骨芽細胞《こつがさいぼう》の増殖による腫瘍《しゅよう》です。

症状

骨の表面にできる外骨性《がいこつせい》（外骨膜性）骨腫《こつしゅ》と骨髄内にできる内骨《ないこつ》性《せい》（顎骨中心性）骨腫《こつしゅ》があります。

外骨性骨腫は、骨膜から発生して顎骨の外側へ発育し、無痛性で骨様硬の腫瘤《しゅりゅう》として認められます。有茎性の場合が多く見られます。

内骨性骨腫は顎骨の内部から生じ、びまん性の塊《かたまり》を作り、増大すると歯列不正《しれつふせい》、顔面変形をきたし、神経痛様の痛みを感じます。

診断

エックス線的所見としては、限局性無構造で周囲と連続したエックス線不透過の塊状物として認められます。

治療

切除します。大きな場合には、顎骨切除が行われる場合もあります。

腫瘍の部位が特定しにくい場合、CT検査などを追加することがあります。

予後

手術後は経過良好です。顎骨などに多発性の骨腫《こつしゅ》を認める場合には、ガードナー症候群を疑います。この症候群は、家族性に発生することが多く、腸管に多発性のポリープを作り、40歳までにしばしば癌《がん》化する疾患です。家族性に発生します。

線維性骨病変《せんいせいこつびょうへん》

種々の石灰化物《せっかいかぶつ》を含む線維性組織にて、骨組織が置換される疾患の総称です。本病変としては、線維性異形成症、化骨性線維腫（骨形成線維腫）および骨異形成症があります。これらは、臨床症状や組織の構造がよく似ているため、鑑別が困難な場合があります。

▼線維性異形成症《せんいせいいけいせいしょう》

原因

原因不明の骨を作る組織の発育異常と考えられます。手足の骨に多く見られますが、顎骨にも発生します。

症状

顎骨では上顎《じょうがく》に多く、びまん性かつ無痛性でゆっくりと骨が腫脹《しゅちょう》してきます。進行すると顔面変形が起こります。特に、上顎骨では鼻づまり（鼻閉）や眼球が飛び出してきます(眼球突出)。骨の発育が終了すると、症状の進行も停止します。一つの骨に限局して発生する場合（単骨性）と、多くの骨に発生する場合（多骨性）があります。

顔面は種々の骨が複雑に入り交じって作られているため、顔面の骨に多骨性に発生する場合を、顔面線維性異形成症と呼びます。多骨性の病変と同時に、皮膚の褐色の色素沈着（カフェオーレ斑）、内分泌障害(特に、女性の性的早熟)をともなう場合をアルブライト症候群と呼びます。

診断

エックス線では、周囲との境界が不明瞭なスリガラスのように見える場合と、嚢胞《のうほう》のように見える場合とがあります。

治療

膨隆部《ぼうりゅうぶ》の骨を削除します。経過により、再度、骨削除が必要となる場合もあります。

化骨性線維腫《かこつせいせんいしゅ》（骨形成線維腫《こつけいせいせんいしゅ》）：線維腫の一部に骨やセメント質または両者を形成することがあります。切除術や摘出術が行われます。

骨髄腫《こつずいしゅ》

形質細胞の増殖による腫瘍《しゅよう》です。頭の骨（頭蓋骨《ずがいこつ》）、肋骨《ろっこつ》、骨盤《こつばん》、脊椎《せきつい》などに多発性に発生する腫瘍ですが、孤立性のこともあります。

症状

口腔《こうくう》領域では、歯肉《しにく》や顎骨《がくこつ》の無痛性腫脹《しゅちょう》を生じます。初期には顎骨の疼痛、腫瘍《しゅよう》の増大とともに顎骨の腫脹、歯の動揺が生じます。下顎《かがく》に発生することが多く、下唇《かしん》に知覚麻痺《ちかくまひ》を生じます。

一般的には、診断時にはすでに複数の病変を起こしていることが多く、多発性骨髄腫《たはつせいこつずいしゅ》と言う病名がついています。

まれですが、ごく初期に発見される場合は単発性のこともあり、また骨髄以外で発見された場合、髄外性形質細胞腫《ずいがいせいけいしつさいぼうしゅ》と呼ばれます。

診断

エックス線所見にて、特徴的な限局性の円形透過像（パンチドアウト像）が顎骨や顔面の骨に見られます。異常グロブリンであるM蛋白《たんぱく》が血液中に出現します。

治療

抗癌剤《こうがんざい》および副腎皮質《ふくじんひしつ》ステロイド薬の投与と自家造血幹細胞移植にて治療します。近年、新規治療の開発がめざましい分野です。

予後

治癒《ちゆ》は一般的には困難であり、予後不良です。

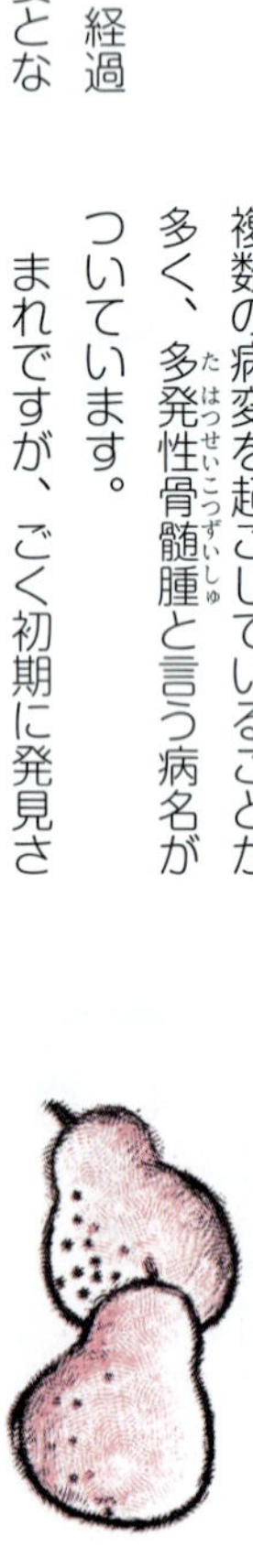

顎骨内血管腫《がくこつないけっかんしゅ》

症状

顎骨内部の血管腫《けっかんしゅ》（顎骨内血管腫または骨血管腫）は肉眼的には診断が困難な場合が多く、抜歯や外傷後の異常出血やエックス線写真を撮ることによって偶然発見されます。

診断

エックス線写真にて、境界が不明瞭なエックス線透過像や拡張した血管を認めますが、血管造影《けっかんぞうえい》によって腫瘍の大きさが識別できます。

治療

血管を造影して、栄養血管（腫瘍に栄養を送っている血管）に詰《つ》め物をする方法（栓塞術《せんそくじゅつ》）や顎骨の切除が単独または併用で行われます。

予後

場合によっては、致死的にさえなるものです。

骨の悪性腫瘍《あくせいしゅよう》

口腔《こうくう》に発生する悪性腫瘍の大部分は、表面をおおう口腔粘膜から発生する粘膜癌《ねんまくがん》であり、これが顎骨に浸潤するものです。しかし、まれではありますが、顎骨の中に悪性腫瘍が発生することがあります。

このような腫瘍には、骨や軟骨の組織から発生する肉腫《にくしゅ》（骨肉腫《こつにくしゅ》や軟骨肉腫《なんこつにくしゅ》）、骨髄内から発生するユーイング肉腫、顎骨の中に発生する癌《がん》（顎骨中心性癌）や体の他の部分に発生した悪性腫瘍が顎骨の中に転移したもの（転移性癌）もあります。

骨肉腫や軟骨肉腫は当初より悪性腫瘍として発生する場合（原発性）と良性の前駆病変より発生する場合（続発性）とがあります。

たとえ良性の骨疾患でも、急速に増大する場合には、悪性化も考慮する必要があります。

▼骨《こつ》肉《にく》腫《しゅ》

症状

比較的若年者に多く、骨の外側に発生するもの（外骨性）と骨の中に発生するもの（中心性）とがあります。

外骨性では骨の組織を作る場合（造骨性または硬化性）が多く、中心性では骨を破壊吸収する場合（骨破壊性）が多くなります。外骨性は幼少者に、中心性は成人に多く発生します。骨様硬の膨隆《ぼうりゅう》、疼痛やオトガイ部の知覚麻痺などが生じます。

診断

造骨性のエックス線写真では、境界不明瞭な骨破壊像とともに、一部で骨新生《こつしんせい》が見られます。外方に向けての針状の石灰化物(骨針)が見られること（陽光様または太陽光線型反応像）が特徴です。さらに、腫瘍《しゅよう》の両端の骨皮質《こつひしつ》に2個の三角状の石灰化物（コツドマン三角)が見られる場合もあります。

治療

抗癌剤《こうがんざい》であるメトトレキセートの大量投与を併用して、手術（拡大切除術）を行います。

予後

腫瘍の発育は急速で、転移を生じやすく、きわめて悪いものです。

▼軟骨肉腫《なんこつにくしゅ》

症状

比較的高齢者に多く、顎骨では下顎骨《かがくこつ》に多く発生します。腫瘍は分葉状で、軟骨様硬で、中心性と外骨性に発生します。

予後

発育は比較的遅く、局所再発は

多いものの、転移は少ない腫瘍です。

▼ユーイング肉腫《にくしゅ》

症状

骨髄内《こつずいない》に発生する肉腫で、まれに下顎骨《かがくこつ》に発生します。

局所の著明な疼痛《とうつう》、腫脹《しゅちょう》、熱感、圧痛および全身的には発熱、悪《お》寒《かん》、白血球数が増える（白血球増多）など骨髄炎様の症状が認められます。

診断

エックス線写真では、骨髄炎に類似した所見を示します。

▼顎骨中心性癌《がくこつちゅうしんせいがん》

症状

含歯性嚢胞《がんしせいのうほう》（濾胞性歯嚢胞《ろほうせいしのうほう》）から発生する場合や原発性に骨の中に発生する場合（原発性骨内癌腫《げんぱつせいこつないがんしゅ》）があります。きわめてまれな疾患です。

診断

エックス線写真では、嚢胞《のうほう》のような像や境界不明瞭なエックス線透過像を示します。

▼転移性癌《てんいせいがん》

症状

すべての口腔癌《こうくうがん》の約1％程度であり、多くは下顎骨《かがくこつ》の臼歯部《きゅうしぶ》（臼歯部）の骨内または軟組織に生じます。

乳腺、肺、腎、甲状腺、腸管、前立腺などの悪性腫瘍から転移します。

診断

エックス線写真では、境界不明瞭なエックス線透過像を示します。

下顎骨《かがくこつ》では、オトガイ部の知覚の低下または麻痺（オトガイ知覚麻痺症候群）が初発症状のことがあります。

予後

きわめて悪く、大部分は数カ月から1年以内に死亡します。

開口障害《かいこうしょうがい》

口が開かない状態で、著しい場合を牙関緊急《がかんきんきゅう》と呼びます。

分類

顎関節《がくかんせつ》に異常がある場合を除いて、①炎症が顎を動かす筋肉に波及した場合（炎症性開口障害）、②筋肉自体の病気によって筋肉の運動が障害された場合（筋性開口障害）、③口腔顎顔面《こうくうがくがんめん》領域の火傷や外傷により瘢痕《はんこん》形成や拘縮《こうしゅく》を起こした場合（瘢痕性開口障害）、④中枢神経によって起こる場合（神経性開口障害）、⑤口腔《こうくう》領域に発生した腫瘍の増大にともなって起こる場合（腫瘍性開口障害）、⑥骨折（下顎骨や頬骨など）の際の移動した骨片による場合（外傷性開口障害）があります。

症状

原因となる疾患により、さまざまな症状を呈します。

炎症性開口障害の原因としては、智歯《ちし》周囲炎、扁桃《へんとう》周囲炎、口《こう》底炎《ていえん》、下顎周囲炎、頸部《けいぶ》蜂窩織炎《ほうかしきえん》、側頭部膿瘍、放線菌症などがあげられます。

筋性《きんせい》開口障害の原因としては、外傷による化骨性筋炎、筋ジストロフィー、低カルシウム性テタニーなどがあげられます。

瘢痕性《はんこんせい》開口障害の原因としては、火傷や外傷のほかに、水癌《すいがん》（ノーマ）や口腔《こうくう》の悪性腫瘍に対する放射線治療による瘢痕もあげられます。

神経性《しんけいせい》開口障害は、けいれん性と麻痺性に分けられます。けいれん性開口障害の原因は、破傷風《はしょうふう》、進行性球麻痺、てんかん、ヒステリー、脳腫瘍《のうしゅよう》、脳出血などがあげられます。麻痺性《まひせい》開口障害の原因は、急性小児麻痺、神経炎、神経損傷などがあげられます。

腫瘍性《しゅようせい》開口障害の原因としては、口腔《こうくう》領域の腫瘍《しゅよう》のほかに、咽《いん》頭《とう》腫瘍、耳下腺《じかせん》腫瘍（特に、悪性腫瘍）があげられます。

外傷性《がいしょうせい》開口障害の原因としては、下顎骨の関節突起骨折、頬骨《きょうこつ》陥没《かんぼつ》骨折や頬骨弓《きょうこつきゅう》骨折があげられます。

治療

開口障害の原因を正確に把握したうえで、適切に治療することが大切です。特に、生命をも左右しかねない疾患があることを忘れてはなりません。

唇顎口蓋裂《しんがくこうがいれつ》

広義には口唇裂《こうしんれつ》と口蓋裂《こうがいれつ》の総称としても用いられる場合と、狭義に上唇《じょうしん》、顎《がく》、天井の部分（口蓋《こうがい》）が割れている病態に使われる場合とがあります。ここでは、広義に使用します。わが国では、新生児の約400－500人に1人の割合で発生する比較的発生率の高い外表奇形《がいひょうきけい》です。

原因

口唇《こうしん》は胎生約7週ごろ、口蓋《こうがい》は9～10週に顔面の突起が癒合《ゆごう》して完成します。原因は不明ですが、これらの突起が癒合《ゆごう》しなかった場合に裂け目（破裂《はれつ》）が生じます。

症状

上唇《じょうしん》または口蓋《こうがい》に破裂がある と、各々を口唇裂《こうしんれつ》と口蓋裂《こうがいれつ》と呼びます。唇裂で審美障害と哺乳障害が、口蓋裂で哺乳障害と発音障害が見られます。唇裂と口蓋裂が合併した唇顎口蓋裂《しんがくこうがいれつ》では、これらの障害が特に著しくなります。

治療

口唇裂《こうしんれつ》の手術法としては、生後3～6カ月、体重5～6kgを目安として、一次修正術を行います。手術法としては、三角弁法（テニソン・ランダル法、クローニン法）やミラード法などが用いられ、最近ではフィッシャー法なども行われます。就学前に必要があれば、唇裂《しんれつ》の二次修正を行います。

口蓋裂《こうがいれつ》では生後1歳6カ月、体重10kgにて、口蓋弁後方移動術《こうがいべんこうほういどうじゅつ》（プッシュ・バック法）が行われます。近年の術後成績はきわめて良好で、90％程度は改善されます。しかし、成長とともに上顎骨《じょうがくこつ》に発育障害をきたし、見かけ上の受け口となる場合（仮性下顎前突《かせいかがくぜんとつ》）が多く見られます。このため、手術による発育障害を予防する方法として、粘膜弁法やホッツ床を用いた二段階閉鎖法《へいさほう》も行われるようになってきました。また、最近ではファーロー法にて手術を行う場合もあります。

しかし、術後成績が不良な場合には、スピーチエイドやパラタルリフトという器具を装着して、言《げん》語療法《ごりょうほう》を行います。これらの器具を撤去すると良好な機能が得られない場合には、再手術が必要となります。この手術の種類には、咽《いん》頭《とう》弁移植術、口蓋弁《こうがいべん》再後方移動術（リプッシュ・バック法）、咽頭形成術などがあります。

術後には、上顎骨の発育障害や歯列《しれつ》不正が起こりやすく、歯列《しれつ》矯正《きょうせい》の必要があり、言語治療とともに歯科的管理は必須です。また、むし歯（齲蝕《うしょく》）にもなりやすいため、小児歯科学的管理も欠くことができません。

成人に達した後でも、鼻の変形（唇裂鼻）や唇裂術後の変形が著しい場合（変治唇裂）には、修正手術を行います。さらに、上顎骨の発育障害に対して、顎矯正《がくきょうせい》手術を行います。最近では、あごの裂けた部分（顎裂部《がくれつぶ》）に積極的に骨移植を行い、歯列矯正《しれつきょうせい》や補綴《ほてつ》処置の助けとすることが多くなりました。

患者自身の障害はもちろんですが、家族の精神的動揺も大きな問題です。このため、患者のみならず家族のカウンセリングも重要となります。

これらの治療は、口腔外科医・矯正歯科医・小児歯科医・歯科補綴医などによる総合的治療が、小児科医・耳鼻科医・言語聴覚士・看護師・ソーシャルワーカーなどともにチームアプローチとし、一貫治療を行う必要があります。

巨口症《きょこうしょう》（横顔裂《おうがんれつ》）

症状

口の角の部分（口角《こうかく》）から裂け目（破裂）が後方に広がり、頭部あるいは耳部に至る疾患です。あたかも口が横に裂けたように見えます。このため、巨口症《きょこうしょう》、横顔面《おうがんめん》裂《れつ》または大口症とも言われます。多くは外耳《がいじ》の奇形をともなっており、外耳奇形や難聴を併発しています。第一第二鰓弓症候群《さいきゅうしょうこうぐん》と同義語としても用いられます。

口腔《こうくう》の奇形ではきわめてまれなもので、顔面の奇形の約0.8%、口《こう》唇《しん》・口蓋裂《こうがいれつ》の約40分の1とされています。ゴールデンハール症候群、トリーチャ・コリンズ症候群でも見られます。

原因

人間の顔は、第一から第五鰓《さい》弓《きゅう》という5つの組織のかたまりが集まって発生します。胎生《たいせい》4〜5週頃に、第一と第二鰓弓の発育不良（上顎突起と下顎突起の癒合不《ゆごうふ》全《ぜん》）にて生じます。

治療

裂けているところを塞《ふさ》ぐ、早期の手術が必要です。難聴《なんちょう》は耳鼻科《じびか》的な対応も必要です。

（坂下　英明）

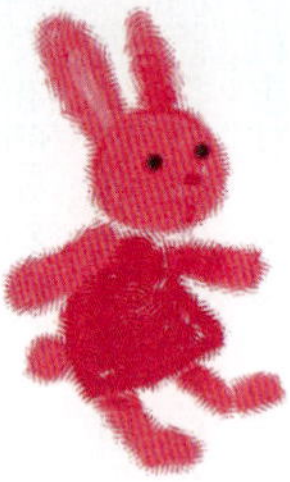

歯列不正《しれつふせい》（不正咬合《ふせいこうごう》）

▼歯の位置異常《いちいじょう》

叢生《そうせい》：歯ならびがでこぼこしている状態（乱ぐい歯）。歯と顎《あご》の大きさの間に発生する不調和（ディスクレパンシー）が原因です。遺伝的な理由や、咀嚼《そしゃく》力《りょく》の低下による顎骨《がくこつ》の発育不全による場合などがあります。

上顎歯列《じょうがくしれつ》の場合は、犬歯《けんし》があとから生《は》えてくるため八重歯《やえば》（犬歯《けんし》低位唇側転位《ていいしんそくてんい》）になりやすいのが特徴です。

治療法としては、歯が歯列内におさまるすき間をつくるために、顎《あご》を拡げるか抜歯を行います。

また、学童期で上顎《じょうがく》の犬歯が萌《ほう》出《しゅつ》してくるとき、二番目の前歯《ぜんし》（側切歯《そくせっし》）にあたると、側切歯の歯《し》冠《かん》（頭）が外側に向いてしまい、前歯はすき間だらけになってしまいます。このような状態を〝みにくいあひるの子時代〟と呼んでいますが、犬歯が萌出《ほうしゅつ》してしまえば元に戻るのが普通です。

▼歯列弓形態《しれつきゅうけいたい》の異常

歯列弓の形態により、鞍状《あんじょう》、V字型および空隙《くうげき》歯列弓に分類されます。

歯のまわりを取り囲む筋肉や舌の力のバランスが崩れることにより起こることが考えられ、他の咬《こう》合《ごう》異常と一緒になって現れます。寝ぐせや不良習癖《ふりょうしゅうへき》も原因の一つと考えられています。

▼咬合《こうごう》の異常

上顎前突《じょうがくぜんとつ》：上顎の前歯《ぜんし》が下顎《かがく》の前歯に比べて、7〜8㎜以上前方に出ている状態。一般に上顎前歯の突出が著しく、側貌《そくぼう》が凸型になります。噛《か》み合わせの深い場合（過蓋咬合《かがいこうごう》）も多いようです。

遺伝的要因も考えられますが、指しゃぶりや鼻咽腔疾患《びいんくうしっかん》による口呼吸などの環境的要因でも発生します。

治療は、ヘッドギアと呼ばれる装置で6歳臼歯《きゅうし》を後方に移動したり、上顎《じょうがく》の成長を抑えたりしながら上顎の前歯を後方に移動します。下顎《かがく》が下がっている場合は、下顎の成長を促進するような装置を使用します。

永久歯列《えいきゅうしれつ》期になってから、抜歯によりすき間をつくり、突出した前歯を下げることもあります。

下顎前突《かがくぜんとつ》：下顎の前歯が上顎の前歯より前方に出ている状態（受け口）。側貌《そくぼう》はストレートもしくは凹型で、顔面中央部分の後退感が見られます（三日月型顔貌《みかづきがたがんぼう》）。遺伝的要因が強く、しばしば成長ホルモンの過剰分泌（末端肥大症）

により起こることもあります。
　下顎の前歯が外側に傾斜しすぎているだけなら比較的簡単に治りますが、下顎の骨が突出しているほど治療はむずかしく、成長終了までの長期観察が必要です。成長期に上顎の成長促進や、下顎の成長抑制などを目的とした治療を行いますが、著しい反対咬合《はんたいこうごう》の場合は成長終了後に外科的に手術を行い、下顎の長さを短くする方法をとります。

開咬《かいこう》：正しい噛《か》み合わせでは、上の前歯が下の前歯を2〜3㎜程度おおうのが良いとされていますが、開咬では前方の歯で噛み合うことができません。上下の歯のすき間に舌を介在させながら話すようになるため、正しい舌の使い方ができず、聞きとりにくい発音になってしまいます。舌の不良習癖《ふりょうしゅうへき》により誘発されたり、下顎の骨が下方に過成長した場合に起こります。
　治療法としては離れている前歯を出してきたり、外科的に手術を行い、下顎の位置を上方に移動したりします。いずれの場合においても不良習癖の除去が必要になってきます。

交差咬合《こうさこうごう》：臼歯《きゅうし》の噛《か》み合わせの左右どちらかが反対に噛んで、上《じょう》下顎歯列《かがくしれつ》の正中《せいちゅう》（真ん中）が一致していない状態。臼歯の萌出《ほうしゅつ》方向の異常や、下顎骨の左右の長さの違いによる正面から見た顔の非対称などが見られます。
　原因は不明な場合が多く、著しい顎のずれがある場合は手術を要します。

（松井　成幸）

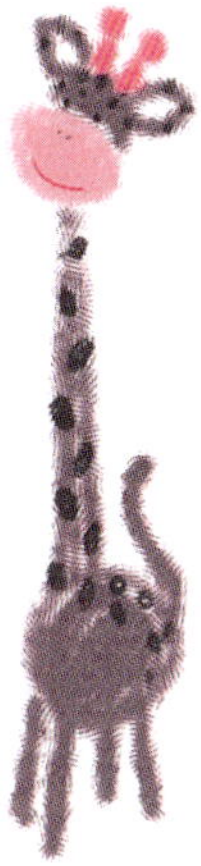

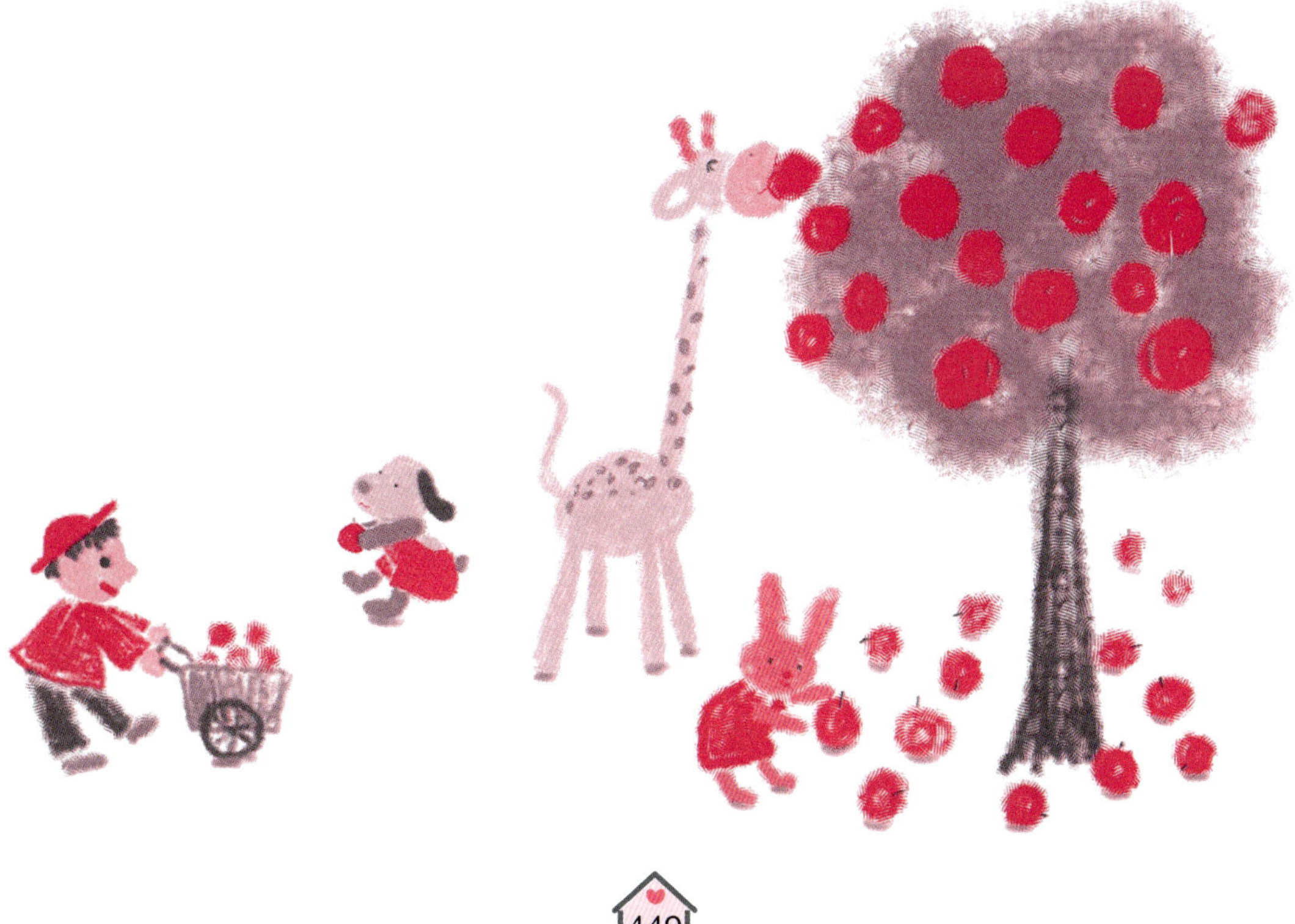

4章 口《こう》唇《しん》

口《こう》唇《しん》裂《れつ》

原因・症状

口唇部《こうしんぶ》に先天的に裂《れつ》がある状態を口唇裂《こうしんれつ》と言います。まれには下《か》唇《しん》中央部（下唇正中裂《せいちゅうれつ》）や上唇《じょうしん》中央部（上唇正中裂）に裂が見られる場合もありますが、多くは上唇の側方部に裂が見られます。

上唇部に披裂が限局するものを口唇裂《こうしんれつ》、歯槽部《しそうぶ》（歯ぐき）にまで裂が続くものを口唇顎裂《こうしんがくれつ》と言い、上唇、歯槽部、口蓋部《こうがいぶ》まで裂が連続するものを口唇顎口蓋裂《こうしんがくこうがいれつ》と言います（67ページ参照）。

口唇裂・口蓋裂児はわが国では500〜600人に1人の頻度で発現しますが、そのうち口唇裂があるものは約70％を占めています。

上唇部は5週から8週にかけての妊娠初期に形成されますが、上唇の元となる3つの顔面隆起（左右の上顎隆起、内側鼻突起）の中にある間葉細胞の増殖が十分でない場合、隆起間での癒合《ゆごう》が妨げられ口唇裂が生じます。これには遺伝的要因と環境要因の双方が関与すると言われています。

片側性口唇裂では鼻翼《びよく》が扁平《へんぺい》で、裂側の鼻翼基部の偏位《へんい》、鼻の軸の偏位、口唇の吊り上がりが見られます。一方、両側性口唇裂では鼻は左右対称ですが、鼻柱《びちゅう》が短くなります。

口唇・鼻部周囲の筋肉（口輪部や鼻筋）が裂部で連続性を欠くため、筋肉の作用方向に口唇部の軟組織や鼻の軟骨が牽引《けんいん》された結果、このような変形が生じます。

また、顎裂口蓋裂《がくれつこうがいれつ》をともなう場合は口唇外鼻の土台である上顎骨《じょうがくこつ》の形態異常があるわけですので、口唇外鼻の形態異常はいっそう助長されます。

治療

一般的には口唇裂手術は生後3カ月頃に行われますが、上顎骨《じょうがくこつ》の著しい形態異常をともなう場合は、手術に先立ってホッツ床などを用いて顎矯正《がくきょうせい》を行います。

近年手術法の改良によって治療成績は著しく向上しております。口唇裂口蓋裂《こうしんれつこうがいれつ》治療を専門とする病院で手術を受けること、特に口蓋裂をともなう場合は、音声言語機能や上顎発育にも問題がありますので、包括的治療を行える病院で治療を受けることを勧めます（**写真**参照）。

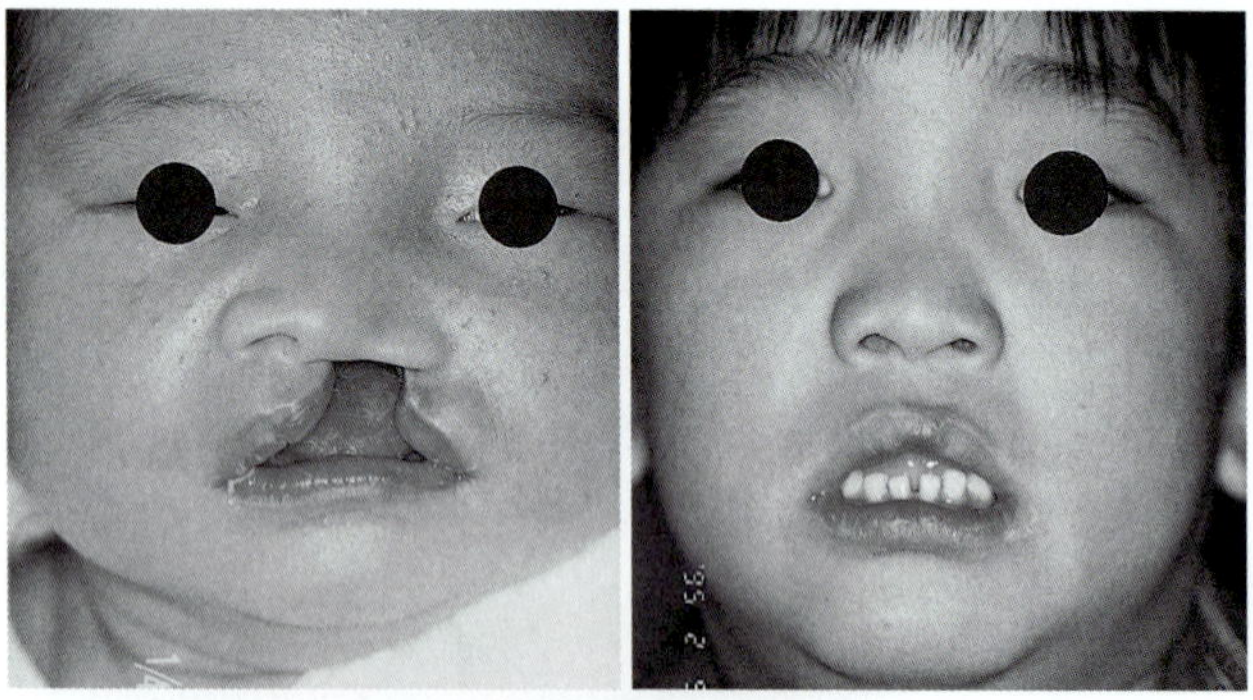

口唇口蓋裂の一例
左：術前，右：術後（6歳3カ月）

顔《がん》面《めん》裂《れつ》

症状

口唇裂《こうしんれつ》に比し、発現頻度はきわめて低く、代表的なものとして上唇から眼窩《がんか》（眼球のはいっているあな）の内縁に披裂が及ぶ斜顔面《しゃがんめん》裂《れつ》（写真参照）と口から耳に向かう横顔面裂《おうがんめんれつ》があります。

斜顔面裂は、上顎隆起《じょうがくりゅうき》の間葉細胞塊が外側および内側鼻隆起と癒《ゆ》合《ごう》しないために起こります。

披裂は、上唇側方から鼻翼《びよく》の外側を通って下眼瞼《かがんけん》内側部に至ります。

患側の眼裂は内下方へ偏位し、口裂は吊り上がり、鼻翼は内上方に傾きます。

一方、横顔面裂《おうがんめんれつ》は上顎《じょうがく》隆起と下《か》顎《がく》隆起の外側間葉細胞塊の癒《ゆ》合《ごう》不《ふ》全《ぜん》によって起こります。ときには下顎骨《かがくこつ》の発育不全や耳の変形をともなう場合があります。

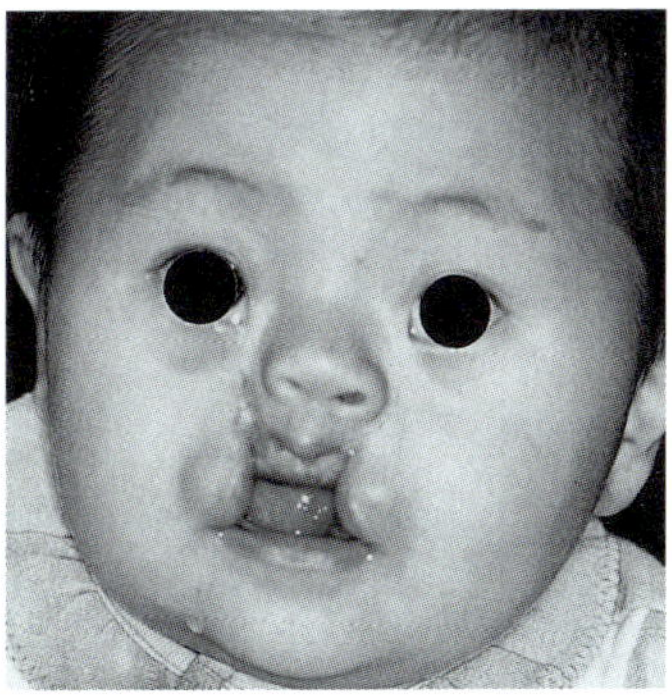
両側斜顔面裂の一例

治療

斜顔面裂《しゃがんめんれつ》の場合は、通常4、5カ月頃に軟組織の形成手術を行いますが、上顎骨の変形が次第に顕著となり、長期間の口腔外科《こうくうげか》および矯正歯科《きょうせいしか》的管理が必要です。

横顔面裂《おうがんめんれつ》の形成手術は生後3カ月以降に行いますが、口角《こうかく》形態を回復することが重要です。

（西尾　順太郎）

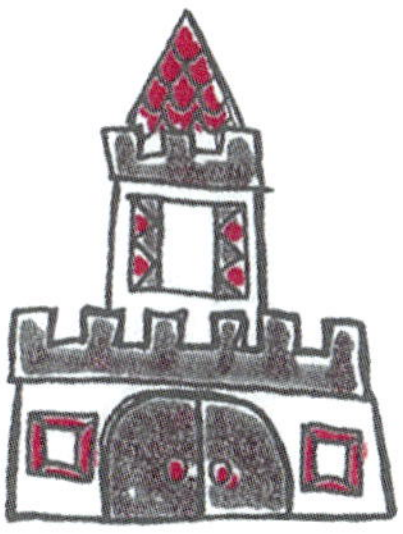

口唇欠損《こうしんけっそん》

原因・症状

口唇部《こうしんぶ》は上唇《じょうしん》と下唇《かしん》およびそれらをつなぐ口角部《こうかくぶ》で構成され、赤い粘膜でおおわれた部分と皮膚でおおわれた部分からなっています。

口唇欠損《こうしんけっそん》には上唇や下唇のみの欠損ばかりでなく、上下唇におよぶ場合があります。先天性の口唇欠損はまれで、多くは後天的に生じるものです。

原因としては交通事故、スポーツ、喧嘩などの外傷による欠損、ペットや人などの咬傷《こうしょう》による欠損、病変《びょうへん》を切除した後の手術後欠損、免疫機能が低下した人に起こりやすい壊疽性口内炎《えそせいこうないえん》などによる炎症性の欠損などがあります。

また欠損の深さにより、粘膜・皮膚およびその直下の組織までの表在性欠損と、筋肉を含めた口唇全体の深さに及ぶ全層欠損に分類されています。

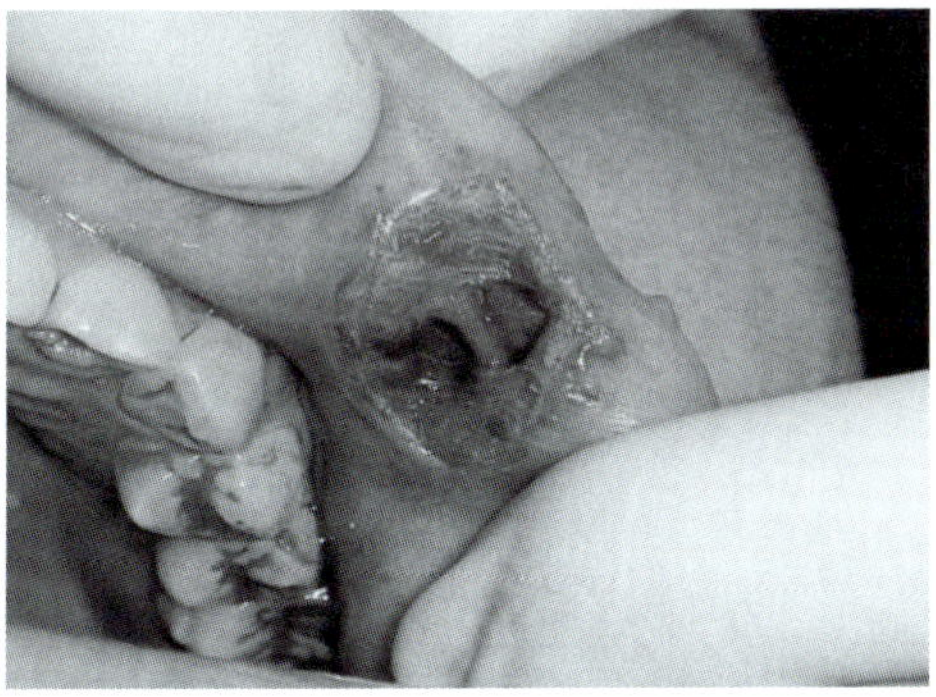
上唇欠損（欠損部の深部に上唇動脈が走行している）

緊急時の対応

上唇には上唇動脈が、下唇には下唇動脈が走行しています。外傷による口唇欠損では、これらの血管が損傷を受ける危険性があります。

もし拍動性《はくどうせい》の出血が見られるようであれば欠損部より口角側の口唇を手指で圧迫し、出血の勢いを抑えた後、なるべく早く病院で処置を受けてください。

また、欠損部の治療には手術が必要です。

欠損部の部位、大きさ、深さにより手術が異なりますが、欠損が比較的大きい場合には単に縫い合わせるだけでは変形が残存してしまいますので、欠損部の対側の口唇や周囲組織からの有茎弁移植《ゆうけいべんいしょく》がよく利用されます。

欠損がきわめて大きい場合には、遠隔組織からの移植治療が行われます。

小《しょう》口《こう》症《しょう》

原因・症状

上唇《じょうしん》、下唇《かしん》および口角《こうかく》からなる口腔《こうくう》への入り口（口裂《こうれつ》）が、小さいかあるいは伸展性が乏しいものを言います。

開口障害が見られ、無理に開口しようとすると口角部《こうかくぶ》あるいは頰《きょう》部《ぶ》に異常な緊張が出現し、痛みもともないます。したがって、食事や会話時など日常生活にも支障をきたします。歯ブラシの使用など口腔清掃《こうくうせいそう》もままならず、歯科治療を受けようと思っても治療時の細かな操作や義歯の装着が困難となります。

原因として、先天的なものと後天性の原因によるものがあります。先天性の小口症《しょうこうしょう》はFreeman-Sheldon 症候群などに見られますが、発症頻度としてはまれです。後天的原因には熱傷《ねっしょう》や火傷《かしょう》によるもの、あるいは口唇《こうしん》や口角部《こうかくぶ》付近に瘢痕《はんこん》が形成されるような炎症性の疾患などがあります。

現在では電気器具の安全性が向上し見られなくなりましたが、小児が電気コードを銜《くわ》えて発症する口唇電撃症《こうしんでんげきしょう》も小口症《しょうこうしょう》を示します。

治療

先天性のものに対しては、開口時緊張をともなう部位である口角部の形成手術（口角《こうかく》延長術、口裂《こうれつ》拡大術）が行われます。瘢痕性《はんこんせい》のものに対しては瘢痕の除去後、粘膜や皮膚の遊離《ゆうり》移植、あるいは周囲組織からの有茎弁《ゆうけいべん》移植が行われます。

巨大唇《きょだいしん》（巨唇症《きょしんしょう》）

原因・症状

口唇《こうしん》が腫《は》れて（腫脹《しゅちょう》）、大きくなった状態の総称名です。美的障害のほかに運動性の低下をきたすことがあります。口唇組織が過剰発育することもありますが、ほとんどが口唇の腫脹を示すような原因疾患が存在しています。

腫瘍性のものでは血管腫《けっかんしゅ》、リンパ管腫などが代表的なもので、生まれつきの場合が多く、からだの成長とともに大きくなり目立つようになってきます。また他の腫《しゅ》瘍《よう》、たとえば唾液腺腫瘍《だえきせんしゅよう》なども口唇に発生することがあります。腫瘍以外の原因として多いものには血管透過性が亢進して発症するクインケの浮腫《ふしゅ》(血管神経性浮腫)、接触アレルギーによる接触性口唇炎、歯の病巣が原因ではないかと言われている肉芽腫性口唇炎《にくげしゅせいこうしんえん》、口唇の中にある小唾液腺が過形成される腺性口唇炎《せんせいこうしんえん》などがあります。

治療

原因疾患がある場合には、原因の除去に努めます。手術を行わなければならない場合には、術後の口唇変形に注意しなければなりません。

口唇組織の過剰発育の場合には、赤唇部《せきしんぶ》と口唇粘膜の移行部に沿って過剰組織の切除を行って形態を整えます。

原因が腫瘍性《しゅようせい》のものの場合でも、摘出や切除が簡単な場合には併せて口唇形態の修正を行うことが可能ですが、血管腫《けっかんしゅ》やリンパ管種の場合には、完全に除去することにより、口唇に大きな組織欠損が生じてしまうことがありますので、部分的に切除を行いながら口唇形態を修正していくことがあります。

クインケの浮腫《ふしゅ》の場合は遺伝性と非遺伝性のものがあり、この疾患のほとんどを占める非遺伝性の

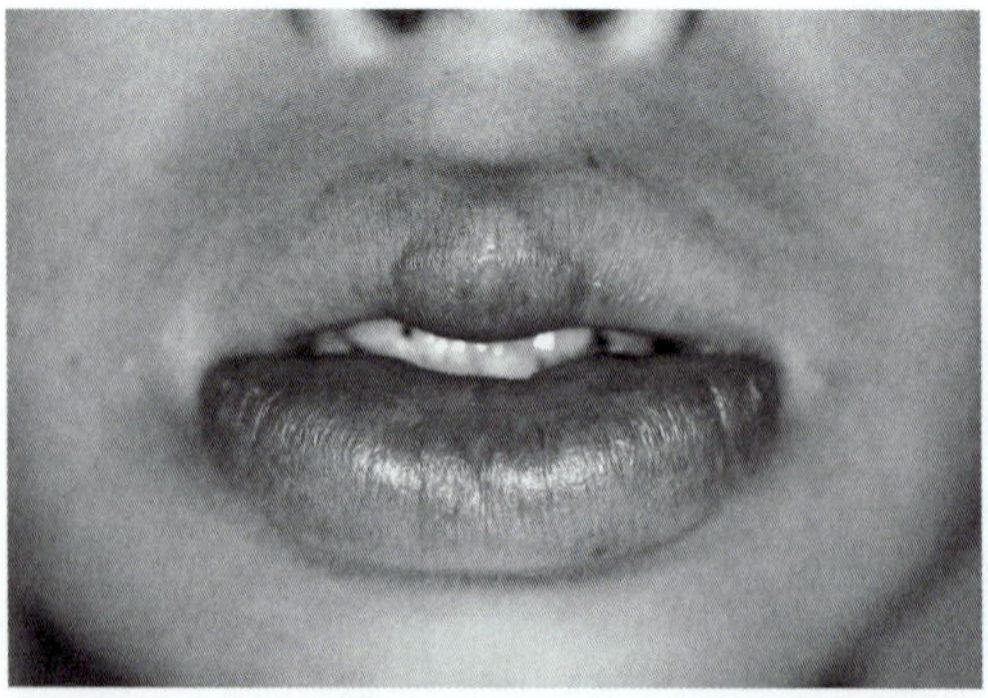

巨大唇（下顎の歯の病巣が原因となった肉芽腫性口唇炎）

ものは自然消退することが多いのですが、息苦しくなること（呼吸困難）もありますので注意が必要です。遺伝性のものはより重症になることがありますので、前にも同じような症状があったり、家族の中に同じ症状を経験したりすることがあれば、そのことを病院で話してください。

　クインケの浮腫や接触性口唇炎に対しては抗ヒスタミン剤、ときによりステロイド剤などの抗アレルギー剤が用いられます。

　肉芽腫性口唇炎《にくげしゅせいこうしんえん》の場合は、歯や口腔《こうくう》領域の慢性炎症の治療が有効と言われています。

　腺性口唇炎《せんせいこうしんえん》の場合は化膿していることがあるので、抗菌剤で炎症を消退させた後、過形成された唾液腺の摘出《てきしゅつ》が必要となります。

二《に》重《じゅう》唇《しん》

原因・症状

口唇《こうしん》が二重に見えるものを言い、ほとんどが上唇《じょうしん》に出現します。通常、口唇粘膜は口唇の裏側にあり見えないはずですが、何らかの原因により口唇粘膜の過形成をきたし、赤唇下縁《せきしんかえん》より下方にとびだして見えるようになったもの（形態的《けいたいてき》二重唇）と、赤唇部と皮膚の移行部近くへの色素沈着により口唇が二重に見えるもの（色素性《しきそせい》二重唇）があります。

　形態的二重唇は口唇が動いていないような安静時には目立ちませんが、口を開けたときや笑ったときなどに出現します。新生児に見られるような先天的なものと、唇の癖《くせ》によって生じる後天的なものがあります。色素性二重唇は先天性のもので母斑細胞《ぼはんさいぼう》の集積により出現します。

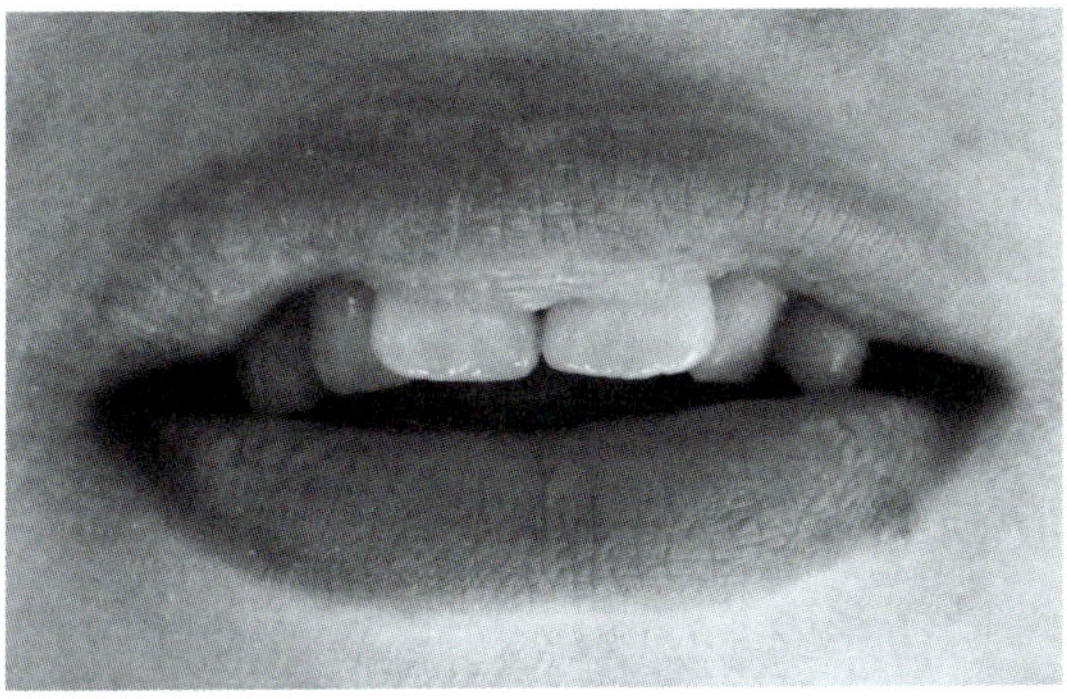
二重唇（余剰な口腔粘膜が上唇の赤唇部下方に見える）

治療

　形態的二重唇の場合には、過形成を示した口唇粘膜の余剰部分を切除し、縫い縮めて形態修正します。色素性二重唇の場合は色素沈着部をレーザーを用いて蒸散《じょうさん》するか、あるいはメスで浅く切り取り、遊離皮膚移植《ゆうりひふいしょく》を行います。

（髙野　伸夫）

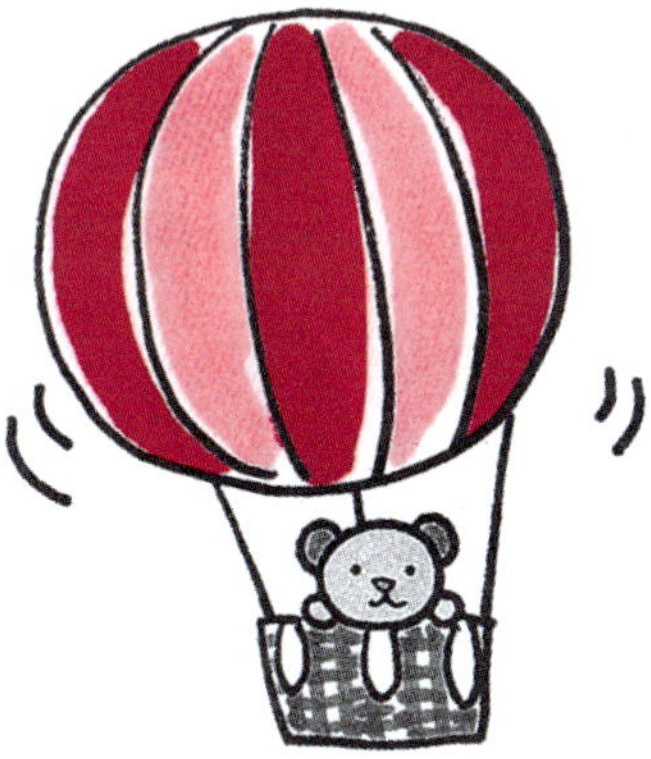

先天性口唇瘻《せんてんせいこうしんろう》

症状

　先天性口唇瘻《こうしんろう》は上唇正中部《じょうしんせいちゅうぶ》に見られることもありますが、多くは下唇《かしん》の赤唇正中部《せきしんせいちゅうぶ》をはさんで対称的に現れ、瘻《ろう》の中央部は陥凹《かんおう》し、そのまわりが隆起しています（**写真参照**）。

　瘻《ろう》の深さは小窩《しょうか》のものから20㎜を越えるものまでさまざまであり、瘻《ろう》からの分泌がまったくないものから、透明な粘液を分泌するものまであります。大部分は口唇裂《こうしんれつ》ないし口蓋裂《こうがいれつ》をともないます。

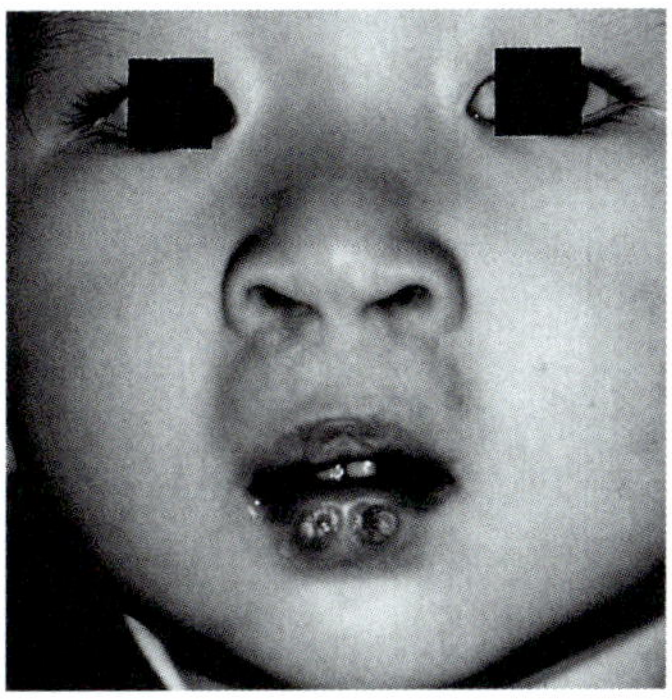
先天性下唇瘻の一例
（両側性口唇裂をともなう）

治療

瘻《ろう》を含めたくさび状切除と口唇形態の修正を同時に行います。

上唇小帯肥厚《じょうしんしょうたいひこう》

原因・症状

上唇内側中央部から上顎歯槽部《じょうがくしそうぶ》唇側歯肉《しんそくしにく》中央部に伸びる小帯を上唇小帯《じょうしんしょうたい》と言います。

出生時には上唇小帯が口蓋《こうがい》前方部にある切歯乳頭《せっしにゅうとう》と連続している場合が多いようですが、成長に従って上唇小帯が退縮します。しかし、この退縮が十分でなく肥大した状態を上唇小帯肥厚と言います（**写真**参照）。

小帯が歯槽頂《しそうちょう》を越えて切歯乳頭《せっしにゅうとう》にまで及びますと、上顎前歯に離開が生じます。

また、上唇の翻転《はんてん》が十分でなく、前歯部の歯みがきがうまく行えない場合があります。

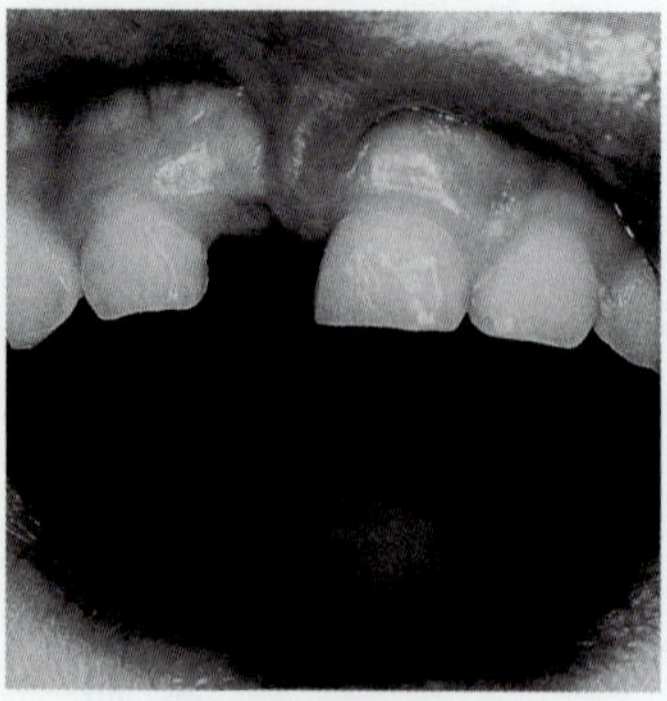
上唇小帯肥厚の一例

治療

一般的には乳歯がすべて生えた時点で、なお小帯が肥大している場合は小帯延長術《しょうたいえんちょうじゅつ》の適応となります。

（西尾　順太郎）

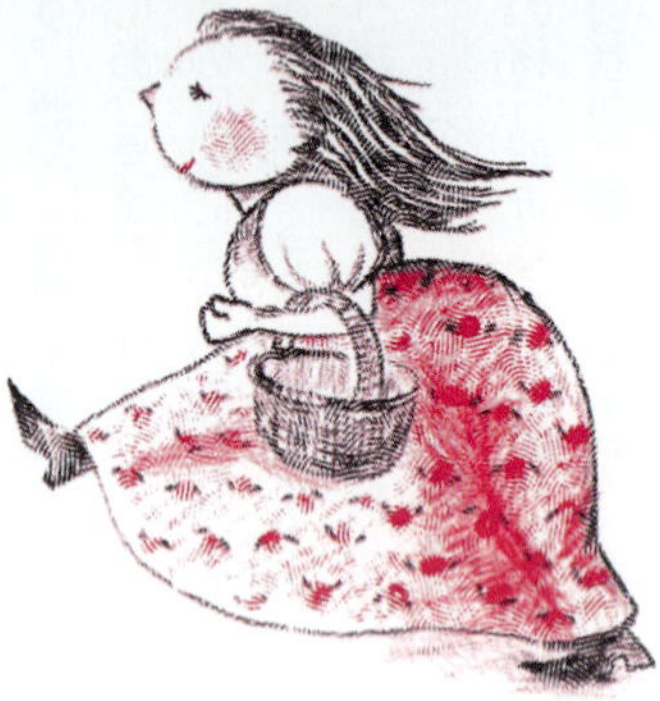

口唇外傷《こうしんがいしょう》

原因

口唇《こうしん》の外傷は、交通事故やスポーツなどで外力が直接に口唇に加わった場合に多く起こりますが、高熱の液体や固体、または電気による熱傷も外傷に含まれます。また、まれには自ら口唇部を噛《か》んだりする自傷行為による場合もあります。

先天性疾患では尿酸代謝異常による*レッシュナイハン症候群による場合があり、後天性のものでは精神的ストレスによる場合もあります。

症状・治療

外力による外傷の場合では、傷の深さにより治療方法も変わります。粘膜表面のみの擦過傷《さっかしょう》の場合では、グリセリンやほう酸を含んだ軟膏を塗り、細菌が付かないように抗菌薬を内服するだけで通常問題はありません。しかし、傷が深くて筋肉にまで達している場合には出血がひどく、縫合《ほうごう》処置が必要となります。

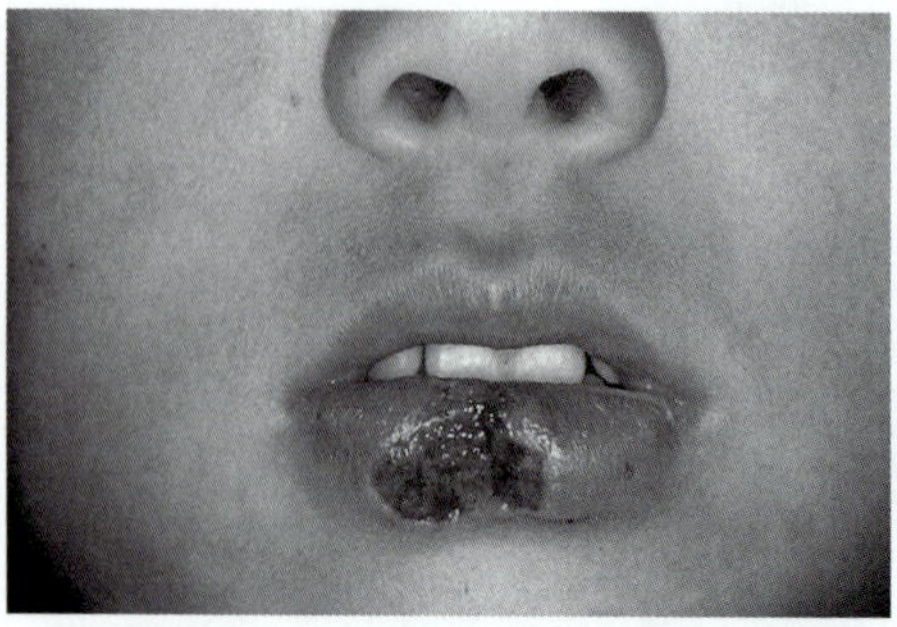
犬による咬傷

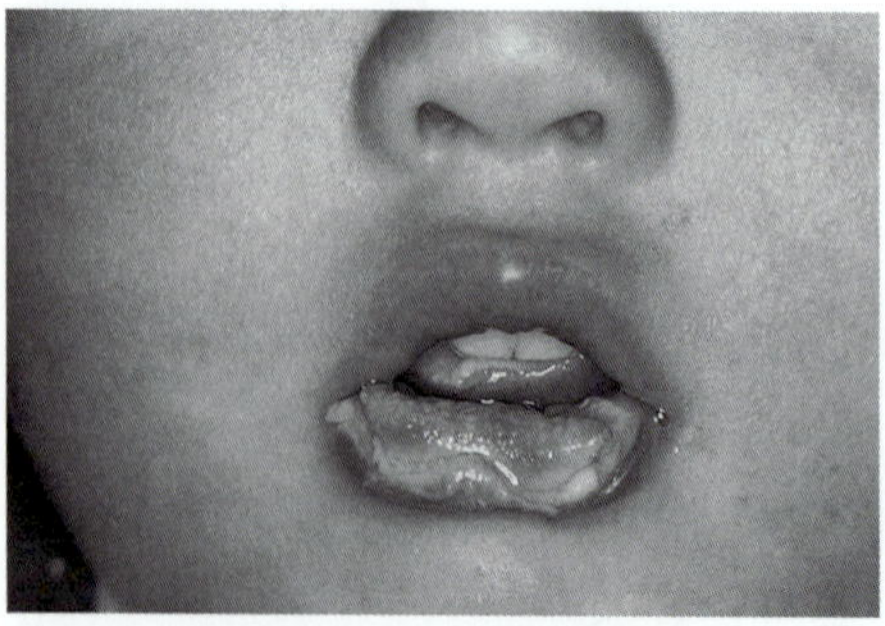
電気コードによる熱傷

また、傷はきれいに縫合しないと瘢痕《はんこん》となり、醜形《しゅうけい》を呈します。しかし、外傷がひどくて口唇組織の一部が欠損するような場合には、とりあえず瘢痕ができても傷を治すことが必要で、その後に改めて瘢痕除去手術を行います。

熱傷による場合には、その原因により傷の深さが変わってきます。食品に関連する熱湯や熱汁（コーヒー、スープなど）による場合は、一般に傷は浅く、傷の治りはよく、瘢痕を作ることはまずありません。ひどくても軽い色素沈着を起こす程度です。

一方、電気のコードを嚙《か》んだり、薬品による熱傷は見かけに比べて深部まで達しています。さらに時間の経過とともに腫《は》れがひどくなり、組織が死んでしまう（壊《え》死《し》）と表面が白くなってきます。痛みも非常に強度です。こうした場合には食事が摂《と》れなくなりますので、入院下での栄養管理が必要になります。

受傷部にはワセリン軟膏やステロイド軟膏を塗布《とふ》し、細菌が付かないように抗菌薬を投与します。受傷後すぐには壊《え》死《し》組織と正常組織との鑑別《かんべつ》はできませんので、傷がまず治まるのを待って、改めて瘢痕《はんこん》の除去や変形改善の手術を行います。

用語解説

＊レッシュナイハン症候群

先天性代謝異常の一つで、脳性小児麻痺、知能障害、自傷行為をともなう高尿酸血症、高尿酸尿を起こします。伴性劣性遺伝で、男子のみに発症します。

口《こう》唇《しん》炎《えん》

原因・症状

口唇部の粘膜が赤くなったり、腫《は》れたり、水疱《すいほう》を形成したり、また、表面粘膜が剥《は》がれたり（落《らく》屑《せつ》）、タダレたり（ビラン）する症状を起こしたりする場合を口唇炎と言います。

原因としては化粧品、パイプ、歯科材料、食品が直接口唇の粘膜に接触してアレルギー性反応がその部位に起こる場合（接触性口唇《せっしょくせいこうしん》炎《えん》）や、光線、アトピー、ビタミン欠乏症により起こる場合があります。

こうした場合には自覚症状として口唇部に痛みや痒《かゆ》みが出ますが、自覚症状はそれほど強いものではありません。また、まれではありますが口唇粘液腺の排出障害を起こすことがあり、さらにそこに細菌が感染した場合（腺性口唇《せんせいこうしん》炎《えん》）には痛みや腫《は》れが強くなり、腫れている部位を押すとネバネバした唾液や膿が出ます。

治療

治療としては、表面の剥《は》がれに対して、グリセリンやほう酸を含んだ軟膏やステロイド軟膏を塗布します。アレルギー性口唇炎で腫《は》れのひどい場合には抗ヒスタミン剤やステロイド剤を内服することもあります。細菌感染を起こしている場合には抗菌薬を使います。膿《うみ》がたまっている場合には切開が必要となります。

アレルギー性口唇炎の場合にはその原因物質を特定するのにパッチテストを行います。腺性口唇炎で重症例や再発を繰り返す場合には病巣《びょうそう》の切除を行います。

肉芽腫性口唇炎《にくげしゅせいこうしんえん》

原因・症状

口唇《こうしん》の一部分から腫《は》れが少しずつ広がり、次第に口唇全体に広がります。触るとやや硬いのですが、痛みはありません。腫れが広がると唇やその周囲は暗赤色となってきます。重症の場合には顔の筋肉が動かなくなったり（顔面《がんめん》神経麻痺《しんけいまひ》）、舌に深い溝ができたりすることもあります。

思春期以後の男性がよくこの病気に罹《かか》ります。原因はわかっていませんが、アレルギーによると考えられています。また、体のどこかに慢性炎症（歯周炎《ししゅうえん》や歯根《しこん》の先にある病巣など）があると、そこから細菌や毒素が血液中に流れ込み、この病気を起こすとも考えられています。

治療

原因が不明なため、適切な治療方法はありませんが、重症の場合には副腎皮質《ふくじんひしつ》ホルモンを投与します。体のどこかに潜んでいる慢性炎症を見つけて治療することも重要です。

口《こう》角《かく》炎《えん》

原因・症状

上唇《じょうしん》と下唇《かしん》の移行部を口角《こうかく》と言い、この部分が赤くなったり、タダレ（ビラン）たりし、大きな口をあけるとその部分が裂けて出血したりし、痛みをともなった病状を口角炎《こうかくえん》と言います。多くの場合は、左右両方に同時に現れます。

直接的な原因としては、口唇《こうしん》を強く引っ張り、擦ったりする機械的刺激（歯科治療時にときどき起きます）が主ですが、粘膜が萎縮する病気（例：カンジダ症、ビタミン欠乏症、糖尿病、貧血、シェーグレン病など）に罹《かか》っていると、わずかな刺激でも口角炎になります。

特にビタミン欠乏症の場合には舌も赤く平らになることがあります。

治療

治療にはステロイドや抗菌薬の入った軟膏が用いられますが、粘膜が萎縮する病気の治療も並行して行う必要があります。

口唇粘液嚢胞《こうしんねんえきのうほう》

原因・症状

この病気は、おもに下唇《かしん》の側方や口角《こうかく》付近にできます。形は小指の先ほどの大きさの境界明瞭な半球状の膨隆《ぼうりゅう》です。色は嚢胞《のうほう》のできた深さによって、浅いものでは薄い青、深いものでは通常の粘膜色です。この腫《は》れはゴムマリのように柔らかいのが特徴です。

この病気は、口唇部の唾液腺《だえきせん》（粘液腺）の出口がつまったり、細くなったりすることにより、唾液が粘膜の下にたまってしまうことにより起こります。唾液のたまっている部分をおおっている粘膜は薄いのですぐに破れてしまいますが、破れてもまたすぐに唾液がたまって腫《は》れてきます。腫れたり、破れたりを繰り返すうちに、その部分の粘膜が次第に硬くなってくることもあります。

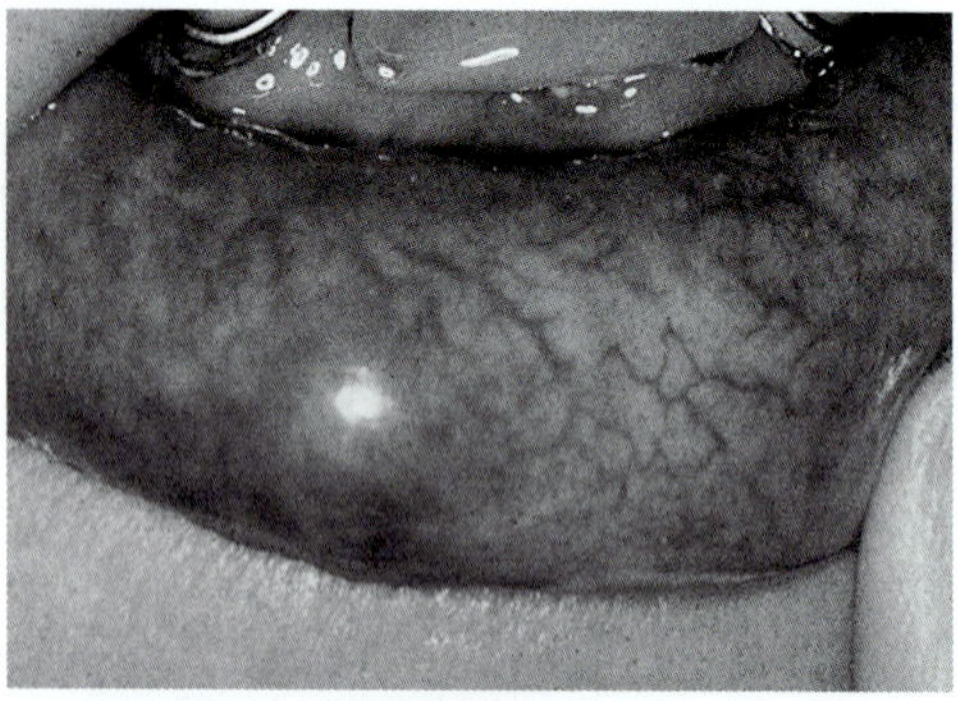

粘液嚢胞の一例

治療

治療方法としては、原因となった周囲の唾液腺《だえきせん》とともにこの嚢胞《のうほう》を外科的に切除することが一般的に行われます。患者さんの協力があれば、通常外来で簡単に切除することができ、悪性化することはありません。

（栗田　賢一）

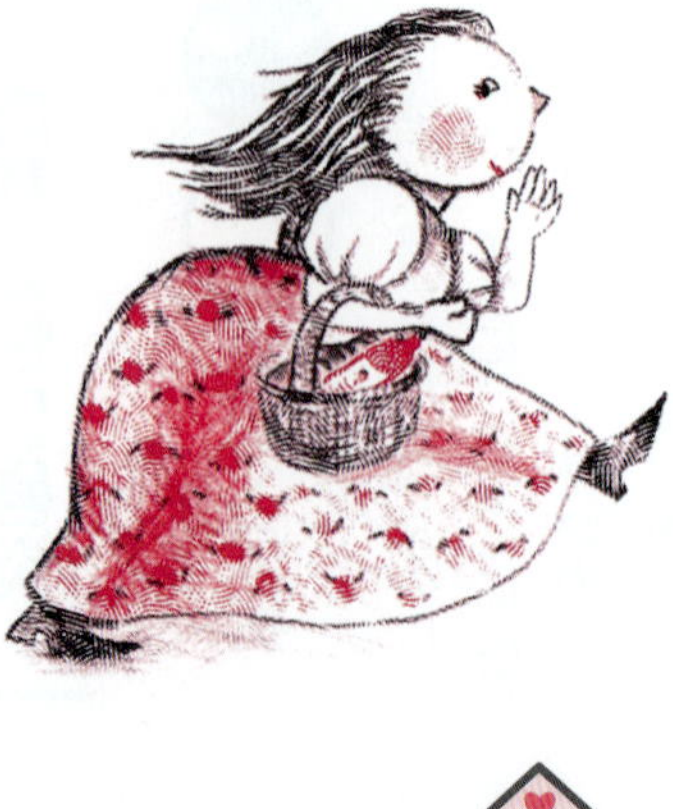

口唇乳頭腫《こうしんにゅうとうしゅ》

原因・症状

乳頭腫《にゅうとうしゅ》は比較的発生頻度の高い

良性の腫瘍《しゅよう》で、口唇《こうしん》の粘膜以外では口蓋《こうがい》（口の天井《てんじょう》の部分）、歯肉《しにく》、頬粘膜《きょうねんまく》などにも発生します。

口唇乳頭腫と周囲の健康な粘膜との境は明瞭で、口唇の粘膜から突出して発育します。表面は粗糙《そぞう》で、よく見ると鋸（ノコギリ）の刃のような比較的規則的な凸凹があります。

色は白いものが多いのですが、発生した粘膜と似た色のものもあります。

普通、この病気は小さなものが多く、大きさも急には変化しません。

大きいもの、急に大きくなったもの、形がきたなくなったもの、硬さが周囲に広がったものは違う病気のこともあるので、早く病院にいって調べてもらうことをすすめます。

原因は不明なものが多いのですが、ウイルスによるものもあります。

治療

治療は切り取って、顕微鏡で調べてもらうのがいちばんよい方法です。また凍結療法《とうけつりょうほう》やレーザー治療も行われています。

口唇線維腫《こうしんせんいしゅ》

原因・症状

線維腫《せんいしゅ》とは線維の塊からなる良性の腫瘍《しゅよう》で、口唇に発生する本当の線維腫はきわめて少ないようです。

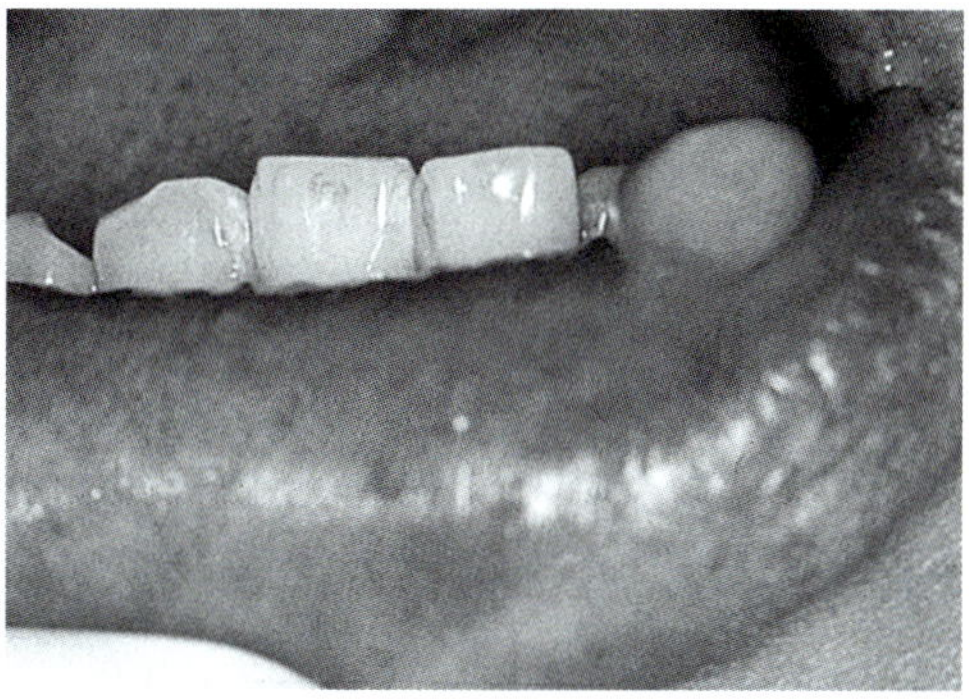
下口唇線維腫の一例

硬さは固く、粘膜の下に球状に発生します。

また、歯や入れ歯などの刺激で起こる反応性の線維性変化も刺激《しげき》性《せい》線維腫や義歯《ぎし》性《せい》線維腫と呼ばれています。むしろ一般的にはこの線維腫のほうがよく見られます。

このような線維腫は口唇《こうしん》ばかりでなく、歯肉《しにく》や舌《ぜつ》、頬粘膜《きょうねんまく》などにも見られます。

ポリープやひだ状など、いろいろな形をしていますが、唇の裏側に発生した場合には自分では症状に気づかないうちに結構大きくなっているものもあります。

入れ歯が原因の義歯性線維腫は上唇《じょうしん》や下唇《かしん》の入れ歯の縁があたる部分に発生します。

治療

治療は線維腫の部分を切り取り、刺激が原因の場合には刺激の原因を取り除く必要があります。

入れ歯が原因の場合には、後に入れ歯を安定させるような処置が必要になることもあります。

口唇血管腫《こうしんけっかんしゅ》

原因・症状

血管腫《けっかんしゅ》は血管組織からなり、良性腫瘍のなかまに入っていますが、血管の形成異常の一種であると考えられています。原因は不明です。

生まれたとき、あるいは乳幼児期から見られることが多く、普通、からだの発育にしたがい大き

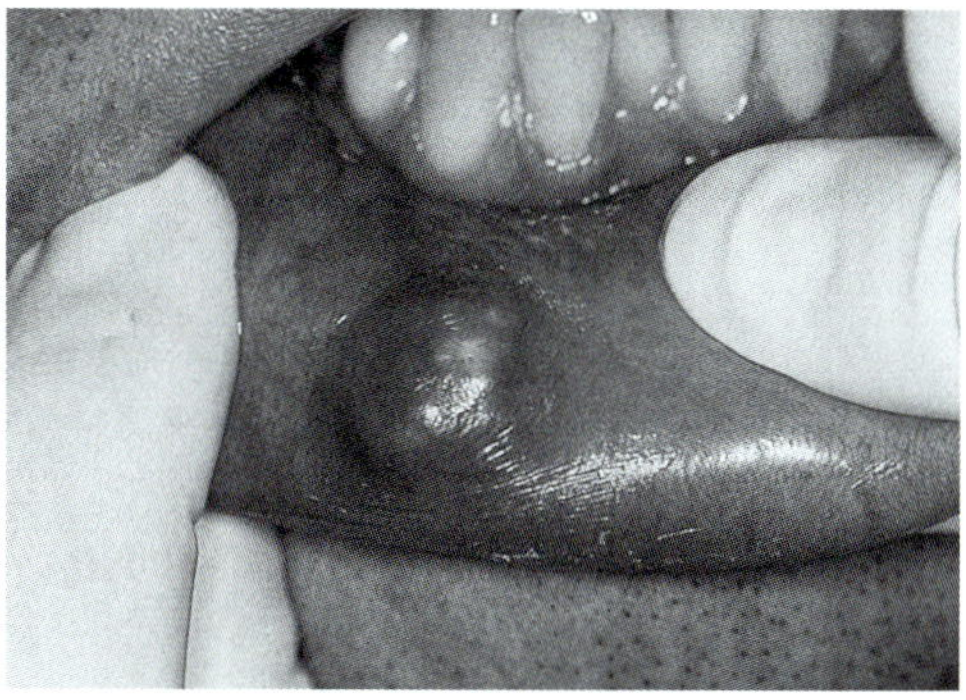
口唇血管腫の一例

くなります。

顔や頸《くび》の皮膚あるいは口の中に発生することが多く、特に口唇《こうしん》は舌とともに発生しやすい部位の一つです。

口唇に発生した血管腫《けっかんしゅ》には周囲の皮膚や粘膜面から隆起するものと平坦なものがあり、一般に隆起するものではその表面が凸凹《でこぼこ》しています。色は赤あるいは青紫色で、隆起したものは指で押すと平になり、色が消えることが多いようです。

また、血管腫が口唇の深部にまで広く拡大しているものは口唇が大きく厚くなります。

この状態を巨大唇《きょだいしん》あるいは巨唇《きょしん》症《しょう》と言います。

治療

治療は手術で切りとる方法のほかに、凍結療法《とうけつりょうほう》、レーザーを使用する方法などがあります。

手術で完全に切除することにより大きな組織欠損が生じてしまう場合には、口唇の変形が残存してしまうため部分的に切除を行いながら口唇形態を整えます。

（髙野　伸夫）

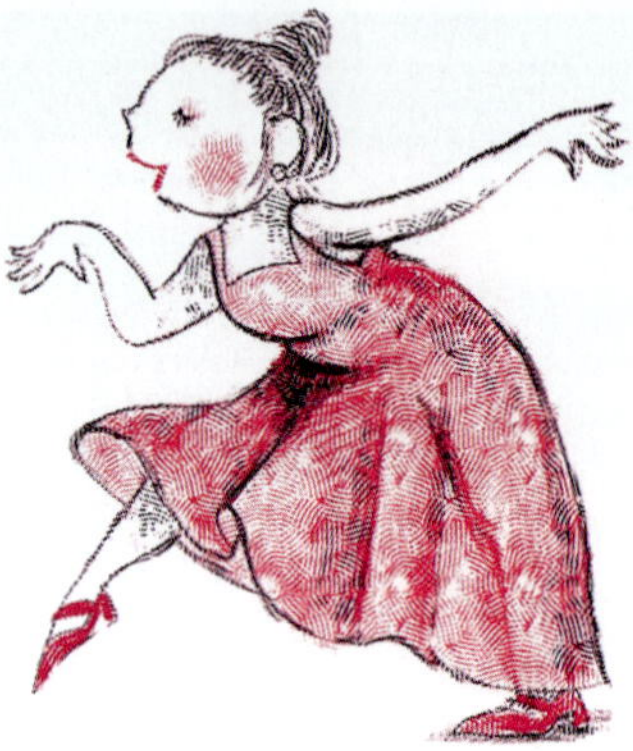

口唇《こうしん》リンパ管腫《かんしゅ》

原因・症状

リンパ管腫《かんしゅ》が口唇《こうしん》に発生したものです。

リンパ管腫とはリンパ管が膨《ふく》らんで水風船のように袋状となった嚢胞《のうほう》が集まったもので、嚢胞の大きさにより海綿状《かいめんじょう》リンパ管腫や嚢胞状《のうほうじょう》リンパ管腫などに分類されていますが、口唇ではおもに海綿状リンパ管腫が発生します。

このリンパ管腫の発生場所による症状の違いとして、口唇粘膜の表面に生じた場合は半透明で薄いピンク色や暗紫色の小水疱が群生しているように見えますが、深部に発生した場合は口唇が腫脹《しゅちょう》し（腫《は》れあがる）、巨唇症《きょしんしょう》を呈します。

大部分が乳幼児期に見られることから、真の腫瘍《しゅよう》ではなく先天異常と考えられています。病変は身体の成長とともに徐々に増大しますが、時に急に大きく膨らむこともあります。また、まれに自然消失することもあります。

治療

治療法として、もっとも確実なものはすべて摘出することですが、術後に変形などが予想される場合には部分的な切除を行います。

（田中　潤一）

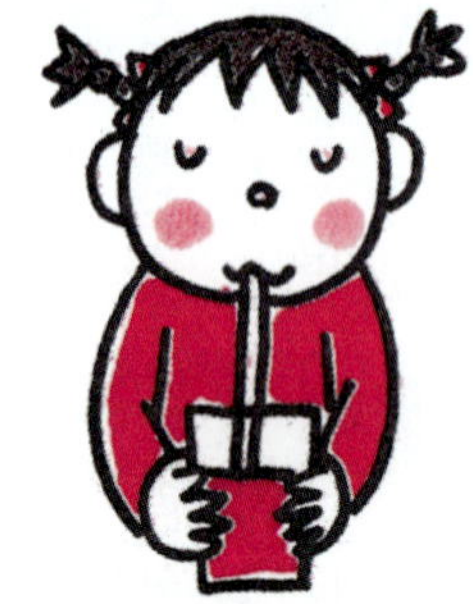

口《こう》唇《しん》癌《がん》

原因・症状

口唇癌《こうしんがん》は、口唇粘膜と皮膚との境界部の皮膚・粘膜部に発生する癌で、人種差があり、メラニン色素の少ない白色人種に好発《こうはつ》（よく発生）し、有色人種では比較的まれです。

日本人における口唇癌の発生頻度は、舌癌《ぜつがん》などの口腔癌《こうくうがん》と比べて低く、部位別では上唇《じょうしん》よりも下唇《かしん》に好発します。

原因として、喫煙や太陽光の紫外線などとの関連が指摘されています。

口唇癌は一般的には発育が緩徐で、周囲より隆起した硬結《こうけつ》（かたさ）に潰瘍《かいよう》やびらん（ただれ）をともなう場合、表面にただれが生じる場合、カリフラワー状の腫瘤《しゅりゅう》（はれもの）を形成する場合があります。

口唇は咬傷《こうしょう》や乾燥で傷つきやすく、また粘液瘤《ねんえきりゅう》（唾液のたまった腫瘍《しゅりゅう》）や口唇《こうしん》ヘルペスなどができやすい部位ですので、異常を認めた場合には、噛《か》むなどの刺激は避け1週間程度様子をみてください。

変化がないか、増大するようであれば口唇癌の可能性があるため、近くの歯科医師に相談し、大学病院や病院の歯科口腔外科《しかこうくうげか》を紹介してもらい口腔外科専門医の診察を受けてください。

診断の確定は、病理組織検査にて行われます。

治療

治療は、外科的切除や放射線治療が行われます。

切除範囲が大きい場合には、欠損部を修復するための再建手術《さいけんしゅじゅつ》が必要となります。また頸部《けいぶ》リンパ節転移がある場合には、これらを切除する頸部郭清《けいぶかくせい》手術が行われます。

治療後は長期の経過観察が必要です。

口元は整容的にも機能的にも重要な場所ですので、早期発見・早期治療が必要です。

口唇浮腫《こうしんふしゅ》（クインケ浮腫《ふしゅ》）

原因・症状

皮膚、粘膜下組織に突発性に発生する限局性浮腫《げんきょくせいふしゅ》をクインケ浮腫（血管性浮腫）（むくみ）と言い、口唇《こうしん》や眼瞼《がんけん》（まぶた）周囲に好発します。蕁麻疹《じんましん》と同様の機序で発症し、肥満細胞から放出されたヒスタミンによって毛細血管透過性が亢進し、血漿《けっしょう》成分が漏出して浮《ふ》腫《しゅ》（むくみ）を形成します。口唇に発症したものは口唇浮腫と呼ばれます。通常、痛みや痒《かゆ》みはなく、浮腫は数日で消失します。

原因は解熱消炎鎮痛薬や降圧薬、抗菌薬、線溶系酵素、経口避妊薬などの薬剤、歯科治療、外傷、感染、ストレスなどが報告されています。

口唇の腫脹《しゅちょう》をきたす疾患として、蜂巣織炎《ほうそうしきえん》、丹毒《たんどく》、虫刺症《ちゅうししょう》、肉《にく》芽腫性口唇炎《げしゅせいこうしんえん》などがあり、鑑別が必要です。また補体第1成分エラスターゼ阻害因子《そがいいんし》（C1-INH）の遺伝子異常による遺伝性血管性浮腫（HAE）と自己抗体や造血器系腫瘍などの全身的な理由でC1-INHの機能低下をきたす後天性があるので、診断には、原因の精査と同時に補体やC1-INH機能の検査が必要となります。

治療

原因薬物の中止や悪化因子の除去が必要ですが、治療薬として抗ヒスタミン薬や補助的治療薬のトラネキサム酸が有効です。HAEの急性発作にはC1-INH補充療法、トラネキサム酸投与が有効です。

口唇に限局した軽症では経過をみても構いませんが、広範囲に広がる場合には、口腔外科《こうくうげか》、皮膚科、アレルギー科の受診が必要です。

緊急時の対応

また喉頭《こうとう》に浮腫《ふしゅ》を生じると気道《きどう》閉塞《へいそく》の危険があるので、呼吸困難が見られたら、すぐに病院に搬送し救急処置が必要となります。

単純疱疹《たんじゅんほうしん》

原因・症状

口腔《こうくう》粘膜に小水疱《しょうすいほう》を形成する病気で、単純疱疹《たんじゅんほうしん》ウイルスの感染が原因です。

単純疱疹ウイルスは1型と2型に分類され、1型は口腔粘膜に、2型は外陰部への感染が多いとされています。

初感染は、生後6カ月以降の乳幼児に起こりますが、多くは症状のない感染です。成人になって初感染すると重症となります。初感染すると発熱、頸部《けいぶ》リンパ節の腫《しゅ》脹《ちょう》（はれあがること）、全身倦怠感《けんたいかん》とともに、歯肉《しにく》の炎症と口腔粘膜に発赤《ほっせき》と小水疱が発生します。小水疱は早期に破裂してびらん（ただれ）を形成します。そのため接触痛が強く食事が困難となりますが、7～10日で回復します。

初期感染後、ウイルスは三叉神《さんさしん》

経節《けいせつ》に潜伏《せんぷく》感染し症状は消失しますが、日光の刺激、疲労、ストレス、発熱などの免疫低下が誘因となって口唇《こうしん》ヘルペスとして再発します。再発例では口唇周囲皮膚に小水疱が形成され、破れてびらんとなり、痂皮《かひ》（かさぶた）におおわれ2週間前後で自然治癒《ちゆ》します。

診断

診断にはウイルスの同定《どうてい》が必要で、特に帯状疱疹《たいじょうほうしん》との鑑別が必要です。症状が強い場合には、二次医療機関の皮膚科、口腔外科《こうくうげか》、耳鼻科《じびか》、小児の場合は小児科の受診が必要です。

治療

二次感染の予防に抗菌薬の内服や含嗽《がんそう》（うがい）が有効で、安静と栄養補給、口内炎《こうないえん》による疼痛《とうつう》軽減を目的とした対症療法が行われます。食事が摂《と》りにくい場合には、麻酔薬を含む含嗽薬《がんそうやく》による疼痛緩和も有効です。重症例や免疫低下がある場合には、早期から抗ウイルス薬の内服や抗ウイルス薬含有軟膏が適応されます。

色素性母斑《しきそせいぼはん》

原因・症状

メラニン色素産生細胞《しきそさんせいさいぼう》である母斑《ぼはん》細胞による過誤腫《かごしゅ》的病変（臓器や器官に固有の細胞や組織成分が、臓器内で過剰に発育または過剰増殖し、腫瘤《しゅりゅう》を作ること）によるものです。

多くは皮膚に見られ、口腔粘膜《こうくう》での発生はまれですが、口蓋《こうがい》粘膜、頬《きょう》粘膜、歯肉《しにく》粘膜などに起こることがあります。口腔粘膜では、黒褐色で半球状あるいは類円形の限局性またはびまん性隆起病変《りゅうきびょうへん》として見られ、硬さはやわらかく色は黒褐色を示します（**写真**）。

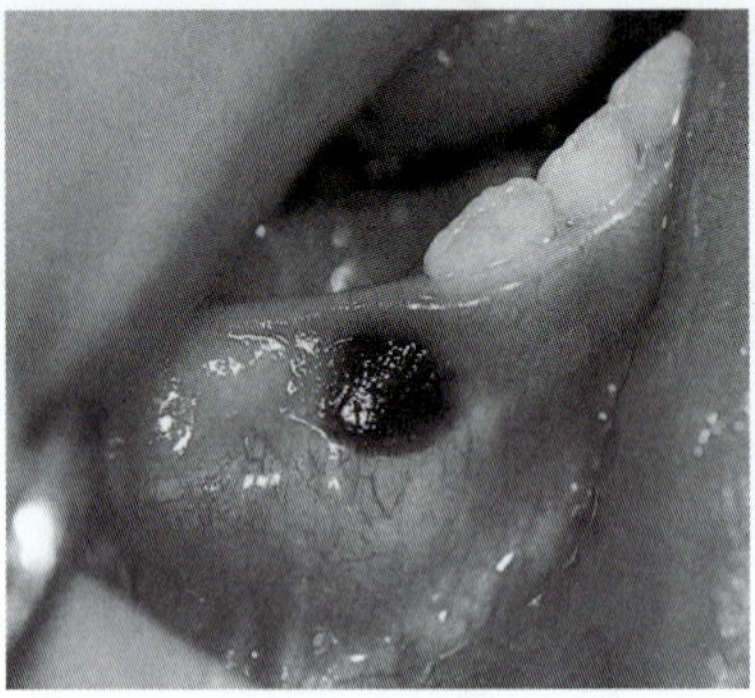
色素性母斑

自覚症状は特にありません。外来色素沈着、血管腫《けっかんしゅ》、血腫《けっしゅ》、悪性黒色腫《こくしょくしゅ》との鑑別が重要です。

診断・治療

口腔粘膜《こうくうねんまく》に黒褐色の色素斑を認めたら、口腔外科《こうくうげか》を受診してください。口腔内の色素性母斑《しきそせいぼはん》は、悪性化を考えて切除し、病理組織学的診断による確定診断が必要です。色素性母斑自体は切除すれば心配はありませんが、黒褐色斑という特徴から経過観察は比較的容易ですので自己チェックが必要です。ただし口腔粘膜にも生理的なメラニン沈着は起こりますので、過度に心配する必要はありません。

（佐々木　朗）

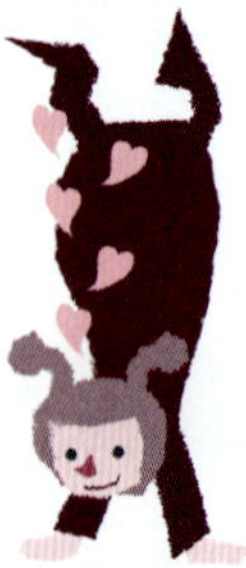

口角《こうかく》びらん

原因・症状

口の端が切れてただれたり、亀裂を生じた状態をさします。多くは左右両側に生じて痂皮《かひ》（かさぶた）を形成します。

ビタミンB_2やB_6の欠乏や栄養不良、口腔乾燥症《こうくうかんそうしょう》、鉄欠乏性貧血、糖尿病などが誘因となり、そこにブドウ球菌や真菌《しんきん》（カビ）の一種であるカンジダ菌などが感染して発症するとされています。

治療

治療は、全身的な基礎疾患のある場合には、まずその治療を行い、全身状態の改善をはかることが必要です。

また病変部における細菌の検査（塗抹《とまつ》検査）を行い、同定された菌に応じて、抗生物質や抗真菌剤の入った軟膏を患部に塗布《とふ》します。

口《こう》蹄《てい》病《びょう》

原因・症状

本来はウシ・ブタ・ヒツジ・ヤギなどの蹄《ひづめ》をもつ家畜の間の急性流行性疾患で、口蹄疫《こうていえき》ウイルスの感染により発病します。ヒトへの感染はまれですが5歳以下の小児に見られ、罹患《りかん》した動物の唾液《だえき》、乳汁、糞尿《ふんにょう》への接触により感染します。ヒトからヒトへの感染例は確認されていません。

4日間程度の潜伏期の後、発熱、悪心嘔吐《おしんおうと》、全身倦怠《けんたい》などの全身症状とともに、手や足、口の中の粘膜に直径数mmの赤い発疹《ほっしん》が現れ、水疱《すいほう》（水ぶくれ）が形成されます。口唇《こうしん》、舌《ぜつ》、口蓋《こうがい》（うわあご）などに生じた水疱はつぶれて痛みをともなう潰瘍《かいよう》ができますが、2週間以内に自然に治癒《ちゆ》します。

治療

治療は他の病原菌による続発感染を防止し、食事が摂れないことによる全身状態の悪化を改善することが中心となります。

口《こう》唇《しん》瘻《ろう》

症状

口唇瘻《こうしんろう》は、口唇に発現する点状のくぼみ、あるいは針で刺した跡のような管状の構造物で、深いものでは1cmくらいあります。

上唇《じょうしん》または下唇《かしん》に正中線《せいちゅうせん》をはさんで両側性あるいは片側性に生じたり、口角部《こうかくぶ》（口の端）の粘膜と皮膚の境界縁に発現します。

瘻管《ろうかん》の内面は重層扁平上皮《じゅうそうへんぺいじょうひ》によりおおわれており、外部より圧すると少量の分泌液が出ることもあります。

下唇の両側性先天性口唇瘻《りょうそくせいせんてんせいこうしんろう》には、口唇裂《こうしんれつ》や口蓋裂《こうがいれつ》のようなほかの異常や奇形を合併する症候群（口唇《こうしん》小《しょう》窩《か》症《しょう》候群《こうぐん》）があります。

治療

治療は、瘻管《ろうかん》を周囲の小唾液腺《しょうだえきせん》とともに摘出します。

口唇《こうしん》ヘルペス

原因・症状

口唇《こうしん》やその周囲の皮膚に火傷《やけど》をしたときのような感覚や、むずがゆい感覚が生じ、その後、同部に小水疱《しょうすいほう》（小さな水ぶくれ）が小集団をなして現れる疾患です。

単純ヘルペスウイルス感染による回帰発症であることが多く、最初の感染の後に知覚神経節にひそんでいたウイルスが、疲労、発熱、外傷、月経、紫外線照射など、いろいろな誘因で再び活動しはじめ、病変《びょうへん》を引き起こします。

水疱《すいほう》はまもなく破れてびらん（ただれ）を生じ、痂皮《かひ》（かさぶた）でおおわれた後、通常2週間くらいで治癒《ちゆ》します。

治療

治療は、びらん部に抗ウイルス剤ビダラビン含有軟膏（®アラセナA3％軟膏・クリーム）を塗布《とふ》します。

ビタミンB_2欠乏症《けつぼうしょう》

原因・症状

ビタミンB_2は、成人で1日1.2〜1.7㎎の摂取《せっしゅ》を必要としますが、手術の後や抗生剤・化学療法剤（抗悪性腫瘍剤）の連続投与時、あるいはアルコール依存症や肝硬変症《かんこうへん》においては、ビタミンB_2の利用障害が生じて、二次性のビタミンB_2欠乏症におちいりやすくなります。

ビタミンB_2が不足してくると口《こう》唇《しん》に発赤《ほっせき》や腫脹《しゅちょう》（はれあがること）、亀裂《きれつ》を生じ、口角《こうかく》びらん、口内炎、舌炎、脂漏性皮膚炎《しろうせいひふえん》、角結膜炎などの皮膚粘膜症状が現れます。

診断・治療

診断は血中、尿中のビタミンB_2の測定、B_2負荷による血中、尿中のB_2測定により決定し、治療には1日3〜10㎎のビタミンB_2を経口《けいこう》投与します。

Peutz-Jeghers《ポイツ-イエガース》症候群《しょうこうぐん》

原因・症状

口の中の粘膜、手や足の指などの皮膚に多数の黒褐色の斑点《はんてん》（色素斑《しきそはん》）を生じ、胃、小腸、大腸には多発性のポリープ（大部分が良性の腺腫《せんしゅ》あるいは過誤腫《かごしゅ》）の認められる症候群で、遺伝性のあるまれな疾患です。

粘膜の色素斑は円形や楕円形の斑点状をしており、口唇《こうしん》や頬《ほほ》の粘膜に多く認められます。皮膚の色《しき》素斑《そはん》は手・足の指のほか鼻の下、眼の周囲など開口部の皮膚にしばしば見られます。

治療

口の中の色素斑は特に治療の必要はありませんが、消化管のポリープは腹痛・下痢《げり》・血便などの症状をともなうため詳しい検査が必要とされます。

黒色表皮症《こくしょくひょうひしょう》（黒色表皮腫《こくしょくひょうひしゅ》）

症状

腋《わき》の下や頸筋《くびすじ》、鼠径部《そけい》、外陰部などヒダの多い皮膚に肥厚《ひこう》や角化《かくか》の亢進（皮膚がかたく厚くなること）、乳頭腫状《にゅうとうしゅ》の増殖（細かい無数のイボ状突起の出現）、およびメラニン色素沈着《しきそちんちゃく》（シミやアザ）をきたす疾患です。

内臓の悪性腫瘍《あくせいしゅよう》を合併する悪性型、内分泌障害や先天異常をともなう良性型、思春期の肥満とともに症状が発現する仮性型に分類されています。

中年以降に発症するものは、ほとんどが悪性型で、内臓の悪性腫《しゅ》瘍《よう》は、わが国では胃癌《いがん》が多くみられます。口の中にも病変を生ずることがあり、口唇《こうしん》、舌《ぜつ》、頬《ほほ》の粘膜などに細かい粟粒状《ぞくりゅうじょう》の増殖物が見られます。

悪性型では口の中の症状が皮膚の症状に先行することが多いとされ、腹腔内悪性腫瘍《ふくくうないあくせいしゅよう》の早期診断の重要な手がかりとなります。内臓の癌が除去されると口の中の病変も自然に消失します。

色素沈着《しきそちんちゃく》

原因・症状

さまざまな原因で生体内に色素が沈着し、色調に変化を生じることを色素沈着《しきそちんちゃく》と言います。皮膚や粘膜でもっとも一般的なのはメラニン色素の増加によるもの（メラニン色素沈着）で、褐色の色素斑《しきそはん》として認められます。

メラニンの生成はメラノサイト（メラニン産生細胞）内のメラノソームと呼ばれる細胞内小器官中で行われますが、色素斑の色調は色素の量と沈着している部位により変化します。

粘膜上皮《ねんまくじょうひ》に沈着すれば褐色を呈し、沈着量が多ければ暗褐色となり、沈着部位が深くなると青色を帯びてきます。

生理的なメラニン色素の沈着は口の中では前歯部《ぜんしぶ》の歯肉《しにく》にしばしば見られますが、頬《ほほ》の粘膜や口《こう》唇《しん》、舌にも見られます。高齢者ではその頻度が高くなり、紫外線や放射線、炎症などの局所的原因でも生じます。

口唇《こうしん》や口の中のメラニン色素沈着は、アジソン病、ポイツ-イェガース症候群、フォンレックリングハウゼン病、アルブライト症候群などの全身疾患にともなって発現することもあります。

（藤井　英治）

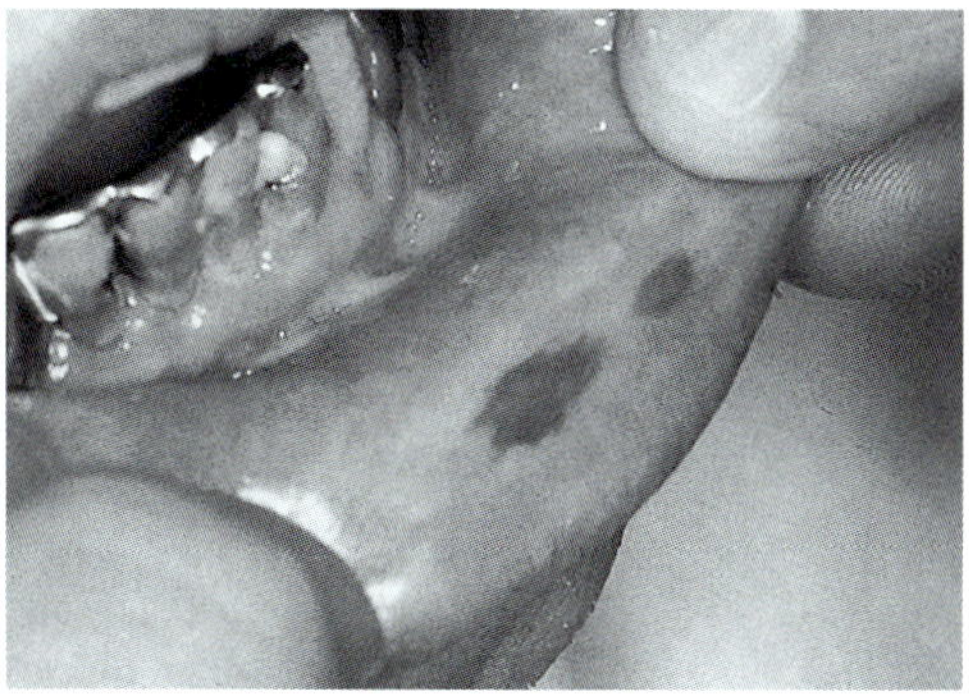

下唇のメラニン色素沈着（56歳・男性）

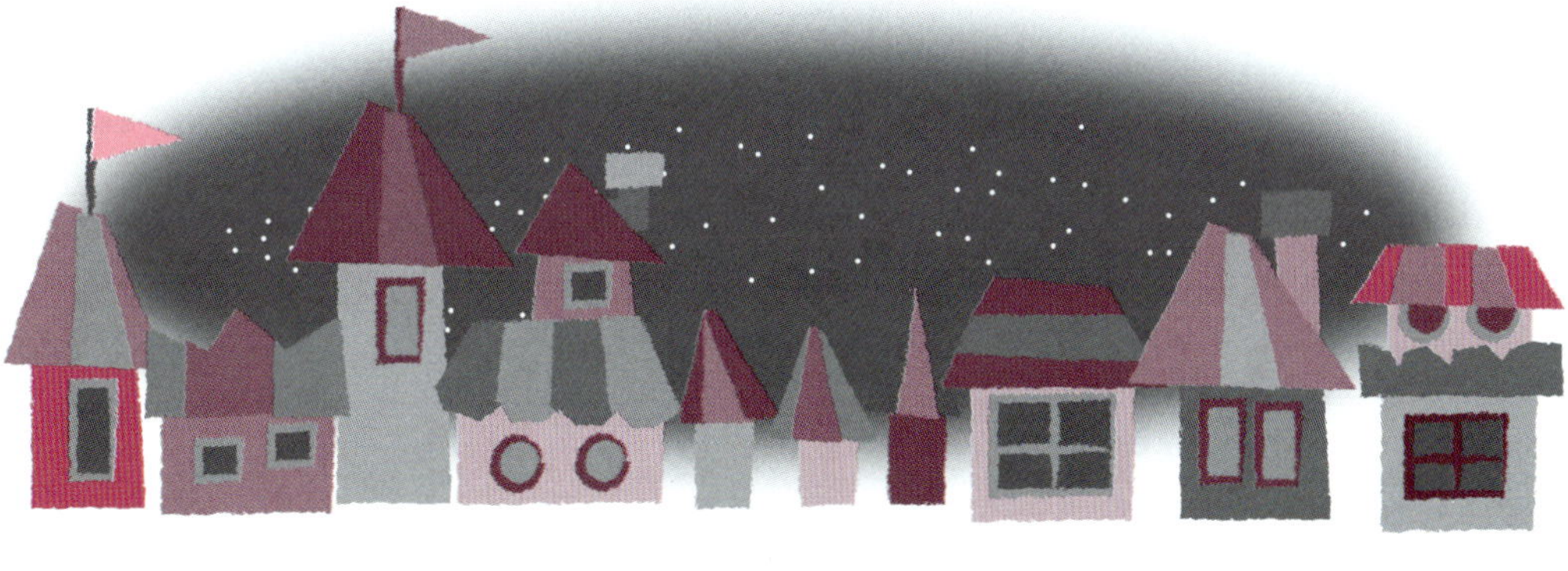

5章　口の中の粘膜《ねんまく》

色素性母斑《しきそせいぼはん》

原因・症状

母斑細胞《ぼはんさいぼう》（メラニン色素を作るもととなる細胞）よりなる先天的な形成異常で、一般に「くろあざ」と言われ、小さなものを黒子《ほくろ》と言います。メラニン色素がかなり多く存在すると黒くなります。出生時にすでに見られるものと、生後2～3歳頃から増えてくるほくろがあります。

口腔《こうくう》粘膜に現れるのは比較的まれですが、口蓋《こうがい》、頬粘膜《きょうねんまく》、歯肉《しにく》にやや隆起《りゅうき》した淡褐色様で最大約10㎜の半球状または扁平《へんぺい》な隆起として認められ、自覚症状はないのが特徴です。

おとなになってから発生し、直径が5㎝以上になった場合には、悪性黒色腫《あくせいこくしょくしゅ》である可能性がありますので注意が必要です。悪性黒色腫は口腔内《こうくうない》にも発生しますが、全身に転移しやすいので早期治療が必要です。

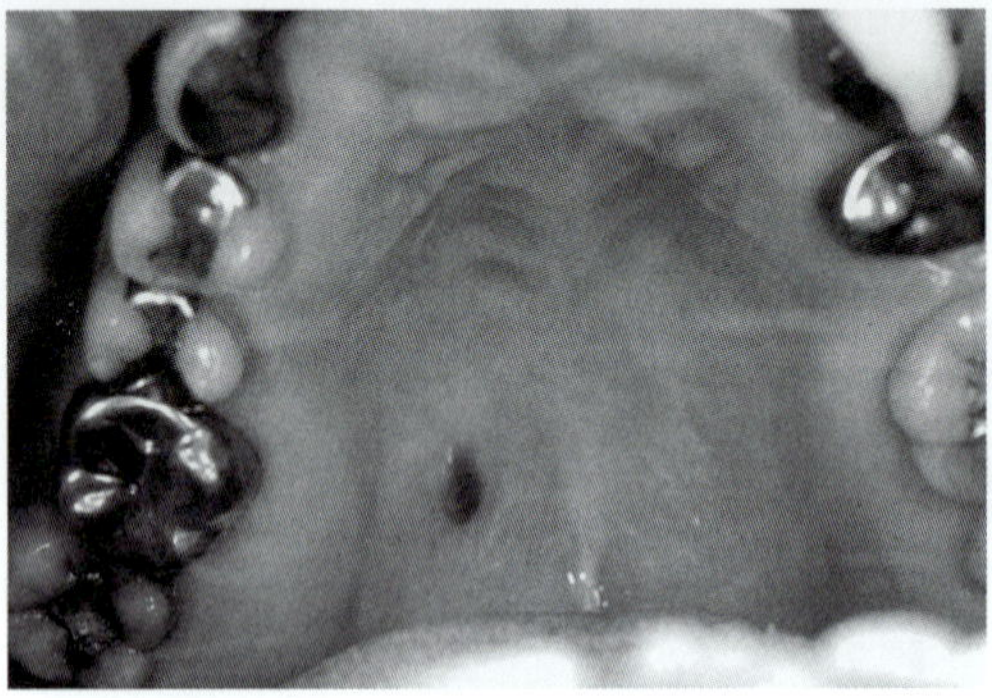

母斑

白板症《はくばんしょう》

原因・症状

歯肉《しにく》、頬粘膜《きょうねんまく》、舌《ぜつ》、口蓋《こうがい》に白色の苔《こけ》のようなものが見つかることがありますが、ガーゼなどでこすっても除去できなければ、白板《はくばん》症《しょう》の可能性があります。

病因は明らかにされていませんが、誘因《ゆういん》としては、局所の継続的な刺激、たとえば喫煙、アルコール飲料、刺激性食品、不適合な義《ぎ》歯《し》などがあげられています。

口腔白板症《こうくうはくばんしょう》は40歳以降の男性に多く見られます。好発部位は舌で、歯肉、頬粘膜、口蓋、口腔底《こうくうてい》などにも発生します。

粘膜が白色になる病気には口腔《こうくう》カンジダ症がありますが、これはガーゼでこすると取れます。白板症は範囲もさまざまで、痛みもなく、食事がしみるわけでもないことから、見過ごされることが多いのが特徴です。

白板症に隠れている癌《がん》があるので、臨床的には白板症を前《ぜん》がん病《びょう》変《へん》として扱われますので、長期間の経過観察が必要です。

治療

刺激になっているものがあれば除去します。ビタミンAが有効とされていますが、効果がない場合もあります。

口腔白板症《こうくうはくばんしょう》で広範囲に病変が存在する場合は生検《せいけん》（病気の一部を切除して検査）を行い、必要に応じて病変粘膜の外科的切除《げかてきせつじょ》を行います。

また上皮内癌《じょうひないがん》という結果が得られた場合は、癌としての取り扱いになります。

扁平苔癬《へんぺいたいせん》

原因・症状

皮膚《ひふ》と口腔粘膜《こうくうねんまく》の慢性の角化異常をともなう病変の一つです。難治性《なんちせい》で、日常の臨床で必ずしもまれなものではありません。自覚症状のない場合は、あえて処置する必要性はありませんが、経過観察の必要性はあります。まれに扁平《へんぺい》苔癬《たいせん》と類似した臨床所見を示すものに白板症《はくばんしょう》（464ページを参照）があり、前《ぜん》がん病変《びょうへん》である可能性があるからです。

原因は不明とされていますが、外傷性、細菌性、梅毒性、寄生虫性、ウイルス性、糸状菌性《しじょうきんせい》、アレルギー性、中毒性、神経または神経原性、遺伝性などがあげられています。最近では、免疫反応とも考えられています。

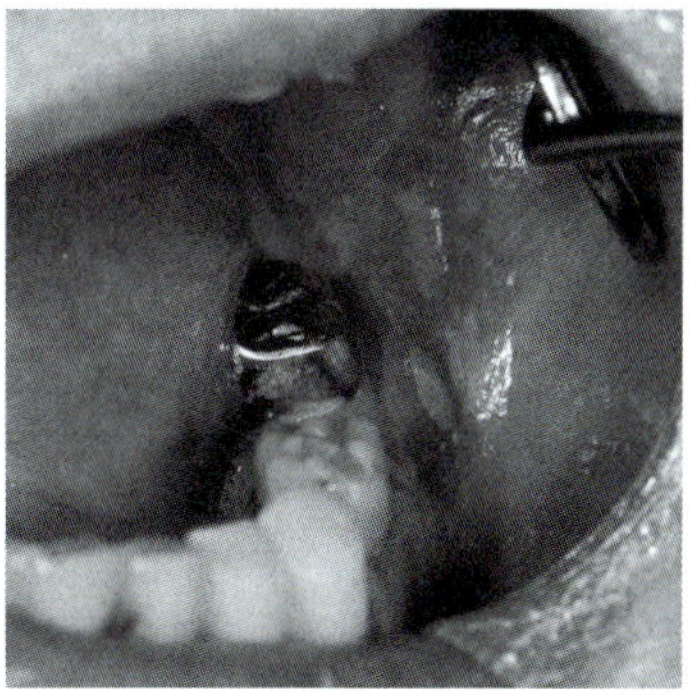
扁平苔癬

40〜50歳代に多く、10歳以下にはないとされています。女性にやや多いと報告されています。80〜90％が頬粘膜《きょうねんまく》に見られ、舌《ぜつ》、口唇《こうしん》、口蓋《こうがい》、歯肉《しにく》にも認められます。

症状は、幅1〜2㎜ぐらいのレース状、網状の模様を呈することが多く、しばしば白い線状の内側に発赤《ほっせき》やびらんを呈します。接触により出血しやすく痛みが出ます。舌では小豆大《あずき》〜大豆大《だいず》の境界明瞭な乳白色の斑で、やや扁平《へんぺい》に隆起し、舌乳頭《ぜつにゅうとう》は消失して触れるとやや硬く、痛みをともないます。

扁平苔癬《へんぺいたいせん》は多彩な像を呈するために種々の分類がなされており、網状型、丘疹型《きゅうしん》、線状型、斑状型《はんじょう》、びらんまたは潰瘍型《かいよう》があります。自覚症状としては、疼痛《とうつう》、出血、不快感、味覚異常、灼熱感《しゃくねつかん》などです。

治療

確実な治療法はありませんが、口腔用副腎皮質《こうくうようふくじんひしつ》ホルモン軟膏《なんこう》（商品名：ケナログ口腔用軟膏、デキサルチン口腔用軟膏など）の塗布《とふ》や、ビタミンA製剤の使用がありますが、休薬すると再発することも多いです。含嗽《がんそう》（うがい）や口《こう》腔内《くうない》を清潔に保つことも重要です。

口《こう》内《ない》炎《えん》

口腔《こうくう》の粘膜に、炎症が起こった状態を口内炎《こうないえん》と言います。比較的広い範囲に病変《びょうへん》が発生し、口の中に原因があって起こる場合と、全身的な病気の症状の一つとして口内炎が起こる場合がありますが、原因が不明なものも少なくありません。

口内炎には潰瘍性《かいようせい》口内炎、壊死《えし》性潰瘍性《せいかいようせい》口内炎、アフタ性口内炎、放射線性《ほうしゃせんせい》口内炎などがあります。

口内炎の治療法は、原因によって具体的な治療法が異なりますが、口腔清掃《こうくうせいそう》と刺激物の回避が重要です。口腔内《こうくうない》を清潔にするために軟らかい歯ブラシで歯みがきをします。さらには含嗽剤《がんそうざい》（うがい薬）であるイソジン®うがい薬、ネオステリングリーンうがい液0.2％、アズレンガーグル4％などでうがいをします。また熱い茶、味噌汁、スープなどを避け、喫煙も避けます。さらに香辛料や醤油、塩味のものも避けます。

▼潰瘍性口内炎《かいようせいこうないえん》

ウイルスや細菌の感染、全身抵抗力の低下（疲労や免疫不全《めんえきふぜん》など）が原因として考えられています。粘膜の発赤《ほっせき》、潰瘍《かいよう》形成、黄白色の偽膜《ぎまく》形成がおもな症状であり、出血しやすく、自発痛、強い接触痛、口臭、灼熱感《しゃくねつかん》、発熱、所属リンパ節の腫脹《しゅちょう》、および全身倦怠感《けんたいかん》を認めることがあります。

▼壊死性潰瘍性口内炎《えしせいかいようせいこうないえん》

重症の栄養障害、免疫能《めんえきのう》の低下、重症感染症などが原因となります。急速に潰瘍を作り、初期病変は急性壊死性潰瘍性歯肉炎《きゅうせいえしせいかいようせいしにくえん》と呼ばれ、歯のまわりの歯肉《しにく》に限局した潰瘍《かいよう》で、口蓋《こうがい》や、口腔《こうくう》粘膜など広範囲に拡大すると急性壊死性潰瘍性口内炎《こうないえん》となります。高熱や、食欲減退などの全身的症状をともないます。

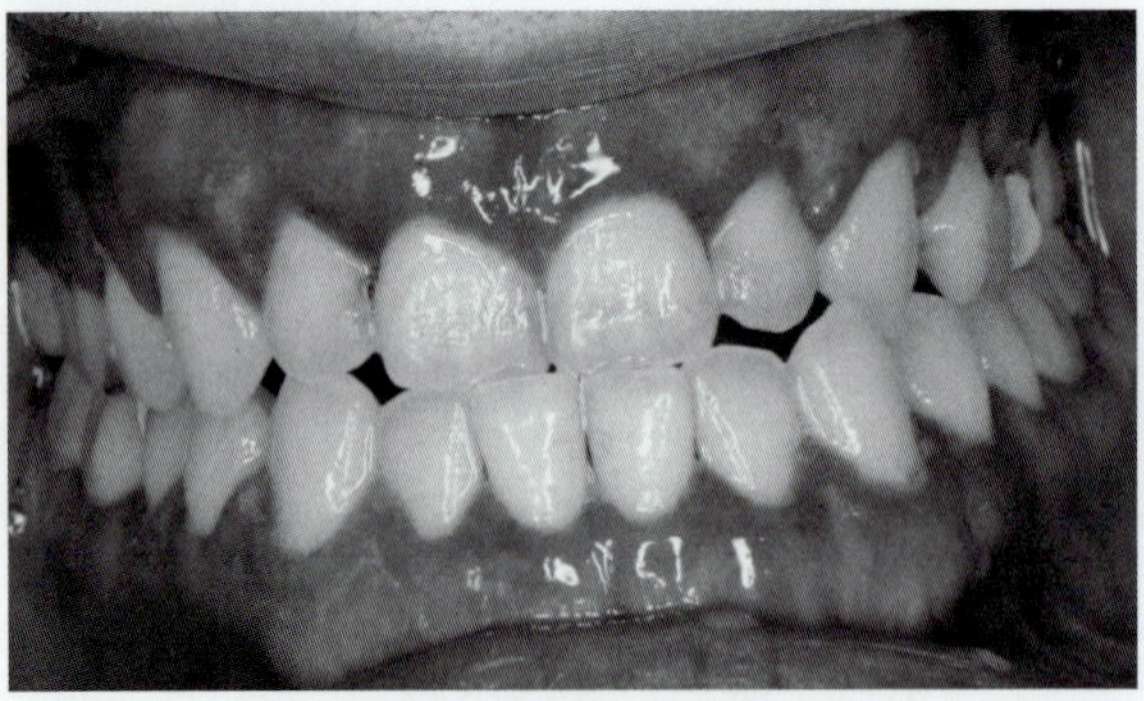
壊死性潰瘍性口内炎

▼アフタ性口内炎《せいこうないえん》

原因は不明です。口腔《こうくう》粘膜の広範囲に多数のアフタを形成します。自発痛や接触痛を主に訴え、灼熱感《しゃくねつかん》があり、まれに摂食《せっしょく》困難となります。口腔内《こうくうない》の清掃、副腎皮質ホルモン軟膏の塗布《とふ》、栄養補給が有効です。

▼放射線性口内炎《ほうしゃせんせいこうないえん》

口腔《こうくう》領域の放射線治療によって引き起こされます。初めに粘膜の発赤《ほっせき》、浮腫《ふしゅ》が見られ、やがて赤くなり、びらんが現れ、さらにはびらんから潰瘍《かいよう》を形成します。白色あるいは淡黄色の線維性被膜でおおわれていますが、接触痛や灼熱《しゃくねつ》感《かん》があり、出血しやすくなります。

帯状疱疹《たいじょうほうしん》

原因・症状

帯状疱疹《たいじょうほうしん》と水痘《すいとう》（みずぼうそう）は、同じウイルスが原因です。水痘・帯状疱疹ウイルスの初感染が水痘で、多くは子どものときに経験します。水痘患者の咳しぶきなどを吸い込むことで感染します（飛沫感染《ひまつかんせん》）。

水痘が治ったあとも、このウイルスは知覚神経の神経節に感染し、おとなになって免疫力が低下したときなどに神経節から神経を伝って皮膚に出てきます。この再発を帯状疱疹《たいじょうほうしん》と言います。一定の神経支配領域、すなわち、片側だけに帯状に症状が現れるため、帯状疱疹と呼ばれます。

三叉神経《さんさしんけい》に感染した場合、まず最初に顔の半分に神経痛のような疼痛《とうつう》が現れ、やがて顔面の皮膚や口腔粘膜《こうくうねんまく》の周囲に赤みを帯びた小《しょう》水疱《すいほう》が密集して出現します。治癒《ちゆ》後も、痛みが残ることがあります（帯状疱疹後神経痛《たいじょうほうしんごしんけいつう》）。

治療

症状に応じて、抗ウイルス薬を用います。症状が重い場合は入院のうえ、抗ウイルス薬の点滴治療、中等度の場合は抗ウイルス薬内服、軽度の場合は抗ウイルス薬外用または様子を見ながらの局所治療のみを行います。重症の場合は、γ-グロブリンの注射などが行われますが、局所を清潔にすることも重要です。

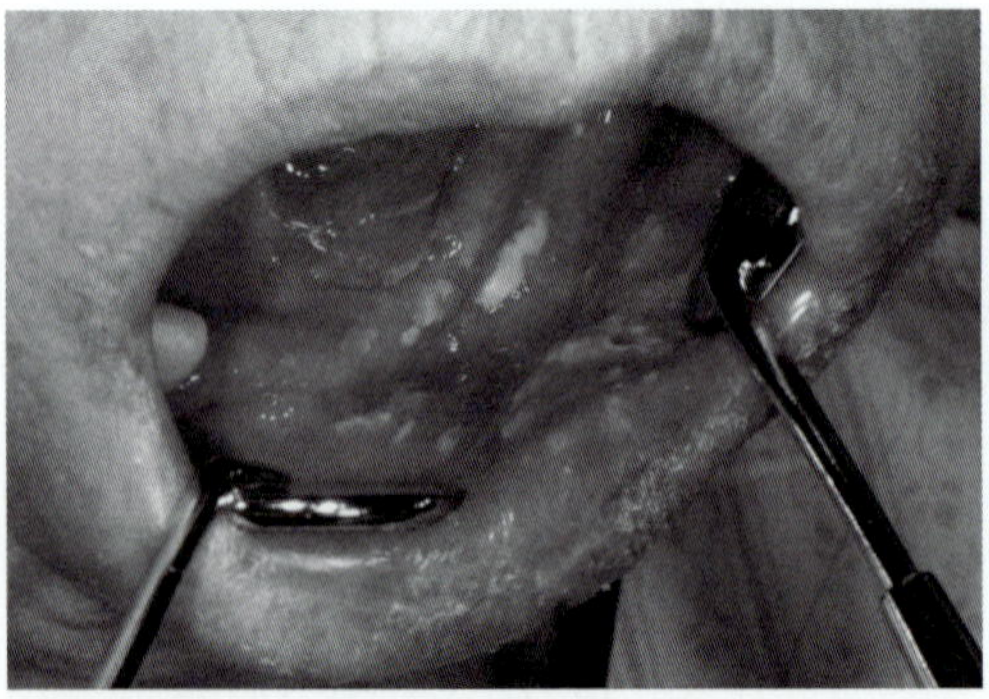
帯状疱疹

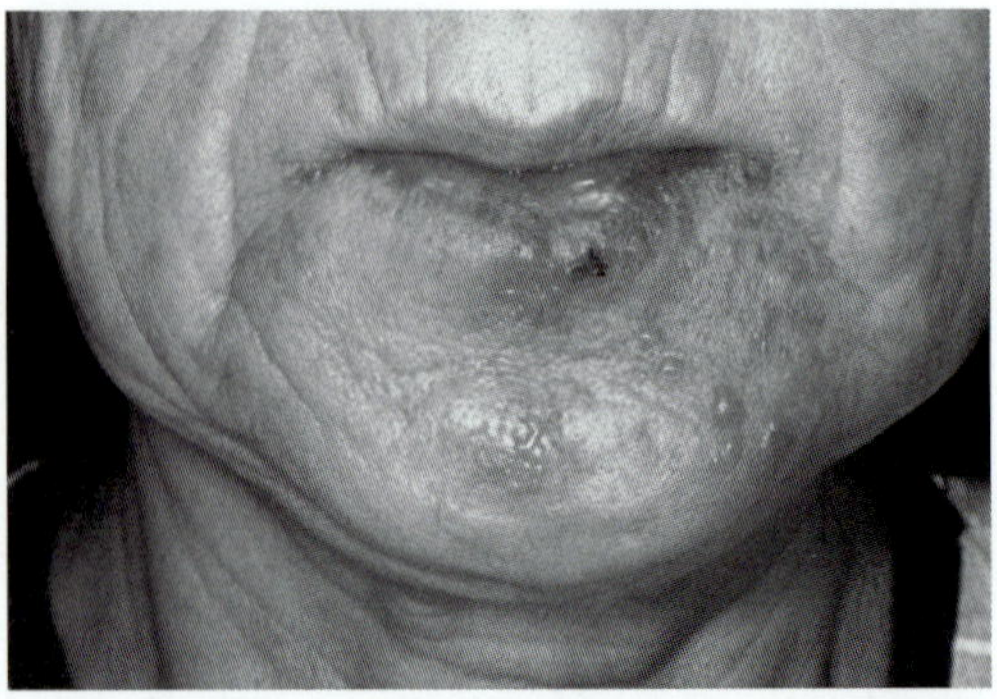
帯状疱疹

局所からの細菌感染予防のため、抗菌剤含有軟膏の塗布も行われます。

単純疱疹《たんじゅんほうしん》

原因・症状

単純疱疹《たんじゅんほうしん》は、単純ヘルペスウイルス感染による疾患で、単純《たんじゅん》ヘルペスは、口唇《こうしん》ヘルペスと陰部《いんぶ》ヘルペスに分けられます。口唇ヘルペスは単純ヘルペスウイルスⅠ型で生じ、陰部ヘルペスは単純ヘルペスウイルスⅡ型で多く発生します。

初めて単純ヘルペスウイルスが感染するとき（初感染）には、強い症状が出る場合と症状なしに入り込む場合があります。接触感染《せっしょくかんせん》と言い、粘膜・皮膚が直接接触することでうつります。したがって、陰部ヘルペスは性感染症として扱われます。

口唇《こうしん》ヘルペスの初感染では、口《こう》唇《しん》、歯肉《しにく》、口腔粘膜《こうくうねんまく》に痛い水疱《すいほう》、びらんが見られ、首のリンパ節も腫《は》れます。

痛みのため、食事を摂るのも困難な場合があります。

再発性の単純ヘルペスでは、初感染時より症状が軽い場合が普通です。約1週間程度で自然に治癒《ちゆ》します。

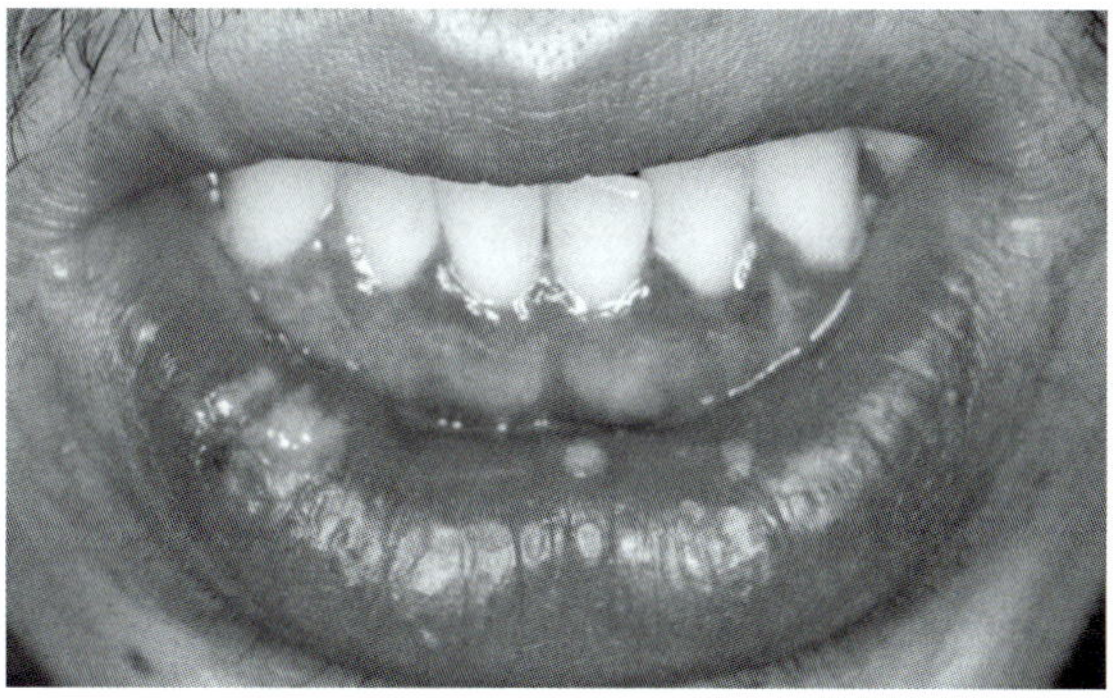

単純疱疹

治療

単純ヘルペスは、自然に治《なお》る病気ですが、合併症《がっぺいしょう》、後遺症《こういしょう》の危険性もあり、症状の程度に応じて抗ウイルス薬を用います。

口腔《こうくう》カンジダ症

原因・症状

口腔《こうくう》・咽頭《いんとう》に常在菌として存在しているカビの一種であるカンジダが原因で起こります。

口腔《こうくう》カンジダ症は、広範囲に効《き》く抗菌剤（抗生物質）、喘息《ぜんそく》や慢性《まんせい》閉塞性疾患《へいそくせいしっかん》に用いる副腎皮質ステロイド製剤、抗がん剤、放射線治療、ならびに免疫抑制剤《めんえきよくせいざい》などの投与中や糖尿病、悪性腫瘍、血液疾患、内分泌異常、およびビタミン欠乏などで全身の抵抗力の低下、齲蝕《うしょく》（むし歯）や義歯（入れ歯）の手入れが不十分で、口の中が不衛生になったときに、口蓋《こうがい》粘膜、頬《きょう》粘膜、舌などに白色、または乳白色の偽膜《ぎまく》を作ります。

また、エイズのときの重要な所見の一つです。また、唾液分泌が減少するドライマウスも原因の一つです。

口の粘膜や舌に白苔《はくたい》が付着する表在性のものと、感染局所の発《ほっ》赤《せき》、腫脹《しゅちょう》が起こり、疼痛《とうつう》や、味覚低下が見られる深在性のものがあります。

表在性であれば、難治性《なんちせい》であっても生命予後は良好ですが、肺、内臓など全身に進行すると致命的になる場合がありますので注意が必要です。

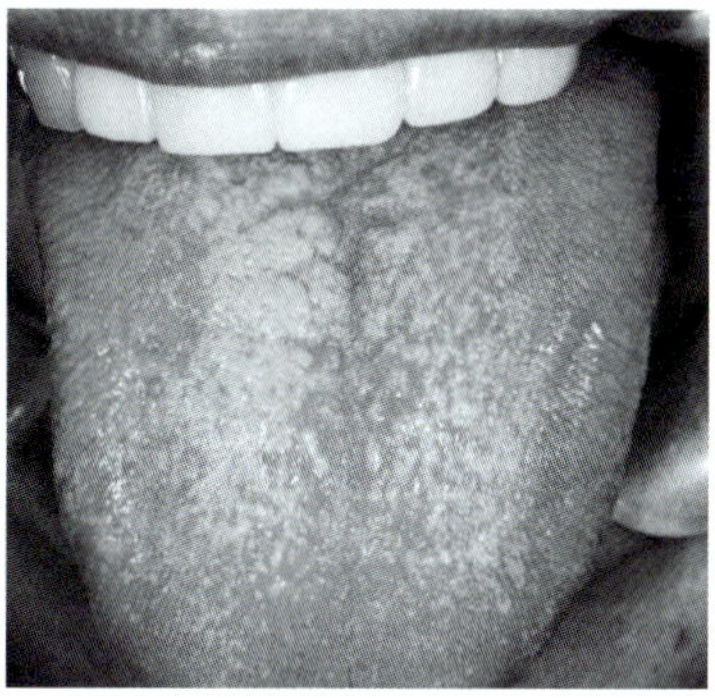

カンジダ症

診断

診断は、白苔《はくたい》の病理組織検査、カンジダ培養検査、塗抹《とまつ》標本、組織試験切除片から菌体や菌糸を証明することで確定します。

治療

含嗽《がんそう》（うがい）などにより、口腔内を清潔に保ちます。一般的には抗真菌薬《こうしんきんやく》であるミコナゾールゲル（商品名：フロリードゲル経口用ゲル2％）やイトラコナゾール内用液（商品名：イトリゾール内用液1％）、アムホテシリンBシロップ（商品名：ファンギゾンシロップ100㎎／㎖）による治療で軽快しますが、これに反応しない場合は、抵抗力を弱めている基礎疾患を探し、適切な全身治療を行う必要があります。

乳《にゅう》頭《とう》腫《しゅ》

原因・症状

皮膚や粘膜から発生する腫瘍《しゅよう》で、肉眼的には乳頭状あるいは樹脂状に隆起したものですが、口腔《こうくう》内《ない》にできた乳頭腫《にゅうとうしゅ》の多くは持続性の慢性的な刺激によるものとされています。

また切除物から高率にヒトパピローマウイルスの抗体が見られることから、このウイルスがかかわっていると言われています。

口腔内《こうくうない》では舌、口唇《こうしん》、頬粘膜《きょうねんまく》、歯肉《しにく》、および口蓋《こうがい》に発生し、有茎性の（茎のある）良性腫瘍で、外形は乳頭状または樹脂状で柔らかく、表面の色調は正常の粘膜色のものが多く、ときに白色を呈するものもあります。

どの年齢層でも発生しますが高齢者に多く見られます。

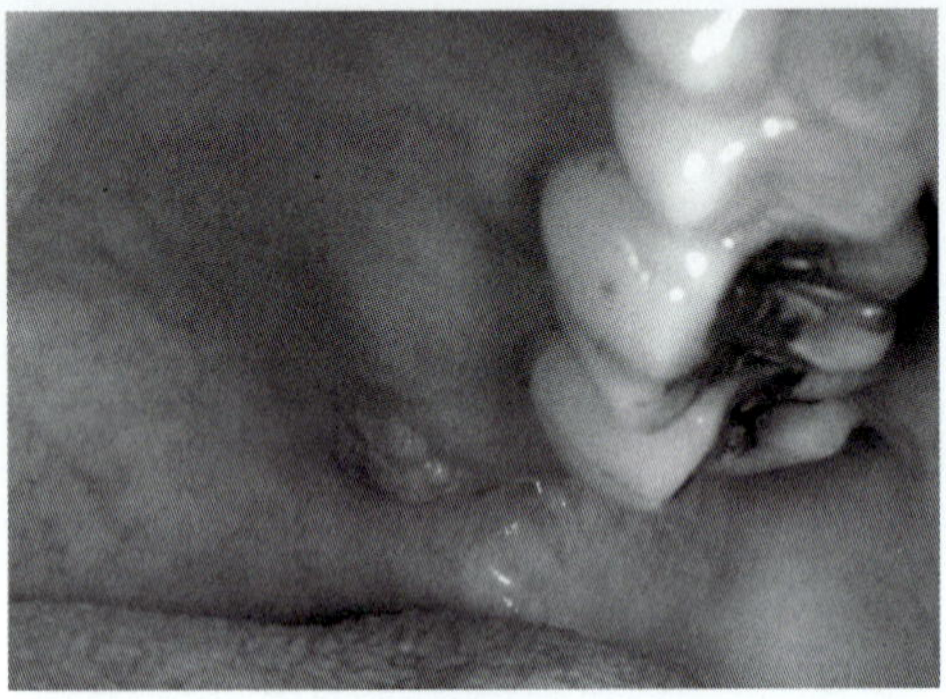
乳頭腫

治療

通常は切除すると再発はほとんどありませんが、長期経過後に癌《がん》化するものもありますので、切除物の病理組織学的診断と長期の経過観察が必要です。

線《せん》維《い》腫《しゅ》

原因・症状

口の中にできる腫瘍《しゅよう》のなかで比較的多く見られる良性腫瘍で、頬《きょう》粘膜《ねんまく》、歯肉《しにく》、口蓋《こうがい》、舌《ぜつ》、口唇《こうしん》によくできます。

形は球状、あるいはポリープ状などで、大きさは小豆《あずき》大から大豆《だいず》大のものまであります。色は正常粘膜色で痛みはなく、硬さは柔らかいものから硬いものまであります。10～70歳代のどの年齢層にも発生します。

食事時や会話時に誤って粘膜を噛《か》んだり、合わない義歯《ぎし》（入れ歯）による刺激も原因となります。

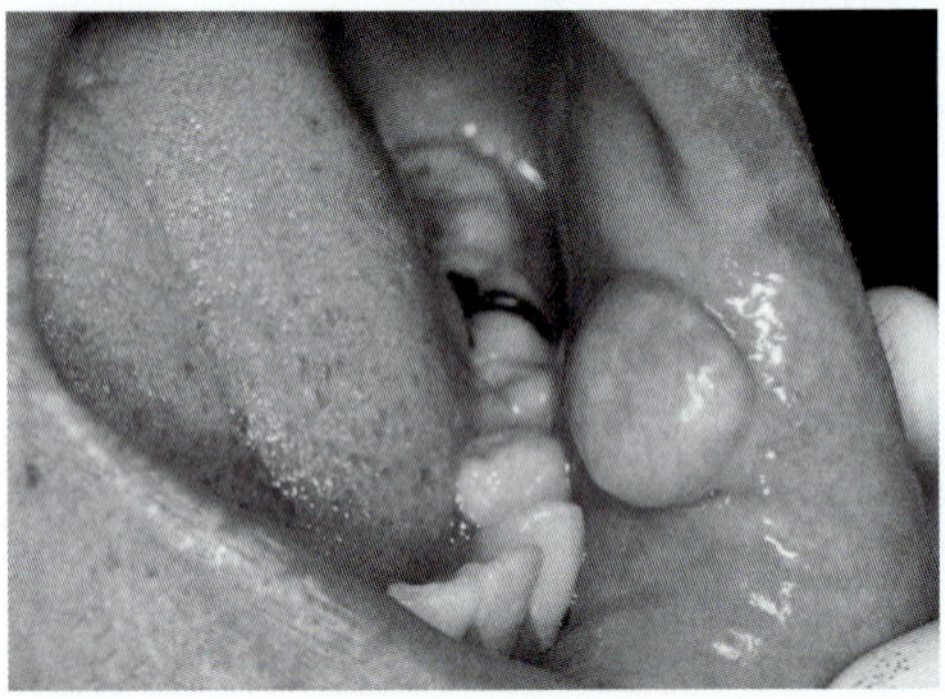
線維腫

治療

自然に消失することはないので切除しますが、再発することはほとんどありません。また刺激が発生原因と思われるときは刺激がなくなるようにします。

（齊藤　力）

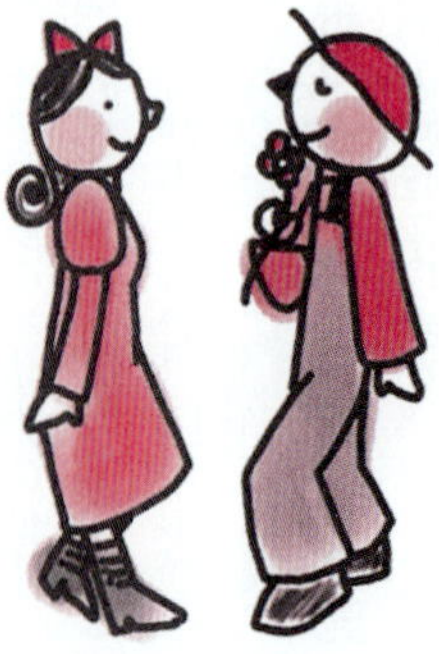

血《けっ》管《かん》腫《しゅ》

症状

血管組織の増殖《ぞうしょく》からなる良性腫《りょうせいしゅ》瘍《よう》ですが、真の腫瘍《しゅよう》はまれで組織奇形あるいは過誤腫《かごしゅ》と見なされるものが多いと言われています。組織学的にはいくつかの型に分けられますが、おもに見られるのは毛《もう》細血管腫《さいけっかんしゅ》と海綿状血管腫《かいめんじょうけっかんしゅ》です。

好発部位は舌、唇、頰粘膜《きょうねんまく》ですが歯肉《しにく》、口底《こうてい》、口蓋《こうがい》(上あごのアーチ形をなす上壁)などにも見られます。まれに顎骨《がくこつ》のなかに発生することもあります。

一般に生下時あるいは小児期から認められ、成長とともに増大します。病変《びょうへん》は境界が明瞭で、暗赤色の腫瘤《しゅりゅう》として認められることが多く、柔らかく、圧迫によって退色することが特徴です。

治療

切除手術、凍結《とうけつ》療法、梱包《こんぽう》療法、栓塞《せんそく》法などがあります。

粘《ねん》膜《まく》癌《がん》

症状

粘膜癌《ねんまくがん》とは、口腔《こうくう》粘膜に発生する上皮性の悪性腫瘍《あくせいしゅよう》(癌腫《がんしゅ》)のことです。口の中に発生する悪性腫瘍の90％以上は癌腫で、歯肉《しにく》と舌がもっとも多く、次いで口底《こうてい》、頰《きょう》粘膜《ねんまく》の順と言われています。

好発年齢は中年以降の高齢層に多く、初期では膨隆《ぼうりゅう》型、潰瘍《かいよう》型、肉芽《にくげ》型、白斑《はくはん》型、乳頭《にゅうとう》型の五型に分けられますが、進行するにつれて多彩な像を示すようになります。

転移は頸部《けいぶ》リンパ節に生じ、時に健側のリンパ節にも転移することがあります。遠隔転移《えんかくてんい》は肺にもっとも多くみられます。

治療

手術療法、放射線療法が主体となりますが、これに化学療法、免疫療法などが併用されるのが一般的です。

アフタ

原因・症状

アフタとは、口腔粘膜《こうくうねんまく》に生ずる直径2～10㎜ほどの円形で境界の明らかな小潰瘍《しょうかいよう》のことです。接触時に強い痛みをともないます。表面は白苔《はくたい》でおおわれ、その周囲には紅暈《こううん》と呼ばれる粘膜の発赤《ほっせき》が見られます。

アフタを生ずる疾患には、孤立《こりつ》性《せい》アフタ、ウイルス性アフタ、白血球減少にともなうアフタなど原因の明らかなものと、原因不明の慢性再発性アフタがあります。

またBehçet《ベーチェット》病の一症状として発現する再発性アフタは、初期症状として必ず現れます。

好発部位は上下唇粘膜《じょうかしんねんまく》、舌尖《ぜっせん》、頰粘膜《きょうねんまく》、歯槽粘膜です。

治療

治療としては、副腎皮質ホルモン軟膏などを対症療法として用いますが、難治性《なんちせい》のものもあり癌性《がんせい》潰瘍《かいよう》との鑑別《かんべつ》を必要とすることもあります。

(矢島　安朝)

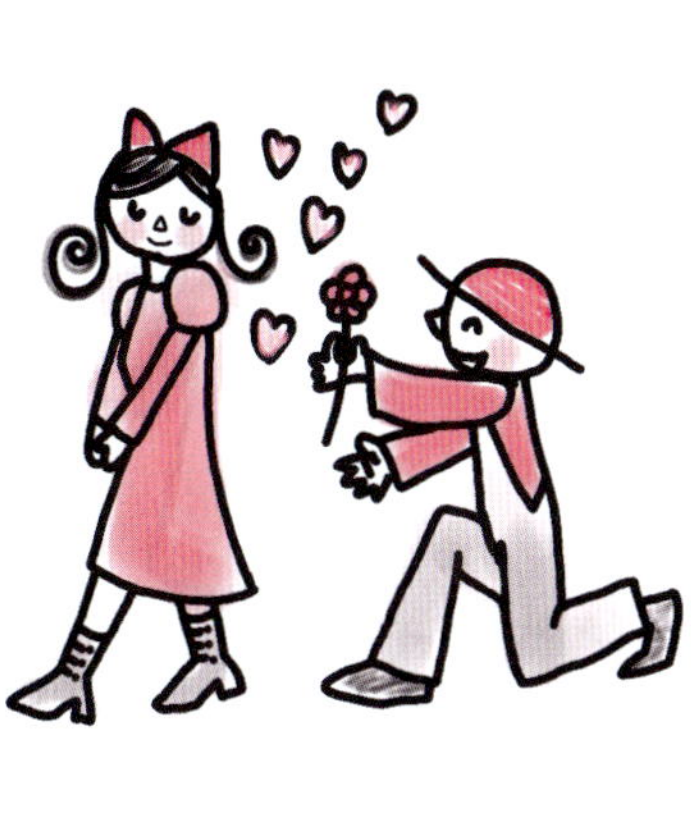

疱疹性《ほうしんせい》アンギナ

原因・症状

アンギナ(angina)とは絞扼感《こうやくかん》(しめつけられるような感覚)をともなう疾患(たとえば狭心症《きょうしんしょう》)の

総称ですが、しばしば口の奥からのどにかけての部分の炎症や痛みをさして用いられます。

疱疹性《ほうしんせい》アンギナ（ヘルパンギナ）は、コクサッキーA群を主とするエンテロウイルスの感染によって生じる口峡咽頭炎《こうきょういんとうえん》で、夏から初秋にかけて流行が見られます。

4～5日間の潜伏《せんぷく》期の後、発熱とともに軟口蓋《なんこうがい》（上あごの奥の柔らかい部分）からのどの脇にかけて、10～20個の小さな水ぶくれを生じます。通常は歯肉《しにく》や頬《ほほ》の粘膜、口唇《こうしん》などは侵されず、皮膚症状も見られません。水疱《すいほう》はつぶれて小アフタ（円形の発疹《はっしん》）を形成し、痛みで食物が飲み込みづらくなります。

治療

幼小児が罹患《りかん》することが多いため、水分や栄養の補給に注意し、口の中を清潔に保てば、症状は1週間程度で消退します。

口腔粘膜結核《こうくうねんまくけっかく》

原因・症状

口腔粘膜の結核症はまれな疾患です。舌の背面や口唇《こうしん》、歯肉《しにく》、軟《なん》口蓋《こうがい》（上あごの奥の柔らかい部分）などに不規則な外形をした潰瘍《かいよう》が形成されます。潰瘍の辺縁《へんえん》は不整で、深くえぐられたように見え、周囲には発赤をともなっています。ヒリヒリとやけるような灼熱《しゃくねつ》感があり、わずかの刺激でも容易に出血します。

肺における活動性の開放性結核病巣からの結核菌感染（二次性結核症）であることが多いとされますが、ごくまれには他部位に感染のない初期結核症のこともあります。

診断

診断には潰瘍《かいよう》部の細菌検査や生《せい》検《けん》（患部の組織を一部採取後、顕微鏡標本を作製し病理学的に診断をすること）のほか、ツベルクリン反応も用いられます。

治療

患部を清潔に保ち、抗結核剤《こうけっかくざい》の全身投与が行われます。

口腔乾燥症《こうくうかんそうしょう》

原因・症状

唾液《だえき》（つばき）の分泌量の減少により、口の中が乾燥した状態をさします。

原因は多岐にわたりますが、唾液腺の炎症や萎縮などの局所的なものと、シェーグレン症候群のような全身的なものとがあります。

口やのどが渇いて味覚がにぶくなり、会話や食物の嚥下《えんげ》（飲み込むこと）が困難になります。

治療

器質的な変化をともなうものでは、含嗽剤《がんそうざい》（うがい薬）や人工唾液、保湿剤スプレーなどによる対症療法を行います。

シェーグレン症候群や放射線治療後の唾液腺障害が原因となっている口腔乾燥症《こうくうかんそうしょう》に対しては内服薬を使用することもあります。

（藤井　英治）

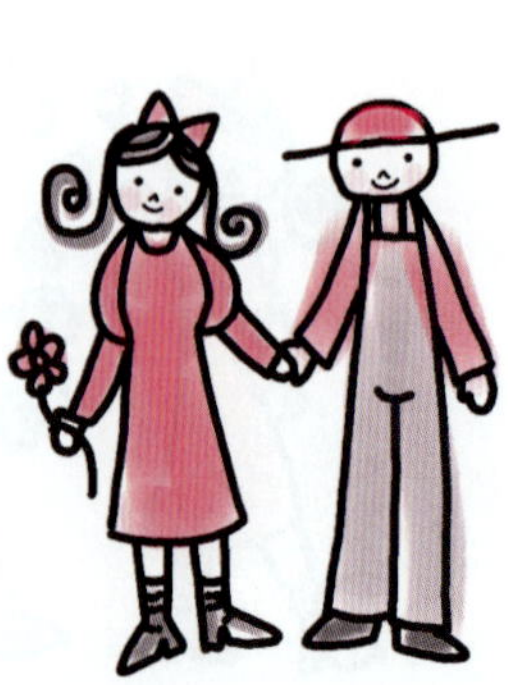

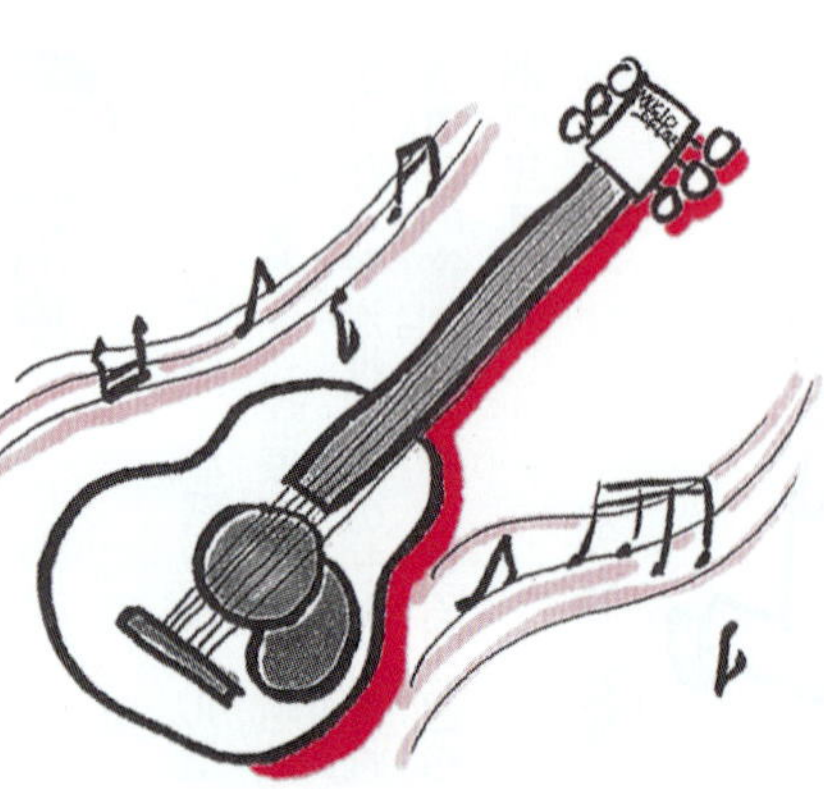

6章 舌《ぜつ》

無舌症《むぜつしょう》・小舌症《しょうぜつしょう》

症状・治療

無舌症《むぜつしょう》は舌を形作る原基の高度の発育障害によるもので、きわめてまれなものです。

舌の発達がないために飲み込みがうまくいかず、肺炎を起こすことがあると言われていますので、専門医による慎重な管理が必要です。

また、小舌症《しょうぜつしょう》は舌の前部がないもので、きわめてまれなものです。飲み込みはできますが、舌さきがないため言葉がうまく発音できません。これに対しては、言語治療士による言葉のチェックと訓練が必要です。

また、下あご（下顎《かがく》）の歯列《しれつ》も小さい場合があり、このような場合には矯正《きょうせい》歯科医に歯列の拡大を行ってもらう必要があります。

巨舌症《きょぜつしょう》（大舌症《だいぜつしょう》）

原因・症状

舌が異常に大きいものを巨舌《きょぜつ》症《しょう》（大舌症《だいぜつしょう》）と言います。大きいものでは、下顎《かがく》の歯列《しれつ》のなかにおさまらず、歯列《しれつ》の上に舌がのっているものもあります。

原因はいろいろあり、舌を構成する舌筋の筋線維が肥大したもの、舌にリンパ管腫《かんしゅ》や血管腫《けっかんしゅ》などがあり、そのために舌が大きくなっているものもあります。クレチン病や下垂体《かすいたい》機能《きのう》亢進症《こうしんしょう》の場合にも見られます。

舌が大きいため、下顎《かがく》が大きい下顎前突症《かがくぜんとつしょう》や上下の歯を嚙《か》み合わせても上下の歯の間に隙間がある開咬《かいこう》を呈することがあります。また、発音障害、呼吸障害をともなうこともあります。

治療

治療は、舌の縮小手術が行われます。血管腫《けっかんしゅ》の場合にはクライオサージェリー（凍結外科《とうけつげか》）を行うこともあります。

舌強直症《ぜつきょうちょくしょう》

症状

舌が口底《こうてい》に癒着《ゆちゃく》しているように見えるものを舌強直症《ぜつきょうちょくしょう》と言います（図）。

完全に癒着していることはきわめてまれで、ふつう、太くて短いすじ状の舌小帯《ぜつしょうたい》（舌の下側に縦に走っているヒダ）によって舌さきが下顎《かがく》の歯の裏側付近に固定されています。

重度のものでは、舌さきがほとんど動かせないものや、下顎《かがく》の歯より上に持ちあがらないものもあります。また、舌さきを持ちあげると先端が中央でくびれハート型になるものもあります。

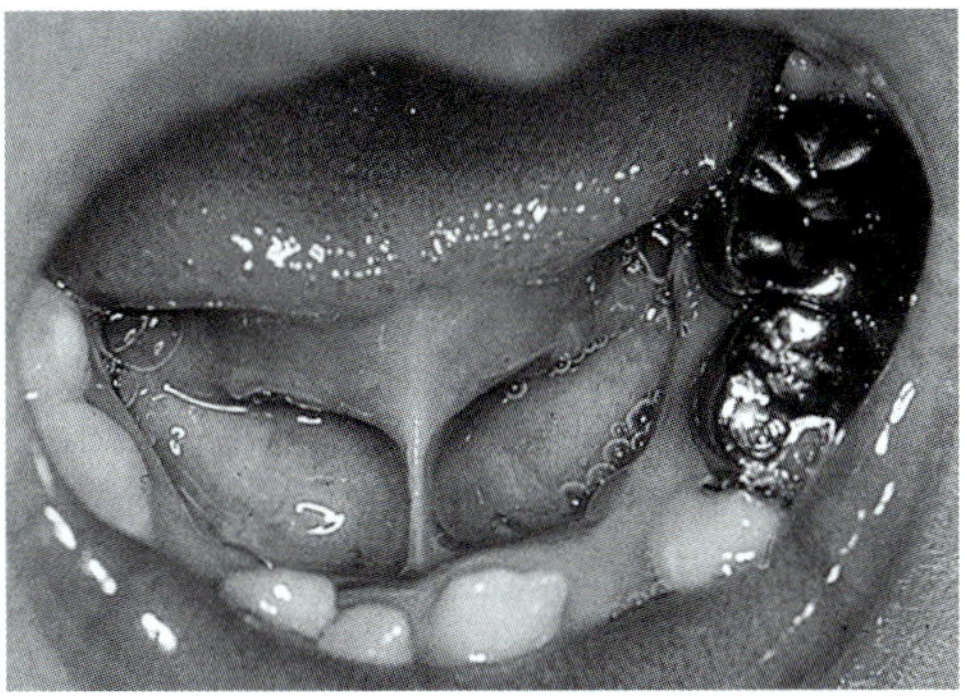

舌強直症

大部分は乳児期《にゅうじき》には、舌小帯《ぜつしょうたい》が舌のさきのほうについていても、成長にともない退縮し、舌の下のほうにさがって、目立たなくなると言われています。

治療

乳児期に哺乳《ほにゅう》が困難なものや、幼児期にサ行、タ行、ラ行などがうまく発音できないものは、手術が必要です。また、歯ならびにも悪影響を与えるとも言われており、歯科矯正《しかきょうせい》治療を円滑に行うために手術をすることもあります。

人前で長い間話すと疲れるとのことで成人になって手術をし、話しやすくなった方もいます。手術は、つれている舌小帯を切り離して伸ばして縫合《ほうごう》します。

溝《こう》状《じょう》舌《ぜつ》

症状

舌の表面に多数の溝《みぞ》が見られることがあり、このような舌のことを溝状舌《こうじょうぜつ》と言います。原因はよくわかっていません。

一般には、特に自覚症状はありませんが、溝が深い場合には、溝のなかに食べ物のかすなどがつまり、不潔になって、炎症症状を起こすことがあります。その場合、しみたり口臭《こうしゅう》がしたりします。

治療

治療は、とくに必要ありませんが、溝のなかに汚れがたまるような場合には、柔らかい歯ブラシや舌ブラシで汚れをとり、清潔にすることが大切です。

正中菱形舌炎《せいちゅうりょうけいぜつえん》

原因・治療

舌の表面（舌背《ぜっぱい》）には舌乳頭《ぜつにゅうとう》というのがあり、ざらざらしているのが普通ですが、舌の表面の奥のほうの真ん中に、菱形《りょうけい》あるいは楕《だ》円形《えんけい》のやや赤くつるっとした部分が見られることがあります。中年以降の男性に多く見られます。

この原因としては、以前は、舌が作られるときに萎縮してなくなる無対結節という部分が残ったもので、一種の形成不全と考えられていましたが、現在ではカンジダ菌が粘膜内に入り込んで炎症を起こし、舌乳頭を萎縮させたものと考えられています。

治療

通常、特に治療の必要はありませんが、この部分がもりあがって異物感があるものは外科的切除《げかてきせつじょ》がすすめられます。

（吉増　秀實）

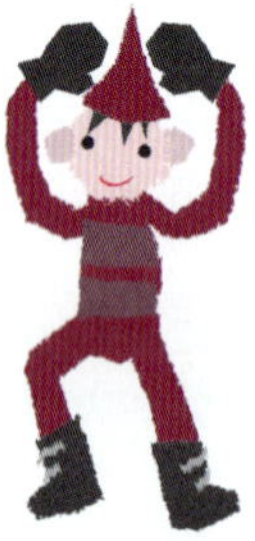

舌乳頭萎縮症《ぜつにゅうとういしゅくしょう》

原因・症状

舌の表面が平らで、つるつるしていて舌乳頭《ぜつにゅうとう》が消失したり委縮したりした状態を平滑舌《へいかつぜつ》と言います。舌全体がひりひりしたり、食べ物がしみたりして、味覚《みかく》の異常や飲み込みにくさなどの症状をともなうこともあります。気がついたときは、あわてず通常の診療時間に医療機関を受診しましょう。

これは、鉄欠乏性貧血、ビタミンB_{12}の欠乏によって起こる貧血（悪性貧血）、ビタミンB複合体欠乏症、シェーグレン症候群（口の渇き、眼の乾燥などの症状が現れる自己免疫疾患《じこめんえきしっかん》）などの全身疾患の口腔《こうくう》症状として現れます。

治療

自分でできることとしては、舌の炎症にはうがい薬や保湿剤《ほしつざい》などで対応し、同時にむし歯（齲蝕《うしょく》）

や歯周病《ししゅうびょう》（歯槽膿漏《しそうのうろう》）が悪化しないように、ブラッシングなどケアが可能です。

原因に合わせて、鉄剤の投与やビタミンB複合体など、欠乏している栄養素の補給で症状は改善します。ビタミンB_{12}欠乏症は、消化管からの吸収に不可欠な内因子が欠乏している悪性貧血や胃全摘《いぜんてき》術《じゅつ》後に現われ、ビタミンB_{12}は経口では吸収されにくく、注射での補給が必要です。

つるつる舌を見つけたときは、口腔《こうくう》ケアのために歯科、全身疾患の診断と治療のために内科の受診がポイントです。体調によっては再度発症することもあります。

舌《ぜっ》苔《たい》

症状・治療

舌が白いときには、舌苔《ぜったい》と舌《ぜっ》カンジダ症それに舌白板症《ぜつはくばんしょう》が心配となります。緊急での治療は不要です。

舌苔《ぜったい》では、舌の表面が全体に白い苔《こけ》でおおわれるように見えます。舌苔は、舌に付着する白い苔《こけ》状の場合を言います。舌の糸状《しじょう》乳頭《にゅうとう》が強く角化《かくか》したときに苔のように見えますが、同時に角化して厚くなった層の表面や内部に多くの細菌が増殖したり、食べかす（食渣《しょくさ》）がついたりしていることがあります。そのほかに粘膜のカスが付着することもあります。

舌が白く見えてしまい健康に見えないので、また口臭《こうしゅう》の原因となるので、とりあえずガーゼで軽くこすってみるか、歯ブラシなどで口腔《こうくう》清掃時に除去してみましょう。こすりすぎると舌粘膜を痛めるので、少しずつ除去しましょう。介護時に見つけることもあり、そのようなときは舌こきとしていくつかの器具や装置が販売されていますので、それで除去すると良いでしょう。

ストレスなど心身系の原因のほか、免疫力が低下したり、消化器系の疾患によっても見られるようになったりしますので、その判断の指標にもなります。体調は良いでしょうか。

他に真菌感染《しんきんかんせん》により口腔粘膜《こうくうねんまく》に点状、斑状の偽膜様白苔《ぎまくようはくたい》が生じているものに口腔《こうくう》カンジダ症がありますので、舌こき時に注意しましょう。白色の偽膜《ぎまく》の場合は容易に剥離《はくり》され、露出した粘膜には発赤やビランが見られますが、慢性化すると偽膜は厚くなります。

その他に、舌の粘膜に周囲よりやや隆起して不定形の白斑《はくはん》が生じ、摩擦しても除去できないものに舌白板症《ぜつはくばんしょう》があります。これらは治療が必要ですので、医療機関を受診しましょう。

舌白板症《ぜつはくばんしょう》

症状

舌が白いときには、舌苔《ぜったい》と舌《ぜっ》カンジダ症それに舌白板症《ぜつはくばんしょう》が心配となります。

舌苔《ぜったい》では、舌全体に白く見えることが多いようです。舌カンジダ症では、舌の部分的に白く見えますが、多くの白色偽膜《はくしょくぎまく》の場合は容易に剥離《はくり》され、露出した粘膜には発赤やビランが見られます。しかし、剥離《はくり》できない白斑《はくはん》の場合で境界がはっきりしているときは白板《はくばん》症《しょう》の可能性が高いので、刺激しないで、それ以外に症状がないので放置されることが多いのですがこれは望ましくはありません。

少なくとも1週間以上同じ様子であれば、早目に口腔外科《こうくうげか》か歯科医院へ相談しましょう。

治療

舌白板症《ぜつはくばんしょう》は、他の口腔《こうくう》粘膜の白板症に比べてもがん化しやすいと言われていますので、専門医療機関を受診することをおすすめします。自分自身で剥離《はくり》を試みるなどの行為は白板症を刺激してがん化を促進することもありうるので控えてください。

切除などの治療後も、再び同じ個所に白板が生じたり、他の部位に生じることがあるので、少なくとも1年に1回以上は定期検査の必要性があります。

これは前《ぜん》がん病変《びょうへん》ですので、たばこを1日20本以上吸っていて20年以上経過するとタバコ指数が掛け算で400になり、これ以上の指数では口腔癌《こうくうがん》や喉頭癌《こうとうがん》、食道癌《しょくどうがん》、胃《い》癌《がん》の可能性が極めて高くなります。禁煙、できなければせめて減煙をおすすめします。

扁平苔癬《へんぺいたいせん》

症状・治療

扁平苔癬《へんぺいたいせん》は、皮膚にも生じることがありますが、口腔粘膜《こうくうねんまく》でも認められます。粘膜のさまざまな程度の角化亢進と粘膜下に炎症を見る病気です。見たところ、白化した粘膜がレース状にあるいは線状に模様を作っていたり、表面が薄くそげたように、ただれをともなったりすることが多いようです。通常は両側の頬《ほほ》の粘膜に生じることが多いようです。見つけたら、あわてずに口腔《こうくう》清掃に努めて、歯科医療機関を受診しましょう。自己流の治療では治らないでしょう。

原因は不明なことが多く、ステロイドホルモンを塗布《とふ》したりします。しかし、症状に合わせた治療を行いますが、完治《かんち》することが少ないようです。医療機関で診断を受けたときは、定期的な経過観察が必要です。なかには数年後に、一部から、がんが発生することもあります。

そのほかに、他の全身疾患があって扁平苔癬《へんぺいたいせん》のような症状を口《こう》腔内《くうない》に示すことがありますので、そのような場合には全身的な疾患の治療で口腔内のレース様の病変が改善することもあります。抗アレルギー剤やビタミン剤などを用いることもあります。

扁平苔癬《へんぺいたいせん》と軽く思っていても、癌《がん》になることがありますので、診断されたら定期的に通院することを忘れないでください。

（式守　道夫）

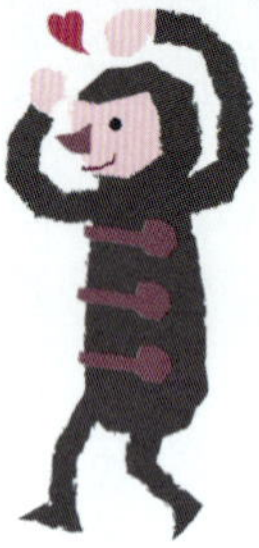

黒《こく》毛《もう》舌《ぜつ》

症状

舌の表面にあるザラザラした小さな多数の突起《とっき》（糸状乳頭《しじょうにゅうとう》）が伸び、黒褐色あるいは黒色に変わってきます。味の異常はないことが多いのですが、表面にピリピリした感じがすることもあります。

原因

原因は不明のこともありますが、抗菌薬や副腎皮質《ふくじんひしつ》ホルモン剤の使用、慢性胃腸障害、糖尿病などが誘因となって突起が伸び、菌の産生色素、血鉄素、たばこ、飲食物、薬物などにより表面が黒色に変化します。

好発部位は、舌の中央部です。

治療

治療法は、原因薬剤の中止など誘因を除去し、含嗽剤《がんそうざい》（うがい薬）による消毒、ビタミンB群、抗真《こうしん》菌薬《きんやく》の投与などを行います。

地図状舌《ちずじょうぜつ》

症状

舌背《ぜっぱい》（舌中央部の表面）に見られる赤色斑《せきしょくはん》で、日により位置や形を変えます。赤色の斑の形が、地図のようになっているためつけられた名前です。円形で、灰白色の、

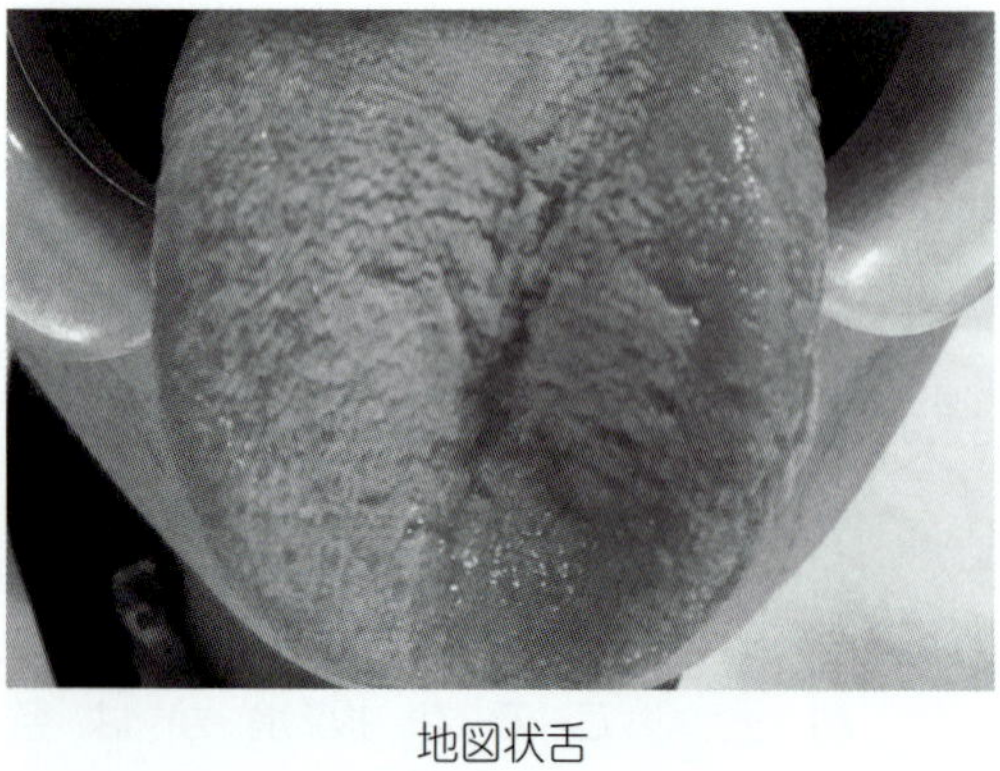

地図状舌

境界明瞭な斑紋《はんもん》が数個できて、それがはがれて赤色斑となり、融合し白苔《はくたい》に囲まれて地図のようになります。

幼児や女性に多く見られますが、原因は不明なことが多いです。舌が自然とピリピリしたり、辛《から》いものがしみたりして気がつきます。

治療

原因が不明なため、含嗽剤《がんそうざい》（うがい薬）の使用や消毒剤塗布《とふ》などの対症療法が行われます。幼児に生じたものでは、自然に消失する場合がほとんどです。遊走輪《ゆうそうりん》とも言います。

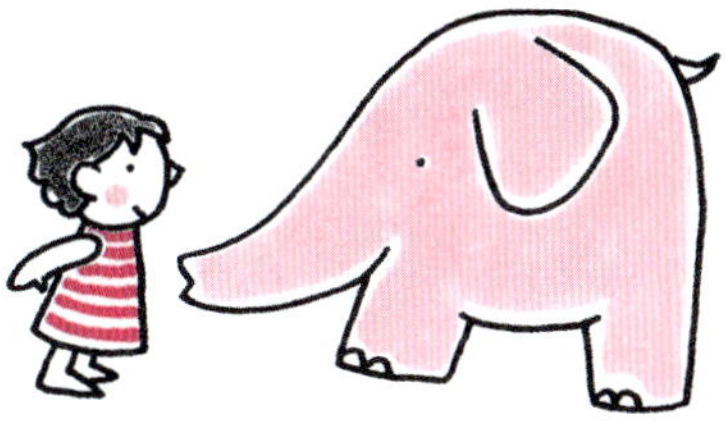

舌《ぜっ》炎《えん》

▼萎縮性舌炎《いしゅくせいぜつえん》

舌の粘膜や、舌表面にある乳頭《にゅうとう》が萎縮する疾患の総称です。舌の表面は平らになり、ときには発赤や腫脹《しゅちょう》や潰瘍《かいよう》をともなうこともあり、強い灼熱感《しゃくねつかん》（焼けつくような痛み）があります。

その原因には加齢にともなう変化のほか、糖尿病、悪性貧血（ハンター舌炎）、ビタミンB群欠乏症などの病気があります。したがって、原因となる病気の治療が必要ですので、異常に気がついたら早めに口腔外科《こうくうげか》を受診してください。

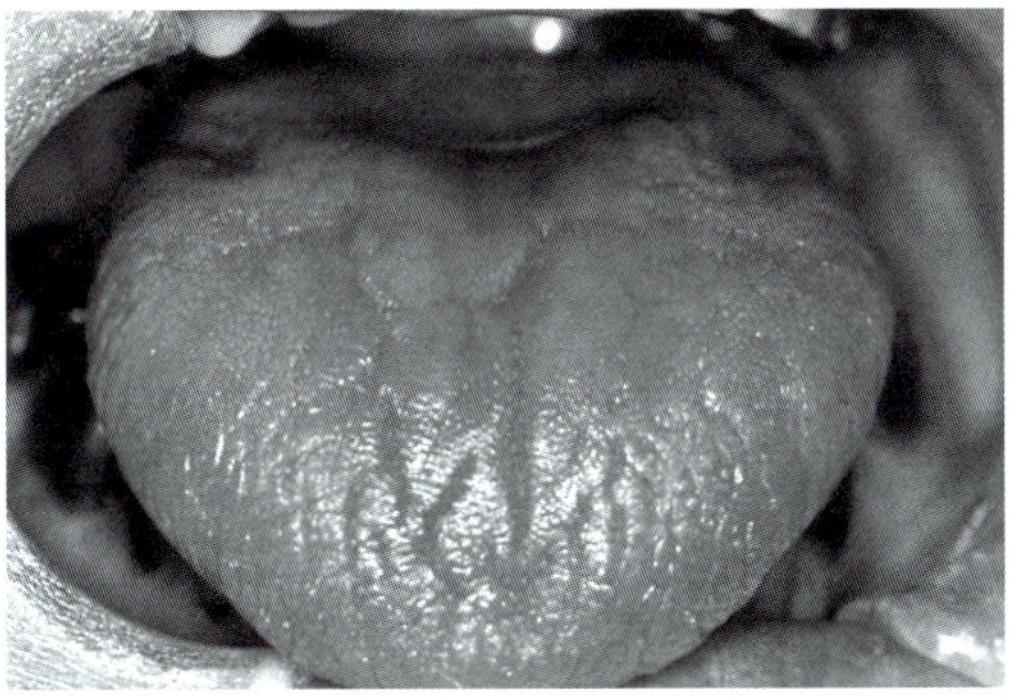

ハンター舌炎

▼ペラグラ性舌炎《せいぜつえん》

食事の偏り、慢性アルコール中毒などのために、ビタミンB群、特にニコチン酸が欠乏（ペラグラ）し生じる舌炎です。舌乳頭《ぜつにゅうとう》の腫脹《しゅちょう》、発赤、痛みが起こり、やがて萎縮《いしゅく》して平らな舌となり、進行すると潰瘍《かいよう》を形成することもあります。

治療としては、ニコチン酸、ニコチン酸アミドを多く含んだ高ビタミン・高タンパク食を摂食します。

▼外傷性舌炎《がいしょうせいぜつえん》

とがった歯や入れ歯などにより、慢性的な力が加わり褥瘡性潰瘍《じょくそうせいかいよう》を生じます。舌側縁部《ぜっそくえんぶ》に好発し、強い接触痛があります。

乳児で舌の下面に生じた場合には、特別にリガ・フェーデ病と呼ばれますが、機序は同じで下顎《かがく》の前歯《ぜんし》が早く生《は》えて来て、哺乳時にあたって潰瘍《かいよう》ができます。

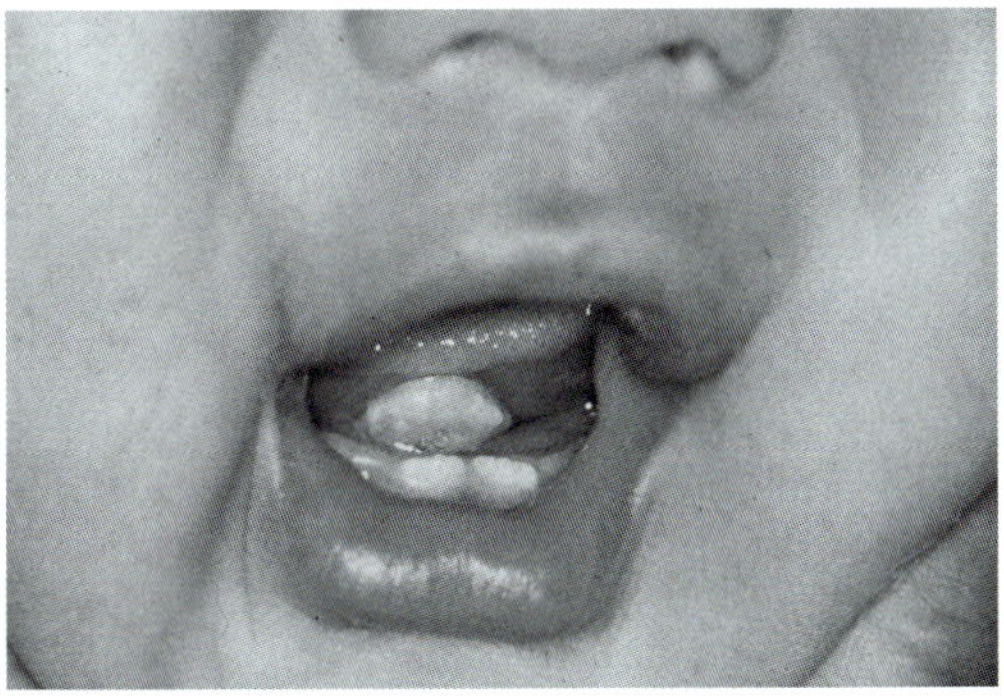

早期萌出乳歯によるリガ・フェーデ病

舌癌《ぜつがん》や梅毒《ばいどく》、結核などの潰瘍などと区別してもらうために、早めに口腔外科《こうくうげか》を受診してください。治療は、とがったところを丸めたりして原因を取り除きます。

▼急性《きゅうせい》びまん性舌炎《せいぜつえん》

舌の外傷（誤咬、魚の骨が刺さるなど）や歯の炎症が舌に広がることにより生じますが、原因のわからない場合もあります。

舌は著しく腫《は》れ、硬くなり、自発痛および運動痛を認め、食事ができなくなり、会話も不自由になります。全身的にも高熱、悪寒戦《おかんせん》慄《りつ》などをともないます。最終的には膿瘍《のうよう》を形成してきますが、炎症が喉《のど》のほうに広がることもあり、注意が必要です。

症状のひどい場合には、入院しての栄養管理、安静、抗菌薬の投与、たまった膿《うみ》を切って出す、などの処置が必要になりますので、早めに口腔外科《こうくうげか》を受診してください。

▼**硬化性舌炎《こうかせいぜつえん》**

第三期梅毒《ばいどく》に現れる炎症が、舌に生じたものです。はじめ舌はびまん性に大きくなりますが、のちには硬くなって、舌の表面のザラザラした乳頭《にゅうとう》がなくなり、平滑でつやのある部分と、粘膜が厚くなり白色を示す部分とが形成され、いろいろな方向に走る溝《みぞ》ができます。

▼**剥離性舌炎《はくりせいぜつえん》**

舌の表面が剥離し、炎症を起こす病気の総称です。地図状舌《ちずじょうぜつ》、粘《ねん》膜類天疱瘡《まくるいてんぽうそう》、尋常性天疱瘡《じんじょうせいてんぽうそう》、扁平《へんぺい》苔癬《たいせん》などで剥離性舌炎《はくりせいぜつえん》の症状が認められます。

症状は、舌の表面の上皮《じょうひ》の剥離により、ヒリヒリとしみたりします。

治療は、原因となる疾患の治療が必要ですので口腔外科《こうくうげか》医に相談しましょう。

▼**表在性舌炎《ひょうざいせいぜつえん》**

舌の表面に浅在性に見られる舌炎の総称であり、病名としては、アフタ性舌炎、カタル性舌炎、舌扁桃肥大《ぜつへんとうひだい》、鵞口瘡《がこうそう》、ヘルペス、扁平苔癬《へんぺいたいせん》、天疱瘡《てんぽうそう》、多型性滲出性《たけいせいしんしゅつせい》紅斑《こうはん》などで認められます。

それぞれの原因となっている病気の治療が必要です。

舌《ぜつ》カンジダ症《しょう》

原因

抵抗力が低下したり、抗菌薬の連用、ステロイド剤（副腎皮質《ふくじんひしつ》ホルモン）の使用などのために生じる日和見感染《ひよりみかんせん》で、口の中にもともといる真菌《しんきん》の一種である *Candida albicans* による感染症です。

症状

舌の表面に白色あるいは乳白色の偽膜《ぎまく》が形成され、できてからすぐのものでは、容易に剥離《はくり》でき、剥離した部位の粘膜には潮紅《ちょうこう》が見られます。長期に及んだ場合には、偽膜は厚くなり、剥離も困難になります。

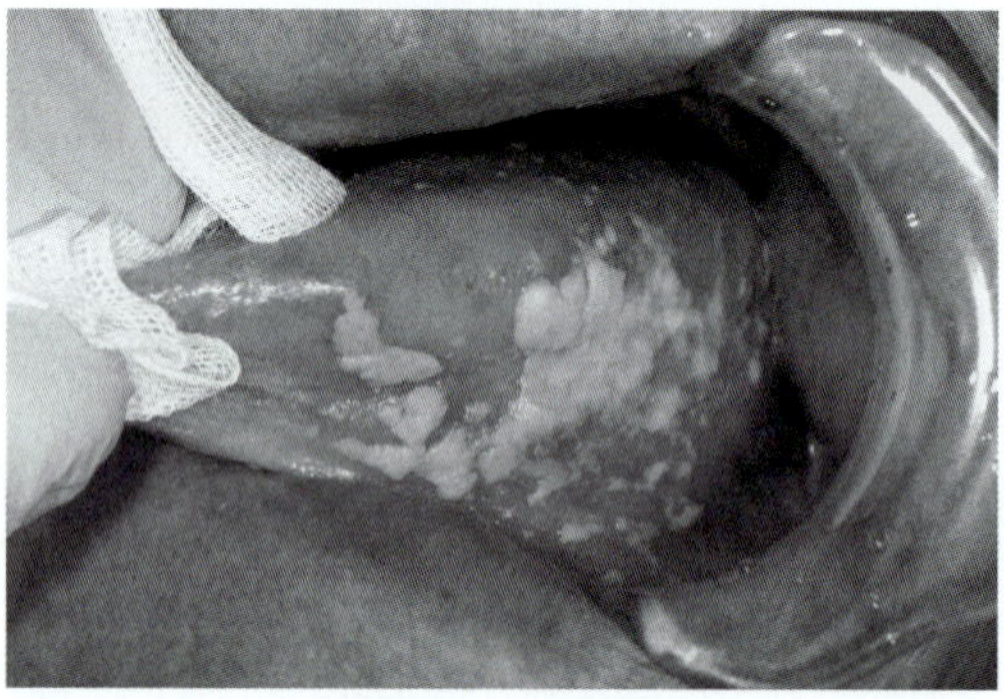

舌カンジダ症

治療

原因疾患の治療が優先されますが、誘因となっている抗菌薬《こうきんやく》やステロイド剤の中止、変更などのほか、抗真菌剤《こうしんきんざい》などによる含嗽《がんそう》（うがい）あるいは内服も行います。

舌粘液嚢胞《ぜつねんえきのうほう》（Blandin《ブランディーン・》-Nuhn《ヌーン》 嚢胞《のうほう》）

原因・症状

舌の裏側にある小唾液腺《しょうだえきせん》の流出障害によって生じる唾液（粘液）の貯留嚢胞《ちょりゅうのうほう》で、舌粘膜に境界明瞭な半球状の膨隆《ぼうりゅう》を形成します。大きくなると粘膜は緊張し、半透明の青紫色を呈します。

硬さは柔らかく、内容液が粘液性であるため波動《はどう》（中に水が貯まった感じ）を触れます。若年者に多く見られます。

無痛性ですが、大きくなると会話や嚥下《えんげ》のとき、違和感がありま

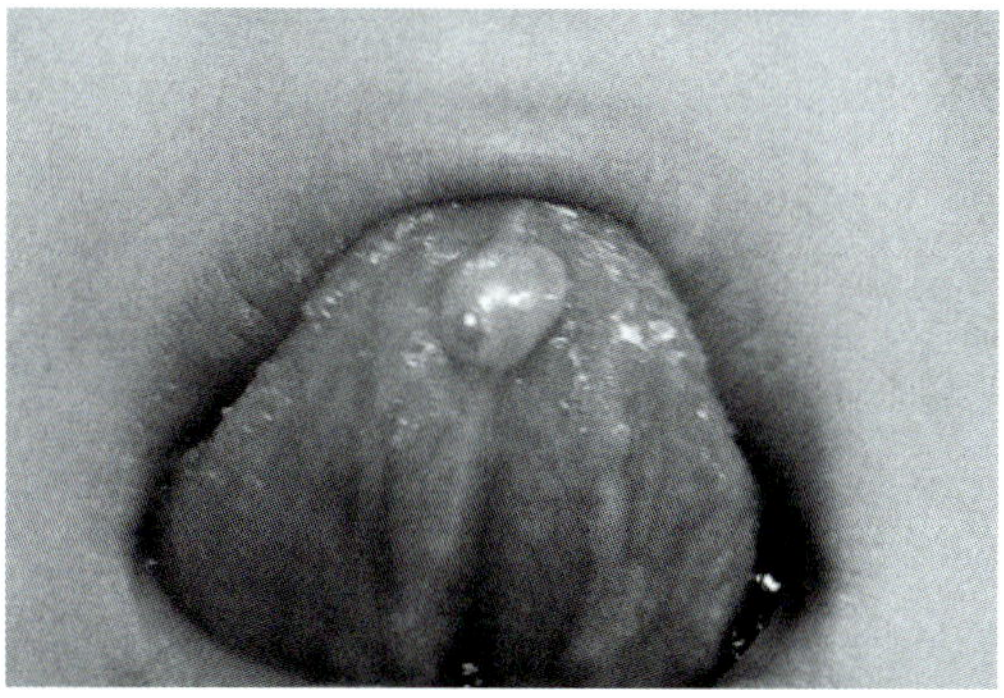

ブランディーンヌーン囊胞

す。放置すると自然に破れることもありますが、しばらくすると再度生じてくることが多く、医療機関で適切な処置を受ける必要があります。

治療

処置としては、摘出《てきしゅつ》または表面から膨隆した部分のみを切除して蓋《ふた》をはずす副腔形成、笑気《しょうき》ガスによる凍結療法《とうけつりょうほう》などが用いられます。

（髙木　律男）

舌乳頭腫《ぜつにゅうとうしゅ》

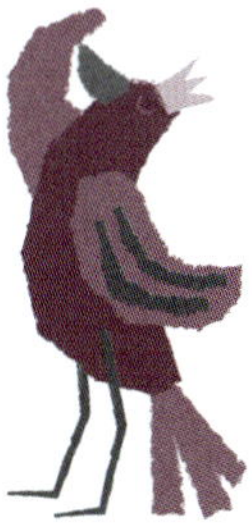

原因・症状

口腔《こうくう》ではもっとも発生頻度の高い良性上皮性腫瘍《りょうせいじょうひせいしゅよう》で、舌《ぜつ》は好発部位（よく発生する部位）のひとつです。舌背《ぜっぱい》と舌外縁部《ぜつがいえんぶ》に生じることが多く、原因としては慢性刺激による反応性増殖物とされていますが、パピローマウイルスとの関連性も論議されています。

発生頻度に性差はありませんが、加齢とともに高くなると言われています。

臨床症状として、周囲組織との境界は明瞭で、一般に発育は緩慢《かんまん》で自覚症状はありません。表面は粗糙《そぞう》で、樹枝状突起《じゅしじょうとっき》のため乳頭《にゅうとう》状あるいはカリフラワー状で、角化の著明なものは白色をしています。

治療

治療としては、局所に対する刺激物の除去と基底部《きていぶ》を含めた外科《げか》的切除《てきせつじょ》が適応で、その後の経過は一般に良好とされています。

舌線維腫《ぜつせんいしゅ》

症状

線維性結合組織《せんいせいけつごうそしき》の腫瘍性増殖物《しゅようせいぞうしょくぶつ》ですが、修復性や反応性の線維性過形成《かけいせい》として舌、口唇《こうしん》、歯肉《しにく》、口蓋《こうがい》（口の天井《てんじょう》の部分）などの口腔《こうくう》軟組織に生じることが多く、真の腫瘍《しゅよう》として発生することは少ないようです。舌では舌背《ぜっぱい》の前部、舌《ぜつ》外側縁《がいそくえん》にできやすいようです。

一般に中年以降の女性に多く発生し、発育は比較的緩慢です。

単発性のことが多く、外形は半球状、息肉状《そくにくじょう》で小豆《あずき》大から直径数センチにいたるものまでさまざまな大きさのものがあります。表面は平滑で健常粘膜におおわれ、弾性硬のものが多いようです。

治療

治療は、齲歯《うし》（むし歯）、不良補《ほ》綴物《てつぶつ》、義歯（入れ歯）などの刺激物があればその除去と外科的切除で、その後の経過は良好とされています。

舌血管腫《ぜつけっかんしゅ》

症状

血管腫《けっかんしゅ》は血管内皮細胞から発生する良性腫瘍《しゅよう》ですが、組織奇形あるいは過誤腫《かごしゅ》とも考えられています。血管拡張を主体にするものと、腫瘍性増殖《しゅようせいぞうしょく》を主体にするものに分類されます。また組織学的に単純性、海綿状《かいめんじょう》、蔓状血管腫《つるじょうけっかんしゅ》などに分けることもありますが、舌では海綿状血管腫《かいめんじょうけっかんしゅ》が多いようです。

性別では女性にやや多く、臨床症状は、発育緩慢、無痛性で比較的境界明瞭な赤色、暗赤紫色の腫《しゅ》瘤《りゅう》あるいは母斑状《ぼはんじょう》として認められます。圧迫により退色性があり縮小（圧縮性）します。また勃起性のものや静脈石を含むこともあります。増大すると巨舌症《きょぜつしょう》を呈し、舌運動や発音・咀嚼障害《そしゃくしょうがい》を来たします。

治療

治療法としては梱包《こんぽう》療法、冷凍《れいとう》外科《げか》、外科療法、放射線療法、血管栓塞法《せんそくほう》、血管硬化剤、レーザーあるいは電気凝固《ぎょうこ》療法などがあります。

出血した場合は、ガーゼなどで1時間以上圧迫してください。再出血も多いので緊急時の受入れ先も決めておくことが大切です。

舌《ぜつ》リンパ管腫《かんしゅ》

原因・症状

舌《ぜつ》リンパ管腫《かんしゅ》はリンパ管の増殖《ぞうしょく》からなる腫瘍性病変《しゅようせいびょうへん》ですが、先天的な組織異常とも考えられています。組織学的に単純性、海綿状《かいめんじょう》、嚢胞性《のうほうせい》に分類されます。

若年者に多く、性差は明らかではありません。舌は好発部位《こうはつぶい》（よく発生する部位）で、舌背部《ぜっぱいぶ》（舌の上面部）に片側性に発生することが多いようです。

粘膜表層部のものは、淡いピンク状の半透明小顆粒状の集合する膨隆《ぼうりゅう》として、深在性（深部）のものは境界不明瞭な弾性軟の膨隆として触知されます。

いずれも無痛性で巨舌症《きょぜつしょう》、巨唇《きょしん》症《しょう》などを惹《ひ》き起こし、前歯部開咬《ぜんしぶかいこう》などの不正咬合《ふせいこうごう》（歯ならびや嚙《か》み合わせが悪い）や顎の変形を二次的に生じ、咀嚼《そしゃく》・発音・嚥下《えんげ》障害をきたすこともあります。

治療

治療としては外科的切除ですが、広範囲のものでは減量処置として部分切除術が施行されます。最近ではＯＫ４３２*（ピシバニール）の局所注入も傷ができず、効果的とされています。しかし、注射後に39度台の発熱と腫脹《しゅちょう》が数日続くことがあるので注意が必要です。

（白土　雄司）

用語解説

＊ピシバニール
溶連菌の凍結乾燥製剤でリンパ管腫に炎症を惹起させ、内皮細胞を破壊することで本症を縮小・治癒させる。

舌がん

原因・症状

舌がんは口腔《こうくう》に発生するがんのなかではもっとも発生頻度の高いがんであり、全口腔《こうくう》がんの約50％を占めています。

原因は不明ですが、白板症《はくばんしょう》や紅板症《こうばんしょう》などの前《ぜん》がん病変《びょうへん》（がんを生ずる可能性の高い病変）や、口《こう》腔扁平苔癬《くうへんぺいたいせん》、鉄欠乏性嚥下困難症《えんげこんなんしょう》（プランマー・ヴィンソン症候群）などの前《ぜん》がん状態との関連性が指摘されています。また齲歯《うし》（むし歯）や不適合義歯による慢性刺激が誘因としてあげられています。

好発部位《こうはつぶい》（よく発生する部位）は舌縁《ぜつえん》ですが、舌下面《ぜつかめん》や舌尖部《ぜっせんぶ》にも発生します。

組織学的には大多数が扁平上皮《へんぺいじょうひ》がんですが、まれに腺系がんや未分化がんも見られます。

舌がんに特有な症状はありませ

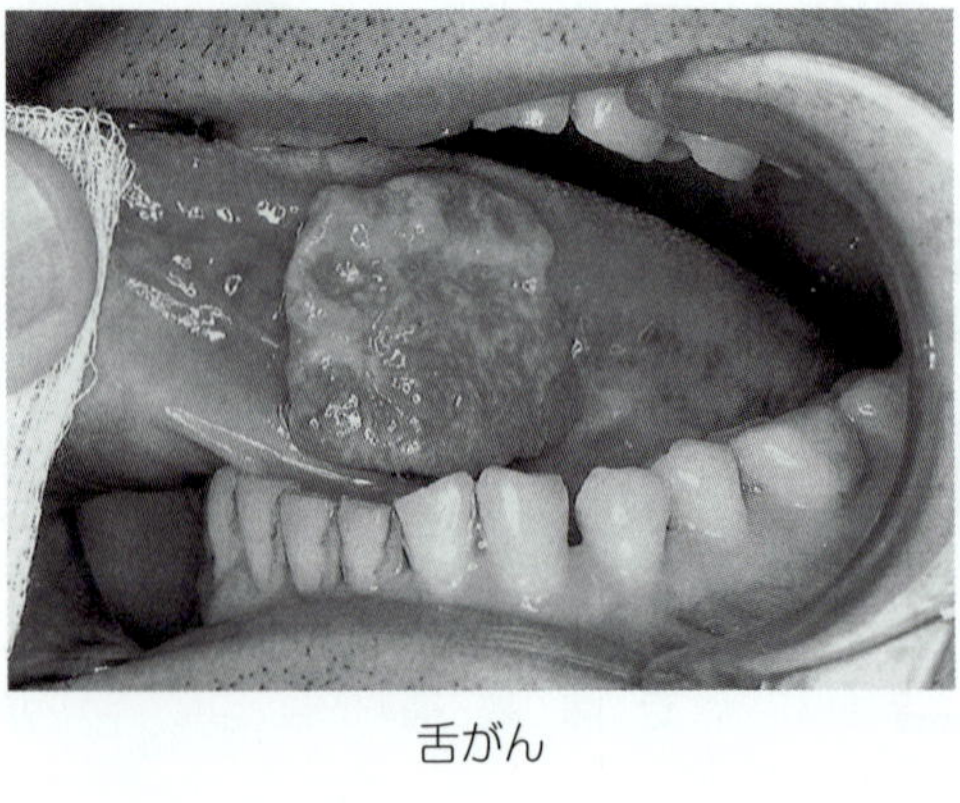

舌がん

ん。早期には症状を認めないことも多いが、舌の違和感や摂食《せっしょく》時や会話時に疼痛《とうつう》を自覚することもあります。

進行すると潰瘍《かいよう》を形成したり、周囲に硬結《こうけつ》（しこり）を認めるようになり、疼痛も出現し、しばしば放散痛として耳痛を訴えることがあります。また舌の運動が障害され、摂食《せっしょく》障害や会話障害を認めることもあります。

舌《ぜつ》がんは進行とともに、頸部《けいぶ》リンパ節転移の危険性が高くなります。初診時に約35％の症例で頸部リンパ節転移を認めるとされています。その症状としては頸部リンパ節の腫脹《しゅちょう》があげられます。

治療

治療法として、舌原発巣《ぜつげんぱっそう》が小さい場合には、手術あるいは放射線治療のいずれかが選択されます。放射線治療で^{198}Auグレインや^{192}Irピンを用いた小線源治療《しょうせんげんちりょう》が主体となります。舌原発巣が大きい場合には、手術に加えて化学療法や放射線療法（外照射）を併用する集学的治療が行われます。

手術では、舌部分切除、半側切除、亜全摘出あるいは全摘出など、原発巣の進展状況に応じた切除が必要となります。

舌の切除範囲が大きい場合には、術後の機能障害を少なくするために前腕皮弁《ぜんわんひべん》、腹直筋皮弁《ふくちょくきんひべん》、前《ぜん》外側大腿皮弁《がいそくだいたいひべん》などを用いた再建手術が行われます。

再発例、腺系がんならびにリンパ節転移例では手術が優先されます。頸部リンパ節転移に対しては手術、すなわち頸部郭清術《けいぶかくせいじゅつ》が行われます。またリンパ節転移の状況（転移数、被膜外進展の有無など）により術後に放射線療法や化学療法を行うこともあります。

予後《よご》は原発巣の拡がり、リンパ節転移の状況、組織型により異なりますが、舌がん全体での5年生存率は約65％です。

（小村　健）

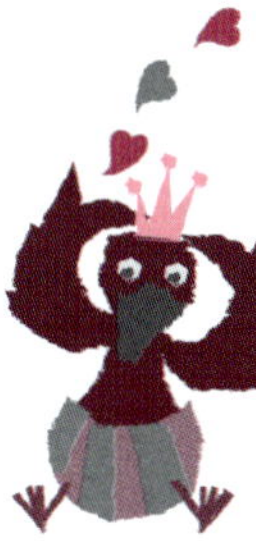

舌扁桃肥大《ぜっへんとうひだい》

舌の奥のつけ根の部分（舌根部《ぜっこんぶ》）の表面に存在する凹凸《おうとつ》不整な小丘状の高まりを舌扁桃《ぜつへんとう》と言います。ここには多くのリンパ小胞の集団が存在します。リンパ小胞内には多数のリンパ球が密集していて、外界から侵入する細菌などに対する生体の防御反応が行われていると考えられています。

症状

舌扁桃《ぜつへんとう》の大きさは8歳頃をピークとして通常は成長するに従って退化《たいか》・変性《へんせい》をきたし自然に縮小します。しかしその大きさには個人差や左右差があり、肥大したまま残ると、のどのあたりに違和感を生じることがあります。

治療

洗浄《せんじょう》や含嗽《がんそう》（うがい）、軟膏塗布《なんこうとふ》などの消炎療法を行っても違和感のとれない場合には、切除することもあります。

沈下舌《ちんかぜつ》（舌根沈下《ぜっこんちんか》）

原因・症状

意識障害などが原因で舌の緊張が失われた結果、舌の奥の部分（舌根部《ぜっこんぶ》）が後退し、のどの後壁にくっついてしまった状態をさします。

のどに空隙《くうげき》がなくなり、気道《きどう》（呼吸する空気の通路）が塞《ふさ》がってしまうため、下顎《かがく》を挙上《きょじょう》するなど気道を確保する対策が必要となります。

疾病《しっぺい》に由来する場合と、薬剤により生じる場合がありますが、疾病としては、下顎《かがく》の劣成長をともなうピエール・ロバン症候群でしばしば見られるほか、脳外傷、脳出血、重症筋無力症など意識障害をともなう疾患で見られます。

また閉塞性睡眠時無呼吸症候群《へいそくせいすいみんじむこきゅうしょうこうぐん》は、睡眠中の筋弛緩《きんしかん》により舌根《ぜっこん》が沈下して発症すると考えられています。

また、全身麻酔剤や睡眠薬、鎮《ちん》痛薬《つうやく》などの使用で意識を喪失《そうしつ》したり意識レベルが低下してくると舌根沈下が起こります。

リガフェーデ病（Riga-Fede disease）

原因・症状

乳児の舌の下面正中部《せいちゅうぶ》あるいは舌の先端部に、円形もしくは楕円形の潰瘍《かいよう》や腫瘤《しゅりゅう》（はれもの）を生じることがあり、これをリガフェーデ病と呼びます。

生後6〜8カ月時に生《は》え始めた下顎《かがく》の乳切歯《にゅうせっし》（乳歯の前歯《ぜんし》）や、それ以前に萌出《ほうしゅつ》した下顎《かがく》の先天歯のとがった切縁《せつえん》によって、哺乳時に舌下面《ぜっかめん》の摩擦が繰り返され外傷性の潰瘍《かいよう》が生じます。

潰瘍は厚い白苔《はくたい》でおおわれており、肉芽腫《にくげしゅ》の形成をともないますが、腫瘤《しゅりゅう》があまり大きくなると、哺乳障害を起こすようになります。

治療

下顎《かがく》の乳切歯《にゅうせっし》（あるいは先天歯）のとがった切縁を削って研磨するかあるいは抜歯すると、病変は急速に消退します。

舌《ぜっ》痛《つう》症《しょう》

症状

舌には他覚的になんら異常の認められないにもかかわらず、舌のへりや先端部にヒリヒリ、ピリピリとした持続する痛みや火傷《やけど》のあとのような灼熱感《しゃくねつかん》（焼けつくような痛み）を訴える慢性病的状態をさして舌痛症《ぜっつうしょう》と呼びます。

40〜60歳くらいの女性に多く見られることが特徴です。舌の痛みの範囲は表在性で限られており、口の中の他部位の違和感や乾燥感、味覚異常などの愁訴《しゅうそ》も見られます。舌癌《ぜつがん》に対する恐怖心をもつ場合も少なくありません。

心理面では情緒不安定傾向、神経症的傾向、うつ的傾向が認められる場合もあります。

治療

治療はとがった歯や入れ歯の縁《ふち》などによる機械的刺激をとり除くとともに、向精神薬《こうせいしんやく》の投与と自律訓練法、行動療法などの心療医学《しんりょういがく》的治療が用いられます。癌《がん》恐怖の解消を目的とした十分な説明も重要です。

感覚異常症《かんかくいじょうしょう》

感覚の異常には錯感覚《さくかんかく》（パレステジー）と異感覚《いかんかく》（ジセステジー）とがあります。

錯感覚は外的刺激に惹起《じゃっき》される本来感じるべき感覚とは質的に異なる感覚（たとえば冷たく感ずべきものを熱いと感じる）をさし、一方、異感覚は特別な外的刺激は加えられていないにもかかわらず、自発的に生ずる痛み以外の異常な感覚を意味します。

症状

症状はチクチクと刺すような感じ、ヒリヒリとした灼熱感《しゃくねつかん》、皮膚の上をアリが這うような蟻走感《ぎそうかん》、熱感、冷感、痺《しび》れ感などとして表現されます。

感覚異常は神経炎、脊髄癆《せきずいろう》（実質性神経梅毒の一つ）などの神経性疾患により感覚系統のいずれかに障害があるときに見られるほか、精神病、ヒステリー、てんかんの知覚発作、循環障害《じゅんかんしょうがい》および過《か》換気症候群《かんきしょうこうぐん》などで見られます。

（藤井　英治）

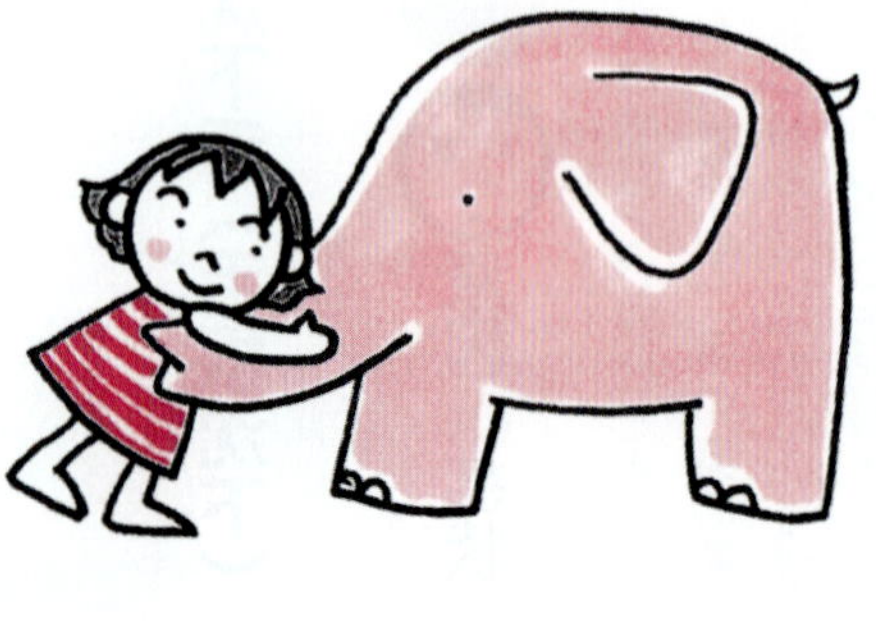

7章 口底《こうてい》（舌の下）

口底蜂窩織炎《こうていほうかしきえん》

口底《こうてい》（箱型な口《くち》の底の部分、舌の下）部は、薄い粘膜そして筋肉と筋肉の層状構造によって構成されています。

筋肉間のすき間を隙《げき》と言って、粘膜表面から舌下隙《ぜっかげき》、顎下隙《がくかげき》、オトガイ下隙《かげき》があり、たがいに連続しています。この部位に炎症が波及すると、急速に拡大して重篤《じゅうとく》な症状を引き起こします。炎症が限局して膿瘍《のうよう》を形成している場合は口底膿瘍《こうていのうよう》、びまん性に周囲まで進行している場合は口底蜂窩織炎《こうていほうかしきえん》と言います。

原因・症状

下顎《かがく》の歯のむし歯（齲蝕《うしょく》）、歯周《ししゅう》炎《えん》、親不知《おやしらず》（智歯《ちし》）周囲炎など、歯に関する感染症がほとんどですが、外傷、唾液腺炎《だえきせんえん》、リンパ節炎から起こることもあります。

全身的には、高熱、倦怠《けんたい》、不眠が見られ、血液検査でも著明な炎症反応を示します。局所的には開《かい》口《こう》障害、嚥下《えんげ》障害があげられます。炎症が後方へ拡大すると呼吸困難をきたすこともあり、緊急処置（気管切開）が必要となります。オトガイ部の皮膚は発赤《ほっせき》、腫脹《しゅちょう》、熱感、疼痛《とうつう》をともない、口腔内《こうくうない》では口底部の腫脹《しゅちょう》により舌が挙上《きょじょう》され二重舌《にじゅうぜつ》の状態を作り、舌の運動は著しく障害されます。

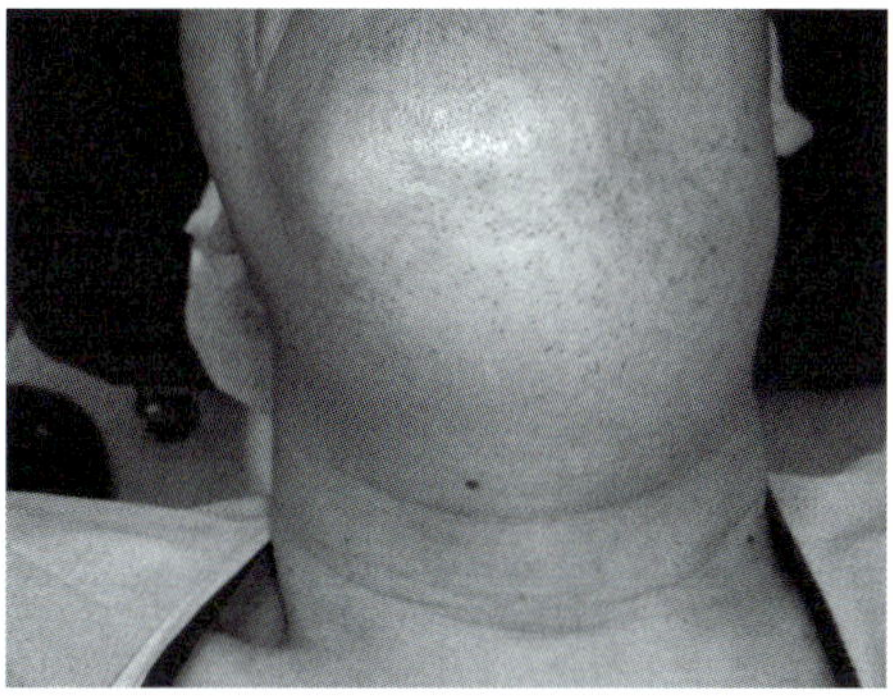

口底蜂窩織炎

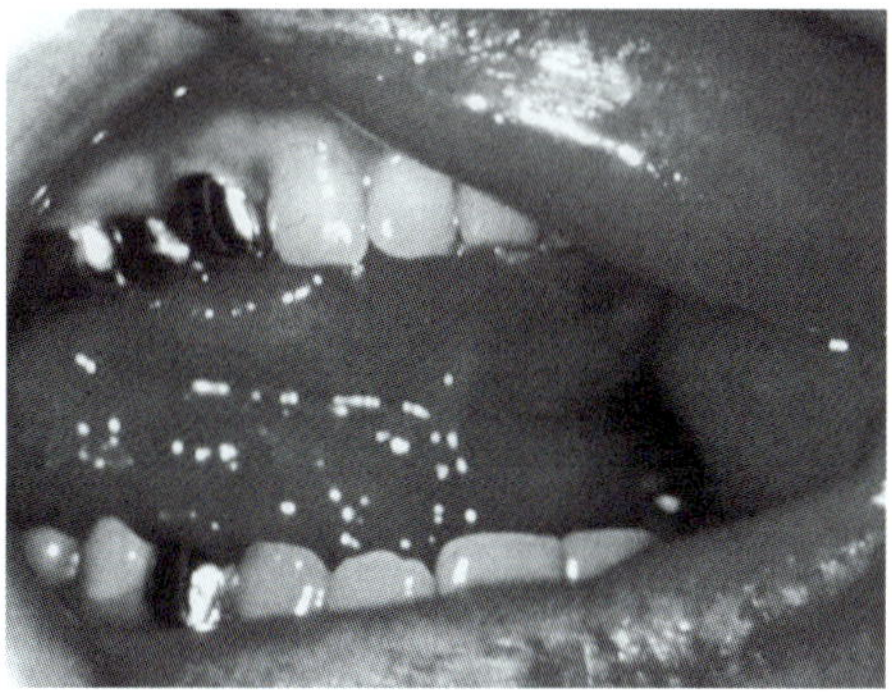

口底が盛り上がる（二重舌）

応急対応・処置

家庭で対応できる病態ではありません。速やかに口腔外科《こうくうげか》や歯科医院を受診してください。呼吸困難がみられたら舌牽引《ぜつけんいん》、下顎《かがく》の挙《きょ》上《じょう》などを行い気道確保が重要です。

治療法は、入院下で流動食や経《けい》管栄養《かんえいよう》による栄養補給、経静脈的補液による水分補給、抗菌剤と消炎鎮痛剤の投与、切開による膿汁排出を行います。

歯が原因となっている場合には急性炎症がおさまった後に、原因歯に対して抜歯や治療などの処置が必要です。

注意点

口の炎症のなかでもっとも怖い病気です。舌の挙上《きょじょう》、オトガイ皮膚の発赤《ほっせき》などがあれば疑ってください。

市販の解熱鎮痛薬や冷罨法《れいあんぽう》などで症状は一時的に寛解《かんかい》しますが、粘膜下で病態は進行しています。速やかな高次医療機関への受診を奨めます。

（柴原　孝彦）

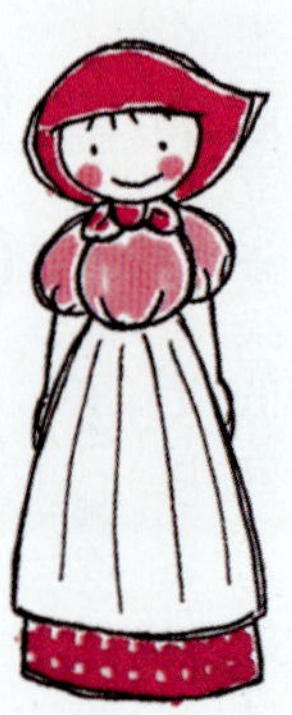

口底《こうてい》がん

原因・症状

口底《こうてい》がんは口腔《こうくう》がんの中では舌《ぜつ》がんに次いで発生頻度の高いがんで、全口腔《こうくう》がんの約15%を占めます。

その原因に関しては不明な点が多いが、白板症《はくばんしょう》や紅板症《こうばんしょう》などの前《ぜん》がん病変《びょうへん》（がんが生じる可能性の高い病変）との関連が指摘されています。さらに喫煙、飲酒、口腔《こうくう》衛生状態が悪いこと、むし歯（齲《う》歯《し》）や入れ歯（義《ぎ》歯《し》）による刺激などが誘因《ゆういん》にあげられています。

なかでも圧倒的に男性に多く、また食道がんや咽頭《いんとう》がんと重複することが多いことから、飲酒との関連性が指摘されています。

好発部位は口底《こうてい》の前方部、すなわち舌下小丘《ぜっかしょうきゅう》や舌小帯《ぜつしょうたい》の付近ですが、口底の側方部や後方部にも発生します。

組織学的には扁平上皮《へんぺいじょうひ》がんが多くを占めますが、腺系《せんけい》がんもまれではありません。

早期には無症状のことが多いのですが、ときに口底部の腫脹《しゅちょう》（はれる）、疼痛《とうつう》を自覚することがあります。

進行すると疼痛や潰瘍《かいよう》形成、さらに出血などを認めるようになります。口底は舌と歯槽部《しそうぶ》との間の狭い領域であり、がんは比較的容易に舌や歯肉《しにく》・歯槽部《しそうぶ》、また下顎《かがく》骨《こつ》に浸潤します。がんが舌に進展すると舌の可動性が制限され、咀嚼《そしゃく》障害、嚥下《えんげ》障害、会話障害が生じてきます。歯肉・歯槽部や下《か》顎骨《がくこつ》に進展すると疼痛、開口障害、ときには骨折を生じることもあります。

また、顎下腺《がっかせん》の排泄管が閉塞《へいそく》して、顎下腺の腫脹《しゅちょう》（はれあがること）をきたすことがあります。

頸部《けいぶ》リンパ節転移は比較的早期から生じるとされ、初診時には約40%の症例でリンパ節転移が認められるとされています。

治療

治療法としては、早期がんに対しては、手術あるいは放射線治療の単独治療が行われます。放射線治療では^{198}Auグレインや^{192}Irピンを用いた小線源治療《しょうせんげんちりょう》が主体となります。しかし歯肉《しにく》・歯槽部《しそうぶ》や下顎骨に浸潤したり、舌に浸潤する進行がんに対しては、手術と放射線療法あるいは化学療法、ときには両者を組み合わせた集学的治療《しゅうがくてきちりょう》が行われます。

手術では術後の機能障害を少なくするために、再建手術が併せて行われます。再発例、腺系がんおよびリンパ節転移例では手術が治療の第一選択となります。頸部《けいぶ》リンパ節転移に対しては、一般的には手術、すなわち頸部郭清術《けいぶかくせいじゅつ》が行われます。

また術後にはリンパ節転移の状況（転移数、被膜外進展の有無など）に応じて放射線治療や化学療法が追加されることがあります。

予後はがんの進展度、周囲組織への進展の有無、リンパ節転移の状況などにより大きく左右されますが、口底《こうてい》がん全体での5年生存《せいぞん》率は約60%です。

（小村　健）

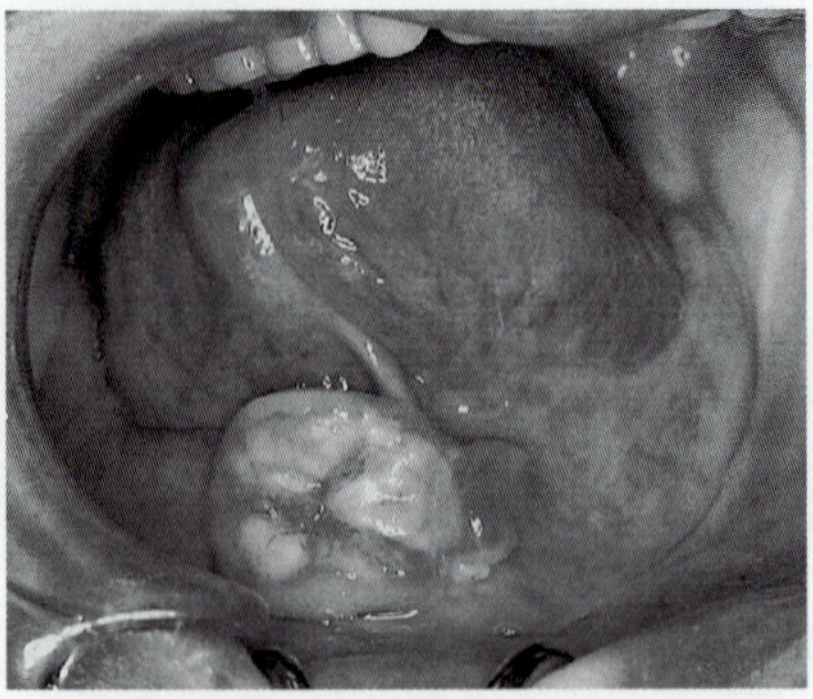

口底がん

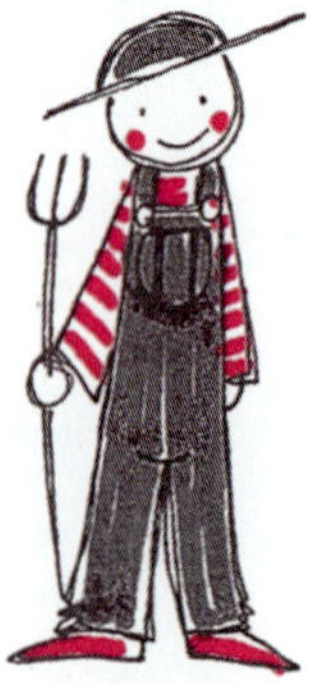

脂《し》肪《ぼう》腫《しゅ》

良性非上皮性腫瘍《りょうせいひじょうひせいしゅよう》の一つ。口腔《こうくう》内《ない》に発生することは比較的まれとされていますが、脂肪組織がある場所であればどこからでも発生します。成熟した脂肪細胞の増殖からなる腫瘍《しゅよう》で、周囲組織とは線維性被膜により明瞭に境界されています。構成される細胞だけでは、正常な脂肪組織と区別することはできません。

組織学的には、腫瘍《しゅよう》内部が結合組織索で分葉状に分かれていることが多くみられます。脂肪組織内に線維組織を多く含むものを線維《せんい》脂肪腫《しぼうしゅ》、血管を多く含むものを血《けっ》管脂肪腫《かんしぼうしゅ》、粘液腫様組織を多く含むものを粘液脂肪腫《ねんえきしぼうしゅ》と言います。

好発年齢では、中年以降の女性に多くみられます。好発部位は舌、頬部《きょうぶ》、歯肉《しにく》、口底《こうてい》の順と報告されています。

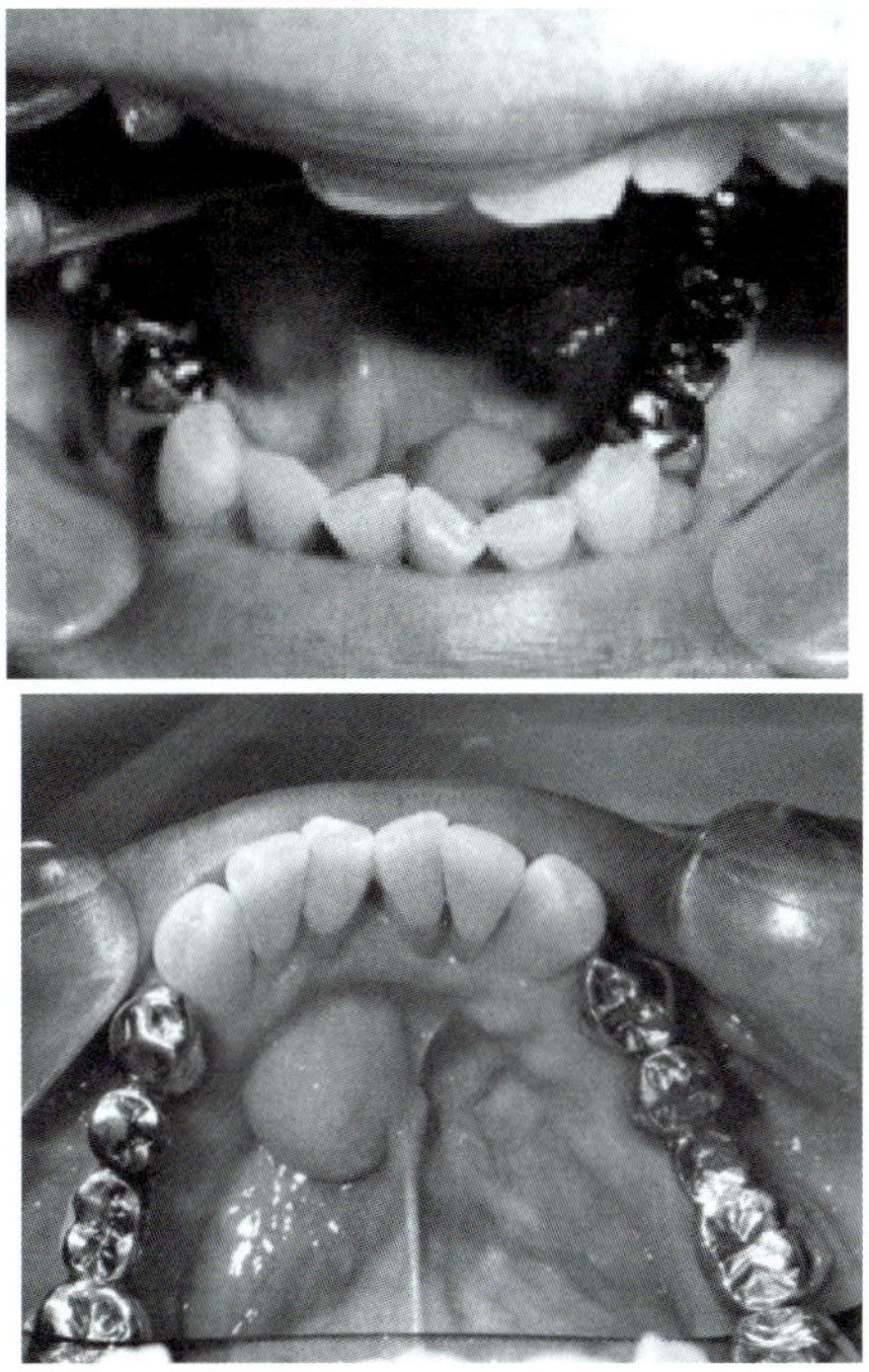

口底にできた脂肪腫

症状

弾性軟、孤立性の腫瘤状《しゅりゅう》を呈します。腫瘤の形状は類球形、ポリープ状（球形で有茎性）、大きいものでは分葉状です。境界は明瞭、増殖により被覆する口腔粘膜《こうくうねんまく》（上皮《じょうひ》）が薄くになるため、内部の脂肪組織の色が透過して黄色味を帯びて見えます。腫瘤はふわふわとして柔らかく、腫脹感《しゅちょうかん》以外に自覚症状はなく、発育は緩慢《かんまん》です。

処置

手術により切除します。周囲組織とは明瞭に境界が形成されているので、切除は比較的容易で、術後再発することもほとんどありません。部位と大きさにもよりますが、通常は局所麻酔下に通院で処置可能です。

注意点

深部に存在する場合があり、前述の『症状』は見られません。画像検査をして初めて診断できることがあります。深部に存在するものでは血管腫《けっかんしゅ》やリンパ管腫との鑑別が必要となり、混在（衝突腫瘍）することもあります。

血《けっ》管《かん》腫《しゅ》

血管組織の増殖により発生する良性非上皮性腫瘍《りょうせいひじょうせいしゅよう》です。血管腫《けっかんしゅ》は組織型の違いにより、単純性、海《かい》綿《めん》状、蔓《つる》状、そして良性血管内皮《りょうせいけっかんないひ》腫《しゅ》等に分けらます。そのほかに、過誤腫《かごしゅ》や反応性の血管増殖や拡張により腫瘤《しゅりゅう》が形成された真の腫瘍ではないものもあり、血管性母斑《けっかんせいぼはん》や蔓状血管腫《つるじょうけっかんしゅ》はこれに属します。

発生頻度は良性腫瘍のなかではかなり高く、口腔《こうくう》内でもしばしば見られます。

口腔の病変は、誤って噛《か》んでしまうことなどの外傷で生じた上述の血管の奇形腫《きけいしゅ》や血管拡張によるものも多く認められます。

症状

発育は緩慢《かんまん》、柔軟性、無痛性の凹凸《おうとつ》不正な腫脹です。特徴は『色』で、組織成分が血管と血液であるため色調が一般に暗紫色ないし赤色を呈します。ガラス板で圧迫すると、表面の色調が退色します。時に静脈石と呼ばれる結石《けっせき》をともなうことがあり、エックス線写真できれいな球形の石灰化物（多数）として写ります。

また、顔面皮膚と口腔粘膜《こうくうねんまく》に三《さん》叉《さ》神経《しんけい》支配領域に沿って広範な血《けっ》管腫《かんしゅ》が生じるスタージ・ウェーバー症候群という疾患もあります。

処置

切除が可能であれば、外科的切除が有効です。しかし血管腫《けっかんしゅ》は複雑に深部に入り組んだ血管組織から構成されており、大量出血することが多いので梱包《こんぽう》療法、凍結《とうけつ》外科《げか》、レーザー治療、栓塞《せんそく》療法などが適用される場合もあります。

注意点

診断を急ぐあまり、生検・切除を安易に行ってはいけません。本体が血管組織の増殖であるため、生検時や切除時に大出血をきたすことがあります。顎骨《がくこつ》を吸収することもあります。見える腫脹《しゅちょう》が『氷山の一角』の場合もあり、画像検査は必須です。

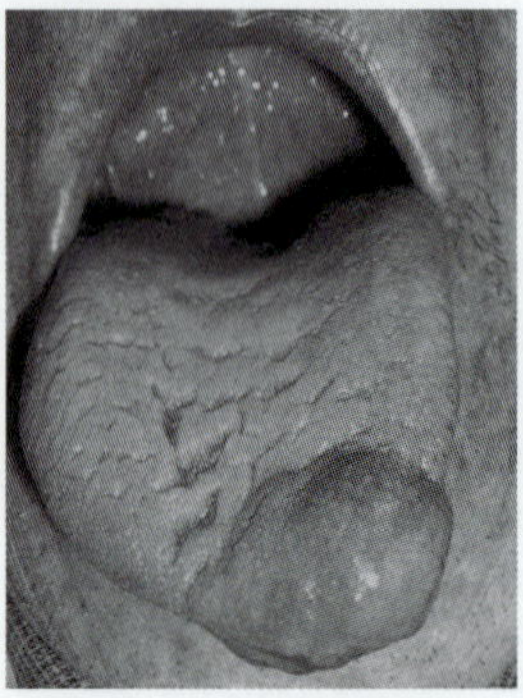
舌にできた血管腫

口底《こうてい》・リンパ管腫《かんしゅ》

リンパ管の増殖からなる腫瘍《しゅよう》状の病変で、良性非上皮性《りょうせいひじょうひせい》腫瘍に属します。口底部《こうていぶ》（前述）に発生するリンパ管腫《かんしゅ》です。

発生頻度は血管腫《けっかんしゅ》よりも少なく、部位では口唇、舌（特に舌背）に好発します。多くは先天的な組織異常と考えられ、そのためほとんどが生下時から幼児期までに発見されています。

単純性リンパ管腫、海綿状《かいめんじょう》リンパ管腫、囊胞性《のうほうせい》リンパ管腫の3型に分けられます。

症状

通常、痛みはありません。表層のものでは半透明でピンク色の水《すい》疱様《ほうよう》、小顆粒状《しょうかりゅうじょう》の隆起がみられますが、深部のものでは、正常な粘膜におおわれた境界の不明瞭な腫《しゅ》脹《ちょう》として認められます。腫瘍《しゅよう》の大きさには変化が見られないものや、成長にともない増大するものがあります。また、感染や出血により急激に増大することがあります。

治療

外科的切除《げかてきせつじょ》が有効ですが、広範囲な場合は分割して切除することもあります。

囊胞《のうほう》性の場合、薬の注入（硬化剤など）で治癒《ちゆ》するものも見られます。血管腫《けっかんしゅ》と違い、凍結《とうけつ》療法、梱包《こんぽう》療法、栓塞《せんそく》療法は適応ではありません。

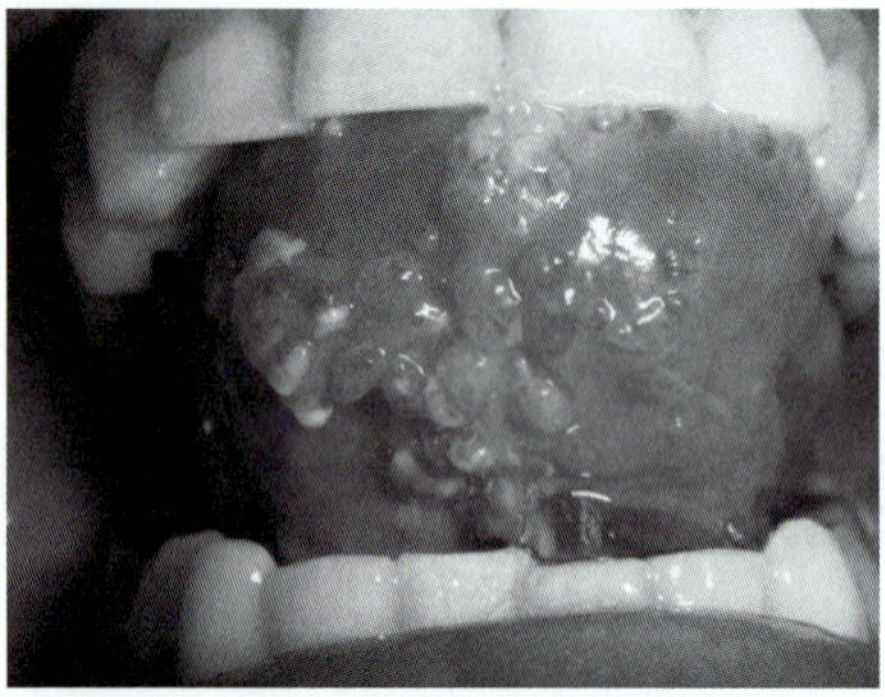
舌下面にできたリンパ管腫

注意点

生下時、幼少時のときは成長による変化を見ながら対応を考えます。腫瘍の性状や部位により、完全な切除が困難な場合があります。完全に切除されないときは再発することがありますので、長期観察が必要です。

口底《こうてい》・乳頭腫《にゅうとうしゅ》

粘膜上皮《ねんまくじょうひ》から発生する良性上皮《りょうせいじょうひ》性腫瘍《せいしゅよう》。原因は明らかではありませんが、歯や喫煙などによる慢性刺激からの反応性増殖物や、最近ではウイルス（HPV）との関連が考えられています。

症状

肉眼的に乳頭《にゅうとう》状、樹枝《じゅし》状、カリフラワー状、いぼ状の、周囲との境界が明らかな腫瘤《しゅりゅう》です。色は周囲の粘膜とほぼ同じものや、白く見えるものなどがあります。大き

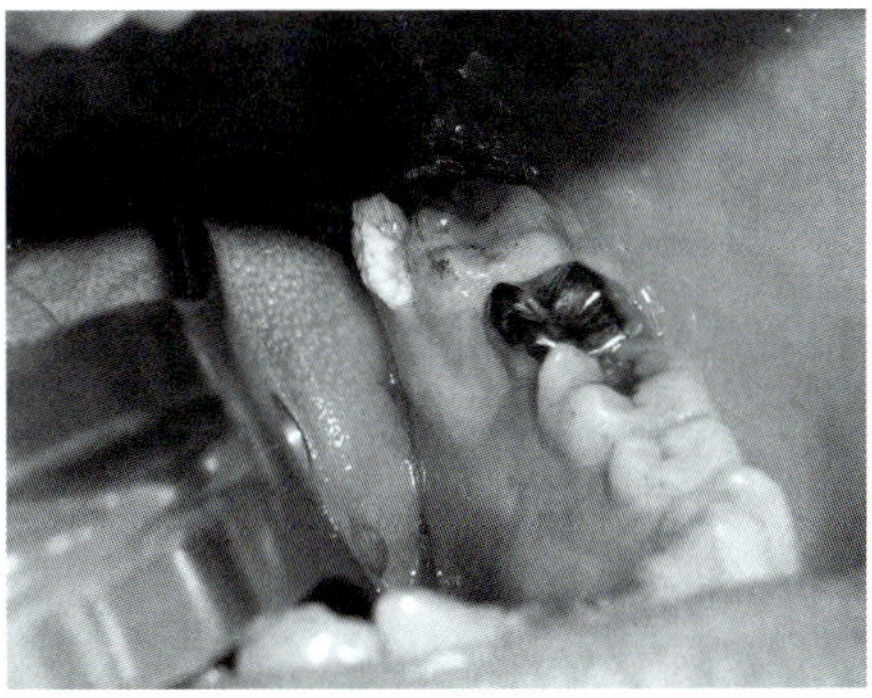

舌側歯肉にできた乳頭腫

さは、2-3㎜から1㎝程度のものが多く見られます。口底《こうてい》に発生する頻度はそれほど多くなく、舌、口蓋《こうがい》、歯肉《しにく》、口唇《こうしん》、頬粘膜《きょうねんまく》に好発します。一般に発育は緩慢《かんまん》で痛みをともないません。

治療

先ず刺激物の除去（歯の鋭縁、破折した補綴物《ほてつぶつ》など）、生活習慣指導を行います。外科的切除がもっとも有効な方法です。そのほか、凍結外科《とうけつげか》やレーザー手術も行われます。茎部も含めた外科的に切除することで再発はほとんどありません。

注意点

前《ぜん》がん病変《びょうへん》（癌《がん》になる確率が高い病変）の一つに分類されているため、長期観察が必要です。念のため、高次医療機関での精査が必要でしょう。

発育の速いものでは癌（扁平《へんぺい》上皮癌《じょうひがん》）との鑑別が重要です。

（柴原　孝彦）

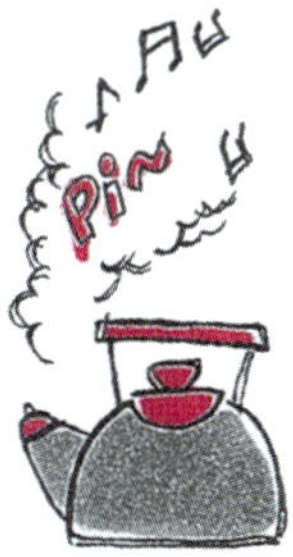

ガマ腫《しゅ》

原因・症状

唾液《だえき》の流出障害により生じる粘《ねん》液嚢胞《えきのうほう》（490ページ参照）で、特に舌下腺《ぜっかせん》または顎下腺《がくかせん》の導管《どうかん》に由来し、口底《こうてい》に生じた大きな嚢胞《のうほう》は、その外観がガマの喉頭嚢《こうとうのう》（ガマの喉《のど》の膨《ふく》らみ）に似ているためガマ腫《しゅ》と呼ばれています。

嚢胞《のうほう》の存在部位により、膨隆《ぼうりゅう》の主体が口底の舌下《ぜっか》型、顎下部が主体の顎下《がくか》型、口底と顎下部の両方に膨隆をきたす舌下《ぜっか》-顎下《がくか》型の3型に分けられています。

このうち舌下型がもっとも多く、口底の片側に、内容液が透けて青みがかった半透明の色をした、無痛性の軟らかい半球状の膨《ぼう》隆《りゅう》として認められますが、増大するにつれ反対側に及び、舌の運動、

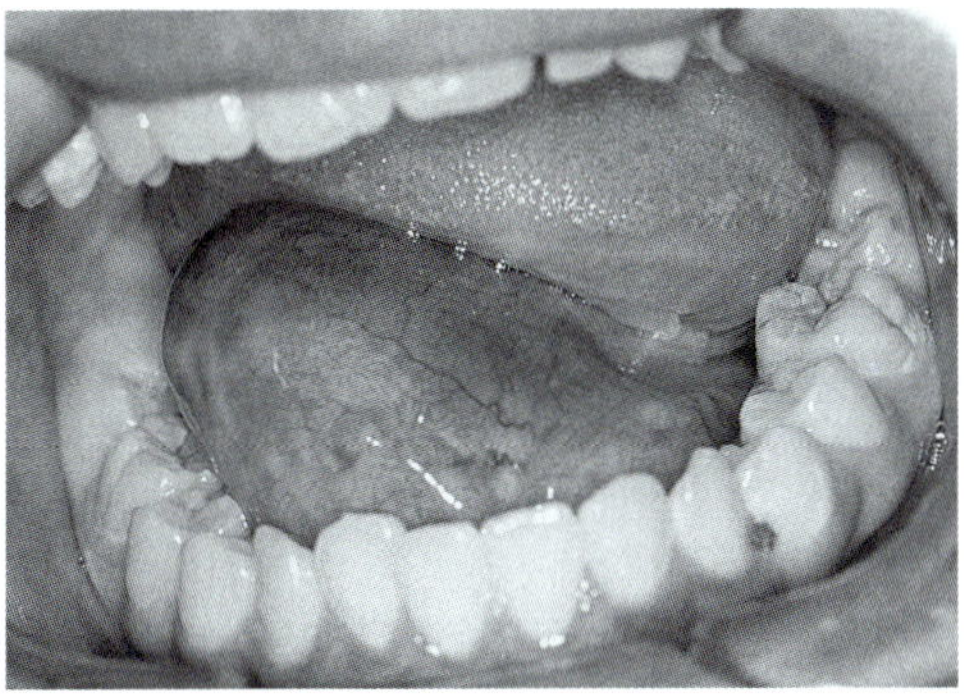

構音、嚥下《えんげ》時の障害を引き起こすこともあります。また巨大になると呼吸困難の原因ともなります。

膨隆の内部は粘稠《ねんちょう》、牽引性《けんいんせい》の透明あるいは黄褐色な液体で、それを囲む壁が薄いため、自然に破れ消失することもありますが、短期間で再発してきます。

治療

治療は一般に開窓術《かいそうじゅつ》（膨隆部分を切除する方法）が行われますが、再発を繰り返すときは舌下腺《ぜっかせん》を含めて嚢胞《のうほう》の全摘出を行います。

類皮嚢胞《るいひのうほう》・類表皮嚢胞《るいひょうひのうほう》

おもに表皮《ひょうひ》、神経系の形成に関与する胎児期《たいじき》の細胞層（外胚葉《がいはいよう》）の陥入《かんにゅう》により生じるまれな嚢胞《のうほう》で、嚢胞壁が表皮と皮膚付属器（脂腺《しせん》、汗腺《かんせん》、毛包《もうほう》など）から成るものを類皮嚢胞《るいひのうほう》、表皮のみのものを類表皮嚢胞《るいひょうひのうほう》と言います。

若い人の口底正中部《こうていせいちゅうぶ》（特に舌下

の正中）に多く生じ、発生部位により、頻度の高い舌下型《ぜっかがた》とオトガイ下型に分けられています。

嚢胞《のうほう》は内部に黄白色の豆腐カス状の物質を満たした、輪郭《りんかく》が明瞭な弾力性のある軟らかい腫瘤《しゅりゅう》として触れ、増大により、舌下型では舌は挙上され機能障害（発音・嚥《えん》下《げ》障害）が認められ、さらに嚢胞《のうほう》が大きくなると呼吸困難が見られることもあります。オトガイ下型ではオトガイ下部が半球状に膨《ぼう》隆《りゅう》し、いわゆる二重オトガイの顔《がん》貌《ぼう》を呈するようになります。

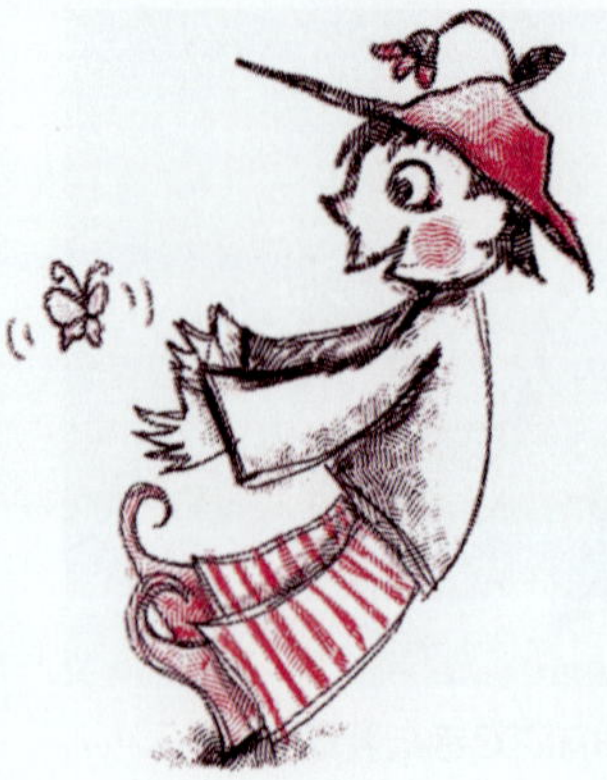

治療

自然に消腿することはないので、舌下型は口腔《こうくう》内より、オトガイ下型では口腔外より摘出します。

（有末　眞）

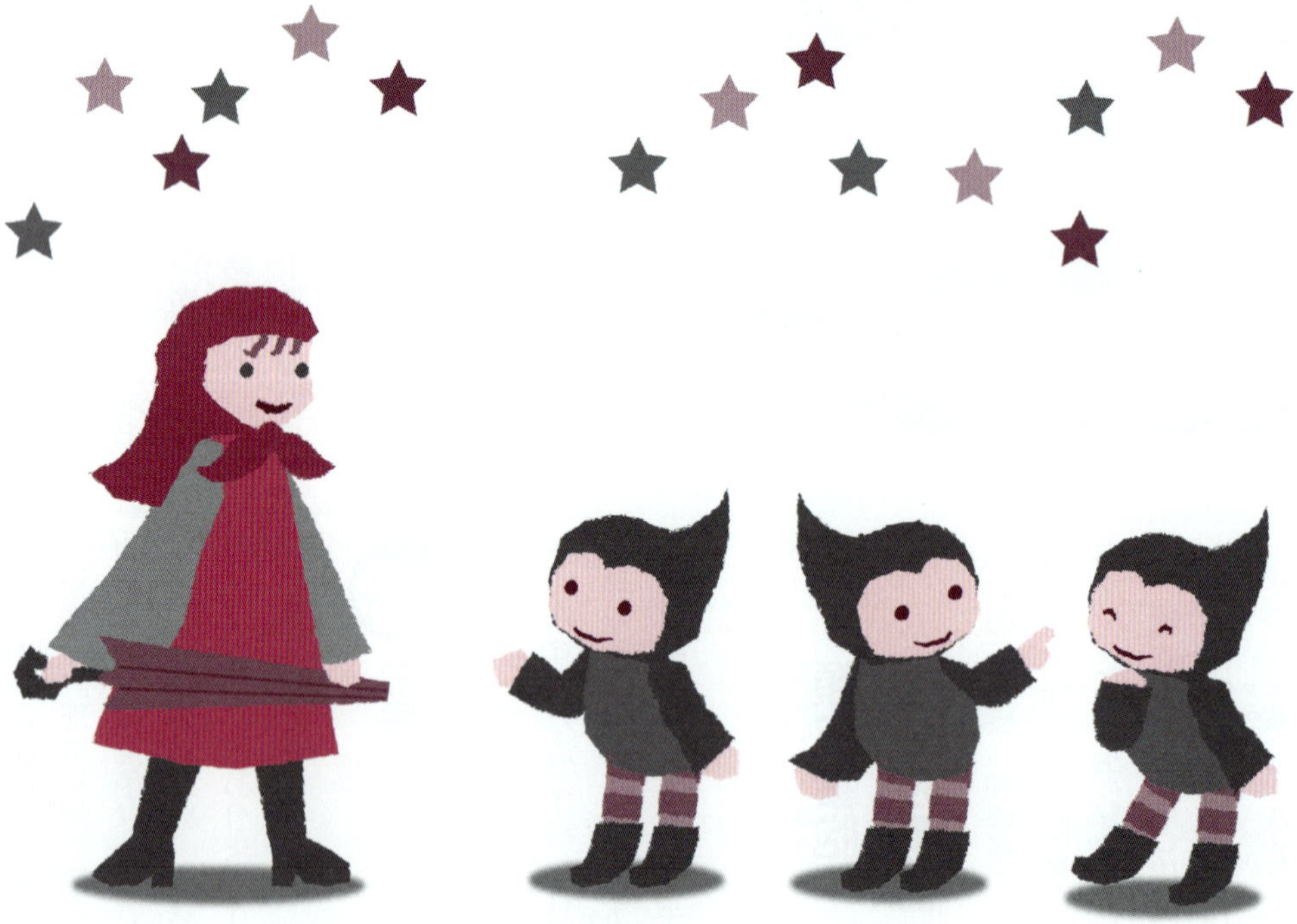

8章 唾液《だえき》・口臭《こうしゅう》

唾《だ》石《せき》症《しょう》

原因

唾液腺《だえきせん》の剝離上皮《はくりじょうひ》や細菌が核となり、その周辺に唾液から析出したカルシウム塩が沈着し結石《けっせき》となったものを言います。

唾液腺やその排泄管内に発生し、唾液の停滞や粘稠度《ねんちょうど》の増加が関係します。

多くは、顎下部にある顎下腺《がくかせん》およびその導管《どうかん》（ワルトン管）内に発生します。

ワルトン管は、口底《こうてい》の粘膜下を後方より前方に走行し、口底の前方正中の舌下小丘《ぜっかしょうきゅう》に開口しています。

そのほか、耳下腺《じかせん》や舌下腺《ぜっかせん》の大唾液腺に多く、小唾液腺はまれです。

症状

食事摂取時に、顎下部の一過性腫脹《しゅちょう》と疼痛《とうつう》を生じます。この痛みを「唾仙痛《だせんつう》」と呼び、唾石症特有の症状です。

唾液排出障害《だえきはいしゅつしょうがい》を反復していると、導管から唾液腺に細菌感染が誘発され、急性口底炎《きゅうせいこうていえん》あるいは急《きゅう》性顎下腺炎《せいがくかせんえん》を起こし、ワルトン管開口部からの排膿《はいのう》が認められます（唾膿漏）。

診断

導管内の唾石《だせき》は、触診により容易に診断できます。患者本人も舌下部の硬固物の存在に気付く場合があります。

また、なんら自覚症状がないまま、長期間発見されないこともあります。

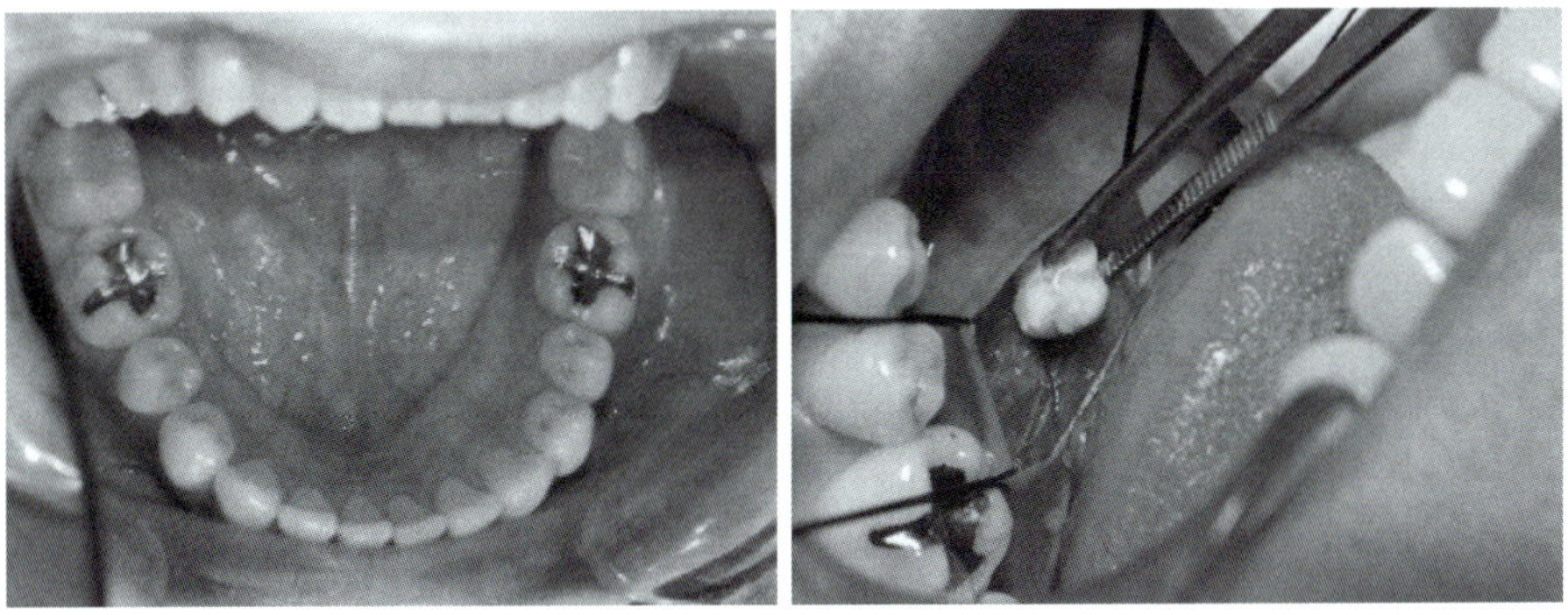

左側口底の唾石症

治療

唾石は、手術により摘出します。導管内唾石《どうかんないだせき》は、通常唾石のみを摘出します。唾液腺体《だえきせんたい》内あるいは導管深部のもの、慢性に経過し唾液腺体に変性をきたしたものは唾石とともに腺体も摘出します。この場合は外部皮膚に切開を入れる必要があります。

導管内の小さな唾石は移動することがあり、摘出に難渋します。術後再発することもあります。

注意点

口腔内《こうくうない》からの摘出手術では、術後の唾液の排出路の確保が重要です。時に手術瘢痕《はんこん》により唾液排出路が閉鎖し、貯溜囊胞《ちょりゅうのうほう》（ガマ腫《しゅ》）ができてしまうことがあります。複数個の場合もあり、画像検査は必須です。

口腔乾燥症《こうくうかんそうしょう》

原因

唾液の分泌量の減少により、口の中が乾燥した状態を言います。原因は多岐にわたりますが、局所の原因としては、唾液腺や導管の炎症や萎縮（細菌、ウイルス、物理・化学的刺激）、腫瘍《しゅよう》による腺体《せんたい》の侵襲《しんしゅう》や圧迫、放射線治療後の後遺症、唾液腺管《だえきせんかん》の通過障害や損傷などがあります。

全身的な要因としては、高熱や脱水、バセドー病、糖尿病、ビタミンB群欠乏症、シェーグレン症候群のような自己免疫疾患《じこめんえきしっかん》、貧血、老化（老人性委縮）、ノイローゼ、ある種の薬物の服用などがあげられます。

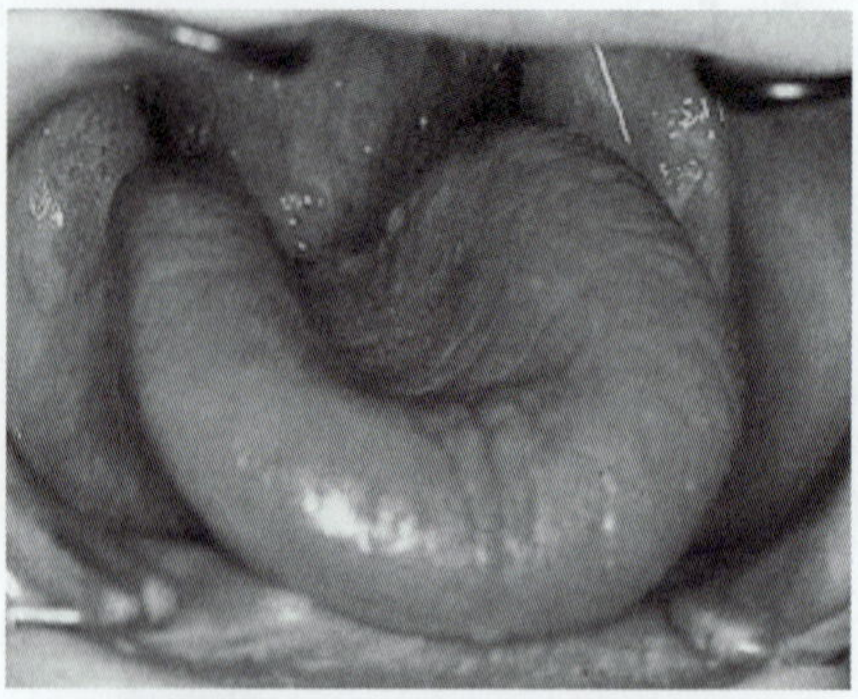

舌粘膜は委縮している

症状

口の中の灼熱感《しゃくねつかん》（火傷をした後のようなヒリヒリとした感覚）を訴えることが多く、粘膜には発赤《ほっせき》やびらん形成、萎縮《いしゅく》がみられます。齲蝕《うしょく》（むし歯）も多発しやすくなります。会話や食事を摂《と》ったり飲み込んだりすることもむずかしくなります。

治療

治療は原因を見つけ、その除去を行うことが重要です。全身的要因が考えられた場合は、内科医と連携をとり原疾患の治療を先行させるべきです。

器質的変化を起こしたものでは、含嗽《がんそう》（うがい）、人工唾液などによる対症療法を行います。

注意点

服用薬剤による影響も多分に考えられます。また、神経・精神的要因も深く関与しています。歯科にこだわらず、医科総合診療科での相談も必要です。

唾液管炎《だえきかんえん》

原因

耳下腺《じかせん》と顎下腺《がくかせん》に多く、耳下腺管炎は歯性化膿性顎炎《しせいかのうせいがくえん》、歯周病などに継発することがあり、顎下腺《がくかせん》管炎《かんえん》は唾石《だせき》その他、異物の侵入により炎症を起こすことがあります。アレルギー性唾液管炎と唾液管末端拡張症《まったんかくちょうしょう》とに分かれます。

前者では発作性反復性に唾液腺が腫脹《しゅちょう》し、唾液の排出障害が認められます。両側性に、耳下腺に多く発生します。原因としてはアレルギー反応の関与が言われています。

後者は反復性耳下腺炎《はんぷくせいじかせんえん》とも言います。20歳以下、特に10歳以下の男児に好発します。成人例では、女性に多くみられます。原因として排泄管の嚢状《のうじょう》拡張に、二次的に細菌感染が起こったものと考えられています。

症状

開口部付近の頬粘膜《きょうねんまく》の緊張感、圧重感などから自発痛、ついで発赤、腫脹《しゅちょう》、ときには開口部より排膿または索状《さくじょう》の膿栓《のうせん》（白色塊状物）が見られることがあります。

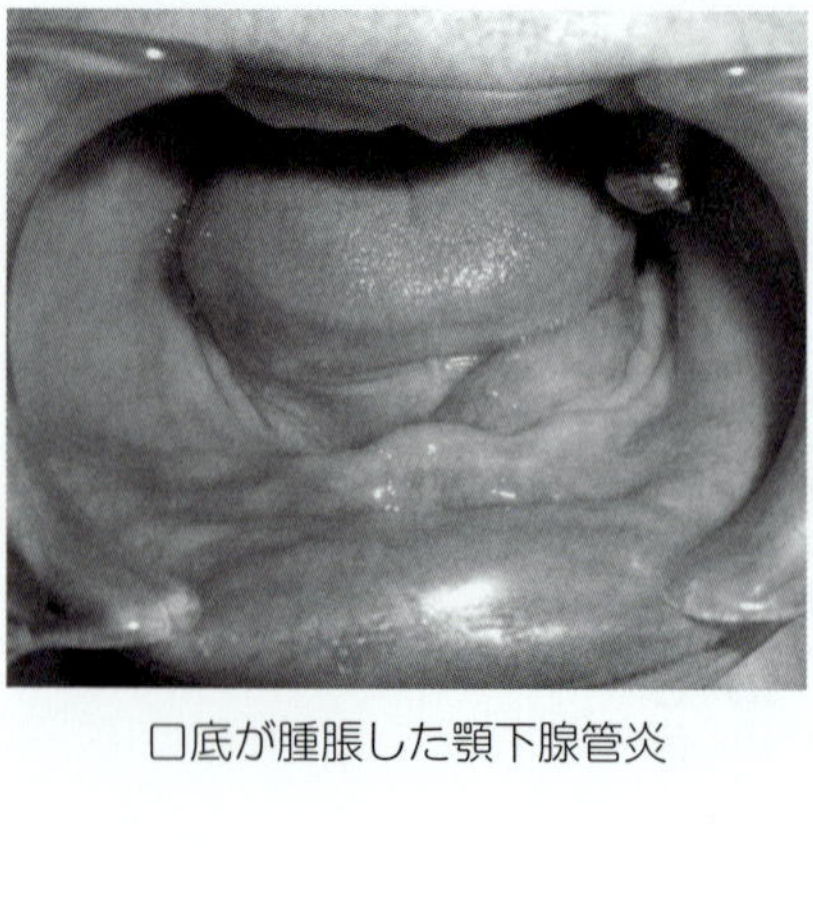

口底が腫脹した顎下腺管炎

治療

原因を除去することが第一選択です。膿瘍《のうよう》が形成されていなければ、対症療法を行い、広域スペクトルな抗菌薬を服用するようにしてください。場合によっては、抗アレルギー剤、ステロイド剤なども必要です。患部を刺激することのないように心がけます。膿瘍《のうよう》が形成されていれば、切開排膿《せっかいはいのう》が必要ですので、口腔外科《こうくうげか》や歯科医院を受診してください。

注意点

口腔《こうくう》が不潔になっていると起こることが多いので、常に清掃を怠らないようにしてください。

唾液腺炎《だえきせんえん》

急性炎症と慢性炎症に区別することができます。急性（化膿性）唾液腺炎は口腔《こうくう》常在菌などの細菌感染によるものが多く、唾液腺開口部からの感染がほとんどです。

一般に唾液の分泌量が低下すると発症しやすく、唾液腺自体の機能低下、唾石《だせき》、外傷による排泄障害、薬剤の副作用または脱水症、手術後の抵抗力低下が原因となります。唾液腺排泄管炎《だえきせんはいせつかんえん》から継発することが多く、おもに耳下腺《じかせん》、顎《がく》下腺《かせん》に発症します。

慢性唾液腺炎では、全身状態の低下にともない急性化を繰り返したり、持続性に自覚症状なく経過しているものを言います。長年にわたり慢性に経過した場合、硬化《こうか》性唾液腺炎《せいだえきせんえん》と言い、片側の顎下に硬いぐりぐり（腫瘤《しゅりゅう》）が生じることがあります。

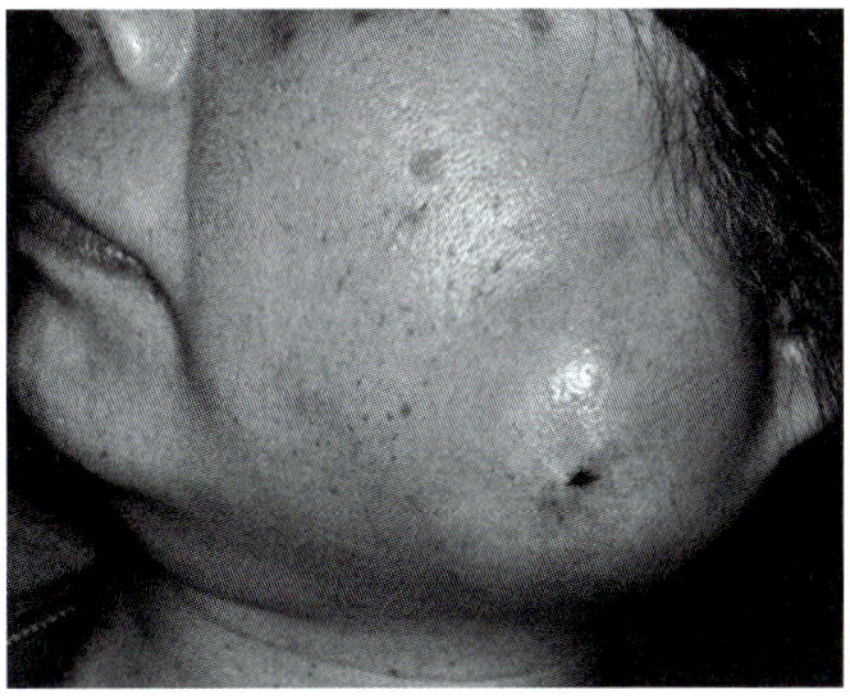
左側耳下腺が腫脹し，一部自壊している

症状

全身の発熱、倦怠感《けんたいかん》、所属リンパ節の腫脹《しゅちょう》と圧痛、有痛性の唾液腺腫脹、被覆皮膚の発赤と熱感。唾液腺開口部の発赤腫脹と膿汁の排泄が見られます。

治療

唾液管炎《だえきかんえん》より強い症状を呈しますが、治療法はほぼ同じです。全身状態の改善と抗菌薬の服用が重要です。場合によっては切開排膿《せっかいはいのう》を行います。慢性では皮膚や顎に癒着《ゆちゃく》することがあり、腫瘤《しゅりゅう》が大きくなりすぎた場合には摘出することが必要です。

注意点

急性か慢性かの鑑別《かんべつ》が必要です。急性期には急性唾液腺炎と診断されやすいですが、問診などにより慢性炎症であることを鑑別します。

画像検査から特徴的な所見を導くこともできますので、高次医療機関への受診を奨めます。

唾液腺腫瘍《だえきせんしゅよう》

原因・症状

唾液腺腫瘍《だえきせんしゅよう》は、大唾液腺（顎下《がくか》腺《せん》、耳下腺《じかせん》、舌下腺《ぜっかせん》）と小唾液腺（口唇腺《こうしんせん》、頬腺《きょうせん》、口蓋腺《こうがいせん》、舌腺《ぜっせん》など）のいずれからも発生します。

その頻度は唾液腺疾患の約10％を占めています。発生する部位は一般に耳下腺に多く、顎下腺や小唾液腺腫瘍の10倍以上の頻度と言われています。小唾液腺のなかでは口蓋腺《こうがいせん》がもっとも発生する頻度が高く、上口唇腺《じょうこうしんせん》、頬粘膜腺《きょうねんまくせん》がそれに続きます。

唾液腺腫瘍の大部分は腺固有の組織に由来する上皮性腫瘍《じょうひせいしゅよう》（多形性腺腫、好酸性腺腫、腺リンパ腫など）で、間質成分からの非上皮性腫瘍（血管腫、神経鞘腫《しんけいしょうしゅ》、リンパ管腫など）が発生することはきわめてまれです。

腫瘍のなかでは多形性腺腫がもっとも多く、全体の60％を占めています。

また悪性腫瘍としては腺癌《せんがん》、扁《へん》平上皮癌《ぺいじょうひがん》があり、これらは唾液腺腫瘍の5～10％を占めていて、顎下腺や小唾液腺に生じることが多いようです。甲状腺、肺、胃などの癌腫《がんしゅ》が大唾液腺に転移することもあります。

臨床症状としてはゆっくりとした発育で、唾液腺に該当する部位が無痛性に腫《は》れてきます。一般に悪性では中年以後の男性に多く、腫瘍の急速な増大、疼痛《とうつう》、顔面神経麻痺さらには周辺組織（筋肉、皮膚など）との癒着《ゆちゃく》などの症状が見られます。

治療

治療としては外科的切除《げかてきせつじょ》が有効ですが、不完全な切除では再発をきたすこともあります。悪性腫瘍《あくせいしゅよう》では十分な切除を行いますが、種類（発生した組織のタイプ）によっては局所の再発や、他の部位への転移を起こす可能性もあり、注意が必要です。

粘液嚢胞《ねんえきのうほう》

原因・症状

粘液腺の排泄管が、外傷などによって閉鎖されてできた袋状の貯《ちょ》留物《りゅうぶつ》を言います。

一般に大きさは大豆大から拇指頭大までで、母床の粘膜より半球形に膨隆《ぼうりゅう》し、表面の色は青紫色をしています。触診により波動《はどう》を触知し、内容物を検査すると、無色透明で粘りけのある液体が見られます。好発部位は上下口唇、頬粘《きょうねん》膜《まく》などです。

処置としては袋状物を一塊として切除を行えば、再発はありません。

また舌下腺《ぜっかせん》あるいは口底部《こうていぶ》の小唾液腺の排泄管が閉鎖して起こる場合があり、この粘液嚢胞《ねんえきのうほう》は一般にガマ腫《しゅ》と言われています（485ページ参照）。

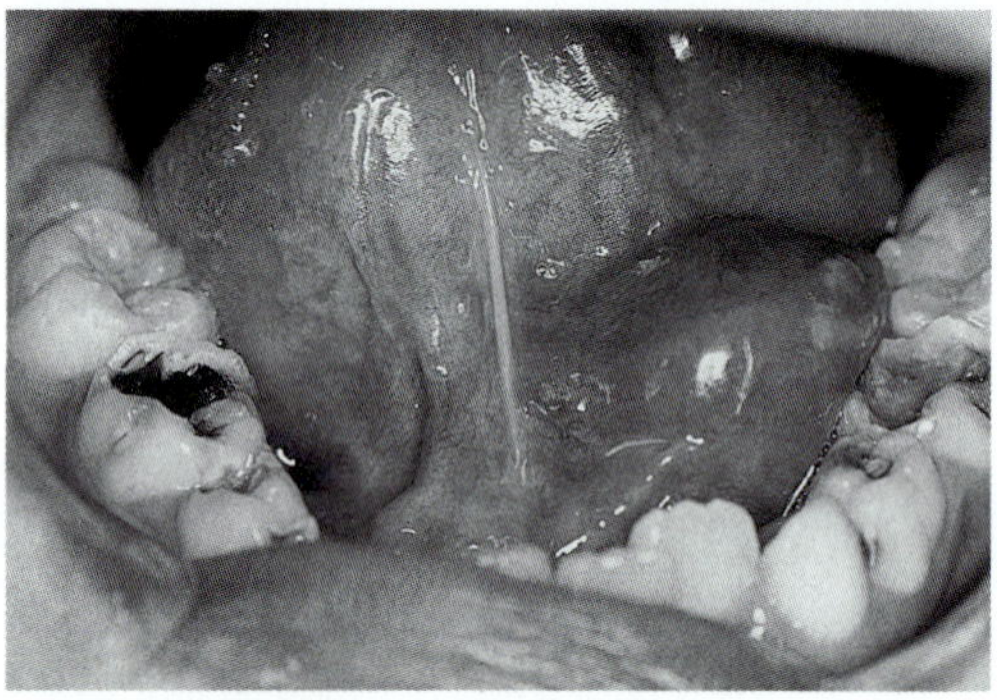

14 歳の女子．左側口底部のガマ腫

子どもに多く、最初は小さく舌下の口底部《こうていぶ》において片側性に見られます。大きくなるとガマの喉頭《こうとう》嚢《のう》に似てくるため、このように命名されました（**写真**参照）。

さらに嚢胞《のうほう》が増大すると反対側にまで及び、舌が持ち上げられ、舌の運動も妨げられます。おおっている粘膜は青味を帯《お》びており、薄く、中の液を透視することができます。内容物を検査すると無色透明あるいは黄褐色で、粘りけのある液体が見られます。

原因については、異物または炎症が排泄管を閉鎖し嚢胞《のうほう》を形成するという説がありますが、詳細は不明です。

処置としては切除や開窓療法《かいそうりょうほう》（袋状の壁を一部残し、開放創《そう》にする）などを行いますが、しばしば再発します。

流行性耳下腺炎《りゅうこうせいじかせんえん》

両側の耳下腺が痛みをともなって著しく腫脹《しゅちょう》することが多いため、俗称「おたふくかぜ」とも呼ばれています。ムンプスウイルスの接触・唾液飛沫《だえきひまつ》などによる伝染性疾患です。

耳下腺のみならず、成人が罹患《りかん》した場合は睾丸炎《こうがんえん》・卵巣炎《らんそうえん》などを起こし、不妊の原因になる場合があります。

好発年齢は5-9歳で、一度罹《り》患《かん》すれば終生免疫を獲得でき再発はほとんどありません。

症状

2-3週間の潜伏期間の後、倦《けん》

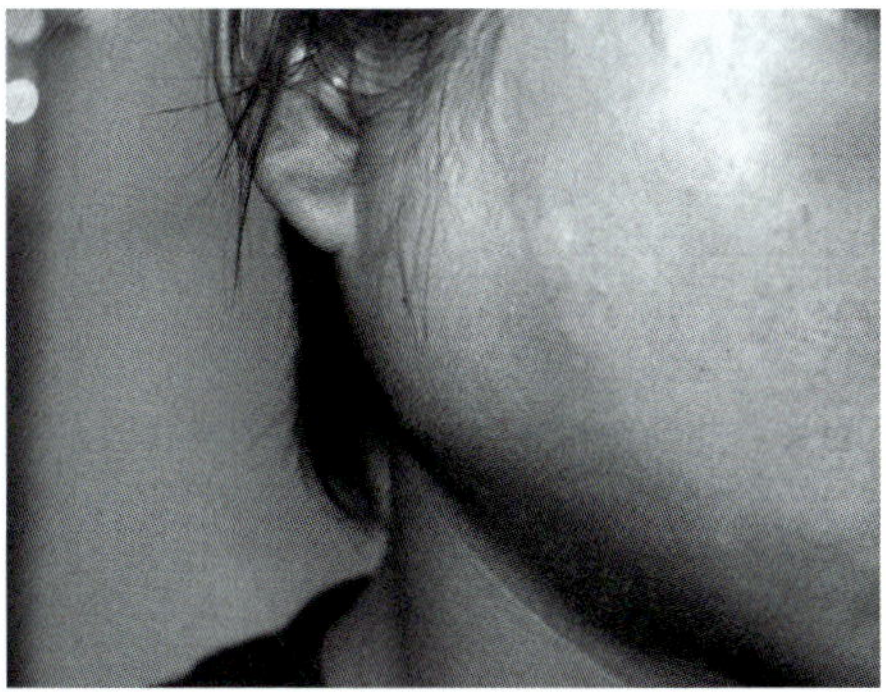

流行性耳下腺炎
12歳の男児．耳の下が腫脹

怠感《たいかん》などの前駆症状に続いて発熱・頭痛・片側または両側耳下腺《じかせん》の有痛性腫脹《しゅちょう》を認めます。顎下腺《がくかせん》に発症することもあります。口腔《こうくう》内《ない》の症状としては、耳下腺開口部の発赤や唾液分泌減少が見られます。

治療

対症療法が主体となります。安静と冷罨法《れいあんほう》を行い、鎮痛剤、解熱剤、含嗽剤《がんそうざい》などが投与されます。一度罹患《りかん》すると再度感染することはまれです。

注意点

蔓延《まんえん》させないよう配慮して隔離することも重要です。

学校伝染病第二類指定ですので、耳下腺腫脹《じかせんしゅちょう》が消失するまで通園や登校は停止しなければなりません。高次医療機関への受診を奨めます。

ミクリッツ病

原因

ミクリッツ病とミクリッツ症候群があります。両者とも両側の唾液腺および涙腺《るいせん》が無痛性に腫脹《しゅちょう》した慢性疾患で、唾液の分泌障害とそれにともなう口腔乾燥症《こうくうかんそうしょう》が特徴です。唾液腺では耳下腺《じかせん》に好発します。

ミクリッツ症候群では、白血《はっけつ》病《びょう》、悪性リンパ腫、サルコイドーシス、結核、梅毒などの基礎疾患があって、両側の涙腺《るいせん》および唾液腺のリンパ組織が増殖しています。

一方、基礎疾患がなく、唾液腺・涙腺を腫脹《しゅちょう》させる原因不明のものもミクリッツ病と呼んでいます。

性別では、男女で現れ方や、現れる頻度に差はありません。いずれも自己免疫疾患に関連していると考えられています。

症状

唾液や涙液の分泌に障害が認められます（口や目の乾燥）が、乾燥感はそんなに強くありません。むしろ唾液腺や涙腺《るいせん》が両側性または片側性に腫《は》れる症状が現れます。腫脹部には痛みはありません。免疫血清学的な異常をともなうこともあり、シェーグレン症候群に似ているとも考えられています。

症状が軽度の場合は、自然に良くなる場合もあり、予後は一般に良好です。

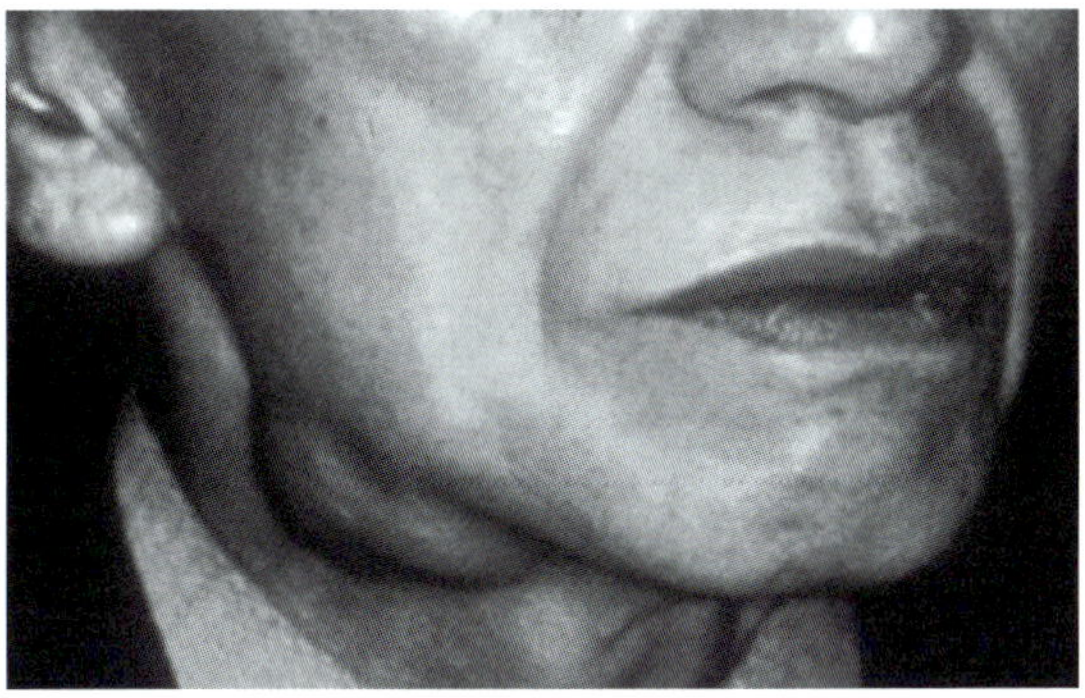

右側顎下腺部の無痛性腫脹

治療

唾液腺、涙腺に限局している場合は非ステロイド性消炎剤を用いて経過観察します。

基礎疾患がある場合は原疾患の治療を優先させ、対症療法が主体となります。

注意点

口腔外科《こうくうげか》のみならず、耳鼻科《じびか》と眼科《がんか》の対診が必要となります。画像検査も不可欠です。

（柴原　孝彦）

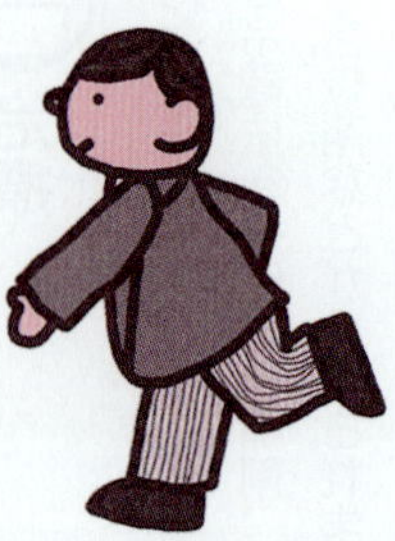

Sjögren《シェーグレン》症候群《しょうこうぐん》

原因

本症は1933年、眼科医Sjögren《シェーグレン》により乾燥性角結膜炎《かんそうせいかくけつまくえん》、口腔乾燥症《こうくうかんそうしょう》、慢性関節リウマチを主徴とする疾患として報告されています。

病因は不明ですが、自己免疫疾患として考えられています。日本では厚生労働省シェーグレン病研究班による診断基準により診断されています。

好発年齢は40~50歳で、患者のほとんどは女性です。

症状

口腔《こうくう》症状としては、唾液の分泌障害により粘膜は乾燥し、舌は乳頭が萎縮し平滑となり、むし歯（齲蝕《うしょく》）が多発します。

さらに唾液分泌が減少すると咀《そ》嚼《しゃく》、嚥《えん》下《げ》、味覚、発音障害が出現します。

眼の症状は涙腺分泌障害《るいせんぶんぴつしょうがい》のため、異物感、疲労感、灼熱感《しゃくねつかん》（焼けつくような痛み）が見られます。また耳下腺《じかせん》の両側性の腫脹《しゅちょう》（はれあがる）が見られることもあります。

治療

治療法としては、主として副腎皮質ホルモン剤、免疫抑制剤《めんえきよくせいざい》が用いられています。

局所の対症療法としては、眼の乾燥には人工涙液、口腔《こうくう》乾燥に対しては、人工唾液や洗口剤《せんこうざい》が用いられています。

（矢島　安朝）

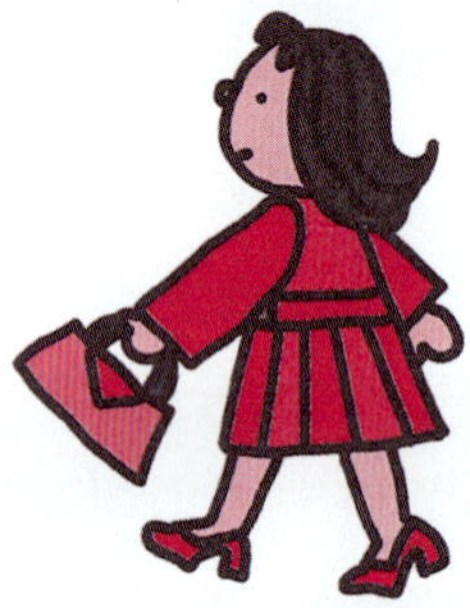

口《こう》　臭《しゅう》

◆口臭《こうしゅう》とは

会話や呼吸で吐き出した息が、他人の鼻で不快に感じられたならば口臭となります。

臭いの感覚は特殊なもので、同じ臭いが続くと感じなくなります（疲労）。また、臭いの種類によって鼻で感じられる濃度も異なります（閾値《いきち》）。さらに、臭いを感じる人の精神状態によってもその評価は違います（感情）。

そのうえ、臭いの質や量を表現することはきわめて困難であり、主観的にならざるを得ません。したがって一人二人ではなく、多くの人が不快と感じるような口の臭いこそ口臭と言えます。

◆口臭《こうしゅう》の源《みなもと》

口臭の源はほとんど口の中にあると言えます。臭い物質は、タンパク質の分解によって発生すると考えられ、それには細菌が関与します。

口の中は新陳代謝《しんちんたいしゃ》が旺盛で、役目を果たした細胞は次々と捨てられます（剥離《はくり》上皮細胞）。また、死んだ細菌や白血球あるいは食物の残渣《ざんさ》なども豊富で、これらの多くはタンパク質です。

一方、健康な状態でも口の中には何百億もの細菌が常に存在します。つまり、口の中ではいつもタンパク質が細菌によって分解され、臭い物質であるメチルメルカプタン（CH_3SH）などの揮発性硫《きはつせいりゅう》化物《かぶつ》が作られています。ですから、健康でまったく口臭の感じられない人でも、口の中に必ず臭い物質は存在しています。他人に不快感を与えないレベルで口の臭いはあるのです。

◆生理的口臭《せいりてきこうしゅう》

このように口の中には常に臭い

物質が存在しますので、起床直後や長時間の緊張あるいは疲労時には、唾液の分泌が抑制された結果、口の渇きを覚え、口の臭いを人に感じさせることがあります。

しかし、これは誰にでもあることで臭いのレベルも低く、特別の対策を講じる必要もありません。このような口の臭いを**生理的口臭**と呼びます。

◆病的口臭《びょうてきこうしゅう》

一方、歯肉《しにく》などに炎症がある場合は、明らかに口臭が認められる場合が多く、これを**病的口臭**と呼びます。

何らかの病気によって口臭が生じるもので、この代表的な疾患は歯周炎《ししゅうえん》です。清掃不良により著しく細菌が増え、歯肉《しにく》や歯槽骨《しそうこつ》を破壊し、臭気が発生します。

歯周病《ししゅうびょう》はほとんど自覚症状がなく、罹患率《りかんりつ》も高いので、口臭予防のためにもっとも気をつけなければならない病気と言えます。歯周病治療の基本は、自分自身で行うブラッシングと歯科で行う口腔《こうくう》の機械的清掃です。

原因であるプラーク（細菌塊）が除去されても、直ちに歯肉《しにく》（歯ぐき）の炎症や口臭は消えません。良好なプラークコントロールが持続された結果、炎症が消え、それにともなって口臭は徐々になくなります。

◆口臭症《こうしゅうしょう》

また、実際に口臭があるなしにかかわらず不安になり、過度に口の臭いにこだわることがあります。このような病態を**口臭症**と呼びます。

潔癖症《けっぺきしょう》な人に多いのですが、本当に気になる臭いがあるかどうか知ることが重要です。

自分では無理なので、遠慮のいらない家族に確認してもらいましょう。

臭気は何らかの疾病のシグナルです。日頃は無かった臭いが家族など第三者に感じられるようになったら、専門である歯科医師に相談することが必要です。

（角田　正健）

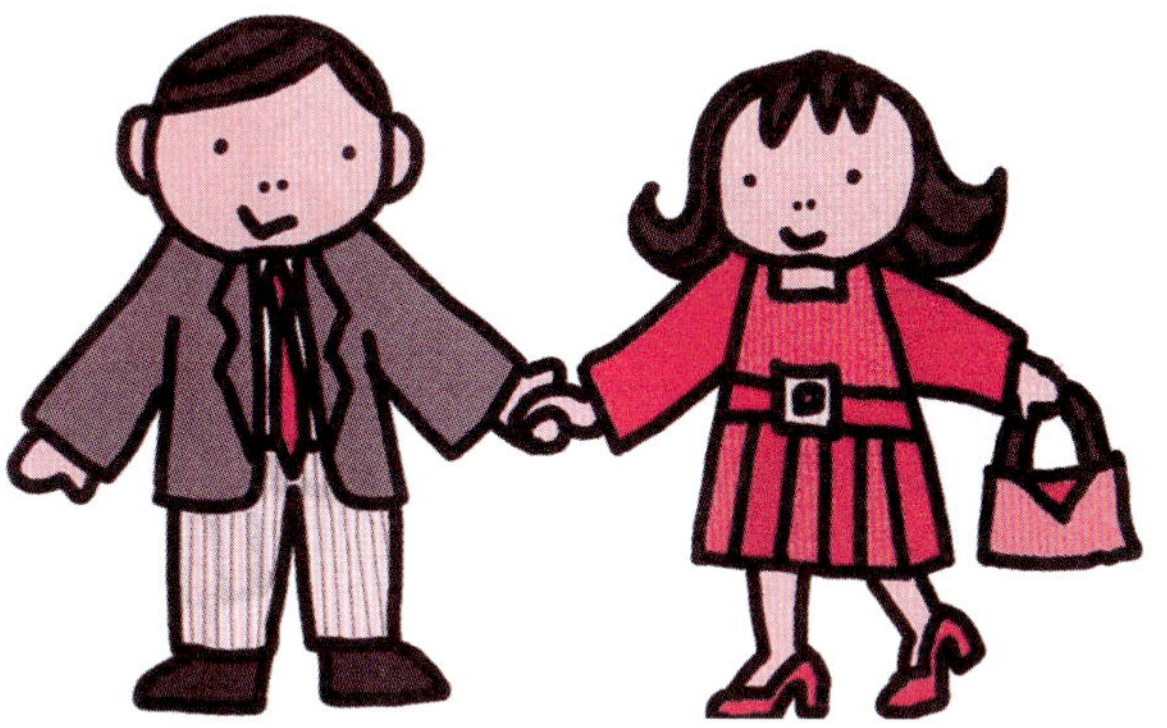

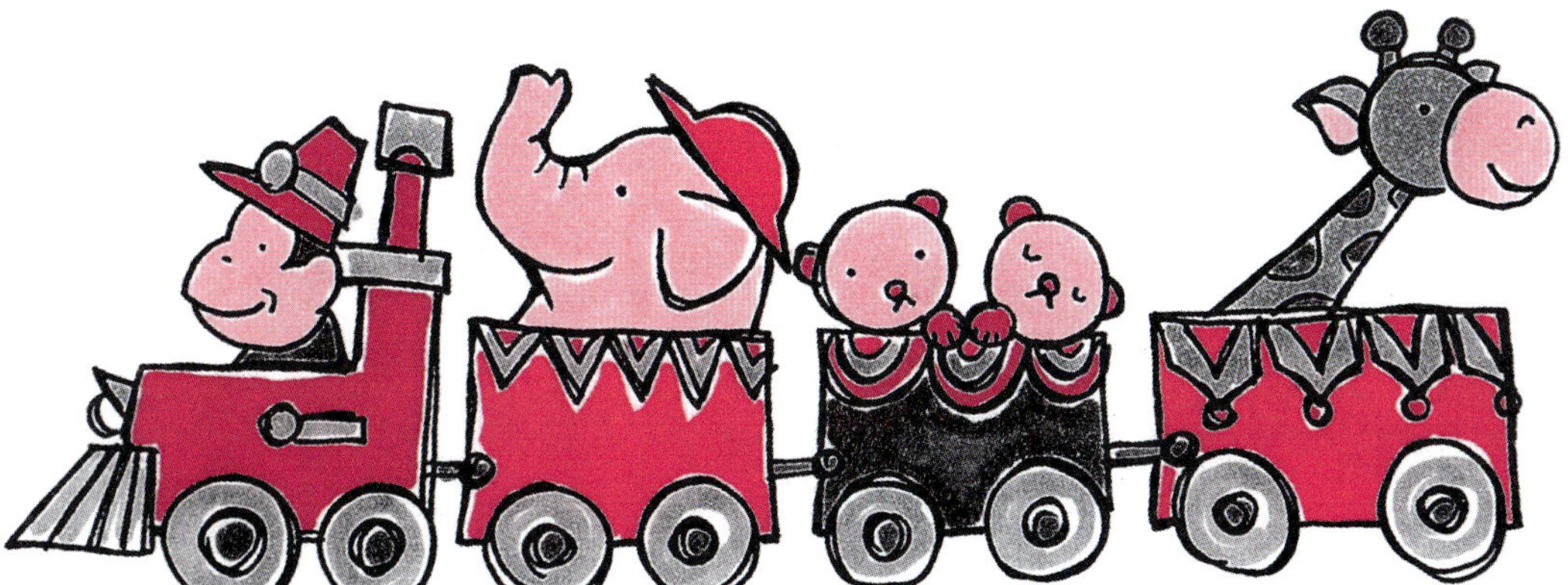

9章　神経痛《しんけいつう》・麻痺《まひ》・心身症《しんしんしょう》

三叉神経痛《さんさしんけいつう》

三叉神経《さんさしんけい》には眼《がん》神経（知覚神経）、上顎《じょうがく》神経（知覚神経）と下顎《かがく》神経（知覚と運動の混合神経）があり、顔面口腔《がんめんこうくう》をつかさどる神経で、本症が眼神経に発症することはまれで、下顎神経か上顎神経に発症します。痛みはありますが運動麻痺や知覚異常はありません。

症状

本症は40～60歳の女性に多く発症し、多くは片側性《へんそくせい》（右側）で、「ビーンと痛みが走る」と訴えます（電撃様疼痛《でんげきようとうつう》）。

痛みは数秒から1・2分程度持続し、その後30秒から数分の不応期（同じ刺激を与えても痛みが出現しない）があり、反復します（激しい痛みは見られませんが、その後の鈍《にぶ》い痛みは続きます）。口唇《こうしん》、口角《こうかく》、鼻翼《びよく》や側頭部《そくとうぶ》の皮膚は誘発部位と言われ、ここに触れる洗顔、咀嚼《そしゃく》、会話、歯みがき、ひげそりなどの刺激で疼痛《とうつう》が生じますが、夜間睡眠中には発現が少ないという特徴があります。

治療

治療法は、一般的に薬物療法や神経ブロックが適応ですが、三叉神経が血管で圧迫を受けたり、神経の捻《ねじ》れが確認されるときは脳外科での手術が適応になります。

緊急時の対応

本症と思われる疼痛《とうつう》が発現したら、義歯《ぎし》（入れ歯）を外し、洗顔や歯みがきはできるだけ避けて、歯科麻酔科、ペインクリニック、脳神経外科あるいは口腔外科《こうくうげか》を受診してください。その場合、痛みの発現時期と疼痛《とうつう》発現時の行為、発現時間の記録をとってお持ちください。通常の鎮痛薬は効果がありませんので、鎮痛薬の連用は避けてください。

舌咽神経痛《ぜついんしんけいつう》

症状

舌咽神経《ぜついんしんけい》は舌と咽頭《いんとう》に分布する神経で、本症では舌の根元、扁桃《へんとう》部および咽頭部に発作性疼痛《とうつう》を生じます。この痛みは食べたり、飲んだり、会話中に誘発されます。本症の疼痛は三叉神経痛《さんさしんけいつう》と類似の性質を有しています。

本症と類似する病気には骨の異常（茎状突起《けいじょうとっき》の過長）によって生じるイーグル症候群があります。

治療

舌咽神経痛《ぜついんしんけいつう》の原因は不明ですが、三叉神経痛《さんさしんけいつう》と同様に薬物療法、神経ブロック、血管減圧術が適応になります。しかし、舌咽《ぜついん》神経ブロックは迷走《めいそう》神経と併走しており、手技的に難しいことがあります。そのため、薬物療法で効果がない場合は、神経切除術あるいは血管減圧術が選択されます。

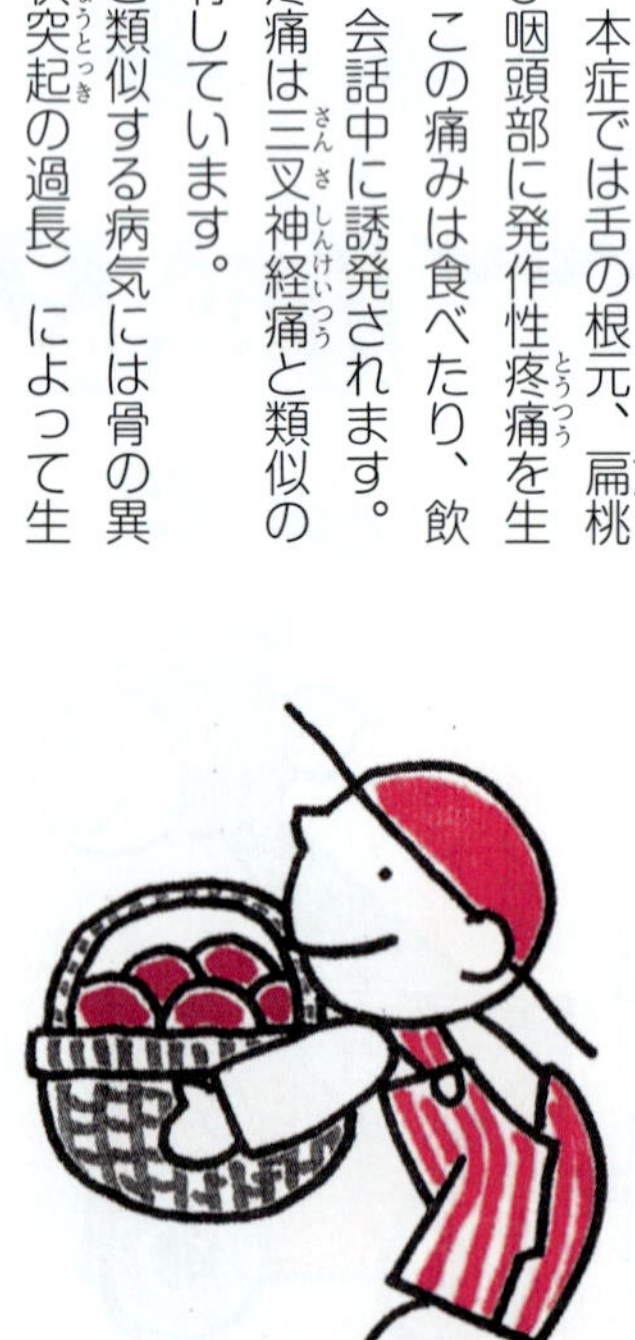

非定型《ひていけい》(性《せい》) 顔面痛《がんめんつう》

非定型《ひていけい》(性《せい》) 顔面痛《がんめんつう》は、原因や病態が不明の顔面痛を言います。病名が示すように、症状が定型的ではなく個人差があり、また日によっても変化する場合もあります。

本症と間違われる疾患に神経《しんけい》障害性疼痛《しょうがいせいとうつう》があります。これは過去にその疼痛部位に損傷(抜歯《ばっし》、神経を取る、根の治療、各種手術や外傷など)を受けたことがあり、その部の傷は治っているにもかかわらず、疼痛《とうつう》を訴えるものです。

この神経障害性疼痛は、損傷を受けた末梢や中枢での過敏化が原因で、非定型顔面痛からは除外されます。

原因

痛みの原因が見つからない場合にすぐに非定型顔面痛とする先生もいますが、原因不明として治療を始めた患者さんの20%は後から原因が特定でき、8%は不安、うつや疼痛性障害《とうつうせいしょうがい》といった精神疾患との関連が見られます。さらに残りの70%には上記の疾患も含め、臨床医が気づかない原因(歯の破折、歯ぎしりによる歯根膜炎《しこんまくえん》、カンジダ症、骨髄炎《こつずいえん》、顎関節症《がくかんせつしょう》、頭痛、頸部痛《けいぶつう》、患者パーソナリティなど)も含まれており、真の心因《しんいん》性《せい》(精神疾患も含む)疼痛《とうつう》は少ないものと思われます。

診断

すなわち、非定型顔面痛の診断は総称診断名ですので、正しい知識と病歴採取が必須となります。このような痛みを自覚した場合、鎮痛薬で疼痛は軽減するか?行動と疼痛の関連、疼痛発現時間帯などをしっかり記録して受診してください。

非定型顔面痛で再燃する激痛が出現する場合は、群発頭痛や片頭痛(飲酒で誘発、眼の症状あり)の関連痛であることが多いです。

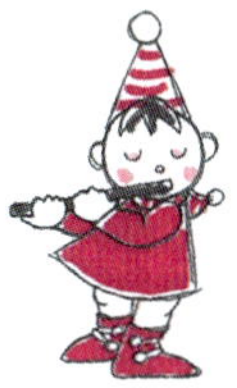

反射性交感神経性《はんしゃせいこうかんしんけいせい》萎縮症《いしゅくしょう》

原因・症状

反射性交感神経性萎縮症《はんしゃせいこうかんしんけいせいいしゅくしょう》(RSD)とは、外傷をはじめとしてさまざまな原因によって引き起こされる難治性疼痛《なんちせいとうつう》に加え、交感神経失調症状としての血管運動障害、発汗異常、さらに進行すると筋の萎縮《いしゅく》、皮膚および爪などの萎縮、骨粗鬆症《こつそしょうしょう》などの局所栄養障害をきたす症候群などと定義されます。

病気の進み方

本症では傷の表面は治癒《ちゆ》しているにもかかわらず、本来痛みとして感じない刺激も過度に疼痛《とうつう》として認識し、皮膚は発赤します。

本症が長期に継続すると血行障害が生じ、当該部位での栄養低下が生じ、骨の変形や筋の萎縮が生じます。

診断

本症が疑われる場合は、皮膚温の測定、血流の測定あるいは交感神経遮断剤《しゃだんざい》の静脈投与や交感神経ブロックで疼痛軽減が得られることで診断されます。

治療

その治療には交感神経ブロックが選択されます。

舌痛症《ぜっつうしょう》

原因・症状

舌には何ら異常は見られないにもかかわらず、舌に表在性《ひょうざいせい》(ヒリヒリ、ピリピリなど)の限局した自発痛を認め、長期に持続します。本症は高齢者の女性に多く見られます。

痛みは食事や談話中には少なく、味覚障害《みかくしょうがい》も見られません。また何らかの歯科治療後に見られることがあります。そのため、歯科治療に原因を求めがちになりますが、本症の発症とは関係ありません。

診断・治療

本症の原因は明確ではありませんが、心因性の場合が多いようです。しかし、本症の診断には歯の鋭縁《えいえん》による刺激痛や各種舌炎《ぜつえん》、異種金属間の電流刺激、扁平苔癬《へんぺいたいせん》、カンジダ症、あるいは貧血による乳頭萎縮《にゅうとういしゅく》などと鑑別が必要となります。

心因性疼痛《しんいんせいとうつう》とは、痛みの成因が器質的あるいは機能的な原因によらないもので、心理的要因が痛みの発症、重症化、悪化、持続に重要な役割を果たしている場合を言います。

この心理的要因はストレスばかりではなく、依存性、抑うつ傾向、自己中心的、不安などの性格特性も問題となります。そしてその性格特性のため痛みへの逃避《とうひ》が生じて、ますます治療が困難な慢性疼痛《まんせいとうつう》になります。

治療には正しい診断が必要となります。そして身体的治療以外に心身医学的対応が必要です。そのため、精神神経科やカウンセラーとの対診が必要となることがあります。

（杉﨑　正志）

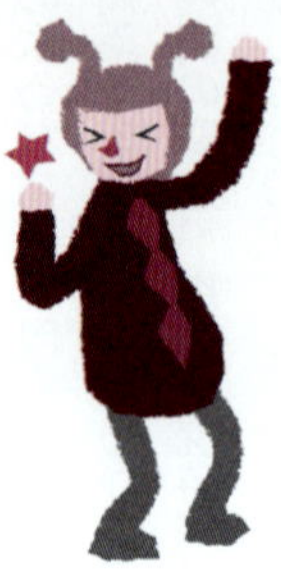

三叉神経麻痺《さんさしんけいまひ》

原因・症状

三叉《さんさ》神経は眼《がん》神経、上顎《じょうがく》神経、下顎《かがく》神経という大きな三本の枝に分かれるところからその名前があり、運動神経と感覚神経の両方が含まれる混合神経です。

運動神経は下顎神経に含まれ、おもに咀嚼筋《そしゃくきん》の運動を司《つかさど》りますが、この神経の麻痺《まひ》は中枢性《ちゅうすうせい》の疾患によって生じます。一方、感覚神経は顔面口腔《がんめんこうくう》の感覚を司っており、スムーズな口や顔の機能を行ううえで重要です。

三叉神経の各枝の役割は次の通りです。

眼神経《がんしんけい》：眼窩《がんか》（眼球が入っているくぼみ）の上を構成する骨の中を走行し、眼球や鼻腔《びくう》の上部の感覚、また、顔面の皮膚では上眼瞼《じょうがんけん》（上まぶた）、額などの感覚を支配します。

上顎神経《じょうがくしんけい》：眼窩の下を走行し、鼻粘膜や上顎（上あご）の粘膜や歯の感覚、皮膚では下眼瞼《かがんけん》（下まぶた）から上唇《じょうしん》にかけての範囲を支配します。

下顎神経《かがくしんけい》：咽頭《いんとう》の脇で頬粘膜《きょうねんまく》に分布する頬神経、舌に分布する舌神経（次の項参照）、下顎の骨の中を走行する下歯槽神経《かしそうしんけい》に分かれ、それぞれの走行領域の感覚を司ります。また、下歯槽神経は下顎骨内から歯や下顎の歯肉《しにく》へ神経の枝を出してその感覚を司りますが、小臼歯《しょうきゅうし》の歯根《しこん》の先あたりで下顎骨内から外に出て皮膚側を走行して、下唇《かしん》から下あごの先（オトガイ部）の感覚を司ります。特に、この部分についてはオトガイ神経と呼びます。

神経麻痺の症状は、障害を受けた神経支配領域の皮膚や粘膜、歯の知覚の鈍麻《どんま》あるいは喪失《そうしつ》として認められます。特に、下歯槽神経《かしそうしんけい》の損傷では障害側の下唇の感覚麻痺として現れ、オトガイ神経麻痺とも呼ばれます。

麻痺《まひ》の原因のほとんどは、腫瘍《しゅよう》や嚢胞《のうほう》などの病変《びょうへん》による神経の圧迫や手術や外傷などによる神経の直接的な損傷により生じます。また、骨の中を走っているため、顔面の骨折や顎骨の手術で生じる骨のずれや骨片の断端の刺激によっても神経は損傷されて麻痺が生じます。さらに上顎洞炎《じょうがくどうえん》や下顎骨骨《かがくこつこつ》髄炎《ずいえん》などの炎症性疾患によっても知覚鈍麻《ちかくどんま》が生じます。

あご（顎）の手術では神経が損傷される危険性が常にあるのですが、特に下歯槽神経《かしそうしんけい》は、一般的な歯の治療によっても神経は障害を受ける可能性があり、下歯槽神経と歯根《しこん》が近接している下顎《かがく》の智歯《ちし》

（親知らず）の抜歯術や、下顎全体を麻酔する下顎孔伝達麻酔《かがくこうでんたつますい》、大臼《だいきゅう》歯《し》の根の治療（歯内療法《しないりょうほう》）、オトガイ神経近くの麻酔や切開などがあげられています。近年では、骨の深くまで器具を挿入する必要があるインプラント治療によっても、下歯槽神経への障害が生じる危険性が示されています。

治療

腫瘍《しゅよう》や炎症などによる神経への障害が原因の場合は、原因疾患の治療が行われます。一方、神経の損傷によって生じた麻痺に対しては、神経の修復再生を賦活《ふかつ》する内服薬治療（ビタミン剤など）や星《せい》状神経節《じょうしんけいせつ》ブロック（一部の神経を一時的に遮断して、血流量を増やす処置）が行われます。また、神経の断裂による障害では手術による神経の再縫合《ほうごう》や移植術が行われる場合もあります。

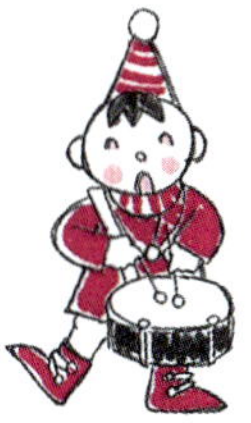

舌神経麻痺《ぜつしんけいまひ》

原因・症状

舌神経麻痺《ぜつしんけいまひ》は三叉《さんさ》神経の下顎《かがく》神経（前述）の枝の一つで、舌の感覚を支配する神経です。この神経は、走行の途中で舌の味覚を支配する顔面神経の枝と合流し、咽頭《いんとう》の脇から下顎《かがく》（下あご）の内側と舌の間（口腔底《こうくうてい》）を走行しています。そのため、口腔底に発生した腫瘍《しゅよう》や炎症、外傷によって舌神経麻痺が生じます。

また、神経の周囲への麻酔注射や膿瘍切開《のうようせっかい》、智歯《ちし》（親知らず）抜歯やインプラントなどの下顎《かがく》の手術などの歯科治療でも神経損傷を生じることがあります。

症状は、舌の片側の前2／3と口腔底《こうくうてい》の感覚の麻痺であり、同時に顔面神経の障害と味覚の障害を併せて生じます。舌の感覚が麻痺するため、食事や会話の障害が見られ、舌を誤って噛《か》んでしまい傷や潰瘍《かいよう》を作ることがあります。

治療

治療は、原因疾患がある場合はその治療が行われます。神経の損傷に対しては神経の修復再生を賦《ふ》活《かつ》する内服薬治療（ビタミン剤など）や星状神経節《せいじょうしんけいせつ》ブロックが行われます。

また、神経の断裂による障害では手術により神経の再縫合や移植術が行われる場合もあります。

顔面神経麻痺《がんめんしんけいまひ》

原因・症状

顔面神経《がんめんしんけい》は顔面の運動を支配する神経で、中枢より側頭骨を経て、耳の前から耳下腺《じかせん》（耳の前下方にある唾液腺）を貫いて顔面の筋肉に分布します。この神経の麻痺により片側の顔面表情筋の運動が障害されるため、口をとがらせたり、口の端を引いた動きや、目を閉じたり、額《ひたい》にしわをよせる運動などができなくなります。

長期に麻痺が続くと筋肉の緊張の低下が生じ、顔貌《がんぼう》の非対称を生じます。なお、顔面神経は唾液の分泌調節や舌の味覚を支配していますので、麻痺によってこれらも障害を受けます。

顔面神経の麻痺は脳梗塞《のうこうそく》などの中枢性の疾患によっても生じますが、多くは神経の末梢部《まっしょうぶ》での障害によって生じる末梢性の麻痺です。外傷などによる神経の損傷のほか、耳下腺腫瘍《じかせんしゅよう》、神経節に潜んでいる水痘帯状疱疹《すいとうたいじょうほうしん》ウイルスの活性化（ハント症候群）あるいは中耳《ちゅうじ》炎《えん》などによって生じますが、多くは原因不明のベル麻痺と呼ばれる突発性末梢性《とっぱつせいまっしょうせい》顔面神経麻痺です。

ベル麻痺は顔面神経の炎症や腫《しゅ》脹《ちょう》が側頭骨内で生じ神経自体が圧迫されて生じると考えられており、炎症の原因は不明ですが、単純ヘルペスウイルスが関係していると考えられています。このウイルスの再活性化には精神的あるいは外傷などによる身体的ストレスが起因となる可能性が示されており、まれに抜歯や歯科治療などの後に生じることが報告されています。

治療

早期の診断と治療が必要ですので、専門医療機関の受診が必要です。治療開始の遅れが以後の機能回復に影響するからです。

中枢性や外傷、ウイルス感染など明らかな原因疾患がある場合はその治療が優先されます。

原因が不明であるベル麻痺に対しては、点滴あるいは内服によるステロイド系抗炎症剤の投与が有効であり、ウイルスの再活性化の可能性があるため併せて抗ウイルス薬の投与も行われます。

動きが麻痺した筋肉に対しての治療には、マッサージ療法や低周波療法などの理学療法があげられていますが、過度に行うとかえって障害が目立つことや、閉眼運動と口唇《こうしん》の運動が連動する病的共同運動を生じる危険があり、その選択やマッサージの方法には専門医の指導が必要です。

ベル麻痺は完治しても再発することがあり、再発したときの治りはかんばしくありません。再発は麻痺を受けた側の顔が寒冷にさらされると生じやすいため、冬期には、寒風から保護するように心がける必要があります。

舌下神経麻痺《ぜっかしんけいまひ》

原因・症状

舌下神経《ぜっかしんけい》は、舌の運動を司っている神経です。そのため、この神経の麻痺が生じると麻痺した側の舌の運動が障害され構音《こうおん》障害や嚥下《えんげ》障害など、多くの口の機能の障害が生じます。特に、舌を前に出す運動が障害されるため、舌を突出させると麻痺した側に舌の先が偏位しますので診断には有用です。なお、長期にわたると麻痺している側の舌組織の萎縮が生じます。

原因としては、舌下神経自体の腫瘍《しゅよう》などが考えられますが、舌下神経は舌の脇の奥深いところを走行しており、神経に近接する顎下《がくか》腺《せん》（口腔底《こうくうてい》の下にある唾液腺）やリンパ節などの組織に腫瘍《しゅよう》や炎症が生じた場合にも麻痺が生じることがあります。また、それら疾患に対する頸部《けいぶ》の手術などでも神経に障害が生じることがあります。

しかしながら多くは、中枢性疾患の症状として現れることから、脳神経外科など専門病院での検査が必要となります。

治療

原因疾患の治療がまず行われます。神経の損傷による場合は、神経機能を賦活化《ふかつか》させる薬物療法（ビタミン剤など）や舌の運動療法などが行われます。

片側顔面痙攣《へんそくがんめんけいれん》（片側顔面攣縮《へんそくがんめんれんしゅく》）

原因・症状

顔面痙攣《がんめんけいれん》は、顔の筋肉が無意識（不随意《ふずいい》）に痙攣《けいれん》を起こす疾患で、顔面神経の不随意な興奮によって顔面表情筋が活動を示すことによって生じます。顔面神経麻痺の後遺症《こういしょう》としても現れますが、多くは顔面神経が血管によって圧迫された結果生じており、中年期以降の女性によく見られる疾患です。

症状は片側の眼の周囲の痙攣《けいれん》から始まり、徐々に範囲を頬《ほほ》や口の回りなどに広がり、顔面の片側全体の痙攣が同期して生じるようになります。疲労や精神的緊張によって症状が発生しやすいことから、精神的要因が強く関与している疾患です。

治療

MRI《エムアールアイ》により、頭蓋《とうがい》（頭蓋骨《ずがいこつ》）内での顔面神経周囲の血管の状態を調べたり、あるいは腫瘍《しゅよう》などの病変《びょうへん》の有無を確認する必要があります。

治療は脳神経外科で行われる神経血管減圧術が唯一の根治的治療方法です。しかしながら、手術を希望されない場合は対症療法としてボツリヌス毒素療法や、精神的緊張を抑制するための精神安定剤などの内服療法が行われます。

（飯田　征二）

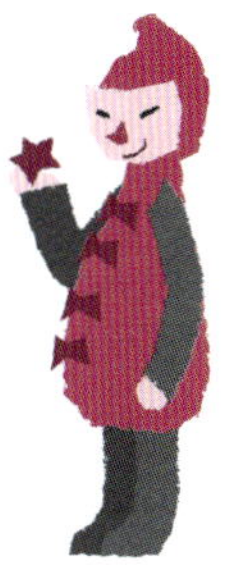

口腔心身症《こうくうしんしんしょう》

心身症《しんしんしょう》とは、身体疾患の中で、その発症や経過に心理・社会的因子が密接に関与し、器質的ないし機能的障害が認められる病態を言います。ただし、うつ病などの他の精神障害にともなう身体症状は除外するとされていますが、現実にはそれほど明確な線引きはできません。すなわち、疾病《しっぺい》の中で心理・社会的因子が影響しない疾患は皆無と言えるからです。

この心身症の中で、口あるいは歯に関連する症状を訴える疾患に対して、口腔心身症《こうくうしんしんしょう》あるいは歯科《しか》心身症《しんしんしょう》と言う病名が付けられます。この心身症と言う用語は日本独特の用語で、国際的な病名ではありません。

症状

口腔心身症《こうくうしんしんしょう》は舌の痛み、あごの痛み、顔面の痛み、噛《か》み合わせの違和感、口臭《こうしゅう》が気になる、口腔乾《こうくうかん》燥《そう》などがあります。

ここで言う心理・社会的因子とは個体側の素質や性格、家庭・学校・社会での自分の置かれた立場（環境やストレス）などを言いますので、身体の専門家に局所の異常の有無を確認してもらうことが最初です。局所に問題がないと言っても、現在の科学では判定できない異常も多くありますので、急がないでください。元来、医療の介在で劇的に治る病気は10％程度で、80％は患者さんの治癒力《ちゆりょく》であり、残りの10％は医者にかかると悪化すると言われています。

治療

すなわち、心身症は患者さんの環境管理とその受け取り方および対処法を主体とした治療法になるので、医者と患者の共同作業となります。自己判断はせずに、まずは受診してください。

歯科で局所に異常がなければ、カウンセラーや精神神経科あるいは心療内科《しんりょうないか》などへの対診の必要性が説明されます。

口腔神経症《こうくうしんけいしょう》

神経症とは主として心因性《しんいんせい》に起きる心身の機能障害を言いますが、もちろん素質や性格も影響します。この用語は現在では用いられることは少なくなり、不安障《ふあんしょう》害《がい》、強迫障害《きょうはくしょうがい》、パニック障害などに分類されています。

特に口腔《こうくう》の機能障害を訴えるものを口腔神経症《こうくうしんけいしょう》と言います。

仮面《かめん》うつ病

症状

うつ病は通常、抑《よく》うつ気分、意欲の低下や自殺などの精神症状が前面に出ますが、仮面うつ病ではこれらの精神症状よりも頭痛、腰痛、食欲不振、身体の痛みなど、日常的にうつ病以外でもよく見られる症状が前面に出ます。

うつ病でありながら、身体の症状が前面に出てくるため、身体の病気と言う仮面を被ったうつ病と言う意味で「仮面《かめん》うつ病」と呼ばれています。そのため、精神科や心療内科《しんりょうないか》などを受診するよりも、身体科を受診することが多いようです。そのため、うつ病の管理がされずに、重症化する可能性もあります。

（杉﨑　正志）

10章 リンパ系の病気

化膿性《かのうせい》リンパ節炎《せつえん》

原因・症状

急性ウイルス感染症、結核、トキソプラズマ症などが原因で起こる全身性感染症にともなうリンパ節炎と、局所における細菌感染が原因で起こるリンパ節炎とがあります。

歯科領域では、むし歯（齲蝕《うしょく》）や歯周病などの歯性感染症《しせいかんせんしょう》のみならず口腔粘膜《こうくうねんまく》、顎骨《がくこつ》などの化膿性《かのうせい》病変《びょうへん》が原因で、口腔《こうくう》領域の主たる所属リンパ節である顎下《がくか》リンパ節《せつ》、オトガイ下リンパ節に炎症が起こり発症します。

病気の進み方

急性の場合には、全身倦怠感《けんたいかん》、発熱などの感冒様《かんぼうよう》症状が見られ、リンパ節は腫大《しゅだい》して、圧痛は著明になってきます。さらにリンパ節周囲に炎症が広がると、皮膚は発赤し（赤くなり）熱感を示します。

化膿性リンパ節炎では隣接するリンパ節が侵されて互いに癒合《ゆごう》し、リンパ節周囲炎を起こすこともあります。また開口障害や嚥下《えんげ》障害が発現します。

安静と水分・食事の摂取を心がけ、早めに歯科を受診することが必要です。

治療

発熱やリンパ節炎に対して、冷やしたり、鎮痛薬で症状を抑えますが、あくまでも対症療法なので、急性化膿性リンパ節炎では、全身の安静に努め、抗菌薬の全身投与が必要です。膿瘍《のうよう》形成が起こった場合には切開排膿《せっかいはいのう》が必要となります。消炎後に原因疾患の治療が必要となります。

リンパ節周囲炎やさらに周辺部にまで腫脹《しゅちょう》（はれあがること）が広がるような重篤《じゅうとく》な場合には、点滴静注による抗菌薬の投与が必要な場合もあります。抗菌薬で一時的に症状が消失しても原因疾患に対する治療を行わなければ、再燃する可能性が高いので放置しないようにすることが必要です。

結核性《けっかくせい》リンパ節炎《せつえん》

原因・症状

結核性《けっかくせい》リンパ節炎《せつえん》は結核菌がリンパ節に感染して起こる病気で、多くは頸部《けいぶ》リンパ節に出現します。肺の感染巣から口腔《こうくう》粘膜や咽《いん》頭《とう》粘膜を介して二次性に頸部《けいぶ》リンパ節に感染する場合と、肺に結核病巣を認めない肺外初感染巣として症状が出現する場合があります。

悪性腫瘍《あくせいしゅよう》の頸部《けいぶ》リンパ節転移や悪性リンパ腫との鑑別《かんべつ》が必要です。早期にはリンパ節は無痛性あるいは軽度の圧痛を示す孤立性のリンパ節腫脹《しゅちょう》を認めますが、徐々に増大すると周囲に炎症を起こし、周囲組織や皮膚との癒着《ゆちゃく》、リンパ節同士の融合を認めるようになります。

リンパ節病変が乾酪壊死《かんらくえし》（チーズ様の壊死巣《えしそう》を形成）を起こすと膿瘍《のうよう》を形成し、皮膚を穿孔《せんこう》して難治性の瘻孔《ろうこう》を形成します。

緊急時の対応

からだがだるく、咳《せき》やたんが2週間以上持続する場合には、肺結核の可能性もあるので医療機関の受診が必要です。

診断・治療

結核菌保有者との接触（飛沫感染《ひまつかんせん》）の有無や、過去に結核の既往《きおう》がないかが重要です。胸部エックス線写真や喀痰《かくたん》検査、ツベルクリン反応検査が必要ですので、結核性リンパ節炎が疑われたら、医療機関を受診し検査を受ける必要があります。

もし結核と診断された場合には、結核治療を専門とする内科医による積極的な抗結核薬《こうけつかくやく》による治療が不可欠です。適切な治療により治る病気ですが、中途半端な治療では一見治癒《ちゆ》したように見えても再発の可能性や耐性菌を作ってしまう可能性があります。

（佐々木　朗）

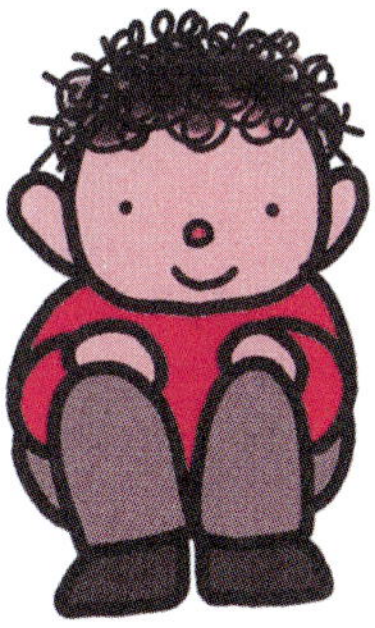

鰓嚢胞《さいのうほう》（側頸嚢胞《そくけいのうほう》）

原因・症状

首の横のほうが、痛みがないのに腫《は》れて、ふくらんでいることがあります。さわると柔らかく、軟式テニスのボールのような感じがします。

これは、胎児《たいじ》のときにある鰓裂《さいれつ》という部分に由来すると考えられている比較的まれな嚢胞《のうほう》です。注射針のようなもので中を刺すと、通常、黄色のさらっとした内溶液が入っています。

治療

放置しておくと徐々に大きくなるため、摘出《てきしゅつ》手術が必要です。手術は、通常、首の部分の皮膚に切開を入れ嚢胞《のうほう》を確認後、周囲を剥《はく》離《り》して取り出します。

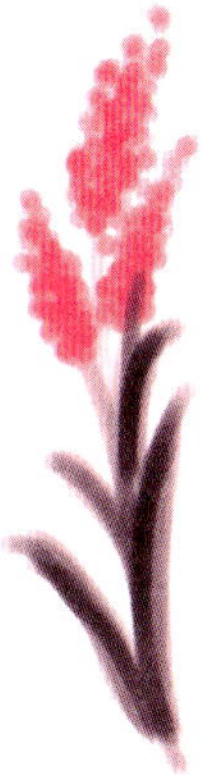

甲状舌管嚢胞《こうじょうぜっかんのうほう》

原因・症状

首の前方中央付近が、痛みのないのに腫《は》れたりふくらんだりして気づく病変です。

胎児《たいじ》のときにある甲状舌管《こうじょうぜっかん》が消失せずに残ってできる、まれな嚢《のう》胞《ほう》と言われています。

下顎《かがく》の下、首の中央付近に発生することが多いのですが、舌のつけ根付近にも発生すると言われています。柔らかくて、嚢胞《のうほう》の中には乳白色や淡黄色の液体が入っています。

各年代層で見られますが、20歳以下に多いと言われています。

治療

放置すると徐々に増大するので、摘出手術が必要です。

（吉増　秀實）

悪性《あくせい》リンパ腫《しゅ》

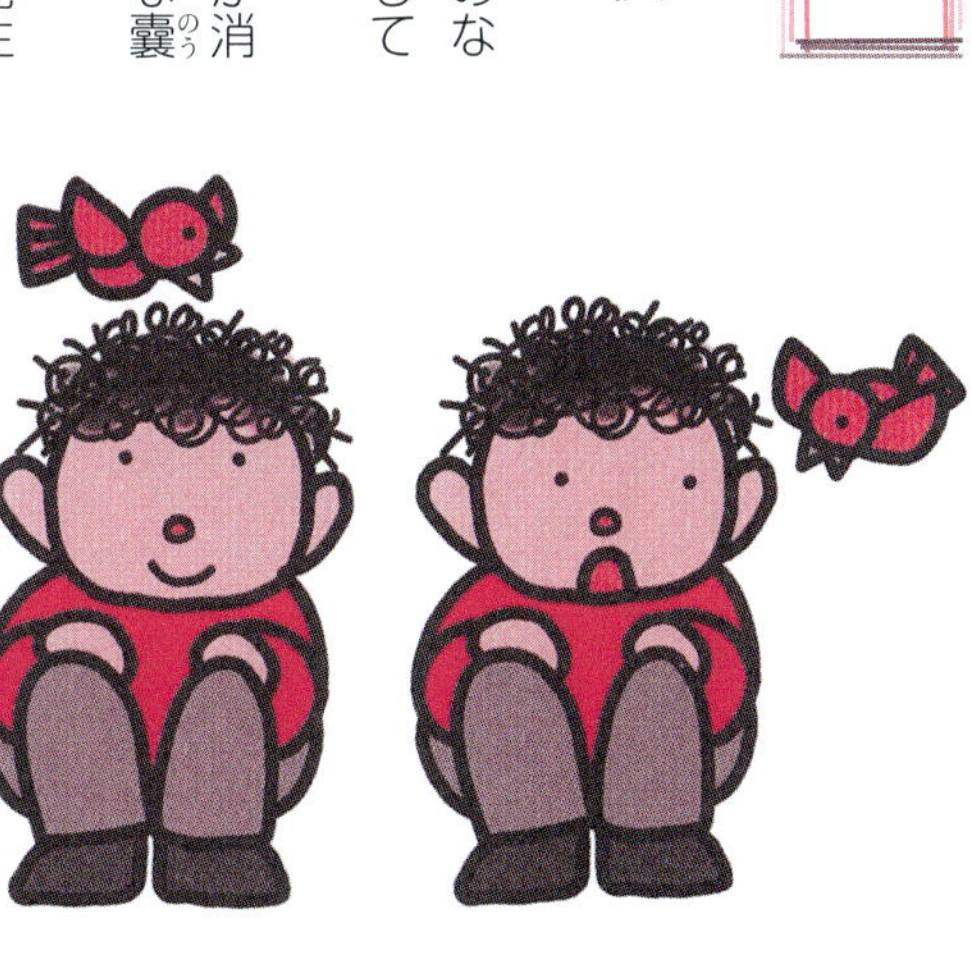

原因・症状

リンパ組織の細胞に由来する悪《あく》性腫瘍《せいしゅよう》のことを言います。大部分はリンパ節に原発しますが、副鼻《ふくび》腔《くう》や歯肉《しにく》などリンパ節以外の組織からも発生することがあります。

現在は、ホジキン病と非ホジキン悪性リンパ腫に分けられます。

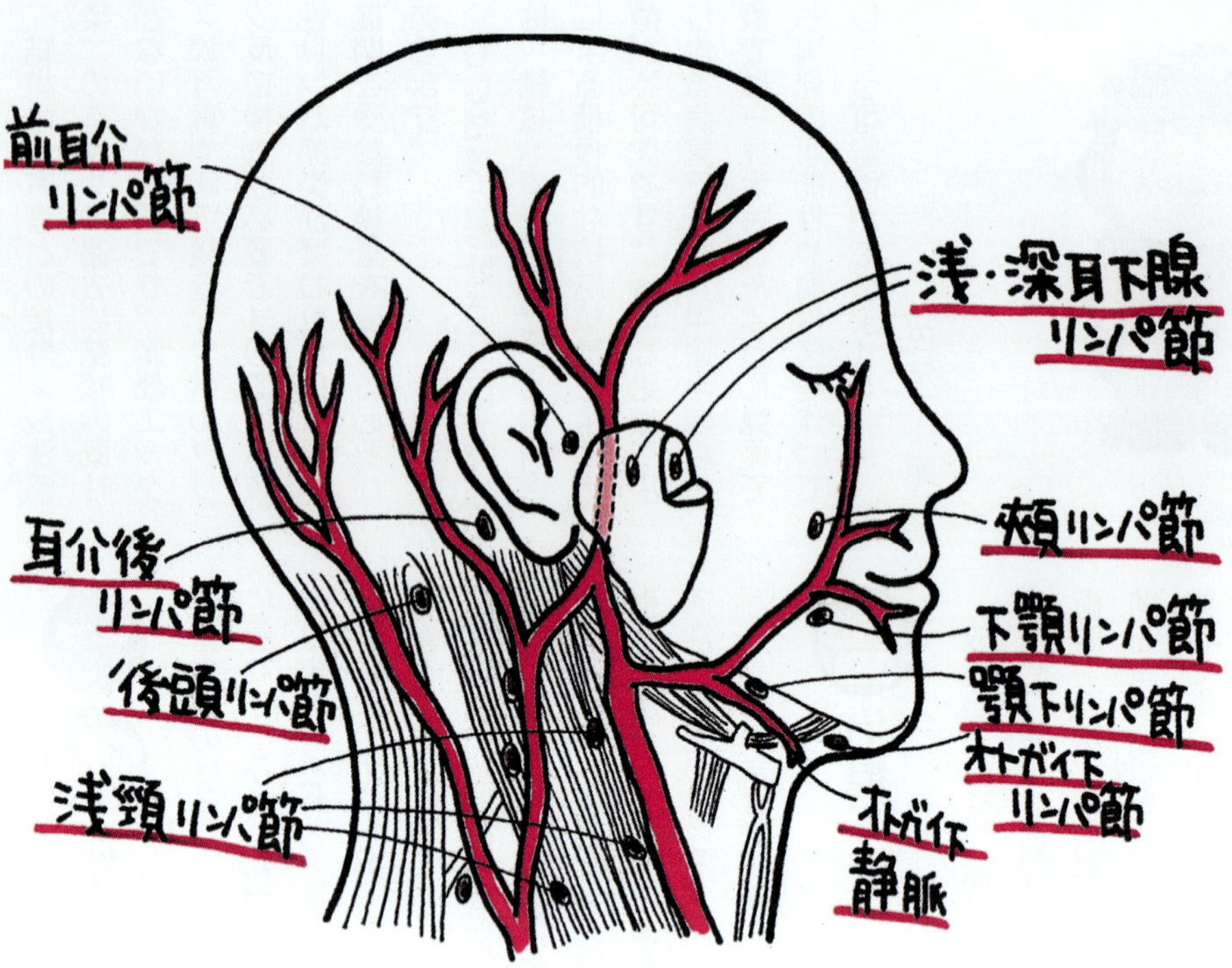

図　頸部のリンパ節のいろいろ
（「歯科医学大事典」医歯薬出版，1989より改変）

初発症状は、通常頸部《けいぶ》リンパ節《せつ》の無痛性の腫脹《しゅちょう》として出現し、急速に増大して大きな腫瘤《しゅりゅう》となります。

リンパ節に弾性《だんせい》があり、比較的硬く圧痛のないことが特徴です。全身的には発熱、倦怠感《けんたいかん》、寝汗などの症状が現れます。

治療

治療法は、放射線治療と化学療法が主体です。病期分類の整備にともない治療法の体系化が進んだため、予後《よご》は飛躍的に向上し、従来に比べ高い生存率が得られるようになっています。

口腔癌《こうくうがん》の頸部《けいぶ》リンパ節転移《せってんい》

病気の進み方

動脈によって全身に配られた血液の液状成分は、毛細血管から漏出し組織代謝産物をまじえて組織液となります。これは再び毛細血管に吸収されるだけでなく、リンパ管という別の経路によっても運ばれます。

リンパ管の経過中、多数のリンパ節が存在し、その役割はリンパ流に乗って流れる細菌や癌細胞《がんさいぼう》のフィルターとして働きます。

頭頸部《とうけいぶ》のリンパ節の位置、流入するリンパ管の範囲は一定で、リンパ管はまず下顎底《かがくてい》に沿ったリンパ節群に入り、ここからさらに内《ない》頸静脈《けいじょうみゃく》に沿ったリンパ節群を通過し、最後に胸管に合流し鎖骨《さこつ》下《か》静脈《じょうみゃく》に流入します。これらのリンパ節を口腔《こうくう》領域の所属リンパ節と言います。

口腔癌《こうくうがん》が発生すると癌細胞はリンパ節に流れ込み、ここでせき止められリンパ節転移が形成されます。

また同時にリンパ流に閉鎖が起こるため、正常なリンパの流れとは違った経路を通るようになり、広範囲な転移が生じます。

口腔癌は早期に、高率に所属リンパ節転移をきたすと言われています。

診断・予後

転移リンパ節の処置は、原発巣《げんぱつそう》に対する治療と共に、その予後《よご》を左右する重要な問題です。

臨床的には頸部《けいぶ》に無痛性の弾性硬の腫瘤《しゅりゅう》として触知されますが、リンパ節の腫脹《しゅちょう》（はれあがる）のすべてが癌転移ではなく、炎症やウイルス性疾患によっても同様な症状が出現するため、鑑別《かんべつ》を要します。

治療

治療としては、頸部郭清術《けいぶかくせいじゅつ》と言う所属リンパ節を含め筋肉、筋膜、血管、脂肪組織などを一塊《いっかい》として切除する術式が用いられています。

また症例によっては、放射線外《がい》照射《しょうしゃ》によって頸部《けいぶ》リンパ節転移に対処することもあります。

（矢島　安朝）

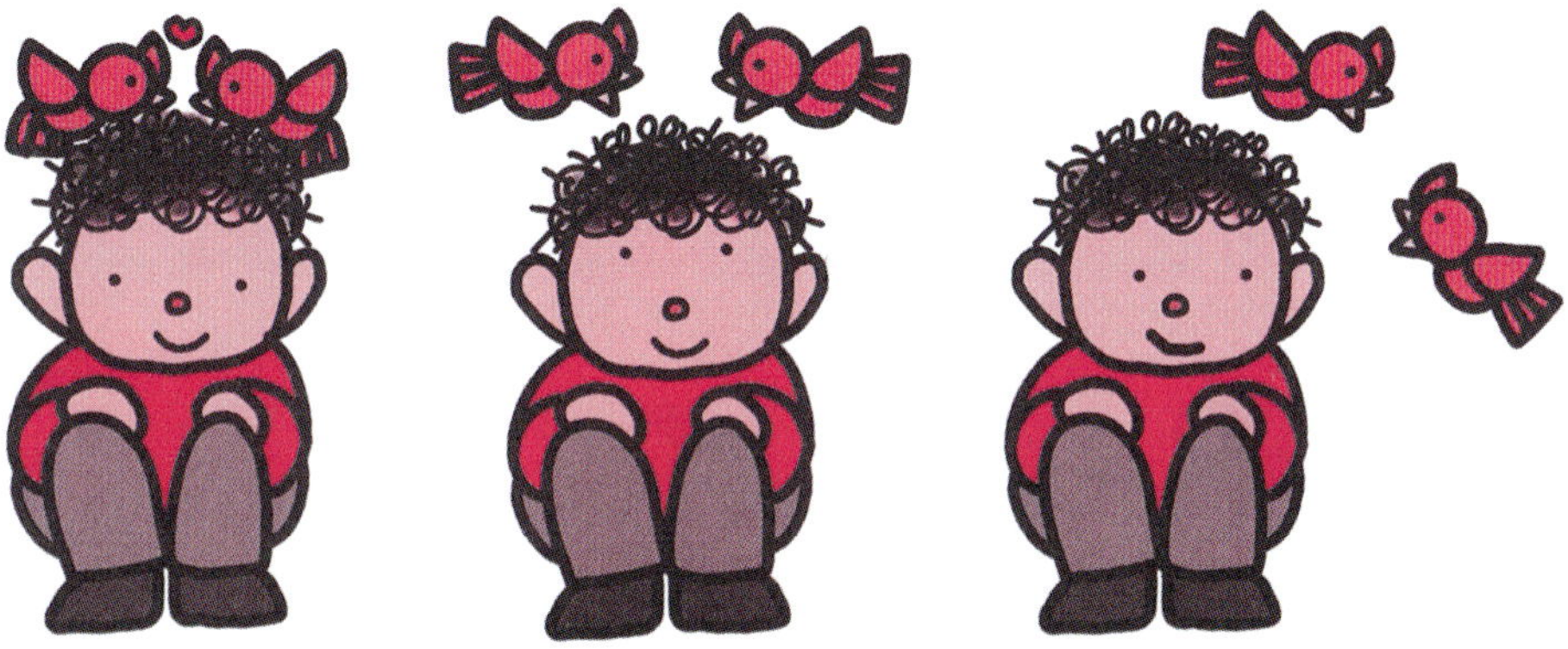

11章　食《た》べる障害《しょうがい》

亜鉛欠乏症《あえんけつぼうしょう》

原因

亜鉛含量《あえんがんりょう》の少ない食事の摂取《せっしゅ》、亜鉛と結合して小腸での亜鉛の吸収を妨げる食物繊維の取りすぎ、鉄や銅の過剰摂取などが原因となって起こることがあり、低亜鉛《ていあえん》血症《けっしょう》が唯一の陽性所見です。

亜鉛欠乏時には、胃腸機能の減《げん》衰《すい》と免疫機能《めんえききのう》低下による下痢《げり》が見られます。このため亜鉛を含む栄養素の摂取不良を招き、欠乏がさらに悪化することがあります。

症状

症状は、以下のような細胞分裂の頻繁な箇所に影響が現れます。

①味蕾《みらい》の減少による味覚障害《みかくしょうがい》、②精子形成の減少、無月経、③貧血、④口内炎《こうないえん》・舌炎《ぜつえん》・皮膚炎、⑤免疫機能の減弱、⑥甲状腺機能《こうじょうせんきのう》の減弱、⑦創傷治癒《そうしょうちゆ》の遅延

などですが、本症と気付かずに外用のみで治療対応している場合もあり、注意が必要です。

異《い》食《しょく》症《しょう》

原因・症状

通常は食欲の対象とならない土、砂、石、草、糞便《ふんべん》などを繰り返し食べる症状を言います。知的障害、認知症《にんちしょう》、統合失調症《とうごうしっちょうしょう》などの者に見られます。これら以外でも、乳幼児や妊婦などに見られることもあります。

鉄欠乏性貧血・亜鉛欠乏などの栄養障害・栄養不良が原因のことや、極度の精神的ストレスが原因のことがあります。

異常があれば、病院を受診することが望まれます。

（向井　美恵）

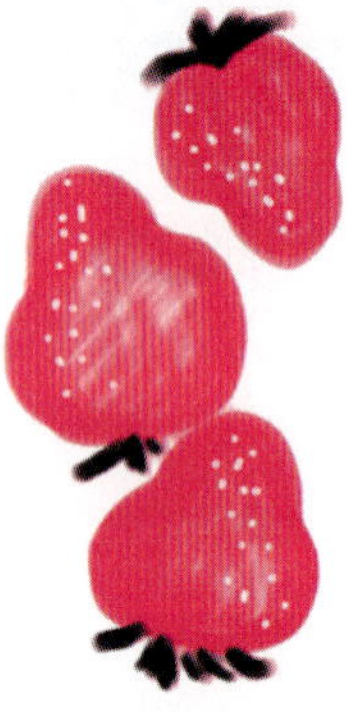

口腔《こうくう》・咽頭乾燥症《いんとうかんそうしょう》

原因・症状

唾液の減少や口呼吸によって、口の中や喉《のど》の粘膜の水分が減り、乾燥感を感じることがあります。その結果、咳《せき》が出る、食事が摂《と》りにくい、飲み込みにくい、話しにくい、などの不都合が起きることがあります。

原因としては、からだの中の水分の消失、口の中の唾液腺や喉《のど》の分泌腺に何らかの障害が起こる、服薬や神経疾患などによる唾液の分泌が抑えられることにあると考えられます。

高齢になると、口や喉の渇《かわ》きを感じることがありますが、加齢による唾液分泌の低下と服薬の影響が言われています。薬の効果にかかわらず、飲む薬の種類が増えるほどに乾燥感が現れることが多くなるとも言われています。

ほかにも糖尿病《とうにょうびょう》、扁桃腺炎《へんとうせんえん》、貧血、シェーグレン症候群、頭頸部《とうけいぶ》（顔や喉《のど》のあたり）腫瘍《しゅよう》治療による放射線治療の後遺症《こういしょう》として口や喉《のど》の乾燥感を生じることがあります。

治療

口や喉《のど》の乾きを感じたときに

は、まず水分を摂取したり、保湿、加湿をしてみることです。最近ではドラッグストアで口腔内保湿剤《こうくうないほしつざい》を手に入れることができますので、口腔内《こうくうない》を清掃した後、ジェルタイプのものは口腔内に薄く塗布《とふ》する、液状のものは少量口に含み吐き出す、など正しい使い方をすることで症状が軽減することがあります。

また、原因となる疾患があれば、その治療とともに症状が軽くなっていきます。

そのほか、専門の医療機関（耳《じ》鼻咽喉科《びいんこうか》や歯科）を受診して外用薬を処方されることもあります。

（綾野　理加）

〈より詳しく知りたいときの本・雑誌〉

山村幸江他：口腔咽頭領域　口腔・咽頭乾燥症。JOHNS、27（9）：1414～1416、2011。

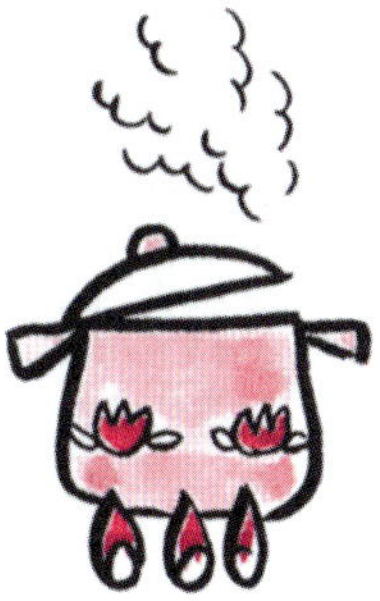

神経性食思不振症《しんけいせいしょくしふしんしょう》

原因・症状

近年社会では「やせている」ことが偏重されており、この社会現象が強迫観念《きょうはくかんねん》となって発症することが多いようです。

発症すると感情の起伏が激しくなる一方、極端に食事量が少なくなるため、便秘や腹痛をはじめ身体症状の訴えをよくするようになります。

治療

改善する病気ですが、他の心理的な問題を抱えた病気と同様に半年から数年を要する場合もあり、焦《あせ》らず諦《あきら》めずに専門の医療機関と協力して治療を継続することが大切です。

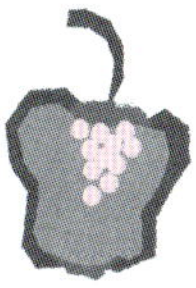

偏《へん》食《しょく》症《しょう》

原因・症状

偏食《へんしょく》とは、一般的にある特定の食品に対する好き嫌いがはっきりして、しかもその程度が非常にひどい場合を言います。ある特定の食品が嫌いであっても、栄養学的に代替しうる食品、たとえば魚が嫌いであっても肉や卵や大豆製品などを食べれば問題はないわけですが、偏食がひどいと、特定の食品しか食べなくなります。それではビタミンやミネラルなどの栄養素が補給できません。

このように栄養のバランスが崩れ、健康保持に問題が生じた状態を偏食症《へんしょくしょう》と言います。自閉症《じへいしょう》の小児などによく見られます。

治療には医師、栄養士などの指導が必要です。

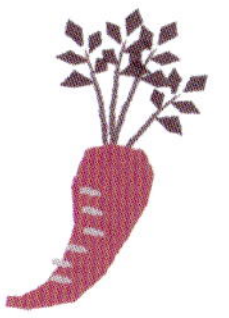

過《か》食《しょく》症《しょう》

原因

過食症《かしょくしょう》には、過食嘔吐《かしょくおうと》により体重をコントロールしようとするタイプと、拒食《きょしょく》の既往《きおう》があってその経過中に過食症になるタイプがあります。

治療

過食行動や嘔吐を責めたり禁止したりしないで、過食や嘔吐をしなければならない状況を認めてあげることが大切です。

過食・嘔吐の食行動によってもたらされる身体への影響などについて、医師の説明をよく聞くことが大切です。

（向井　美恵）

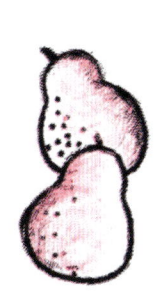

ヒステリー性《せい》味覚脱出症《みかくだっしゅつしょう》

原因・症状

ヒステリーは、さまざまな身体症状や精神症状を示すものです。

欲求不満ないし葛藤《かっとう》によって生じた不安が無意識のうちに形を変えて、ヒステリーの身体症状として出現しますが、身体症状の一つとして味覚障害《みかくしょうがい》（「味がわからなくなった」、「味がしない」を訴える）を生じたものが、ヒステリー性味覚脱出症《みかくだっしゅつしょう》と言われるものです。味覚脱出を身体症状とするヒステリーの報告は、きわめてまれと言われています。

一般にヒステリーの身体症状の発症には、対人関係、恋愛問題、経済問題などのトラブルが直接的な誘因《ゆういん》になると言われ、周囲の状況が変化することにより症状も変化し、回復可能なものと考えられています。出現した症状は、無意識的葛藤《かっとう》などが身体症状として置き換えられたものなので、神経の損傷や神経麻痺《まひ》などの障害は認められません。

神経性味覚障害《しんけいせいみかくしょうがい》

原因・症状

味覚《みかく》を司る神経は、舌と口腔《こうくう》に分布する左右合計8本から構成され（注）、これらの神経はさまざまな中継を経て、最終的には大脳皮質《だいのうひしつ》の味覚を司る領域に達します。これらの神経の通る部位でなんらかの障害が生じ、神経の切断、損傷が生じたときに引き起こされる味覚障害を言います。

大脳に近い部位が傷害されれば障害の範囲は広くなりますが、末端の神経の支配領域はかなりの範囲で重複しているので、片方だけの末端の神経障害だけでは味覚の障害範囲は狭いものになります。

実際は、食物の咀嚼《そしゃく》時に食物は口の中を移動し、傷害されていない味蕾《みらい》を刺激すること、“味《あじ》”というものが本来の味覚のほかに“舌《した》触《ざわ》り”、“歯《は》ごたえ”などの触覚《しょっかく》、温度覚、視覚《しかく》、嗅覚《しゅうかく》などによる総合感覚なので、他の感覚で補ってしまい、味覚障害だけに限って自覚されることは少ないと言われています。

（注）舌の前2／3は鼓索神経《こさくしんけい》（顔《がん》面神経《めんしんけい》に属する）、後1／3は舌《ぜっ》咽神経《いんしんけい》、喉《のど》の奥（下咽頭《かいんとう》、喉頭《こうとう》蓋《がい》）は上喉頭神経《じょうこうとうしんけい》（迷走神経《めいそうしんけい》に属する）、軟口蓋《なんこうがい》は大垂体神経《だいすいたいしんけい》（顔面神経に属する）

心因性味覚障害《しんいんせいみかくしょうがい》

原因

神経症、転換《てんかん》ヒステリーなど、心理的な原因で味覚障害を訴えることを言います。

症状

心因性《しんいんせい》の場合、異常な味を訴える場合が多く、味覚の減退ないし無味覚を訴える場合は少ない（前項で述べたようにヒステリー性味覚脱出症はきわめて少ない頻度）と言われています。「味がわからない」、「おいしくない」といっても、味覚機能検査では正常な例が多いと言われています。

治療

心理学的な面の分析には心理テストを用い、これまでの生い立ち、家族背景、現在の家庭環境、生活環境、社会環境などと照らし合わせながら、訴えの背景にある明らかなあるいは隠れた心理的問題点を見つけ出し、適切に対応することが必要で、心理面での治療により好転するものです。

（木下　憲治・弘中　祥司）

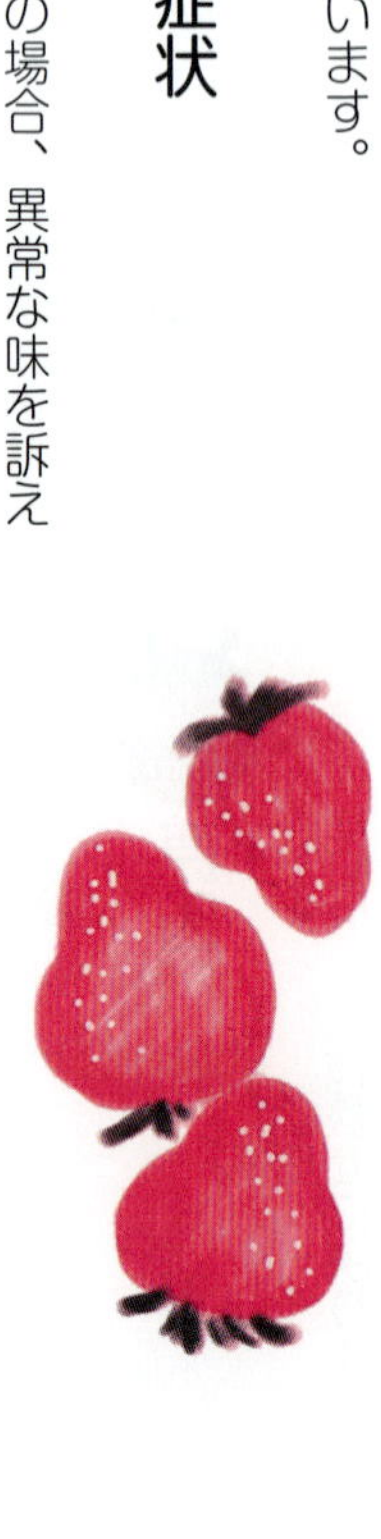

摂食《せっしょく》・嚥下障害《えんげしょうがい》

摂食《せっしょく》・嚥下障害《えんげしょうがい》とは、食べたり、飲んだりする機能に障害があることを言います。

具体的には捕食《ほしょく》（食物を口唇《こうしん》で取り込むこと）ができない、咀嚼《そしゃく》（食物を噛《か》み砕いて唾液《だえき》と混ぜ合わせ、飲み込みやすくすること）ができない、嚥下《えんげ》（飲み込む）時にむせやすい、誤嚥《ごえん》（食物や液体が気道の声帯《せいたい》よりも下に入り込むこと）する、などの機能障害をおもに言います。さらに小児では拒食《きょしょく》など心理的・行動的に食べない場合を含むこともあります。

一方、思春期から青年期の女性が、やせ願望にともなってダイエットをすることによって引き起こされるものを摂食障害《せっしょくしょうがい》と言いますが、摂食・嚥下障害とは別の内容を指します。摂食障害は食べる機能にはまったく障害はなく、精神科領域の病気で拒食症《きょしょくしょう》（神経性無食欲症）と過食症《かしょくしょう》（神経性過食症）に分けられています。

摂食《せっしょく》・嚥下障害《えんげしょうがい》は小児から成人や高齢者まで、あらゆる年齢相で起こりうるものですが、そのリハビリテーションを行っていく場合には、障害児者《しょうがいじしゃ》と中途障害者《ちゅうとしょうがいしゃ》に分けるのが一般的です。

障害児者は、脳性麻痺《のうせいまひ》、知的障害《ちてきしょうがい》、染色体異常《せんしょくたいいじょう》などで基本的には出生前後、ないしは発達途上で何らかの脳障害が起こった場合です。多くの場合は、摂食機能そのものがまだ獲得されていない時期に障害を受けています。

一方、中途障害者《ちゅうとしょうがいしゃ》は、発病するまでは普通に食事を食べられていた人達で、脳血管障害《のうけっかんしょうがい》（脳卒中《のうそっちゅう》など）、パーキンソン病、ギランバレー症候群、重症筋無力症《じゅうしょうきんむりょくしょう》、口腔《こうくう》咽頭腫瘍《いんとうしゅよう》、高齢者などです。

中途障害者と障害児者とでは指導方法や訓練内容に違いがありますが、その概要は**表1**に示した通りです。

障害児者では、患者さんと術者との意志の疎通《そつう》が困難な場合が多いために検査や訓練に際しては協力が得られにくく、訓練そのものは患者さん本人ではなく、患者さんの世話をしている家族などへの指導が中心となります。さらに、意志の疎通が困難なこともあり、拒食《きょしょく》、経管依存症《けいかんいぞんしょう》、食事恐怖症などといった中途障害者とは異なる心理・行動的な問題をかかえている場合もあります。

表1　摂食指導内容や方法の違い

	障害児者	中途障害者・高齢者
患者さんとの意志の疎通	とれることが少ない （知的障害をともなうことが多い）	とれることが多い
検査・訓練への協力	得られることが少ない	得られることが多い
訓練	介助者への指導中心	患者さんへの直接指導中心
訓練開始時期	慢性期	急性期、慢性期
発病前の状態	多くは摂食機能が発達途上	正常な咀嚼・嚥下機能
主な訓練内容	異常パターンの抑制 嚥下、咀嚼障害への対処 心理・行動上の問題への対処	嚥下障害への対処

診断や評価を行う場合も、障害児者では観察に基づく臨床評価に重点をおく必要があり、その評価項目は中途障害者とはかなり異なっています。

したがって、医療機関を選ぶ場合には、障害児や小児を専門としている所か、成人や高齢者を専門にしている所かを確認したうえで受診されると良いでしょう。

（尾本　和彦）

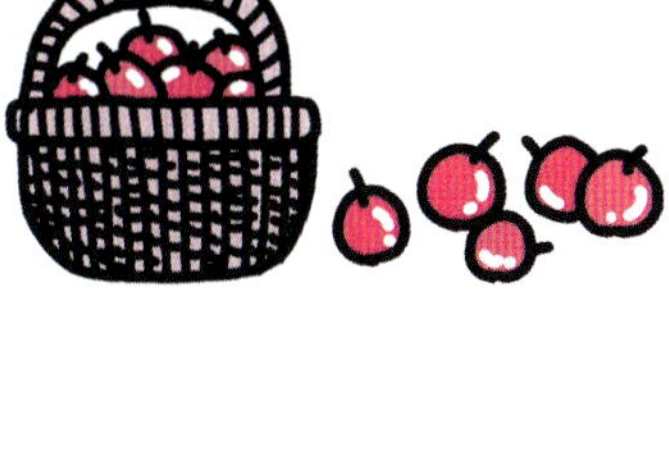

咀嚼障害《そしゃくしょうがい》

食物は咀嚼《そしゃく》により噛《か》み砕《くだ》かれ、唾液と混ぜ合わされ、食塊《しょくかい》が形成されます。咀嚼には、奥歯の噛《か》み合わせの面（咬合面《こうごうめん》）に食物をのせるため、舌の横への動き、歯の外側（口腔前庭《こうくうぜんてい》）に食物がこぼれないように頬《ほほ》の役割も大切です。下顎《かがく》が、ただ上下に動いていても咀嚼とは言えません。食物を噛《か》んでいる側に下顎が斜めに動き、唇も噛《か》んでいる側に動いていることを確認しましょう。

したがって、舌《ぜつ》、口唇《こうしん》、下顎《かがく》の動きが観察のポイントになります。咀嚼運動には上下の奥歯（臼歯《きゅうし》）がそろっていて、きちんとした噛《か》み合わせになっているかどうかも大切です。臼歯がなければ入れ歯（義歯《ぎし》）、ブリッジなどで適切に補われているかチェックしましょう。

咀嚼運動は随意運動《ずいいうんどう》と言って、傷害されたとしても咀嚼運動で使うさまざまな筋肉の筋力強化、運動パターンの反復練習などにより、機能が改善されます。

訓練としては食物を用いない間接的（基本的）訓練では、口唇《こうしん》、舌、頬《ほほ》などのマッサージ、筋訓練《きんくんれん》などがあり、硬くなつた筋肉をほぐしたり、使う筋肉の動きを改善、再教育、筋力を増強するのが目的です。食物を用いる直接的（摂食《せっしょく》）訓練では、口から食物がこぼれる場合は上体を倒した姿勢で、介助者《かいじょしゃ》が食物がこぼれないように口唇《こうしん》を閉じるのを介助します。片側に麻痺がある場合には、麻痺している側を上にし、食事は健康な側に運ぶことが必要です。ガーゼに包んだグミゼリーやするめを使った咀嚼訓練《そしゃくくんれん》なども行われます。

咀嚼《そしゃく》の過程で食品の〝歯ごたえ〟、〝噛《か》みごたえ〟や味覚、温度覚、触覚などの総合した感覚である〝味《あじ》わい〟が引き出されます。口から物を食べられたとしても丸飲みでは満足度は半減します。食物を〝噛《か》み〟、〝味わう〟という基本的な喜びと楽しみを軽視してはならないでしょう。

「上手に噛《か》めない」といっても、脳性麻痺などの心身障害児と脳卒中などの後遺症（いわゆる中途障《ちゅうとしょう》害《がい》）では、その対応の仕方、考え方に異なる点があることに注意しなければなりません。心身障害児の場合は発達療法《はったつりょうほう》的手法が必要になります。（詳細は380ページ参照）

（木下　憲治・弘中　祥司）

〈より詳しく知りたいときの本・雑誌〉

1．金子芳洋：摂食障害へ歯科からのアプローチ。東京都歯科医師会雑誌、37（2）：13～78、1989。
2．金子芳洋：障害者の摂食のためのリハビリテーション。日本歯科医師会雑誌、43（2）：23～28、1990。

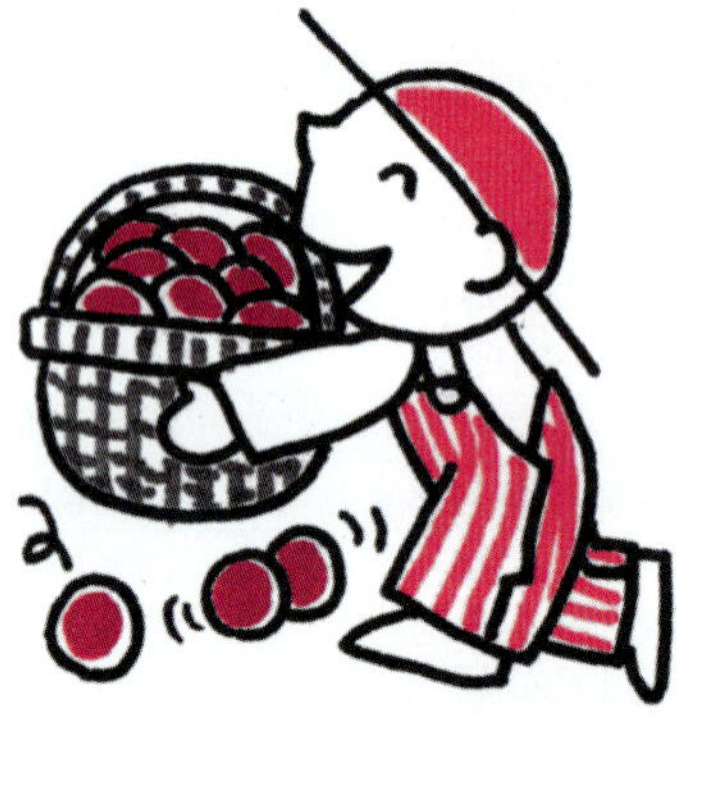

摂食障害《せっしょくしょうがい》

症状・治療

摂食障害《せっしょくしょうがい》は、摂食嚥下障害《せっしょくえんげしょうがい》との区別が必要です。

摂食嚥下障害は嚥下《えんげ》機能《きのう》の障害を主とした機能障害ですが、摂食障害は食行動異常であり、拒食《きょしょく》、過食《かしょく》、異食《いしょく》、反芻《はんすう》が同時または繰り返し見られます。特に思春期の女性に多く見られ、過食した食物を嘔吐《おうと》する繰り返しの過食症の症状や、神経性食思不振症《しんけいせいしょくしふしんしょう》などの食行動に問題がある疾患と関連した症状が見られます。

治療は、医師のもとで栄養状態を十分に管理しながら行うようにします。

（向井　美恵）

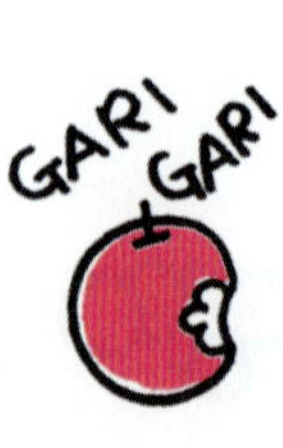

哺乳障害《ほにゅうしょうがい》

哺乳《ほにゅう》とは、ミルクを吸啜《きゅうせつ》して嚥《えん》下《げ》（飲み込み）する動きを言いますが、通常は出生時にすでに備わっている反射と、呼吸や循環系《じゅんかんけい》との協調により行われます。

哺乳障害は何らかの原因で吸啜や嚥下に障害がある場合に起こります。

症状

症状としてはミルクをうまく吸えない、吸う力が弱い、飲み込めない、むせるなどですが、このほか、哺乳時に苦しそうに呼吸したりチアノーゼ（皮膚、粘膜が暗紫青調）になることもあります。その結果、栄養不良となり、体重減少や全身状態の悪化などを引き起こします。

原因

原因はさまざまですが、一つには未熟児で吸啜《きゅうせつ》と嚥下《えんげ》の動きが未発達である場合があります。器官の構造の異常が原因のことも多く、口唇裂《こうしんれつ》や口蓋裂《こうがいれつ》、小顎症《しょうがくしょう》、食道閉鎖や腫瘍《しゅよう》などがあります。染《せん》色体異常《しょくたいいじょう》、脳性麻痺《のうせいまひ》や筋ジストロフィーなどの神経や筋系に疾患がある場合や、心臓や呼吸器の疾患、一時的な全身状態の悪化にともなって起こることもあります。

このような場合、ときには哺乳障害から原疾患が発見されることもあります。また特に異常が見られず、ミルクが嫌いで哺乳を拒否している場合もあります。

治療

割と早期に気づかれる障害であるため、その原因に応じた対策がとられます。未熟児《みじゅくじ》については、発達により解決することもありますが、原疾患がある場合には、可能ならばそれに対する治療が行われます。

哺乳障害《ほにゅうしょうがい》のある間の栄養確保は、経管栄養《けいかんえいよう》や中心静脈栄養《ちゅうしんじょうみゃくえいよう》などに頼ることも多く、その後の経口《けいこう》摂取《せっしゅ》に向けての準備や配慮も重要な課題となります。

（川田　真純）

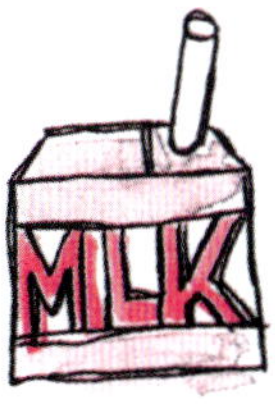

哺乳反射《ほにゅうはんしゃ》の残存《ざんぞん》

哺乳反射《ほにゅうはんしゃ》とは、原始反射（赤ちゃん特有の反射で生後すぐに出現し、月齢の経過に従ってだんだんと消えてゆく反射）の中で哺乳にかかわるもの、探索反射《たんさくはんしゃ》や吸啜《きゅうせつ》反射《はんしゃ》を指します。

いわゆる健常児《けんじょうじ》であれば、探索反射、吸啜反射は生後5～6カ月頃に見られなくなる、と言われています。

原因・症状

哺乳反射《ほにゅうはんしゃ》の残存《ざんぞん》により、食事をスプーンから取り込むときに、口がおっぱいを飲むように動いてしまったり、スプーンが触ったほうへ顔を向けてしまうためスプーンから離乳食を上手《うま》く取り込めないことがあります。

脳損傷《のうそんしょう》を持つお子さんでは、哺乳反射が生後弱かったり、見られない場合もありますが、中枢神経系の発達の遅れにより、残存する哺乳期の指しゃぶりやおもちゃなめなどの口への感覚刺激の経験不足が原因となることがあります。

普通、乳児は自分の指やおもちゃをなめることによって、口に触れたものの硬さや形の感覚を経験し、随意的《ずいいてき》な口の動きを引き出します。このような遊びと脳の発達に相まって、哺乳反射は次第に弱まっていきます。

治療

いわゆる健常児で、哺乳反射残存のためスプーンから上手に食事を取り込むことができない場合は、慌てずに哺乳反射の消失を見ながらスプーン摂取《せっしゅ》を始めても、離乳食の開始は決して遅くはありません。

何れにしても、ご心配な場合は小児の摂食機能療法《せっしょくきのうりょうほう》を専門とする医療機関を受診してみましょう。

（綾野　理加）

〈より詳しく知りたいときの本・雑誌〉
向井美惠　編：食べる機能をうながす食事。医歯薬出版，1994。
金子芳洋　監修：障害児者の摂食・嚥下・呼吸リハビリテーション。医歯薬出版，2005。

思春期《ししゅんき》やせ症《しょう》

原因・症状

思春期やせ症は、神経性食欲不振症《しんけいせいしょくよくふしんしょう》（505ページ参照）のなかでも思春期に好発する典型例で、著しい体重減少とともに低栄養、女性の場合は無月経となります。容姿《ようし》に対する歪《ゆが》んだ認識を持ち、やせたい、太りたくないという願望が強く、自覚症状がないことがほとんどです。

思春期における身体の変化への戸惑い、成熟の拒否、精神的葛藤《かっとう》やストレスのほか、社会的風潮も原因と考えられています。拒食《きょしょく》だけではなく、ときには大食に転じたり、拒食との繰り返しなど複雑化することもあり、程度によっては第二次性徴《だいにじせいちょう》（思春期にホルモンの作用で顕著になる性的特徴）が障害されることもあります。

治療

治療法は、点滴や経管栄養《けいかんえいよう》が必要な場合もありますが、通常は食事療法と並行しながら、精神科療法、家族療法が行われます。

（川田　真純）

ディスキネジア dyskinesia

運動障害や運動異常のことを、ディスキネジアと言います。特に、意識して行う運動（随意運動《ずいいうんどう》）が困難になり、無意識で起きてしまう運動（不随意運動《ふずいいうんどう》）が目立つような場合をさします。

老年者において手や足だけでなく、口腔《こうくう》領域にも起こる場合があり、これをオーラルディスキネジア（oral dyskinesia）と呼んでいます。

症状

症状としては、無意識に舌を出したり引っ込めたり、口唇《こうしん》を吸引する動作を絶えずとったり、あるいはモグモグと食物を咀嚼《そしゃく》しているようなあごの動きをします。

原因

睡眠時や、物事に集中しているときなどは消失したり、脳卒中《のうそっちゅう》やパーキンソン病に罹患《りかん》した人に多かったりすることから、原因は中枢性《ちゅうすうせい》の神経機構における促進と抑制のバランスが崩れて起こるのではないか、と一般的に考えられています。

また、向精神薬《こうせいしんやく》を服用している場合は、その副作用であるとの報告もあります。

治療

これを病的であると決めつけてしまうのは問題もありますが、治療法としては、①薬物療法、②適合の良い義歯を装着したり、むし歯を治したりなど、口腔内《こうくうない》の状態を改善する、③鍼療法《はりりょうほう》、などが紹介されています。

（植田　耕一郎）

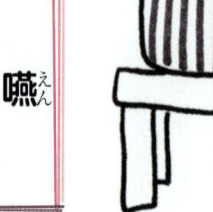

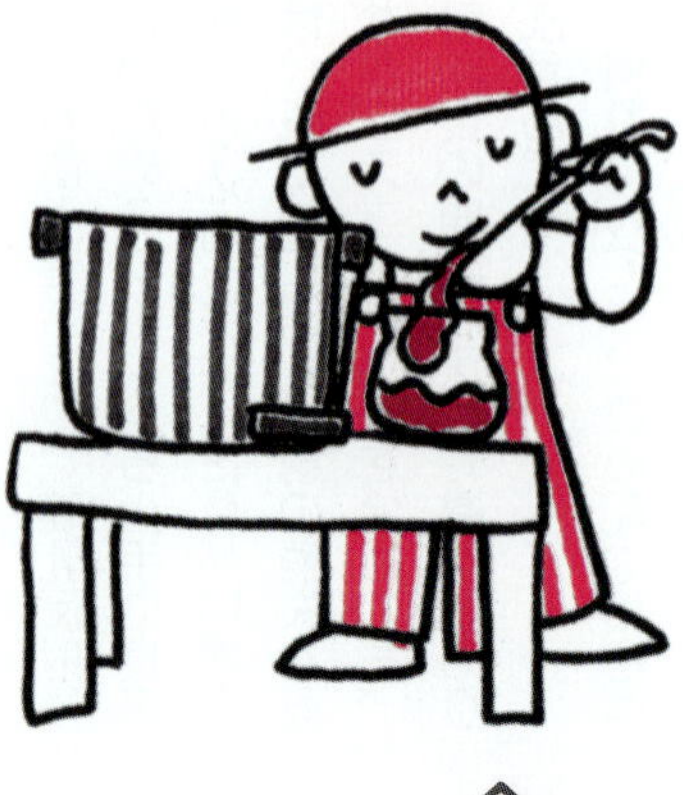

誤嚥《ごえん》

食物や飲み物などが気管《きかん》に入った場合を一般に誤嚥《ごえん》と言いますが、医学的には食物などが気管に入り、さらに声帯《せいたい》よりも下に入った場合に誤嚥と言います。

　気管に食物などが入ったとしても、声帯よりも上にある場合は喉《こう》頭侵入《とうしんにゅう》と呼ばれています。喉頭侵入は、正常な嚥下《えんげ》機能の人であっても年齢が高くなると誰でも起こりうるものです。

　図に示しましたように、誤嚥《ごえん》を防ぐおもな仕組みは食物などが口から食道に運ばれる途中で、まず喉頭蓋《こうとうがい》（気道を塞《ふさ》ぐ弁）が気管の入口を塞ぐことです。しかし喉頭蓋は完全に気管を塞ぐことができないので、食物の一部が気管に入ろうとします。このとき呼吸を止めて声帯を閉じることによって食物が声帯より下に行くのを防ぎます。また、気管に食物などが入ろうとするとむせや咳《せき》が起こり、息を吐き出すことで誤嚥を防いでいます。

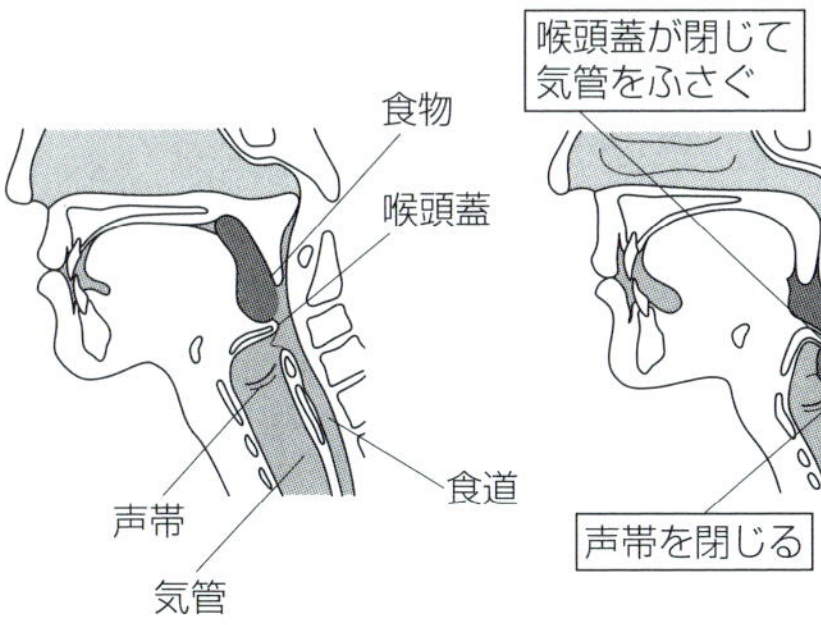

図　誤嚥を防ぐ主なしくみ

　また、「むせ」ということばもよく使われますが、「むせ」と誤嚥《ごえん》は同じ意味ではなく、「むせ」＝誤嚥の場合と、「むせ」≠誤嚥の場合があります。「むせ」は生体防御反応《せいたいぼうぎょはんのう》のひとつですが、正常な嚥下《えんげ》機能を持っている人では食物などが気管に入ろうとするのを防ぐために引き起こされ、実際には食物などが気管に入らないか、入ったとしても喉頭侵入《こうとうしんにゅう》の段階です。この状態は生命には何ら危険を及ぼしません。

　ところが、嚥下障害《えんげしょうがい》のある人が食物などを誤嚥《ごえん》した場合には、「むせ」が起こる場合と起こらない場合とがあります。この場合、誤嚥に引き続いて肺炎を引き起こすこともあり、気道を塞いで窒息《ちっそく》事故につながることもあります。また「むせ」が起こらないのに実際には誤嚥していることもあり、これを「むせのない誤嚥《ごえん》」または不《ふ》顕性誤嚥《けんせいごえん》と言います。

　高齢者や障害児者が食事中「むせ」が出ないにもかかわらず、実際には誤嚥していることがあります。食事中に「むせ」が出なくても、原因不明の発熱を繰り返すような場合は不顕性誤嚥《ふけんせいごえん》の可能性がありますので、医師に相談すると良いでしょう。

　したがって、「むせ」は生命に危険を及ぼさない場合（これを仮に「良いむせ」とする）と生命に危険をおよぼす場合（これを仮に「悪いむせ」とする）とがあります。残念ながら「むせ」が出たときに、そのむせの音を聞いただけで「良いむせ」であるか「悪いむせ」であるかを診断することはできず、これらを区別するには誤嚥検査と言って造影剤《ぞうえいざい》を用いた検査をする必要があります。

　健康な人でも高齢になると唾液の分泌量が減ったり、喉頭《こうとう》の閉鎖が弱まったり、喉頭の位置が下がるために誤嚥しやすくなります。誤嚥を防ぐには食物や液体にとろみをつけて喉越《のどご》しを良くしたり、食事中の姿勢では頭が後ろに反《そ》り返らないように、むしろ少し前かがみにしたり、食事介助《かいじょ》の際は飲み込むときに口を閉じさせたりすることが大切です。

誤嚥性肺炎《ごえんせいはいえん》

誤嚥性肺炎《ごえんせいはいえん》は、誤嚥によって細菌が食物や飲み物、唾液、胃液などと共に気管や肺に流れ込んで生ずる肺炎です。脳卒中や全身麻痺、あるいは麻痺などの症状のない脳梗塞《のうこうそく》では、神経伝達物質の欠乏によって咳反射《せきはんしゃ》や嚥下反射《えんげはんしゃ》の神経活動が低下しても起こります。

　高齢者に多く発症し、再発を繰り返す特徴があります。再発を繰り返すと耐性菌《たいせいきん》が増えて抗生物質が効かなくなり、優れた抗生物質が開発された現在でも多くの高齢者が死亡する原因の一つになっています。

原因

原因は3つ考えられており、①

食物を飲み込む際に食物と共に細菌が気管や肺に入った場合（食事中の誤嚥）、②睡眠中に唾液を誤嚥し、その中に含まれている細菌が気管や肺に入った場合（睡眠中の唾液誤嚥《だえきごえん》）、③経管《けいかん》チューブが胃に入っている場合や胃食道逆流《いしょくどうぎゃくりゅう》があって、睡眠中に胃液が食道に逆流して気管や肺に入った場合（睡眠中の胃液誤嚥《いえきごえん》）です。

これらの原因だけで肺炎が起こるのではなく、さらに全身の抵抗力（咳反射《せきはんしゃ》、免疫機能《めんえききのう》、線毛運動《せんもううんどう》による異物排除《いぶつはいじょ》など）の低下が大きく関連しています（**下図**）。

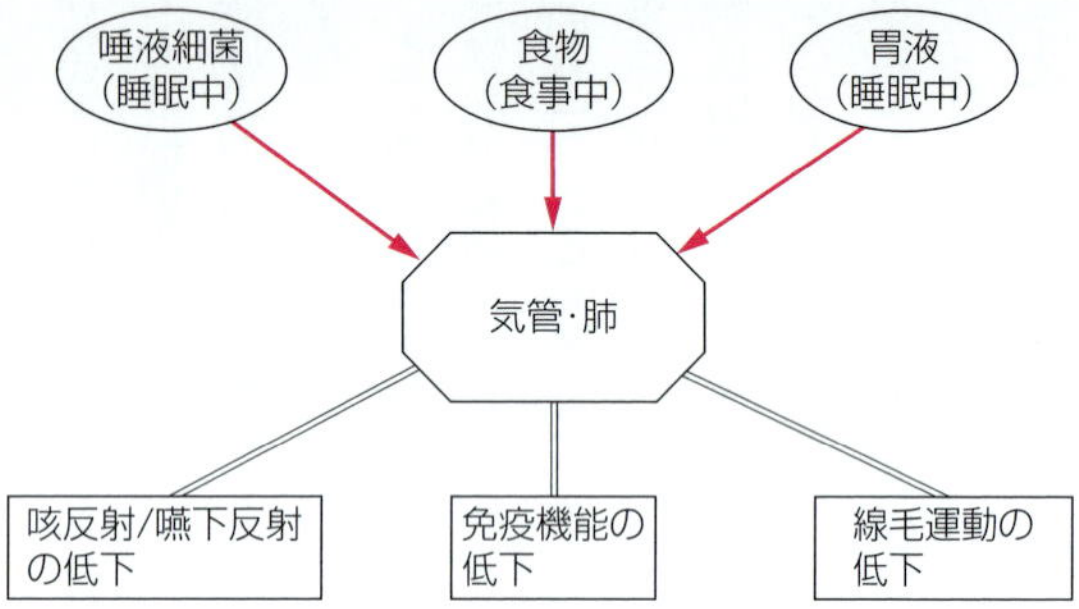

図　誤嚥性肺炎の主な要因

症状

誤嚥性肺炎《ごえんせいはいえん》のおもな症状は激しい咳《せ》きこみ、高熱、濃い痰《たん》の増加、呼吸が苦しくなるなどです。このような典型的な症状があれば発見は容易ですが、高齢者や障害児の場合、外に出る症状が軽いのにもかかわず、肺炎が進行していることもしばしばあります。

食事中の誤嚥《ごえん》を防ぐには食物や飲み物にトロミを加えて嚥下《えんげ》しやすい形態にしたり、姿勢を工夫したり、介助《かいじょ》方法を工夫したり、嚥《えん》下訓練《げくんれん》をしたりしますが、専門の医療機関で指導を受けると良いでしょう。

睡眠中の唾液誤嚥《だえきごえん》による肺炎を防ぐには、まずむし歯（齲蝕《うしょく》）や歯周病（歯周疾患《ししゅうしっかん》）がある場合には、その治療をきちんと行うようにします。肺炎は、歯周病を引き起こしている細菌によっても起こるからです。

唾液などの誤嚥が睡眠中に起こっても、唾液中の細菌数が少なければ肺炎になる確率は下がりますので、毎晩寝る前の口腔《こうくう》ケアをしっかり行って、口の中の細菌数を減らしていくことが大切です。また歯石《しせき》が付着しやすい人は口の中の細菌が増えやすいので、歯石を定期的に取り除いてもらうと良いでしょう。

睡眠中の胃液誤嚥《いえきごえん》を防ぐには、食後すぐに寝かせずに一定時間（2時間）座ってもらって胃液の逆流を防いだり、経管栄養《けいかんえいよう》を行っている場合は、夜間のみチューブをはずすことが可能であれば試みたりすると良いでしょう。

（尾本　和彦）

嘔《お》吐《と》症《しょう》

原因・症状

嘔吐症《おうとしょう》の多くは周期性《しゅうきせい》嘔吐症（自家《じか》中毒、アセトン血性《けっせい》嘔吐症）で、幼児期に不規則な間隔で発作的に嘔吐を繰り返します。

腹痛、頭痛、食欲不振、疲労、ストレスなどが引き金で嘔吐します。頻回の嘔吐の場合には、吐物《とぶつ》は食物から胃液、胆汁液《たんじゅうえき》、コーヒー残渣様《ざんさよう》となり、顔面は蒼白《そうはく》でぐったりして脱水とケトン血症をともないます。

治療

治療は、糖と水分補給で補液《ほえき》を行い、体内に蓄積したケトン体を尿中に排泄《はいせつ》させます。

成長により自然治癒《ちゆ》する疾患ですが、引き金になる症状をなるべく避けるとともに水分や糖分の補給が大切です。

嚥《えん》下《げ》痛《つう》

症状・治療

食物を飲み込んだ際に、焼け付くような、締め付けられるような強い痛み、灼熱感《しゃくねつかん》がある場合に嚥《えん》下《げ》痛《つう》と言います。

嚥下痛だけが単独で起きているのか、他の病気と関連があるのかの鑑別《かんべつ》が必要です。

①慢性的喉《のど》の痛み、②炎症症状もあり、かつ嚥下困難をともなうもの（特に、物を食べると痛いので食事ができない）、③呼吸困難をともなうもの、④全身状態もあるものなど、医師の診察を受けて適切な治療が必要となります。

痛みが軽度であっても、いつまでも続く嚥下痛や喉《のど》の異常感がある場合には、原因を調べることが大切です。

また、嚥下痛や咽頭痛《いんとうつう》に限らず、小さい子で喉《のど》が痛くて食べれないなどを訴える場合には、まれに口腔《こうくう》内や舌などに炎症がありますので、口の中を見てあげることも必要です。

（向井　美恵）

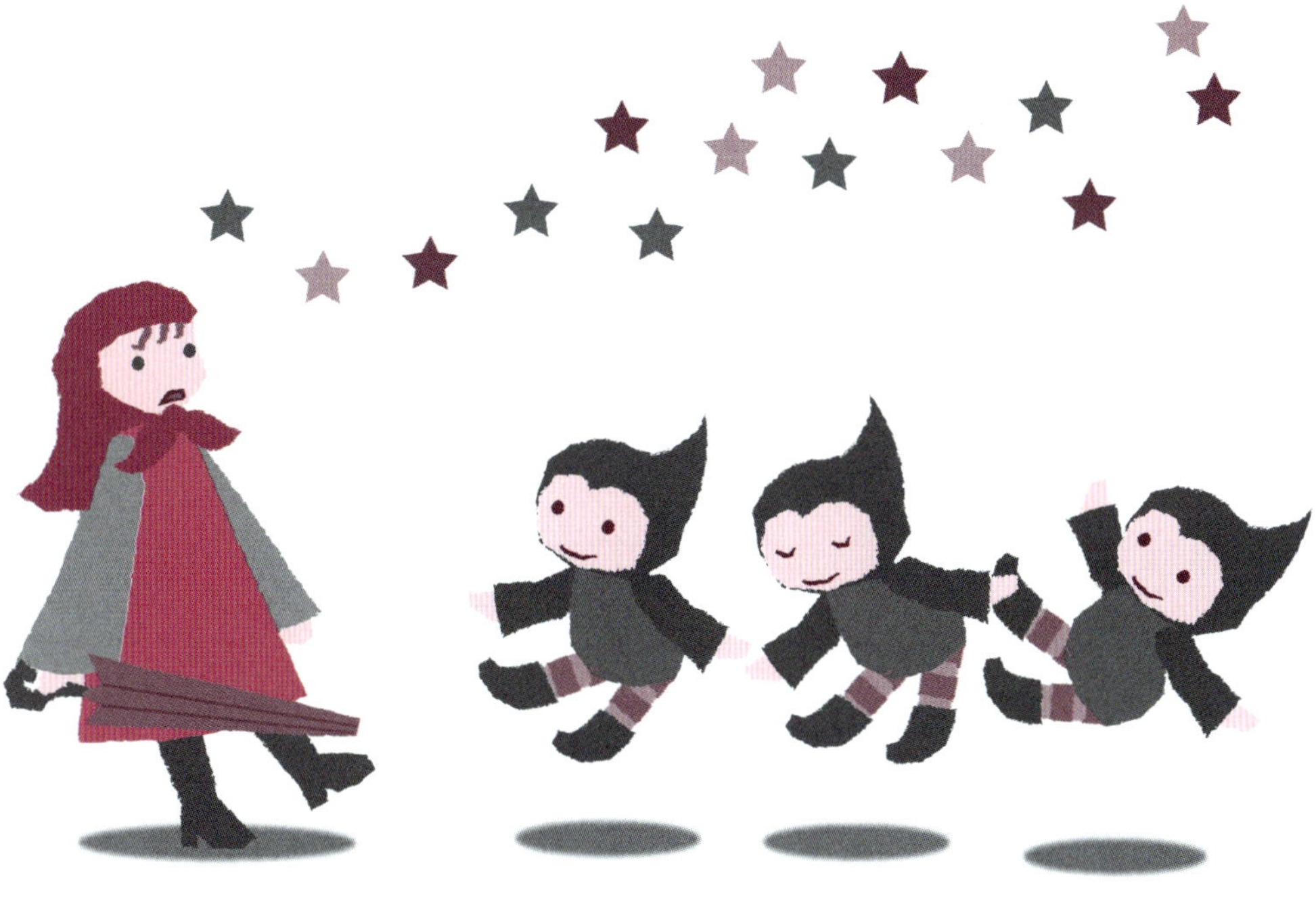

12章 発《はつ》音《おん》

発音障害《はつおんしょうがい》

肺から送り出された空気は気管を通り、喉頭《こうとう》にある声帯《せいたい》で音色が作られます。しかし、単に声帯のみで「ことば」が作られるのではありません。

声帯で作られた音色は咽頭《いんとう》、鼻《び》腔《くう》、副鼻腔、口腔《こうくう》といった共鳴器《きょうめいき》官《かん》に入り、下顎《かがく》、口蓋《こうがい》、舌、口唇《こうしん》、歯などの調音作用によって「ことば」となります。つまり、このうちいずれかの形態や機能に異常があると、発音が障害される可能性があります。

このほか、脳の発達の遅れや精神的要素も、発音に障害をもたらすことがあります。「ことば」は大《だい》脳皮質《のうひしつ》にある言語中枢《げんごちゅうすう》に支配されています。子どもは身体的・精神的発達にともなって「ことば」を獲得していきます。

このように発音の障害にはさまざまな要素が関係しますが、このうち歯科の領域で問題なのはおもに歯《は》、口唇《こうしん》、舌《ぜつ》、口蓋《こうがい》、鼻腔《びくう》、下《か》顎《がく》です。

▼歯《は》

歯の欠損、または著《いちじる》しい歯列《しれつ》の不整により、サ・ザ行音とツ音が発音しにくくなることがあります。この発音障害は義歯《ぎし》によって起こることもあります。

▼口唇《こうしん》と舌《ぜつ》

口唇は閉鎖《へいさ》、突き出し、丸め、横開きによって「ことば」を作るのに関与しています。舌は特にタ・テ・ト音のような破裂音《はれつおん》とサ行音のような摩擦音《まさつおん》を作成するために重要です。

▼口蓋《こうがい》、鼻腔《びくう》

口蓋や鼻腔に形態の異常があると発音に問題が生じます（詳しくは次項を参照）。

▼下顎《かがく》

下顎は開閉だけでなく、前後に運動することにより、発音に関与しています。

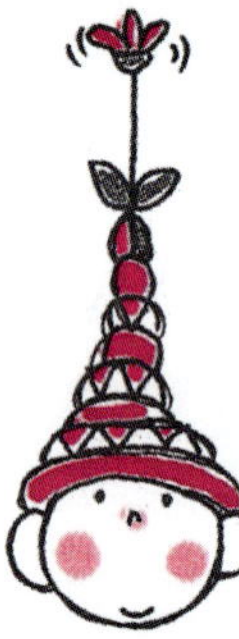

口蓋裂《こうがいれつ》 鼻咽腔閉鎖不全《びいんくうへいさふぜん》

妊娠5～8週に左右に別れていた上顎《じょうがく》が癒合《ゆごう》せず、口蓋《こうがい》（上あごの歯列《しれつ》の内側の部分）に穴が開いた状態、つまり口腔《こうくう》が鼻腔《びくう》とつながってしまっている形態の異常を口蓋裂《こうがいれつ》と言います。口腔にたまるべき息が鼻から漏れてしまうので、発音に障害が生じます。

手術により閉鎖する場合もありますが、義歯《ぎし》のような装置を入れて穴をふさぐことにより、発音を助けることもあります。

日本語の発音の多くは、口蓋《こうがい》奥に存在する軟口蓋《なんこうがい》（上あご奥の柔らかい部分）によって鼻腔《びくう》と口腔《こうくう》が遮断《しゃだん》されたうえで発音されます。しかし口蓋裂《こうがいれつ》を有する人は軟《なん》口蓋が短かったり、軟口蓋の運動が不良であることにより、鼻咽腔《びいんくう》閉鎖不全《へいさふぜん》（次頁の図参照）が生ずることがあります。この鼻咽腔閉鎖不全によっても息が鼻腔に漏れてしまいます。

また、口蓋の形態が正常であっても鼻咽腔閉鎖不全が起きている場合があります。これは鼻の下に鏡をあてた状態で、コップの水をストローで吹かせることにより検査できます。鼻咽腔《びいんくう》の閉鎖が不十分であると鼻から息が漏れて、鏡がくもるのです。
口蓋裂《こうがいれつ》や鼻咽腔閉鎖不全《びいんくうへいさふぜん》では子音が弱音化し、カ・サ・タ行が弱くなる傾向があります。

（遠山　佳之）

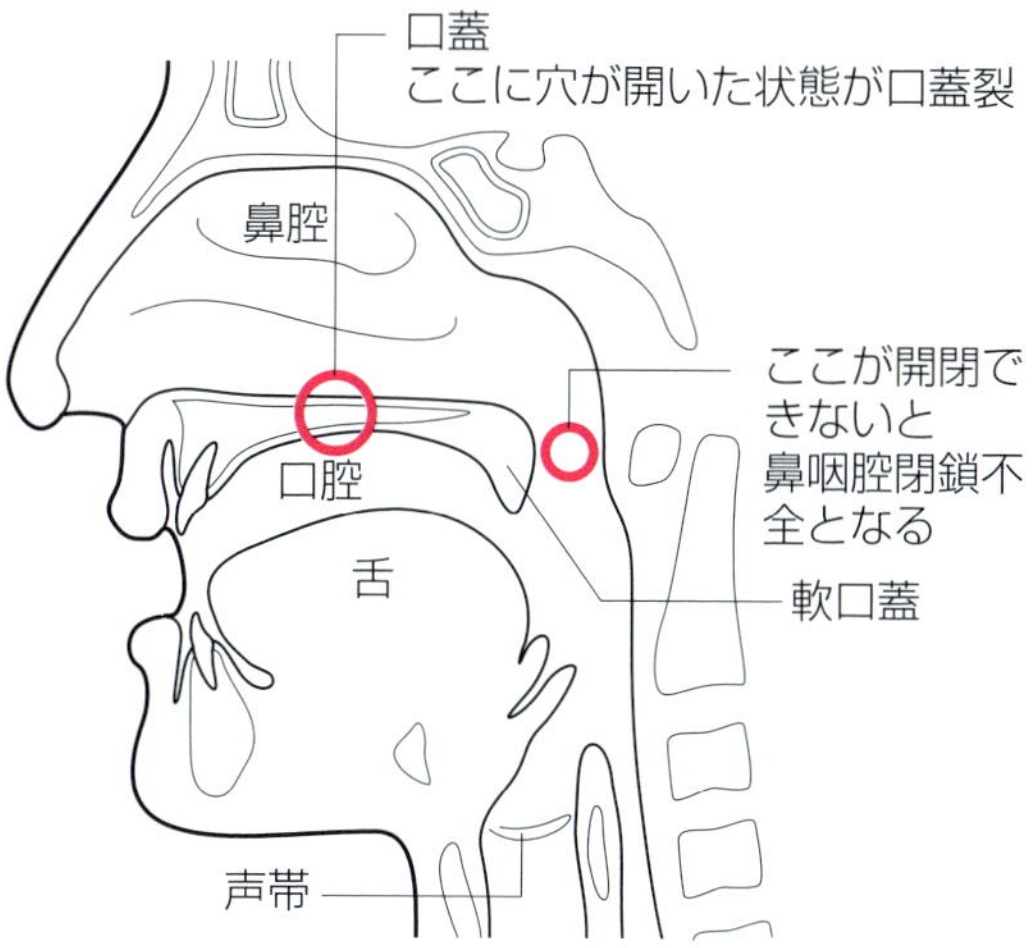

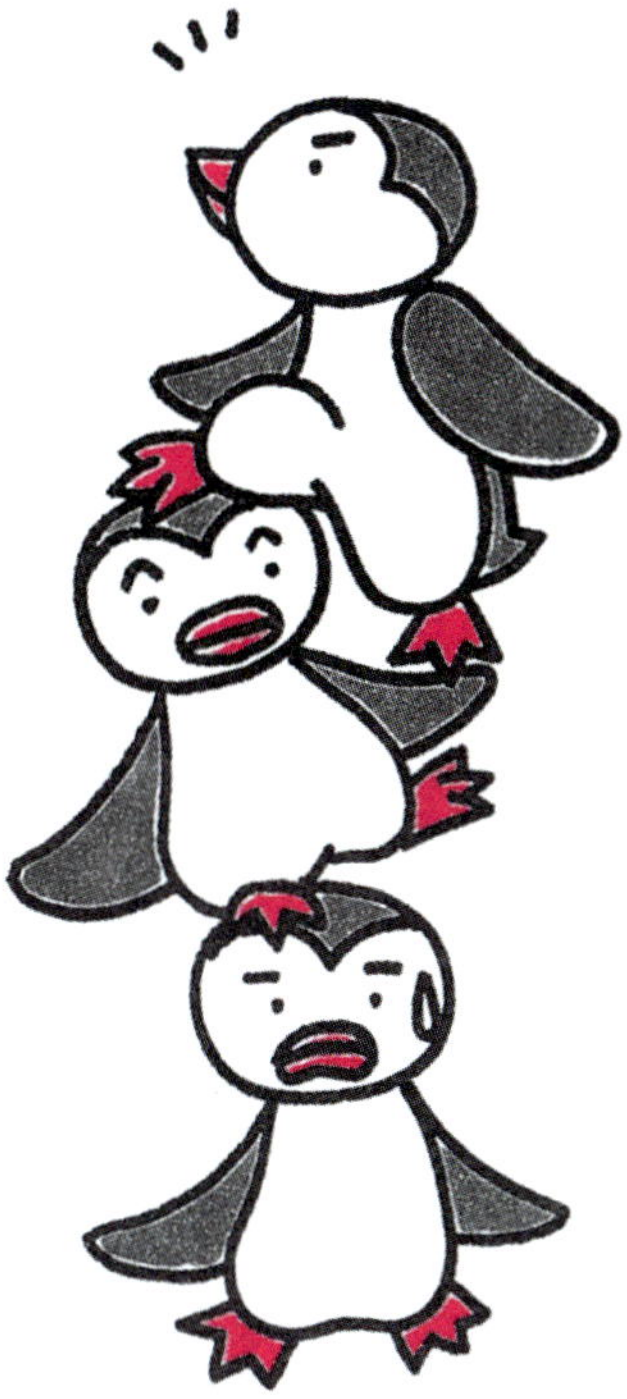

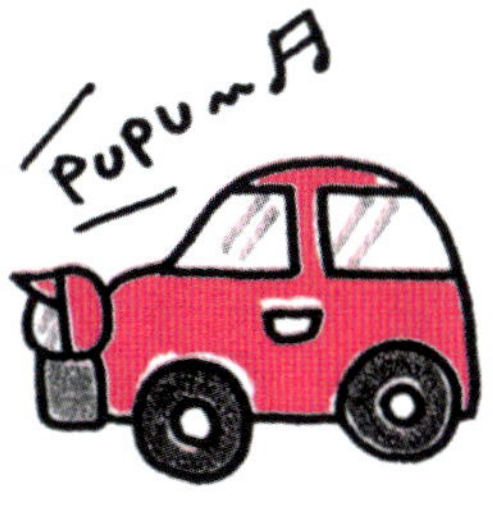

コラム：スピーチ・エイド

言葉をつくる元になる発音（構音）は呼吸器官、喉頭《こうとう》、咽頭《いんとう》、口蓋《こうがい》、口唇《こうしん》、舌などの協調作業によって行われますが、このいずれかに器質的障害があると、上手に発音、発語することができなくなります。なかでも口《こう》蓋裂《がいれつ》の手術後に、鼻咽腔閉《びいんくうへい》鎖《さ》機能《きのう》が十分でない場合には、発語が不可能であったり、不明瞭なことが多く、発音補助装置（スピーチ・エイド）が必要になります。

この装置は義歯のような形のものにバルブをつけ、発語時のみに鼻咽腔閉鎖不全部分を補うことで機能回復させるものです。鼻咽喉部分を損傷することもなく、鼻呼吸、嚥下《えんげ》などの機能にも障害を与えることはありません。

3歳以後であれば、装着可能と言われていますから適用範囲は広いと言えます。ただし、発育時の患者さんでは顎《あご》の成長につれて再製作する必要がありますから、定期的な診査も必要です。また発語回復のレベルチェックなどのために、言語聴《げんごちょう》覚士《かくし》などの助力も必要です。周囲組織にしっかり適合したものをつくる必要があるため、経験豊富な歯科大学付属病院の受診をおすすめします。

（鈴木　尚）

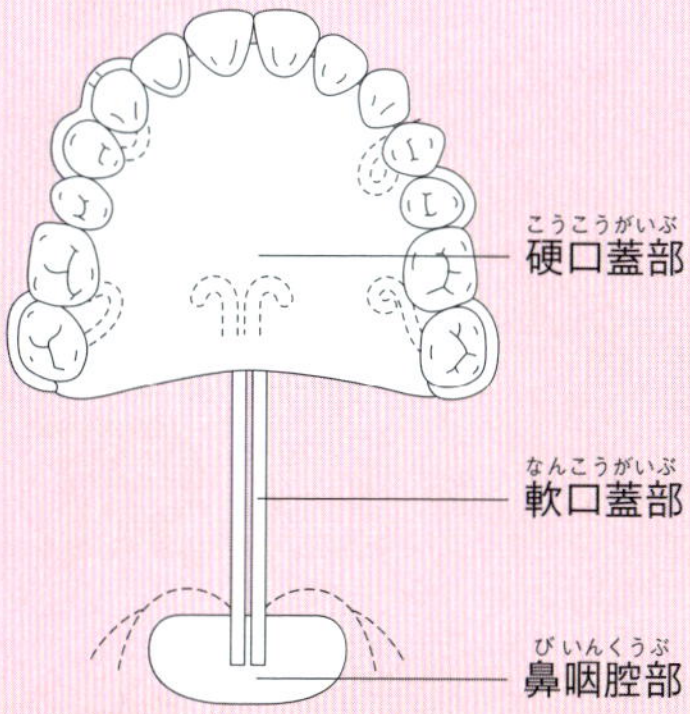

（大山喬史編：口唇口蓋裂の補綴治療．医歯薬出版，1997より）

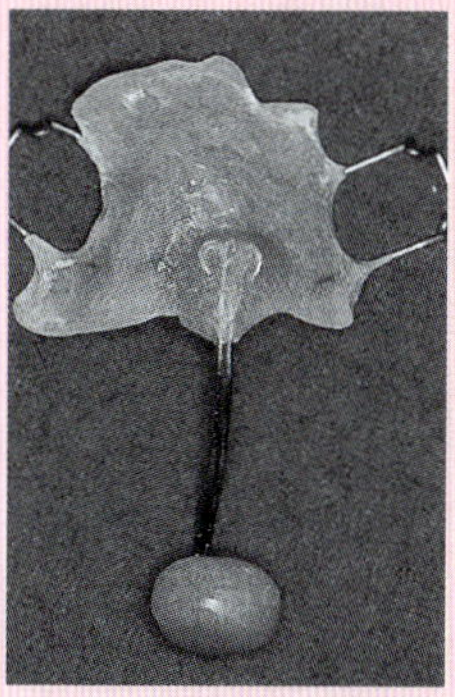

13章　歯と口に関連する全身の病気

貧《ひん》血《けつ》

原因・症状

貧《ひん》血《けつ》とは、血液を構成する成分のうち、赤血球《せっけっきゅう》やヘモグロビン(血色素《けっしきそ》)の血球成分が減少したものを意味します。すなわち一定の容積の血液中の赤血球数やヘモグロビン量が、正常値以下に減少している状態をさします。

赤血球は鉄を材料に、おもに骨《こつ》髄《ずい》で造られる直径8μmの扁平《へんぺい》な血球で、その主成分はヘモグロビンです。その成熟過程には腎臓も関与しています。このヘモグロビンはたんぱくと鉄とで構成されていて、酸素とくっついて体内の酸素の運搬を行う重要な働きをしています。

赤血球が不足しますとヘモグロビンも不足しますので、体内に配られる酸素も不足し、貧血症状が起こります。

血が赤い色をしているのはヘモグロビン中に鉄が含まれているためで、出血した直後は赤い色をした血が黒く変化するのは鉄が酸化されるからです。体がピンクの色をしているのも体中を流れる血液が赤い色をしていて、皮膚や粘膜の白い色と混ざるからです。したがって貧血になると皮膚や粘膜が白くなるのは、血液のなかのヘモグロビンの量が減少するためであることがよくわかります。

貧血の原因には、頻度が高いものとして出血があります。出血とは血液の全成分が血管から外に出ることですから、血液の全体量の不足によって起こります。そのほか、造血《ぞうけつ》材料の欠乏、造血機能の障害、赤血球崩壊《ほうかい》の亢進《こうしん》や造血容積の減少や鉄の不足などによって起こります。

末梢《まっしょう》血中の赤血球の形や大きさは、病態によって著しい変化を示しますので、同じ貧血でも、赤血球が小形になるものは鉄欠乏性貧《てっけつぼうせいひん》血《けつ》などで、大形になるものはビタミンB_{12}や葉酸《ようさん》などの造血ビタミンの欠乏によって起こります。また形が異常なものとして、溶血性貧《ようけつせいひん》血《けつ》などがあります。

もっとも怖いものは、再生不良《さいせいふりょう》性貧血《せいひんけつ》、白血病《はっけつびょう》、骨髄腫《こつずいしゅ》など骨髄障害によって起こる貧血で、血球を造る源である骨髄が異常をともなっていますので、赤血球ばかりでなく、そのほかの血球も正常に産生されません。

歯肉《しにく》や顔面《がんめん》の貧血症状から、これらの疾患がわかることがよくあります。

◆どんな症状か

貧血《ひんけつ》の症状は先ほど述べましたように、皮膚や粘膜の蒼白《そうはく》が特徴的で、また酸素の運搬がうまくいかなくなりますので組織低酸素による倦怠感《けんたいかん》、めまい(眩暈《げんうん》)、頭痛、注意力の減退、ドキドキする(心悸亢進《しんきこうしん》)などが起こります。

歯科医院で緊張のあまり「貧血を起こした」ということを患者さんからよく聞きますが、これは精神的な緊張のため自律神経によって一過性に血管が収縮して起こるものですので、正しくは貧血様症《ひんけつようしょう》状《じょう》(貧血に似た症状)というべきものです。

治療

貧血《ひんけつ》の治療法は、貧血の程度や原因によっても異なりますが、一般的には鉄剤やビタミン剤の投与が行われ、出血性のものに対しては成分輸血を含んだ輸血療法が必要です。

近年では腎臓の疾患に由来する貧血に対しては、エリスロポイエチンの投与による治療が行われています。

緊急対応

貧血の診断には血液検査が欠かせません。すぐに内科に受診してください。

白《はっ》血《けつ》病《びょう》

原因

白血病《はっけつびょう》とは、細菌や異物を取り込んで感染の防止を担う役割をはたす白血球《はっけっきゅう》が、何らかの原因で骨《こつ》髄《ずい》、リンパ節などの血液を造る臓器（造血器）のなかで、本来成熟した白血球が造られなければいけないのに、幼若な白血球幹細胞《はっけっきゅうかんさいぼう》が勝手に（自律性）、またどんどん（進行性）増殖する疾患で、血液のがんの一つとして知られています。

この幼若な白血球幹細胞が、血液の流れに沿って末梢血《まっしょうけつ》に移行して白血球が異常に増多する状態（白血化）をきたし、急性および慢性の転化をとる悪性腫瘍性疾患《あくせいしゅようせいしっかん》で、骨髄増殖性疾患《こつずいぞうしょくせいしっかん》の一つとして位置づけられています。

◆分類

白血病は、その白血球幹細胞の違いから、大きく骨髄性《こつずいせい》白血病、単球性《たんきゅうせい》白血病、リンパ性白血病に分類されています。

症状

症状としては、全身的に貧血が見られ、出血しやすく、重篤《じゅうとく》な感染を起こしやすくなり、また腫瘍《しゅよう》細胞の浸潤によって肝臓や脾臓《ひぞう》が腫《は》れる肝脾腫《かんひしゅ》などが見られます。口の中の特徴的な症状は、歯肉《しにく》の貧血および増殖、出血です。

診断

診断は、静脈血《じょうみゃくけつ》や末梢血《まっしょうけつ》を採血して観察しますと、白血球の数が異常に増えていますし、またその形が異常ですので診断は比較的容易です。

さらに、骨髄生検《こつずいせいけん》によって骨髄《こつずい》細胞《さいぼう》を観察し、さらに特殊染色や染色体検査、電子顕微鏡写真による細胞診断などを行って診断を確実にします。

治療

強力な抗白血病剤《こうはっけつびょうざい》の化学療法の多剤併用療法が有効ですが、近年では骨髄移植《こつずいいしょく》による治療が行われています。

この治療は、骨髄移植を行う前に、さらに強力な化学療法と全身放射線療法を組み合わせて、白血病細胞を徹底的にたたいてから骨髄移植を行い骨髄機能をよみがえらせ、正常な白血球を造らせようとする方法で、現在もっとも有効な治療法です。

◆対応として

白血病の患者さんが歯科医院にかかるときは、自分が現在白血病で治療中であることを必ず歯科医師に伝えましょう。治療担当の内科の先生と相談して、安全に治療を行ってくれます。

（又賀　泉）

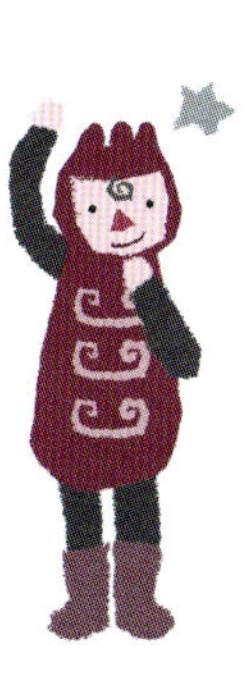

血小板無力症《けっしょうばんむりょくしょう》

原因・症状

血小板無力症《けっしょうばんむりょくしょう》は、血小板の数や形態には異常がなく、血小板機能異常のために出血時間が顕著に延長する病気です。幼児期から皮膚の出血斑《しゅっけつはん》、鼻出血、歯肉《しにく》出血が見られ、止血しにくいことから発見されることもあります。常染色体《じょうせんしょくたい》劣性遺伝《れっせいいでん》形式をとる先天性疾患で、日本では40家系くらいが存在するとされています。

血小板表面に存在し、血小板血《けっ》栓《せん》産生に必要な糖タンパクであるGPⅡb/Ⅲa複合体が先天的に欠損あるいは減少しているため、凝集が障害されるのが原因とされています。診断は、フローサイトメータでGPⅡb/Ⅲa複合体抗原量の欠如《けつじょ》を認めることで確定します。

治療

治療は、まず通常の止血法《しけつほう》（圧迫、凝固、縫合《ほうごう》など）を試み、出血が重篤《じゅうとく》な場合は、血小板輸血が行われます。症状は思春期や青年期を経るに従い軽快する症例が多いとされています。

血小板減少性紫斑病《けっしょうばんげんしょうせいしはんびょう》

血小板数の異常から、皮膚の点状出血を特徴とする出血斑《しゅっけつはん》が出現する病気です。発症機序から2つに大きく分類されています。

▼血栓性血小板減少性紫斑病《けっせんせいけっしょうばんげんしょうせいしはんびょう》（TTP）

症状・原因

末梢《まっしょう》の細血管が血小板血栓《けっしょうばんけっせん》により閉鎖され、以下の5つの症状が見られる重篤《じゅうとく》な病気です。

（1）血小板減少症《けっしょうばんげんしょうしょう》（皮膚に紫斑《しはん》が出現）
（2）溶血性貧血《ようけつせいひんけつ》（赤血球の崩壊《ほうかい》が起こる）
（3）腎機能障害《じんきのうしょうがい》（腎の血管が血栓《けっせん》で閉塞）
（4）発熱《はつねつ》
（5）動揺性精神神経症状《どうようせいせいしんしんけいしょうじょう》（症状は一定せず、変動も大きい）

これらがすべてそろっていなくても、右記（1）と（2）があれば、まずはこの病気を疑うとの考え方もあります。

原因により、先天性のものと後天性のものに分けられます。先天性のものはある種の酵素（ADAMTS13）を産生する遺伝子に異常が見られ、この酵素が欠損あるいは減少することで血小板血栓《けっせん》が過剰に産生され、血小板を消耗するために発症します。これは非常にまれな疾患で、ほとんど（95％以上）が後天性のものです。

原因不明に発症する特発性、何らかの基礎疾患（自己免疫疾患による血管炎、病原性大腸菌O-157感染、薬剤性、放射線照射など）があり、発症する二次性に分けられます。

治療

治療としては
（1）血漿《けっしょう》交換療法・血漿輸注
（2）抗血小板《こうけっしょうばん》療法
（3）ステロイド療法
（4）免疫《めんえき》グロブリン療法、分子標的治療薬（リツキサン）など

▼特発性血小板減少性紫斑病《とくはつせいけっしょうばんげんしょうせいしはんびょう》（ITP）

血小板減少をきたす他の明らかな病気や薬剤服用がなく、血小板数が減少し、出血しやすくなる病気です。

発症してから6カ月以内に血小板数が正常に回復する「急性型」は小児に多く、風邪《かぜ》、風疹《ふうしん》、はしか、水ぼうそう、おたふくかぜなどのウイルス感染症発症後、1〜6週後に発症します。6カ月以上減少が持続する「慢性型」は成人に多いと言われています。

症状・原因

症状としては、
（1）点状や斑状の皮膚出血
（2）歯肉《しにく》出血、口腔《こうくう》粘膜出血
（3）鼻出血
（4）血便、タール便
（5）血尿
（6）月経過多
（7）重症になると脳出血
があげられますが、この疾患に特異的なものばかりではありません。

原因としては、血小板に対する〔自己抗体《じここうたい》〕ができ、この自己抗体により脾臓《ひぞう》で血小板が破壊されるために数が減少すると言われていますが、なぜ「自己抗体」ができるかはわかっていません。

治療

治療は、（1）ステロイド療法、（2）免疫《めんえき》グロブリン療法、（3）脾臓摘出術《ひぞうてきしゅつじゅつ》、（4）ヘリコバクター・ピロリ菌除菌療法―（最近、成人のITPの原因の1つはこの菌の感染であり、検査結果が陽性の場

合は、まず除菌療法を行うことが提唱されています）などがあります。

顆粒球減少症《かりゅうきゅうげんしょうしょう》

通常、好中球《こうちゅうきゅう》減少症と同じ意味で用いられ、末梢《まっしょう》血中に好中球数が1、500／μL以下になった状態を言います。また、500／μL以下になった場合を無顆粒球症《むかりゅうきゅうしょう》と言います。

好中球の働きは、生体に侵入した微生物を貪食《どんしょく》、殺菌、消化することです。

この数が減少することは、生体の防御機能の低下に繋《つな》がり、感染症を発症しやすくなります。

原因・症状

原因は、急激な（数時間から数日）減少が見られる急性好中球《きゅうせいこうちゅうきゅう》減少症《げんしょうしょう》は、産生障害か末梢《まっしょう》での利用または破壊の亢進によるとされ、慢性の好中球減少症は、数の減少が数カ月から何年にもわたって見られる場合を言い、産生低下あるいは脾臓《ひぞう》による捕捉過剰《ほそくかじょう》によることが多いとされています。

また、骨髄系細胞の内因的欠陥《ないいんてきけっかん》のために起こるもの（再生不良性貧血、骨髄異形成症、ある種の先天性疾患、症候群など）と、外的因子による二次性のものとに分類されます。

後者は、特定の薬剤の使用、骨髄浸潤あるいは置換《ちかん》、ある種の感染症または免疫反応などから起こります。

これには、抗癌薬《こうがんやく》療法、放射線治療、HIV感染、骨髄線維症、脾機能亢進症などが含まれます。

症状は、感染症が発現するまでは無症状であり、しばしば発熱が初期の徴候とされています。全身的には皮膚炎、肺炎、敗血症《はいけつしょう》などで、口腔内《こうくうない》には歯肉炎《しにくえん》、口内炎《こうないえん》、歯根膜炎《しこんまくえん》などが出現します。

原因菌として頻度の高いものは、黄色ブドウ球菌とグラム陰性菌で、これら以外にも院内感染を引き起こす種々の細菌も原因となります。

治療

治療は、原因と好中球減少の重症度によって異なります。診断を誤ると重症化膿性感染症《じゅうしょうかのうせいかんせんしょう》に進展し、予後不良となることもあります。一般的に炎症所見は減少症のないものに比べ不明瞭であることが多く、早期発見、早期治療が重要です。起因薬剤あるいは治療を中止し、数週間経過観察を行うことが最良とされていますが、造血予備能の低下が見られる場合は、速《すみ》やかに広域抗菌薬や抗真菌薬を開始します。

重症の好中球減少症患者（骨髄移植および集中的抗癌薬治療後、放射線治療後など）にたいしては、顆粒球《かりゅうきゅう》コロニー刺激因子（G-CSF）がよく用いられ、好中球数増加や感染症防止に効果が認められています。

（水谷　英樹）

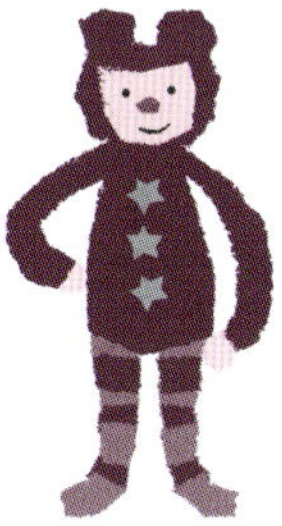

血《けつ》友《ゆう》病《びょう》

原因

血友病《けつゆうびょう》は、X連鎖性劣性遺伝形《れんさせいれっせいいでんけい》式《しき》（男子のみに発症）をする、先天的な凝固因子《ぎょうこいんし》欠乏の病気です。

凝固第Ⅷ因子活性の低下している血友病Aと、凝固第Ⅸ因子活性の低下している血友病Bとがあります。先天性の凝固因子欠乏はこの両者が85％を占めており、他にも血小板機能の異常もともなったvon Willebrand《フォン・ウィルブランド》病が約9％あります。まったく家族歴のない患者もしばしば見られます。

症状

臨床症状の特徴としては、出血傾向があげられます。皮膚の溢血《いっけつ》斑《はん》、関節出血そして口腔《こうくう》出血が血友病の3大症状です。

弱い外力による皮膚の溢血斑《いっけつはん》が、最初に気づく異常と言われています。初めての口腔出血は、幼児の行動が活発になる1～2歳頃に集中しています。よちよち歩きをしていて、転倒し、上下唇小帯《じょうかしんしょうたい》や舌の外傷から出血するのがほとんどです。

血友病《けつゆうびょう》とは知らずに抜歯《ばっし》したため、出血が止まらず病院に送られて血友病と診断されるケースも多く報告されています。

治療

一般に、血友病の出血に対する治療は、それぞれに不足している凝固第Ⅷ、あるいは第Ⅸ因子を補うことにあります。最近では加熱血液製剤の開発により高濃度、高単位のものが実用化されてきています。

口腔内《こうくうない》での出血部は唾液、食物の刺激、開放創《かいほうそう》などの影響で他部位の出血管理と異なった面が多くあります。そのため全身療法のほかに局所の止血《しけつ》処置として、オキシセル、スポンゼル、サージカル・パック、保護床《ほごしょう》などの使用が重要となります。

（柴原 孝彦）

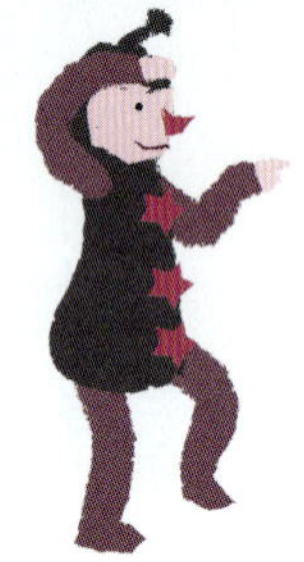

遺伝性出血性血管拡張症《いでんせいしゅっけつせいけっかんかくちょうしょう》（Osler病《オスラーびょう》）

原因・症状

出血性素因《しゅっけつせいそいん》とは、止血《しけつ》機構に何らかの障害のある疾患を言いますが、遺伝性出血性血管拡張症は先天的に血管壁に異常を認める出血性素因のひとつです。遺伝形式は常染色体優性遺伝《じょうせんしょくたいゆうせいいでん》を示します。

皮膚ではおもに顔面や指に、また粘膜では口腔《こうくう》や鼻腔《びくう》に症状が出現します。病巣は点状あるいは網状の出血斑《しゅっけつはん》として現れ、加齢とともに病変は増強されると言われています。

毛細血管壁の菲薄化《ひはくか》があるため、わずかな外力でも血管は破綻《はたん》して出血しやすく、持続性の出血によって貧血を起こすこともあります。

検査では、毛細血管抵抗性試験に異常値を示します。一般的にかなり高齢まで、さほど大きな支障はなく生活していることが多いと言われています。

Apert《アペール》症候群《しょうこうぐん》

原因・症状

フランスの小児科医Apert《アペール》（1906）が先天性頭蓋骨癒合《せんてんせいとうがいこつゆごう》による尖頭《せんとう》（とがった頭）、高度の合指趾《ごうしし》、手、足、頸椎《けいつい》の骨癒合《こつゆごう》を示す遺伝性奇形症候群として確立したものです。日本では15万人に1人の発生頻度と言われています。遺伝形式は、常染色体不規則性優性遺伝です。

顎顔面《がくがんめん》領域の所見としては、冠《かん》状縫合《じょうほうごう》の早期骨癒合による尖頭、眼球突出、眼間開離、鞍鼻《あんび》（外鼻の鼻背が陥《かん》ぼつした状態）、中顔面発育不全を認め、下顎《かがく》が突出した顔貌《がんぼう》を呈します。

口腔内《こうくうない》は狭高口蓋《きょうこうこうがい》を示し、上顎《じょうがく》の発育不全のため不正咬合《ふせいこうごう》が見られます。

治療

知能は一般に正常で、治療は乳児期に頭蓋縫合離断術《とうがいほうごうりだんじゅつ》を行い、顔面形態、咬合不全《こうごうふぜん》、合指趾《ごうしし》に対しては形成、整形外科的手術で対応します。

鎖骨頭蓋異形成症《さこつとうがいいけいせいしょう》

原因・症状

鎖骨欠損《さこつけっそん》、頭蓋骨縫合骨化遅延《とうがいこつほうごうこっかちえん》、歯牙萌出遅延《しがほうしゅつちえん》を特徴とする症候群で、常染色体《じょうせんしょくたい》優性遺伝をとります。体格は低身長で、鎖骨の全欠損あるいは部分欠損をともないます。

口腔内《こうくうない》所見としては、過剰埋伏《かじょうまいふく》歯《し》、永久歯の萌出遅延《ほうしゅつちえん》、狭高口蓋《きょうこうこうがい》を認めます。また口蓋裂《こうがいれつ》が見られることもあります。

顔面は頬骨《きょうこつ》、中顔面の発育不全および下顎角の発育不全、鞍鼻《あんび》（外鼻の鼻背が陥没《かんぼつ》した状態）が認められ、逆洋梨状顔貌《ぎゃくようなしじょうがんぼう》と言われています。頭部は頭蓋骨の化骨《かこつ》不全、癒合《ゆごう》不全、泉門《せんもん》の開存が見られます。

通常知能は正常で日常生活には支障ありません。

治療

過剰歯《かじょうし》は抜歯し、埋伏《まいふく》している永久歯は外科的萌出《げかてきほうしゅつ》を促すよう治療します。

（矢島　安朝）

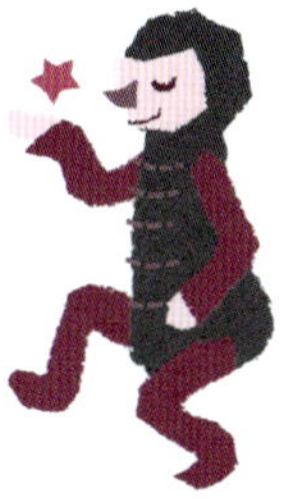

結《けっ》核《かく》

原因

結核菌《けっかくきん》によって起こる感染症で、届出《とどけで》伝染病に指定されています。

症状

口の中に見られる症状としては、結核性潰瘍《けっかくせいかいよう》があります。感染経路は喀痰《かくたん》による二次感染で、開放性肺病巣《びょうそう》をもつ高年齢者に多く認められます。

好発部位は舌や歯肉《しにく》で、頬粘膜《きょうねんまく》、口蓋《こうがい》（上あごのアーチ形をなす上壁）などにも発生します。潰瘍《かいよう》は初め柔らかい穿掘性《せんくつせい》で、周囲に発赤をともない、強い痛みがあります。

潰瘍の底部は肉芽《にくげ》状で、灰白色の偽膜《ぎまく》におおわれています。

治療

治療は、抗結核薬《こうけっかくやく》の使用により比較的容易に治癒《ちゆ》しますが、癌《がん》による潰瘍《かいよう》との鑑別が必要であり、早めの医療機関への受診が必要です。

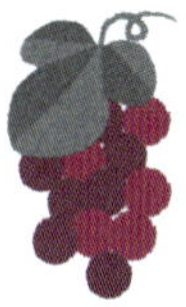

梅《ばい》毒《どく》

原因・症状

トレポネーマによる感染症で、口の中では、感染後3カ月（第2期）で、乳白色の粘膜斑が舌に現れます。口角《こうかく》にはびらん（梅毒性《ばいどくせい》口角炎《こうかくえん》）が生じ、のどの近くが腫《は》れます。

感染後3年頃（第3期）には口蓋《こうがい》にゴム腫《しゅ》が生じ、口蓋粘膜やその下の骨が壊れ、鼻とつながります。

さらに鼻の中の骨が壊れて、鼻背部が陥没《かんぼつ》すると鼻の変形をきたします。

また、先天梅毒《せんてんばいどく》（胎盤血行《たいばんけっこう》を介しての感染）の特徴的な所見として、歯の変形、内耳性難聴《ないじせいなんちょう》、実質性角膜炎（ハッチンソンの3徴候）があります。

ハッチンソン歯は上顎の前歯《ぜんし》の形が変形し、切縁《せつえん》の真ん中が半月状にくぼみます。

治療

治療は、早期梅毒ではペニシリンまたはセファロスポリン系抗生物質を3週間程度用います。

（髙木　律男）

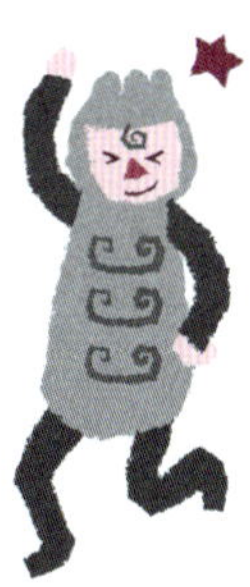

麻疹《ましん》（はしか）

原因

麻疹《ましん》ウイルスの感染で起こり、感染するとほとんどが発症し、乳幼児に多く見られます。

症状

発熱、鼻みず、せき、そして眼の充血や眼脂《めやに》など風邪《かぜ》と似た症状が続きます。

発熱して3～4日後に、下顎《かがく》

臼歯部《きゅうしぶ》付近の頬粘膜《きょうねんまく》の周囲に発赤をともなった1～3㎜の灰白色の扁平《へんぺい》に隆起した小斑点が出現します。これをコプリック斑《はん》と呼び、麻疹《ましん》と診断する根拠の一つとなります。

コプリック斑が出た後、体温は一時的に下がりますがすぐに高熱になり、今度は発疹《ほっしん》が顔面と頸部《けいぶ》皮膚に発現します。さらに四肢から全身に広がりますが、発疹が出て3～4日で熱は下がり、発疹も消えて治癒《ちゆ》します。

治療

治療方法は特になく、対症療法《たいしょうりょうほう》と合併症《がっぺいしょう》の予防を行います。

風《ふう》疹《しん》

原因

風疹《ふうしん》ウイルスの感染で、潜伏期《せんぷくき》が長く、感染してから2～3週間で発症します。三日《みっか》はしかと呼ばれています。

麻疹《ましん》と違って乳幼児に少なく、学童に多く見られます。成人も感染し、妊娠初期の女性の場合には胎児に対する悪影響が危惧《きぐ》されます。

症状

発疹《ほっしん》と頸部《けいぶ》リンパ節腫脹《しゅちょう》がまず見られることが特徴で、発疹と発熱が続きますが、あまり高熱は出ません。

発疹は麻疹《ましん》の場合よりも小さく点状で、かつ麻疹のような癒合《ゆごう》はあまり見られません。色素沈着や落屑《らくせつ》（表皮の角質層が剥《は》げ落ちる現象）もありませんが、発疹が消失する頃より痒《かゆ》みが出ることがあります。

耳介後部《じかいこうぶ》や頸部《けいぶ》などのリンパ節腫脹《しゅちょう》と圧痛があるため、最初は歯《し》性《せい》疾患も疑われます。

治療

治療法はなく、対症療法と合併症の予防を行います。

水《すい》痘《とう》

原因

水痘《すいとう》・帯状疱疹《たいじょうほうしん》ウイルスの初感染で、主として小児に発現しますが成人にもときどき見られます。ほとんどの人は一度罹《かか》ると二度は罹らないと言われていますが、感染しても発症しないだけのことです。ウイルスは体内、特に脳神経、脊髄《せきずい》神経節に潜伏《せんぷく》し、成人になってからウイルスの再活性化で三叉《さんさ》神経《しんけい》や顔面神経にそって帯状疱疹《たいじょうほうしん》が発現します。その場合は、速やかな受診が必要です。

症状

口腔粘膜《こうくうねんまく》の発疹《ほっしん》が皮膚の発疹より前か、または同時に見られます。粘膜疹は頬粘膜《きょうねんまく》、舌粘膜《ぜつねんまく》、口《こう》唇粘膜《しんねんまく》にアフタ様（浅い潰瘍《かいよう》）のものが孤立性に出現します。

これらは上皮《じょうひ》の浅い部分に形成される水疱《すいほう》で、小水疱のまま比較的長く症状が続きます。粘膜疹の周囲には、紅い部分（紅暈《こううん》）が明瞭に見られますが、大きな潰瘍《かいよう》を形成することはなく、皮膚の発疹《ほっしん》よりも早く、症状を残さず治癒《ちゆ》します。

治療

治療法は対症療法のみですが、口腔粘膜《こうくうねんまく》に関しては、洗浄《せんじょう》と含嗽《がんそう》を行って二次感染を予防するだけです。

（山根　源之）

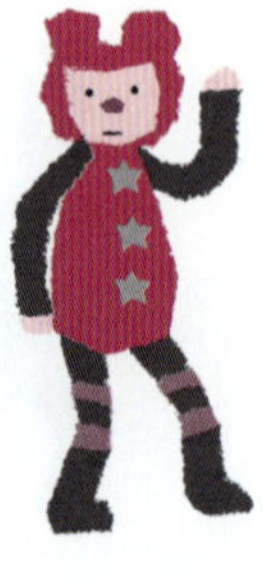

手足口病《てあしくちびょう》

原因・症状

5歳までの乳幼児に多発し、手のひら、足の裏、口腔《こうくう》の粘膜に水疱性《すいほうせい》の発疹《ほっしん》が出現する疾患です。

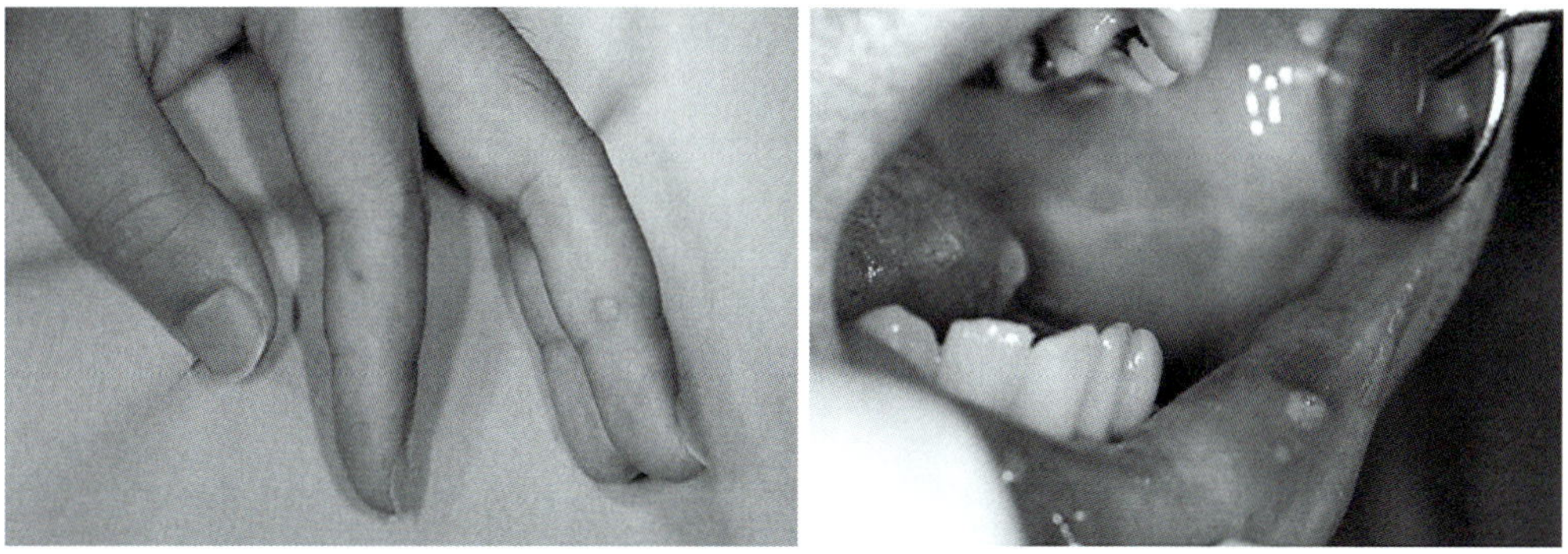

手足口病

原因は、コクサッキーウィルスA16（時にA6、A9、A10）やエンテロウィルス71などの飛沫《ひまつ》・接触・糞口により感染します。したがって、集団生活を送る保育施設では飛沫・接触のみならず排泄物を処理した手指からも感染するため、充分な手洗いが必要です。しかし、この病気は症状も軽く、大部分のおとなが子どものうちに罹患《りかん》して免疫を獲得した疾患でもあります。

潜伏期間は3〜5日で、特徴的な症状として、手のひら、足の裏に数個の小水疱が散在した発疹《ほっしん》が見られます。また口の中では、頰《ほほ》、軟口蓋《なんこうがい》（上あごの奥の柔らかい部分）、舌などの粘膜に散在性の口《こう》内炎《ないえん》や発赤が生じますが、初期には口の中でも小水泡が見られます。発熱は1／3で見られますが、通常は高熱には至りません。また、咽喉《いんこう》の痛みのため摂食《せっしょく》が不十分になることもあります。

治療

特効薬が無いため栄養の補給、安静などの対症療法が治療の主体です。しかしまれに髄膜炎《ずいまくえん》や脳炎などの合併症《がっぺいしょう》が起こることがあるため、高熱や持続した発熱、嘔吐《おうと》、頭痛、呼びかけに応じない、などの症状が出たら直ちに医療機関を受診すべきです。

（上の写真は、大人に生じたまれな例です。）

Hunt《ハント》症候群《しょうこうぐん》

Ramsay-Hunt（ラムゼイハント）症候群とも言われ、帯状疱疹《たいじょうほうしん》によって生じる顔面神経麻痺《がんめんしんけいまひ》や眩《げん》暈《うん》（めまい）および難聴《なんちょう》のことです。

原因

原因は帯状疱疹《たいじょうほうしん》ウィルスで、小児期に水痘《すいとう》（みずぼうそう）として初期感染したウイルスが水痘の緩解《かんかい》後も脳脊髄神経節《のうせきずいしんけいせつ》に潜んでおり、体力低下などの要因により再活性化して顔面神経の膝神経節《しつしんけいせつ》や内耳神経《ないじしんけい》の前庭神経節《ぜんていしんけいせつ》を侵すことで発症します。

症状

症状は、まず耳や耳介《じかい》後方部に痛みが出現するとともに外耳道《がいじどう》や耳介に水疱や発赤が生じます。ついで眼や口唇《こうしん》が閉じにくくなる顔面神経麻痺が出現します。この際、味覚障害や軟口蓋部《なんこうがいぶ》（上あごの奥の柔らかい部分）に小水疱をともなうことがあり、場合により激しい嚥下時痛《えんげじつう》も出現します。

また、内耳神経が侵された場合には眩暈《げんうん》や難聴《なんちょう》が出現します。

診断

顔面神経麻痺や味覚障害などが出現した場合、一応念頭におくべき疾患ですが、通常は麻痺側の耳介や外耳道に発赤や小水泡が見られるため診断は容易です。しかし、確定診断には血清中のウイルス抗体価の測定が必要です。

治療

治療は、抗ウイルス薬（アシク

ロビル）を投与するとともに、顔面神経麻痺や眩暈《げんうん》・難聴《なんちょう》に対してビタミンB_{12}やステロイドを投与します。これらの投与は内服の場合もありますが、入院下に点滴投与することもあります。また、初期から星状神経節《せいじょうしんけいせつ》ブロック（頸部《けいぶ》の交感神経節へのブロック注射）を行うこともあります。したがって、耳やその周囲の疼痛、小水疱、発赤などを自覚したら、すぐに耳《じ》鼻咽喉科《びいんこうか》を受診すべきです。

（田中　潤二）

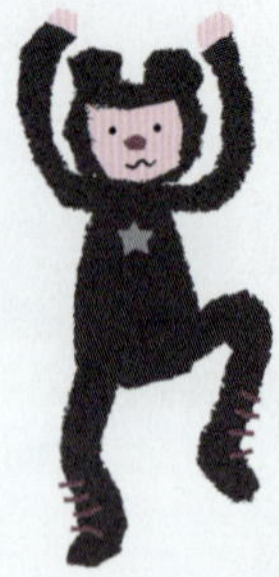

Behçet《ベーチェット》病

症状

Behçet《ベーチェット》病は治りにくい病気で、国の特定疾患難病の一つにあげられています。口腔粘膜《こうくうねんまく》の再発性アフタ（**図1**）、結節性紅斑《けっせつせいこうはん》などの皮膚症状（**図2**）、ブドウ膜炎などの眼の症状、外陰部潰瘍《がいいんぶかいよう》の4つの主症状や関節、消化管、血管、中枢神経《ちゅうすうしんけい》などにさまざまな副症状を示すことのある全身性の疾患です。

症状の出現のしかたは人によってまちまちで、これらの症状のすべてが必ず現れるわけではありません。主症状の4つが全部出現する完全型とそうでない不全型、疑いのある型などがあります。

一般にこの疾患においては、口《こう》腔内《くうない》の再発性《さいはつせい》アフタが早期に出現します。

次いで皮膚、眼あるいは副症状が出現することが多く、症状がひどくなったり、少し良くなったりします。

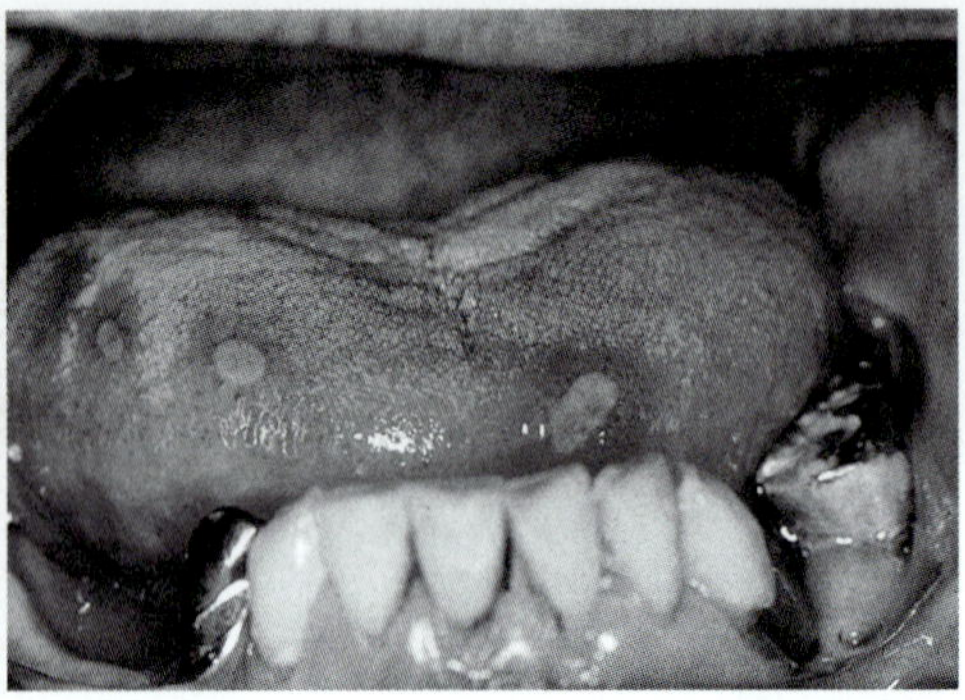
図1

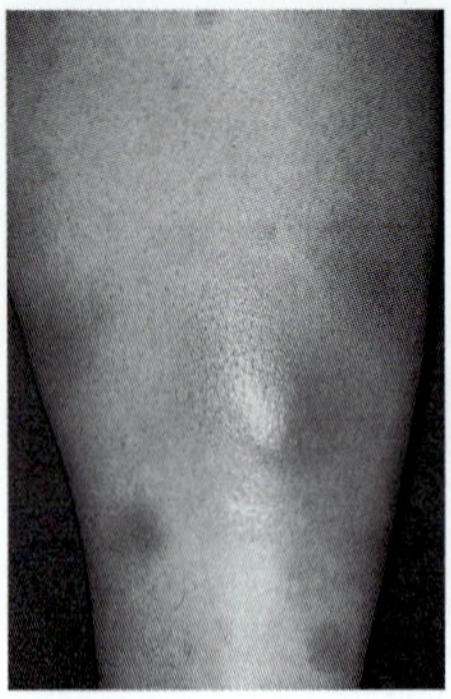
図2

原因

原因は不明ですが、遺伝的素因も関係があるとされており、また微生物、特に連鎖球菌《れんさきゅうきん》という細菌の関与も考えられています。

治療

症状がいろいろであるため、内科、皮膚科、眼科、歯科など各科が協力して治療しますが、原因がはっきりわかっていないため、治療法は現れた症状に対する治療（対症療法）になります。

口の中の再発性アフタの治療にはステロイド剤の軟膏や貼付剤あるいは噴霧剤《ふんむざい》などを使用しますが、他の全身症状が著明な場合にはステロイド剤や免疫抑制剤《めんえきよくせいざい》などを服用しなければならないことがあります。

（髙野　伸夫）

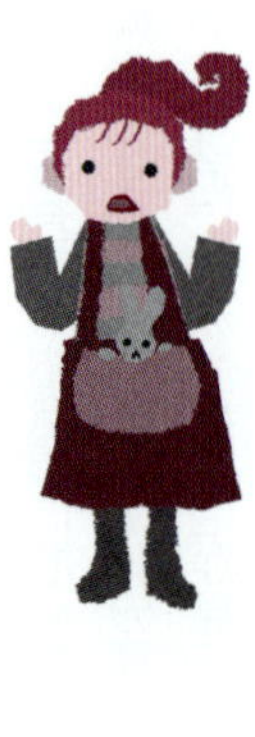

多形滲出性紅斑《たけいしんしゅつせいこうはん》

原因・症状

正確には発生の原因はわかっていませんが、薬や感染症などが原因で免疫《めんえき》異常を起こし、口をはじめとする粘膜や皮膚に重度のただれ・水ぶくれ・潰瘍《かいよう》を形成する病気です。

口唇《こうしん》や口の中の粘膜、鼻、目、外陰部などにさまざまな形の紅色の斑点状の腫《は》れやただれ、水ぶくれができます。症状は全身に広がり、重症になると発熱や倦怠感《けんたいかん》をともないます。口腔内《こうくうない》にできた水ぶくれやただれは出血しやすく、触ると強い痛みをともなうため食事がとりにくくなり、歯みがきもできないため口臭が強くなります。重症なものは、中毒性表皮壊《ちゅうどくせいひょうひえ》死症《ししょう》、スティーブンス・ジョンソン症候群と呼ばれ、目に重篤《じゅうとく》な後遺症を生じることがあります。

緊急時の対応

薬を服用した後にこのような症状を認めたら、直ちに服用を中止します。総合的な医学管理が必要になるので、総合病院の歯科口腔《しかこうくう》外科《げか》あるいは皮膚科を受診してください。そのときに飲んでいた薬を必ず持参してください。

治療

早期に原因となるものを除去して、栄養補給、副腎皮質《ふくじんひしつ》ステロイド薬の投与など、適切な治療が行われれば2～3週間で回復します。口腔内《こうくうない》に症状があるときは、刺激の少ない消毒効果の高いうがい薬でよくうがいをして口腔内を清潔に保ち、二次感染予防に努めることが早期の症状改善につながります。

天疱瘡《てんぽうそう》・類天疱瘡《るいてんぽうそう》

原因・症状

からだを守る免疫細胞が、自分のからだの一部を敵と認識してしまい攻撃する病気を自己免疫疾患《じこめんえきしっかん》と呼びますが、天疱瘡《てんぽうそう》・類天疱瘡《るいてんぽうそう》はこれに属します。細胞間の結合が破壊されて、皮膚や粘膜の中に水ぶくれを作り、そこにただれを生じる病気で、水ぶくれができる深さで天疱瘡と類天疱瘡に分類されます。

いずれも多くの場合、口の中に最初に症状が現れます。さまざまな形の水ぶくれが頬粘膜《きょうねんまく》・歯肉《しにく》・舌の裏側などにできますが、それらはすぐに破れて繋《つな》がり大きなただれや潰瘍《かいよう》になります。また、擦っただけで粘膜が剥《は》がれてただれた状態になってしまうことも特徴です。口の中は触ったときの痛みが強いので、食事をすることや歯をみがくことが困難となり、不潔な状態になります。口の粘膜だけでなく、皮膚にも同様の症状が起きます。

緊急時の対応

口の中にこのような症状を自覚したら、早めに皮膚科と歯科口腔《しかこうくう》外科《げか》が連携した治療が必要になるので、総合病院の歯科口腔外科あるいは皮膚科を受診してください。述べた症状は治りにくく、適切に対応しないと長期間に及ぶことがあります。

治療

治療は、副腎皮質《ふくじんひしつ》ステロイド薬の全身的な投与が中心ですが、二次感染を予防するために患部を清潔に保つことも大切です。口の粘膜に対しては、副腎皮質ステロイド薬の塗布《とふ》・清潔を保つために消毒効果があるうがい薬による含漱《がんそう》（うがい）、歯科医師・歯科衛生士による口腔のケアなどを行います。

（片倉　朗）

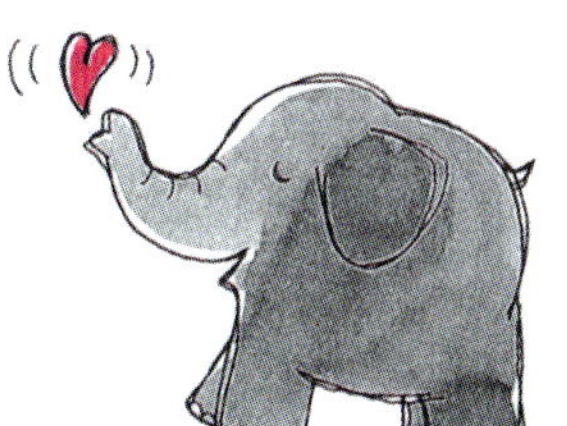

薬物性口内炎《やくぶつせいこうないえん》

原因・症状

薬物投与によって起こる口内炎《こうないえん》は、薬剤アレルギーによる薬疹《やくしん》がほとんどです。皮膚の発疹がおもな症状ですが、口唇《こうしん》、舌、頬粘膜《きょうねんまく》にも水疱《すいほう》形成、びらん（赤くただれる）が生じることがあり、接触痛、塩味痛、温熱痛をともない、痛みのため食事が摂《と》れなくなることがあります。

薬剤投与後、数分から数日後に右記の症状が現れたら、薬疹を疑います。歯科で投与される薬剤のなかでアレルギーを起こしやすいものは、抗菌剤（抗生物質）や、鎮痛剤です。また、アレルギー体質、以前に薬物アレルギーの経験のある場合は起きる頻度が高くなります。

薬疹を経験したら、薬剤の名前を記録しておき、次に薬が必要なときに歯科医師に話してください。

治療

投与薬剤を中止すれば、多くは1週間ほどで消失します。症状が重い場合には薬液による含嗽《がんそう》（うがい）、抗ヒスタミン剤や副腎皮質ステロイドホルモン剤の全身投与が行われます。

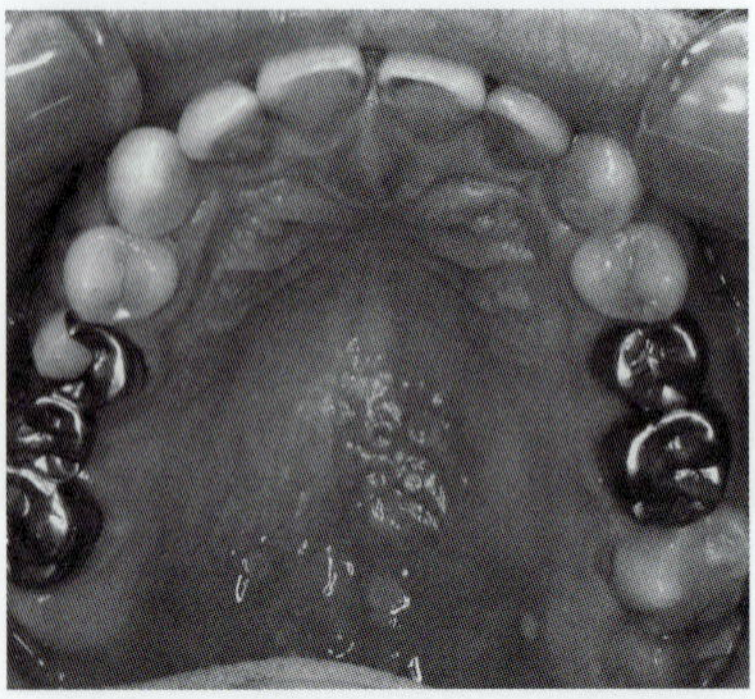

薬物性口内炎

猩《しょう》紅《こう》熱《ねつ》

原因・症状

咽頭炎《いんとうえん》を起こすA群溶血連鎖球菌《ようけつれんさきゅうきん》の感染によって、咽頭炎《いんとうえん》だけでなく、この細菌が造る毒素により全身に発疹《ほっしん》が現れる病気で、おもに幼児～学童期の子どもに見られます。

39～40度の突然の高熱と、喉《のど》、口腔《こうくう》粘膜の発赤、腫《は》れ、痛み、首のリンパ節の腫れで発病し、1～2日後から紅色の発疹が首周りから胸、四肢の内側の皮膚に出てきます。

小児では、舌が赤くなってブツブツになる苺状舌《いちごじょうぜつ》を呈することが特徴です。

潜伏《せんぷく》期間は1～7日で、感染者との接触により感染します。突然の発熱や喉《のど》の痛みで始まり、その12～24時間後に、点状の赤みがかった発疹が現れます。発疹の出た場所は、約1週間後から皮がむけてきます。

治療

一般的にはペニシリン系の抗菌剤（抗生物質）を、約10日間服用します。

（齊藤　力）

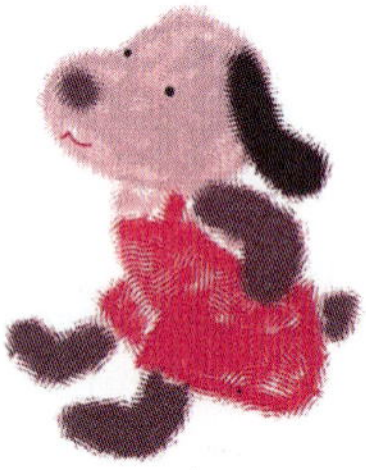

基底細胞母斑症候群《きていさいぼうぼはんしょうこうぐん》

原因・症状

優性遺伝《ゆうせいいでん》によって起こる疾患です（常染色体性優性遺伝）。

症状は顎《がく》（あご）、顔面《がんめん》、皮膚、骨格に現れます。顎では上顎《じょうがく》と下顎《か》のなかに多数の嚢胞《のうほう》ができます。この嚢胞は外科的に摘出しますが、再発率が高く、手術後に十分な経過観察が必要です。

顔面症状としては前頭部や下顎が前に出たり、両目の間が広かったり、鼻根が平らであったりしますので、それらの形を整える治療が行われます。

皮膚では全身に青褐色の斑点（母斑《ぼはん》）ができたり、手のひらや足底部に小さな窩ができます。皮膚症状は十歳代より現れ、加齢とともに増えます。母斑《ぼはん》は癌《がん》に移行することもあり、注意が必要です。

骨格系では肋骨《ろっこつ》異常、脊柱側彎《せきちゅうそくわん》が見られます。

口顔面指症候群《くちがんめんゆびしょうこうぐん》

原因・症状

口腔《こうくう》、顔面、指趾《しし》に異常をきたす優性遺伝《ゆうせいいでん》によって起こる疾患ですが、女性に多く発症します。

症状としてはその名のごとく、口、顔面、指に現れますが、次のすべての症状が出現するわけではありません。

口では歯肉《しにく》から唇や頬粘膜《きょうねんまく》にかけて多数の紐状肥厚《ひもじょうひこう》があり、舌の先端が裂けていることもあります。また、口唇裂《こうしんれつ》や口蓋裂《こうがいれつ》をともなうこともあります。

成長にともない、歯の数が普通より多いことが明らかとなってきます。

顔面では鼻翼軟骨形成不全《びよくなんこつけいせいふぜん》のため鼻が小さく、両目の間も離れています。

指は正常より短かったり（短指症）、指が合わさっていたり（合指症）、本数が多かったり（多指症）します。

（栗田　賢一）

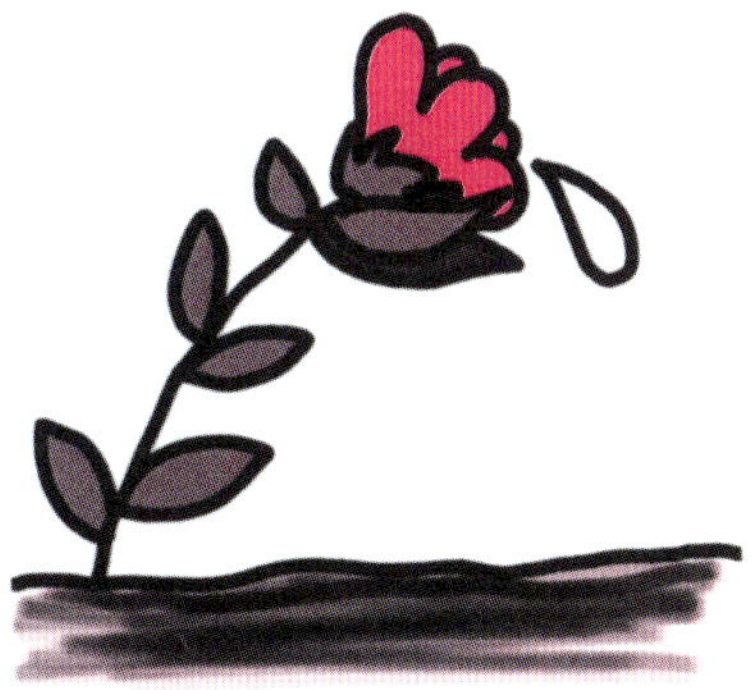

後天性免疫不全《こうてんせいめんえきふぜん》症候群《しょうこうぐん》

原因・症状

後天性免疫不全症候群《こうてんせいめんえきふぜんしょうこうぐん》（以下、エイズ）は、体内に侵入したヒト免疫不全ウイルス（以下、HIV）により免疫細胞が破壊されるために日和見感染症《ひよりみかんせんしょう》（腫瘍《しゅよう》を含む）が生じた状態です。

HIVが体内に侵入し、感染が成立しただけではエイズとは言いません。

エイズ関連疾患として指定された23の日和見感染症（たとえば口の中や食道に白苔《はくたい》が生じるカンジダ症、ニューモシスティス（カリニ）肺炎、カポジ肉腫《にくしゅ》など）のなかの一つでも認められると、エイズと診断されます。

HIVは、血液、精液などの体液を介して侵入するので、性的接触、母子感染、麻薬針の使い回しなどは、感染する可能性があり、予防対策が必要です。

▼自然経過

感染後、抗体が作られるまでに急性レトロウイルス症候群（風邪様症状）が出現することがありますが、以後10年程度は症状がありません（潜伏期）。

徐々にウイルスが増殖し、免疫細胞が破壊されて、エイズ関連疾患が見られるとエイズと診断されます。

▼早期診断の重要性

感染が疑われる行為があってから、3カ月くらいで抗体が形成されます。

気になるようでしたら、その頃に検査を受けると感染が判定できます。感染が判明すれば、治療を含めた管理を行うことができ、発症を抑えて長期間の生存が可能になり、感染拡大の予防にもつながります。

検査は、保健所での検診、輸血での検査、郵送での検査などがあり、いずれもプライバシーに配慮した対応が取られています。

各地区の保健所などにご相談ください。

（髙木　律男）

金属《きんぞく》アレルギー

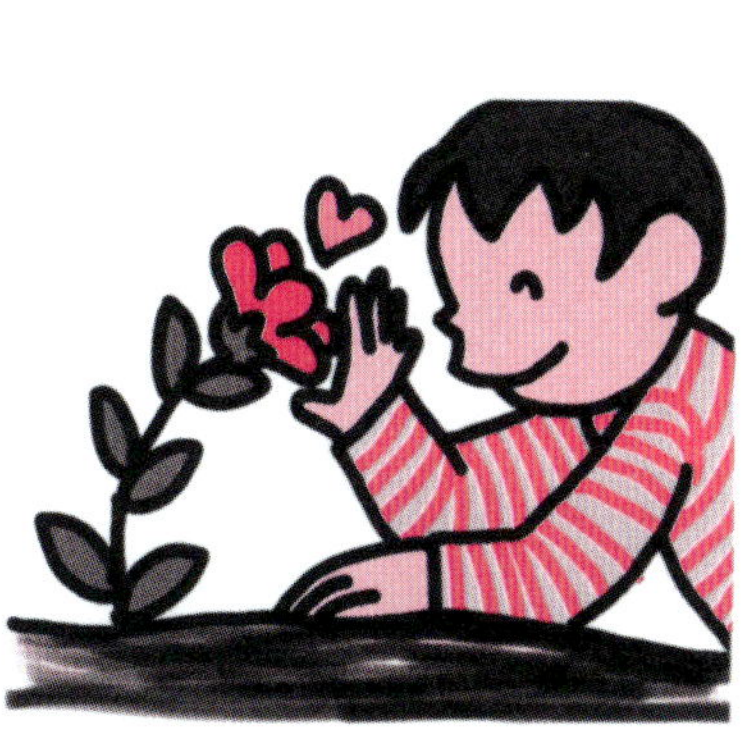

日常私たちは気がつかないうちに多くの金属に触れています。たとえば、ネックレスやピアスに代表される装飾品、鍋などの家庭用品、さらにはスポーツ用品や楽器類、また誰がみても金属には見えないような化粧品、消毒薬、予防接種薬、皮革、土壌にも金属は存在しています。また、医療のなかでも歯科治療は、金属をなくしては行えないものです。

原因

さて、問題の金属アレルギーで

すが、金属はそれ自体がアレルギーの原因（抗原《こうげん》）になることはありません。金属が唾液や皮膚など液状成分に触れることによりイオン化すると、表皮《ひょうひ》や粘膜の蛋白《たんぱく》質と結合して、本来生体には存在しない異種《いしゅ》蛋白《たんぱく》ができあがります。この異種蛋白に対する拒絶反応として数日後に遅延型《ちえんがた》のアレルギーが起こるのです。

症状

その病態は接触局部で起こるアレルギー性接触皮膚炎《せっしょくひふえん》(かぶれ)、接触しなくても発症する全身性接触皮膚炎があります。歯科に関連したアレルギー性接触性疾患の症状としては、頰《ほほ》、舌、口唇《こうしん》、歯肉《しにく》、軟口蓋《なんこうがい》（上あごの奥の柔らかい部分）の粘膜に白い斑点《はんてん》や白色のレース状病変《びょうへん》が現れる扁平苔癬《へんぺいたいせん》、炎症症状を示す舌炎《ぜつえん》、歯肉炎《しにくえん》、口《こう》唇炎《しんえん》、さらには舌が地図のようにひび割れる「地図状舌《ちずじょうぜつ》」と呼ばれる病気が見られます。

具体的な症状としては、粘膜がヒリヒリする感じをもったり、赤くなったり、腫《は》れたり、紅斑《こうはん》や小水疱ができたり、粘膜の一部が剝《は》離《り》するびらんを生じたり、そのほかにも味覚異常、鈍麻《どんま》、灼熱感《しゃくねつかん》、疼痛《とうつう》などが起こります。口唇の場合には乾燥、亀裂、落屑《らくせつ》（表面粘膜がはがれたりすること）なども起こします。

家で対応できるか

金属アレルギーが疑われたときは、専門医で徹底分析を行い、その原因を追究することが大切です。そして原因が歯科治療によって起こる医原性なのか、金属と接触する機会の多い職業性もしくは生活性のものかなど、整理して考えなくてはなりません。

すなわち、職場での金属との接触の可能性、アレルギー体質、アトピー性の皮膚炎、花粉症、喘息《ぜんそく》やかぶれ、装身具による湿疹《しっしん》・かぶれなど既往がないかなどのチェックが重要となります。

金属に問題があると判定された場合には、パッチテストと言って、原因とされる金属の塩化物や硫化物を背中の皮膚に貼付《ちょうふ》してその反応をみることができます。また血液から免疫の免疫能としてリンパ球幼若化を調べる検査もありますが、現在のところ確定的ではありません。

装飾品などで必ずアレルギー症状が出たり、過去に他の物質に対するアレルギーがあった、アトピーがあった場合には、パッチテストにより症状が強く出てしまう場合がありますので、よく医師・歯科医師に話してください。

▼取りあえずの緊急対応、処置

時計、指輪、ネックレスなどの装飾品を付けたことにより、その部位が赤くなったり、腫《は》れたりした場合にはすぐに外すことです。原因を除去することが一番ですから。その後は、皮膚科を受診してください。ただし口腔内《こうくうない》に入っている金属が原因なら、歯科医院へ受診することです。

原因がわかれば、その金属を除去することで症状の改善が見られるはずです。

▼その後の経過観察時の注意点

パッチテストや血液の診断で、アレルギーを起こす金属が同定されたら、その金属は基本的に使えませんので、歯科治療は勿論、装飾品にもその金属が入っていないかを調べてから身に付けるようにしてください。

治療

治療法としては、原因となる金属との接触を絶つことにつきます。

装着《そうちゃく》されてしまった口腔《こうくう》内の修《しゅう》復物《ふくぶつ》は原因金属を確かめ、それが含有されている場合には撤去し、アレルギーを起こさない材料に置《ち》換《かん》する必要があるわけです。

装飾品は皮膚との直接接触を避けるようにします。職業性の場合にはその配置転換や転職もやむを得ないこともあります。

局所の症状には対症療法ができますが、消炎したあとも再接触するたびに再発する危険性があるので管理が重要です。また、疾患とその原因が一つとは限らず、正確な検査と診断に基づく合理的な治療が必要と言えましょう。

正しい診断を専門医に受けることが大切です。

（井上　孝）

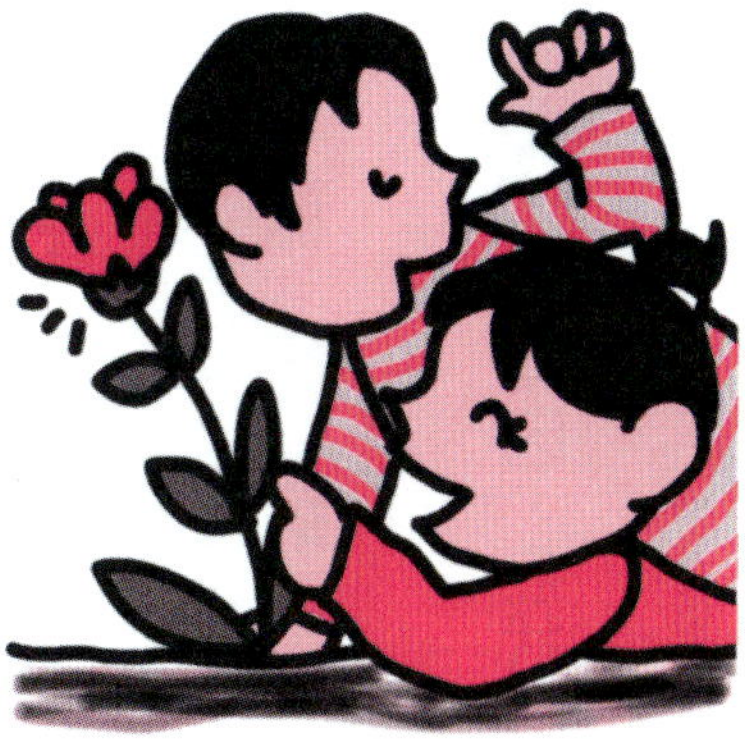

全身性《ぜんしんせい》エリテマトーシス

原因・症状

全身の複数の臓器に炎症が起こり、臓器の機能障害をもたらす一連の病気を膠原病《こうげんびょう》と言いますが、その中の代表的な疾患です。

全身性エリテマトーシスは、紫外線、ストレス、感染症などが契機となって発症しますが、遺伝的な素因もあると考えられています。患者さんの90％が20代から30代の女性です。

全身性エリテマトーシスの症状は、口の中では上顎《じょうがく》の粘膜（口《こう》蓋部《がいぶ》）や口唇《こうしん》の粘膜に周囲に赤みをともなうさまざまな形の小さめのびらん・潰瘍《かいよう》ができますが、痛みは強くありません。

口の症状以外では、発熱、顔面の蝶の形の紅斑《こうはん》、多発性の関節炎、手足の指先の血行不良などの症状をともないます。また口腔粘《こうくうねん》膜《まく》や目の乾燥を主徴とするシェーグレン症候群を二次的に発症することがあります。

治療

口の中に症状がある場合でも、皮膚科や膠原病内科《こうげんびょうないか》と連携した診断と治療が必要になりますので、このような症状があったら総合病院の歯科口腔外科《こうくうげか》あるいは皮膚科、内科を受診してください。

治療は、副腎皮質《ふくじんひしつ》ステロイド薬により行われます。口腔内《こうくうない》の症状に対しては、副腎皮質ステロイド薬の塗布《とふ》、清潔を保つために消毒効果があるうがい薬による含嗽《がんそう》など、患者さんによるセルフケア、歯科医師・歯科衛生士による口腔《こうくう》のケアなどを行います。

（片倉　朗）

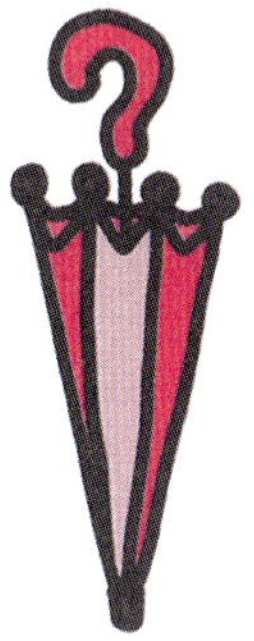

Marfan《マルファン》症候群《しょうこうぐん》

原因・症状

全身の結合組織の異常によって生じる常染色体優性遺伝性疾患《じょうせんしょくたいゆうせいいでんせいしっかん》で、細く長い四肢、高身長、漏斗《ろうと》胸《きょう》、脊柱側弯《せきちゅうそくわん》、くも指などの骨格・関節の異常、水晶体亜脱臼《すいしょうたいあだっきゅう》、近視などの眼症状、心臓・大血管の異常を主徴とします。

頭蓋顎顔面領域《とうがいがくがんめん》では長頭、長い顔、前額部突出、高口蓋《こうこうがい》、下顎前《かがくぜん》突《とつ》（受け口）が見られます。出現頻度は10万人に4～6人と推定されていますが、軽度罹患者《りかんしゃ》はこれよりはるかに多いと考えられています。

（西尾　順太郎）

Peutz《ポイツ》-Jegers《ジェガース》症候群《しょうこうぐん》

原因・症状

口唇《こうしん》、頰粘膜《きょうねんまく》、手のひら、足の裏の小さな色素斑点《しきそはんてん》と消化管ポリープを合併する遺伝的疾患です。遺伝的疾患ですが、家族内発生は50％前後と言われています。

色素斑点の大きさは点状から7㎜程度までで、色は黒です。生後1～2歳から現れ、加齢《かれい》とともに増加しますが、思春期以後では変化が止まります。

消化管ポリープは色素母斑《しきそぼはん》よりやや遅れて発症します。この消化管ポリープにより消化管症状（腹痛、血便）が現れ、この病気が見つけられます。

治療

色素斑《しきそはん》は悪性化することはないので審美的《しんびてき》見地からレーザーなどで治療されますが、消化管ポリープは悪性化する場合もあるので定期的な観察が必要となります。

（栗田　賢一）

糖《とう》尿《にょう》病《びょう》

原因・症状

糖尿病《とうにょうびょう》は、からだの中で糖分を代謝《たいしゃ》するインスリンの作用が低下して、慢性的に高血糖状態が持続し、細小血管《さいしょうけっかん》の障害を起こす病気です。

原因には遺伝因子と生活習慣が関与します。初期には無症状に経過して、検査するまで気付かないことが多い病気です。高血糖の状態が続くと、さまざまな合併症《がっぺいしょう》を発症します。合併症には、網膜症《もうまくしょう》、腎症、神経障害、動脈硬化、感染抵抗力の低下などがあり、最近では、歯周病《ししゅうびょう》も合併症の一つとして認知されました。

治療は、食事・運動療法を基本に内服薬療法やインスリン療法があります。

糖尿病と歯周病は密接に関係し、糖尿病のコントロールが不良であるとさまざまな口腔内《こうくうない》の合併症を起こし、逆に歯周病など口腔《こうくう》の衛生状態が不良であると炎症性物質が血液中に増加して糖尿病が悪化することがわかっています。

糖尿病では、口の粘膜や顎骨《がくこつ》の免疫力や傷を治す能力が低下し、歯周ポケットに歯周病の原因菌が増加します。したがって、糖尿病の患者さんは歯周病をはじめとする口の中の炎症が起きやすく、抜歯などでも感染しやすく、傷の治りも悪いことが特徴です。

治療

糖尿病の方は、日頃から定期的に歯科医院で適切な口腔《こうくう》衛生の管理をしてもらうことで歯周病が進行するリスクを減らすことができ、また糖尿病のコントロールにも良い影響をもたらします。

糖尿病の方の歯科治療は、あらかじめ血糖値やヘモグロビンA1cなどコントロール状態を把握したうえで、歯科治療にあたり感染予防や傷の治りに留意した対応が必要になります。糖尿病の方は必ず歯科医師に病気の状態について伝えておくことが大切です。

（片倉　朗）

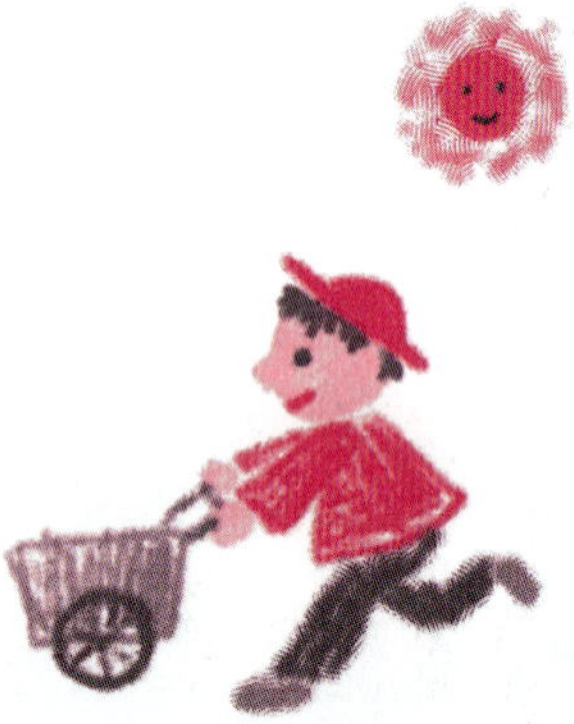

Down《ダウン》症候群《しょうこうぐん》

原因・症状

21番染色体の過剰により特異顔《がん》貌《ぼう》、精神運動発達遅滞《はったつちたい》、多発奇形を呈する疾患を言います。

発育面では中等度の成長障害、精神遅滞《せいしんちたい》および筋緊張低下《きんきんちょうていか》が見られます。訓練のための早期療育プログラムが開発され、4、5歳までは効果をあげています。

頭部顔面部では丸い扁平《へんぺい》な顔、鼻根部扁平が特徴的です。下顎《かがく》は小さく、相対的に舌が大きく、新

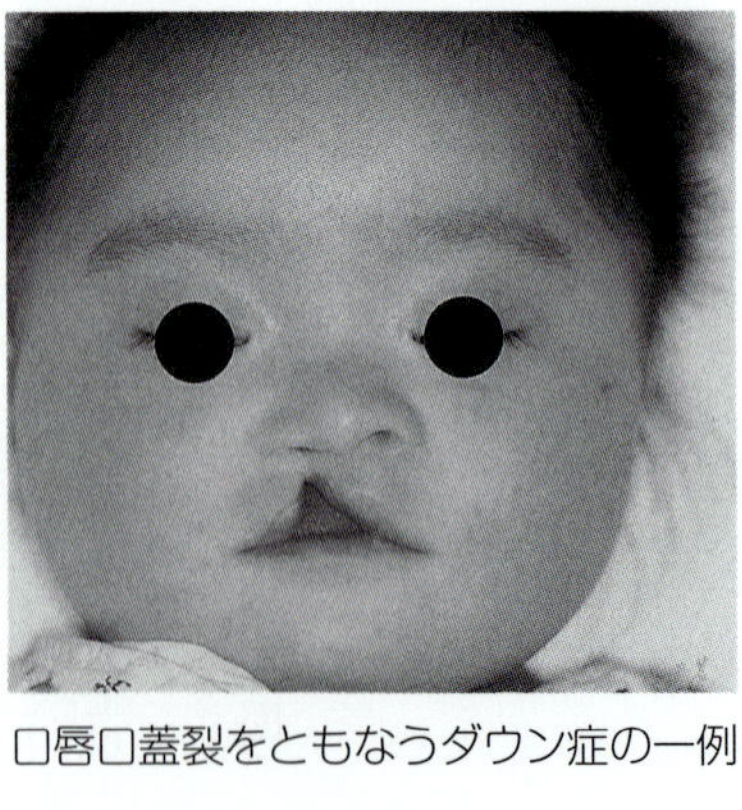

口唇口蓋裂をともなうダウン症の一例

生児期には舌根沈下《ぜっこんちんか》による呼吸困難を呈する場合があります。
口唇裂《こうしんれつ》や口蓋裂《こうがいれつ》が併発することもあります（前ページ**写真**参照）。
約半数に心奇形《しんきけい》おもに心室中隔欠損《しんしつちゅうかくけっそん》が見られますし、消化管奇形は20％の症例に合併します。新生児1、000人に1人の頻度で発生し、90～95％が標準トリソミー型、5％が転座型と言われています。
生命予後《よご》は合併症の有無や重症度に左右されますが、心疾患《しんしっかん》、易《い》感染性《かんせんせい》、白血病《はっけつびょう》、環軸椎脱臼《かんじくついだっきゅう》が死亡の主因と言われています。

（西尾　順太郎）

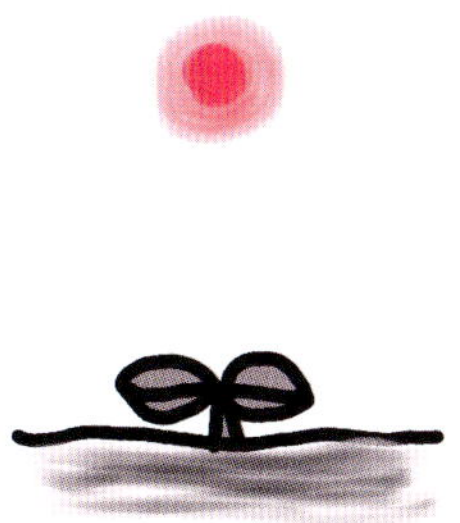

歯性病巣感染《しせいびょうそうかんせん》

原因・症状

歯性病巣感染《しせいびょうそうかんせん》とは、からだのどこかに慢性の限局した感染病巣《かんせんびょうそう》（原病巣）があって、この病巣が臨床的にほとんど病気の症状がないか、あるいは周期的に軽度の症状を示す程度にもかかわらず、原病巣が原因となって病巣とは無関係の離れた臓器や組織に病的な状態を（二次病変）を引き起こす病態のことを言います。

このうち原病巣が歯に関連した組織にある場合を、特に歯性病巣《しせいびょうそう》感染《かんせん》と呼びます。病変《びょうへん》の成立には菌血症《きんけつしょう》、毒血症《どくけつしょう》、免疫的な反応、神経の作用、ストレスなどが誘因となっていると言われています。

歯性病巣感染の原病巣は、歯の根（歯根《しこん》）や神経の感染、歯周炎、抜歯などがあげられます。

一方、二次病変としては、**図**に示すように関節や筋肉、心臓、腎臓、肺、神経、目に至るまでさまざまな場所で発症します。

治療

特に注意が必要なのは、細菌性《さいきんせい》心内膜炎《しんないまくえん》です。抜歯《ばっし》や歯石《しせき》を除去する処置は、多くの場合は処置に際して血管内に口腔《こうくう》内の菌が入り込み、一次的に菌血症《きんけつしょう》になります。健常人では一過性で自然に菌は消失しますが、心臓弁膜症《しんぞうべんまくしょう》の方や人工弁をつけている方は菌血症から細菌性心内膜炎を発症することがあります。そのため、患者さんには抗菌薬を処置の前日あるいは直前から投与して、なるべく侵《しん》

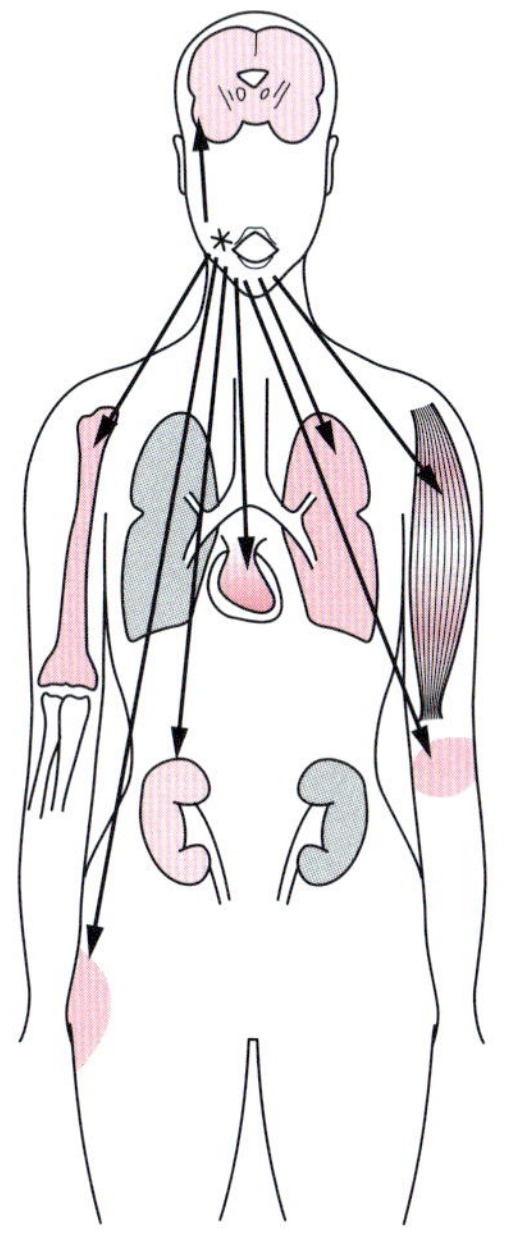

二次病変：

(1) 関節疾患：慢性関節リウマチ
(2) 循環器および血液疾患：亜急性細胞性心内膜炎，慢性心筋炎，血管炎，高血圧症，悪性貧血
(3) 泌尿器疾患：慢性糸球体腎炎
(4) 消化器疾患：胃・十二指腸潰瘍，虫垂炎，胆囊炎
(5) 皮膚疾患：全身性エリテマトーデス，湿疹，蕁麻疹，痤瘡，脂漏性皮膚炎，接着性皮膚炎，白癬，膿痂疹，疥癬
(6) 筋疾患：筋炎，筋肉痛
(7) 神経疾患：神経炎，神経痛
(8) 眼疾患：ブドウ膜炎
(9) 呼吸器疾患：びまん性間質性肺炎，喘息

以上の内，(1)(2)(3) が古くから注目されている。これらの二次疾患と原病巣との因果関係は必ずしも明確ではない。全身疾患が病巣感染とはかぎらない。

図　歯性病巣感染の二次病変
（下野正基　編：口腔病理学　第1版，1993より）

襲《しゅう》の少ない方法で短時間に処置を行うことを計画します。

歯性病巣感染のリスクを減らすには、日頃から定期的に歯科を受診して、お口の衛生環境を良い状態に維持しておくことがとても重要です。

（片倉　朗）

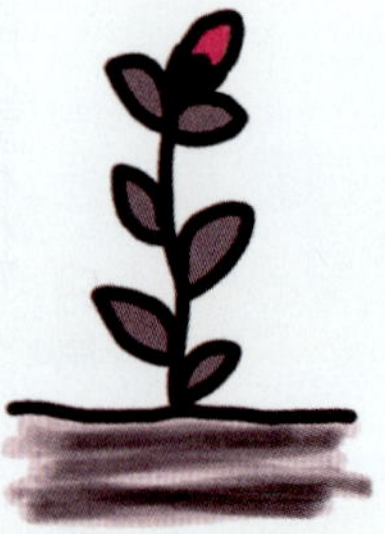

睡眠時無呼吸症候群《すいみんじむこきゅうしょうこうぐん》

―イビキがひどい!?　そのイビキ、治るかもしれません―

原因・症状

寝ている間に息が止まる、鼾《いびき》がひどい、熟睡できない、昼間も過度に眠い、などの症状があります。これは、生命予後《よご》にも関連し、交通事故や大きな人的災害につながることが知られています。

原因の多くは、肥満《ひまん》、加齢変化《かれいへんか》などがありますが、近年、寝ているときに何らかの原因で息の通り道（気道《きどう》）がふさがる閉塞性《へいそくせい》睡眠時無呼吸低呼吸《むこきゅうていこきゅう》症候群では、顎《がく》（あご）や顔の形と深く関係していることがわかってきました。特に、下顎《かがく》（下あご）の小さい方、首（頸）が短く太い方などが罹《かか》りやすいと言われています。

▼こんなときは、あわてずにこうしよう！

10秒間の呼吸停止があると無呼《むこ》吸《きゅう》指数1と数えます。呼吸が止まることですぐに生命に危険は及びませんが、これが多発すると循環器などに大きな負担をかけ高血圧症や循環器疾患に罹患《りかん》する確率が高くなり、いわゆる突然死などにつながる恐れがあります。日本では、無呼吸指数が20以上で重症、要治療となります。

▼その後の経過観察時の注意点

なお、診断には、専門の医療機関に受診する必要があります。

睡眠時呼吸障害に関しては、自分が注意し節制すれば治る、ゆっ

■睡眠時無呼吸治療のための口腔内装置（OA）とその効果■

〔OA 使用前〕

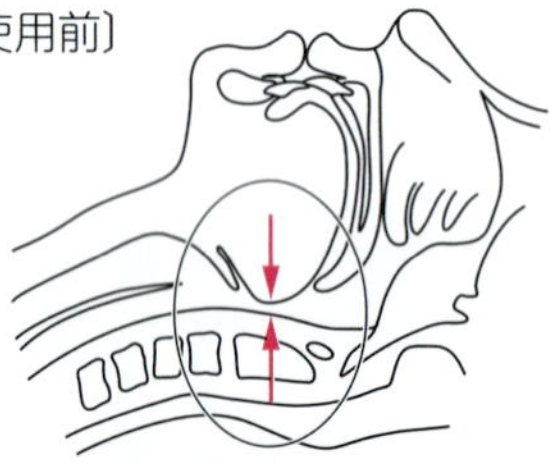

1．舌が垂れ下がらないようにする
2．上気道を拡げる
3．唇を閉じ、口呼吸をやめさせる
4．鼻呼吸をやりやすくする

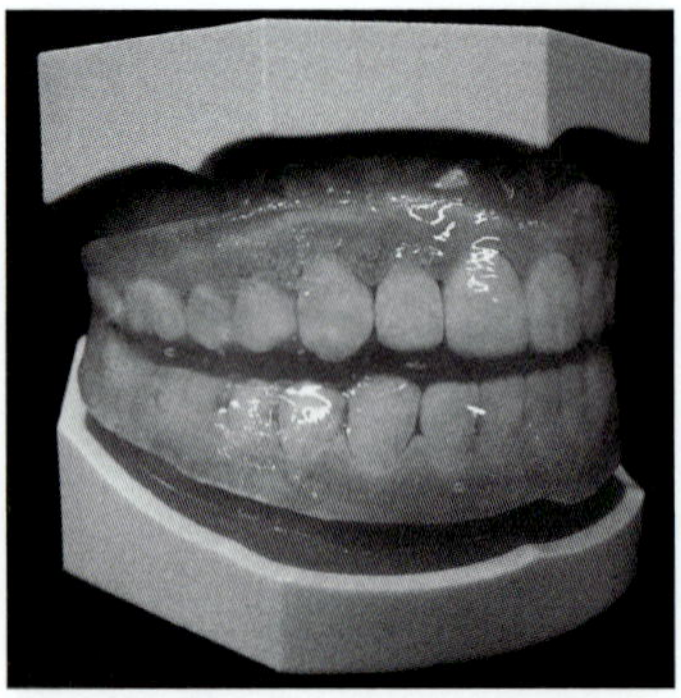

一体型口腔内装置 OA

〔OA 使用後〕

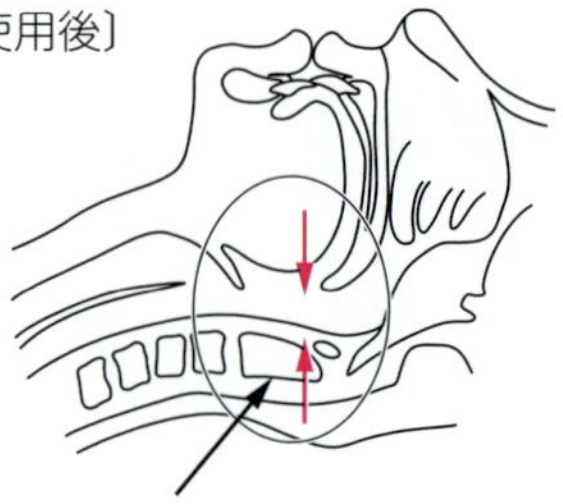

気道が拡がっている

くり養生すれば治るというものではありません。横になって休めば休むほど体に悪いという悪循環を専門家と一緒になって治療する必要がある病気です。

治療

▼とりあえずの対応・処置

この病気の一般的な治療法として、NCPAP（鼻に持続的に陽圧《ようあつ》をかけ、呼吸を助ける方法）がありますが、口腔内《こうくうない》装置OA（マウスピース：あごを前方に牽引《けんいん》固定することで呼吸を楽にする方法）も効果があります。これらの方法は、比較的簡単で取り外しが可能なことから、導入しやすいという利点があります。しかし、装置をはずすと効果はなくなるため、永久的な治療法ではありません。

▼根本的な治療法

そこで、手術で顎《がく》（あご）を前方に移動させることで、気道を拡大し、呼吸を改善するという方法が、近年、注目されてきました。この手術は、顎の小さい方に有効で、睡眠障害の根本的な治療としての可能性が注目されています。

この手術は、基本的に口の中から行い、1週間くらいの入院と全身麻酔による管理、術後の経過観察など大変な部分もありますが、根本的な治療法としてその効果は期待できます。

（外木　守雄）

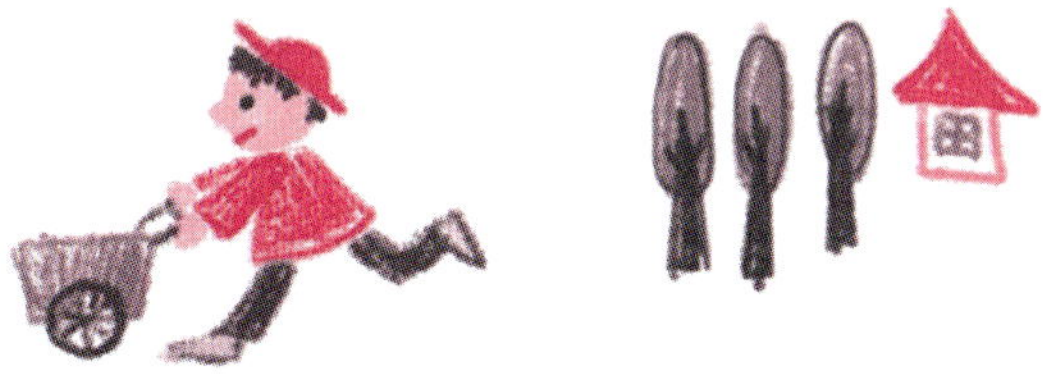

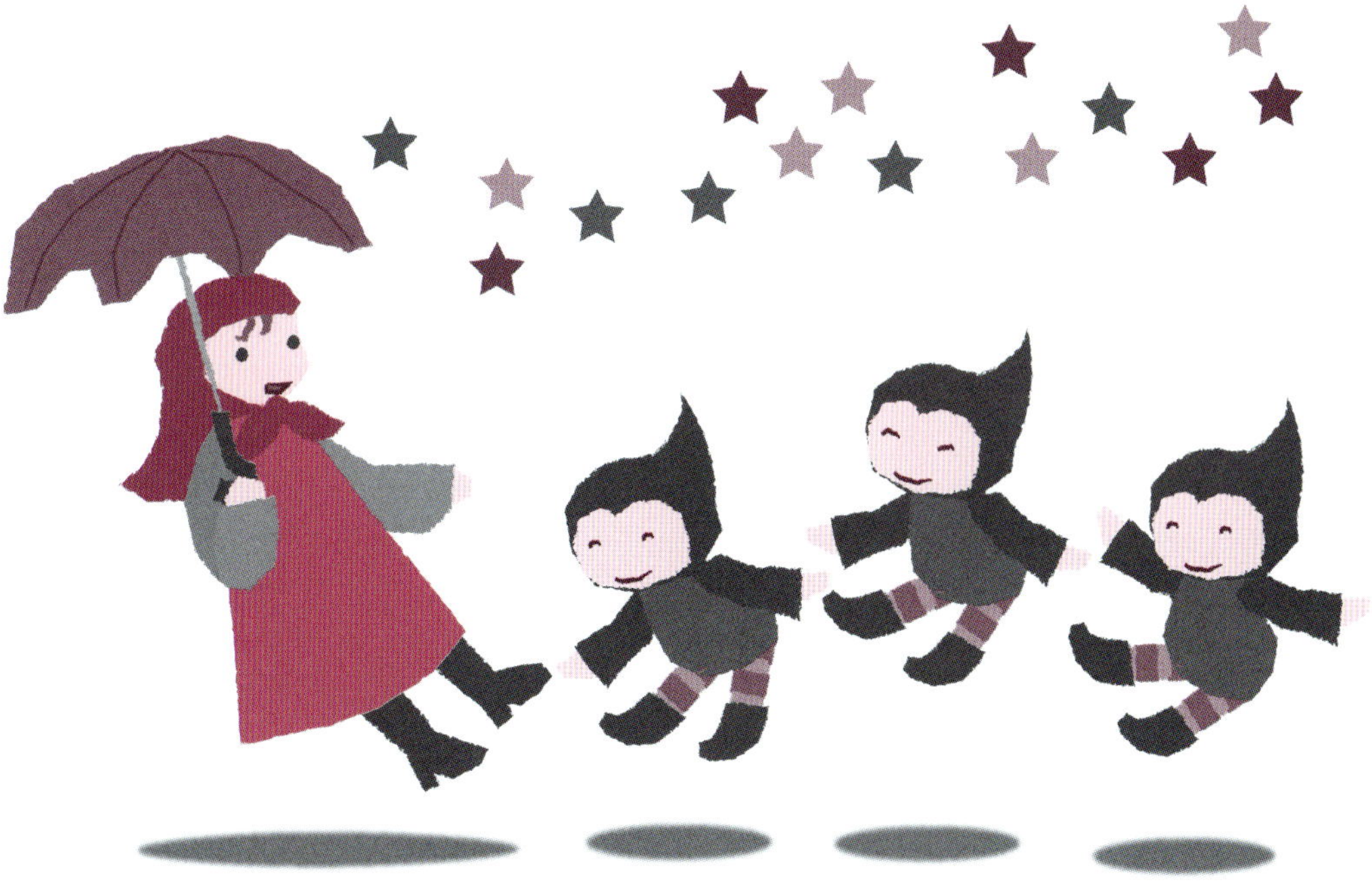

歯科を受診する前の手引き

歯科医院を受診する前に

かかりつけ歯科医院はみつかりましたか
受診の前に、こんな点は患者さんとしてこころがけたいものです

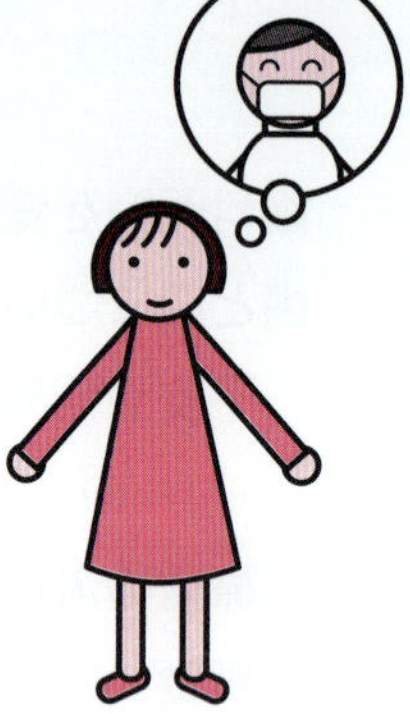

◆早めの受診をこころがけましょう

むし歯も歯周病《ししゅうびょう》（歯周疾患《ししゅうしっかん》）も、風邪《かぜ》などとちがって自然に治る病気ではありません。より悪化させれば、その後に必要となる肉体的・時間的・経済的な負担が大きくなってしまいます。

最近は歯科も「予防」に多くの力をかけています。痛い・しみる・穴があいたなどの具体的な症状がなくても、歯科医院は受診を受け付けています。歯みがきの方法を習ったり、歯石《しせき》を取ったりすることもりっぱな予防の一つです。

また、赤ちゃんが生まれて、初めての歯が生《は》えてきたときなども、お母さん自身の検診も合わせ受診のチャンスだと思います。

受診の際には保険証を忘れないようにしましょう。

◆約束の診療時間は守りましょう

最近は、予約制で診療をしている歯科医院が多くなっています。予約が決まれば、歯科医師も歯科衛生士もその日の診療内容に適した準備をして、時間をあけて患者さんを待っているのです。事情が生じて予約の変更などが必要な場合は、早めに連絡をとりましょう。

急な症状の場合は、予約がなくても診《み》てもらえる可能性が高いと思います。

◆診療の前には歯をみがいて、口紅なども落としておきましょう

口紅は歯科医師にとって不快なだけでなく、その色素が歯につめる充填物《じゅうてんぶつ》に混じって「ピンクの歯」になったりしかねません。また歯科医師は、顔色はもちろん唇の色で治療中の患者さんの貧血など、全身状態も診ているのです。口紅が塗られていてはわからないですよね。

◆治療を始めたら中断しないようにしましょう

歯科の治療は多くのステップを必要とすることが多く、一度で終わる治療は少ないのが通常です。中断すると症状を悪化させ、より多くの処置が必要になりかねません。

◆治療後も定期的に検診を受けましょう

リコール制と言って治療後の定期検診を呼びかける歯科医院が多くなっています。それは歯と口の健康を維持するために欠かせないことだからなのです。

どんな歯科医院でも信頼関係にもとづいた患者さんとのコミュニケーションを望んでいます。患者さんの側からもわからない点はきちんと説明を求めるなど、信頼関係をつくる積極的な姿勢が望ましいでしょう。

（髙橋　英登・遠山　佳之）

歯と口について不安や悩みを気軽に相談できるところ

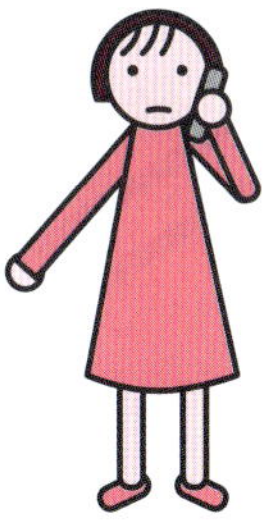

「アレ、これでいいんだろうか？」

　ちょっとした不安は誰にでもあるものです。歯科医院へ行くのもどうかな、と思われるような小さな悩み……。また、行っているけれども不安な気持ち。

　たとえば、

「毎日、歯みがきのたびに出血する」、「顎《あご》が痛いのはどこへ行けばいいのか」、「いつまでも歯がしみる」などでしょうか。

　そんなとき、身近で相談を受けている所があります。それが、市町村の健康相談窓口や、地元にある保健センターです。地方自治体や都道府県歯科医師会などが設置主体となって対応している場合もあります。これらは、地域の保健サービスを担当しているところです。

　しかし、歯科の相談窓口がない場合や、時間を限定していたり、メールや電話のみの対応や実際に行かなければならないところがあったりと、施設によって実施方法が違いますから、事前に電話やホームページなどで確認すると良いでしょう。

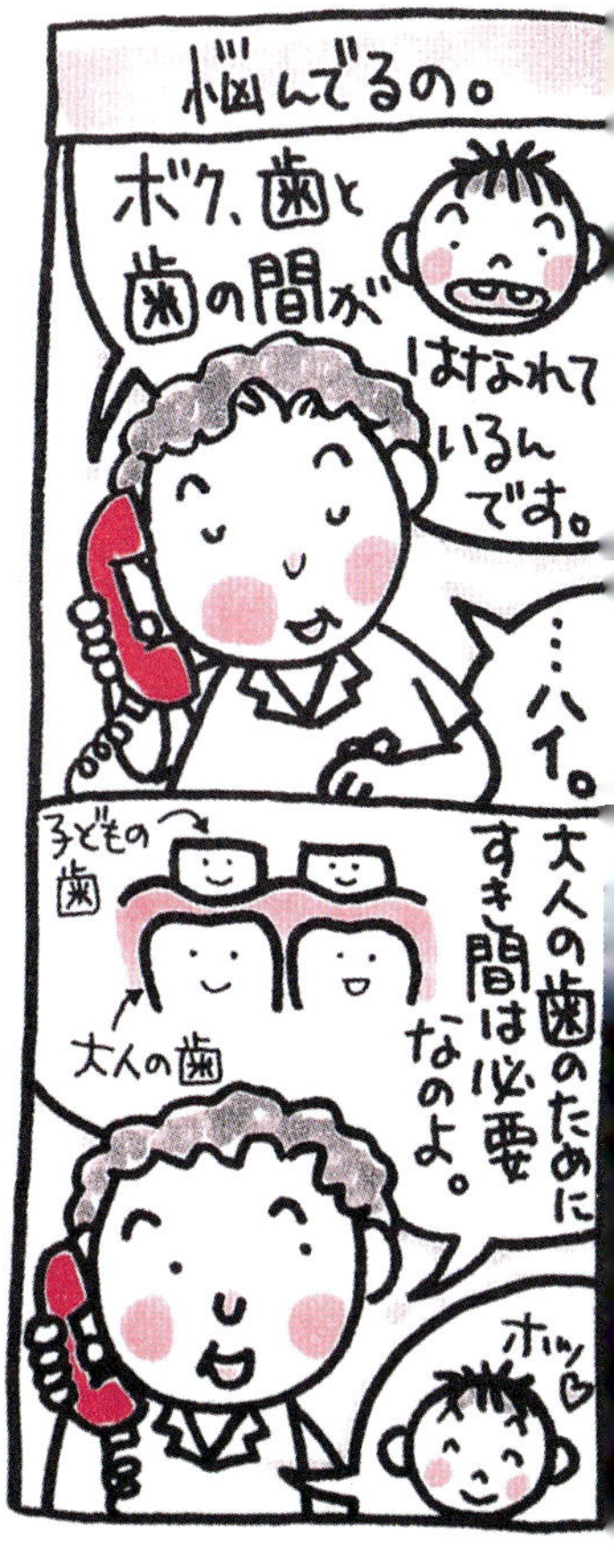

悩んでるの。
ボク、歯と歯の間がはなれているんです。
…ハイ。
大人の歯のためにすき間は必要なのよ。
子どもの歯
大人の歯
ホッ

　メールや電話での相談は、実際に口の中を見ているわけではありませんし、直接行かれた場合でも、歯科医院と同じ検査はできませんので、聞ける情報は多くないかもしれませんが、今まで悩んでいたことの解決の糸口になるかもしれません。近ごろでは、歯科医院へ行くことがむずかしい状態にある高齢者や障害者の方々の訪問診療や、口の健康管理についての相談を受ける窓口もできていますので、おおいに利用してください。

　しかし、よく質問されることですが、公共的な施設では「上手な歯科医院の紹介」などはしていません。これからの時代は、個人個人にあった、一生を通して付き合える「歯科医院」との出会いが大切です。あなたが治療を受けたときに、これから悪くならないための予防を考えてくれる歯科医院があったなら、それがあなたにとっての最良の歯科医院となるでしょう。私たちがどんなに真剣に相談を受けようとも、あなた自身を診《み》ている「かかりつけ歯科医院」にかなうことはできないのです。

　相談を受けている具体的な施設は、インターネットで検索《けんさく》すれば出てきますが、電話帳「デイリータウンページ」でも確認できます。「くらしの情報ページ」の「健康相談・診査」で見ることもできます。

（小原　啓子）

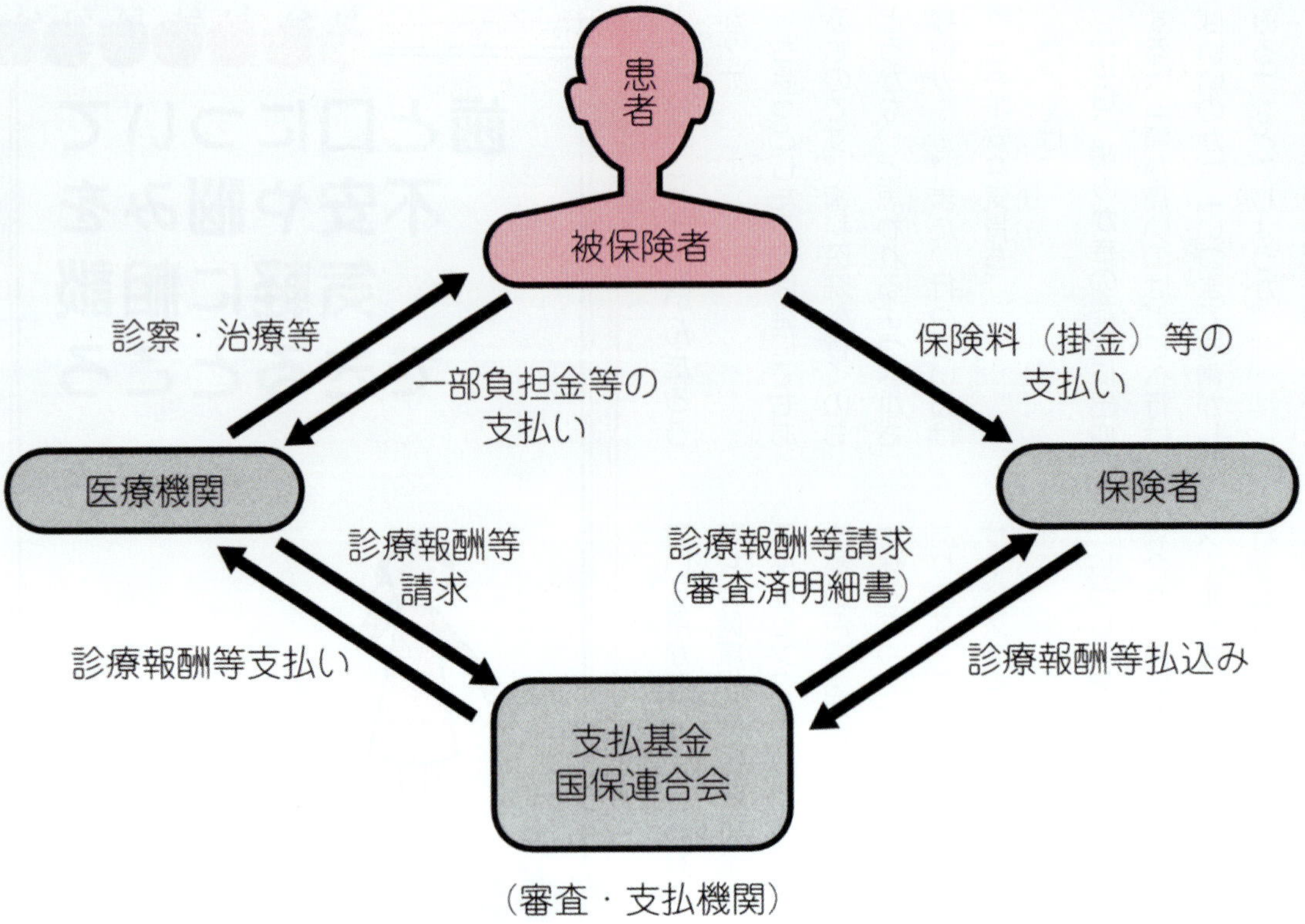

医療費の流れと保険診療システムの概要図

支払基金：正式名称は，社会保険診療報酬支払基金．政府管掌や組合管掌健康保険などの社会保険の医療費（医療機関から請求された診療報酬）について審査し，支払いを行う機関．
国保連合：正式名称は国民健康保険団体連合会．国民健康保険の医療費について審査と支払いを行う機関．社保か国保のちがいで二つに分かれている．
保険者：患者の保険料の払い込み先であり，診療報酬の支払者のことで，社保では国や健保組合など，国保では市町村にあたる．

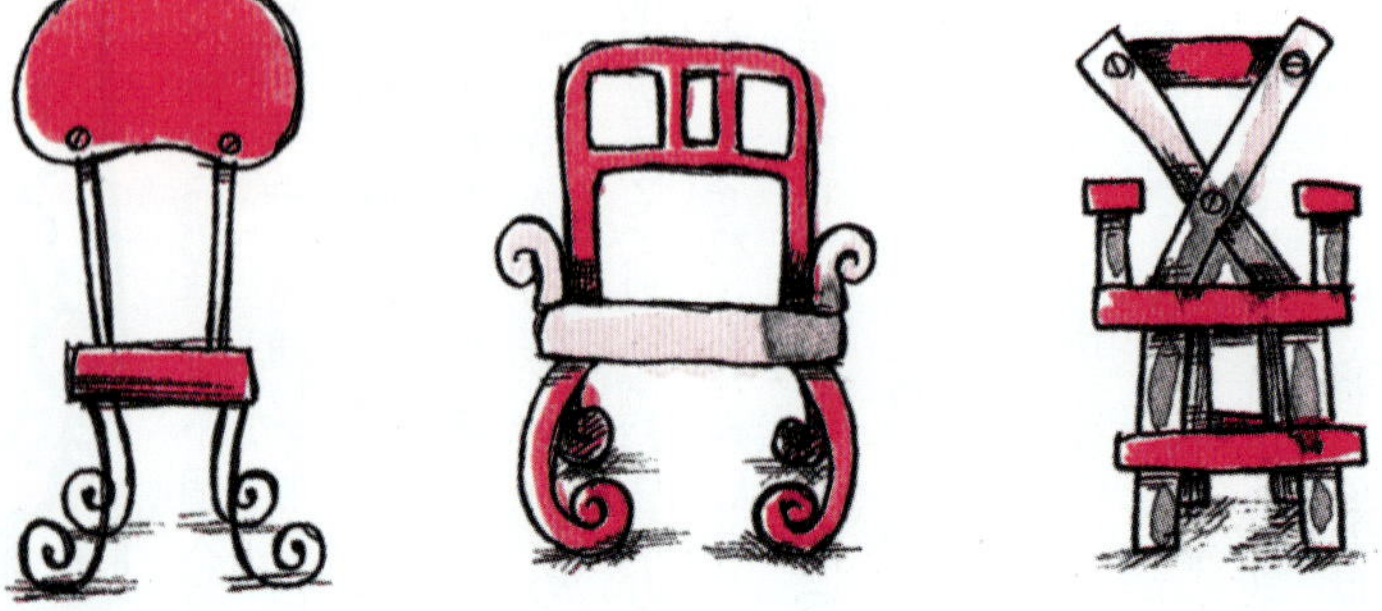

歯科大学・歯学部・同附属病院一覧

大学名	郵便番号	住所	☎（代表）
北海道			
北海道医療大学歯学部	061-0293	石狩郡当別町字金沢 1757 番地	0133-23-1211
同大学病院	002-8072	札幌市北区あいの里 2 条 5 丁目	011-778-7575
北海道大学大学院歯学研究科	060-8586	札幌市北区北十三条西 7 丁目	011-716-2111
同大学病院歯科診療センター	060-8648	札幌市北区北 14 条西 5 丁目	011-716-1161
東北			
岩手医科大学歯学部	020-8505	盛岡市中央通 1-3-27	019-651-5111
東北大学大学院歯学研究科	980-8575	仙台市青葉区星陵町 4-1	022-717-8200
奥羽大学歯学部	963-8611	郡山市富田町字三角堂 31-1	024-932-8931
関東			
明海大学歯学部	350-0283	坂戸市けやき台 1-1	049-285-5511
日本大学松戸歯学部	271-8587	松戸市栄町西 2-870-1	047-368-6111
東京歯科大学	261-8502	千葉市美浜区真砂 1-2-2	043-279-2222
同大学市川総合病院	272-8513	市川市菅野 5-11-13	047-322-0151
同大学水道橋病院	101-0061	千代田区三崎町 2-9-18	03-3262-3421
日本大学歯学部	101-8310	千代田区神田駿河台 1-8-13	03-3219-8001
日本歯科大学生命歯学部	102-8159	千代田区富士見 1-9-20	03-3261-8311
日本歯科大学附属病院	102-8158	千代田区富士見 2-3-16	03-3261-5511
東京医科歯科大学大学院医歯学総合研究科	113-8510	文京区湯島 1-5-45	03-3813-6111
昭和大学歯学部	142-8555	品川区旗の台 1-5-8	03-3784-8000
同大学附属歯科病院	145-8515	大田区北千束 2-1-1	03-3787-1151
鶴見大学歯学部	230-8501	横浜市鶴見区鶴見 2-1-3	045-580-8202
神奈川歯科大学	238-8580	横須賀市稲岡町 82	046-825-1500
甲信越			
新潟大学大学院医歯学総合研究科	951-8514	新潟市中央区学校町通二番町 5274	025-223-6161
同大学医歯学総合病院（歯科）	951-8520	新潟市中央区旭町通一番町 754	
日本歯科大学新潟生命歯学部	951-8580	新潟市中央区浜浦町 1-8	025-267-1500
松本歯科大学	399-0781	塩尻市広丘郷原 1780	0263-52-3100
愛知学院大学歯学部	464-8650	名古屋市千種区楠元町 1-100	052-751-2561
同附属病院	464-8651	名古屋市千種区末盛通 2-11	052-759-2111
朝日大学歯学部	501-0296	瑞穂市穂積 1851-1	058-329-1111
同附属村上記念病院	500-8523	岐阜市橋本町 3-23	058-253-8001
関西			
大阪歯科大学	573-1121	枚方市楠葉花園町 8-1	072-864-3111
同附属病院	540-0008	大阪市中央区大手前 1-5-17	06-6910-1111
大阪大学大学院歯学研究科	565-0871	吹田市山田丘 1-8	06-6879-5111
中国・四国			
岡山大学大学院医歯薬学総合研究科	700-8558	岡山市鹿田町 2-5-1	086-223-7151
広島大学大学院医歯薬保健学研究院	734-8553	広島市南区霞 1-2-3	082-257-5604
徳島大学大学院口腔科学教育部	770-8504	徳島市蔵本町 3-18-15	088-633-9100
同大学病院	770-8503	徳島市蔵本町 2-50-1	088-631-3111
九州			
九州歯科大学	803-8580	北九州市小倉北区真鶴 2-6-1	093-582-1131
九州大学大学院歯学研究院	812-8582	福岡市東区馬出 3-1-1	092-641-1151
福岡歯科大学	814-0193	福岡市早良区田村 2-15-1	092-801-0411
長崎大学大学院医歯薬学総合研究科	852-8588	長崎市坂本 1-7-1	095-819-7600
鹿児島大学大学院医歯学総合研究科	890-8544	鹿児島市桜ヶ丘 8-35-1	099-275-5111

医科大学・医学部口腔外科（歯科）一覧

大学（病院）名	郵便番号	住所	☎（代表）
北海道			
札幌医科大学医学部口腔外科学講座	060-8543	札幌市中央区南1条西16丁目	011-611-2111
旭川医科大学医学部歯科口腔外科学講座	078-8510	旭川市緑が丘東2条1-1-1	0166-68-2270
東北			
弘前大学大学院医学研究科医科学専攻歯科口腔外科学講座	036-8562	弘前市在府町5	0172-39-5127
秋田大学医学部附属病院歯科口腔外科	010-8543	秋田市本道1-1-1	018-884-6188
山形大学医学部歯科口腔・形成外科学講座	990-9585	山形市飯田西2-2-2	023-628-5413
福島県立医科大学歯科口腔外科	960-1295	福島市光が丘1	024-547-1352
関東			
筑波大学医学医療系顎口腔外科学	305-8575	つくば市天王台1-1-1	029-853-3210
獨協医科大学医学部口腔外科学教室	321-0293	下都賀郡壬生町北小林880	0282-87-2169
自治医科大学医学部歯科口腔外科学講座	329-0498	下野市薬師寺3311-1	0285-58-7390
群馬大学大学院医学系研究科顎口腔科学分野	371-8511	前橋市昭和町3-39-22	027-220-8484
埼玉医科大学医学部口腔外科学	350-0495	入間郡毛呂山町毛呂本郷38	049-276-1273
防衛医科大学校病院歯科口腔外科	359-8513	所沢市並木3-2	042-995-1925
千葉大学大学院医学研究院（歯科・顎・口腔外科）	260-8670	千葉市中央区亥鼻1-8-1	043-222-7171
慶応義塾大学医学部歯科・口腔外科学教室	160-8582	新宿区信濃町35	03-5363-3831
順天堂大学医学部附属順天堂医院歯科口腔外科	113-8431	文京区本郷3-1-3	03-3813-3111
帝京大学医学部形成・口腔顎顔面外科学講座	173-8605	板橋区加賀2-11-1	03-3964-1211
東京医科大学医学部口腔外科学講座	160-0023	新宿区西新宿6-7-1	03-3342-6111
茨城医療センター	300-0395	稲敷郡阿見町中央3-20-1	029-887-1161
八王子医療センター	193-0998	八王子市館町1163	042-665-5611
東京大学医学部口腔外科学教室	113-8655	文京区本郷7-3-1	03-3815-5411
東京女子医科大学医学部歯科口腔外科学教室	162-8666	新宿区河田町8-1	03-3353-8111
東医療センター歯科口腔外科	116-8567	荒川区西尾久2-1-10	03-3810-1111
東京慈恵会医科大学附属病院歯科	105-8461	港区西新橋3-19-18	03-3433-1111
附属第三病院歯科	201-8601	狛江市和泉本町4-11-1	03-3480-1151
日本大学医学部歯科口腔外科学分野	173-8610	板橋区大谷口上町30-1	03-3972-8111
東邦大学医学部口腔外科	143-8541	大田区大森西6-11-1	03-3762-4151
東海大学医学部外科学系・口腔外科学教室	259-1193	伊勢原市下糟屋143	0463-93-1121
横浜市立大学大学院医学研究科顎顔面口腔機能制御学	236-0004	横浜市金沢区福浦3-9	045-787-2659
附属市民総合医療センター	232-0024	横浜市南区浦舟町4-57	045-261-5656
北陸			
金沢大学大学院医学系研究科歯科口腔外科	920-8640	金沢市宝町13-1	076-265-2444
金沢医科大学顎口腔外科学講座	920-0293	河北郡内灘町大学1-1	076-286-2211
富山大学大学院医学薬学研究部歯科口腔外科学講座	930-0194	富山市杉谷2630	076-434-7383
福井大学医学部感覚運動医学講座歯科口腔外科学領域	910-1193	吉田郡永平寺町松岡下合月23-3	0776-61-3111
甲信越			
山梨大学大学院医学工学総合研究部医学学域歯科口腔外科学講座	409-3898	中央市下河東1110	055-273-1111
信州大学医学部歯科口腔外科学教室	390-8621	松本市旭3-1-1	0263-37-2677
岐阜大学大学院医学研究科口腔病態学分野	501-1194	岐阜市柳戸1-1	058-230-6356

（次のページにつづく）

東海			
浜松医科大学医学部歯科口腔外科学講座	431-3192	浜松市東区半田山 1-20-1	053-435-2349
愛知医科大学病院歯科口腔外科	480-1195	愛知郡長久手市岩作字雁又 1 番地 1	0561-62-3311
名古屋市立大学大学院形成医学講座口腔外科学分野	467-8601	名古屋市瑞穂区瑞穂町川澄 1	052-851-5511
名古屋大学大学院医学系研究科頭頸部感覚器外科学講座	466-8550	名古屋市昭和区鶴舞町 65	052-744-2348
藤田保健衛生大学医学部歯科口腔外科	470-1192	豊明市沓掛町田楽ヶ窪 1-98	0562-93-2209
三重大学大学院医学研究系口腔顎顔面外科学分野	514-8507	津市江戸橋 2-174	059-232-1111
滋賀医科大学医学部歯科口腔外科学講座	520-2192	大津市瀬田月輪町	077-548-2354
関西			
京都大学大学院医学研究科感覚運動系外科学講座口腔外科学分野	606-8507	京都市左京区聖護院川原町 54	075-751-3401
京都大学再生医科学研究所ナノ再生医工学研究センターシミュレーション医工学領域	606-8507	京都市左京区聖護院川原町 53	075-751-4125
京都府立医科大学附属病院歯科	602-8566	京都市上京区河原町通広小路上ル梶井町 465	075-251-5638
大阪医科大学感覚器機能形態医学講座・口腔外科学教室	569-8686	高槻市大学町 2-7	072-683-1221
近畿大学医学部歯科口腔外科	589-8511	大阪狭山市大野東 377-2	072-366-0221
奈良県立医科大学口腔外科学講座	634-8521	橿原市四条町 840	0744-29-8875
神戸大学大学院医学研究科外科系講座口腔外科学分野	650-0017	神戸市中央区楠町 7-5-1	078-382-6213
兵庫医科大学歯科口腔外科学講座	663-8501	西宮市武庫川町 1-1	0798-45-6677
和歌山県立医科大学口腔顎顔面外科学講座	641-8509	和歌山市紀三井寺 811-1	073-441-0643
中国・四国			
鳥取大学医学部口腔顎顔面病態外科学	683-8504	米子市西町 36-1	0859-38-6687
島根大学医学部歯科口腔外科学講座	693-8501	出雲市塩冶町 89-1	0853-20-2301
川崎医科大学附属病院口腔・口腔外科	701-0192	倉敷市松島 577	086-462-1111
山口大学大学院医学系研究科歯科口腔外科学分野	755-8505	宇部市南小串 1-1-1	0836-22-2299
香川大学医学部歯科口腔外科学講座	761-0793	木田郡三木町池戸 1750-1	087-891-2227
愛媛大学大学院医学系研究科口腔顎顔面外科学分野	791-0204	東温市志津川	089-960-5393
高知大学医学部歯科口腔外科学講座	783-8505	南国市岡豊町小蓮	088-880-2423
九州			
久留米大学医学部歯科口腔医療センター	830-0011	久留米市旭町 67	0942-31-7577
福岡大学医学部医学科歯科口腔外科学講座	814-0180	福岡市城南区七隈 7-45-1	092-801-1011
産業医科大学病院歯科口腔外科	807-8555	北九州市八幡西区医生ヶ丘 1-1	093-603-1611
佐賀大学医学部歯科口腔外科学講座	849-8501	佐賀市鍋島 5-1-1	0952-34-2329
大分大学医学部歯科口腔外科学講座	879-5593	由布市挾間町医大ヶ丘 1-1	097-586-6703
熊本大学大学院生命科学研究部/歯科口腔外科学分野	860-8556	熊本市中央区本荘 1-1-1	096-373-5288
宮崎大学医学部/顎顔面口腔外科学分野	889-1692	宮崎市清武町木原 5200	0985-85-1510
沖縄			
琉球大学大学院医学研究科/顎顔面口腔機能再建学分野	903-0215	中頭郡西原町字上原 207	098-895-1192

都道府県歯科医師会事務所一覧

	郵便番号	住所	☎（代表）
日本歯科医師会	102-0073	千代田区九段北 4-1-20	03-3262-9321
北海道	060-0031	札幌市中央区北 1 条東 9-11	011-231-0945
青森県	030-0811	青森市青柳 1-3-11	017-777-4870
岩手県	020-0045	盛岡市盛岡駅西通 2-5-25	019-621-8020
宮城県	980-0803	仙台市青葉区国分町 1-5-1	022-222-5960
秋田県	010-0941	秋田市川尻町字大川反 170-102	018-865-8020
山形県	990-0031	山形市十日町 2-4-35	023-632-8020
福島県	960-8105	福島市仲間町 6-6	024-523-3266
茨城県	310-0911	水戸市見和 2-292-1	029-252-2561
栃木県	320-0047	宇都宮市一の沢 2-2-5	028-648-0471
群馬県	371-0847	前橋市大友町 1-5-17	027-252-0391
埼玉県	330-0075	さいたま市浦和区針ケ谷 4-2-65 彩の国すこやかプラザ内	048-829-2323
千葉県	261-0002	千葉市美浜区新港 32-17	043-241-6471
東京都	102-8241	千代田区九段北 4-1-20	03-3262-1146
神奈川県	231-0013	横浜市中区住吉町 6-68	045-681-2172
山梨県	400-0015	甲府市大手 1-4-1	055-252-6481
長野県	380-8583	長野市岡田町 96-6	026-227-5711
新潟県	950-0982	新潟市中央区堀之内南 3-8-13	025-283-3030
富山県	930-0887	富山市五福五味原 2741-2	076-432-4466
石川県	920-0806	金沢市神宮寺 3-20-5	076-251-1010
福井県	910-0001	福井市大願寺 3-4-1	0776-21-5511
岐阜県	500-8486	岐阜市加納城南通り 1-18	058-274-6116
静岡県	422-8006	静岡市駿河区曲金 3-3-10	054-283-2591
愛知県	460-0002	名古屋市中区丸の内 3-5-18	052-962-8020
三重県	514-0003	津市桜橋 2-120-2	059-227-6488
滋賀県	520-0044	大津市京町 4-3-28　滋賀県厚生会館内	077-523-2787
京都府	604-8415	京都市中京区西ノ京栂尾町 3-8	075-812-8020
大阪府	543-0033	大阪市天王寺区堂ヶ芝 1-3-27	06-6772-8882
兵庫県	650-0003	神戸市中央区山本通 5-7-18	078-351-4181
奈良県	630-8002	奈良市二条町 2-9-2	0742-33-0861
和歌山県	640-8287	和歌山市築港 1-4-7	073-428-3411
鳥取県	680-0841	鳥取市吉方温泉 3-751-5	0857-23-2621
島根県	690-0884	松江市南田町 141-9	0852-24-2725
岡山県	700-0813	岡山市北区石関町 1-5	086-224-1255
広島県	730-0043	広島市中区富士見町 11-9	082-241-5525
山口県	753-0814	山口市吉敷下東 1-4-1	083-928-8020
徳島県	770-0003	徳島市北田宮 1-8-65	088-631-3977
香川県	760-0020	高松市錦町 2-8-38	087-851-4965
愛媛県	790-0014	松山市柳井町 2-6-2	089-933-4371
高知県	780-0850	高知市丸の内 1-7-45　総合あんしんセンター 2F	088-824-3400
福岡県	810-0041	福岡市中央区大名 1-12-43	092-771-3531
佐賀県	840-0045	佐賀市西田代 2-5-24	0952-25-2291
長崎県	852-8104	長崎市茂里町 3-19	095-848-5311
熊本県	860-0863	熊本市中央区坪井 2-4-15	096-343-8020
大分県	870-0819	大分市王子新町 6-1	097-545-3151
宮崎県	880-0021	宮崎市清水 1-12-2	0985-29-0055
鹿児島県	892-0841	鹿児島市照国町 13-15	099-226-5291
沖縄県	901-2134	浦添市港川 1-36-3	098-877-1811

各地の「口唇・口蓋裂児親の会，勉強会，青年の会」問い合わせ先

（2011 年 3 月現在）

会の名称	氏名	郵便番号	住所	☎（代表）
山形県ことばを育む親の会	武田信博	990-0043	山形県山形市本町 1-5-24 山形市立第一小学校ことばの教室内	023-622-0654
口唇・口蓋裂友の会（口友会）	宮　達彦	140-0001	東京都品川区北品川 2-23-2 金子ビル 202 号	03-5479-8941
福井県口唇口蓋裂児を持つ親の会（つくしの会）	吉長正子	910-0846	福井県福井市四ツ井一丁目 23-15	
口唇口蓋裂を考える会 （たんぽぽ会）	近藤浩光	480-1101	愛知県愛知郡長久手町大字熊張字早稲田 1017	0561-62-0148
わかあゆ会 （口唇・口蓋裂児を持つ親の会）	小柳津こずえ	441-8072	愛知県豊橋市船渡町字船渡 70	0532-25-4452
ほほえみ	荒川育美	521-1351	滋賀県蒲生郡安土町常楽寺 775-4	0748-46-3715
京都口友会	山上良一	617-0002	京都府向日市寺戸町乾垣内 29-4	
きびだんごの会	稲上明子	704-8114	岡山県岡山市東区西大寺東 3-6-11-2	086-942-3122
広島口唇裂口蓋裂親の会 （広島大学時代）	井藤一江	731-5125	広島県広島市佐伯区五日市駅前 2-11-12-201　井藤矯正歯科 itokyousei@jeans.ocn.ne.jp	
鳥取県口唇口蓋裂児・者と親の会（ほほえみ会）	別所ひろみ	689-2511	鳥取県東伯郡琴浦町出上 160-7	0858-55-0497
香川県口唇口蓋裂の会 （香川たんぽぽの会）	森　仁志	761-0701	香川県木田郡三木町大字池戸 3267-4 もり歯科矯正歯科医院	
福岡親子の会「つばさ」	鈴木　陽	812-8582	福岡県福岡市東区馬出 3-1-1 九州大学病院 CLP クリニック tsubasa9@dent.kyoushu-u.ac.jp	
口唇口蓋裂児かけはし別府親の会	山本純子	874-0930	大分県別府市光町 11-21	0977-21-0028

（河合　幹監修：第２版口唇口蓋裂の理解のために一すこやかな成長を願って一．医歯薬出版，2011 より）

〔付　録〕

歯みがき（歯みがき粉）の選び方

むし歯予防、歯周病予防、歯石沈着予防、口臭予防、知覚過敏予防など、歯みがきにはそれぞれの目的および症状に見合ったさまざまな成分が配合されています。成分の働きを知り、自分のお口の状態に合ったものを選びましょう。

歯みがきのチューブまたは外箱には、その歯みがきに配合されている成分が書いてあります。また、「医薬部外品」の表示のある歯みがきは、その薬用成分を配合したものであることを示しています。目的に合った薬用効果の歯みがきを選んで使用することで、歯とお口の健康を守る効果がアップします。

（甲田　和行）

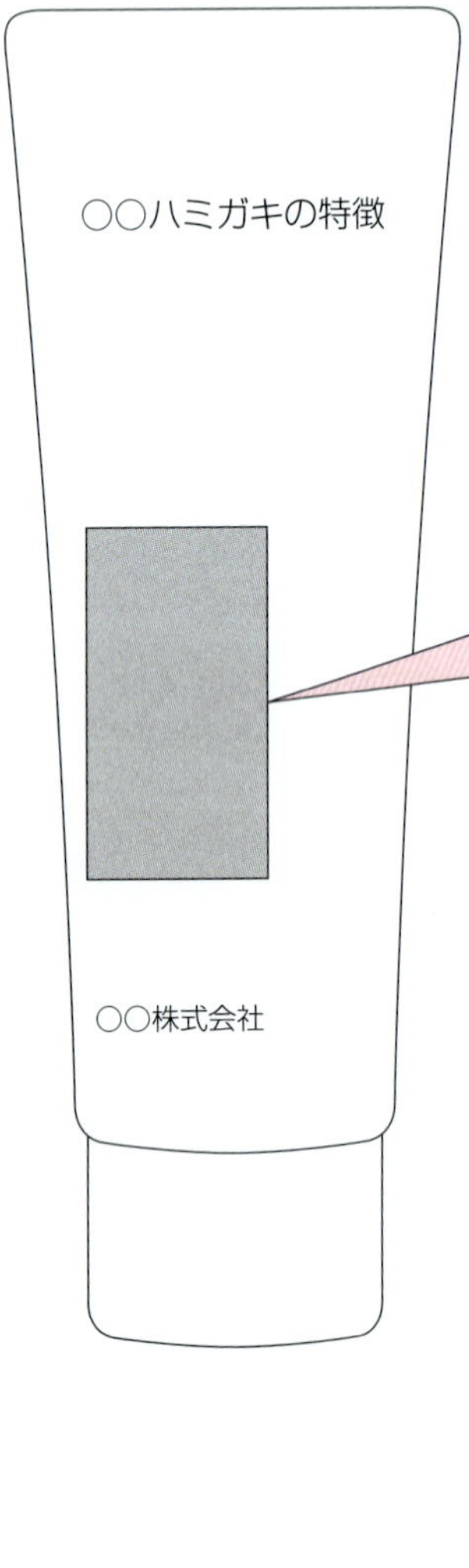

配合目的名	作用	主な成分
湿潤剤	適度の湿り気を与える	グリセリン，ソルビトールなど
清掃（研磨）剤	歯の表面を傷つけずに汚れをおとす	無水ケイ酸，炭酸カルシウムなど
発泡剤	口の中に歯みがきを拡散させ，汚れの除去を助ける	ラウリル硫酸ナトリウムなど
香味剤	爽快な使用感を与える	サッカリンナトリウム，メントール，ミント類など
粘結剤	成分の分離を防ぎ適度な粘性を与える	カルボキシメチルセルロースナトリウム，アルギン酸ナトリウム，カラギーナンなど
薬用成分	薬用成分の個別機能により，疾患を予防する	フッ化ナトリウム，イソプロピルメチルフェノール，トラネキサム酸，デキストラナーゼなど

薬用成分

薬用成分	主な作用・メカニズム	効能効果
デキストラナーゼ（酵素）	歯垢（プラーク，バイオフィルム）の分解	歯垢の除去および歯垢の付着防止
モノフルオロリン酸ナトリウム（フッ素） フッ化ナトリウム（フッ素）	歯質強化，再石灰化，酸産生の抑制	むし歯の発生および進行の予防
トラネキサム酸	抗炎症作用	歯肉炎・歯周炎（歯槽膿漏）の予防 出血を防ぐ
オウバクエキス	抗炎症作用，収れん作用	歯肉炎・歯周炎（歯槽膿漏）の予防
ε-アミノカプロン酸 グリチルリチン酸ジカリウム β-グリチルレチン酸	抗炎症作用	歯肉炎・歯周炎（歯槽膿漏）の予防， 口臭の防止
酢酸トコフェロール（ビタミンE）	血行促進作用	歯肉炎・歯周炎（歯槽膿漏）の予防 口臭の防止
塩化ナトリウム	収れん作用	歯肉炎・歯周炎（歯槽膿漏）の予防 口臭の防止
イソプロピルメチルフェノール（IPMP） 塩化セチルピリジニウム（CPC） トリクロサン	殺菌作用	歯肉炎の予防 口臭の防止 むし歯の発生および進行の予防
ラウロイルサルコシンナトリウム（LSS）	殺菌作用	口臭の防止 むし歯の発生および進行の予防
乳酸アルミニウム	象牙細管の封鎖	歯がしみるのを防ぐ
硝酸カリウム	刺激の伝達を防ぐ	歯がしみるのを防ぐ
ポリエチレングリコール	タバコのヤニの溶解	タバコのヤニ除去
ポリリン酸ナトリウム	歯石形成の抑制，タバコのヤニを浮かせる	歯石の沈着を防ぐ タバコのやに除去

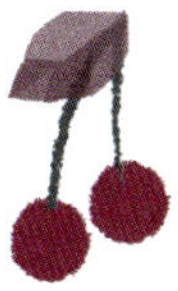

●むし歯（齲蝕）予防系

クリニカハミガキ，クリニカアドバンテージ，クリニカエナメルパール，デンタークリアMAXライオン，キシリデントライオン，ホワイト＆ホワイトライオン，オーラツーステインクリアペースト，オーラツーステインクリアプレミアムペースト，オーラツーステインクリアポリッシュ，オーラツーストライプペースト，オーラツーステインCペースト，オーラツーステインCペーストプレミアム，オーラツーホワイトキープペースト，プロクトサンスター，クリアクリーン，クリアクリーンプラス，クリアクリーンプラスホワイトニング，薬用ピュオーラハミガキ，薬用ピュオーラナノブライト（ワイルドミント，クリーンミント，フレッシュカシス），アクアフレッシュ

●歯周病予防系

デントヘルス薬用ハミガキSP，デントヘルス薬用ハミガキ無研磨ゲル，デンターシステマハミガキ，デンターシステマEXハミガキ，システマデンタルペーストアルファ，ハイテクト生薬の恵み，ハイテクト生薬の恵みマイルド香味タイプ，デンター塩つぶと生薬ライオン，ガムデンタルペースト，ガムデンタルペーストソルティーミント，ガムデンタルペーストセンシティブ，ガムアドバンスケアデンタルペースト，ガムアドバンスケア歯間ケアジェル，薬用メディカつぶつぶ塩，ニューソルトサンスター，ディープクリーンバイタル薬用ハミガキ，つぶ塩薬用ハミガキ，ガードハロー，プロスペックハミガキ，エクセレントプレス，デンタルポリスDX，薬用ハミガキOASYS艶，薬用ハミガキOASYS潤，ハイザックNペースト，グリーンクレイ歯磨き（セイジ），ソラデーメイトピュア，エパック21・ナチュラル，ファミリーハミガキ，ソルトハミガキ，竹塩，天然優選，バックスナチュロン歯磨き，バックスソルティー歯磨き，生薬，ひきしめ生薬，スメルエチケット，シコンコート，コンクールリペリオ，NEWリカルアップルH

●知覚過敏予防系

デントヘルス薬用ハミガキしみるブロック，デンターシステマセンシティブ，ディープクリーンセンシティブA薬用ハミガキ，ナノテクト，シュミテクト歯周病ケア，シュミテクトムシ歯ケア，シュミテクトやさしくホワイトニング

●口臭予防系

エチケットライオン，アロナール，ルシェロハミガキペースト，レモングラスのハミガキ，デンタルリンスジェルMJ，グリーンクレイ歯磨き（ミント），薄荷のせっけん歯みがき，柚子のせっけん歯みがき，ねんどのハミガキ，ペパーミントはみがき

●色素沈着除去（ホワイトニング）系

プラチアスクリーミイアップペースト，ザクトライオン，ザクトクールライオン，タバコライオン，ブリリアントモア，薬用サンスター塩ハミガキa，薬用APホワイトペースト，ラーク，settima（セッチマ），ホワイトニングトゥースペースト，アパガードスモーキン，アパガードMプラス，アパガードプレミオトライアル，アパガードプレミオ，アパガードリナメル，アパガードロイヤル，NEWスーパースマイル，トゥースプロフェッショナル，トゥーススマイルデンタルペースト，トゥーススマイルデンタルペーストプレミアム，練り歯みがきBソーダ，アクセスホワイト，ソラデーメイトWホワイト＆リペア，アパコートS. E，アパデント，ジェルピカ，バイカルデンタルクリアジェル，カプリニウム13ジェル，ホワイトニングペースト，ホワイトニングペーストセンシティブケア，デンティス，NEWピール歯磨き粉，ピールエクストラクト，ジェイソンピュアナチュラル＆オーガニックトゥースペースト（NS，EBPS，SF，PSMP，PSCM），歯磨きジェル新ボトル，ハクサンシコーホワイトニングジェル，スミミネラルハミガキ，WHITENING EXP，ココデント，ハニッククリーナーフレッシュ，ハニックホワイト，スモカ緑缶，スモカ赤缶，スモーカーズ，ハニックスC，ハニッククリーム，スミガキ，竹炭ハミガキ，ヒロシ君が考えた歯みがき粉，真珠美容歯磨き粉，デンタルビューティーケア（PR40，PR50，ホワイトニング），ミーハー美歯デンター，デンティストケア，アラウせっけんハミガキ，美の友ナスハミガキ，コンクールクリーニングジェル

●その他

バックス石鹸歯磨き，バックスジェル歯磨き，デントポリスEX，せっけんの歯みがき，酵素ハミガキ，アンビバーズ・ダンブランシュ，アンビバーズ・コーラル，センシティブはみがき，ローズマリー＆セージジェル歯みがき，ミネラルはみがき，ロゴナハミガキジェル，プラント歯みがき，カレンドウ歯みがき，ソルト歯みがき，ハーブ歯みがき，オーガニックトゥースペースト（オレンジ，ミント）

（2010．12.5現在）

◆る◆

◆れ◆

◆ろ◆

◆わ◆

◆A◆

◆B◆

◆C◆

◆D◆

◆G◆

◆H◆

◆M◆

◆O◆

◆P◆

◆Q◆

◆R◆

◆S◆

◆T◆

◆X◆

◆め◆

◆も◆

◆や◆

◆ゆ◆

◆よ◆

◆ら◆

◆り◆

◆ま◆

◆み◆

◆む◆

◆ ひ ◆

◆ ふ ◆

◆ は ◆

に

ぬ

ね

の

◆ つ ◆

◆ て ◆

◆ と ◆

◆ な ◆

た

ち

◆ そ ◆

◆さ◆

◆し◆

◆ き ◆

◆ か ◆

う

え

お

さくいん

＜五十音順＞

◆あ◆

◆い◆

【編　　者】(五十音順)
伊藤　公一 (日本大学/特任教授)
小野　芳明 (ダリ成長発育研究所/所長、東京医科歯科大学大学院医歯学総合研究科　小児歯科学分野/元講師)
齊藤　　力 (東京歯科大学/客員教授、新潟大学/名誉教授)
鈴木　　尚 (明海大学歯学部/臨床教授、東京都開業)
高橋　英登 (杉並区開業　井荻歯科医院)
宮地　建夫 (東京歯科大学/臨床教授)
向井　美惠 (昭和大学/名誉教授)
安井　利一 (明海大学/学長、明海大学歯学部　社会健康科学講座/教授)

新版　家族のための
歯と口の健康百科

ISBN978-4-263-44387-3

2013年3月25日　第1版第1刷発行
2017年5月20日　第1版第2刷発行

編　者　伊藤公一
小野芳明
齊藤　力
鈴木　尚
高橋英登
宮地建夫
向井美惠
安井利一

発行者　白石泰夫

発行所　医歯薬出版株式会社
〒113-8612 東京都文京区本駒込1-7-10
TEL. (03)5395-7638(編集)・7630(販売)
FAX. (03)5395-7639(編集)・7633(販売)
http://www.ishiyaku.co.jp/
郵便振替番号　00190-5-13816

乱丁，落丁の際はお取り替えいたします　　印刷・三報社印刷／製本・皆川製本所